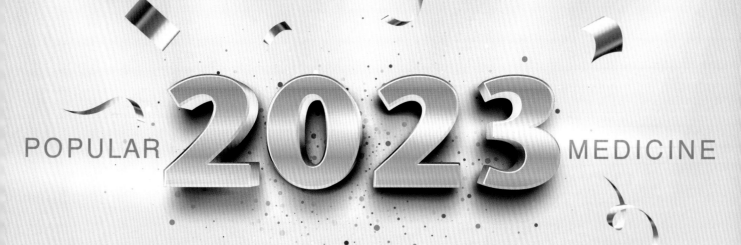

POPULAR 2023 MEDICINE

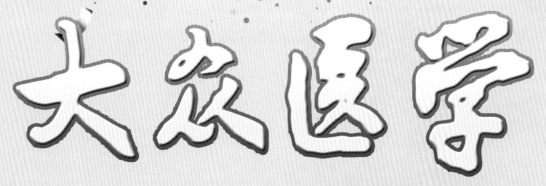

大众医学

合订本

U0188597

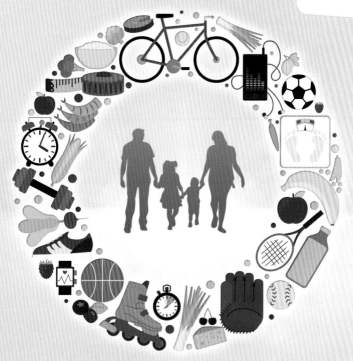

上海科学技术出版社

图书在版编目（CIP）数据

《大众医学》2023年合订本 / 《大众医学》编辑部
编. -- 上海：上海科学技术出版社，2023.12
　　ISBN 978-7-5478-6441-8

　　Ⅰ．①大… Ⅱ．①大… Ⅲ．①医学－基本知识 Ⅳ.
①R

　　中国国家版本馆CIP数据核字(2023)第227918号

《大众医学》2023年合订本

上海世纪出版（集团）有限公司
　　　　　　　　　　　　　　　　　　　出版、发行
上 海 科 学 技 术 出 版 社

（上海市闵行区号景路159弄A座9F-10F ）
　邮政编码201101　www.sstp.cn

杭州日报报业集团盛元印务有限公司

开本889×1194　1/16　印张66　插页1

字数：1800千字

2023年12月第1版　2023年12月第1次印刷

ISBN 978-7-5478-6441-8/R·2909

定价：135.00元

医学科普，
时代赋予我们的光荣使命

杨秉辉，复旦大学上海医学院内科学教授，中国科普作家协会名誉理事，上海市科普作家协会终身荣誉理事长，曾任复旦大学附属中山医院院长、上海市科学技术协会副主席、中华医学会全科医学分会主任委员等职。长期从事和推进全科医学、健康教育等工作。

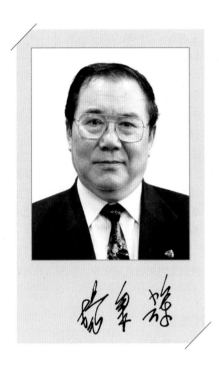

从事科技工作的人通常需要通过专业的培训掌握一种或一类科学技术，对其他门类的科技知识需要通过自学加以了解，而非科技人员当然更是如此。社会为了助力此种学习，便有了科学普及的做法。科学技术是社会进步、国家昌盛、人民幸福的必备条件，科学普及的意义非同小可。

医学科技直接关系着人的生命和健康，更加应该普及。面对人们对普及医疗、健康知识的需求，我国医务工作者已经付诸行动，在繁忙的诊疗业务之余，努力开展力所能及的医学科普工作。可以肯定地说：在各类科学普及工作中，医学科普最为活跃，群众受益面最广。我曾注意过，在一些发达国家，尽管民众科学素养或许稍高，但医学科普工作大多乏善可陈，因为他们的医生并无从事此项工作的动力，甚至认为医学至高无上，不可普及。若在世界各国评比医学科普，我国必拔头筹。

尽管如此，我国的医学科普工作相比于民众的需求而言，尚有很大差距。如今我国政府重视科学普及，甚至将科学普及与科技创新相提并论。最近，上海市政府又颁布了一系列促进医学科普工作的政策，其中就有将医学科普工作成绩作为晋升高级技术职称的条件之一的规定。这一规定体现了把保障人民健康放在优先发展的战略位置，完善了促进人民健康的政策，也极大地提高了广大医务工作者从事科普工作的积极性。

我作为一名医学科普战线上的"老兵"，深觉此事意义重大。医学的终极目标是促进人的健康，医学科普将健康知识普及给广大民众，自然是其中的重要一环，是值得每一个医务人员努力去做的工作。与此同时，我也深感落在医务同道肩上的责任，国家如此重视医学科普，我们该怎样回应？

我想，首先应进一步认识科普工作的重要性。普及医学知识，医务工作者义不容辞。无论有无晋升高级职称的需要，都应该努力去做。

其次，应该像给予病人最好的医疗一样，给予民众最好的医学科普。要做最好的医学科普，不仅要努力钻研业务，还要学习科普的方法，这样才能深入浅出，将科普做得有声有色，使人乐于接受。

此外，国家的医疗卫生总体方针已明确指出，要将工作的重点从治疗疾病转向促进民众健康。医学科普的重点也应与之呼应：关于疾病的科普应该多讲预防疾病的方法，关于健康的科普应该多讲健康的生活行为，这样才能真正使民众得益。

把最好的科普作品献给民众，是时代赋予我们的光荣使命。**PM**

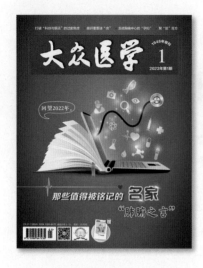

有声
杂志

扫描二维码，立即收听

健康
锦囊

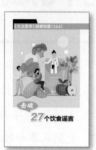

大众医学
官方微信公众号

特别关注

回望2022年，那些值得被铭记的名家"肺腑之言"

2021 年底，近 300 位多学科权威专家组成的《大众医学》第四届专家顾问团成立。在过去的一年里，顾问团众多专家在本刊发表科普作品，提出真知灼见。这些科普文章犹如一盏盏指路明灯，照亮了健康生活的方方面面。本期特别关注，让我们一起重温这些值得被铭记的名家"肺腑之言"，将其"内化于心"并"外化于行"，以更好的状态迎接 2023 年的到来！

本期封面、内文部分图片由图虫创意提供

健康随笔 ▼

1 医学科普，时代赋予我们的光荣使命
/杨秉辉

热点资讯 ▼

4 老年人应尽快完成新冠病毒疫苗接种等
/本刊编辑部

特别关注 ▼

6 回望2022年，那些值得被铭记的
名家"肺腑之言" /本刊编辑部

名家谈健康 ▼

25 打破"科技与狠活"的过度焦虑
/黄佳婷 王玉

专家门诊 ▼

[爱肝联盟]

28 拨开重重迷"戊" /陈恺韵 任宏

[糖尿病之友]

30 "糖足"诊室故事
/柳岚 车建芳 王爱萍

[秒懂医学]

32 止血"先锋"血小板和它的小伙伴们
/卿恺 薛恺

[诊室迷案]

33 走进胸痛中心的"孕妇" /朱献 洪江

[有医说医]

34 别让中耳炎后遗症"侵蚀"听力 /汪照炎

[心脑健康]

36 辨一辨"口舌之争" /王岩

[特色专科]

37 误吞牙齿"补丁"，是否危害健康
/周昕 郑黎薇

38 鲜为人知的一过性骨质疏松症 /富灵杰

40 结核性脓胸的前世今生 /周逸鸣

42 重建膀胱功能，让脊髓损伤患者
告别"尿袋子" /尹刚 林浩东

44 肝癌手术前后八项注意 /李懿 熊正香

营养美食 ▼

[饮食风尚]

46 喝汤时间，如何选择 /姚迎叶 马莉

47 爱吃甜，当心越吃越甜 /郑璇 王冠丹

48 睡前饿了，究竟该不该吃 /顾伦 柏愚

[食品安全]

49 海边捡海鲜，没那么简单 /胡亚芹

[饮食新知]

51 "激活胰岛素的食物"究竟是真是假
/蒋咏梅 施咏梅

[养生美膳]

52 手脚冰凉，当归红花来活血
/赵彦鹏 冯明 李纯静

轻松订阅

★ 邮局订阅：邮发代号 4-11
★ 网上订阅：www.popumed.com（《大众医学》网站）/ http://item.zazhipu.com/2000399.html（杂志铺网站）
★ 上门收订：11185（中国邮政集团全国统一客户服务）
★ 本社邮购：021-53203260
★ 网上零售：shkxjscbs.tmall.com（上海科学技术出版社天猫旗舰店）
★ 微信订阅：扫描右侧二维码，在线订阅

微信订阅

首届国家期刊奖　第三届中国出版政府奖期刊奖提名奖　新中国60年有影响力的期刊
华东地区优秀期刊　中国百强报刊　上海市健康科普品牌　中国优秀科普期刊

大众医学®（月刊）

2023年第1期 Dazhong Yixue

品质生活 ▼

[预防有道]

54 肥胖是病不是福 减肥别误入歧途
　　　　　　　　　　　/陈雪茹 李博

56 一次性内裤、袜子的"门道"　/王宝军

57 "威力惊人"的管道疏通剂
　　　　　　　　　　　/高宁 彭娟娟

[颜值课堂]

58 空腹运动减肥真能"事半功倍"吗
　　　　　　　　　　　/王晓慧

59 晨起为何易水肿　　　/薛宁

[追根问底]

60 学习困难门诊真能让"学渣"
　　变身"学霸"吗　　　/朱大倩

[居家康复]

62 给膝关节炎患者的运动处方　/张海峰

[健身运动]

64 做说话测试,知运动强度　/黎涌明

[健康上海]

★上海市健康促进委员会合作专栏

65 程蕾蕾:医学术语太难懂?
　　讲个故事给你听!　/王丽云

[趣说心理]

66 了解"自我扩张",让人际关系保鲜
　　　　　/赵雪 欧燕飞 孟慧

[心事]

68 该拿你怎么办,我的"暴脾气"
　　　　　　　　/张田 傅安球

69 面对压力,避免"过度反应"　/肖蓉

健康管家 ▼

[女性保健]

70 "知己知彼",轻松告别难"炎"之隐
　　　　　　　　　　　/杨永彬

[男性健康]

72 治慢性前列腺炎,优先经直肠给药
　　　　　　　　　　　/李宏军

[青春健康]

★上海市计划生育协会合作专栏

73 对青少年"恋爱","堵"还是"疏"
　　　　　　　　　/徐梅 颜苏勤

[亲子育儿]

74 孩子突发急症,家长怎应对
　　　　　　　　　/沈蕾 黄玉娟

[大众导医]

76 每日测基础体温对备孕有什么帮助等
　　　　　　　　　　　/王文君

传统养生 ▼

[岐黄医术]

78 "烈焰红唇"或需清热　/商洪涛 邓银香

[保健]

79 "药物型卫生巾",功效几何　/钱赟

80 花粉养生又美肤?先辨真假　/陈胜芳

81 聚"胶"膏方　　　/刘静 徐玲玲

82 足部按摩袜,可否"精准"养生
　　　　　　　　　/李青 童秋瑜

[身边本草]

83 此桃非桃,五指毛桃知多少
　　　　　　　　　/朋汤义 熊慧茹

[杏林解语]

84 闭门留寇　　　　/朱长刚

用药宝典 ▼

[家庭用药]

86 调脂"六大金刚",谁的"本领"强
　　　　　　　　　　　/张妮

健康锦囊 ▼

89 击破27个饮食谣言

名誉主编 胡锦华
主　编 贾永兴

编辑部
主任/副主编 黄慧
副主任 王丽云
文字编辑 刘利 张磊 莫丹丹
　　　　　蒋美琴 曹阳
美术编辑 李成俭 陈洁

主　管 上海世纪出版（集团）有限公司
主　办 上海科学技术出版社有限公司

编辑、出版 《大众医学》编辑部
编辑部 （021）53203131
网　址 www.popumed.com
电子信箱 popularmedicine@sstp.cn

邮购部 （021）53203260

营销部
副总监 夏叶玲
客户经理 潘峥 马骏
订阅咨询 （021）53203103
　　　　　13816800360
广告总代理 上海高精广告有限公司
电　话 （021）53203105

编辑部、邮购部、营销部地址
上海市闵行区号景路159弄A座9F-10F
邮政编码 201101

发行范围 公开发行
国内发行 上海市报刊发行局
国内邮发代号 4-11
国内统一连续出版物号 CN 31-1369/R
国际标准连续出版物号 ISSN 1000-8470
国内订购 全国各地邮局
国外发行 中国国际图书贸易总公司
　　　　　（北京邮政399信箱）
国外发行代号 M158

印　刷 杭州日报报业集团盛元印务有限公司
出版日期 1月10日
定　价 15.00元

88页（附赠32开小册子16页）

杂志如有印订质量问题,请寄给编辑部调换

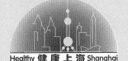

大众医学——Healthy 健康上海行动 Shanghai 指定杂志合作媒体

《健康上海行动（2019—2030年）》提出18个重大专项行动、100条举措,将为上海2400多万市民筑牢织密一张"生命健康网",全方位、全周期、全领域维护与保障市民健康。市民健康水平和健康城市能级的不断提升,需要全社会、全体市民共同参与和努力。《大众医学》作为健康上海行动指定杂志合作媒体,邀您与健康结伴同"行"。

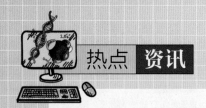
老年人应尽快完成新冠病毒疫苗接种

为进一步加快推进老年人新冠病毒疫苗接种工作，保障人民群众生命安全和身体健康，国务院应对新型冠状病毒肺炎疫情联防联控机制综合组研究制定了《加强老年人新冠病毒疫苗接种工作方案》。

60岁以上老年人是感染新冠病毒后易引发重症的危险人群，疫苗接种在预防重症、死亡等方面具有良好效果。因此，符合接种条件的老年人应尽快接种新冠疫苗，符合加强接种条件的要尽快加强接种。同时，老年人也要做好戴口罩、勤洗手、常通风、不聚集等个人防护措施。

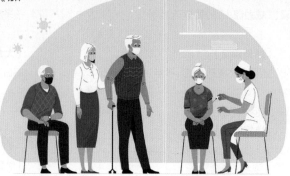

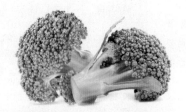

西兰花也是"快乐花"，有助改善认知功能

近期，日本的研究人员发现，经常食用西兰花等十字花科蔬菜，可改善老人认知功能和负面情绪，提高老人生活质量。研究结果显示，连续12周每天食用西兰花，受试者认知功能中的处理速度提高，负面和消极情绪减轻。西兰花中含有丰富的萝卜硫素芥子油苷，摄取后可被肠道分解，转化为具有解毒、抗氧化、抗炎等作用的活性物质，有一定的保健作用。

反复感染新冠病毒，或会导致多系统损伤

自新冠肺炎疫情流行以来，新冠病毒反复感染的病例不在少数。近期，美国一项研究显示，反复感染新冠病毒会显著增加多器官损伤的风险。与仅感染过一次的人相比，重复感染者出现肺部疾病的可能性是其3.5倍，患心脏病的可能性是其3倍，患脑部疾病的可能性是其1.6倍。

手机也是"过敏原"，需要经常消毒

近期一项研究发现，手机上蓄积大量尘螨、灰尘等过敏原，可能引发过敏反应。此外，部分含有镍、铬等金属成分的手机外壳也是常见的过敏原，长时间接触或滑动屏幕可能引起接触部位瘙痒、红疹等。在日常使用过程中，应经常用含酒精的湿巾等对手机进行清洁消毒。此外，还应避免将手机带入厨房、厕所，以免沾染大肠杆菌等有害微生物。

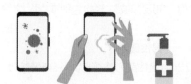

"十四五"期间，我国将加强中医医院智慧化建设

国家中医药管理局近日印发《"十四五"中医药信息化发展规划》。规划明确，支持20家左右三级中医医院开展智慧医院建设；扩大中医馆健康信息平台覆盖范围，优化升级辨证论治、知识库、远程教育和治未病等核心功能；支持10家左右中医医共体开展远程医疗中心或共享中药房建设，实现中医医共体内医疗机构间双向转诊、检查检验结果互认共享、中药制剂共享、中药同质化服务等。

国家药监局发布药品网络销售禁止清单

近期，国家药监局发布药品网络销售禁止清单，包含政策法规明确禁止销售的药品和其他禁止通过网络零售的药品。具体包括疫苗、血液制品、麻醉药品、精神药品、医疗用毒性药品、放射性药品、药品类易制毒化学品；医疗机构制剂、中药配方颗粒等；注射剂（降糖类药物除外）；含麻黄碱类复方制剂（不包括含麻黄的中成药）、含麻醉药品口服复方制剂、含曲马朵口服复方制剂、右美沙芬口服单方制剂；《兴奋剂目录》所列的蛋白同化制剂和肽类激素（胰岛素除外）；地高辛、丙吡胺、奎尼丁、哌唑嗪、普鲁卡因胺、普罗帕酮、胺碘酮、奎宁、氨茶碱、胆茶碱、异丙肾上腺素等。

上海、北京已开通"医保个人账户家庭共济"功能

自2022年12月1日起，北京医保开通"个人账户家庭共济"功能。职工医保个人账户的资金不再仅限职工本人使用，完成备案的家庭成员（包括配偶、父母、子女等"共济对象"）亦可使用。共济对象就医时，先享受本人的医保待遇，剩余个人负担的医疗费用可使用备案职工的医保个人账户资金来支付。此前，上海也已开通此项服务。

三部门联合发文，推进城市儿童友好空间建设

近期，国家发改委、住建部、国务院妇女儿童工作委员会办公室联合印发了《城市儿童友好空间建设导则（试行）》，提出要构建儿童友好街区空间，优先对教育、医疗卫生、儿童福利等公共服务设施进行适儿化改造。其中，医疗卫生设施宜设置儿童医疗检测等专用窗口，设置符合儿童行为尺度的防撞设备等。

孕妇饮酒，改变婴儿大脑结构

奥地利维也纳医科大学一项新的磁共振研究显示，在怀孕期间，即使少量或适量饮酒，也会改变婴儿的大脑结构并延缓大脑发育，可能使孩子出现学习障碍、行为问题、语言发育迟缓等问题。

研究结果显示，酒精暴露的胎儿总成熟评分显著低于年龄匹配的对照组，右侧颞上沟浅，社会认知、视听整合、儿童时期的语言发展等能力均受影响。即使是低水平的酒精暴露，也会导致胎儿大脑发育的结构性变化，延缓大脑的成熟。研究人员表示，孕妇应该严格避免饮酒。

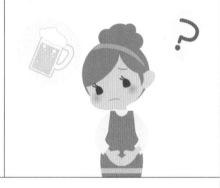

每日多摄入25克蛋白质，有助于预防髋部骨折

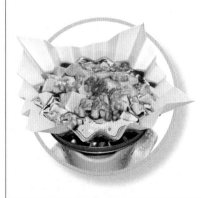

髋部骨折有"人生最后一次骨折"之称。研究显示，老年人发生髋部骨折后，一年内的死亡率可达30%，致残率达50%，80%的患者无法生活自理。近期，英国利兹大学的研究团队发现，每天多摄入25克蛋白质（相当于8只中等大小的虾或250克豆腐），可使髋部骨折的风险降低14%；对于体重偏轻（BMI＜18.5千克/米^2）的女性，这种保护作用更显著。

（本版内容由本刊编辑部综合摘编）

回望2022年，那些值得被铭记的 名家"肺腑之言"

策划　本刊编辑部
执行　黄　蕙

　　2021年底，由来自全国各地近300位临床医学、口腔医学、营养学、预防医学、药学、运动医学等多学科权威专家组成的《大众医学》第四届专家顾问团成立。在过去的一年里，顾问团众多专家在本刊发表科普作品，提出真知灼见。这些科普文章犹如一盏盏指路明灯，照亮了健康生活的方方面面。本期特别关注，让我们一起重温这些值得被铭记的名家"肺腑之言"，将其"内化于心"并"外化于行"，以更好的状态迎接2023年的到来！

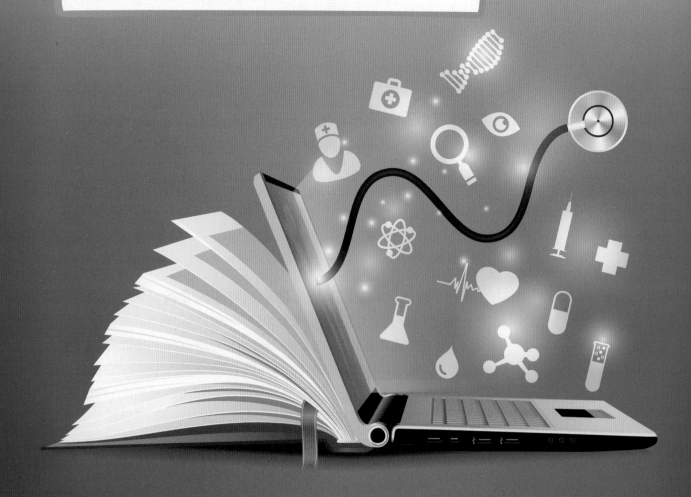

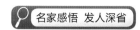

让医学归于大众 用科普护佑民生

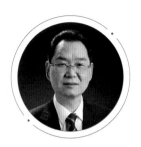

陈孝平

陈孝平，中国科学院院士，肝胆胰外科专家，《大众医学》顾问委员会主任委员，华中科技大学同济医学院附属同济医院外科学系主任、肝胆胰外科研究所所长、器官移植教育部重点实验室主任，中华医学会外科学分会常委兼肝脏学组组长，中国医师协会外科医师分会副会长、器官移植分会副会长。

我非常有幸师从我国医学大师裘法祖院士。在与恩师的相处过程中，他刻苦钻研、追求卓越、勇于创新、勇攀高峰的科学家精神影响了我一生的事业追求。早在 1948 年，裘老和过晋源教授共同创办了中国第一本综合性医学科普期刊——《大众医学》，用通俗易懂的语言向大众传播健康科普知识。这种精神潜移默化地影响着我，让我感到有责任致力于大众健康科普知识的传播工作。

要实现"让医学归于大众"这个目标，做好健康科普教育，必须从大众最为关心的健康问题、公众热议的健康话题入手，把医学知识准确地转化为通俗易懂的语言，要用深入浅出的词句表达出来。既要有贴近生活、轻松而趣味化的形式，也要有不失科学性和严谨性的内容。这意味着要遵循新时代、社会化的特征，对科学精神、科学知识和技术进行准确理解与重新诠释，帮助民众共享信息、弥合信息差，掌握较多的医学知识，让医学逐步成为整个社会能够理解和广泛接受的科学。

关注食品安全，别被谣言蒙蔽

陈君石

陈君石，中国工程院院士，营养与食品安全专家，《大众医学》顾问委员会委员，国家食品安全风险评估中心研究员、总顾问，国家食品安全标准审评委员会技术总师，国务院食品安全委员会专家委员会副主任委员，中国毒理学会名誉理事长。

食品安全是一个长久的话题，食品安全问题会与社会发展长期共存。每个人都是自己健康的第一责任人，作为消费者，要认清什么是主要的食品安全问题，积极进行自我防护。食品安全领域是谣言的"重灾区"。面对海量信息，消费者不要盲目相信，应保持理性，学会甄别真伪，不信谣、不传谣。具体而言，需要注意以下几点：一是看标题，伪劣信息往往在标题中采用耸人听闻、夸张、恐吓的字眼以博取关注；二是看来源，正规机构、权威专家，或有医学、营养学相关专业背景的平台发布的信息更可信；三是看内容，可信和规范的科普内容都客观、准确、公正，多以数据、证据、实验结果证明其观点，而谣言不具备专业性、科学性、严谨性，往往以偏概全，且措辞夸张，具有强烈的主观色彩。大家平时可多查询食品相关专业机构、科研院校和政府部门的官方平台，积极学习食品安全相关知识，让自己和家人真正吃得健康，吃得安心。

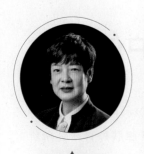

黄荷凤

从生命源头阻断出生缺陷

黄荷凤，中国科学院院士，《大众医学》顾问委员会委员，复旦大学生殖与发育研究院院长，复旦大学附属妇产科医院妇科内分泌与生殖医学科主任医师、教授、博士生导师。

我国是人口大国，也是出生缺陷高发国家，每年新增 90 万~ 100 万个出生缺陷患儿。出生缺陷是指婴儿出生前发生的身体结构、功能或代谢异常，包括先天畸形、染色体异常、遗传代谢性疾病、先天性功能异常（如盲、聋和智力障碍等）。

出生缺陷的病因很复杂，其中 30% 左右是遗传因素（如染色体数量或结构异常、基因突变等）导致的，有一些是遗传和环境因素共同造成的，还有一些目前原因不明。部分遗传性出生缺陷是可防可控的。在孕前，医生可以利用基因检测技术筛选出健康胚胎进行移植，以避免相关出生缺陷的发生；在孕期，可通过影像学检查、生化指标检测及基因诊断等，筛查胎儿是否存在相关疾病，并根据情况决定是否进行相应的宫内治疗、是否保留严重出生缺陷胎儿；在新生儿阶段，可对早期干预可获得良好预后的遗传性疾病进行筛查，发现问题后及时治疗。除传统意义的出生缺陷外，还有一类发育源性疾病，是环境和基因共同作用的结果，如糖尿病、高血压、自闭症等。有生育计划的夫妇在孕前应进行早期干预，使配子更健康，进而让孩子的一生更健康。

以爱铸魂 乐善有恒

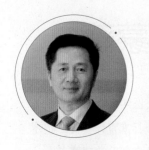

樊 嘉

樊嘉，中国科学院院士，复旦大学附属中山医院院长、教授、主任医师、博士生导师，上海市肝病研究所所长，中国医师协会外科医师分会会长、肝脏外科医师委员会主任委员，中国临床肿瘤学会（CSCO）副理事长，中华医学会常务理事。

一家高质量发展的医院，应该是富有社会责任感的医院、有公益心的医院。公益慈善不仅是慷慨的资助行为，更是通过内心的升华与自觉的奉献，提升与丰富医院的精神文化内涵，激发关心社会、回报社会的正能量。

弘扬"救死扶伤，敬佑生命，甘于奉献，大爱无疆"的主旋律，能让医疗工作充满温暖和关怀，透射医学人文的精神和美德。用爱心凝聚爱心，用大爱催生大爱，将不断增强医院的生机与活力，为病人们送去生的希望、医的呵护、爱的温暖。以爱铸魂，乐善有恒。中山医院将继续坚守美好初心，凝聚向善力量，勇担社会责任，拓展更新的公益践行方式，创新更有价值的公益事业，传承"一切为了病人"的中山精神，让"生命之花"绽放得更加鲜艳。

外科医生的初心

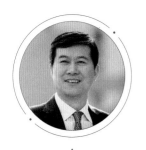

董家鸿

董家鸿, 中国工程院院士, 著名肝胆外科专家和肝脏移植专家, 清华大学讲席教授, 清华大学临床医学院院长、精准医学研究院院长, 北京清华长庚医院院长, 中国医师协会常务副会长。

我是一名肝胆外科医生, 从医四十年。在工作中, 我常常体会到医学的局限性、医生的无奈和患者的无望。这深深地刺痛着我, 让我经常思考如何去破解难题, 帮助患者走出困境。

工欲善其事, 必先利其器, 外科医生必须具备娴熟的手术技术, 但这只是基本的要求。外科医生不能仅仅是一名"手术匠", 手术一定要在正确理念和理论的指导下进行。外科医生的初心, 不在于追求手术操作的完美, 而在于追求患者健康获益的最大化。理想的外科手术, 需兼顾病灶清除、器官保护和损伤控制,

必须坚持"精准外科"的理念。因为很多患者往往只有一次手术机会, 在清除病灶的前提下, 最大限度地保护患者正常器官和组织, 减少手术损伤, 才能更好地利用和把握这宝贵的机会。如今, 越来越多的新技术、"黑科技"被应用于临床, 为患者造福:"机器人"已成为外科医生的有力助手; 应用混合现实技术, 医生能"看清"肝脏内部的结构, 使手术更加精准、微创; 利用新的数字影像学技术, 能发现毫米级、亚毫米级的肿瘤侵袭转移病灶; 等等。创造新的理念和技术, 治愈更多患者, 是我作为外科医生的初心和追求。

情感需要引导，求助不是懦弱

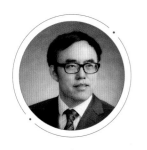

陆 林

陆林, 中国科学院院士, 北京大学第六医院院长、精神卫生研究所所长、博士生导师, 国家精神心理疾病临床医学研究中心主任, 中国疾病预防控制中心精神卫生中心主任。

世界卫生组织发布的《2019年全球自杀状况》报告显示, 2019年全球有70多万人死于自杀, 平均每100例死亡中就有1例为自杀。

心理健康素养是不断提升的过程, 人们需要自我心理成长, 以更好地应对不同的外界压力。心理问题的产生通常是循序渐进的, 及早识别和干预遇到心理问题的人群, 尤其是评估、管理和跟踪曾有自杀意念和行为的高风险人群, 对预防自杀有重要意义。如果

无法通过自己的努力摆脱情绪困扰, 严重影响生活质量时, 要及时向专业人员求助, 这绝不是懦弱的表现。

值得注意的是, 我国相当一部分自杀死亡是农药中毒、安眠药过量所致, 故国家应加强杀虫剂、灭鼠药等有毒物质的管理, 同时加强精神药品等处方药的管理。青春期是获得社会情感技能的关键时期, 学校和家庭应主动关心青少年心理健康, 及早发现并杜绝相关危险因素。

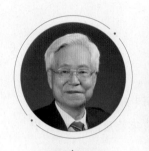

庄 辉

行动起来，消除乙肝

庄辉，中国工程院院士，《大众医学》顾问委员会委员，北京大学医学部基础医学院病原生物学系和感染病中心教授、博士生导师，中华医学会肝病学分会名誉主任委员。

几十年来，我国乙肝防治工作成绩斐然：一般人群乙肝病毒表面抗原（HBsAg）流行率已由1992年的9.75%降至2016年的6.1%，慢性乙肝病毒感染者人数由1.2亿降至8600万；15岁以下儿童HBsAg流行率由1992年的10.8%降至2014年的0.8%。在这些成果的背后，乙肝疫苗"功不可没"。不过，由于我国人口基数大，慢性乙肝病毒感染者人数仍为全球最多。

第69届世界卫生大会通过的"消除病毒性肝炎"决议中提出：到2030年，全球乙肝和丙肝的发病率下降90%，死亡率下降65%。目前，我国在乙肝和丙肝的诊断率和治疗率方面仍显不足。对此，中华医学会肝病学分会于2022年2月发布了《扩大慢性乙型肝炎抗病毒治疗的专家意见》，要求一般人群，特别是乙肝高危人群，如人类免疫缺陷病毒感染者、男男性行为者、注射毒品者、乙肝病毒感染者的性伴侣和家庭接触者、孕妇、接受抗肿瘤或免疫抑制治疗和抗丙肝病毒药物治疗者等，应进行乙肝病毒表面抗原筛查，做到应筛尽筛、应诊尽诊、应治尽治，进一步提高乙肝的诊断率和治疗率。

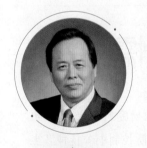

仝小林

中医药，阻挡糖尿病的"脚步"

仝小林，中国科学院院士，中医内科学家，中国中医科学院广安门医院代谢病研究所所长。长期致力于中医药传承与创新研究，有机融合中医"调态"、西医"打靶"策略，首创"态靶辨治"理论体系。

糖尿病是严重危害人类健康的慢性病之一，我国成人糖尿病患病率已超过10%。除庞大的糖尿病患者群体外，我国还有约1.7亿人存在糖耐量异常，约2700万人存在空腹血糖受损，他们都处于"糖尿病前期"，若不干预，将可能成为糖尿病患者。中医药对糖尿病前期的防治作用显著，具有简、便、验、廉的优势，是阻挡糖尿病"脚步"的有力武器。

在日常生活中，糖尿病前期患者可运用中医药预防糖尿病。一是食疗，根据"酸苦制甜"理论，可多食苦瓜、山楂、乌梅等味苦或酸的食物，也可用药食同源的桑叶、苦丁等泡水代茶饮，以辅助降糖。二是中医外治法，如泡脚时加入生姜、艾叶、桂枝、透骨草等，以活血通络；盘腿打坐时，通过压麻双腿后瞬间放松，促进血液循环；坚持刮痧，按揉和敲打脾、胃经的穴位，以起到健脾、利湿、降浊的功效。此外，糖尿病前期患者可进行传统体育运动，如八段锦、易筋经、太极拳、五禽戏等。这些运动强度不大，动作缓慢而协调，适合各年龄段患者。

吃得"杂"点更健康

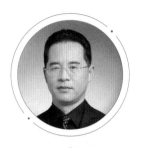

马冠生

北京大学公共卫生学院营养与食品卫生系主任、教授、博士生导师

人体所需能量和营养素要从食物中获取。讲究营养,最重要的是适量、均衡,也就是平衡膳食。不同食物所含的营养素种类和含量不同,除供 6 月龄内婴儿食用的母乳外,没有任何一种食物可以满足人体所需的全部营养素。也就是说,只有多种食物组成的平衡膳食,才能满足人体对各种营养素的需要。每样食物都要吃点,保证食物多样、营养均衡。如果需要控制体重,可以适当减少主食量,而不是一点都不吃。每餐吃八分饱即可,不要吃撑,不做餐桌上的"清道夫"。

别让"垃圾食品"替垃圾吃法"背锅"

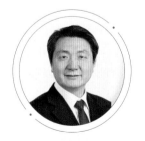

厉曙光

复旦大学公共卫生学院营养与食品卫生教研室教授、博士生导师

"垃圾食品"一词为"舶来品",最早见于 1952 年 7 月美国俄亥俄州关于糖果、糕点引发严重营养不良的新闻报道。这一概念引入我国始于 1987 年 11 月国内第一家西式快餐店在北京开业。自此,"垃圾食品"的说法便一直与薯条、汉堡包、炸鸡、可乐等"洋快餐"和加工食品相伴。所谓"垃圾食品"的缺点在于不能提供合理的营养价值,但在大多数情况下,其并未对人体直接造成伤害。实际上,食物的"好"和"坏",没有非黑即白的严格标准,世界上根本不存在完美的食物,每种食物既有优点,也有缺陷,指望摄入某种食物就能保证营养全面是不可能的,只有多种食物组成的膳食才能满足人体对各种营养素的需要。其实并没有一无是处的"垃圾"食物,而只有"垃圾"的吃法。长期吃"无益"的食物,导致整体饮食结构不均衡,才是真正的健康隐患。关注膳食中的食物搭配,才能保证食物多样化和营养均衡。

"少食多餐",健康人不必过分追求

朱广家

江苏省人民医院(南京医科大学第一附属医院)中医科主任医师

有些胃病患者消化功能减弱,需要少食多餐,以减轻胃的负担。于是,有些人误以为养胃就应该少食多餐,并以此作为养胃宗旨,每天吃六七顿,甚至把少食多餐变成频繁饮食,美其名曰"细水长流"。殊不知,这种饮食方式会让胃始终处在"工作状态"而得不到"休息",反而可能导致胃酸分泌紊乱,从而损伤胃黏膜。人类在长期的生活实践中养成了以一日三餐为主的饮食习惯,人体的内分泌系统及胃酸的分泌也适应了一日三餐的规律。因此,在通常情况下,健康人没有必要,也不适合少食多餐。

运动难坚持，多结交爱运动的朋友吧！

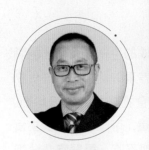

张智若

上海交通大学公共卫生学院社区健康与行为医学系主任、教授、博士生导师

不少人有这样的经历：自己单独一人运动，往往很难长期坚持，而与同学、朋友、家人等一起锻炼，却能如愿坚持下来，正所谓"近朱者赤，近墨者黑"。运动会"传染"，主要基于其社交属性。如果一个人周围的人对运动持积极态度、坚持锻炼，那么他进行运动的意愿就会大大增强；如果一个人在运动中能感受到社交激励，那么他进行运动的意愿会更加强烈。大家在生活中不妨积极寻求社交激励，主动被"传染"。比如：多结交热爱运动的朋友；与同事或好友相约一起健身，既能相互督促，又能营造热爱运动的集体氛围；加入以增加运动为目标的社交群体，分享运动的乐趣、困难和经验，互相帮助；每天在朋友圈展示运动记录，他人的认可和鼓励也能提供社会支持；等等。

久坐不动，当心"坐"失健康

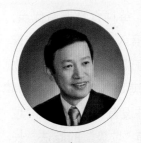

董 健

复旦大学附属中山医院骨科主任、教授、博士生导师

现代人的生活似乎总是在电脑屏、手机屏和电视屏之间切换，与之相伴的便是久坐行为。有人把久坐比作"温柔的慢性自杀"，一时舒适换来的是健康的缓慢瓦解。然而，很多人并未意识到自己在"久坐"。到底坐多久才算久坐，答案并不统一。通常视为久坐的情况为：每天保持坐姿大于 8 小时，一周内超过 5 天；或持续 2 小时未起身活动。良好的坐姿、经常坚持练习脊柱健身操，锻炼腰背部及颈部肌肉，可有效改善久坐带来的脊柱不适症状。

营造舒适环境，享受优质睡眠

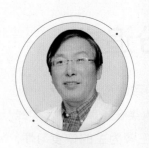

许 良

上海中医药大学附属市中医医院内科主任医师

人在入睡、浅睡、快速眼动睡眠阶段，往往容易受到噪声和光的刺激。入睡前，应制造适宜睡眠的黑暗环境，如拉上窗帘、戴上眼罩，避免光线刺激；保持安静，避免在嘈杂的环境中睡觉；睡不着时，可以听一些舒缓柔和的轻音乐帮助入眠。

为提高睡眠质量，选择合适的寝具也很重要。床垫应有一定弹性，太硬或太软会使脊柱僵直或弯曲，长此以往会影响血液循环，使人疲劳，还容易诱发脊柱关节病。床单、被褥等床上用品应选择柔软、透气的产品，尽量选择棉、麻、丝等天然材质，并保持干燥、清洁。枕头不宜太软、太高，要有合适的硬度和高度。

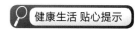

健步走，走出健康

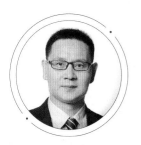

王会儒
上海交通大学体育系教授

健步走是一种以健身为目的、介于散步和竞走之间的有氧运动，其基本要点是：抬头挺胸，迈大步向前走，步频较快，双臂跟随身体摆动。健步走需要全身协调配合，并不是随意散步。健步走的步速一般遵循从慢到快、逐步增加的原则。普通人健步走的步速可从每分钟102～115步起，逐渐增加到130～145步。年老体弱者可根据个人实际情况相应降低步速。当然，健步走并非时间越长、距离越远越好，可将8000步作为健步走锻炼的一个基本指标。

"线上"健身，须"趋利避害"

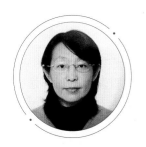

李庆雯
天津体育学院社会体育与健康科学学院运动康复治疗教研室主任、教授、博士生导师

移动互联网的普及给我们的生活带来诸多便利，健身运动也不例外。很多健身爱好者将运动由"线下"转到"线上"，跟着网络视频锻炼的人越来越多。不过，线上健身与在健身房里锻炼还是有一定区别的。在线下健身，有教练进行面对面指导，如判断动作是否标准，有没有代偿动作，进行动作纠正、动作示范，等等，这些都是线上健身不具备的。跟着视频锻炼，须根据年龄、身体状况、锻炼目标选择合适的项目。可先跟着视频试练几次，喜欢且有兴趣是坚持锻炼的基础；患有骨关节炎、高血压等疾病者，不可盲目跟练，应先咨询医生或专业人员；运动形式要多样，可合理搭配几个运动视频进行锻炼，一般以有氧运动加力量训练为基础，适当融入柔韧、协调性锻炼；动作宜尽量到位，但不宜勉强，以免导致运动损伤；运动中可关注心率，或通过自我感觉来确定运动是否适量；出现运动损伤后，应暂时停止运动，及时查找原因，必要时应就医。

让体育锻炼融入日常生活

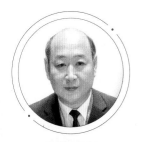

刘 欣
上海体育科学研究所研究员

坚持运动的最大障碍是工作忙、家务忙、没时间，最终形成了两种现象：一是知而不动、动而不足，也就是道理都懂，但没有行动；另一种是"周末运动家"，平时不练，周末猛练。从科学健身的角度来看，这两种都是不好的。不妨尝试一下"体育生活化"。通俗地讲，就是把体育锻炼碎片化，并融入日常生活中，积少成多，聚沙成塔。对大多数人而言，最具有操作性的是充分利用交通出行时间，少开车、少坐几站车，代之以走路、骑自行车等有氧运动。

三管齐下，改善室内空气质量

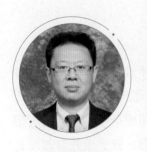

阚海东

复旦大学公共卫生学院副院长、教授、博士生导师

普通居民每天大部分时间都在室内度过，控制室内空气污染对人体健康至关重要。大家可以通过以下几方面改善室内空气质量：首先，应从源头加以控制，禁止在室内吸烟，避免使用固体燃料进行烹饪或取暖，烹饪时尽量选用蒸、煮等方法；对住宅进行装修时，选择有资质、正规的装修公司，购买正规厂家生产的绿色环保型建筑材料。其次，平时应注重通风换气，室内外空气流通可稀释室内空气污染的浓度，改善空气质量；房屋装修后，不要急于入住，应将门窗、箱柜门打开，促进室内装修装饰材料中有害物质的释放、排除。第三，合理使用空气净化设备，可以使用空气净化器或带有净化功能的新风装置。

车内空气污染，不容小觑

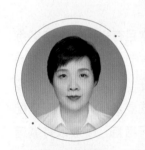

许慧慧

上海市疾病预防控制中心健康危害因素监测与控制所环境卫生科主任医师

汽车内的空气污染物主要分为化学性（如甲醛、苯、甲苯、二氧化碳和氨等）和生物性（如螨虫、真菌和细菌等）两大类。长期接触这些车内污染物，可引起过敏、头晕、头痛、咳嗽、咽痛、胸闷、流泪等不适，甚至造成皮肤、呼吸、造血、免疫、生殖和神经等多系统损害。有条件的话，购买车辆时可对车内空气质量进行检测，选择质量达标的产品。如果室外空气质量较好，可以开窗通风或启动汽车外循环通风，引进新鲜空气。不过，如果车外空气质量比较差，如在隧道中或堵车时，则不宜通风，以免吸入更多汽车尾气。平时应保持车内清洁，定期对车门、把手、方向盘、车窗、挡风玻璃、座椅等重点物体表面进行清洁、消毒，防止病原微生物滋生。适当使用空气净化器，定期清洗或更换净化器滤网。每年定期到专业的汽车维修保养店对空调进行清洗养护。

推拿按摩，不可随意

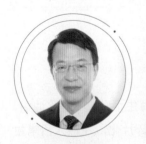

孙武权

上海中医药大学附属岳阳中西医结合医院推拿科主任医师、博士生导师

推拿用于医疗时，多称"中医推拿"；用于保健时，多称"按摩"。推拿在养生保健中起重要作用，不仅可用于治疗颈椎病、腰突症等骨伤科疾病，还可治疗内科、妇科、儿科的诸多病症。

需要注意的是，推拿有很多禁忌证，如患处存在骨折、脱位、肿瘤、感染、出血、骨质疏松、皮肤破损等情况时，就不适合进行推拿。这些禁忌证中，皮肤破损一看便知，其他疾病就并非凭自身感觉或简单观察就能判断。一旦身体有不适，应该先到医院明确诊断，再决定选择何种干预手段，不能想"推"就"推"。

辨证养生，自然之道

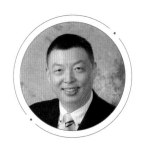

胡鸿毅

上海市卫生健康委员会副主任，上海市中医药管理局副局长，中华中医药学会副会长

中医药是讲究人与自然和谐共生、尊重自然、顺应自然、整体统一的医学，既是健康的学问，更是中国人的生命智慧。人体内部有一种生化和制约并存的自稳调节机制，"阴平阳秘"的平和状态才最为重要。与其强调"补"，不如多关注"调"。通过中医药，使机体产生更多有利于自身调节、控制、修复的物质，达到防病治病的效果，这种自然之美、间接之美正是中医具有独到"魅力"的地方。

中医养生尤重养神，"精神内守，病安从来"。"养生先养心"，治病更重治神，方能使人体气血和畅、五脏安宁、精神内守，真气从之，为长寿之关键。人的精神气血是有限的，要处处注意摄养爱护，保持对"真善美"的追求和积极向上的世界观，使之多贮存、少消耗。养生最忌讳的就是对"药物"的依赖，我们要把药物调养作为"自然的助手"来看待，避免过度用药、损伤正气。

先"伤"再"补"，并不可取

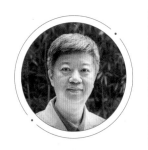

张晓天

上海中医药大学附属曙光医院治未病中心主任、教授

"日出而作，日落而息"，是长期以来人类适应环境形成的习惯。现代人受生活节奏、工作压力等各种原因的影响，慢慢地将熬夜变成了生活方式的一部分。很多人认为，熬夜之后吃点补药就能补回来。事实上，熬夜对身体造成的伤害并非吃一两剂"补药"就能补救。还有一些人忙于工作，小病小痛先"攒着"，等有空的时候再集中调理，却说不清"有空"之时是何年何月。中医治未病，强调"未病先防，既病防变"，就是要在疾病发生前进行养生保健，在身体出现疾病"苗头"时进行干预。小病小痛不该"攒"，也不能"攒"，该治疗时不可轻视、拖延。

拔罐勿"贪多"，艾灸非"百搭"

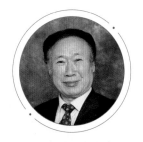

吴焕淦

上海中医药大学附属岳阳中西医结合医院首席教授、研究员、博士生和博士后导师，上海市名中医

艾灸、拔罐作为常见的传统中医外治法，具有"简、便、廉、验"的特点，在防病保健中发挥着重要作用。一些人认为，艾灸有益，百病皆可灸。实际上，没有一种治疗方法能消百病，也没有一种养生方法人人皆宜。

艾灸是散寒除湿、温补阳气的有效方法，适用于寒性病症或虚寒体质者的治疗与调理，对实热、阴虚火旺者不适用。拔罐与艾灸一样，也是一种有效的外治法，具有祛风除湿、温经散寒、活血通络、消肿止痛等作用。很多人认为，拔罐时间越久越好。其实不然，拔罐一般 5～10 分钟即可。留罐时间过长易引起皮肤起疱，若处理不当，还易造成感染，影响后续治疗。

知晓自己的血压，定期测量血压

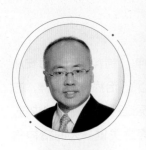

王继光

上海交通大学医学院附属瑞金医院高血压科主任、主任医师、教授、博士生导师

心脏搏动时，将血液输送到血管，血液流经血管时对血管壁形成的侧压力，为血压。血压是血液流动的动力，是维持所有脏器血液灌注的重要条件，也是重要的生命指标，必须维持在正常范围内，才能充分保证生命健康。每个人都必须知晓自己的血压、定期测量血压。

如果上一次测量的血压在 90/60 ~ 120/80 毫米汞柱，说明血压完全正常，可以每年测量一次；如果血压在 120/80 毫米汞柱以上，但不超过 130/80 毫米汞柱，属于正常高值，应增加血压测量的次数，每半年或 3 个月测量一次；如果血压在 130/80 毫米汞柱以上，但低于 140/90 毫米汞柱，属于更加严重的正常高值，需要进一步增加血压测量次数，最好能连续测量 5 ~ 7 天的血压，如果其平均值在 135/85 毫米汞柱以上，应尽早去医院就诊。

血管"年轻"，身体健康

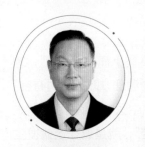

符伟国

复旦大学附属中山医院血管外科主任、教授、博士生导师

血管是人体的输送管道，动脉为各个脏器输送氧气和营养，毛细血管负责滋养脏器，静脉带走代谢产物，只有三者健康运行，才能保证人体器官正常工作。现代社会生活节奏快、工作压力大，人们常常是运动少了，烟酒多了，睡眠少了，熬夜多了，再加上饮食不节制等，高血压、血脂异常、高血糖等慢性病的发病率越来越高，这些都是对血管的"慢性打击"。保护血管，首先要从远离危险因素、养成良好生活习惯开始。只有血管"年轻"了，身体才会健康。要杜绝吸烟，纠正高盐、高脂饮食，以及久坐少动等不健康的生活习惯，保持合理作息等良好生活状态。

中年以后，骨密度检测不能省

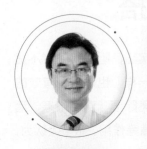

章振林

上海交通大学附属第六人民医院骨质疏松和骨病科主任、教授、博士生导师

低峰值骨量会增加骨质疏松症的发生风险，高峰值骨量可为老年时期提供更高的骨量储备，有助于减少或延缓骨质疏松症的发生。充足的钙和维生素 D 摄入、适量的负重和抗阻运动，有助于提高峰值骨量。一般地说，中国人群在 25 ~ 35 岁时达到峰值骨量。40 岁以后，无论男性或女性，骨量均缓慢丢失。因此，40 岁以上人群应选用双能 X 线吸收仪（DXA）测定骨密度，以了解自己的骨量状态；50 岁后，应每年检测一次；患有特殊疾病者，可每半年检测一次。

"口腔体检"，切莫忽视

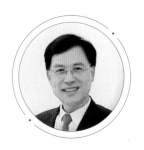

刘月华

上海市口腔医院（复旦大学附属口腔医院）院长、教授、主任医师、博士生导师

如今，很多人都会进行年度体检，但能做到年度口腔检查的人却不多。定期进行口腔检查能及时发现和处理早期龋病、牙周病、阻生智齿、错𬌗畸形和口腔黏膜病等口腔疾病，有效保障口腔健康。比如：定期进行口腔检查，能发现很多没有症状的龋病，并及时进行充填治疗，既简单又经济。如果等到牙痛了才去医院做检查，牙齿的损害往往已比较严重，治疗费用也会大大增加。

"劳模"肾脏，需要更多呵护

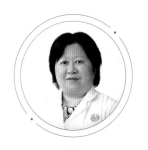

倪兆慧

上海交通大学医学院附属仁济医院肾脏科主任医师、教授、博士生导师

肾脏具有强大的代偿能力，往往"轻伤不下火线"。当肾脏病变尚不严重时，患者一般不会感到不适；只有当肾功能恶化到一定程度后，才会导致贫血、高血压、胸闷、恶心、呕吐等不适症状。尿中泡沫增多、尿色加深、颜面部或双下肢水肿、腰酸、乏力、反复尿路感染、尿量异常、夜尿次数增多、血压升高（尤其是年轻患者）、高尿酸血症或痛风，以及不明原因贫血、恶心、呕吐、皮肤瘙痒等，均可能是肾脏发出的"求救信号"，患者应提高警惕，尽早去医院进行相关检查。此外，定期进行尿常规、肾功能和肾脏超声检查，也有助于早期发现肾脏病。有肾脏疾病家族史者更应定期接受肾病筛查。

放下手机，"放过"双眼

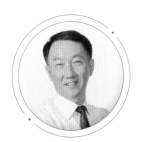

孙兴怀

复旦大学附属眼耳鼻喉科医院眼科主任医师、教授、博士生导师

如今，手机不离身的现象普遍存在，无论是学生、青年，还是中老年人，每天使用手机的时间越来越长。由于看手机需要眼内、眼外的肌肉共同协调收缩，长时间看手机，眼睛会疲劳，并在不同年龄段人群中引发不同的眼病。

近距离用眼者，尤其是"手机控"们，须注意：控制近距离用眼时间，看手机、电脑时，应多眨眨眼，持续工作45～60分钟后，宜休息5～10分钟，并向远处眺望，放松眼部肌肉；控制眼睛与屏幕的距离，学生和青年人尽量保持在33厘米以上，中老年人宜保持在60厘米左右；视线宜朝向前下方（约30°）；避免在光线太强（阳光下）或太弱（暗处或夜晚、被窝里）的环境中看手机，也不要在晃动环境（如乘车、走路）中看手机，以免加重视疲劳；平时应加强户外活动，多吃富含维生素的新鲜蔬菜和水果。

爱肝护肝，知行合一

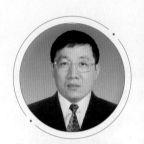

范建高

上海交通大学医学院附属
新华医院消化内科主任、
教授、博士生导师

我国至今仍是肝病（特别是肝硬化和肝癌）的高发地区，每年仅死于肝癌的患者就有 40 万人左右（占全球肝癌病死人数的 47%）。只有全民参与、共同行动、防治结合，才能全面遏制肝病危害。

接种疫苗是最经济、有效的预防病毒性肝炎的方法。甲肝疫苗、戊肝疫苗可用于预防甲肝和戊肝，乙肝疫苗可同时预防乙肝和丁肝。养成良好的卫生习惯，把好"入口"关，可有效预防甲肝和戊肝。洁身自好，不共用剃须刀、牙刷、指甲钳，不去不正规的场所文身、穿耳洞，拒绝毒品，性生活时规范使用安全套，等等，可有效预防通过血液、性接触和母婴途径传播的乙肝、丙肝和丁肝。戒酒或避免长期过量饮酒，可有效防治酒精性肝病。少吃多动，可预防肥胖、肌少症及相关代谢紊乱和脂肪肝。遵医嘱合理用药、定期随访，有助于预防药物性肝损伤。

头发长短，无关营养

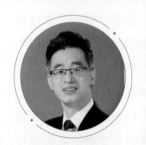

吴文育

复旦大学附属华山医院皮
肤科副主任、植发中心主
任、主任医师、博士生导师

头发由毛囊、发根、发干三部分组成。当毛囊底部的细胞死亡后会留下角蛋白，即角质化过程；而后，角化细胞堆积并被"顶"出毛囊，形成会"生长"的发干。发干中没有血管和神经组织，是已经死去的细胞和蛋白质的结合物，无论它们长多长，都不需要营养。真正能够吸收营养的是毛囊组织，但其消耗的营养极少，不必担心它与身体"抢"营养。在人体的营养供应链中，头部的营养供应首先给大脑，毛囊处在末位，故完全不必担心头发越长，给大脑的营养越少。健康成人约有 10 万根头发，毛囊数量是固定的。健康毛囊所需的营养不会因为毛发的多少和去留发生变化，因此不存在头发越浓密，就需要越多营养的情况。

注意细节，呵护女性健康

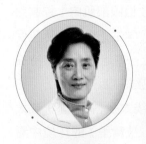

王文君

复旦大学附属妇产科医院
中西医结合科主任医师、
教授、博士生导师

女性一生中会经历各种特殊时期，如月经期、孕产期、围绝经期、绝经后期等。在这些特殊时期，女性要特别关注自己的身体健康。月经是反映妇科健康的"晴雨表"。初潮年龄、月经周期、经期、经量中任何一项有异常，都要引起重视，必要时应及时就医，查明原因。女性在日常生活中还要养成观察白带（阴道分泌物）的习惯。若白带有异味，或呈豆渣样、脓性，或伴外阴瘙痒，等等，需要进行相关检查，排查阴道炎症。若整个月经周期都有蛋清样或水样白带，或间断有血性白带，需要排查有无卵巢排卵功能异常及某些生殖道肿瘤。

预防感染，保护男性生育力

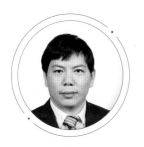

卢 剑

北京大学第三医院泌尿外科教授、主任医师、博士生导师

男性生殖系统由睾丸、附睾、输精管、精囊、前列腺及尿道等组成。当男性生殖系统发生感染时，上述结构均可受到炎症的损害，引起前列腺炎、尿道炎、睾丸炎和附睾炎等，造成精子发生、运输的障碍，以及精子功能的改变，进而导致男性不育。泌尿生殖道感染被视为男性不育症的"可纠正病因"，通过积极治疗能治愈。为保护生育力，育龄男性要规律生活，保持良好的心态，避免熬夜、久坐和不良情绪，以免引起机体免疫力下降，增加感染风险。平时要注意个人卫生，勤换洗内裤；避免不洁性生活或性生活过于频繁；不宜多吃辛辣刺激性食物，不酗酒，加强营养；注意体育锻炼，增强身体免疫力。

远离癌症，从"小事"做起

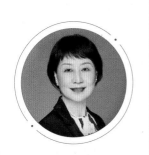

郑 莹

复旦大学附属肿瘤医院肿瘤预防部主任、主任医师、教授

要远离癌症，大家不妨做好5件简单易行的"小事"：一是"吃"，养成健康的饮食习惯，多蔬菜水果、多膳食纤维，少盐、少油、少糖，适量优质蛋白质，控制脂肪摄入量，烟酒不沾。二是"动"，适量锻炼，可以选择快走、慢跑、游泳、舞蹈、打球、骑车等，以中等强度运动半小时以上，量力而行，持之以恒。三是"评"，了解自己的癌症风险状况，包括家族史、风险因素暴露史、疾病史、生活方式因素等。四是"观"，乳腺癌、宫颈癌、结直肠癌、皮肤癌、口腔癌等恶性肿瘤通常会有一些早期症状，学会识别这些异常"信号"，有助于早期发现疾病。五是"查"，结合自身情况，接受有针对性的癌症筛查，以便早期发现异常，尽早治疗，最大限度地避免晚期癌症的发生。

预防肺炎，用好两大"武器"

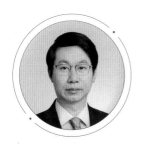

宋元林

复旦大学附属中山医院呼吸与危重症医学科主任、教授、博士生导师

肺炎是一类疾病的总称。可导致肺炎的病原体包括细菌、病毒、支原体、衣原体、真菌等，据此，肺炎可分为细菌性肺炎、病毒性肺炎、支原体肺炎等。根据炎症浸润部位，肺炎又可分为大叶性肺炎、小叶性肺炎、间质性肺炎等。

大多数肺炎患者经治疗后可顺利康复，但重症肺炎患者死亡率高，尤其是高龄、合并慢性基础疾病者等易感人群。

肺炎球菌疫苗可用于预防肺炎球菌肺炎，流感疫苗可用于预防流感，在秋冬季节流感来临前，高危人群应做好预防接种。接种新冠病毒疫苗可降低感染的危重程度和病死率。此外，肺炎的发生与自身免疫力下降、接触有风险的病原体有关。适当进行户外活动，保持环境清洁，养成良好的生活习惯，戒烟戒酒，有助于增强呼吸道免疫力。

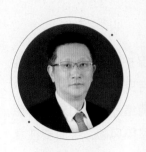

许剑民

复旦大学附属中山医院结直肠外科主任、教授、主任医师、博士生导师

"沉默"的肠息肉，暗藏的"定时炸弹"

大多数肠道息肉无明显症状，仅在结肠镜检查时被发现。肠道息肉分为非肿瘤性息肉和肿瘤性息肉。前者包括增生性息肉、炎性息肉和错构瘤性息肉等；后者一般指腺瘤性息肉，是公认的癌前病变。一般地说，腺瘤性息肉的直径越大，癌变概率越高，直径大于2厘米的腺瘤性息肉的癌变率高达30%～50%。直径小于1厘米的肠道息肉可在内镜下予以切除；直径大于1厘米的息肉、多发息肉或内镜下无法彻底切除的息肉，须行外科手术切除。家族性腺瘤性息肉病患者可选择分次进行内镜下息肉切除，或由专科医生评估手术切除指征。有研究表明，肠道息肉切除术后3～5年出现复发的概率为30%～60%，故肠道息肉切除后，患者并非能"高枕无忧"，而应在医生指导下进行定期随访。

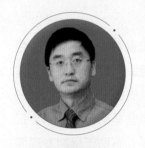

曲伸

同济大学附属第十人民医院内分泌代谢中心主任、教授、主任医师、博士生和博士后导师

发现甲状腺结节，切莫"一刀切"

甲状腺位于颈部前下方，在吞咽东西时可上下活动，是人体内最重要的内分泌腺之一，形如字母"H"，像一只张开翅膀的蝴蝶。成人甲状腺重15～20克，女性比男性略大。正常甲状腺小而柔软，一般在颈部既看不到，也不易摸到。近年来，我国甲状腺疾病的发生率呈逐年增加趋势。甲状腺虽小，但病种繁多，常见的有甲亢、甲减、甲状腺结节、甲状腺炎等。值得一提的是，随着健康体检的普及，甲状腺结节的检出率大大增加。对甲状腺结节患者而言，鉴别结节的良恶性是关键。发现甲状腺结节后，患者不必惊慌失措，而应去正规医院进行评估。大多数结节是良性病变，随访观察即可，切不可盲目进行手术治疗。

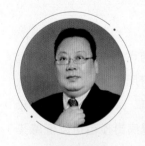

郭剑明

复旦大学附属中山医院泌尿外科主任、主任医师、教授、博士生导师

老年男性，莫忽视前列腺癌筛查

在我国，前列腺癌居男性泌尿系统恶性肿瘤发病率首位。前列腺癌的发病风险随年龄增加而逐渐增高，多发生于60岁以上男性。因此，老年男性应特别关注前列腺的健康。前列腺癌早期无特异性症状。随着肿瘤生长，患者可出现下尿路梗阻症状，如排尿不畅、起夜次数增加，甚至出现尿潴留、血尿等。血前列腺特异性抗原（PSA）是诊断前列腺癌较为敏感的指标，结合直肠指检，有助于早期发现前列腺癌。血PSA检查结果异常者，往往需要进行前列腺穿刺活检，该检查是诊断前列腺癌的"金标准"。前列腺超声，盆腔CT、磁共振、骨扫描等检查，有助于医生判断肿瘤大小、侵犯范围及是否存在远处转移等情况。

声音嘶哑超过2周，或为喉癌"信号"

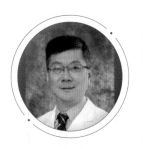

周梁

复旦大学附属眼耳鼻喉科医院耳鼻咽喉－头颈外科主任、教授、博士生导师

喉癌是头颈部常见的恶性肿瘤，男女患者比例约为9：1。根据肿瘤生长的部位，喉癌可以分为声门型、声门上型和声门下型3种，前两种更为常见。声音嘶哑是声门型喉癌患者最早出现的症状；特点是症状持续存在并逐步加重，服用药物不能减轻。声门上型喉癌患者早期没有声音嘶哑症状，但会出现咽喉部异物感、疼痛等症状。由于上述症状与咽喉炎相似，以至于许多患者误将喉癌当作喉炎进行治疗，延误了最佳治疗时机。事实上，当出现声音嘶哑、咽部异物感、咳嗽等症状，如果长时间不缓解，甚至逐渐加重，患者就应该引起重视。尤其是40岁以上、声音嘶哑超过2周者，应尽早行喉镜检查。

肺结节≠肺癌，"危险分子"要"盯牢"

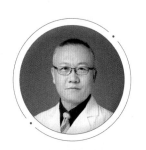

范江

上海交通大学附属第一人民医院胸外科主任、主任医师、教授、博士生导师

在我国，肺癌的发病率和死亡率均居恶性肿瘤首位。过去，大多数肺癌患者在被发现时已是中晚期，失去了手术机会，五年生存率不足20%。如今，随着胸部CT检查的普及，越来越多的早期肺癌患者被发现，并及时接受了手术治疗，再加上现在有了靶向治疗、免疫治疗等多种新型治疗手段，肺癌患者的预后已明显改善，部分早期肺癌患者可以被治愈，大部分肺癌患者可以获得长期生存。当被告知肺内有结节后，很多患者都非常紧张。实际上，并非所有肺结节都需要立即进行手术切除。一般而言，以下两种情况宜手术治疗：一种是在不断"长大"的肺结节，缓慢长大是肺癌最重要的特点之一；另一种是直径超过1厘米、形态不好、疑似早期肺癌的肺结节。

去医院"拍片"，准备工作要做好

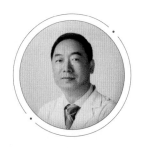

孙希文

同济大学附属上海市肺科医院放射科主任医师、教授、博士生导师

在放射检查过程中，最容易误导医生的是患者携带的高密度物品，如金属项链、外套拉链、内衣搭扣、内衣钢圈等，一旦出现在成像区域（胸部），其高密度影可能会误导医生。同时，这些异物还可能遮蔽较小病灶，如肺部小结节或肋骨骨折等，有造成漏诊的风险。因此，患者在进行胸片检查前，宜穿着无金属配件、无喷漆装饰的纯色内衣或T恤，金属项链、外套拉链、内衣搭扣、内衣钢圈等均需要被清除。男性要注意清空上衣口袋，拿掉硬币、香烟、打火机等物品。CT检查前的准备工作与胸片检查相同。磁共振机器中有一个巨大的磁铁（磁场），能吸住所有铁磁性物质。手机、手表、磁卡、钥匙、硬币、发卡、耳环、假牙、项链、含金属内衣、皮带等物品，均需要拿掉。

综合治疗，助胃癌患者活得更久、更好

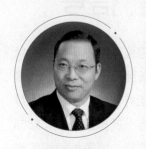

孙益红

复旦大学附属中山医院副院长、普外科主任、教授、博士生导师

近年来，尽管胃癌的发病率在全球范围内有逐年下降的趋势，但中国仍是胃癌发病率较高的国家之一，"贡献"了全球近一半的年新发胃癌病例。胃癌的预后与诊治时机密切相关。早期胃癌患者手术治疗后的五年生存率可超过90%，甚至达到临床治愈。由此可见，早诊早治是提高我国胃癌诊疗水平的关键。外科手术是治疗胃癌的主要方式。在日益精进的内镜、腹腔镜等微创技术的开展与支持下，部分极早期胃癌患者可免于传统手术，通过内镜即可完整切除病灶。不符合内镜切除指征的早期胃癌及部分进展期胃癌，可选择腹腔镜根治性胃大部切除或全胃切除手术。针对进展期胃癌，术前新辅助治疗或转化治疗，可以让部分不可切除的病灶变为可切除；术后辅助治疗可进一步清除体内可能残留的癌细胞，有效延长患者的生存时间。

肾移植，把握时机很重要

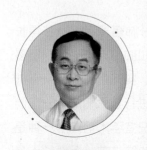

朱同玉

复旦大学附属中山医院泌尿外科教授、主任医师、博士生导师

作为现代医学的成功典范之一，器官移植已成为治疗终末期器官衰竭的有效手段。在各种类型的器官移植中，肾移植开展得最早、例数最多、技术最成熟，是目前公认的治疗尿毒症的首选方法。病情进展到终末期肾功能衰竭阶段的患者可以考虑接受肾移植手术。但肾移植的最佳时机，应依据患者的年龄、身体健康状况、原发肾病类型、肾移植意愿等具体情况而定，不能一概而论，也没有固化的标准。抢先肾移植（肾移植术前不接受透析治疗）目前被认为是有益的。对正在接受透析治疗或准备开始透析治疗而又没有肾移植禁忌证的患者而言，越早接受肾移植越好，因为透析时间越长，移植肾的长期存活率越低。

痴呆起病隐匿，"近事遗忘"是信号

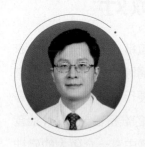

郁金泰

复旦大学附属华山医院神经内科教授、主任医师、博士生导师

随着年龄增长，记忆力有所减退属于正常现象；但若记忆力衰退超过一定限度，则需要引起重视。突发记忆力减退或记忆力缓慢减退伴进行性或波动性加重、持续时间久，提示很可能与疾病有关。

痴呆症起病隐匿，进展较为缓慢，大多数患者去医院就诊时，症状往往已较为严重，错过了最佳诊治时机。痴呆的早期症状为容易遗忘最近发生的事（近事遗忘），但对过去的或比较久远的记忆往往能保留。越来越多的研究证实，血脂异常、高血压、高血糖、超重、不良生活习惯、不良情绪等，对记忆力下降或痴呆的发生和发展起着推波助澜的作用，积极控制这些因素，有助于延缓记忆力衰退、预防痴呆。

手抖人僵"帕金森"，早期干预效果好

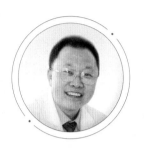

刘振国

上海交通大学医学院附属新华医院神经内科教授、主任医师、博士生导师

帕金森病的主要症状包括两大类：运动症状和非运动症状。运动症状是帕金森病的核心症状，概括起来就是"慢、抖、僵"。"慢"指运动迟缓，随意运动减少，动作缓慢、笨拙；"抖"是最常见的症状，医学上称为"静止性震颤"，即患者在安静状态下出现手抖、脚抖，甚至头抖；"僵"指患者有肢体僵硬感和肌强直（被动活动关节时，关节阻力增高）。此外，患者还会出现姿势和步态障碍：行走时，上肢摆臂幅度减小，下肢拖曳，步伐逐渐减小、变慢，容易向前冲，等等。除运动症状外，帕金森病患者还有许多非运动症状，其中一些症状甚至可以比运动症状早出现十多年，包括感觉障碍（如嗅觉减退、肢体麻木或疼痛等）、睡眠障碍（如不宁腿综合征、日间嗜睡等）、自主神经功能障碍（如便秘、多汗、流涎、脂溢性皮炎等）和精神障碍（如焦虑、抑郁、认知障碍、幻觉等）。出现上述症状者应尽早就诊，在专科医生指导下进行早期筛查。

得了肝病，补药莫乱吃

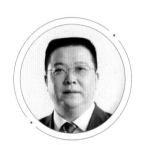

高月求

上海中医药大学附属曙光医院副院长、主任医师、教授、博士生导师

肝脏是人体"化工厂"，体内三大营养物质的代谢及其代谢产物的解毒均在肝脏内完成。肝脏又是容易受伤的娇嫩器官，病毒、药物、酒精、营养过剩等均可导致肝损伤。很多肝病患者认为，吃些补品可保肝，有助于康复。其实，补益类中药有其特定的适应人群。比如：冬虫夏草和野山参属温补之品，适用于畏寒、四肢发冷之阳虚者；西洋参属补阴之品，适用于口干舌燥之阴虚者。还有一些肝病患者听信网络宣传，自行购买成分不明的所谓保肝补品服用，不仅可能加重肝脏负担，更有引发肝功能衰竭的风险。实际上，蛋白质是最好的"保肝药"，肝病（除肝硬化外）患者每天摄入足量优质蛋白质有利于肝病康复。

家庭用药，安全第一

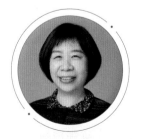

梅 丹

北京协和医院药剂科主任药师

每个家庭都有或多或少的存药，有治疗慢性病的药品，也有应急的药品。当我们从药房取药，知道用药的基本要求后，还要关注家庭用药的安全问题。

首先，要正确存放药品。可将每一种药按有效期的时间由近及远排列，按序取药，以免出现有部分药过期的情况，还要注意药品保存温度。

其次，要注意药物的科学使用。应遵医嘱科学、规范使用。患者及家属应格外关注药品用法用量签上的提示信息，回家后再梳理一下相关药品，看看标签和说明书。必要时，可按要求制定用药计划，并做好用药记录。

警惕成分不明的"减肥药"

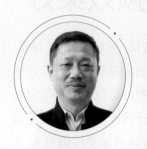

曾天舒

华中科技大学同济医学院
附属协和医院内分泌科主
任、主任医师、教授

近年来，国家有关部门曝光了不少非法减肥产品。这些"减肥药"虽然在短期内确实可以使体重下降，但长期使用会带来严重的安全隐患。比如：有的减肥产品添加了利尿药，健康人服用后容易导致脱水、电解质紊乱，从而引起肌无力、全身疲乏等症状，严重时甚至可诱发心律失常、呼吸抑制和昏迷；有的减肥产品添加了番泻叶、大黄、酚酞等导泻剂，减肥者服用后会出现频繁腹泻，且一旦停药，体重会迅速反弹；有些减肥产品添加了甲状腺素、过量咖啡因等，通过提高服用者的心率和新陈代谢率，使身体消耗更多热量，以实现减重目的；还有些产品则是添加了已被国家禁用的减肥药，如苯丙胺、芬氟拉明、西布曲明等。就减肥而言，药物永远是严格饮食管理、持续规律运动后的补充治疗，指望通过药物一劳永逸"消灭"肥胖的想法，是不现实、不科学的。

别把中药当保健品

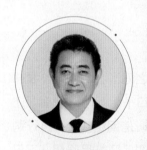

王忠壮

海军军医大学第一附属医
院药学部教授、主任医师

中药应用历史悠久，只要在中医理论指导下辨证使用，不良反应的发生率相对较低，较少造成严重不良反应。于是，一些人据此认为中药安全、无副作用，甚至将中药作为保健品服用。实际上，药品本身既有预防、诊断、治疗等能让患者获益的作用，也有为害的偏性，这是药品的自然属性，中药也不例外。一般认为，中药在治疗某种特定病证时，其他活性可能表现为副作用或不良反应。

从理论上讲，任何中药都可能引发不良反应。没有中医药专业知识的人，盲目使用中药，隐患重重。因此，使用中药前，患者必须先去医院就诊，在专业中医医师的指导下使用。

果汁送药有风险，白开水最佳

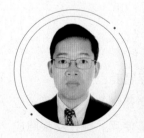

李中东

复旦大学附属华山医院主
任药师

果汁成分复杂，各类药品含有的原辅料成分也复杂多样，容易发生相互作用，影响药效。比如：西柚汁、橙汁和苹果汁会减弱某些抗过敏药、心血管病药、抗癌药和抗感染药的疗效；果汁中所含的维生素C和果酸等酸性成分会加速红霉素、氯霉素、黄连素（小檗碱）等药物的糖衣溶解，使药物提前分解或溶出，甚至会与酸性溶液反应生成有害物质，影响疗效；等等。因此，用白开水送药最安全，且最好在服药一小时后再饮用果汁或饮料。**PM**

打破"科技与狠活"的过度焦虑

兰州大学公共卫生学院　黄佳婷　王 玉（教授）

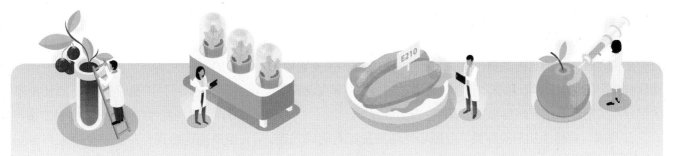

近一段时间，"海克斯科技"和"科技与狠活"在网络上引发热议。多位短视频博主在揭露一些餐饮行业的食品制作手段时，将其作为标志性语言，意思是魔法与科技的融合技术。比如：糖水加香精可以合成蜂蜜；用淀粉可以制成没有肉的香肠；明胶片混合糖浆可制成燕窝；煮羊汤时来一勺"三花淡奶"，汤色立马变白；烤鱿鱼时加入"满街飘香油"，瞬间香味扑鼻；炒糖色不用熬冰糖，加甜蜜素和焦糖素就行……

对"科技与狠活"的热议折射出大众对食品安全的关注度逐步提升，也反映了消费者对这类食品"黑科技"的焦虑。有人认为，这些短视频能够对消费者起到很好的警示作用；也有人认为，这无异于制造恐慌。避免"海克斯科技"、盲目追求"零添加"，是否真的更安全、健康？从本质上看，所有问题的矛头其实都指向食品添加剂。

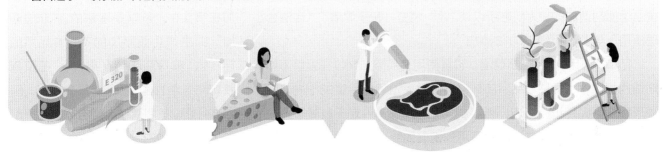

"科技与狠活"食品，并非不安全，错在"虚假宣传"

某博主发布的"科技与狠活"食品制作过程确实揭露了一些网红食品的制作手段，让人们看到了一些价格低廉食品的"真面目"；但是，他为了吸引流量，也存在夸大甚至不实的情况，还违背了食品添加剂的使用原则和要求。

以视频中典型的"科技与狠活"食品为例，某品牌淡奶是由高质量的新鲜牛奶浓缩制成的奶制品，包括全脂淡奶和植脂淡奶，其口感爽滑细腻，具有香浓醇厚的滋味，是调制甜品、饮品，以及菜肴、浓汤必不可少的调料之一。淡奶具有一定的营养价值，适量加入肉汤中，不仅能够提鲜、增味，还能使肉汤更浓白、细腻，改善感官，并没有食品安全问题。但商家有意隐瞒甚至刻意误导，让消费者对淡奶产生质疑。很多商家宣称"清水与一勺淡奶"制成的浓白汤是"现熬浓汤"，这就是欺骗。同样，人工合成的蜂蜜、燕窝、无肉淀粉肠，本身可能并不存在食品安全问题，但商家往往对其品质、原料或来源进行夸大宣传，也加剧了消费者对此类食品的不信任。

食品添加剂可以用，但消费者应有知情权

食品作为人类生存的物质基础，最初只是为了解决人们的温饱问题，但随着人们生活水平的不断提高，食品的好吃、营养、安全已经成为食品的重要属性。食品添加剂便随着食品产业的发展进入人们的视线，并在食品中占据举足轻重的地位。

食品添加剂是为了改善食品的品质、颜色、香味、气味，延长其保质期，或因为加工的需要，而加入食物中的物质，主要包括防腐保鲜类、结构改良类、风味改良类、色泽改善类、营养强化剂等。大部分添加剂都是从天然食物中提取的，安全性良好。

在我国，食品添加剂的种类、范围和使用剂量都有明确规定。《食品安全国家标准 食品添加剂使用标准》（GB 2760-2014）中明确规定了其使用时应符合的基本要求：不应对人体产生任何健康危害；不应掩盖食品腐败变质；不应掩盖食品本身或加工过程的质量缺陷或以掺杂、掺假、伪造为目的而使用食品添加剂；不应降低食品本身的营养价值；在达到预期效果的前提下，尽可能降低在食品中的使用量。合法合理的添加与利用是没有安全问题的。

因此，并不是使用食品添加剂不好，而是消费者有知情权，商家应按照相关规定合理、合法适当添加并告知消费者，由消费者自己选择，而不是欺骗、伪造，误导消费者，一次次降低消费者对食品行业的信心。

安全问题在于"非法添加"和"滥用"，而非添加剂

我国曾发生的食品安全问题事件其实没有一件是由于合法使用食品添加剂造成的。人们之所以谈"添"色变，在于混淆了"合法合理使用"与"滥用"和"非法添加"。

所谓"滥用"，包括超范围、超量使用食品添加剂。在食品添加剂使用标准中，每种食品添加剂都有使用范围和使用量的限制，必须严格按照规定进行添加。例如："染色馒头"事件是不良商家将柠檬黄色素添加到馒头中，以制造用玉米面为原料的假象。柠檬黄属于允许使用的食品添加剂，但不允许添加在馒头中，所以是违法的。"非法添加"即生产企业添加的不是食品添加剂，如"苏丹红鸭蛋"事件、"三聚氰胺奶粉"事件、"瘦肉精"事件等，因为苏丹红、三聚氰胺、瘦肉精是被严禁应用到食品中的工业添加剂。

盲目追求"零添加"不科学

一些商家大肆宣传"零添加""不含食品添加剂"，此类宣传不管是不是噱头，都进一步加剧了公众对食品添加剂的担忧与恐慌。

"海克斯科技"将食品添加剂过度妖魔化了，而食品行业的人都知道，没有食品添加剂就没有食品工业，也就没有可能生产出各种丰富多样的美味食品。盲目追求所谓"零添加"是不科学、不现实的，在自然状态下，食品会氧化、腐败变质，出现难以保存、卖相难看、口感不佳、运输困难甚至产生毒素等一系列问题。因此，对于食品添加剂，公众应该理性看待。

> **专家简介**
>
> 王 玉 《大众医学》专家顾问团成员，兰州大学营养与健康研究中心主任、教授，国家卫健委营养标准委员会委员，国家市场监管总局保健食品评审专家，中国营养学会常务理事，中华预防医学会健康风险评估与控制专业委员会常委，甘肃省营养学会理事长。

打破"科技与狠活"的质疑，需各方齐努力

网上热议的一些"科技与狠活"，其实不是餐饮界常态,而是餐饮界乱象。不得不承认，确实存在黑心商家为了节省成本、牟取暴利、以假乱真、以次充好，但这不是普遍现象。科技是把"双刃剑"，任何事物都有两面性，利与弊共存，要辩证看待，我们要做的是在欣喜于"利"的同时，正视"弊"的存在，使"弊"最小化。

此外，此次"科技与狠活"热议也给食品安全带来了警示。食品行业的初心和使命是满足广大消费者对美食的追求，不断丰富人们的生活，也有了源源不断、花样百出、新奇美味的新食品。但"民以食为天，食以安为先"，食品安全任重道远，需要全社会共同参与。

对政府及相关监管部门而言，应在进一步完善食品添加剂的管理规定基础上，有效贯彻实施这些规定；同时加强相关部门的监督管理和打击力度，规范食品添加剂的使用，确保食品食用安全，从源头上杜绝非法添加剂流入市场。

对食品生产者而言，生产和宣称应更公开化、透明化，将原料、辅料及食品添加剂的来源、种类、用量、加工过程等具体情况如实告知消费者，不夸大宣传，保证消费者的知情权。要加强食品安全素养，不违法添加，遵守食以安为先的职业操守，因为食品生产者不仅仅是生产者，还是消费者。

对食品消费者而言，应了解食品添加剂和食品配料表，并能理性判断与选择。虽然食品添加剂早已渗透到人们的生活中，但对于什么是食品添加剂，广大消费者了解得并不多。特别是在食品安全事件中，有些人道听途说、人云亦云、闻"添"色变，徒增了一些不必要的恐惧和烦恼。消费者应当认识到，食品行业需要"科技与狠活"，应辩证看待，没必要那么焦虑。同时，也要正确认知食品添加剂，认识食品标签。

类型	常见食品添加剂	常见添加的食品
防腐剂	苯甲酸钠、山梨酸钾、二氧化硫、亚硝酸盐等	果酱、蜜饯、面包等
抗氧化剂	维生素C、茶多酚、生育酚、黄酮类、丁基羟基茴香脑等	植物油、面包等
着色剂	甜菜红、姜黄、红曲红、日落红、胭脂红、苋菜红、柠檬黄、靛蓝、亮蓝等	果汁饮料、糖果等
甜味剂	糖精钠、甜蜜素、阿斯巴甜、果葡糖浆、三氯蔗糖、木糖醇等	饮料、果冻、糖果、面包等
酸味剂	柠檬酸、酒石酸、苹果酸、乳酸等	饮料、糖果
鲜味剂	谷氨酸钠、5′-呈味核苷酸二钠、5′-肌苷酸二钠等	调味料
护色剂	亚硝酸钠、亚硝酸钾、硝酸钠、硝酸钾	加工肉制品
增稠剂	明胶、果胶、卡拉胶、阿拉伯胶、瓜尔胶、黄原胶等	酸奶、果冻、雪糕等
膨松剂	碳酸氢钠、碳酸氢铵、硫酸铝钾等	饼干、糕点、面包、糖果、巧克力等
凝固剂	硫酸钙、氯化钙、氯化镁、丙二醇等	豆制品、果蔬深加工等
抗结剂	亚铁氰化钾、柠檬酸铁铵	食盐

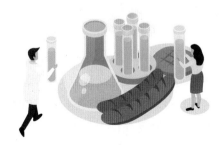

配料表是按照原料含量排序的，在配料表中排名越靠前，含量越高，消费者可以根据自身需要合理选择食品。

消费者自身也是食品安全的重要参与者，在具备了一定的相关专业知识的前提下，也可以对社会上的违纪违法行为进行监督，并向有关部门举报，从而减少食品添加剂的安全问题。**PM**

提起病毒性肝炎，大家的第一反应可能是曾在上海引起暴发流行的甲肝、我国感染者数以千万计的乙肝，以及近年来逐渐受到重视的丙肝，而对病毒性肝炎"家族"中的戊型肝炎，人们尚不熟悉。实际上，戊肝已成为全球严重的公共卫生问题之一，目前发病人数在我国急性肝炎中居首位。

拨开重重迷"戊"

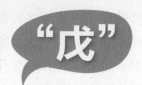

上海市疾病预防控制中心结核病与艾滋病防治所
陈恺韵　任 宏（主任医师）

什么是戊肝？

戊肝是由戊肝病毒（HEV）感染引起的一种人畜共患病，多引起急性自限性肝炎，在极少数免疫功能低下者（如器官移植病人、癌症化疗患者、艾滋病病毒感染者等）中也可慢性化，甚至进展为肝纤维化和肝硬化。成年人，尤其是中老年人，感染戊肝病毒后多表现为临床症状显著的急性戊肝；慢性肝病患者合并 HEV 感染，容易发生重症，甚至死亡；孕产妇感染基因 1 型戊肝病毒的预后较差，可发生早产、流产、死胎，死亡率高达 20% ~ 30%。

戊肝最早可追溯至 20 世纪 70 年代，印度克什米尔地区暴发了 5.2 万人感染的不明原因肝炎，死亡 1700 人，当时人们称其为非甲非乙型肝炎。1983 年，病毒学家首次从感染者的粪便样本中分离到戊肝病毒颗粒。1989 年，在东京举办的国际非甲非乙型肝炎会议上，戊肝病毒正式被命名。

戊肝病毒可分为 8 个基因型：基因 1 型、2 型仅感染人类；基因 3 型、4 型除感染人外，也可感染猪、鹿、兔等动物；基因 5 ~ 8 型仅在动物中发现。

戊肝与甲肝有什么区别？

戊肝虽与甲肝有相似之处，但区别也不少。

❶ **可重复感染** 感染甲肝后，患者可获得终身免疫，不会复发。感染戊肝后，患者体内的抗体水平会随着时间的推移而衰减，因此可重复感染。

❷ **可慢性化** 感染甲肝病毒仅导致急性肝炎；感染戊肝病毒后，特定人群可发生慢性化。

❸ **病情重、病程长** 急性甲肝、戊肝的症状相似，戊肝患者的病情一般更为严重，病程也更长，为 4~6 周。

❹ **传播途径复杂** 甲肝经消化道传播；戊肝传播途径更复杂，除经消化道传播外，还可经接触或食用病畜等途径传播。

全球有多少人感染戊肝？

戊肝病毒在全球各地均有分布，是当前引发经消化道传播肝炎的首要病因。据世界卫生组织估计，全球每年有 2000 万人感染戊肝病毒，其中有 330 万人表现为有症状的显性病例。

根据不同基因型，戊肝可分为高流行地区与低流行地区两种流行模式。高流行地区多为发展中国家，以基因 1、2 型戊肝病毒流行为主，常在暴雨和洪水后因人类粪便中戊肝病毒污染水源而导致暴发流行，常间隔数年发生。低流行地区大多卫生条件良好，以基因 3、4 型戊肝病毒流行为主，疫情呈散发模式，多为人畜共患，亦可发生小范围暴发，多与地区饮食习惯有关，如欧洲生食猪肉制品、日本食用猪肉刺身等。

我国戊肝流行情况如何？

中国对戊肝这一疾病并不陌生。早在 1986 年，我国新疆就发生过戊肝暴发流行，由基因 1 型戊肝病毒引起，共导致 12 万人感染、707 人死亡。

随着社会环境的发展及卫生条件的改善，我国戊肝的优势流行株已从基因 1 型逐渐过渡为基因 4 型，多以轻症、散发为主。近年来，我国戊肝发病呈上升趋势，报告发病率已由 2004 年的 1.27/10 万上升至 2019 年的 2.02/10 万，其中沿海省份是高发区域。

在上海，近十年戊肝的流行特征表现为：发病呈逐年上升趋势，冬春季节高发；高发人群为男性、中老年人、中心城区居民；健康人群戊肝病毒感染率高达 20% ~ 30%，感染风险不容小觑。

戊肝是怎么传播的？

戊肝主要经消化道传播，人畜共患的威胁日益严峻。猪是我国重要的肉类食品来源，在戊肝传播中影响较大，农牧民接触猪群及其排泄物、日常烹饪备菜时未做到生熟分开、食用未完全煮熟的肉制品等，均可能导致戊肝病毒感染。

此外，与甲肝一样，生食生蚝、蚬类等贝类亦可能感染戊肝，我国渤海湾处贝壳类水产品的戊肝病毒核酸检出率高达 17.5%。戊肝病毒还可经农业灌溉用水污染果蔬类食品。输血途径亦可传播戊肝病毒，上海地区曾在献血者血液样本中检出戊肝病毒核酸。关于戊肝病毒是否可经母婴垂直传播，目前仍有争议。

治疗戊肝有无特效药物？

目前尚无特异性的戊肝治疗药物，但戊肝是一种自限性疾病，绝大多数戊肝病毒可被感染者自身的免疫系统清除。临床以对症支持性治疗为主，如卧床休息、营养、保肝治疗等。

戊肝是我国法定报告的乙类传染病。在上海，社区卫生服务中心在接到病例报告后，会对患者开展以下管理：①核实诊断，追踪患者病情发展与痊愈情况；②指导消毒，包括对疫源地（患者家庭、托幼机构、学校、餐饮场所等）的环境、粪便、便具、饮食用具、患者衣裤等可能污染的物品进行一次终末消毒，指导患者与家人分床、分被褥、分食具等；③流行病学调查，着重询问患者饮食、饮水情况，并对密切接触者有无出现肝炎相关症状进行跟踪，避免疫情范围扩大；④健康咨询。

怎样预防戊肝？

养成良好的卫生习惯是预防戊肝的重要环节。勤洗手、不喝生水、不吃生食（如刺身、糟醉类食品等）、加工食物时生熟厨具分开、烹煮食物（特别是河鲜、海鲜、猪肉及其内脏）时煮熟煮透，都可有效预防戊肝病毒感染。

2011 年，我国成功研发全球首支戊肝疫苗。目前，上海将其纳入非免疫规划类疫苗管理，采用"自愿、自费"原则，标准免疫程序为"0-1-6 月"3 针。畜牧业养殖者、餐饮业从业者、育龄期妇女、中老年人、慢性肝病患者、疫区旅行者等高风险人群，可前往社区预防接种门诊接种戊肝疫苗，预防戊肝病毒感染。**PM**

糖尿病足是严重的糖尿病慢性并发症，最常见的表现是在糖尿病神经病变、下肢血管病变的基础上，足部发生溃疡、感染甚至坏死，许多患者因此失去了足趾、下肢甚至生命。实际上，很多糖尿病足是可以避免的，或者是可以通过及时、规范治疗被治愈的。本文介绍几个具有代表性的病例，希望对糖尿病患者有所启发。

"糖足" 诊室故事

东部战区空军医院内分泌科　柳 岚　车建芳　王爱萍（主任医师）

理疗不当被烫伤

故事 ①

刘先生70多岁，患糖尿病30年，平时未能规律监测血糖，有高血压、脑梗死等病史。为缓解双足麻木，他在朋友的建议下去家附近的诊所做理疗，结果足跟被理疗仪"烫伤"。刘先生到门诊就诊时，双足跟可见直径6厘米左右的圆形暗红色水疱，内有血性积液，周围软组织稍红，无压痛（如图1），足背动脉和胫后动脉搏动较弱。经检查，他被诊断为患2型糖尿病、糖尿病足、下肢动脉硬化性闭塞症。

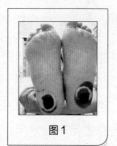

图1

医生的话

周围神经病变是糖尿病的慢性并发症之一，主要症状包括感觉异常（如麻木感、蚁行感、寒冷感、灼热感等）、疼痛（如烧灼痛、针刺痛等）等，下肢症状较上肢多见。糖尿病周围神经病变患者对温度感知异常，容易因使用电热饼、电热毯、暖宝宝、理疗仪等而发生"低温烫伤"。低温烫伤指长时间接触中等温度的热源所造成的皮肤或皮下组织损伤，一般多见于老年人、婴幼儿、糖尿病患者。低温烫伤的面积通常较小，烫伤处一般呈圆形或椭圆形，多见于足跟、足底、脚踝、小腿前侧、臀部等。糖尿病患者应慎用理疗仪；冬季使用取暖设备时应提高警惕，要用毛巾、衣物等将热源与皮肤隔开，避免某一部位长时间接触取暖设备，并随时观察皮肤情况；洗脚时的水温宜控制在 37 ~ 40℃，时间不宜过长。糖尿病患者局部皮肤烫伤后，比健康人更容易发生感染，治疗的关键在于有效控制血糖和处理创面，通过抗感染、创面换药等措施，促进创面愈合。

"另类运动"导致足溃疡

故事 ②

60岁的李先生坐着轮椅来到诊室，一进门就惆怅地说："平时我一直注意锻炼，不知怎么的，脚还是坏了……"他患有糖尿病，平时血糖控制欠佳。前不久，他左脚有麻木等不适感，经人引导，也做起了一种在公园常见的运动——"撞树"。撞击过程中，他感觉脚很舒服。结果没几天，他回家脱下鞋袜后一看"傻眼"了：脚破了，还在流血！到我院就诊时，李先生的左下肢肿胀、皮温升高，左踝关节外侧和脚后跟有几个大小不等的溃疡，无明显渗出，周围组织红肿明显（如图2），足背动脉和胫后动脉搏动较弱。完善相关检查后，医生诊断李先生患有糖尿病足、2型糖尿病伴多种并发症，为他制定了治疗方案，包括抗感染、切开引流、创面换药等。

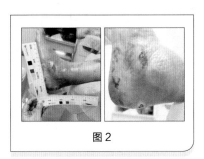

图2

故事 ③

83岁的张先生患糖尿病22年。最近，他觉得需要加强活动，于是在家中进行各种花式运动，包括"用脚尖反复踹墙"，认为这样可以达到改善下肢血液循环的目的，结果导致右脚拇趾溃疡。来就诊时，张先生右脚皮肤菲薄，皮温低，足趾末端呈紫色，拇趾顶端有一直径约2厘米的溃疡，无渗出，周围组织肿胀不明显（如图3），足背动脉和胫后动脉未触及。完善相关检查后，医生诊断张先生患有糖尿病足、2型糖尿病伴多种并发症、下肢动脉硬化性闭塞症（重度），治疗方案包括创面换药、下肢血管重建术等。

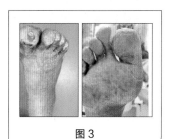

图3

医生的话

这两位患者的足溃疡都是因运动不当诱发的。要想预防糖尿病足，患者除控制血糖、血压、血脂等指标外，还要注意保护双足。运动时，要注意避免足部损伤，确保安全。尤其是存在周围神经病变、下肢血管病变的患者，应控制运动强度，选择相对温和、舒缓的运动，避免撞树、踢墙等另类运动。此外，患者还应每天观察双足，查看皮肤有无破溃、红肿、异物；可用镜子查看足底；年龄大的患者可由家属帮忙检查。如果足部出现小伤口，要及时就诊。

治疗不当加重糖尿病足病情

故事 ④

陈女士54岁，患糖尿病3年多，血糖控制尚可。3个月前，她骑车时摔倒，导致左脚破溃、红肿，前往某诊所接受小针刀治疗一段时间后，红肿、疼痛加重，于是来我院就诊。检查发现，陈女士左脚外侧及踝部两侧红肿、皮温高，可见多处小水疱，有轻度压痛（如图4），足背动脉和胫后动脉未触及。完善相关检查后，医生诊断陈女士患有糖尿病足、2型糖尿病、高血压病、冠心病，为她制定了治疗方案，包括抗感染、切开引流等。

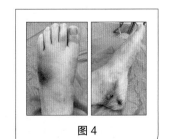

图4

医生的话

小针刀治疗不是糖尿病足的规范治疗方法。糖尿病患者发生足部损伤后，应及时到正规医院就诊，进行规范治疗。糖尿病足的主要治疗措施包括全身治疗、足部抗感染治疗、外科手术治疗（外科清创术、下肢血管重建术、足部骨性重建术等）。**PM**

止血 "先锋" 血小板 和它的小伙伴们

上海交通大学医学院附属瑞金医院血液科
卿 恺 薛 恺（副主任医师）
绘图 曹阳

扫描二维码，立即收听

┊自┊我┊介┊绍┊

姓名：板板
母亲：巨核细胞
身高：2-3微米
寿命：10天

大家好，我叫"板板"，学名"血小板"，母亲是巨核细胞，祖籍骨髓。我的外形像一个圆盘，两面微凸，直径只有 2～3 微米，有时会变成椭圆形、梭形等。别看我个头小，平均寿命也只有 10 天左右，但是作为血液中的一种重要成分，我可是妥妥的止血"先锋"。

我的兄弟姐妹可多了！在正常人血液中，每立方毫米有 10 万～ 30 万个，总数是世界人口的几十倍。我们家族中的大部分在血管中游历，还有一部分定居在脾脏中。当我们的数量减少或功能异常时，主人就会有出血的表现，如皮下出血、流鼻血、牙龈出血等，严重的还会发生内脏出血甚至脑出血，危及生命。

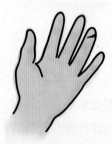

┊工┊作┊内┊容┊

众所周知，我的日常工作就是止血。其实在这个过程中，还有很多小伙伴功不可没。以生活中经常发生的手指受伤为例，一起来了解"生理性止血"的三个阶段吧——

第一阶段

收缩血管

主人的手指不小心被锐器割破出血了，在伤口附近的兄弟姐妹们第一反应是释放 5- 羟色胺、儿茶酚胺等血管收缩素，使受损血管收缩，血管内血流量减少，防止血液进一步流失。

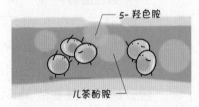

第二阶段

聚集形成"白血栓"

在接下来的数秒钟内，我们成群结队奋不顾身地扑上去堵住伤口，就像解放军抗洪救灾时把大量沙袋堵在堤坝缺口处；同时快速释放出二磷酸腺苷、血栓素等物质，使我们聚集并进一步收缩血管；在小伙伴——纤维蛋白原的协助下，我们手拉手更加紧密地聚集成团状，形成松软的血小板血栓（又称"白血栓"）堵住伤口。这样就完成了初步止血，也称"一期止血"。

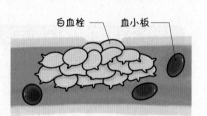

第三阶段

血液凝固形成"红血栓"

由于"白血栓"不够牢固，我们还会释放一些十分有用的凝血因子，启动凝血系统。此时，我们唤醒了另一个小伙伴——凝血酶，在它的帮助下，纤维蛋白原被活化，形成纤维蛋白，并聚集成网状的纤维蛋白束，就像一张大网盖住血管破口。这张网还联合了很多其他小伙伴，包括红细胞、白细胞等，共同完成凝血过程。最后，我们通过牵拉这张大网来收缩血栓，使其形成更加牢固的纤维蛋白血栓（又称"红血栓"），同时缩小血管破口，完成二期止血，达到永久性止血效果。

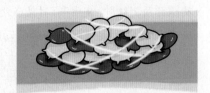

对刘女士一家来说，今天是个值得高兴的日子，与死神擦肩而过、化险为夷后的她心情有些激动。当她笑着跟我说"谢谢"的时候，那欲言又止的样子似乎在等着某个困扰已久的答案。

走进胸痛中心的"孕妇"

上海交通大学医学院附属第一人民医院急诊危重病科　朱　献　洪　江（主任医师）

年轻女性喊"我心梗了"

故事还得从那天凌晨说起。顺利将一位急性前壁心肌梗死患者送入导管室后，我准备休息一下。眼睛刚合上，就听到护士着急的敲门声，紧接着传来喊话声："接120预报，有一位年轻女性怀疑急性心梗，马上送我院胸痛中心。"

我一边赶往胸痛中心，一边大脑开始急速运转：年轻女性？急性心梗？年轻女性心梗的发生率很低，可不能轻易下诊断，我心中绷起一根弦。不管怎么说，先联系120急救人员完善心电图、快速心肌损伤标志物等相关检查，胸痛中心按流程做好接诊准备。

很快，救护车呼啸着来到抢救室门口。看到被抬下车的患者后，我就感觉她的胸痛不一般：年轻女性、脸色苍白、冷汗淋漓、全身湿冷，她手捂着腹部断断续续地说："医生，我胸痛，估计心梗了，快救我！"

护士麻利地接诊患者，汇报并记录生命体征：心率134次/分、血压80/45毫米汞柱、体温36.3℃、呼吸21次/分；心电图报告：窦性心律，ST段改变……一切工作快而有序地进行。

我向家属询问后得知：患者刘女士近几天一直熬夜加班，昨晚加班时感觉胸闷、胸痛，休息后缓解，但睡觉时感觉胸痛加重，伴头晕、视物模糊，近期月经正常。她害怕自己心梗了，赶紧让丈夫叫了救护车，送她到医院胸痛中心就诊。

究竟是心脏病还是妇科病？

我脑海里飞快地盘算着胸痛的病因，先排查"分分钟要命"的几种可能：急性主动脉综合征，患者有撕裂样的剧烈胸痛，不符合；急性冠脉综合征，目前诊断证据不足，但也不能排除，需要立即检测心肌型肌钙蛋白（cTn）；急性肺动脉栓塞，患者多伴有咯血、呼吸困难、发绀等表现，不符合；张力性气胸患者多表现为呼吸困难逐渐加重、烦躁不安、发绀、意识障碍等，不符合……

联想到刘女士进胸痛中心时手捂的位置是腹部，我怕遗漏线索，便翻开她的下眼睑查看：睑结膜极度苍白，这是严重失血的表现。我拍着刘女士的肩膀着急地问："最后一次月经是什么时候？"但她此时已经没有力气回答我了，只是睁开眼看了我一眼，便又睡过去了。患者休克了！

胸腹痛竟是宫外孕大出血

我赶紧下达一系列急救医嘱："开放静脉通路、平衡液抗休克治疗；完善心肌损伤标志物、D-二聚体检查，血型鉴定并备血，血、尿HCG检查。床旁B超推过来！喊妇科医生急会诊！"年轻女性失血性休克，要警惕宫外孕大出血的可能，我心中暗想。

我一边指挥，一边快速给患者做床边B超检查。当看到患者盆腔内大量液性暗区时，我更加肯定了最初的判断——宫外孕大出血。这时，妇科医生到场，几个紧急化验报告也出来了。结合患者尿HCG阳性、血红蛋白仅50克/升，妇科医生认可我的判断，立即启动应急方案，走手术绿色通道将患者送入手术室，由妇科医生进行急诊手术治疗……**PM**

特别提醒　年轻女性出现下腹部一侧持续隐痛或酸胀感，有停经史，并伴恶心、呕吐、面色苍白、心跳加快、血压下降等，要立即去医院妇科急诊诊治。

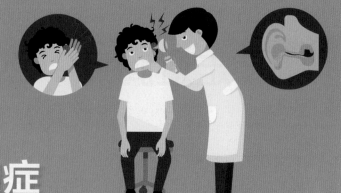

中耳炎是常见病，全球患病人数约3亿，但很多人对此病不太重视，将其当成感冒、鼻炎一般看待。其实，中耳炎的危害不容小觑，尤其是急性中耳炎反复发作导致的"后遗症"慢性中耳炎，可逐渐侵蚀听力，甚至致聋。

别让中耳炎后遗症"侵蚀"听力

本刊记者　蒋美琴
受访专家　汪照炎

耳朵"痛"一次，听力伤一分

耳朵是重要的听觉和平衡器官，可以分为三个部分——外耳、中耳和内耳。我们所看到的耳郭和耳道属于外耳；鼓膜及内部的一些结构，比如听骨链（可以把声音传导至内耳）等属于中耳；内耳包裹在坚硬的骨质里面。耳朵周围还有一些重要的结构，比如耳朵的上方是脑组织，耳朵周围有粗大的血管（乙状窦和颈内动脉），负责面部运动的神经——面神经也是耳内的重要结构。除了负责听觉，耳朵还是重要的平衡器官，因此，有些耳病会引起眩晕。

中耳就像一面鼓，鼓膜相当于"鼓皮"，中耳道壁是"鼓身"。鼓膜与中耳道壁之间的鼓室内有三块听小骨（锤骨、砧骨和镫骨），是人体最小的骨骼，衔接成听骨链，长度仅为2～3毫米。声波从外耳道传入中耳道时，使鼓膜振动，鼓室内的听小骨随之振动，将声波传导至内耳。中耳一旦发炎，可损害鼓膜功能，甚至导致鼓膜穿孔，听小骨缺损、坏死，听力受损。

急性中耳炎多见于儿童，以耳痛为主要表现，可伴发热，常由感冒诱发。多数急性中耳炎可治愈；部分会进展为慢性中耳炎，反复发作，耳道经常流脓。有些患者认为，只要用药后病情好转，就不再需要治疗。殊不知，如果鼓膜穿孔没有愈合，病原体很容易进入中耳，再次引起感染。

中耳炎发作一次，听力便损伤一分。由于中耳炎导致的听力下降是渐进性的，早期可能被忽视，致使部分患者未能及时接受治疗。

老年中耳炎患者的听力下降速度更快，且因存在耳道流脓等情况而不能佩戴助听器，生活质量明显下降。值得一提的是，耳的位置与脑组织相邻，其病变容易波及大脑。以化脓性中耳炎为例，如果不能及时、有效地控制炎症，脓液会流向深处、侵蚀骨质，严重时可引起颅内感染。随着医学的发展，这类严重并发症已少见，但中耳炎对听力的危害不可忽视。

专家简介

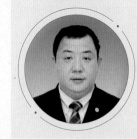

汪照炎　上海交通大学医学院附属第九人民医院耳鼻咽喉头颈外科主任医师、博士生导师、教授，上海市优秀学科带头人，中华医学会耳鼻咽喉头颈外科学分会副秘书长，上海市医学会耳鼻咽喉头颈外科专科分会耳科组副组长，中国医疗保健国际交流促进会人工听觉分会常委。

1 耳朵经常流脓，破损鼓膜须修补

慢性化脓性中耳炎是耳科的常见病之一，可侵及中耳黏膜、鼓膜甚至骨质，常合并慢性乳突炎，出现反复耳流脓、鼓膜穿孔、听力下降等不可逆损伤。鼓膜好比中耳的一道屏障，穿孔后，细菌、灰尘、水等可直接进入中耳道，损害听骨链、引发感染，进而导致听力下降。虽然鼓膜有一定的自我修复能力，面积较小的鼓膜穿孔通常一个月左右可愈合。不过，如果鼓膜穿孔长期不愈合、经常流脓，就需要通过手术进行修补。术后需要用海绵压迫鼓膜2周，其间需要定时滴耳，使海绵保持湿润，以免脱落。

需要提醒的是，鼓膜穿孔患者平时要尽量避免耳道进水，尤其不宜游泳，以免含刺激性较强消毒剂、细菌等病原体的池水经鼓膜进入中耳，加重感染。

2 耳闷、耳痛，中耳积液要清除

分泌性中耳炎在儿童中较为多见，多数继发于急性中耳炎。成人分泌性中耳炎常在上呼吸道感染、乘飞机后发生，自觉症状较明显，主要表现为耳闷和听力下降，鼓室内积液可导致听力下降。存在鼓室内积液的分泌性中耳炎患者，通常需要观察3个月到半年，如果积液没有减少或消失，则需要手术治疗。手术方式是，在耳内镜下进行鼓膜穿刺、抽吸积液，并置管引流；待积液完全排出后拔管，通常需要一年左右。如果是咽鼓管堵塞引起的积液，则需要做咽鼓管球囊扩张术，同时抽吸积液。

3 耳朵"堵"，或为粘连性中耳炎

若分泌性中耳炎未得到及时诊治，中耳积液越来越多，鼓室内纤维组织、听小骨、鼓室壁可粘连，导致鼓膜内陷、中耳传音功能障碍，医学上称之为"不张性中耳炎"或"粘连性中耳炎"，可导致传导性耳聋。常见症状为耳闭塞感或闷胀感，听力持续下降，可伴耳鸣。咽鼓管堵塞也可导致气体不能进入中耳道而引起鼓膜内陷，导致不张性中耳炎。治疗方法是，通过球囊扩张术将鼓膜"撑"起来，使咽鼓管打开；如果听小骨受损，可同时进行人工听骨链置换术，重建听骨链。

4 面瘫，或是中耳胆脂瘤作祟

中耳胆脂瘤，也称胆脂瘤型中耳炎，可继发于慢性化脓性和分泌性中耳炎，是一种位于中耳内的囊性结构，表现为耳鸣、耳痛、耳道流脓，可导致听力下降。如果中耳胆脂瘤"侵蚀"颅骨，可引发颅内感染；损伤面神经，可导致面瘫。中耳胆脂瘤应及时治疗，以免损伤听力和周围组织，可通过耳内镜手术"取出"胆脂瘤。

特别提醒

上述中耳炎"后遗症"应及时治疗。以往不少患者因创伤大而拒绝手术，导致听力下降甚至耳聋。现在很多慢性中耳炎可在耳内镜下行微创手术，从外耳道进入，手术创伤小、时间短，当天或第二天即可出院。术后患者听力可得到一定程度的改善，早期手术可避免听力损伤。

为预防中耳炎，生活中须注意：季节交替时注意防治感冒；擤鼻涕时，应单侧交替进行，且不可过于用力；积极治疗鼻腔疾病，如鼻炎、鼻窦炎、鼻咽炎等，保持鼻腔通畅；慢性中耳炎患者不宜游泳；婴幼儿喝奶时，不宜平躺，以免回奶或呕吐后，呕吐物通过耳咽管进入中耳腔。

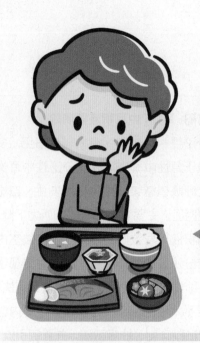

辨一辨"口舌之争"

上海交通大学医学院附属第一人民医院神经内科副主任医师　王岩

> 很多人都有吃饭时不小心咬到舌头的经历，并不是大事。但如果经常或反复咬舌头，可能是某些疾病所致，须警惕。

舌的"司令部"

人脑内控制舌头运动的"高级"司令部在大脑中央前回，"低级"司令部在脑干舌下神经核及小脑的联络纤维。

正常情况下，大脑高级司令部协调指挥，脑干低级司令部执行具体命令，小脑则负责让动作更加准确、精细。因此，口咽、舌、颌面的肌肉便能协调运动，帮助人们正常吃饭、喝水、说话。当高级司令部或低级司令部，抑或是司令部之间的联系出现问题，就会导致口面颌、舌肌运动协调障碍，患者在吃饭、说话时会出现咬舌头的现象。

不同症状辨"病区"

当出现吃饭时反复咬舌头时，患者需要提高警惕，排查疾病可能。

1 大脑-脑干病变

当控制舌肌运动的大脑－脑干区域（如丘脑、基底节区、内囊、脑桥）出现病变时，可表现为舌、咽肌肉协调障碍，患者会出现口齿含糊、构音障碍，部分人会出现频繁咬舌头、饮水呛咳等症状。患有高血压、糖尿病的老年人群短期内反复出现上述情况，需要引起高度重视，因为这很可能是脑卒中的前兆。最简单的自我判断方法是：照镜子观察舌头伸出后位置是否居中，如果偏向一侧，提示可能已经出现脑组织缺血、缺氧情况，需要尽快就医。

2 小脑病变

当控制肌肉精细活动的小脑相应功能区（如小脑半球、脑桥小脑脚、小脑蚓部）发生病变时，患者会出现声音高低无法控制（吟诗样语言）、吞咽困难、进食时舌肌无法与口面颌肌协调运动（咬舌头）等情况，常见疾病为小脑性共济失调。这是一种慢性病，起病缓慢，症状逐渐加重，患者主要表现为步态不稳、肢体震颤、姿势异常等。在疾病早期，患者往往有步态不稳、进食时呛咳、咬舌头等容易让人忽略的症状。PM

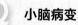 专家提醒　正常人偶尔也会在说话、吃饭时出现咬舌头、咬面颊的情况，尤其是在进食过快时。若只是出现这种一过性的表现，若没有其他任何不适，不需要就医。如果咬舌症状经常或反复出现，则需要尽快就医检查。

窝沟封闭能有效降低磨牙患龋的风险，是预防龋病的方法之一；龋病最常见的治疗方式是充填术，积极治疗龋病是维护口腔健康的重要措施之一。由于封闭剂和充填材料都存在逐渐被磨损及脱落的可能性，大众常会疑虑：这些材料磨损或脱落后被误吞，是否会危害健康？

误吞牙齿"补丁"，是否危害健康

四川大学华西口腔医院儿童口腔科　周 昕　郑黎薇（主任医师）

口腔材料，"安全第一"抗腐蚀

窝沟封闭剂具有良好流动性，能够到达窝沟点隙处，固化后可有效封闭窝沟点隙，阻断致龋因子对牙齿的作用，从而达到预防龋齿的目的。常见的窝沟封闭剂主要包括光固化封闭剂（经可见固化灯照射而固化）和自凝型封闭剂（基质液剂与催化液剂按一定比例混合而固化）。

补牙使用的充填材料用于充填修复各种原因造成的牙齿缺损，从而恢复牙齿外形和功能。按其组成可分为三类：金属类材料主要为牙科银汞合金，是汞与合金粉（由银、锡、铜组成）发生反应生成的合金，应用已经超过100年，由于美观欠佳等原因现已逐步被淘汰；树脂类材料主要由可固化的树脂基质、增强填料、固化引发体系、阻聚剂、着色剂组成，现被广泛应用；水门汀类材料也是临床上常见的充填材料，是以金属氧化物或金属盐作为粉剂与专用液剂调合而成的无机非金属材料，多为暂时性充填使用。

我国制定了口腔材料生物学评价医药行业标准，以规范材料的开发、研制和应用，任何用于人体的材料在临床应用前均须进行生物安全性评价。窝沟封闭剂、牙齿充填材料均经过了严格的口腔材料生物安全性测试：窝沟封闭剂凝固后在体内基本不发生理化变化，即使磨损、脱落也不会损害人体健康；牙齿充填材料要求具备良好的化学稳定性，不能产生有害物质、不被腐蚀、不损害健康。

保护"补丁"，合理饮食讲卫生

虽然磨损、脱落的"补丁"不会危害健康，但对牙齿的保护作用会减弱。患者需要定期去医院复查，若发现材料老化或脱落，应及时补救，以免破坏健康牙体组织。

受唾液分泌、饮食等因素影响，口腔内的温度变化较大；唾液的酸碱度（pH）为4~8.5，饮用酸性较强的饮料或使用含碳酸钙的牙膏刷牙后，其酸碱度范围可扩大到2~12；咀嚼等口腔运动会对充填材料产生物理刺激。温度改变、酸碱度变化、物理刺激，会破坏牙齿充填材料的理化性质和力学性能，促使其老化，从而导致材料溶解、溶胀、变软或变硬、变脆、变色等，这是不可逆的过程。因此，勿食用过黏、过酸、过烫的食物，有助于延长充填体的使用寿命。

需要强调的是，口腔卫生状况与充填体的寿命也是密切相关的。充填体与牙体组织交界处极易发生边缘微渗漏，若口腔卫生状况差，细菌容易聚集此处，会造成继发龋，加快充填体脱落的速度；当充填体边缘接近牙龈时，若口腔卫生状况不佳，易造成牙龈肿胀，充填体边缘浸泡于龈沟液中，也会加速充填体的脱落。用正确的巴氏刷牙法清洁牙齿，用牙线清洁牙齿邻接面，定期洁牙，可延长填充物的使用寿命。**PM**

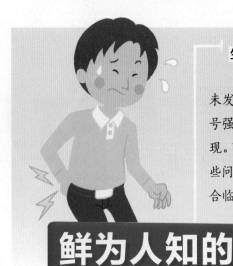

生活实例

38岁的陈先生突然出现髋部疼痛，导致行动不便，到医院就诊，X线检查未发现异常。医生又让他做了磁共振检查，报告提示：股骨头部位T1序列信号强度低、T2序列信号强度高，抑脂像序列信号强度增高，符合骨髓水肿表现。陈先生吓了一跳：什么是骨髓水肿？到底严不严重？需要手术吗？带着这些问题，他再次来到门诊。医生仔细询问病情并查看片子后告诉陈先生："结合临床表现和检查报告，初步诊断是一过性骨质疏松症。"

大家都听说过骨质疏松症，但很少有人知道一过性骨质疏松症，这究竟是怎么回事？与常见的骨质疏松症有什么区别？

鲜为人知的 一过性骨质疏松症

上海交通大学医学院附属第九人民医院骨科副主任医师　富灵杰

什么是一过性骨质疏松症

一过性骨质疏松症又叫短暂性骨质疏松症、短暂性骨髓水肿综合征，是一种较少见的骨骼系统疾病。患者发病时可出现与骨质疏松症相似的骨质流失，但此病的骨质流失是暂时的，且是自限性的，也就是通常所说的"会自己好转"，恢复时间一般为6~12个月。髋部是该病最好发的部位，膝关节、踝关节等部位也可能会出现，多见于40~50岁男性和妊娠中后期女性。

一过性骨质疏松症一般历经三个阶段，以髋部一过性骨质疏松症（TOH）为例：第一阶段，患者突然出现髋部（包括腹股沟、大腿前部和内侧区域）疼痛，通常随负重增加而加重，休息时减轻，体检可发现病变部位关节活动范围缩小、局部有压痛，内外旋活动受限，症状发作后48小时内即可通过磁共振检查识别此病；第二阶段，疼痛通常会逐渐加重，在患者睡眠或休息时更为明显，X线检查可见其病变关节部位（如股骨头、颈部和转子间区域）骨量丢失，但关节间隙不变窄；第三阶段，患者症状逐渐消失，X线检查无异常征象，磁共振上T1和T2信号逐渐恢复正常。

一过性骨质疏松症是怎么发生的

一过性骨质疏松症的病因目前尚无明确的专家共识。从理论上来说，骨折、骨关节炎、血管损伤、缺血性坏死、病毒感染、骨髓炎、自身免疫性疾病、医源性损伤（如手术、放疗）及肿瘤等都可能是其病因。临床上通常将此病分为两种类型：特发性一过性骨质疏松症和妊娠一过性骨质疏松症（TOP）。除妊娠这一特殊情况外，其他没有明确病因的一过性骨质疏松症都属于"特发性"。

妊娠一过性骨质疏松症与妊娠（通常是第一次）、哺乳有关，通常出现在妊娠最后三个月或分娩后，恢复后不会复发。它与妊娠期生理痛（包括脊柱、四肢疼痛）、哺乳期抑郁等有类似表现，容易误诊，须排除其他可能的疾病才能做出正确诊断。需要指出的是，骨密度测量时的 X 线辐射对胎儿有一定影响，且受孕妇体重等因素影响，较难评估骨密度，所以妊娠一过性骨质疏松症首选的诊断方法是磁共振检查。

如何识别一过性骨质疏松症

与常见的骨质疏松症不同，一过性骨质疏松症的发病部位往往更为局限，且骨关节疼痛出现早（通常早于 X 线检查发现异常前），病情进展快。目前临床上诊断骨质疏松症以骨密度测量（如双能 X 线检测法）结果为标准，而一过性骨质疏松症的诊断"金标准"是磁共振检查。

陈先生的磁共振报告中提到的"髓内高信号""骨髓水肿"等字眼，在一些关节疼痛患者中也可见到，可能是骨坏死、肿瘤、关节炎和感染等疾病。不少患者在看到类似的报告时也会疑惑：到底是什么病？

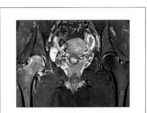

髋关节磁共振检查：右侧股骨头、股骨颈部位可见广泛性的增高信号

仍以髋部一过性骨质疏松症为例，由于它与早期股骨头缺血性坏死的症状和影像学表现相似，易被误诊为股骨头坏死。但这两种疾病的治疗方法不一样，如果诊断错误甚至做了手术，会带来灾难性的后果。酗酒、激素治疗、镰状细胞性贫血、系统性红斑狼疮和类风湿关节炎等是股骨头坏死的危险因素，且在大多数情况下，患者都存在这些明确的病因或诱因；磁共振检查发现股骨头坏死的典型征象"双轨征"时，也有助于鉴别。

"自己会好"就不用治疗吗

看到此处，或许会有人提出这样一些问题：既然一过性骨质疏松症"自己会好"，是不是不用治疗，等症状自行消失就可以了？在其恢复之前，是否有骨折风险？在此期间，应该注意些什么？

一过性骨质疏松症虽是自限性疾病，进展为骨坏死的概率较低，但若不予处理，也会严重影响患者的生活质量，故必要时应采取相应的治疗措施。治疗一过性骨质疏松症优先考虑非手术疗法（俗称"保守治疗"），以对症治疗为主。如：髋部一过性骨质疏松症患者应限制患肢负重（避免搬重物、举杠铃、长距离行走等活动），加强大腿肌肉力量锻炼和关节活动度锻炼，以预防微创伤和疲劳骨折（长期反复轻微损伤导致的骨折）的发生，必要时可选用非甾体类消炎止痛药物（如布洛芬、双氯芬酸钠等）缓解疼痛。

需要指出的是，治疗方法的选择应以医生的指导为前提。有些患者自行服用补钙药物，想以此改善骨质疏松，但目前没有足够的证据表明，补钙能促进一过性骨质疏松症的康复。PM

专家提醒

一过性骨质疏松症的诊断并不容易，鉴别诊断非常重要。误诊甚至盲目手术的例子并不鲜见。患者出现相关症状时，应仔细检查，协助医生详细排查病因，以便于正确诊断，谨慎选择手术治疗。确诊后，患者不必过度担心，应保持良好心态，积极遵医嘱治疗；随访期间，患者应根据医嘱定期进行磁共振检查，观察骨髓内高信号的变化趋势；选择合理的运动方式，养成健康的生活习惯，有助于减少不必要的伤害，提高生活质量；症状好转后，应循序渐进地进行康复锻炼，直到恢复正常生活。

结核性脓胸的前世今生

同济大学附属上海市肺科医院胸外科副主任医师　周逸鸣

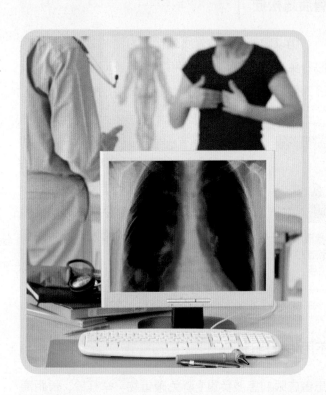

结核杆菌是一种非常古老的病原体，最早可以追溯到一亿五千万年前。我国最早的结核病记录可以追溯到2300年前。在很长一段时间内，人类并没有意识到它的存在，直到德国科学家罗伯特·科赫在1882年发现了这个病原体。然而，即使抓住了结核杆菌这个恶魔，在之后的很多年里，医学界依旧缺乏有效的治疗药物。"有时去治愈，常常去帮助，总是去安慰。"这句流传甚广、阐述了医学人文精神精髓的箴言，是美国医师特鲁多的墓志铭，他于1915年死于肺结核。

在有效的抗结核药物问世之前，结核杆菌肆虐，患者只能通过补充营养、晒太阳等手段应对，死亡率很高。据统计，结核病的致死人数在所有传染病中排名靠前，古今中外有许多名人都死于结核病，如肖邦、契诃夫、梭罗、鲁迅、林徽因等。

自20世纪40年代起，随着链霉素、异烟肼、利福平等抗结核药物的问世，结核病不再是不治之症，大部分患者可以被治愈。不过，结核杆菌依然是一种不可小觑的细菌。目前，我国将结核病、艾滋病、狂犬病等二十余种疾病列为乙类传染病。《2020全球结核病报告》显示，在全球范围内，结核病仍是严重危害公众健康的传染病，也是除新冠肺炎以外，患者死亡人数最多的传染病。

结核杆菌通过空气传播，故人体的呼吸系统是结核病最易侵袭的部位。很多人都知道肺结核，但还有一种并不少见的呼吸系统结核病，知道的人就不多了，它就是胸膜结核。

胸膜结核，不少见却鲜为人知

胸膜结核，又称结核性胸膜炎，是结核杆菌进入胸膜腔形成的感染，可在胸膜腔内产生大量积液。在感染早期，胸膜腔的积液稀薄、清亮，容易引流，临床上称之为Ⅰ期，此阶段患者胸膜腔里的液体好比是"清汤"。随着感染进一步加重，胸膜腔内的积液变得稠厚，且腔内形成蜂窝一样的分隔，此时称为Ⅱ期，即结核性脓性胸腔积液的雏形形成，患者的胸膜腔里形成了一个"九宫格重庆老火锅"，液体流动性变差。随着疾病进一步发展，患者胸膜腔中的结核杆菌持续肆虐，便进入慢性脓胸阶段，也就是Ⅲ期。其主要特点是：脓腔外形成厚厚的纤维板，包裹住脓腔，形成包裹性脓胸。此时，患者的胸膜腔里不再是清亮的液体，而是奶酪一样的白色干酪物质。

治疗不及时，后患无穷

一般地说，Ⅲ期结核性脓胸大多是因为患者没有得到及时、有效的治疗迁延所致。其中的原因很多：一方面，胸膜结核的早期症状比较隐蔽，容易被患者忽视；另一方面，患者卫生习惯差、就医困难、未遵医嘱接受规范治疗等，也使疾病在早期未得到有效治疗。

从某种程度上而言，结核性脓胸是人体对抗结核杆菌的保护机制和"权宜之计"。当人体免疫系统"发现"已无法靠自身力量消灭结核杆菌导致的脓胸后，就开始"转换策略"，通过形成厚重的纤维板包裹住脓腔，以限制结核杆菌的播散。纤维板就像是一个"牢笼"，将脓液和正常组织隔断；但它是把"双刃剑"，在困住结核杆菌的同时，也阻挡了药物进入脓腔，大大影响了药物的杀菌能力。同时，包裹性脓胸还有一个副作用，它的存在好比在胸腔内放了一个"迷你黑洞"，受其牵拉，肋骨开始合拢，导致一侧胸廓缩小、塌陷，甚至可以使脊柱侧弯，严重时可使一侧肺完全丧失功能。

Ⅲ期患者，手术是"唯一出路"

《扁鹊见蔡桓公》是一篇有名的古文，如果用它来对比结核性脓胸的话，Ⅰ期好比"病在肌肤"，Ⅱ期好比"病在肠胃"，在这两个阶段，都有希望通过药物治愈。但到了Ⅲ期，则基本属于"病在骨髓"了，光靠药物是无法治愈的，必须通过纤维板剥脱术清理脓腔、去除纤维板，将"牢笼"打破，把胸腔里的"迷你黑洞"去除。当然，在手术去除纤维板的同时，必然会面临结核杆菌播散的风险，故在外科治疗的同时，还需要抗结核药物的配合，"双管齐下"。

传统的纤维板剥脱术需要开胸完成，切口长达 20～30 厘米，创伤巨大。近年来，随着微创外科技术的发展，过去几十年中只能通过如此巨大切口完成的手术，已经可以利用微创的胸腔镜手术来完成，切口缩小至 5 厘米，且皮肤切口可以采用美容缝合，大大降低了手术对患者身体和心理的创伤。

笔者曾经接诊过一名结核性脓胸患者，二十多岁的小伙子，是一名快递员。当时，他的情况非常严重，一侧肺已完全丧失功能。当时，有两件事让我非常诧异：一是他的病居然会拖得这么久、这么严重；二是手术签字的委托人不是家属，而是他公司的领导。后来我了解到，这个从西部来上海打工的小伙子，家里父母早逝，有一个上大学的妹妹，学费、生活费要靠他提供。他平时省吃俭用、拼命干活，其实很早就觉得身体不舒服了，直到有一天，他实在撑不下去了，才来看病。幸运的是，他接受了手术治疗，术后积极配合医生进行药物治疗，最终痊愈了。虽然绝大多数结核性脓胸不致命，有些保守观点认为，稳定的包裹性脓胸可以不干预；但对年轻患者而言，损伤的肺功能和体检时影像学上明显的异常，会令就业、恋爱遇到困难，使今后的人生之路异常艰难。**PM**

专｜家｜提｜醒

虽然早期积极治疗结核性脓胸能避免进展为Ⅲ期，但遗憾的是，如今依然有不少患者因为各种原因而错过最佳药物治疗时机。世界卫生组织提出"到2035年终止结核流行"的目标，这是一个美好的愿景。也许将来某天我们能彻底消灭结核病，但那一天不会很快到来。在这之前，我们还将面临很多挑战。希望大众了解、关注这种严重危害健康的疾病，使它可以在早期就被发现并得到正确治疗，不再出现Ⅲ期结核性脓胸，而朝着真正消灭结核病迈进。

重建膀胱功能，

让脊髓损伤患者**告别"尿袋子"**

上海交通大学医学院附属第一人民医院创伤临床医学中心　尹　刚　林浩东（主任医师）

医生手记

　　2022年3月初，门诊来了一位特殊的患者。这名来自新疆的维吾尔族小伙因外伤导致腰椎骨折。经过治疗，腰椎骨折虽已痊愈，但他的排尿功能一直没有改善，每天需要通过导尿管排尿，身上一直挂着个尿袋子，严重影响生活，也给他本不富裕的家庭带来沉重的经济负担。为了摆脱这个尿袋子，小伙子四处求医，但都被婉拒。后来，他听新疆医科大学的一位教授说起上海市第一人民医院创伤中心林浩东主任有治疗该病的技术，便不远千里来上海求医。

　　经检查，我们发现，患者存在腰1椎体骨折合并脊髓圆锥损伤，已在当地医院做了腰椎骨折切开复位内固定术，现骨折已愈合。目前的主要问题是不能自主排尿，尿流动力学检查显示"膀胱逼尿肌无收缩"，双下肢运动、感觉功能略有障碍，但尚能行走。这些结果提示该患者支配膀胱的神经已经完全损伤，但是支配下肢运动功能的神经基本正常。于是，我们决定采用骶1神经根移位术（将右侧健康的骶1神经根切断，将其与左侧支配膀胱的骶2、骶3神经根吻合），重建其膀胱排尿功能。由于骶神经移位重建膀胱功能需要神经重新生长再支配，一般需要6~8个月才能看到效果，故术后1周，患者就出院了。术后10个月，我们通过电话随访得知，患者的膀胱功能正逐渐恢复，不再需要挂着尿袋子了。

排尿是一种复杂的
神经反射活动

　　膀胱具有贮尿和排尿两大功能。正常的排尿过程是一种受大脑控制的神经反射活动，在膀胱逼尿肌和尿道括约肌的协同作用下完成。当膀胱内小便增多后，膀胱内压力升高；当膀胱内压升至60~70厘米水柱（300~400毫升尿液）时，膀胱壁感受到膨胀刺激；之后，该刺激信号通过神经纤维传到脊髓圆锥低级排尿中心，再通过反射弧经脊髓传导到大脑；随后，大脑高级排尿中枢将信号传到膀胱，使膀胱逼尿肌收缩、尿道括约肌松弛，从而完成排尿。

脊髓损伤，可导致
膀胱功能障碍

　　当外伤、炎症、肿瘤等导致脊髓结构和功能损害时，可造成损伤

专家简介

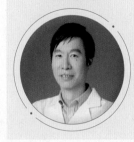

　　林浩东　上海交通大学医学院附属第一人民医院创伤临床医学中心主任、主任医师、教授、博士生导师，中国医师协会显微外科分会委员，中国医促会创伤学会委员，中国修复重建外科学会委员，上海市医学会骨科专科分会委员。在神经损伤、四肢骨折，尤其是关节内骨折的修复与重建、骨盆和多发骨折的救治、骨不连及骨缺损的显微外科治疗、手部创伤的早期修复等方面积累了丰富经验。

平面以下的运动、感觉和大小便等功能障碍。脊髓损伤后膀胱功能障碍,又称"神经源性膀胱",是控制膀胱的中枢或周围神经损伤引起的排尿功能障碍。

由于排尿既受大脑皮质高级中枢和脊髓低级排尿中枢控制,又受周围神经支配,故不同脊髓损伤平面可导致不同类型的膀胱功能障碍。当损伤位于圆锥以上脊髓时,由于失去了大脑对脊髓排尿中枢的调控,故可导致痉挛性膀胱,患者表现为尿失禁;当损伤位于脊髓圆锥部位时,由于脊髓低级排尿中心受损,膀胱逼尿肌丧失收缩功能,故可导致膀胱松弛,患者表现为尿潴留;脊髓损伤位于圆锥部位下方时,控制下肢运动的神经正常,但控制排尿的神经损伤,患者表现为排尿功能障碍而下肢运动功能正常。

脊髓损伤后导致的膀胱功能障碍是脊髓损伤后常见的合并症之一,常引起尿路结石、感染,肾炎,肾积水,等等,最终可能造成肾功能受损或丧失,病情严重时可引起死亡。

"分类而治",重建膀胱功能

如何重建脊髓损伤后的膀胱功能一直是临床研究的难点。我院在前期临床研究的基础上,针对不同类型的脊髓损伤后膀胱功能障碍患者,开展不同的膀胱功能重建手术,取得较好效果。

❶ 痉挛性膀胱

● 选择性骶神经根切断术 利用脊神经切断术治疗脑瘫后肢体痉挛的原理,选择性切断控制膀胱的骶神经根,减少异常信号传递到膀胱,从而缓解膀胱痉挛,改善膀胱的储尿和排尿功能。术后,患者膀胱痉挛缓解,贮尿及排尿功能改善。

● 膀胱电刺激治疗 利用电刺激器发出的低频率电波刺激膀胱逼尿肌与括约肌;电刺激停止后,尿道括约肌立即松弛,而膀胱逼尿肌仍维持收缩,逼尿肌挤压膀胱,将尿液逼出体外。该治疗可实现圆锥以上脊髓损伤所致痉挛性膀胱患者的可控性排尿。

● 胸神经移位术 由于脊髓损伤平面以上的神经功能正常,故可利用脊髓损伤平面以上正常的神经根与骶2神经前根吻合,以重建膀胱的神经支配,恢复膀胱逼尿肌的收缩功能。主要手术方式为,将胸10神经前根与骶2或骶3神经前根吻合(图1),利用腹壁反射引发膀胱排尿。

❷ 弛缓性膀胱

我们在研究中发现,切断单根腰骶神经根对下肢运动功能无明显影响,故可利用正常腰骶神经作为新的动力神经,以重建膀胱功能。手术方式是,将正常的骶1神经前根近端与骶2或骶3神经前根远端进行吻合(图2),以重建排尿功能。术后,患者的下肢运动功能无明显影响,排尿功能可改善。**PM**

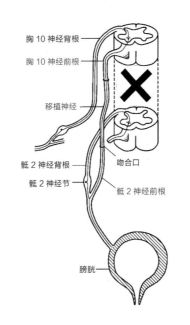

图1 胸10神经前根与骶2神经前根
吻合示意图

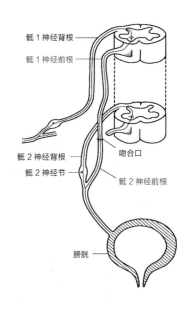

图2 正常的骶1神经前根与骶2神经前根
吻合示意图

肝癌的治疗方法包括手术切除、介入治疗、消融治疗、放疗、化疗、肝移植等，早期肝癌的首选治疗方法是手术切除，一些中晚期肝癌患者经治疗后也可获得手术切除的机会。在手术前后，患者注意以下八个事项，对提高疗效和快速康复具有重要意义。

肝癌手术前后八项注意

海军军医大学第三附属医院特需诊疗三病区　李懿　熊正香（副主任护师）

术前

1 调节心理

手术前，患者除有不同程度的恐惧、焦虑外，还会因肝区胀痛等而情绪低落。此时，患者可向医生和护士表达担忧，了解手术方案、麻醉方式、术前术后注意事项等，努力消除不良情绪。同时，患者和家属要信任、配合医护人员，做好心理准备。

2 调整饮食

术前，患者的饮食宜"三高一低"：高碳水化合物、高蛋白质、高维生素、低脂。这种"普食"清淡、少油、少盐，主要包括米饭、馒头、面条等主食，鸡蛋、鱼、虾、瘦肉、新鲜蔬菜等，采用蒸、煮、炖等方法烹制。术前1日，一般采用半流质饮食，如粥、汤面、米线、馄饨、肉末、菜泥、蒸蛋等。患者术前应禁酒，不喝含酒精的饮料。

合并其他疾病的肝癌患者，还应根据具体情况调整饮食方案。比如：合并高血压的患者应控盐，每日食盐摄入量不超过5克；合并糖尿病的患者应控制能量摄入，慎食高能量和高糖食物，并在医生指导下调整降糖治疗

方案，将空腹血糖控制在8.0毫摩/升以下；合并痛风的患者应采取低嘌呤饮食，多饮水，禁食肝、肾、脑、蛤蜊、蟹、鱼、肉汤、鸡汤、豌豆、扁豆、蘑菇、豆制品等高嘌呤食物；合并肝硬化的患者应选择高蛋白质、富含维生素、易消化的食物，如瘦肉、鱼、鸡蛋白、牛奶、豆制品、新鲜蔬菜等；合并肝硬化腹水的患者应限制食盐的摄入，每日不超过5克，同时控制饮水量，每日饮水量以前一天的尿量加500毫升为宜；合并伴有门脉高压的患者应禁食辛辣、刺激、粗糙、过热的食物；等等。

3 重视呼吸训练

手术后深呼吸或咳嗽会引起切口疼痛，有的患者因不敢深呼吸及咳嗽而导致肺部扩张欠佳，痰液淤积在肺内，造成肺炎或肺不张。患者在术前进行呼吸训练，可以预防术后肺不张，避免因无力咳嗽造成痰液淤积。

❶ 胸式呼吸训练

将手贴于胸廓，呼气末用手轻压胸廓，吸气时有意鼓起胸部，尽量使腹部在呼吸过程中保持静止。如此反复练习，每次15分钟，每天2~3次。

❷ 腹式呼吸训练

一手放于胸前，一手放于腹部，胸部尽量保持不动，呼气时稍用力压腹部，腹部尽量回缩，吸气时则对抗手的压力将腹部鼓起。吸气时用鼻深吸气，呼气时用口缓慢呼气，呼气时间要比吸气时间长1~2倍。开始练习时每次5分钟，以后逐渐增加至10~15分钟/次，每天2~3次。

为做到有效咳嗽、咯痰，患者术前还应进行咳嗽训练。

第一步：取半卧位或坐位，双腿屈曲；患者双手环抱腹部"切口"两侧，或由护士、家属将双手放于患者腹部"切口"两侧。

第二步：稍用力向"切口"处按压，先深吸一口气，再屏气3～5秒后，进行2～3次短促有力的咳嗽，借助腹肌的收缩将痰液咯出。这么做的目的是避免用力过大而使"切口"裂开，减轻咳嗽时的疼痛。患者可根据体力情况，每次练习2～3遍，每日练习4～5次。

术后

4 淡定看待发热

肝癌手术时间长、创面大，患者失血多，术中、术后大量输血和机体免疫力低下等原因，易造成患者术后体温不稳定。术后1~3天发热，多为机体自身炎性反应引起的吸收热，进行物理降温后，可逐渐恢复正常，患者不必担心。若3天后仍有间断或持续高热，患者应积极配合医护人员进行相关检查，判断有无感染等情况。

5 理性对待疼痛

肝癌术后疼痛较明显，患者不必一味忍耐。可采取以下措施减轻疼痛：通过增加交流、深呼吸、听音乐等放松心情，分散注意力；根据自身需求使用镇痛泵；适时"求助"，在医生指导下使用止痛药；手术6~24小时后，病情一般逐步平稳，可采用半卧位，以减轻腹部切口张力，减轻疼痛。

6 妥善"看护"引流管

肝癌手术"关腹"前，医生会在患者腹腔内放置引流管，目的是引流腹腔积液、手术创面渗血，以减少腹腔感染等并发症的发生。一般术后2～3天可拔除引流管，拔管之前，患者及家属应妥善"看护"：将引流袋（或引流球）固定在床沿下，或放置于患者手臂下面；不能将引流袋放在地上，以免污染；引流袋不能高于腹壁引流管口，以防引流液倒流；起床时将引流袋固定在衣服上，防止滑脱。

7 尽早进行康复训练

术后早期活动可以减少坠积性肺炎、肺不张等肺部并发症的发生，也可以避免因肠蠕动减慢引起腹胀，甚至肠梗阻。

早期床上活动方法：

❶ 呼吸运动	双目微闭，用鼻吸气，呼气、吸气时间比为2：1或3：1。每4小时练习1次，每次做1～2遍。
❷ 上肢运动	手指、肘关节、肩关节分别做屈伸动作，每天2次，每次做10遍。
❸ 下肢运动	足趾、踝关节、髋关节分别做屈伸、内翻、外翻动作，每天2次，每次做10遍。

术后早期下床活动有利于减少发生肺部感染、下肢静脉血栓形成等风险，减少患者的负面情绪，增强康复信心。术后第2天，患者可按"起床三部曲"（坐起1分钟，双足下垂、在床沿坐1分钟，床边站立1分钟）下床，到病房外活动2～3次，合计行走250～500米。术后第3天起，每天到病房外活动5次以上，每日合计行走1500～3000米。

8 逐步恢复饮食

在肛门排气后，患者可开始进食，按照流质、半流质、软食的顺序逐步过渡，食物应清淡、易消化。**PM**

寒冷的冬季，喝碗热乎乎的汤会令人身心舒畅，还有不少人会炖些滋补的汤品强身健体。但关于喝汤时间，有各种不同的说法：饭前喝汤可养胃，边吃饭边喝汤利于消化，饭后喝汤容易发胖，早晚空腹喝补汤效果更好……究竟什么时段喝汤好？消化系统疾病患者又该如何选择喝汤时间？

喝汤时间，如何选择

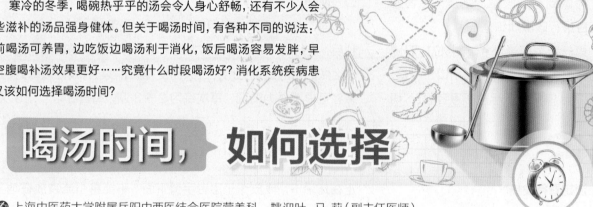

上海中医药大学附属岳阳中西医结合医院营养科　姚迎叶　马莉（副主任医师）

饭前喝汤：养胃减肥

饭前喝少量汤，既可润滑消化道，又可促进胃酸分泌。胃酸分泌不足者（如萎缩性胃炎患者），饭前适量喝汤有助于消化；胃酸分泌过多者（如胃溃疡患者），空腹喝富含脂肪的汤（如奶汤、浓汤等）可能引起胃部不适，或者加重消化道症状。

俗语说"饭前喝汤，苗条又健康"，这话不无道理。饭前喝汤能减少食物摄入量，因为胃里提前有些水分，食物进入胃里会膨胀，产生的饱胀感可避免进食过量。特别是饭前喝些清汤、素汤，热量低，适合需要控制体重的人群。奶汤、浓汤等富含脂肪的荤汤，无论什么时候喝，都不利于减肥。

饭中喝汤：少量、不混合

边吃饭边喝汤，如果喝汤量大，可能稀释胃酸等消化液，不利于食物的消化吸收；少量喝汤则无妨。

需要提醒的是，有些人习惯将汤与饭混合，制作成"汤泡饭"后食用，容易造成消化不良。因为咀嚼食物时，不但要将食物嚼碎后便于咽下，更重要的是分泌唾液。不断咀嚼食物能促进唾液分泌并与食物充分混合，唾液中有许多消化酶，能帮助食物消化和吸收。俗语说"汤泡饭，嚼不烂"。饭和汤混合后被泡软了，即使不咀嚼也不会影响吞咽，所以食物往往没有被充分咀嚼便咽下去了，长此以往，容易导致胃部不适。

饭后喝汤：避免过量

对瘦弱的人来说，饭后适量喝汤，有一定的增重作用。但对肥胖人群来说，饭后喝汤容易把"八分饱"塞成"十分饱"，且汤中含有脂肪等营养物质，可能造成营养过剩。

需要提醒的是，饭后大量喝汤会稀释已经与食物混合的消化液，从而影响营养物质的消化、吸收，胃酸分泌不足者饭后大量喝汤，也会加重消化、吸收不良的症状。

晚间喝汤：清淡少量

晚上喝汤要注意汤的种类，可适当喝一些清淡的汤。这是因为，晚上的运动量小，食物不容易消化，如果喝太过油腻、高热量的汤，容易导致肥胖，可能引起夜尿频多，影响睡眠。

滋补煲汤：灵活变通

传统医学认为，具有滋补作用的汤药宜空腹饮用，利于充分吸收，并保持较高浓度而迅速发挥补益效果。但没有严格的时间要求，应以饮用后胃部舒适为度。尽量不要晚上喝肉类滋补汤，以免加重消化系统负担。PM

郭女士是一位甜食爱好者，无论是加班忙碌还是闲暇之余，来一杯厚乳奶茶、一块芝士蛋糕、一道精致甜点……都能温暖她的胃，"点亮"她的情绪。由于担心发胖，她平时喝奶茶只放七分糖，近来却发现要放全糖才觉得"够味"。为什么甜食吃多了会越来越不觉得甜呢？

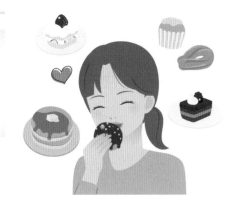

爱吃甜，当心越吃越甜

海军军医大学第一附属医院临床营养科　郑　璇（副主任医师）　王冠丹

嗜甜者为何难以割舍甜蜜的"诱惑"

首先，糖（碳水化合物）是所有动物的基本能量来源，人体所需能量的 50%～70% 来自糖的氧化过程。大多数物种都进化出专门的大脑回路来寻找、识别和激励糖的消耗。与营养需求截然不同的是，人类的这种回路表现为奖励和快乐。甜食中的糖分可刺激人体产生大量多巴胺，使人感到亢奋。与此同时，甜食在进入人体后，可通过快速升高血糖使人产生心理上的愉悦和满足。

其次，对糖的偏好有独特的形成机制。研究发现，糖偏好的形成是通过迷走神经节和脑干中的神经元利用肠－脑轴激活实现的。即使有些动物缺乏甜味受体，它们也同样可以对糖产生强烈的偏好。也就是说，甜食可通过肠－脑轴的糖偏好通路使嗜甜者无法自拔。

糖可"改造"味觉系统对甜味的感知力

人类的味觉与食物偏好主要由遗传决定，但也受到后天饮食行为的影响。动物研究表明，糖的摄入会改变其对甜味的感知，从而影响摄食行为。长期摄入较多糖者，味觉系统对甜味的感知能力会越发迟钝。因此，嗜甜者会觉得甜食吃起来没有以前那么甜。

不过，有研究者让饮用蔗糖水的大鼠转为喝白水后，发现大鼠对甜味的感知能力恢复到最初水平。这表明，糖对味觉的改变并非长期的，通过一定的手段戒糖，味觉能够逐渐恢复。

注意这五点，免入甜蜜"陷阱"

1 不要空腹吃甜食：空腹时，饥饿感会促使人们不知不觉多吃很多食物。为减少糖的摄入，最好在吃一些能量较低的食物后再吃甜食。

2 细嚼慢咽：切忌狼吞虎咽，适当延长甜食的进食时间。

3 用水果代替甜食：想吃甜食时，可以选择用水果代替，它们不仅有甜味，还富含膳食纤维等多种有益成分。

4 不把甜食当夜宵：夜间人体代谢会降低，进食甜食后，其中大部分会转化为脂肪，同时也会给消化系统带来较大负担。

5 循序渐进减糖：对"嗜糖星人"来说，一步戒糖并不容易。可以逐步减量。**PM**

专家提醒

不加控制的甜蜜不仅易引发肥胖，增加慢性疾病的发生风险，侵蚀我们的健康，还会让人渐渐沉溺其中，越吃越甜。不如让甜食变成生活中的小小仪式感，在偶尔失落时、赛场冲刺后等特殊时刻，点缀我们的人生。偶有甜蜜，方才回味无穷。

随着生活节奏的加快和夜间娱乐活动的丰富，晚睡成为越来越多人的常态。很多"夜猫子"在睡前会觉得有点饿。此时，吃还是不吃，常令他们纠结不已：吃，担心发胖；不吃，又担心伤胃。究竟该进食抚慰"五脏庙"还是忍着饥饿睡觉？"睡前吃夜宵"和"饿肚子睡觉"哪个危害更大？

睡前饿了，究竟该不该吃

海军军医大学第一附属医院消化内科　顾 伦　柏 愚（副主任医师）

睡前进食，危害诸多

首先，睡前进食，胃肠道被迫"加班工作"，会影响睡眠质量，甚至影响第二天的状态。

其次，进食后不久便躺下，会增加发生胃食管反流的风险。胃酸反流不仅会带来烧心的感觉，还会损伤食管。食管黏膜如果长期处于胃酸的刺激下，可能增加食管癌的发生风险。此外，由于入睡后肠道蠕动减慢，部分不能被完全消化吸收的蛋白质停留在肠腔中的时间延长，在大肠内厌氧菌的作用下，可能会产生一些有害物质，导致肠道功能紊乱。

第三，夜间人体代谢会降低，若睡前吃大量高糖、高脂、高蛋白质食物，摄入的能量大部分会转化为脂肪，不仅易导致肥胖，还会影响糖脂代谢，增加发生非酒精性脂肪性肝病、动脉粥样硬化等心脑血管疾病和 2 型糖尿病的风险。

第四，人体摄入的钙除被肠道吸收外，有一部分会通过泌尿系统排出。排钙高峰期一般在进食后 4 ~ 5 小时，若在睡前进食，排钙高峰期来临时人已入睡，尿液便潴留在输尿管及膀胱中，久而久之，有形成泌尿系统结石的风险。

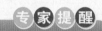

夜间强忍饥饿，亦不利健康

夜间空腹时间过长，胃酸可能损伤胃黏膜，也可能会反流入食管，损伤食管黏膜。长期如此，会增加胃溃疡、胃食管反流病、十二指肠溃疡的发生风险。

睡前饿了怎么办

不必强忍饥饿

合适的晚餐时间是睡前 3 ~ 4 小时，最佳时间是 17 ~ 19 时。如果晚餐时间过早，睡前可能就饿了；如果晚餐吃得过晚，胃肠道内的食物消化不完全就进入睡眠状态，不仅睡眠质量不佳，还会增加胃肠道的负担。

不要在饿得受不了的时候才进食，可以早点吃，以延长进食到睡眠之间的时间间隔。进食后不宜立即就寝，应适度活动，过段时间再入睡。

选择合适的食物，控制进食量

由于夜间人体消化功能和代谢水平均较白天有所减弱，故应选择容易消化的清淡食物作为夜宵，如馄饨、面条、水饺、牛奶等，避免进食辛辣刺激、重油、高糖、高蛋白质食物。理想的夜间加餐食物应具备以下特点：低脂、低能量、易消化、有一定的饱腹感。富含膳食纤维、能量较低的蔬菜、粗粮等是不错的选择。另外，一定要控制摄入量，缓解饥饿即可，不可过量。

不论强忍饥饿入睡还是吃夜宵，本质都是晚睡"惹的祸"。与其纠结该不该吃夜宵，不如从源头上解决问题，做到不熬夜。**PM**

"赶海"是指居住在海边的人们赶在潮落的时机到海岸的滩涂和礁石上采集海产品。近来，"烟台海滩海肠用车装""大风刮来海鲜自助""海边捡到天鹅蛋"等新闻，以及短视频平台的赶海视频让人们羡慕不已，纷纷效仿，不少海滩甚至人满为患。也有不少人认为，海滩上突然出现大量海洋生物是因为水体中核辐射超标、污染严重或自然灾害，这种海鲜不能食用。那么，它们究竟是怎么出现在海滩上的？捡来的海鲜能随便吃吗？

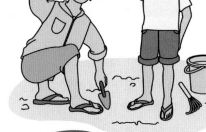

海边捡海鲜，没那么简单

🎙 海南热带海洋学院食品科学与工程学院教授　胡亚芹

海滩上出现海产品，主要有以下三种原因：

 原因一：

海洋生物的生物学特性

通常情况下，鱼、虾、蟹、贝类等诸多海洋生物品种具有集群特性，如牡蛎、贻贝等常在海滩或礁石上"扎堆"生存，水产业也大多利用这种集群特性进行大规模养殖。一天中海潮涨落，总会有海中的鱼、虾、蟹、贝随着退潮留在海滩上。一些蟹类尤其喜欢在海滩上寻觅食物，退潮后自然容易被人们发现。所以，在海边捡拾牡蛎等贝类、海藻、沙蚕、小螃蟹等，都是寻常现象。只要捡拾海产品的水域没有重金属污染、赤潮、绿潮等情况，赶海得来的海鲜自然可以享用。

 原因二：

自然环境变化

自然变化会影响海洋动物的活动，尤其是激烈的气象环境变化，如台风、寒潮、海底地震、火山爆发等往往导致海产品以惊人的数量出现在海滩上。如1960年智利海边沙滩上出现了数量令人震撼的死沙丁鱼，就与在距离岸边100千米处发生的8.9级大地震有关。台风的掠过也时常导致海中生物被台风夹裹着卷到岸边。这些"上岸"的海鲜本身不存在食品安全问题，但应注意死亡时间过长、卫生问题等健康隐患。

原因三：

放生

一些特殊行为也可导致短时间内海边鱼、虾、蟹、贝等大量涌现的现象，如放生。2020年，湖北武汉长江边的钓鱼爱好者爆料有人放生大量黑鱼，现场可直接用手捕捞。姑且不评判放生行为，这种大规模放生的水产活体鱼种是否能够适应当地水源特点存活下来、会不会对当地其他水生物种生态形成短暂的环境压力等，都是需要考虑的问题。因此，不提倡大规模放生行为。这种海鲜是否应该捕捞则涉及道德伦理方面的争议。

海边现大规模"自助"海鲜，应慎食

对海边出现的大规模海产品，科学家最为关心的是，其是否来源于人类活动引起的大范围环境变化，如旅游业的发展和越来越密集的海上运输所产生的噪声及大量水体污染，导致局部地区海洋生物的生存环境变化，它们或选择迁徙，或因此发生食物短缺，进而进一步影响海洋生物种群的存亡。对大众而言，这样在海边突然出现的大量海鲜，还是需要经过相应部门检测安全后方可食用，尤其需确认其在重金属、微生物、海洋毒素等诸多方面是否存在安全问题，不宜为贪小便宜而贸然哄抢。**PM**

"激活胰岛素的食物"
究竟是真是假

扫描二维码,立即收听

> 网络上有言论称,一些食物能刺激胰岛素分泌、激活胰岛素功能,从而治疗糖尿病,其中呼声最高的当属苦瓜、荞麦、南瓜、莴苣等,它们的降糖功效被描述得"有理有据"。有人将之奉为圭臬,也有人表示质疑,这些食物的降糖效果到底如何?

上海交通大学医学院附属瑞金医院临床营养科
蒋咏梅 施咏梅(副主任医师)

要厘清传说中的"降糖食物"能否发挥作用,需要先了解胰岛素。胰岛素是胰岛 B 细胞分泌的一种激素。当人进食后,随着食物被消化、吸收,血葡萄糖浓度上升,胰岛会释放胰岛素,促进肝脏和肌肉中糖原的合成以及外周组织对葡萄糖的摄取,以降低血糖水平。

苦瓜

【传言依据】苦瓜有"植物胰岛素"之称,不仅含有类似胰岛素的物质,还含可刺激胰岛素释放的物质,有明显的降血糖作用。

【事实分析】苦瓜提取物中的两种生物活性成分——苦瓜皂苷(也称苦瓜素)和多肽 P,被一些研究认为具有潜在的降血糖效果。一些研究发现苦瓜皂苷具有一定的降血糖作用,但目前医学界并没有临床试验对苦瓜皂苷的效果进行单独验证。多肽 P 与人体胰岛素具有十分相似的结构,甚至能模拟胰岛素的许多反应机制;然而,其在苦瓜中的含量较低,目前很难对其准确定量。值得一提的是,以上研究结果大多应用的是高浓度、大剂量的苦瓜提取物,即使有效,单靠食用苦瓜也难以摄入足够剂量的有效成分。因此,期望通过食用苦瓜获得稳定血糖的功效,是不现实的。此外,中医学认为,苦瓜性寒,胃寒体虚、脾虚泄泻者应慎食。

南瓜

【传言依据】南瓜中含有大量果胶,在肠道内充分吸水后会形成一种凝胶状物质,可延缓胃肠道对糖的吸收,降低餐后血糖。

【事实分析】果胶是一种膳食纤维。作为一种不能被人体胃肠道消化、吸收的多糖,膳食纤维可以促进肠道蠕动,调节消化液分泌,增加肠内容物的体积和黏度,在一定程度上降低食物的消化、吸收速度,降低餐后血糖上升的速度和幅度,从而改善血糖,增加胰岛素敏感性,减轻胰脏负担。不过,膳食纤维不是南瓜的"独门秘籍",在蔬菜、水果中普遍存在。

荞麦

【传言依据】荞麦中富含铬,能促进胰岛素分泌,增强胰岛素活性,加速糖代谢。

【事实分析】铬是人体的必需微量元素之一,参与组成葡萄糖耐量因子(GTF),对糖代谢影响较大,可促进胰岛素在体内充分发挥

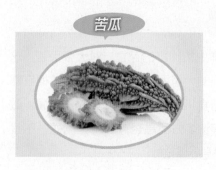

苦瓜

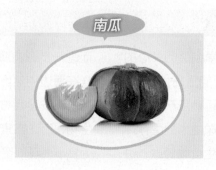

南瓜

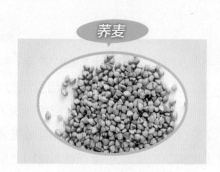

荞麦

作用，改善胰岛素敏感性。人体如果缺铬，易发生糖耐量受损。铬的来源广泛，除荞麦外，全谷物、坚果、海产品、动物肝脏及肉类均富含铬，且人体对铬的需要量很少（我国成人铬的适宜摄入量仅为30微克/天）。只要保证食物多样化，很少会因摄入不足而造成铬缺乏。不过，荞麦含有丰富的膳食纤维，用它替代部分主食，有助于维持血糖稳定。

莴苣

【传言依据】莴苣中的烟酸可以促进胰岛素分泌。

【事实分析】烟酸是一种B族维生素，又称烟酸、维生素B$_3$，主要作用是参与构成催化人体内生化反应的辅酶。烟酸缺乏会引起糙皮病，大剂量使用有降脂作用，对糖代谢的作用并不明显。

玉米须

【传言依据】用玉米须泡水喝，是一味降血糖的传统偏方，老少皆宜，越多越好。

【事实分析】玉米须在民间素有"龙须"的美称，并有"玉米须，黄金药""一束玉米须，堪称二两金"之说。中医学认为，玉米须味甘、淡，性平，入膀胱、肝胆经，有利尿、消肿、利湿退黄的功效，可以辅助治疗水肿、黄疸、糖尿病等。不过，玉米须发挥功效的剂量一般为15～30克，泡水喝摄入的剂量难以达到治疗效果。此外，新鲜的玉米须不耐保存，非常容易发霉。一旦发现玉米须霉变，千万不能再泡水饮用，以免摄入致癌物黄曲霉毒素。

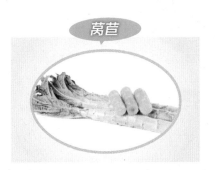
莴苣

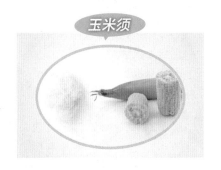
玉米须

所谓"降糖作用"多依赖于植物活性物质

一些研究确实发现某些植物活性物质具有降血糖作用，但降糖机制尚不明确，大多只见于一些动物实验和基础研究，所选取的实验条件、实验动物不同，有可能得出不同甚至完全相反的结论，需要多次重复实验和进一步临床研究加以证实。即使某些物质的确有降糖作用，也不意味着只要摄取这种物质就一定可以降血糖，关键在于摄入足够的剂量。而这些物质在食物中的含量往往很低，单靠吃某种食物难以发挥实际功效，更不能代替药物发挥治疗作用。在关注植物活性成分时，也不能忽视这些食物中其他营养素对血糖的影响。比如：南瓜富含膳食纤维，也含有较多可消化的碳水化合物，大量食用同样会引起血糖升高。

饮食降糖的正确"姿势"

首先，应合理控制每日总能量摄入，保持理想体重。其次，控制膳食中碳水化合物的摄入量，合理选择食物种类。糖尿病患者每日碳水化合物的供能比宜控制在50%左右，略低于健康人群；但并非越低越好，为保证中枢神经系统等重要脏器的能量供给，一般成人的碳水化合物摄入量不应低于130克/天。

与含有植物活性物质相比，通过血糖生成指数（GI）判断食物对血糖的影响更科学。GI是指某种含碳水化合物的食物升高血糖的效应与标准食品（通常为葡萄糖）的比值，反映一种食物引起血糖升高的能力。尽量多选择低GI食物，有助于控制血糖。此外，食物的性状、加工烹饪方法及进餐方式等也会影响餐后血糖。一般来说，加工越精细的食物升糖作用越大；狼吞虎咽、暴饮暴食的进餐方式相较于细嚼慢咽、少食多餐更容易升高血糖；进餐时先吃蔬菜、后吃主食，有利于减缓餐后血糖上升。

单一食物对健康的效应与整体膳食结构相比是很小的，只有经过合理搭配的多种食物组成的平衡膳食，才能在满足人体营养需求的基础上有效控制血糖。**PM**

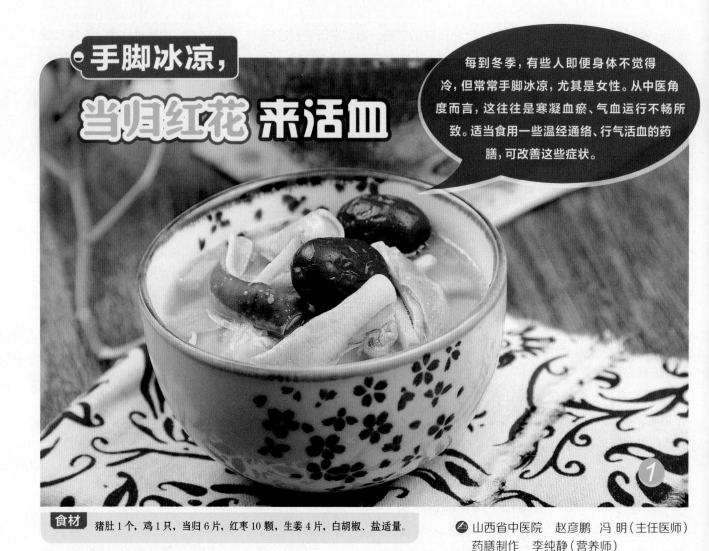

手脚冰凉，
当归红花 来活血

每到冬季，有些人即便身体不觉得冷，但常常手脚冰凉，尤其是女性。从中医角度而言，这往往是寒凝血瘀、气血运行不畅所致。适当食用一些温经通络、行气活血的药膳，可改善这些症状。

食材 猪肚1个，鸡1只，当归6片，红枣10颗，生姜4片，白胡椒、盐适量。

山西省中医院 赵彦鹏 冯明（主任医师）
药膳制作 李纯静（营养师）

原因：气血运行不畅

引起手脚冰凉的主要原因是末梢血液循环差，导致局部体温偏低。中医学认为，冬季人体阳气潜藏于内，体表阳气相对不足，体质偏寒、阳气不足者，遇冷容易导致寒凝血瘀，血行不畅，四肢缺乏气血荣养，自觉冷、麻，甚者不通则痛，出现手脚冷痛；阴虚内热、上热下寒者，气血运行不畅，既可见口舌生疮、牙龈肿痛、潮热多汗等"热证"表现，又有手脚冰凉的"寒证"表现。

需要提醒的是，有些人不管冬天还是夏天，都手脚冰凉，且一碰凉水、一吹冷风，或者情绪激动、精神紧张后，局部皮肤发白、发紫，甚至出现手指麻木、疼痛。这种情况要警惕雷诺病或雷诺现象，应及时就医。

对策：行气活血通络

手脚冰凉者可选择中医调理，使用温经通络、行气活血的中药改善症状，如当归、红花、川芎、桃仁、肉桂、干姜、鸡血藤、牡丹皮、三七、丹参、黄芪等。

此外，也可应用一些常用的经典方剂于药膳中，如当归四逆汤。此方由当归、桂枝、白芍、细辛、通草、甘草和大枣组成。当归能养血活血；桂枝、细辛能温经通脉；通草能通利血脉；白芍配合当归、大枣，能养血和血；甘草起调和作用。7味药配合，能温经散寒、养血通脉，适用于手脚冰凉者。

平时手脚冰凉者，冬季尤其要注意保暖，不吃太凉的饮食。可选择以下温经通络、行气活血的药膳调理，有助于改善体质，缓解症状。

❶ 当归猪肚鸡

制作方法：将猪肚和鸡清洗干净；锅中加入清水煮沸，放入猪肚煮3分钟左右，捞出，刮去猪肚上残留的白色脂肪，切成块；将鸡切块，与猪肚一起放入高压锅中；白胡椒拍碎，与当归、红枣、生姜放入高压锅中，注入适量清水煮40分钟左右，加盐调味即可。

食疗功效：鸡肉温热补虚，猪肚滋阴养胃，当归活血通络，胡椒和生姜暖胃祛寒，大枣健脾养血，搭配在一起可温中祛寒、健脾养血，适合脾胃虚寒、手脚冰凉者食疗。

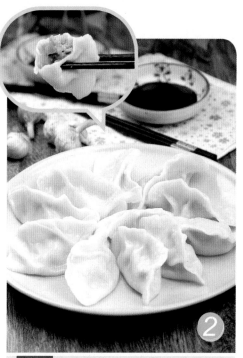

❷ 当归羊肉水饺

制作方法：将当归洗净，放入锅中，加适量清水煎煮15分钟，去渣；用当归汁和面，静置醒发；将羊肉和姜、葱分别洗净、剁碎，加入盐、熟油、胡椒粉等调料搅拌均匀；取大小合适的面团擀成饺子皮，放入羊肉馅包成饺子，下锅煮熟即可。

食疗功效：此方源自张仲景的名方"当归生姜羊肉汤"，可谓改良版"祛寒娇耳汤"。方中羊肉温补阳气、补血祛寒；生姜温中散寒暖胃，可将体内阳气发于体表；大葱辛散通阳；当归补血活血，可促进气血运行。4味共用，适用于体质偏寒、阳气不足的手足不温者。吃完羊肉水饺后，有条件者可用两三根藏红花泡茶喝，加强活血化瘀的作用。阴虚火旺、体内有湿热者及皮肤病患者不宜食用，以免"火上浇油"。

食材 羊肉500克，面粉500克，当归20克，生姜10片，大葱3根，盐1茶匙，熟油1茶匙，胡椒粉、味精等适量。

❸ 红糖玫瑰栀子茶

制作方法：将生姜切成丝，大枣掰开、去核，所有材料放入茶壶中，用开水冲泡。

食疗功效：红糖性温，可补益气血、活血化瘀；玫瑰花可疏肝理气活血；生姜性温，能暖中散寒；大枣和桂圆肉性温补血；栀子清心肝火。温热的药虽能温经散寒，但会加重上焦热，加入栀子能平和药性，适合寒热夹杂的手脚冰凉者。**PM**

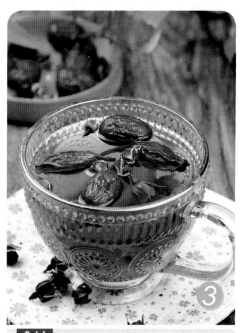

食材 玫瑰花10余朵，栀子3个，桂圆肉3个，生姜3片，大枣2个，红糖适量。

冬季，人们往往吃得多、活动少，随之而来的便是体重增加。这段时间，你是不是又胖了？千万不要以为胖是福气，它可能会给你带来"病气"。肥胖已被世界卫生组织认定为一种疾病，它不仅与动脉粥样硬化、心脑血管疾病的发生相关，还会诱发糖尿病、高血压、肾病、痛风、骨关节病，甚至增加某些癌症（女性膀胱癌、乳腺癌、子宫内膜癌，男性前列腺癌、结肠癌等）的发生风险。

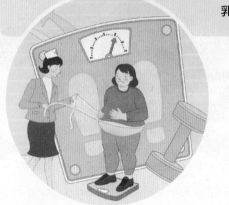

肥胖是病不是福
减肥别误入歧途

上海交通大学医学院附属新华医院内分泌科　陈雪茹（副主任医师）　李 博

判断胖不胖，测腰围更准确

如何判断自己是否属于肥胖呢？最常用的评估指标是体质指数（BMI），计算方法为体重（千克）除以身高（米）的平方。世界卫生组织的标准为：BMI介于 25～29.9 千克/米^2 为超重，≥30 千克/米^2 为肥胖。中国的标准为：BMI介于 24～27.9 千克/米^2 为超重，≥28 千克/米^2 为肥胖。

与欧美国家不同，中国人更常见的肥胖体型为腹型肥胖，通俗地说，就是四肢纤细但挺着个大肚腩。因此，不能因为 BMI 处于正常范围就掉以轻心，或许你的腰围已经达到"肥胖线"了。腰围的测量方法是：在呼气末，用软尺经脐绕腰部一周。男性腰围 ≥90 厘米、女性腰围 ≥85 厘米，就属于腹型肥胖。人们常说的"水桶腰"，指的就是腹型肥胖。

腰围过大有什么危害？很多人认为，腰围过大表明腹部皮下脂肪堆积，只影响美观。殊不知，在皮下脂肪堆积的同时，内脏器官也被脂肪包围了，且腰部的皮下脂肪量可以提示内脏脂肪堆积程度。而这些脂肪是没有益处的白色脂肪，其异常分布和过度堆积会导致脂肪来源的激素和细胞因子（如游离脂肪酸、肿瘤坏死因子-α、抵抗素等）增加，引起慢性炎症反应，直接或间接导致人体各组织对胰岛

素的敏感性降低。这时，胰岛需要分泌更多胰岛素，才能维持血糖稳定。当有一天胰岛"累倒"了，糖尿病就"来"了。

肥胖分两种，减肥前先分清

除多吃少动导致的单纯性肥胖外，还有一些肥胖可能是疾病所致，医学上称之为继发性肥胖。对这类肥胖患者而言，积极治疗原发病是首要工作，只要原发病被控制了，肥胖问题就会迎刃而解。

肥胖者如果有下列症状，如皮肤粗糙、脱屑、乏力，月经失调，腋窝、颈部皮肤为灰褐色或黑色并增厚，下腹两侧、大腿外侧出现紫红色条纹，多毛，等等，就应去医院做相关检查，排除甲状腺功能减退症、库欣综合征、多囊卵巢综合征等疾病。

减肥方法众多，合理选择"事半功倍"

如果排除了上述疾病，肥胖者就可以开始减肥了。减肥方法首选生活方式干预，简而言之就是"管住嘴、迈开腿"。但如何吃、怎样动，还是很有讲究的，否则一不小心就会走上"歧途"。

1 "管住嘴"，最基本的减肥方法

肥胖的本质是体内脂肪过多，要达到减肥的目的，只有限制能量摄入，使之在一段时间内"入不敷出"，才能使能量代谢呈负平衡，从而消耗体内的脂肪。因此，对减肥者而言，控制饮食总能量是最基本的。当然，这并不代表什么都不吃，而是适当控制饮食量，尽量减少高能量食物。

2 轻断食，有效但不宜长期使用

轻断食，即间歇性断食，最经典的是"5+2断食法"，1周中5天正常进食，连续或非连续2天轻断食，可用于肥胖症患者短期减重。需要注意的是，轻断食并非绝食，轻断食日进食量约为正常需求的1/4，约500千卡（2090千焦），以满足人体正常活动的最低能量需求。间歇性断食对大部分人是有效的，但可能导致营养代谢紊乱，不适合长期使用，也不适合儿童、青少年减肥。

3 有氧运动，减肥良方

运动干预对减重并维持减重效果具有重要意义。《中国居民肥胖防治专家共识》推荐，肥胖患者应每周进行中等强度有氧运动（如慢跑、游泳、骑车等）至少150分钟，每天运动30分钟以上，每周运动5天以上，并结合每周2～3次抗阻运动（如仰卧起坐、深蹲、举哑铃等）。大家可根据自身的健康状况和运动能力，遵循个性化和循序渐进的原则进行运动。需要提醒的是，肥胖人群常合并2型糖尿病、高血压和冠心病等慢性病，这些患者在运动时，不能单纯追求高强度、长时间，首先应保证运动的安全性，然后才是有效性。

4 减重不达标，药物可助一臂之力

肥胖患者若经饮食控制和体育运动无法达到减重目标，可在医生指导下接受药物治疗。目前使用比较广泛的是奥利司他和胰高血糖素样肽-1（GLP-1）受体激动剂。

奥利司他是一种高选择性胃肠道脂肪酶抑制剂，可减少食物中脂肪的吸收。常见不良反应包括胃肠胀气、油性大便、大便次数增多等，但通常程度较轻，可逐渐缓解。由于奥利司他抑制了脂肪的吸收，可能会影响脂溶性维生素（维生素A、D、E、K）和β胡萝卜素的吸收，故服用奥利司他者可补充复合维生素制剂。

GLP-1受体激动剂可作用于下丘脑、边缘/奖赏系统和大脑皮质，使人产生饱腹感，发挥抑制食欲的作用，同时能延缓胃排空，从而减少进食量。2014年美国食品药品管理局批准GLP-1受体激动剂类药物利拉鲁肽用于治疗肥胖症。在我国，目前该药仅被获批用于2型糖尿病，合并超重或肥胖的2型糖尿病患者可以向医生咨询。GLP-1受体激动剂可能引起恶心、呕吐、腹泻、便秘、消化不良等胃肠道反应，但程度一般较轻，随着用药时间的延长，大多数患者可逐渐耐受。

5 部分重度肥胖患者，可选择减重代谢手术

减重代谢手术通过缩小胃容积、改变胃肠道的解剖关系和肠道激素分泌减轻体重，逆转肥胖相关代谢紊乱。目前，我国最常用的手术方式是腹腔镜袖状胃切除术，其次是腹腔镜胃旁路术。术后，患者的体重明显减轻，肥胖相关糖尿病、高血压、多囊卵巢综合征、睡眠呼吸暂停综合征等，可有高达80%的缓解率。不过，肥胖者是否适合手术，需要由内分泌科和外科医生评估。

值得注意的是，减重术后可能出现骨质疏松、营养素缺乏、功能性低血糖等并发症，也有可能"复胖"，故患者仍应在医生指导下保持健康的生活方式。PM

生活节奏的加快催生了很多方便快捷的"懒人产品"，一次性内裤、袜子就是其中的典型代表。不少人认为，内裤即使经过清洗也会残留污物，最好勤换勤抛；用一次性内裤代替日常内裤，不仅更方便，也更卫生。也有人担心，一次性用品穿着前没有经过清洗，长期穿着会不会存在健康隐患？

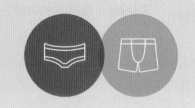

一次性内裤、袜子的"门道"

国家纺织制品质量监督检验中心研究员　王宝军

一次性内裤是什么材质

市场上的一次性内裤，按面料主要分为两类：薄型非织造布和稀薄针织布。

非织造布，俗称无纺布，一般是由化学纤维铺成松散的纤维网再经热合等加工成致密的布样材料。这种化纤无纺布虽然很薄，且本身无毒无害，但相对一般纺织面料而言不够柔软，吸湿、透气和透湿性也较差，与皮肤及衣物反复摩擦后还会产生绒毛、落絮及静电。此外，这种一次性内裤的尺寸一般较小，裤脚的松紧筋比较紧，以使内裤包身。如果长时间穿着，易引起皮肤不适、过敏、瘙痒等，局部潮湿闷热的环境还容易造成病原微生物滋生，引发或加重外阴疾病。

针织布一次性内裤比非织造布内裤柔软、透气，如果真如商家宣传的那样为纯棉，透湿性也是比较好的。不过，这种一次性内裤非常薄，穿着舒适感和保护作用还是不及普通纯棉内裤。值得注意的是，有些号称纯棉的一次性内裤材质可能是棉混纺甚至是化纤，舒适性大打折扣。

一次性内裤不能代替普通内裤

不少消费者担忧一次性内裤不干净，纠结穿之前是否需要先洗一洗。其实，正规品牌的一次性内裤都应按照一次性卫生用品的国家安全卫生标准要求生产，在出厂之前会经过环氧乙烷灭菌等方式进行消毒，保证其卫生和安全，所以一次性内裤可直接穿。但一些

非正规厂家的产品可能并未经过消毒，也有的虽然经过了消毒但环氧乙烷残留量过高，存在一定健康隐患。

总之，一次性内裤适用于出差、旅行、经期、产后、因妇科疾病正在用药等情况时穿着，偶尔、短期穿着没有问题，但不宜长时间穿着，否则可能会引起身体不适或疾患，得不偿失。另外，从性价比方面看，一次性内裤看似便宜，但若长期使用，累计的花费也是不菲的。

一次性袜子亦不宜长期穿着

市场上的一次性袜子基本是涤纶、锦纶、丙纶等合成纤维制成的针织袜，质地较薄。虽然足部皮肤不像内裤保护的部位那样娇贵、讲究，但一次性袜子也一样不能长期穿着，因为合成纤维袜子不吸汗、透湿性差，尤其是足部易出汗的人长期穿易滋生细菌、真菌，产生脚臭，且一次性袜子非常薄，起不到护足的目的。**PM**

特别提醒　消费者选购一次性内裤或袜子，应通过正规渠道选购正规品牌的产品，不能图便宜；尽可能选购棉质面料的一次性内裤，宜选择浅色、宽松的内裤，不要选择过于紧身的内裤。选购一次性袜子时，要注意选择日常穿着的产品，不宜购买供体育、娱乐、足浴、健身等公共场合使用的极其稀薄的产品。

很多居民在家中水槽、马桶等堵塞时，会自行使用管道疏通剂解决，但使用时常常忽略了其危险性。管道疏通剂引发伤害的报道屡见不鲜。2022 年 7 月，福建漳州的林先生在使用管道疏通剂疏通厕所时突然发生了爆炸，他的面部、颈部被大面积烧伤。这种烧伤属于化学烧伤，与开水烫伤或火烧伤不同，因为管道疏通剂中通常含有碱性物质，会与皮肤油脂发生进一步反应，导致伤口加深，危害性较大。

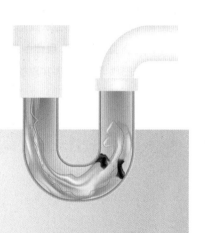

"威力惊人"的管道疏通剂

上海市疾病预防控制中心伤害预防控制科　高 宁　彭娟娟（主任医师）

管道疏通剂是一种常见的厨卫管道深层清洁产品，目前市场上常见的管道疏通剂大致可分为液体、块状和粉状三类，主要成分为氢氧化物、碳酸钠、铝粉，可与常见污物发生化学反应，多用于疏通被油脂、毛发、菜渣、纸棉纤维等有机物造成堵塞的管道。

正确选用，避免液体飞溅和爆炸

管道疏通剂对皮肤和黏膜有强腐蚀性，如果不慎接触或误服，会造成化学烧伤。林先生在使用管道疏通剂时发生危险，是因为管道疏通剂的主要成分氢氧化钠遇水溶解时会放热，同时与铝粉反应产生大量气体，使狭小的管道内温度陡升、压力增加，导致爆炸。为避免液体飞溅甚至爆炸造成皮肤或眼睛的化学烧伤，大家应正确选购和使用管道疏通剂。

应通过正规渠道购买质量合格的产品。使用前一定要仔细查看产品说明书。

使用管道疏通剂时，应做好个人防护，戴好手套、防护眼镜和口罩，严格按照说明书要求的程序和容量加注。有些管道疏通剂颗粒需要加水配比后使用，由于加水后会发生剧烈的化学反应并释放大量热量，故应添加冷水调配，且注水时应缓慢，防止液体飞溅。

妥善存放，谨防误食

除灼伤外，儿童误食管道疏通剂的危害也不容小觑，有孩子的家庭应高度重视。家长应该妥善保管这类腐蚀性用品，防止儿童误食。首先，不宜将管道疏通剂放在日常容易触碰到的地方。其次，管道疏通剂最好保持原包装，不要装在其他瓶子里，尤其是透明液体状的化学品，不能装进饮料瓶和矿泉水瓶中，以免引起误食。第三，家长应加强对孩子的安全教育，并在有危险的物品上贴上"危险标识"，告诉孩子不能触碰此类物品。 **PM**

特别提醒　如果不慎发生管道疏通剂烧伤，可以先轻柔拭干飞溅的液体，再用流动的清水冲洗，不要涂抹牙膏、酱油、中药粉等。烧伤严重者应尽快到医院就诊。如果发生眼部化学烧伤，应立即用中性溶液（如自来水、矿泉水等）冲洗眼睛，持续冲洗30分钟，然后及时就医。如果孩子误食液体管道疏通剂，家长应立即带孩子就医。

不少人减肥时奉行"空腹运动，燃脂加倍"的观点。他们认为，空腹时体内的碳水化合物储备少，血液中可供利用的葡萄糖较少，身体会从其他来源获得葡萄糖，如消耗肌肉中的糖原或将脂肪转化为葡萄糖，此时运动就能消耗更多储存的脂肪；而餐后，身体中葡萄糖储备丰富，可以直接为运动供能，便不会动用脂肪储备，血糖正常者可以利用这一点让减肥事半功倍。事实真的如此吗？

空腹运动减肥真能"事半功倍"吗

上海体育学院教授　王晓慧

空腹与餐后的运动供能机制相同

空腹状态下，由于血糖水平较低，机体会通过糖异生将多种非糖物质（如生糖氨基酸、甘油三酯的分解产物甘油等）转变为葡萄糖或糖原，以维持血糖的稳定。长期饥饿状态或低碳水化合物摄入状态下，糖异生增加，脂肪储备会减少。但运动所需的能量来源和运动所致的能量消耗与是否空腹无关。

运动中最先利用的是肌糖原，随着运动的持续，肌糖原储备被逐渐耗尽，此时骨骼肌主要靠血液中的葡萄糖供能，肝糖原分解为葡萄糖、释放入血，以维持血糖的相对稳定。运动时间超过 40 分钟后，由肝糖原分解供能的比例逐渐缩小，由糖异生供能的比例逐渐增大。一切运动的能量供应都由糖、脂肪、蛋白质按不同比例提供，其中糖和脂肪是主要供能物质，不存在某种状态下（如空腹、餐后）仅由某种能源物质供能的情况。

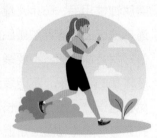

空腹、餐后，运动减脂效果无差异

研究发现，空腹和餐后运动在减脂效果上无显著差异。例如：有研究将 20 名健康女性随机分为空腹运动组和餐后运动组，两组均进行 4 周有氧运动，结果发现，空腹和餐后运动均能降低参与者的体重、脂肪含量、腰围、体脂百分比、体质指数（BMI），无明显区别。类似的研究还有，6 周高强度间歇训练（HIIT）可有效改善肥胖女性的身体成分，降低其腹部、腿部和整体脂肪含量，增加腿部瘦体重，这些益处与运动时空腹与否无关。

运动燃脂效果主要取决于强度和时间

运动中糖和脂肪的供能比主要取决于运动强度和持续时间。中低强度运动由糖和脂肪的有氧氧化供能，故也称"有氧运动"；高强度运动只能由糖的无氧酵解供能，故也称"无氧运动"。只有有氧运动才能直接分解脂肪供能。常见的中等强度运动，如快走、慢跑、游泳、骑行等，均具有较好的减脂效果。当然，近年来热门的高强度间歇训练减脂效果也较好，其消耗脂肪的机制与运动后过量氧耗有关。

运动时间也能影响糖和脂肪的供能比。一般来说，持续 1 小时的有氧运动减脂效果较好。这是因为，刚开始运动时，糖供能比占约 70%、脂肪供能比约 30%，运动持续 30 分钟时，脂肪供能比增加至约 40%，运动持续 1 小时后，脂肪供能比增加至约 50%。

空腹运动减肥，不宜尝试

空腹运动非但不能使燃脂加倍，反而可能因运动后饥饿感强烈而过多进食，导致增肥。由于运动表现很大程度依赖于糖的供应，餐后运动反而有利于提高运动表现，延长有氧运动的持续时间、不易疲劳，从而获得更好的减脂效果。**PM**

晨起为何易水肿

复旦大学附属中山医院肾内科副主任医师 薛宁

⊦生活实例⊦

24岁的小沈是位兼职平面模特，但她属于"易水肿体质"，睡前多喝两口水、吃得有点咸，晨起就会出现面部水肿。因此，如果有拍摄工作，她都会尽量安排在下午或晚上。正因为如此，早上起床时，小沈常常需要喝杯"消肿神器"冰美式（咖啡）、再辅以按摩或冰敷等多道"工序"，到了中午，水肿便会慢慢消退。听说某些疾病也会引起水肿，小沈坐不住了，担心自己该不会是生病了吧。

易"水肿"，先查原因

晨起时眼皮沉重、睁不开眼，双眼皮变单眼皮；面部皮肤紧绷，起床数小时后才逐渐缓解；脚踝处被袜子勒出凹陷；原本合适的鞋，现在感觉明显变小了；下午或晚上，小腿沉重、发胀，用拇指在脚背按压30秒左右，皮肤凹陷且持续较长时间；手指发胀，弯曲有阻力，平时容易戴上的戒指变得发紧……这些都是水肿的征象。水肿是由于人体内过多的水分积聚在身体某个部位或全身的表现，最常见的部位是眼睑、面部和脚踝。

多种疾病会导致局部水肿或全身水肿。比如：肾脏病导致的水肿多发生于眼睑、面部、踝部，水肿部位按之有凹陷，患者常有尿泡沫增加，不易散去，尿检可见蛋白尿；心力衰竭患者的水肿首先出现于身体下垂部位，如足、踝、小腿，逐渐累及全身，伴活动后胸闷、气急等心功能减退的表现；甲状腺功能减退所致的水肿，一般为身体下垂部位的非凹陷性水肿（黏液性水肿）；等等。

不过，水肿不一定都是疾病导致，不良生活习惯、生理因素等，也会导致水肿。比如：盐分摄入过多，过量饮酒，睡眠不足，缺乏锻炼，穿着过于紧身的裤、袜，长时间穿高跟鞋，久坐，等等，均可能导致水肿。

此外，女性在月经期前，体内雌激素水平相对较高，可导致水钠潴留，出现水肿和体重增加，称为"经前期水肿"。月经结束后，水肿会自行缓解，无需特殊处理。

对"因"治疗，"消肿"不难

导致水肿的原因很多，有些是生理性的，不需要治疗；有些是不良生活习惯造成的，可以通过改变饮食和生活方式加以改善；有些则是病理性的，需要针对原发病进行治疗。

有脸肿、腿肿等水肿表现者，应先去医院做详细检查，排除疾病原因导致的水肿。若确定水肿非疾病导致，可采取以下方法加以改善：

- **限制高盐食物摄入** 健康成人每天盐摄入量不宜超过5克。尽量不食用腊肉、香肠、咸菜等腌制食物。

- **睡前少饮水** 晨起面部易水肿者，可适当调整饮水时间，睡前应减少饮水量。

- **注意着装** 不穿紧身塑形衣，衣物以透气、柔软的全棉材质为首选。穿平底、宽松、柔软的鞋子，袖口、裤脚、袜口等处尽量不要选择松紧收口的款式，勿在水肿部位佩戴过紧的首饰，如手镯、戒指等。

- **调整体位** 眼睑、面部易水肿者，睡觉时可适当抬高床头；下肢易水肿者，可适当抬高下肢。**PM**

被誉为"消肿神器"的冰美式咖啡，其消肿作用可能源于其所含的咖啡因有增加机体代谢、促进多余水分排出体外的作用。至于喝"冰美式"还是"热美式"，可按个人喜好选择，并没有明显差异。茶是咖啡因的另一个重要来源，也有类似的利尿消肿作用。

学习困难门诊

真能让"学渣"变身"学霸"吗

复旦大学附属儿科医院心理科副主任医师　朱大倩

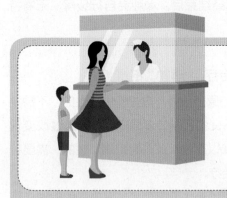

不久前，复旦大学附属儿科医院的"学习困难"门诊得到大众广泛关注。"学习困难"门诊，不仅触动了众多学子的神经，也被很多望子成龙的家长当作提升成绩的"救命稻草"。网友们纷纷感叹：现在的孩子真是赶上了好时候，有了这个门诊，以后"学渣"就都能变成"学霸"了。事实究竟如何呢？

疑问1： "学习困难"门诊是解决什么问题的？

"学习困难"门诊可以帮助孩子和家长在问题出现的早期就精确找出原因，并寻找可能的解决方案，对症下药。到这个门诊来求助的家庭所提出的要求最初都非常相似：解决孩子的学习困难，提高学习效率，改善学习成绩。但随着交流的深入，不同问题将逐一浮出水面。实际上，造成孩子学习困难的原因有很多，除家庭教育因素外，各种神经发育问题、情绪和精神心理障碍、文化和环境不利因素等均可能造成学习困难。

神经发育障碍是造成孩子"学习困难"最常见的原因，是起病于神经系统发育早期的一组精神障碍，表现为智力、语言、社会交往、注意、学习能力、运动等各个方面的发育延迟或偏离正常，影响个体心理发育，造成功能受损。神经发育障碍包括注意缺陷多动障碍（俗

称"多动症"）、学习障碍、孤独谱系障碍、智力发育障碍等。注意缺陷多动障碍的孩子存在明显的注意力集中困难，多动和冲动等自控能力缺陷；学习障碍会影响孩子特定的阅读、书写或计算能力；孤独谱系障碍的孩子存在沟通交流困难，不能听从指令，一些固执、刻板的行为和过于敏感不易控制的情绪也会影响学习状态；智力发育障碍导致孩子的学习能力低于同龄儿。早期发现神经发育障碍有助于尽早对患儿进行针对性的训练和治疗，及时调整教育策略，提高孩子的学习能力，保护孩子的情绪，增强自信和自尊。

此外，情绪也会影响孩子的学习状态。学习困难带来的压力会影响孩子的情绪，而焦虑、抑郁情绪本身又会影响孩子的学习状态。在"学习困难"门诊中，一部分来就诊的孩子是由于各种原因导致的情绪障碍影响了学习能力。这些孩子在焦虑紧张、情绪低落的影响下，易出现注意力不能集中、遇到困难容易放弃、缺乏自信等问题，这些都会对学习状态造成很大影响。很多孩子受到情绪问题和学习

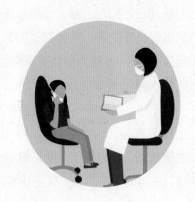

退步的双重打击后，甚至会沉迷网络，对学习丧失兴趣，和大人对抗，被家长、老师误解为"青春期叛逆"。医生会针对这些孩子的情绪问题进行综合治疗，动员孩子的家庭、学校给予孩子心理上的支持，配合专业的药物治疗和心理治疗，能获得良好的改善效果，让孩子的学习和心理重回正轨。

疑问2： "学习困难"门诊是如何帮助孩子的？

"学习困难"门诊医生会详细了解孩子的学习、生活、情绪及发育状态等，进行一些测试和检查，从而评估在孩子"学习困难"的表象下，哪一部分是孩子"不能够"做到的，哪一部分是孩子"不愿意"做到的。同时，纠正家长的认知偏差，有针对性地进行科学干预。针对"不能够"的部分，进一步判断是受到"神经发育障碍"的影响，还是受到"情绪问题"的影响，抑或存在双重问题，并根据原因制定不同的训练和治疗方案。而对"不愿意"的部分，医生则需要与孩子、家长甚至老师一起探讨问题的根源，了解孩子的困难所在，调整目标和沟通方式，帮助他们重燃信心，提高学习兴趣。当然，我们在工作中

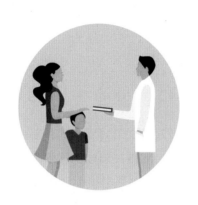

还会遇到许多"学习困难"的孩子，实际上自身没有太大的学习困难，而是在家长不恰当的教育方式或不合适的学习环境影响下，没有达到理想的学习状态。比如：有的家庭给孩子安排的学习负担太重，孩子没有运动和玩耍的时间；有的家庭更换辅导学习的家长，而孩子对新的辅导方式不太适应；有的家庭学习环境比较嘈杂，孩子很难安静地投入学习；等等。这种情况下，我们会耐心指导家长调整教育方式，给孩子提供良好的学习环境，帮助孩子达到理想的学习状态，发挥全部的学习潜能。

疑问3： "学渣"看过门诊后就能变成"学霸"吗？

改善学习成绩的效果因人而异。比如：注意缺陷多动障碍患儿经过药物治疗后，注意力得到改善，学习成绩可以很快提高。我们曾经遇到一个同时患有阅读障碍和注意缺陷多动障碍的孩子，语文考试只能考十几分，数学成绩挣扎在及格线边缘，一写作业就发脾气，厌学情绪很强烈。

我们经过详细评估后确定了问题所在，帮助家长制定了一个逐步改善的计划：首先，因为孩子有重度注意力缺陷，我们首先用药物治疗改善孩子的注意力。其次，指导家长调整教育方法，做一些注意力的训练。鼓励家长尽量用讲解配合阅读的方式帮助孩子学习重要的知识点，弥补孩子自己阅读的缺陷。第三，与康复科医生合作，对孩子的阅读障碍进行康复训练，提高孩子未来的阅读能力。此外，家长教育态度的转变和老师的理解为孩子创造了良好的支持环境。通过这些努力，孩子对学习就没有那么害怕和厌恶了，虽然阅读速度

还是比较慢，但是能积极尝试，努力完成学习任务，数学成绩提高到八九十分，语文成绩也逐渐接近及格。

神经发育障碍中其他种类疾病患儿则需要通过康复训练逐渐改善，见效没有那么快。而且，有些孩子就诊时已是小学中高年级，"逆袭"相对比较困难。如果家长在孩子幼儿园阶段就能发现问题，及时带孩子就诊，效果可能更好。

还有一部分孩子是由于比较严重的情绪问题造成学习困难，如抑郁等，经过药物治疗和心理治疗后，效果也很不错。PM

膝骨关节炎是常见的退行性疾病，表现为关节软骨退化，伴有滑膜炎症，导致关节疼痛、活动受限、功能障碍，甚至残疾。在我国，膝骨关节炎发病率较高，女性患病率高于男性；随年龄增长，患病率有明显上升趋势，65 岁以上人群患病率在 50% 以上。

给膝关节炎患者的**运动处方**

河北师范大学体育学院教授 · 张海峰

膝骨关节炎的治疗手段包括药物治疗、物理治疗、运动康复治疗、手术治疗等。其中，运动康复非常重要，可提高肌肉力量，增加关节活动度，加快关节内新陈代谢，改善局部炎症，从而减轻膝关节疼痛、改善膝关节功能。部分膝骨关节炎患者存在"运动会加重关节损伤和疼痛"的误解，实际上并非如此，科学运动对减轻膝骨关节炎症状有明显效果。

膝骨关节炎的运动处方包括有氧运动、抗阻运动和拉伸运动三个部分。

1. 有氧运动

膝骨关节炎可导致肌力下降、关节活动度减小等功能障碍，使患者体力活动显著减少，有氧能力明显降低。有氧运动能增强心肺功能，促进全身血液循环，可在一定程度上改善关节活动范围，减轻局部疼痛，提高膝关节稳定性。因此，有氧运动可作为治疗膝骨关节炎的基本运动治疗方法。

膝骨关节炎患者可每周进行 3 ~ 5 天有氧运动，以中等强度（64% ~ 75% 最大心率）至较大强度（≥76% 最大心率）为主，每周累计进行 150 分钟中等强度或 75 分钟较大强度运动。一般采用"220- 年龄"估算最大心率。比如：50 岁的人，最大心率为 220-50=170 次 / 分钟，64% ~ 75% 最大心率为 109 ~ 128 次 / 分钟；那么，运动时心率稳定在 109 ~ 128 次 / 分钟，则为中等强度。

膝骨关节炎患者宜选择膝关节负重较低的运动，如骑自行车、游泳等，也可以酌情采用慢跑等方式。其中，游泳等水中运动较为理想，因为水的浮力可减轻关节负荷，有助于缓解疼痛，改善膝关节僵硬和活动受限的症状。另外，对大多数膝骨关节炎患者而言，不宜进行登山、爬楼等运动。

2. 抗阻运动

科学的抗阻运动可减轻关节疼痛导致的失用性肌肉萎缩，增强肌力，提高膝关节周围组织的强度。此外，抗阻运动中肌肉的规律收缩与放松还可加快软骨新陈代谢，为软骨细胞提供营养，延缓关节软骨退变。

膝骨关节炎患者可针对维持膝关节运动的肌肉群（如股四头肌和腘绳肌）每周进行 2 ~ 3 天抗阻运动。没有经验的患者，应循序渐进，从较低强度开始，刚开始练习时可徒手锻炼，后期可以利用器械等增加负重。

以增强股四头肌力量的"抬小腿伸膝训练"为例：坐于床边，双腿自然下垂（图1-1）；将一侧小腿抬起至水平位置，膝关节伸直，保持10～30秒（图1-2），然后缓慢将小腿放下；双侧交替练习。重复10次为一组，每天2～3组，一周练习2～3天。练习一段时间后，如果能轻松完成上述动作，可在踝部绑上适宜重量的沙袋进行练习。

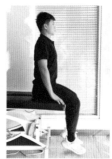 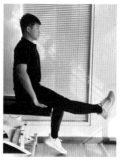

图1-1　　　　　　　　　图1-2

3. 拉伸运动

膝骨关节炎患者的膝关节僵硬、关节活动度降低、关节活动时疼痛加剧等症状，会导致关节内外纤维组织粘连，加剧关节僵硬和活动受限，形成恶性循环。拉伸运动可以打破这种恶性循环，通过关节活动缓解组织粘连，消除肿胀和疼痛，促进关节软骨的修复及再生，有利于改善膝关节活动度。另外，拉伸运动对关节内滑液的循环有促进作用，可以减轻滑膜炎症和关节僵硬。

拉伸运动可分为主动和被动两种。当患者有能力主动活动时，应以主动运动为主：可缓慢拉伸肌肉或韧带至某一位置后静止不动，保持一段时间；最好在达到拉伸最大范围后再稍微用力，以引起轻微不适为宜，稍作维持后再缓慢收回动作，反复练习几次。当患者膝关节症状严重，不能进行主动运动时，可借助外力进行被动运动（外力可以是机械的，也可由其他人或本人健康肢体协助进行）：在外力帮助下，抬高患肢到某一位置，保持一段时间。

以下是适合膝骨关节炎患者的两种拉伸运动方法。

❶ **采用俯卧屈膝法拉伸股四头肌**　俯卧（图2-1），一侧小腿向后屈膝，缓缓抬起，尽量靠近臀部，保持10～30秒（图2-2），再缓慢放下；换另一条腿进行同样练习。重复10次为一组，每天2～3组，一周练习5～7天。

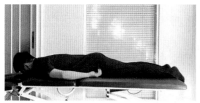 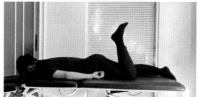

图2-1　　　　　　　　　图2-2

❷ **采用直腿抬高法拉伸股后肌群**　仰卧于床上，一侧下肢自然屈髋屈膝，脚踩在床上；另一侧下肢保持伸直状态（图3-1），然后用大腿力量缓慢抬起该侧下肢，直到感觉轻微不适时停止（此时的

抬起角度正合适），保持10～30秒（图3-2），缓慢放下；双腿交替进行。重复10次为一组，每天2～3组，一周练习5～7天。PM

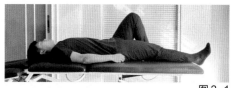

图3-1

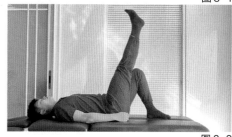

图3-2

注意事项

患者运动时应掌握科学运动的基本原则。首先，循序渐进，逐渐增加运动强度、运动时间和运动频率。其次，要积极主动，养成良好的运动习惯，并持之以恒，这样才能产生较好的康复治疗效果。最后，应根据病情选择不同的运动方式，充分考虑疾病的运动禁忌证，严密监测身体情况，根据运动后的反应适时调整运动强度、频率和时间，制定个性化运动处方，以取得最佳运动收益。

科学的运动锻炼是强身健体的关键性措施。运动有六大要素，包括运动频次、运动强度、持续时间、运动方式、运动量和循序渐进原则。其中，运动强度是影响运动有效性的关键因素之一。

做说话测试，知运动强度

上海体育学院教授　黎涌明

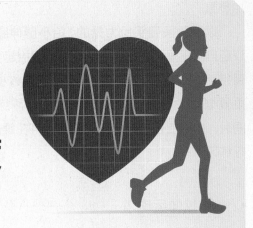

运动强度可通过摄氧量、心率、代谢当量、主观疲劳度、速度等指标进行测试。近年来，说话测试因具有简便、准确等优势，在评判运动强度时受到欢迎和肯定。

通俗地说，说话测试就是在运动中通过"说话"（如聊天等）的难易或舒适程度，来判断运动强度。说话测试的原理是：运动时，呼吸频率加快，在此过程中说话，需要控制呼吸频率；运动强度越高，说话的难度越大。

国外研究发现，久坐人群以能够舒适说话的最快速度跑步，跑步过程中的心率和摄氧量等指标符合美国运动医学学会推荐的"中等运动强度"。说话测试不仅在健康人群中适用，在心血管疾病等慢性病患者和部分运动员中也适用。

运动时"说话"，自我评估运动强度

说话测试主要适用于运动过程中强度基本保持恒定的运动项目，如跑步、健步走、骑自行车等，而不适合运动强度变化不定的运动项目，如踢足球等。

说话测试主要有两种类型：一般说话测试和计数说话测试。前者根据运动中背诵或阅读特定文字时的舒适程度来判定运动强度，后者根据受试者单次呼吸内完成说话内容的长短（计算话语中的字词数）来判定运动强度。从方便易用的角度而言，一般说话测试优于计数说话测试。

说话测试的内容可以是个人熟知的若干词汇、句子，说话时长为10～20秒。运动者在无任何工具的协助下，自主判断是否可以舒适说话。在实际操作中，可通过与同伴聊天、背诵文字或数字等方式，来判断当前的运动强度。

一般地说，在运动强度较低的情况下，如散步时，人可以像平常那样完整、舒适地说话、聊天；如果说话断断续续，不能完整、流畅地说完一句话，则为中等运动强度；如果不能说话，只能吐词（一个一个词地往外蹦），则为高等运动强度。如果不能清晰判断运动时说话的舒适程度，可以先进行一项递增负荷的运动（如跑步速度不断加快），体会运动时可以舒适说话、不能完全舒适说话、不能舒适说话和不能说话所对应的感觉。

说话测试简单方便，可随时随地进行。对于大多数普通健身者而言，可选择在能够舒适说话的最大强度（接近中等强度运动）或说话稍微吃力的强度（中等强度运动）进行运动，以达到预防慢性病和提高身体素质的目的。PM

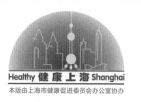

为打造医疗机构健康科普"主阵地"，不断强化医务人员健康科普"主力军"作用，大力培育健康科普高端人才与青年英才，持续提升市民的健康获得感，上海率先在全国推出有财政经费支持的健康科普人才能力提升专项，每年选拔和扶持培育科普引领人才与青年英才。2022年11月，首轮名单正式发布，19人获得健康科普引领人才专项，29人获得健康科普青年英才专项。2023年，"健康上海"专栏将每期介绍其中一位健康科普引领人才的科普之路。

本版由上海市健康促进委员会办公室协办

程蕾蕾：医学术语太难懂？讲个故事给你听！

本刊记者　王丽云

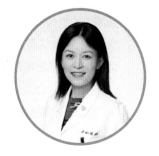

说句心里话，打造心血管叙事医学图书知名品牌

程蕾蕾从小就有写作梦。2015年，她阅读科幻小说《三体》时着了迷，其中缜密的逻辑、无限的想象、奇幻的情节点燃了她始终不曾忘记的文学梦想。当时，她利用业余时间写了一篇小说并投稿，顺利被录用，从此备受鼓舞，创作欲望一发不可收。

"医学术语太难懂？讲个故事给你听。"程蕾蕾擅长用细腻的笔触记录真实病例故事，于2017年出版第一本叙事医学科普书《医生最懂你的"心"——心脏故事》。后来，《说句心里话》《说句心里话2》《说句心里话3》相继出版。她精心挑选从医二十多年来难以忘怀的病例故事，将患者的求医经历娓娓道来，把人们亟需了解却又容易忽视的心血管科普知识点融入其中，令人在读了故事的同时，能记住知识，收获健康智慧。值得一提的是，程蕾蕾近年来主攻新兴交叉学科"肿瘤心脏病学"，《说句心里话2》就是我国第一部肿瘤心脏病学科普书。

《说句心里话》系列图书得到中国科学院院士葛均波、著名作家陈村及演员胡歌等的鼎力推荐，获得了良好的社会效应，先后获得多项荣誉，已形成心血管叙事医学图书知名品牌。

制作科普短视频，受众逾6亿人次

近几年，程蕾蕾充分结合新媒体，制作科普短视频逾500条，以简洁明快的表达形式、生动有趣的语言艺术，阐述常见的心血管疾病（冠心病、高血压、心律失常、心力衰竭等）防治知识，介绍国内外最新的科研进展。这些科普短视频在东方明珠移动视频（覆盖上海市20 000辆公交车及地铁收视终端）、复旦大学附属中山医院门诊大厅滚动播放，并于微信公众号、微信视频号、微博、抖音、小红书、哔哩哔哩等平台"日更"，受众逾6亿人次。

一个人的力量是有限的，程蕾蕾还牵头集结了由多家医疗单位、科普传播平台等组成的心血管科普全媒体矩阵推广团队，打造整体联动的"一起说句心里话"宣教体系，该团队被聘为上海市科学技术协会"科学传播特聘团队"，以点带面，立足上海，辐射全国。

将医学知识融入文学爱好，是一种幸福

被问及在繁忙的工作之余哪来时间写作的，程蕾蕾说，写作对她而言是一种放松和享受，能将自己掌握的医学知识融入文学爱好、惠及大众，是一种有价值的探索，更是一种幸福。她说："我的理想是每年写一本叙事医学科普书，目前这个目标还没达到，今后仍需努力。"**PM**

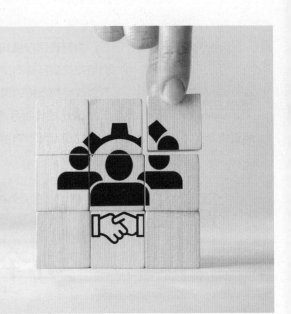

每个人都处在各种各样的人际关系中。很多人都有这样的体验：在关系建立初期，人们总是热情高涨，比如：刚与朋友相识时，彼此都对对方充满好奇和兴趣，想要尽快加深了解，但相处一段时间后，最初的兴趣会慢慢减退，关系也因此逐渐疏远，甚至"友谊的小船说翻就翻"；两个陌生人相互吸引、迅速坠入爱河，最初全心投入，但热恋期一过，就感到爱意逐渐消失。距离由紧密到疏远、感情由浓烈转向浅淡，难道是一段关系的必经之路吗？在关系破裂后，为什么有人可以全身而退，有人却苦不堪言？是什么让一段感情无疾而终？怎样延长一段关系的"保鲜期"？

实际上，心理学家对此早有回答，他们认为，关系的开始与结束，与自我扩张有着颇深的渊源。

了解"自我扩张"，让人际关系保鲜

华东师范大学心理与认知科学学院　赵 雪　欧燕飞　孟 慧（教授）

自我扩张：发展人际关系的动机

和吃饭、睡觉一样，自我扩张是人类生来便有的一类动机，它驱使人们扩展资源、发展关系，以获得新的认同，建立新的观念，提升个人能力，以及参与新奇的体验。

自我扩张的过程，既可能是有意识的，也可能是无意识的。例如：人们在应对生活的空虚无聊时，会有意识地做出增加自己心理资源的举动（如考驾照、学插画、学烹饪等），让自己掌握一项新技能；当一个人陷入停滞时，无意识的自我扩张便"蠢蠢欲动"。比如：疫情期间，长期在家、足不出户的人们开始浑身不自在，想要寻求新的体验。研究表明，居家期间无法完成自我扩张时，追剧也是一个不错的办法：剧中不同的故事线，可以帮助人们构建多样的生活经历，完成自我扩张，从而改善心理状态。

自我扩张贯穿在人际关系的旅程中

自我扩张与人际关系是怎么联系起来的呢？放诸社会生活，自我扩张动机促使人们发展关系，并通过"将他人纳入自我"的方式实现。在人际关系中，人们纳入他人的资源、观点和认同，从而快速扩展自我的概念。自我扩张动机将关系引入不同的阶段，从最初的吸引，到相知相熟，再到关系破裂，都少不了它的身影。

● **最初的吸引**　在人际关系中，自我扩张的机会越多，关系双方体会到的愉悦感和满足感就越多，进而有利于增强关系的联结。想象一下，双方刚建立关系时，一切都是新鲜的，人们对朋友、恋人的价值观、教育背景和兴趣爱好等都充满了好奇，对方为我们提供了大量自我扩张的机会，此时两人对关系十分满意，对方的吸引力不言而喻。从这一角度来看，我们便不难理解，为何有时互补的人更具有吸引力了——互补即不同，不同则满足了对这段关系自我扩张的预期。

● **关系的发展** 互相分享与共同活动，让人们的关系渐渐变成"你中有我，我中有你"的状态。此时，对于恋爱中的人来说，双方的感情迅速升温，心理上发生了从"你"和"我"过渡到"我们"的转变；而在友情中，愈加频繁的互动和不断加深的了解，让朋友之间的互相影响也悄然显现。

想一想，你是否也有类似的经历：自己不喜欢运动，却在伴侣的带动下开始对跑步感兴趣；自己的时间观念不强，但在朋友的督促下慢慢变得守时；家属是医生，自己也慢慢开始留意医学资讯；自己不爱砍价，但经常跟着爱逛菜场的朋友一起出门，也成了"砍价达人"……如此种种，你会发现，随着关系的深入，你已将对方的习惯、爱好纳入了自己的生活，实现了

自我扩张，这也导致你和爱人或朋友变得越来越像。你们的归属感越来越强，互相的依恋和喜爱也"一路攀升"。

● **关系的破裂** 从自我扩张的角度看，倦怠是关系走向破裂的原因之一。如果一段关系不能让人产生有效的自我扩张，这段关系很大可能会走向内耗、疲惫、冷却，甚至结束。关系破裂的另一个原因是不忠。当关系难以满足自我扩张需要时，一部分人会寻求其他渠道解决，从而造成关系的背离。

同时，自我扩张也解释了分手令人难受的原因：亲密关系使两人的观念、习惯、爱好等相互交织与融合，当关系破裂后，曾经融合的资源因两人的矛盾而排斥或分离。也就是说，自我非但没有扩张，还"缩减"了。因此，一部分人会陷入难以适应的境地。

值得一提的是，关系破裂并不总是意味着消极结果。研究发现，失去一段难以继续满足自我扩张需求的关系，人们将能够体验到被从前的关系所阻止的新的扩张机会。

读到这里，再看文章开头的问题，你是否有一种豁然开朗的感觉？

长期维持关系，需要持续满足自我扩张

很多人或许会问，既然人际关系的维系依靠有效的自我扩张；当自我扩张受阻后，关系便逐渐冷却；而自我扩张往往需要新的对象或新奇的体验……这么

推导下去，持续一生的友谊、携手终老的婚姻岂不是不存在了？实则不然。想要建立长久的人际关系，自我扩张恰恰为我们提供了一些"保鲜"攻略。

❶ 打破熟悉

在熟悉的事情中增加趣味性和新奇性，能为双方带来自我扩张的体验。比如：创造性的工作和新技能的学习，可以提供新的资源和观点，使双方在关系中持续进行自我扩张，不断体验到成长的感觉，从而避免关系满意度下降。

❷ 共同经历

研究表明，共同参与活动是维持关系的策略之一，但仅仅参加熟悉、舒适的活动，比如去吃饭和看电影，长期的效果并不明显，只有参与能够带来自我扩张的兴奋性活动才能增加关系满意度。

不妨与伴侣或朋友共同计划，一起参加一些新奇的、有挑战性的、高激发性的活动。将日常活动（如洗衣服、做饭等）转化为有挑战性的、高激发性的活动，同样有效。不过，这要注意尊重对方的意愿，双方达成共识、共同参与才能真正发挥效果。**PM**

该拿你怎么办，我的"暴脾气"

南京理工大学社会学系副教授　张 田
上海师范大学心理学系教授　傅安球

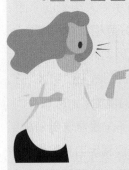

生活实例

张女士因为控制不好脾气而专门来做心理咨询。她说："我脾气比较暴躁，稍有不对就生气；一生气就全身发抖，爱摔东西。我多次尝试去控制，可实在没法控制。为什么我的脾气如此暴躁？应当如何控制呢？"

脾气暴躁的三种可能

第一种可能是人格方面原因。通常情况下，暴躁是指受到不利于自己的刺激而表现为暴跳如雷的现象，是一种人格缺陷。当然，这只是一种不太积极的人格特征表现，并未达到临床心理学上所说的"人格障碍"的程度。

第二种可能是生理方面原因，例如：部分女性在围绝经期（即俗称的更年期）会因为体内激素水平变化而出现情绪方面的不良体验，包括抑郁、脾气暴躁等。

第三种可能是病理原因，这种情况相对少见。一些心理障碍患者会出现脾气暴躁等表现，如病理性激情等。这种心理障碍主要表现为短暂而强烈、伴有冲动行为的情绪爆发，常伴有明显的意识障碍，事后多不能回忆起自己做了什么。

谨记"六个字"，控制"暴脾气"

发脾气，一般在与熟人相处时才会表现出来；在陌生人面前，为保持自己良好的形象和自尊，大多数人都会较为收敛，不会轻易动怒。正因如此，受到"暴脾气"伤害的往往是至亲好友。

多数情况下，脾气暴躁算不上心理障碍，不需要通过心理治疗来进行矫治。那应当如何应对暴躁脾气呢？答案有六个字：明理，转移，自制。

明理

所谓明理，指的是要懂得人与人之间需要相互尊重的道理。只有尊重他人，才能得到他人尊重；否则只会让他人对你避之不及。要知晓发脾气容易"坏事"，可以好好回忆因为发脾气而耽误的事情，并把这些事情一一列出来，以提醒自己要心平气和。

转移

所谓转移，指的是当容易引发情绪激动的情境性刺激出现时，提醒自己把注意力转移到与该情境不相关的事物上，或者立刻离开该场合，去从事自己感兴趣的活动。

自制

所谓自制，指的是通过提高自制力来应对暴躁脾气。当然，提高自制力不是一朝一夕的事，需要长期努力和坚持。将引发情绪激动的情境性刺激作为实践"制怒"的机会，不断锻炼；久而久之，必能逐渐提高自制力，从而控制暴躁脾气。**PM**

王女士不久前从国企跳槽到一家外企，工作节奏一下快了很多。王女士感觉很不适应，压力很大，对自己能否坚持下去感到担忧。心理咨询师了解情况后告诉她：现阶段的压力和担忧很可能只是一种过度的心理反应，要相信自己的适应能力；不妨再坚持一段时间，或许会"柳暗花明又一村"……

面对压力，避免"过度反应"

南方医科大学心理学系教授　肖　蓉

人适应压力的能力常被低估

适应是人对外界环境刺激的反应逐渐减弱的现象。例如：从明亮的地方走进一间黑屋子时，刚开始什么也看不见，但随着时间推移，眼睛就会慢慢适应，不再"眼前一抹黑"。这属于生理适应，心理上也同样存在适应。

当人们刚遇到压力、挫折时，常常会低估自己的适应能力，并高估其在一段时间后对自己的影响，这种现象称为"适应性偏见"。事实上，当压力来临时，很多人都会感到不适应，且伴随过度的反应："压力太大了""能不能坚持下去呢""压力这么大，会压垮自己的"……其实，压力或困难可能并没有想象中的那么严重，过度反应反而会带来额外的压力。低估自己对压力的适应能力，会损害自信心；高估压力可能造成的影响，会挫伤积极性。

4条建议，有效应对压力

① 给自己适应的时间

压力来临时，不要着急，也不要紧张，更不要"自己吓唬自己"。要认识到，压力和挫折是暂时的，它不会永远存在，困难终究会过去。"车到山前必有路"，随着时间的推移，很多问题的答案会自然浮现，问题终会得到解决。留出一段时间让自己去适应。在此过程中，可尝试安慰自己，不断"给自己打气"："别泄气，过一段时间会慢慢好起来的""时间是最好的治疗师，会把困难和挫折带走"……要以更大的耐心、更积极的态度去适应、面对压力。

② 不轻率做出消极决定

面对压力时的过度反应，往往会诱发消极的应对措施，如逃避现实、借酒消愁等。这类消极措施不但无助于解决问题，还会使问题复杂化。因此，在压力面前，必须保持头脑清醒，要按部就班，不匆忙做出决定，避免消极行为。

③ 不引申、泛化压力

对压力和挫折的过度反应，还可表现为对失败和挫折的引申、扩大化。比如：学习或工作中遇到失败就责备自己"没用"；失恋了，就觉得"渣男太多，再也不相信爱情"；等等。必须为挫折限定范围：考试没考好，态度应限定在"题目很难，这次没考好"，避免责备自己"真笨""什么事情都做不好"；失恋应将问题限定在"遇到的人不对"；等等。

④ 树立信心，挖掘潜力

任何时候都不要小看自己，不要低估自己的适应能力和应对能力。要树立信心，相信自己大有潜力可挖，任何困难和挫折都能"挺过去"。**PM**

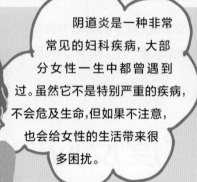

阴道炎是一种非常常见的妇科疾病，大部分女性一生中都曾遇到过。虽然它不是特别严重的疾病，不会危及生命，但如果不注意，也会给女性的生活带来很多困扰。

"知己知彼"，轻松告别难"炎"之隐

上海交通大学医学院附属第一人民医院妇产科副主任医师　杨永彬

当出现外阴瘙痒，阴道分泌物增多、异味、变色（统称白带异常）等症状后，许多女性的第一反应不是去医院就诊、检查，而往往会根据自己的判断，去药房或网上购买一些药物自行处理。只有当无法解决问题或病情反复发作后，才会去医院就诊。殊不知，如果阴道炎不能得到及时诊断和治疗，不仅容易反复发作，还可累及尿道，出现尿痛、尿急等尿路感染症状，甚至可能导致盆腔炎等更为严重的情况。对女性患者而言，了解一些阴道炎防治知识十分必要。

阴道炎是怎么发生的

健康女性阴道内存在多种微生物，它们之间相互制约，达成动态平衡。阴道内有一种非常有益的细菌，叫作乳酸杆菌，可以产生乳酸，使阴道内呈弱酸性环境，不利于细菌生长。如果阴道内某种微生物过度增殖，会使阴道微生态改变，就可能导致阴道炎。比如：过多使用碱性溶液清洗外阴和阴道，会削弱阴道的抑菌功能，引发阴道炎。

阴道炎"青睐"哪些人

一般而言，以下人群容易遭阴道炎"突袭"：

● **育龄期女性**　性生活相对比较频繁，若不注意卫生，较易发生阴道炎；初次性行为过早、频繁性生活、有多个性伴侣者，更易发生阴道炎。

● **绝经后女性**　雌激素分泌不足，阴道内酸度降低，阴道对抗细菌的能力下降，容易发生老年性阴道炎。

● **孕妇**　体内雌激素水平较高，阴道内酸度明显升高，会使容易在酸性环境中繁殖的病菌（如真菌）滋生而引发阴道炎症。

● **不注意个人卫生者**　不经常洗澡和更换内裤，经期不经常更换卫生巾，长期穿着不透气的内衣导致外阴部潮湿，与他人混用浴巾、脚盆等，也容易诱发阴道炎。

● **免疫力降低者**　工作压力过大、睡眠较差，以及罹患糖尿病等慢性病者，因机体免疫力下降，容易发生久治不愈的阴道炎，如真菌性阴道炎等。

● **滥用药者**　滥用抗生素、阴道栓剂或冲洗剂，可使阴道内有益的乳酸杆菌数量减少，破坏阴道内环境的稳定，导致阴道炎反复发作。

阴道"发炎"，不妨先自查

● **细菌性阴道炎**　白带明显增多，呈稀薄均质状或稀糊状，灰白色、灰黄色或乳黄色，有特殊的鱼腥臭味，伴轻度外阴瘙痒和灼热感，部分患者可出现性交痛。外阴表面无明显红肿表现。阴道 pH 值升高。

● **真菌性阴道炎**　白带增多、黏而厚，呈白色豆腐渣样，伴重度外阴瘙痒、烧灼感，可有尿频、尿痛、性交痛。外阴表面红肿，可见红斑、糜烂和浅表溃疡。阴道 pH 值降低。

- **滴虫性阴道炎** 白带增多，呈黄绿色、脓性、泡沫状，有腥臭味，伴轻度外阴瘙痒。外阴表面有散在出血点。阴道 pH 值升高。
- **老年性阴道炎** 白带稀薄，呈淡黄色，伴外阴瘙痒、灼热，可有性交痛。外阴表面充血，有散在出血点。阴道 pH 值升高。

治疗有方，症状可缓解

细菌性阴道炎患者可在医生指导下选择甲硝唑栓或替硝唑栓等栓剂，阴道内使用。使用1周后，若症状无明显好转，应去医院进一步处理。

真菌性阴道炎患者可在医生指导下选择小苏打坐浴（去药店购买碳酸氢钠片或超市购买食用小苏打粉，溶于水中坐浴，每天1次，20分钟左右）、克霉唑片阴道塞药（无需处方，3天使用1粒，使用2次），同时忌甜食、油炸及辛辣食物。外阴皮肤瘙痒者，可涂抹曲安奈德益康唑软膏。用药后若症状无明显好转，须及时去医院就诊。

滴虫性阴道炎患者可在医生指导下口服甲硝唑片，同时使用甲硝唑泡腾片（每天1次，阴道内使用），并将少量高锰酸钾溶于水中坐浴（每天1次，坐浴20分钟）。如果治疗一周后症状无明显缓解，患者应至医院就诊。治疗期间应避免无保护性生活，性伴侣也应同时治疗。

老年性阴道炎患者在排除禁忌证后，可在医生指导下局部使用适量雌激素，以增加阴道抵抗力；同时局部使用抗生素（甲硝唑栓），以抑制细菌生长。**PM**

答疑解惑

问 仅有外阴瘙痒，阴道内没有不适，白带也正常，是否需要阴道内用药？

答 如果只是外阴瘙痒，白带没有异味和异常颜色（如黄色或黄绿色），去医院进行白带检测也没有发现滴虫和真菌，一般会被诊断为外阴炎症，不必在阴道内使用药物。因为阴道有自我调节功能，过多使用药物反而可能引起阴道内菌群失调。可以外用药膏，如曲安奈德益康唑乳膏，以缓解瘙痒症状。

问 我平时很注意个人卫生，为什么总是在月经前后出现阴道和外阴不适？

答 月经前后体内激素水平波动、个人卫生习惯不佳、使用卫生用品不当等，都可能是外阴阴道炎症的诱发因素。需要提醒的是，有些女性月经不规律，如经期持续超过1周或月经周期短于21天，导致阴道内长时间有经血存在，也会使阴道内酸碱失衡，从而导致真菌感染反复发作。因此，月经失调者在治疗阴道炎症的同时，还应针对月经失调进行治疗。

问 我以前身体很健康，但绝经后反复出现尿路感染，服用抗生素后有效，但过了一段时间，尿频、尿急等不适症状又会出现，该怎么办？

答 很多绝经后反复发生尿路感染的患者仅仅看到尿路感染，而没有深究导致其发生的原因。其实，老年女性反复发生尿路感染，根本原因是由于卵巢功能衰退，体内雌激素水平下降，泌尿生殖系统发生退化性变化，从而引发萎缩性膀胱炎、尿道炎。绝经后反复出现尿路感染的患者，应在医生指导下使用抗菌药物，同时在阴道内局部使用雌激素栓剂，以提高阴道上皮的防御能力。等尿路感染症状缓解后，继续在阴道内局部使用雌激素栓剂可有效预防尿路感染复发。此外，患者平时应多饮水，注意个人卫生，坚持适当运动，增强抵抗力。

治慢性前列腺炎，
优先经直肠给药

北京协和医院泌尿外科教授　李宏军

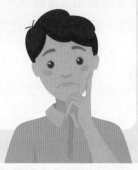

前列腺炎发病率高，易复发，较难治愈，给很多男性带来烦恼。临床上，前列腺炎患者就诊时，医生经常会开经直肠使用的药物。一些患者对此感到不解，或者觉得经直肠用药不如口服药方便，等等。那么，这种治疗方式到底值不值得尝试呢？

经直肠给药治疗更直接

治疗前列腺炎时，经全身给药途径（口服或输注），许多药物难以穿透前列腺包膜，因此不容易在前列腺内形成较高的有效治疗浓度，从而限制了其疗效。

前列腺后方紧邻直肠，二者相互影响。前列腺和直肠周围有丰富的静脉丛，为经直肠吸收药物在前列腺局部形成高浓度的药物聚集提供了条件。药物经直肠吸收后5分钟后即可从前列腺中测得，且在24小时内能维持在一定水平。

实践证明，经直肠给药治疗前列腺炎是有效的，可改善患者盆腔和前列腺周围的血液循环，促进前列腺局部炎症消散，缓解局部疼痛症状，对全身不良影响小，患者一般都能接受。

经直肠给药适合治疗慢性前列腺炎。但一般不适合急性前列腺炎、前列腺脓肿急性期的治疗，因为这些疾病多合并细菌感染，存在病原体全身播散的可能，而经直肠给药难以有效控制全身感染，甚至可能促进病原体播散；这类患者可采取口服或输液给药。

两种方式，进行经直肠给药治疗

经直肠给药包括两种方式，即栓剂纳肛和汤剂保留灌肠。前者应用比较广泛；后者一般为具有消炎、抗菌、止痛等多种疗效的西药组合液体制剂，或具有某些特定功效的中药汤剂，经常作为保留灌肠的药物选择。

栓剂纳肛治疗，一般每次使用1枚，每天1~2次。保留灌肠治疗亦方便易行，患者可自行购买医用灌肠器、肛管和医用润滑油等，在家中自行或请家人协助进行操作。保留灌肠时，视情况采用侧卧、仰卧或膝胸位俯卧；插入肛管前，可用油剂润滑肛管，肛管插入深度1~2厘米，每次液体量30~100毫升（不超过200毫升），保留20~30分钟，每周1~3次。保留灌肠前，一般需要将灌肠液温热至约37℃，以促进药物吸收，避免引起下腹部和肠道不适；如能接受，可适当调高温度，但不宜调得过高（控制在42℃以下），以免局部烫伤。

部分患者用药后可有肛门不适和腹泻，如较为严重、不耐受，可考虑停止使用；如果不适症状轻微，坚持一段时间后不适症状会有所改善或消失。由于制作工艺的改进，栓剂的基质由水溶性改为脂溶性，直肠局部的不良反应大大减轻，患者对直肠给药方式的接受性也大大提高。**PM**

对青少年"恋爱"， "堵"还是"疏"

上海市心理学会青春期与性心理教育工作委员会　徐梅　颜苏勤（主任）

青春故事

初二男生小纯和女生小洁时有"情书"往来，偶有"牵手"等亲密行为。班主任认为，初中生要把精力放在学习上，不应该谈恋爱，且他们的行为影响了班风，于是在班里严肃批评了他们，责令他们写检讨、终止恋爱，还把双方父母叫到学校，要求家长严加管教。结果，小纯和小洁非但没有中断关系，还时常出双入对，走得更近了。

心理诊室　　　　　　　　徐梅

被家长、老师"左右围攻"的小纯到咨询室寻求帮助，心理老师认真倾听了他的感情经历。小纯说，他喜欢和小洁在一起，见到她就脸红、心跳，不敢告诉她，于是写了小纸条，有时还偷偷牵她的手。老师和家长的严厉批评，让他感到很委屈，也很苦恼。

心理老师告诉小纯，青春期的学生对异性产生好感是正常现象，遇到喜欢的女孩后，想表现自己、感到紧张也很正常，但这不一定是恋爱。爱情是男女基于一定的社会基础和共同的生活理想，相互倾慕，渴望发展亲密关系，并渴望对方成为自己终身伴侣的一种强烈、纯真、专一的感情。心理老师请小纯思考自己目前是否具备恋爱的条件，小纯表示否定。心理老师进一步引导：要想具备恋爱的基础，目前可以做些什么？小纯认为要把学习放在首位，他说，其实他和小洁都知道现在学习是首要任务，但老师和家长强行要求他们断绝来往，而他们觉得自己的事情应该自己决定，家长越是反对，他们就越要对抗。

经过心理老师的疏导，小纯表示自己会以学习为重，和小洁相约考上理想的高中，为将来的美好生活共同努力，把对彼此的好感放在心里，等待"时机"成熟的那一天。

专家建议　　　　　　　　颜苏勤

对于青少年"恋爱"，老师和家长越是指责、拆散，他们会"靠"得越紧。此时，老师和家长需要做到以下三点：

1 倾听与共情

遇到青少年有"恋爱"倾向，老师和家长不要急于阻止。首先，要倾听他们的心声，问一问他们的真实想法，了解他们"恋爱"的缘由。其次，要换位思考、共情，从他们的角度去感受他们的情感，与他们交朋友。

2 接纳与尊重

面对青少年的"恋爱"，老师和家长不能粗暴干涉，要接纳其对异性产生好感和渴望交往的需求，允许他们有自己合理的想法和行为。同时，要尊重青春期孩子的独立人格，培养他们独自处理与异性交往事宜的能力。

3 引导与帮助

处理青少年"恋爱"关系，老师和家长不要简单地说教。一方面，要引导他们发现自己在选择方式上的不合理性，让他们认识到应通过恰当的方法和行为满足自己的需求。另一方面，要帮助他们找到解决问题的方法，一旦他们有了切实可行、自主选择的方法，他们就会心悦诚服，积极主动地实施。**PM**

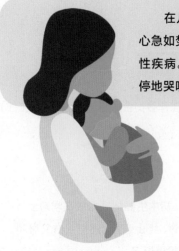

在儿科急诊，我们经常见到三四个家长带着一个孩子来看病，孩子哭闹，家长手足无措、心急如焚。儿童因免疫系统及各器官功能尚未发育成熟，容易患病，尤其是发热、腹泻等感染性疾病。低龄孩子患病后，往往不能用语言准确描述自己的不适之处，有的孩子甚至通过不停地哭吵来表达。今天，我们就来和大家聊一聊关于儿童常见急症的处理和预防策略。

孩子突发急症，家长怎应对

上海交通大学医学院附属儿童医院急诊科　沈 蕾　黄玉娟（主任医师）

儿科急诊室故事一："抽搐"的宝宝

仲夏的一天深夜，急诊大厅突然冲进来一个抱着孩子的妈妈，她身着睡衣、拖鞋，头发有些散乱，嘴里大喊着："医生，救命！医生，救命！"预检台的护士连忙迎上去，只见妈妈怀里的孩子被裹在厚毯子里，双眼上翻，口角和四肢不断抽动，牙齿紧咬着妈妈的食指，面色青紫，人中处皮肤上还有被掐破留下的血迹。一测耳温，高达40℃。高热惊厥！经验丰富的护士立即把她们带入抢救室，医生也及时赶到，采取吸氧、上心电监护、解开毯子散热、开放静脉的措施，给予退热、止惊、补液治疗。约2分钟后，孩子停止了抽动，四肢也软了，哭闹几声后便入睡了。妈妈惊魂未定，直呼："吓死了！"

医生的话

高热惊厥一般发生在上呼吸道感染或其他疾病初期，当患儿肛温≥38.5℃或腋温≥38℃时可突然发生。高热惊

厥多发生于6个月~5岁的孩子，确切发病机制尚未完全明确，可能与孩子大脑未完全发育成熟、遗传等因素有关。

当孩子发热时，很多家长会给孩子穿厚衣服或盖厚被子，认为只要"捂出汗"就能退热。实际上，这么做反而会帮倒忙。孩子的体温调节能力差，捂汗可能导致孩子的体温进一步升高，甚至诱发高热惊厥。正确的做法是：解衣散热，将退热贴、冰袋敷于患儿前额或枕部；多测量体温，最好是肛温或耳温，若体温超过38.5℃，且最近4小时内未给孩子使用过退热药，可让孩子口服对乙酰氨基酚或布洛芬等退热药。若孩子已经发生惊厥，则不宜口服退热药，可使用退热肛栓。需要提醒的是，孩子发热时，身边要有大人看护。因为惊厥往往突然发作，且惊厥时孩子意识丧失，可能会发生跌落、摔倒等意外。

另外，有些家长看到孩子"抽筋"了，会慌忙"掐人中"，希望这么做能"止惊"；有些家长怕孩子抽搐时咬伤舌头，便强行分开孩子紧闭的牙关，将手指伸入孩子口中。实际上，大部分高热惊厥会在1~2分钟内自行停止，一般不会伤及孩子的舌头，不需要掐人中，也不需要用手指或筷子等强行撬开紧闭的牙关。有时候，孩子在体温上升过程中会出现牙齿打战及身体抖动现象，但神志清醒，这是寒战而非惊厥，此时可让孩子饮用适量温水，补充水分。

在日常生活中，家长应注意合理搭配饮食，让孩子养成不偏食、不挑食的好习惯；鼓励孩子多参加户外运动，增强体质；尽量避免带孩子去相对密闭且人流较多的室内空间，特别是季节交替或气温骤降时。若孩子有流涕、咳嗽等不适症状，家长应及时为其测量体温，

若超过 38.5℃，可酌情使用退热药，必要时就医。若孩子每年都要发作数次高热惊厥，家长应带孩子去儿童专科医院神经内科就诊，必要时可在医生指导下口服抗癫痫药进行预防。

儿科急诊室故事二：呕吐不止的孩子

一个深秋的午后，一名 3 岁左右的孩子在外公外婆的搀扶下急匆匆地来到急诊室。一进诊室，孩子的外婆就说："医生，快帮我们宝宝看看，她从早上开始，一吃就吐，喝水也吐，给她吃的消炎药也马上吐掉了，还说肚子不舒服，精神很不好，是不是吃坏东西了？"我们一看，孩子确实蔫蔫的，面色有点苍白，肚子摸上去胀胀的。外婆的话音刚落，孩子又吐了……经过检查发现，孩子感染了轮状病毒，存在酸中毒、电解质紊乱和低血糖。经补液治疗后，孩子的精神明显好转，外公外婆也放心了。

医生的话

轮状病毒是导致 5 岁以下儿童腹泻的主要病原体，尤其是 6 个月～3 岁的孩子。轮状病毒导致的腹泻一般在秋冬季高发，主要症状是呕吐，解蛋花汤样稀水便，大便次数可多达一日几十次，可伴有发热。

当孩子出现呕吐、腹泻等症状时，一些家长心急如焚，认为孩子吃坏肚子了，马上给孩子服用抗生素，甚至成人的胃药或健脾口服液等药品。殊不知，部分肠胃炎是病毒感染所致，服用抗生素无效。且孩子呕吐时往往吃什么都吐，盲目口服药物会刺激胃肠道，得不偿失。还有一些家长看到孩子频繁呕吐、胃口差，觉得孩子营养不够，便不停地让孩子喝水、喝奶。实际上，孩子呕吐频繁时，可暂时禁食；即使进食，也应少量多次，尽量进食易消化的流质或半流质，如米汤、米粉、烂糊面等。需要提醒的是，若孩子进食、进水量很少，精神萎靡，小便少，哭的时候眼泪也很少，或哭吵时停时续，家长一定要及时带孩子去医院就诊，警惕脱水、肠套叠等并发症的发生。

儿科急诊室故事三：对急诊室"熟门熟路"的"咳喘娃"

在一个突然降温的夜晚，儿科急诊室人满为患。一位爸爸带着 4 岁的孩子来到急诊室，他说："孩子患有哮喘，之前发作过好几次，今天吃完晚饭就不停地咳嗽，还说有点胸闷，看着精神不太好。医生，您赶紧看看他喘不喘，需不需要做雾化。我把雾化面罩也带来了……"经询问后得知，原来这个孩子已经因哮喘急性发作来过急诊好几次了，家长认为治疗后孩子不喘了，病就算好了，并没有带孩子去呼吸科进行规范检查和治疗。

医生的话

哮喘是儿童时期最常见的慢性气道炎症。哮喘急性发作主要表现为突然发生的喘息、咳嗽、呼吸困难、胸闷等，常在夜间或凌晨发作。患儿一旦被确诊，应进行长期、正规的治疗和随访，以便更好地控制病情，避免急性发作。

有些家长认为，治疗哮喘的药物都含激素，副作用大，只要孩子不喘，能不用就不用；有些家长认为，若孩子咳得厉害，有喘的"苗头"，马上口服抗生素能避免急性发作；还有一些家人认为，等孩子到了青春期，哮喘会自愈，不必过分在意。实际上，低剂量吸入激素维持治疗可使大部分轻度哮喘患儿的病情得到有效控制，也可以明显减少哮喘急性发作的频率；维持治疗方案中的激素剂量很小，副作用轻微，不会对孩子的生长发育造成明显影响。若哮喘控制不佳、反复急性发作，对孩子生长发育的影响更大。此外，哮喘是过敏性疾病，未合并细菌感染时，不宜使用抗生素治疗。**PM**

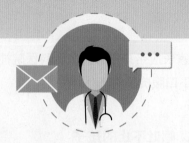

大众➕导医

专家门诊时间以当日挂牌为准

问 每日测基础体温对备孕有什么帮助

我在备孕，去医院检查有无排卵时，医生总叮嘱我要每天测量基础体温。每日测基础体温对备孕有什么帮助? 如何正确测量?

答：测量基础体温（BBT）是判断有无排卵、评估黄体功能最常用的手段。一般而言，排卵前 BBT 在 36.5℃左右，排卵后会上升 0.3～0.5℃，持续 11～14 天后下降，同时月经来潮。若排卵后 BBT 上升小于 0.3℃或持续时间少于 11 天，提示黄体功能不全，需要检查原因。在备孕期间，可根据 BBT 是否上升及透明白带是否消失来综合判断是否已排卵，若 BBT 未升高且透明白带仍有较多，则提示卵泡在生长，尚未排卵，可继续安排每 2～3 天同房一次。若排卵后 BBT 持续升高超过 16 天未来月经，提示有受孕可能。BBT 基线偏低提示有阳虚可能，偏高提示有阴虚可能，呈锯齿状提示有肝郁可能，这些有助于中医医生辨证用药，帮助患者受孕。

测 BBT 要注意以下几点：①每晚临睡前将水银体温计上的水银柱甩到35℃以下，并用酒精棉球消毒，放在床头柜上或枕头边，以便使用时随手可取。②每日早晨睡醒后不讲话、不活动、不起床，立刻测量口腔体温3分钟以上。③每日把体温记录在小方格本上，便于连贯观察，并标注同房、月经或阴道流血、透明白带量多的日期。④如有感冒、发热、腹泻、失眠、饮酒、使用电热毯等情况，BBT易受影响，应在表格下面加以说明。⑤每天体温测量时间要相对固定，相差不超过半小时。⑥上中班或夜班的女性，可将测量BBT的时间放在每次睡觉6～8小时后初醒时，并注明。⑦用药名及剂量也要标注在相应的日期位置。

问 如何提高受孕成功率

我今年 30 岁，月经基本规律，结婚 1 年了，为了备孕，断断续续通过 B 超检查监测卵泡，发现有卵泡长大，但可能因为监测不够及时，排卵时间没把握好，所以一直没有怀孕。怎样才能提高受孕成功率呢?

答：正常受孕是一个精细过程，女方需要有质量好的卵子及结构、功能正常的生殖道（包括阴道、宫颈管、宫腔、输卵管），男方需要有质量好的精子，还需要有合适的同房时机以利于精子、卵子结合形成受精卵，这几个环节缺一不可。如果未避孕，有正常性生活超过 1 年未受孕，需要去医院排查不孕的原因。一般而言，女方需要检查生殖相关激素、精子抗体、子宫内膜抗体等，做妇科检查及盆腔超声检查，必要时做子宫输卵管造影；男方需要做精液相关检查。医生会针对病因进行治疗。值得注意的是，同房时机不合适也不易受孕，因精子在女性

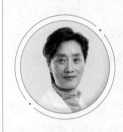

王文君 《大众医学》专家顾问团成员，复旦大学附属妇产科医院中西医结合妇科主任医师、博士生导师，世界中医药学会联合会生殖医学专业委员会常务理事，上海市中西医结合学会理事、不孕不育专委会副主任委员、心身医学专委会副主任委员。

生殖道内存活一般不超过 72 小时，卵子在体内存活一般不超过 24 小时，故备孕夫妇在月经干净后至排卵后 24 小时内每 2 ~ 3 天同房一次最合适。

问 患有"多囊"，如何才能"好孕"

我有多囊卵巢综合征，怎样治疗才能尽快怀孕？是不是一定要进行促排卵治疗？不"促排"能自然受孕吗？

答：多囊卵巢综合征是一种常见的妇科内分泌疾病，临床上以雄激素过高的临床及生化表现、稀发排卵、卵巢多囊改变为特征，常伴有高胰岛素血症。首先，多囊卵巢综合征患者要注意调整生活方式，包括适当锻炼、饮食结构调整等。其次，虽然大部分患者的卵巢储备功能未减退，但高胰岛素血症、高雄激素血症会影响卵子质量，因此患者必要时应进行 3 个月药物治疗，待体内高雄激素、高胰岛素改善后再备孕。部分患者经过生活方式调整及必要的药物治疗后能自然排卵，不必进行促排卵治疗；没有排卵的患者则需要用药物促排卵。

问 输卵管堵塞怎么办

我结婚 1 年多，没有避孕，月经按时"报到"，丈夫精液检查也正常，但一直未能怀孕。最近，我去医院做了输卵管造影检查，结果发现输卵管通而极不畅。我还有自然怀孕的可能吗？该怎么治疗？

答：输卵管造影检查的结果通常有如下几种：输卵管通畅，输卵管通而欠畅，输卵管通而不畅，输卵管通而极不畅，输卵管伞端粘连、包裹。输卵管通而欠畅或通而不畅者，一般用中药口服、灌肠、热敷治疗的效果较好。如果输卵管通而极不畅，必要时需要做输卵管插管通液治疗，然后再用中药口服、灌肠、热敷，以巩固疗效，维持输卵管通畅，维护输卵管功能。如果输卵管伞端粘连、包裹，则需要进行手术治疗，一般在腹腔镜下行输卵管伞端粘连分离及输卵管通液术，术后也宜用中药口服、灌肠、热敷，以利于输卵管结构及功能的恢复，预防输卵管再次粘连。中药治疗能起到活血化瘀、软坚散结、清热解毒等功效，中西医结合治疗会取得比较好的效果。

问 卵巢储备功能差，为何不宜马上备孕

我今年 35 岁，结婚 3 年，前年和去年各怀孕一次，都在 1 个多月时自然流产。最近我去医院检查，发现抗苗勒管激素（AMH）只有 0.9 纳克 / 毫升。医生说我的卵巢储备功能比较差，让我先调理 3 个月再开始备孕，这是为什么？

答：正常受孕的关键是要有质量好的卵子，这离不开质量好的卵泡。卵巢中的始基卵泡是女性的基本生殖单位，出生时约有 100 万个，其后不断闭锁、退化，36 岁后闭锁、退化速度加快，到 50 岁左右绝经时大约只剩下 1000 个。女性进入青春期后，每个月有一批超声下可见的卵泡（3 ~ 11 个）发育，其中只有一个优势卵泡可达完全成熟，并排出卵子，女性一生中一般只有 400 ~ 500 个卵泡发育成熟并排卵。

抗苗勒管激素是评估卵巢储备功能的重要指标。18 ~ 25 岁时 AMH 水平最高，25 岁时 AMH 平均值 >3.0 纳克 / 毫升；其后，AMH 随年龄增长逐渐下降，一般在 36 岁后显著下降，至绝经期后血清中检测不到。若 AMH < 1.1 纳克 / 毫升，提示卵巢储备功能减退，意味着卵泡的数量和质量明显下降，也就是生育能力明显下降，常表现为不孕、怀孕后发生自然流产。卵巢储备功能减退的女性备孕前需要调理，以中西医结合调理为佳，至少 3 个月，然后边调理边备孕。**PM**

"烈焰红唇"或需清热

✍ 江苏省中医院治未病中心　商洪涛（主任医师）　邓银香

不同人群嘴唇颜色深浅不一，有时嘴唇过于鲜红可能是中医所说的"热证"表现。如何判别是否为热证？有热证者该如何调理？

唇色赤红，多为热证表现

中医看病讲究"望闻问切"四诊之法，其中望诊包括望神、色、形、态等，望唇色为其中之一。人内在之精神气血皆可外现于表，且体质在一定时期内相对稳定，故可通过望诊获知体内状况。

通常而言，唇色红润有光泽，说明气血调和、胃气充盛；干湿适度有弹性，说明体内津液充足。当体内气血阴阳过盛或亏损时，唇色可有青、赤、黄、白、黑等不同，其中赤色主热证，又因虚实之别，可见红色深浅不同。热证是由于热邪侵袭或阳气亢盛，导致患者出现身热烦躁、面目红赤、唇红而干、咽燥口渴、喜冷饮、大便秘结、小便短赤、舌红苔黄、脉数等证候。

表里虚实，清热各有侧重

有些人天生或长期唇色较红，为体内阳热过盛的表现，多因平素喜食热性食物、长居炎热地带、平素性情急躁或长期服用辛燥药物等所致。若唇色过于鲜红，或平素唇色正常，近期突然变得鲜红，多为胃中有

热、外感风热、阴虚火旺等所致。治疗热证，应以清热为主，但因其有表里虚实之分，治疗各有侧重。

❶ 表热证

表热证者常表现为发热、怕冷、头痛、口干微渴、微汗、舌尖及边红，多因外感风热所致。可用疏散风热的药物治疗，如银翘散、桑菊饮等。

❷ 里热证

里热证是指感受外界热邪传里化热或热邪进入心、肝、脾、肺、肾，使里热达到一定程度所表现的症状，如面红、身热、口渴喜凉饮、心情烦躁、大便干结、小便色黄。可用清热泻火的药物治疗，如白虎汤、承气汤、大柴胡汤等。

❸ 实热证

肝实热者，多因情志不遂、肝气郁结、化而生火所致，常见症状为头晕胀痛、面红目赤、口苦口干、急躁易怒、胁肋烧灼样疼痛、大便秘结、尿黄、耳内肿痛流脓、吐血衄血等。可用清泻肝火、凉血利尿的药物治疗，如夏枯草膏、龙胆泻肝丸等。

心实热者，多因七情抑郁、气郁成火，或饮食肥腻及烟酒等刺激性食物化热生火所致，常见症状为心情烦躁、失眠、面红、口渴、尿黄、大便干、舌尖红、口腔溃疡等。可用清泻心火的药物治疗，如导赤散、牛黄清火丸、清热养阴丸、清热地黄丸等。

肺实热者，多因热邪从口鼻入里，或感受风寒、风热，入里从阳化热，内结于肺所致，常见症状为咳嗽、咯黄稠痰、气喘、高热、口渴、烦躁，甚则鼻翼煽动、胸痛、咯血等。可用清肃肺气、化痰止咳的药物治疗，如

近期，一类"药物型卫生巾"热销，声称在夹层中添加了艾叶、生姜、益母草等中药粉及茶树精油等，可用于治疗盆腔炎、阴道炎、宫颈炎、痛经等。此类卫生巾真的有效、安全吗？

"药物型卫生巾"，功效几何

上海中医药大学附属市中医医院妇科副主任医师　钱　赟

卫生巾"加料"，有安全隐患

女性经期抵抗力较低，在此期间，外阴如接触致病菌，很容易诱发炎症，引起外阴炎、阴道炎、宫颈炎、盆腔炎，甚至性病等。卫生巾直接接触女性外阴，对其清洁消毒要求很高，卫生巾中所含有的细菌、真菌总数都有严格的限制与要求，不可随意"加料"使用。

中草药粉在空气中很容易氧化、变质，将其置于卫生巾夹层中，药效并不能长时间保持。且中草药粉直接接触皮肤，很容易引起使用者不适甚至过敏反应。

市面上另有一些宣称加入茶树等精油的"精油型卫生巾"，其有效性同样存疑。精油极易挥发，性质不稳定，很难长期保存。做成"精油型"卫生巾，很难保证质量，更别提起治疗作用了。实际上，"药物型"卫生巾可治疗妇科疾病的广告宣传不可信，目前尚无严格意义上具有治疗作用的"药物型卫生巾"。

妇科疾病外用药，需安全、正规

临床常用的妇科疾病外用药有洗液、内置型的阴道栓剂和肛内栓剂，还有中医针灸、中药敷贴、艾灸等多种外治方法。中医妇科医师针对个人体质和症状开具的外洗中药粉剂，熏洗同治，也有较好效果。洗液不可随意选用，若有不适，及时就医为上策。PM

清肺汤、清气化痰丸等。

脾胃实热者多为湿热相合，因湿热外邪侵入，或饮食过于肥腻、体内湿邪过多而生热所致，常见症状为腹部痞闷、不思饮食、恶心、呕吐、大便溏泄、小便黄、四肢沉重、面黄色泽、皮肤发痒、自觉身热等。可用清热燥湿、调中健脾的药物治疗，如连翘败毒丸等。

❹ 虚热证

阴虚发热者，多见低热、潮热，伴五心烦热。可用滋阴清热的药物治疗，如清骨散、当归六黄汤等。

气虚发热者，可见长时间低热，多在劳累后发生；或高热不退，伴虚汗、食欲减退、大便溏泄等。可用甘温除热的药物治疗，如补中益气丸等。

阳虚发热者，可见烦躁不安、咽喉痛，多由久病体虚造成。可用温补阳气、引火归原的药物治疗，如金匮肾气丸等。

血虚发热者，多见低热、午后潮热、面色无华。可用补血养血的药物治疗，如四物汤、当归补血汤等。PM

专家提醒

热证者应清淡饮食，忌肥甘厚味、烈酒及其他辛辣燥热之品，以防热积于内；保持大便通畅，不留渣滓于肠，不至于积热为患；保持心态平和，不积怒于内，以免伤肝、伤阴，导致肝火上炎、阴虚发热。

荷花有"芙蓉仙子"的美称，历来被用来形容面容皎洁粉嫩的女子。近年来，荷花粉的美肤作用受到追捧，茶花粉、百花粉、桂花粉、玫瑰花粉等各类"花粉"也是热销产品。它们究竟包含哪些营养成分？真的能美肤吗？

花粉养生又美肤？先辨真假

上海中医药大学附属曙光医院营养科副主任营养师　陈胜芳

花粉有一定养生作用

花粉是有花植物的雄性器官，由植物雄蕊中的花药产生，富含多不饱和脂肪酸、多种维生素及矿物质，还含有核酸、植物多糖、活性酶类等。我国自古就有食用花粉的历史，如大家熟悉的松花团子就含有松花粉。中医学认为，花粉有强身、补益元气的作用。因此，其作为养生保健食品一直广受青睐。

❶ 蜂花粉：养生作用因品种而异

花粉可分为虫媒花粉和风媒花粉，前者最常见的为蜂花粉。蜂花粉是蜜蜂采集植物雄蕊，掺入其唾液和花蜜，带回蜂巢发酵、粘集而形成的花粉团。蜂花粉含有多种营养成分，其中糖类占20%～39%，主要为葡萄糖和果糖，其次还含有麦芽糖、果胶和纤维素等；蛋白质占11%～35%；脂类占1%～20%。

因蜜蜂采集花粉的品种不同，蜂花粉所含营养成分也不同。一般而言，百花粉比单一花粉的营养成分更全面，其中蛋白质和氨基酸的含量是牛奶、鸡蛋的数倍，但致敏风险也会增加。

从中医角度而言，荷花粉有养心安神、固肾益精功效，适合更年期女性保健；茶花粉有补中益气、健脾利湿、利尿通便功效，适合心血管功能减退、便秘、前列腺炎患者及老年人群保健。

❷ 风媒花粉：可入药

风媒花粉是靠风媒传粉的，如：松花粉（又名"松黄"）为松科植物马尾松、油松、赤松等的花粉，蒲黄为东方香蒲的花粉。

松花粉是我国仅有的药食两用花粉品种，被称为花粉之王。其味甘、性温，归肝、胃经，内服有润心肺、益气防风之效，外用有收湿、止血之功。由于松花粉多为人工采集的纯净花粉，成分稳定、无毒、不含动物激素，适用于中老年人、长期头痛眩晕者等。

蒲黄为止血中药，且有化瘀、通淋等功效。《神农本草经》将其列为上品，认为久服有益气延年的功效。

❸ 花渣粉：不是真花粉

目前市售的菊花粉、桂花粉和玫瑰花粉等，多为采摘花朵，提取色素或芳香成分后，或直接干燥粉碎而成的花渣粉末，并非真正的花粉。此类"花粉"几乎不含植物生殖细胞、酶类等生物活性物质，无论营养功效还是经济成本，均不能与真花粉相提并论，应注意识别。

外用花粉，美容效果待考证

近两年，随着花粉类面膜的上市，外用花粉产品可以"祛斑美容"的宣传吸引了众多爱美女士。实际上，花粉虽富含多种活性成分和抗氧化物质，但难以达到祛斑美白的效果，且有些花粉面膜中并无花粉成分。**PM**

专家提醒

过敏体质者，如鼻炎、哮喘患者等，特别是明确花粉过敏的人群，不宜食用花粉制品；花粉营养成分丰富，但不宜过量食用，以免引起内分泌失调；花粉中富含核酸，代谢后会增加尿酸的产生，故高尿酸血症或痛风患者不宜食用；蜂花粉中含有一定量激素和类激素物质，少儿和孕妇不宜食用。此外，外用花粉产品应注意其花粉来源、成分、工艺、品牌等，以免使用不当导致皮肤过敏等问题。

扫描二维码，立即收听

近年来，中医膏方的需求量逐年增加。阿胶作为应用最多的皮胶类中药，因受原料和产地限制，价格较高。那么，同属胶类的黄明胶、鹿角胶、龟板胶等，能否替代阿胶呢？

聚"胶"膏方

✍ 上海中医药大学附属岳阳中西医结合医院药学部
刘 静　徐玲玲（主任药师）

●-- 不同胶类，功效有别

胶剂是动物的皮、骨、甲、角等水煎后，取胶质浓缩成稠胶状，经干燥后制成的固体制剂，可分为：皮胶类，如阿胶、黄明胶等；甲胶类，如龟板胶、鳖甲胶等；角胶类，如鹿角胶等。

1. 阿胶　阿胶是驴皮熬制而成的胶块，主要产于山东东阿县，故得名"阿胶"。其主要成分有蛋白质、多肽、氨基酸、透明质酸及多种矿物质等，蛋白质含量为60%~80%。阿胶味甘，性平，具有补血止血、滋阴润肺的功效，常用于治疗血虚所致面色萎黄、眩晕心悸、肌肉无力、心烦不眠、虚劳咳嗽、吐血、尿血、衄血、便血，以及妇女的月经不调、崩中、胎漏等症。

2. 黄明胶　黄明胶又名牛皮胶，由黄牛皮熬制加工而成。其主要成分为胶原蛋白，可水解成多种氨基酸。黄明胶味甘，性平，归肺、大肠经，具有滋阴润燥、养血止血、散痈消肿的功效，可用于治疗体虚便秘、虚劳肺痿、咳嗽咯血、吐血衄血、崩漏、下痢便血、跌扑损伤、痈肿、烫伤等病症。黄明胶具有与阿胶类似的补血、止血功效，但滋补之力比阿胶平和，更适用于"虚不受补"的人群。

3. 龟板胶　龟板胶为乌龟腹板煎熬而成。其性平，具有滋阴潜阳、养心益肾的功效，可用于阴虚阳亢的头晕、心悸、筋骨软弱者。

4. 鳖甲胶　鳖甲胶为鳖的背甲熬制而成。其味咸，性寒，归肝经，具有滋阴潜阳、软坚散结的功效，可用于治疗肾阴不足所致的内热心烦、潮热盗汗、心悸、癥瘕痞块等病症。鳖甲胶与龟板胶虽同属甲胶，但性偏寒凉，擅治痨热、湿热脚气、温疟等证的后期发热。

5. 鹿角胶　鹿角胶为梅花鹿或马鹿等雄鹿的鹿角煎熬浓缩而成的胶状物。味甘、咸，性温，归肝、肾经，具有补肝肾、益精血、止血等功效，可用于治疗肾阳不足、精血亏损所致的畏寒、肢冷、腰膝痿软、阳痿、尿频、耳鸣或乳中结块等症。一般而言，患有慢性病属于虚寒者皆可使用。

●-- 使用胶类，注意禁忌

中药胶剂在膏方中扮演着重要角色，既有补益虚损、平衡阴阳的治疗作用，又有利于膏方的固定成型。一般在制作膏方时，胶类应先加适量黄酒或水，浸软后，再隔水炖（烊）化备用；也可打成细粉，在收膏时均匀加入煎好的中药浓缩液中。

故膏方中需要使用哪种胶剂，须由中医师辨证定制，一人一方，正确服用。不同胶类有不同的禁忌证，如：胃部胀满、消化不良者，不宜使用阿胶、龟板胶；脾胃有湿热者，不宜使用鳖甲胶；阴虚内热、舌质红者，不宜使用鹿角胶。**PM**

足部按摩袜，可否"精准"养生

上海中医药大学附属曙光医院针灸科　李青　童秋瑜（副主任医师）

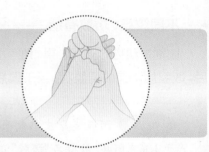

近期，一类按摩袜热销。此类袜子在袜底标注了足部反射区，不同区域分别代表不同的脏腑。有卖家声称，按照按摩袜上的标示对相关反射区进行按压，"越痛，说明病越重"。这种说法有根据吗？

"树枯根先竭，人老足先衰。"人体经脉以四肢末端为"根"，以头、胸、腹为"结"，十二经脉中的六条足经均"发源"于足部，并通行五脏，布达全身。足部堪称人体的"第二心脏"，不仅有多条经脉循行，还有丰富的神经、血管，与身体的其他重要器官遥相呼应。因此，通过足部按摩能够调理脏腑、疏通经络、加速新陈代谢，从而达到强身健体、祛病除邪的作用。

足部按摩，不可一味求"痛"

中医学认为，人体各器官和部位在足部有着相对应的区域，运用按摩手法刺激这些区域，可以调节人体各器官的功能。一般认为，足内侧区域多对应接近身体正中线的部位，如头面、脾胃等；足外侧区域多对应距离正中线较远的部位，如肩、腿部等。

适度的足底按摩对健康有益，按摩力度的大小是影响保健效果的重要因素，力度过小则无效，反之则无法忍受。"越痛病越重"之说并不准确，根据反射区理论，当身体某个组织脏腑出现问题时，按摩足底时可能出现疼痛，但也可能是足底筋膜炎、骨质增生等足部疾患本身所产生的疼痛。此外，也不可一味追求"越痛越有效"，应按照身体能承受的范围，适度、均匀用力，力度拿捏以舒适为度。

值得注意的是，市场上按摩袜的质量良莠不齐，部分产品存在质量不达标、反射区位置标注不准确等问题，都可能给健康带来隐患。

足疗有益，适度而行

足部经穴众多，通过按摩可起到调补肝肾、健运脾胃、疏通肝胆、提升正气的作用；适度的足部按摩有利于我们放松身心，缓解焦虑疲惫，达到养生保健的作用。

在日常居家保健中，宜轻柔地拍、按、摩擦，以足部感到温暖或微微发热为度，不宜用力点按，更不应一味求"痛"。需要注意的是，糖尿病患者因末梢神经病变可能导致足部感觉减退，更需控制力度，谨防因过度挤按而导致足部损伤；当出现足部疼痛等明显不适症状时，应及时就医。**PM**

有一味中药名为"五指毛桃",但并非桃子。其学名为粗叶榕,是生长于华南地区的一种高1.5～3米的灌木或小乔木,因其叶像人的五根手指,果实像毛桃而得名。五指毛桃茎杆粗大、根系发达,掐断后会流出像牛奶一样的白色汁液,因此又得"五指牛奶"的别称。某些地方根据其叶片数,又将其分为"一指毛桃""三指毛桃""七指毛桃"等。

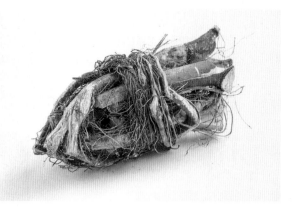

此桃非桃,五指毛桃知多少

安徽中医药大学第一附属医院制剂中心　朋汤义(教授)　熊慧茹

五指毛桃的嫩枝为圆柱状,常中空;花为黄绿色;瘦果椭圆形,有小瘤状突起。它多分布于福建、广东、海南、广西、贵州、云南等地,常见于山林、山谷灌木丛以及村寨沟旁。古称其"五爪龙",因其功效与五加皮、黄芪相似,而又得名土五加皮、土黄芪。其记载首见于清代的《生草药性备要》:"五爪龙,味甜辛,性平,清毒疥,洗疳痔,去皮肤肿痛。根治热咳痰火,理跌打刀伤,浸酒祛风壮骨。"《植物名实图考》中对其这样形容:"绿茎有节,密刺如毛,色如虎不挨,长叶微似梧桐叶,或有三叉,横纹糙涩。"

健脾补肺,舒筋活络

五指毛桃的药用部位主要为根,味甘,性平,入脾、肺、肝经,有健脾补肺、行气利湿、舒筋活络之功,主治脾虚浮肿、食少无力、肺痨咳嗽、产后无乳、风湿痹痛、水肿、跌打损伤等疾患。现代研究发现,补骨脂素、佛手柑内酯等为五指毛桃中的主要活性成分,具有抗菌、抗病毒、抗凝、抑制肿瘤等作用。

药食两用,滋补防病

五指毛桃是一种药食两用之品,因其具有独特的香味,在民间被广泛应用,是广东地区煲汤的代表性食材之一,有"广东人参"之称。

食用时,先将五指毛桃用清水洗净,冷水浸泡15分钟后,与鸡、鸽子等一同用小火慢炖即可。用其煲出的汤味道鲜美、气味芳香,有椰香味,具有较高的营养价值。其中包含的化学成分可帮助人们在潮热的环境里对抗湿邪之气,尤其适合支气管炎、气虚、食欲不振、贫血及产后少乳者食用。食用期间应注意饮食清淡,保持情志舒畅。PM

作为中医理论中的一个术语，"闭门留寇"的字面意思很好理解："寇"本是指暴乱分子、盗匪、侵略者等，"闭门留寇"就是指把门关起来，把侵略者留在家门里面。

闭门留寇

安徽中医药大学中医学院教授　朱长刚

扫描二维码，立即收听

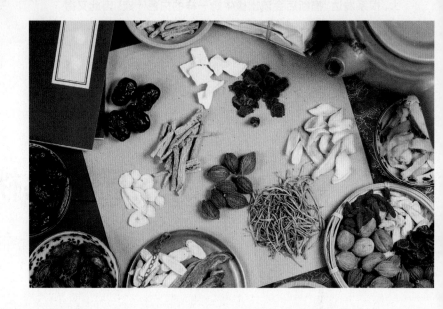

中医认为，疾病的发生取决于两大要素：一是正气，二是邪气，疾病的发生发展就是正气和邪气交争的过程。所以中医的治疗原则总体有扶正与祛邪两大环节。无论是扶正还是祛邪，都大有讲究。正如明代医家张介宾所言："虚者可固，实者不可固；久者可固，暴者不可固。当固不固，沧海亦将竭；不当固而固，闭门留寇也。""敌我交争"，未必一定要把敌人消灭殆尽才是最佳选择，而是要根据敌我双方的力量平衡状况，灵活调整战术。

把门关上让盗寇留于家中，易致邪正惨烈交争，相比于花费大力气把盗寇赶走，前者付出的代价反而更大。在治疗一些疾病时，可以因势利导将邪气轻轻赶出，若没有及时选用宣散发表之汗法、吐法、下法让邪气（敌寇）逃遁，反而容易导致各种危证。比如：在咳嗽、发热等外感疾病将愈未愈时，很多人会觉得体虚，想此时进补。但若病邪还未完全被祛除，进补反而容易助长邪气，使正气很难驱邪外出，这就是所谓的"闭门留寇"。

麻疹初期，治宜辛凉透表

当邪气在人体时，要及时透邪外出，尽早把"敌人"赶出去。如：在麻疹初期，麻疹应出未出或疹出不畅时，应采用辛凉透表一类的药物，使它能够顺利透出，不致发生变证、危证。

所谓"透疹"，即透泄疹毒，是中医治法之一，可使疹毒邪气容易发出。常用药物如薄荷、荆芥、连翘、蝉蜕、牛蒡、葛根、桔梗之类，都可用于发表。很多医家在痘疹文献中也都强调了这一点，如明代医家万全著《痘疹心法》中就记载："苟不汗之，则毒无从得出，留伏于内，未免闭门留寇之祸矣。"

外感表证，治宜"驱邪外出"

中医认为，肺主皮毛，最易受邪而致咳嗽。对于外感表证，治疗需要发表宣散，用轻扬解表之剂，才能保证腠理疏通。

● 如果是风寒感冒，宜吃辛温发汗、散寒之品，忌吃生冷性凉的食物。

● 如果是风热感冒，宜吃辛凉疏风、清热利咽的食物，忌吃辛辣性热之品。

● 如果感冒咳嗽伴咽痛等症，而医生却误用滋阴降火之剂，就易"闭门留寇"，使邪郁于内，反而更易加重咳嗽、失血、吐痰等症状。

清代医家程国彭著《医学心悟》中就强调："经曰：微寒微咳，寒之感也，若小寇然，启门逐之即去矣。医者不审，妄用清凉酸涩之剂，未免闭门留寇，寇欲出而无门，必至穿逾而走，则咳而见红。"意思是说，感寒咳嗽后，本应使用宣散解表之药驱邪外出，如果此时误用酸涩药物，使病邪"无路可逃"，便只能在体内"乱窜"，不仅起不到良好疗效，反而会引发咳血等症状。

邪盛体虚，治疗首当祛邪

中医病证大体分实证和虚证。实证多是处于邪气盛、正气亦盛的疾病初期，这时的治疗基本原则是以祛邪为主；虚证多处于邪气渐衰、正气亦损的疾病后期，这时就要扶正为主。扶助人体正气，增加抵抗能力，补法就是其主要内容之一。

对体虚感冒之人，在感邪之初，不宜急于补虚。"其人本体素虚，而客邪初至，病势方张，若骤补之，未免闭门留寇。"就是说，在有病邪在内的时候，若先进行补虚，虚虽补了，却等于是"关了门"，将病邪留在体内，很难驱逐。

因此，邪盛体虚时，治疗首当祛邪，不可贸然进补；若必须进补，也应攻、补同用。原则上，感冒初起时，宜吃清淡稀软的饮食或食物，忌吃油腻、滋补之品，也不宜食用酸、腥食品，以防闭门留寇。若邪无出路，滞留于体内，则会拖延病情。

当然，临床上更多见体虚之人受邪气侵袭而致虚实夹杂之证，这时也宜补虚与祛邪同时兼顾，而不能一味补虚而无兼去实的治疗。

膏方进补，也需投石问路

即使是纯滋补，中医也是很有"套路"的。在膏方滋补前，医生会让调理者先服用些"开路方"，这也是为了防止"闭门留寇"的隐患。

膏方大多能够滋补与调理兼顾，但因其重用补气、补血、补阴、补阳的滋补中药，加入阿胶、鹿角胶、龟板胶等血肉有情之品，较为呆滞黏腻，难以消化吸收。有些患者本身脾胃较弱，平时就有上腹饱胀、舌苔厚腻等症状，所以要先健脾和胃、理气化湿，待脾胃功能得到有利的调整后，方可服膏方。

另外，一料膏方处方往往需连续服用 1～2 个月，"开路方"好比是投石问路，根据个人在服用"开路方"后的身体反应情况，以利于后面开出一张真正适合个人体质的膏方。尤其是对一些病情复杂且需调理的人来说，"开路方"可给之后的膏方提供更为正确、妥当的指导，使膏方更切合身体情况，通补兼施，使膏方进补更加有效。PM

血脂异常是动脉粥样硬化性心血管病的独立危险因素之一。常用的血脂检测指标有4个：总胆固醇（TC）、甘油三酯（TG）、低密度脂蛋白胆固醇（LDL-C）和高密度脂蛋白胆固醇（HDL-C）。其中，甘油三酯、低密度脂蛋白胆固醇属于"坏"胆固醇，其浓度升高可导致动脉粥样硬化，增加心脑血管病的发生风险；而高密度脂蛋白胆固醇属于"好"胆固醇，有抗动脉粥样硬化的作用。

调脂"六大金刚"
谁的"本领"强

北京医院心内科副主任医师　张　妮

如今，血脂异常越来越常见，人们对它并不陌生，但对它的危害认识不足；出现血脂异常后，对是否需要治疗、药物选择、疗程及复查等具体管理措施也比较模糊。常用的调脂药包括"六大金刚"，即他汀类、贝特类、胆固醇吸收抑制剂、烟酸类、鱼油制剂和其他调脂药（如PCSK-9抑制剂）。那么，它们各有什么"本领"？谁的"本领"更强呢？

降低低密度脂蛋白胆固醇的药物：他汀类、胆固醇吸收抑制剂、PCSK-9抑制剂

"本领"排序： PCSK-9抑制剂＞他汀类＞胆固醇吸收抑制剂

● 他汀类

他汀类药物通过抑制胆固醇合成降低低密度脂蛋白胆固醇，是目前降低低密度脂蛋白胆固醇的首选药物，分为亲脂性他汀（阿托伐他汀、辛伐他汀、氟伐他汀、匹伐他汀）和亲水性他汀（瑞舒伐他汀、普伐他汀）。

肝内胆固醇的合成在夜间达到高峰，氟伐他汀、辛伐他汀、普伐他汀的半衰期较短，宜在晚间睡前服用；阿托伐他汀、匹伐他汀、瑞舒伐他汀的半衰期较长，可在任何时间服用，通常每天服用一次。

他汀类药物的常见不良反应包括转氨酶升高，肌痛、肌炎、横纹肌溶解，头痛、失眠、抑郁等精神神经症状，以及消化不良、腹泻、腹痛、恶心等消化道症状；不良反应随用药剂量增大而增加。胆汁淤积、活动性肝病、失代偿性肝硬化、不明原因持续性肝功能异常患者，以及妊娠期和哺乳期妇女，禁用他汀类药物。

● 胆固醇吸收抑制剂

胆固醇吸收抑制剂主要通过抑制肠道对胆固醇的吸收，降低低密度脂蛋白胆固醇。它常作为他汀类的辅助药物，与他汀类共同使低密度脂蛋白胆固醇达标，因此被称为"他汀伴侣"。常用药为依折麦布，每天早餐后服用一次。

依折麦布的安全性和耐受性良好，常见的不良反应有头痛、腹痛、腹泻、腹胀、乏力及转氨酶异常等，发生概率低。妊娠期和哺乳期妇女禁用。

● PCSK-9 抑制剂

PCSK-9 抑制剂即所谓的"针剂"降脂药，可以促进低密度脂蛋白胆固醇清除，降低其水平。目前临床上有两种药物可选——依洛尤单抗和阿利西尤单抗，每2周或4周皮下注射一次。

这类药物的常见不良反应是注射部位不适、过敏反应和流感样症状，发生概率低。

"本领"排序：贝特类＞鱼油制剂＞烟酸类

● 贝特类

贝特类药物主要通过促进肝脏摄取脂肪酸、抑制肝脏合成甘油三酯，从而降低甘油三酯，是降低甘油三酯的首选药物。常用药为非诺贝特，每天早餐后服用一次。

贝特类药物的不良反应包括肌病、转氨酶升高、胃肠道反应及皮疹。肌病、转氨酶升高的发生概率低于他汀类药物，但和他汀类联用时，不良反应增加。慢性肾病患者使用贝特类时，应在医生指导下调整剂量。活动性肝病（包括原发性胆汁性肝硬化、不明原因持续性肝功能异常）、胆囊疾病、严重肾功能受损患者，以及妊娠期和哺乳期妇女，禁用贝特类药物。

● 烟酸类

烟酸类药物通过减少极低密度脂蛋白（VLDL）分泌，起到降低甘油三酯的作用。常用药物为阿昔莫司，每日服用 2～3 次。

其不良反应包括颜面潮红、胃肠道症状、肝损伤，以及尿酸、血糖升高，等等。烟酸与他汀类药物联用时，不良反应增加。严重肝病、酗酒、活动性消化道溃疡及痛风患者，禁用烟酸类药物。

● 鱼油制剂

高纯度鱼油制剂可通过促进人体肠道内脂质代谢发挥一定的调节血脂作用，常见不良反应为嗳气、恶心等，大剂量鱼油可能增加房颤的发生风险。 PM

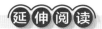

延伸阅读

调脂治疗注意事项

①治疗性生活方式改变是血脂异常治疗的基础措施。

②低密度脂蛋白胆固醇为调脂治疗的首要干预指标，甘油三酯为次要干预指标。

③降低低密度脂蛋白胆固醇，首选他汀类药物。初次使用此类药物，应在开始用药 1～2 月后复查相关指标，关注血脂下降幅度、是否达标，有无转氨酶、肌酸激酶升高，等等；如果血脂不达标，应每隔 3 个月复查一次，必要时调整治疗方案；待血脂达标后，改为每 6～12 个月复查一次。

④在使用他汀类药物的过程中，如果出现肌痛、肌酸激酶升高（高于正常值上限 5 倍）、转氨酶升高（高于正常值上限 3 倍），需要停药。待上述指标正常后，患者可考虑换用胆固醇吸收抑制剂等药物；心血管病危险因素为极高危的患者，可使用 PCSK-9 抑制剂，以确保低密度脂蛋白胆固醇达标。

⑤部分患者在应用强效他汀类药物（如阿托伐他汀、瑞舒伐他汀）时，如果出现转氨酶轻度升高（小于正常值上限 3 倍）、肌肉不适症状或肌酸激酶升高（小于正常值上限 5 倍），不要轻易否定"他汀"，尤其是肌酸激酶轻度升高、无症状者，可以换用中效或弱效他汀类药物，如匹伐他汀、普伐他汀、氟伐他汀。

⑥不同的他汀类药物之间可以换用，患者应在医生指导下换药，并在换药后 3 个月复查相关指标，了解血脂是否达标，以及有无药物不良反应。

⑦降低甘油三酯首选贝特类药物。若甘油三酯轻度升高（1.7～2.3 毫摩／升），以生活方式干预为主，可不用药。若甘油三酯中度升高（2.3～5.7 毫摩／升），应以降低低密度脂蛋白胆固醇水平为主要目标；经他汀类药物治疗后，甘油三酯仍不能达到正常范围者，可加用贝特类、鱼油制剂等。重度高甘油三酯血症（≥5.7 毫摩／升）患者，为预防急性胰腺炎的发生，应积极使用主要降低甘油三酯的药物。

 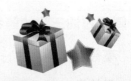

订 全年杂志 **赢订阅大奖**

15.00/每月
180.00/全年
月刊

亲爱的读者朋友们，当您拿到本期杂志的时候，我们已一同跨入 2023 年。今年，我们将于 6 月举办"年度订阅奖"抽奖活动，每位获奖读者将获得由《大众医学》资深编辑精心挑选的健康图书大礼包一份。请订阅了全年杂志的读者尽快将订阅单复印件寄到编辑部，或者将全年订阅单拍照上传至大众医学微信公众平台，一定要附上您的姓名、地址、邮编和联系电话，以便我们尽快将您的信息纳入抽奖系统。通过微信订阅全年杂志的读者将被自动纳入抽奖系统，不必重复发送信息。

如果您还没来得及订阅杂志，不要紧，《大众医学》官方微商城全年提供微信订阅杂志服务! 扫描右侧二维码，立即订阅 2023 年《大众医学》杂志!

 《大众医学》杂志投稿须知

近期，不少医务人员致电本刊编辑部询问投稿流程和要求。为规范投稿流程，提高稿件质量，激励各领域专业人员投身医学科普工作，本刊制定以下投稿须知，敬请留意：

❶ 本刊主要接受三甲医院副高及以上职称专家或与上述专家联合署名的科普稿件。

❷ 符合条件的作者可将稿件发送至本刊投稿邮箱：popularmedicine@sstp.cn，附单位、姓名、职称、联系方式。

❸ 本刊仅接受原创、首发科普稿件，禁止一稿多投。

❹ 本刊一般自收到稿件两周内发送能否录用的通知。若未收到回复，可致电本刊编辑部查询。

❺ 未被录用的稿件可另行处理。

免疫，决定人的健康或疾病

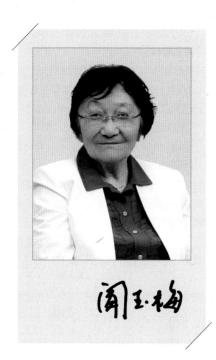

闻玉梅，著名病毒学家，中国工程院院士，复旦大学上海医学院教授，中国免疫学会终身成就奖获得者。长期从事医学微生物学的教学与科研工作，曾任复旦大学上海医学院医学分子病毒学教育部/卫健委重点实验室学术委员会主任、中国微生物学会名誉理事长等职。

为应对新冠病毒感染，有人囤了很多药。其实，对待任何疾病，都要有科学、理性的态度。盲目囤药，甚至乱用药，都是不明智的行为。在我看来，与其囤药，不如"囤"免疫力。

"免疫"一词来源于古希腊，是"免除劳役"的意思，后来发展为"免除病疫"之意。免疫与每个人的健康息息相关。人体有两种免疫：一种是固有免疫，也叫天然免疫，与生俱来，是我们身体里的"卫士"，它是人类在进化过程中与外来异物不断"战斗"而形成的，皮肤、黏膜、淋巴结、血液（白细胞、吞噬细胞等）、血脑屏障等，都具有保护人体、抗击病原体的作用；另一种是获得性免疫，是人类在与病原体"战斗"的过程中"学"来的，如使用抗体治疗相关疾病、接种疫苗预防疾病等。可以说，免疫决定了每个人的健康或者疾病。外源与内源性因子对人体免疫发起的"战争"（疾病），与人体保持"和平"（健康），是一个动态平衡状态。面对"战争"，我们一方面需要提高自身的战斗能力（免疫力），另一方面可以利用免疫预防、免疫治疗等手段，保持"和平"。

免疫是一个复杂的系统，每个人都要善待自己，戒除不良生活习惯，避免损伤免疫力。比如：吸烟可破坏呼吸系统的防御功能，导致多种呼吸系统疾病，如慢性支气管炎、哮喘、慢阻肺、肺癌等，增加肺炎、肺结核等呼吸系统感染的风险；肝脏是人体重要的解毒器官，过量饮酒会损害肝功能，无异于自己给自己找麻烦；等等。

免疫力的维护是一个长期的过程，离不开健康的生活方式。运动是良医，坚持适量运动对促进健康、增强免疫力非常重要。很多老年人喜欢"窝"在家里不动，既缺少必要的身体活动，也会逐渐脱离外部世界。多年来，我一直坚持"日行3000步"的习惯，既锻炼身体，也有助于保持积极心态。此外，还要做到作息规律、合理营养、心理平衡。

接种疫苗是增强免疫力的重要手段。疫苗虽不是万能的，但不可或缺。很多人认为，新冠病毒不断发生变异，接种疫苗没有用。其实，病毒变异只是部分发生变化，疫苗的保护作用虽有所降低，但不会完全消失，接种疫苗已被证实能降低重症率和病死率。因此，在身体状况允许、适宜接种的情况下，不应拒绝接种疫苗。PM

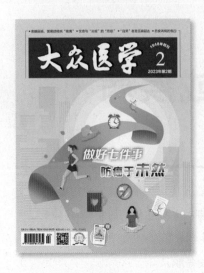

有声
杂志

扫描二维码，立即收听

健康
锦囊

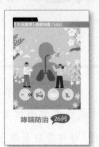

哮喘防治 26问

大众医学
官方微信公众号

特别关注

做好七件事，防癌于未然

据世界卫生组织统计，癌症是 112 个国家人口的第一或第二大死因，不仅导致巨大的疾病负担，也阻碍了人类期望寿命延长的"脚步"。所幸，相当一部分癌症是可以通过改善生活方式等进行预防的。2 月 4 日是世界癌症日，本期《大众医学》特邀运动、营养、睡眠、心理、肿瘤预防等领域权威专家支招，希望能帮助大家筑起健康"防线"，远离癌症。

本期封面、内文部分图片由图虫创意提供

健康随笔 ▼

1 免疫，决定人的健康或疾病　　/闻玉梅

热点资讯 ▼

4 世卫组织建议：可单剂次接种
　　HPV疫苗等　　/本刊编辑部

特别关注 ▼

6 做好七件事，防癌于未然
　　/张一民 于康 许良 王勇
　　陈小兵 施燕 王理伟

名家谈健康 ▼

20 不一样的儿童慢性咳嗽　　/殷勇

专家门诊 ▼

[心脑健康]

22 记住四句话，避免冬季血压坐
　　"过山车"　　/曹国良

[糖尿病之友]

24 患糖尿病，警惕结核病"偷袭"
　　/熊梦婷 崔海燕

[爱肝联盟]

26 肝脏"造房子"，要不要"拆违"
　　/杨博雯 杨玲

[有医说医]

28 癌性肠梗阻
　　——便秘背后的健康"杀手"　　/李幼生

[特色专科]

30 "多方合力"，为炎症性肠病患者
　　"保驾护航"　　/黄春兰 曾悦

31 肠道竟然会"酿酒"　　/王晓晗 范竹萍

32 "阶梯"治疗，解膝骨关节炎之"痛"
　　/桑伟林 马金忠

34 巧用镇痛泵，对术后疼痛说"不"
　　/马瑞 王坚伟

36 如果胃病有颜色　　/丁雯瑾

38 喝完水就想排尿，是肾功能不好吗
　　/吕坚伟

40 趾甲"闹内卷"，甲沟炎来扰
　　/邢书亮 亓发芝

42 带你认识"肿瘤液体活检"　　/周韵娴

营养美食 ▼

[饮食风尚]

44 孩子边吃饭边喝水，要不要纠正
　　/盛晓阳

45 葡萄干，你可能误解了它　　/王少康

46 饮食与"炎症"的"恩怨"
　　/童依丽 吴萍

[饮食新知]

48 "网红零食"蒟蒻果冻的真面目
　　/刘少伟

[食品安全]

49 牛肉出现彩色反光是怎么回事　　/罗宝章

轻松订阅

★ 邮局订阅：邮发代号 4-11
★ 网上订阅：www.popumed.com（《大众医学》网站）/ http://item.zazhipu.com/2000399.html（杂志铺网站）
★ 上门收订：11185（中国邮政集团全国统一客户服务）
★ 本社邮购：021-53203260
★ 网上零售：shkxjscbs.tmall.com（上海科学技术出版社天猫旗舰店）
★ 微信订阅：扫描右侧二维码，在线订阅

微信订阅

大众医学®（月刊）
2023年第2期　Dazhong Yixue

品质生活 ▼

［预防有道］
50　干眼症"团检套餐"靠谱吗　/王一心
52　千金难买老来瘦？别把肌肉"瘦没了"
　　　　/罗蔓

［颜值课堂］
54　不开刀就能"孵化"双眼皮？
　　　　潘昱妍　亓发芝

［追根问底］
56　讨好型人格者如何"讨好"自己
　　　　吴珩　殷嘉欣　张琼

［健身运动］
58　你了解自己的心肺运动功能吗
　　　　高丕明　罗小兵

［居家康复］
60　居家训练，改善"帕金森"异常步态
　　　　胡越　汪珈任　刘玲玉

［趣说心理］
62　暗恋如何不苦涩
　　　　曹潇朦　孙一文　孟慧

［心事］
64　"自黑"者是否真豁达　施润　袁勇贵

［健康上海］
★上海市健康促进委员会合作专栏
66　邹世恩：我是恩哥，
　　　一名妇产科医生……
　　　　/王丽云

健康管家 ▼

［青春健康］
★上海市计划生育协会合作专栏
67　从"我很失败"到"我能行"
　　　　颜苏勤　徐梅

［女性保健］
68　生完孩子，"多囊"仍须管理　/王凌
69　步入更年期，注意7种内分泌代谢异常
　　　　曲伸

［男性健康］
70　习惯性流产，男方因素不容忽视
　　　　周明宽　涂响安

［亲子育儿］
72　从婴儿期到青春期，都要补维生素D
　　　　余晓丹
74　解惑小儿全身麻醉　/徐睿　贾继娥

中医养生 ▼

［岐黄医术］
76　"三黄"清热，效各不同　/盖筱　刘国萍

［保健］
78　颈椎病，问题不一定出在"椎间盘"
　　　　/张明才
80　药食两用的葱白　/李青　张平

［身边本草］
81　"毒花"泽漆，亦是药草　/石强

［杏林解语］
82　冬伤于寒，春必温病　吴清远　郭晓燕

用药宝典 ▼

［用药安全］
84　用"头孢"，要警惕"隐藏款"酒精
　　　　朱弘怡　石浩强

［家庭用药］
86　治"感冒"，该备哪些药　/顾宇彤

健康锦囊 ▼

89　哮喘防治26问

名誉主编　胡锦华
主　编　贾永兴

编辑部
主任/副主编　黄慧
副主任　王丽云
文字编辑　刘利　张磊　莫丹丹
　　　　　蒋美琴　曹阳
美术编辑　李成俭　陈洁

主　管　上海世纪出版（集团）有限公司
主　办　上海科学技术出版社有限公司

编辑、出版　《大众医学》编辑部
编辑部　（021）53203131
网　址　www.popumed.com
电子信箱　popularmedicine@sstp.cn

邮购部　（021）53203260

营销部
副总监　夏叶玲
客户经理　潘峥　马骏
订阅咨询　（021）53203103
　　　　　13816800360
广告总代理　上海高精广告有限公司
电　话　（021）53203105

编辑部、邮购部、营销部地址
上海市闵行区号景路159弄A座9F-10F
邮政编码　201101

发行范围　公开发行
国内发行　上海市报刊发行局
国内邮发代号　4-11
国内统一连续出版物号　CN 31-1369/R
国际标准连续出版物号　ISSN 1000-8470
国内订购　全国各地邮局
国外发行　中国国际图书贸易总公司
　　　　　（北京邮政399信箱）
国外发行代号　M158

印　刷　杭州日报报业集团盛元印务有限公司
出版日期　当月1日
定　价　15.00元

88页（附赠32开小册子16页）

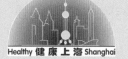

大众医学——Healthy 健康上海行动 Shanghai　指定杂志合作媒体

《健康上海行动（2019—2030年）》提出18个重大专项行动、100条举措，将为上海2400多万市民筑牢织密一张"生命健康网"，全方位、全周期、全领域维护与保障市民健康。市民健康水平和健康城市能级的不断提升，需要全社会、全体市民共同参与和努力。《大众医学》作为健康上海行动指定杂志合作媒体，邀您与健康结伴同"行"。

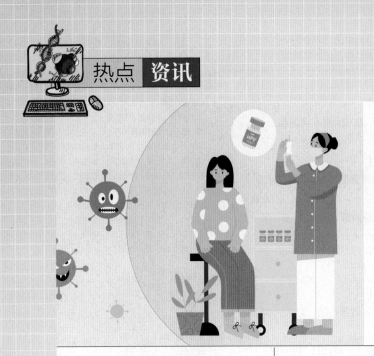

世卫组织建议：可单剂次接种 HPV 疫苗

世界卫生组织（WHO）近期在官网发布文件，更新了 HPV 疫苗接种次序方案推荐。该文件指出：接种 1 剂次 HPV 疫苗与接种 2 剂次效果相当，建议 9～20 岁女性接种 1 剂次或 2 剂次 HPV 疫苗；21 岁以上女性接种 2 剂次 HPV 疫苗，间隔 6 个月。这种单剂次的接种方案成本更低、占用资源更少，且更容易管理，不同年龄段女性可在医生指导下参考接种。

"起床困难户"，并非由基因决定

每个人起床后的精神状态各不相同。有的人一觉醒来便活力满满；有的人却"起床困难"，睡醒之后依然精神不振。近期，来自加州大学伯克利分校的研究人员发现，人们醒来后的状态与基因无关，而与前一天的睡眠质量、体力活动，以及早餐种类等有关。想要提升第二天早晨的清醒度，可增加前一天晚上的睡眠时间，并适度增加体育锻炼，保持在白天较高、睡前较低的运动水平。

国务院联防联控机制对新冠病毒感染实施"乙类乙管"

国务院应对新型冠状病毒感染疫情联防联控机制综合组发布《关于印发对新型冠状病毒感染实施"乙类乙管"的总体方案》的通知，明确自 2023 年 1 月 8 日起，对新型冠状病毒感染实施"乙类乙管"。具体包括：对新冠病毒感染者不再实行隔离措施，不再判定密切接触者；不再划定高低风险区；对新冠病毒感染者实施分级分类收治，并适时调整医疗保障政策；检测策略调整为"愿检尽检"；调整疫情信息发布频次和内容。依据《中华人民共和国国境卫生检疫法》，不再对入境人员和货物等采取检疫传染病管理措施。

童年时遭遇逆境，青年时患心血管疾病风险增加

近期，一项研究探索了童年时期遭受逆境（主要为物质匮乏、家人重病或死亡、家庭动荡等）对青年时（16～38 岁时）发生心血管疾病风险的影响。研究结果显示，与挫折较少的人相比，童年遭遇逆境的人在成年早期患心血管疾病的风险增加。

"诱惑红"，或会引起炎症性肠病

炎症性肠病（IBD）是一种影响全球数百万人的慢性疾病，其病因仍未明确。近期，加拿大研究人员通过动物实验研究发现，一种名为"Allura Red AC"（俗称"诱惑红"）的常见食用色素会干扰肠道屏障的功能。"诱惑红"常见于糖果、饮料、乳制品等食品中，可能影响肠道健康，促进肠道炎症发生，甚至可能引发克罗恩病、溃疡性结肠炎等炎症性肠病。

全球近半居民患口腔疾病

近期，世卫组织发布了最新的《全球口腔卫生状况报告》，将口腔健康定义为口腔、牙齿和口面部结构状态的健康，包括不影响进食、说话、呼吸，无痛苦、不适、尴尬，并满足自信、幸福感、社交等社会心理维度。报告显示，全球近一半人患有口腔疾病，高糖摄入、吸烟和饮酒都是导致全球口腔卫生危机的原因。最常见的口腔疾病是龋病、重度牙龈疾病、牙齿脱落和口腔癌。未治疗的龋病在全球最为常见；重度牙龈疾病是牙齿全部脱落的主要病因；每年经明确诊断的口腔癌新发病例数，约有 38 万例。

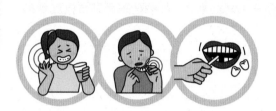

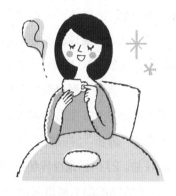

"多喝热水"，也要量力而饮

"多喝热水"仿佛成为生活中的万能关心句式。近期，中国科学院、国际原子能机构的众多学者联合研究发现，绝大多数人并不需要严格达到"一天 8 杯水"的饮水标准。研究者表示，20 多岁的男性每日平均饮水量在 1.5 ~ 1.8 升（6 ~ 7 杯）即可；而对相同年纪的女性而言，每日平均饮水量在 1.3 ~ 1.4 升（5 杯半）就已足够。需要注意的是，体型、气候、年龄、体力活动等多种因素均会影响个体的具体需水量。

年轻并非"挡箭牌"，连续饮酒当心卒中

近期，韩国首尔国立大学的研究人员发现，在 20 ~ 39 岁的年轻人中，中度至重度饮酒与卒中发生风险较高密切相关，尤其是出血性卒中。研究人员通过分析韩国 1 536 668 名年轻受试者（平均年龄为 29.5 岁）的饮酒数据发现，连续 2 年、3 年和 4 年酒精摄入量超过 105 克/周的受试者，卒中风险分别升高 19%、22% 和 23%。

新冠病毒感染，嗅觉为何"失灵"

近期，美国杜克大学、哈佛大学的研究人员找到了新冠病毒导致嗅觉丧失的关键原因。研究显示，在病毒入侵后，T 细胞介导的炎症在嗅觉上皮中持续存在，对嗅觉神经元进行持续的免疫攻击，导致嗅觉神经元的数量减少，从而造成嗅觉"失灵"。

上海医保新政发布，6 类困难群体可享重特大疾病医疗救助保障

近期，上海市政府办公厅印发了《关于本市健全重特大疾病医疗保险和救助制度的实施意见》，明确了夯实多层次医疗保障兜底性制度安排的五项重点任务，确定了本市可享重特大疾病医疗救助的六类对象。救助对象范围具体包括：特困人群，城乡最低生活保障家庭成员（低保对象），城乡低收入困难家庭成员（低收入对象），支出型贫困家庭成员，享受本市民政部门定期定量生活补助的特殊救济对象，以及社会散居孤儿、困境儿童基本生活保障对象等。**PM**

（本版内容由本刊编辑部综合摘编）

　　癌症令人谈之色变。据世界卫生组织统计，癌症是112个国家人口的第一或第二大死因，不仅导致巨大的疾病负担，也阻碍了人类期望寿命延长的"脚步"。国际癌症研究机构发布的2020年全球癌症统计报告指出：2020年，全球新发癌症病例1929万例，癌症死亡病例996万例；其中，中国新发癌症病例457万例，癌症死亡病例300万例，已成为名副其实的"癌症大国"。

　　所幸，相当一部分癌症是可以通过改善生活方式等进行预防的，因为饮食、运动、睡眠、心理因素等都是影响癌症发生、发展的重要方面；而对于由慢性感染等造成的癌症，人们可以通过接种疫苗、积极治疗等阻挡它的"脚步"；同时，早发现、早诊断、早治疗也能延长癌症患者的生存期，提高生活质量，使患者最大程度获益。2月4日是世界癌症日，本期《大众医学》特邀运动、营养、睡眠、心理、肿瘤预防等领域权威专家支招，希望能帮助大家筑起健康"防线"，远离癌症。

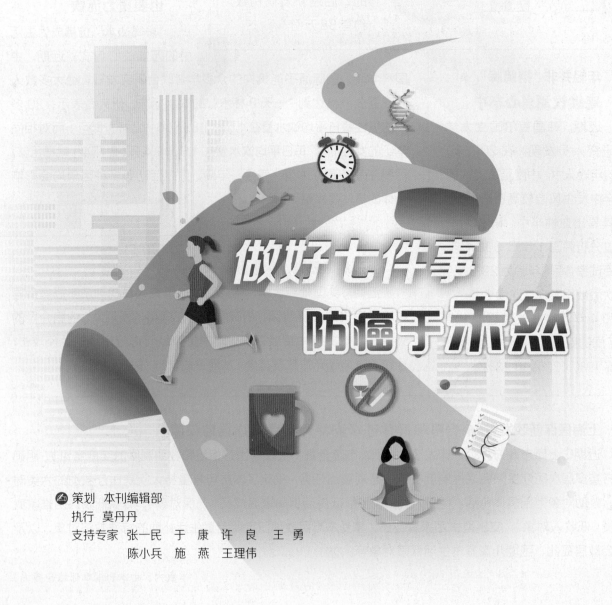

做好七件事
防癌于未然

　　策划　本刊编辑部
　　执行　莫丹丹
　　支持专家　张一民　于　康　许　良　王　勇
　　　　　　　陈小兵　施　燕　王理伟

适当运动，拒绝久坐

北京体育大学运动与体质健康教育部重点实验室　张一民（教授）　李红梅

运动可降低恶性肿瘤的发生风险。一项对126项队列研究的综合分析发现：参加有目的、有计划的体育锻炼最多的人群与最少的人群相比，其恶性肿瘤的发生风险低10%。世界卫生组织指出，积极参加体育活动可以使癌症的发生风险降低7%，尤其以乳腺癌和结直肠癌的发生风险降低最为明显。2018年美国卫生与公共服务部出版的《美国国民体力活动指南（第二版）》指出，运动可降低罹患8种恶性肿瘤（结肠癌、乳腺癌、肾癌、子宫内膜癌、膀胱癌、胃癌、肺癌和食管癌）的风险。

运动防癌，益处多多

2022年，中国抗癌协会肿瘤营养专业委员会组织专家编写的《中国恶性肿瘤患者运动治疗专家共识》提出，运动在肿瘤防治过程中的作用和可能机制包括以下几个方面：

• 肥胖是肿瘤发生和死亡的重要危险因素之一，代谢失调和紊乱引起的肥胖与多达十余种癌症的发生风险增加相关，运动可预防肥胖引起的炎症、代谢紊乱，从而降低肿瘤的发生风险。运动能有效增加摄氧量，调控物质代谢（糖代谢、脂代谢、胰岛素代谢等），抑制癌细胞的增生。

• 运动可提高机体内抗氧化酶的活性，有效清除自由基，影响肿瘤发生的微环境，改变肿瘤细胞的代谢与生长。

• 运动能有效增加肿瘤抑制因子水平（如促进 p53 抑癌基因活化）。中等强度运动能有效提升免疫系统细胞的数量和功能，如提升 NK 细胞和巨噬细胞的数量和活性。

运动防癌，重在坚持

世界卫生组织在《关于身体活动和久坐行为的指南》中提出：成年人每周进行 150 ~ 300 分钟中等强度或 75 ~ 150 分钟高强度的身体活动，或者二者等效组合，减少久坐时长，有助于预防疾病，收获健康效益。在此基础上，各国学者也针对有肿瘤危险因素的成年人制定了相应的运动指南。美国运动医学会、美国癌症协会等联合发布的运动指南建议，每周进行有氧运动（如快走、慢跑、骑自行车等）和抗阻运动（锻炼全身各肌肉群，如股四头肌、臀大肌、腹肌等）。

专家提醒

运动作为《健康中国行动（2019—2030年）》倡导的积极生活方式之一，是国家推动非医疗健康干预的重要手段，更是我们每一个人追求健康的重要方法之一。需要提醒的是，运动方式应根据个人的自身体质情况，结合生活习惯、生活环境和运动喜好等进行个体化制订，因为不同人群的运动能力存在较大差异，"因人制宜"才能长期坚持。如有高血压、糖尿病等慢性病，最好在医生指导下进行运动。

专家简介

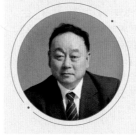

张一民　北京体育大学中国运动与健康研究院副院长、教授、博士生导师，运动与体质健康教育部重点实验室主任，运动人体科学国家级实验教学示范中心副主任，中国体育科学学会体质与健康研究分会第九届委员会副主任委员，中国营养学会肥胖防控分会副主任委员，中国学生营养与健康促进会运动与营养分会会长。

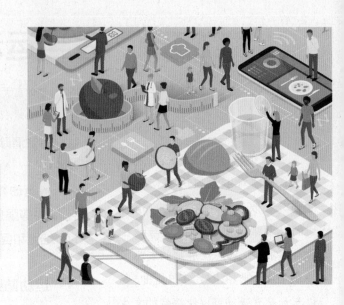

第2件事

合理饮食，均衡营养

北京协和医院临床营养科教授　于 康

> 营养与癌症之间存在密切关联。合理营养在癌症的预防中扮演着重要角色；同时，仅仅通过改善膳食，就可使癌症死亡率降低约10%。

各类营养素均与癌症发生风险相关

❶ 能量

当人体能量摄入量大于消耗量，即出现能量"正平衡"时，过剩的能量会转化为脂肪贮存在体内。研究提示，体脂肪过多，尤其是其在内脏和腹部堆积，会显著增加结肠癌、直肠癌、胰腺癌、胆囊癌、乳腺癌和卵巢癌等的发生风险。

❷ 蛋白质

蛋白质摄入量过高和过低均会增加癌症的发生风险。动物蛋白摄入过量，可增加结肠癌、直肠癌、乳腺癌和胰腺癌的发生风险；蛋白质摄入不足，则易导致蛋白质营养不良，机体免疫功能下降，消化道黏膜萎缩，等等，可增加食管癌和胃癌的发生风险。

❸ 脂肪

脂肪摄入过量，可致肥胖，造成或加重胰岛素抵抗，增加体内炎症反应，导致结肠癌、直肠癌、乳腺癌、前列腺癌等的发生风险增加。

❹ 糖类

甜食和淀粉摄入量过高，可致超重或肥胖，增加体内炎症反应，引起代谢紊乱，导致部分癌症的发生风险提升。

❺ 膳食纤维

膳食纤维能促进肠道蠕动，加速肠内容物排空，减少有毒成分在肠道的停留和吸附，降低结肠癌和直肠癌的发生风险。保证膳食纤维摄入还有利于维持代谢稳定和理想体重。

❻ 维生素

维生素A、类胡萝卜素、维生素E和维生素C等抗氧化维生素可清除自由基，减少其对正常细胞的攻击，从而预防癌症；维生素D和叶酸通过调控细胞增殖、分化及凋亡，可降低癌症发病风险。

❼ 矿物质

微量元素硒可清除自由基，增强免疫功能，在预防癌症发生方面有一定作用；锌缺乏可致机体免疫功能减退，增加癌症发生风险；铁摄入过量增加结肠癌和肝癌的发生风险；高钠微环境可损伤胃黏膜，导致糜烂和充血等病变，增加胃癌的发生风险。

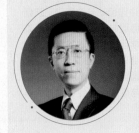

专家简介

于 康　北京协和医院临床营养科主任、教授、主任医师、博士生导师，中国营养学会常务理事兼肿瘤营养管理分会主任委员，中国医师协会营养医师专业委员会主任委员，中国老年医学会营养与食品安全分会副会长，中国科学技术协会临床营养学首席科学传播专家，北京医学会临床营养分会主任委员，北京健康管理协会营养分会主任委员。

预防癌症，哪种膳食模式强

❶ 东方膳食模式

这是以植物性食物为主的膳食模式，其特点是低能量、低蛋白质、低脂肪、高碳水化合物。谷类、蔬果、大豆等植物性食物所占比例较高，富含维生素和膳食纤维，有利于降低结肠癌、直肠癌、前列腺癌等的发生风险。

❷ 西方膳食模式

以动物性食物为主的膳食模式，其特点是高脂肪、高蛋白质、高能量，含有大量添加糖、肉类和脂肪，容易引起肥胖，增加相关癌症的发生风险。

❸ 地中海膳食模式

富含 n-3 不饱和脂肪酸、水果和蔬菜，适量摄入肉类、坚果、奶制品及少量低度红酒，是公认的健康膳食模式之一，有助于控制体重，进而在预防相关癌症的发生中发挥作用。

❹ 日本传统膳食模式

动植物食物比例均衡，以少油、少盐、高海产品为特点，能量、蛋白质和脂肪的摄入基本符合营养要求，也是公认的健康膳食模式之一，对结肠癌、直肠癌等具有一定的预防作用。

❺ 素食模式

素食可降低各类癌症的发生风险，可能与其富含膳食纤维有关。同时，植物性食物富含有一定特殊生物活性的植物化学物质。此外，素食不含红肉及加工肉制品等，也有利于降低癌症发生风险。

预防癌症的饮食"秘籍"

1 保持健康体重，避免肥胖。在正常体重范围内，瘦一点可能更有利于癌症预防。

2 适量吃富含膳食纤维的粗粮、谷薯类，少吃精白米和面。

3 保证蔬菜和水果的摄入，尤其是西兰花、花椰菜、卷心菜等十字花科蔬菜，它们富含硫代葡萄糖苷，可降低肺癌、胃癌及乳腺癌的发生风险。最好做到每餐有蔬菜，每日有水果。

4 每天食用奶及其制品。乳糖不耐受者可选择酸奶。

5 增加豆类及其制品的摄入。豆类不仅含有优质蛋白质，而且含具有一定保健功能的大豆异黄酮。世界卫生组织指出，每日摄入 25 克大豆蛋白，有利于降低患癌症风险。

6 经常进食鱼类及水产品，特别是深海鱼类。深海鱼类富含 n-3 多不饱和脂肪酸，可减低体内炎症反应和氧化应激水平，抑制肿瘤细胞的生长，降低肝癌、结肠癌、直肠癌、肺癌和乳腺癌的发生风险。

7 保证充足的饮水量，以确保体内各种代谢反应正常进行。

8 减少肥肉、动物脂肪、各类油脂，以及精糖、饮料等含糖食物的摄入。限制红肉（猪、牛、羊肉）摄入，每周不应超过 300 克，尤其应避免食用加工肉制品（腊肉、腊肠、腌肉、熏肉等）。这是因为，红肉富含血红素铁，在体内可产生自由基，损伤 DNA，诱导氧化应激，促进结直肠癌的发生；红肉往往含有较多脂肪，易导致体重增加，进而增加癌症发生风险；肉类在高温烧、烤、熏制及腌制过程中，易形成杂环胺、多环芳烃及 N- 亚硝基化合物等，它们是被证实的致癌物。

9 适量饮用茶和咖啡可降低部分恶性肿瘤的发生风险，包括前列腺癌、乳腺癌、子宫内膜癌、基底细胞癌、黑色素瘤和结直肠癌等。还有研究提示，对长期、大量饮酒者而言，饮用咖啡可延缓酒精性肝硬化的发生、发展，降低肝癌的发生风险。

10 限制盐的摄入量，限制饮酒。发霉的食物含有致癌物黄曲霉毒素，应避免食用。

第3件事　避免熬夜，规律作息

上海中医药大学附属市中医医院主任医师　许 良

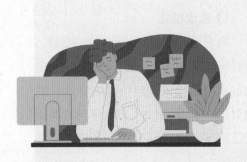

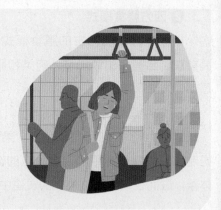

睡眠是机体进行自我修复的过程。长期睡眠不足会使机体处于一种"过劳"状态，自我调节能力下降，免疫防卫能力下降，增加癌症的发生率。研究发现，长期作息不规律、夜间睡眠不足等，均可导致乳腺癌、结肠癌等的发生风险增加。

熬夜是癌症的诱因

早在2007年，世界卫生组织就将熬夜列为容易诱发癌症的因素之一。

一方面，熬夜会导致体内褪黑素含量减少，降低人体免疫力，使人易患癌症。有研究发现，褪黑素是参与睡眠调节的重要物质，可在一定程度上抑制肿瘤生长。

另一方面，在人类和大多数其他生物体中，由光支配的生物钟通过控制细胞活动来调节人体生理活动，这些细胞活动包括新陈代谢和细胞分裂。动物实验发现，在控制细胞生物节律的基因中，有两个基因也具有抑制肿瘤发生、发展的作用。人体正常的光／暗循环被破坏，将使肿瘤的侵袭性增强。专家们认为，扰乱生物节律似乎推动了肿瘤的发生、发展。

此外，癌症和睡眠不足可以相互影响，互为因果。肿瘤可导致失眠，而失眠可以通过影响机体的免疫功能影响肿瘤的发生及预后，形成恶性循环。

专家简介

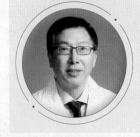

许 良　《大众医学》专家顾问团成员，上海中医药大学附属市中医医院内科主任医师，中国睡眠研究会中医睡眠医学专业委员会主任委员，中国医师协会睡眠医学专业委员会中医学科组副主任委员，中华中医药学会神志病分会常委，上海市中医药学会神志病分会副主任委员。

小贴士

锻炼难以抵消熬夜对癌症的影响

不少人熬夜后希望通过锻炼消除不良影响，然而有关研究表明，熬夜的危害具有独立性：睡眠不规律、经常熬夜，同时经常锻炼的人，癌症的发生率仍比经常锻炼同时睡眠规律的人高。由此可见，睡眠障碍或长期严重失眠者即使经常锻炼，也难以抵消睡眠不足的影响。

1 规律作息	2 创造良好的睡眠环境	3 学会放松	4 合理饮食	5 穴位按摩

❶ 规律作息

调整个人的作息时间。不规则的睡眠会破坏人体正常的生物钟,使入睡更加困难,因此平常要坚持规则的作息习惯,早睡早起。

❷ 创造良好的睡眠环境

睡眠环境对睡眠质量有着不容忽视的影响。营造良好的睡眠环境主要包括保持安静、注意通风、选择舒适的睡具、保持光线昏暗等。睡前洗个热水澡,或用热水泡脚、按摩脚心,或做一些舒展筋骨的运动,等等,均有利于睡眠。

❸ 学会放松

工作、学习压力过大或遇到挫折,往往容易导致情绪烦躁、精神紧张,从而诱发失眠,因此平时要学会自我放松。可通过深呼吸的方式进行自我调整,保持轻松乐观的心态。当心情烦躁、胡思乱想、静不下心时,可以尝试躺在床上,把脚抬起靠在墙上数分钟,有助于自我冷静。平时应找到适合自己的减压方式,如静坐、瑜伽、锻炼等。

❹ 合理饮食

饮食对睡眠质量也有一定影响。饮食宜清淡、易消化,主要注意以下几点:①每天补充足够的水分,避免因燥热而睡不好;睡前2小时不要大量喝水,以免因上厕所而打断睡眠。②少喝咖啡、茶、可乐等含咖啡因的饮料,特别是过了中午之后,不宜再喝,以免干扰睡眠。③吃高钙食物不仅能减缓骨质流失,还能镇静情绪、减轻焦虑,从而促进入眠;常见的高钙食物有低脂乳制品、鱼干、深绿色叶菜等。也可以适当补钙。

❺ 穴位按摩

在适度进行身体活动的基础上可以尝试按压穴位。可用手摩擦身体,使手腕、手肘、髋部、膝、脚踝等关节生热,这些部位附近有许多重要穴位,多摩擦可促进血液循环。尤其是靠近手腕的神门穴(握拳、仰掌,手掌缘靠近小指侧,腕横纹上的凹陷)及内关穴(仰掌,手腕第一横纹正中点直上2寸,大约三横指的距离)与睡眠相关,平时多按压,有催眠效果。

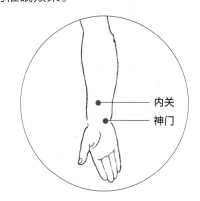

内关
神门

顽固失眠可尝试中医调理 〔延〕〔伸〕〔阅〕〔读〕

急则治其标救人,缓则治其本颐年。肝火偏旺、精神比较敏感的人容易失眠,并伴抑郁、焦虑,运用中医辨证论治理念,采用膏方调养,是效果不错的选择。

病来如山倒,病去如抽丝。很多患者在病情好转后,还需要一段时间的自我调整和过渡,不宜立即投入紧张的工作,否则容易导致病情反复。失眠严重者最好重新安排一下自己的工作、学习和生活,生活规律有序,则心静自然眠。

第4件事

放松心情，舒缓压力

上海市精神卫生中心　倪晓东（副主任医师）　王　勇（主任医师）

　　长期以来，很多研究发现免疫系统的活动会受到负性情绪、慢性压力的抑制，这是促进癌症进展的原因。在情绪压力的控制下，脑神经系统会分泌和释放多种化学物质，如神经介质、神经激素和神经肽。这些化学物质可以与淋巴细胞上的受体直接发生作用，改变或影响免疫细胞功能，进而引发肿瘤。慢性情绪压力还可以引起人体内多种应激激素变化，如儿茶酚胺、糖皮质激素等，促进肿瘤细胞生长、迁移，提升其侵袭能力，同时通过诱导促血管生成细胞因子的产生刺激血管生成，为肿瘤的发生、发展创造环境。

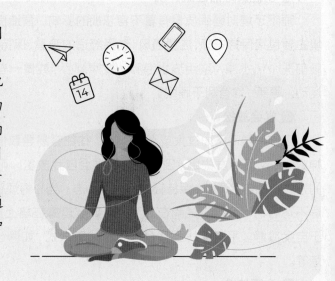

负面情绪是如何"孵化"癌症的

　　一项研究发现，慢性压力或负性情绪可以诱导肾上腺素水平上调，有利于乳腺癌的生长和扩散。这是科学家们首次证实慢性压力或负性情绪对癌症干细胞生长存在影响。该实验中，研究人员将小鼠置于限制其运动的场地中，诱导其产生慢性压力。小鼠逐渐表现出有焦虑和抑郁情绪的行为。在接种人或小鼠乳腺癌细胞之前，研究人员对所有小鼠施加应激一周。接种后，将小鼠分为两组，将对照组移到空旷的场地，缓解其慢性压力；将试验组继续置于狭窄的场地中，停留30天。结果发现，试验组中经历慢性压力的小鼠，其体内的肿瘤长得更快、更大，且肿瘤中富集更多的乳腺癌干细胞。进一步研究发现，试验组小鼠处于长期的情绪压力下，它们的肾上腺素水平显著升高。当肾上腺素与癌细胞上的ADRB2蛋白结合时，会促使癌细胞产生更多的乳酸脱氢酶，从而激活致癌基因并增殖癌细胞。

　　为进一步评估研究结果的临床意义，研

专家简介

王　勇　上海市精神卫生中心门诊部主任、主任医师、硕士生导师，中国睡眠研究会青年委员，中国医师协会睡眠医学专业委员会青年委员，上海市健康科技协会睡眠健康专委会副主任委员。擅长抑郁症、双相情感障碍、强迫症、睡眠障碍的药物和心理治疗，尤其是难治性抑郁症和强迫症的治疗。

究人员测量了83名乳腺癌患者的血液样本。与邻近的非癌组织相比，那些肾上腺素水平较高的患者肿瘤中乳酸脱氢酶的含量也较多。重要的是，这些患者的生存率明显低于肾上腺素水平较低的患者。

三大策略，收获良好情绪

❶ 合理调节情绪

当今社会生活节奏快，几乎每个人都不可避免地面临重重压力，重要的是学会合理地进行情绪的宣泄和调节。平时应注意以下几点：

● 人人都需要保持一定的社会交往，无论男女老少，都应避免做"宅男宅女"。因为社会功能的下降更容易导致不良情绪的发生。孤独和孤立会加剧焦虑，定期与朋友见面或发展新的关系均有利于排解焦虑。

● 学会管理压力，找到自己的压力来源，适当尝试拒绝，勇于向他人寻求帮助。

● 当情绪不佳时，可以通过向家人、朋友倾诉，以及静坐、冥想、听音乐、看电影等方式舒缓压力、调节情绪。外出旅游，在大好山河的美景中，也能让人心情愉悦。当压力过大或感到疲惫时，不妨调整工作或生活节奏，暂时休息一下。有张有弛，身心才能更好地运转。

● 摆脱习惯性担忧，对于很多人来说，担忧是一种心理习惯，应在自我察觉的基础上打破这种习惯对情绪的干扰。与此同时，学会忍受生活中的不确定性，可显著降低担忧程度。

❷ 规律作息

研究发现，睡眠不足容易引发抑郁、焦虑等情绪问题。有规律的生活作息有助于保持良好的睡眠质量和深睡眠时间，而深睡眠对恢复体力、改善情绪、增强免疫力有非常重要的作用。睡觉前不应长时间看手机和运动，否则易导致入睡困难和睡眠变浅。

❸ 适当运动

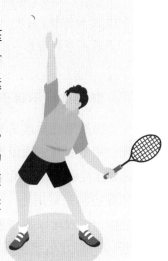

适当运动是释放压力和缓解焦虑的有效方式。研究发现，球类运动、群体运动改善焦虑、抑郁的效果比跑步更好。羽毛球、乒乓球、广场舞等都是不错的运动项目，它们的运动强度较低，相对安全，且有利于长期坚持。

小贴士

借酒消愁不可取

很多人喜欢借酒"消愁"，认为"小酌怡情"。从医学角度看，酒精是一种精神活性物质，的确有一些抗焦虑作用，但它也会对神经细胞产生损伤，已经被世界卫生组织列为I类致癌物。因此，不应通过饮酒舒缓不良情绪。

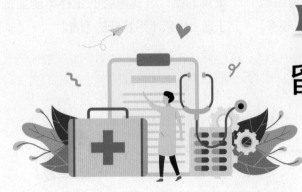

第5件事

留心"信号"，定期体检

河南省肿瘤医院教授　陈小兵

　　早在 20 世纪 80 年代,世界卫生组织就曾提出防治癌症的"三个 1/3 战略": 1/3 的癌症是可以预防的; 1/3 的癌症通过现有的诊治手段, 早期发现是可以治愈的; 1/3 的癌症合理运用现有的医疗方法, 可提高疗效, 减轻痛苦, 延长生存期。上述"三个 1/3 战略"对应的是癌症的三级预防: 一级预防也叫病因预防; 二级预防主张早发现、早诊断、早治疗（三早）; 三级预防是通过规范化多学科综合治疗, 提高中晚期癌症患者的生存率, 改善生活质量, 预防癌症复发和转移。其中, 一级预防是降低癌症发病率的关键, 二级预防是提高癌症治愈率的关键。

防癌体检"顺口溜"

- 大肠癌筛查靠肠镜,
- 宫颈癌刮片年年查,
- B 超钼靶查乳腺,
- 胃癌还需胃镜筛,
- 低剂量 CT 筛肺癌。

防癌体检不等于常规体检

　　提高癌症早诊早治率是降低癌症死亡率的关键, 而定期进行防癌体检则是癌症早发现、早诊断的关键。全球癌症控制策略指出, 在无法预防的癌症中, 半数可以通过筛查得以早期诊断、早期治疗, 甚至获得治愈机会。

　　很多人有疑问: 为什么年年体检还是没有早期发现癌症呢? 事实上, 常规体检和防癌体检不同。常规健康体检所能提供的诊疗信息有限, 并不能覆盖所有人群和所有系统的早癌筛查。防癌体检是肿瘤专家根据体检者的自身情况和个体需求, 进行相应器官的防癌检查。比如: 50 岁以上、有结直肠息肉史或慢性肠炎、长期饮酒或高脂饮食、长期坐位工作且缺乏运动的高危人群, 应每 5 年进行一次肠镜检查, 每年进行一次大便潜血检查和肛门指检, 因为从息肉到癌变通常需要 3～5 年, 如能在癌变之前进行治疗可以有效预防肿瘤。对此, 笔者编了几句"顺口溜": 大肠癌筛查靠肠镜, 宫颈癌刮片年年查, B 超钼靶查乳腺, 胃癌还需胃镜筛, 低剂量 CT 筛肺癌。也就是说, 怀疑有胃肠癌或有胃肠癌家族

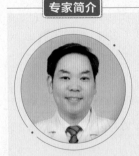

专家简介

　　陈小兵　河南省肿瘤医院肿瘤内科副主任、消化内科二病区主任、主任医师、教授、博士生导师, 中国抗癌协会肿瘤防治科普专业委员会常委兼副秘书长, 中国临床肿瘤学会患者教育专家委员会常委, 中国医师协会中西医结合医师分会肿瘤病学专委会常委, 国家癌症中心国家抗肿瘤药物临床应用监测专家委员会委员。

史的人要重点做胃肠镜检查，筛查肺癌要注重肺部低剂量 CT 扫描，肛门指诊是体检查直肠癌的简单方法，等等。各个年龄段人群应根据权威推荐，结合自身情况，接受有针对性的癌症筛查，以便早期发现异常，尽早治疗，最大限度地避免晚期癌症的发生。

当然，很多人是重视体检和体检报告的，但他们普遍视体检报告上的"无异常"为健康，抱着侥幸心理将不健康的生活方式进行到底。实际上，体检只是开展健康管理的前提和基本手段，为后续健康干预提供依据，而不是终点；很多癌症可谓"生活方式病"，而造成其发生的危险因素，大多可在积极干预下消除，关键是做出改变。

肿瘤预警信号五字诀：血、块、痛、烧、减

虽然癌症的发生有一定的隐匿性，但也不是没有任何征兆的。很多癌症都有"预警信号"，留意这些信号有助于及时发现。笔者总结了五种自我评估方法，概括为五个字：血、块、痛、烧、减。

血 鼻腔、口腔及阴道等部位异常出血，要警惕癌症可能。口腔出血可能与口腔癌、肺癌、胃癌等癌症有关；女性阴道异常出血可能与宫颈癌、子宫内膜癌有关；如果出现大便带血，一定要到医院排除患结直肠癌的可能，不能简单地自我诊断为痔疮。

块 身体浅表部位出现经久不消或短期内变化的肿块，也要警惕，及时去医院就诊。恶性肿瘤的肿块往往是无痛的，质地较硬，边缘模糊。

痛 很多时候，早期癌症是无痛的。但是，如果身体某个部位出现长期慢性隐痛，要考虑肿瘤的可能。

烧 即发热。与一般的感冒发热不同，癌症引起的发热往往是长期低热。如果长期低热不退，要考虑肿瘤可能，尤其是儿童和青少年出现这种情况，要警惕血液系统肿瘤。

减 对不明原因的消瘦应加以重视，及时到医院检查，在排除患甲亢、结核病、糖尿病等可能严重影响代谢及体重的疾病后，要高度警惕患癌症的可能。

专家提醒

防癌之心不可无，恐癌之心不可有。早癌筛查很重要，但大家也不必杯弓蛇影，过度担忧，正所谓"冰冻三尺非一日之寒"，癌症的产生绝非一朝一夕的事。让我们摒弃不良的生活习惯，远离癌症，拥抱健康。

第⑥件事

夫妻齐心，互相督促

上海市疾病预防控制中心慢性非传染病与伤害防治所　吴春晓（副主任医师）　施 燕（主任医师）

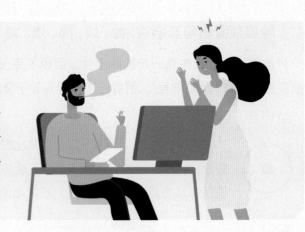

　　每个人是自己健康的第一责任人，而个人生活习惯的养成，离不开家人的影响，尤其是关系最为亲密的配偶。

　　配偶行为与健康风险的研究并不多，但有足够的证据表明，男性的配偶是影响他们健康的重要因素，而暴露于环境中的烟草（主要是配偶带来的"二手烟"）与非吸烟女性患肺癌风险的增加有关。

▌ 一人吸烟，夫妻患癌

　　笔者经常听到肺癌医生讲述这样的场景：一对老年夫妻中的妻子不幸罹患肺癌，嗜烟的丈夫在一旁嗟叹："她又不抽烟！"随后，他上怪空气下怪油烟，丝毫没有意识到被动吸烟的危害。而不久后，丈夫也因肺癌就诊。这样的故事实在太多，还被改编成了电影。

　　在电影《告别有情天》中，任达华饰演的男主角与孤儿出身的女主角艰难度日。当男主角凭借一场胜诉官司而声名大噪，足以改变生活时，女主角却被发现身患晚期肺癌。当男主角赶到医院，看到妻子奄奄一息时，他激动地质问医生，妻子从来不吸烟，为何会患上肺癌。医生告诉他，可能是因为吸了太多"二手烟"。影片从男主角出场起，就在多处表现了他的烟瘾之大，以及女主角被动吸烟的场景。随后，医生又负责地建议男主角进行检查。所幸男主角被及时发现患肺癌，经治愈后出院，但却与所爱之人天人永隔。

　　世界卫生组织曾郑重宣布：烟草是严重威胁人类生命的世纪"瘟疫"，不但危害吸烟者自身健康，引起癌症、冠心病、中风、慢性支气管炎等多种疾病，而且还严重污染环境，危及周围不吸烟者，特别是妇女和儿童。研究证实，吸烟者吸入体内的烟草烟雾只占总量的15%，余下的85%会散发到空气中，成为二手烟，使不吸烟的人也吸入烟草中的致癌物。"三手烟"是指烟民"吞云吐雾"后留在衣服、墙壁、地毯、家具，甚至头发和皮肤表面的烟草残留物。这些残

专家简介

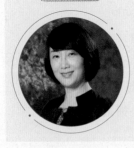

施 燕　上海市疾病预防控制中心慢性非传染病与伤害防治所所长、主任医师、硕士生导师，上海市医学领军人才，中华预防医学会慢性病预防与控制分会常委，中国卫生信息与健康医疗大数据学会健康统计专委会常委，上海市预防医学会慢性非传染性疾病控制专委会主任委员，上海市环境诱变剂学会肿瘤防治专委会主任委员。

留物可存在数天、数周甚至数月，挥发到空气中，同样会被人体吸入，或者通过皮肤接触进入人体，其危害不亚于"一手烟"和"二手烟"。

家庭成员中只要有一个人吸烟，其他家庭成员患癌症的风险就会增加。

癌症不会传染，但致癌因素可"一箭双雕"

生活中，夫妻相继罹患同一种癌症的情况并不少见。癌症虽然不会传染，但长期共同生活的夫妻会在思维方式、生活习惯上相互影响，且居家环境、饮食等高度一致，往往同受某种致癌因素的影响。比如，有新闻报道，家中长期使用发霉的木案板导致夫妻均患肝癌；丈夫吸烟，妻子深受二手烟之害，双双罹患肺癌；幽门螺旋杆菌（Hp）、乙肝病毒（HBV）、丙肝病毒（HCV）、人乳头瘤病毒（HPV）、EB病毒（EBV）、人类免疫缺陷病毒（HIV）、人类疱疹病毒8型（HHV-8）、华支睾吸虫（俗称肝吸虫）等长期感染可导致癌症，而这些病原体可通过共同饮食、性接触等传播。

酒精对女性的危害大于男性

延伸阅读

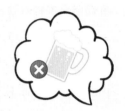

酒精被国际癌症研究机构评定为明确致癌的Ⅰ类致癌物。酒精虽从消化道进入人体，但可以危害全身，导致口腔癌、食管癌、肝癌、大肠癌和乳腺癌的发生风险增加。世界卫生组织呼吁全球加快行动，减少酒精的有害使用。世界癌症研究基金会建议：为预防癌症，最好不要饮酒。但考虑到酒在全球范围内特殊的文化意义，如果确需饮酒，应限量。《中国居民膳食指南（2022年版）》指出，儿童青少年、孕妇、乳母及慢性病患者不应饮酒。成年人如饮酒，不应超过15克/天。

以美国为代表的欧美多国则将饮酒的限量定为男性不超过30克/天，女性不超过15克/天。这种男女饮酒限量的差别，主要是基于不同性别酒精代谢能力的差异。酒精进入人体后，由乙醇脱氢酶催化生成乙醛；有毒的乙醛在乙醛脱氢酶的催化下，生成毒性稍低的代谢产物乙酸。女性体内乙醛脱氢酶的数量和能力低于男性，故饮酒量相同时，女性血液中的酒精浓度更高。此外，酒精容易蓄积在脂肪中，缓慢释放，形成持续刺激，而女性体脂肪含量较高。因此饮酒对女性的危害远超男性。

爱是包容，更是督促健康行为的动力

笔者曾在一场面向大学生的校园讲座中问在场的女生：介意自己的男朋友吸烟吗？几乎所有女生异口同声地回答"介意"。但再追问是否会因为男朋友吸烟而放弃这段感情时，现场没有人举手。可见，在爱情面前，人们往往会忽视不良生活习惯。实际上，爱可以是包容，但更应转化为共同追求健康生活方式的动力。夫妻双方应相互督促对方改正不良生活习惯，千万别迁就或视而不见，比如：戒烟限酒、增加身体活动，追求更佳的膳食和体重，如果一方查出幽门螺旋杆菌感染、乙肝病毒携带或其他疾病，另一方也应注意尽快进行相关检查并积极治疗。总之，良好的生活习惯、正确的体检和就医意识对预防癌症至关重要，与"单打独斗"相比，一对夫妻、一个家庭的共同行动更可能达成，并长期坚持。

第**7**件事

了解遗传风险，早做防范

上海交通大学医学院附属仁济医院肿瘤科　杨海燕　王理伟（主任医师）

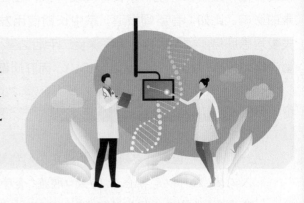

近半个世纪以来，随着科技的发展，肿瘤的发生、发展机制日渐"浮出水面"。本质上，癌症是一种多基因病，其发生和发展与基因的变异、缺失等相关。了解自己发生肿瘤的风险，有助于更有针对性地提早预防。

癌症与遗传因素有关

人体细胞均携带着癌基因和抑癌基因。正常情况下，这两种基因相互拮抗，协调平衡，精确而有序地调控细胞的生长、增殖和衰亡。常见的癌基因包括 ras 家族、myc 家族、src 家族等，常见的抑癌基因包括 Rb 基因、p53 基因、Nf-1 基因、Wt-1 基因等。癌症的发生是一个涉及多基因、多步骤的复杂过程，在任何一个阶段阻断其发展，癌症都不会发生。

癌症不是传染病，本质上是一种遗传性疾病，遗传因素在肿瘤发生、发展中发挥重要作用，当然，并非唯一因素。遗传方面的一些特征，如染色体不稳定、基因不稳定及微卫星不稳定性（MSI）等，会增加个体发生肿瘤的倾向性和对致癌因子的易感性，也就是个体的遗传易感性。

比如：临床上常见的家族性腺瘤性息肉病患者，由于胚系细胞存在 APC 基因突变，40 岁以后大部分会发生大肠癌变；BRCA 基因突变与多种癌症的发生有关，乳腺癌属于其中一种，在全球乳腺癌患者中，BRCA 突变者占 3%～4%，我国乳腺癌患者的 BRCA 突变率为 5.3%。

有肿瘤家族史者需格外当心

随着我国经济的发展和生活水平的提高，人均寿命普遍增加，而随着年龄的增长，癌症的发病率呈增加趋势。多数人都有长辈患癌的情况。那么，是不是长辈中有患癌的，就算有肿瘤家族史呢？肿瘤家族史是指一级亲属（即父母）和/或二级亲属

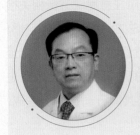

专家简介

王理伟　上海交通大学医学院附属仁济医院肿瘤科主任、主任医师、教授、博士生导师，上海市医学会肿瘤内科专科分会主任委员，中国临床肿瘤学会理事，中华医学会肿瘤学分会胰腺肿瘤学组组长，中国研究型医院学会胰腺疾病专业委员会副主任委员，上海市抗癌协会副理事长兼疑难肿瘤专委会主任委员。

（即祖父、祖母、叔父等）患有恶性肿瘤，也就是说，三代直系亲属发生各类肿瘤都算家族史。通常情况下，有肿瘤家族史的人比无肿瘤家族史的人患肿瘤的风险更高。研究发现，有肿瘤家族史的人群肿瘤发病年龄大多低于普通人群，且不同家庭成员的肿瘤发病年龄比较接近。

由此可见，有肿瘤家族史的人是重点人群，应定期进行体检，有的放矢的监测可以有效防治相关肿瘤。

有肿瘤家族史不等于一定会患癌

首先，癌症的发生不仅与易感基因有关，还与生活方式等因素有关。肿瘤家族史有可能源自家族遗传的易感基因，也有可能源自类似的不良环境或生活方式。

其次，即便家族成员中的癌症患者存在基因突变，也不一定会遗传给后代。

基因突变分为两种类型：胚系突变和体细胞突变。胚系突变是指来源于生殖细胞的突变，这种突变可以遗传给后代；体细胞突变是指发生在肿瘤细胞中的突变，不属于遗传性突变。例如，著名影星安吉丽娜·朱莉检测出的BRCA基因突变就属于胚系突变，表明其具有显著的遗传易感性；而大多数肺癌的基因突变属于体细胞突变，不代表家族成员患肺癌的可能性增加。

哪些人有必要做遗传性肿瘤基因检测

目前肿瘤基因检测多针对肿瘤患者，目的是帮助医生针对性地选择治疗药物，提高疗效。遗传性肿瘤基因检测也称肿瘤易感基因检测，通过采集受检者的血液、唾液样本，提取其中的DNA进行检测，判断是否携带遗传性肿瘤相关致病基因突变，评估患病风险，便于早期干预或指导治疗。那么，健康人群是否有必要做基因检测？整体来看，大多数肿瘤是后天因素导致的基因突变，比如肺癌，基本不是遗传的；少数肿瘤是遗传的，比如3%左右的结直肠癌、5%左右的乳腺癌是"先天"的。因此，大多数人不需要进行遗传性肿瘤基因检测。

以下人群需要重视癌症相关的基因检测：

1. 家族中多位一级亲属患有同一种类型的肿瘤，例如均患有肠癌；或者患癌的家族成员都有同一个基因突变。

2. 家族中患有与遗传密切相关的罕见肿瘤。

3. 健康体检时发现与遗传性癌症相关的疾病，如家族性腺瘤性息肉病、胃肠道多发息肉等。

4. 家族中有成员具有已知的遗传突变。

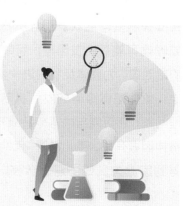

理性看待肿瘤基因检测结果

肿瘤的发生是内因（遗传背景）与外因（环境等后天因素）共同作用的结果。虽然肿瘤相关基因的胚系突变增加了某种肿瘤的遗传易感性，需要定期进行肿瘤筛查，但只要积极预防，不一定会患癌；没有肿瘤相关的基因突变并不意味着可以"高枕无忧"，如果不注意改善外源性的致癌因素，如放任不良生活习惯、持续接触环境中的致癌因素及慢性炎症刺激等，最终癌症也会"找上门"。**PM**

呼吸系统是人体24小时对外开放的"窗口"，外界环境中各种病原体、污染物和有毒有害物质可以通过人体的呼吸运动进入气管和肺组织，造成呼吸系统疾病。儿童的生理特点决定了儿童呼吸道感染发病率高、进展快。有数据显示，儿童呼吸道感染占儿科门诊的70%，其中75%的患儿因咳嗽就诊超过5次，14%的患儿因咳嗽就诊超过15次。不少患儿因长期咳嗽而多次就诊，成了"老病号"，家长也成了医院和医生的"老熟人"。

虽然呼吸道感染和过敏是儿童慢性咳嗽的主要原因，但在儿童呼吸系统疾病中有一类非常特殊的疾病，称为功能性呼吸系统疾病，即具有呼吸系统症状，但无器质性改变的一类疾病，其中就包括功能性咳嗽。这些慢性咳嗽患儿非常"特别"，他们长期咳嗽，但一直找不到原因，没有发热，也没有喘息，体格检查和常规检查均无异常发现，甚至胸部CT检查也找不到潜在的病因，普通的止咳药、抗生素、抗过敏药和雾化治疗等都无效。

不一样的儿童慢性咳嗽

上海交通大学医学院附属上海儿童医学中心呼吸科主任医师　殷勇

躯体咳嗽障碍（心因性咳嗽）

躯体咳嗽障碍以前被称为心因性咳嗽，典型症状为咳嗽呈犬吠样、雁鸣样（"加拿大鹅叫样"），入睡后自行消失。部分患儿可伴有焦虑和抑郁，且焦虑和抑郁感受与症状严重性不符。病毒性呼吸道感染或哮喘可能是诱发因素，而呼吸系统作为一个情感的宣泄口，为躯体症状的进一步发展提供了条件。

躯体咳嗽障碍的发病机制可能不仅是单一的心理问题，还可能与中枢神经调节紊乱、焦虑或抑郁等精神因素有关。患儿希望"借助"咳嗽引起家长注意、得到家庭关爱或逃避上学等。常见诱因包括：①家庭因素：父母分居、争吵或离异，亲属罹患重病或去世，兄弟姐妹关系紧张，频繁搬家，等等。②学校因素："学校恐惧症"，学习成绩不理想，体育成绩不佳，更换学校，等等。③社会因素：与同伴关系不合，受到他人威胁，等等。此外，患儿可伴有一些精神疾病，如转换障碍、混合性焦虑与抑郁障碍、广泛性焦虑障碍等。

针对这类患儿，详细的病史采集、体格检查、X线胸片和肺功能检查有助于初步判断咳嗽是否有器质性病变基础，同时还需要仔细询问家庭、学校和社会可能存在的问题。

治疗儿童躯体咳嗽障碍，可以采用催眠疗法、暗示疗法、咨询和心理安慰等。合并精神疾病的患儿，可适当应用抗焦虑或抗抑郁等精神类药物。其中，暗示疗法应用较多，方式也很多，常用的有言语暗示、情境暗示、权

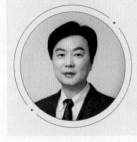

专家简介

殷勇　上海交通大学医学院附属上海儿童医学中心呼吸科主任、主任医师，国家儿童医学中心呼吸专科联盟共同主任，中华医学会儿科学分会呼吸学组委员，国家远程医疗与互联网医学中心中国儿童哮喘行动计划专委会副主任委员，中国优生优育协会儿童呼吸健康专委会副主任委员，上海市医学会儿科专科分会委员、呼吸学组组长，上海市医师协会儿科医师分会委员、医学科普分会委员。

威暗示等。对患儿的鼓励、安慰、解释、保证等，都有暗示成分。同时，可运用"干扰物"来提高暗示治疗的效果，"干扰物"包括润喉片、一小口温水、小剂量利多卡因喷雾等；可告知患儿，这么做可以缓解咳嗽。有研究发现，采用暗示治疗后，96%的患儿咳嗽症状得到缓解。

抽动性咳嗽（习惯性咳嗽）

抽动性咳嗽曾被称为习惯性咳嗽，患儿多表现为清嗓子咳嗽、说话停顿、口吃、干咳、嗓中发出"咕噜"等声音，常被误诊为过敏性咳嗽、慢性咽炎等。患儿的症状在注意力集中、精神放松、情绪稳定时减轻，在睡眠时消失，在紧张、焦虑、生气、惊吓、兴奋、疲劳、被人提醒或伴发感染时加重。症状加重时，患儿还可表现为头面、肢体等部位不自主抽动，如眨眼睛、吸鼻子、摇头、耸肩、嘴角抽动、频繁清嗓子等，动作快速、重复、单一，持续很久不能缓解。

抽动症的原因尚不十分明确，与遗传、神经生理、心理、环境等因素有关。抽动性咳嗽可能只是抽动障碍的一个症状，多见于 4～18 岁儿童和青少年，中位发病年龄为 10 岁，男孩居多，患儿常有精神或神经系统疾病家族史。抽动性咳嗽的关键特征是咳嗽的可抑制性、注意力分散性、暗示性和可变性。明确存在抽动性咳嗽后，家长需要注意患儿后续可能出现的抽动障碍和其他行为问题，如注意缺陷多动障碍、强迫障碍、焦虑障碍、抑郁障碍等。

轻度的抽动性咳嗽患儿，可以采用行为疗法、呼吸训练等方法，能收到很好的效果。其中，抑制咳嗽练习较为常用，比如：引导患儿调整呼吸方式，促进呼吸和发声之间的有效气流交换，进而减少咳嗽；指导患儿感知咳嗽的感觉，学会利用非咳嗽的方式来中断咳嗽行为；等等。

声带功能障碍

声带功能障碍又称声带矛盾运动，常见于青春期女孩，表现为吸气时声带前 2/3 呈矛盾性内收状态。这是声带的一种功能性异常，吸入多种支气管扩张药、全身类固醇激素治疗无效。患儿常表现为白天间断咳嗽、吸气性喘鸣、窒息感、胸部或喉咙发紧，症状在分散注意力或者入睡后消失。在症状间歇期、清醒状态下进行喉镜检查有助于诊断。治疗声带功能障碍，也可采用行为疗法、呼吸训练等方法。

咳嗽高敏感综合征

咳嗽高敏感综合征的关键特征是咳嗽反射的高敏感性。患儿主要表现为慢性刺激性干咳，对一种或多种咳嗽激发物（如冷空气、讲话及气味等）敏感；部分患儿可出现咳嗽并发症，如咳嗽性晕厥、睡眠困难、疲劳、胸肌疼痛、抑郁或焦虑情绪等。季节性咳嗽就是一种咳嗽高敏感综合征。每年的秋冬季，有相当一部分孩子会出现季节性咳嗽，夜间更为明显，使用雾化、抗过敏药物治疗等都很难改善。研究发现，特定环境可降低咳嗽的高敏感性，部分家长带着孩子到温暖湿润的环境下生活，孩子的咳嗽可不治而愈。

治疗咳嗽高敏感综合征患儿，使用神经调节剂是未来的治疗方向。进行环境调整不失为一个简单可行的方法，包括因地制宜地改变居家小环境，或者换一个居住地改变大环境，等等。PM

高血压是导致脑卒中、心肌梗死乃至死亡的首要危险因素。降低高血压患者心、脑、肾与血管并发症的发生和死亡风险，是高血压治疗的根本目标。而降低血压和维持血压稳定是实现这一目标的根本途径。

血压有一定的季节性变化，通常为"冬高夏低"。普通人群的血压调节能力强，血压的季节性波动不会造成病理损伤，无须治疗。而对高血压患者而言，血压的季节性变化，尤其是冬季血压的飙升和大幅波动，直接关系生命健康。

记住四句话，避免冬季血压坐"过山车"

扫描二维码，立即收听

上海交通大学医学院附属第九人民医院
老年病科副主任医师　曹国良

冬季血压易升高

冬季气温降低，人体交感神经兴奋，分泌更多儿茶酚胺类物质以抵御寒冷，这种物质具有加快心率和收缩外周血管的作用；低温可增加红细胞变形性和血液黏稠度，导致血管阻力增加，这些均可引起冬季血压升高。通常，冬季血压比夏季血压要高。日本一项研究发现，室外温度每变化1℃，收缩压和舒张压分别波动0.28和0.20毫米汞柱。中国一项研究发现，收缩压每升高10毫米汞柱，心血管病相关死亡风险增加21%；冬季发生心血管病死亡的风险较夏季增加41%。因此，高血压患者尤其应重视冬季血压的异常波动。

需要提醒的是，高血压患者若发现冬季血压难控，还应排除非季节性影响因素：①使用了其他可升高血压的药物，如含有麻黄碱的感冒药等；②频繁、大量饮酒；③食用过多甜食或腌制品等；④其他疾病所致血压升高，如合并感染等。

冬季血压监测应加强

居家自测血压是高血压患者管控血压的重要措施之一，应注意以下事项：

1 选择合适的血压计
宜使用经过验证的上臂式电子血压计，每年至少校准1次。不宜选用腕式血压计、手指血压计测量血压。

2 固定测量时间
患者可在早晨起床后1小时内或晚上就寝前测量血压。早晨测量者，应先服降压药，在早餐前、排尿后测量血压。精神高度紧张、焦虑者，不宜频繁自测血压。

3 测算血压值
每次应至少测量2次血压，间隔1~2分钟。若2次血压差≤5毫米汞柱，取平均值；若2次血压差＞5毫米汞柱，应再次测量，取后2次的平均值。

4 记录血压
高血压患者宜坚持写"血压日记"，记录每次测量血压的日期、时间、收缩压、舒张压和心率等，进行自我管理。

高血压患者在冬季气温骤降时可能出现血压大幅升高的情况，尤其是老年高血压患者，可能诱发心血管事件。发现血压显著升高者，应及时就医，由医生根据情况调整药物剂量或种类。

高血压是一种生活方式病，自我管理是降压、稳压的重要措施。为避免冬季血压像坐"过山车"，患者应加强自我管理。

1 冬季晨练有风险

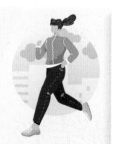

人的血压是不断波动的，夜间睡眠时血压较低；清晨醒来前，血压会快速升高；在起床活动的最初几小时内（一般为 6 ～ 9 时），血压会达到或接近全天最高峰，医学上称之为"血压晨峰"现象。冬天早晨气温较低，高血压患者更易出现血压波动，导致心脑血管不良事件发生率升高。如果患者日间血压控制在正常范围内，但清晨起床后血压明显偏高，需要在医生指导下调整用药方案。此外，保持夜间良好睡眠，晨起后继续卧床片刻，起床动作放缓，起床后避免马上进行较为剧烈的活动等，也有助于避免清晨高血压。值得一提的是，不少高血压患者有晨练的习惯，但冬季不宜。血压未得到控制的高血压患者更不宜晨练，尤其不宜在室外晨练。

2 合理饮食是关键

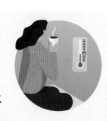

高血压患者应合理饮食，远离"三高"（高盐、高糖、高脂肪）食物；多吃五谷杂粮，适当多喝水，多吃水果、蔬菜。

不少高血压患者知晓高盐饮食的危害性，却不知高糖饮食同样不利于血压控制。许多患者觉得自己没有糖尿病，不需要限制糖的摄入。有研究发现，高糖饮食可使高血压患者体内肿瘤坏死因子和白介素 −6 等炎症因子水平升高，引起氧化应激反应，导致血管内皮功能紊乱、肾微血管改变，甚至慢性钠潴留，从而造成血压升高，难以控制。可见，控制糖摄入量对控制高血压有重要意义。中国居民膳食指南推荐，健康成人添加糖的摄入量每日低于 50 克，最好控制在 25 克以下。高血压患者应减少饮用含糖饮料，严格控制糖摄入量。

3 适时添衣重保暖

冬季气温下降是导致血压升高的重要因素。高血压患者的温度适应能力和血压调控能力差，血压更易波动。在冬季，室内温度宜保持在 20 ～ 25℃，不要"调高温、穿单衣"，避免室内外温差过大；经常通风换气，保持室内空气清新；外出时应适当增添衣服；骤然降温、刮大风时，尽量减少外出。

4 "候鸟"生活须过渡

除季节变化外，"候鸟式"生活方式对血压的影响值得关注。例如：我国北方居民到南方过冬，南方居民去北方避暑，均可能因短时间内环境温度显著变化而导致血压波动。高血压患者，特别是老年患者，在长途旅行前后数周内，应增加血压测量次数，及时了解血压变化情况。若出现血压大幅度波动，需要在医生指导下调整用药，避免因温度、湿度等气象因素改变而增加不良心血管事件的发生风险。

高血压患者若出现血压骤然升高，尤其是血压在短时间内（数小时）突然增高到 180/120 毫米汞柱以上时，应保持安静平卧；若出现呕吐，必须将头侧向一边，以防吸入呕吐物而引起窒息；请家人尽快拨打"120"急救电话，由专业急救人员送至医院处理。**PM**

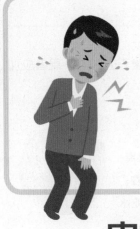

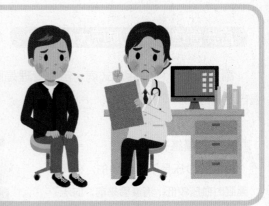

年逾花甲的李大爷已有20多年的糖尿病史，但他觉得自己体格很好，对血糖控制不太在意。近2周，李大爷一直有低热、盗汗、咳嗽等症状，有时痰中带血，到医院就诊后，被发现患有肺结核。医生告诉他，他的结核病与糖尿病有关。李大爷很纳闷：糖尿病怎么会和肺结核扯上关系？

患糖尿病，警惕结核病"偷袭"

同济大学附属上海市肺科医院结核科　熊梦婷　崔海燕（副主任医师）

糖尿病、结核病共存危害大

结核病是由结核分枝杆菌引发的感染性疾病，可侵害人体全身各器官，以肺结核最常见。肺结核的主要症状为咳嗽、咯痰超过2周，咯血或痰中带血丝、胸闷、胸痛、午后低热、夜间盗汗、全身无力、食欲减退或体重减轻等症状也比较常见。中国是全球30个结核病高负担国家之一，尽管过去30年间结核病发病率和死亡率已有显著下降，但目前结核病负担仍位列全球第三位（仅次于印度、印度尼西亚）。据估算，我国每年新发结核病患者超过80万人。

肺结核患者咳嗽、咯痰、打喷嚏时，可将结核杆菌播散到空气中，易感人群吸入带有结核杆菌的飞沫就有可能被感染。结核病患者的密切接触者、艾滋病病毒感染者、糖尿病患者、老年人，以及长期使用免疫制剂、接受透析治疗的患者，等等，都是结核病的高危人群。其中，糖尿病患者患结核病的风险比一般人群增加3.11倍。

糖尿病患者罹患结核病后，存在治疗难、耐药率高、预后差等诸多问题。与无糖尿病的结核病患者相比，合并糖尿病的结核病患者治疗失败率、复发率和死亡率分别高1.5倍、2.89倍和5倍。我国是结核病与糖尿病双重高负担国家，结核病与糖尿病共病的诊治和管理一直面临着严峻挑战。

糖尿病患者应重视结核病筛查

糖尿病患者若出现咳嗽2周以上、发热、盗汗或不明原因体重减轻等症状，应高度怀疑是否患有结核病，及时至定点医疗机构的结核病门诊就诊，进行结核菌素皮肤试验、γ干扰素释放试验、痰抗酸杆菌涂片、结核DNA检测、痰分枝杆菌培养、胸部CT检查等。

由于活动性结核病的症状与糖尿病有部分相似之处，如不明原因消瘦等，因此40岁以上、超重或肥胖、有糖尿病家族史、有妊娠糖尿病史或巨大儿生育史的活动性结核病患者，都应进行糖尿病筛查。需要注意的是，活动性结核病可引起暂时的"应激性高血糖"，检查糖化血红蛋白或糖化白蛋白有助于排除这一"假性糖尿病"。

糖尿病、结核病并存，治疗须兼顾

❶ 抗结核治疗

抗结核治疗应坚持"早期、联合、适量、规律、全程"十字方针，主要治疗药物包括异烟肼、利福平、吡嗪酰胺、乙胺丁醇等。患者应全程治疗 6～8 个月，耐药肺结核的疗程一般需要 18～24 个月。在治疗过程中，患者不可擅自停药或中断服药。

合并糖尿病的肺结核患者进行抗结核治疗时，一般情况下，仍按照 6 个月标准抗结核化疗方案"2HRZE/4HR"，即先服用异烟肼、利福平、吡嗪酰胺、乙胺丁醇 2 个月，再服用异烟肼、利福平 4 个月。为确保抗结核药物的血药浓度达到一定水平，合并糖尿病患者的抗结核疗程应比单纯肺结核患者长，一般为 9～12 个月，必要时可延长至 1 年半左右。如果患者出现耐药肺结核，则应根据具体耐药情况选择相应的治疗方案。

如果患者存在肺外结核病，则需要在抗结核药物治疗的基础上，对肺外结核病灶实施外科手术切除、坏死组织清除和局部抗结核治疗。局部使用的抗结核药物应为全身抗结核药物中的 1～2 种，以避免因单纯局部小剂量或低剂量用药造成耐药。

❷ 降糖治疗

一般情况下，合并糖尿病的结核病患者的血糖控制目标可略为放宽。降糖药可选择二甲双胍、磺脲类药物及胰岛素等。二甲双胍有抑制结核杆菌的作用，有助于改善预后。磺脲类可作为次选降糖药物或增补剂。胰岛素可在上述降糖药效果不佳、患者病情加重或住院时使用。

❸ 营养支持

《结核病营养治疗专家共识》建议，合并糖尿病的结核病患者每日摄取能量应较单纯糖尿病患者多 10%～20%。其中，碳水化合物应占总能量的 50%～65%，蛋白质占总能量的 15%～20%，脂肪占 20%～30%。宜选择血糖生成指数低的食物，多吃富含优质蛋白质的食物，如瘦肉、鱼、虾、蛋、乳类等，减少反式脂肪酸的摄入。另外，适当补充维生素 A 和维生素 C，以提高机体免疫力，有助于康复。

❹ 适当运动

适当活动有助于降低血糖，延缓或预防糖尿病慢性并发症的发生。需要注意的是，患者的身体活动要适度，不要进行高强度运动，应以低到中等强度的有氧运动为主，避免劳累。

专家提醒 ▶ 部分抗结核药物可能会加重患者的糖尿病及其并发症的病情，合并糖尿病的结核病患者进行抗结核治疗时，应严格遵医嘱，加强血糖和相关并发症的监测。

"糖友"怎么预防结核病

糖尿病患者在日常生活中应注意预防结核病。首先，要积极控制血糖，预防糖尿病相关并发症。其次，要注意自我防护，尽量减少在通风不良、人群密集的场所活动；如发现周围有结核病患者，应采取戴口罩、保持社交距离等措施。第三，坚持定期体检，除糖尿病的相关检查外，还应定期进行 X 线胸片或胸部 CT 等检查。

糖尿病患者若在进行结核病筛查时发现存在结核杆菌潜伏性感染，即 γ 干扰素释放试验阳性、无临床症状、无细菌学和影像学证据，应接受预防性治疗，以降低发病风险。**PM**

肝脏囊性疾病是一种肝脏的囊泡状病变，病灶呈圆形或椭圆形，可能有分隔，直径从几毫米到几十厘米不等。根据形成原因不同，肝脏囊性疾病可分为三类：第一类是肝与胆管的纤维囊性病变，主要是由于胆管上皮细胞过度增生形成的囊性扩张，按病变起源的部位不同，可分为单纯性肝囊肿、多囊肝、胆总管囊肿等；第二类包括肝脏囊腺瘤、肝内胆管囊腺癌；第三类是感染细粒棘球蚴所致的寄生虫性肝囊肿（肝包虫病）。

肝脏囊性疾病就像肝脏里的"房子"，不同的"房子"特点不同，"破坏性"也不同，是"随它去"还是"拆除"，应视具体情况而定。

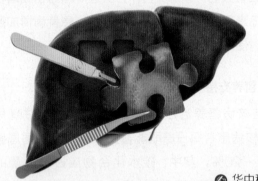

肝脏"造房子"，要不要"拆违"

⚕ 华中科技大学同济医学院附属协和医院消化内科　杨博雯　杨 玲（主任医师）

❶ 单纯性肝囊肿

单纯性肝囊肿是先天性肝内胆管缺陷所致，发病率随年龄增长而增加。患者早期无症状，当囊肿长大到一定程度，压迫邻近脏器时，可引起食后饱胀、食欲差、恶心、呕吐、腹部不适等。少数囊肿可发生破裂、囊内出血或感染。单纯性肝囊肿主要通过超声、CT或磁共振检查诊断。如果囊肿内出现分隔或乳头状突起，须考虑恶变可能。无症状者一般不需要治疗；若肝囊肿较大，引起相关症状，可根据囊肿的位置、大小等采取相应的治疗，包括超声引导下囊肿穿刺抽液、囊肿"开窗术"、囊肿切除术、肝部分切除术等。

❷ 多囊肝

多囊肝是肝实质内有4个或更多薄壁肝囊肿，属于常染色体显性遗传病。45%～68%的多囊肝患者伴有多囊肾。女性较多见，多数患者无症状。部分患者可因肿大的囊肿压迫肝脏而引起相关并发症，可出现呕血、黑便、腹痛、腹胀、早饱、乏力、黄疸、腹水等症状。

多囊肝的治疗取决于囊肿的大小、数目、位置和临床表现。外科治疗方式有囊肿开窗引流等。使用生长抑素类似物治疗有助于抑制囊肿生长，常用的药物有奥曲肽、兰瑞肽等。

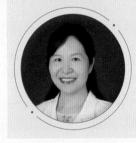

专家简介

杨 玲　华中科技大学同济医学院附属协和医院消化内科主任医师、教授、博士生导师，中华医学会消化病学分会肝胆学组委员、微生态学组委员、中西医结合学组委员，中国中西医结合学会消化专委会肝病专家委员会副主任委员，中国老年医学学会消化分会常委，武汉中西医结合学会消化内科专业委员会副主任委员。

❸ 先天性肝内胆管扩张症

先天性肝内胆管扩张症又称为 Caroli 病，其特征为肝内胆管多发性囊性扩张而形成囊肿，为常染色体隐性遗传病，主要发生于儿童或青少年。

该病早期诊断率不高，大多数患者早期几乎无任何症状，只有在出现并发症（胆道感染、门静脉高压）时才得以被确诊。内科治疗以抗感染等对症处理为主；8.8%~15% 的患者可能发生胆管细胞癌；外科手术难以彻底清除病灶，肝移植为根治方法。

❹ 肝脏囊腺瘤

肝脏囊腺瘤主要指肝内胆管囊腺瘤，它是一种肝脏良性肿瘤，好发于 40~50 岁女性，部分患者可发展为肝内胆管囊腺癌。患者早期可无明显症状，当肿物较大，对邻近器官产生压迫和牵拉时，可引起相应症状，如腹痛、黄疸、腹胀、消化不良等。肝脏囊腺瘤的首选治疗方案是手术。

❺ 寄生虫性肝囊肿

细粒棘球蚴是我国引起寄生虫性肝囊肿的主要病原体。棘球蚴可寄生在人体任何部位，引起棘球蚴病，又称包虫病。其中以肝脏寄生最常见，占近 70%，称肝包虫病。

肝包虫病早期没有明显症状；随着病灶增大，可逐渐引起右上腹或上腹部疼痛和右上腹肿块，可伴发热、腹胀、恶心、食欲减退、消瘦等症状；病情发展至晚期，可导致梗阻性黄疸、门静脉高压、呼吸困难等。患者常有牧区旅居史，超声、CT 检查及肝包虫病包虫囊液皮内试验（Casoni 试验）阳性有助于明确诊断。

肝包虫病患者如果肝内包囊体积较小，且没有明显症状，可采用药物治疗，常用药物有苯并咪唑类化合物、阿苯达唑、甲苯达唑等。如果囊肿体积逐渐增大，引起明显症状，则需要根据囊肿类型、囊肿位置等进行手术治疗，并辅以药物治疗。 PM

延 伸 阅 读

致死率高的肝脓肿

肝脓肿也像肝脏里的"违章建筑"，是微生物感染所致，主要分为细菌性肝脓肿、真菌性肝脓肿和阿米巴性肝脓肿三种类型，其中以细菌性肝脓肿最常见。部分肝脓肿诱因不明，可能与肝内隐匿性病变、糖尿病等有关。肝脓肿的致死率非常高，若得不到及时治疗，患者死亡率高达30%。

肝脓肿患者的主要症状为畏寒、发热、肝区疼痛、白细胞升高及肝功能异常，有些患者可伴腹泻等症状。如果脓肿穿破肝脏到达胸腔，会引起脓胸。

治疗肝脓肿，需要根据病原体的类型，选择使用抗生素、抗真菌药物和抗阿米巴药物。经抗感染治疗后，病灶可吸收、缩小。部分患者需要在超声引导下进行脓肿穿刺术，尽可能将脓液吸净。病情较为严重的患者可能需要手术治疗。

近几年，张女士排便不规律，有时腹泻，有时便秘，她并没有重视，经常自行服用止泻药或通便药"解决问题"。近日，她便秘一周，服用通便药无效，并出现腹胀、腹痛、恶心、呕吐等症状，遂到医院就诊。医生检查后发现，她发生了肠梗阻，可能是肠道肿瘤所致，安排她住院治疗。

癌性肠梗阻
——便秘背后的健康"杀手"

本刊记者　蒋美琴
受访专家　李幼生

不可忽视肿瘤所致"便秘"

便秘是大家司空见惯的一种病症，几乎每个人都经历过，使用通便药或多吃蔬菜、水果，可能就缓解了。但是有些便秘不可忽视，它可能是肠梗阻的"警报"。

肠梗阻是指各种原因导致的肠道不通畅，肠内容物不能正常通过肠道，从而引起腹痛、呕吐、便秘等一系列症状。根据病因，肠梗阻可分为两大类：

一是机械性肠梗阻，包括肠内、肠壁和肠外原因所致的肠梗阻，如粪石、炎症性肠病、肿瘤、腹腔粘连等；二是动力性肠梗阻，如肠道运动功能障碍，常因肠壁肌肉运动功能失调所致。

癌性肠梗阻，又称恶性肠梗阻，包括肠壁和肠外（腹腔内）肿瘤导致的肠梗阻。狭义的指肠道原发性肿瘤所致肠梗阻，广义的包括原发、复发和转移肿瘤导致的肠梗阻，通常所说的癌性肠梗阻多为广义。当肿瘤患者发生肠梗阻时，因恶心、呕吐、不能进食而导致营养不良，难以耐受化疗、放疗等，会影响肿瘤的治疗，也不利于肠梗阻的康复。

四大症状识别肠梗阻

无论何种原因导致的肠梗阻，临床表现基本相同，以"痛、胀、吐、闭"四大症状为主。

❶ 腹痛　肠梗阻发生时，梗阻部位的近端（上端）肠道会强烈蠕动，以促进食物向下运行，此时便会引起腹痛。除麻痹性肠梗阻外，几乎所有患者都会出现腹痛症状，可呈阵发性，亦可呈持续性；可隐隐作痛，亦可剧烈绞痛；可不断加剧，亦可偶尔消失。

❷ 腹胀　发生肠梗阻后，梗阻部位的近端肠道内容物越积越多，患者逐渐出现腹胀症状，尤其是低位（回肠）梗阻者，腹胀范围较为广泛。

❸ 恶心、呕吐　梗阻部位近端肠内容物越积越多，无法向下运行，便会向上运行，引起呕吐，尤其是高位（十二指肠或空肠）肠梗阻者更易出

专家简介

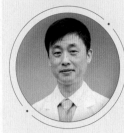
李幼生　上海交通大学医学院附属第九人民医院普外科主任、主任医师、教授、博士生导师，国际小肠移植学会科学委员会委员，中华医学会肠外肠内营养学分会委员，中国研究型医院学会肠外肠内营养学专业委员会主任委员，上海市医学会肠外肠内营养学专科分会候任主任委员。

现恶心、呕吐症状，有些患者还会出现反酸症状。

❹ **停止排便、排气**　便秘是肠梗阻患者的主要症状，严重者完全停止排便；部分患者停止排气，高位肠梗阻患者肠道产气不受影响，可正常排气。

当然，并不是所有肠梗阻患者都会出现上述四大症状，比如早期、不完全性肠梗阻患者可能只有腹痛、腹胀、便秘症状，没有恶心、呕吐症状。

综合治疗可加快康复

肿瘤是导致癌性肠梗阻的"罪魁祸首"，是否切除肿瘤就可一并解除肠梗阻呢？事实并没有那么简单。众所周知，不是所有肿瘤都能一切了之，合并肠梗阻进一步限制了手术的可行性。实际上，癌性肠梗阻不是单一治疗可以解决的，需要多种方法综合治疗，才能达到较为理想的效果，同时为肿瘤治疗提供有利条件。

1 减轻肠梗阻

肠梗阻的一般治疗包括补充水和电解质，以改善患者的脱水状态，并通过胃肠减压治疗减轻肠梗阻，从而缓解梗阻所致的恶心、呕吐等症状。

肠梗阻患者虽不能正常进食，但其胃肠道仍在不断分泌消化液。随着消化液越积越多，肠道不断扩张，甚至缺血、坏死，因此需要及时排出消化液。医生会在胃镜下从患者鼻腔插入胃减压管或小肠减压管，将过多的消化液甚至梗阻近端的肠内容物吸出体外，避免胃肠不断扩张导致穿孔、坏死。

2 对症治疗

针对患者的不同症状，可采取相应的治疗措施，如：恶心、呕吐者可使用生长抑素、制酸剂等药物；晚期肿瘤患者出现癌痛，可使用止痛药；等等。

4 肠内肠外营养治疗

癌性肠梗阻患者多数食欲下降，加上梗阻部位细菌过量生长，常常存在营养不良；而普通食物会产生较多残渣，容易加重肠梗阻。此时，应给予患者肠内肠外营养支持治疗，又称医学营养治疗，这是肠梗阻综合治疗中不可缺少的部分。

● **肠内营养**　从肠道供给营养。食物进入胃内，首先在胃液、胆汁、胰酶等的作用下被消化，然后进入小肠被吸收。肠内营养剂不同于普通食物，是经过"机械消化"的食物，进入肠道可直接被吸收，对肠功能的要求低，可减轻肠道负担，且产生的粪便量极少。

● **肠外营养**　从静脉供给营养。部分患者因肠道吸收面积不够，肠内营养不足以提供机体所需全部营养物质，还需要肠外营养补充。

需要强调的是，如果患者能进食，应尽量正常饮食，只有在不能正常饮食时才需要肠内肠外营养治疗。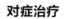

3 内镜及手术治疗

癌性肠梗阻治疗中使用的内镜主要为肠镜和腹腔镜。比如：对结肠癌导致的肠梗阻，在条件许可的情况下，可经腹腔镜切除肿瘤，并通过造口（将肠道的一段拉出，缝在腹壁上，形成一个开口，俗称"人工肛门"）解决排便问题；对有些患者，可先通过肠镜置入支架，撑开肠壁，缓解肠梗阻，再择期进行肿瘤根治性切除联合肠道吻合术，避免多次手术造成的损伤和负担；晚期肿瘤患者不宜手术治疗，可置入支架改善肠梗阻，从而缓解症状，减轻痛苦，延长生命；等等。总之，选择何种手术或内镜治疗方法，应根据患者的具体病情而定。

 专家提醒　肠梗阻是常见的急腹症之一，若诊治不及时、病情进展快，可导致死亡。日常生活中出现便秘等症状时，不可轻视，尤其是肠道肿瘤患者，应尽早治疗，在未完全梗阻前采取有效治疗措施，以减轻病痛、更快康复。

"多方合力"，

炎症性肠病是一类肠道慢性炎症性疾病，包括溃疡性结肠炎和克罗恩病。以往观点认为，炎症性肠病是一种在欧美等西方发达国家高发的疾病，但近年来，我国的发病率呈逐年增高趋势，尤其在东部沿海城市。

为炎症性肠病患者"保驾护航"

上海交通大学医学院附属第一人民医院消化内科　黄春兰　曾悦（主任医师）

炎症性肠病病程漫长、反复，可分为"活动期"和"缓解期"，往往交替出现。由于该病患者多为年轻人，病情常反复发作且无法根治，因此又被称为"绿色癌症"。其临床症状主要表现为以下三方面：

❶ **肠道表现**　溃疡性结肠炎患者可出现反复腹痛、腹泻、黏液脓血便等症状。克罗恩病患者主要表现为较隐蔽的腹痛、腹泻，严重者可因肠壁增厚、肠道粘连、淋巴结肿大或病变穿破肠道形成腹腔脓肿而出现腹部包块；有些患者可合并肛周脓肿、肛瘘，迁延不愈。

❷ **肠外表现**　包括复发性口腔溃疡、关节炎、皮肤结节性红斑、眼病等。

❸ **全身表现**　病情严重或长期得不到控制的患者，由于肠道营养吸收障碍及过度消耗，会出现衰弱、消瘦、贫血等营养不良的表现；在青春期前发病的患者，可能出现生长发育滞后。

多元化治疗，助病情缓解

针对不同的病情阶段，炎症性肠病的治疗主要分为两部分：一是诱导活动期病情缓解，二是尽可能维持长久的缓解期。

活动期的主要治疗药物包括氨基水杨酸制剂、糖皮质激素及生物制剂。仅有轻度腹痛、腹泻次数及大便出血量不多的轻症患者，可以使用氨基水杨酸。腹泻次数及出血量较多、伴全身症状或其他并发症的患者，通常需要联用糖皮质激素来控制病情。生物制剂是目前治疗炎症性肠病的一大类药物，能够拮抗全身或肠道炎症因子，为病情严重、反复发作、合并严重并发症，以及应用其他传统治疗方法效果不佳或不能耐受的患者带来了更多治疗选择。此外，目前新兴的小分子药物也可能给这些难治性患者带来治疗的曙光。经过一段时间的治疗后，大部分患者的症状消失、肠道病变缓解，疾病从活动期转为缓解期。缓解期治疗的目的是抑制炎症，防止疾病复发、活动。维持缓解的药物有氨基水杨酸和生物制剂；由于激素长期应用存在副作用，故使用激素的患者需要换用免疫抑制剂。

随着医疗技术的发展，除药物治疗外，一些新兴的治疗方法也不断涌现，为炎症性肠病患者提供了多元化的治疗选择。比如：粪菌移植技术将健康人的肠道菌群移植到炎症性肠病患者肠道内，通过重建肠道菌群，达到治疗目的；选择性白细胞吸附疗法通过降低患者血液中活化的白细胞（粒细胞和单核细胞），以发挥抗炎作用；等等。

多学科团队，为患者"保驾护航"

炎症性肠病的病变不仅在肠道，还涉及全身其他器官，有多种并发症，且在诊断过程中，必须排除感染性、肿瘤性、血管性等疾病，需要多学科诊疗团队为患者提供诊断、治疗、康复等全方位、一体化的诊治方案。除消化内科医生需要全程参与外，对于肠梗阻、穿孔、癌变等并发症，需要胃肠外科医生进行诊断和干预；对于营养不良等问题，需要营养科医生进行营养评估和指导；对于存在焦虑、抑郁等情绪的患者，需要心理科医生提供心理疏导；放射科、检验科、病理科医生，则为疾病诊断和并发症评估提供保障。**PM**

肠道竟然会 "酿酒"

嘉兴学院附属医院消化内科　王晓晗
上海交通大学医学院附属仁济医院消化内科主任医师　范竹萍

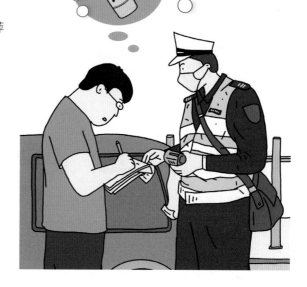

网络短剧《当人心遇上仁心》中，有一集讲述了一个被误会为酒驾的故事。驾驶者百般解释自己没有喝酒，却没人相信，后经细心的慧慧周医生"抽丝剥茧"，发现他是患了"自动酿酒综合征"。肠道真的会"酿酒"吗？这种病是怎么发生的？

消化过程可产生微量酒精

人体正常的消化过程可产生微量内源性乙醇（俗称"酒精"）。在高碳水化合物饮食后，内源性乙醇的产生量可能更高，少数人会出现自动酿酒综合征，尤其是糖尿病、肝硬化、肥胖症和克罗恩病等患者。

自动酿酒综合征（ABS）也被称为肠道发酵综合征，是一种很少见的疾病。患者肠道中的真菌将摄入的碳水化合物通过发酵产生乙醇，从而引起类似醉酒的症状。

肠道微生物改变是诱因

自动酿酒综合征可由多种病因造成，在患者的肠道分泌物和粪便中可以检测到将碳水化合物转化为内源性乙醇的念珠菌和酿酒酵母（也称"啤酒酵母"）。当患者的肠道微生物数量发生改变时，可能发生这种少见的疾病。例如：使用抗生素导致肠道酵母菌过度生长，在饮食或工作环境中接触酵母使肠道酵母菌数量增多，腹部手术后肠道结构或功能紊乱为致病微生物的异常增殖提供有利环境，等等。此外，患者肝脏中负责乙醇代谢的酶活性降低时，也可能出现自动酿酒综合征。

"碳水"试验有助诊断

如何判断是否罹患自动酿酒综合征呢？可以通过碳水化合物激发试验来评估，该试验需要检测患者的基线乙醇水平。禁食8~12小时后，第二天早上口服碳水化合物或200克葡萄糖，然后依次间隔2、4、8、16和24小时后通过呼气测试仪或血液检测乙醇含量。

如果乙醇水平在最初几个时段内升高，可提前中止该测试；如果前几次测试为阴性，则继续后几个时段的检测，因为某些真菌可能需要更长时间后才能将碳水化合物转化为乙醇。在确认患者没有饮酒的前提下，如检测出异常量乙醇，则可明确诊断该病。

少吃"碳水"防醉酒

内源性乙醇水平升高与外源性（如饮酒）具有相同的毒性表现。自动酿酒综合征患者摄入高碳水化合物膳食可能导致酒精中毒症状，因此，患者确诊后应调整饮食结构，采取高蛋白质、低碳水化合物饮食，以降低发病风险。**PM**

膝骨关节炎是一种慢性退行性关节疾病，民间多称其为"骨刺""关节炎""骨质增生"等。长期以来，由于人们对这种疾病缺乏正确认识，普遍以"道听途说"的方法进行"治疗"，导致病情得不到良好控制，疗效不理想。实际上，唯有正确认识骨关节炎的病变基础，在病程的各个阶段采取相应的阶梯化干预和治疗方法，方能减轻症状、控制病情，提高患者的生活质量。

"阶梯"治疗，解膝骨关节炎之"痛"

上海交通大学医学院附属第一人民医院关节外科 桑伟林 马金忠（主任医师）

关节病变，骨关节炎发生

虽然人体各部位关节的形状和活动度各不相同，但它们的基本结构是一样的，都由关节软骨、关节囊和关节腔三部分组成。

关节软骨是覆盖在骨面上的一层光滑而富有弹性的透明软骨，其下方紧紧附着骨质上，上方朝向关节面。由于关节软骨富有弹性，当关节承受压力时，其可有少许变形，能起到缓冲作用，保护软骨下的骨不受破坏。在关节骨面的四周包裹着一层膜，称为关节囊。关节囊上附着韧带和肌腱，以加强其阻抗能力。关节腔为滑膜与关节面围成的腔隙，腔内为负压，且有少量滑液，对维持关节的稳定性有一定作用。

当这三个结构发生病变，如关节软骨磨损、退变，关节滑膜发生炎症反应，关节囊挛缩，关节腔肿胀、积液等，骨关节炎就发生了。

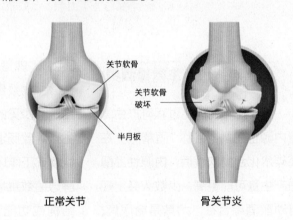

关节软骨

关节软骨破坏

半月板

正常关节　　　　骨关节炎

确切病因未明，多种因素诱发

膝骨关节炎是一种非常古老的疾病，其确切病因目前仍不十分清楚，可能与年龄、性别、职业、种族、肥胖、遗传和过度运动等因素有关。

❶ **年龄** 膝骨关节炎的发病率随年龄增长而增高，但近年来的研究发现，其发病年龄有年轻化的趋势。

❷ **性别** 女性膝骨关节炎的发病率明显高于男性，绝经后女性的发病率更高，提示其发生可能与激素水平的差异有关。

❸ **地域** 膝骨关节炎在不同地域、种族间的发病率存在差异，这可能与不同的生活习惯和生活环境

有关。

❹ **肥胖** 研究发现，BMI（体质指数）为 $25\sim28$ 千克/米^2（超重）的人群出现膝骨关节炎首发症状的年龄比一般人群提早 4.5 年，BMI > 32 千克/米^2（重度肥胖）的人群出现膝骨关节炎首发症状的年龄比一般人群提早约 9.3 年。

❺ **关节创伤和过度使用** 关节遭受创伤、过度使用导致关节劳损等，会加速关节软骨的磨损和退变。

❻ **遗传** 研究发现，膝骨关节炎在白种人中最常见；患有膝骨关节炎的妇女，其姐妹、子代发生膝骨关节炎的风险增加。

"关节僵硬"，易被忽视的早期症状

膝骨关节炎的主要症状为关节疼痛、僵硬、肿胀、关节弹响、活动受限等。早期以关节僵硬为主要表现，患者早晨起床或久坐起立时，常有膝关节僵硬、疼痛，活动后症状可减轻或消失。随着病情进展，症状可慢慢加重，出现关节疼痛、变形、肿大，以及活动障碍。

阶梯治疗，"一人一方案"

膝骨关节炎的总体治疗原则是：在病程的不同阶段，采取个体化、阶梯式的治疗方案，非药物治疗与药物治疗相结合，保守治疗与手术治疗相结合，并非只有"换关节"一条路。

1 第一阶段：非药物治疗

对初次就诊且症状不重的膝骨关节炎患者而言，非药物治疗是首选方法，目的是减轻疼痛、改善功能。具体措施包括：

● 减少不合理的运动，避免长时间跑、跳、蹲，减少或避免爬楼梯；肥胖者应减肥；适当进行有氧锻炼（如游泳、骑自行车等），加强关节功能训练（膝关节在非负重状态下进行屈伸活动）和肌力训练。

● 物理治疗：如热疗、水疗、针灸、按摩、牵引、经皮电刺激等，以促进局部血液循环，减轻炎症反应。

● 行动支持：减少受累关节负重，必要时可使用手杖、拐杖、助行器等。

● 改变负重力线：合并足内翻或外翻畸形者，可在医生指导下选用相应的矫形支具或矫形鞋，以平衡各关节面的负荷。

2 第二阶段：药物治疗

非药物治疗无效或膝关节疼痛明显者，可在医生指导下根据关节疼痛情况选择药物治疗。

● 局部外用药：如外用含非甾体抗炎药的乳胶剂、膏剂、贴剂等。局部用药可有效缓解轻、中度关节疼痛，不良反应轻微。

● 口服镇痛药：局部用药疗效不佳的中重度疼痛患者，可在医生指导下使用口服镇痛药。

● 关节腔注射：若口服药物后疗效不明显，可采用关节腔内注射透明质酸钠等黏弹性补充剂进行治疗，以起到润滑关节、减轻症状的作用。

此外，口服软骨保护剂，如软骨素、氨基葡萄糖等，也可在一定程度上改善症状。

3 第三阶段：修复性手术

药物治疗效果不理想者，往往需要外科手术干预，目的是进一步协助诊断，减轻或消除疼痛，矫正畸形，防止关节破坏进一步加重，改善关节功能。修复性手术治疗包括关节镜手术、单髁置换手术和胫骨高位截骨等。

关节内存在游离体，部分软骨剥脱伴半月板或盂唇撕裂者，可通过关节镜微创手术取出游离体，修复半月板或盂唇。

局限于膝关节一个间室的病变，可采用保留膝关节的单髁表面置换术进行治疗。

胫骨高位截骨术通过矫正膝关节轴线、增加关节的稳定性，以改善膝关节功能。该术式保留了膝关节，手术操作简单、创伤较小，患者术后制动时间短，可早期进行膝关节功能锻炼。

4 第四阶段：人工关节置换术

人工关节置换术是治疗骨关节炎的"终极武器"。随着微创外科技术的发展，人工关节置换术已经可以采用微创技术进行，不仅大大减轻了患者的痛苦，也加快了术后康复的速度。

值得一提的是，部分重度膝骨关节炎患者由于害怕疼痛或担心即便做了手术也无法治愈而拒绝手术治疗，宁愿忍受疼痛的折磨。实际上，关节置换手术已越来越趋向"微创化"，术后疼痛已大大减轻，术后康复也越来越快，部分患者甚至可以做到"当天手术、当天出院"。反之，"忍痛"时间越长，炎症反应对关节软骨的破坏越大，病情越来越重，手术难度会增加，疗效也会大打折扣。PM

"医生，我很怕痛，手术后可以用镇痛泵吗？""听说用了镇痛泵以后很不舒服，会呕吐，还会影响术后恢复，是真的吗？""镇痛泵到底该不该用呢？"麻醉医生进行术前访视时，经常会遇到患者提出这样的问题。那么，手术后是否有必要选择镇痛治疗呢？要回答这个问题，不妨先了解一下大家所说的"镇痛泵"里到底装的是什么药？

巧用镇痛泵，对术后疼痛说"不"

上海交通大学医学院附属国际和平妇幼保健院麻醉科 马 瑞 王坚伟（副主任医师）

"镇痛泵"里有什么

目前临床常用的镇痛泵里包含的药物一般为阿片类药物和非甾体抗炎药。阿片类药物由人们较为熟悉的吗啡"迭代"而来，这类药物可以止痛，但也有呼吸抑制、恶心、呕吐、瘙痒等副作用。非甾体抗炎药是目前使用非常广泛的解热镇痛药，人们较为熟悉的布洛芬、对乙酰氨基酚等均属于此类。这类药物对呼吸的影响较小，镇痛效果较阿片类药物弱，一般作为辅助类麻醉镇痛药，近年来亦作为多模式镇痛方案的一个组成部分被广泛应用。

通常，麻醉医生会根据患者的年龄、全身状况、手术部位和术后疼痛程度等，选择不同镇痛效果的麻醉药物，并尽量采用个体化的镇痛方案。

除静脉使用的镇痛泵外，还有一种局麻类的镇痛泵。比如：剖宫产后，麻醉医生可将镇痛泵连接在产妇"背后"的那根小管子上，里面装的是局麻类药物，只需要低剂量即可阻断痛觉神经传导，发挥镇痛作用。

当然，由于连接镇痛泵的管子是留置在产妇椎管内的，故这种镇痛方式对术后护理的要求较高，使用时间也较短。

术后"强忍"疼痛，弊大于利

在胸外科、普外科病房，患者一般都会选择术后镇痛，因为这类手术创伤较大，术后疼痛较为剧烈。而在妇产科，除部分剖宫产患者要求使用镇痛泵外，很多进行妇科微创手术的患者宁愿强忍疼痛，也不愿意选择术后镇痛。究其原因，可能有两种：一是担心镇痛药对健康不利，不愿意使用镇痛泵；二是觉得微创手术创伤小，术后疼痛可能不那么剧烈，没必要使用镇痛泵。殊不知，手术创伤并不仅仅是身体表面的"刀口"，更多的创伤其实隐藏在身体内部的病灶部位。比如：妇科微创手术往往只有 1~2 个钥匙孔大小的"刀口"，但手术过程中需要用二氧化碳把腹腔撑起来，以便医生进行操作；在用器械切除"坏组织"的过程中，

答疑解惑

❶ 问：镇痛泵该如何正确使用？

答：手术结束后，麻醉医生会帮患者安装并启动镇痛泵，患者无须自己操作。通常，术后镇痛在手术结束后即启动，而不是等患者感觉痛了再启动。因为手术刚结束时，术中的镇痛药还在发挥作用，但药效开始慢慢消退，启动镇痛泵能很好地衔接。此外，镇痛泵还有一个补充加药装置，患者可根据疼痛程度额外补充药量，按一下，机器就会按照麻醉医生设置的剂量给患者加药。当然，麻醉医生会对补充剂量设置安全范围，超出安全剂量后，即使患者再按，机器也不会有反应。因此，患者不必为镇痛药过量而担忧。

出血在所难免，医生需要用线缝扎或用电刀烧灼止血。术后，这些被"触碰"的部位会经历一个水肿、结痂、愈合的过程。有些患者在术后还需要使用一些促进子宫收缩的药物，这些药物也会加重疼痛。实际上，不少妇科手术的术后疼痛评分也要达到8～10分（最高10分），等全麻药的镇痛效果消失后，剧烈的疼痛往往会令患者难以忍受。

此外，手术创伤会令机体产生应激反应，促使多种炎症因子释放，长时间的炎症反应会导致伤口愈合延迟。而术后剧烈的疼痛亦会使患者不愿意或无力坐起，不仅影响术后呼吸功能的恢复，还会影响排气和进食，不利于术后尽快康复。

适时止痛，促进康复

术后使用镇痛药，可使患者的疼痛明显减轻，夜间睡眠质量明显提高。对合并高血压、冠心病的老年患者而言，减轻术后疼痛可显著减少因疼痛诱发血压升高、心脏病发作等情况。妇科术后患者尽早下床活动有助于预防下肢深静脉血栓，腹腔镜术后患者尽早下床活动可减少腹腔脏器粘连，但若没有术后镇痛的支持，患者一般很难坚持正常活动。

值得一提的是，阿片类药物除镇痛作用外，还有调节血管生成、减轻机体炎症反应、促进伤口愈合的作用。非甾体抗炎药的主要作用机制是抑制环氧化酶和前列腺素的合成，可以发挥抗无菌性炎症的作用；在术后早期使用，不仅有抗痛觉过敏的作用，还可减

❷ 问：镇痛药用多了会成瘾吗？

答：术后使用的镇痛药物包含阿片类药物和非甾体抗炎药。长期使用阿片类药物有成瘾性，但将其用于术后镇痛时的剂量小、使用时间短，不会成瘾；至于非甾体抗炎药，一般没有成瘾性，短期使用更不必担心。

少炎症细胞，促进胶原纤维沉积，有利于伤口愈合。

近年来已有研究表明，围术期镇痛可大大减轻患者术后的应激反应，促使伤口更快、更好地愈合。由于单一用药往往效果欠佳且术后不良反应较多，故麻醉医生往往采取多模式镇痛方案，以达到增强镇痛疗效、减少镇痛药物使用剂量、降低不良反应发生率的目的。

术后镇痛，并非人人必备

既然术后镇痛这么好，那是不是必须使用？甚至有患者说，最好多用几个镇痛泵，这实在让麻醉医生啼笑皆非。

术后到底要不要选择镇痛治疗？一般地说，如果手术创伤较小，手术操作对身体的损伤较轻，或者手术部位的神经敏感度较低，那么术后是不需要使用镇痛泵的。比如：宫腔镜手术、人流手术等，患者术后感受到的是子宫收缩的不适，并没有明显疼痛。若患者比较怕痛，可在术后4小时遵医嘱口服非甾体抗炎药。

镇痛泵一般使用2天左右。因为多数患者手术部位的水肿状况会在2天内明显好转，疼痛刺激也会明显减轻；同时，镇痛泵留置超过2天，护理难度和感染风险会有所增加。

出现不适，及时停用

如果患者使用镇痛泵后出现明显恶心、呕吐、瘙痒等不适症状，可告知医生，及时停用镇痛泵，改用其他镇痛方式或药物。通常，不适症状在停药两三小时后可自行缓解。

女性、腹腔镜术后患者使用镇痛泵更容易出现恶心、呕吐等不适症状。若曾因使用镇痛泵而出现过恶心、呕吐等症状者，再次出现此类症状的概率也是增加的，患者应在术前访视时告知麻醉医生，以便麻醉医生进行评估，确定是否适合术后镇痛、宜采用何种方式进行术后镇痛。**PM**

胃是人体重要的消化系统器官，上连食管，下续十二指肠，具有分泌胃酸、消化食物等功能。胃壁由外而内分为浆膜层、肌层、黏膜下层和黏膜层。医生常通过胃镜检查患者的胃内情况，观察内容之一便是胃黏膜的颜色。当胃内发生病变时，胃黏膜、胃液甚至胃内容物的颜色，也会相应改变。

如果胃病有颜色

扫描二维码，立即收听

上海交通大学医学院附属新华医院消化内科副主任医师　丁雯瑾

胃黏膜"底色"：红红白白

❶ 淡粉

由于胃黏膜有大量血管，所以正常情况下，胃黏膜呈淡粉色。

❸ 红白相间，以白为主

萎缩性胃炎患者可见胃黏膜颜色变淡，黏膜下血管透见，黏膜皱襞细小甚至消失，胃黏膜呈"红白相间、以白为主"。合并慢性浅表性胃炎时，可见黏膜充血、红斑、附着黏液，反光增强。患者应多样化饮食，多吃新鲜蔬菜和水果，避免腌制、熏烤食物。

❷ 红白相间，以红为主

慢性胃炎患者可见胃黏膜水肿伴充血，胃黏膜呈"红白相间、以红为主"。这类患者常有幽门螺杆菌（Hp）感染，可进行根除治疗。若烟酒刺激、幽门螺杆菌等影响因素持续作用，胃黏膜表面反复受损，久而久之会导致胃分泌腺体萎缩，形成萎缩性胃炎。患者应合理饮食，避免食用冰冷、辛辣刺激食物，调整心态与情绪，有利于恢复。

❹ 苍白

中度及以上贫血患者可出现胃黏膜苍白，应明确贫血原因并进行针对性治疗。

此外，胃黏膜的血流量减少，也会出现苍白样改变，类似于皮肤受压后出现的苍白色。这类患者应减少外部因素（如饮食）对胃黏膜的刺激作用，可使用胃黏膜保护剂促进病变康复。

胃内"浮色"：红黄蓝绿

❶ 暗红或鲜红

当胃镜下见到暗红或鲜红色液体，以及血痂时，往往提示有上消化道出血，且有可能存在活动性出血。上消化道出血的临床症状为呕血和黑便；如果有活动性出血，可出现血便；如果短时间内失血量大，患者会出现

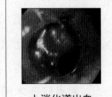
上消化道出血

休克。常见病因有消化性溃疡伴出血、急性胃黏膜损害、食管胃底静脉曲张、胃癌和胃恒径动脉破裂出血（Dieulafoy病）。

【对策】有活动性出血症状者在明确病因后，应及时进行内镜下止血治疗。

❷ 咖啡色或深褐色

当胃内出血量不大，或血性液体长期积聚于胃内

时，胃镜下可见深褐色、棕褐色液体，有时液体呈咖啡渣样，这是由于血液经胃酸作用形成高铁血红蛋白所致。常见病因有胃溃疡、糜烂出血性胃炎、胃癌等。患者多因反复出现黑便、中上腹痛及腹胀等症状就诊。

【对策】若为糜烂出血性胃炎，可使用修复胃黏膜的药物及抑酸剂；若为胃溃疡伴出血，除按消化性溃疡常规处理外，可酌情使用止血药；若为恶性疾病，须外科干预。

❸ 黄、白苔或污苔

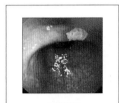
胃溃疡

消化性溃疡表面可覆有黄、白苔或污苔。良性溃疡表面的黄、白苔由坏死组织、黏膜组织及碎裂的组织代谢物等组成：活动期，溃疡基底部呈白色或黄白色厚苔，周围黏膜充血水肿；愈合期，溃疡面会缩小变浅，苔面变薄，四周再生上皮形成的红晕向溃疡围拢，黏膜皱襞向溃疡集中；瘢痕期，溃疡基底部白苔消失，呈现红色瘢痕，最终转变为白色瘢痕。若溃疡呈恶性，表面常凹凸不平，伴污秽苔；部分溃疡深大，底部覆盖褐色或灰白色污秽苔，边缘结节状隆起，无聚合皱襞且缺乏胃蠕动。医生通过胃镜观察溃疡苔面颜色、形态和大小等，可初步判断溃疡的良恶性程度，但病理学检查仍是诊断的金标准。

消化性溃疡患者的典型症状是周期性、规律性疼痛。胃溃疡患者往往表现为"餐后痛"，即餐后 0.5 ～ 1 小时出现腹痛；十二指肠溃疡患者往往表现为"空腹痛"或"饥饿痛"。

【对策】改善生活方式及饮食习惯；可使用质子泵抑制剂（拉唑类）及胃黏膜保护剂；调整非甾体抗炎药或抗凝药的剂量或种类，以减少其对胃黏膜的损伤。

❹ 黄、绿色黏液

若胃镜下见胃腔内有浅黄及黄绿色潴留液，或胃壁上附着黄、绿色黏液，则可能是胆

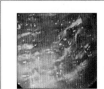
胆汁反流性胃炎

汁反流性胃炎。有时还能在胃镜下见到黄色泡沫状或水流状十二指肠液反流的情形。

【对策】胆汁反流性胃炎患者可使用结合胆盐类药物（如铝碳酸镁等），以缓解胃黏膜损害。

❺ 蓝色或紫蓝色

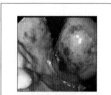
胃底静脉曲张

肝硬化和门脉高压性胃病患者的食管和胃底等部位可见蓝色或紫蓝色曲张静脉。如果静脉曲张处的黏膜表面成蜿蜒屈曲的条索或结节状隆起，提示存在门脉高压；如果曲张静脉表面或黏膜下呈红色（红色征），提示静脉壁变薄，意味着曲张静脉有破裂出血的风险。

【对策】可使用降低门脉高压的药物 β 受体阻滞剂，如心得安（普萘洛尔）、卡维地洛等，以及硝酸异山梨酯类血管扩张剂。有"红色征"者可行内镜下硬化剂、组织胶注射或套扎治疗。

❻ 黄绿色或深褐色固体物

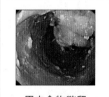
胃内食物潴留

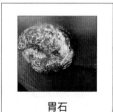
胃石

胃镜下见黄绿色或深褐色食物残渣，多见于胃潴留或胃排空延迟患者。常见病因为消化性溃疡，胃窦部及邻近器官的原发或继发肿瘤压迫、阻塞所致幽门梗阻，等等。若固体物质硬如石头，称为"胃石"，与患者摄入某些食物（如山楂、柿子、黑枣等）或长期吞入毛发、某些矿物质（如碳酸钙、钡剂、铋剂等），在胃内凝结形成较硬的块状异物有关。

【对策】胃潴留者若是溃疡性疾病导致的水肿型梗阻，治疗方法同消化性溃疡；若是胃或其周围器官的新生物压迫所致，需要外科协助诊治。胃石患者如无溃疡，可尝试饮用可乐；形成时间较长、硬度较大的胃石，须在内镜下辅助碎石。**PM**

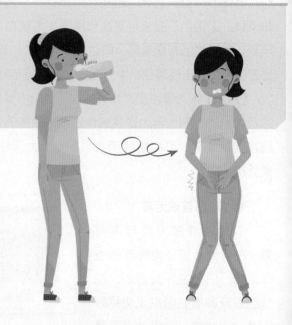

　　多喝水有益健康，孙小姐在办公室备了个网红"吨吨桶"（大容量水杯），每天要喝2升水。但是她每次喝完水不到10分钟就想小便，导致上班时间频繁上厕所。孙小姐很纳闷：是自己的肾功能不好了吗？

喝完水就想排尿，是肾功能不好吗？

海军军医大学附属公利医院泌尿外科主任医师　　吕坚伟

一杯水在体内的"旅程"

　　水通过口腔被吞咽进入人体后，经过食管进入胃，在胃里几乎不被吸收，会很快进入小肠，被吸收进入血浆；然后经过漫长的"旅途"，血浆中的水分和小分子溶质由"血液过滤器"——肾小球滤过进入肾小管，成为原尿；肾小管将原尿中的营养物质、大部分水和矿物质被重新吸收回血液，余下的"废弃物"成为终尿，通过输尿管进入膀胱。

　　当膀胱内的尿液积累到一定量时，膀胱壁产生膨胀刺激信号，通过神经传到大脑而产生尿意。大脑发出"排尿"命令，使膀胱收缩，尿道括约肌松弛，就像水龙头阀门打开，尿液便排出体外。

　　从水变成尿的时间其实很短，身体素质好的人最快可能只需5～6分钟。但因气候、温度、活动量、是否缺水、膀胱储存量等诸多因素影响，产生尿意的时间长短不一。正常成年人膀胱容量为350～500毫升，女性膀胱容量一般小于男性。通常情况下，膀胱中储存的尿液超过100毫升时会产生尿意，喝水后30～45分钟产生尿意都是正常的。

尿频大多与肾无关

　　有的人喝下水后没多久就产生尿意，很多人会调侃：这是肾虚。事实真的如此吗？肾虚是中医用语，中医所指的肾脏与解剖学意义上的肾脏并不等同，所以不能把"肾虚"等同于肾功能损伤。其实，大多数尿频都与肾无关。

　　那么，有些人或有时候很快产生尿意，究竟是怎么回事呢？

　　气候、运动、饮水量、膀胱容量、括约肌功能、焦虑情绪等因素都会影响尿意产生的时间。此外，膀胱过度活动症、膀胱和尿道器质性疾病、内科代谢性疾病等病理因素也会导致尿频。尿频者如果尿常规检查发现尿蛋白偏高，就需要进一步排查肾脏疾病、是否存在肾功能损伤。

有些尿频是正常现象

单纯尿频往往是生理性的，每次尿量不少，无尿急、尿痛等其他症状，诱因停止后就能恢复，不需要特别治疗，对身体没有伤害。常见以下原因：

1 喝水习惯

喝水太快、太多，尿液排出的速度就会加快；茶水、咖啡、酒精和含糖量高的饮料等都有利尿作用；大量进食西瓜等含水、钾量高的水果和蔬菜后，也会出现尿频。

此外，平时不爱喝水的人偶尔喝点水，会很快产生尿意。因为他们的膀胱已适应缺水环境，当尿液流入时，膀胱受到刺激便快速产生尿意。他们即使每次喝水量并不多，也会出现频繁上厕所的情况。

2 膀胱储尿量少

天生膀胱就比较小，存储的尿液容量也就比较少。怀孕时子宫增大会压迫膀胱，也会导致膀胱容量变小，因此尿频是孕期常见现象。

3 膀胱肌肉松弛

膀胱括约肌就像人体水龙头，如果括约肌松弛，即使是少量尿液也会加重肌肉负担，使其不断向大脑发出信号，从而产生尿意。孕妇、产妇的盆腔底部肌肉受压迫甚至撕裂，老年人肌肉弹性和力量减弱，更易出现膀胱括约肌松弛，难以控制尿意，一喝水就想上厕所，甚至发生尿失禁。

4 精神心理因素

当精神处于紧绷状态时，血液循环加快，体内激素水平发生变化，会引起内分泌失调，导致抗利尿激素减少，容易引起尿频。

5 寒冷环境

寒冷环境下，机体为保持恒定的体温，减少热量散发，皮肤开始收缩，出汗量减少；膀胱受寒冷刺激会自动收缩，蓄尿能力下降，排尿次数随之增加。特别是饮用冰水后，产生尿意的速度会加快。

伴随其他症状须排查

病理性尿频指在正常饮水情况下排尿次数增加，总尿量不增加，常伴尿急、尿痛等症状。出现以下这些症状时，应及时就医检查。

● **多尿性尿频** 表现为排尿次数增多，每次尿量不少，全天总尿量增多（通常饮水量增加）。可见于糖尿病、尿崩症、精神性多饮和急性肾衰竭的多尿期等。

● **炎症性尿频** 表现为排尿次数增多，每次尿量少，多伴尿急、尿痛。可见于膀胱炎、尿道炎、前列腺炎和尿道旁腺炎等。

● **神经性尿频** 表现为排尿次数增多，每次尿量少，不伴尿急、尿痛。可见于中枢及周围神经病变，如癔症、神经源性膀胱等。

● **膀胱容量减少性尿频** 表现为持续性尿频，每次尿量少。可见于肿瘤等疾病，药物治疗难以缓解。**PM**

专家提醒

适量喝水不憋尿

喝水过多、频繁上厕所会给生活和工作带来不便。因此，喝水应遵循少量多次的原则，每次150毫升左右，每日饮水量以1500毫升为宜；少喝咖啡、浓茶、含糖量高及含酒精的饮料。最佳排尿次数是白天4~7次，晚上0~1次，夜晚尿频者睡前2小时不宜饮水。有些尿频者试图通过憋尿来改善尿控功能，这会增加泌尿系感染风险，且会加重膀胱负担，容易造成尿潴留、肾积水等。确实存在肌肉松弛者，可通过盆底肌训练加以改善。

甲沟炎是一种累及指（趾）甲周围皮肤皱襞的炎症，表现为急性或慢性化脓性甲周组织感染。当形成慢性感染时，甲沟化脓、渗出，并出现炎症肉芽肿，严重时可导致脓性指（趾）头炎或骨髓炎。

各年龄人群均可发生甲沟炎，以青少年居多。尤其是拇趾甲沟炎，发作时可严重影响患者的行走和生活。正所谓："十个兄弟鞋里藏，跋山涉水本领强。老大突然闹内卷，一瘸一拐真难防。"

趾甲"闹内卷"，甲沟炎来扰

复旦大学附属中山医院整形外科　邢书亮　亓发芝（教授）
绘图　邢书亮

拇趾甲沟炎，难以言说的痛

甲沟炎是怎么发生的呢？说来话长，不妨先看看指（趾）甲的结构。

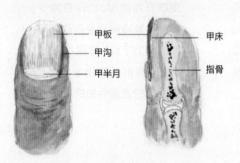

指（趾）端结构

指（趾）甲由甲板、甲床和周围皮肤组成。甲板，即通常所说的指（趾）甲，由透明坚韧的角质组成，健康的甲板是光滑、透明的。甲床，即甲板下的薄层组织。甲床的近端为甲母质，它是负责指（趾）甲生长的源头，起自角质层边缘近端约8毫米，至甲半月远端边

缘处。该处若发生损伤，指甲不能正常生长。甲沟，即甲板与两侧皮肤皱褶相接处，呈沟状。

按病程缓急，甲沟炎可分为两种类型：①急性甲沟炎，常发生在受伤或甲沟皮肤破溃后，特征表现为急性化脓性感染，疼痛剧烈，局部皮温升高。②慢性甲沟炎，因甲沟炎反复发作，或因局部接触水、刺激物和过敏物质而引起皮炎，继发细菌感染。临床特征是近端甲皱襞及甲沟的慢性炎症，表现为痛性红斑、水肿，甲床损伤导致甲板表面异常，常合并真菌感染（灰趾甲），甲沟出现炎性肉芽肿，迁延不愈。按病情发展阶段，甲沟炎一般分为4期：1期为红肿期，2期为炎症期，3期为肉芽形成期，4期为慢性嵌甲型甲沟炎形成期。嵌甲是导致拇趾甲沟炎的常见原因，按嵌甲程度，可分为轻、中、重度（如右图）。

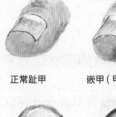

正常趾甲　　　嵌甲（甲沟红肿）

正常　　　　　轻度

中度　　　　　重度

嵌甲是导致甲沟炎的常见原因

甲沟炎发作，原因不少

❶ **嵌甲**　正常的甲板是矩形瓦片状，甲沟处甲板与甲床及皮肤紧密贴合。若甲板边缘内卷，嵌入甲沟，甚至刺破皮肤，就易因细菌滋生而引发感染。

❷ **修剪趾甲不当**　趾甲剪得太短、过深，甲缘嵌入甲沟软组织，使甲缘不能沿甲沟方向向前生长或在外力作用下刺破皮肤，可造成甲沟感染。有些人喜欢去修脚店修脚，若修脚器械消毒不彻底、修脚时损伤了甲沟或甲床，也容易导致甲沟炎。此外，已经有甲沟炎者，不宜

再泡脚，以免加重感染。

❸ 穿不合适的鞋　经常穿尖头皮鞋者，因鞋头空间太小，会挤压足趾的软组织，时间久了会导致嵌甲；青少年喜欢运动，足部易出汗，若鞋子尺码不合适、不透气，也易导致细菌滋生，从而诱发甲沟炎。

❹ 机械损伤　碰撞、踩伤、重物砸伤、挤压伤、踢伤等，可使足趾发生破损，进而引发感染。

❺ 体重超标或肥胖　超重者足部承受压力过大，趾甲长时间受压，易形成嵌甲。

❻ 真菌感染　真菌感染后形成灰指（趾）甲，甲板变厚、畸形，易引起甲沟炎。

❼ 足或趾甲畸形　拇外翻患者走路时，拇趾外侧甲沟处反复受第二足趾挤压，易导致嵌甲；拇趾远节肥大、甲沟较深、趾腹较宽的三角形趾型，即俗称的"肉包趾甲"，也易发生甲沟炎，这类趾型有一定的家族遗传性。

难治性甲沟炎，甲沟重建可"绝后患"

甲沟炎的治疗方法包括保守治疗和手术治疗。前者主要适用于1期和2期甲沟炎，如浸泡法及湿敷法、抗感染治疗、中医中药治疗、引流和局部减压消肿等。后者主要包括拔甲术、甲床部分切除术、甲沟重建术等。

拔甲术是治疗甲沟炎最常用的有创方法，操作简单，可以及时解除趾甲对组织的压迫，避免感染扩散，但创面较大，新生甲板生长缓慢，长出的新甲容易发生畸形，复发率高。尤其是难治性甲沟炎，复发率高达92%。

相比单纯拔甲术，拔甲+部分甲床清除法的创伤较小，患者易于接受，但也易复发。

甲床部分切除+趾侧或趾前梭形切皮整形术适用于难治性甲沟炎，可使甲缘组织变薄，趾缘的厚度及高度降低，避免甲缘对残甲的挤压。但手术较复杂，且未解决嵌甲的根本原因。

甲沟重建术是将嵌甲部分、甲沟炎性组织及对应的甲基质彻底切除，利用整形外科修复技术重塑新的甲沟。这种手术可以改变病变甲沟的解剖关系，彻底消除甲板边缘内卷的原因，有效降低甲沟炎的复发率，疗效确切，术后拇趾外形恢复好。 PM

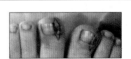

双足拇趾甲沟炎

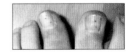

甲沟重建术后1月

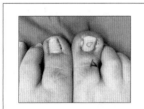

双足拇趾甲沟炎（左拇趾术后半年、右拇趾准备手术）

特别提醒

指（趾）甲的日常护理对预防甲沟炎非常重要，平时应穿着大小合适、透气的鞋子，不要随意拔除甲沟处的肉刺。正确的剪指（趾）甲方式是预防甲沟炎的有效方法：剪指（趾）甲时，应先中间、后两边，最好使指甲露出1毫米左右的小白边；剪指（趾）甲时，要有一个"安全"的形状，尤其要注意不能向甲沟内修剪；剪完指（趾）甲后，用指甲锉将尖锐的边角磨光；当指（趾）甲有肿痛不适时，应尽快去专业医疗机构就诊，不要去路边修脚店处理。

上海市健康科普人才能力提升科普英才专项资助（项目编号：JKKPYC-2022-02）

近年来，恶性肿瘤靶向疗法和免疫疗法的广泛应用，改善了不少患者的预后。同时，个体化精准治疗也使肿瘤基因检测的需求不断增加。基因检测可以从人体肿瘤组织细胞或血液等体液样本中，同时检测成千上万个基因位点，寻找肿瘤的易感基因，指导临床治疗。其中，肿瘤组织细胞需要通过手术或穿刺活检取材，而外周血标本取样方便，可以根据诊治需要随时采集。很多人并不知道，外周血可以进行肿瘤基因检测，更不了解外周血肿瘤基因检测与组织活检的区别。本文将为您揭开"肿瘤液体活检"的神秘面纱。

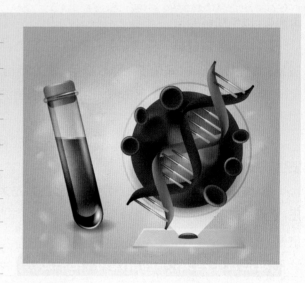

带你 认识 "肿瘤液体活检"

上海交通大学医学院附属新华医院检验科副主任医师　周韵娴

什么是肿瘤液体活检

随着肿瘤在人体内的生长，细胞碎片会断裂并在血液中循环。液体活检通过血液等体液识别这些碎片，对肿瘤进行诊断。液体活检的"三驾马车"包括：

❶ 循环肿瘤细胞（CTC） 是肿瘤组织脱落下来的癌细胞，在患者的血液循环中迁移。

❷ 循环肿瘤 DNA（ctDNA） 是血液循环中肿瘤细胞释放的 DNA 片段，包含控制肿瘤细胞行为的遗传密码或指令。

❸ 细胞外囊泡（EV） 是血液循环中的细胞膜结合囊泡，可以携带蛋白质，运送 RNA，在肿瘤细胞间的物质和信息转导中起重要作用。

目前，ctDNA 临床应用最广泛，可以提供患有肿瘤的证据和有关肿瘤的遗传信息，有助于诊断和制订精准治疗方案。

肿瘤液体活检与组织活检有何不同

在组织活检中，医生通过手术切除或病理穿刺取出组织样本，经过一系列处理后在显微镜下观察，以确定它们是否癌变。液体活检不直接检测肿瘤组织，而是通过采集外周血，检测肿瘤细胞和肿瘤 DNA，以确定肿瘤是否存在。

目前，组织活检仍然是肿瘤诊断的"金标准"。相比组织活检，液体活检最显而易见的优势是微创、方便采样，患者痛苦小，接受程度更高。医生可以根据诊疗需要反复多次进行检测，真正意义上实现对肿瘤复发、疗效等的动态监测。处于肿瘤晚期、无法进行手术的患者也可以通过采集外周血进行液体活检。

哪些患者适合进行液体活检

❶ 需要辅助肿瘤早期筛查的患者

肿瘤早期，由于肿瘤负荷很低，影像学检查可能发现不了明确病灶，无法定位、进行穿刺活检，此时液体活检可以作为辅助筛查的手段。比如，Septin9基因甲基化检测可以作为肠镜检查的补充，对结直肠癌进行早期初筛。

❷ 没有肿瘤组织样本或样本不足、需要肿瘤靶向治疗的患者

非小细胞肺癌、结直肠癌、乳腺癌、肝癌等患者，在没有肿瘤组织样本或肿瘤组织样本不足的情况下，可通过液体活检进行驱动基因检测，以筛选出适用的靶向治疗药物。

❸ 需要进行免疫治疗的患者

免疫治疗常用于晚期肿瘤患者，这些患者有时无法进行组织突变负荷检测，包括肺癌、乳腺癌、肾癌、黑色素瘤等肿瘤患者，通过液体活检有助于判断PD-1抗体等免疫检查点抑制剂治疗是否有效。

❹ 需要进行耐药监测的靶向治疗患者

在靶向治疗过程中，需要监测是否存在耐药的问题，液体活检的微创和可动态监测的特点使其成为良好的耐药监测方法。比如：非小细胞肺癌患者使用针对表皮生长因子受体（EGFR）基因突变敏感的酪氨酸激酶抑制剂治疗后，常出现EGFR基因T790M突变，这是非小细胞肺癌患者经常出现的一种耐药性突变，提示需更换治疗药物。

❺ 需要进行肿瘤复发监测和预后评估的患者

ctDNA检测可用于评估肿瘤残余病灶、肿瘤是否复发，并进行预后判断。

❻ 需要进行遗传性肿瘤基因检测的患者

乳腺癌、卵巢癌、结直肠癌、胃癌等肿瘤的某些亚型具有一定的遗传性。有相关肿瘤家族史者可以通过采集血液、唾液样本提取DNA，检测肿瘤易感基因，评估患遗传性肿瘤的风险。

液体活检具有局限性

目前液体活检面临的最大挑战在于，外周血循环中的肿瘤细胞或DNA的量都极其微小，对检测技术的要求非常高，不同检测方法所能达到的敏感性和特异度也不同。因此，液体活检技术尚不能取代组织活检。

初次诊断肿瘤的患者，在能获得足够组织样本的情况下，应当首先采用组织样本进行肿瘤基因检测；在随后的治疗监测、复发和转移评估、预后判断等过程中，液体活检能发挥重要的补充作用。通常，临床医生根据患者的个体情况，结合组织活检和液体活检，可以进一步提高检测的准确性，实现对患者的精准化诊治。**PM**

延伸阅读

不同阶段，液体活检结果可能不一样

肿瘤细胞在发生转移时，获得了原发灶的细胞所不具有的基因改变，使其更能适应转移灶组织脏器的环境。同时，由于治疗药物的影响，肿瘤治疗前与治疗后也可能发生基因信息改变。因此，液体活检可以检测到肿瘤的原发灶和转移灶、治疗前和治疗后基因信息的不同，这些基因改变恰好给临床医生提供了有价值的肿瘤进展或变化的信号。

很多孩子喜欢边喝水边吃饭，甚至不喝水就吃不下饭。有些家长认为，这样会影响消化，应极力纠正；有些家长则认为，等孩子长大了自然就会改掉这一习惯，没必要干预。在育儿论坛和社群里，关于吃饭时究竟能不能喝水的争论经常上演。

孩子边吃饭边喝水，要不要纠正

上海交通大学医学院附属新华医院发育行为儿童保健科主任医师　盛晓阳

反对观点1：　吃饭时喝水会将胃液冲淡，影响消化。

有研究显示，喝水对胃液的浓度、成分或pH都没有显著影响。也就是说，吃饭时喝几口水还不至于把胃液"稀释"得完全无法消化食物。

反对观点2：　吃饭时喝水会很快将食物从胃中冲入肠道，减少食物在胃部的消化时间。

液体在胃中的排空速度确实会快于固体食物，但如果同时摄入液体和固体食物，固体食物的排空速度并不会受到液体的影响。实际上，固体食物往往难以下咽，需要混合液体成为糊状食物才可以下咽。

反对观点3：　孩子的胃容量本来就小，吃饭时喝水，吃的食物就少了，容易导致营养不良。

水是人体必需的，人体每天所需的水主要来自饮用水，也可来自食物。如果吃饭时喝水量不是很大，不至于影响食物摄入，也不会造成营养不良。

要不要纠正，因年龄、饮食而异

如果孩子喜欢边吃饭边喝水，家长不必一味反对，也不该盲目顺从，而是应根据孩子的年龄、饮食状况进行不同的处理。

● 6月龄内

6月龄内的宝宝最好纯母乳喂养。母乳中的水分高达88%，在满足宝宝营养需求的同时，也能满足其水分需求。因此，不宜给纯母乳喂养的宝宝喂水，因为喂水可能会影响宝宝的喝奶量，从而导致营养不良。婴儿配方奶中也有足量的水分，因而混合喂养和配方奶喂养的宝宝也没必要再喂水。因此，除非有特殊情况，否则6月龄内的宝宝不需要额外喝水。

● 7~24月龄

宝宝满6月龄时需要开始添加辅食。随着辅食黏稠度增加及奶量下降，宝宝需要额外喝水才能获得足够的水分。同时，宝宝的进食能力有限，如果家长准备的辅食过于黏稠，宝宝就需要喝汤、喝水才能下咽。而吃饭时喝水、喝汤过多会使宝宝真正吃下的食物量减少，因而家长需要掌握宝宝的饮水量。当然，辅食也不能过于稀薄，否则满足不了宝宝的营养需求。

● 学龄前期和学龄期

2岁后，孩子可与家人一起吃饭，家长不必再为孩子单独准备食物。孩子的饮食行为在很大程度上通过模仿家人而来，因此家长要做好榜样。对学龄前期和学龄期孩子的饮食安排，应该遵循这样的原则：由家长准备有营养的食物，由孩子决定吃什么、吃多少。孩子吃饭时如果想喝水，家长应尊重其选择。需要提醒的是，家长应只给孩子提供白开水、矿泉水，避免甜饮料，如果喝鲜榨果汁或汤，应注意控制量。**PM**

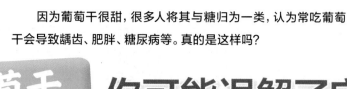

因为葡萄干很甜，很多人将其与糖归为一类，认为常吃葡萄干会导致龋齿、肥胖、糖尿病等。真的是这样吗？

葡萄干，你可能误解了它

东南大学公共卫生学院营养与食品卫生学系教授　王少康

葡萄干由新鲜葡萄经晾晒、风干而成。参照《中国食物成分表》，每100克葡萄干含能量344千卡（约1440千焦）、维生素C 5毫克、钙52毫克、钾995毫克、铁9.1毫克、镁45毫克、硒2.74毫克、膳食纤维1.6克。新鲜葡萄脱水后，大部分水溶性维生素被破坏，但维生素C含量无显著变化，多酚物质有所损失，糖和矿物质含量大大增加（能量和钾含量为新鲜葡萄的6～8倍）。

误解一：

吃葡萄干会导致龋齿

葡萄干因含有大量糖分并具有黏性，以往被认为易造成龋齿。近年来一些研究发现，单独食用葡萄干并不会使口腔中的pH降低到引起牙齿珐琅质溶解的程度。虽然葡萄干含糖量较高，但如果食用时在牙齿表面的停留时间较短，且吃完后及时、正确刷牙，引起龋齿的可能性大大降低。同时，葡萄干中含有多种抗氧化成分，如齐墩果酸等，对造成龋齿的变形链球菌有一定的抑制作用。

误解二：吃葡萄干升血糖很快，容易导致糖尿病

葡萄干虽然吃起来甜，但血糖生成指数（GI）并不高。研究发现，葡萄干属于中GI食物，在不增加总碳水化合物摄入量的前提下，可适量食用葡萄干。

误解三：葡萄干属于"垃圾食品"

葡萄干并不是"垃圾食品"，相反，适量食用葡萄干有很多好处：其铁含量是新鲜葡萄的15倍，还含有多种矿物质、维生素和氨基酸；研究显示，适量吃葡萄干可以降低血液中的胆固醇含量，对预防心血管疾病有一定益处；葡萄干中的黄酮类具有抗氧化作用，可清除体内的自由基，延缓衰老；葡萄干中的膳食纤维和酒石酸，可以促进胃肠蠕动；等等。葡萄干富含多种营养素，适量食用对体虚贫血、神经衰弱和过度疲劳者有一定的补益作用。

吃葡萄干，注意这四点

首先，葡萄干并非人人皆宜食用，因为其含糖量很高，糖尿病患者、肥胖者最好避免食用。

其次，对总想吃点甜味食物的"嗜甜者"而言，葡萄干是比糖果、糕点等更健康的选择，但其作为风味食品，只能充当食谱的点缀，每次吃一小把即可，不应过量。葡萄干搭配白粥、坚果类同食，可以均衡营养，使葡萄干的营养价值得到最大化利用。

第三，如果购买密封包装的葡萄干，且包装上注明"开袋即食"，这种葡萄干一般是经过加工和处理的，可以稍加清洗或直接食用。如果购买散装称重的葡萄干，则需要认真清洗，因为葡萄干表面有许多褶皱，容易藏污纳垢。清洗时，可先用清水或加入少许蔬果清洗剂的清水浸泡一段时间，搓洗干净后晾干食用。

第四，葡萄干虽好，但总体营养价值还是逊色于新鲜葡萄，不能用其替代新鲜水果。**PM**

有关免疫力的话题一直是大众热议的焦点。近段时间，"抗炎饮食""促炎饮食"成了热门词汇。网上有言论称，坚持"抗炎饮食"可预防细菌、病毒等病原体感染，提高人体免疫力，预防炎症发生，而"促炎饮食"会促使人体产生或加重炎症。炎症是怎么回事？饮食与炎症真的有关系吗？

饮食与"炎症"的"恩怨"

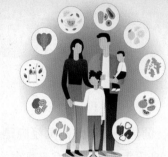

✍ 复旦大学附属华东医院全科医疗科 童依丽
同济大学附属同济医院营养科主任医师 吴萍

炎症分慢性和急性

炎症分为慢性和急性两种。"抗炎饮食"中的"炎"实际上指的是慢性炎症，一般不为人感知和察觉；而大众认知里的感冒、发热、咳嗽等症状大多由急性炎症导致，自身往往能感知到。两者并不是一回事。

炎症是机体自身免疫系统对外界刺激的一种防御反应，适度的炎症反应是机体抵御外界病原体入侵与清除自身坏死组织的一种正常生理反应，因而对人体是有益的。

急性炎症多由外界细菌、病毒等病原体引起，来也匆匆，去也匆匆，当病原体被消灭后，炎症很快就会消退。如果炎症反应一直存在，则会发展成慢性低度炎症，它是机体在特定免疫原的长期、低剂量刺激下，呈现的非特异性、可持续存在的低度炎症状态。

与肺炎、牙龈炎等常见的急性炎症不同，慢性炎症是一种慢性持续损害，是许多慢性疾病的基础，其特征是体内促炎症标志物（如白细胞介素-6、肿瘤坏死因子-α等）浓度升高，从而影响周围组织状态，可能会导致严重的组织、器官（如脂肪组织、肝脏、胰腺、肌肉和大脑等）损伤。研究发现，如果人体长期处于慢性炎症状态中，患肥胖、糖尿病、痛风、心脑血管病、癌症等慢性病的风险会大大增加。由于慢性低度炎症往往没有明显症状，不易被人察觉感知，也不易通过常规体检发现，因此可谓健康的"隐形杀手"。

饮食可影响人体炎症状态

现代研究表明，饮食是参与慢性炎症发生、发展的可调节关键因素之一。美国南卡罗来纳大学在2009年研发出一种计算食物炎症性质的工具，名为"膳食抗炎指数"。它将常见食物从最大程度抗炎到最大程度促炎进行排列，形成常见食物膳食抗炎食谱库，包括各种微量、宏观的营养物质，以及香料、茶等45种食物及营养成分，指导有慢性炎症的人合理饮食，从而起到抗炎作用。膳食抗炎指数被提出后，在世界范围内得到了广泛应用与验证。2020年，一项包括21万参与者、随访时间长达32年的研究表明，人体内慢性炎症状态与心血管的健康状况有关，而促炎或抗炎食物可以加剧或改善慢性炎症状态。2021年，一项综合分析400万人的回顾研究发现，促炎饮食可增加27种慢性病的发生风险和早死风险。可见，促炎或抗炎食物确实和人体慢性低度炎症息息相关。

对急性炎症来说，饮食也是影响其进展或消退的重要因素。研究表明，适量补充优质蛋白质，维生素A、C、D、E，以及铁、锌等营养素，能帮助维持人体正常的免疫功能，有利于急性炎症消退。需要注意的是，过量补充营养素会增加身体负担，抑制免疫功能，甚至造成中毒。

● 全谷物

全谷物指的是未经精细化加工，或虽然经过碾磨、粉碎、压片等处理，但仍保留完整谷粒所具备的麸皮、胚芽、胚乳及其天然营养成分的谷物。全谷物富含膳食纤维，营养密度高，有助于预防心血管病、糖尿病等多种慢性病，《中国居民膳食指南（2022版）》建议成人每天吃全谷物50~150克，推荐十大"中国好谷物"：全麦粉、糙米、燕麦米/片、小米、玉米、高粱米、青稞、荞麦、薏米、藜麦。

● 果蔬

水果和蔬菜富含膳食纤维、维生素C、β胡萝卜素、花青素、番茄红素、多酚等，这些营养素大部分是抗氧化的好帮手，也有助于减轻体内炎症反应。不过，果蔬品种多，营养价值区别大，尽量做到种类多样、合理搭配，才能保障健康。

● 鱼类

鱼类富含优质蛋白质、多不饱和脂肪酸、硒、锌、碘等，尤其是鱼类肝脏的维生素A和维生素D含量丰富。研究发现，摄入适量n-3不饱和脂肪酸有助于改善人体慢性炎症状态。因此，带鱼、海鳗、鲐鱼、三文鱼、大黄花鱼等富含n-3不饱和脂肪酸的海水鱼比淡水鱼营养价值更高。

● 茶

茶叶中含有茶多酚等多种对健康有益的植物活性物质，具有抗氧化、辅助抗炎的作用。经常适量饮淡茶，不仅可补充水分，而且对改善慢性炎症状态有益。

● 部分调味品

生姜、大蒜、辣椒、咖喱、肉桂、迷迭香和百里香等食物含有某些天然抗炎物质，如大蒜素、姜黄素等，在膳食少油、少盐、少糖的同时，可适当选用这类调料增加滋味。

● 高糖食物及精制碳水化合物

白米、白馒头、白面包、油条、粢饭糕、通心粉、蛋糕、饼干、甜点等食物，含有大量精制碳水化合物。

● 高脂及油炸食物

用猪油、牛油烹饪的食物，以及油炸食物，所含能量、脂肪高，长期大量摄取有一定的促炎作用。

● 红肉、加工肉类及加工零食

主要指猪、牛、羊肉等红肉，火腿、培根、香肠、熏肉等加工肉制品，以及含反式脂肪酸、各种添加剂、重油、重盐、重糖的加工零食。

理智看待食物与炎症的关系

疾病是由多种因素共同促成的，虽然与饮食有一定关联，但仅仅依赖食物尚不足以抵御各类疾病。同时，凡事需讲究度和量，"抗炎食物"并非多多益善、人人皆宜。例如："抗炎食物"姜、蒜虽然有一定的抗炎作用，但对胃肠道有较强的刺激性，若大量食用，会引发消化系统不适，尤其是有基础肠胃疾病的患者食用后可能会加剧胃肠黏膜损伤。反之，食物对健康的影响存在剂量效应，偶尔吃一点"促炎食物"也不必如临大敌，但不要长期大量食用。比如：红肉虽然位列"促炎食物"之列，但也不能不吃，因为红肉是人体补充血红素铁和优质蛋白质的重要来源。因此，大家平时应保证饮食均衡，不挑食、偏食，也不暴饮暴食。只有保持健康的生活方式，才是真正意义上的"抗炎武器"。**PM**

如今，既能减肥又能解馋的零食受到越来越多的追捧，蒟蒻果冻就凭借"0糖0脂0卡，助力减肥"的宣称，以及人们以往很少听说过而显得"高大上"的名字，成为"网红"零食。蒟蒻究竟是什么？真的有减肥功效吗？

"网红"零食 ➤ 蒟蒻果冻的真面目

华东理工大学食品科学与工程系教授　刘少伟

蒟蒻有一定的特殊功效

蒟蒻是天南星科魔芋属植物的块茎，俗名磨芋，又称鬼芋、花伞把、雷星、天六谷等。中医学认为，魔芋味辛、性寒，具有化痰消积、解毒散结、行瘀止痛等功效，主治痰嗽、积滞、疟疾、痈肿等。《草木便方》有言"其可化食，消陈积，癥聚，久疟"；《本草汇言》中记载其"可敷痈肿风毒，治瘰疬，治腮痈"。

从现代医学角度看，这些功效主要源于魔芋独特的化学成分。在魔芋块茎中，除水分外，最主要的成分为魔芋葡甘聚糖（KGM），其次是蛋白质，还含有多种小分子活性物质，如核黄素、β 谷固醇、甲基吡咯烷、胡萝卜素等。KGM 是理想的可溶性膳食纤维，能促进肠胃蠕动，控制餐后血糖，预防和辅助治疗糖尿病并发症；其在消化道内能与胆固醇结合，阻碍脂肪和胆固醇的吸收，降血脂效果优于其他膳食纤维；它覆盖在肠壁表面，能被病原微生物细胞表面的外源凝集素识别并黏附，从而抑制病原微生物增殖并使之失活，对预防肠道疾病有一定作用。

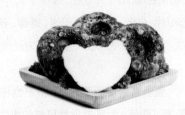

因魔芋具有高膳食纤维、低能量、口感佳的特点，故常被作为减肥食品，加上 KGM 的吸水性强（95%），进入肠道后体积可膨胀 80 ~ 100 倍，进而产生饱腹感，因此可在满足人们食欲的同时减少摄食量，发挥减肥作用。

值得注意的是，魔芋全株有毒，以块茎为最，不可生吃，否则会引起舌咽灼热、痒痛、肿大等中毒症状，需经加工去除其中的生物碱后方可食用。

吃蒟蒻果冻不一定能减肥

传统果冻在生产过程中往往需要使用大量食品添加剂（如食用香精等），主打"低卡零脂"的蒟蒻果冻改进了生产过程，添加了天然果汁，用魔芋当作明胶的替代品，迎合了部分消费者减肥塑身、追求健康的饮食偏好。但据调查，市售的蒟蒻果冻中，只有 26% 真正做到了 0 卡，其余的所含能量从 8 ~ 120 卡（33 ~ 502 焦耳）/100 克不等，如果食用过多，同样会导致能量摄入超标。因此，消费者选购时应查看配料表和营养标签，酌情购买。而且，虽然吃魔芋饱腹感强，但如果不减少其他食物的摄入，对减肥仍是无济于事。PM

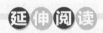

吃蒟蒻果冻警惕窒息

魔芋高纤维、吸水性好、膨胀率高的特性使其不易被分解，食用时可能会卡在喉咙里，容易引起窒息。虽然我国现行的《GB19299-2015 食品安全国家标准 果冻》对产品外包装警示语、果冻规格大小等都做出了规定，但儿童、老人等吞咽功能较差的人吃蒟蒻果冻时仍应格外注意，避免卡喉。

关于熟牛肉片上出现彩色反光的原因，可谓众说纷纭：有人认为这是因为牛肉变质了；有人认为这是牛体内残留的兽药所致；有人认为这是用洗洁精洗盛装容器时没清洗干净；也有人认为这是防腐剂"显形"了；还有人认为与牛肉的成分有关，是自然现象。事实究竟如何呢？

牛肉出现 彩色反光 是怎么回事

上海市疾病预防控制中心食品安全科副主任医师　罗宝章

彩色反光大多是自然现象

彩色反光一般在生肉中较少出现，在熟肉制品表面比较常见。它的产生和变化，与肌原纤维的切面结构密切相关。牛肉肌原纤维相对较粗，经加工后，大量肌原纤维平行排列，形成一组具有特定参数的衍射光栅微结构。当有光线照射时，会发生"反射式光栅衍射效应"，在视觉上产生彩色反光。食用这种牛肉不会影响健康。

彩色反光的多少受滚揉时间、煮制时间、食盐添加量、切割方式、光照和观察角度等影响：由于制作过程中滚揉破坏了肌肉结构，可能引起肌原纤维排列秩序的改变，彩色反光随着滚揉时间的增加而减少；煮制时间越长，彩色反光越明显；添加食盐和复合磷酸盐腌制牛肉后，肌原纤维因膨胀而排列更加规则，横切面变得平整致密，更容易出现彩色反光；垂直于肌原纤维方向切割时，牛肉切面上的彩色反光更明显；彩色反光强度与牛肉中非血红素铁含量和羰基含量相关；等等。

腐败变质也可导致彩色斑块

牛刚被屠宰时，由于缺乏氧气，血红蛋白呈还原形态，肉为紫红色；暴露在空气中后，血红蛋白与氧气结合形成氧合血红蛋白，肉呈鲜红色；随着保存时间延长，氧合血红蛋白会被氧化为高铁血红蛋白，使牛肉呈褐色。空气中的硫化氢可与牛肉中的血红蛋白发生化学反应，产生绿色的硫化血红蛋白。微生物繁殖引起的蛋白质分解可使牛肉呈绿色，其与牛肉原有的红褐色可组成彩色斑块。

出现彩色斑块的牛肉可否食用

首先，大家要了解哪些肉制品容易出现自然的彩色反光。完整的肌肉块表面容易出现彩色反光，牛肉比猪肉更常见。研究显示，牛肉出现彩色反光的概率高达83%~91%，尤其是咸牛肉和烟熏牛肉，中西式火腿片和咸猪肉也容易出现彩色反光。

其次，物质内部的亚显微结构使光发生散射、衍射或干涉的光学效果被称为"结构色"或物理色，从不同角度观察时，由于反光的波长发生变化，色彩也会不同。而腐败变质导致的彩色斑块是由化学反应导致的，被称为化学色，一般不具有金属般的光泽，色彩也不会随视角变化而变化。如果肉制品的彩色反光随视角变化而变色或消失，没有出现明显绿色、霉变、长毛或异味等感官变化，密封包装也没有破损、胀气，一般是可以食用的。PM

因工作需要，小王成天盯着电脑和手机，闲暇之余也基本离不开电子屏幕。最近一段时间，她经常感到眼睛干涩、疲劳，容易流泪。她在网上了解到，出现这种症状可能是由于感染了螨虫；不少私立医疗机构推出了针对眼睛干涩和视疲劳的"团购检查套餐"，不但检查流程更方便快捷，而且价格更优惠，目前销量持续走高。然而，看到套餐中荧光素染色、红外热像、取活体组织等平时闻所未闻的眼部检查，小王心里不禁困惑：这些项目都是检测什么的？真的有意义吗？会不会对眼睛造成伤害？

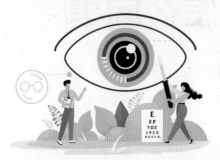

干眼症"团检套餐"靠谱吗

上海中医药大学附属岳阳中西医结合医院眼科主任医师 王一心

由于现代社会学习、工作和生活方式的改变，各类电子产品已成为"标配"。它们在带来方便、高效和娱乐的同时，也给人们的双眼增加了负担。眼干涩、视疲劳困扰着许多人，成为目前眼科的常见病和多发病。干眼症又称角结膜干燥症，是指泪液质、量或动力学异常导致泪膜稳定性下降，并伴有眼部不适或眼表组织损害的多种疾病的统称，最常见的症状是眼睛有异物感、干涩感，其他症状有烧灼感、眼胀感、眼痛、畏光、眼红等。干眼症患者的感受可能不同，共同的特点是"眼睛不舒服"。视疲劳是一种症状，即注视目标一段时间后，觉得眼睛酸痛、胀痛，这种感觉有时在眼球，有时在眉间，闭眼休息片刻后，眼疲劳症状一般会有所缓解。

干眼症原因多样，与螨虫无关

眼睛干涩和视疲劳的发生，都有其外因和内因。外因包括：长时间使用电脑和手机，长时间处于空气不流通的房间里，经常待在烟尘、风沙和雾霾较严重的环境中，长期使用含有防腐剂的眼药水和化妆品，在昏暗光线下进行近距离作业，工作目标过于精细，阅读时字体与背景反差不够、印刷字体过小或模糊、书本纸张灰暗、周围环境过暗而注视物很光亮耀

眼，等等。内因则包括各种眼部疾病和结构异常，比如：眼表上皮病变、免疫性炎症、眼表解剖结构改变（如眼睑内翻或外翻等）、泪腺疾病等可能导致眼部不适；存在屈光不正（近视、远视、散光）、隐性斜视、眼肌不平衡等，眼睛为了看清而过度调节，导致眼部肌肉使用不当或过度紧张；等等。

正常人体表都可能存在螨虫，如果数量较多，可能会引起皮肤瘙痒，甚至皮炎。理论上讲，眼部出现痒感、皮屑等，有可能是螨虫引起的，但大部分人的干眼症状与螨虫关联很小。

"团购套餐"项目不合理

不同机构提供的检查套餐不尽相同，这里以某项团购套餐为例进行分析。

干眼症检查（含螨虫检查）	1份（372元）
简介	1. 挂号（18元）
	2. 泪膜破裂时间测定（12元）
	3. 泪液分泌功能测定（12元）
	4. 眼前段照相（40元）
	5. 角膜荧光素染色检查（10元）
	6. 角膜地形图（140元）
	7. 红外热像检查（40元）
	8. 眼活体组织检查（100元）

❶ 泪膜破裂时间测定 与角膜荧光素染色检查实际上是同一个检查。医生会在被检查者的结膜囊内滴入 5～10 单位的荧光素，让其眨眼几次后，在裂隙灯显微镜的钴蓝光下观察，从最后一次眨眼后睁眼至角膜出现第一个干燥斑的时间即为泪膜破裂时间，正常值为 10～45 秒。眼睛干燥会导致泪膜破裂时间缩短，结果小于 10 秒提示泪膜不稳定。

❷ 泪液分泌功能测定 检测主泪腺的分泌功能。测试过程中，医生会先将滤纸放在被检查者双眼的下眼睑内，然后让其闭上眼睛。5 分钟后取出滤纸，通过测量眼泪在纸上的移动距离评估有无干眼症及其严重程度。

❸ 眼前段照相 是检查视网膜、玻璃体等部位病变的重要方法。对干眼症的诊断而言，这项检查不是必要的。

❹ 角膜地形图 定量分析角膜性状，将角膜曲度以数据或不同颜色显示，可反映角膜曲度异常。这项检查对角膜屈光手术和人工晶体植入术的术前检查及术后评价是必要的。角膜地形图还可用于计算屈光不正患者配镜所需的曲度和度数，提高准确性。如果将这项检查用于干眼症检查，一般是用来增加"技术含量"的噱头。

❺ 红外热像检查 医用红外像检查主要检测人体表面不同部位辐射的红外线强度，并将其转换成温度的改变及分布特点，从而判断人体功能状态，辅助疾病诊断，对诊断干眼症没有实际意义。

❻ 眼活体组织检查 这里的"活体组织检查"，可能是拔除几根睫毛或提取眼睑边缘的皮脂，用显微镜观察螨虫的有无和多少。大部分干眼症与螨虫无关，

且即使要取材，也应遵守无菌操作原则，以免造成继发感染。

该套餐中包含了一些"无关"检查，却遗漏了一些必要的检查，如视力及矫正视力、裂隙灯显微镜检查、验光和眼压检查等。这些都是眼科的基本检查，对了解眼睛的整体情况很有意义。PM

其他常用的眼科检查

正规医院的眼科检查除前述几项外，还有很多针对眼部不同特点和疾病的常用检查。

● 检眼镜：用于检查眼底状况。

● 眼超声：A 超用于测量眼轴长度，B 超主要检查玻璃体和视网膜，超声生物显微镜可清晰观察眼前段结构、判断病变。

● 视野计：检查视野是否正常，多用于青光眼、视神经和视路的检查。

● 色觉：检查有无色盲或色弱。

● 视觉电生理：多用于检查视网膜功能。

● 角膜内皮镜：检查角膜内皮的数量和形态。

● 眼底彩照：通过眼底照相获取眼底彩色图片。

● 眼底血管造影：了解眼底血管及供应组织的形态和功能信息。

● 光学相干断层扫描（OCT）：分前后节 OCT，对眼球前后部位多种疾病的诊断有重要价值。

特别提醒 　　由于医患之间信息不对称，患者无法判断类似"团购套餐"中的一些检查是否必要和合理。面对五花八门的眼科检查，不少患者为求心安，盲目进行，甚至认为多多益善。其实，这完全没有必要。道理很简单，任何一项检查是否有必要，都是因人而异、因病情而异的，且检查只是第一步，之后往往需要进行后续治疗或处理。因此，如出现眼干涩、视疲劳等症状，应及时就医，在医生指导下进行相应检查，以免落入"团购套餐"的"圈套"。

扫描二维码，立即收听

中国有句古话叫作"千金难买老来瘦"。意思是说，老年人还是瘦一点更健康。我们发现，很多老年人对此话深信不疑，认为人瘦一点可以避免"三高"，肯定更健康。那么，老年人是不是越瘦越好呢？其实，老年人过胖或过瘦都不好。肥胖与动脉硬化、高血压、冠心病和糖尿病等慢性病密切相关，而消瘦则可能导致营养不良与肌少症。

当然，如果老年人身上没有赘肉、体脂率低，肌肉仍然保持充实状态，平日神采奕奕、步履如飞、声音洪亮，那自然是健康的。但如果瘦到"皮包骨"，把肌肉都瘦没了，人变得虚弱、没有精神，则很可能患上了肌少症。这种疾病不仅会影响老年人的正常生活，还会带来一系列隐形危害。

千金难买老来瘦？
别把肌肉"瘦没了"

复旦大学附属中山医院老年病科副主任医师　罗蔓

老年人胳膊变细，提防肌少症

肌少症又称骨骼肌减少症，是指与年龄相关的肌肉质量减少，伴肌肉力量和躯体功能下降。肌少症的患病率随年龄增长而显著增加。有调查显示：老年人肌少症的患病率为8.9%～38.8%，男性患病率高于女性；80岁及以上老年人的患病率高达67.1%。

人的肌肉量在30岁左右达到顶峰，而后逐渐下降；到70岁以后，肌肉量每10年下降15%。这是一个正常的生理过程，虽然可以通过加强运动等方式延缓肌肉减少的速度，但无法完全逆转。就如同人年纪大了，头发会变白、皮肤会长皱纹一样。不过，如果一个人肌肉减少的速度过快，影响正常生活，就需要引起重视了。

在门诊，经常有老年人指着自己的上臂说："医生，您看我的胳膊，摸上去没肉了，'松'了。"这时，我们基本可以推测这些患者很可能患有肌少症。

除"肉松"外，老年人如果有以下表现，也应警惕肌少症可能：特别容易疲劳，宁愿在床上躺着，不愿意起床活动；时常走不动路、拿不动东西，甚至没力气拧毛巾；走路变慢，坐下后再站起来很费劲；平地走路时，突然摔倒，容易骨折；腰腹部肥胖，四肢松软、纤细；抵抗力低，容易生病，且不易康复；等等。

很多人认为，人上了年纪，体力不足、变得虚弱是正常情况，没必要大惊小怪。实际上，这些老年人可能不只是年纪大了，而是患上了肌少症。

营养不足、久坐少动，加速肌肉流失

最常见的引起肌少症的原因是久坐不动，也就是人们常说的"宅"。久坐不动的人，肌肉更容易退化。有研究发现，老年人卧床一周，其下肢肌肉会流失20%左右，速度非常快，很容易出现肌少症。

其次，营养摄入不足也是导致肌少症的重要原因，尤其是蛋白质摄入不足。不少老年人片面追求"老来瘦"，甚至只吃素，对肉类等食物"敬而远之"。殊不知，没有充足的营养，尤其是蛋白质的摄入，就没有合成肌肉的原料。

肌少症危害不小，干预趁早

人体有超过600块的肌肉，占体重的1/3～1/2。日常活动，如走路、跳舞、上楼等，都是以肌肉收缩和舒张为基础完成的。当肌肉减少到一定程度，老年人的正常生活就会受影响，走路、拎东西、上楼梯等会变得困难，还容易发生跌倒和骨折，从而引发一系列不良后果。因此，老年人需要重视肌少症并及时采取干预措施。

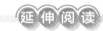

测一测，你离肌少症有多远

如何初步判断自己是否患有肌少症呢？教大家一个很简单的方法："指环测试"。用双手食指和拇指环绕非优势小腿（以右腿发力为主的人，选左小腿）最粗的部位，如果手指围不住小腿，那么患肌少症的概率较小；如果刚好围住或轻松围住，说明很可能患了肌少症，需要去医院做进一步检查。

此外，老年人也可以借助自评问卷，根据自己的实际情况判断肌肉力量有没有问题。

SARC-F量表

	项目	问题及评分
1	S：力量（Strength）	搬运5千克的重物是否有困难？ 无：0分；偶尔有：1；经常或不能完成：2分
2	A：行走（Assistance in walking）	步行穿过房间是否有困难？ 无：0分；偶尔有：1分；经常或不能完成：2分
3	R：座椅起立（Rise from a chair）	从床上或椅子上起身是否有困难？ 无：0分；偶尔有：1分；经常或不能完成：2分
4	C：爬楼梯（Climb stairs）	爬10级台阶是否有困难？ 无：0分；偶尔有：1分；经常或不能完成：2分
5	F：跌倒（Falls）	过去1年中跌倒过几次？ 0次：0分；1～3次：1分；4次及以上：2分

SARC-F问卷总分为10分，如果自评得分在4分以下，说明肌肉状态基本正常；自评得分≥4分者，应去医院就诊。

因年龄增长、营养摄入不足或锻炼减少引起的肌少症，治疗包括三大部分——营养、运动和药物。其中，营养干预是所有治疗的基础。

❶ 保证足量蛋白质摄入

对于老年人来说，保证足量蛋白质的摄入要放在首位，因为食物中的蛋白质能促进肌肉蛋白质的合成，特别是富含亮氨酸等支链氨基酸的优质蛋白质，如乳清蛋白和动物蛋白质，更有益于防治肌少症。

那么，蛋白质吃多少才够？健康成年人每日蛋白质摄入量为每千克体重0.8～1.0克。要维持肌肉的质量和力量，老年人需要更多蛋白质。一般地说，肾功能正常的65岁以上老年人每天蛋白质的推荐摄入量为1.0～1.5克/千克体重；患有严重疾病或创伤的老年人，每天蛋白质的摄入量应在1.5克/千克体重以上，优质蛋白质的比例应占50%以上，均衡分配到一日三餐中。举例来说，一位体重为60千克的老年人，每天蛋白质的摄入量应为60～90克，大致相当于鸡蛋1个、奶制品400毫升、畜禽类或水产品100～200克。

❷ 合理运动

有氧运动有助于增强肌肉氧化能力、耐力、心肺功能，抗阻运动则有利于增加肌量和肌力。为防治肌少症，老年人应在有氧运动（如散步、打太极拳、健步走等）的基础上结合抗阻运动。常见的抗阻运动有举哑铃、坐位抬腿、静力靠墙蹲、拉弹力带、俯卧撑等。老年人可每天进行30分钟有氧运动，隔天做20～30分钟抗阻运动。运动贵在坚持，不强求过量，以免导致运动损伤。

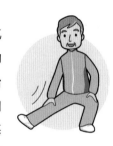

❸ 补充维生素D

肌少症患者应检测血25-羟维生素D水平，若低于正常范围，应考虑补充维生素D，每天800～1000国际单位。多去户外走走、晒晒太阳，适当增加富含维D的食物，如鱼、虾、动物肝脏等，也有助于改善维生素D缺乏。PM

特别提醒 子女应多关注老年人的健康状态，多留意老年人的体重变化，时常关心、定期督促老年人监测体重。若发现老年人的体重在短期内下降，且不是因为主动减重引起的，应引起高度重视，及时陪老年人去医院进行必要的检查，首先应排查肿瘤及其他消耗性疾病导致的消瘦，再排查营养不良与肌少症。

网上有很多不开刀就能"练成"永久双眼皮的教程，如使用双眼皮贴、夜间撕拉定型霜、双眼皮锻炼器等，商家和博主宣称长期坚持这些方法能促使眼皮形成记忆，拥有自然持久的双眼皮，令不少对手术心有顾忌的求美者心动不已。这些"秘籍"究竟靠谱吗？

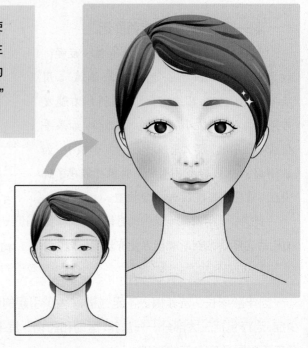

不开刀就能
"孵化"双眼皮？

🏥 复旦大学附属中山医院整形外科　潘昱妍　亓发芝（主任医师）

双眼皮是怎么形成的

双眼皮，在医学上又称为"重睑"。它的形成依赖于眼部结构：提上睑肌腱膜的部分纤维向前穿过眼轮匝肌，附着在睑板前皮肤下，当提上睑肌收缩（睁眼）时，牵拉皮肤向内，使附着处以上皮肤向下反折，便形成重睑。

如果提上睑肌腱膜的纤维没有到达睑板前皮肤，就会形成单眼皮。单眼皮者眼部眶隔内的脂肪比较丰富，由于大部分上睑皮肤没有纤维的阻挡，上睑脂肪可以毫无阻挡地向睑缘沉降，故单眼皮者的眼皮往往显得厚而饱满。

双眼皮"神器"不能形成永久双眼皮

纵观网络上火爆的双眼皮"神器"，大多是通过物理方法对上眼睑皮肤进行粘连、挤压，使之形成皱褶。比如：双眼皮贴通过粘贴固定部分上睑皮肤，使睁眼时眼皮形成明显的皱褶。双眼皮锻炼器声称"由特殊装置制成，可以抬高重睑宽度，并利用人眨眼时产生的肌肉运动形成双眼皮"，实际上它形成双眼皮的原理很简单，即通过一根加在无镜片眼镜框架顶部的尼龙线支撑眼睑，将眼皮挤压出褶皱而形成暂时的双眼皮。夜间撕拉双眼皮霜则是通过涂抹后在上眼睑形成一层薄膜，使部分上睑皮肤固定，睁眼时向内凹陷

专家简介

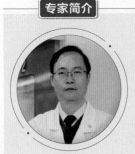

亓发芝　《大众医学》专家顾问团成员，复旦大学附属中山医院整形外科主任、乳腺病诊疗中心副主任、二级教授、博士生导师，中华医学会整形外科学分会常委，中国医师协会美容与整形医师分会常委、乳房整形专业委员会候任主任委员，上海市医学会整形外科专科分会副主任委员，上海市医师协会整形科医师分会副会长。

形成双眼皮。这种双眼皮霜一般含有聚乙烯醇，虽名为"霜"，但主要成分和功能与胶水类似。

可见，这些"神器"并没有改变眼部的解剖结构，可谓"治标不治本"，即使长期坚持，也不可能形成稳定长久的双眼皮。有些人坚持一段时间后出现类似自然双眼皮的迹象，可能是因为人体皮肤具有一定的记忆和弹性功能，久而久之，能暂时出现双眼皮，但往往很快就会恢复原样；或者是因长期粘连、挤压造成眼皮松垮、下垂而形成的一道皱褶，并不是实际意义上的双眼皮。

长期使用双眼皮"神器"得不偿失

想要短暂塑造双眼皮的爱美人士，偶尔用一次双眼皮"神器"临时"江湖救急"，问题不大。

不过，如果轻信这些"秘籍"能帮助形成自然的双眼皮而长期使用，就存在较大的健康隐患。这是因为，上眼睑是全身皮肤最薄的部位，娇嫩又脆弱，不宜长期对其进行挤压、撕扯。佩戴双眼皮锻炼器时，会使上眼睑皮肤不断受到挤压、牵拉，易造成上睑皮肤松弛及加速老化；如果佩戴时用力过猛，还可能压迫眼球，引起损伤，如球内出血、视网膜脱落等。使用双眼皮霜和双眼皮贴，除了会撕拉眼皮外，其中的胶黏剂还可能导致皮肤过敏，甚至造成局部感染。

想要稳定的双眼皮，可进行手术

双眼皮手术在医学上称为重睑成形术，根据原理不同，主要分为切开法和非切开法。切开法可分为全长切开法、小切口切开法，非切开法即埋线法。这几种术式各有优缺点，求美者可以根据自己的眼部条件适当选择。全切法是在自然褶皱处开一个口，去除多余皮肤，并根据不同目的选择性切除肌肉和脂肪，一般适合大多数人，术后重睑形态可保持很久。埋线法是通过各种缝线在上眼睑的皮下和睑板前形成点状或者线状的固定瘢痕粘连，使人在睁眼时形成双眼皮，适用于眼部皮肤薄、上睑紧致、提肌力量正常的年轻人；其无切口、恢复快，但不能永久成型。小切口方式适应人群与埋线法类似，但保持时间比埋线法更长一些。🅿🅼

双眼皮术"新科技"是噱头

目前一些美容机构流行的所谓"不开刀的双眼皮术"，如"纳米无痕双眼皮""生物焊接双眼皮""高分子双眼皮"等，其实都是商家打着"新科技"的旗号故弄玄虚。不论包装的名称听起来有多"高大上"，双眼皮手术的原理都是一样的。从技术上看，目前双眼皮术式只有全切、小切口、埋线三种。

眼睛之美在于自然、和谐、灵动有神，获得双眼皮的意义在于改善双眼无神、肿泡眼、上睑皮肤松弛等问题，提高角膜暴露率，调整内眦赘皮，增大睑裂长度，改善眼睛的形态，形成流畅的重睑，为颜值"加分"，而不是简单地追求眼皮上的那一道皱褶。因此，求美者不应轻易尝试所谓的双眼皮"神器"，而应相信科学，真正收获美丽与健康。

生活实例

　　小丽是大家公认的"老好人"。她经常帮同事分担工作,不计较个人得失,即使是工作范围之外的求助也不忍心拒绝;在家中,小丽努力迎合长辈的喜好,宁可委屈自己;面对朋友提出的要求,小丽总会尽心尽力地满足……然而,小丽委屈地发现,她的"奉献"很多时候不仅没能赢得他人的认可和喜欢,还总是让自己身心俱疲。

讨好型人格者 如何"讨好"自己

◭ 同济大学附属同济医院精神医学科　吴珩(副主任医师) 殷嘉欣　张琼

　　讨好型人格在心理学上被称为"迎合型人格障碍",指在生活中将满足别人的需求置于自己需求或感受之上的人格,也就是人们常说的"老好人"。前文中的小丽就是典型的讨好型人格者。很多人心里不禁疑惑:她这样难道不累吗?其实,对讨好型人格者来说,虽然满足别人的需求会让自己筋疲力尽,但如果拒绝别人,他们的压力反而会更大。因为讨好型人格者感受到的自我价值体现在别人对自己的观感或评价上,被别人接纳和喜欢是他们的第一目标,其潜在的思维逻辑是:一旦拒绝别人的要求,对方就会不喜欢自己。

讨好型人格的心理"画像"

　　"讨好型人格"具有讨好的行为倾向和心理模式,这种模式往往根植在潜意识中,本人很难在意识层面察觉。

　　研究发现,讨好型人格的行为倾向可分为五个维度:优先他人、自愿牺牲、妥协他人、自我忍耐、缺乏主见。主要有以下表现:

1 内心极度敏感,擅长迎合他人

　　讨好型人格者似乎有着与生俱来的敏锐和细腻,能很快洞察他人的感受和需求,恰好地满足对方,在社交时常对他人提出的观点表示赞同,把"你说得很对""好的"当成口头禅,甚至抬高别人、贬低自己。这种迎合通常源于他们内心的胆怯。

2 害怕说出自己的想法

　　讨好型人格者害怕不被他人接纳,更害怕他人的质疑、反对,因此总是把想法藏在心里,不敢发出请求,担心一旦说出自己的真实想法就会被孤立;受委屈时,即使不是自己的错,也会为了得到他人的认同而压抑自己的情绪;当他人提出不合理的要求时,宁愿选择自我牺牲,也不会提出质疑。

3 害怕冲突,习惯主动道歉

　　如果与他人发生矛盾,他们一般会用主动道歉的方式尽早结束冲突。由于长期缺乏人际关系中原则和界限的捍卫,他们甚至得不到相应的尊重。

4 出现"莫名"的委屈和愤怒

　　由于在讨好别人的过程中过多压抑了自我感受,"老好人"们常常会有"我已经为你做得那么多了,你怎么能这么对我"的委屈和不甘,累积久了就会爆发。但在别人眼里,这却是不能理解的莫名愤怒。因此,讨好型人格者的人际关系常常受到负面影响,最终使他们进入更加讨好才能被爱的恶性循环。

讨好型人格是怎样形成的

讨好型人格的形成往往是从年幼时讨好父母（或早期照护者）开始的，这是人与生俱来的生存本能。具体而言，与以下3个因素有关：

① 早期成长环境

心理学家温尼科特通过对人性和情绪发展的研究提出"假性自我"这一概念，它始于出生后3～4个月，此时母亲提供给婴儿的环境是决定婴儿发展出"真假自我"的关键。如果婴儿的需求能够得到满足，他们在成长过程中便善于接纳、表达自己的感受，呈现出最真实的状态。相反，如果在原生家庭的成长环境中从未得到过父母给予的"无条件的爱"，那他们的"自我"就会被压抑，认为自己随时可能被抛弃，因此发展出一种假性讨好模式来逃避这些痛苦体验，同时渴望通过关系的融合消除内心的痛苦。

② 父母的教育方式

父母是孩子的第一任老师，父母在孩子面前的言行举止、价值观念等都会潜移默化地影响幼儿处理人际关系时的思考方式。一些家长常将"你看看别人家的孩子多优秀""你不懂事，妈妈就不喜欢你了""别给人家添麻烦"等挂在嘴边，却很少夸赞自己的孩子。当孩子间出现争执时，家长常认为孩子应当通过忍让或先满足其他孩子的需求才能获得良好的人际关系。久而久之，孩子在内心深处就会形成"低人一等"的观念，自我价值感匮乏，总觉得自己比别人差，因此在与人交往时就会处处迎合他人。

③ 父母的控制欲

在控制欲相对较强的家庭中，父母认为自己的选择永远是最正确的，觉得孩子年龄小、知识储备和社会阅历不足，没有足够的判断力，因此往往会在教育过程中忽视孩子的诉求和想法，剥夺孩子选择的机会。当孩子提出自己的想法时，会遭到父母的否定、指责，甚至打骂，久而久之，孩子就会变得胆怯、缺乏自信，因害怕被批评而变成一个讨喜的"乖孩子"，长大后形成顺从、无主见的人格。

如何摆脱讨好型模式

讨好型行为模式是潜意识中形成的，与原生家庭的影响密不可分。想要摆脱或改善这种行为模式，可以按以下步骤进行：

第一步，判断自己是否具有讨好型人格，对自己的行为进行准确"定位"。回想自己是否曾经或现在在某段关系中以某种方式讨好别人，讨好时自己的感受和结果是怎样的，等等；在以后碰到类似情景时，提前给自己发出警示。

第二步，也是最重要的一步，对他人请求的满足，应基于自己可以做又愿意做，要学会对不合理的请求说"不"。尝试清晰而坚定地表达自己的情感和想法，明确自己不想做的事，树立边界意识。

第三步，纠正内心的错误观点。比如"我如果不这么做，他就会不开心"，实际上这件小事可能并不会影响你们之间的关系。更何况每个人都不可能也没有必要取悦所有人，如果必须要取悦，应该取悦自己。

不过，做到以上三点对一个"资深"的讨好型人格者而言并不是一件容易的事。当自我尝试不顺利或感到更大的心理压力时，不妨寻求专业心理医生或治疗师的帮助。心理咨询可以提供一个安全、稳定的空间，有助于探索和直面自己的内心，穿过重重迷雾，了解真正的自我，享受生命的乐趣。PM

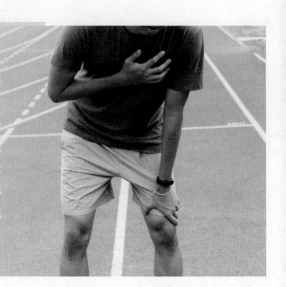

运动伤病风险防范是每一位健身爱好者必做的功课。目前普遍认为：进行适宜、系统、规律、规范、持续的科学运动能最大程度获得健康效益，而长时间、大强度、大运动量的剧烈运动会增加健康损害风险，甚至可能导致严重后果。例如：在众多运动项目中，跑步的群众基础最好、参与人数最多，群众性马拉松比赛每年都会在全国各地举办；但是，在所有运动项目中，跑步导致的运动性猝死最多。运动性猝死是运动中或运动后24小时内发生的意外死亡，其中80%以上是心源性猝死。由于猝死的发生具有突然性，所以预防难度很大，获得救治的概率不足1%。近些年，运动性猝死的发生有年轻化趋势，需要警惕。

你了解自己的心肺运动功能吗

🖊 四川省骨科医院运动医学科、治未病中心　高丕明　罗小兵（主任医师）

一个人适合什么强度的运动，是否存在运动性猝死的风险，其心肺运动功能具有重要参考价值。心肺运动功能相当于心肺耐力。美国心脏协会将心肺耐力列为继体温、脉搏、呼吸、血压之后的第五大生命体征，认为这一指标可预测死亡风险。心肺耐力每增加1代谢当量，死亡风险降低14%；男性和女性的心肺耐力达到14代谢当量时，死亡风险降幅最大，分别降低76%和77%。

两个方法，了解心肺运动功能

① 台阶试验

这是最常用且简便的心肺运动功能检测方法，是指在高30厘米（男）或25厘米（女）的一个台阶上进行上下台阶的运动（也可使用凳子，但注意凳子要绝对平稳，以免摔倒）。登上台阶后应伸直腿，挺直躯干，先上的腿先下。按照每分钟30次的节拍运动3分钟；中途如不能坚持，应立即停止运动。

扫码查询
20～59岁人群
台阶指数评分标准

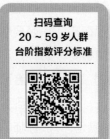

结束后静坐休息，在休息期间（即"恢复期"）测量或数脉搏，分别记录休息1～1.5分钟、2～2.5分钟、3～3.5分钟的脉搏数。然后计算评定指数，计算公式为：评定指数 = 登台阶持续时间（秒）×100/（2×恢复期3次测得脉搏数之和）。对照台阶指数评分标准，分数越高，心肺运动功能越好。

如果希望精准了解心肺运动功能，需要进行专业的心肺运动功能测试（CPET）。这一测试结合心电、血压、气体分析等技术，通过逐渐递增运动负荷刺激（持续十几分钟，时间因个人运动能力强弱而变化），使机体达到或接近极限状态，检查心血管、呼吸和肌肉系统功能状态。测试后，可通过最大摄氧量了解自己的有氧运动能力状态。需要说明的是，如果希望获得非常具体的运动风险评估结果，还需要专业人员结合呼吸、循环、代谢等各系统指标进行综合分析。

除以上方法外，还可通过其他一些简单的测试了解心肺运动功能。例如：健康人可采用爬楼、12分钟跑等方式评估，体质较弱者可采用6分钟步行等负荷较小的方式评估，运动完后通过呼吸、心跳等自我感觉及完成的运动量评估心肺运动功能。

3 条建议，防范运动风险

① 灵活组合，循序渐进

世界卫生组织《久坐行为和身体活动指南》建议：普通人群每周可从事150～300分钟中等强度（55%～69%最大心率，最大心率＝220－年龄）的有氧活动，或75～150分钟高强度（70%～89%最大心率）的有氧活动，或两种活动的等效组合；每周至少2天从事中、高强度的肌肉力量活动。一般地说，若为了保持或促进健康状态，宜选择低中强度持续运动；若为了提高有氧能力，应选择大强度间歇运动。每个人可根据自己的实际情况，灵活组合，循序渐进地运动，既保证安全，又兼顾"效益"。

② 高风险人群，应全面评估运动功能

有些心血管疾病的病理变化具有隐匿性，平时表现不明显，甚至经过医学检查也未能发现，而本人并不知道这些潜在危险的存在。但这类问题在运动中多会凸显出来。运动高风险人群包括有不良生活习惯（如吸烟、酗酒、运动较少、熬夜等）、亚健康（过度疲劳、失眠等）、呼吸系统疾病（如慢肺阻等）、循环系统疾病（如高血压、血脂异常等）、代谢障碍（如糖尿病、肥胖等）的人。

高风险人群计划运动前应前往运动功能检测机构或运动健康促进机构进行全面、系统的运动功能检查，以预防运动风险，提升运动效益。

跑步运动参与者（特别是高风险者）应定期进行心肺运动功能检测，最好每3个月检查一次：一方面了解运动风险，预防伤病；另一方面了解运动能力状态，适时调整运动方案，保证运动效果。

③ 出现"危险症状"，应停止运动、及时就医

出现胸痛、胸闷、气急、疲劳和心悸等症状（这些症状可能出现在发病数天或数月前），往往被认为是猝死的先兆。诱发猝死的因素主要有：经常熬夜，睡眠不足；长期高强度工作，过度疲劳；久坐，运动不足；运动过度，超过生理极限；情绪激动；吸烟，过量饮酒，饮食习惯不良；等等。在出现猝死相关症状时，一定不要心存侥幸，应立即停止运动，及时进行医学检查和干预，将风险降至最低。**PM**

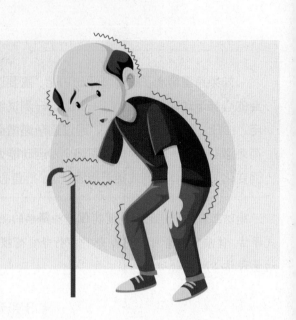

　　步态异常是帕金森病患者的主要症状之一。在帕金森病早期，患者可出现步速变慢、步长缩短、摆臂幅度变小等表现。中期患者，运动迟缓变得更加明显，手臂摆动幅度进一步变小，出现身体前倾等姿势异常，以及冻结步态和慌张步态等步态异常。在帕金森病晚期，患者步态异常进一步加重，运动功能障碍，伴平衡和姿势控制能力下降，发生跌倒的风险很高，需要借助辅助设备（如轮椅）活动。

　　早期进行有效的康复干预，可在一定程度上改善或延缓帕金森病患者步态异常的进展，避免跌倒。需要提醒的是，患者在进行康复锻炼时，应有家属陪伴，以防意外。

居家训练，改善"帕金森"异常步态

⬆ 上海市养志康复医院　胡 越　汪珈任　刘玲玉（副主任医师）

步态异常 1：小碎步

康复训练：步幅练习

　　具体方法： 患者双脚并拢站立（图1-1），右脚不动，左脚向左迈一步（图1-2，双脚间隔20～30厘米），然后收回左脚，至起始姿势；左脚向左后方迈一步（图1-3），收回；左脚向后方迈一步（图1-4），收回。以上动作连续做10次为1组，完成3组。以上主要锻炼左脚，然后以同样方式锻炼右脚。

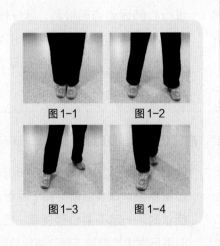

图1-1　　图1-2

图1-3　　图1-4

步态异常 2：前冲步态

康复训练：节奏步行训练

　　具体方法： 患者双手抱胸，配合口令"一、二、一"或"左、右、左"，有节奏地迈步前行（图2）。连续完成10步为1组，做3组。步幅练习对改善前冲步态也有效。此外，患者还可以进行躯干牵伸或松弛训练、医疗体操等，以放松躯干僵硬肌群，改善躯干前倾姿势。

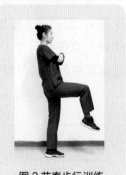

图2 节奏步行训练

步态异常 3：摆臂异常

具体方法：对于轻症患者，家属可督促其练习摆臂，亦可在患者身后用双手施力于其双肩，带动其躯干的旋转，提醒其摆臂（图 3-1）。也可让患者左右手各持一根长木棍，家属在其身后握住两木棍的后半段，带动患者摆动双臂（图 3-2）。摆臂 15 次为 1 组，完成 3 组。

症状较重的患者需要进行专门的原地摆臂训练：一脚在前，一脚在后，摆出迈步姿势；原地练习摆臂动作，要求达到正常幅度（图 3-3）。原地摆臂可以很好完成后，改为原地踏步摆臂，要求达到正常摆臂幅度，手脚动作协调。最后过渡到步行摆臂练习。摆臂 15 次为 1 组，完成 3 组。

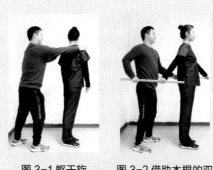

图 3-1 躯干旋转摆臂训练　图 3-2 借助木棍的双臂摆动训练　图 3-3 原地摆臂训练

步态异常 4：冻结步态

康复训练：
原地踏步训练，原地跨越障碍物训练，步行中转弯训练

具体方法：

原地踏步训练：目视前方，抬头挺胸，避免躯干前倾或后仰，原地进行踏步练习。刚开始可借助助行架、带有扶手的辅助设备或家具来保持平衡（图 4），逐渐过渡到无支撑踏步练习（可双手抱胸，使身体直立，以增加躯干的稳定性）。连续完成 10 次踏步为 1 组，完成 3 组。

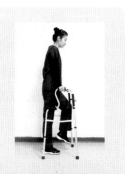

图 4 借助器具进行原地踏步训练

原地跨越障碍物训练：在患者前方放置一障碍物（如鞋盒、小矮凳等），要求患者双脚依次抬高，交替跨越障碍物，障碍物高度由较低慢慢增高。

步行中转弯训练：帕金森病患者转身困难，易发生跌倒，可进行"绕大弯"的练习。具体方法：在地面画一个较大的圆弧（或用物品摆一个弧形），然后让患者沿着圆弧行走。

另外，摆臂训练、节奏步行训练也有益于改善冻结步态。

步态异常 5：拖拽步态

康复训练：
高抬腿踏步训练

具体方法：目视前方，抬头挺胸，双腿原地完成高抬腿动作（图 5）。左右抬腿各 10 次为 1 组，可完成 3 组。步幅练习、原地跨越障碍物练习，也有助于改善拖拽步态。**PM**

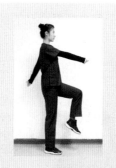

图 5 高抬腿踏步训练

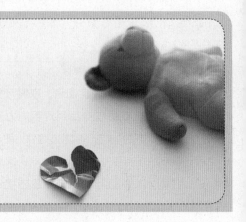

　　暗恋，也叫单相思，是很多人成长过程中都会经历的一段特殊体验，尤其是在"青葱"岁月里，对爱情的朦胧憧憬加上青春期躁动的好奇心，让暗恋蒙上了一层既美好又新奇的色彩。在不久前热播的电视剧《一闪一闪亮星星》中，男主角张万森暗恋女主角林北星长达十年，直到他因为保护她而死亡的那一刻，她都不知道他对她的爱意。这让无数追剧人感叹不已，暗恋虽然看似美好，但也是一段苦涩的经历。

暗恋 如何不苦涩

华东师范大学心理与认知科学学院　曹潇朦　孙一文　孟 慧（教授）

暗恋是一种怎样的状态

　　对于暗恋的定义，心理学家们给出了不同的答案。比如：从追求者角度而言，追求者对恋慕对象充满激情的爱可称为暗恋；而从双方关系来看，暗恋是指双方的愿望或经历不同，导致一方渴望得到更完整的爱情。暗恋是一个人被某个人吸引，但还没有表露感情的状态，可能是短暂的情绪状态，也可能是一段关系的发展阶段。而精神分析视角下的暗恋是虚幻的，它是一种投射，暗恋者往往会将自己心中理想恋人的样子投射到暗恋对象身上，或者他们喜欢的可能根本不是具体的人，而是这种"喜欢某人"的状态。

暗恋有点"甜"，还有点"苦"

　　喜欢一个人是美好的事情。暗恋不一定能开花结果，但记忆中怦然心动的瞬间，也是别样的美好。悄悄倾慕的过往，既是一段值得珍藏的回忆，又是一段微微心酸的遗憾。暗恋是一个人的辗转反侧，暗恋者往往对这段关系缺乏控制感，总是单向付出，心里满满住着恋慕对象的喜怒哀乐，却从没有立场要求对方的回应与付出。

　　暗恋者大多会有这样的认知：付出与结果之间相互独立。比如电视剧《暗恋·橘生淮南》中的女主角洛枳，即便她努力地模仿暗恋对象的习惯，为他努力学习，为他放弃心仪名校的自主招生，却只能在无人的天台，

专家简介

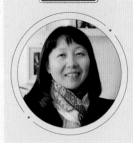

　　孟 慧 华东师范大学心理与认知科学学院教授、博士生导师，上海市浦江人才，全国应用心理专业学位研究生教育指导委员会委员、中国社会心理学会理事、管理心理学分会理事，上海应用心理专业学位研究生教育指导委员会主任委员，上海市社会心理学会副会长，上海市心理学会理事。

流泪写下"洛枳喜欢盛淮南，谁也不知道"的倾诉。

当人们付出大量努力却没有回应或收益时，其所处的不可控状态，被称为控制感剥夺。有心理学家认为，在控制感剥夺的状态中，人们会因为行为和结果之间的不一致产生资源耗竭，从而导致认知、动机及情感方面的缺陷，严重者甚至会形成习得性无助（自我评价降低，面对问题时总是感到无能为力的心理状态）。

有研究证实，经历长时间且稳定的控制感剥夺后，人们的工作表现会受到影响，并可能伴随抑郁等消极情绪和注意障碍。把爱情当作生活的全部，可能会得不偿失。

暗恋会拓宽人的兴趣

暗恋虽然往往会让人尝到不为人知的酸苦，但也可能带来一定的好处。研究发现，处于暗恋状态的人在选择消费类型时，会产生比以往更加多元的可能性。即暗恋这种特殊的情绪会让人改变一些已有的购物习惯，发现更多以前没有发现的购物兴趣。该研究还发现，只有在暗恋时，人们才会表现出对商品多样化的偏好，而在恋爱中却没有这种偏好。因此，暗恋状态也许有机会拓宽人们的兴趣偏好，让人们找到更多喜欢的商品、喜欢做的事情，甚至是改变人们的选择并创造新的机会。

暗恋者如何"向阳而生"

该如何避免暗恋可能带来的负面影响？改变认知、增加控制感是一种不错的策略。暗恋者的苦涩往往来源于爱意只能埋藏在心底，而之所以无法表露爱意，通常是因为认为自己太"平凡"，现在还不是站在对方面前表白的最好时机，怕自己的情愫变成一种自不量力。既然无法控制对方的感情，不妨改变自己的认知，转换焦点，将注意力放到自己身上。在苦涩又甜蜜的时光中，让暗恋变成一种"催化剂"，促使自己决心变得更好，进而逐渐有能力和信心走到恋慕对象的面前，终将收获幸福。

其实，暗恋并不卑微，糟糕的是因为太爱一个人而失去自我。以下5种方法可以帮助暗恋者逐步找回内心的掌控感。

1. 从小事开始，获得成功的经验。
2. 参加体育运动，锻炼身体。
3. 通过静坐、冥想等方式让内心平静下来。
4. 保持有规律的生活作息。
5. 接纳生命中的失控和失序感。

专家感言

人生只有一次，与其因顾虑而与喜欢的人错过，不如在没有给对方造成困扰的前提下，试着勇敢地表达爱意。抑或因为暗恋，变成更好的自己。像《暗恋·橘生淮南》中的洛枳，像《初恋那件小事》中的小水，像《最好的我们》中的耿耿，她们的青春中都拥有一个优秀耀眼的暗恋对象，这段感情也许最终无法诉诸于口，亦无法凭空消散，但她们找到了另一种表达方式，那就是成为更好的自己，成为能与对方比肩的人。**PM**

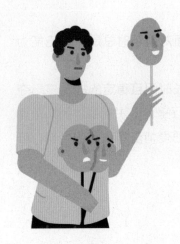

"自黑"，即自我嘲讽，是社会交往中的一种技巧。在日常生活中，我们时常会见到有人用"自黑"的方式化解尴尬，拉近与人的距离。有人认为，"自黑"者拥有强大的内心，是豁达的体现；也有人认为，"自黑"者只是希望在别人嘲讽自己前，"先下手为强"进行自嘲，是自卑的表现。事实上，这两种情况都是存在的。笔者将前者称为"自信型自黑"，将后者称为"自卑型自黑"。"自黑"有何心理成因？两种情况又有什么区别呢？

"自黑"者是否真豁达

东南大学附属中大医院心身医学科　施 润　袁勇贵（主任医师）

为何出现"自黑"行为

"自黑"是社交活动中的一种常见技巧，与人类的亲和动机有关。在亲和动机的驱动下，个体会倾向于选择有利于构建良性人际关系的行为。根据"犯错误效应"和"印象管理理论"，"自黑"行为对社会交往有促进作用。无论是"自信型自黑"者还是"自卑型自卑"者，都希望拥有更成功的社交。

以下从社会心理学的角度分析"自黑"的心理成因。

① 人类天生就具有亲和动机

人类天生就具有亲和动机。有学者认为，人们的社会交往受两种需求的影响：一是亲和需求，指一个人寻求和保持积极人际关系的愿望；二是亲密需求，指人们追求温暖的亲密关系的愿望。两者合称为亲和动机。马斯洛的需要层次理论也指出，当个体的生理需要和安全需要得到满足后，随之而来的就是归属和爱的需要，即与他人建立情感联系的需要。受此影响，个体在人际交往中更倾向于选择有利于增进关系的行为，采取如"犯错误效应"等社交技巧。

② 小"错误"令人更亲近

在人际交往中，人们往往被能力高的人所吸引，但是太过完美反而会增加距离感。经典的社会比较理论认为，人类存在一种评价自己观点和能力的内驱力，当个体将自己的观点和能力与他人进行比较时，社会比较就产生了。

在社会比较中，完美者"高高在上"的姿态会激起他人的自卑感，带来消极的情绪体验。根据人际吸引的联结原则，人们喜欢那些与美好经验联结在一起的人，厌恶那些与不愉快经验联系在一起的人，且负面情绪记忆更为持久。

因此，即便完美者有可能为我们的生活带来帮助，但因为可能带来消极的情绪体验，他们并不容易受到欢迎。研究表明，有实力的人，犯下某个小小的错误反而会提高他们的魅力，这便是"犯错误效应"。基于此，人们往往会选择一些无伤大雅的事情进行"自黑"。比如在工作中井井有条、雷厉风行的白领，日常生活中的动手能力却较弱，常常自嘲"自己连将鸡蛋炒至蓬松都有困难"。这在无形之中拉近了他与别人的距离，让别人意识到他是可以接近的，从而为建立友好的人际关系增加了可能性。

③ 人际交往中的"印象管理"

印象管理是人际交往中的一种普遍现象，当个体意识到自己的行为正在或将要被他人评价时，就会触发印象管理动机。

印象管理指个体在社会交往情境中运用自我呈现策略或行为控制他人，对自己形成期望印象或者改变原有的非期望印象，并加以维持和保护。自我贬低就是自我呈现策略的一种，在实际应用中可以理解为"自黑"。"自黑"者通过自我解嘲，以一种幽默的方式获得与他人心理上的平等性，从而构建出较为良好的社交氛围。

"自黑"中的自信与自卑

"自信型自黑"和"自卑型自黑"的区别在于，前者更偏向于自发性行为，而后者则更偏向于应答式行为。

比如，同样是将嘴角的痣戏称为"媒婆痣"，"自信型自黑"者并不在乎他人究竟如何看待这颗痣；而"自卑型自黑"则感受到隐形压力，恐惧别人对于这颗痣的评价。这种区别与个体的自我概念有关，以下从自我概念的积极性和清晰性对两者的区别进行分析。

① 自我概念积极性

自我概念的积极性描述了个体对于自身看法的积极程度，是自我概念最基本也是最重要的特征。积极的自我概念能够增强个体的自我满意度和自我接纳程度，与高自尊呈正相关。"自信型自黑"者拥有较为积极的自我概念，在自嘲时并不会认为自己真的被贬低了；而"自卑型自黑"者的自我概念较为消极，他们担心他人对自己持有负面评价，想在他人开口之前由自己以玩笑的方式调侃，避免尴尬。

② 自我概念清晰性

"自信型自黑"者自我概念较清晰，"自黑"时说的"媒婆痣"便真的像玩笑话一样，说完就忘，他们清楚自己的价值不在此处体现；而"自卑型自黑"者的自我概念就较为模糊。

这种清晰性是指个体自我概念的内容在多大程度上是清晰和自信的，代表个体内部一致和随时间比较稳定的自我认识。

清晰性较高的个体对自身的认识和定位比较清晰，在自我描述时能够用准确的术语对自己进行分析；而清晰性较低的个体更倾向于依赖外部标准来做出行动和反应，会经历更多的模糊情境，体验更多的不确定性，在社交活动中较为被动。

"自黑"作为社会交往活动中频繁出现的行为，背后隐藏的是人类这种社会性动物对良好人际关系的期望。值得注意的是，"自黑"行为虽然能够拉近人与人之间的关系，但凡事过犹不及，如果自嘲时用力过猛，或过于频繁地使用老生常谈的某一点反复自嘲，不但不能起到正面效果，反而会给他人留下虚伪、油嘴滑舌的不良印象。无论是"自信型自黑"者还是"自卑型自黑"者，都需要明白，"自黑"只是一种调味剂，在人际关系中真正重要的依然是对待他人时真诚的心。 **PM**

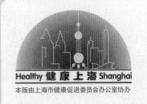

Healthy 健康上海 Shanghai
本版由上海市健康促进委员会办公室协办

"大家好，我是恩哥，一名妇产科医生……"在一段段科普小视频中，一名妇产科男医生以独特的"开场白"和"暖男"形象获得了众多女性信赖。他的科普通俗易懂、轻松幽默，又兼具人文关怀，令人乐于接受。他就是复旦大学附属妇产科医院妇科内分泌与生殖医学科副主任、主任医师邹世恩。

邹世恩：我是恩哥，
一名妇产科医生……

本刊记者 王丽云

"恩哥聊健康"，
为女性解难言之隐

邹世恩致力于青春期功血、多囊卵巢综合征、卵巢早衰、绝经综合征和月经失调等妇科内分泌疾病的诊治。在临床工作中，他发现很多患者原本可以早诊早治、获得良好疗效，却因为对医学知识了解不够全面、羞于启齿、讳疾忌医等因素而贻误了最佳诊疗时机。同时，网上不少文章打着科普的名号颠倒常识、散布谣言、夹带私货来坑害女性，他气不过，曾经多次投诉，但往往是徒劳。因此，邹世恩于2015年11月创办微信公众号"恩哥聊健康"，坚持为女性科普那些想问又不好意思问的隐忧。

《别让"啪啪啪"引发妇科血案》《每一位女性的阴道中都住着一个江湖》……凭借辛辣而不失幽默的文风、引人入胜的剖析角度，"恩哥聊健康"很快成为朋友圈里高刷屏率的科普号。至今，"恩哥聊健康"已推送健康科普文章1400多篇，关注人数超过20万，单篇最高阅读量超23万人次，累计阅读量2600万余人次。

随着短视频和直播的兴起，自2020年起，邹世恩将自己的科普主阵地转移到抖音、快手、小红书、微博等多个平台，以1～5分钟生动、幽默的短视频为主要形式进行健康科普传播，帮助大家快速获取专业妇产科医学知识。至今累计发布健康科普短视频近万个，全网粉丝数达800多万。至此，"恩哥聊健康"品牌融媒体矩阵日益壮大。

鉴于在科普领域的突出贡献，邹世恩先后获聘担任中国医师协会健康传播工作委员会委员、上海市医学会科普专科分会委员、上海市医师协会科普医师分会委员等，作为首批成员入选国家健康科普专家库、上海市健康科普专家库，并先后获评上海市十大健康微信公众号、上海市健康新媒体新锐奖、上海科普教育创新奖等诸多荣誉。

妇科暖男，给患者安全感

在医院妇产科，常常有患者探头进诊室，一看是男医生，掉头就走。邹世恩也有过这样的经历，但近年来，许多患者看了他的文章、短视频和直播，怀着信任直奔他而来，她们对"恩哥"的评价是认真负责、有安全感、有亲和力、值得信任……

邹世恩很少遇到医患纠纷，他的患者也总是非常配合，这与他总能站在患者的角度思考问题有关。由于门诊时间实在有限，很多问题无法当场解释清楚，所以他不遗余力、见缝插针地做科普，将他的"暖"从诊室延伸到科普中。在他看来，作为妇产科医院的男医生，是需要有些暖男特质的，女性科普不只是传播知识，也要传递对女性的关爱与理解。**PM**

从"我很失败"到"我能行"

 上海市心理学会青春期与性心理教育工作委员会　颜苏勤（主任）徐梅

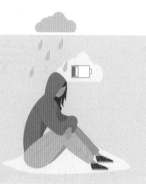

青春故事

　　小嘉满怀憧憬地进入心仪的高中，却发生了一些意想不到的事。她信心满满地参加班干部竞选，结果落选了；参加学校联欢会，诗朗诵时忘词了；就连她最擅长的数学，考试成绩也呈断崖式下降。小嘉很失落，觉得自己是一个失败者。班主任劝她不要沮丧，只要继续努力，一定会成功的，但小嘉依然提不起精神。

心理诊室 —— 徐梅

　　垂头丧气的小嘉来到心理辅导室求助。她详细说了最近发生的几件事，感觉自己很失败，是个没用的人，让老师和家长失望了。她认为，自己和别人的差距太大，就算再努力，也没有用。

　　我引导小嘉分析自己"失败"的原因。小嘉认为，竞选失败是因为自己人际关系太差。我了解情况后发现，由于小嘉是外区考生，班级里的同学对她还不太了解。另外，诗朗诵忘词也不是因为小嘉所说的"胆子小"，而是后台临时更换了配乐版本，使她乱了阵脚；数学月考成绩虽然刚刚及格，但也达到了班级平均分。

　　帮助小嘉找到推翻"很失败"的几个证据后，我又让她想想进入高中以来出现过的"高光"时刻。小嘉开始说"想不出来"，我鼓励她，哪怕说一点点也好。小嘉欣喜地想起自己的作文被当作范文，同桌夸自己的字写得漂亮，妈妈说自己是家里的好帮手，等等。对小嘉而言，这些证据都说明"我能行""我不是失败者"。她终于露出了自信的微笑。

专家建议 —— 颜苏勤

　　小嘉在竞选失利、表演失败、考试不理想事件发生后，觉得自己是个失败者，经过心理老师的辅导，她改变了这种不合理想法，由"我很失败"转变为"我能行"。

　　美国心理学家埃利斯提出了情绪 ABC 理论。A 代表激发事件，B 代表由个体对激发事件（A）的认知和评价而产生的想法或信念，C 代表个体产生的情绪和行为结果。该理论认为，个体的情绪和行为结果（C），不是事件（A）直接引发的，而是对这一事件的认知和评价所产生的想法或信念（B）引起的。

　　班主任老师在帮助小嘉的过程中，聚焦于发生的事件（A），而没有关注小嘉的不合理想法（B），所以无法帮助小嘉从"失败"中走出来。心理老师运用了情绪 ABC 理论，调整了小嘉的不合理想法，帮助小嘉走出了失败的阴影。

　　青少年产生不良情绪，多数是由不合理想法或信念导致的，老师和家长可以运用情绪 ABC 理论，帮助他们通过改变不合理想法或信念，拥有积极情绪。 PM

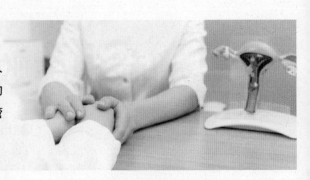

多囊卵巢综合征会造成很多健康问题，如月经紊乱、多毛、痤疮、不孕等，对育龄期女性而言，最让人担心的是不孕。多数人认为，调整月经、顺利生育就是终极目的，其实不然。"多囊"的影响远不止不孕，它和高血压、糖尿病一样，是一种需要终身管理的疾病。那么，患者生完孩子后，该怎么管好"多囊"呢？

生完孩子，"多囊"仍须管理

复旦大学附属妇产科医院主任医师　王凌

① 控制饮食，适当活动

不少多囊卵巢综合征患者生育后，不加限制地进食各种高汤、肥甘厚腻之品，且卧床少动，导致体重增加、病情反复。多囊卵巢综合征的一线治疗方法是生活方式干预，对产妇而言同样如此。

在饮食方面，需要"三低一高"：低糖、低油、低盐、高蛋白质。每日进餐应定时定量、少食多餐；米饭、面条、蛋糕等主食要控制，并做到粗细搭配；多食绿色蔬菜，如芹菜、油菜、菠菜等；可多吃清蒸鱼、白灼虾、大豆及其制品等，此类食物富含蛋白质、矿物质、维生素，且含有较多不饱和脂肪酸；适量吃猕猴桃、牛油果、苹果、柚子等低糖水果，少吃或不吃香蕉、荔枝、葡萄等高糖水果及甜点。此外，喝汤要适度。

在生活习惯方面，要做到早睡早起，避免熬夜，适量运动，保持良好心态。产褥期应以休息为主，但这并不意味着整日卧床，应适当活动；产褥期过后，应增加运动量，包括有氧运动、力量练习等。

② 关注月经恢复情况

产后女性月经"复潮"后通常不是很规律，不过会趋于稳定。多囊卵巢综合征患者产后尤其要关注月经恢复情况，如果月经周期长期处于紊乱状态，患者要及时诊治，警惕病情反复。

③ 定期检查

一般情况下，多囊卵巢综合征患者生过孩子后，如果没有月经不规则、高血压、血脂异常且体重在正常范围内，定期检查即可，包括血糖、血脂、肝肾功能检测，超声检查，等等。但这样的患者不多，许多患者往往是被"多囊"的影子一直伴随着。

大部分患者生育后又会出现月经不规则、多毛等情况，需要治疗和长期随访。可能很多人会好奇：不就是月经不规则嘛，反正娃也生了，不来"大姨妈"更清爽。实际上，如果不进行规范治疗和管理，会增加子宫内膜癌的发生风险。因为长期激素失调、稀发排卵，使子宫内膜长期受雌激素刺激而无孕激素拮抗，不能定期脱落，可能会导致异常增生，甚至子宫内膜癌。此外，多囊卵巢综合征还会增加将来发生糖尿病、心血管疾病、代谢综合征等疾病的风险。患者进行长期管理的目标是保护子宫内膜，预防子宫内膜癌和其他相关疾病。**PM**

> 更年期是每位女性都会经历的阶段，当雌激素水平下降到一定程度时，会导致一系列内分泌代谢问题。更年期女性需要引起重视，合理治疗，避免病急乱投医。

步入更年期，

注意 7 种内分泌代谢异常

同济大学附属第十人民医院内分泌科主任医师　曲 伸

① 血脂异常

随着雌激素的降低，血脂会出现异常，主要表现为低密度脂蛋白胆固醇（"坏"胆固醇）升高，高密度脂蛋白胆固醇（"好"胆固醇）减少。这种变化会增加心血管疾病的发生风险，此时进行雌激素替代治疗，比单纯调脂治疗效果更好，患者获益更多。

② 骨质疏松

雌激素可以刺激成骨细胞，促进骨质形成，更年期及绝经后女性由于雌激素大幅减少，新骨的生成速度减慢，成骨细胞与破骨细胞间的平衡被打破，结果导致骨量流失和骨质疏松，引起相关症状和骨折发生。不少中老年女性还存在维生素D缺乏的问题，此时单纯补钙并不能使钙很好地被吸收进入骨组织。因此，绝经后女性患骨质疏松，除补充钙、维生素D外，在绝经早期适当补充雌激素，同时配合使用双膦酸盐类药物，可取得较好疗效。

③ 血管、神经反应性异常

雌激素对血管、神经都有很好的保护作用，当雌激素缺乏，尤其是断崖式下降时，会导致明显的血管和神经反应。潮热是最常见的症状，表现为忽冷忽热、盗汗，有时会出现血压急剧波动，甚至出现高血压危象，以及心悸、手脚发麻等，常被误认为患了心梗或脑梗。雌激素缺乏也影响下丘脑对温度的感知，让大脑觉得身体"温度过高"，需要"散热"；或"怕冷"，需要"保暖"。因此，更年期女性要学会"知冷知热"，保护好自己，家人也要多加体谅。

④ 泌尿生殖道反复感染

雌激素水平下降，会导致阴道、膀胱及盆底的上皮细胞更新变缓，功能下降，尿道和阴道内菌群失衡，从而使泌尿生殖道感染的发生率大大增加。患者会出现尿频、尿急、夜尿增多、尿失禁、性冷淡、性交痛等症状，且容易反复发作，单纯抗感染治疗效果不佳，必要的雌激素局部治疗和抗骨质疏松治疗有助于缓解症状。

⑤ 胃肠道改变

雌激素水平下降也会影响胃肠道的神经和血管反应性，导致胃肠道菌群失调，引起许多莫名其妙的胃肠道问题，如腹胀、消化不良、便秘与腹泻交替等，胃肠镜检查往往无明显异常。如果患者伴有睡眠不足、情绪不稳定，胃肠道症状更难缓解，需要及时处理。

⑥ 腹型肥胖和肌少症

步入更年期后，许多女性发现体重开始逐渐增加，尤其是腰围增大明显。除年龄增加所致的代谢率降低这层原因外，雌激素变化的因素亦不容忽视：雌激素水平下降使肌肉减少，并改变了体内脂肪分布，让原本在四肢或其他部位的脂肪往腹部聚集，从而形成"苹果型"身材；雌激素缺乏还会造成水钠潴留，导致体重增加、下肢水肿、精力下降等。

⑦ 维生素和微量元素缺乏

女性进入更年期后，随着代谢率降低、器官功能下降、内脏脂肪增加，维生素（尤其是脂溶性维生素）、微量元素的吸收受到影响，其中以维生素D缺乏更为常见。及时补充相关营养素有助于改善更年期症状，预防骨质疏松和代谢异常。 **PM**

习惯性流产，
男方因素不容忽视

中山大学附属第一医院男科　周明宽　涂响安（教授）

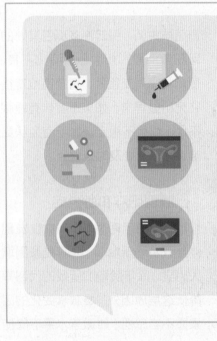

习惯性流产也叫复发性流产，是指连续 3 次或 3 次以上在妊娠 28 周内流产。目前，习惯性流产的明确病因有母体免疫因素、血栓易发因素、子宫解剖异常和内分泌异常等。虽然这些病因均与女性相关，但并不意味着男性对习惯性流产没有影响。约有 50% 的习惯性流产病因不明，其中的男方因素不容忽视。

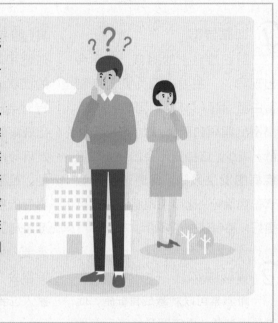

5大男方因素，与习惯性流产相关

❶ 年龄大

众所周知，女性年龄与生育有明显相关性。近年来的研究发现，男性年龄对生育也有较大影响。年龄超过 40 岁的男性，即使精液常规检查结果正常，仍有 15%～40% 的人与不孕不育、配偶发生习惯性流产有关，其原因可能是精子 DNA 碎片增加、精子染色体数量或结构异常等。

❷ 患有感染性疾病

男性泌尿生殖道感染是一个容易被忽视的因素，因为很多感染支原体、衣原体及部分细菌的男性并没有症状。支原体、衣原体、淋球菌可通过性传播，丈夫感染后可导致妻子感染，使阴道、宫颈和子宫内膜微环境发生改变，甚至产生抗精子抗体和抗子宫内膜抗体等，造成习惯性流产。

❸ 遗传物质异常

遗传物质异常包括染色体数目或结构异常、Y 染色体微缺失等。染色体数目或结

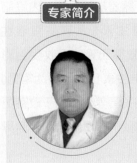

专家简介

涂响安　中山大学附属第一医院男科主任医师、东院泌尿外科主任、博士生导师，中国性学会男性生殖分会副主任委员，广东省临床医学学会男性健康专业委员会主任委员，广东省医学会男科学分会副主任委员兼显微微创手术学组组长。擅长泌尿男科疾病的诊治，尤其是显微微创男科手术。

构异常，如克氏综合征（47，XXY等）、染色体平衡易位等患者，精子的遗传物质增多或减少，可导致妻子不孕或习惯性流产。Y染色体微缺失是引起男性不育的主要原因之一，研究发现其与配偶习惯性流产显著相关。

④ 免疫异常

免疫异常是导致习惯性流产的主要原因之一。有研究发现，超过60%的习惯性流产与免疫异常相关。胚胎遗传物质有一半来自父亲，因此胚胎在母体子宫内的发育类似半异体移植，可引起母体免疫系统排斥，如ABO血型不合就可引起流产。另外，抗精子抗体、精浆免疫抑制物质都与习惯性流产相关。前者既可产生于男性，也可产生于女性；后者主要由男性附属性腺分泌。

⑤ 环境污染及生活方式因素

环境污染，接触高温、辐射、金属粉尘或重金属，不良生活方式（吸烟、酗酒、熬夜、缺乏运动），以及肥胖，等等，可引起精液异常、精子遗传物质改变、精子DNA碎片率升高等，从而可能导致配偶习惯性流产。

妻子习惯性流产，丈夫应做4件事

① 染色体检查

如果发生习惯性流产，条件允许的情况下可进行胚胎染色体检查。有研究发现，流产胚胎中染色体异常率高达55.1%。如果存在胚胎染色体异常，丈夫应与妻子一起做染色体分析和遗传咨询。如果胚胎染色体没有异常，也不能说明夫妇双方的染色体一定没有问题，有条件者仍应进行染色体检查。

② 排查感染和免疫异常

泌尿生殖道是否存在感染和免疫异常也需要排查。由于很多泌尿生殖道感染性疾病可通过性行为传播，夫妻任何一方存在感染，另一方也要检测，且在治疗期间要避免直接性接触，以免交叉感染和反复感染。免疫因素检测主要有夫妻双方的ABO血型抗体、抗精子抗体检测，以及丈夫精浆免疫抑制物质等检测。

③ 生育力评估

妻子习惯性流产，丈夫还需要做生育力评估，检查精液常规、精子畸形率、精子DNA碎片、有无精索静脉曲张等。精液质量存在异常者，需要口服药物治疗；合并存在精索静脉曲张者，必要时需要手术治疗。

④ 做好防护，调整生活方式

这一点非常重要，容易被忽视。个人虽然难以改变空气污染、汽车尾气污染等，但对高温、辐射、金属粉尘、重金属污染等因素，可通过改变工作环境、穿戴防辐射服、佩戴防尘口罩等措施，减少或远离其危害。生活方式调整中，最有必要的是戒烟，因为烟草烟雾中的有害成分多达数百种，会对男性精液质量产生明显影响。另外，还要戒酒，保持规律、充足的睡眠，适度体育锻炼。PM

特别提醒

夫妻协作，治疗习惯性流产

习惯性流产病因复杂多样，既可能是妻子的原因，也可能是丈夫的问题。不管是哪一方的问题，夫妻之间都不应为此而互相埋怨、指责。

治疗习惯性流产，必须夫妻之间精诚合作：从做各项检测查明病因，到针对病因进行治疗，再到为下次孕育做好准备，都需要夫妻双方的共同努力和协作。只有如此，才有望早日得子。

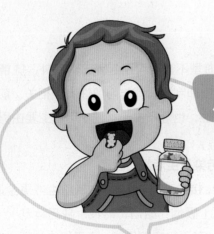

从婴儿期到青春期，
都要补维生素 D

△ 上海交通大学医学院附属上海儿童医学中心发育行为儿科主任医师　余晓丹

维生素 D 缺乏性佝偻病曾经严重危害我国儿童健康。虽然目前其发病率已明显降低，但由于现代生活方式和环境的改变使儿童户外活动受限，儿童维生素 D 不足与缺乏的情况仍然存在。随着人们对维生素 D 与健康关系认识的加深和检测技术的提高，对佝偻病的管理已发展为对维生素 D 不足与缺乏的管理。此外，各类维生素 D 制剂有不同的适用范围，需要临床医生和家长们科学使用。以上诸多变化给医疗工作者和家长们带来了新的问题和困惑。为指导临床实践，中华医学会儿科学分会组织专家撰写了《中国儿童维生素 D 营养相关临床问题实践指南》（下文简称《指南》），本刊邀请参与编写的专家进行详细分析。

维生素 D 对儿童健康不可或缺

众所周知，维生素 D 缺乏会影响儿童骨骼发育，严重时可导致维生素 D 缺乏性佝偻病。同时，维生素 D 缺乏还与儿童低体重、免疫力低下、睡眠问题有关。有研究提示，缺乏维生素 D 的儿童更易发生过敏性疾病，维生素 D 缺乏或与儿童注意缺陷多动障碍（俗称"多动症"）、自闭症有关。

目前认为，维生素 D 在儿童健康各方面发挥着不可或缺的作用，因此从孩子出生起，甚至自母亲怀孕起，就应该重视这一营养素的补充。

我国儿童普遍存在维生素 D 缺乏与不足

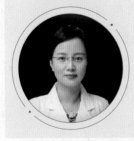

专家简介

余晓丹　上海交通大学医学院附属上海儿童医学中心发育行为儿科主任、主任医师、博士生导师，中华医学会儿科学分会儿童保健学组秘书长，中国医师协会儿童健康专委会肥胖防治学组副组长，上海市微量元素学会理事兼临床医学专委会主任委员，上海市医学会儿科专科分会儿童保健学组副组长。

一项在全国 11 个省、自治区、直辖市开展的儿童维生素 D 营养状况调查研究显示，7 岁以下儿童维生素 D 缺乏和不足检出率为 14.0%，其中 0~3 岁和 3~7 岁分别为 3.8% 和 21.9%，3~7 岁儿童维生素 D 缺乏和不足率明显高于 0~3 岁儿童。这可能与我国维生素 D 补充政策主要针对的是 0~2 岁儿童有关。3～7岁儿童维生素 D 补充率下降，维生素 D 强化配方摄入减少，且城市儿童户外活动少，皮肤阳光暴露不足，容易出现维生素 D 缺乏和不足，因此，家长和医生应重视 3 岁以上儿童维生素 D 缺乏和不足的问题。

血清 25- 羟维生素 D 水平是评估维生素 D 营养状况的最佳指标，当血清 25- 羟维生素 D 浓度 <30 纳摩 / 升时，营养性佝偻病发生率升高。《指南》基于维生素 D 与骨健康的关系，把血清 25- 羟维生素 D 的水平分为以下 4 级：

血清 25- 羟维生素 D 水平	营养状况
＜ 12 纳克 / 毫升（＜ 30 纳摩 / 升）	维生素 D 缺乏
12～20 纳克 / 毫升（30～50 纳摩 / 升）	维生素 D 不足
20～100 纳克 / 毫升（50～250 纳摩 / 升）	维生素 D 理想水平
＞ 100 纳克 / 毫升（＞ 250 纳摩 / 升）	维生素 D 中毒

各年龄段儿童均需补充维生素 D

《指南》推荐，从婴儿期到青春期的所有儿童都需要补充维生素 D。

新生儿在出生后数天内，就应开始补充维生素 D。因为大部分孕妇存在维生素 D 缺乏或不足，不能提供足量的维生素 D 以满足宝宝的需要。母乳喂养的宝宝需要补充推荐摄入量（400 国际单位 / 天）的维生素 D，因为人乳中维生素 D 含量低。配方奶喂养儿也需要补充适量维生素 D。

宜通过口服途径补充维生素 D。当依从性差或存在胃肠道疾病时，可考虑采取间断口服或肌内注射的方法补充。补充剂量为每天至少 400 国际单位，优先选用维生素 D_3 制剂。

补充过程中要不要定期检测

每日补充 400～800 单位维生素 D 是安全的，儿童补充常规推荐量的维生素 D 之前及补充过程中，一般不需要检测血清 25- 羟维生素 D 水平。

存在代谢性骨病等相关疾病的儿童，在通过补充维生素 D 进行治疗的过程中，应该每隔 3～4 个月监测 1 次血清 25- 羟维生素 D 水平，以评估治疗反应；达到适宜的 25- 羟维生素 D 水平后，补充维持剂量的维生素 D，并改为每 6 个月监测 1 次。血清 25- 羟维生素 D 达到目标治疗水平后，不必进行后续监测。**PM**

问与答

问 补充维生素 D 的同时，需要补钙吗？

答 儿童在补充维生素 D 的同时，应保证膳食钙的摄入量。宜通过天然食物补钙；乳制品是最好的钙源，各国儿童营养指南均建议儿童每天摄入牛奶 500 毫升，以满足钙营养需要。

问 可以通过饮食补充维生素 D 吗？

答 在天然食物中，除奶酪、动物肝脏、蛋黄等含有一定量的维生素 D 外，绝大部分食物的维生素 D 含量都比较低。强化维生素 D 的乳制品或维生素 D 补充剂是维生素 D 的重要来源。

问 晒太阳能满足维生素 D 需要吗？

答 人体需要的维生素 D，90% 可由阳光照射皮肤产生。我国多数儿童青少年户外活动不足，家长应鼓励孩子多进行户外活动，多晒晒太阳。当然，晒太阳也要注意安全：6 月龄以内的婴儿应穿适当的衣物、戴帽子，避免阳光直射；宜"高频率"而非长时间晒太阳。

解惑 小儿全身麻醉

✍ 复旦大学附属眼耳鼻喉科医院麻醉科 徐 睿 贾继娥（副主任医师）

随着外科及麻醉技术的发展，全世界每年有约 150 万例婴幼儿接受全身麻醉（简称"全麻"）手术。在婴幼儿手术时使用全麻，既可以减轻患儿的紧张、恐惧情绪，又可以保障手术顺利完成，并促进患儿术后快速康复。不过，目前仍有不少家长对麻醉心存疑惑或误解，认为使用麻醉药物会影响小儿智力，全身麻醉不安全，等等。以下这些疑惑，不知您有没有呢？

疑惑 1

孩子那么小，使用麻醉药物会影响智力发育吗？

解答： 全麻可以阻断痛觉向大脑传导，暂时抑制患儿的意识，有效减少手术创伤对患儿躯体和心理的伤害。实际上，全身麻醉并不会让孩子"变傻"，现代麻醉采用的全麻药，都是对人体影响极小、作用可逆的药物。术后，这些药物可经人体的呼吸系统、消化系统和泌尿系统代谢清除，患儿逐渐苏醒。也就是说，麻醉药物只是暂时让孩子"睡着"，术后即可醒来，对其神经系统功能无影响。既往研究已证实，在婴儿期单次、短暂接触全麻药物，对孩子的神经发育没有影响。因此，家长千万不要因为担心孩子全麻后会变傻而错过最佳手术时机。

疑惑 2

孩子害怕打针，术前一直哭闹怎么办？

解答： 全麻常采用静脉药物联合吸入麻醉药物实施，故术前需要留置静脉通路。对 3 岁以上患儿，麻醉医生常采用非药物措施来缓解其术前焦虑，在患儿的配合下顺利留置静脉针。这些措施主要包括转移患儿的注意力、心理干预、音乐疗法等。开放静脉通路后，麻醉医生会使用一些镇静药物。如果遇到术前哭闹的患儿，即便在父母陪伴下也不能顺利开放静脉通路时，麻醉医生会先给患儿使用一些镇静药物，再留置静脉针。给药方式为滴鼻和口服，滴鼻适用于 4 岁以下的小儿，用药量少且易操作；年龄较大的患儿可选择口服给药。

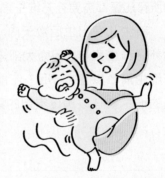

疑惑 3

为什么手术前要禁食？

解答： 医生要求患儿在术前禁食、禁水，是为了防止其在麻醉和手术过程中出现呕吐，避免胃内容物流入气管而导致窒息或吸入性肺炎，这些情况严重时可发展为呼吸衰竭，甚至危及患儿生命。因此，术前禁食、禁水不是小事，家长必须认真对待。不过，由于孩子的新陈代谢速度较快，长时间禁食、禁水可能导致孩子出现脱水、低血糖等情况，尤其是婴幼儿。因此，医生会尽量控制禁食时间。一般地说，患儿术前需要禁饮料（清水、糖水、碳酸饮料、无渣的果汁）2 小时，禁母乳 4 小时，禁配方奶或清淡食物 6 小时，禁高脂、高蛋白质和油炸食物 8 小时。

需要提醒的是，患儿禁食前的最后一餐应遵循"少量、易消化"的原则。由于胃排空时间因人而异，故患儿术前最后一餐应尽可能食用清淡、易消化的食物，如粥、馒头、面条等，食量以"饥饿感消失但没有胃胀"为宜。

疑惑 4

孩子感冒了，还能如期进行全麻手术吗？

解答：通常，医生会权衡手术的轻重缓急和感冒的不良影响后做决定。如果是急诊手术，医生一般不会因为患儿感冒而暂停手术。如果是择期手术，则要视情况而定：如果患儿出现较轻微的上呼吸道感染症状，无发热，可以实施全麻手术；麻醉医生会做好应对喉痉挛和支气管痉挛等并发症的准备，或预防性使用一些降低气道高敏性的药物。如果患儿感冒症状严重，体温超过38℃，伴喘息、脓痰、嗜睡等，通常需要等症状缓解后4～6周，再择期进行手术治疗。

当然，对进行鼓膜置管术、扁桃体切除术、腺样体切除术和腭裂修补术的小儿，由于手术可以改善上呼吸道感染症状，除非上呼吸道感染已蔓延至下呼吸道或明显加重，手术一般不应推迟。

疑惑 5

局麻、"半麻"是不是更好？

解答：局部浸润麻醉（局麻）是将局麻药注射到手术部位周围，阻滞附近的神经末梢，以缓解疼痛。一般只能满足浅表小手术的需求，且需要患者全程配合，不适用于小儿手术。

"半麻"，即椎管内麻醉，是将麻醉药物注入蛛网膜下腔或硬膜外腔，阻滞脊髓神经根，对该神经根支配的区域产生麻醉作用。大龄患儿如果可以配合腰椎穿刺，可以选择椎管内麻醉。

全麻是将麻醉药经呼吸道吸入、静脉或肌内注射进入人体内，暂时抑制中枢神经系统，使患者神志消失、全身痛觉消失、反射抑制和骨骼肌松弛。尤其适用于不能配合实施局麻或椎管内麻醉的患儿。

疑惑 6

小儿全麻通常使用什么药物？

解答：麻醉医生会根据孩子的体重、身体情况、手术时间、手术类型等，给予合适的麻醉药物和剂量。常用的小儿全麻药物包括：①术前用药，如减少气道分泌物、预防心动过缓的阿托品，减轻患儿焦虑的镇静药物咪达唑仑、氯胺酮、右美托咪定等；②术中和术后镇痛药物，如芬太尼、酮咯酸氨丁三醇等；③术中用药，

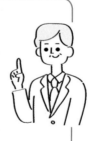

如维持麻醉用的镇静催眠药物丙泊酚，吸入麻醉药物七氟醚，肌松药物罗库溴铵、顺式阿曲库铵等，以及止吐药物多拉司琼、格拉司琼等。

疑惑 7

小儿全麻后多久可以进食？

解答：接受非胃肠道全麻手术的患儿，一般在术后6小时，没有恶心、呕吐等不适症状后，可以进食，先从流质饮食开始，以后逐渐改为半流质或普通饮食。接受胃肠道全麻手术的患儿，需要在排气后方可进食。

近年来，在不增加全麻术后不良反应和风险的前提下，麻醉医师正尝试缩短全麻患儿术后的禁食时间，因为早期进食可以降低患儿术后口渴、饥饿、哭闹、焦虑的发生率。在确定患儿神志已经完全清醒后，可让患儿饮用少量温开水，观察其有无呛咳、恶心、呕吐等不适症状；若无，则2小时后可尝试进食。**PM**

上海市科技创新行动计划医学创新研究专项（21Y11900400）

说起清热药，大家并不陌生。黄芩、黄连、黄柏这三味中药被称为"三黄"，均有清热功效。三者均性味苦寒，有清热燥湿、泻火解毒之功，对湿热蕴结或热毒炽盛所致的黄疸、痢疾、发热、便秘、口舌生疮等疾患都有较好的治疗效果，临床应用时常相互配伍，以增强疗效。

"三黄"清热，效各不同

上海中医药大学基础医学院　盖筱　刘国萍（研究员）

功效相近，又有专长

"三黄"功效具有相似之处，因此临床常有对三者概念、用法等含糊不清甚至混淆的情况。事实上，三黄共性之中又有专长，虽都可清热解毒，但归经不同，在应用上也有一定的区别。根据人体的上、中、下三焦来区分，中药"三黄"也有相对应的归经（或叫归属）。

中医理论认为，"三焦"是五脏六腑的"六腑"之一，是上、中、下三焦的合称。三焦作为一个特殊的结构，"有名而无形"，主要强调功能，而弱化结构。

一般认为，横膈以上为上焦，主要装着心、肺，负责运送、传输血液，功能类似于循环系统；横膈以下至脐内为中焦，主要装着脾、胃，负责食物的消化和吸收；脐以下为下焦，主要装着肾、膀胱、大肠、小肠，负责重新吸收代谢产物，并将糟粕排出体外。

一般认为，黄芩治在上焦，黄连治在中焦，黄柏治在下焦。与此对应，上焦疾病常用黄芩，中焦疾病常用黄连，下焦疾病常用黄柏。

黄芩，治在上焦

黄芩为唇形科多年生草本植物黄芩的根，性味苦、寒，主入上焦肺经。《神农本草经》载：黄芩"主诸热黄疸，肠澼，泄利，逐水，下血闭，（治）恶疮，疽蚀，火疡"。黄芩长于泻肺经之湿热火邪，并有清热安胎、泻火止血之功，所以肺热咳嗽、痰黄黏稠及胎动不安之证，多用黄芩泻肺火、清上焦。临床还常将其应用于治疗壮热烦渴、黄疸、目赤肿痛、痈肿疔疮等疾患。

用黄芩治疗湿热发黄时，多与栀子、茵陈、黄柏等配伍；治泻痢腹痛，常与芍药、甘草同用；治湿热下注而致的热淋，可配伍生地、木通；治肺热咳嗽，可单用黄芩煎服，亦可配伍桑白皮、知母、地骨皮用；用于咽喉肿痛、痈疮肿毒，可与金银花、连翘等配用；治火热炽盛、迫血妄行所致出血，与生地、栀子、白茅根配用。现代药理研究发现，黄芩对多种球菌、杆菌、流感病毒、皮肤真菌等均有抑制作用。

黄连，治在中焦

黄连为毛茛科植物黄连的干燥根茎，性寒，味苦，无毒，入心、脾、胃、肝、胆、大肠经，是"三黄"中清热力量最强的药物。《名医别录》载其"主五脏冷热，久下泄便脓血，止消渴，大惊，除水利骨，调胃厚肠，益胆，疗口疮"。黄连有清热燥湿、泻火解毒之功，善泻心火，并有止呕之效，所以心烦不眠、痞满呕逆等证，可用黄连。

黄连常用于治疗湿热痞满、呕吐吞酸、泻痢、黄疸、心烦不寐、消渴、痈肿疔疮等疾患，治疗湿热蕴结大肠的泄泻、痢疾疗效最佳；外用亦可治疗湿疹、湿疮等。黄连与木香配用，对下痢不爽、里急后重有较好疗效。治高热神昏，常与黄芩、栀子配伍；治阴血不足、心烦不眠者，配阿胶、白芍、鸡子黄等，共奏清热养血安神之功；若心火内炽，迫血妄行之吐衄，与黄芩、大黄配用以清血热，即泻心汤。现代药理学研究结果显示，其抗微生物及抗原虫作用较强。

黄柏，治在下焦

黄柏为芸香科黄檗的树皮内层，性寒，味苦，具有清热解毒、泻火燥湿的功效。《神农本草经》载：黄柏"主五脏肠胃中结热、黄疸、肠痔，止泻痢、女子漏下赤白、阴伤蚀疮"。

黄柏入肾经，长于除下焦湿热，又可泻肾火、清虚热，不仅能治实火，还可治虚火，适用于湿热下注及虚热所致的诸多疾患。黄柏治湿热泻痢时，常与黄连、白头翁等药合用，如白头翁汤；治黄疸，可与栀子、甘草同用，以清热利湿而退黄，即栀子柏皮汤；治带下黄稠，多配白果、车前子等，以清热利湿止带，如易黄汤。现代药理学研究发现，黄柏水煎剂或醇浸剂在体外对金黄色葡萄球菌、白色葡萄球菌等均有不同程度的抑制作用。

三黄炮制，方法不同

三黄的炮制方法亦有不同。黄芩的炮制方法主要为蒸法，炮制后可破坏其中的酶，使活性消失，有利于黄芩有效成分的保存。其次有酒炙法、炒炭法等诸多炮制方法。

黄连常用的炮制方法为酒炙法，引药上行，善清头目之火。其次有姜汁拌、吴茱萸拌、醋炒、盐水炒等炮制方法。不同的炮制方法各有专攻，用于泻心火时，一般生用；用于目赤、口疮时，一般用酒炒；用于清胃、止呕时，一般用姜汁炒；等等。

黄柏的常用炮制方法主要为盐炙，以缓和其苦燥之性，不伤脾胃，并且能增强泻相火的作用。其次还有酒炙、炒、炒炭等炮制方法。 PM

 专家提醒　"三黄"均是苦寒药，但药性各有专长。且无论是"三黄"还是其他清热药，苦寒之性均较强，容易伤及脾胃。在临床使用时，需注意辨证，明辨药性，合理配伍，方能达效。

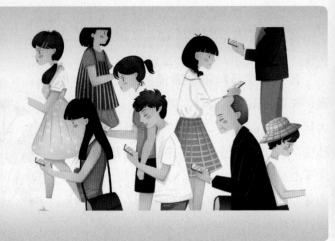

网络时代，人们的工作、学习、生活方式都发生了很大改变，越来越多的"低头族""久坐族"深受颈肩腰腿痛的困扰。在现实生活中，"椎间盘突出"人尽皆知，上到七八十岁的老年人，下到十几岁的青少年，因颈椎、腰椎不适来医院就诊的患者越来越多。虽然人们对"椎间盘突出"有一定的认知，但实际上，颈椎、腰椎疼痛的病因不单单局限于"椎间盘突出"，还与颈椎、腰椎周围的肌肉、韧带、关节等组织发生病变有关，中医学将这种病理改变形象地描述为"筋出槽骨错缝"。

颈椎病，问题不一定出在"椎间盘"

上海中医药大学附属曙光医院石氏伤科医学中心副主任医师　张明才

颈椎不适，或源于"筋出槽骨错缝"

关于"筋出槽骨错缝"的历史渊源，早在唐代《仙授理伤续断秘方》就有记载。中医学认为，正常情况下，人体颈椎"骨正筋柔，筋骨和合，气血以流"。只有这样，我们才能拥有活络的颈椎、清醒的头脑、灵活的肢体和宁静的心神。如果颈椎过度劳损、保养不当或错误防护，颈椎的正常生理状态遭到破坏，日久就会出现"筋出槽骨错缝，筋骨失和，气血痰瘀闭阻不通"的病理状态，从而导致颈项疼痛、颈椎板滞、头晕手麻等不适。

中医学主要通过特色手法、针灸、中药、导引等技术纠正"筋出槽骨错缝"，以恢复颈椎的正常状态，重建颈椎动静态力学平衡，缓解症状。我曾接诊过一名 29 岁的女患者，因颈痛、活动受限伴眩晕 5 天来就诊。此前，她已经在外院就诊过一次，颈椎 CT 检查提示颈椎曲度变直，颈 3-4 椎间盘膨出、颈 4-5 椎间盘轻度突出。医生给她开了消炎镇痛药和改善脑供血的药，外用活血化瘀止痛膏药。患者用药后，虽疼痛略有改善，但颈部活动受限未见改善，且头晕进行性加重。经检查，再结合患者的颈椎 CT 检查结果，我判断其存在颈椎"筋出槽骨错缝"。为其进行颈椎特色整骨手法治疗后，患者的颈椎活动受限和眩晕症状有所改善。经 3 次治疗后，患者基本康复。

脖子痛，正确就医很关键

当出现脖颈痛、脖子转动不灵活等症状时，部分人不愿意去医院就诊，往往选择自行用药、自我锻炼，或去理疗店进行正骨推拿等治疗。殊不知，这么做存在巨大风险。临床上，因不当推拿、正骨而导致病情加重，甚至脊髓损伤的患者并不鲜见。我曾接诊过一名 50 岁左右的女患者，因后脖颈剧烈疼痛、活动受限 1 周来就诊。就诊前，她一直以为自己"落枕"了，便去单位附近的推拿店进行放松推拿和拔火罐治疗。我建议她做一次颈部磁共振检查，结果提示，其第2颈椎齿状突与椎体分离，相应颈髓受牵拉、压迫。对这类患者而言，进行整骨推拿很容易进一步加重病情，必须通过脊柱外科手术进行内固定。幸运的是，患者之前接受的只是一般的肌肉放松推拿和拔火罐，没有进行整骨推拿（俗称"扳头颈"），否则很容易造成高位截瘫，甚至呼吸暂停等严重后果。

颈椎不适者应去正规医院就诊，切莫盲目进行推拿、按摩。看病时，患者应做到"四要"：要认真、详细、如实地回答医生的问题，避免主次不分或前后矛盾；要认真配合医生进行体格检查，避免诊断偏差；要尽可能配合医生进行影像学检查，不必追求更贵或更先进的检查项目；要尽可能信任医生，有困惑及时沟通，以便消除误会或疑问。在治疗过程中，患者应认真听取专科医生的意见，明白自己所患的是什么病，并积极配合治疗。

远离颈椎病，日常保养少不了

对颈椎病患者而言，除了到正规医院接受正规治疗外，日常注意保养也很重要。"石氏伤科"认为，颈椎病的日常保养不外乎两点：一是了解保养常识，二是常做颈椎导引操。颈椎日常保养，应从以下几方面做起：

① 姿势正确

学习、工作时，坐姿要端正，颈部宜经常保持正直状态，两肩自然放松，两眼平视正前方，避免长时间低头。

② 体位多变

伏案工作1小时左右，应改变一下姿势，同时做一些简单的颈、肩、背部伸展活动，活动脖子时宜缓慢、轻松、自然。

③ 颈部保暖

冬春季气候较冷时，可佩戴围巾；夏日室内空调温度不要调得太低，要远离空调出风口，避免脖子吹到冷风；避免冷水淋浴。

④ 枕头合适

枕头的高度应略高于单侧肩宽，枕头的质地应柔软且富有弹性；仰卧时，枕头宜尽量托住脖子；侧卧时，避免将枕头压于肩下。

⑤ 常练"石氏摇肩活颈功"

每天早、中、晚各做20次，累计做50~60次。头晕较重或站立不稳者不宜锻炼，应及时就医，待症状控制后，方可进行锻炼。PM

学做"石氏摇肩活颈功"

❶ "活动颈椎利关节"

头、颈、肩部处于中立自然放松位，头缓慢前低至极限后保持5秒，然后缓慢抬起到中立位；头缓慢后仰至极限后保持5秒，然后缓慢回到中立位；头缓慢向右侧屈，耳朵尽量靠近右肩，到极限后保持5秒，然后缓慢回到中立位；头缓慢向左侧屈，耳朵尽量靠近左肩，到极限后保持5秒，然后缓慢回到中立位；头缓慢右侧旋转，尽量望向肩后，到极限后保持5秒，然后缓慢回到中立位；头缓慢左侧旋转，尽量望向肩后，到极限后保持5秒，然后缓慢回到中立位。

❷ "摇转双肩松筋脉"

头、颈、肩部处于中立自然位，以肩峰为中心，肩膀做"上提→后拉→下落→前运"的环形运动；再反方向做"后拉→上提→前运→下落"的环形运动；后拉、上提时用力，前运、下落时放松。

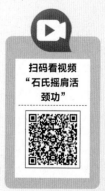

扫码看视频
"石氏摇肩活颈功"

葛是厨房调味佐料中的一员"大将"，在日常饭菜中常用，又被称为"和事草"。作为一种药食两用之品，葱白还是一种药材，可治疗感冒风寒、阴寒腹痛、二便不通等多种疾病。

药食两用的 *葱白*

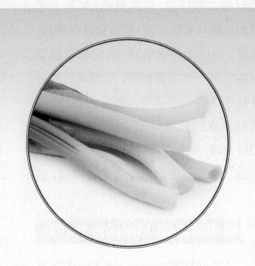

上海中医药大学附属曙光医院传统医学科　李　青　张　平（副主任医师）

为佳蔬，亦为良药

葱具有特殊的辛香辣味，能解腥、增加食品香味、增强人们食欲，不仅是烹饪中不可或缺的调味品，还是能治病的良药。

葱的药用部分指的是近根部的茎，俗称葱白，性味辛温，归肺、胃经，有发汗解热、散寒通阳的功效。《滇南本草》曰："葱白，味辛，性温。入手太阴经，入足阳明经，引诸药游于四经，专主发散，以通上下阴阳之气。"

现代药理学研究也表明，葱白可健胃、利尿、祛痰。葱中辛辣的气味主要来自二烯丙基硫醚，被称作葱蒜杀菌素，有杀灭葡萄球菌、链球菌、结核杆菌等作用。

可内服，亦可外用

在冬季，很多人会出现感冒、小便不利等不适症状。此时，开胃又祛寒的葱白便成了药食两用的法宝。葱白发散风寒，有发汗解表的作用，但发汗作用较弱，故主要用于风寒感冒轻症，临床应用时常作为辅助，与豆豉、生姜等配伍同用。

冬季受寒邪侵袭后，易出现流清涕、痰白清稀、怕冷畏寒等症状。此时，可取葱白 3～5 根，洗净切碎，用沸水冲泡，可加生姜 3 片，趁热饮服，汗出宜愈；也可用葱白 15～30 克煮粥食用。若伴受凉引起的咳嗽，可准备葱白、梨，用水煎服，吃葱、梨并喝汤，既能散寒，又可润燥。鼻塞不适时，可取葱白一小把，切碎、加水煎汤，用蒸气熏鼻 30 分钟。

除内服外，葱白亦可外用，以缓解小便不利、寒凝腹痛等疾患。在受凉胃痛时，可用葱白 30 克，加生姜 5 克，捣烂炒热，用布包好，趁热敷胃部，可起止痛效果。老年人出现小便不利时，可取适量葱白切碎，加等量食盐炒热后，用布包好，热熨肚脐和下腹部。 **PM**

专家提醒 需要注意的是，葱白虽好，但其味辛，具有一定的刺激性，一次不宜食用太多，以免对肠胃造成负担。表虚多汗者不宜食用，体质燥热、虚火口疮者，平素也不宜过多食用，否则容易诱发口疮。

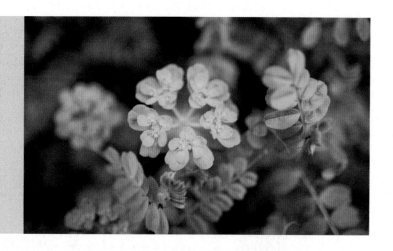

在街边路旁、荒地草丛中，人们常常能见到一种植物，叶子形状为倒卵形或匙形，茎顶有5片轮生的叶状苞，呈伞状，这种植物就是泽漆。如果近看的话，泽漆的叶子就像五朵祥云或五只猫眼，非常漂亮，因此又得名"五朵云"，民间亦称其为"猫眼草""五凤草"。

"毒花"泽漆，亦是药草

江西中医药大学岐黄国医书院副教授　石　强

常见中药，应用颇多

泽漆分布于除西藏、新疆外的全国各地区，也是很常见的一味中药，应用历史颇为悠久。始载于《神农本草经》，记载泽漆可全草入药，味苦，微寒，主皮肤热，大腹、水气，四肢面目浮肿，丈夫阴气不足。医圣张仲景的《金匮要略》记载了以泽漆为君药的方剂——泽漆汤，方中重用泽漆为君药，其苦寒泄降可利水消肿，辛宣苦降可化痰止咳，具有止咳平喘，逐水通阳之效。《本草纲目》中也有对泽漆的相关记载：

"生时摘叶有白汁，故名泽漆。"后世很多药学家与医学家对泽漆的临床功效作用亦多有阐发。泽漆从古至今应用颇多，临床疗效确切。

泽漆味苦，性微寒，具有利水消肿、消痰退热、散结杀虫之功效，临床常用于治疗腹水、水肿、肺结核、痰多咳嗽、癣疮等诸多疾病。现代药理研究表明，泽漆具有抗肿瘤、抗炎、降压、止咳平喘、抑菌杀虫等功效。

用药需避"毒"扬善

泽漆之所以又被称为"毒花"，是因为其美丽的外表下隐藏着危险：泽漆新鲜植株中含有白色乳浆，折断后会流淌出来。这种乳浆含有一定的毒性物质，对皮肤、黏膜有很强的刺激性，可使局部皮肤发红甚至溃烂；若接触眼睛，甚至可能导致失明；如果不慎误食，可能导致中毒。

临床研究表明，在专业中医医师指导下，长期使用单品泽漆治疗者（疗程最长达 8 个月）均未见明显的毒性反应。倘若配方应用，其副作用可明显减弱。

实际上，泽漆的毒性主要见于其鲜品汁液中。在日常生活中，不要随意折断泽漆植株，以免刺激皮肤和黏膜。泽漆性味苦寒，脾胃虚寒者、气血虚者不宜长期服用。PM

冬去春来，四季交替更迭。古人云"冬伤于寒，春必温病"，这句话出自《黄帝内经》中《素问·阴阳应象大论》。意思是指，如果人体在冬季被"寒邪"所伤（也就是我们常说的"受凉"）后，虽然不会马上生病、出现不适症状，但是"寒邪"潜藏于体内，郁久而化热，在来年春天到来时，容易随着天气的变暖而出现有发热症状的疾病。如何能平稳过冬，用更强健的体魄迎接春天呢？

扫描二维码，立即收听

冬伤于寒，春必温病

上海中医药大学附属龙华医院肺病科　吴清远　郭晓燕（主任医师）

"冬伤于寒"，寒分内外

"冬伤于寒"，何为"寒邪"呢？寒为阴邪，易伤阳气，其性凝滞收引，又分为"外寒"和"内寒"。

"外寒"以感受寒冷外邪为主，且多与风、湿等邪气相兼，古代医家常常将此寒邪归为"伏邪"或"疫气"。早在《内经》中，就已经多次提到"邪伏于内，逾时而发"的理论。六淫邪气刚烈峻猛，理应不能潜伏于人而逾时再发，然而湿邪重浊缠绵，伤于人则易黏滞不去。人能感受其所在，却不足以发为病，故湿邪能够潜伏于内，是六淫邪气中的特例。

"内寒"是指机体阳气虚衰，温煦功能减退，寒从内生的病理状态。形成内寒的病机主要有二：一是阳虚失于温煦，以致出现种种虚寒之象；二是阳虚气化失司，以致出现水、湿、痰、饮等阴寒性质的病理产物的积聚。

由此可见，内寒是指"阳虚则寒"，而外寒是指"阴胜则寒"。外寒与内寒在病机传变上也有联系，寒邪侵入，必然会损及机体阳气，最终导致阳虚；而阳气素虚之体，则又因抗御外邪的能力下降，易于外感寒邪而致病，或易导致寒邪直中脏腑，引动内寒而发病。

"伏寒化温"，春生温病

何为"温病"？ 温病是中医理论中的外感性疾病。临床上多表现为发热，伴口渴、心烦、小便短赤、舌红、脉数等，大多发病急骤，发展迅速，变化较多，其病因主要与人体防御功能及外界致病因素有关。

人体的防御功能取决于人体的正气，它是温病发生与否的内在决定因素。在人体正气充盛时，对外界致病因素有充足的抵抗力，温病就不容易发生，正如《素问遗篇·刺法论》所说"正气存内，邪不可干"；若人体正气不足，或致病因素过于强盛，超过了人体的防御能力，则易导致温病的发生，正如《素问·评热病论篇》所说"邪之所凑，其气必虚"。

温病的发生具有明显的季节性，与四时气候、六淫邪气等密切相关。四时气候虽特点各不相同，六淫邪气的性质也各自有异，但侵犯人体皆可从阳化热，导致温病。其中"伏寒化温"正是温病的病因之一。寒为冬季主气，本非温病的直接原因，但有些春季发生的温病，初起并无明显表证征象，开始即见里热证。此乃冬季感受寒邪，潜伏于体内，郁而化热，遇春季天气温暖之时，伏热外发所致。《素问·生气通天论篇》所云"冬伤于寒，春必温病"，即指此而言。

正气存内，邪不可干

寒为阴邪，不论外寒或内寒，最易伤及人体阳气。《黄帝内经》又曰："夫精者，身之本也，故藏于精者，春不病温。"温病的产生与人体的"精"有着密切关系，精是人体生命活动的根本，是产生抵抗力的基础。抵抗力差时，就会导致温病的发生。

肾为"先天之本"，脾胃为"后天之本"。"先天之精"禀受于父母，"后天之精"源于水谷精微。若先天之精匮乏，则免疫功能较差；若后天脾胃运化不足，则肾精不能得以藏之。冬季应注意藏精纳气、培固正气、强壮机体。"春生、夏长、秋收、冬藏"，顺应四时节气变化，方能防病。

冬季，人体阳气内敛。此时，顾护正气与阳气，注意养肾、养心、养脾胃就至关重要。需要做到以下几点：

❶ 合理膳食

冬季饮食宜温热松软，宜增加温性食物摄入，注意热量的补充。可适当多吃些动物性食品和豆类，羊肉、鹅肉、鸭肉、大豆、核桃、栗子、木耳、芝麻、红薯、萝卜等均是冬季适宜食物。忌食黏硬、生冷食物，此类食物多属阴寒，容易伤及脾阳。若脾阳不足，运化失常，则寒湿内生，伤及人体阳气。

❷ 调养心神

冬日木枯草衰、万物凋零，容易使人情绪低落、抑郁不欢，养心亦十分重要。要静神少虑，保持精神畅达乐观，不为琐事劳神，不强求名利、患得患失；避免长期"超负荷运转"，以免过度劳累、积劳成疾。可通过看书、品茗，或听一些舒缓的音乐、进行一些喜欢的活动，来保持身心愉悦。

❸ 充足睡眠

"冬三月，此谓闭藏，早卧晚起，必待日光。"意思是指到了寒冷的冬季，生机潜伏、万物蛰藏，白昼逐渐缩短，黑夜逐渐延长。冬季可以适当延长休息时间，每天保持8～9小时的睡眠。可以在晚上21：30～22：30入睡，早上6：30～7：30起床，保证充足的睡眠，有助于顾护精气。

❹ 适度运动

冬季寒冷，很多人因怕冷而不爱运动，就足不出户，躲在屋里"冬眠"。事实上，运动可以帮助保持体温，缓解手脚冰凉，提升抵抗力。冬日运动同样要顺应自然规律，在"藏"字上下功夫。不宜剧烈活动，尽量做到"行不疾步、耳不极听、目不极视、坐不至久、卧不极疲"。可在每天阳光好的时候（上午9：00～10：00或下午14：00～15：00）做舒展运动。运动时要注意保暖，运动后要及时增衣，以免着凉。 PM

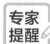 **专家提醒** 　冬日免伤于寒，有助于春日远离温病。冬日，我们不仅要养肾、养心、养脾胃，还要御寒、避寒，适量运动。只有顺应四季变化，做到三因制宜，未病先防，既病防变，方可做到"正气存内，邪不可干"。

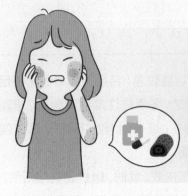

前不久，一则新闻引起广泛关注：一名6岁的女童前往医院输注头孢类抗菌药，2~3分钟后突然出现呼吸不畅、面部红斑、全身红肿等症状。医生询问后得知，该女童早餐时食用了含有酒精（乙醇）成分的"瑞士卷"。

在生活中，大多数人都听过"头孢配酒，说走就走"一说。这句话虽已成为"老生常谈"，但仍有值得警惕之处：使用头孢类抗菌药期间，除直接饮酒外，吃含有酒精的药物和食物也同样具有风险。

用"头孢"，要警惕"隐藏款"酒精

上海交通大学医学院　朱弘怡
上海交通大学医学院附属瑞金医院药剂科　石浩强（副主任药师）

头孢类抗菌药以天然头孢菌素 C 作为原料，经半合成而来，具有抗菌谱广、抗菌活性高、疗效显著、毒性低、可分布于身体各个部位的特点，常作为抗感染治疗的首选药物。由于其安全性相对较高，也是特殊人群（即老人、孩子、孕妇及哺乳期妇女等）抗感染的"首选"。不过，即便其安全性较高，仍有需要注意的地方：如果在使用头孢类抗菌药期间饮酒，很容易诱发毒性反应，临床上称之为"双硫仑样"反应。

"头孢"为何不能"配酒"

酒精进入人体后，绝大部分在肝脏代谢，极少量直接经肾（从尿液中排出）、肺（从呼吸道呼出）、皮肤（随汗液蒸发）排出。肝脏是酒精在体内的主要代谢场所，绝大部分酒精会在乙醇脱氢酶的作用下，生成乙醛；再在乙醛脱氢酶的作用下，代谢为乙酸和二氧化碳，排出体外。若此时使用头孢类抗菌药，其中的蛋氨酸四氮唑会抑制乙醛脱氢酶，影响酒精代谢，导致乙醛蓄积，引起中毒反应，即双硫仑样反应。

双硫仑样反应具有发生快、缓解慢、后果严重等特点，一般在用药与接触酒精后的 5 分钟至 1 小时后发生。患者早期可能会出现面色潮红、心率加快、恶心、呕吐等症状。随着病情加重，患者可出现心悸、血管搏动感，甚至血压降低、心衰、休克等症状，需要立即抢救；如果抢救不及时，可能会导致死亡。

使用"头孢"，何时饮酒才安全

有些人认为，使用头孢类抗菌药后间隔一段时间饮酒是安全的，比如 2 天后。事实并非如此，用药与饮酒的时间间隔需要严格控制。

如果先服用或输注了"头孢"，6~7 天之后才能喝酒，以保证体内的药物已完全代谢，或残留量微乎其微。

如果在使用"头孢"之前已经饮酒了，则需要 3 天后才能用药。因为对于大部分人来说，酒精的代谢时间是 3 天左右，待酒精完全代谢后用药，才能保证安全。

警惕"隐藏款"酒精

再来看看"瑞士卷"事件。一些糕点在制作过程中会添加酒精，目的是保持松软和"锁住"水分，其中添加的酒精较为隐蔽，人们往往不知情或忽视它的存在。儿童体重较轻、体质较弱，肝脏代谢乙醇的功能较差，即使摄入的酒精很少，使用头孢类抗菌药后也有可能引发双硫仑样反应。

日常生活中，除饮酒外，许多食物、药物及外用酒精等，都不能与头孢类抗菌药"共存"。

❶ 含有酒精的食物

如酒心巧克力、醉蟹、醉虾、醪糟食物、酒酿、荔枝（荔枝含糖量很高，在一定存放条件下容易发酵，产生酒精）、添加酒精的糕点等。

❷ 用乙醇作为溶媒的药物

如藿香正气水、硝酸异山梨酯喷雾剂（含90%乙醇）、正骨水（乙醇含量为56%～66%）等。

❸ 外用酒精

使用头孢类抗菌药前后，尽量不要用酒精擦拭来进行物理降温，也不宜用酒精进行外伤消毒。如果酒精量使用过多或伤口面积较大，酒精很可能经皮肤或伤口进入血液循环，导致双硫仑样反应。

专家提醒

此外，在使用头孢类抗菌药期间，应避免进食辛辣、刺激食物，以及海鲜等容易诱发过敏的食物，要注意多喝水、多休息、清淡饮食。家长尤其需要格外注意患儿用药期间的饮食，查看相关食物的配料表，确保无酒精添加。

不慎"药酒同服"，如何应对

❶ 立即停止饮酒或服药，并尽快催吐，以减少胃中的酒精量，减少药物吸收，降低双硫仑样反应。

❷ 若出现呕吐现象，需及时清理气道，保持呼吸道通畅，防止因呕吐物堵塞气道而引起窒息。

❸ 增加饮水量，或至医院输液，通过利尿等方式加速体内"头孢"的代谢，减少药物残留。

❹ 注意监测血压、心率、脉搏、呼吸、意识等生命体征，尽快前往医院就诊观察，必要时进行吸氧、护肝等治疗。**PM**

专家提醒

除头孢类抗菌药外，还有很多药物同样不能与酒精同服，如阿司匹林，降糖药格列齐特，抗凝药华法林、低分子肝素，抗菌药甲硝唑，等等。使用这些药物时，也要格外警惕。

本文由上海交通大学医学院健康科普摇篮计划支持

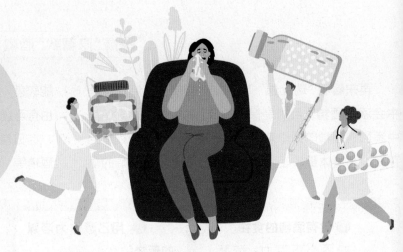

> 近来，发热、咽痛、鼻塞、咳嗽、肌肉痛等呼吸道感染症状成为大家关注的焦点。这些类似"感冒"的症状没有特异性，除新冠病毒感染外，普通感冒、流感、其他呼吸道病毒（如呼吸合胞病毒、腺病毒等），以及支原体、衣原体、细菌（包括军团菌、结核杆菌等）、真菌等感染，都会引起类似的症状。

治"感冒"，该备哪些药

复旦大学附属中山医院呼吸科主任医师　顾宇彤

"感冒"该怎么治

针对上述"感冒"症状，一方面要对症治疗：发热38.5℃度以上时须退热；咽痛、肌肉酸痛时镇痛；咳嗽严重，痰不多时止咳，痰黏或量多时化痰。另一方面，要针对病因进行治疗：若存在细菌感染，可用抗生素；若是病毒感染，大多要靠自身免疫系统杀死病毒，治疗流感的奥司他韦、治疗新冠病毒感染的奈玛特伟/利托那韦，对病毒只有抑制作用，疗效不如抗生素控制细菌感染那么好；中药有一定的抗病毒、缓解症状、扶正固本的功效，但对不同体质的患者和疾病的不同阶段，需要辨证施治。

在日常生活中，一旦出现"感冒"症状，一方面可以使用一些药物缓解症状；另一方面要评估疾病严重程度，特别是知晓什么时候需要去医院，什么情况下提示病情严重，需要去医院急诊就医，等等。

自备药治"感冒"有利有弊

在家庭小药箱中准备一些治疗"感冒"的相关药品，有利亦有弊。

自备药的好处是方便"感冒"后及时用药，特别是在新冠病毒感染流行期间。例如：对一些因病毒感染引起的高热，其实无特效药，服用感冒药可缓解症状，辅以充足的营养和休息，大多数患者会自愈。

自备药的弊端在于部分患者会出现不合理用药的情况，导致病情延误。曾经有一位高三学生患有重症肺炎，发热，家长为了不耽误他考试，让他服用安乃近退热，一天用了6次；等到考试结束，他被送往医院急诊抢救时，氧饱和度只有71%，最终因多脏器功能衰竭而死亡。另外，家庭备药太多会导致浪费，也会导致一些药品供不应求，影响真正需要用这些药的患者。

治"感冒"，可备五类药

① 解热镇痛药	治疗"感冒"症状，首选解热镇痛药。可分为两类：一类是单一成分的，如对乙酰氨基酚和布洛芬；另一类是复方制剂，如泰诺（酚麻美敏）、日夜百服咛（氨酚伪麻美芬/氨麻美敏）、新康泰克（氨麻美敏等）等。一般可在体温高于38℃、咽痛、肌肉痛、头痛、鼻塞时按需使用，也就是说，有上述症状时服用一粒。每种药品的成分和剂量不完全一样，要按说明书的用法、用量服用。
② 维生素C	目前，虽然没有明确证据支持维生素C能治"感冒"，但每天服用1克维生素C可以起到抗氧化的作用，总体上利大于弊。
③ 中成药	可以准备三类中成药：发热、咽痛、口舌生疮、大便秘结时，可用连花清瘟、六神丸等清热解毒药；胃肠型感冒表现为上吐下泻，可用藿香正气水或胶囊；有畏寒的风寒性感冒，可用小柴胡或荆防颗粒。
④ 止咳化痰药	针对咳嗽，可以使用止咳药，如复方甲氧那明或复方甘草口服溶液等。如果有黏痰，不容易咯出，可以使用乙酰半胱氨酸、氨溴索、桉柠蒎等化痰药。
⑤ 抗菌药	病毒感染3天后易并发细菌感染，有慢性呼吸系统疾病，特别是支气管扩张的患者，更容易并发细菌感染，表现为咳嗽、有脓痰，需要使用抗菌药，如阿奇霉素、左氧氟沙星、莫西沙星、头孢菌素类药物等。

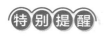 以上药品，准备一周的量即可。此外，可备体温计、氧饱和度仪、血压计等。氧饱和度低于93%时须就诊，低于90%提示重症。制氧机限于有慢性呼吸衰竭或感染后容易出现呼吸衰竭者，普通人若缺氧，还是要及时就诊。

自治"感冒"，要注意这些问题

❶ 没有症状，不要服用药物。是药三分毒，严重时可能导致肝、肾损害，甚至死亡。

❷ 针对不同症状，选择合适的药品，不要重复用药。各种感冒药、退热药不能同时服用，用一种就可以了。使用复方制剂或含有西药成分的中成药时尤应注意，务必详细阅读说明书，防止同类药物重复、过量服用。退热药为按需使用，退热后即停用。

❸ 服用感冒药、退热药后，不要饮酒。很多复方制剂含氯苯那敏、氯雷他定、西替利嗪等可能有嗜睡副作用，服药期间注意不要开车或做其他需要高度集中注意力的工作。

❹ 解热镇痛药与复方止咳药（如复方甲氧那明等）联用时，要间隔2~4小时。如合并腹泻，不要服用连花清瘟颗粒或胶囊。

❺ 藿香正气水含有酒精，对酒精过敏者不要服用，也不能与头孢类、甲硝唑等一起服用，以免发生不良反应。

❻ 孕产妇、儿童等特殊人群，服药前应咨询医生或药师。

❼ 服药前要注意查看药品保质期。**PM**

一生努力 两袖清风 ——追忆中国小儿外科之父、《大众医学》顾问委员会委员张金哲院士

2022年12月24日17时03分，中国工程院院士、我国小儿外科主要创始人、著名儿科医学教育家、首都医科大学附属北京儿童医院张金哲教授因病医治无效在北京逝世，享年102岁。

张金哲院士是享誉国内外的小儿外科专家，为我国小儿外科事业倾注了毕生心血。他是同行心目中当之无愧的"医学大家"，也是孩子们眼中和蔼慈祥的"张爷爷"。他说，好的儿科医生一定是爱孩子的；他认为，医生最大的医德就是尽心尽力把患者的病治好。

作为《大众医学》杂志的老朋友，张院士自20世纪50年代起就在《大众医学》杂志上发表科普作品。20世纪七八十年代，时任中华医学会科普委员会副主任委员的他还特意走访了上海科学技术出

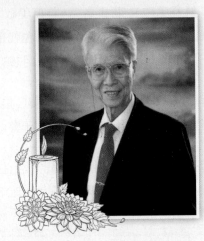

版社，转达了中华医学会对《大众医学》的关怀，并在《大众医学》1978年复刊前后给予了诸多关心和支持。1997年起，张院士一直担任《大众医学》顾问委员会委员。数十年来，每当编辑部向张院士约稿，他都欣然答应、按时交稿。

张院士的高超医术、才华睿智、平易近人，以及他对患儿的爱、对医学科普事业的热忱，赢得了一代

又一代《大众医学》编辑的敬重和爱戴，也激励着一代代《大众医学》编辑，认真做好本职工作，让医学科普惠及更多百姓。

惊闻张院士去世的消息，编辑部立即致电张院士治丧委员会，表达了我们对张院士的悼念。当我们想送一个花篮以示敬意的时候，却被告知：遵照张院士嘱咐，丧事一切从简，工作人员会将我们的心意转达家属。而当得知张金哲院士的临终遗愿是将他的遗体捐献给首都医科大学用于医学研究时，编辑部同仁无不深受感动、肃然起敬！

张院士虽已离我们远去，但他的大医精神、崇高风范、音容笑貌，将永驻人间！

扫描二维码，阅读张金哲院士科普作品

敬告读者

每一个月，《大众医学》都会带给您权威、实用、最新的保健知识。出版前，每篇文章都经过严格审查和内容核实。我们刊出这些文章，并不是要取代看病就医，而是希望帮助大家开阔眼界，让自己更健康。由于个体差异，文章所介绍的医疗、保健手段并不能适合每一位读者，尤其是在诊断或治疗疾病时。任何想法和尝试，您都应该和医生讨论，权衡利弊。

敬告本刊作者

1. 本刊稿件一律不退，敬请自留底稿。从稿件投到本刊之日起，一个月后未得录用通知，可另行处理。如需退稿（照片和插图），请注明。

2. 稿件从发表之日起，其专有出版权、汇编权、网络传播权、翻译权和表演权即授予本刊，同时许可本刊转授第三方使用。本刊支付的稿费包含汇编图书稿费和信息网络传播的使用费。

3. 根据需要，本刊刊登的稿件（文、图、照片等）将在本刊或主办本刊的上海科学技术出版社的网站、微信公众号等平台上传播宣传。

4. 本刊作者保证来稿中没有侵犯他人著作权或其他权利的内容，并将对此承担责任。本刊为科普期刊，不刊登论文，不收取版面费、审稿费。

5. 对上述合作条件若有异议，请在来稿时声明，否则将视作同意。

学点中华哲理，促中国特色医学

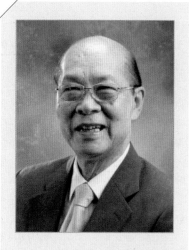

汤钊猷

汤钊猷，中国工程院院士，著名肝脏外科专家，《大众医学》顾问委员会委员，复旦大学肝癌研究所名誉所长，复旦大学附属中山医院终身荣誉教授。

中国存在着几千年的中医和几百年的西医，这是形成有中国特色医学绝无仅有的沃土，而处理好中医和西医的关系是形成中国特色医学的前提。笔者以为，当前之所以提出"中西医并重"，是因为中医和西医是建立在不同哲学观的基础上，中医与整体、动态的哲学观相联系，西医则与局部、静态的哲学观相联系，二者都可以在各自的基础上发展。

中医和西医各有所长，也各有所短，因此中医和西医有巨大的互补空间。笔者以为，中西医结合就是中医和西医取长补短、达到互补的最佳状态。这是一个动态的过程，永无止境。

治疗癌症，西医在局部消灭肿瘤方面强于中医，而中医则在整体调控方面有特色。不少临床实践提示，在西医局部消灭肿瘤的基础上，加上术后中医的整体调控，常有助提高疗效。然而要做到这点，需要有哲学思维的前提。笔者以为，中西医结合的核心是概括为"道""阴阳"或"矛盾"的中华哲学，阴阳互存互变，要全面和动态地看问题。中西医结合即中西医互鉴，这是中国新医学的必由之路。

现代医学发展迅猛，但"重局部、轻整体"，互鉴将拓展出大片新领域。从"阴阳互存"的角度，不能只看"阴"不看"阳"。过去重"局部消灭"，轻"整体改造"，直到 21 世纪，才发现还需要关注癌周、全身与环境的改造。从"阴阳中和"的角度，中医在治疗上强调复衡与适度，可弥补西医"斩尽杀绝"和"越多越好"的不足。

用中华哲学指引西医疗法，如在消灭肿瘤的基础上，加上改造（改造残癌、微环境、全身），当可出现新的疗效；也可中西医疗法互补，西医强于局部消灭，中医重视整体改造，刚好互补。

中西医协调、互补，有两个前提：一是用广义科学看待中医，承认中医是科学。二是中西医要相向而行，需要建立中西医结合的疗效标准，如让患者有生活质量地带瘤生存；中西医并用不等于中西医结合，需要研究西医疗法的中医属性，这样才可避免中西医疗法的重复或对消；还要弄清有效中医疗法的机制，提高中医的话语权；探索重点疾病的中西医最佳互补策略，是中西医结合的一条捷径。

中西医的哲学背景迥异，中西医结合体现为"两条腿走路"，逐步达到协调互补的最佳状态。相信有中国特色的中西医结合的医学一定会出现。**PM**

创刊于1948年

Contents 目次 2023 年 3 月

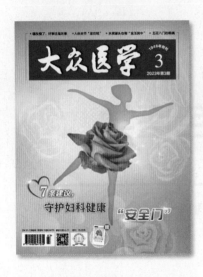

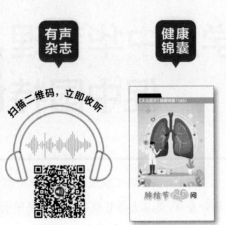

有声杂志

扫描二维码，立即收听

健康锦囊

大众医学
官方微信公众号

 特别关注

七条建议，守护妇科健康"安全门"

　　女性的外阴、宫颈就像女性生殖系统的两重"安全门"，对妇科健康有着重要作用。这两道"安全门"一旦"失守""受伤"，一些妇科疾病就会"找上门"。那么，女性朋友们应该怎样守护这两道"安全门"，进而维护妇科健康呢？本刊邀请妇产科领域权威专家提出建议并详细分析。

健康随笔 ▼

1 学点中华哲理，促中国特色医学　/汤钊猷

热点资讯 ▼

4 国家卫生健康委印发四个食养指南等
/本刊编辑部

特别关注 ▼

6 七条建议，守护妇科健康"安全门"
/华克勤 应豪 吴丹
陈义松 诸海燕 隋龙

名家谈健康 ▼

22 世界爱耳日：健康用耳十提醒
/鲁小玲 倪玉苏 李华伟
25 春季养生关键词：解燥、醒困、擅摅
/沈融 陈咸川

专家门诊 ▼

[心脑健康]
28 "卒"不及防，别让这些误区误了治疗
/万亮

[糖尿病之友]
30 糖友瘦了，好事还是坏事
/刘娇娇 颜红梅

[有医说医]
32 老年人调脂"小目标"，定准了吗
/汪海娅

[秒懂医学]
34 "亢奋"的红血丝　/王兴华

[诊室迷案]
35 不可忽视的腹泻　/盛慧球

[特色专科]
36 老年人驼背莫轻视　/吴建锋
37 胃镜普及，"钡餐"被淘汰了吗　/潘志立
38 人体关节"座右铭"　/陆伟伟 陈君
40 做种植牙前，这些知识您必须了解
/裴庆国 潘劲松
42 发现胎儿心血管畸形，
别盲目"判死刑"　/周春霞
44 "玫瑰"相伴，笑迎人生　/顾磊
46 自身抗体阳性，不等于患自身免疫病
/郑冰

营养美食 ▼

[饮食风尚]
48 解惑传说中的"产气食物"
/陈敏 孙建琴
50 水果罐头也有"金玉其中"
/刘海丽 葛声

[食品安全]
51 吸油纸能否让美味与健康两全　/马志英

[饮食新知]
52 关于电解质水的疑惑　/田芳 刘景芳

本期封面、内文部分图片由图虫创意提供

 轻松订阅

★ 邮局订阅：邮发代号 4-11
★ 网上订阅：www.popumed.com（《大众医学》网站）/ http://item.zazhipu.com/2000399.html（杂志铺网站）
★ 上门收订：11185（中国邮政集团全国统一客户服务）
★ 本社邮购：021-53203260
★ 网上零售：shkxjscbs.tmall.com（上海科学技术出版社天猫旗舰店）
★ 微信订阅：扫描右侧二维码，在线订阅

 微信订阅

大众医学® （月刊）

2023年第3期 Dazhong Yixue

53 黄桃罐头中的"加料"小石头
　　　　　　　　　/吴思澄 刘圣金

[养生美膳]
54 春寒料峭，暖胃餐吃起来
　　　　　　　/魏睦新 唐娟娟 李纯静

品质生活 ▼

[预防有道]
56 新冠之后，警惕其他传染病"回归"
　　　　　　　　　/孔德川 吴寰宇
58 选用泡沫地垫有讲究　　　/孙力菁
59 "阳康"后脱发知多少　　　/周 静
[颜值课堂]
60 美鼻"神器"的美丽"谎言"
　　　　　　　　　/葛怡宁 亓发芝
[追根问底]
62 人为何在夜晚更感性　　　/李 惠
[居家康复]
64 合理锻炼，纠正不良体态　/杜 青
[趣说心理]
66 一座难求：为什么越来越多人选择
　　付费自习　/李思宇 张家哲 孟慧
[健身运动]
68 不跑不跳，"滑行垫"能否"暴汗"/苟 波
[健康上海]
★上海市健康促进委员会合作专栏
69 陈华江：让科普有趣又专业，
　　帮你告别颈腰背痛　　　/王丽云

健康管家 ▼

[女性保健]
70 去妇科就诊前的"功课"　/石一复
[亲子育儿]
72 四种方法，提高孩子专注力
　　　　　　　　　/李则宣 黄任之

[男性健康]
74 管好生活用好药，减轻排尿烦恼 /卢 剑
[青春健康]
★上海市计划生育协会合作专栏
75 莫让"白熊"效应助长考试焦虑
　　　　　　　　　/颜苏勤 徐梅

[大众导医]
76 平时身体很好，为何突然心梗了等
　　　　　　　　　　　/刘学波

中医养生 ▼

[外治良方]
78 经期腰酸背痛，能不能推拿
　　　　　　　　　/李盛楠 徐莲薇
[保健]
79 五花八门的咽痛　　　　　/郭 裕
[杏林解语]
80 肝胆相照　　　　　/张 绚 宫爱民
[岐黄医术]
82 柴胡退热，点兵点将　　　/吴 欢
[身边本草]
83 "骑白马的苍耳"有妙用
　　　　　　　　　/张慧卿 王殷姝

用药宝典 ▼

[用药安全]
84 降糖药、减重药，谁穿了谁的"马甲"
　　　　　　　　　　　/曾天舒
[家庭用药]
86 鱼油、鱼肝油，区别在哪里 /李中东

健康锦囊 ▼

89 肺结节26问

顾问委员会
主任委员 王陇德 陈孝平
委　员（按姓氏拼音排序）
陈君石　陈可冀　曹雪涛　戴尅戎
樊 嘉　顾玉东　郭应禄　黄荷凤
廖万清　陆道培　刘允怡　郎景和
宁 光　邱贵兴　邱蔚六　阮长耿
沈渔邨　孙 燕　汤钊猷　王正国
王正敏　汪忠镐　吴咸中　项坤三
曾溢滔　曾益新　赵玉沛　钟南山
周良辅　庄 辉

名誉主编　　胡锦华
主　编　　　贾永兴

编辑部
主任/副主编　黄 蕙
副主任　　　王丽云
文字编辑　　刘 利　张 磊　莫丹丹
　　　　　　蒋美琴　曹 阳
美术编辑　　李成俭　陈 洁

主　管　　　上海世纪出版（集团）有限公司
主　办　　　上海科学技术出版社有限公司

编辑、出版　《大众医学》编辑部
编辑部　　　（021）53203131
网　址　　　www.popumed.com
电子信箱　　popularmedicine@sstp.cn

邮购部　　　（021）53203260

营销部
副总监　　　夏叶玲
客户经理　　潘峥　马骏
订阅咨询　　（021）53203103
　　　　　　13816800360
广告总代理　上海高精广告有限公司
电　话　　　（021）53203105

编辑部、邮购部、营销部地址
上海市闵行区号景路159弄A座9F-10F
邮政编码　　201101

发行范围　　公开发行
国内发行　　上海市报刊发行局
国内邮发代号　4-11
国内统一连续出版物号　CN 31-1369/R
国际标准连续出版物号　ISSN 1000-8470
国内订购　　全国各地邮局
国外发行　　中国国际图书贸易总公司
　　　　　　（北京邮政399信箱）
国外发行代号　M158

印　刷　　　杭州日报报业集团盛元印务有限公司
出版日期　　当月1日
定　价　　　15.00元

88页（附赠32开小册子16页）

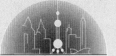

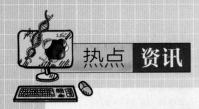

国家卫生健康委印发
四个食养指南

近日，国家卫生健康委办公厅印发《成人高脂血症食养指南（2023年版）》《成人高血压食养指南（2023年版）》《儿童青少年生长迟缓食养指南（2023年版）》《成人糖尿病食养指南（2023年版）》4个食养指南，根据不同人群的特点，分别给出食养原则和建议，并详细描述了不同人群的食物选择，不同证型推荐食药物质、食谱示例或食养方举例，以及不同地区、不同季节的食谱示例，等等。《指南》鼓励居民合理搭配日常膳食，养成良好饮食习惯；鼓励基层卫生工作者（包括营养指导人员）结合工作需要及患者实际，运用指南辅助预防和改善慢性病。

多地调控，种植牙告别"万元时代"

近期，河南省医保局、河南省卫健委、河南省人社厅联合发布《关于开展口腔种植医疗服务价格调控工作的通知》，明确自2023年2月10日起，单颗常规种植牙医疗服务价格全流程调控目标为4300元。

此外，广东省医保局也提出将单颗常规种植牙按照"诊查检查＋种植体植入＋牙冠置入"的医疗服务价格实施整体调控，最高价不超过4500元；河北省确定省级公立医疗机构这一服务价格的调控目标为4300元；湖南省三级公立医疗机构单颗常规种植牙全流程医疗服务及药品总费用不超过4300元；安徽省三级公立医疗机构的此项服务总费用不超过4280元。

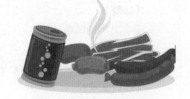

摄入过多超加工食品
或增加患癌风险

香肠、肉丸、碳酸饮料、方便面等被统称为"超加工食品"，其因价格低廉、简单方便而大受欢迎。近期有研究发现，大量食用超加工食品与癌症患病及死亡风险增加有关。在一个人的饮食中，超加工食品每增加10%，癌症发病率就会增加2%（其中，卵巢癌发病率增加19%），癌症的总死亡率增加6%（其中，乳腺癌死亡率增加16%，卵巢癌死亡率增加30%）。

喝酒脸红，
冠心病发生风险高

全球有大约8%的人喝酒"上头"，刚喝下一小杯就满脸通红。这种症状被称作酒精脸红反应，主要发生在东亚人群，因此又被称为"亚洲红"。由于这些东亚人携带 ALDH2 基因突变，使饮酒时酒精（乙醇）的中间代谢产物乙醛在体内积累，从而引起末梢血管扩张、面部发红。近日，斯坦福大学学者研究发现，该基因突变还通过诱导内皮细胞发生功能障碍，增加冠心病的发生风险。

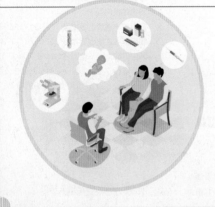

国家医保局：逐步将辅助生殖技术纳入医保支付范围

国家医保局近期表示，将逐步把适宜的分娩镇痛和辅助生殖项目纳入医保基金支付范围，并鼓励中医医院开设优生优育门诊，提供不孕不育诊疗服务，努力减轻不孕不育患者的医疗负担，提高医疗保障水平。目前，符合条件的生育支持药物（溴隐亭、曲普瑞林、氯米芬等促排卵药品）已被纳入医保支付范围，提升了部分患者的用药保障水平。

牛奶配咖啡，健康益处更多

咖啡对人体有诸多健康益处。不少人习惯每天早晨喝杯美式咖啡来提神，也有很多人是卡布奇诺、拿铁等奶咖的忠实爱好者。近期，一项研究发现，牛奶中的乳脂球膜搭配咖啡中的咖啡多酚，可延缓大脑衰老，改善记忆力。

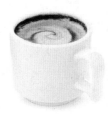

阿尔茨海默病非老年人"专属"

近期，首都医科大学宣武医院贾建平团队报道了一位17岁时发生记忆失常、19岁被诊断为阿尔茨海默病（AD）的患者。据介绍，该患者从17岁时开始学习难以集中注意力，此后开始受困于明显的短期记忆缺失，无法想起一天前发生的事情，忘记个人物品摆放位置，逐渐出现阅读和反应困难，甚至记不得自己有没有吃饭。检查结果显示，患者存在轻度的脑萎缩等症状，部分脑脊液指标也存在异常，最终被诊断为阿尔茨海默病。

这是迄今为止最年轻的病例，颠覆了"阿尔茨海默病'专属'老年人"的传统认知。关注AD年轻化、探索青年人AD奥秘可能成为今后最具挑战的科学问题之一。

首个国产带状疱疹疫苗获批上市

近期，百克生物发布公告称，该公司生产的带状疱疹减毒活疫苗获批上市，适用于40岁及以上成人。这是除葛兰素史克的重组带状疱疹疫苗外，首个上市的国产带状疱疹疫苗。

适度"务农"有益身心健康

种花、种菜等园艺活动很受老年人群的欢迎。近期一项研究发现，适度园艺活动除收获蔬果外，还能对健康产生积极影响。研究人员调查了14万参与者后发现，参加园艺活动有助于降低糖尿病、卒中、心脏病、高血压、肥胖等多种常见病的发生风险，还可减轻压力和焦虑，改善精神状态。研究人员表示，园艺活动中的浇水、除草、耕种、铲土、挖掘等动作属于中等体力活动范畴，可锻炼平衡功能、肌肉力量及有氧运动能力。

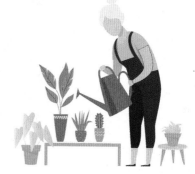

《中国120电话容量与调度席位配置专家共识》发布

近期，《中国120电话容量与调度席位配置专家共识》发布，针对"120"电话"打不通"、救护车"要不到"等问题提出12项指导性意见，包括：各地"120"指挥调度中心应依据自身实际情况设置不同的调度席位，可分别设置分流席、受理席、派车席、急危重症席、组长席、咨询席、非急救席等不同调度席位；大型城市"120"指挥调度中心根据需要可设置云调度系统，承担云咨询和云受理任务；推荐应用具有电话、视频沟通、图文发送等功能的系统，方便开展音视频远程指导；1000万以上人口的超大城市，额外多预留2～3条中继线以备应急时使用；在可能出现急救资源挤兑的应急状态下，实行呼叫受理与调度派车分离模式，以实现对急危重症患者优先派车；等等。PM

（本版内容由本刊编辑部综合摘编）

女性的外阴、宫颈就像女性生殖系统的两重"安全门",对妇科健康有着重要作用。这两道"安全门"一旦"失守""受伤",一些妇科疾病就会"找上门",常见的有外阴炎、阴道炎、宫颈炎、宫颈癌前病变、宫颈癌、宫颈功能不全等。那么,女性朋友们应该怎样守护这两道"安全门",进而维护妇科健康呢?本刊邀请妇产科领域权威专家提出建议并详细分析。

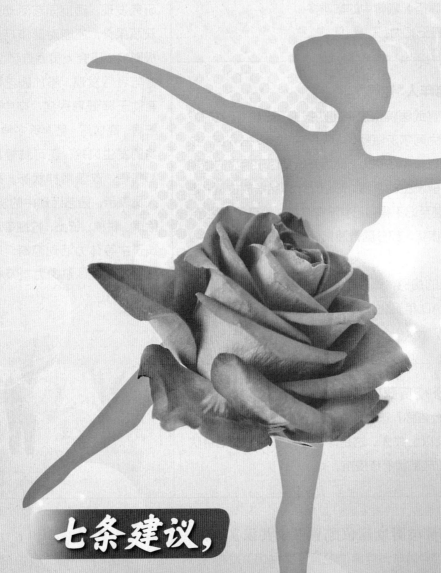

七条建议,

守护妇科健康"安全门"

✍ 策划 本刊编辑部
执行 王丽云
支持专家 华克勤 应 豪 吴 丹
陈义松 诸海燕 隋 龙

"内外兼修"，防治妇科炎症

同济大学附属第一妇婴保健院宫颈科主任医师　诸海燕

医|生|手|记

一天，诊室来了一位初中生，她平常住校，最近出现外阴瘙痒症状，内裤也有些"脏"。我说这种情况可能是外阴阴道炎，需要取外阴部分泌物做检查。她妈妈很诧异：我女儿这么小，怎么会得阴道炎呢？结果，检查发现真菌阳性，结合症状，诊断为真菌性阴道炎，也称外阴阴道假丝酵母菌病。

其实，外阴阴道炎有时与年龄、有无性生活无关。经询问，女孩住校时晒衣服不方便，内裤多为阴干，有时还没干就穿上了。我解释道：居住环境潮湿、乱用抗生素、肥胖等都容易引起真菌感染，如果内裤无法晒干，可以用吹风机吹干；患者只要规范治疗、避免诱因，就能治好，不用担心复发。听了我的话，母女二人终于消除了担忧。

30岁的贺女士因白带反复增多、呈黄色来就诊，打算治好后怀孕。检查发现，她患有宫颈炎，宫颈上还有一颗小息肉（宫颈息肉是慢性宫颈炎的一种类型）。我给她开了药，并叮嘱她停药2周后来复查，摘除宫颈息肉后再备孕。

2个月后，她才来复诊，说："我现在怀孕了，下面一直有褐色分泌物。"检查发现，出血（褐色分泌物）来自宫颈息肉。我分析道：还好出血量不多，不影响怀孕；如果现在摘除息肉，可能导致出血量增加，甚至流产；目前可以先观察，如果息肉增大，引起持续出血、感染，再手术也不迟。幸运的是，金女士孕期情况平稳，顺利生完宝宝后，终于摘掉了早就该"消灭"的宫颈息肉。

外阴：妇科健康的第一道"安全门"

"两室一厅"是妇产科医生形容女性生殖器官解剖结构的通俗简称，特指两个卵巢（室）和一个子宫（厅）。女性的外阴、宫颈相当于"两室一厅"的两重"安全门"，对女性健康有着重要作用。

女性生殖道有天然防御功能，外阴是第一道"安全门"：大阴唇自然合拢，保护着阴道口和尿道口不受污染，同时也可以减少外界暴力对阴道口的损伤；外阴部位的腺体可分泌黏液，起润滑作用，既能保护局部皮肤，也可减轻同房时干涩等不适感。

外阴"失守"，外阴炎、阴道炎"来袭"

❶ 非特异性外阴炎

指由物理、化学等非病原体因素所致的外阴皮肤或黏膜的炎症。常见病因有长期穿紧身化纤内裤，卫生巾透气性差或摩擦皮肤引起的物理和化学性刺激，等等。主要表现为外阴皮肤瘙痒、疼痛、烧灼感，严重时可形成溃疡、糜烂或湿疹等。治疗措施主要包括消除病因，保持局部干燥、清洁，用1∶5000 高锰酸钾或0.1% 聚维酮碘溶液坐浴（每次15～30分钟，每日2次）。

❷ 阴道炎

指由滴虫、细菌、真菌等病原微生物引起的阴道炎症。常见的有外阴阴道假丝酵母菌病（真菌性阴道炎）、滴虫性阴道炎、细菌性阴道病等，主要表现包括：分泌物增多，有异味，呈黄色、黄绿色、豆渣样、泡沫状等；外阴和阴道瘙痒、烧灼感；同房疼痛；等等。患者出现上述症状应及时去医院就诊，根据白带检查结果等明确诊断，在医生指导下规范治疗。不同阴道炎的治疗方法不同：治疗外阴阴道假丝酵母菌病需要使用抗真菌药，如克霉唑阴道片、氟康唑胶囊等；治疗细菌性阴道病应使用抗厌氧菌药物，如甲硝唑等。需要注意的是，阴道炎患者用药期间应避免同房。

❸ 前庭大腺炎症

前庭大腺位于阴道口两侧，开口于阴道前庭，主要功能为分泌黏液，润滑阴道和外阴。前庭大腺炎症分为前庭大腺炎、前庭大腺脓肿和前庭大腺囊肿。前庭大腺炎主要是由于病原体侵入前庭大腺腺管导致的急性化脓性炎症。腺管开口处往往会因肿胀或渗出物聚集而发生阻塞，导致脓液不能排出，在腺腔内积存而形成脓肿，称前庭大腺脓肿。主要症状为局部皮肤红肿、疼痛，行走不便，大小便困难，脓肿可自行破溃，严重者可伴发热等全身症状。若腺管堵塞，便会形成前庭大腺囊肿，患者可能没有症状，也可能继发感染，形成脓肿，甚至反复发作。前庭大腺脓肿患者若无全身症状，可采用坐浴等局部治疗方法；若出现全身感染症状，需使用抗生素治疗；必要时，需要进行切开引流或造瘘等手术治疗。

宫颈：妇科健康的第二道"安全门"

宫颈位于阴道末端，连接阴道和子宫腔。宫颈及宫颈管分泌的黏液栓，是"两室一厅"的第二道"安全门"，可以预防细菌等有害微生物通过宫颈管进入子宫、输卵管、卵巢等部位。宫颈健康还与妊娠、分娩息息相关：在妊娠期，宫颈组织重新分布，维持关闭状态；临产时，宫颈管会逐渐缩短、扩张，为分娩做准备。

宫颈"失守"，可致急、慢性宫颈炎

❶ 急性宫颈炎

引起急性宫颈炎的常见病原体有主要通过性行为传播的淋球菌和沙眼衣原体等，部分宫颈炎与阴道细菌、支原体感染有关。主要病理改变包括宫颈局部充血、水肿，上皮变性、坏死，黏膜、黏膜下组织、腺体周围大量中性粒细胞浸润，腺腔中可有脓性分泌物。大部分患者无症状；有症状者主要表现为阴道分泌物增多、呈脓性，伴阴道瘙痒、灼热感；如果合并尿道感染，患者还会有尿频、尿急、尿痛症状。治疗急性宫颈炎，需要查明"元凶"，针对病原体使用相应的抗生素，常用的有阿奇霉素、多西环素等。患者在治疗期间不能同房，如病原体为淋球菌或沙眼衣原体，性伴侣也需要进行相应检查和治疗。

专家简介

诸海燕 同济大学附属第一妇婴保健院宫颈科主任、主任医师、博士生导师，中国医师协会妇产科医师分会手术加速康复学组委员，上海市医学会妇产科专科分会青年委员会副主任委员、妇科肿瘤学专科分会宫颈学组副组长。擅长阴道炎、宫颈癌前病变、宫颈癌、子宫肌瘤、卵巢肿瘤等妇科疾病的诊治，尤其是妇科肿瘤的微创治疗。

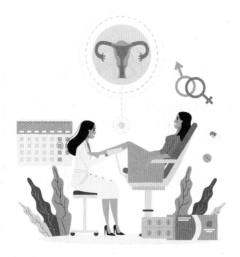

❷ 慢性宫颈炎

主要包括慢性宫颈管黏膜炎、宫颈息肉和宫颈肥大。慢性宫颈管黏膜炎主要表现为宫颈管黏液增多及有脓性分泌物，反复发作，患者以针对病原体治疗为主。宫颈息肉为宫颈腺体和间质的局限性增生，向子宫颈外口突出，通常为单个，也可多个，红色、质软，可有蒂，患者可有血性白带或性交后出血，手术摘除是主要治疗手段。慢性炎症长期刺激可使宫颈腺体及间质增生，致宫颈肥大，一般不需要治疗。

防治妇科炎症，需要"内外兼修"

❶ 注意卫生

日常生活中，女性应注意私处卫生，尤其是在月经期和孕产期：保持外阴干燥、清洁，每天睡前用温水清洗外阴及肛周，并用干净的毛巾或纸巾擦干；穿宽松、透气的棉质内裤，每日换洗，并在阳光下晒干，或烘干，避免阴干。夏季尽量不穿不透气的紧身裤和牛仔裤；月经期勤换卫生巾（宜3小时左右更换一次）；非月经期不宜使用护垫；同房前后及时清洗外阴和肛周，月经期间避免同房。

❷ 保持健康生活方式

"正气存内，邪不可干"，女性应注意保持健康的生活方式，增强抗病能力。比如：避免熬夜和劳累，适时减压，保持心情愉悦；保证充足睡眠；适当运动，养成长期规律运动的习惯；合理饮食，营养均衡，多吃富含优质蛋白质的食物和蔬菜、水果，少吃油炸、烧烤食物等。需要注意的是，月经期应避免剧烈运动。

    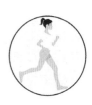

误区❶：洗洗更健康。

分析：很多人都被这句"洗洗更健康"的广告语迷惑了。实际上，阴道本身并不是绝对干净的，阴道内有很多微生物，这些微生物与阴道之间处于一种相互依赖、相互制约的动态平衡状态。用洗液冲洗阴道，会"消灭"有益的微生物，破坏阴道菌群平衡，反而容易导致阴道炎。

误区❷：非月经期使用护垫，方便又卫生。

分析：有些人觉得分泌物多，每天内裤湿湿的，很不舒服，也有些人做不到及时换洗内裤，因此在非月经期也使用护垫。其实，护垫的透气性欠佳，使用时间长了很容易滋生细菌，引起外阴阴道炎、宫颈炎等，加重分泌物多等症状。正确的做法是：如果只是月经周期当中的几天分泌物增多，多半是由于排卵引起的生理性表现，只要做到注意卫生、勤换内裤即可；如果是持续性的分泌物增多，要及时去医院妇科就诊，以免延误病情，小小护垫是不可能解决问题的。

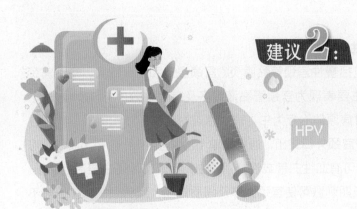

建议2: # 注意卫生、接种疫苗，预防HPV感染

上海交通大学医学院附属国际和平妇幼保健院宫颈科
曹 丹 吴 丹（主任医师）

医生手记

10年前，32岁的朱女士来到门诊，还没开口，就泪如雨下。原来，她妈妈患宫颈癌，刚做完手术，而她体检也发现宫颈病变。她非常焦虑，怀疑自己和母亲患了同样的疾病，更担心宫颈癌会遗传给自己年幼的女儿。检查发现，她感染了HPV（人乳头瘤病毒）16型，阴道镜活检显示宫颈癌前病变。于是，我们给她做了宫颈锥切手术。术后半年复查发现，她的宫颈细胞正常，HPV转阴，宫颈癌前病变治愈了。

其间，朱女士了解了很多宫颈癌的防治知识。在我的建议下，她当年完成了HPV四价疫苗的接种。前年，她女儿年满16岁，她第一时间就带女儿接种了HPV九价疫苗，希望女儿远离长辈们经历过的疾病和痛苦。

今年，朱女士来复查的同时，咨询了有关HPV九价疫苗接种年龄从16～26岁放宽到9～45岁的事宜，她想接种九价疫苗，为自身健康和家庭幸福撑起更牢固的保护伞。

高危型HPV持续感染，可致宫颈癌

宫颈癌是全球女性最常见的恶性肿瘤之一，在我国，它的发病率位居15～44岁女性恶性肿瘤的第三位。其实，宫颈癌并不遗传，但可能会"传染"，通过感染HPV"传染"。

HPV有近200种亚型，与宫颈癌密切相关的主要有14种高危亚型，包括16、18、31、33、35、39、45、51、52、56、58、59、66、68亚型。高危型HPV除引起宫颈癌外，还可引起很多皮肤和黏膜的恶性肿瘤，如阴道癌、外阴癌、肛门癌、口咽癌等。另外，一些低危型HPV（常见的有6、11亚型）一般不引起宫颈癌，但可能引起下生殖道尖锐湿疣、扁平疣等疾病。

宫颈癌是目前唯一病因明确的恶性肿瘤，主要原因是高危型HPV持续感染。其中，80%为鳞癌，15%左右为腺癌，还有5%是其他少见类型。95%以上鳞癌和大部分腺癌的发生与高危型HPV感染有关，也有少部分宫颈癌与HPV感染无关。从持续性HPV感染到宫颈癌前病变，再继续进展为宫颈癌，这个过程平均需要8～10年。由于病因明确，发展过程漫长，低级别病变阶段多数可逆转；如果能定期进行宫颈筛查，及时发现癌前病变，是完全可以治愈的。

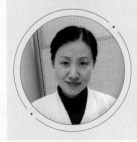

专家简介

吴 丹 《大众医学》专家顾问团成员，上海交通大学医学院附属国际和平妇幼保健院宫颈科主任、主任医师，中国医师协会妇产科医师分会阴道镜与宫颈病变专业委员会委员，中华医学会激光医学分会委员，中国妇幼保健协会妇女病防治专业委员会副主任委员，上海市妇幼保健协会阴道镜和宫颈病理专委会副主任委员。

预防HPV感染关键一：注意性卫生

HPV 主要通过皮肤黏膜的直接或间接接触传染，接触沾有患者分泌物的毛巾和衣物等也可被传染。因此，注意个人卫生，特别是性卫生，是预防 HPV 感染的一个重要方面。性生活全程戴避孕套能有效预防 HPV 感染及其他性传播疾病。性生活过早、多个性伴侣、有不洁性交史的女性，携带 HPV 的风险最高。男性包皮过长易藏污纳垢而感染 HPV，其性伴侣也容易被感染。

另外，吸烟、长期口服避孕药、免疫功能低下等因素可能会促进 HPV 引起病变的进程。我国女性 HPV 感染呈现两个年龄高峰，分别为 17 ～ 24 岁和 40 ～ 44 岁，这一现象与性生活活跃和机体免疫功能下降密切相关。

预防HPV感染关键二：接种疫苗

宫颈癌是目前唯一可以通过接种疫苗来预防的癌症。国际上，HPV 疫苗有二价（2007 年上市）、四价（2006 年上市）和九价（2014 年上市）。我国 2016 年批准 HPV 二价疫苗用于 9 ～ 45 岁女性，2017 年批准四价疫苗用于 20 ～ 45 岁女性，2018 年批准九价疫苗用于 16 ～ 26 岁女性。2022 年 8 月，HPV 九价疫苗在我国获批"扩龄"，适用人群扩展到 9 ～ 45 岁，意味着更多女性可以有机会获得 HPV 九价疫苗的保护。

当然，HPV 疫苗不是万能的。即使是九价疫苗，也只能预防九种亚型，并没有涵盖能引起宫颈癌的所有高危亚型。另外，非 HPV 相关型宫颈癌也是疫苗所不能预防的。因此，即使接种过 HPV 疫苗，也不能掉以轻心，有性生活史的女性还是应该定期进行宫颈筛查。

疫苗类型	二价	四价	九价
可预防HPV亚型	16、18（高危）	16、18（高危），6、11（低危）	16、18、31、33、45、52、58（高危），6、11（低危）
可预防疾病	70%的宫颈癌	70%的宫颈癌 90%的生殖器疣	90%的宫颈癌 90%的生殖器疣
我国适宜接种人群	9~45岁女性	20~45岁女性	9~45岁女性
15岁以上人群接种次数	0、1、6月各接种一次，共3次	0、2、6月各接种一次，共3次	0、2、6月各接种一次，共3次
15岁以下人群接种次数	0、6/12月各接种一次，共2次	/	0、6/12月各接种一次，共2次

HPV 疫苗接种建议：

① 9~15岁或还没有性生活的女性，尽早接种可以更早获得抗体保护，是世界卫生组织首先推荐接种的人群，可以选择二价或九价疫苗。

② 16~40岁的女性有更大的HPV暴露风险，可以根据自己的需求和医生的建议，选择适合自己的疫苗。

③ 40以上的已婚女性，或已经感染过HPV，甚至已经发生宫颈癌前病变的女性，尽快接种疫苗也是"亡羊补牢"的好办法。可选择更高价的疫苗，覆盖的亚型更多，不仅可以预防未感染的其他亚型，在已经感染的亚型转阴后，也具有预防再次感染的效果。

建议3: 定期筛查，排查宫颈病变

复旦大学附属妇产科医院宫颈疾病/宫腔镜诊治中心
曹远奎　丛 青（副主任医师）　隋 龙（主任医师）

医｜生｜手｜记

张女士和刘女士60岁出头，是一起跳广场舞的好朋友。前段时间，刘女士因阴部瘙痒不适去医院就诊，张女士陪她同去。医生检查时，还给她做了宫颈筛查。在刘女士的劝说下，张女士也顺便做了宫颈筛查。结果，刘女士的宫颈检查未发现异常，倒是张女士存在HPV16型阳性。

进一步行阴道镜检查，我们发现，张女士的宫颈外观看不出什么大问题，但活检和宫颈管搔刮后的病理报告显示"高级别鳞状上皮内病变"。在我们的建议下，张女士接受了宫颈锥切手术。术后随访一切正常，张女士现在终于有心情继续跳广场舞了。

定期做宫颈筛查，可及时发现病变

宫颈病变的主要罪魁祸首是HPV。80%的女性一生中都会感染HPV，绝大部分能被自身免疫系统清除。如果感染的是高危型HPV（如16、18型等）并且持续1年以上不转阴，就会形成"持续性高危型HPV感染"，发展为宫颈癌前病变甚至宫颈癌的风险就会增加。从持续性高危型HPV感染发展成宫颈癌，还会经历两个阶段：

❶ 低级别鳞状上皮内病变，属于轻度病变，不用太担心。50%~60%的患者在1年的随访期内可自行消退，20%~30%的患者维持不变，只有10%的患者会进展为高级别鳞状上皮内病变。治疗上多采用随访、药物、物理治疗等保守方法，只有少数疑有进一步发展倾向的需要做宫颈锥切手术。

❷ 高级别鳞状上皮内病变，发展成宫颈癌通常需要数年。在这期间，一般只要定期做宫颈筛查，都可以发现它，积极治疗（如宫颈锥切等）可阻断其进一步发展。因此，女性朋友们需要定期做宫颈筛查。

宫颈筛查，分三步走

宫颈筛查一般遵循"三步走"（即三阶梯筛查）的策略。

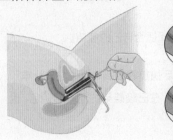

第❶步：进行HPV检测和宫颈细胞学检查(TCT/LCT)

医生检查时，会用特制刷头刷取宫颈和阴道的脱落细胞，进行HPV检测和病理检查。需要注意的是，这是"抽样调查"，是从海量脱落细胞中取一部分细胞进行检查。宫颈细胞学检查结果分为正常范围细胞、炎症细胞（包括微生物感染）、非典型鳞状上皮细胞（ASC）、低级别鳞状上皮内病变（LSIL）、高级别鳞状上皮内病变（HSIL）、鳞癌（SCC）、非典型腺细胞（AGC）、腺癌（AC）等。HPV

检测是取宫颈脱落细胞，通过基因检测判断细胞内是否有HPV感染。如果这两个检查结果都正常，且无任何症状，就不需要进行第二步、第三步检查。如果高危型HPV阳性或细胞学检查有异常，或者有性生活出血、长期水样白带等症状，则需要进行第二步检查。

第❷步：阴道镜检查

阴道镜通过放大图像技术，能更清楚地显示宫颈表面，医生通过特殊溶液染色，能更清晰地发现宫颈病变的蛛丝马迹。

第❸步：病理检查

医生如果在阴道镜检查时发现有可疑之处，会用特制的活检钳取一小部分组织进行病理检查，这是宫颈筛查的第三阶梯。

很多女性听到活检就有恐惧心理，以为像"切肉"一样疼痛。其实，宫颈部位神经分布较少，取活检时只会引起轻微的不适感，一般不会产生疼痛。

除活检外，医生还会根据情况进行宫颈管搔刮取样，对发现内生性病变非常有意义。在活检和搔刮时，有些人（特别是空腹者）会出现类似晕车的反应，因此一般不宜在空腹时进行阴道镜检查。

不同情况，筛查频率不同

宫颈癌是最有希望被消除的肿瘤。女性不仅可以通过注射疫苗预防HPV感染，还可以通过宫颈筛查及时发现并治疗癌前病变。如果有性生活史，不管多大年龄、有没有症状，都应该定期做妇科检查。"定期"具体是指多长时间呢？不同指南有不同规定，筛查间隔为1~5年不等。根据我国国情，我国首部《子宫颈癌综合防控指南》推荐：

- ✔ 小于25岁，无性生活史者，可不用筛查；
- ✔ 25~29岁的年轻女性，可采用宫颈细胞学检查来观察宫颈病变程度及病变种类；
- ✔ 30~65岁女性，需要HPV检测与宫颈细胞学检查联合筛查。

若以上检查均正常，则每1~2年筛查一次；若以上检查出现异常，则需要遵医嘱每半年至1年筛查一次。65岁以上女性如果在过去20年间筛查结果均正常，则不必再进行宫颈筛查。

专家简介

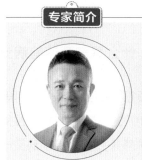

隋 龙 《大众医学》专家顾问团成员，复旦大学附属妇产科医院宫颈疾病/宫腔镜诊治中心主任、主任医师、博士生导师，国际宫颈病理与阴道镜联盟理事，中国医师协会妇产科医师分会阴道镜与宫颈病变专业委员会副主任委员，中国优生科学协会阴道镜和宫颈病理学分会副主任委员。擅长宫腔疾病及宫颈、阴道、外阴病变的诊治。

误区分析

误区❶：绝经后不需要做宫颈筛查。

分析： 绝经后女性雌激素水平低，免疫功能下降，对HPV的清除率降低。有研究报道：我国女性高危型HPV检出率为13.55%，而绝经后高危型HPV阳性率为17.2%，其中以HPV16型最为常见；在宫颈活检结果为高级别鳞状上皮内病变的患者中，绝经后女性占4.3%~6.5%。因此，女性绝经后仍然需要定期进行宫颈筛查。65岁前规律筛查且结果正常，65岁后可停止筛查。

误区❷：因宫颈癌等疾病切除子宫后，就不用筛查了。

分析： 切除子宫后并不是一了百了。因为HPV很狡猾，除侵犯宫颈外，还可能引起阴道、外阴病变。因此，即使切除了子宫，也要定期筛查，以防HPV在阴道和外阴"搞破坏"。

建议 4: 及时干预, 阻止宫颈癌变

复旦大学附属妇产科医院宫颈疾病/宫腔镜诊治中心　李　清
复旦大学附属妇产科医院妇科肿瘤科主任医师　华克勤

医生手记

媛媛在经历5年的爱情长跑后, 终于和男友走进了婚姻殿堂。然而前不久, 她苦恼又气愤, 先是偶有同房后出血, 后又发现丈夫曾有多个性伴侣。她上网一查, 吓了一跳: 不会是宫颈癌吧? 于是, 她赶紧去医院就诊, 妇科检查发现宫颈呈重度糜烂样改变, 有接触性出血; 宫颈筛查报告提示低级别鳞状上皮内病变 (LSIL), HPV16型阳性; 阴道镜病理检查提示宫颈高级别鳞状上皮内病变 (HSIL)。

"高级别病变"是癌吗? 我们告诉她, 这种情况属于癌前病变, 不是癌, 需要做宫颈锥切术, 排除更严重的病变。媛媛在忐忑不安中接受了手术治疗, 又经过1周的等待, 最终病理报告提示宫颈HSIL, 切缘阴性。我们解释道, 手术治疗很及时, 病灶切干净了, 如果放任不管, 有发展为宫颈癌的风险, 今后仍须密切随访。媛媛重重地点了点头: 一定遵医嘱做好宫颈筛查。

什么是宫颈癌前病变

宫颈癌前病变是从"HPV 感染"向"宫颈癌"发展中的一个阶段, 常指发生在宫颈部位的鳞状上皮内病变。10% ~ 20% 的持续性高危型 HPV 感染可能引起癌前病变, 从 HPV 感染到引起癌前病变一般需要 5 ~ 10 年时间。广义的宫颈癌前病变分为低级别鳞状上皮内病变 (LSIL/CIN1) 和高级别鳞状上皮内病变 (HSIL/CIN2-3)。如果不治疗, 其中 5% 左右将会发展至宫颈癌。

宫颈癌前病变一般没有明显症状, 有的患者有白带增多、白带中带有血丝、性交后出血等表现。患者进行妇科检查时, 医生所见宫颈一般表现为光滑, 或呈糜烂样改变, 或仅有一般宫颈炎的症状。因此, 宫颈癌前病变单凭肉眼观察无法诊断, 需要根据宫颈细胞学检查、HPV 检测、阴道镜及病理检查确诊。

不同癌前病变, 应对方法不同

宫颈癌存在一个较长、可逆转的癌前病变期, 患者如果能在此期间得到及时诊治, 就能避免癌前病变发展为宫颈癌。

❶ 观察

宫颈 LSIL 向宫颈癌发展的风险低, 患者不用紧张, 特别是年轻女性, 无须急于治疗, 是可以观察随访的, 定期进行宫颈筛查即可。

❷ 物理治疗

物理治疗是采用各种物理方法,

破坏宫颈表面的异常上皮，使其坏死、脱落，长出正常上皮。常见的物理治疗包括冷冻、激光、电凝等，操作简单，疗效明确。不能定期随访的 HSIL 患者，以及病灶局限、转化区完全可见的 HSIL 患者，可以考虑物理治疗。美中不足的是，物理治疗无法获得病理诊断，因此治疗前需要充分评估，排除癌变。

❸ 光动力治疗

光动力治疗是利用光敏剂在特定波长可见光的照射下，产生细胞毒性物质，破坏靶组织、靶细胞的原理，治疗疾病的一种方法。目前光动力治疗广泛应用于宫颈 HSIL，符合条件的患者可考虑选用。光动力治疗可选择性破坏病变组织，保留正常宫颈组织结构，不影响患者的生殖功能，可重复治疗，药物代谢快，无光毒性。其缺点是价格昂贵。

❹ 宫颈锥切

宫颈锥切手术包括 LEEP（宫颈环形电切）、冷刀锥切、激光锥切等，将宫颈转化区及病变组织锥形切除，并进行病理检查，以了解有无更严重的病变，可同时起到治疗与诊断的作用。宫颈 HSIL、原位腺癌及无法确定浸润深度的宫颈癌患者应该进行宫颈锥切。

需要注意的是，虽然宫颈锥切的有效率可以达到 80% ~ 90%，但并不是做了宫颈锥切之后就万事大吉了。这是因为，还有少数患者可能因病灶范围大而有残留，且术后 2 年内有一定复发风险。此外，有宫颈 HSIL 病史的患者，是再次感染 HPV 的高危人群，发生宫颈癌的概率比普通人高 4 ~ 5 倍。因此，患者应在手术后 3 ~ 6 个月进行宫颈筛查，如果没有异常，则 2 年内每半年复查一次，2 年后每年复查一次，随访至术后 20 年。

❺ 全子宫切除

全子宫切除手术不作为宫颈癌前病变治疗的首选方法。绝经后宫颈萎缩明显、不能采用宫颈锥切治疗的患者，可考虑选择全子宫切除术。

专家简介

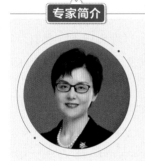

华克勤 《大众医学》专家顾问团成员，复旦大学附属妇产科医院党委书记、主任医师、二级教授、博士生导师，中华医学会妇产科学分会常委，中国医师协会内镜医师分会副会长，上海市医学会妇产科专科分会名誉主任委员、妇科肿瘤学专科分会主任委员。擅长妇科肿瘤、生殖道畸形、盆底功能障碍等疾病的微创治疗。

答疑解惑

疑问❶：宫颈糜烂属于宫颈癌前病变吗？

解答： 单纯的宫颈糜烂样表现不是病，需要结合有无相关症状（异常阴道流血、接触性出血、阴道排液等）、HPV检测和宫颈细胞学检查结果，决定是否需要进一步诊治。一般来说，年轻女性由于雌激素水平比较高，容易发生宫颈柱状上皮外翻，形成宫颈糜烂样改变的外观，如果没有相关症状，则属于正常表现。更年期、绝经后女性的雌激素水平比较低，如果有宫颈糜烂的表现，有可能存在异常，需要进一步检查。

疑问❷：怀孕后宫颈筛查异常怎么办？

解答： 怀孕后"建大卡"时，一般常规进行宫颈细胞学检查，必要时检测HPV。如果结果有异常，需要进一步行阴道镜检查。一般妊娠满3个月后可进行阴道镜检查，其目的是了解有无宫颈高级别鳞状上皮内病变，甚至宫颈癌。孕妇单纯感染高危型HPV，不会引起新生儿喉乳头瘤等疾病，不是剖宫产的指征。

建议5：规范治疗，"消灭"宫颈癌

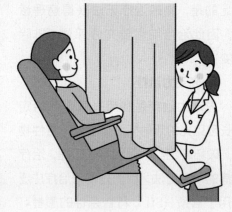

复旦大学附属妇产科医院妇科肿瘤科主任医师 华克勤

医生手记

38岁的小倩怀孕后一直在家附近的医院定期产检。在一次产检中，医生发现她的宫颈上有一个3厘米左右的赘生物，轻轻碰触便会流血，建议她到我院做进一步检查和治疗。宫颈科医生了解小倩的病史后，立即为她安排了HPV检测、宫颈细胞学检查和阴道镜下宫颈赘生物活检，病理报告提示"浸润性外生性乳头状鳞状细胞癌"。当时，小倩孕20周。妊娠合并宫颈癌的常规治疗方法是终止妊娠，行广泛全子宫切除术，然后再进行后续的抗癌治疗，然而这就意味着小倩将永远无法生育自己的孩子。她难以接受，于是向我求助。

要实现"切癌肿，保胎儿"的双赢结局，首先要了解肿瘤在身体里的情况。影像评估结束后，我们团队为小倩施行了"腹腔镜下盆腔淋巴结清扫+经阴道部分宫颈切除术"。幸运的是，盆腔淋巴结未发现肿瘤转移。

经历近4个月的4次化疗，在小倩怀孕34周又3天时，我们为她进行了剖宫产手术，同时施行了腹腔镜下广泛全子宫切除术、双侧输卵管切除术，以及双侧卵巢悬吊术、肠粘连松解术。其后，经过进一步放、化疗，小倩的病情趋于稳定，没有复发迹象。

宫颈癌治疗方法不断进步

早期宫颈癌的治疗主要以手术为主，最早可追溯至1905年，英国一名外科医生发明了宫颈癌根治术，成功使患者的5年生存率超过了30%。尽管手术过程中有15%的死亡率，但该手术方法被普遍认为具有里程碑式意义。随后的几十年里，研究者不断改进手术方法，减少了并发症的发生风险，保留了更多健康组织，增加了患者获益。20世纪末，放、化疗被应用到宫颈癌治疗中，使患者的生存时间进一步延长。近年来，靶向治疗药物的使用使宫颈癌患者的生存时间再次得到改善。

我院一项对近10年来宫颈癌患者的长期密切随访调查显示：患者的5年生存率为94.3%，达到国际先进水平；其中IB1期患者的2年无复发率达到97.3%，远超国际质控标准要求的90%。

治疗理念从"挽救生命"到"追求质量"

目前，治疗宫颈癌需要根据临床分期，患者的年龄、生育要求、全身情况，以及医疗技术等条件综合考虑，制定个体化的方案，总的原则是采用手术和放疗为主、化疗为辅的综合治疗。

早期宫颈癌患者，可以行广泛性子宫切除加盆腔淋巴结清扫术。中晚期宫颈癌及病灶较大的患者，一般采用放疗为主的综合治疗方案。晚期或复发转移患者适合用化疗，多采用静脉化疗（全身），也可采用动脉灌注化疗（局部）。无手术指征的晚期复发宫颈癌患者，采用靶向治疗和免疫治疗有一定疗效。

近年来，随着宫颈癌发病的年轻化、女性生育年龄的推迟、宫颈筛查的普遍开展和相关检测技术的提高，早期宫颈癌的检出率明显增加。针对早期宫颈癌的手术治疗，也已从追求根治效果发展到保留功能的根治性微创手术，如保留子宫体、卵巢和相关神经等。经过积极有效的治疗，年轻患者多可获得治愈或长期生存，而保留了生育功能、卵巢功能及性功能的患者，有相当一部分已成功实现为人母的心愿。在国际上，宫颈癌"保育"患者的术后成功妊娠率在 30% 左右，而我院这类患者的术后成功妊娠率达 63.9%，复发率仅 2%。

规范治疗后，仍须定期复查

宫颈癌治疗结束后，患者应当规律复查：治疗结束后 2 年内，每 3 ~ 6 个月复查一次；治疗结束后 3 ~ 5 年，每 6 ~ 12 个月复查一次。

很多患者认为做了手术或放、化疗后，病变就不存在了，因此忽略了定期复查。而事实上，宫颈癌患者在进行规范化治疗后，仍有 10% ~ 18% 的患者出现复发，其中大部分复发出现在初次治疗后的 2 年内，且复发时有 26% 的患者无临床症状，有症状的复发患者较无症状复发患者的中位生存期明显延长。由此可见，提高复发患者的检出率及早期发现复发是十分重要的。患者应遵从医嘱，定期复查，以尽早发现复发并及时治疗，切不可因为没有症状而放松警惕。

也有部分患者不了解恶性肿瘤的转移性和侵袭性，在接受手术治疗后盲目乐观，以为做完手术就万事大吉，不重视后续治疗，或者因害怕放、化疗的副作用而放弃后续治疗，最终影响生存质量。更有甚者，转而迷信民间偏方和所谓的秘方，或者依赖保健品，不仅浪费金钱，还有可能因此失去最佳治疗时机，影响生存时间和生活质量，令人扼腕叹息。

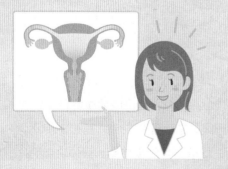

延伸阅读

宫颈癌有望被消除

与其他恶性肿瘤不同的是，宫颈癌病因相对明确，因此将可能成为第一个被消除的恶性肿瘤，主要措施是接种HPV疫苗、宫颈癌筛查、早期诊断和早期治疗。

所谓消除宫颈癌，是指通过有效手段使发病率低于4/10万，并采取措施长期维持。2020年12月，我国宣布支持世界卫生组织《加速消除宫颈癌全球战略》。这一全球战略目标可概括为"90-70-90"：到2030年，实现90%的女孩在15岁之前全程接种HPV疫苗，70%的妇女在35~45岁接受至少一次高质量的宫颈癌筛查，90%确诊宫颈疾病的妇女得到治疗（90%癌前病变患者得到治疗，90%浸润性癌患者得到科学管理）。

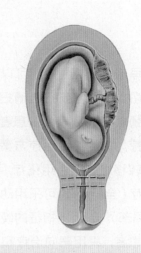

建议 **6**： **适时补救，
　　　帮宫颈"兜住"宝宝**

同济大学附属第一妇婴保健院产科　蒋 湘（副主任医师）　应 豪（主任医师）

医|生|手|记

　　雷女士既往身体健康，第一次怀孕。不料，在"大排畸"检查时，发现羊膜囊突出至宫颈口外，宫颈外口开大至4厘米以上。雷女士没有任何不适感，完善相关检查后，我们为她做了宫颈环扎手术。术后定期监测，各项指标正常，在她孕36周5天时，我们为她拆除了宫颈环扎线。当晚，宫缩"发动"，雷女士顺利自然分娩，生下了3200克的宝宝。

　　杨女士有多囊卵巢综合征病史，前年经促排卵治疗怀孕后，在孕20周时出现轻微腹胀，就诊后发现宫口近乎开全。入院治疗当天，她出现"破水"现象，遗憾地接受了药物引产。去年，杨女士再次怀孕后，到我院早产门诊就诊。考虑到她宫颈功能不全，在她孕12周6天时，我们为她做了预防性的宫颈环扎手术。术后定期随访，孕22周时发现宫颈缩短，加用黄体酮阴道放置进行保胎治疗。因胎儿为臀位，在孕38周5天时，我们为杨女士进行了剖宫产手术，同时拆除了宫颈环扎线。

宫颈功能不全，"兜不住"宝宝

　　宫颈就像子宫的"门户"，在怀孕时把胎儿关在子宫里，不到分娩时不让宝宝出来。一般情况下，宫颈在孕晚期甚至接近分娩时，才会逐渐软化、缩短、开大。所谓的宫颈功能不全，是指宫颈不能支持妊娠，随着孕周增大，在没有明显宫缩的情况下，提前出现明显缩短或宫口开大，使流产或早产的发生风险增加。

　　宫颈功能不全的原因很多，包括：盆底先天发育缺陷；做过宫颈锥切手术，尤其是手术深度比较深、切除的宫颈组织比较多时，会影响宫颈的屏障作用；阴道菌群紊乱，有的细菌会分泌一些物质，促使宫颈变软，影响宫颈功能；等等。

宫颈"不堪重任"，难以早发现

　　宫颈功能不全患者如果能做到早发现、早治疗，是可以显著降低流产或早产风险的。遗憾的是，宫颈功能不全无法在未怀孕时被诊断。宫颈功能到底如何，要看怀孕后的情况才能判断。在孕中期，如果孕妇在没有明显宫缩或宫缩轻微的情况下，出现宫颈明显缩短或宫口开大，尤其是这种情况反复发生时，要考虑宫颈功能不全的可能。此时，孕妇可以没有任何症状，或者症状轻微，尤其是在宫颈出现异常的早期。因此，有些孕妇因出现症状而就诊时，宫口已经开全，错失了最佳预防和治疗时机。

高危孕妇可进行预防性治疗

因为宫颈功能不全具有"隐匿性"，所以我们通常建议高危孕妇密切监测，定期进行 B 超检查，监测宫颈长度，发现异常后进行风险评估，必要时进行预防性治疗。没有高危因素的孕妇，如果条件允许，也可以考虑在"大排畸"时检查一下宫颈形态。

宫颈功能不全的预防性治疗方法主要有宫颈环扎及局部使用黄体酮等，宫颈托的使用在我国尚未被批准。当然，更加完善的预防措施包括针对危险因素的一级预防，如妇科医生在为宫颈病变患者做宫颈锥切手术时，尽量减少切除深度，缩小切除范围。

为改善新生儿预后，医生在判断胎儿早产难以避免的情况下，可以考虑采取促胎肺成熟及保护脑神经的治疗。

专家简介

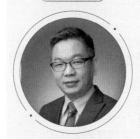

应 豪 《大众医学》专家顾问团成员，同济大学附属第一妇婴保健院副院长、主任医师、教授、博士生导师，上海市产科临床质控中心主任，中华医学会围产医学分会委员，上海市医师协会母胎医学医师分会副会长，上海市医学会围产医学专科分会副主任委员，上海市母婴安全委员会副主任委员。

答疑解惑

疑问❶：因宫颈功能不全而发生流产或早产后，还需要治疗吗?

解答：已经因宫颈功能不全而发生流产或早产的患者，如果后续有怀孕计划，是需要定期随访和评估的。因为下次怀孕后有较高的复发风险，仍可能导致流产、早产，流产、早产率可高达普通孕妇的10倍左右。医生会根据患者的病史判断病因，对可干预异常因素进行及时干预，并对下次怀孕需要间隔多久、如何预防早产等问题进行指导。后续没有怀孕计划的患者，也应尽可能明确原因，因为有些因素不仅影响怀孕，对其他方面也会有影响，如阴道菌群紊乱等。

疑问❷：进行宫颈环扎治疗后，能保证宝宝在子宫内待到足月吗?

解答：早产的影响因素很多，导致宫颈功能不全的原因也很多，且有许多原因目前还没有办法发现。举个简单的例子：用目前临床常用的培养法，阴道里的很多细菌是检测不出来的。宫颈环扎仅能加强宫颈的机械支持作用，如果影响宫颈功能背后的因素持续存在，宫颈还会进一步软化、缩短、开大；如果合并其他导致早产的因素，即使将宫颈环扎，也会出现不可抑制的宫缩。因此，对有宫颈环扎指征的孕妇来说，宫颈环扎能起到延长孕周的作用，但不一定能保胎至足月。

建议7：早防早练，避免"脱垂"之苦

复旦大学附属妇产科医院普通妇科主任医师　陈义松

医生手记

　　李女士很喜欢跳广场舞。最近，她每次跳舞时，下面总有一块鸡蛋大小的"肉"脱出，不痛不痒，但很不舒服。奇怪的是，睡一觉后，这块肉就不见了；只要一跳舞或长时间走路，它就"冒出来"，有时内裤上还有血迹。因此，她就想多躺躺，好几天没去跳舞。

　　一起跳广场舞的宋女士觉得蹊跷，于是上门探望，听了李女士的"难言之隐"后，哈哈大笑。原来，她两年前也有同样的遭遇。医生说这是子宫脱垂，不是什么大毛病，但会影响生活质量。医生给她放个子宫托就"治好"了。李女士听完后，顿时松了一口气，马上预约挂号。来我院就诊后，我们根据她的情况为她选择了合适的子宫托，并教她如何放置和取出，怎么护理。现在，她的生活恢复正常，又加入了广场舞的行列。

子宫、阴道脱垂，原因很多

　　盆底功能障碍性疾病是指盆底的支持结构发生损伤或功能异常而导致的一组疾病，包括盆腔器官脱垂、尿失禁和粪失禁等，多见于中老年女性，严重影响患者的工作和生活。盆腔器官脱垂是指盆腔器官脱出于阴道内或阴道外，主要包括子宫脱垂，阴道前、后壁膨出，膀胱膨出，

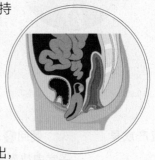

尿道膨出，等等。

　　盆腔器官脱垂的原因很多，包括：妊娠与分娩，尤其是多胎、多产、生产巨大儿、产钳助产等；产后过早参加重体力劳动；营养不良和衰老；慢性咳嗽、长期便秘、肥胖等引起的腹压增加；盆腔手术造成盆腔支持结构缺损；等等。

脱垂程度不同，症状不一

　　当盆腔器官脱出至阴道内时，患者一般无症状，也可伴有不同程度的腰酸、腰腹部下坠感，通常在妇科检查时被发现。

　　当盆腔器官脱出至阴道口外时，患者描述最多的症状是"睡一觉后肿块缩回去，活动后又出来"，脱垂严重者不能自行回缩。暴露在外的宫颈或阴道黏膜长期与衣裤摩擦，可发生溃疡、出血，甚至感染，出现脓性分泌物。

　　部分患者可合并压力性尿失禁（咳嗽、打喷嚏时漏尿），脱垂严重者还可能出现排尿障碍、尿路感染。

　　盆腔器官脱垂严重影响患者的生活质量、身心健康和社会交往。凡是增加腹部压力的动作都不能做，如不能提重物、抱小孩、用力排便，不能进行重体力劳动，甚至不能唱歌和跳舞。伴尿失禁时，患者常需要使用护垫或卫生巾，容易引起尿路感染（尿频、尿急、尿痛）、阴道炎（分泌物多、脓性、黄、臭）等疾病。

治疗方法因人而异

轻度（脱垂的器官还在阴道内）患者一般只有下坠感，可采用以下方法治疗：①改变生活方式，避免重体力劳动，及时治疗便秘、慢性咳嗽等增加腹压的疾病；②盆底肌肉锻炼（如凯格尔运动，可自己在家进行）；③盆底肌电刺激治疗（需要在医院完成）；④中药（补中益气丸）和针灸治疗有助于促进盆底肌张力恢复，缓解局部症状。

重度（脱垂的器官脱出于阴道外）患者可采用子宫托治疗或手术治疗。子宫托治疗是该类患者的一线治疗方法，

特别适用于不想做手术或不能做手术的患者。一般早上起床后佩戴，晚上睡觉前取出，需要每日清洗，可能会有阴道溃疡、感染、出血等副作用。手术治疗方案应根据患者的年龄、生育要求、性需求、全身健康状况综合制订。我院开展的阴道封闭术、vNOTES（经阴道单孔腹腔镜）盆底重建等术式，因术后无腹部伤口、恢复快、效果明确，受到患者的一致好评。

凯格尔运动怎么做

凯格尔运动也称收缩肛门运动，方法为：先用力收缩盆底肌肉（类似憋住大便的感觉）3~5秒，然后放松3~5秒，周而复始；每次10~15分钟，每日2~3次。这项运动随时随地可以做，女性朋友们可以利用看电视、坐地铁时悄悄"动"起来。

高危人群要及早预防

有肥胖、多胎、多产、巨大儿生产史、产钳助产史、高龄、慢性咳嗽、长期便秘等高危因素的女性，是发生盆腔器官脱垂的高危人群，应从年轻时就开始注意预防。日常生活中，应养成良好的生活习惯，保持健康的体重，避免肥胖，避免长期咳嗽或便秘，避免从事重体力劳动。在孕期，应注意合理饮食、适当运动、控制体重，避免宝宝出生体重大于4千克（巨大儿），减少阴道难产的风

险。产后，切忌过早进行重体力劳动。产后半年是盆底肌的黄金修复期，产妇应进行盆底肌肉锻炼，有条件的可进行相关检测和治疗。**PM**

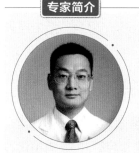

专家简介

陈义松 复旦大学附属妇产科医院普通妇科副主任、主任医师，中国医疗保健国际交流促进会妇产科专委会创新技术与临床转化学组委员，中国整形美容协会女性生殖整复分会理事，中国医师协会妇产科医师分会妇科单孔腹腔镜技术全国协作组成员，上海市医师协会整合医学分会盆底专业委员会常委。

误区：剖宫产比顺产好，将来不会发生子宫脱垂。

分析： 怀孕会导致腹压增加、盆底肌损伤，单靠改变分娩方式来规避风险是不科学的，且剖宫产本身也可能增加其他疾病的发生风险，如剖宫产切口憩室、子宫内膜异位症等。孕产妇只有通过科学的方法避免高危因素，进行盆底肌肉锻炼，才能远离子宫脱垂等盆底功能障碍性疾病。

2023年3月3日是一年一度的"世界爱耳日"，今年的主题是：人人享有耳和听力保健。本刊特邀耳科专家送上"健康用耳指南"，愿人人都能拥有健康听力，聆听世界的精彩。

世界爱耳日：

健康用耳十提醒

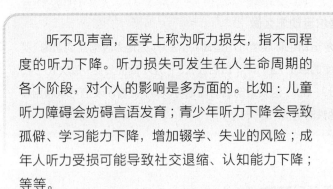

复旦大学附属眼耳鼻喉科医院耳鼻喉科　鲁小玲　倪玉苏　李华伟

听不见声音，医学上称为听力损失，指不同程度的听力下降。听力损失可发生在人生命周期的各个阶段，对个人的影响是多方面的。比如：儿童听力障碍会妨碍言语发育；青少年听力下降会导致孤僻、学习能力下降，增加辍学、失业的风险；成年人听力受损可能导致社交退缩、认知能力下降；等等。

根据言语频率听阈的平均值（500 赫兹、1000 赫兹、2000 赫兹能听到的最小分贝声音的均值），听力损失可分为：①轻度耳聋——听低声谈话有困难，听阈 <25 ~ 40 分贝；②中度耳聋——听一般谈话有困难，听阈为 41 ~ 55 分贝；③中重度聋——须对方大声说话才能听清，听阈为 56 ~ 70 分贝；④重度耳聋——需要对方在耳旁大声说话才能听见，听阈为 71 ~ 90 分贝；⑤极度耳聋——即使对方在耳旁大声呼唤都听不清，听阈 >90 分贝。

造成听力损失的因素很多，包括遗传因素、发育异常、感染、外伤、噪声、耳毒性药物、衰老等。人在一生中的不同时期，可能会暴露在各种不同的听力损伤危险因素下，故不同年龄段人群的听力损失有不同特点。例如：新生儿双侧迟发型耳聋大多是遗传性的，儿童和青少年耳聋的常见原因多为中耳炎、噪声等，50 岁以上人群则多为老年性耳聋。实际上，许多造成听力损失的因素（如噪声、感染、外伤、药物等）都是可以通过有效干预加以控制的，听力损失并非无法避免。

∶提醒❶∶重视孕期保健，呵护胎儿听力

孕期是胎儿听觉系统发育的关键时期。孕 8 周左右，胎儿的听觉器官已经开始发育。孕 6 ~ 7 个月时，胎儿已能通过液体传导听到妈妈的声音。基因或染色体异常，孕早期感染风疹、腮腺炎、流感等疾病，患有梅毒、糖尿病、肾炎、败血症、克汀病等全身疾病，孕期大量应用耳毒性药物，孕期接触放射性、化学性有害物质，围生期胎儿宫内缺氧，等等，都是导致胎儿听觉器官发育异常和听力损失的高危因素。

以下措施可有效避免胎儿听觉损失：加强围生期管理，积极防治可能导致胎儿听力损害的各种高危因素；杜绝近亲结婚；有耳聋家族遗传史的家庭在备孕前进行聋病遗传咨询，必要时进行耳聋基因筛查和基因诊断。

专家简介

李华伟　复旦大学附属眼耳鼻喉科医院耳鼻喉科主任、耳鼻喉科研究院院长、教授、主任医师、博士生导师，中华医学会耳鼻咽喉头颈外科分会耳科组组长，上海市医学会耳鼻咽喉头颈外科专科分会候任主任委员。

提醒 ❷ 做好听力筛查，听力损失早发现

婴幼儿常无法准确表述自己的感受，其听力损失往往难以被发现，以致错过最佳治疗时机。新生儿听力筛查是降低先天性耳聋致残的有效措施，使婴幼儿耳聋的确诊年龄大幅提前。

目前，新生儿听力筛查已被纳入我国妇幼保健的常规检查项目，每个新生儿都应按时完成。家长应知晓新生儿听力筛查的规范：①婴儿于出生后48小时至出院前完成听力初筛，出生后42天内完成听力复筛；②听力筛查未通过的婴儿，应在3月龄内完成听力诊断，6月龄内完成听力干预，越早越好。

此外，幼儿和儿童也应定期进行听力筛查。家长若发现孩子对声音不敏感、注意力不集中、言语发育延迟、经常将发声玩具或电视的声音调得很大等，应及时带其至医院做进一步检查。

提醒 ❸ 避免外伤，拒绝"创伤致聋"

易引起听力损失的耳创伤疾病主要包括鼓膜创伤、颞骨骨折等。鼓膜创伤常因直接或间接外力作用所致，如挖耳、小虫飞入、掌击、火星溅入、气压伤等。在现实生活中，"一掌致聋"的病例并不少见。颞骨骨折常因头部外伤所致，常见于交通事故、坠落及各种头部撞击伤，多同时合并颅底骨折，患者常首诊于神经内科或外科。若头部外伤后出现耳流血或流液、耳闷、听力下降、耳鸣等，患者应及时去医院就诊，切记不要自行用水冲洗或用硬物进行清理。

提醒 ❹ 合理用药，警惕"药物致聋"

药物性耳聋指因使用某类药物或接触某些化学制剂引起的耳聋。耳毒性药物可导致内耳组织功能障碍和细胞损伤，进而影响听觉系统和前庭系统，导致耳鸣、听力下降等听力损失症状，以及头晕、眩晕等前庭功能异常症状。除部分药物性耳聋患者可在停药后或治疗后恢复外，多数患者的听觉损害是永久性的。目前已知有150多种药物具有耳毒性，主要包括氨基糖苷类抗生素、大环内酯类抗生素、铂类抗癌药物、袢利尿剂、抗疟药和水杨酸类解热镇痛药。药物性耳聋以预防为主，患者用药时注意观察，用药后一旦发生听力下降，应立即停药，并接受正规治疗。

值得一提的是，目前已知线粒体基因突变与氨基糖苷类抗生素引起的中毒性耳聋相关，特别是存在125rRNA基因第1555位 A→G 点突变的人，因与氨基糖苷类抗生素（如庆大霉素、链霉素等）有结合位点而对此类药物敏感，即使小剂量应用此类药物也可能发生极重度耳聋，即所谓的"一针致聋"。这种线粒体基因突变属于母系遗传，也就是说，女性可将突变的线粒体基因传给下一代。因此，携带该突变基因的患儿及其母系家族中的亲属，应避免使用氨基糖苷类药物，以免发生药物性耳聋。

提醒 ❺ 防治感染，避免"感染致聋"

耳部炎症是导致听力损失的重要原因。长期不愈的慢性中耳炎会影响中耳的传音功能，导致听力下降；迷路炎会影响内耳感音功能，导致不可逆的听力减退；外耳道炎若不及时治疗，会引起鼓膜、中耳感染，进而影响听力。提醒大家，当出现耳痛、流脓、听力下降等耳部发炎症状时，应及早就诊，在医生指导下积极控制感染。

对儿童急性中耳炎进行预防、早期识别和及时治疗，可避免其转为慢性，减少耳部炎症对听力的持续损害。儿童分泌性中耳炎与腺样体肥大、过敏性鼻炎、鼻窦炎、上呼吸道感染相关，积极治疗鼻及鼻咽部疾病对预防分泌性中耳炎也很重要。

提醒 ❻ 适时减压，杜绝"突聋"

一些人在精神紧张、熬夜后，突然出现听力下降、耳鸣、耳闷等症状，这种类型的听力下降在临床上被称为"突发性耳聋"。突发性耳聋在耳鼻喉科门诊并不少见，多见于连续熬夜的年轻人、临近考试的青少年、近期情绪波动较大的中老年人等。

虽然突发性耳聋的病因尚不明确，但已被公认与不良生活方式密切相关。保持健康的生活方式，规律作息，及时疏解不良情绪，适时减轻精神压力，有助于预防突发性耳聋。需要提醒的是，及时接受正规治疗是决定突发性耳聋预后的关键，患者一旦出现听力下降，千万不要耽误，应尽快就诊并进行治疗。

提醒 ❼ 远离噪声，小心"噪声致聋"

噪声性听力损失又称噪声性聋，是由于长期受噪声刺激而发生的一种缓慢、进行性的听觉损伤。噪声性聋患者的听力减退多为渐进性，类似于"温水煮青蛙"：最先受损的是高频部分，在这个阶段，患者感受不到明显的听力障碍，不影响正常语言交流；当听力损失由高频段向低频段进展时，患者会逐渐出现听力障碍。

随着现代社会的发展，人们接触噪声的机会很多，包括工业噪声、交通噪声、军事噪声、娱乐噪声等。值得注意的是，不恰当使用耳机也是噪声源之一。目前尚没有药物可以预防或逆转噪声所致的听力损伤，故噪声性聋的预防尤为重要。

在噪声环境中工作的人群，应提高听力防护意识，积极采取减少噪声的保护措施，如使用耳塞等。在日常生活中，大家应养成良好的用耳习惯，避免长时间处于噪声环境、长时间使用耳机听音乐等。

提醒 ❽ 防治慢性病，避免听力受"牵连"

一些慢性疾病与感音神经性听力损失相关，如糖尿病、高血压、血脂异常、慢性肾小球肾炎、甲状腺功能减退症等。糖尿病患者若血糖控制不佳，外耳、中耳的炎症常迁延不愈；糖尿病相关血管病变及神经

病变，与感音神经性聋的发病也有关系。有研究表明，高血压、血脂异常与感音神经性聋存在相关性。此外，有些血液系统疾病也可引起感音神经性聋，如高黏血综合征、红细胞增多症、血小板增多症等，可因红细胞或血小板数目增多、血液黏稠度增高而发生耳小血管栓塞，引起耳聋。因此，患者应积极进行基础疾病的治疗和管理，控制导致听力损失的危险因素。

提醒 ❾ 老人耳聋，切莫"放任不管"

随着人们寿命延长和人口老龄化，老年人听力下降的问题越来越突出。据统计，在老年人群中，听力障碍的发病率高达30%～60%。

部分老年人存在"戴助听器，越戴越聋""听不见没关系""戴助听器就是残疾"等错误思想，即便听不见，也不愿意进行干预。殊不知，老年人长期听力下降会导致沟通困难、社交障碍、孤独、认知能力下降，严重影响老年人的身心健康。

家属平时应注意观察，及早发现老年人听力损失的迹象，鼓励老年人进行听力损失的自我识别。佩戴助听器是改善老年性听力损失的有效途径，极重度聋患者还可选择人工耳蜗植入，以达到提高听力、改善交流能力、提高生活质量的目的。

提醒 ❿ "听得见但听不清"，也是耳聋表现

听神经病是近年来随着临床听力学的发展而逐渐被了解的一种感音神经性聋，表现为"听得见，但听不清，在嘈杂的环境中尤为突出"。专业表述是"言语识别能力差，纯音听力仅轻度异常"。听神经病的诊断较为复杂，需要由专业医生进行评估。🄿🄼

专家忠告 随着疫苗接种的普及、新生儿听力筛查的开展、抗生素的合理应用、耳毒性药物的规范使用、噪声性聋的防治，我国的聋病防治工作已取得很大进展，但距离"人人享有听力健康"的目标还很远。了解耳聋是战胜耳聋的第一步，也是最重要的一步。希望每个人都参与进来，用知识为耳朵"保驾护航"。

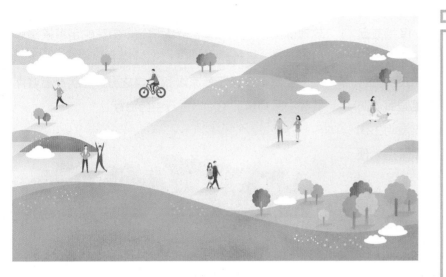

春季养生关键词：
解燥、醒困、擅捂

上海中医药大学附属岳阳中西医结合医院老年病科
沈 融（副主任医师）　陈咸川（主任医师）

中医学是中华文明传承的瑰宝，其对健康、疾病、生命的认识及系统的诊治技术，无不体现着深邃的科学思想和学术内涵。对于春季养生，《素问·四气调神大论》提出："春三月，此谓发陈，天地俱生，万物以荣，夜卧早起，广步于庭，被发缓形，以使志生，生而勿杀，予而勿夺，赏而勿罚，此春气之应，养生之道也。逆之则伤肝……"这段文字意为，春季的三个月是推陈出新、生命萌发的时令，此时天地与自然一派欣欣向荣之象，养生需适应时令；如果违逆了春生之气，则会使肝脏受损。

那么，春季养生如何做到"顺时而动"呢？

解"春燥"： 内热渐生，可药食清热

生活中，人们常常会听到"春燥"一词。其意并非指心情躁动，而是因为春天来临，万物复苏，人体各器官也顺时"苏醒"，由立春而起，心、肺、胃、肝等器官中积蓄的内热开始逐渐散发出来，因而出现"春燥"。冬季喜食膏粱厚味、烟酒过度者，也会出现急躁、上火等反应。常见症状如下：

① 口腔溃疡
常由心火过旺、肠胃积热而致，严重者舌边疼痛，影响食物咀嚼。

② 口干、咽干
多由燥邪而生，表现为口唇干燥，咽喉不适或疼痛。

③ 面部痤疮、皮肤过敏
因空气干燥，皮肤表面水分进一步缺乏，屏障功能被大大削弱，因而容易出现面部痤疮，皮肤干燥、瘙痒或皮疹。

④ 眼干
特别是长时间使用电子屏幕者，干眼症状尤为明显，常感双目干涩酸胀，甚则疼痛，或眼部异物感。

⑤ 大便干结
春燥时节，便秘发生率大大增加，甚者可诱发痔疮出血、肛裂。

⑥ 心烦、急躁
在干燥季节，人的紧张和焦虑情绪会增加，容易上火。

有"春燥"症状者，宜注意以下事项：保持充足的水分摄入，每天至少饮水 1500 毫升；保证每天摄入新鲜蔬果 500 克，以及足量优质蛋白质和豆制品；忌食辛辣、香燥食物；规律作息，保持充足睡眠；防用眼过度，避免视疲劳；平时可以服用清热滋阴生津之品，如银耳、生梨、蜂蜜、石斛等；注意保持大便畅通，必要时可适当使用通便润肠药。

此外，可以用金银花茶清热解毒、舒利咽喉，菊花薄荷茶清肝明目、通利大便，山楂枸杞茶清热除湿，玫瑰陈皮茶理气和胃、舒缓情绪，白花蛇舌草茶缓解口腔溃疡，等等。

当然，春燥还有凉燥和温燥之分，症状严重者需要经中医师辨证论治，进行中药治疗。

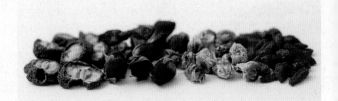

醒"春困"：春日倦怠，需善吃会动

春天气温逐渐升高，春暖花开，阳光普照，但有些人会感到肢体疲乏、倦怠无力，甚则头昏欲寐，这就是通常所讲的"春困"。"春困"是季节轮换过程中人体生理反应变化的一种现象，因为冬天气温偏低，皮肤毛细血管收缩，汗腺和毛孔也随之闭合，由此可以减少热量的散发；春季随着气温升高，人体血管、毛孔、汗腺开始舒张，皮肤血液循环也逐渐旺盛，大脑的血供相对减少，因而会产生困倦、思睡等症状。这种因季节转换和气温上升引起的困倦及头昏脑涨，经一段时间适应后，症状会慢慢消退。

此外，作息不规律、长期从事脑力工作的人，天气变暖后也容易出现疲倦乏力症状；饮食不节、缺乏运动导致脾胃功能受损者，脏腑稚嫩、形气未充的小儿，以及老人、久病患者等，亦易有"春困"表现；素体阳气虚弱者，寒湿困脾而致运化失职，也会出现嗜睡、疲乏、倦怠等症状。

当然，也不可轻易排除某些病理因素，如高血压患者在春天出现嗜睡、呵欠连连等症状，须注意排查脑血管疾病；某些心理或精神疾病患者出现类似症状，也应及时予以鉴别。

对付春困，可从多方面着手。

① 睡眠调节

理想的就寝时间为晚上 22：00～23：00。居室环境宜安静，枕头等寝具的选择以舒适为宜。中医有"胃不和则卧不安"之说，故睡前不宜进食，以免胃脘饱胀。每天午睡 15～20 分钟有助于减轻疲乏。

② 饮食调理

现代医学认为春困与机体蛋白质缺乏、维生素摄入不足等因素有关。摄入足够的蛋白质、蔬菜、水果，可使体内矿物质水平保持稳定，适当多吃鱼类、禽类、牛奶、鸡蛋、豆制品等，有助减轻疲劳。应慎食辛辣、肥腻之品。

③ 适当运动

舒缓、持续、有序的运动有助于细胞和组织得到额外的氧供，帮助大脑保持清醒。比如：慢跑有助于驱散疲劳，提高工作效率；游泳不会增加关节负担，还能提升身体耐力，改善春困；舒缓的太极拳有利于全身关节、肌肉协调，提高神经系统兴奋性，减轻疲乏感；春日踏青可以促进新陈代谢和血液循环，极目远眺可以消除视疲劳。

擅"春捂"： 衣物增减，需适时调整

民间谚语有"春捂秋冻"之说，意为寒冬后的初春不可过早褪衣，酷暑后的秋天不必过于保暖，此种说法被人们广为认可并付诸实践。"春捂"对时间、温度有要求吗？

实际上，"春捂"并非"只穿不脱"，也并非"捂"得越严越好，而是需要根据气温变化适时调整。若衣服穿得过多捂出汗，或动则汗出，再遇冷风反而容易着凉，出现流涕、喷嚏、咽痛等伤风症状。现代一般将界定"春捂"的温度标准称为"春捂指数"，包括临界温度和温差。

● **临界温度** 一般为15℃，当温度低于这个临界点，部分人群需要"春捂"，尤其是婴幼儿、年老体弱者，要根据个人实际情况考虑添衣。

● **温差** 春季气温虽有回升，但很多地区的昼夜温差依然较大，一般认为，如当日昼夜温差超过8℃，也应该"春捂"。

1 重点保护头与足

早春天气，乍暖还寒，早晚温差大，护住头部可以避免寒邪侵袭。头为诸阳之会，手、足三阳经之循行或始于头部，或止于头部，头部保暖可疏通经脉，促使气血流畅。寒自足底生，传统养生主张春季衣着"上薄下厚"，实际是注重下肢的血液循环。现代研究表明，双下肢循环与上呼吸道黏膜有密切联系，足部受凉可反射性地引起上呼吸道毛细血管收缩，纤毛摆动减弱，导致免疫力下降。

2 掌握分寸与时间

春天也是多种传染病的高发季节，"不忙脱衣"能有效减少发病率。"春捂"的持续时间一般为1~2周。对体质较弱者而言，还需注重自我感觉和对温度的适应能力。近年来，气候异常的情况频频出现，"倒春寒"往往让人们始料不及，掌握好"春捂"的分寸很重要。

肝气当令，宜少酸多甘 延伸阅读

春季养生还与中医阴阳五行理论有关。唐代名医孙思邈曾提及："春日宜省酸，增甘，以养脾气。"指春天来临之际，应少食酸味食品，适当多吃一些甜食。

春为肝气当令，根据五行理论，肝旺可抑脾，影响脾的运化功能。酸入肝、甘入脾，进食过多酸味食物易使肝气更旺，伤及脾气，而甘能补益人体脾胃之气。因此，春季饮食调养宜用甘温之品，如大枣、山药、扁豆等。

专家简介

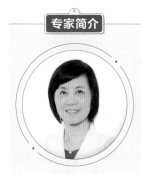

陈咸川 《大众医学》专家顾问团成员，上海中医药大学附属岳阳中西医结合医院老年病科主任医师、教授，中国老年学和老年医学学会中西医结合分会常委，上海市中医药学会心病分会副主任委员，上海市中西医结合学会虚证与老年医学专业委员会常委。

总之，顺时养生是根据气候、时间变化，防寒避暑，顺从四季、时辰、气候等特点调养身体，从而达到增强体质、养生保健之目的。人以天地之气生，四时之法成。人生于天地之间，依赖于自然而生存，也就必须受自然规律的支配和制约，人与天地相参，与日月相应，这种天人相应学说，是中医效法自然、顺时养生的理论依据。**PM**

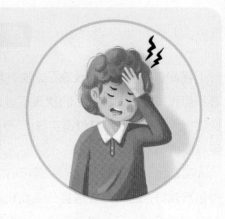

　　脑卒中俗称"中风"，是因脑血管阻塞或破裂引起脑组织结构与功能损害的一类脑血管疾病，分为脑梗死和脑出血两种，前者占75%~85%。冬春季冷空气频袭，是脑卒中的高发季节。对部分急性脑梗死患者而言，血管腔内介入治疗可将闭塞的脑血管打通，挽救缺血的脑组织，最大限度减少后遗症的发生，改善患者的生活质量。然而，由于广大患者对这种治疗方法认识不足，甚至有所误解，在选择治疗方法时犹豫不决，延误了救治时机。

"卒"不及防，
别让这些误区误了治疗

上海交通大学医学院附属新华医院神经外科副主任医师　万　亮

误区 ① 脑梗死不需要手术治疗

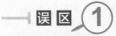

　　一日清晨，吕女士突然胡言乱语、神志不清。家人发现她偏瘫在床、大小便失禁，赶紧叫救护车将其送到医院。头颅CT检查提示吕女士可能患有脑梗死，因送医及时，尚在取栓时间窗内，医生建议其立即进行脑血管造影检查，明确诊断后可进行介入手术治疗。家属很疑惑：脑梗死为何要做手术？

▎专家分析

　　不少人认为，脑梗死不需要做手术，脑出血才需要做手术。以往，脑梗死多采用药物治疗，但药物治疗对大血管闭塞、大面积脑梗的患者效果不佳，致死、致残率较高。随着医疗技术的进步，电解脱颅内支架的问世使"介入取栓"成为治疗脑梗死的重要方法。介入治疗不同于传统开放手术，不需要开颅，医生利用导管经患者血管将取栓支架送到血栓处，用支架"抓取"栓子后，将支架和栓子一起取出，即可将闭塞的血管打通，使缺血的脑组织重新得到血供。相关研究结果显示，介入取栓患者的恢复情况明显优于单纯药物治疗的患者。

　　取栓治疗的前提是进行脑血管造影检查，如CT血管造影（CTA）、数字减影血管造影（DSA），以明确血管阻塞部位、程度等，以便于取栓时导管能准确到达病变部位，尽快打通血管。

　　值得一提的是，脑细胞极其不能耐受缺血、缺氧，完全缺血5分钟左右便会出现不可逆的变性与坏死。因此，介入取栓治疗有时间限制，通常是发病后6小时内。起病时间过长，脑细胞已大量坏死，再取栓就没有意义了。部分症状较轻、代偿较好的患者，经头颅磁共振或CT灌注等检查评估尚有较多脑细胞可挽救时，即便起病超过6小时，也可尝试取栓治疗。

图1 箭头处为右侧大脑中动脉闭塞

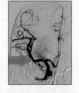

图2 箭头处为取栓后显影的右侧大脑中动脉

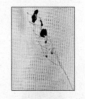

图3 取栓支架上可见取出的血栓

刘先生在家突然偏瘫，不能言语，家人将他送到医院时，距离发病时间不足3小时。头颅CT检查未见出血，脑血管造影检查发现左侧大脑中动脉闭塞。根据症状和检查结果，医生初步判断刘先生患有急性脑梗死，拟采取溶栓+取栓治疗。家属疑惑：既然可以取栓，为什么还要溶栓？溶栓和取栓，不能二选一吗？或者溶栓后观察一段时间，好了就没必要取栓了吧？

专家分析

溶栓治疗的优势在于药物能迅速随血液到达血管阻塞部位，起到一定的疏通血管的作用。但单纯溶栓治疗的血管再通率不超过3%，用药后观察发现，很多患者病情得不到缓解，最后还是需要取栓治疗，而溶栓后的观察时间可能耽误取栓治疗。对脑卒中患者而言，"时间就是大脑"。静脉溶栓后马上着手取栓，不耽误治疗，且一旦溶栓有效，在血管造影检查中，造影剂能通过阻塞部位，有助于医生进一步了解远端血管情况。有研究显示，采用溶栓＋取栓治疗的患者预后较好，血管开通率高，取栓次数少，可缩短取栓时间且不增加颅内出血的发生风险。因此，符合条件的患者宜选择溶栓＋取栓治疗。当然，溶栓治疗也有其适应证，如发病时间最好在3小时以内，最晚不超过4.5小时；近期不能有手术史；血压不能太高；等等。

需要提醒的是，取出血栓并不代表患者能够完全康复。因为坏死的脑细胞无法再生，如果缺血累及大脑功能区或传导束，即便取出了血栓、打通了血管，患者仍有可能遗留一定的功能障碍。

蔡女士因脑梗死入院，进行了取栓治疗。医生取出血栓后，发现患者右侧大脑中动脉严重狭窄，告知家属需要置入支架。家属不解：血栓已经取出，为什么还要装支架？

专家分析

据统计，我国有10%左右的脑梗死是在颅内血管严重狭窄基础上发生的。若医生在取栓后发现此处脑血管存在严重狭窄，影响血流恢复，则需要采取进一步治疗措施。一般先采用尺寸合适的颅内扩张球囊对狭窄处进行扩张，再进行较长时间（30分钟左右）的观察。若血管狭窄处未出现明显回缩，或虽残留部分狭窄，但血流恢复好、血流速度恢复稳定、血管壁相对光滑者，一般无须置入支架；若血管狭窄处出现回缩，影响血流恢复，或血管壁毛糙，再次发生血管闭塞的可能性大，则需要再次进行球囊扩张后置入支架，以确保血流恢复。也就是说，急性期处理的原则是在最短时间内打通闭塞的血管，能不放支架者尽量不放。

需要指出的是，目前的介入取栓治疗仅适合颅内大血管病变，小血管病变仍以药物治疗为主。**PM**

专┊家┊提┊醒

疑似发生脑卒中者，应尽快去有卒中中心的医疗机构救治。若经检查确诊为脑梗死，能进行取栓治疗者，千万不要犹豫。因为每耽误一分钟，就会有数百万个脑细胞坏死。此外，中老年人平时应重视脑血管病筛查，尤其是患有高血压、糖尿病、血脂异常者，有脑梗死家族史者，须管控好这些脑血管病的危险因素，必要时定期进行脑血管CTA检查，简便、安全、有效。

很多人都知道，伴有超重或肥胖的2型糖尿病患者须降糖、减重"双管齐下"。那么，对糖尿病患者而言，体重减轻是否都是好事呢？

糖友瘦了，好事还是坏事

复旦大学附属中山医院内分泌科　刘娇娇　颜红梅（副主任医师）

① "暴瘦"、血糖飙升，导致酮症酸中毒

生活实例

李先生今年45岁，有2型糖尿病8年，平时工作忙碌，不怎么监测血糖，服药也不规律。最近2周，他的体重突然下降近5千克，且常常感到口渴、乏力，有时还有头晕症状。这天，李先生上班时突然晕倒，同事赶紧把他送到医院。检查发现，他的血糖高达33.6毫摩/升，医生说他发生了糖尿病酮症酸中毒。经输注胰岛素等治疗后，李先生慢慢恢复了。前段时间，李先生因为工作比较忙，没有规律服药；又因为总是口渴，所以喝了不少含糖饮料。没想到，这些"疏忽"引起了危险的糖尿病急性并发症——酮症酸中毒。

分析： 糖尿病患者因为胰岛素作用不足，会出现糖、蛋白质、脂肪三大物质代谢紊乱，如果突然停药或出现感染等情况，代谢紊乱加重，会导致酮体升高、酸中毒、电解质紊乱，表现为烦渴、多饮、多尿、消瘦、皮肤干燥、脱水、呼吸有"烂苹果"味，甚至昏迷。酮症酸中毒患者如果得不到及时治疗，可能会危及生命。

核心提示 血糖控制不佳时，如空腹血糖高于16毫摩/升，机体会消耗脂肪和蛋白质，导致体重在短期内迅速减轻。出现这种情况不是好事，患者要赶紧去医院就诊，纠正高血糖。

② 体重下降、血糖不稳，原来是甲亢作怪

生活实例

林女士今年30岁，患1型糖尿病15年，平素一直规律用药、适量运动、合理饮食，血糖控制得很好。不知为何，最近她的体重突然下降，血糖也变得不如以往稳定，还常常感到心慌、出汗、手抖，眼睛好像有一点肿、突出。林女士心有疑惑，便去医院就诊。检查发现，她患上了甲状腺功能亢进症。

分析： 1型糖尿病是一种自身免疫性疾病，患者可能合并甲状腺功能亢进症等自身免疫性疾病，从而导致体重下降。甲状腺功能亢进症简称甲亢，是由于甲状腺合成、释放过多的甲状腺素，造成机体代谢亢进和交感神经兴奋，引起心悸、出汗、进食和排便次数增多、体重减轻的病症，多数患者常有突眼、眼睑水肿、视力减退等症状。

核心提示 糖尿病患者体重减轻，除受糖尿病及其并发症的影响外，还有可能合并使体重减轻的相关疾病，如甲亢等，患者应及时就医、早诊早治。

③ 体重、血糖"双降"，糖尿病缓解

王女士今年56岁，患2型糖尿病2年多，平日服用两三种降糖药物，血糖控制不太理想。不过最近，朋友们发现她身材越发"苗条"，精神焕发，像变了一个人似的。

原来，王女士一直以来都比较胖，确诊糖尿病后，在医生的建议和指导下，饮食有所控制，运动略有加强，但是"三天打鱼，两天晒网"，没有长期坚持。半年前，医生告诉她，如果积极减重的话，有可能"缓解"糖尿病。也就是说，在不使用降糖药物治疗的情况下，血糖仍可处于正常状态。王女士一听可以停药，下决心认真减重，每天规律运动，严格控制饮食，因此体重逐步下降，半年减轻了10千克左右。在此过程中，她的血糖逐渐控制到正常范围，服用的降糖药也逐渐减少。现在，她基本不需要吃降糖药了，更加坚定了战胜糖尿病的信心。

分析： 肥胖与2型糖尿病互为因果，相互促进。肥胖可引起胰岛素抵抗、糖耐量减退，不仅可导致血糖升高，还会影响降糖药物的疗效。因此，对伴有超重、肥胖的2型糖尿病患者来说，积极减轻体重有助于减轻胰岛素抵抗、改善糖脂代谢，有利于血糖控制，可以减少糖尿病并发症的发生。一些病程较短（6年以内）的糖尿病患者，如果积极减轻体重，使体重降低15%以上，有可能达到缓解糖尿病的目的。

核心提示 伴超重、肥胖的糖尿病患者，通过饮食控制和增加运动使体重减轻、血糖控制良好，早期的糖尿病甚至能够缓解。这种变瘦是好事，患者要继续坚持。

④ 年老、体重降，重视肌少症

吴先生今年70岁，患2型糖尿病20年，平素因担心血糖高，饮食控制非常严格，且积极通过有氧运动减肥，一直处于偏瘦的状态。最近1年来，吴先生总觉得乏力，有时有行走不稳的现象，在家人的劝说下到医院就诊。经检查，医生发现吴先生肌肉量明显下降，握力降低，考虑他存在肌肉减少症（肌少症），建议他增加蛋白质的摄入量，并适当增加抗阻运动（力量练习），以增加肌肉量。

分析： 老年糖尿病患者出现乏力、体重逐步下降等现象时，要警惕是否发生了肌少症。在糖尿病患者中，肌少症往往多见于体重较轻且能量摄入不足的老年患者，他们的跌倒、骨折风险较高，生活质量会因此受到较为严重的影响。对这些糖尿病患者而言，足够的能量摄入和体育运动是非常必要的，能预防和治疗肌少症。**PM**

核心提示 偏瘦的老年糖尿病患者若出现体重减轻、乏力等现象，要当心肌少症。

专家提醒 超重、肥胖的糖尿病患者通过主动控制，达到减重和血糖良好控制的目的，是好事。如果体重"被动"下降，甚至本来就不胖，体重却进一步下降，则可能是坏事，患者需要及时就诊，及时治疗。

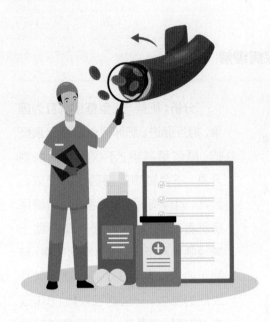

近几十年，脑卒中、心绞痛、心肌梗死等心脑血管病的发病率明显上升，受到大众广泛关注，尤其是老年人。这些疾病的发生多与动脉粥样硬化有关，而在导致动脉粥样硬化的诸多危险因素中，血脂异常的影响较大。早期防治老年人血脂异常，有助于延缓动脉粥样硬化进程，减少心脑血管病发生风险。

老年人调脂"小目标"，定准了吗

本刊记者　蒋美琴
受访专家　汪海娅

"低密度"是"主犯"

老年人需要关注的血脂检查项目主要有4个：甘油三酯（TG）、总胆固醇（TC）、低密度脂蛋白胆固醇（LDL-C）和高密度脂蛋白胆固醇（HDL-C），俗称"血脂四项"。其中，高密度脂蛋白胆固醇是一种保护性脂肪，其他三项指标升高则意味着发生动脉粥样硬化性心血管疾病（ASCVD，包括冠心病、脑卒中、外周动脉血管病等）的风险增加，需要及时干预。

研究发现，低密度脂蛋白胆固醇与动脉粥样硬化性心血管病的关系最密切。因此，临床上往往将其作为调节血脂的目标靶点。甘油三酯的危害虽没有低密度脂蛋白胆固醇大，但其严重超标时易引发胰腺炎，这也是一种非常危险的疾病。当甘油三酯水平超过5毫摩/升（正常值<1.7毫摩/升）时，应先控制甘油三酯。

每个人的"小目标"不一样

研究证实，降低低密度脂蛋白胆固醇可明显减少心血管事件的发生。正常情况下，低密度脂蛋白胆固醇应低于3.4毫摩/升。有些老年人体检发现低密度脂蛋白胆固醇低于这个数值，就认为是正常的。其实，调脂治疗的目标值因人而异，需要对多项危险因素综合评估后确定，然后根据病情进行个体化治疗。如果存在高危因素，即便血脂水平在正常范围内，仍需进一步降低。

目前临床使用的指南，根据危险程度分层，将老年人调脂治疗目标值分为4个级别（见右表）。由此可见，血脂检查结果显示正常的老年人也不能放松警惕，应由医生进行风险评估后，制定个性化的调脂目标和治疗方案。风险越高，低密度脂蛋白胆固醇的目标值越低。

老年人降脂"悠着点"

调脂治疗过程中，首先选择非药物治疗，通过运动和饮食调整来降低血脂。如果3个月内不能达到目标值，

专家简介

汪海娅　上海交通大学医学院附属第九人民医院老年医学科主任医师，中华医学会老年医学分会肾病学组委员，中国老年学和老年医学学会转化医学分会常委、老年病学分会老年高血压专委会委员。

则需要药物治疗。研究发现，人体的血脂水平会随着年龄增长出现波动，30～40岁，血脂水平开始轻微升高；70岁以后，血脂水平开始轻微下降。因此，老年人在使用降脂药时，不宜"太积极"。年龄＞75岁的心血管病高风险老年人，应由医生进行综合评估，决定是否用药。

❶ **饮食** 老年人咀嚼能力下降，消化、吸收功能较差，过度控制饮食会导致营养不良。衰弱、肌少症患者，胃口差的老年人，应以保证营养为主。首先要保证蛋白质的摄入量，特别是优质蛋白质，如蛋、鱼、低脂牛奶等；适当控制脂肪和碳水化合物的摄入量，尤其是饱和脂肪酸，少吃肥肉、少用猪油；补充多种维生素和矿物质，可多吃蔬菜、水果等。

❷ **运动** 中青年人群可以进行运动量较大的抗阻训练和有氧训练，但老年人要适可而止，以免发生骨折，从而引起一系列不良反应。

❸ **药物** 他汀类药物是降脂治疗的"主力军"，其主要不良反应是肝损伤，其次是横纹肌溶解。随着年龄增长，老年人的肝、肾功能会一定程度地下降，尤其是患有肝病者，不能耐受他汀类药物，更易出现不良反应。有些老年人急于将血脂降下来，服用较大剂量的降脂药，殊不知一旦发生药物不良反应，往往比中青年人群更严重，会导致肝、肾功能衰竭，且难以挽救。因此，药物治疗应从小剂量开始。需要指出的是，药物性肝、肾损伤早期可能没有明显症状，有些轻微症状常被患者以为是"年纪大了"而忽视诊治。

使用降脂药时，老年人应根据医嘱定期复查血脂、肝功能、肌酸激酶等指标，便于早期发现药物性损伤，及时"止损"。 PM

老年人调脂治疗目标值

危险分层	临床疾病、危险因素	低密度脂蛋白胆固醇目标
低中危	①高血压或0～3项其他危险因素；②10年内ASCVD发病风险＜10%	＜3.4毫摩/升
高危	①糖尿病；②高血压合并2项其他危险因素，且低密度脂蛋白胆固醇≥2.6毫摩/升；③慢性肾脏病3期或4期；④总胆固醇＞8毫摩/升、低密度脂蛋白胆固醇≥4.9毫摩/升或血压≥180/110毫米汞柱；⑤10年内ASCVD发病风险≥10%	＜2.6毫摩/升
极高危	①ASCVD；②糖尿病合并高血压；③糖尿病合并靶器官损害（微量白蛋白尿、视网膜病变、肾病）；④糖尿病合并至少3项其他危险因素；⑤糖尿病合并1项其他危险因素，且低密度脂蛋白胆固醇≥3.4毫摩/升；⑥外周动脉粥样硬化性疾病（狭窄＞50%）	＜1.8毫摩/升或降低幅度≥50%
超高危	ASCVD并存以下条件之一：①复发ASCVD事件；②冠状动脉多支血管病变；③1年内发生过急性冠状动脉综合征；④低密度脂蛋白胆固醇≥4.9毫摩/升；⑤糖尿病	＜1.4毫摩/升或降低幅度≥50%

注：其他危险因素包括年龄（男性≥45岁、女性≥55岁）、吸烟、高密度脂蛋白胆固醇（＜1.04毫摩/升）、体重指数（≥28千克/米²）、早发缺血性心血管病家族史。10年内ASCVD发病风险可通过中国动脉粥样硬化性心血管疾病风险预测（China-PAR）模型评估。

"亢奋"的红血丝

⚠ 华中科技大学同济医学院附属协和医院眼科副主任医师　王兴华
绘图　曹阳

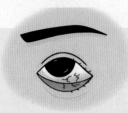

┊自┊我┊介┊绍┊

大家好，我是来自眼球表面的毛细血管，学名"结膜血管"。平时大家可能看不到我，因为我一般处于沉睡状态，肚子瘪瘪的，里面有为数不多的血液通过，安静地为结膜提供营养。

但是，我有时候也会亢奋哟！这时候，大家喜欢叫我"红血丝"，你们就可以在两个地方看到我：一个是睑结膜，要翻开眼皮才能找到我；还有一个是球结膜，也就是眼白的地方。

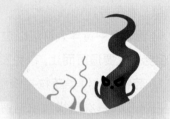

令我"亢奋"的两大原因

为什么我会亢奋呢？通常分为生理性和病理性两种情况。

1.生理反应

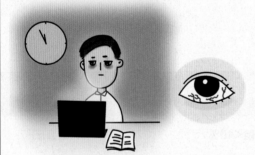

当主人熬夜、过度用眼时，结膜会大量消耗营养。我收到结膜发出的"营养告急"信号，便会从睡梦中惊醒，继而扩张肚子。于是，血液从四面八方蜂拥而至，我也变得亢奋不已，继而充血发红了。

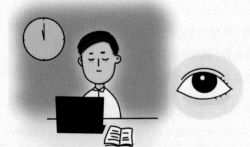

不过不用担心，这种情况一般都是生理性扩张，主人闭眼休息30分钟后，我便会重新进入睡眠状态。所以，如果不想看到我，一定要让眼睛好好休息哦！

2.疾病导致

当主人患干眼症、结膜炎、角膜炎、虹膜睫状体炎、巩膜炎、青光眼，或眼部有异物刺激、化学烧伤、过敏等，也会让我亢奋充血。此时，我的周围和肚子里会出现很多"正义之士"，如白细胞家族，白细胞介素、组胺、缓激肽等炎症因子，它们与引起眼病的细菌、病毒等"危险分子"抗争。这场战争可能导致眼泪和眼屎也很兴奋，它们到处撒欢，主人则会感觉眼痒、眼胀、眼痛、视力下降等。

这种情况下，即使主人充分休息，我也很难重新进入睡眠状态。主人需及时就医，遵医嘱治疗，才能让我恢复平静。**PM**

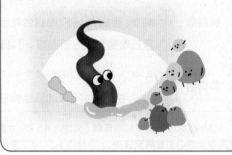

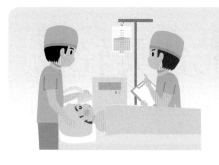

某天21时左右，急诊来了一位老年患者，已出现休克迹象，被快速送入抢救室，安上监护仪。家属说老人腹泻了多次，我们立即给予补液，一边做检查，一边详细询问病史。

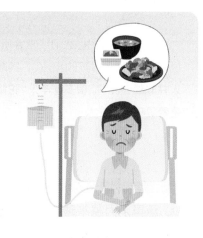

不可忽视的 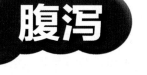 腹泻

上海交通大学医学院附属瑞金医院急诊科副主任医师　盛慧球

几次腹泻，差点"要命"

经检查，老人体温39℃，心率128次/分，血压85/45毫米汞柱，血氧饱和度92%；全身皮肤干燥、脱水状态，脐周有轻压痛，肠鸣音活跃。

此时，接诊医生也从家属那儿收集到了有用的信息，并把患者的发病过程串了起来：65岁的刘先生在午饭后约2小时突然感到腹痛，继而腹泻，为黄色水样稀便，一开始没有重视，以为自己会好。后来，他一直感觉恶心，脐周阵痛，到晚上9时已经腹泻六七次，且出现高热、心慌、头晕、乏力、呕吐。子女得知后，赶紧将其送往医院。途中，刘先生开始意识模糊。

很快，刘先生的常规和生化检查结果出来了：血白细胞水平升高，粪便中有白细胞，提示有肠道感染；血尿素氮12.4毫摩/升，血肌酐245微摩/升，均超过正常值，提示肾功能损害；血钾3.2毫摩/升，血钠128毫摩/升，血氯93毫摩/升，均低于正常值，提示电解质紊乱。

"凶手"竟是隔夜菜

急性腹泻最常见的病因是细菌性食物中毒和急性肠道感染。疑似细菌性食物中毒者，一般有食用可疑污染食物、群体发病等情况；肠道感染性腹泻者，常伴有发热、头痛、乏力等感染征象；急性中毒导致的腹泻，要有相关的毒物或药物摄入史。

经紧急处理后，刘先生逐渐清醒，说自己在发病前吃过放在冰箱里的隔夜菜，没有加热就直接食用了。他白天独居在家，家中无其他成员同时进餐。

单个病例很难鉴别细菌性食物中毒与肠道感染，我们综合这些信息后分析：刘先生有可疑的不洁饮食史，黄色水样便，高热、头晕、乏力、呕吐等全身感染表现，白细胞升高，虽然粪便培养未查到微生物，仍诊断为肠源性感染导致的脓毒症，并发感染性、低血容量性休克，急性肾损害。

经扩容补液、抗感染、纠正电解质紊乱等治疗，刘先生转危为安，被子女接回家中休养。**PM**

专|家|提|醒

严重腹泻会导致大量水分和电解质丢失，如果不能及时补充，会导致低血容量性休克；合并感染者，会引起感染性休克；肾脏在低血容量及细菌毒素的共同作用下，会出现急性损害，表现为少尿甚至无尿。早期如果及时补充液体，肾脏损害可以逆转；如果耽误时间长，错过最佳救治时间，肾功能会持续恶化，甚至不可逆转，并出现心、肺、肝、脑等多脏器功能衰竭，甚至凝血功能障碍，可危及生命。

在日常生活中，人们经常会听到老年人说："年龄大了，背开始驼了。"实际上，老年人并非都会驼背，很多老年人"驼背"的原因是骨质疏松。

老年人驼背莫轻视

上海交通大学医学院附属第一人民医院骨科副主任医师　吴建锋

随着年龄增长，脊柱椎体发生骨质疏松，椎体里的骨小梁越来越少，承重能力越来越差，受到轻微外力（如剧烈咳嗽、抖被子、弯腰拎重物、轻轻摔一跤等）即可造成不同程度的椎体骨折。椎体发生骨质疏松性骨折后，一般有两种结局：一是骨折虽然愈合了，但存在椎体楔形改变、高度丢失；另一种是骨折不愈合，患者残留腰背部疼痛，翻身、起床、体位改变时症状加重。

如果多个椎体出现骨质疏松性骨折，脊柱可逐渐出现后凸畸形，驼背就越来越明显了。

治疗驼背，分三步走

❶ 明确导致患者驼背的原因，了解患者是否存在骨质疏松，评估驼背的严重程度。骨密度是评估骨质疏松严重程度的重要指标之一。为评估驼背的严重程度，患者需要进行全脊柱正、侧位X线检查。磁共振检查有助于明确患者是否存在椎体骨折，并帮助判断引起骨折的原因，如骨质疏松、肿瘤等。

❷ 明确症状的严重程度，是否影响生活，是否需要外科干预。与年轻人常见的爆裂性骨折不同，老年人的脊柱骨折多为低能量造成，神经损伤一般不严重，主要症状是顽固性胸、腰、背部疼痛。若保守治疗无效，疼痛严重影响生活和睡眠，或出现了神经功能损伤，需要考虑外科手术治疗。

❸ 选择合适的治疗方案。单一胸腰椎骨折、没有严重后凸畸形或神经功能损伤的患者，可采用经皮穿刺椎体成形术进行治疗，通过向病变椎体内注入骨水泥或人工骨，达到强化椎体的目的。已出现严重后凸畸形或神经功能损伤者，需要进行截骨矫形手术。值得一提的是，对骨质疏松性骨折患者而言，抗骨质疏松治疗是基础。如果外科医生只负责手术而不关注全身治疗，患者往往会再次发生骨折，甚至"折折不休"。

"内外兼修"，助老年患者"挺直腰杆"

我们通过对大量临床病例进行分析，总结出一套完整的老年骨质疏松合并后凸畸形的诊疗方案：采用"手术治疗、抗骨质疏松治疗、长期随访管理相结合"的"内外兼修"策略，帮助众多老年患者"挺直腰杆"。右图为一名老年驼背患者手术前后脊柱的摄片。患者原来脊柱后凸畸形严重，行走困难，检查发现其存在多节段椎体楔形改变，腰1椎体压缩严重，经手术治疗后，脊柱后凸畸形被纠正。**PM**

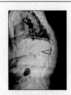 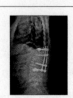

术前脊柱后凸畸形　术后脊柱后凸畸形被纠正

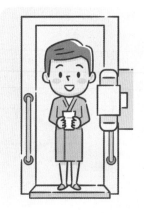

"喝一口，咽下去。"听着医生的指令，受检者一口一口地咽下白色糊状的混悬液，然后按照医生的要求转身、翻身，医生则在屏幕前观看影像，这就是X线钡餐造影（简称"钡餐"）的过程。

钡餐是让受检者口服调制好的一定浓稠度的医用硫酸钡后，医生在X线透视下动态观察钡剂流经食管、胃、十二指肠及小肠部位的过程来诊断消化道疾病的方法。由于检查时受检者需要口服一定量的钡剂，就好像进餐一样，所以称为"钡餐"。自20世纪60年代起，钡餐成为胃肠道疾病的主要检查方法之一。20世纪90年代以后，随着电子胃镜的推广普及，钡餐的应用逐步减少，大部分被胃镜取代。

胃镜普及，"钡餐"被淘汰了吗

中国科学技术大学附属第一医院影像科副主任医师　潘志立

胃镜、钡餐各有优缺点

胃镜检查的优点是医生可以直接观察胃黏膜的细微变化，可以发现早期病变，能钳取组织进行病理检查，还可以对一些病变直接进行内镜下治疗。其缺点是需要借助一条纤细、柔软的管子插到患者胃内来观察食管、胃和十二指肠的情况，部分患者会有恶心、上腹部牵拉感、胀痛等不适。

钡餐检查的优点是受检者只需口服钡剂，基本没有痛苦，耐受性好。医生通过影像观察胃肠道的轮廓、蠕动情况及黏膜粗略情况，可以发现胃肠道的整体形态、功能改变和比较明显的病变，如胃下垂、进展期胃癌等。其缺点是很难发现早期胃癌等细微病变，不能做活检进行病理检查。

胃镜普及，钡餐并非毫无用处

随着胃镜技术的提高，受检者的耐受性越来越好，已成为胃肠道疾病的首选检查方法，部分耐受性较差的受检者还可以选择无痛胃镜检查。不过，钡餐并未被完全淘汰，依然有"用武之地"。

首先，虽然胃镜检查准确，但仍有很多禁忌证，如年老体弱、心肺功能不全、严重高血压、严重出血倾向、精神障碍等。对这些不能进行胃镜检查的患者而言，钡餐检查就是一种很好的选择。其次，对怀疑患有食管裂孔疝、贲门失弛缓症、胃下垂、十二指肠瘀滞症、小肠憩室等病变者而言，进行钡餐检查有助于医生对胃肠道进行整体观察，显示病变比胃镜更加直观、清楚。第三，肿瘤患者复查时可以选择钡餐检查，比胃镜简单、易行。

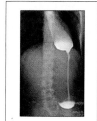

钡餐检查提示患者存在"贲门失弛缓症"

做钡餐检查，注意4点

❶ 检查前3天，停止服用不透X线和影响胃肠道功能的药物，如钙剂、阿托品等。

❷ 检查当日早晨禁食、禁水。

❸ 检查当日不穿有金属拉链、纽扣等高密度装饰物的衣物。

❹ 口服钡剂后，大便颜色会呈白色或灰白色，对身体没有影响，不必担心，过几天会恢复正常。**PM**

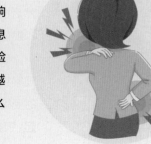

关节疼痛、关节炎、关节损伤……中老年人就诊时经常会听到这些词语。影响关节健康的因素很多，关节病变不仅与过度使用、年龄增长有关，还与其结构息息相关。通常，关节连接越牢固、活动范围越小，关节稳定性越强，发生损伤的风险越低；反之，关节连接越松弛、活动范围越大，关节稳定性越低，发生损伤的风险越高。人体不同部位的关节各有什么特点？来看看它们的"座右铭"吧！

人体关节"座右铭"

上海市老年医学中心康复医学科　陆伟伟
复旦大学附属中山医院康复医学科副主任技师　陈 君

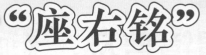

颈椎关节：低头，不可承受之重

随着智能手机、短视频的流行，低头看手机这一动作成为很多人的日常，从而使颈椎关节处于高压力状态下，担负"不可承受之重"。无论是青年群体，还是中老年群体，颈部疼痛发生率均有所增加。颈部长期疼痛还会引起肩痛、头痛等。

颈椎关节的保养维护，需要人们经常抬头，不要一直低头看手机，使颈椎处于压力负荷最小的自然曲度位置。此外，还要加强颈部肌肉的力量，牵伸颈前部的紧张肌肉，可改善颈痛。

腰椎关节：你最易"突出"

"腰椎间盘突出症"这个耳熟能详的名词，困扰了很多人。椎间盘连接上下相邻的两个椎体，形成脊柱关节。腰椎间盘压力负荷大，易发生退行性改变。不同体位下，腰椎间盘的负荷是有区别的，如：人们弯腰时，相邻两个椎体会形成一个夹角，将椎间盘往后方挤压，而椎间盘后方的韧带比前方松弛，久而久之，腰椎间盘就容易向后突出；人在坐位时，腰椎间盘承担的负荷比站立位时更大，因此久坐者更易发生腰椎间盘突出。

保护腰椎关节，需要改善生活、工作习惯，比如：尽量避免弯腰负重，如果地上的物品较重，可以先下蹲，将物品紧贴身体抱着，再站起来；工作时，可以坐站结合，多变换姿势；午休时，尽量平卧，放松腰部；等等。值得注意的是，腰椎间盘突出症患者打喷嚏时，切记用手压住腹部，避免过度增加腹压而引起或加重腰痛。

髋关节：最怕跌倒

股骨头与髋臼组成髋关节，连接躯干与下肢。当老人跌倒导致髋关节骨折时，有些患者就此卧床不起，直至去世。因此，髋关节骨折也被称为"人生最后一次骨折"。

预防髋关节骨折，究其根本，需要预防骨质疏松和跌倒。老年人应定期体检，筛查是否发生骨量减少或骨质疏松等；可以通过运动、服用维生素D等减缓年龄增长相关的骨量丢失；强化下肢力量和平衡能力；对家庭环境进行适老化改造，减少跌倒发生率；等等。需要指出的是，认知障碍也是发生跌倒的高危因素，因此老年人需要对认知功能（包括定向能力、注意力、记忆力等）进行早筛查、早干预，从而减缓认知功能下降。

骶髂关节：别"歪头"

骶骨和两侧髂骨构成骨盆，支撑体重和传递重力。当人从坐到站，或运动时，骶骨会在髂骨表面轻微移动，由于骶髂关节面是耳状的不规则形状，骶骨的轻微移动看起来就像在做"点头"动作。如果"点头"过猛、过频，可导致骶髂关节损伤，引起下腰痛（下背部、腰骶部及臀部疼痛）。部分患者表现为骨盆两侧一高一低，好像"歪着头"，需要通过康复训练、正骨或手术治疗矫正。

正确的坐、站、行姿势及适当运动，尽量避免超负荷承重及旋转运动，可降低骶髂关节损伤的风险。

骶椎关节：成年后会消失

人在儿童期，有5块骶椎，上下相接构成骶椎关节；16～18岁时，骶椎关节逐渐消失，5块骶椎融合成一块骶骨。需要指出的是，强直性脊柱炎也会导致骶髂关节、脊柱关节逐渐消失，椎骨融合。

成年后骶椎关节消失是正常现象，如果提前消失，要警惕可能患有疾病，应及时查找原因，采取相应的防治措施。

肩关节：最灵活，易损伤

人体关节中，肩关节的活动范围最大，能够旋转近360°，这也意味着关节的稳定性不足，损伤较常见，如肩袖损伤、肱二头肌长头肌腱炎、肩峰下撞击综合征等。肩痛患者常有一些误区，如使用滑轮吊环锻炼肩臂部肌肉，反复几百次拉绳，希望能缓解肩痛，不料反而导致疼痛加重、损伤范围扩大，最后只能进行

手术治疗。

一旦发生肩关节疼痛，患者应先去医院就诊，明确病因后再选择合适的治疗方法。

颅骨连结：最结实的连结，保护"最强大脑"

颅骨由8块骨组成，新生儿的颅骨被结缔组织隔开，是有骨缝的；成长到4个月时，骨缝闭合，颅骨之间借细小的缝隙或软骨牢固连结，以超强的稳固性保护人体重要器官——大脑。

一般情况下，颅骨不易损伤，发生外伤或器质性病变时可导致缺损。

耻骨联合：最怕妊娠和分娩

骨盆两侧的耻骨在前方通过纤维软骨连接，形成耻骨联合。此关节周围的韧带较薄弱。

女性在妊娠生产时，如果胎儿过大、产程过长，可造成耻骨联合分离，导致局部疼痛和活动困难，需要早期佩戴骨盆带、康复理疗、针灸等综合治疗。

腕关节："新手妈妈"之痛

腕关节由多个关节组成，包括桡腕关节、腕骨间关节和腕掌关节。因结构复杂、日常活动较多，易发生多种损伤。新手妈妈经常重复拇指对掌和腕关节侧屈动作，易导致腕关节桡骨茎突处红肿疼痛，即桡骨茎突狭窄性腱鞘炎，俗称"妈妈手"。除腕部外，腱鞘炎还可发生在第一掌指关节，即拇指的近端关节，严重者可有弹响、扳机样动作。

确诊为腱鞘炎者，需要佩戴支具限制手腕活动，可通过理疗缓解病情，并且改善生活方式，避免疾病复发。PM

上海市康复医学会科技创新项目资助 2022KJCX021

做种植牙前，
这些知识您必须了解

上海交通大学医学院附属第一人民医院口腔科　裴庆国　潘劲松（教授）

近年来，更接近天然牙、被誉为"人类的第二副牙齿"的种植牙越来越受到缺牙者的青睐。然而，"种牙"有很多讲究，并非"想做就能做"，也并非很多人想象中"即种即走"那么简单。做种植牙前，以下知识是大家必须了解的。

扫描二维码，立即收听

与传统假牙相比，种植牙有三大优势

种植牙修复是通过外科手术将人工牙根植入缺牙部位的颌骨中，待人工牙根与颌骨结合牢固后安装上人工牙冠，以修复缺失牙。与传统固定义齿、活动义齿相比，其主要优势有三点：

❶ 种植牙的结构和功能最接近天然牙。天然牙由牙冠和牙根两部分组成，牙根位于颌骨内，牙冠暴露于口腔，牙颈部（牙冠和牙根的分界处）有牙龈组织包绕。种植牙亦如此，由位于颌骨的人工牙根和位于口腔内的牙冠构成，牙冠和牙根中间的基台被牙龈组织包绕封闭。

❷ 种植牙不会给口腔内余留牙或口腔黏膜增加负担和损伤。种植牙有位于颌骨内的人工牙根，咀嚼力可通过牙根传至颌骨。而活动义齿的咀嚼力会通过假牙传至周围天然牙，或传至缺牙区牙槽表面的黏膜，无形中加重了天然牙的负担，也会加速缺牙区牙槽骨的吸收。同时，活动义齿的佩戴会使其周围天然牙的清洁变得复杂，久而久之会增加天然牙龋坏和松动的发生风险。固定义齿则被持续固定在口腔内缺牙旁的天然牙上，缺牙区的咀嚼力完全分散和传递至周围的天然牙；且医生在制备固定桥时，会对缺牙旁的天然牙进行磨削，而被磨削的部分恰是牙体最坚硬的组织——牙釉质，"牺牲"它们十分可惜。

❸ 种植牙治疗效果不理想或失败后，可重复治疗或换用其他修复方案。若因患者体质、材料等因素导致种植修复失败，医生可以取出人工种植体，等待一段时间后，再行传统义齿修复或种植牙修复。

种植牙虽好，但并非"想种就种"

1 治疗过程复杂、周期长，患者就诊次数多

一般情况下，从种植牙的人工牙根植入手术之日算起，要3~6个月后才能完成义齿修复。对部分颌骨骨量不足而需要骨增量，或软组织缺损需要行牙龈组织增量的患者而言，完成义齿修复可能需要更长时间。

需要提醒的是，完成种植修复并非万事大吉，戴入最终修复体后，患者需要对种植体和修复体进行长期维护和保养。种植修复是一个漫长而有序的治疗过程，医生要对患者高度负责，患者要对医生足够信任，坚持定期复诊，确保种植修复体长期稳定。

2 对医务人员的技术要求较高

实施种植义齿修复，并获得长期稳定的功能和美学效果，对施治医生的要求很高。医生需要具备口腔颌面外科学、口腔修复学、殆学、牙周病学、口腔修复工艺等多学科知识。因此，患者应去正规医院口腔科就诊，切莫因贪便宜而选择不正规的医疗机构进行种植牙修复。

③ 治疗费用相对较高

种植牙有牙根、牙冠及连接体三部分，加上种植体植入颌骨的手术费用，致使治疗费用比单个牙冠要高。不过，在进行固定修复缺牙时，医生需要在缺牙两边的天然牙上做两个牙冠，将其与缺牙区的假牙连在一起，患者需要支付3个牙冠的费用。

④ 修复效果影响因素较多

在种植修复过程中，种植疗效至少受4个相互关联的因素影响：医生、患者、人工材料和治疗方案。医生的能力和经验是种植治疗成功的关键因素；患者是治疗的主体，自身条件是否符合种植手术的要求、能否遵医嘱配合治疗等，均会影响最终效果；对材料的选择应遵循"最低并发症和最高治疗成功率"原则，如果一味降低成本，会增加治疗失败的风险；同样的病例可有不同的治疗方案，医生应结合自己的经验和患者的实际情况，在保证疗效的前提下，减少患者开支。

答疑解惑

问：牙齿缺失数月，想做种植牙。现在做种植牙的机构很多，去哪里治疗比较合适？

答：很多患者在决定"去哪里种牙"这件事上，难免有犹豫和迷茫。建议大家主要考虑两点：一是选择的医疗机构是否有资质，是否有开展种植牙诊疗的卫生行政许可；二是选择的医生是否具备开展种植修复诊疗的资质，是否具有较为丰富的种植修复经验。

问：种植牙的品牌不同，价格差异较大，是否价格越贵越好呢？

答：在选择了合适的医疗机构和自己信任的医生后，究竟用哪种品牌的种植体，应尽量听从医生的建议。通常，医生会根据自己的经验和习惯，以及患者的自身条件，选择适当的种植体产品。至于费用，大家可以在种植手术前与医生沟通，在保证疗效的前提下尽量节省费用。

问：既有缺牙，又有牙列不齐需要矫正，先"种牙"还是先矫正？

答：有缺牙并想矫正牙齿的患者，一定要先咨询口腔正畸科医生，由医生判断是否能通过矫正将缺牙间隙弥补，这样就不需要做种植了。如果正畸结束还需要修复缺牙的，正畸科医生会在治疗结束时把缺牙的空隙留出。千万不可听信"优惠活动马上结束"而匆忙进行种植牙手术，然后再去矫正牙列不齐。

问：做完种植牙，还能做头颅磁共振检查吗？

答：做种植牙后，可以做头部CT和磁共振检查。因为种植牙的牙冠一般是全瓷冠，人工牙根和连接体都是纯钛，在磁场中不会被磁化，对磁共振检查无影响。若患者选择的是非纯钛材质的金属种植体或普通的金属烤瓷牙冠，在进行头颅磁共振检查时有可能产生伪影，影响诊断，检查前应向医生说明。

问：患有高血压、糖尿病等慢性病，能否做种植牙？

答：患有高血压、糖尿病等慢性病者，只要在医生指导下进行规范治疗，将血压、血糖指标控制在相对安全的范围内，是可以做种植牙的。**PM**

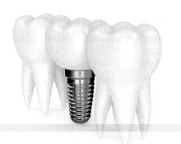

王女士是一位在试管婴儿路上艰难前行的宝妈，经历3次胚胎移植后，迎来了珍贵的宝宝，却在产前检查时发现胎儿心脏有缺陷。夫妻俩十分焦虑，不明白为什么他俩都正常，家里也从来没有先心病患者，孩子却患先心病？这个孩子来之不易，他们非常希望能留下这个孩子……

经多学科联合门诊专家讨论后，王女士腹中的胎儿被诊断患有大动脉转位。心胸外科医生告诉王女士，这是一种手术风险大但长期预后较好的复杂先心病。这让她坚定了继续妊娠的想法。宝宝出生后，被立即转运至我院心脏中心，并于两天后接受了外科手术，术后恢复良好。

产检发现胎儿存在心血管发育异常，腹中的胎儿到底能不能留、该不该留呢？这个问题不能一概而论，还得具体问题具体分析。

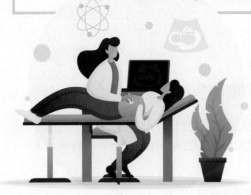

发现胎儿心血管畸形，别盲目"判死刑"

✍ 上海交通大学医学院附属上海儿童医学中心心脏外科副主任医师　周春霞

父母都正常，孩子为什么会患先心病

全国妇幼卫生监测结果显示，我国出生缺陷率为5%左右，其中先天性心脏病（简称先心病）的发病率约为8‰，居所有出生缺陷疾病首位。据此估算，我国每年有15万左右新增先心病患者。从某种意义上说，人们不太熟悉的先心病，其实是常见病。导致先心病的确切原因尚不清楚，目前认为可能是遗传因素、环境因素，或两者相互作用导致。

环境因素主要包括：

❶ **病毒感染**　妊娠3个月内的孕妇若发生流感、风疹等病毒感染，胎儿发生先心病的风险较高。

❷ **药物和化学因素**　部分抗生素、止吐药、解热镇痛药等可通过胎盘屏障，引起胎儿心脏发育异常。

❸ **电离辐射**　孕期接触放射线可能导致胎儿心脏发育畸形。

❹ **营养缺乏**　孕妇缺乏叶酸等营养物质可能导致胎儿心脏发育异常。

遗传因素主要包括染色体异常、单个重要基因突变等。此外，患有内分泌或代谢性疾病的高龄初产妇，其胎儿也容易罹患先心病。

产检发现胎儿心脏畸形，别慌

经产前超声筛查发现胎儿心脏结构异常、心外畸形或胎儿水肿的孕妇，可于孕18～20周行胎儿超声心动图检查。此时，胎儿的心脏发育趋向完善，心内结构清晰，且胎儿活动度大、羊水量多，检查准确率较高。

胎儿超声心动图可通过二维超声成像及彩色多普勒血流成像技

术等,对胎儿的心脏解剖结构、血流动力学进行准确评估,具有无创、安全的特点,是诊断胎儿先心病的首选检查方法。该检查遵循心脏分段诊断的原则,通过探查多个心脏切面,可明确诊断约85%的先心病,如单心室、心内膜垫缺损等心内畸形,法洛四联症、肺动脉闭锁、大动脉转位、右室双出口、永存动脉干等圆锥动脉干畸形,等等。

磁共振检查没有电离辐射,对胎儿安全,适用于没有安装心脏起搏器等金属外来物的孕妇。较之超声心动图,在孕18~22周进行胎儿磁共振检查,可清晰显示胎儿主动脉、肺动脉、肺静脉等大血管空间位置、走行及相互关系,提高胎儿先心病诊断的准确性。

同时,磁共振检查还可探查胎儿是否伴发大脑等其他重要脏器畸形,为后续治疗决策提供全面信息。

随着人类全基因组测序的成功和分子遗传学技术的发展,诸多研究已发现,先心病患儿常合并染色体异常、单个重要基因突变等遗传问题。因此,确诊胎儿心脏畸形的孕妇必须进行染色体、基因测序等检查,以发现可能存在的遗传学问题。

来之不易的宝宝,能否保留

近年来,随着心脏内科、心脏外科诊疗技术的飞速发展,大部分先心病(包括复杂先心病)患儿可通过手术或心导管介入治疗被治愈,且长期预后良好。因此,当发现胎儿存在心脏缺陷时,孕妇不应盲目选择人工流产手术,而应去有诊治先心病经验的医院就诊,医生通常会采取"影像+遗传"的综合评估方式,根据胎儿出生后纠治畸形的手术风险、次数、长期预后,结合可能并发的胎儿遗传综合征对其生长发育、生活质量的影响等,综合判断是否继续妊娠。

若胎儿的心脏畸形可自愈或可行双心室修复,如房间隔缺损、室间隔缺损、完全性大动脉转位等,医生一般会建议孕妇继续妊娠,待孩子出生后接受手术或者心导管介入治疗。若胎儿的心血管畸形只能行单心室修复,如左心发育不良综合征、伴右室发育不良的肺动脉狭窄等,患儿出生后需要接受数次手术且长期预后可能不佳,医生一般会建议孕妇根据自身及家庭的具体情况决定是否保留胎儿。值得一提的是,无论胎儿的心脏病是否严重,若其伴发的遗传综合征可导致严重的智力或生长发育障碍,如21-三体综合征等,孕妇应终止妊娠。

根据胎儿心脏情况,选择合适的分娩医院

近年来,国内多家先心病诊疗中心均设立了多学科联合门诊,涵盖心血管内科、心血管外科、遗传诊断、超声影像、产科等多学科,对胎儿心血管畸形及其预后进行精准评估,同时为孕妇定制一站式的分娩及新生儿转运、治疗方案。

若胎儿确诊患有出生后可自愈或治疗成功率高、远期预后好的简单先心病,如室间隔缺损等,孕妇可选择普通产科正常分娩,出院后择期带孩子去心血管专科门诊随访。

若胎儿患有新生儿期间血流动力学基本稳定的复杂先心病,如法洛四联症、主动脉弓缩窄等,孕妇应选择有新生儿重症监护室(NICU)的医院分娩,待胎儿出生后,请心血管专科医生会诊,制定随访及手术计划。

确诊患有复杂先心病的胎儿,如大动脉转位等,出生后存在血流动力学不稳定的风险,可能需要急诊手术,孕妇应选择设有儿童心胸外科的综合性医院,或与有能力开展新生儿心脏手术的医疗机构确立了产后紧急转运通道的产科中心进行分娩。分娩时,新生儿科、心血管专科医生应在产房待命;待孩子出生后,即刻行超声心动图明确诊断,并尽快将孩子转运至心脏专科进行治疗。**PM**

刘先生最近因为直肠癌需要做手术，医生告诉他，术后他的肚子上要接个"口袋"来排便。得知这个"口袋"将一直伴随他，刘先生惶惶不安，他还能像正常人一样生活吗？饮食和运动怎么办？

"玫瑰"相伴，笑迎人生

上海交通大学医学院附属仁济医院胃肠外科副主任医师 顾 磊

肠道造口，赠人"玫瑰"

刘先生的这个"口袋"，医学上称"肠道造口"。在治疗肠道肿瘤及其他

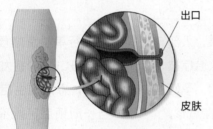

出口

皮肤

腹部疾病（包括肠道炎症、妇科疾病、泌尿系统疾病等）时，因结肠、直肠、肛门缺损或短期内无法正常工作，必须建立另一个通道来排泄粪便，医生便在术中将患者的肠道连接到腹部表面，俗称"移位"或"改道"，以挽救患者生命或改善生活质量。

由于造口位置的肠黏膜呈花瓣状，肠道造口也被患者们称为"玫瑰"。它可以是永久性的，也可以是临时性的。一般而言，临时性造口可在术后 3 ~ 6 个月回纳，以恢复消化道的完整性。

哪些情况需要造口？

并非所有的肠道切除患者都需要做造口手术，医生会根据患者的具体病情综合评估后决定。一般而言，以下几种情况需要进行肠道造口：

● 直肠手术无法保留肛门时，必须由肠道造口来承担粪便排泄工作。

● 糖尿病、吸烟、服用激素、肠管血运不理想或有明显水肿等是发生吻合口漏的危险因素，部分具有这些危险因素的患者需要做肠道造口，以保证手术安全性，避免术后粪便刺激吻合口而影响愈合，并可减少腹腔内污染风险。

● 部分肠梗阻患者需要进行肠道造口，以解决"吃饭、排便"问题，为治疗疾病、恢复消化道功能创造条件。

调整方式，适应"玫瑰"人生

身上挂个"口袋"，一定程度上会影响患者的日常生活。因此，肠道造口患者的生活方式与习惯需要适当调整。

❶ 调整心态

肠道造口并不是生命终结，患者不必过度焦虑，可将担忧告知医生，了解相关知识，做好心理建设。目前常

用的造口用品大多为平坦型设计，在衣服下基本看不出来，大多数患者术后经过一段时间的适应，很快便能回归工作岗位，参加社交活动、体育运动，也可有正常性生活。

❷ 注意用药

有些药物可能导致便秘或腹泻，影响造口护理及恢复，患者需要特别注意药物副作用。如果出现腹胀，或发现造口袋内粪便减少甚至没有，应及时就医。

❸ 均衡饮食

患者可在临床营养师指导下，制定个性化饮食方案。以下饮食原则有助于减轻肠道造口愈合时的疼痛和刺激。

- 少食多餐，一天吃6～8顿小餐。
- 细嚼慢咽，忌暴饮暴食。咀嚼食物要彻底，使其更易消化吸收，减轻消化道负担。
- 保证每天喝8～10杯（约1500毫升）水或等量流质，防止脱水。
- 在手术后的前几周内，应尽量选择清淡、低纤维食物；逐步、分次添加更多有味道、富含纤维的食物。观察饮食改变后造口排出物的量、厚薄、成形情况等，并据此调整饮食。
- 选择瘦肉，不宜吃肥肉或油炸食物；选择精制谷物，如白面包、意大利面和米饭，不宜吃豆类和全谷类食物；选择成分简单的非碳酸饮料，如水；不宜喝含咖啡因或酒精的饮料，以免刺激消化系统；不吃会产生大量气体的食物，如红薯、豆类和某些坚果等。

❹ 谨慎运动

肠道造口术后，步行是安全有效的运动，也是一个好的开始；出院后，可通过上下楼梯来增强耐力；可进行适当的轻度体力活动，如家务及办公室工作；进行重体力活动前，需要评估心肺功能、恢复情况及造口状态。患者需在医生指导下制定运动方案，并注意以下安全事项。

- 跑步时，造口处易发生摩擦，导致擦伤，甚至引起溃疡。停止跑步几天后，造口周围的皮肤损伤往往能够康复；如果溃疡长时间不愈合，需要就医治疗。
- 不宜进行仰卧起坐、俯卧撑、举重等核心力量训练，或下蹲搬重物等增加腹压的动作，以免引起造口旁疝。
- 进行游泳锻炼前，应咨询医生，确保心肺功能可耐受；事先测试造口袋的密封性及舒适性，如在浴缸里坐一会儿，观察造口袋有无渗漏等。
- 运动时可能会失水，患者要补充足量的水分，使尿色透明或呈淡黄色；如果尿色呈深黄或茶色，说明可能发生脱水了。

警惕这些"玫瑰刺客"

肠道造口术后有时会出现并发症，患者若发现以下异常，应及时就医。

❶ 渗漏

粪便及肠液从造口袋边沿渗漏到衣物或附近皮肤上。可使用造口护肤粉、无酒精皮肤保护膜、藻酸盐敷料、水胶体敷料等保护造口周围皮肤，隔离、吸收渗液；使用软凸面底盘、防漏膏等防止渗漏。

❷ 皮肤刺激或感染

多因粪便及肠液渗漏，或造口袋摩擦造口及周围皮肤所致。除上述护理措施外，造口感染者必要时需在医生指导下使用抗感染药物。

❸ 造口梗阻

食物或过硬的粪便堵塞造口，造口袋内没有粪便或肠液，甚至没有气体，伴腹痛、恶心、呕吐。此类患者往往需通过药物或手术治疗解除梗阻。

❹ 造口塌陷

手术伤口肿胀消退后，造口可能塌陷、退缩到皮肤以下。如果造口仍保持通畅，一般不需要特殊处理；如果造口袋不能很好地密封造口，可能导致渗漏，需采取相应的造口护理措施；如果塌陷严重，导致排便不畅，可通过皮肤扩张术增大造口。

❺ 造口旁疝

造口周围肌肉薄弱，腹腔内原本均匀分布的压力向造口方向挤压，导致造口旁疝。穿内衣或腹带等具有固定作用的衣物，避免搬抬重物和劳累，有助于防止这种情况发生。

❻ 造口坏死

如果嫩红色"玫瑰"变成"黑玫瑰"，多为局部肠壁缺血坏死，需通过手术切除坏死肠段。 PM

自身抗体阳性，不等于患自身免疫病

上海交通大学医学院附属仁济医院检验科副主任技师　郑冰

▌生活实例▐

一个月前，43岁的顾女士参加了公司组织的职工体检，其他检查指标都不错，就是抗核抗体（ANA）检测结果呈阳性，滴度为1：320，荧光核型为致密细颗粒型。她连忙上网查询这个指标的含义，越查心越慌：ANA是一种自身抗体；自身抗体阳性，说明患有自身免疫病；自身免疫病包括系统性红斑狼疮、类风湿关节炎、干燥综合征、皮肌炎等；女性多发，全身器官都会被累及，需要长期治疗……

为确定自己是否罹患自身免疫病，顾女士求诊于上海各大医院，做了一系列检查。当她看到另一家医院出具的ANA检测滴度为1：640时，断定自己"病情恶化"了，夜不能寐，茶饭不思。家人见状，连忙陪顾女士去医院就诊。医生在仔细询问病史、查看化验单后，发现顾女士无关节痛、疲劳等自身免疫病相关症状，也无自身免疫病家族史，仅检查发现抗核抗体阳性，且荧光核型为多见于健康人的致密细颗粒型，便建议她做一次抗核抗体谱检测，结果均为阴性。医生告诉顾女士，她并没有患自身免疫病，不需要治疗。至于两家医院检测的抗核抗体滴度不一致，并不代表病情恶化，而是检测方法使然。这下，顾女士悬着的心终于放下了。

疑问❶ 什么是自身抗体？自身抗体阳性，都是有问题的吗？

解答：自身抗体分生理性和病理性两种，检测结果阳性并不代表患有自身免疫病。

自身抗体是人体 B 细胞产生的针对人体正常器官或组织的某种细胞的抗体，导致免疫系统攻击自身正常的器官或组织。部分自身抗体引起的自身免疫病仅攻击一种器官，如 1 型糖尿病、原发性胆汁性胆管炎等；有些自身抗体可攻击人体多个部位，如关节、肺、眼、肾等，如系统性红斑狼疮、系统性硬化症等。

自身抗体有生理性和病理性两种。生理性自身抗体对调节免疫系统、保护机体免受自身免疫病侵害有重要作用，主要是中等或低亲和力抗体，正常人中以这种抗体多见；病理性自身抗体可引起炎症和组织损伤，其产生可能由遗传、环境、微生物感染等多种因素引起。

虽然一些自身抗体可以在疾病发生前 1～5 年就被检测到，如系统性红斑狼疮的特异性抗体抗双链DNA 抗体和抗 Sm 抗体，最早可在疾病诊断前 8～9年即在患者的血液中被检测到，但出现自身抗体并不代表一定会发生自身免疫病。

事实上，仅 2.5% 的自身免疫病由病理性自身抗体触发。自身免疫病的发生和发展是遗传易感性、免疫系统失调和环境因素触发等共同作用的结果。

疑问❷ 没有不适，需要进行自身抗体检测吗？
解答：无症状的普通人群，检测意义不大。

通常情况下，出现慢性、进行性关节炎症状，以及发热、疲劳、肌肉无力、不明原因的皮疹等症状者，需要进行自身抗体检测。对无症状的普通人群而言，该检测并没有太大意义。

值得注意的是，自身免疫病有一定的家族遗传倾向，尤其是自身免疫性甲状腺疾病、类风湿关节炎、系统性红斑狼疮和 1 型糖尿病。研究发现，在同卵双胞胎中，特定自身免疫病同时发生的概率（25%～50%）为异卵双胞胎（2%～8%）的 10 倍左右，这意味着某些基因可能增加发生自身免疫病的风险。

当然，虽然自身免疫病有"家族聚集"的特点，但其并非遗传病，家族史仅是自身免疫病的一个危险因素。环境因素包括感染（病毒或细菌感染）、饮食成分（人工喂养、麸质饮食、缺乏维生素D等）、环境污染、生活压力等，均可能触发自身免疫病。

疑问❸ 拿到自身抗体检测报告，需要重点关注什么指标？

解答：要关注"滴度"，也要关注"荧光核型"。

目前临床上常用的检测自身抗体的方法是通过间接免疫荧光法（IFA）检测抗核抗体。在化验结果中，通常会显示荧光核型和滴度两项指标。

我国正常人群中抗核抗体的阳性率为8%~15%，通常为低滴度阳性（滴度≤1∶160）；抗体滴度越高，最终诊断为自身免疫病的比例越高。抗核抗体在正常人群中的阳性率随年龄增长而升高。不过，自身免疫病并非高发于老年人，而是不同种类的自身免疫病有各自的高发年龄段。

除滴度外，荧光核型也值得关注。例如：在高滴度阳性者中，致密细颗粒型多见于正常人，少见于自身免疫病患者；核膜型与核多点型多见于原发性胆汁性胆管炎患者；均质型多见于系统性红斑狼疮和幼年特发性关节炎患者；高尔基体和纺锤体核型，与任何疾病的相关性均较低。

疑问❹ 复测抗核抗体滴度增高，说明病情恶化了吗？

解答：抗核抗体主要用于辅助诊断，非监测疾病活动度或疗效的可靠指标。

临床上，抗核抗体检测主要用于辅助诊断自身免疫病，而非监测疾病活动度或药物治疗效果的指标。虽然抗核抗体的滴度可在一定程度上反映患者体内自身抗体水平的高低，但大多数情况下，其滴度与疾病的活动性并没有相关性。临床上用于监测疾病活动度的特异性自身抗体主要为抗双链DNA抗体。

值得一提的是，间接免疫荧光法（IFA）属于半定量实验，同一样本的检测结果，在上下一个滴度范围内，都属于可接受的范围。例如：某患者抗核抗体滴度真实结果为1∶160，将该样本重复检测，若结果在上下一个滴度范围内，即1∶80至1∶320，均为可接受。假设某患者在A医院进行IFA检测抗核抗体，滴度为1∶80；又去B医院进行复查，滴度1∶160，为可接受范围，并不代表疾病恶化。

疑问❺ 体检发现抗核抗体阳性，该怎么办？

解答：疑似自身免疫病患者，按医生建议的频次和项目进行检测。

体检发现抗核抗体阳性者，无须过分焦虑，抗核抗体阳性不等于患有自身免疫病，不需要频繁更换医院进行重复检测。通常，体检报告上会有医生根据体检者的各项体检结果给出的建议，若确有去风湿免疫科随访的必要，体检报告中会提及。抗核抗体中高滴度阳性、荧光核型具有临床意义，且体检者存在相关临床症状或有自身免疫病家族史，可进一步去风湿免疫科进行咨询和评估。

对疑似自身免疫病患者，专科医生会根据可疑疾病建议患者进行相关特异性抗体或抗核抗体谱检测。比如：疑似系统性红斑狼疮者，须进一步检测抗双链DNA抗体和抗Sm抗体；疑似干燥综合征者，须检测抗SSA/Ro60和抗SSB/La抗体；疑似系统性硬化症者，须检测抗Scl-70抗体；等等。

疑似自身免疫病但抗核抗体为阴性的患者，短期内无需再次进行抗核抗体检测，可在3个月后或出现临床症状后，再复查抗核抗体。**PM**

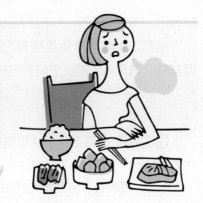

生活实例

　　林女士最近经常感到腹胀、腹泻、打嗝和肠道排气增多，去医院检查却并未发现异常，医生告诉她要少吃容易"产气"的食物。林女士上网搜索发现，关于"产气食物"的说法五花八门，且包含各种食物。难道她以后都不能再大快朵颐了？究竟哪些食物属于"产气食物"？哪些情况下不能吃呢？

解惑传说中的"产气食物"

🖊 复旦大学附属华东医院临床营养科　陈 敏　孙建琴（教授）

疑问一： 为什么会发生胃肠胀气？

　　正常情况下，人体胃与结肠之间的胃肠道存有100～150毫升气体。当气体体积超过150毫升时，人就会有胀气的感觉，发生腹胀、腹痛、打嗝、肛门排气增多等不适。导致胃肠胀气的原因可归纳为以下几种。

　　首先，慢性胃炎、胃溃疡、肠炎、胆结石、急性胃扩张、肠梗阻等消化系统疾病可导致胃肠功能异常，消化吸收能力下降，使食物在胃肠道中滞留，被肠道菌群分解而产生较多气体，加之胃肠道蠕动减慢，通畅程度降低，便导致胃肠胀气。经常便秘、久坐不动的人也容易发生胀气。

　　其次，熬夜、压力过大、情绪紧张、劳累、喝酒等，可能通过引发内分泌紊乱等机制导致功能性胃肠胀气。

　　第三，吃得太快，食物没有充分咀嚼就进入胃肠道，或吃得太多、暴饮暴食，给胃肠道带来过大负担，容易引发消化不良；摄入大量容易产气的食物或碳酸饮料，易使肠道异常膨胀。

　　第四，滥用抗生素等引起肠道菌群失调，也会导致肠道产气异常增多。

疑问二： 容易"产气"的食物有哪些？

　　在医学上，摄入后容易使肠道产生气体的食物一般被称为"高FODMAP"食物（高发漫食物）。FODMAP是一组单词的首字母。"F"代表"可发酵"，即微生物在肠道中可分解这些物质；"O"代表寡糖或低聚糖，主要有两种——果聚糖（FOS，广泛存在于小麦、大麦等谷物中）和低聚半乳糖（GOS，广泛存在于豆类和坚果中）；"D"代表双糖，这里指乳糖（广泛存在于牛奶及其制品中）；"M"代表单糖，这里指过量果糖（广泛存在于水果和蜂蜜中）；"A"代表"和"；"P"代表多元醇，如山梨醇、甘露醇、麦芽糖醇和木糖醇（广泛存在于食品添加剂或水果、蔬菜中）。

　　这些物质不易被肠道吸收，摄入较多时会被肠道

"高FODMAP"食物举例

谷物类	小麦、大麦、黑麦
豆类	扁豆、黄豆、蚕豆、豌豆、红豆、黑豆、豇豆、鹰嘴豆
坚果类	腰果、开心果、巴旦木
蔬菜	芦笋、花椰菜、大蒜、韭菜、蘑菇、芹菜、葱、苦瓜
水果	苹果、杏、梨、黑莓、樱桃、无花果、波萝蜜、芒果、桃子、柿子、李子、西瓜、荔枝
乳制品	普通牛奶、羊奶、冰淇淋、软奶酪、酸奶

菌群快速发酵，导致肠道因产生大量气体而膨胀，引发疼痛。果糖还会显著增加小肠肠腔内的水容量，使之扩张；糖醇分子较大，无法通过小肠细胞间隙扩散而被人体吸收，少量即可导致肠腔内渗透压急剧升高。

疑问三： **吃某种食物后胃肠胀气意味着对它过敏吗？**

吃某种食物后胃肠胀气与对该食物过敏不是一回事。

首先，两者的发生机制不同。摄入"产气食物"后引起不适是由于肠道内存在过量气体，而食物过敏是人体免疫系统对某些特定食物发生的一种异常免疫反应。其次，两者的症状不尽相同，吃"产气食物"引起的不适一般局限于消化系统，而食物过敏除引起消化道症状外，还可引起荨麻疹等皮肤症状、打喷嚏等呼吸道症状，以及头痛、疲倦、低血压等全身症状，严重时甚至可导致过敏性休克。第三，食物过敏反应可以由任何食物引起，而引起产气过多的食物主要是"高FODMAP"食物。第四，少量摄入"产气食物"一般不会引起明显症状，而一旦摄入过敏食物，即使是少量，也会引发过敏反应。

疑问四： **如何避免或改善胃肠胀气？**

1 改善饮食习惯，细嚼慢咽，避免暴饮暴食。少吃口香糖，因为反复咀嚼易吞入较多气体。用茶或清水等代替会产气的碳酸饮料、苏打饮料。此外，使用吸管易导致气体被吸入消化道，应尽量避免。

2 出现腹胀、嗳气等不适时，选择"低FODMAP"食物。比如：用荞麦、燕麦、大米、玉米、藜麦等代替小麦、黑麦、大麦。用豆腐等豆制品代替豆类。用夏威夷果、花生、核桃、松子代替开心果、腰果。用胡萝卜、黄瓜、番茄、菠菜、生菜、茄子代替芦笋、花椰菜、蘑菇等。用葡萄、草莓、柑橘、橙子、香蕉等代替苹果、梨、西瓜。选择无乳糖的牛奶、酸奶。

3 适当运动，促进胃肠蠕动。出现胃肠胀气时，可以进行腹式呼吸：吸气时将肚子鼓起，呼气时将肚子缩紧。坐在椅子上，双手抱腿，将双膝抬起至胸部且上身前倾，或用手顺时针按摩腹部5分钟，有利于促进胃肠道内气体排出。

疑问五： **容易腹胀的人此生都与"高FODMAP"食物无缘了吗？**

像前文中的林女士这样经常出现腹胀、嗳气、排气增多、腹泻等不适，但没有器质性疾病的人，可以通过"低FODMAP"饮食改善。该饮食疗法并不需要终身执行，通常分为三个阶段：

第一阶段为期2～8周，需要严格限制饮食，剔除"高FODMAP"食物，观察该疗法能否明显改善症状。一般进行"低FODMAP"饮食的2天内，症状会明显改善，1～2周后可达到理想效果并保持稳定。

第二阶段是在充分控制症状的基础上，逐渐放开饮食限制，最终确定维持症状缓解所允许的食物种类和数量。在每次少量（约30克）加入一种"高FODMAP"食物后密切观察，如果"触发"症状，则剔除这种食物；如果没有引起症状，则可以在第二天尝试增加摄入量（每次增加30克），根据耐受情况增、减量；如果连续3天未引发症状，说明加入的"高FODMAP"食物是安全的，可以放心食用。

第三阶段，尽量扩大添加食物的品种范围，丰富食物种类，避免营养不良。PM

如今，新鲜水果随处可见，水果罐头似乎已经成为"过去式"，很多人认为它含有添加剂、糖分过多、没啥营养。但也有些人认为其风味独特，不爱吃新鲜水果却偏爱水果罐头。水果罐头真的一无是处吗？

水果罐头也有"金玉其中"

扫描二维码，立即收听

上海交通大学医学院附属第六人民医院临床营养科　刘海丽　葛声（主任医师）

营养损失并不多

有人认为水果罐头在加工过程中会损失一些耐热性差的营养素（如维生素C、叶酸等），营养价值不如新鲜水果。其实不能一概而论：如果生产商供应链完善，选择食材产量最大的成熟期现采现做，从选材到出成品仅需10小时，比新鲜水果从采摘、运输、销售，再到消费者家中冰箱所耗费的时间更短；新鲜水果若不及时食用，有些营养素会流失，如维生素C含量会逐渐下降。因此，水果罐头与新鲜水果相比，营养素的损失并不多。

水果罐头是一种统称，一般以原料来命名，常用的原料有黄桃、菠萝、橘、椰果、梨、木瓜等，营养素含量各有千秋。合理混合加工成什锦罐头，可使营养素互补，维生素及矿物质等营养素比单一品种的水果罐头更丰富。

保质期长不等于防腐剂多

水果罐头比新鲜水果保质期长，很多人认为它不新鲜；还有人认为，厂家为延长保质期、改善风味而加入了多种食品添加剂。实际上，制作水果罐头时，对原料要求非常严格，最主要的选择标准是成熟度，如该水果的颜色、风味、质地、糖酸比等达到标准了，才能作为合格的原料。此外，我国食品添加剂使用标准规定，水果罐头中严禁添加防腐剂；使用标准生产线生产水果罐头，无须添加食品添加剂。

水果罐头可以长久保存，是由于其在加工过程中，需要经过原料处理、罐装、排气、密封、杀菌、冷却等工序。随着食品加工工艺的发展，出现了微波、热力、气调等各类杀菌技术，既能有效、快速杀菌，又能保证水果本身的风味和营养价值；真空罐头的良好封闭性也对长期保存起到了重要作用。因此，选购正规厂家生产的水果罐头，其产品配料表上无相关原料、配料外的"陌生"名称，那就不用担心添加剂问题。

酥软开胃易消化，老弱人群适合吃

老年人、儿童，以及食欲不振、消化不良、平日活动强度较高者，适合食用水果罐头。这是因为：老人与儿童的咀嚼能力较弱，水果罐头的口感更酥软、适口，且能补充一定的维生素、矿物质及膳食纤维，有助于预防便秘及某些营养素缺乏；水果罐头比新鲜水果更易消化吸收，胃肠功能较弱者食用，可减轻肠道刺激；水果罐头有开胃、促进食欲的作用，适合胃口不佳者食用；水果罐头中添加了糖分，能量密度高，且其水分含量高，有助于瘦弱者、体能消耗较大者补充能量、水分、维生素和矿物质。

含糖量高，"富贵病"人群不宜吃

糖尿病、超重或肥胖、脂肪肝、血脂异常、尿酸高、痛风等被戏称为"富贵病"，罹患这类疾病的人不宜吃水果罐头。一方面，水果罐头含糖量较高且软烂，食用后会很快被消化吸收，使血糖迅速升高，引起胰岛素释放，从而促进脂肪合成，因此不利于血糖、血脂、体重的控制；另一方面，大量果糖会增加尿酸生成量，导致尿酸升高，易诱发痛风。PM

越来越多人意识到油脂摄入过多不利于健康，但很多食物离开油，美味似乎"大打折扣"。近来，一种在各大平台走红的吸油纸似乎带来了两全其美的解决方案。在烹饪中或起锅时将吸油纸放入，可以吸收油脂，既能去油又不失美味。不过，也有消费者质疑：烹饪时很多油脂已经被食材"吸饱"，吸油纸吸出的油对摄入体内的油而言是"杯水车薪"，并不能实现"放油自由"；还有人担心这种"塑料纸""蜡纸"在高温、高脂条件下会析出有害物质进入食物中，反而危害健康。事实究竟如何呢？

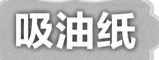

吸油纸
能否让美味与健康两全

上海市食品研究所教授级高级工程师　马志英

吸油纸作用有限

目前市场上销售的吸油纸主要有 2 类：一类是材质为原生木浆、生竹浆等的纸类，称为吸油纸；另一类是材质为聚乙烯（PE）、聚丙烯（PP）等的塑料膜类，称为吸油膜。两者一般统称为吸油纸。

这些材质的分子结构容易与油脂分子结合，从而吸附一些食物表面的游离油脂。

对漂浮在麻辣烫、冒菜等食物上层的明显浮油，以及油炸食物表面残留的油脂，采用吸油纸确实可以吸去一部分油脂。但对已经渗入食物内部的油脂（如茄子、烤麸等食物对油脂的吸附能力强，烹调时可大量吸入油脂），吸油纸就"鞭长莫及"了。在加工时食物的油脂已与水、酱汁等乳化结合的情况下，吸油纸也无能为力。比如，一些法式羊角面包、中式油酥糕点等，在加工面团过程中就揉入了大量油脂，烘焙后产品表面没有明显油脂，此时吸油纸的作用也不大。

选用吸油纸，当心安全隐患

吸油纸与食品直接"亲密接触"，千万马虎不得，消费者不应购买来源不明的"三无"产品。目前我国对吸油纸有相应的食品安全国家标准，对塑料膜类产品的重金属、总迁移量和添加剂等都有规定，应符合《GB 4806.7-2016 食品接触用塑料材料及制品》标准；对纸类产品的砷、铅、甲醛、荧光性物质等有害物质，以及大肠菌群、沙门菌和真菌等有害微生物有限量规定，应符合《GB 4806.8-2016 食品接触用纸和纸板材料及制品》标准。消费者购买吸油纸时，应选择正规渠道，查看是否符合这两个标准，最好能查看相关产品的检测报告。

使用吸油纸时，要注意产品介绍中的耐热温度，现在大部分产品的耐热温度在100℃以上，因此在烹饪结束后放入吸油纸问题不大。而在油炸过程中或油炸刚结束，食物温度可能超过耐热温度，此时不应放入吸油纸，以免产生有害物质，危害健康。**PM**

使用吸油纸只是减少油脂的一种事后补救方法，且只能减少食物表层的油脂。想真正减少油脂摄入，还得从源头做起：烹调时少放油，选用油脂成分少的食物；减少油炸、油煎等，多用蒸、煮、炖、焖、凉拌等烹调方式。如果需要油炸食物，可配合使用空气炸锅、不粘锅、烤箱、电饼铛等烹调器具来减少用油量，尽量做到"既美味又少油"。

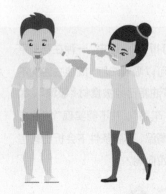

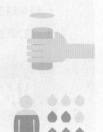

不久前，电解质水在新冠病毒感染高峰期间被"洗劫一空"。其实，随着"健身热潮"的流行，电解质饮料近年来一直都挺受欢迎。有消费者质疑它究竟是不是"智商税"，也有消费者本着有备无患的原则加入囤货大军。那么，电解质失衡会怎样？对身体有多大伤害？平时有必要囤电解质水吗？没有电解质水，哪些食材可以补充电解质？

关于电解质水的 疑惑

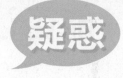

复旦大学附属华山医院营养科　田 芳　刘景芳（主任医师）

电解质是指溶解在水中、带有阳性或阴性电荷、可以导电的物质，包括简单的矿物质（如钠、钾、钙、镁、氯离子）和复杂的有机分子（如硫酸盐、乳酸盐和蛋白质等）。电解质存在于人体细胞内和细胞外，阴阳离子共同发力，维持细胞膜正常的压力（渗透压）和细胞内外溶质的浓度梯度，保证细胞的正常代谢和脏器生理功能。

人体正常情况下不会发生电解质紊乱

人体有精妙的电解质调节系统。正常情况下，这套系统犹如护城河一般，时刻起着缓冲和调节离子平衡的作用。特殊情况下，人体电解质稳态被打破，离子浓度不在正常范围，人体内的细微环境会被破坏，使细胞皱缩或破裂，患者表现为脱水、嗜睡、头痛，严重时可出现意识不清、抽搐、昏迷，甚至死亡。

哪些情况会导致电解质紊乱呢？主要包括呕吐、腹泻、烧伤等使大量含有电解质的体液丢失，长时间高强度运动导致大量出汗，长期使用某些利尿药造成电解质随尿丢失，过量饮水或静脉输液导致体液骤增，长期进食减少或过度节食导致体内电解质耗竭，因患肾病或内分泌疾病（如抗利尿激素分泌异常综合征、肾上腺皮质功能亢进等）而失去对电解质平衡的调节能力，等等。由此可见，正常饮食的健康人，一般不会出现电解质紊乱。

均衡饮食就能保证电解质充足

电解质可通过日常饮食获得。平衡膳食——每餐有主食，每天摄入 300 克以上蔬菜、适量水果（200～350 克）、1 个鸡蛋、300～500 毫升奶及奶制品、适量大豆及坚果，合理使用钠盐、酱油、足量饮水，就能摄入人体所需的钠、钾、钙、镁、氯和磷酸盐。

日常没必要喝电解质水

电解质水是添加了人体所需电解质的饮料，主要含钠、钾、钙、镁等离子，既可以提供水分，又能补充电解质。无糖饮料近两年一直是领跑水饮赛道的佼佼者，尤其是无糖电解质水，不少人认为"喝着挺健康，没病早预防"。其实，每天喝 1500～1700 毫升白开水，加上平衡膳食，就能获得日常所需的营养素和电解质。

当然，当运动导致大量出汗，腹泻、发热期间饮食减少时，喝电解质水有一定积极作用。饮用自制含有盐和糖的水，或含盐的蔬菜汤、米汤，也具有补充电解质和水分的作用。医学配方的补液盐溶液在肠道吸收更快，纠正脱水和电解质紊乱也更有效。需要提醒的是，出现高钠、高钾血症，或患有高血压、心功能不全、肾功能不全等需要限制钠、钾摄入量的人，不能随意饮用电解质水。发生严重电解质紊乱者需要及时就医，不能盲目依赖电解质水。**PM**

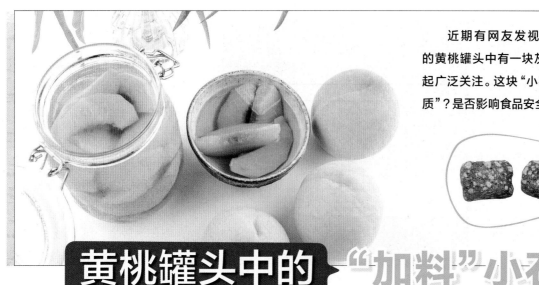

近期有网友发视频称，自己购买的黄桃罐头中有一块灰褐色的石头，引起广泛关注。这块"小石头"是否为"杂质"？是否影响食品安全？

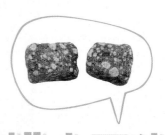

黄桃罐头中的 "加料"小石头

南京中医药大学药学院　吴思澄　刘圣金（教授）

并非"杂质"，应用广泛

这块"小石头"并非大家猜想的"杂质"，而是一种形态与麦饭团相似的传统矿物药——"麦饭石"。麦饭石呈不规则团块状或块状，由大小不等、颜色不同的颗粒聚集而成，属于硅酸盐类矿物药，来源于中酸性火成岩类岩石石英二长斑岩，主产于内蒙古、辽宁、山东等地。有研究对不同品种的麦饭石进行了急性毒性试验，结果均显示无毒。

由于普及力度不足，许多人并不认识这味传统药材。麦饭石具有多孔性海绵状特殊结构，表面积大，能溶出人体所需的常量和微量元素，同时还能除去重金属、有机物、细菌、病毒、异味等。麦饭石被广泛应用于生活、保健、农业和养殖业等领域。例如：麦饭石可作为冰箱除臭剂，祛除冰箱中的异味；麦饭石中所含的多种微量元素和稀土元素溶于水中，可使普通水变为"人工"矿物质水；等等。

麦饭石可用于食品加工，符合《食品安全法》规定。其水溶液可用于豆腐加工、面条加工等，有助于改善食品风味；因其具有抑菌作用，用于加工带馅点心、清洗蔬果、处理鱼贝类等时，可延长食物保质期；在酒中加入少量麦饭石，可以吸附酒中的杂醇油，改善酒的风味。

麦饭石药用历史悠久

麦饭石又称长寿石、豆渣石等，作为中药中的矿物药，应用历史悠久。宋代《本草图经》形容麦饭石"粗黄白，类麦饭"，其在中药学著作《中华本草》《中药大辞典》中也有记载。

麦饭石味甘，性温，归肝、肾、胃经，具有解毒散结、去腐生肌等功效，临床主要用于痈疽发背、痤疮、风湿痹痛等疾患。现代研究表明，其主要成分有硅、铁、镁、钙、钾、钠、锰、镍等多种元素，具有抑菌、镇静等药理作用，可用于治疗皮肤病、乳腺疾病、牙周炎等。▣

推荐暖胃药膳

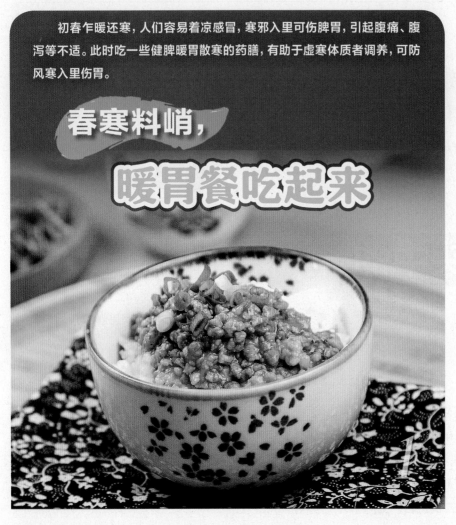

初春乍暖还寒，人们容易着凉感冒，寒邪入里可伤脾胃，引起腹痛、腹泻等不适。此时吃一些健脾暖胃散寒的药膳，有助于虚寒体质者调养，可防风寒入里伤胃。

春寒料峭，暖胃餐吃起来

南京医科大学第一附属医院中医科主任医师　魏睦新
南京中医药大学医学院整合医学学院　唐娟娟
药膳制作　李纯静（营养师）

❶ 姜汁牛肉饭

制作方法 将牛肉洗净、切碎，剁成肉糜，放入碗中，加入姜汁、酱油、花生油拌匀，放置 20 分钟；粳米洗净，放入砂锅中，加适量水煮饭；待锅中水分将干时，将牛肉倒在米饭上，蒸 15 分钟。

食疗功效 这款药膳有益气和胃、补肾健脾的功效，适合中气下陷、气短体虚、筋骨酸软者食疗。生姜不仅是常用佐料，还是一味中药材，具有解表散寒、温中止呕、温肺止咳的功效；牛肉被称为"肉类中的黄芪"，具有补脾益气的功效。

食材

牛肉 100 克，粳米 500 克，姜汁 5 克，酱油、花生油适量。

脾胃也要"春捂"

初春常有"倒春寒"现象，是脾胃病高发时期，有些人容易出现腹痛、腹泻、恶心、呕吐、反酸、烧心等脾胃问题。中医五行学说认为，春属木，与五脏中的肝对应，脾胃属土，木克土，肝气过旺，郁而不达，会影响脾胃功能，导致脾气虚弱，中医称之为"肝木乘土"。另一方面，胃喜暖怕寒，寒邪易犯胃，而寒为阴邪，易伤阳气，脾胃阳气受伤，则易引起胃肠道疾病复发或加重。脾胃为后天之本，脾胃不和，除出现上述脾胃症状外，还会损伤整体健康，人会缺乏精、气、神。

初春如何调养脾胃？传统养生观念认为，早春应适当"春捂"。脾胃亦如此，应适当温补脾胃阳气，提高机体防风防寒能力，脾胃强健还可避免肝气过度上升。平时可食用一些健脾暖胃的药膳，如姜汁牛肉饭、良附猪肚煲、砂仁陈皮鲫鱼羹、桂芍姜草茶、香砂暖胃粥、木瓜鱼尾汤、南瓜火腿、莲子红枣羹等。

② 砂仁陈皮鲫鱼羹

┊制作方法┊ 将鲫鱼去鳞、鳃和内脏后洗净，把砂仁、陈皮、大蒜、葱、胡椒、泡椒等材料放入鱼腹中；锅中放油加热，将鱼煎至两面金黄，加适量水，炖煮成羹，加入食盐调味。

┊食疗功效┊ 这款药膳有温中散寒、健胃消食、醒脾暖胃的功效，适合脾胃虚寒所致慢性腹泻者食疗。鲫鱼性味甘平，归脾、胃、大肠经，可健脾养胃，做成汤羹食用有润燥滋补之效，适合初春食疗；砂仁味辛，性温，归脾、胃、肾经，有化湿开胃、温脾止泻、理气安胎的功效；陈皮味辛、苦，性温，可入脾、肺经，有燥湿化痰、行气止痛、健脾和中的功效。

> **食材**
> 鲫鱼1条（约1000克），砂仁、陈皮各10克，大蒜2头，胡椒、泡椒各10克，葱、盐和食用油适量。

③ 良附猪肚煲

┊制作方法┊ 将猪肚洗净、切块，与高良姜、香附一起放入锅中，加适量水，煮沸后改小火炖煮2小时，加入食盐调味即可。

┊食疗功效┊ 这款药膳有益气养胃的功效。良附丸是温胃理气的经典丸药，由高良姜和香附2味中药组成，可治疗寒凝气滞所致脘痛吐酸、胸腹胀满等症。猪肚具有补虚损、健脾胃的功效，与高良姜、香附合用，标本兼治，可逐寒湿、补虚损，祛寒止痛，适合胃寒疼痛者食疗。

> **食材**
> 猪肚250克，高良姜10克，香附6克，盐适量。

④ 桂芍姜草茶

┊制作方法┊ 将桂枝、芍药、生姜、大枣放入小锅中，加水约250毫升，煮沸后改小火煎煮15分钟；取沸汤冲泡甘草、绿茶。

┊食疗功效┊ 这是一款健脾暖胃茶，源自医圣张仲景的小建中汤。桂枝辛温，辛能散邪，温能扶助卫气；芍药酸寒，酸能敛汗，寒能敛阴益营；生姜之辛，佐桂枝以解肌发表；大枣之甘，佐芍药以调和营卫；甘草味甘，性平，有安内攘外之能。数药合用，桂枝、芍药调和营卫、解肌祛邪；甘草、生姜、大枣补益脾胃，助胃气滋生汗源。PM

> **食材**
> 桂枝、芍药、生姜、甘草各5克，大枣3枚，绿茶5克。

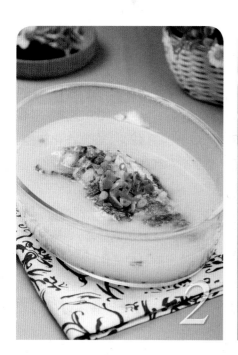

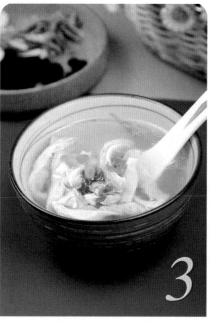

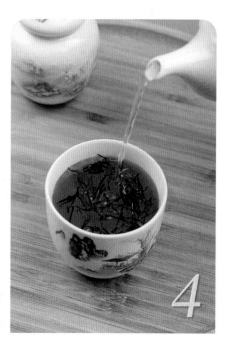

随着我国新冠疫情防控措施的优化调整，人们重回充满"烟火气"的生活，传染病防控也可能面临新的挑战。在疫情严控期间一直处于低流行水平的其他传染病，是否会快速"回归"到疫情前水平，甚至异常流行呢？

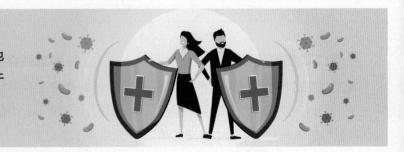

新冠之后，
警惕其他传染病"回归"

上海市疾病预防控制中心　孔德川　吴寰宇（主任医师）

新冠疫情期间，其他传染病大幅减少

新冠疫情给全人类带来了巨大危害，同时也给其他传染病带来了巨大影响。新冠疫情严控期间，戴口罩、保持社交距离等措施改变了很多其他传染病的流行规律，使其呈现"低流行"水平。不同国家或地区的监测和研究结果显示，流感、猩红热等多种呼吸道传染病发病率大幅下降，B型流感甚至在部分地区短时间内"消失"，部分通过接触传播的传染病和人畜共患传染病的发病率也出现不同程度下降。据估计，新冠疫情发生后，我国部分省份39种法定报告传染病的发生率较疫情前下降50.7%，儿童传染病、呼吸道传染病和自然疫源性疾病发生率的下降幅度甚至超过80%。

优化防控后，其他传染病可能"抬头"

我国新冠疫情防控措施优化调整后，旅游限制解除，不同区域人群的流动性逐渐增加，人群聚集性逐步恢复，人们直接接触和间接接触的机会不断增加，疫情前的日常生活模式也在快速恢复，人们感染其他传染病病原体的机会较疫情严控期间增加。另外，在疫情严控期间，其他传染病病原体的人群感染水平较低，导致部分传染病的人群免疫水平可能明显低于疫情前水平，其他传染病的疫苗接种工作也受到一定影响。因此，其他传染病可能会快速"回归"至疫情前水平，甚至出现异常流行的现象。

我国新冠疫情防控措施优化调整前，防控措施处于动态调整中，多个地区曾报告部分其他传染病的发生率存在相应变化。比如，新冠疫情发生后，上海市猩红热发病率仅为疫情前的12%；在常态化防控、未出现疫情期间，上海市猩红热流行水平在短期内曾出现明显"回归"迹象，超过2020年疫情严控期间同期水平的10倍。类似现象也曾出现于流感等其他传染病。近期，许多地区的监测数据显示，部分在新冠疫情期间处于低水平流行的其他传染病出现"回归"现象。这些证据都提示，需要密切关注其他传染病的流行情况。面对可能出现的其他传染病快速"回归"或异常流行，该怎么办呢？

社会层面：加强监测，"查漏补缺"

首先，相关部门应加强监测预警，整合多种资源，综合分析，将主动监测和被动监测相结合，开展综合监测，提高监测的广度、深度和灵敏度。其次，要抓住重点，未雨绸缪，提前做好各项预防控制措施。具体措施包括：各地根据实际情况，重点关注当地的主要和重点传染病。第三，要做好相关传染病的疫苗接种工作，查漏补缺，加强接种，提高人群对其他传染病的免疫水平。此外，相关机构要积极开展科研工作，及时分析新冠疫情前后其他传染病流行情况的异同，为下一步防控措施提供科学依据。

个人层面：正确看待传染病，重视预防

对个人来说，应树立正确的传染病防治观，重视预防，养成良好的卫生习惯。

① 树立正确的传染病防治观

近年来，全球新发传染病层出不穷，埃博拉病毒病、中东呼吸综合征、寨卡病毒病、新冠病毒病等先后出现。这些疫情促使人类社会不断反思：它们从何而来？如何预防下一场"未知"传染病的流行？研究发现，近些年出现的新发传染病往往来源于自然界的野生动物，这让我们不得不思考：我们与野生动物直接接触和间接接触的机会发生了什么变化？人类与病原体共同生存和进化，如果不能消灭它们，我们又该如何与它们和平共处？

我们每个人都要树立正确的传染病防治观。一方面，传染病并非"远在天边"，在当下的"地球村"，即使你生活的地方与某种传染病的流行地区远隔万里，但你与这种传染病的距离也并不遥远。可以形象地说，你与某种传染病的距离只不过"隔着一扇飞机舱门"，只要飞机上有一个感染者，舱门一开，传染病就来了。另一方面，传染病也不是"近在眼前"，只要重视预防，做好预防措施，保持良好的卫生习惯和免疫力，往往就可以避免感染。

② 关注其他传染病

除新冠外，我们要多关注其他传染病，如冬季比较常见的流感等呼吸道传染病、诺如病毒感染性腹泻，容易在儿童中传播的猩红热和手足口病，夏季多发的虫媒传染病、肠道传染病，等等。

③ 重视预防接种

防控传染病的措施包括控制传染源、切断传播途径、保护易感人群。接种疫苗是保护易感人群和建立人群免疫屏障的最经济、有效的手段，是我国基本公共卫生服务的重要内容。目前，全球约有 70 种疫苗上市销售，能预防 30 多种疾病。在疫情防控期间被耽误的疫苗接种，要尽快补种；儿童、老年人等高危人群，应适时接种相关疫苗（如手足口病疫苗、轮状病毒疫苗、流感疫苗、23 价肺炎球菌多糖疫苗、带状疱疹疫苗等）来强化自身保护；在国家进行相关疫苗补充接种和强化接种时，适种人群应积极响应。

④ 保持良好卫生习惯

新冠疫情期间养成的良好卫生习惯不能随着"放开"而丢掉。比如：勤洗手有助于预防接触类传染病；戴口罩有助于预防呼吸道传染病，如自身患有传染病、处于密闭空间、在感染风险高的季节或场所等，仍应佩戴口罩，在空气清新的户外可不戴口罩；洁身自好有助于预防血液和性传播疾病；注意营养均衡、科学运动、劳逸结合等，有助于维护免疫功能，对所有传染病都有不同程度的预防作用。**PM**

选用泡沫地垫有讲究

上海市疾病预防控制中心儿童健康科副主任医师　孙力菁

婴幼儿需要锻炼爬行和走路，很多家长担心家中地板太冷、太硬、太脏，于是铺设软硬适中、有弹力和支撑力的泡沫地垫便成了很多家庭居家带娃的选择。

然而，四川省市场监管局曾针对泡沫地垫产品开展了产品质量安全风险监测并发布消费提示，提醒消费者谨慎消费、安全使用。泡沫地垫有毒吗？如何挑选和安全使用？

泡沫地垫的隐患从何而来

泡沫地垫的材质本身都是无毒的，有害成分大多来自生产过程中添加的发泡剂等。问题地垫中可能存在的常见有害成分为甲酰胺和邻苯二甲酸酯。

发泡剂在高温条件下可分解重组，生成甲酰胺。一些不良厂商为了节省成本，让产品变得更轻、更柔韧，而添加过多的发泡剂，造成甲酰胺残留量增加。甲酰胺是一种生殖毒性物质，并存在致癌风险，会通过呼吸道、消化道及皮肤黏膜被人体吸收，损伤血液和神经系统。

在生产过程中加入邻苯二甲酸酯能增加地垫的弹性和柔韧性。但邻苯二甲酸酯有生殖毒性，婴幼儿长期过量接触，其内分泌与生殖系统会受到损害。

选用地垫四建议

首先，应确认产品的认证标准。地垫类产品在 2018 年已被列入强制性产品（CCC）认证范围，购买时一定要认准有 3C 认证的产品。2022 年，GB/T 41003.1-2021《聚乙烯／乙烯－醋酸乙烯酯共聚物儿童泡沫垫》的推荐性国家标准已经开始执行，消费者选择执行该标准的产品更有保障。

其次，应根据自身需求确认地垫的类型。市面上常见的地垫一般分为拼接类和整体类两种。拼接类地垫组合方式灵活，可根据家庭环境灵活变动，但拼接的缝隙容易藏污纳垢，清洗也很麻烦。整体类地垫则需要测量好家中铺设地垫的位置，根据环境大小选择合适的产品大小。

第三，应选择材质合适的产品。目前常见的地垫材质有四种，分别为 EPE（可发性聚乙烯，又称珍珠棉）、EVA（乙烯－醋酸乙烯共聚物）、XPE（化学交联聚乙烯发泡材料）和 PVC（聚氯乙烯）。EPE 和 EVA 的价格相对较低，但柔软性和回弹性一般。很多 EVA 地垫有异味刺鼻等问题，存在甲酰胺超标的隐患。XPE、PVC 这两种材质虽然价格较高，但在使用感和安全性上有优势。

第四，新买的地垫应进行擦洗，并在阳光下晾晒一段时间后再使用。日常使用地垫的过程中，要注意定期清洁、晾晒，一旦被食物等弄脏，应及时清理。在湿度较大的地区，地垫上容易滋生微生物，更要保持卫生干净。**PM**

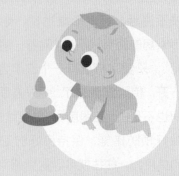

很多新冠病毒感染者发现自己"阳康"后头发明显变少了。对此，不少网友吐槽：我的头发原本就不"富裕"，现在"雪上加霜"了。

"阳康"后脱发知多少

上海市皮肤病医院皮肤内科主任医师　周 静

"阳康"后为什么会脱发

毛囊的生长周期一般包括3个阶段：生长期（头发生长）、退行期（头发生长减缓，不易脱落）、休止期（头发生长停止，容易脱落）。新冠病毒感染者"阳康"后出现的脱发属于临床常见的"休止期脱发"，即由多种应激因素引起毛发的生长周期发生改变，休止期毛囊比例由正常的10%增加到15%~30%，最常发生于大量生长期毛囊过早转化为休止期毛囊的3~5个月后，患者会明显感觉发量减少。

虽然"阳康"后脱发发生率高，但不是必然的，因为新冠病毒本身不会攻击毛囊。导致"阳康"后休止期脱发的原因主要包括高热、焦虑、紧张、抑郁、疲劳和睡眠不足等。此外，一些基础疾病（如甲亢、甲减等内分泌疾病，慢性肝炎等消耗性疾病）加重，也会导致休止期脱发。

休止期脱发能自行恢复吗

"阳康"后休止期脱发有3个特点：①日均脱发量大于100根，脱发出现的时间早于一般的休止期脱发。②患者整个头皮出现毛发稀疏，而非局限性脱发。③脱发程度与感染后其他症状的严重程度不一致，有些患者无呼吸系统症状，但脱发很严重；有些患者高热、咳嗽严重，多系统受累，但只有轻微脱发。

除新冠病毒感染可能引起休止期脱发外，临床上常见的休止期脱发还包括产后脱发、新生儿枕秃、大型手术及精神创伤后脱发等。大部分患者能自愈，不需要治疗；少数患者虽不能自愈，但经过治疗一般都可以恢复，不会发生毛囊微小化而导致永久脱发。因此，即使"阳康"后发生了休止期脱发，也不必惊慌。

如何辨别休止期脱发和病理性脱发

首先，仔细观察整体毛发状态。以雄激素性脱发为例，其典型受累区域是头顶和前发际线；另一种常见的病理性脱发是斑秃，表现为圆形或椭圆形斑片状脱发。而休止期脱发是一种累及整个头皮的弥漫性脱发，头发均匀而稀疏。

第二，观察脱落的毛发形态。如果脱落的毛发粗细、长短正常，发根有一个淡色的小球样结构，称为"簇状毛根"，这是休止期脱发的特征性表现。而斑秃和雄激素性脱发等病理性脱发没有这样的表现。

如何避免和改善休止期脱发

应积极寻找和规避诱发因素，如紧张、焦虑、熬夜和睡眠不足等，保持愉悦的心情和良好的心态；积极防治基础疾病，如内分泌疾病、自身免疫性疾病、感染性疾病等。此外，保持营养均衡，多摄入蛋白质、蔬菜、粗粮，也有利于改善休止期脱发。

目前还没有治疗新冠病毒感染的药物引起脱发的报道，但一些常用药物可导致休止期脱发，如调脂药、降压药、抗抑郁药等。在联合用药时，若实在担心会加重脱发，可以咨询医生和药师，考虑更换药物种类等。

一般在去除诱因后的3~6个月内，大部分休止期脱发会逐渐自愈。若6个月后仍未缓解，或因脱发严重影响生活，可以寻求皮肤科医生的帮助。**PM**

鼻子位于面部中央，是影响面部美感的重要部位。很多爱美人士希望拥有高挺、秀气的鼻子，但由于对手术的恐惧心理，以及整形手术花费较高、有创伤、有一定恢复期且存在风险等原因，便将希望寄托于市面上的各种所谓"美鼻神器"。

在各大网购、短视频平台和社交媒体上，有很多号称不开刀就能改善鼻型的教程和产品，宣称通过持之以恒的器具辅助或刮痧按摩，可以重塑鼻软骨、改善塌鼻、提高鼻梁、缩小鼻翼和鼻孔。事实究竟如何呢？

美鼻"神器"的美丽"谎言"

⬚ 复旦大学附属中山医院整形外科 葛怡宁 亓发芝（主任医师）

外力难以"重塑"鼻软骨

鼻子主要由皮肤、软组织、鼻骨、鼻软骨、鼻黏膜等部分组成，起支撑和维持鼻部外形作用的主要是鼻骨和鼻软骨。成年人的鼻骨和鼻软骨已停止发育，单纯外力作用无法改变鼻部形态。试想一下，如果通过外力能轻易地使鼻软骨改变形态，那么日常生活中常见的揉鼻子、打喷嚏等动作不就会使鼻子变形吗？因此，所谓的美鼻"神器"也许能暂时改变鼻部软组织形态，但这种变化很快就会复原，对鼻子形态的改变没有实际作用。

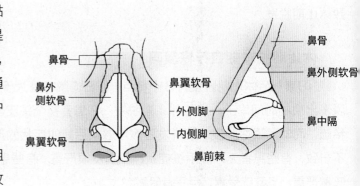

鼻子的支撑性组织

美鼻"神器"长期使用有隐患

目前市面上常见的所谓美鼻"神器"主要分为三种类型：内置型鼻撑、外夹型鼻夹和按摩型刮鼻器。

● 内置型鼻撑

一般是一条略有弹性、较短的塑料支撑条，使用时需要将其塞入鼻孔内，人为地将鼻尖顶高，拉长鼻孔的纵径，缩短鼻孔的横径，从而在视觉上起到缩小鼻翼、抬高鼻梁的作用。但小小鼻撑其实蕴藏着诸多隐患。

首先，由于此类商品多为塑料制品，长期顶住鼻尖会引起不适；其不断摩擦鼻黏膜，还容易导致鼻黏膜损伤，甚至引起破溃出血和继发感染。

其次，如果在佩戴鼻撑过程中操作不当，可能损伤鼻软骨，影响外观和鼻通气功能。

第三，取出鼻撑比较困难，如果不慎将其吸入或推入气道，可能因阻塞气道导致窒息而危及生命；若其滑入食管进入消化道，亦可"作乱"。

● **外夹型鼻夹**

大多是带有硅胶垫片的夹子，使用时将其夹在鼻梁及鼻翼上。该产品对鼻翼有一个向内挤压的作用力，长时间佩戴会压迫鼻翼软骨，使鼻孔通气面积减少，易导致鼻腔通气不畅，甚至引发呼吸困难；长时间压迫鼻部皮肤，严重时可使血液循环受阻，导致鼻部皮肤发生缺血，甚至坏死；鼻部皮肤油脂分泌较旺盛，长时间接触鼻夹，容易导致毛囊堵塞、皮肤感染等问题。

● **按摩型刮鼻器**

类似于传统的刮痧棒，多为塑料或牛角制品，呈"Y"形，使用时将其置于鼻梁两侧，上下多次刮拭皮肤。中医认为，采用一定手法刮拭、刺激面部经络穴位，可改善肌肤深部微循环。但这并不能"重塑"骨骼，对改变鼻外形没有任何效果，若使用时刮按力度不当，反而容易引起疼痛、皮下淤血等不良反应。

美鼻的正确"打开方式"

想要真正安全有效地获得漂亮挺拔的鼻子，提升颜值，求美者应把握好以下两点。

首先，要树立合理的审美观念。面部是一个整体，五官和脸型协调才能产生美感。并不是越高挺的鼻梁和越小的鼻翼就越美，而要考虑鼻子与其他面部器官是否和谐。亚洲人面部较为柔和平坦，眉骨平缓，眼窝较浅，过于高挺的鼻梁和过窄的鼻翼反而会与面部线条格格不入，产生一种违和感或"假面"感。

其次，如果确实想要改善鼻部外形，有不少"正规军"可供选择。选择正规的医疗机构和有资质的专业医生是至关重要的，科学规范的矫正和治疗能最大限度地规避不良后果，获得更为满意的美容效果。目前，正规的隆鼻方法主要包括注射隆鼻和手术隆鼻。

注射隆鼻是将玻尿酸等填充剂注射到鼻根、鼻背及鼻尖部位，使鼻子变得更加挺拔。手术隆鼻则是将硅胶假体或膨体通过手术放置到鼻背的骨膜下，从而使面部的立体感更加明显，隆鼻效果也更为持久。采用自体肋软骨或自体耳软骨，经过雕刻成型后放置到鼻背部的腔隙下，也能起到比较好的隆鼻效果。鼻小柱抬高、鼻头塑形、鼻翼切除手术等手术能缩小鼻翼，具体适用方法因人而异，需要进行个体化设计。**PM**

专家提醒 对商家宣传的所谓美鼻"神器"，爱美人士不应盲目跟风，以免得不偿失；而应建立健康的审美观念，仔细甄别，通过科学的方法改善外观，在确有需要时寻求正规医疗机构的帮助，听取专业医师的意见和建议，选择适合自己的方法，这样才能真正安全有效地改善形象，为颜值"加分"。

很多人都有这样的体会：每当夜幕降临，自己往往没有白天那么理性。晚上，平时积极奋发的人会想起生活的不如意而黯然神伤，平时精打细算的人可能会冲动地购买用处不大的东西，平时踏实好学的学生或许会冒出退学去追求梦想的想法……夜深人静时，人们总会"胡思乱想"，情感更脆弱，或异想天开，冒出很大胆、出奇的想法，甚至做出会令自己第二天后悔的决定。为什么会这样呢？难道夜晚会"释放"人们被理性压抑的自我吗？

人为何在夜晚更感性

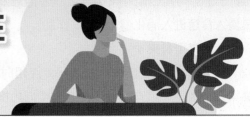

上海市精神卫生中心副主任医师　李　惠

人在夜晚更感性，影响因素复杂

① 神经心理学基础

从神经心理学的角度看，人的情绪活动是由大脑的"情绪中枢"边缘系统控制的，而思维活动则由大脑额叶和颞叶功能区掌控，两者"此消彼长"。白天时，人们往往需要持续处理外界信息，大脑始终处于"工作状态"，额叶和颞叶功能区活动较多，大脑边缘系统的活动则受到一定的制约；而在夜晚，外界的刺激和人们需要给予的反馈减少，且经过一天的工作后，大脑处于疲惫状态，大脑皮质的抑制作用减弱，边缘系统活动占上风，因此就会变得更加感性、大胆、主观和开放。

② 神经递质和激素分泌节律

晚上，人脑中的神经递质水平与白天有所不同，它们的分泌遵循昼夜节律。5-羟色胺是一种能使人产生愉悦情绪的关键神经递质，并且能影响人的食欲和睡眠。夜晚时，5-羟色胺分泌减少，人就会感到情绪低落，甚至出现冲动行为。此外，人的情绪调节与体内的激素水平有关，甲状腺素、肾上腺素等具有兴奋作用的激素在夜间会减少分泌，因此人更容易受到悲伤情绪的感染。

③ "思维反刍"

在夜深人静时回忆往事，这种现象被心理学家称为"思维反刍"，就如同反刍动物将咽下的食物吐出，再行咀嚼。有些人喜欢在夜晚将以前发生的事情反复回想，即使是鸡毛蒜皮的小事或细枝末节，也容易被自己的主观偏见所左右并放大，进而得出负面结论，并不自主地串联起一件件能够佐证的"事件"，加剧消极情绪，使自己陷入痛苦、烦恼和自我怀疑。"思维反刍"是引发失眠，甚至抑郁、焦虑的重要原因。

④ 作息规律

人的作息规律同样会影响夜晚的情绪。个体作息的差异被称作日周期类型，分为早睡早起的"清晨型"和晚睡晚起的"夜晚型"。研究发现，清晨型个体出现抑郁症状的概率较低；夜晚型个体更冲动，更渴望追求新鲜感，更感性，且延迟满足的能力比清晨型差。研究者认为，这与自我控制相关，额中回、额下回、内侧额上回和顶下叶等与行为控制相关的脑区，在清晨型和夜晚型的人中表现出与其自身特点相呼应的节律性。

⑤ 夜间光照

光线也会影响情绪。在夜晚，光线的照射可能会消耗"人体内部时钟"，并减少褪黑激素的分泌，影响睡眠，从而引发更多的夜间思考和情绪问题。《美国流行病学》杂志最近发表的一项研究发现，即使低水平的夜间光照也和老年人抑郁症状之间存在密切关联，而年轻人的眼睛更加敏感，更容易受光照影响。随着现代文明的发展，城市的夜晚灯火通明，人们受光照的影响大大增加。

如何掌控夜间感性的自我

当人们在夜间出现情绪波动或冲动想法时，最担心的是做出某些出格的行为或不恰当的决定。学会调节情绪、掌控自我可以抑制强烈情绪导致的冲动和不恰当行为。

情绪调节其实常在人们不经意间自动出现，也可由主观意识所掌控。大家通过下面一些调节情绪的技巧，可以先增强情绪意识层面的掌控，再通过充分练习，将技能演练成自动的反应。

❶ 转移注意力

在感到沮丧、激动、生气时，不必刻意压制自己的情绪，但必须停下一切动作，通过转移注意力暂时将自己从情绪里抽离出来，避免在情绪激动时做出非理性的决策。"冲动是魔鬼"，冷静之后再分析决策，一定更客观。可尝试做一些简单、易操作的事情转移自己的注意力，如打扫卫生、整理衣柜等；也可尝试与朋友和亲人沟通，诉说自己的情绪。

另外，写日记是一个非常有效的方法，用叙述性笔触将发生的事情写下来，不要过多代入自己的情绪，只描述事件，不记录情绪，有助于情绪的恢复和稳定。同时也可以通过日记和自己"对话"，帮自己理清思路，鼓励自己，从而不再被某些想法桎梏。

❷ 自我安抚

自我安抚是以安慰、照顾、平和、温柔和正念的方式善待自己。当人们处在情绪中时，可以尝试通过"五感"安抚自己来获得内心平静。比如：视觉上，可以眺望窗外、欣赏夜空；听觉上，可以听安逸的音乐或集中注意力听窗外的汽车声；嗅觉上，可以使用自己喜欢的香薰或打开窗户，闻一闻新鲜空气的味道；触觉上，可以洗个热水澡或抚摸毛茸茸的宠物；味觉上，可以适当吃一点喜欢的小零食、喝杯牛奶；等等。在日常生活中发现、积累一些能让自己五感舒缓的方法，让自己放松下来，不仅有利于缓解情绪，还能提高睡眠质量。

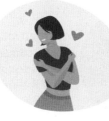

❸ 利弊分析

当出现冲动想法时，列举是否付诸实践的利弊并记录下来，使其可视化，能帮助人们理性决策。此外，学会提前做好规划，在出现冲动想法时复习自己的规划，可以降低将想法落实的概率。

❹ 放松训练

通过有意识地规律交替肌肉紧张和放松来控制全身肌肉的松紧度，可使全身逐渐放松，最终达到身体深度放松状态。进行放松训练，首先应选择舒适的环境，穿舒适的衣服，放松身体，摆脱杂念；然后专注于身体的肌群，按头部、手、前臂、躯干和下肢的顺序依次收紧肌肉，每个部位持续 5～10 秒，然后放松。放松训练可以增加副交感神经系统的活动性，降低中枢神经系统兴奋性，减少皮质醇分泌，从而放松身心，获得平静感。

❺ 享受阳光，形成良好作息

白天可以到室外沐浴半小时阳光。早睡早起，形成良好的作息规律。良好的睡眠能使人心情愉悦，精力旺盛。同时，早睡能避免深夜激素下降带来的情绪波动。夜晚容易冲动者应避免喝可乐、咖啡、酒、茶等易引起神经系统波动的饮品。

❻ 及时就医

如果情绪低落持续时间较长，或经常出现难以自控的冲动行为，且通过上述方法都难以改善，明显影响正常生活，要考虑存在病理状态的可能性，应及时到医院精神科或心理咨询科就诊。PM

合理锻炼，纠正不良体态

上海交通大学医学院附属新华医院康复医学科主任医师　杜 青

我国约65%的青少年存在一种或多种不良体态，这在10岁以上儿童青少年中更常见。儿童青少年常见的不良体态有颈前伸、高低肩、驼背、骨盆倾斜等。国家体育总局发布的《儿童青少年身体姿态测试指标与方法》中指出：儿童青少年不良体态多与生活习惯有关。长时间伏案、低头玩手机、不正确使用电脑、面对屏幕时间过长、书包过重、睡觉枕头过高等，可使孩子出现脖子前倾，增加颈椎压力，甚至进一步出现圆肩、驼背等问题。另外，"跷二郎腿"这种不良坐姿可导致骨盆倾斜，甚至可能出现脊柱侧弯、高低肩、长短腿等问题。

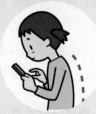

不良生活习惯所致的异常体态，可通过科学合理的运动锻炼进行纠正。儿童青少年时期是纠正不良体态的最佳阶段，应进行科学合理的锻炼，纠正不良体态。

不良体态 1：颈前伸

表现为头前伸、含胸，常合并圆肩、驼背的不良体态，长期如此可致颈椎曲度变直、上交叉综合征。

锻炼方法：

❶ **抗阻收下颌**

坐在椅子上，将弹力带置于头部后方，双上肢前伸，屈肘，向前方施力，主动收下颌对抗阻力，保持5秒。每组5次，重复2组。

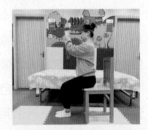

❷ **牵伸颈部前侧肌群**

坐在椅子上，双手相握，向后伸展，同时仰头，牵伸颈部前侧肌群，保持10秒。每组5次，重复2组。

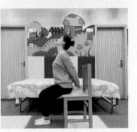

专家简介

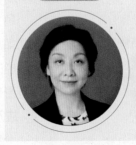

杜 青 《大众医学》专家顾问团成员，上海交通大学医学院附属新华医院康复医学科主任、主任医师、博士生导师，中国康复医学会副会长、儿童康复专业委员会副主任委员，中华医学会儿科学分会康复学组副组长，上海市康复医学会儿童康复专业委员会主任委员。

高低肩表现为两侧肩胛骨高度不一致。明显的高低肩可能是脊柱侧凸的表现，需要到专业医疗机构就诊，由有经验的专业医务人员进行诊疗。轻微的高低肩可尝试通过动作训练自我纠正。

锻炼方法（以右肩较高为例）：

❶ 主动侧屈

站立位，左上肢抬起，引导躯干向右侧屈；吸气时将左侧躯干撑起，呼气时右侧上肢带

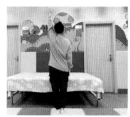 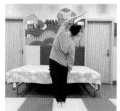

动右肩主动下沉。每组 10 次，重复 2 组。

❷ 牵伸颈部和斜方肌

将颈部向左侧转，左手置于右侧头部后方，向下施力，牵伸右侧颈部肌群和右侧斜方肌，保持 10 秒。每组 5 次，重复 2 组。

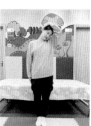

驼背是一种较为常见的不良体态，姿势性驼背可通过练习逐步纠正。

锻炼方法：

❶ 圆筒矫正

仰卧位，屈髋屈膝，将圆筒置于胸椎下方，双手环抱头部，引导胸椎伸展，保持 1 分钟。每组 5 次，重复 2 组。

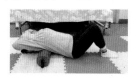

❷ 站立位姿势纠正

站立位，双上肢屈肘 90°，扩胸，并且保持 20 秒。每组 5 次，重复 2 组。

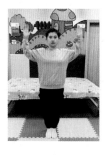

"跷二郎腿"是造成骨盆倾斜的最常见原因。儿童青少年骨盆倾斜也可能与脊柱侧凸、双下肢不等长有关，必要时须到专业医疗机构就诊。轻度骨盆倾斜（以右侧骨盆高位为例）可通过锻炼进行纠正。

锻炼方法：

❶ 仰卧位牵伸腰部、腹部肌群

仰卧位，屈髋屈膝，双上肢外展，颈部向右旋转，骨盆下肢向左旋转，保持 10 秒。换另一侧进行练习。每组 5 次，重复 2 组。

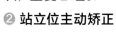
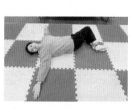

❷ 站立位主动矫正

保持站立位，左侧下肢站于高 10 厘米的垫子，右侧下肢腾空，保持平衡，引导右侧下肢带动骨盆进行下沉。每组 10 次，重复 2 组。**PM**

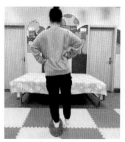 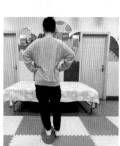

近年来，随着共享经济的发展，一种按时间收取费用的自习室如雨后春笋般兴起。"付费自习室在旺季一座难求""河北一县城开办十余家付费自习室"等话题更是在各大社交平台引发广泛讨论。部分网友表示：现在公共、安静且适合学习的地方太少了，希望这种自习室能够一直开办下去；而另一部分网友则表示无法理解：明明在哪里都可以学习，为什么非要花钱去自习室？既然在家中、图书馆甚至咖啡厅也可以学习，为什么还会有那么多人青睐付费自习室？自律且高效的学习一定要依赖付费吗？让我们一探究竟。

一座难求：为什么越来越多人选择付费自习

华东师范大学心理与认知科学学院
李思宇 张家哲 孟 慧（教授）

悄然"走红"，付费自习为何备受青睐

首先，物质条件改善及学习需求日益增加推动了付费自习室的兴起。随着生活条件的改善，越来越多人被激励，想要提升自我、得到认可，而这种自我提升可以通过"接受教育"来实现。于是，越来越多年轻人选择通过获取更高学历、积累证书等方式提升自己的核心竞争力。付费自习室能够为学习者提供比家、咖啡厅、图书馆等更高质量的学习环境（如免预约、免打扰等），由此吸引了一批有"支付能力"和"头脑充电需求"的消费者。

其次，追求高效学习和缺乏自我控制能力之间的矛盾促使付费自习室成为"刚需"。不少消费者表示，自己虽有一颗好学向上的心，但缺乏"自制力"。自我控制能力在个人目标实现过程中扮演着极为重要的角色，自我控制能力缺乏是很多消费者选择"为上自习买单"的重要原因。

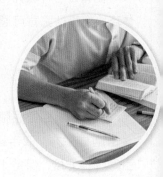

付费自习，消费者究竟购买了什么

❶ "损失"激励

当学习或办公的内部动力不足时，人们便需要外在约束增援，以发挥监督的作用（如获取奖励或避免惩罚来提高效率）。付费自习室恰恰创造了这种外在约束的机会。加之人天生具有厌恶损失心理，损失金钱的难受程度会比意外得到金钱的喜悦程度更加强烈。因此，不少消费者选择在学习效率上"氪金"，以"对损失的厌恶"来激发"生产力"，并表示："既然钱都花了，我不如专心致志地再多学几个小时。"

❷ "沉浸式"学习环境

随处可玩的游戏、五花八门的资讯等诱惑会分散人们的注意力，而主打"沉浸式学习氛围"的付费自习室，在一定程度上恰恰帮助人们排除了这些环境干扰。不少消费者表示："家里好玩的东西太多，根本没办法集中精力。在自习室很容易被专心氛围感染，进入学习状态，效率高多了。"此外，付费自习室也能尽力满足人们对学习环境的多样需求。相比于图书馆、咖啡厅的人来人往，付费自习

室一方面提供了独立的学习区域，将共有空间与个人空间完美融合，让人们在体验"陪伴学习"的过程中，随时可以独处；另一方面也配备了齐全的软硬件设备，如免费的饮用水、零食，提神醒脑的速溶咖啡、茶叶，甚至冰箱、微波炉、打印机等，甚至可为只有在夜深人静时才能静下心来的"夜猫子"们在白天提供模拟的夜间环境。因此，在这里"你只管学习，其他的一切交给自习室就好"。

❸ "社会助长"体验

付费自习室将想要学习的人集合在一起所带来的社会助长效应提高了个人的学习效率。这种因他人在场导致工作表现提升的社会助长效果可能至少有两个解释：第一，他人的存在激发了个体"被评价"的意识，从而提高了"唤醒水平"。在家中学习时，很多人可能会随时跑神、做一些无关的事，但当他们在自习室时，出于"印象管理"的需要，可能会尽量减少不雅行为和玩耍时间，展现出认真学习的一面。第二，他人的状态激发了个体"社会比较"的动机，从而增加了"模仿行为"。压力和不确定性越高，人就会产生越多的社会比较以获取"自我评价"。基于自我完善的渴望和自习室中大多数人都在学习的外界刺激，人们会更倾向于和努力学习的人比较，模仿其行为。

比起付费，如何养成自律之心

不可否认，付费自习室能够给人们提供良好的学习条件，弥补自身自制力的不足，进而提高学习效率。但是，付费自习室所带来的自律可能只是表面自律，其对每个人学习的促进不可能同等有效，他人的存在也并不会给所有人、所有事都带来促进作用。因此，要想更专注的学习、获得渴望的结果，不妨试试以下策略，从根本上解决问题。

1 认清自我与现实，确定合适的目标

付费自习室所提供的外部动机不可能持续、稳定地督促人们保持良好的学习状态，足够的内在动力才是关键。而内在动力的稳定与合适的目标密切相关。只有为自己真正想要且可能达到的目标努力时，人们才会更有干劲。认真考虑清楚自己想要的是什么，自己的现实条件是否与之匹配等，进而确定一个合适的目标。

2 拒绝可能的诱惑

付费自习室帮助人们隔绝了一部分可能的干扰物，但不可能隔绝所有干扰。学习时可以尝试建立仪式感，远离、屏蔽这些干扰物，创设一个"专注的内外学习环境"，减少注意力分散，这样不管是在家里还是在自习室，都能自觉地投入学习。

3 循序渐进，完成计划

付费自习室只能帮助人们塑造外部环境，重要的学习过程还是要靠自己的内心。艰难的任务会降低执行力，容易使人产生放弃的想法；有限的心理资源也意味着人不可能时刻保持自律；严苛的计划必然会带来压力和负面情绪。因此，可以将目标细化，在劳逸结合的基础上制定规划，通过小目标的实现提高自我效能感，在做完一项任务后，给予自己适当的奖励，激励自己完成后续计划。

4 锻炼自制力

自我控制能力可以通过运动训练、正念训练、社会情感学习、良好同伴关系的培养等得以提高，进而促进人的社会适应、学业表现和生活状态。"付费自习室"不仅是一种新兴的体验消费产物，更是一种"花钱买自律"的学习投资方式，无形中激励自己学习前进。不过，大家千万不要过度依赖外界来实现目标。做到独立清醒，拥有较高的自我控制能力，会让一个人走得更远。🅟🅜

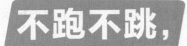

近期，"滑行垫"悄然流行。滑行垫是一种宽约50厘米、长度1.4～2.2米的垫子，表面光滑，两端有挡板，需要搭配鞋套使用，可模拟速滑运动，适用于居家锻炼。相较于跳绳、跑步，借助滑行垫运动具有不扰民、便于使用、易上手等优点。商家宣称使用滑行垫可以"不跑不跳、暴汗燃脂"。这是真的吗？

不跑不跳，"滑行垫"能否"暴汗"

△ 西安体育学院运动与健康科学学院教授　苟 波

滑行可锻炼核心力量

滑行垫早期被用于冰雪运动员室内练习：由于季节原因，室外冰雪训练常有条件欠佳的情况，此时运动员可使用滑行垫在室内训练。后来在其他项目中，滑行垫也被逐步应用于体能训练中。

使用滑行垫训练时，身体需要时刻保持平衡、动作协调，还要时刻收紧核心肌群，有助于锻炼核心力量、提高肌肉耐力、平衡性、协调性，令身体更灵活。除滑行外，还可以在滑行垫上模拟冰壶、游泳等运动，练习强度和时间可根据训练目标灵活自由地进行调整。可以说，只要选择合适的动作，使用滑行垫可以练习到全身的肌肉群。

夸张宣传不可尽信

使用滑行垫锻炼，的确可以达到"暴汗"的效果。而部分商家宣传能够滑出"大长腿""马甲线""蜜桃臀"，甩掉"拜拜肉"，大多只是美好的"愿景"。滑行垫只是锻炼工具，关键在于使用者运动的强度和时间。如果强度足够、长期坚持，再配合饮食控制，可以达到理想的锻炼效果。至于商家宣传的"滑行10分钟相当于慢跑2小时"则不可信。

如何安全使用滑行垫

使用滑行垫锻炼时，需要注意以下几点：

1. 如果对自身健康状况并不十分清楚，宜先进行相关运动风险评估。运动中若出现不适症状，要及时停止并就医。

2. 需掌握正确的动作模式。大多数人使用滑行垫时，需要适应一段时间才能做到身体平衡、动作协调，然后才能循序渐进地加快运动速度。因此在练习前要做好准备工作，备好相应的防护用品。缺乏锻炼、平衡能力较差的老年人或幼儿不宜使用滑行垫，否则摔倒的风险较高。

3. 运动量和强度要适宜。相较于跑步，滑行垫对膝关节的冲击力要小得多，造成髌骨劳损的风险也较低。需要注意的是，在滑行垫上进行侧向滑行时，两边的挡板会发挥制动作用，在快速、反复、多次作用下，对膝和踝的反作用力、剪切力会对膝、踝造成损伤。因此，使用滑行垫时也要注意控制运动量和强度。

4. 运动后适当拉伸，有助于促进疲劳消除和体能恢复。**PM**

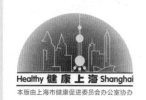

Healthy 健康上海 Shanghai
本版由上海市健康促进委员会办公室协办

《包教包会！基于吃鸭脖的脊柱局部解剖学教程》《"高枕"真的可以"无忧"吗》《"吊脖子"能治颈椎病？》……在"陈华江科普颈腰背痛"微信公众号中，这种"外表"吸引眼球、"内里"科学严谨的科普比比皆是。其主创者是上海长征医院骨科副主任、颈椎外科主任、主任医师、教授、博士生导师陈华江。近年来，他带领团队在临床、科研之余不断挖掘医学科普的奇思妙想，以期指导人们科学防治，和颈腰背痛说再见。

陈华江：让科普有趣又专业，帮你告别颈腰背痛

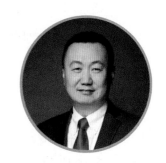

本刊记者　王丽云

有趣、有意义，推动科普之路

2019年，担任上海市医师协会骨科医师分会脊柱工作组副组长的陈华江开始接触医学科普工作。他带领脊柱工作组举办了"谈脊论道——我是最强音"科普人文演讲比赛，引入"战队"和"导师制"模式，以及线上评审和"复活"机制。无论参赛者还是各专业领域的评委，都觉得非常有趣、很有收获，因此陈华江也萌生出继续做科普的念头。

2019年底，陈华江成功申请上海市科委的科普项目，获得100万元经费，踏上了科普征程。"科学、趣味、系统、创新、实用、时效"，是他总结出的科普六大特征。结合临床工作和日常生活中有关脊柱疾病、颈腰背痛的相关疑问及误区，陈华江和团队成员不断挖掘科普选题，查阅专业文献，制作图文和视频，平均每周推送2次，既有单篇自成一体，也有多篇形成系列。其中，有不少"网红爆款"。比如：2020年6月，《包教包会！基于吃鸭脖的脊柱局部解剖学教程》令人看得"津津有味"，文中对常见美食鸭脖进行了专业"解剖"，将肉、筋、骨完美剥离并精致"摆盘"，教大家看懂"椎间盘"和"脊椎骨"。"鸭脖解剖教程"发布后，多家媒体和平台争相转发，他和团队成员还受邀在上海广播电视台《X诊所》节目演示"鸭脖解剖教程"，讲解颈椎病的防治。北京冬奥会期间，于2022年1月20日推出的《雪道的尽头是医院？骨科医生教你科学滑雪》一文也令人捧腹又警醒，得到诸多好评和转载。

有心、有情怀，让科普与临床、科研相互促进

开弓没有回头箭，虽然相关科普项目结项了，但陈华江团队的科普之路却"停不下来"。短短3年多以来，他们的点滴付出已汇流成河：累计原创图文260多篇，平均阅读量过万，单篇最高阅读量超过80万；制作微视频与微电影30多部，点击量近200万；电视科普首播观看人数近400万；举办线上线下讲座50多场；主编科普图书《颈腰背痛攻略》；团队成员获得了一系列科普荣誉……更为重要的是，团队成员在科普之路上感受到了老百姓对高质量科普的真切需要，感受到了辛苦付出能使老百姓真正受益，这种暖心的喜悦激励和鼓舞着他们在科普之路上继续前行。

如今，科普已融入团队的临床工作、科研创新甚至日常生活中。陈华江说，科普、临床、科研工作现已成为相互促进、相辅相成的关系，团队成员已乐于从科普实践中挖掘科研选题，从科研创新中思考如何普及大众；让团队的科普经验带动更多青年医务人员投身科普，让更多患者从中获益，使全民健康素养得到提升，是团队成员的期盼。**PM**

女性一生中或多或少都需要去医院妇产科"报到"。为提高就诊质量，节省时间，达到保健、诊疗等目的，女性去妇科就诊前应根据自身情况做好相关"功课"。

去妇科就诊前的"功课"

浙江大学医学院附属妇产科医院教授　石一复

❶ 整理病历

病历本、化验报告、检查报告、CT或磁共振检查胶片、病理报告等资料十分重要，既可供医生参考，为诊断、治疗提供依据，也可避免不必要的重复检查，节省时间和费用。尤其是有相关病史或患病时间较长的女性，每次就诊前应对病历资料进行适当梳理和归纳，并列出希望解决的问题和有关要求，提高就诊时与医生沟通的效率。

❷ 勿浓妆艳抹

就诊时不宜浓妆艳抹，因为口红、粉底、腮红等彩妆会掩盖真实唇色、面色，影响医生对患者健康状况的判断。比如：异常子宫出血或长时间阴道不规则流血可能导致贫血，患者表现为口唇、面色苍白等，如果化妆，容易"隐藏"病容，不利于疾病诊断。

❸ 合理穿戴

去妇科就诊时，穿着方面要注意细节，去繁就简，方便穿脱。

首先，不宜穿紧身衣裤、长筒靴、系鞋带的高帮鞋等，以免穿脱不便、费时费事。即便在寒冷的冬季，下装也最好不要穿得过于"层层叠叠"。有些患者将长筒袜紧紧包裹在棉毛裤上，还穿着毛线裤、羽绒裤、外裤等，妇科检查前后脱和穿的忙乱情形可想而知。

其次，外衣口袋、裤子两侧和臀部的口袋内，最好不要放东西。有些患者口袋中放有硬币、小钱包、钥匙、证件，甚至贵重物品，常遗留在检查床上，或散落一地，或掉入污物桶内，甚为尴尬和不便。极个别患者遗留的物品还可能被后面的患者取走，引起不必要的误会和麻烦。

❹ 排空大小便

妇科双合诊（阴道和下腹部联合检查）、三合诊（阴道、肛门和下腹部联合检查）主要检查阴道、子宫、卵巢、输卵管及盆腔其他部位有无病变等。去妇科就诊前排空大小便，使直肠和膀胱空虚，有助于双合诊、三合诊的顺利进行。

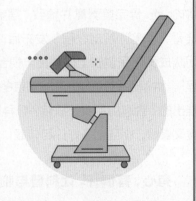

❺ 避免性生活

正常情况下，阴道内有数十种不同的细菌等微生物，它们"和平共处"，维持着阴道内的"和谐"环境，也就是"阴道微生态平衡"。在这些微生物中，乳酸杆菌占80% ~ 90%，起主导作用。性生活可使阴道内的乳酸杆菌减少，通常在36小时后，阴道内环境也不能完全恢复正常。若性生活频繁，阴道内的微生态更不平衡，容易引起多种阴道炎。白带化验可较为准确地反映阴道微生态情况，为避免性生活影响阴道内环境，妇科检查前36小时内不宜有性生活。

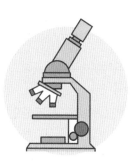

❻ 忌阴道冲洗

日常生活中，女性仅需每天用温水清洁外阴，除特殊情况外，不宜用任何液体冲洗阴道，否则会影响阴道微生态平衡，有害无益。去妇科就诊前，更不要进行阴道冲洗，否则会掩盖"真相"，导致误诊、漏诊，影响疾病的治疗。

❼ 注意阴道排出物

如果有阴道排出物，如血块、膜样物等，患者应注意观察其大小、色泽、形状等，就诊时告诉医生。尤其是月经过期未至、疑有怀孕组织排出时，最好用清水将其洗涤后装入塑料袋或小瓶中，就诊时给医生看。医生一般会先目测，再用水漂洗，若见有绒毛样物质在水中漂动，则可确定其为流产物，更进一步可进行病理检查。膜样物和其他组织经病理检查后也可以明确诊断。

❽ 准备卫生用品

女性去妇科就诊时，可自带适量卫生用品，如护垫、湿纸巾等，以在检查后擦拭外阴的分泌物、血液等。

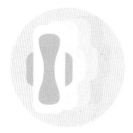

❾ 儿童就诊须陪同

女性儿童青少年去妇科就诊时，常需要母亲或女性亲属陪伴。陪伴家属需要将患者的相关情况告知医生，比如：外阴清洁、内裤更换情况；初潮和月经的变化，经期卫生情况，有无合用盆、布等；家中有无传染病患者；运动情况；白带情况，内裤上的污垢、色泽情况；外阴有无瘙痒、外伤；等等。患者若有性活动或受到性侵犯，家属要对其做好配合诊疗的思想工作。

❿ 正确面对男医生

妇产科男医生日渐增多。在工作中，他们应遵守职业道德，模糊性别，女性生殖器官在他们眼中只是器官而已。男性妇产科医生对患者进行妇科检查时，须有第三者在场。女性去妇科就诊时碰到男医生，也要更新观念、解放思想，不必有心理负担。**PM**

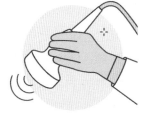

四种方法，提高孩子专注力

中南大学湘雅二医院精神卫生研究所副教授 李则宣
湖南第一师范学院心理学系教授 黄任之

很多家长抱怨：孩子上课经常走神，不认真听讲，不是东张西望就是在玩小东西；在家写作业时拖拖拉拉，一会儿要喝水、吃点心，一会儿要上厕所，一会儿找文具……当家长提醒孩子要专心时，孩子往往听不进去，甚至和家长顶嘴。

孩子注意力不集中是很多家长的烦恼。一些家长将其归咎于孩子贪玩，没有学习兴趣和意志力。其实，儿童注意力是否集中，往往与大脑发育和神经系统的耐受性有关，一定程度上受遗传影响。

一般地说，5～6岁的孩子可维持10～15分钟的专注力，7～10岁的孩子可维持20分钟的专注力，11～12岁的孩子可维持25分钟的专注力。如果孩子到了相应年龄，却无法达到上述注意力时长，说明额叶发育不充分，神经系统不耐受长时间单调、消耗心理资源的活动，即脑功能不足以支持他们高度投入学习任务中。这种情况下，老师和家长的"叮嘱"作用有限，需要让孩子做一些相应的训练，慢慢培养其专注力。

1 营造学习环境

家长要记住三个词：安静、独立、陪伴。首先，家长应给孩子创造一个安静、独立的生活和学习空间。其次，当孩子玩玩具、看绘本时，家长可在一旁看书或做家务，不要看电视、玩手机等，以免孩子分神。孩子遇到不懂的地方时，家长不必直接插手，可鼓励孩子自己思考和想办法；孩子实在弄不懂时，家长可提供一定的协助和辅导。

为延长孩子的专注时间，家长可让孩子做一些有挑战、让他们感兴趣的活动，设置一些小奖励，激励孩子"完成任务"。

2 训练粗大和精细动作

研究发现，动作训练有助于提高12岁以下儿童的专注力。

训练儿童粗大动作的方法有拍皮球、练习走"马路牙子"等，目的是提高动作的灵活性和反应性。拍皮球时，先左右手单拍，即左手拍20下，再右手拍20下，如此连续不停拍100下；边拍边数，如果拍错或数错了，要重新开始。然后左右手轮流交叉拍（即左手拍一下，随即右手拍一下）100下，中间不停顿。

训练儿童精细动作的方法包括用手指捡豆子、用筷子夹玻璃球、用线穿珠子等。画图也是训练精细动作的好方法。可让孩子先画简单图形、写数字，然后画复杂一点的图形，做描字练习。刚开始，孩子可能会画得歪歪扭扭或笔画跑出本子，家长不要求全责备，要尽量挑孩子的优点进行夸奖，让孩子找到自信和坚持的勇气。

可采用舒尔特数字方格动态训练法：按照从1到25的顺序，让孩子用手指依次指出每个数字在方格上的位置，同时大声地读出这个数字。通过反复训练和强化，孩子的注意力水平可得到提高，同时还可锻炼自控力。孩子熟练后，家长可反复调换各个数字的位置，同时要求孩子加快朗读数字的速度，锻炼孩子"一目十行"的能力。每天训练15分钟，坚持1个月。

20	2	16	9	18
12	24	17	14	1
19	21	10	15	5
22	4	8	3	23
25	13	7	6	11

舒尔特数字方格

④ 开展亲子游戏

家庭亲子游戏能让孩子在有趣刺激的活动中锻炼和提高注意力水平。家长可根据孩子的年龄、兴趣等特点，选择以下游戏进行练习。

避球取杯

家长在孩子面前晃荡一个用绳子吊起来的小球，孩子要眼疾手快地躲过晃动的小球，把对面的小纸杯取回来。这个游戏需要孩子准确判断小球的运动轨迹，锻炼手眼协调能力。

天女散花

家长和孩子一起把各种彩色纸剪成碎片，然后家长站在高处从不同方向开始撒小碎片，让孩子尽可能去接住小纸片，接住越多越好。这个游戏可延长儿童的注意时长，锻炼灵活观察和前后左右移动的能力。

踩数字

家长在地上随机铺若干写有数字的卡片，然后随机喊出一个数字，让孩子蹦跳着踩在对应的数字卡片上。随着孩子身体灵活度增加，家长可加快报数的节奏。

火眼金睛

在地上摆三张不同的图片，让孩子记住图案；在孩子注视下，将图片反过来，打乱顺序；家长描述其中一个图案，让孩子找出是哪张。这个游戏要求孩子记住三张图片各自的图案，且不能分神，需要观察三张图片位置的变化，既锻炼记忆容量，也锻炼专注力。家长可酌情增加图片数量，提升难度。

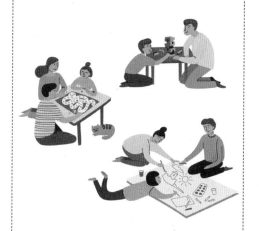

勺子装珠

给孩子一把勺子，里面放置一颗容易滚动的小珠子，要求孩子手持勺子在屋内走完一圈，不能让珠子掉落。家长可有意在一旁"捣乱"（如制造"杂音"，用孩子喜欢的食物引诱他，故意说"要掉了"，等等），增加外部干扰，看孩子是否能排除干扰，专心做事。

扣球

家长和孩子隔半米距离，面对面而坐。家长把小球贴着地面滑过，孩子用纸杯扣住滚动的小球。家长可酌情提高小球的滑行速度。这个游戏可锻炼专注力和动作敏捷性。

反指令

家长说一个指令（比如"摸左眼"），然后要求孩子做相反的动作（即摸右眼）。孩子不仅要听清指令，还必须反着去做动作。**PM**

| 生活实例 |

赵先生今年58岁，患有前列腺增生，医生建议他服药治疗。但他服药后感觉效果似乎不明显，排尿方面困扰仍多。医生详细询问情况后，建议他改变生活方式，同时规律用药、放松心情。赵先生认真听取并执行了医生的建议，一个月后，他的症状确实好多了。

管好生活用好药，减轻排尿烦恼

北京大学第三医院泌尿外科教授　卢 剑

前列腺增生是困扰中老年男性的一种常见病，其主要症状包括尿频、尿急、尿不尽、排尿不畅、会阴区不适等，症状轻者可观察随访，较重者需要长期服药，严重者则需要手术治疗。

很多中老年男性患者深受排尿症状困扰，即使服药，症状仍不能减轻。这主要是因为前列腺增生症状不仅与其体积增大有关，还与患者的生活方式、用药方式、心理状态等因素密切相关。根据我们的临床经验，在不考虑手术的前提下，前列腺增生患者可通过以下几种途径进行调整，减轻排尿症状。

1 避免久坐

很多中老年男性活动量较少，往往因为长时间上网、玩棋牌等导致久坐。久坐会使盆腔血流减慢，加重前列腺部位血液"淤积"，加重前列腺水肿。患者应注意定时走动、放松，避免久坐。

2 睡前少饮水

很多前列腺增生患者常需要半夜起来排尿，很多人醒来后便难以再次入睡，睡眠质量严重下降。晚餐后尽量控制饮水，有助于减轻夜尿增多问题。咖啡、茶等含咖啡因饮料具有利尿、兴奋作用，会加重尿频、尿急的症状，同时还可能影响夜间睡眠质量，应避免饮用。

3 不憋尿，防便秘

前列腺增生患者过度憋尿可能继发尿潴留、尿路感染，便秘可加重前列腺增生症状。因此，患者要避免憋尿；如果存在便秘，宜通过改善膳食结构或使用药物改善便秘问题。此外应避免饮酒、食用辛辣刺激食物等。

4 避免焦虑，舒缓心情

前列腺增生患者常伴有焦虑情绪，可采用一些方法减轻焦虑情绪，如：多关注积极信息；尝试放松训练、冥想、听音乐、写日记，做能放松身心的有氧运动，等等。如果有必要，可求助于专业心理卫生工作者。

5 规律用药

α受体阻滞剂等药物虽然有助于缓解排尿不畅等症状，但患者不要自行购药服用，以免不恰当的药物使用增加不良反应的发生风险。**PM**

特别提醒　患者如果出现血尿、尿痛、尿意明显但无法排尿（急性尿潴留）等表现，需要到医院急诊处理，避免贻误病情。

青春故事

小梓是同学们眼中的"学霸"，升入初三后，她感觉各科成绩要保持名列前茅有些力不从心，心理压力比较大。前不久，模拟考试成绩跌破预期后，小梓非常担心，害怕自己考不上理想的高中。班主任老师劝她"别紧张、不用担心"，结果她反而更焦虑了。

莫让"白熊"效应助长考试焦虑

上海市心理学会青春期与性心理教育工作委员会　颜苏勤（主任）　徐梅

心理诊室

徐梅

焦躁不安的小梓来到心理辅导室求助。她急切地说，她觉得压力很大，唯恐辜负父母的期待和老师的厚爱，害怕被同学超越，担心自己不再优秀。

我耐心倾听了她的诉说，先给她做了放松训练，让她紧绷的神经放松下来，然后引导她改变曲解的想法，帮助她认识到：父母对她的期待是身心健康，而不仅仅是成绩高低；班主任老师的厚爱出于对她优秀品质的认可，成绩只是其中一部分；学习的过程就是你追我赶的过程，被同学超越也很正常；优秀学生的表现是多方面的，能够承受考试失败的挫折，并培育坚韧不拔的个性品质，也是优秀的表现。

针对小梓的消极暗示，如"我会考不好""我很紧张""我要被淘汰了"等，我讲解了心理暗示的意义和作用，与她一起探讨了适合她的积极暗示，如"我能行""我很放松""我对自己充满信心"。

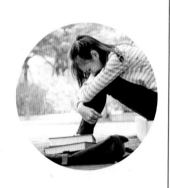

在我的指导下，小梓经过多次自我澄清和自我赋能后，觉得有信心面对即将到来的又一次模拟考试。

专家建议

颜苏勤

青少年考试焦虑是一种普遍现象。适度焦虑能提高学习效率，而过度焦虑适得其反。班主任老师劝慰小梓"别紧张、不用担心"，反而让她更焦虑，这种现象类似于"白熊"效应。"白熊"效应源于美国社会心理学家丹尼尔·魏格纳的一个实验，他要求参与者尝试不要想象一只白色的熊，结果人们的思维出现强烈反弹，大家很快在脑海中浮现出一只白熊的形象。

本案例中，心理老师采用了认知疗法和积极心理暗示引导，帮小梓走出了焦虑。认知疗法可以帮助青少年改变曲解的想法，建立合理的想法；积极暗示可以帮助青少年进行自我心理赋能。心理暗示是人或环境以非常自然的方式向个体发出信息，个体无意中接受这种信息，从而做出相应反应的一种心理现象。积极暗示除了言语暗示，还有行为暗示，包括保持微笑、伸展双臂、抬头挺胸等。老师和家长可以用认知调整和积极暗示的方法帮助有考试压力的青少年摆脱过度焦虑情绪，提高学习效率。 PM

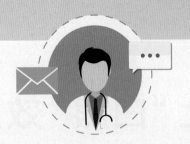

大众 ✚ 导医

专家门诊时间以当日挂牌为准

问 平时身体很好，为何突然心梗了

我今年 60 岁，患高血压，长期服药，但体力很好，能轻松地搬一些重物。上个月，我在骑自行车后突然感到胸口疼痛，冒冷汗，没有气力，到医院看急诊。医生说我得了心肌梗死，马上做手术放了支架。我不明白，平时身体很好，怎么会突然发生心梗？

答：其实没有一种疾病是突然形成的。心肌梗死是由于给心肌供血的冠状动脉在粥样硬化的基础上出现闭塞，导致心肌缺血、坏死的病理过程。动脉粥样硬化是动脉逐渐老化、血管壁内斑块形成的过程，是长时间积累而成的，早期患者往往没有症状。当血管狭窄加重，影响器官供血时才会出现相应症状，可以慢慢加重，也可以急性加重。因此，有些患者在发病前有胸闷、胸痛等症状，有些没有明显症状。近年来，高血压的知晓率和治疗率增加，但很多人对肥胖、吸烟、血脂异常、血糖升高等危险因素认识不足，上述危险因素也会导致心脑血管病的发生。

问 体检发现房颤，怎么办

最近单位体检，心电图检查报告提示我患有房颤。房颤是什么病？我该怎么办？

答：房颤是心房颤动的简称，是常见的快速性心律失常之一。通俗地说，就是心房（主要是左心房）乱发指令，导致心房各部分的心肌各自为政，杂乱无章地自行收缩，心房率可达到每分钟 350 ~ 600 次，且毫无规律可言，进而影响整个心脏的正常跳动。房颤发作时，由于心率过快，患者会有明显心悸、胸闷；心房丧失有效收缩能力，心房内血液淤滞，血栓栓塞风险增加；长时间心率过快可导致心脏扩大，诱发或加重心衰。概括来讲，房颤危害有"三升三降"："三升"是指脑卒中发生率增加、住院频率增加、死亡率增加，"三降"是指患者生活质量及运动耐量下降、心脏功能下降、认知功能下降。因此，房颤患者应积极就医治疗：通过药物抗凝治疗、左心耳封堵术，降低脑卒中发病风险；使用药物转复和维持窦性心律；使用药物控制房颤发作时的快速心室率；通过射频消融、外科手术等消除房颤。具体治疗方案须由医生根据患者病情及进一步检查结果确定。

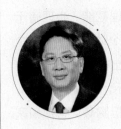

刘学波　《大众医学》专家顾问团成员，同济大学附属同济医院心血管内科主任、主任医师、教授、博士生导师，中华医学会心血管病学分会委员，中国卒中学会心血管病分会副主任委员，上海市医学会心血管病专科分会副主任委员。擅长心血管病介入治疗，腔内影像等技术精准诊治疑难冠心病。

问 如何选择心脏起搏器

我心跳很慢，医生建议装心脏起搏器。该选择什么样的起搏器？装起搏器手术危险吗？术后会不会影响生活？

答：心脏起搏器是一个扁扁的金属仪器，如婴儿巴掌大小，很轻，通过手术埋在患者胸部皮下。它能定时发放一定频率的脉冲电流，通过"行走"在血管内的电极导线传输到心脏，使局部心肌细胞受刺激而兴奋，引起心脏收缩。心脏起搏器一般分为单腔、双腔、三腔、胶囊起搏器和埋藏式体内除颤器。单腔、双腔及胶囊起搏器只有抗缓慢心律失常作用；三腔起搏器有促进心脏再同步化及抗心衰作用；埋藏式体内除颤器有终止室速、室颤，预防猝死功能。有些起搏器还有一些人性化功能，如：频率应答性功能，可根据患者运动、休息状态调整预设的起搏器频率，以适应生理需要，兼顾舒适感受；抗房颤功能，可降低房颤发作频率，改善预后；核磁兼容性起搏器，可使患者有条件地进行磁共振检查。患者可在医生指导下选择合适的心脏起搏器。

装起搏器手术通常在局麻下进行，医生先将电极导线从患者锁骨下方的静脉插入，在X线透视下，将其置于预定的心腔起搏位置，固定并检测起搏器参数；然后在胸部皮下埋入与电极导线相连接的起搏器，缝合皮肤，完成手术。安装起搏器后一般不影响正常生活，患者可安全出入各种有辐射的环境，如拨打手机、通过机场车站安检、乘坐磁浮列车等。安装一般起搏器的患者不可进行磁共振检查。

问 感冒后胸闷、心悸，是患了心肌炎吗

我上个月感冒后，感觉胸闷，心跳加快，稍微运动一下就气喘、乏力。之前看到有人因感冒后患心肌炎而发生猝死的新闻报道，我很害怕，怎么判断是否患心肌炎呢？

答：病毒感染是心肌炎最常见的原因，普通感冒、流感都可能诱发心肌炎。很多人患过感冒、流感，却不常听说身边有谁患了心肌炎，因为心肌炎的发生率比感冒低很多。大部分心肌炎症状较轻，有些患者没有明显症状；有些患者可有胸痛、胸闷、心慌、疲劳、乏力及流感样症状，经合理治疗和休息后能够痊愈。大家害怕的是暴发性心肌炎，多见于平时身体健康的年轻人，常因过度劳累、熬夜、喝酒等诱发，起病急骤、发展迅速，但相对罕见，不必过于焦虑。如果出现极度乏力、发热、心跳过快或过慢、呼吸困难、四肢冰冷或皮肤出现斑点、少尿、意识不清，需要警惕暴发性心肌炎，患者应尽快到医院急诊室诊治。

为避免感冒诱发心肌炎，患者不宜剧烈运动、加班工作，应充分休息，保证睡眠，避免劳累；均衡饮食，补充营养；逐渐增加活动量，适当锻炼；保持积极乐观的心态，使情绪稳定。PM

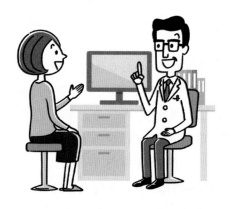

经期腰酸背痛，能不能推拿

腰酸背痛是女性月经来潮时的常见伴随症状，有些人揉一揉、敲一敲酸痛部位后，感觉有所缓解。但也有人认为，经期不能推拿，否则会导致经量增多、经期延长。到底怎么做才对？

上海中医药大学附属龙华医院妇科　李盛楠　徐莲薇（主任医师）

两类原因可致经期腰酸背痛

在判断经期能否推拿前，先要了解造成经期腰酸背痛的原因。其原因通常分为非器质性和器质性疾病。

❶ 非器质性疾病　有些女性经期出现腰酸背痛是因为子宫位置异常所致。子宫位置有前位、中位和后位之分，后位子宫的女性可能因宫体后倾或过度后屈，造成经血排出不畅，从而导致腰酸背痛。

❷ 器质性疾病　一些妇科器质性疾病会导致经期腰酸背痛，包括子宫腺肌病、子宫内膜异位症、慢性盆腔炎、盆腔淤血综合征等。比如：子宫内膜异位症女性的异位病灶可种植于盆腔或盆底子宫直肠凹陷，每次月经来临，就会腰酸背痛；盆腔炎性疾病患者月经来潮时，盆腔充血，炎性粘连造成血流不畅，会出现或加重腰酸背痛症状；子宫肌瘤压迫腰骶部，也会导致经期腰酸背痛。

先辨证型，后选推拿

中医认为，经期腰酸背痛须辨证和辨病相结合治疗。患者应先前往医院检查，如果罹患妇科疾病（如子宫内膜异位症、盆腔炎性疾病等），尤其是伴腹痛者，要慎重进行推拿。其他人群可先分辨证型，再判断是否适合推拿。

❶ 寒凝血瘀型　有些女性因经期贪凉受寒，体内有宿寒留滞，经行时乘虚而发，多见腰部冷痛沉重感、月经量少色暗、畏寒肢冷等。对腰背部行揉法、摩法等手法推拿，可使局部发热，经脉通畅，从而推动血行，达到温热散寒、通络止痛的效果。

❷ 气滞血瘀型　有些女性情志怫郁，气血运行不畅，导致经期腰部胀痛，伴经行不畅、乳房胀痛等。对

腰骶部进行柔和的按摩，有活血化瘀、疏通经络的功效，可缓解酸痛，使月经通畅，但可能引起正常范围内的月经量增多。

❸ 湿热瘀阻型　有些女性体内湿热瘀阻，经期多见腰骶部疼痛伴灼热感，月经量多或经期延长。此类人群不宜推拿，可通过中药调理改善症状。

❹ 气血虚弱型　多见经期腰酸背痛，有下坠感，喜按、喜揉，伴神疲乏力等。可轻柔按揉酸痛部位，但推拿难以改善气血虚弱，患者可在医生指导下服中药调理。

❺ 肝肾亏损型　多见经期腰骶部酸痛，伴头晕耳鸣、腰膝酸软等。"腰者，肾之府"，腰部是肾之精气覆盖区域。如果先天禀赋不足，肾气亏虚，肾精不能充养腰部筋骨经脉，可导致腰部失去荣养，出现腰酸背痛等症状。此时对腰部一些穴位进行按揉，如命门、肾俞、腰阳关等，有利腰膝、补肾阳的作用，进而改善腰酸背痛症状。

按揉"腰痛穴"更安全

经期推拿应以揉法、摩法、按法为主，注意力量适中、手法轻柔，不可暴力按压。如果手法过于粗暴，或选择了不恰当的经络推拿，可能导致月经量明显增多，或经期延长、月经淋漓不尽。

如果担心推拿腰背部会引起"大出血"，可按揉经外奇穴"腰痛穴"。该穴位于手背，一手两穴，在第二、三掌骨及第四、五掌骨之间，腕横纹与掌指关节中点处。可用两指指腹同时按揉一侧腰痛穴，交替进行，每次15分钟左右为宜。**PM**

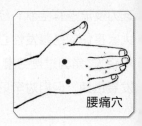

腰痛穴

五花八门的咽痛

上海中医药大学附属市中医医院耳鼻咽喉科主任医师　郭裕

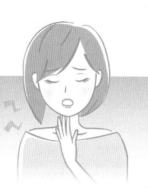

前阵子,"小刀割嗓子"给大家留下了深刻印象。咽痛是咽部疾患的最常见症状,因疾病性质、程度和患者对疼痛的敏感度而异,常有刺痛、烧灼痛、隐痛、胀痛、跳痛、钝痛等不同表现,可为阵发性或持续性,疼痛程度与病情严重程度并不完全一致。

辨证治咽痛

咽痛属于中医"喉痹"范畴,咽喉痹阻,其症不一,应根据主症、伴随症状,以及舌象、脉象来辨证处方。

❶ 外感咽痛

● **风热外袭型**　表现为咽痛较重,咽部黏膜鲜红,伴发热、恶寒、咯痰黄稠、舌红、苔薄黄。治宜疏风清热、消肿利咽,方选疏风清热汤。

● **风寒外袭型**　表现为咽痛较轻,咽部黏膜淡红,伴恶寒、发热、咳嗽、痰稀、舌质淡红、苔薄白。治宜疏风散寒、宣肺利咽,方选六味汤加减。

❷ 内伤咽痛

● **肺胃热甚型**　表现为咽部红肿疼痛较剧,咽后壁颗粒红肿或有脓点,伴口渴喜饮、大便燥结、小便短赤、舌质红、苔黄。治宜清热解毒、消肿利咽,方用清咽利膈汤加减。

● **肺肾阴虚型**　表现为咽部干燥、灼热疼痛、黏膜暗红,伴潮热盗汗、失眠多梦、舌红少苔。治宜滋养阴液、降火利咽,肺阴虚者可用养阴清肺汤,肾阴虚者可用知柏地黄丸(汤)加减。

● **脾气虚弱型**　表现为咽燥微痛、黏膜淡红或微肿,或有分泌物,时感倦怠乏力,伴大便溏薄、舌有齿痕、苔白。治宜益气健脾、升清降浊,方用补中益气汤加减。

● **脾肾阳虚型**　表现为咽部微干、痛,黏膜淡红,伴形寒肢冷、腰膝冷痛、舌淡胖、苔白。治宜补益脾肾、温阳利咽,方用附子理中丸加减。

● **痰凝血瘀型**　表现为咽微痛、黏膜暗红,伴胸闷不适、舌质暗红或有瘀斑瘀点、苔白或黄。治宜祛痰化瘀、散结利咽,方用贝母瓜蒌散。

除汤药内服外,还可根据病情选择不同的中医外治法,如中药吹喉法、中药含漱法、中药雾化吸入法、针灸、穴位贴敷、刺络放血、穴位注射、穴位按摩等。

食疗缓咽痛

① 清咽汤

取菊花、金银花各10克，生甘草、胖大海各6克，放进保温杯中，用沸水冲泡，代茶频饮，每日1剂。此方可疏散风热、利润清音，适用于风热外袭型咽痛。

② 沙参玉竹麦冬煲鸭肉

取沙参、玉竹各10克，麦冬15克，鸭肉200克，盐、姜片少许；将沙参、玉竹洗净，鸭肉焯水，与姜片一起放入锅内，加水适量，煮沸后慢火煲半小时，加入少许食盐。此方可滋阴养肺、生津润燥，适用于肺肾阴虚型咽痛。

③ 太子参炖雪梨

取雪梨1个、太子参10克、川贝5克；将雪梨洗净、削皮、去核、切块，太子参和川贝洗净；全部放入炖锅内，加水适量，煮沸后慢火炖1小时。此方可健脾益气、润肺化痰，适用于脾气虚弱型咽痛。

④ 双花安神饮

取玫瑰花10克，杭白菊、冰糖各15克；将玫瑰花、杭白菊洗净放入锅内，加水适量，煮10分钟，加入冰糖后再煮5分钟即可。此方可清热安神、理气解郁、和血化瘀，适用于咽痛伴入睡困难、睡眠浅、多梦、易醒、早醒等睡眠质量较差者。

饮食有忌口

咽痛患者要清淡饮食，忌烟、酒、浓茶、咖啡、辣椒等辛辣刺激性食物，以免刺激咽部组织黏膜，使其经常处于充血状态而加重咽痛；忌狗肉、羊肉、鹧鸪肉等温热食物，以免助热动火、生热助痰，从而加剧咽喉肿痛。此外，要重视咽部护理，保持口腔卫生。**PM**

"肝胆相照"常用于形容人与人之间诚心诚意的交往共事。而在中医理论中，这个成语又有着独特的含义。肝和胆各自有着什么功能？又有怎样的联系呢？

各司其职，共司疏泄

《黄帝内经·灵兰秘典论》曰"肝者，将军之官，谋虑出焉""胆者，中正之官，决断出焉"。

● **肝主谋虑** 肝辅佐心神，调节思维、情绪，人体内的气机通畅很大程度上依赖于肝。在正常生理情况下，肝的疏泄功能正常，人就能较好地协调自身的精神情志活动，体内气血正常运行。只有经络通利，脏腑、器官的活动才能正常。肝藏血的功能正常，人体各器官组织才能得到濡养，从而正常发挥作用。

● **胆主决断** 胆居于六腑之首，又被称为"奇恒之府"，具有贮藏、排泄胆汁的作用。只有胆腑通畅，胆的功能才能运行正常。中医认为胆主决断，胆气充足的人，决断能力强，行为果敢。

肝胆的关系可以比作关系密切的好友，二者共司疏泄、同主勇怯。肝胆只有协调配合，才能"肝胆相济，勇敢乃成"。

相互联系，彼此制约

中医认为，肝胆在生理上相互联系和促进，病理上彼此制约与影响。两者不仅在解剖上位置相近，都处于右肋之下，在生理功能方面也密不可分。胆汁乃肝之余气所化，其贮藏和排泄，有赖于肝的疏泄功能；而顺利排泄胆汁，对肝的疏泄功能又能够起到帮助作用。

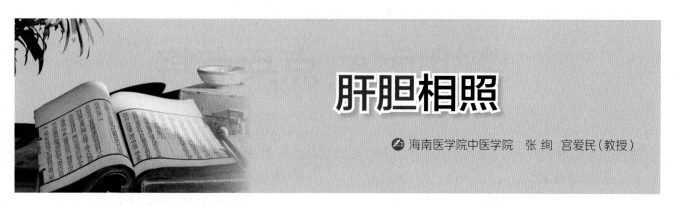

肝胆相照

海南医学院中医学院　张绚　宫爱民（教授）

在病理上，肝胆的关系同样密切。肝经以气血调畅为主，多血少气，故其郁滞多为血滞，功能失调可导致生殖系统疾病、高血压、肝胆病等。胆经以调节气机为主，多气少血，故其郁滞多为气滞，病变可引起肝胆病、头面五官病等。

"邪入于肝，未有不入于胆者。"若肝阳偏盛或不足，其他脏腑的生理功能都会受到不同程度的影响。多项研究发现，肝胆证候往往并见，联系密切。比如：胆囊炎、胆石症等疾病的发生发展与肝密切相关；乙肝患者发生胆囊疾病概率比正常人高。

防病保健，肝胆同调

只有肝气调畅，胆气充沛，二者功能正常运行，肝胆才能"相照"。在生活中，我们可通过情绪调节及饮食改善来保护肝胆。

情绪

肝在志为怒，怒伤肝。无论是长期的情志抑郁还是平时的急躁易怒，都对肝胆的影响很大，只有肝气通达，胆汁输送才能通畅，宜保持心情舒畅。

饮食

肝主青，可适当多吃绿色食物以护肝，如菠菜、猕猴桃等；肝性喜酸，可适量食用山萸肉、山楂、枸杞等酸性食物，有助于保护肝胆。

作息

中医理论认为，肝胆经与新陈代谢、排毒解毒、造血功能有关，子时（23点至1点）是胆经"值班"，丑时（凌晨1～3点）为肝经当令。如果丑时不能入睡，肝不藏血，"旧血"不去，新血不生，长久易致免疫力低下、脸色暗淡、身心疲惫、情绪异常等。

经络

拍打小腿部位的胆经、从脚踝往大腿根敲肝经，持续5～10分钟，可以预防肝胆疾病。平时还可以通过按压、艾灸穴位等方法来预防或缓解肝胆疾病。比如按压肝经的章门穴（位于腋前线，第十一肋游离端的下方），对胃肠病证及肝脾病证都有较好的治疗作用；按压阳陵泉（在膝盖斜下方，小腿外侧的腓骨小头前下方凹陷中）对于胁痛、口苦、呕吐、吞酸等肝胆犯胃病证以及下肢、关节疾患有较好效果。**PM**

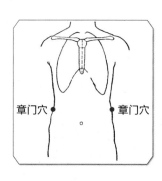

章门穴　　章门穴

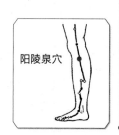

阳陵泉穴

柴胡是一味解表中药，具有退热的功效，可用于治疗感冒发热。市面上有不少以柴胡为名的中成药，如柴胡口服液、正柴胡饮、小柴胡颗粒、大柴胡颗粒等。这些药物的功效有何区别？如何选用？

柴胡退热，点兵点将

上海中医药大学附属曙光医院传统中医科主任医师　吴欢

柴胡口服液：
主治外感风寒、肌肉酸痛

柴胡味苦、辛，苦能清热，辛可宣发透邪，性微寒能清，可治疗外感风寒表证和半表半里的少阳寒热往来证；入肝、胆经，是肝经要药，能疏肝解郁，可治疗肝气郁结所致胸胁疼痛、月经不调；药性升浮，可升举清阳之气而起到举陷作用，可用于治疗气虚下陷、清阳不升、久泻脱肛等证。用不同方法炮制后，柴胡的功效有一定差异，比如：生用有升散清泄作用，醋制可疏肝理气。

现代药理学研究发现，柴胡具有解热镇痛、抗惊厥作用，在感冒发热、肌肉酸痛时服用，可退热、缓解疼痛、预防高热惊厥。

柴胡口服液仅柴胡一味中药，为解表剂，具有解表退热的功效。

正柴胡饮：主治外感风寒轻症

正柴胡饮出自《景岳全书》，也是解表剂，主治外感风寒表证初期，患者表现为微恶风寒、头身痛而不重、发热不高、无汗、鼻塞、打喷嚏、四肢酸痛，苔薄白，脉浮。此方由柴胡、陈皮、防风、芍药、甘草、生姜组成，服用后可轻疏肌表，微微发汗。但表现为发热明显、微恶风、有汗、口渴、鼻流浊涕、咽喉肿痛、咯吐黄痰的风热感冒者，不宜用此方。

正柴胡饮的中成药制剂以颗粒为主，偶见胶囊，有发散风寒、解热止痛的功效。

小柴胡汤：
主治风寒半表半里、胸闷不欲食

小柴胡汤出自东汉末年张仲景的《伤寒论》，是一张十分有名的和解方，具有和解少阳之功效，主治伤寒少阳证，症见往来寒热、胸胁苦满、默默不欲饮食、心烦喜呕、口苦、咽干、目眩，舌苔薄白，脉弦。简单地说，感冒发热患者发汗后，一般一两天就好了，但有的患者不仅没好，还出现胃口不好、胸腹不适，此时不宜再用汗法，可用小柴胡汤。

小柴胡汤由柴胡、黄芩、半夏、人参、大枣、甘草、生姜组成，现在的中成药制剂用党参代替了人参，以颗粒剂为主，偶可见小柴胡片、小柴胡汤丸、小柴胡泡腾片等。

大柴胡汤：
主治表热入里、腹胀呕吐

大柴胡汤亦出自《伤寒论》，为表里双解剂，具有和解少阳、内泻热结之功效。此方重用柴胡为君药，和解少阳证；配臣药黄芩清热，以除少阳之邪；轻用大黄配枳实，以内泻阳明热结、行气消痞；芍药柔肝止痛，与大黄配伍可治腹中实痛，与枳实配伍可理气和血，以除心下满痛；半夏和胃降逆，配伍生姜，以治呕逆不止，共为佐药。感冒发热患者病情进展，出现明显消化道症状（如恶心呕吐、中上腹胀满闷痛、便秘或腹泻等）时，应选用大柴胡汤。

大柴胡汤的中成药剂型主要为颗粒剂，属于清热剂。**PM**

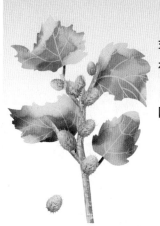

"小苍耳，骑白马，没腿也能跑天下……"小学语文书中的童谣生动地描绘了苍耳的传播方式。苍耳是菊科植物苍耳成熟带总苞的果实，在田间地头随处可见，其表面布满了钩状硬刺，当有动物经过时，可黏附到动物毛发上，随着动物的脚步进行传播，完成繁衍后代的任务。

小刺猬般的苍耳其实是一味临床常用中药，入药称苍耳子，具有散寒解表、宣通鼻窍、祛风除湿等功效，临床常用于治疗风寒头痛、鼻塞流涕、风湿麻痹、风疹瘙痒等病症。

"骑白马的苍耳"有妙用

🌿 海军军医大学中医系中药方剂教研室　张慧卿（副教授）　王殷姝

苍耳子，治"鼻"要药

古代本草著作中，多记载苍耳可治疗五官七窍的疾病，尤其擅长治疗鼻部病症，是中医治疗"鼻渊"的要药。"鼻渊"是指鼻塞流涕、不闻香臭的病症，类似现代医学中的慢性鼻炎、鼻窦炎等疾病。目前临床常用的治疗鼻部疾病的中成药中，很多都含有苍耳子，如《新编国家中成药》中收载的治疗鼻炎、鼻窦炎的中成药共38种，含有苍耳子者达到26种，占总数的68%。

在使用苍耳时，不仅可以内服，还可鼻部外用给药，如流传甚广的苍耳子油，可治疗多种类型的鼻炎、鼻窦炎，疗效确切，且制作简单。取30克炒苍耳子打粉，倒入100～200克香油中搅匀，浸泡24小时后，倾入锅内，小火熬至苍耳子粉成黑褐色，去药渣过滤，就得到苍耳子油，可放于冰箱保存备用。在使用时，每次滴鼻1～2滴，每日2～3次。方中香油滋润鼻窍、修复鼻黏膜，配合苍耳可宣通鼻窍。

苍耳草，大有妙用

不仅苍耳子可入药，苍耳全草也是中药，名为苍耳草，具有祛风散寒、除湿解毒的功效，适用于风湿痹痛、风疹瘙痒等病症。鲜苍耳草洗净、捣烂后外敷，可治湿疹、蜂刺、虫螫等。

大家熟知的消食化积中药六神曲，在加工时也用到苍耳草做原料。六神曲为鲜辣蓼、鲜青蒿、鲜苍耳草、赤小豆、苦杏仁、麦麸、面粉经过特殊的工序混合均匀，经发酵而成的曲剂。

所以，别小看我们身边的常见植物，只要稍加留心，小苍耳也有大妙用。

用药时，警惕毒性

虽然苍耳疗效确切，但在临床使用时又必须加以警惕，苍耳有一定毒性，以果实苍耳子的毒性最强。《中国药典》规定苍耳的使用剂量是3～10克，小儿用量可适量减少，用法不当或用量过大时，易引起多种中毒反应。民间百姓因自行服用苍耳子治疗鼻炎而出现中毒的新闻时有报道，中毒轻者可见头晕、恶心呕吐、腹痛腹泻等，重者可能出现烦躁不安、嗜睡、尿少、昏迷、抽搐、黄疸、肝脾肿大等，甚则丧命。

苍耳子经过炒制，其所含的毒性蛋白受热变性，毒性降低，且炒制后易于去刺，便于配方，因此临床多使用炒苍耳子。在使用苍耳子时，要特别注意使用剂量和方法，宜在专业医师指导下使用。PM

第一轮上海市健康科普人才能力提升专项（JKKPYC-2022-10）资助

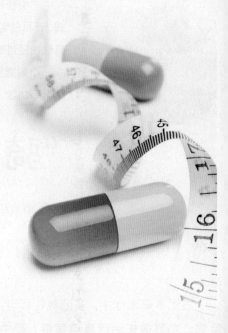

如今，管好体重已不仅仅是爱美人士的需求，更是预防肥胖相关慢性疾病的需要。然而，不论是患者还是医生，都深深体会到减重绝非易事。虽然每个人都知道应该"管住嘴、迈开腿"，但是做起来非常困难。在这种情况下，很多人寄希望于有一种神奇的药物能帮助自己轻轻松松、一劳永逸地减重。

降糖药、减重药，
谁穿了谁的"马甲"

华中科技大学同济医学院附属协和医院内分泌科主任医师 曾天舒

几十年来，制药界研发了很多具有减重效果的药物，但这些药或由于安全性欠佳而临床应用不多，或因疗效不佳而难以有效减重。近几年，有一类药物在减重领域"爆红"，那就是胰高糖素样肽-1（GLP-1）类药物，尤其是其中的司美格鲁肽在过去一年多掀起了减重热潮，许多爱美人士趋之若鹜，也有医美博主推波助澜。但是问题来了：到目前为止，我国 GLP-1 类药物说明书上都只写明该类药物用于 2 型糖尿病的治疗，而用来减重是不是错误的？如果不错，是不是所有该类药品都可以用来减重呢？

哪些药可以算作减重药

要回答上述问题，我们首先要清楚什么样的药物可以算作减重药。实际上，有多种降糖药具有一定的减重效果，如二甲双胍等。但从药品监管的角度来说，将减重适应证写入药品说明书，必须满足一定的条件。

国家药品审评中心 2021 年颁布的《体重控制药物临床试验技术指导原则》就要求，如果治疗后达到以下标准中的其中一项，可以认为所评价的减重药物有效：①活性药物组和安慰剂组之间体重相对基线下降百分比的差值至少达到 5%，且差值具有显著的统计学意义。②活性药物组体重相对基线下降百分比 ≥ 5% 的受试者比例至少达到 35%，并为安慰剂组体重相对基线下降百分比 ≥ 5% 的受试者比例的约 2 倍，且二组之间的差异具有显著的统计学意义。这一原则也是国际上主流药品监管部门的要求。

按照与之类似的原则，美国食品药品监督管理局（FDA）批准了 6 种减肥药物，分别为氯卡色林、芬特明 - 托吡酯复方制剂、纳曲酮 - 安非他酮复方制剂、奥利司他、利拉鲁肽、司美格鲁肽。其中，前三种药物主要作用于中枢神经系统，抑制患者的食欲，达到药物节食、减轻体重的效果，副作用相对较大；奥利司他作用于消化道，抑制脂肪吸收，作用相对较弱，且容易导致腹泻等消化道反应；利拉鲁肽和司美格鲁肽就是 GLP-1 类药物。

哪些降糖药可以用于减重

为什么降糖药会被批准用于减重呢？

于 2014 年发表于《新英格兰医学杂志》的"SCALE 研究"探索了利拉鲁肽配合饮食及运动对年龄 ≥ 18 岁、无糖尿病、BMI（体质指数）≥ 30 千克 / 米 ^{2}（或 BMI ≥ 27 千克 / 米 ^{2}，合并血脂异常、高血压等肥胖并发症）患者的体重管理疗效。在该研究中，所有参与者被 2：1 随机分配至接受利拉鲁肽或安慰剂治疗，同时接受生活方式干预辅导。研究的主要终点是体重改变，以及体重减轻 ≥ 初始体重 5% 和 10% 的患者人数比例。经过 56 周治疗，利拉鲁肽组平均减重 8%，安慰剂组为 2.6%；利拉鲁肽组体重减轻幅度 ≥ 初始体重 5%、10% 的患者人数比例分别为 63.2% 和 33.1%，大于安慰剂组的 27.1% 和 10.6%，且这种减重作用是独立于降糖效应之外的。从这些数据不难看出，利拉鲁肽符合药监部门批准减重药的要求，可以说，它既是降糖药，又是减重药。而 2020 年同样发表于《新英格兰医学杂志》的"青少年肥胖人群研究"则拓展了该药的减重适用人群。

这些研究结果使利拉鲁肽被多个国家或地区的药品监管机构批准用于肥胖成人及青少年的长期减重治疗。后续上市的司美格鲁肽在非糖尿病成人肥胖患者中取得了优于利拉鲁肽的减重效果，且仅需每周注射一次，因此能获得超越利拉鲁肽的市场反应也就不足为奇了。

那么，其他的 GLP-1 类药物是否可以用来减重呢？由于该类药物或多或少具有减轻体重的作用，其中部分药物进行了以获得减重适应证为目的的临床试验，但到目前为止均未获批该适应证。因此，它们仅可在降糖治疗中兼顾减重，但不可用于非糖尿病肥胖患者的减重治疗。

哪些人可以使用降糖药减重

有了前面的介绍，大家就不难理解为什么可以使用利拉鲁肽和司美格鲁肽这两个降糖药来减重了。但是还有一个问题，那就是到目前为止，我国药品监管部门还没有批准上述两种药物的减重适应证。广东省药学会颁布的我国首个超药品说明书用药目录（2022 年版）中明确指出，利拉鲁肽用于治疗 BMI > 25 千克 / 米 ^{2}、合并至少一项肥胖并发症的患者，或 BMI > 30 千克 / 米 ^{2} 的单纯性肥胖患者；而司美格鲁肽"用于治疗 BMI > 27 千克 / 米 ^{2}、合并至少一项肥胖并发症的患者，或 BMI > 30 千克 / 米 ^{2} 的单纯性肥胖患者。这里说的肥胖并发症主要指心血管代谢并发症，包括糖尿病、高血压、血脂异常、睡眠呼吸暂停综合征、有动脉粥样硬化性疾病病史等。根据这个原则，医生在将其用于非糖尿病肥胖患者的减重治疗时，需要让患者充分知情并同意。**PM**

专家提醒

减重药不可随意用，"躺瘦"更要不得

肥胖既是一种状态，又是一种疾病，使用减重药的前提是患者肥胖程度达到了药物治疗的适应证，并非像某些自媒体博主宣传的"觉得自己要减肥就可以随意使用"。不论使用多么有效的减重药，都不意味着可以"躺瘦"，生活方式干预是减重的基础治疗，应贯穿于治疗全程，甚至终身。

扫描二维码，立即收听

鱼油、鱼肝油，区别在哪里

复旦大学附属华山医院药剂科主任药师 李中东

随着人们生活水平的不断提高，越来越多的人关注并服用各类膳食补充剂，以期达到养护身体、调理健康的目的。在庞大的膳食补充剂家族中，鱼油和鱼肝油是重要成员。关于鱼油的广告宣传较多，一般以它含有DHA（二十二碳六烯酸）和EPA（二十碳五烯酸）为切入点，宣传其具有保护心血管（"血管清道夫"）、提高记忆力（"脑黄金"）、提高免疫力（n-3多不饱和脂肪酸含量高）、抗炎、缓解痛风或哮喘等保健作用。鱼肝油与鱼油仅一字之差，也来自海鱼，但两者的区别还是比较大的，甚至可以说它们是完全不同的物质。如果服用时不注意，没有对二者加以正确区分，不仅不能起到营养、保健作用，可能还会危害健康。

那么，鱼油和鱼肝油在来源、成分和作用等方面到底有哪些区别？补充鱼油、鱼肝油，需要注意哪些事项呢？

来源有区别，主要成分不同

鱼油和鱼肝油都是有保健作用的营养物质，两者的来源是有区别的：鱼油是提取自海鱼身体各部位的脂肪总称，而鱼肝油是从海鱼的肝脏中提取的。两者的主要成分也不同：鱼油以不饱和脂肪酸为主，简称 n-3 多不饱和脂肪酸，主要包括 EPA 和 DHA，某些深海鱼类脂肪的 EPA 和 DHA 含量较高；鱼肝油的主要成分是维生素 A 和维生素 D。

来源
- **鱼油** 是提取自海鱼身体各部位的脂肪总称
- **鱼肝油** 是从海鱼的肝脏中提取的

专家简介

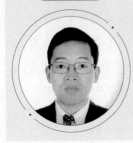

李中东 复旦大学附属华山医院药剂科副主任、主任药师、硕士生导师，中国中西医结合学会皮肤病与性病专业委员会药物治疗学组委员，上海市药学会药剂学专业委员会委员，上海市执业药师协会药学科普专业委员会委员。长期从事新药的药物动力学和药物警戒下的安全用药研究。

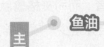

主要成分
- **鱼油** 以不饱和脂肪酸为主，主要包括 EPA 和 DHA
- **鱼肝油** 主要成分是维生素 A 和维生素 D

作用有区别，适用人群不同

鱼油有助于调节血脂、稳定血压等，适用于心脑血管疾病、阿尔茨海默病等疾病的预防和辅助治疗。

鱼肝油既有保健品类，也有药品类。

药用鱼肝油又称维生素 AD，用于治疗佝偻病、夜盲症、小儿手足抽搐症、维生素 AD 缺乏症。鱼肝油中的维生素 A 和维生素 D，在儿童发育期可用来保护眼睛，促进骨骼和牙齿发育。新生儿、早产儿都需要补充维生素 AD，家长宜在医生指导下为孩子选用药用鱼肝油。

含量有区别，市场价格不同

药用鱼肝油是纯度高、含量可控、成分配比合理的维生素 AD 制剂，使用须遵医嘱，使用过程中要定期随访。保健用鱼肝油中维生素 A 和维生素 D 的剂量一般比药用的小，消费者可适量选择及补充。药用和保健用鱼肝油的成分相同，作用相近，但价格有别。药用的价格相对便宜，保健用的要贵些。药品由政府定价，市场监管严；而保健品因口感好、包装亮眼、广告投入多，价格要贵些。

不同鱼油的含量或纯度不同，其对应的价格也不同。从含量看，普通鱼油＜浓缩型鱼油＜重构型鱼油。以价格论，也是普通鱼油＜浓缩型鱼油＜重构型鱼油。

理性选用鱼油、鱼肝油，切勿盲从

● 选用鱼油时，多加甄别

除考虑价格外，也要考虑吸收率。普通鱼油以甘油三酯为载体，易吸收，但 n-3 多不饱和脂肪酸含量低。浓缩型鱼油以乙酯为载体，不易吸收（吸收率仅约 20%，需要先在肠道被胆汁盐乳化，然后被脂肪酶水解，再被肠道细胞吸收并转化为甘油三酯，最终被吸收），但 n-3 多不饱和脂肪酸含量高的可达 80%，市售鱼油大部分是浓缩型的。重构型鱼油是指以重构甘油三酯结构为载体的鱼油，特点是易吸收，且 n-3 多不饱和脂肪酸含量可达 90%，但市售品含量一般在 30%～40%。

● 莫盲目购买，量力而行

有一些研究发现，n-3 多不饱和脂肪酸具有一定的生理调控作用，但具体该如何使用、使用量多少，都没有明确规定。因此，鱼油的保健效果尚无定论，且市售的鱼油产品质量不一、良莠难分，其功效很难保证。

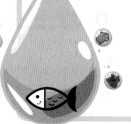

● 勿用鱼油代替药物

心脑血管疾病患者切忌用深海鱼油代替常规药物治疗。此类患者应在医生指导下治疗，在使用阿司匹林、他汀类等药物规范治疗的基础上，可把深海鱼油作为额外补充。

● 补充鱼肝油，适度为宜

鱼肝油含有人体所需的维生素 A 和维生素 D，可强健骨骼，提高免疫力。如果确认缺乏维生素 A 和维生素 D，可在医生指导下适当补充，切勿长期过量服用鱼肝油，否则可致慢性中毒，其主要症状为骨关节疼痛及肿胀、皮肤瘙痒、头痛、烦热、口唇干裂、呕吐、便秘、腹泻等。**PM**

公 示

根据《新闻记者证管理办法》和《国家新闻出版署关于开展 2022 年度新闻记者证核验工作的通知》（国新出发电〔2023〕6 号）要求，《大众医学》杂志已对申领记者证人员的资格进行严格审核，现将我单位持有新闻记者证人员名单进行公示，接受社会监督。上海市新闻出版局举报电话：021-63339117。本刊主办单位上海科学技术出版社有限公司举报电话：021－53203113。

持有新闻记者证人员名单及记者证号

记者姓名	记者证号	记者姓名	记者证号
贾永兴	K31136966000008	刘 利	K31136966000007
黄 蕙	K31136966000004	蒋美琴	K31136966000010
王丽云	K31136966000001		

 《大众医学》杂志投稿须知

为规范投稿流程，提高稿件质量，激励各领域专业人员投身医学科普工作，本刊制定以下投稿须知，敬请留意：

❶ 本刊主要接受三甲医院副高及以上职称专家或与上述专家联合署名的科普稿件。

❷ 符合条件的作者可将稿件发送至本刊投稿邮箱：popularmedicine@sstp.cn，附单位、姓名、职称、联系方式。

❸ 本刊仅接受原创、首发科普稿件，禁止一稿多投。

❹ 本刊一般自收到稿件两周内发送能否录用的通知。若未收到回复，可致电本刊编辑部查询。

❺ 未被录用的稿件可另行处理。

敬告读者

每一个月，《大众医学》都会带给您权威、实用、最新的保健知识。出版前，每篇文章都经过严格审查和内容核实。我们刊出这些文章，并不是要取代看病就医，而是希望帮助大家开阔眼界，让自己更健康。由于个体差异，文章所介绍的医疗、保健手段并不能适合每一位读者，尤其是在诊断或治疗疾病时。任何想法和尝试，您都应该和医生讨论，权衡利弊。

敬告本刊作者

1. 本刊稿件一律不退，敬请自留底稿。从稿件投到本刊之日起，一个月后未得录用通知，可另行处理。如需退稿（照片和插图），请注明。

2. 稿件从发表之日起，其专有出版权、汇编权、网络传播权、翻译权和表演权即授予本刊，同时许可本刊转授第三方使用。本刊支付的稿费包含汇编图书稿费和信息网络传播的使用费。

3. 根据需要，本刊刊登的稿件（文、图、照片等）将在本刊或主办本刊的上海科学技术出版社的网站、微信公众号等平台上传播宣传。

4. 本刊作者保证来稿中没有侵犯他人著作权或其他权利的内容，并将对此承担责任。本刊为科普期刊，不刊登论文，不收取版面费、审稿费。

5. 对上述合作条件若有异议，请在来稿时声明，否则将视作同意。

真菌病可防可治

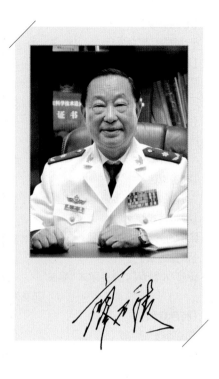

廖万清,著名皮肤病学、医学真菌学专家,中国工程院院士,中国医学科学院首届学部委员,《大众医学》顾问委员会委员,海军军医大学第二附属医院皮肤科主任医师、一级教授、博士生导师。

真菌在自然界中广泛存在,是一类数量庞大的生物种类。据统计,目前已知的真菌有约200万种,其中绝大多数对人类有益,比如:蘑菇、灵芝等是人们熟悉的大型真菌,酿酒、发面时使用的酵母菌等,也都是真菌。可以说,真菌与人类的生活密切相关。然而,有一小部分真菌却并非"善类",目前已知有563种,可使植物、动物(包括人类)罹患不同的真菌病。

致病真菌感染人体后,主要可导致两类疾病:一类是浅部真菌病,是由致病真菌引起的皮肤病,如头癣、手足癣、体股癣、甲癣等;另一类是深部真菌病,是致病真菌侵犯心、肝、肺、肾、脑等人体深部组织或脏器而引发的疾病,如肺真菌病、真菌性脑膜炎等。

手足癣等浅部真菌病很常见,很多人都曾遭遇过它们的"突袭"。癣虽不致命,但很"难缠",不易治愈,还易复发。其实,患者只要注意个人卫生、避免交叉感染,并在医生指导下接受规范治疗,是完全可以治愈的。部分患者之所以感觉癣病"难治",其中一个重要原因是"治疗不规范"。他们或因担心药物副作用而擅自停药,或认为症状好转就代表病已治好、可以不再用药。实际上,用药后症状好转并不代表真菌已被完全杀灭,没有了药物的"压制",残存的真菌很快就会"卷土重来"。

与浅部真菌病不同,深部真菌病可侵害人体任何器官和组织,严重时可致命,其危害不容小觑。尤其是隐球菌性脑膜炎,患者若得不到有效诊治,一年内的死亡率高达80%以上,说它是一种"致命病",毫不为过。自1980年至今,我与隐球菌性脑膜炎"打交道"已有40余载。最初,大家对这种疾病的认识不足,多数患者就诊过晚、病情危重,基本上是"'来'一个,'走'一个"。几十年来,我们通过对包括隐球菌在内的多种致病真菌进行形态学、免疫学、分子生物学、耐药机制等方面的深入研究,不仅实现了隐球菌性脑膜炎的快速诊断和有效治疗,使其治愈率提高至95%以上,还发现了9种新的致病真菌,并找到了有效的治疗方法,为世界贡献了中国智慧。

虽然与浅部真菌病相比,深部真菌病相对少见,但由于其症状多样、病情严重,有时甚至是致命的,故大家必须对其有所了解,以免错失最佳治疗时机。比如:人体感染隐球菌后,免疫力强的人一般症状较轻,抵抗力较弱者可出现咳嗽、流涕等感冒症状;当其侵入大脑后,可引起高热、头痛、恶心、呕吐、颈项强直等症状,此时若将其当作细菌性脑膜炎或其他疾病进行治疗,患者的病情会快速发展、加重,甚至导致其死亡。

其实,真菌病可防可治。让真菌病不再是"难缠"病、致命病,需要医患双方的共同努力,也需要加强科普宣传,让大众了解它们、认识它们。我相信,只要医生、患者、媒体"三方合力",这个愿望一定能早日实现。**PM**

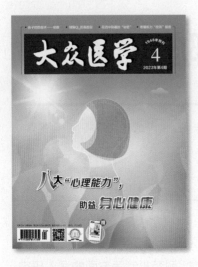

有声杂志

健康锦囊

扫描二维码,立即收听

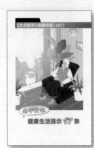

专家门诊 ▼

[心脑健康]
26 卒中防治,影像先行 /史张 林江

[糖尿病之友]
28 两种新方法,早发现糖尿病神经病变
/王茗 周健

[爱肝联盟]
29 抗病毒治疗,为肝癌患者"保驾护航"
/黄罡

[有医说医]
30 "炎设"崩塌,看清癌前病变 /孟祥军

[秒懂医学]
32 鼻子的防御术——喷嚏 /顾瑜蓉

[诊室迷案]
33 臀部"小漩涡",竟是尿床"祸首"
/王晓强

[特色专科]
34 说说肾病"P"事
/杨明 宫婵娟 戴兵

36 肺炎反复发作,居然是肺隔离症
"捣鬼" /瞿冀琛 范江

37 右腿肿,为何治左腿 /丁庆伟 孟庆友

38 七问,释疑肛周脓肿 /王晏美

40 治鼻窦炎,就像"打扫房间"
/钱敏飞 李吉平

42 嘴唇受伤莫大意 /周佳

大众医学
官方微信公众号

特别关注

八大"心理能力",助益身心健康

近年来,与心理健康密切相关的"心理能力"成为人们关注的热点之一。良好的心理能力能帮助个人应对现实生活中的各种挑战和问题,维护心理健康。

哪些心理能力对我们至关重要?如何合理看待它们?怎么在日常生活中提升心理能力,积极应对心理难题?本刊特邀心理学领域权威专家予以解答。

健康随笔 ▼

1 真菌病可防可治 /廖万清

热点资讯 ▼

4 国家医保药品目录"扩容"等
/本刊编辑部

特别关注 ▼

6 八大"心理能力",助益身心健康
/刘明矾 崔丽娟 史滋福 王育梅
杨蜀云 傅安球 苑成梅 刘电芝

名家谈健康 ▼

22 胃肠"摆烂",给点动力
/董建博 杨长青

24 为自费疫苗买单,值得吗 /孙立梅

营养美食 ▼

[饮食风尚]
44 不到"饭点"就饿,当心糖尿病前期
/冯晓慧 葛声

[食品安全]
46 警惕水产品误食,远离"致命诱惑"
/胡亚芹

本期封面、内文部分图片由图虫创意提供

轻松订阅

★ 邮局订阅:邮发代号 4-11
★ 网上订阅:www.popumed.com(《大众医学》网站)/ http://item.zazhipu.com/2000399.html(杂志铺网站)
★ 上门收订:11185(中国邮政集团全国统一客户服务)
★ 本社邮购:021-53203260
★ 网上零售:shkxjscbs.tmall.com(上海科学技术出版社天猫旗舰店)
★ 微信订阅:扫描右侧二维码,在线订阅

微信订阅

[饮食新知]
48 辅酶Q$_{10}$的真面目　/熊语嫣　苏冠华

品质生活 ▼

[预防有道]
50 氡，占天然辐射"半壁江山"
　　　　　　　/肖 虹　高林峰
52 花洒中隐藏的"秘密"　　/李 静
[颜值课堂]
54 有些斑，不要轻易"激"/刘 滢　林晓曦
[追根问底]
56 公用洗手液怎会带来"二次污染"
　　　　　　　　　　　　/范俊华
[健身运动]
57 空腹运动，当心得不偿失　/王晓慧
58 翘臀是怎样"炼"成的　　/赵 彦
[居家康复]
60 平衡功能：测一测，练一练
　　　　　　/娄小语　徐晓菁　陆佳妮
[趣说心理]
62 为何年轻人建议"专家不要建议"
　　　　　/孙淼燕　徐毅阳　孟 慧
[心事]
64 隔代教养，会不会影响儿童自立
　　　　　　　　/何彩平　陈彩玉
[健康上海]
★上海市健康促进委员会合作专栏
66 孙晓冬：让科普助力传染病防控
　　　　　　　　　　　　/王丽云

健康管家 ▼

[青春健康]
★上海市计划生育协会合作专栏
67 青春期女孩月经异常，别大意　/毛红芳

[女性保健]
68 孕期血压，可掌胎儿"生杀大权"
　　　　　　　　　　　　/李瑞霞
70 乳管扩张可"大"可"小"
　　　　　　　　/张馨月　季亚婕
[亲子育儿]
72 看懂视力"校筛"报告　/骆文婷　乔 彤
74 碍事的多生牙　　/陈延迪　邹 静

中医养生 ▼

[身边本草]
75 煎中药，部分药物为何"特殊处理"
　　　　　　　　　　　　/朱海青
[保健]
76 辨识经络解头痛　　　/刘 颖
[外治良方]
78 捏脊通经络　　　　　/孔令军
[杏林解语]
80 脾不统血　　　　　　/朱凌宇
[岐黄医术]
82 中药安神，有"养"亦有"镇"
　　　　　　　　/蔡 丽　李文涛

用药宝典 ▼

[用药安全]
84 老汉胸部发育，竟是"药祸"/傅国香
[家庭用药]
86 科学用"菌"　　　/任宏宇

健康锦囊 ▼

89 老年女性健康生活提示17条

顾问委员会
主任委员 王陇德 陈孝平
委 员（按姓氏拼音排序）
陈君石　陈可冀　曹雪涛　戴尅戎
樊 嘉　顾玉东　郭应禄　黄荷凤
廖万清　陆道培　刘允怡　郎景和
宁 光　邱贵兴　邱蔚六　阮长耿
沈渔邨　孙 燕　汤钊猷　王正国
王正敏　汪忠镐　吴咸中　项坤三
曾溢滔　曾益新　赵玉沛　钟南山
周良辅　庄 辉

名誉主编　胡锦华
主　编　贾永兴

编辑部
主任/副主编　黄 慧
副主任　王丽云
文字编辑　刘 利　张 磊　莫丹丹
　　　　　蒋美琴　曹 阳
美术编辑　李成俭　陈 洁

主　管　上海世纪出版（集团）有限公司
主　办　上海科学技术出版社有限公司

编辑、出版　《大众医学》编辑部
编辑部　（021）53203131
网　址　www.popumed.com
电子信箱　popularmedicine@sstp.cn

邮购部　（021）53203260

营销部
副总监　夏叶玲
客户经理　潘 峰　马 骏
订阅咨询　（021）53203103
　　　　　13816800360
广告总代理　上海高精广告有限公司
电　话　（021）53203105

编辑部、邮购部、营销部地址
上海市闵行区号景路159弄A座9F-10F
邮政编码　201101

发行范围　公开发行
国内发行　上海市报刊发行局
国内邮发代号　4-11
国内统一连续出版物号　CN 31-1369/R
国际标准连续出版物号　ISSN 1000-8470
国内订购　全国各地邮局
国外发行　中国国际图书贸易总公司
　　　　　（北京邮政399信箱）
国外发行代号　M158

印　刷　杭州日报报业集团盛元印务有限公司
出版日期　当月1日
定　价　15.00元

88页（附赠32开小册子16页）

杂志如有印订质量问题，请寄给编辑部调换

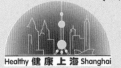

大众医学—— Healthy 健康上海行动 Shanghai 指定杂志合作媒体

《健康上海行动（2019—2030年）》提出18个重大专项行动、100条举措，将为上海2400多万市民筑牢织密一张"生命健康网"，全方位、全周期、全领域维护与保障市民健康。市民健康水平和健康城市能级的不断提升，需要全社会、全体市民共同参与和努力。《大众医学》作为健康上海行动指定杂志合作媒体，邀您与健康结伴同"行"。

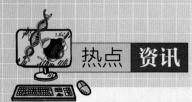
国家医保药品目录"扩容"

新版国家医保药品目录已于2023年3月1日正式实施，目录新增111个药品，新增药品价格平均降幅达60.1%。调整后，新版目录内药品总数达到2967种，其中西药1586种，中成药1381种；中药饮片未做调整，仍为892种。

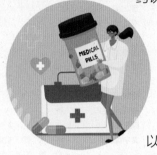

新增药品绝大多数是5年内上市的新药，包括56种慢性病用药，14种抗肿瘤药物，2种新冠病毒感染治疗用药，等等。此外，对于部分过去已经纳入目录的药品，新版目录对其适应证进行了扩容，以进一步拓宽医保报销范围。

泻药依赖，或增加中老年人患痴呆风险

许多中老年人受便秘困扰，部分人对泻药依赖较重。近期，英国一项纳入50多万名中老年人的研究显示：相较于不经常服用泻药的人，经常服用泻药者患痴呆症的总体风险增加了51%；服用的泻药类型越多，患痴呆症风险越高，使用一种泻药者患病风险增加了28%，服用两种或更多种泻药者患病风险增加了90%；在只服用一种泻药的人中，服用渗透性泻药（如甘露醇、乳果糖、山梨醇、聚乙二醇等）者患痴呆症的风险最高，增加了64%。

研究人员表示，经常服用泻药可能会改变肠道微生物群，进而影响从肠道到大脑的神经信号传导，或增加可能影响大脑的肠毒素的产生。

精子质量 大幅且持续下降

精子数量、浓度、活动力、形态等指标与男性生育力关系密切。近期，以色列希伯来大学研究团队发现，50年来，男性精子浓度下降51.6%，精子数量下降62.3%，且下降速度不断加快。精子质量与日常饮食、作息和生活习惯等息息相关，吸烟饮酒、久坐、缺乏运动、肥胖、心理压力大、不健康饮食等不良生活方式均是造成精子质量下降的危险因素。

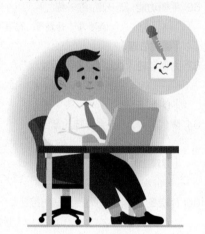

上海设置"示范性室外吸烟点"，规范室外吸烟行为

烟草烟雾中含有数百种对人体健康有害的物质，包括至少70种致癌物。中国每年有超过100万人死于烟草相关的疾病，其中至少10万人是受到二手烟危害的非吸烟者。上海是我国较早开展控烟工作的城市之一，10多年来成人吸烟率呈持续下降趋势，室内控烟状况不断向好，但室外空间二手烟暴露相对突出。为此，《上海市民健康公约》"八不十提倡"和《上海市民健康生活新风尚》"25条"中将"不随处抽烟""不吸游烟，勿做行走的污染源"列入核心内容。在此基础上，为规范室外吸烟行为，引导市民逐步形成吸烟前往室外吸烟点或远离人群的行为习惯，降低二手烟对公众健康的危害，自2022年起，上海启动"室外吸烟点示范建设项目"，在"一江一河"滨水公共空间、综合商圈、体育场地、公园绿地、会展场馆、交通枢纽、文博场馆等场所建设"示范性室外吸烟点"。近期，首批100个"示范性室外吸烟点"已投入使用。

江西：适龄女生可免费接种二价 HPV 疫苗

江西省政府近期宣布，拥有江西省学籍或户籍、处于初中阶段、2023 年 12 月 31 日前不满 14 周岁，且未接种过 HPV 疫苗的女生，可以免费接种二价 HPV 疫苗，以最大限度地保障女性在最佳年龄接种，预防两种高危型 HPV 感染导致的宫颈癌。根据实施方案，江西省将于 2023 年 9～11 月组织第一剂次 HPV 疫苗接种。此前，广东、福建、海南等省已开展相关 HPV 疫苗免费接种工作。

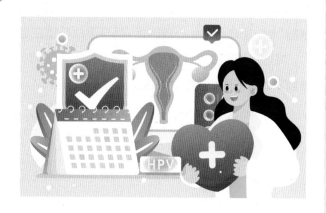

优质睡眠，有助长寿

有研究者列出了"优质睡眠"的 5 个评价标准：①每晚 7～8 小时的睡眠时间；②每周入睡困难不超过 2 次；③每周失眠不超过 2 次；④不使用安眠药；⑤每周至少有 5 天醒来时感觉休息良好。研究发现，与最多只能满足上述一项标准的人相比，满足上述 5 项标准的人，全因死亡风险可降低 30%，心血管疾病死亡风险可降低 21%，癌症死亡风险可降低 19%。此外，满足上述 5 项标准的男性，预期寿命延长 4.7 年；满足上述 5 项标准的女性，预期寿命延长 2.4 年。

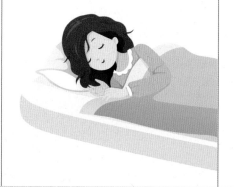

"无肉不欢"有依据

近期，研究者对"无肉饮食主义者"（在过去 12 个月内从不或很少摄入肉制品及海鲜等的人）进行研究，发现与吃肉人群相比，不吃肉人群注意力不集中、健忘现象更多见，且抑郁风险高出 165%。"无肉饮食"可能导致一些有益于心理健康的营养素（如 n-3 脂肪酸、维生素 B_{12}、维生素 B_6、维生素 D、铁和锌）的摄入量不足，从而引起抑郁症等精神疾病。

"零卡糖"可能影响心血管健康

近年来，一些号称"0 糖、0 卡、0 脂肪"的"无糖"饮料逐渐风靡。这类饮料中添加"零卡糖"（代糖）来增加甜味，如三氯蔗糖、安赛蜜、阿斯巴甜、赤藓糖醇等。

但"0 糖"并不代表"0 风险"。近期一项研究发现，赤藓糖醇可能引起心血管事件，其在体内的水平升高或与血栓形成风险升高相关。

经常"下馆子"，死亡风险增加

很多年轻人因为没时间、厨艺不佳等原因很少下厨，下馆子、点外卖等逐渐成为一日三餐的"标配"，其背后的健康隐患不可忽视。经常外出就餐容易使脂肪、钠摄入超标，保护性营养素摄入不足，增加肥胖、高血压、糖尿病等患病风险。近期，武汉科技大学医学院的研究人员通过平均 17 年的随访，对餐馆就餐与死亡风险之间的关系进行了研究。结果显示，与很少在餐馆吃饭者（每周少于一顿）相比，经常食用（每天 ≥ 2 次）餐馆食物者患肥胖、糖尿病等慢性病的风险明显上升，死亡率增加 49%。**PM**

（本版内容由本刊编辑部综合摘编）

　　近年来，与心理健康密切相关的"心理能力"成为人们关注的热点之一。良好的心理能力能帮助个人应对现实生活中的各种挑战和问题，维护心理健康；相反，如果一个人某方面的心理能力不足，在遭遇"心理难题"时，就容易发生心理困扰，甚至造成心理疾患。

　　哪些心理能力对我们至关重要？如何合理看待它们？怎么在日常生活中提升心理能力，积极应对心理难题？本刊特邀心理学领域权威专家予以解答。

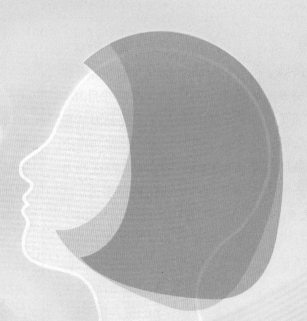

八大"心理能力"，
助益 身心健康

　　策划　本刊编辑部
　　执行　刘利
　　支持专家　刘明矾　崔丽娟　史滋福　王育梅
　　　　　　　杨蜀云　傅安球　苑成梅　刘电芝

① 悦纳自我力：
肯定自我，远离消极情绪困扰

江西师范大学心理学院　刘明矾（教授）　程琛

在心理学中，悦纳自我是指个人对自身及自身特质所持的积极态度，即不仅要接纳自己的优点和长处，也要接纳自己的缺点和不足，并在此基础上使自我得到良好发展。简单地说，就是"尽管我与众不同或有缺陷，但我依然认可自己"。

悦纳自我是心理健康的一个重要标志。心理学理论认为，人都有自尊的需要，而悦纳自我能够产生高自尊，有利于缓解个体发展中的矛盾冲突——与他人和解，与自己和解，减少消极情绪的困扰。

测一测：你能悦纳自我吗

大家可以通过"悦纳自我问卷"初步了解自己悦纳自我的程度。

以下是一些反映自我情感、态度或行为的陈述，请根据自己的真实情况选择相应的数字：1 表示与自己的情况非常相同，2 表示基本相同，3 表示基本不同，4 表示非常不同。

1. 我内心的愿望从不敢说出来；
2. 我总是因害怕做不好而不敢做事；
3. 做任何事情只有得到别人的肯定我才放心；
4. 我总是担心会受到别人的批评或指责；
5. 做任何事情之前我总是预想到自己会失败；
6. 我认为别人都不喜欢我；
7. 我总担心自己会惹别人不高兴；
8. 我总是担心别人会看不起我。

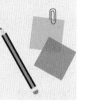

将每个题目的得分相加，总分越高，代表自我接纳的水平越高；总分较低（低于 16 分），说明自我接纳程度偏低，需要通过努力提高自我接纳水平。

3 条建议，学会自我接纳

❶ 重视能力培养，掌握更多技能

掌握一定的技能和工作、学习方法，让自己能够胜任大多数任务，是提高自我接纳程度的根本途径。首先，要认识到能力是可以培养和锻炼提高的，要有成长型思维，相信无论现在能力如何，都是暂时状态，因为我们有能力继续学习和不断成长。其次，设定技能目标，并付诸行动，每年至少学习一项新技能。坚

专家简介

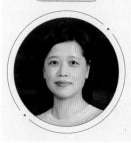

刘明矾　江西师范大学心理学院教授、博士生导师，心理技术与应用研究所所长，教育部心理健康教育教学指导委员会委员，江西省高校人文社科重点基地心理健康教育研究中心主任。擅长青少年情绪障碍的评估和心理干预。

持下去，就会发现自己在不知不觉中学会了很多东西，具备了胜任各种任务的能力，能够在工作中实现自我价值，获得满足感和幸福感。

❷ 停止与自己"对立"，练习自我肯定

停止对自己的不满与批判。从现在起，每天尝试用积极的言语来自我激励、振奋心情，如"我能够渡过难关""我今天的形象很不错"等。日复一日通过口头语言或书面文字肯定自己，重复次数足够多，时间足够长，量变带来质变，这种积极的自我肯定就会"植入"自己的潜意识，巩固下来并发挥积极作用。

另外，还可通过写感恩日记或成长日记等方式，记录自己各方面的发展、进步和成绩，及时给予自己奖励。通过这种方式，把注意力集中在自己的优点和成功上，建立和巩固良好的自我感觉，做到悦纳自我。

❸ 接纳不足，扬长避短

心理学中有一种效应：越是压抑，越会反弹。因此，不接纳自我的程度越深，就越会关注与之相关的所谓"问题"，从而产生焦虑和抑郁等不良情绪。因此，要坦然接受自己的不足，勇敢面对不完美的自己，不因别人的喜恶而否定自己，并适时将"视线"转移开。需要提醒的是，有时并非真正"不够好"，而是因为一味用自己的劣势与他人的优势比较所致的相对"不够好"；要有"田忌赛马"的智慧，适当做向下的比较，明白自己的长处所在，强化自己的优点，扬长避短。

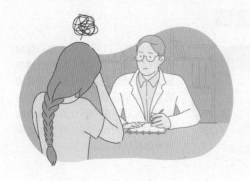

环境适应力简称适应能力，是人为了更好地生存而进行的心理、行为等方面的适应性改变，以使自身与所处环境达到一种和谐状态。

良好的适应能力有助于个人"找准位置"，懂得哪些方面可发展，哪些方面要回避，进而促进身心健康成长，实现自我价值。良好的适应能力是心理健康的重要指标，适应能力良好的人更少出现焦虑情绪，更会处理人际关系和人际冲突，拥有更好的情绪和心态。

适应到底是一种能力还是品质，心理学界一直有争论。但毫无疑问，适应能力一定是可以培养的。例如：独生子女通常存在一定程度的人际关系不适应，因为他们在家庭环境中"一个人成长"，习惯了以自我为中心，很多独生子女走向社会后往往不善于处理人际关系，尤其不善于处理人际冲突；不过，经过一定的磨炼和有意识的培养，他们的适应能力会得到提高，最终达成良好的社会适应能力。

要评定适应情况如何，需借助专业心理学量表。如果想简单而快速地评估一下，可以问自己：我对自己的生活满意吗？如果感到基本满意，总体感觉基本幸福，则表明适应情况良好。

每个人都要适应环境

● **自然环境** 自然环境具有恒常性，即相对"稳定"，因此对人的影响相对小一些。当然，随着交通的便利化，现代人的迁徙越来越普遍，到一个气候等方面环境完全不同的地方生活，常常会出现一定的不适应。

● **社会环境** 我们生活在一个飞速发展的世界，对社会环境的适应是现代人要面对的重要问题。人是社会的人，我们不能要求社会适应我们，而应该主动去适应社会，要随着社会的变化改变自己、重塑自己。要提醒大家的是，在改变和重塑的过程中，不能失去做人的底线，不能违背做人的基本原则。

● **家庭环境** 每个人都是在家庭中成长起来的，并且在

环境适应力：
因变而变，提高生活满意度

华东师范大学心理与认知科学学院应用心理学系教授　崔丽娟

家庭中逐渐变老。从儿童青少年到中年，再到老年，我们在家庭中的角色随着年龄增长而不断变化，儿子会成为爸爸，爸爸会成为爷爷，这些都需要不断适应。

● **身心环境**　主要指个人的身心健康状况。在生长发育期，身体和心理都在不断发展，这对儿童青少年的适应能力提出了挑战；到了中老年，身体状况开始不断下滑，人们又面临新的适应。

6 条建议，全面增强适应能力

❶ 提高学习能力

适应能力变差往往伴随学习能力下降。面对社会日新月异的"飞速"变化，如果没有一定的学习能力就会难以适应。很多老年人就是因为学习能力下降，跟不上社会的变化与发展，结果适应不良。因此，要注重学习能力的培养。"活到老，学到老"，只要用心付出努力，就会收到成效。

❷ 适应角色转换

人一生中会经历很多角色的转换。在家庭中，年少时的主要身份是子女，要适应做子女的身份；长大后结婚生子，当孩子以"不同"的眼光看你时，要担负起父母的责任；成为爷爷奶奶后，也要尽快适应新的身份，在"退出"中找到新的生活支点，活出精彩。

❸ 适应身体衰老

随着年龄增长，健康状况难免逐渐下降，甚至会患各种慢性病。衰老是自然规律，要以平和的心态看待。尽力做到坦然接受身体变化、思维能力下降等现实，在此基础上尽量做好预防保健工作，积极医治慢性病。

❹ 接纳生活中的不如意

不要把"适应"拔得太高，否则会让你觉得高不可攀。如果我们能在积极的社会适应中实现自身价值，让生活多姿多彩，这固然很好。但我们得承认，人生总会有很多无奈和不如意，生活中总会有怨言和不开心，这也是生活的本色。如果不能改变（或一时不能改变），那就要带着哲学思想去接纳它们：即使不能快乐地享受每一天，也可选择平和地度过每一天。

❺ 以目标为导向

人的精力有限，一切要为目标服务，不能不加区分地去适应每一件事。因此，面对生活中各种各样的人、事、物时，首先要理清目标，知道自己想要的是什么。对于那些与目标无关的事，不必花费过多精力去应对，甚至可以不予理会，要全力以赴，为目标而努力。

❻ 多给自己历练的机会

适应能力的提高离不开历练。生活在"温室"中，是不可能具备较强的适应能力的。因此，要有走出去、闯世界的勇气。当然，历练并不意味着单打独斗，当遇到难以应对的困难时，要学会寻求他人的帮助与支持，这也是一种能力。待适应能力提高后，可在某些领域独当一面，甚至还可以帮助他人。

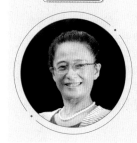

专家简介

崔丽娟　华东师范大学心理与认知科学学院应用心理学系教授、博士生导师，中国社会心理学会副会长，中国心理学会社会心理学专业委员会主任委员，上海市社会心理学学会会长。擅长社会心理学、老年心理学的教学和研究。

③ 专注保持力：
排除干扰，提高效率

湖南师范大学心理学系教授　史滋福

很多"现代人"都有过这样的感受，即越来越难以专心做一件事。比如：无法坚持阅读完一本厚点的书；工作或学习过程中时不时要看看手机、查阅新通知，刷刷社交软件，导致工作、学习效率下降；等等。其实，这就是受到干扰、专注力下降的表现。

专注保持力简称专注力，是指一个人专心于某一件事或活动时的心理状态。大量心理学研究表明，专注对个体的成长、成就具有极其重要的作用。专注力强的人，可以用更短的时间完成更多的事情，执行能力更强，在生活中更少感到无聊，生活幸福感更强。

专注力下降已成为现代人的"通病"。这既与外界因素（如网络时代大量碎片化信息的"诱惑"、个人需要处理的任务过多等）有关，也与自身内在因素有关（如自控力下降等）。

不专注，诱发思维惰性、"无聊感"

❶ 损害思维能力，影响工作学习

人的基本心理过程包括感觉、记忆、思维等。其中，思维作为一个高级心理过程，需要注意的参与才能进行。如果缺乏专注力，思维的流畅性、创新性就会降低。专注力较差的个体，往往会表现出僵硬单一的思维方式，行事、思考更多遵循思维定势，较少产生创新想法。此外，专注力越低，人们进行深度思考的意愿也越低，思维惰性越强。最终，专注力下降会导致工作、学习的能力和效率下降。

❷ 引发无聊，导致消极情绪体验和不健康行为

无聊是一种弥散性的不愉快、不满意和不想行动的情绪体验，已成为当今一种普遍的社会现象。缺乏专注力和无聊往往互为因果：无法对某项任务保持专注的人，经常会体验到一种无意义感，即"当前所做的不是我想做的"，这种感觉会诱发无聊；感觉无聊的人，往往觉得工作、生活是单调、无趣的，进而难以调动注意力去完成某项任务。需要提醒的是，经常性的无聊，还会进一步导致抑郁、焦虑、孤独等负性情绪体验，甚至不健康的行为。

当一个人无法对工作、学习保持专注，且无法从正在做的事情上获得意义感时，强烈的无聊感就会将

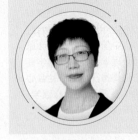

专家简介

史滋福　湖南师范大学心理学系教授、博士生导师，中国心理学会教育心理学专委会委员，湖南省心理学会理事，湖南省普通高校青年骨干教师。擅长思维心理学、网络心理和学习心理等领域的教学和研究。

他引导到更轻松、更容易短期获得快乐的活动上，如玩智能手机、吃零食等。智能手机功能强大，使用者往往需要灵活地在不同任务间切换，而这种执行多任务的习惯与保持专注力的要求（即专一执行单个任务）相悖，从而反过来导致个体专注力下降，由此形成恶性循环。

4 条建议，提升专注程度

❶ 学会时间管理

要提升专注力，先要学会时间管理。专注"失败"在很大程度上是由于时间规划失败：不清楚什么时间该做什么事，就会在做每件事时都心不在焉，效率低下。时间管理"四象限法"是很有名的一种时间管理方法，即将当前需要处理的事情按照重要和紧急两个维度，依次划分为四个象限：重要又紧急、重要但不紧急、紧急但不重要、不紧急也不重要。在决定行事的先后顺序时，先考虑事情的轻重，再考虑事情的缓急，将事情合理规划，进而提高效率。

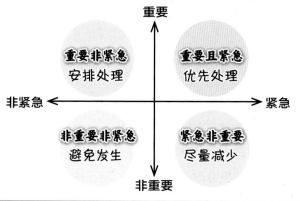

❷ 培养自控能力

除事先规划之外，执行也非常重要。专注不仅是对部分对象的"选择性注意"，也是对无关对象的"选择性忽略"，这要求我们有较强的自控能力。研究发现，自控力强的学生在学习和活动上都有更好的专注力，能更大程度避免受到环境中各种干扰性因素的影响。此外，注意是一个极不稳定的过程，当我们的情绪、心态发生波动时，注意也会迅速产生波动。因此，我们需要培养和保持良好的自控力，使自己保持稳定的情绪状态，进而促进专注力的提升。

❸ 加强专注训练

平时可通过一些小方法锻炼和提升专注力。

方法一： 问问自己"我最长能集中注意力多长时间""状态不好时，能集中注意力多久"。对自己基本的专注力情况有个初步了解后，就能根据目前的状态，对保持专注的时间有一个心理预期，避免在无法达到预期目标时产生挫败感。

方法二： 在日常活动中，可预先设置一些提醒，让自己在分心后尽快回到当下的任务中。比如：在电脑屏幕上设置一则提示性标语（如"刚刚我在做什么"），设置特殊的提示铃声，等等。这对专注的过程会产生积极作用。

方法三： 问问自己"专注完成任务后，喜欢得到什么样的奖励"。可在每次成功后奖励自己一张星星贴纸，集满若干张后就允许自己去做一件喜欢的事情。这样可对自己的专注行为进行强化，促进专注力的提升。

❹ 进行冥想放松

专注强调长时间集中注意力。当任务本身无法吸引我们时，集中注意就会变得十分困难。此时，可借助冥想放松等手段来提升专注力。冥想是一种注意力训练方法。冥想时，需要保持自然放松的感觉，不要去想任何事，只专注于呼吸和身体各部位的感受；当身体进入放松的状态时，呼吸会变得缓慢而平稳。其实，身体放松的过程就是一个保持专注的过程。研究发现，仅仅四天的冥想练习就足以增加保持专注的时长。

④ 延迟满足力：
自制自律，走向成功

河北医科大学第一医院精神卫生研究中心主任医师　王育梅

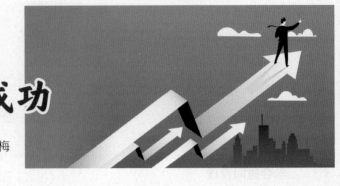

心理学上所称的"延迟满足"，是指为了更有价值的远期结果而放弃当前"即刻满足"的抉择取向，以及在此过程中展现出的自我控制能力。

多年来，心理学家一直认为智商高低是决定一个人能否成功的关键因素。实际上，智商能否最终起作用，很大程度上取决于当事人"延迟满足"的能力，即自我控制能力。因为即使是最聪明的人，也需要通过完成一个个具体任务来取得进步，而这一切都需要自律。

另一方面，那些缺乏延迟满足能力的人，往往倾向于"活在当下""及时行乐"，不擅长做长期打算，经常推迟去做那些真正有意义但较难完成的事情，导致拖延行为。拖延行为不仅会带来压力，还会导致内疚、沮丧、恐惧、焦虑、抑郁、自我埋怨等负性情绪，这种状态又进一步会使人选择逃避，加重拖延行为，形成恶性循环。

避免"及时行乐"陷阱

"及时行乐"是延迟满足的对立面。在现实生活中，要加强自我控制，避免落入以下"及时行乐"的陷阱。

❶ 过分放松自己

在实现目标的过程中，取得一些进步是令人高兴的事，但很多人会把进步当成"放纵"的借口。例如：花了很多时间复习功课，感觉自己做得不错，就允许自己整晚地玩耍、休闲，结果导致"心收不回来了"。给自己一些小小的奖赏是可行的，但"款待自己"要有度，避免变成自我放纵，否则很难完成最终目标。

❷ 向明天"赊账"

一些人总是寄希望于未来，认为现在犯错不要紧，以后还有机会改正，放松了对自己的要求，尤其是当你"确信"自己下次不会做出同样选择的时候。比如：一个想戒烟的人，会安慰自己"今天先抽一根，从明天起一定戒烟"；一个计划健身的人说"今天先不锻炼，明天一定会去健身房"；等等。事实上，到了"明天"，他们仍然会做同样的事。

❸ 找"合理的理由"

在一些看似合理、符合道德规范的理由的"掩护"下，人们更容易犯"及时行乐"的错误。比如：选择了健康主食，可能会在饮料、配菜、甜点上"放纵自己"，结果摄入更多热量；不想做作业了而去打球，认为锻炼身体也很重要，结果可能会耽误作业的完成；等等。

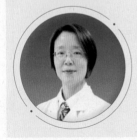

王育梅　河北医科大学第一医院精神卫生中心心境障碍科主任、主任医师、博士生导师，河北医科大学精神卫生系副主任，河北省医学会精神病学分会青年学组组长，河北省中西医结合学会睡眠医学专业委员会副主任委员。擅长心身疾病、睡眠障碍、双相情感障碍等的诊治。

做出改变，增强延迟满足能力

如何才能抵制外界诱惑和自身行为习惯的影响，提高延迟满足的能力呢？

❶ 主动减少选项，避免"无关诱惑"

人总是趋利避害的，当面临多种选择时，我们总是倾向于选择容易满足自己、最容易完成的那个选项，但这样做往往与长远目标相悖。为此，要未雨绸缪，事先主动减少选项，为临时改变正确选择或选择不重要的选项而设置障碍、增加难度。比如：在进餐时，桌上只摆各类健康食品，而将零食等放在柜子深处；坐在电脑前工作时，预先减掉上网和玩游戏的选项，可暂时拔掉网线、将电脑中的游戏卸载。

❷ 避免破窗效应，多与有自控力的人相处

所谓"破窗效应"，是指如果有人打坏了建筑物的一扇窗户，而这扇窗户未得到及时维修，人们就可能认为"破窗"是正常的；在其"示范"作用下，会有更多的窗户被打坏。同理，看到别人受欲望支配而忽视规则时，我们也更容易屈服于诱惑，自控力会降低。所以，不妨多与自律的人相处，这会使自己更上进；减少与自控力差的人相处，以免使自己更放纵。

❸ 十分钟延迟法则，转移注意力

十分钟延迟法则要求：在生活中面对某个诱惑时，先强制性安排十分钟的等待时间；如果十分钟后你仍旧想要它，再去获取。在十分钟的等待时间中，需要进行以下几点努力：多想一想，自己更长远的目标是什么；在视觉上或从物理距离上，尽量远离诱惑目标；转移注意力，减少对诱惑目标的关注程度；等等。一般地说，十分钟之后，"诱惑"的吸引力会大大下降，自己延迟满足的能力也会得以提高。

❹ 理清欲望，明白自己想要什么

事实上，每个人都具备掌控自己选择的能力。当注意力被分散时，或即将向诱惑投降时，要静下心来，理清自己的欲望，知道自己真正想要的是什么，什么才能真的让自己更快乐。明白了这些问题的答案，当下的满足也就不值一提了。

一项关于延迟满足的心理试验

20世纪60年代，国外一名心理学教授通过试验发现了延迟满足的"奥秘"。研究者找来数十名儿童，让每个人单独待在一个房间，每个房间桌上放着大家都爱吃的棉花糖。研究人员告诉他们：你们可以马上吃掉棉花糖，或等研究人员返回时再吃，后一种做法有奖励——还可以再得到一颗棉花糖。结果，很多孩子坚持不到三分钟就放弃了；只有约三分之一的孩子做到了"延迟满足"，他们等研究人员回来（15分钟后）才吃了棉花糖，并得到了奖励。

10多年后，这些孩子都上了高中，研究人员调查了他们的学习成绩、处理问题的能力、同学关系等。结果发现，当年那些能做到"延迟满足"（等待15分钟再吃糖）的孩子，学习成绩普遍较好，其他方面的表现也较优秀；而马上吃掉棉花糖的那些孩子，学习成绩总体较差，处理问题的能力和社交能力也较弱，更容易出现各种行为问题。研究者得出结论：那些具备延迟满足能力的儿童，长大后在学习、处事、社交等方面表现更出色。

⑤ 情绪管理力:
适时表达，保持平和心态

📖 昆明医科大学附属精神卫生中心主任医师　杨蜀云

情绪是一种感受或体验，是大脑功能的一个部分，伴随着大脑的认知活动而出现。每个人的情绪都不同，我们需要认真觉察其存在，理解、认识、管理情绪，使我们少受一些负性情绪困扰，健康快乐地生活。

情绪具有两极性。日常生活中，不管遇到什么事情，都需要大脑进行理解和判断，并得出结论。当得到符合内心期待的结论时，我们能获得正性情绪，如欢喜、愉悦、开心等；相反，结果与内心期待背道而驰时，我们会经历负性情绪，如悲伤、沮丧、情绪低落、紧张、恐惧等。正性情绪有助于保持心理健康，而程度较重、持续时间较长的负性情绪会使我们产生心理困扰，甚至患心理疾病。

情绪是带着能量的。刚感受到某种情绪时，情绪的能量是最高的；随着时间推移，情绪能量会渐渐消失。所谓"冲动是魔鬼"，是指在情绪能量很高的情况下，我们的认知和判断往往会受到影响，导致我们做出冲动的决定，由此可能造成不良后果。

什么方法可以管理情绪

❶ 觉察感知情绪

现实生活中，要学会觉察情绪的出现，充分感受它。先不必理会情绪是积极（如开心、放松、成就感等）还是消极（如沮丧、内疚、失望等）的，只是觉察和体会情绪，不带感情、不做判断地去感受情绪的客观存在。要充分理解自己此时此刻的情绪，接纳它就是目前自己心理的一个组成部分，允许其存在，并无条件接纳它。还可尝试带着它去探索内心的心路历程，加深对自己的了解。

❷ 做好心理准备

不管情绪是好是坏，都是人生中必然要经历的。当事情结果符合期待时，好情绪就会油然而生，这是大家都乐意接受的；相反，事情结果不尽如人意时，大家都会感到难以接受，不良情绪就会产生。生活对谁都是公平的，每个人在不同的人生时期，都要经历一些不好的事、结果和坏情绪。为此，我们要做好心理准备：我们能否"接得住"，不被坏情绪打败？被坏情绪包围时，能否穿越苦痛，获得重生？

专家简介

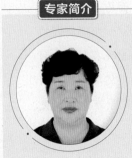

杨蜀云　昆明医科大学附属精神卫生中心主任医师、教授，睡眠医学中心主任，昆明市抑郁障碍诊治技术中心负责人。擅长各种难治抑郁症、情感障碍、睡眠障碍及心血管疾病伴发心理问题的诊断和治疗。

❸ 利用情绪的能量

不管是好情绪还是坏情绪，都有一个慢慢平复的过程。处于情绪能量高峰时，我们的认知往往会有局限，看不到事物的方方面面，听不进别人的建议。因此，觉察到自己的情绪处在能量的高峰时，要懂得"暂停一下"。常用的方法是：这一刻，放下手上的所有事情，把全部的注意力都集中到呼吸上，关注自己此时此刻一呼一吸的状态，让身体放松，等待情绪能量慢慢回落。在情绪能量降低后，就能更清晰地知道自己内心想要什么，然后再做决定。

❹ 尊重选择，释怀情绪

人生中的选择是多种多样的，有什么样的选择，就会有什么样的结果和情绪反应。一些人会因为曾经做出的选择而难以释怀，长期被不好的情绪所困扰。其实，换个角度看，在那个时间、那样的情景下，或许自己所做的选择就是最好的，不必为此产生懊恼、后悔，甚至怨恨等情绪。不妨换个角度审视曾经的选择，也许会得出不同的结论，并完全释怀。学会尊重自己曾经的选择，接纳由此产生的种种情绪，才能做到心安理得，享受平和人生。

要学会适度、适当表达情绪

积极表达情绪有利于维护心理健康，应鼓励尝试。一般地说，表达情绪有 4 种不同的方式。

❶ 向他人表达

一般情况下，向他人表达积极情绪（如与他人分享自己的开心、愉快等），多数会被接受。如果要向他人表达悲伤、沮丧、抑郁等情绪，要掌握原则。比如：对方是否愿意接受你的倾诉和表达？对方是否可靠，能否保密，不把事情当作茶余饭后的谈资？对方是否会用指责、评价的方式对待你的表达？总之，出现负性情绪时，最好选择心智成熟、人品可靠、能够接纳和理解你的人去表达。表达负性情绪的程度可以去"探索"，如果冒险"一股脑儿托出"，必须做好足够的心理准备。

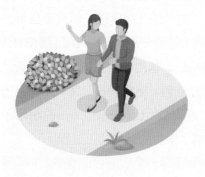

❷ 向环境表达

可对着物品、植物、动物表达情绪，也可到空旷的大自然、无人的教室、心理宣泄室等环境中表达情绪，还可用运动的方式表达情绪。

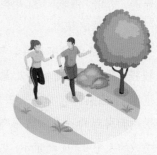

❸ 向自己表达

可通过写日记等方式，表达自己的情绪。还可翻看自己过去写的日记，回想和温习当时的情绪状态。如果感到日记中表达的情绪"不得体"，也可销毁日记。

❹ 升华表达

即用诗词、小说、散文、画作、雕塑等文艺作品表达情绪。例如，"春风得意马蹄疾，一日看尽长安花"，表达的正是诗人登科之后的开心、兴奋之情。

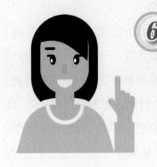

⑥ 暗示驾驭力：
多积极暗示，促身心健康

南京理工大学社会学系副教授　张　田
上海师范大学心理学系教授　傅安球

巴甫洛夫曾说："暗示是人类最简单、最典型的条件反射。"心理暗示普遍存在，人皆有之。暗示可源于外界（即他人的暗示），也可来源于自己。成语故事"疑邻窃斧"就是自我心理暗示的典型例子："人有亡斧者，意其邻之子，视其行步，窃斧也；颜色，窃斧也；言语，窃斧也；动作态度无为而不窃斧也。俄而扣于谷而得其斧，他日复见其邻人之子，动作态度无似窃斧者。"来自他人的暗示也很普遍，所谓"催眠"，就是指在他人（催眠师）的暗示下进入催眠状态。

人的受暗示性有差异。有些群体受暗示性整体较强，最典型的是低龄儿童。有一个现象叫"群体癔症"，指某种精神紧张相关因素在多人之间相互影响而引起的一种心理障碍。例如：看到旁边一起吃饭的人呕吐，受之暗示，觉得自己肠胃不适，并开始呕吐，进而引发周围一群人都出现呕吐症状。这一现象常出现在幼儿园的环境中，就是因为学龄前儿童易受暗示。

专家简介

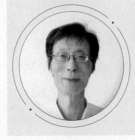

傅安球　上海师范大学心理学系教授，上海市"国家心理咨询师"教材首任主编，心理咨询师资格考试面试考官，上海师范大学心理咨询与发展中心原主任，美国催眠治疗师考试委员会催眠治疗导师。长期从事临床心理学的教学和研究。

测一测，你是否易受心理暗示影响

可通过简单的方法测试一个人受暗示性的强弱，具体方法如下：

① 被测试者闭上眼睛，双臂向前平举，双臂保持在同一水平高度。

② 他人在旁边进行语言暗示："想象你的左手上系了一个气球，气球往上飞，把你的左手也往上拉；你的右手挂了一块石头，石头很重，把你的右手往下拽。"

③ 多次重复上述暗示语后，观察受测者的双臂。那些受暗示性较强的人，左手会逐渐往上抬，而右手会逐渐往下落，双臂形成高度差；那些受暗示性较弱的人，双臂的落差则较小，甚至始终处于同一水平高度。

心理暗示有积极的，也有消极的

心理学家曾经做过这样一个实验：让两组学生朗读同一首诗，第一组在朗读前，研究者告诉他们这是著名诗人的诗（这是一种暗示）；第二组在朗读前没有获得这样的信息。学生朗读完毕后，研究者让他们默写刚才朗读的诗句。结果发现，第一组默写的正确率为56.6%，而第二组仅有30.1%，说明暗示从中起了作用，影响了学生的记忆加工过程。

心理学上还有一个很有名的现象，叫"罗森塔尔效应"。心理学家罗森塔尔在一所小学开展了一些所谓的"研究"后，随机抽取一些学生，并告诉学校的老师这些孩子能力出众，让老师们对这些孩子有了更多期待。8个月后，罗森塔尔回到这所学校，并对孩子们进行测试，结果发现这部分随机抽出来的孩子比其他孩子在能力上有了明显提高。老师们也一致认为这些孩子更有适应能力，更有魅力，求知欲更强。罗森塔尔解释道：老师对这些学生较高的期待会通过一言一行暗示给他们，产生鼓励效应，使其朝着期望的方向变化。

不恰当暗示的消极作用不容忽视，在一些极端的情况下，甚至能够"暗示出病来"。例如"癔症"患者，其最大特征就是极易受到暗示，并将受到的暗示转化为生理症状，严重者甚至发生瘫痪、失明等。

驾驭心理暗示，多些积极少些消极

心理暗示人皆有之，本身并无好坏之分，我们需要做的是驾驭好它，把它控制在合理的范围之内，将其往积极的方向引导。

❶ 多一些积极暗示

个体的生理体验与心理状态之间有着很强的联系，生理体验能够"激活"心理感觉，反之亦然。简言之，人在开心的时候会微笑，而微笑反过来会让人变得更开心（后者其实是身体对心理的一种暗示）。因此，要多给自己一些积极的"暗示信号"。比如，可经常提醒自己"舒展眉头""微笑一下"等。

❷ 少一些消极暗示

身体对心理有积极暗示作用，也会有消极暗示。比如，长期愁眉苦脸、抱怨等，可能会对心理状态产生消极影响。因此，要尽量保持良好的精神风貌和身体状态，少些消极暗示。

❸ 关注易受暗示群体

儿童（尤其是低龄儿童）是易受暗示的群体，家长需要特别关注。生活中，我们常看到这样的现象：在假期快要结束时，有些人喜欢跟孩子说"要开学了，你的好日子到头了"。这其实是给孩子暗示"上学就没好日子"，无形中增加了孩子的厌学情绪。此类消极暗示要尽量避免。"罗森塔尔效应"诠释了积极暗示对孩子的重要性：即使是那些"随机抽出来"的普通孩子，只要我们给予他们积极的期望和暗示，他们就能朝着我们期望的方向发展。

❹ 自信而不自负

人之所以会受到暗示，是因为我们所掌握的信息不够完整，对周围的环境和事物了解得不够全面，这也是低龄儿童容易被暗示的原因。例如：有人想暗示我们"一加一不等于二"；这种暗示很难成功，因为人们对这个数学规律太熟悉，掌握得很牢靠。由此可见，遇事要广泛收集与其相关的信息，做到全面了解，这样就能充满自信，不被消极暗示所误导。同时，还要避免自负、刚愎自用，善于听取他人的意见。

❺ 用暗示来"治病"

心理暗示已被运用到心理治疗等领域。例如催眠治疗，就是利用催眠技术，通过暗示来促进身心健康发展。催眠可治疗癔症、神经官能症、心身疾病等，还可用于戒烟、戒酒等。催眠治疗需要由有经验的专业人士开展，患者如果需要接受相关治疗，一定要求助于专业机构。

⑦ 社会交往力：增强自尊自信，提升幸福感

上海市精神卫生中心　张 洁　苑成梅（主任医师）

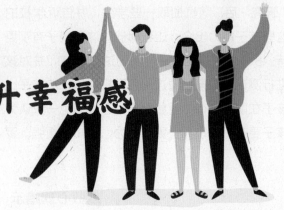

健康包括躯体健康、心理健康、社会适应良好和道德健康。社会交往不但是人们社会生活中不可或缺的一部分，而且与身心健康关系密切。

所谓"社会交往力"，是指个体在社交互动中展示的能力，包括与他人进行交流、合作，以及处理人际冲突等方面的能力。在现代社会，社交能力已成为个体必备的素质之一，对个人的发展和成功具有至关重要的作用。

社交能力是心理健康的一个重要组成部分。心理学领域的大量研究表明，缺乏必要的社交能力会导致孤独、无助、抑郁等负面情绪，而良好的社交能力则有助于增强自尊、自信，提升个体的幸福感和生活质量。因此，良好的社会交往能力对维护心理健康有重要意义。

培养4种能力，"社交能手"可期

虽然良好的社会交往和适应能力必不可少，但并不是每个人都能自如应对社会交往。社交能力的形成既受先天因素的影响，也有后天因素的作用。先天因素主要指遗传因素，如个体天生的性格、基因等；后天因素主要指环境因素，如家庭、学校、社会等的影响。

尽管有的人天生就具有社交能手的"基因"，但社交能力完全可以通过后天努力加以提高。我们一般可以通过以下几个方面能力的培养来提高和塑造社交能力：

● **情感沟通能力**　指在与他人的交往中，表达自己的情感并理解他人情感的能力。

● **合作能力**　指在与他人的合作中，发挥自己的作用，协调合作关系，达成共同目标的能力。

● **冲突解决能力**　指在与他人发生冲突时，通过适当的方式和方法，解决冲突并保持良好关系的能力。

● **自我管理能力**　指在与他人交往中，有效管理自己的情绪和行为，不断提高自我控制水平的能力。

专家简介

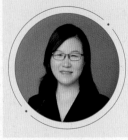

苑成梅　上海市精神卫生中心临床心理科副主任、主任医师，中国医药教育协会心理与精神健康教育委员会常委，中国睡眠研究会睡眠医学教育专委会常委，中国医师协会精神科医师分会睡眠障碍学组委员，中国心理卫生协会精神分析专委会委员。擅长睡眠障碍、情绪障碍的心理干预。

9条原则，全方位提升社交能力

提高社会交往能力的方法有很多，最重要的是不断练习和实践。以下是一些实用建议，供大家参考：

● **多参加社交活动** 如聚会、志愿者活动等，这样可以增加与人交往的机会，能自然而然地提高自己的社交能力。

● **主动与人接触** 要对社会交往抱有积极的态度，主动与他人进行交流，建立良好的沟通关系。这是提高社交能力的重要途径。

● **学会倾听** 倾听是良好社交能力的重要组成部分。与他人交往时，要学会倾听别人的想法和意见，理解别人的感受，建立良好的互信关系。

● **学会表达自己** 在与他人的交往中，表达自己的想法和感受可以使别人更好地了解自己，同时也有助于建立良好的沟通关系。

● **学会与人合作** 在生活中与人进行合作，是全面锻炼社交能力的绝佳机会。在此过程中，要充分发挥自己的主观能动性，提高与人协作的能力，让彼此的合作更顺利，也可通过这类机会检验自己社交能力中的不足。

● **掌握解决冲突的技巧** 生活中，人际冲突是难以避免的。学习有效沟通、妥协和调解等技巧，有助于应对冲突和挑战，维护良好的人际关系。

● **提高自我意识** 了解自己、提高自我意识，可以帮助我们更好地掌握自己的情绪和行为，提高自我控制能力，从而提高社交能力。

● **培养积极心态** 积极心态是提高社交能力的重要前提，尝试从正面的角度看待问题，相信自己的能力和潜力。

● **学习放松技巧** 深呼吸、冥想等放松技巧，可以帮助我们更好地掌控自己的情绪和行为，减少紧张和焦虑，更顺利地进行社会交往，并在此过程中不断提高社交能力。

儿童青少年期：培养社交能力的关键期

社会交往没有年龄界限，是成年人、儿童和青少年都不可回避的行为方式。其中，儿童青少年处于心理快速发展的阶段，社会交往有其自身特点。对儿童青少年社交能力的培养，家长要引起重视。

❶ 儿童阶段：言传身教是关键

儿童阶段（这里指中学以下阶段）是个体形成社交能力的重要阶段。父母教养方式不当、缺乏良好交友环境、缺少足够交往动机、学校教育方面缺漏、不良社交经历等因素，都可能造成儿童在社交方面出现问题。

在培养儿童社交能力的过程中，家庭教育及家长的言传身教十分重要。此外，合作和竞争、角色扮演游戏等，有助于培养儿童的社交兴趣及能力。

❷ 青少年阶段：尊重孩子，鼓励交往

青少年时期（这里指中学、大学至刚参加工作的阶段）是个体社会化的关键时期，在此期间，青少年不仅需要不断成长，还面临重要的角色转换，即从"自然人"逐渐转变为"社会人"。社交能力不足可能使青少年产生自卑心理，逐渐走向自我封闭和孤立，对其人生发展不利。在培养和提高青少年社交能力的过程中，家长要转变教育观念，尊重孩子，提高孩子的"成人感"，鼓励孩子通过各种方式提高社交能力。青少年本人要主动建立塑造良好人格个性的意识，增加自己的人际吸引力，可积极参加学校等机构组织的各种活动。学校也要把提高青少年的社交能力视为重要工作，多开展相关的课程和培训。

心理康复力：
强化你的心理免疫系统

江苏理工学院教育学院应用心理学系　刘礼艳
苏州大学教育学院心理系教授　刘电芝

人人都想拥有健康，不仅包括躯体健康，还包括心理健康。但人生中不如意事十有八九，心理健康会时时受到考验。我们无法阻止不好的事情发生，却可提升自身的心理康复力，及时让自己恢复正常心理状态。所谓"心理康复力"，是指人们遭遇心理挫折、压力，或情绪变差后，能及时恢复正常心理和情绪状态的能力。当人体受到病毒或细菌侵犯时，免疫系统强大的个体患病概率较低，即使患病也能较快恢复；而心理康复力就是一个人的心理免疫系统，是预防心理疾患、保持心理健康的关键。

心理康复力能让人从所遇到的心理挫折及压力事件中及时恢复过来，回到正常心理状态。其具体作用包括：能让个体更好地接纳现实，认识问题，适应环境；帮助个体利用现有资源，化解心理危机；帮助个人发展健康的压力应对方式或应对策略，获得有利于个人成长的成功经验；等等。

心理康复力的2个特点

❶ 人人都拥有

就像机体免疫力一样，心理康复力每个人都拥有，非某些个体所特有。心理学研究发现，个体在遭遇创伤性事件时都会出现应激反应，但并非每个人都会发生应激障碍。换句话说，每个人都会面临压力或挫折，但并不是一遇到压力或挫折就会出现心理问题。实际上，由于心理康复力的作用，大多数人经过一段时间调整，心理状态都会恢复正常，只有少数人可能发生心理问题。

❷ 人与人不同

正如躯体免疫力存在个体差异一样，人与人之间的心理康复力水平也有所不同。由于个体的认知方式、生活经验不同，从压力和挫折中恢复过来所需要的时间，以及恢复的程度也不同。面对同样的压力，有的人觉得"压力不很大"，能较快恢复正常；有的人却觉得"压力太大"，感到难以承受。心理学研究发现，积极乐观的个体在挫折、压力面前通常比较理性、平和，能用多个视角看待事物，发现其不同的方面（尤其是积极的方面），他们从挫折和压力中恢复的时间往往较短，且恢复程度良好；反之，悲观、消极的人则需要更长的恢复时间。

专家简介

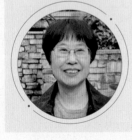

刘电芝　苏州大学教育学院心理系教授、博士生导师、应用心理学研究所所长、孤独症研究中心主任，中国心理学会理事、心理学质性研究专业委员会主任委员。长期从事心理学的教学和科研工作。

寻找资源，提高心理康复力

有的个体之所以能从挫折和压力中恢复过来，说明有一些资源在支撑着他。而挖掘个体的这些资源，正是提升心理康复力水平的重要策略。

❶ 向内找资源——挖掘潜力

这是提升心理康复力的关键。每个人都是自身问题的"专家"，都具有解决问题、恢复心理健康的潜能。个体能够及时恢复心理状态的内在资源主要包括：积极的认知倾向，乐观的生活态度，坚强和自主独立，好奇心和幽默感，积极的自我概念和自我效能感，接纳现实和面向未来，等等。以"积极认知"为例：一个人的情绪或行为结果，往往并不是由事件本身引起，而是通过个体对诱发事件的认知和评价引发的；遇到挫折和压力时，如果能用积极的视角看问题，就能在危机中看到希望和机遇，从而更容易从困境中恢复过来。

❷ 向外找资源——寻求支持

这是心理康复力的外部保护性因子。每个人都不是一座"孤岛"，都生活在各种社会关系中。遇到困难和挫折时，社会支持是个体提升心理康复力的重要资源。研究表明，与家人、朋友、亲戚、同学、同事、邻居等维持良好的关系，对心理健康具有保护作用。在日常生活中，要尽力维护好这些社会支持资源，为心理康复力加一道"保险"。

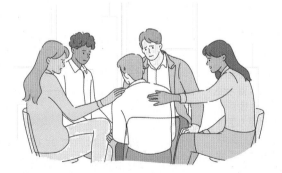

❸ 向过去找资源——寻找经验

俗话说"失败是成功之母"，事实上，"成功更是成功之母"。自己的成功经验比他人的成功经验更容易复制和迁移。回顾分析一下过去成功应对挫折或压力的过程，找出是哪些因素和做法发挥了作用。这些成功经验不仅有助于个人应对未来的挫折和压力，还会给自己注入更多战胜困难的信心和勇气。

❹ 向现在找资源——接纳现状

挫折性事件发生后，如果不能改变它，接纳现状正是改变的开始，也是通向心理康复的必由之路。要有勇气改变可以改变的事情，有胸怀接受不可改变的事情，有智慧来分辨两者的不同。接纳不仅仅是"容忍"，更是对此刻现状的一种积极、不做任何评判的容纳，即不去刻意抗拒、控制和逃避痛苦的感受，将其作为客观的存在来看待。

❺ 向未来找资源——拥抱希望

乐观的人总是"向前看"。积极面向未来，对生活具有希望和憧憬，心理康复力才能得到滋养。拥抱未来、充满希望，能够让我们"看小"眼下的困难和压力，深信生活有价值、生命有意义，增强内心的力量。**PM**

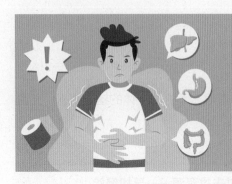

生活水平不断提高，让我们可以品尝到更多美食。但有些人的胃肠功能并不那么友好，大快朵颐后会有腹痛、腹胀等不适表现。为什么会出现这种情况？该如何改善胃肠功能呢？

胃肠"摆烂"，给点动力

同济大学附属同济医院消化内科　董建博　杨长青（主任医师）

胃肠道是一种通俗说法，医学上称消化道，可分为上消化道和下消化道。上消化道由口腔、食管、胃、十二指肠组成，下消化道由空肠、回肠、结肠、直肠、肛管组成。消化功能减弱主要表现为进食和排泄等方面的异常，上消化道疾病的主要症状有上腹不适、腹痛、腹胀、呃逆、恶心、呕吐等，下消化道疾病的主要症状有腹部不适、排便不畅、便秘、腹泻、排气增多等。

多种"道内、道外"疾病，可使消化功能减弱

临床上，多种消化系统疾病可导致胃肠功能减弱。总体来说，可分为两大类：①功能性疾病，在病理学上并没有改变，仅器官功能有异常；②器质性疾病，有病理学上的实质性改变。从部位来讲，又可分为胃运动障碍性疾病和肠运动障碍性疾病。

● 胃运动障碍性疾病

常见的胃运动障碍性疾病有慢性胃炎、急性胃炎、消化性溃疡、原发性胃轻瘫、胃节律紊乱综合征、功能性胃病等。其中，功能性疾病主要因为自主神经系统中的副交感神经功能失常，消化腺分泌减少，导致胃蠕动动力减弱，从而造成消化功能减弱；消化性溃疡等属于器质性疾病，常可引起食后上腹部饱胀、不适或疼痛，可伴嗳气、腹胀、反酸和食欲减退等，有些患者还可出现反复发作性剧烈腹痛、上消化道少量出血等症状。

值得一提的是，幽门螺杆菌感染可造成胃炎、消化性溃疡，且已明确其有致癌性。"口-口""胃-口"和"粪-口"传播是幽门螺杆菌的主要传播途径，其感染具有家庭聚集倾向，且父母传染给子女的概率较高。因此，幽门螺杆菌感染者应积极做好预防家人感染的相关工作。目前，碳-14呼气试验是国际上检测幽门螺杆菌的"金标准"，如果感染了幽门螺杆菌，一定要及时治疗。

● 肠运动障碍性疾病

常见的肠运动障碍性疾病有肠梗阻、溃疡性结肠炎、克罗恩病、肠易激综合征、特发性功能性腹泻、功能性便秘等。

当然，肝、胆等其他消化器官的相关疾病也可导致消化功能减弱。比如：胆囊炎患者饭后可出现腹痛，肝硬化失代偿期患者可出现食欲下降，等等。

此外，还有一些非消化系统疾病也可导致消化功能减弱，如慢性肠系膜缺血、缺血性胃轻瘫、心源性食管

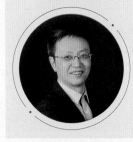

专家简介

杨长青　《大众医学》专家顾问团成员，同济大学附属同济医院消化内科主任、主任医师、教授、博士生导师，中国老年医学学会消化分会副会长，中国医疗保健国际交流促进会消化病学分会常委，上海市医学会肝病专科分会候任主任委员、消化系统专科分会常委兼肝胆学组组长，上海市中西医结合学会消化专业委员会主任委员、肝病学组组长。

运动障碍等心血管系统相关疾病，甲亢性胃肠动力紊乱、胃泌素瘤、糖尿病性胃轻瘫、糖尿病性腹泻等内分泌系统相关疾病，神经性厌食、腹型癫痫综合征等神经系统相关疾病，以及创伤，等等。

多种非疾病因素，可致消化功能失调

除疾病外，平时生活中还有很多非疾病因素也可导致消化功能减弱。比如：①乙醇具有亲脂性和溶脂性特点，大量饮酒可导致胃黏膜糜烂或出血；②气温骤变或长期进食过冷、过热食物会影响胃酸分泌；③服用非甾体类抗炎药，特别是阿司匹林等非特异性环氧化酶抑制剂，以及抗肿瘤化疗药等，会对胃肠道黏膜产生细胞毒作用；④大剂量放射线照射等，可损伤胃肠道黏膜；⑤消化液、酶的分泌除与进食关系密切外，还有一定的时间规律，中青年人群常因熬夜等不良生活习惯导致消化功能失调。

药物治疗，可促进胃肠动力

消化功能减弱的治疗方法较多，主要是口服一些调节消化功能的药物，常用的有：胃肠动力药，如多潘立酮、马来酸曲布丁、莫沙必利、伊托必利、西尼必利、替普瑞酮等；抑酸药，主要是质子泵抑制剂和 H_2 受体阻滞剂，如雷贝拉唑、奥美拉唑、雷尼替丁、法莫替丁、富马酸伏诺拉生等；益生菌，如双歧杆菌、枯草菌胶囊；等等。

这些药物能调节胃肠动力和肠道菌群，改善消化功能，恢复消化道正常环境。

需要提醒的是，药物不能乱吃，要在医生指导下选用，否则可能适得其反。

生活"动力"，可改善消化功能

消化功能正常与否，与人们的生活习惯息息相关，良好的饮食、运动等生活习惯有助于保护消化道。

1 • 饮食

消化功能减弱者平时要尽量少食多餐，定时定量，每次吃七分饱，睡前2小时尽量不进食。如果条件允许，可做食物不耐受试验，检查自己对哪些食物不耐受或过敏，然后根据自身耐受性来拟定食谱，比如避免生冷、辛辣刺激及硬物饮食，多吃软、温食物和新鲜瓜果蔬菜等。

2 • 情绪

情绪会影响人的消化功能，稳定情绪有助于保护胃肠健康。有研究表明，不良情绪会造成胃容受舒张功能受损、胃动力异常、消化液分泌异常，从而加重消化不良症状。因此，应注意调节情绪，让自己尽可能放松下来，瑜伽和冥想练习有一定帮助；就餐时选择良好的环境、愉快的氛围，也有助于改善情绪、促进消化。

3 • 运动

运动是促进机体消化和吸收食物的有效方法，可在进食一段时间后适当运动。此时食物已经进入肠道，消化道开始吸收营养，运动可促进胃肠道动力，加快蠕动，帮助吸收。此外，还可通过精神和呼吸锻炼共同改善胃肠功能。比如：腹式呼吸法可通过主动调控呼吸深度和频率，来发挥大脑皮质的调节作用，从而增强胃肠道消化功能；同时，腹肌的收缩和放松运动相当于给胃部做按摩，能加快血液循环，促进胃肠运动，改善消化功能。**PM**

2023年4月25日为我国第37个"全国儿童预防接种宣传日"。世界卫生组织指出：疫苗是人类与疾病斗争的重要武器，除安全饮用水之外，没有其他药物（包括抗生素）或疗法对降低死亡率有过如此重大的作用。近年来，随着生活水平和健康意识的提高，适合儿童接种的疫苗种类更多了，保护范围更广了，随之而来的困惑也更多了：免费疫苗和自费疫苗有什么区别？普通疫苗与联合疫苗怎么选？进口疫苗效果更好、更安全吗？为疫苗"掏腰包"，值得吗？

为自费疫苗买单，值得吗

◎ 广东省疾病预防控制中心免疫所主任医师　孙立梅

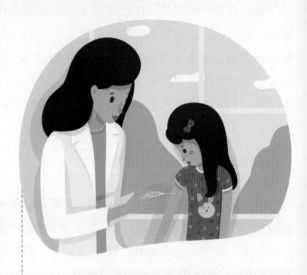

问：免费疫苗和自费疫苗是以什么标准分类的？
答：按不同疫苗接种要求分类。

《中华人民共和国疫苗管理法》将疫苗分为两类：第一类疫苗是政府免费向公民提供，公民应当依照政府规定受种的疫苗，为免疫规划疫苗，拒绝接种者将依据法规被责令改正；第二类疫苗是根据公民或其监护人自愿原则接种的其他疫苗，绝大部分需要受种者自行付费接种（俗称自费疫苗），为非免疫规划疫苗。

免疫规划疫苗和非免疫规划疫苗存在行政管理上的区分。由于缺乏与疫苗相关疾病的流行病学基础数据、经济条件和实施可能等原因，我国还不能把所有疫苗纳入免疫规划范畴。未来，随着我国经济发展和防病的需要，有些非免疫规划疫苗可能成为免疫规划疫苗。

问：自费疫苗更安全、有效吗？
答：所有疫苗都安全、有效。

疫苗属于特殊药品，上市前均需要经过严格的动物实验、临床试验和审批流程，并经国家药品监督管理局确定其安全性、有效性、生产质量的稳定性后，才能获得药品文号，批准生产上市。因此，免疫规划疫苗和非免疫规划疫苗在管理要求上没有区别，都安全、有效，值得信赖。

问：进口疫苗质量更好吗？
答：进口疫苗与国产疫苗质量无差别。

国产疫苗和进口疫苗在质量上没有差别，不同之处可能在于生产工艺、疫苗的抗原成分和含量，以及疫苗的适应证和禁忌证等方面。

专家简介

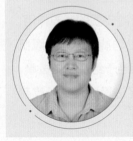

孙立梅　广东省疾病预防控制中心免疫所所长、主任医师，国家百白破疫苗和轮状病毒疫苗技术工作组成员，广东省免疫规划专家咨询委员会委员，中华预防医学会疫苗与免疫分会第一届委员会委员。

针对儿童人群,我国的免疫规划疫苗包括卡介苗、乙型肝炎疫苗、脊髓灰质炎疫苗、百白破疫苗、白破疫苗、麻腮风减毒活疫苗、A群流脑多糖疫苗、流行性乙型脑炎减毒活疫苗、甲型肝炎减毒活疫苗等,用于预防结核性脑膜炎和播散性结核病、乙型肝炎、脊髓灰质炎、百日咳、白喉、破伤风、麻疹、流行性腮腺炎、风疹、流脑、乙脑、甲型肝炎等病。

非免疫规划疫苗品种繁多。一方面,非免疫规划疫苗是对免疫规划疫苗的补充,包括B型流感嗜血杆菌疫苗、水痘减毒活疫苗、流感疫苗、肺炎球菌疫苗、人乳头瘤病毒疫苗、轮状病毒疫苗、肠道病毒71型(EV71)疫苗、重组戊型肝炎疫苗等,可预防更多疾病。另一方面,预防同一种疾病的疫苗既有免疫规划疫苗,也有非免疫规划疫苗,包括重组乙型肝炎疫苗、乙型脑炎灭活疫苗、含灭活脊髓灰质炎成分的联合疫苗等。

延伸阅读

还有一些疫苗可在规定的特殊地点或时间,对特殊人群推荐使用,包括免疫规划疫苗中的流行性出血热疫苗、皮上划痕炭疽活疫苗、钩端螺旋体疫苗等,非免疫规划疫苗中的森林脑炎灭活疫苗、黄热减毒活疫苗、伤寒Vi多糖疫苗、重组B亚单位/菌体霍乱疫苗等。

预防同一种疾病的免疫规划疫苗和非免疫规划疫苗如何选择,尚无统一标准。一般来说,健康儿童可优先选择免费的免疫规划疫苗,并按计划及时接种。有免疫规划疫苗接种禁忌者,可选择相应的非免疫规划疫苗中的灭活疫苗。举个例子,存在免疫功能缺陷或正在接受免疫抑制剂治疗的儿童在接种活疫苗后,不良反应发生率可能较高,可选择非免疫规划疫苗中有同种预防作用的灭活疫苗来替代,如用甲肝灭活疫苗替代甲肝减毒活疫苗,预防甲型肝炎。

在众多自费疫苗中,联合疫苗受到的关注程度非常高。联合疫苗是由不同抗原混合制成的疫苗,包括多联疫苗和多价疫苗。多联疫苗由不同病原体的抗原组成,用来预防多种疾病,如"五联疫苗"包括百白破疫苗、B型流感嗜血杆菌疫苗、脊髓灰质炎灭活疫苗;多价疫苗包含同一种病原体的不同亚型或血清型,如13价肺炎球菌多糖结合疫苗、23价肺炎球菌多糖疫苗等。

许多家长担心联合疫苗成分复杂,更容易引起疫苗相关不良反应。事实上,接种联合疫苗不仅减少了接种次数,方便了受种者及其监护人,还可以减少偶合症(接种疫苗时,体内正处于某种疾病的潜伏期或前驱期,接种后巧合发病,其实与疫苗接种无关)发生概率。循证医学数据显示,联合疫苗通常不会增加疫苗相关不良反应的发生风险。因此,联合疫苗尤其适合接种疫苗品种多、针次密集的1岁内婴儿。**PM**

专家提醒 接种疫苗是收益最佳的健康投资之一,已被证明是一种有效促进健康的手段,并已拯救了无数生命。家长应在了解疾病预防与控制相关知识的基础上,根据自身经济水平、孩子健康情况,合理安排孩子接种疫苗,为孩子的健康"开好头"。

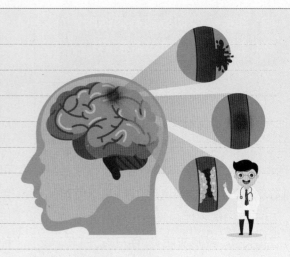

人体的血管承载着运输血液养分的功能，就像河道可以灌溉田野一样，脑血管里的血液也滋养着脑组织这块"土地"；如果河流淤塞不通，必然导致土地缺水干枯，同样脑血管闭塞也会造成相应的脑组织缺血、死亡。脑卒中是脑血管突然破裂或狭窄、阻塞后导致血液无法流向远端脑组织，而造成脑细胞缺血、死亡的一组疾病。脑神经细胞不可再生，一旦损伤、坏死便不可逆转。影像学检查如何助力脑卒中防治？我们总结为18字方针："分类别、找病灶、辨病因、定方案、评疗效、助预防"。

卒中防治，影像先行

复旦大学附属中山医院放射科　史　张　林　江（主任医师）

1 分类别

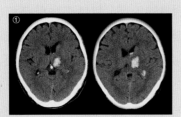

图1　脑出血，红色箭头所指白亮区域为出血灶

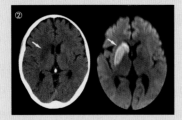

图2　脑梗死，左侧（CT）白色箭头所指黑色区域和右侧（磁共振）白色箭头所指白色区域为梗死灶

脑卒中可分为出血性和缺血性两大类，也就是通常所说的脑溢血（出血）和脑梗死（缺血），前者是因脑血管破裂导致局部脑组织受压而变性、坏死，后者是因脑血管堵塞造成局部脑组织缺氧损伤而坏死。两类脑卒中治疗方法不同，须明确区分后，才能为下一步及时、准确治疗打下关键基础。医生有时很难从患者的症状上判断，影像检查方法（尤其是脑CT平扫）是区分它俩的首选检查方案。

出血灶在CT片上呈现高密度影，与周围灰色的脑组织形成鲜明对比，就像在一碗芝麻糊中放入一个去壳的熟鸡蛋一样，白色的鸡蛋在灰黑色的芝麻糊衬托下格外明显。

2 找病灶

找到脑卒中患者血管堵塞或破裂的位置，是明确诊断的关键。无创血管检查是临床首选方案，包括CT血管造影和磁共振血管造影，两者都是通过静脉内注射对比剂后进行相应扫描，最后呈现出整个脑血管的结构图。就像高清航拍某地区的河流分布一样，可直接从图片上找到堵塞或溃口的河道。

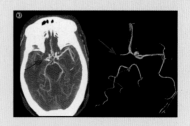

图3　大脑中动脉闭塞，左图为CT血管造影最小密度投影，右图为VR成像

3 辨病因

导致缺血性脑卒中的原因较多，通常分为大血管粥样硬化型、心源型、其他原因（常见的有小血管病、血管炎和动脉夹层）和不明原因，治疗方案各有不同。要想准确辨别这些原因，影像学检查必不可少，其中最常用且效果最好的是磁共振血管成像。通过该成像方法，医生可看到血管腔、血管壁形态及解剖结构，以此判断大血管粥样硬化及斑块的稳定性，区分小血管病、血管炎及动脉夹层。

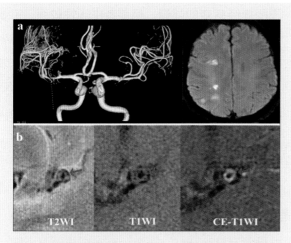

图4 急性缺血性脑卒中第3天，a（磁共振血管成像）左侧红色虚线切割处为狭窄血管（右侧大脑中动脉），右侧亮白区域为脑实质新发梗死灶；b（管壁成像）红色箭头所指为不同序列上动脉血管壁上的环形粥样硬化斑块

5 评疗效

无论是出血性还是缺血性脑卒中，在经过一段时间治疗后，都需要进行疗效评估。除临床症状改善外，影像学检查可对病变进行定量评估。对脑出血患者，医生可多次采用CT平扫对出血体积进行评估，观察出血量是否逐渐减少；对脑血管堵塞的脑梗死患者，医生可通过磁共振成像来评估治疗效果；大血管粥样硬化所致的脑卒中患者需要长期服用他汀类药物调脂"稳斑"，在治疗过程中，医生可通过磁共振管壁成像对"责任"血管进行全面随访评估，观察斑块大小、体积及内部信号强度改变，从而指导临床治疗。

4 定方案

"时间就是大脑"，急性脑卒中患者入院治疗分秒必争。如果就医及时（发病后6小时内，为脑卒中救治"窗口期"），可采取溶栓或取栓治疗，就像河道淤塞后尽快清淤，让河道恢复通畅。如果超过治疗"时间窗"，医生需要结合影像学脑灌注成像的评估指标，判断是否还能进行取栓救治。灌溉田地时，有的水道堵塞了，如果周围有别的支流给这个区域的土地供水，这片土地上的禾苗真正缺水枯死的范围较小；如果没有其他支流供水，土地缺水可导致整片庄稼旱死。通过脑灌注成像，医生可评估有多少"地带"能够挽救，若坏死区域较小、可挽救区域较大，即便超过了最佳"清淤时间"，也可进行取栓救治。可见，影像学检查为脑卒中治疗方案的确定提供了重要依据。

6 助预防

高血压、血脂异常、高血糖等人群，以及有吸烟、喝酒等不良生活习惯者，应定期进行脑卒中相关体检，并在体检中加入影像学检查，将卒中"扼杀"在摇篮中。超声检查是最常用的影像学检查方法，对浅表器官有天然优势，无创、便捷且经济实惠。通常头颈部的动脉粥样硬化先发生在颈动脉分叉处，位于男性喉结水平的颈部两侧。如果在超声下看到颈动脉壁增厚超过一定数值，提示有动脉粥样硬化，患者应改变不良饮食、生活习惯，在医生指导下规范治疗。

此外，40岁以上的女性发生颅内动脉瘤的风险增加，应定期进行脑血管影像学检查，以便早期发现、早期治疗，预防脑出血。PM

两种新方法，早发现糖尿病神经病变

上海交通大学医学院附属第六人民医院内分泌代谢科　王 茗　周 健（主任医师）

糖尿病神经病变是糖尿病慢性并发症之一，病变可累及中枢神经及周围神经，后者尤为多见。在糖尿病病程超过10年的患者中，糖尿病周围神经病变（DPN）的患病率可高达50%，其中一半患者没有明显症状，难以及时诊治，结果导致保护性感觉减退或缺失，最终造成糖尿病足溃疡甚至截肢。因此，糖尿病周围神经病变的早期诊治至关重要。

糖尿病周围神经病变的早期病变存在于以无髓鞘C神经纤维和薄髓鞘Aδ神经纤维为代表的小神经纤维。目前，通过皮肤活检检测表皮内神经纤维密度是诊断糖尿病周围神经病变的"金标准"，然而这种检查有创伤，一般不作为常规筛查方式。此外，定量感觉测试和神经肌电图也常用于糖尿病周围神经病变的筛查，但前者主观性较强，需要患者高度配合；后者则需要使用针电极，部分患者难以耐受，且其通常检测大神经纤维病变，无法发现早期糖尿病周围神经病变。近年来，稳定性好、灵敏度高的两种无创检测手段应运而生，其诊断价值已得到初步证实。

① 角膜共聚焦显微镜检查

角膜是受神经纤维支配最为密集的组织。研究表明，角膜神经改变与糖尿病周围神经病变的发生、发展密切相关。角膜共聚焦显微镜是观察角膜神经的新技术，通过观察和图像量化分析检测角膜神经纤维，动态观察角膜神经纤维的变化。研究发现，利用角膜共聚焦显微镜新技术可早期筛查、预测糖尿病周围神经病变，并对其严重程度分级。

目前，这项检查的常用参数有角膜神经纤维密度、分支密度及纤维长度。随着病情进展，上述参数均显著降低。

② 泌汗功能检查

通过电导分析仪检测泌汗功能，可筛查早期糖尿病周围神经病变，了解病情进展。这项检查的原理是检测患者双手掌和双足底汗腺在电化学激活作用下释放氯离子的能力，进而判断与手、足泌汗功能息息相关的末梢交感神经功能。受检者将双手及双足放在检查设备的电极板表面，静置约3分钟，即可获得皮肤电化学电导值，操作简便。当双手或双足皮肤电化学电导值降低时，提示糖尿病周围神经病变的发生风险增加。此外，因糖尿病周围神经病变与糖尿病心脏自主神经病变、糖尿病肾病有一定相关性，故泌汗功能检查还有助于评估糖尿病心脏自主神经病变与糖尿病肾病的发生风险。**PM**

专家提醒 日常生活中，糖尿病患者应规范治疗，良好控制血糖、血压、血脂等指标，并定期筛查相关并发症；若出现手脚麻木、疼痛等症状，应警惕糖尿病周围神经病变，及时就医。

乙肝相关肝癌约占我国肝癌的90%。乙肝病毒（HBV）感染既是导致肝癌发生的主要因素，也是影响肝癌患者预后及整个治疗过程的重要因素。有些患者虽然处在乙肝病毒感染的静默状态，肝功能和病毒指标都正常，但常用的抗肿瘤治疗方法（包括手术切除、介入治疗、放疗、化疗、靶向药物治疗等）会改变人体的免疫状态，使乙肝病毒再激活，继而引起严重的肝脏炎症反应。这样不仅会使抗癌治疗中断，导致肿瘤进展、复发或转移，还可能造成肝功能衰竭。

抗病毒治疗，
为肝癌患者"保驾护航"

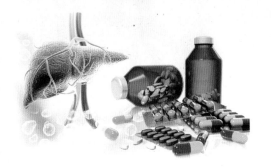

海军军医大学第三附属医院普外科副主任医师　黄罡

乙肝相关肝癌，应及时抗病毒治疗

对乙肝相关肝癌患者来说，积极有效的抗病毒治疗可改善肝功能，预防抗肿瘤治疗导致的病毒再激活，降低肝癌根治性治疗后的复发风险，延长生存时间。肝癌患者确诊后应检测HBsAg（乙肝病毒表面抗原）、HBV DNA等指标。HBsAg阳性的肝癌患者，无论HBV DNA水平，宜立即启动抗病毒治疗。目前，一线抗病毒药物包括恩替卡韦、富马酸替诺福韦酯、富马酸丙酚替诺福韦、艾米替诺福韦。

早、中、晚期，均需要抗病毒治疗

根据肿瘤大小、有无血管侵犯、肝内外转移情况及肝功能等，肝癌可分为早、中、晚期，抗癌治疗方案有所不同。

抗病毒治疗作为乙肝相关肝癌综合治疗方案的重要组成部分，对各期肝癌患者都非常重要，应贯穿于抗癌治疗全程。

早期

对于早期患者而言，手术切除是最有效的治疗手段。然而，术后肝功能恢复障碍及肿瘤复发，是导致患者围术期及远期死亡的最重要原因。积极抗病毒治疗可有效预防乙肝病毒再激活，保护患者肝功能，降低术后肝衰竭的发生率。由我国学者完成的两项前瞻性研究证实，抗病毒治疗可显著改善肝癌患者的远期预后。这一成果被国内外指南广泛引用，为抗病毒治疗的有效性、安全性、必要性提供了强有力的证据。

中期

中期患者常需要接受多种方法组合治疗，包括介入治疗、放疗、化疗等。这些治疗不仅会导致肝功能受损，也会造成乙肝病毒再激活。积极抗病毒治疗可有效预防乙肝病毒再激活，保护患者肝功能，使患者的肝功能状态能耐受抗肿瘤治疗，提高整体疗效。

晚期

晚期肝癌的治疗往往比较困难，决定患者生存时间的重要因素往往是肝功能状态。有效的抗病毒治疗是维护和改善肝功能的重要方法。

由于目前已有的抗病毒药物均无法彻底清除肝细胞内的乙肝病毒片段，患者只有长期接受抗病毒治疗，才能最大限度地抑制病毒复制，持续控制肝脏炎症，逆转非癌组织的纤维化，改善预后。**PM**

生活实例

　　李先生经常胃痛，曾做过胃镜检查，被诊断为"胃炎"，于是每次胃胀、胃痛时，他就自行服用铝碳酸镁、奥美拉唑等药。最近，一位同样患胃炎多年的同事被确诊为胃癌，李先生得知后产生了担忧，便到医院复查，结果发现"慢性萎缩性胃炎伴重度异型增生、不完全性肠上皮化生"。医生告诉李先生，这是癌前病变，需要尽早切除。李先生非常害怕：一直以为是"不要紧"的胃炎，怎么成了癌前病变？胃炎都会癌变吗？

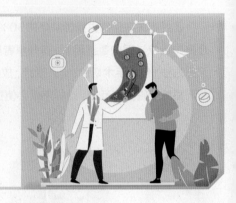

"炎设"崩塌，看清癌前病变

本刊记者　蒋美琴
受访专家　孟祥军

可癌变，未必都癌变

　　肿瘤的发生是多因素作用、多阶段长期积累造成的结果。胃癌的癌变过程比较典型，一般会经历这几个阶段：正常胃黏膜－非萎缩性胃炎（浅表性胃炎）－萎缩性胃炎－肠上皮化生－异型增生－上皮内癌。胃炎有很多种类，其中慢性胃炎包括浅表性胃炎、萎缩性胃炎、自身免疫性胃炎、药物性胃炎，以及幽门螺杆菌、寄生虫、病毒等感染所致的胃炎。这些胃炎并非都会走向"癌变之路"，但与无胃炎者相比，发生癌变的风险高，不少胃炎被归类为癌前状态。癌前状态和癌前病变虽被统称为癌前变化，却是两个不同的概念。

① 癌前状态

　　包括一系列疾病，主要为各种原因引起的胃炎，如萎缩性胃炎、胃息肉（胃黏膜上皮细胞增生）、幽门螺杆菌感染性胃炎、残胃（胃切除术后剩余的部分胃组织）、溃疡、恶性贫血、肥厚型胃炎（胃壁增厚）、自身免疫性胃炎等。癌前状态发生癌变的风险增高，但不如癌前病变高。

② 癌前病变

　　主要包括肠化生和异型增生两种病变，为病理学诊断名词。癌前病变可以说是癌前状态的"升级版"，意味着癌变风险增高，需要高度重视，及时干预。

肠化生（肠上皮化生）	在慢性萎缩性胃炎的基础上，胃黏膜上皮因各种刺激而长出类似于肠黏膜的上皮，主要特点是具有吸收细胞、杯状细胞，甚至内分泌细胞。正常情况下，胃黏膜中没有吸收细胞，没有吸收功能；肠黏膜上皮中有吸收细胞，具有吸收功能，因而胃黏膜的这种变化被称为"肠化生"。肠化生可分为轻度（+）、中度（++）和重度（+++）。
异型增生	胃黏膜上皮和腺体发生异型增生性改变，又称不典型增生，可分为轻度、中度和重度；重度异型增生有时与早癌难以区分，被部分学者统称为早癌。近些年来，异型增生这一称谓已逐渐被"上皮内瘤变"代替，分为低级别上皮内瘤变（相当于轻、中度异型增生）和高级别上皮内瘤变（相当于重度异型增生）。

风险"升级"，及时干预

有些人担心，出现癌前状态或癌前病变离胃癌不远了。事实上，胃黏膜从正常上皮细胞演变为肠化生，一般需要很多年；从肠化生到上皮内瘤变，又需要很多年。不同人种、不同个体，发生癌变所需时间差异很大。研究发现，从重度肠化生进展到重度异型增生（高级别上皮内瘤变），需要10～15年；从出现第一个癌细胞到肉眼可见的进展期胃癌，需要5～10年以上，即从上皮内癌演变成进展期胃癌（即中晚期癌），需要若干年。

因此，发现癌前变化或病变不必过度担忧，尤其是七八十岁的老年人，可定期随访，进行胃镜检查，必要时采取内镜下微创治疗等措施。如果是四五十岁的中青年人群，应提高警惕，不要因为"年富力强"而轻视胃炎。早期采取相应的干预措施，如调整生活方式、饮食习惯，服用药物等，可中断或延缓癌变进程，降低胃癌发生率。需要提醒的是，紧张焦虑、心理负担重也会加速癌变进程，应采取必要的干预措施。

一般而言，在肠化生的早期阶段（轻、中度）进行适当干预，可终止甚至逆转其进程；目前认为重度肠化生难以逆转，此时常伴有轻、中度异型增生。部分轻度异型增生可逆转，中、重度异型增生不能逆转。但无论哪个阶段的病变，介入干预都是有益的，至少可以延缓病情发展。尤其是有胃癌家族史、残胃者，若发现幽门螺杆菌感染、肠化生、异型增生等癌前变化，更须高度重视，及时到医院诊疗。

发现早癌，可微创"刮除"

随着医疗技术的进步，癌前病变或早癌大多没必要做创伤较大的外科手术。若胃镜检查报告单上出现"重度异型增生""高级别上皮内瘤变"等字眼，患者可在医生指导下选择微创治疗，在胃镜下"刮除"病变组织；即便是高龄患者，如有条件进行麻醉，也可选择胃镜下微创治疗。

癌症的发生是多种因素造成的。胃黏膜可类比于一片草地，切除其中一部分后，周围的"草"会向缺失部分生长，一段时间后又会连成一片。某一部位发生病变，意味着整片"草地"发生病变的风险较高。因此，切除病变后，患者还须定期复查，发现异常及时治疗。 PM

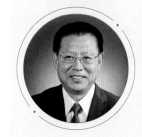

专家简介

孟祥军　上海交通大学医学院附属第九人民医院消化科主任、主任医师、教授、博士生导师，上海市消化道微生态及相关重大疾病研究重点实验室主任，上海交通大学消化疾病研究与临床转化中心主任，中国康复医学会消化病康复专业委员会副主任委员，上海市医学会消化系病专科分会委员兼组织标本库学组副组长。

专 | 家 | 提 | 醒

近年来，随着冰箱普及、新鲜果蔬摄入量增加等因素，胃癌的发病率在降低；但受生活不规律、节奏加快、环境污染及幽门螺杆菌感染等因素的影响，胃癌发病的年轻化趋势较明显。较多患者缺乏健康意识，出现症状后才去做胃镜检查，发现胃癌时往往已经发展到中晚期了。目前，我国早期胃癌发现率仅为10%～15%，胃镜检查是发现癌前病变、早期胃癌的最佳方法，40岁以上人群应主动进行胃镜筛查。

鼻子的防御术——喷嚏

复旦大学附属眼耳鼻喉科医院耳鼻喉科副主任医师　顾瑜蓉

绘图　曹阳

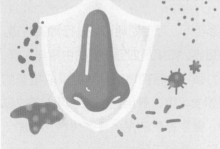

"啊——嚏——"

"嘿嘿，又想擅自闯入，我可不会给你机会！"鼻子得意地高高挺起，冷笑着对"入侵者"打了个喷嚏。主人交给它的任务之一，就是把穿越鼻毛闯入鼻腔的异物排出去。除进入上呼吸道的异物（如细菌、病毒、花粉、灰尘、刺激性气体等）外，鼻腔产生的炎性渗出物、黏液等也是需要防御的对象，因此打喷嚏有助于清洁和保护呼吸道。

分布在鼻腔黏膜上的"哨兵"三叉神经只要一受到异物刺激，会迅速向"司令部"脑部汇报，紧接着，脑部延髓呼吸中枢发出"指令"，指挥肺周围肌肉快速收缩，通过一次深吸气－快呼气动作，形成一道高速气流从鼻腔喷出，把入侵者驱逐出境，这就是医学上所说的"喷嚏反射"。这一反射可在短短一两秒内完成，形成的气流最快可达14级台风的速度。

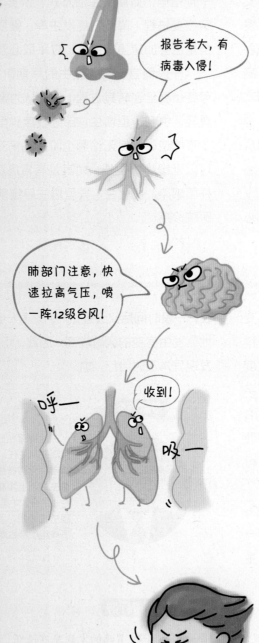

报告老大，有病毒入侵！

肺部门注意，快速拉高气压，喷一阵12级台风！

收到！

呼——

吸——

阳光也会"刺鼻"

"司令部"偶尔也会犯些无伤大雅的小错误。当主人抬头看到阳光时，视神经发来一个强光信号，但由于它在"司令部"与三叉神经靠得太近，有时会被误以为三叉神经发来的异物刺激信号，于是"司令部"便发出打喷嚏的指令。这种现象叫"光喷嚏反射"。

拉响疾病"警报"

打喷嚏有时伴随某些疾病发生，如：受凉后打喷嚏、流鼻涕，伴发热、咽痛、咳嗽、咯痰等，可能是感冒；频繁打喷嚏，伴鼻痒、流清涕、鼻塞等症状，常在特定季节或接触过敏原后出现，可能是过敏性鼻炎；在情绪紧张、空气冷热变化时打喷嚏，可能是血管运动性鼻炎；等等。

需要一张纸巾

"阿——嚏——阿——嚏——"又连着打了几个喷嚏，鼻子皱了皱，有点儿心事。因为主人没用纸巾把它遮掩起来，而是弯曲手臂用衣袖遮挡了一下。它想告诉主人，一个喷嚏里有10万～30万个微生物，可喷出2～8米远，如果里面有病毒，可在5分钟内传染给150个人。这多可怕呀！如果用手掌、拳头遮挡，附着在上面的细菌、病毒就会被散播到门把、栏杆、桌面等物件表面，造成潜在危害。

"主人，赶紧回家洗手、换衣服吧！"鼻子喃喃地提醒道。PM

这天，诊室里来了一个5岁的小男孩，愁容满面的妈妈悄悄对我说："王医生，你帮我家宝宝看看，他屁股上有个'小漩涡'，是怎么回事？"

臀部"小漩涡"，
竟是尿床"祸首"

上海交通大学医学院附属新华医院
小儿神经外科主任医师　王晓强

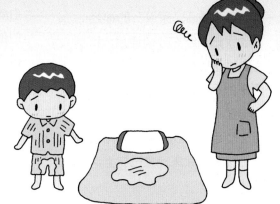

5岁男孩臀部出现"小漩涡"

我问亮亮哪里不舒服时，他害羞地低着头，不肯说话。身旁的妈妈立即接过话题，把来龙去脉介绍了一番。原来，妈妈最近帮亮亮洗澡时，发现他臀部尾椎部位的皮肤颜色变深，还出现一个"小漩涡"，摸起来疼痛不明显。她担心孩子发育受到影响，因此来医院求助。

我查看了亮亮臀部的"小漩涡"后，心中已经有了猜测。让他在诊室里走几步，观察他的步态；然后问他平时大腿疼不疼，亮亮摇了摇头，没有说话。我又问他妈妈："孩子平时尿尿正常吗？"亮亮妈妈起初愣了一下，紧接着就打开话匣子，倾诉起了他们的漫漫求医路。

因尿床四处求医未果

亮亮已经上幼儿园大班了，还一直尿床。妈妈以前觉得是孩子太小，睡着了没法控制，也就没太在意，睡觉时都给他用尿不湿，想着兴许长大些就好了。但小朋友们中午都要在幼儿园午睡，亮亮一觉醒来，床单就变得湿漉漉的，小朋友们笑话他是"画地图大王"。时间一久，亮亮变得很沮丧，话少了，也不愿意和小朋友一起玩耍了。

出于对孩子健康的考虑，老师与亮亮妈妈进行了沟通，希望家长重视。妈妈便带着亮亮四处看病，跑了好几家医院的泌尿科、肾脏内科，做了尿常规、尿培养、肾脏和膀胱超声等系列检查，结果都提示没有问题。妈妈又带着亮亮去看儿童心理门诊，但心理疏导的效果也不理想。

斩断"小尾巴"，破除男孩"噩梦"

听完妈妈的叙述，我摸了摸亮亮的头，让他别担心。随后，让妈妈带孩子去做腰椎磁共振检查，以明确这个"漩涡"是否与尿床相关。检查结果提示，亮亮患了脊髓拴系综合征，正是尿床的罪魁祸首。得知这个结果，亮亮妈妈松了口气，没想到"小漩涡"泄露了多年尿床的"秘密"。

我告诉亮亮妈妈，孩子出生时脊髓和脊柱长度比较接近，但出生后脊柱比脊髓长得快。脊髓末端有根长长的纤维，称为"终丝"，就像一根小尾巴系在尾骨上。亮亮的这根"小尾巴"

过短，对上方的脊髓产生牵拉作用，时间一长，影响支配"尿尿"的神经功能，导致尿床。经充分沟通后，我们给亮亮安排了微创手术，通过腰部一个2厘米的小切口，切断了那根牵拉"尿尿神经"的终丝。

术后2个月，我收到亮亮妈妈的消息，得知孩子的尿床现象已完全消失了。**PM**

特别提醒

脊髓拴系综合征，又称终丝综合征、脊髓牵拉综合征，是牵拉引起的脊髓尾端和下方的圆锥功能障碍，因尾端附着在无弹性结构上所致。此病可单独发生，也可与其他脊椎闭合不全病变同时存在。患儿可出现骶尾部皮肤病变，如皮赘、窦道、小窝或凹陷、多毛症、角化过度、色素沉着过度或减少、血管瘤、色素痣、毛细血管畸形、皮下脂肪瘤或错构瘤、尾部附器（小尾巴），以及单纯性臀间裂偏斜等皮肤表现；年幼儿童可出现进行性运动及感觉功能障碍，如步态异常或小便失禁；年龄较大的儿童和青少年可出现背、腰骶、会阴及腿部疼痛，脊柱侧凸及足部畸形，等等。

因此，孩子长期尿床找不到病因时，家长应注意观察其有无其他异常表现，排查脊髓拴系综合征。

本文介绍的主角"P"，既不是统计学中计算的"P"，也不是我们常说的"人生之气"，而是矿物质"磷"。磷是广泛存在于自然界中的化学元素，以其英文首字母"P"来表示。它是人体合成骨骼、蛋白质、脂质等重要生命物质和新陈代谢必不可少的重要元素。不过，对于透析肾友而言，高磷血症是常见并发症之一，也是直接影响生活质量的重要并发症之一，因此需要注意"控磷"。

说说 肾病"P"事

海军军医大学第二附属医院肾脏病科
杨 明 宫婵娟 戴 兵（副主任医师）

透析肾友，严格控磷

血磷指血液中的无机磷浓度，正常成人为0.85～1.51毫摩/升（不同检测方法或实验室的正常范围有所差异，应以实际化验单为准）。超出这一上限则为高磷血症，会产生多种危害：磷沉积到皮肤组织中，会导致皮肤瘙痒；刺激甲状旁腺代偿性增生，导致甲状旁腺素（PTH）分泌异常增多，严重时可导致继发性甲状旁腺功能亢进症，加速慢性肾脏病矿物质和骨异常（CKD-MBD）的进展，引起高钙血症、骨质疏松症、骨痛、关节痛、肌无力、骨骼畸形等并发症；导致钙磷乘积异常（正常情况下，血磷和血钙值的乘积会维持在一个正常范围内），钙盐和磷盐沉积在表皮或真皮时，会造成皮肤钙化、溃疡；血磷升高亦是血管钙化的始动因素，可导致心血管事件的发生风险增加。

肾脏是参与磷排泄的重要器官，正常情况下每天进入体内和排出体外的磷是相对平衡的。透析肾友由于肾脏"罢工"，容易发生电解质紊乱，磷在体内的平衡被打破，引起高磷血症时会导致严重并发症，不仅影响患者的生活质量，还会影响生存时间。既往透析肾友血磷的上限控制目标是不超过1.78毫摩/升，随着人们对高磷血症危害的深入认识，对血磷控制提出了更加严格的要求，将这一上限设定为1.45毫摩/升。

磷从口入，饮食有"谱"

人体内的磷主要通过饮食摄入，它以两种形式存在于日常食物中，即有机磷和无机磷。

有机磷主要来源于饮食中的蛋白质，包括动物蛋白质（如肉、蛋、奶中的蛋白质）和植物蛋白质（如豆类中的蛋白质）。每克蛋白质中约含15毫克磷，其进入体内后，40%～60%被胃肠道吸收，且动物蛋白质中磷的吸收率高于植物蛋白质。

无机磷主要来源于各种食品添加剂和调味品，如防腐剂、着色剂、干燥剂、辣椒粉、咖喱粉、芝麻酱等，以及含有添加剂的加工食品，如香肠、火腿、汉堡、可乐、奶茶、啤酒等。无机磷进入体内后，90%～100%被吸收，远高于有机磷。

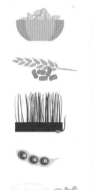

含磷量较高的常见食物

食物类别	食物名称
谷薯类	荞麦、燕麦、黑米、莜麦、高粱、青稞等
豆类及豆制品	黑豆、黄豆、绿豆、青豆、赤豆、豆腐干等
肉、蛋、奶类	瘦肉（猪肉、牛肉、羊肉）、鸡蛋、鸭蛋、松花蛋、海米、干贝、腊肉、奶酪等
动物内脏	猪肝、猪肚、猪腰、牛肝、牛肚、鸡肝、鸡心等
坚果类	核桃、腰果、榛子、花生、开心果、西瓜子、芝麻、葵花籽等
蔬果类	花椰菜、苋菜、豌豆苗、口蘑、石榴、椰子等
加工食品及饮料	三明治、火腿肠、汉堡、巧克力、咖喱粉、芝麻酱、蛋糕、可乐、红茶等

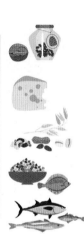

进多出少，蓄积成疾

肾功能正常者体内磷的进、出基本保持平衡，不会出现血磷的蓄积。《中国居民膳食指南》推荐成人每日磷摄入量约700毫克，经肠道吸收（60%～86%）后，约500毫克进入血液中。正常情况下，机体摄入的磷完全可以通过肾脏排出体外，而透析肾友无法完全排出。

血液透析平均每日可清除磷约343毫克，腹膜透析平均每日可清除磷约315毫克。由此可以算出，血液透析肾友每日约有157毫克磷在体内蓄积，腹膜透析肾友每日约有185毫克磷在体内蓄积。因此，即便是规律透析的肾友，每日仍有部分磷在体内蓄积，容易发生高磷血症，进而引发相关并发症。

三管齐下，减"入"促"排"

综上所述，透析肾友须严格控制磷的摄入量，提高清除率，使血磷达标，临床上主要采取以下三种措施：

❶ **低磷饮食** 尽量选择含磷少、磷吸收率低的食物，控制每日磷的摄入量。

❷ **透析治疗** 肾友无论采用血液透析还是腹膜透析，都要做到规律、充分、足量，不可图方便省事，擅自减少透析次数和时长。适当增加透析频率和时长，有助于清除血磷。

❸ **药物降磷** 如果通过低磷饮食和充分透析，仍然不能把血磷降至目标范围内，则需要联合使用降磷药物，主要包括含钙的磷结合剂和不含钙的磷结合剂。具体选择和使用方法须咨询医生，并严格按照处方足量、足疗程地规律服用。**PM**

┤医生手记├

不久前，门诊来了一位27岁的女患者，近几年经常出现咳嗽、咯痰、发热，经抗炎治疗后缓解，过段时间又会发作。奇怪的是，她每次发作时做胸部CT检查，都提示"左下肺炎症"。经详细询问病史，我们认为她的肺炎"不一般"，建议她做一次胸部增强CT检查。血管重建显示，胸主动脉分支供血的异常血管长入左肺团块。终于，导致她反复发生肺炎的"元凶"找到了。这是一种先天性肺发育畸形，医学上称之为"肺隔离症"。

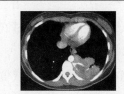

由胸主动脉分支供血的
异常血管长入左肺团块

肺炎反复发作，
居然是肺隔离症"捣鬼"

⚕ 上海交通大学医学院附属第一人民医院胸外科　瞿冀琛　范 江（主任医师）

认识肺隔离症

肺隔离症是一种由异常动脉供血的肺组织形成的囊性肿块。这部分肺组织可与支气管相通，造成反复发作的局限性感染；也可不与支气管相通，患者一般没有症状。通常，肺隔离症分两种类型：一是叶内型，即病灶位于肺内（图1）；二是叶外型，即病变部位在肺外（图2）。

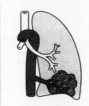
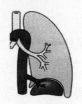

图 1 肺隔离症　图 2 肺隔离症
（叶内型）　　（叶外型）

多数叶内型肺隔离症患者有反复发作的肺部感染史，主要症状为咳嗽、咯痰，甚至咯血。如果异常供血的动脉造成人体循环超负荷，会对心脏产生影响，患者可有胸闷、气急、水肿等症状。

值得一提的是，叶内型肺隔离症患者往往在儿童期就有症状，但由于人们对该病认识不足，误以为是肺炎，以至于不少患者直到成年后才被确诊。

确诊肺隔离症，首选手术治疗

结合反复发作的肺部感染病史，胸部增强CT或肺血管造影检查显示有异常供血的血管长入肺内团块，有助于明确肺隔离症的诊断及区分其类型。

叶外型肺隔离症患者，如果无症状，一般可不治疗，但多数患者因术前不能明确诊断或不能排除恶性疾病等，而需要接受手术治疗。叶内型肺隔离症患者因肺部感染反复发作，应及时进行手术治疗，切除病变肺叶。目前，肺隔离症基本采用微创的胸腔镜手术进行治疗，创伤小，患者术后恢复快。**PM**

右腿肿，为何治左腿

上海交通大学医学院附属第一人民医院血管外科　丁庆伟　孟庆友（教授）

医生手记

顾阿姨65岁，近一年来，她因右腿反复肿胀辗转就诊于多家医院，但一直没有找到病因，内心焦虑不已。经人介绍，她来到我院门诊。在详细询问病史并查体后，我们建议她入院做一次血管造影，排查髂静脉压迫综合征。

听到这个陌生的名词，顾阿姨将信将疑。不过，血管造影检查很快证实了我们的猜测：顾阿姨左侧髂静脉重度狭窄。顾阿姨很开心，因为终于找到病因了。同时，她心里也犯嘀咕：明明是右腿肿，为什么是左腿的血管有问题？要回答这些问题，得从"髂静脉受压"说起。

髂静脉受压，腿肿的重要原因

髂静脉是大腿根部的静脉，分左右两支，主要收集下肢的血液。左右髂静脉内的静脉血汇聚到下腔静脉，然后再回流到心脏。髂静脉压迫综合征是髂静脉受压导致的下肢和盆腔静脉回流障碍性疾病，是导致下肢肿胀的重要原因之一。该病好发于 30～50 岁女性，主要症状为下肢肿胀、乏力，下肢浅静脉曲张，下肢静脉硬化伴皮肤色素沉着、慢性溃疡形成等。

"左侧受压"更常见

造成髂静脉压迫最常见的原因为解剖因素。下腔静脉位于腹主动脉右侧，由左、右髂静脉在第四腰椎附近汇合而成。左髂静脉从右髂动脉和第 5 腰椎间穿过，容易受到机械性压迫和右髂动脉的搏动性刺激。正因为如此，左髂静脉受压的情况更常见，约为右髂静脉受压的 5 倍。2%～5% 的患者腹主动脉分叉高，右髂动脉可直接压迫下腔静脉下端或双侧髂静脉，造成双侧髂静脉受压。

值得一提的是，女性由于妊娠等因素，较男性更易出现骨盆前倾、第 5 腰椎前倾，故更易发生髂静脉受压。此外，盆腔肿物、腰椎发育异常、腹膜后血肿、腰大肌脓肿等疾病也会造成髂静脉受压。

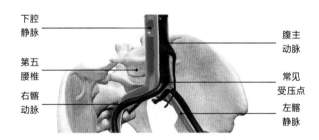

髂静脉压迫综合征示意图

右腿肿，问题不一定在"右侧"

通常，左髂静脉受压常引起左下肢肿胀，右髂静脉受压常引起右下肢肿胀。为什么顾阿姨明明是左髂静脉受压、狭窄，却导致右腿肿？这主要是因为，左髂静脉长期受压导致下肢血液回流不畅后，盆腔内原本很小的侧支血管逐渐增粗，将血液引流到右髂静脉，以缓解血流淤滞的情况。然而，左髂静脉的压力虽然小了，但右髂静脉的额外血流多了，右下肢静脉回流渐渐不畅，右下肢就肿胀了。估计顾阿姨的左腿也曾有过肿胀的情况，只是她没有注意而已。

髂静脉狭窄超过 50% 的患者，一般需要手术治疗。局麻下球囊扩张和支架置入术目前已成为髂静脉受压综合征的主要治疗方法，手术时间短、创伤小，患者恢复快，一般手术次日便可出院。**PM**

肛周脓肿及肛瘘是一个疾病的不同阶段，多由肛腺感染引起。虽是常见病，但不少人对该病认识不足或存在误区，还有些肛周脓肿患者因不在意而耽误治疗，导致病情加重，甚至发展为复杂肛瘘，影响疾病的预后及生活质量。那么，什么是肛周脓肿？有哪些症状？需要怎么治疗？手术治疗能"断根"吗？

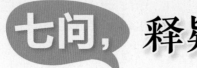

七问，释疑肛周脓肿

✍ 中日友好医院肛肠科主任医师　王晏美

 肛周脓肿就是长在肛门周围的"疖子"吗

肛周脓肿并不是疖子，虽同为感染性疾病，但两者具有很大差异。

疖子是皮下软组织感染，感染源为体表细菌，以金黄色葡萄球菌为主，感染灶较局限，很少会大范围蔓延。患疖子者少有发热等症状，疼痛轻，通常可用药物治愈。

肛周脓肿的发病部位一般较深，少数发生在皮下，感染源为肠道细菌，以大肠埃希菌为主，感染灶存在蔓延和扩散风险。肛周脓肿患者疼痛明显，部分可有高热表现，难以自愈，大多需要手术治疗。临床上常以B超等影像学检查来明确诊断。

问2：肛周脓肿有哪些症状

肛周脓肿多见于小儿及 20 ～ 40 岁人群，男性发病率是女性的 3 ～ 4 倍。此外，免疫功能低下者的发病率高出普通人群数倍，如艾滋病、白血病、糖尿病患者等。肛周脓肿的主要症状有以下几点：

❶ **渐进式肛门疼痛或坠胀**　低位肛周脓肿患者常有严重的疼痛感，高位肛周脓肿患者常表现为肛门坠胀。无论是疼痛还是坠胀，其共同特点是症状逐渐加重，可影响睡眠和进食。一般来说，脓肿破溃、脓血流出后，患者的症状可有明显减轻。

❷ **肛周出现包块**　患者的肛周可触及包块，严重者可突出皮肤表面，触碰时疼痛明显，排便时痛感加重。

❸ **发热**　与病情严重程度呈正相关，不发热或低热者常为皮下浅脓肿。

肛周脓肿属于疾病的早期阶段，极少部分小儿肛周脓肿可自愈，成人肛周脓肿几乎无自愈可能。由于肛周脓肿的感染源来自肠道，其中细菌种类多、浓度高，日积月累，原发病灶（内口）与会阴区皮肤（外口）容易形成相对封闭的肉芽肿性管道（瘘管），故肛周脓肿多会引起肛瘘。

 哪些患者可以采取保守治疗

一般来说，对未成脓的肛周脓肿，以及年龄小于 6 月龄或患严重基础疾病（如心肌梗死、脑卒中、凝血功能障碍等）者，宜先行保守治疗。常用方法有：①口服抗菌药物，如甲硝唑、硫酸依替米星、卡那霉素、链霉素等。②中药内服，如仙方活命饮、黄连解毒汤等。③坐浴，如温水坐浴、祛毒汤坐浴等。④局部涂抹外用药，如金黄膏、活血止痛散、四黄膏、玉露膏、莫匹罗星等。

问4: 手术治疗方法有哪些 ❓

保守治疗不能"断根"，只能作为辅助性、阶段性的治疗方法。想获得治愈，尤其对反复肛周脓肿患者而言，必须依靠手术治疗。手术方式有两种：一种是一次性根治手术，在行肛周脓肿切开引流的同时切除内口，或完全开放创面，或行肛瘘挂线，或行创面缝合，适用于脓肿范围小、内口明确的低位脓肿；另一种是分期手术，即先行肛周脓肿切开引流术，术后定期换药，待炎症消退、瘘管明确后，再行肛瘘手术，适用于脓肿范围大或内口不明确的高位脓肿。

问5: 既然肛瘘无可避免，脓肿切开引流还有必要吗 ❓

自然发展（自行破溃）或手术引流后的大多数肛周脓肿都会形成肛瘘，但这并不代表手术引流是"无用功"，只有通过手术切开脓肿，充分引流脓液，才能尽快减轻疼痛等症状，并防止其不断扩散。

既然要切开脓肿，是不是越早"切"越好呢？实则不然，肛周脓肿切开引流要找准时机。感染初期，脓液未形成时，切开脓肿起不到引流作用；感染后期，脓肿范围扩大，失去了切开引流的意义。一般脓肿从发病至"长熟"需要 3~5 天，"成熟"时行肛周脓肿切开引流术才能事半功倍。脓肿切开后，需在切口处放置引流管或引流条，防止切口过早愈合，再次形成脓肿。

问6: 术后，伤口护理的注意事项有哪些 ❓

对于面积大或位置深的肛周脓肿，医生一般会在手术中留置乳胶管，方便术后用甲硝唑或生理盐水等对脓腔进行冲洗；冲洗后，用碘伏或康复新棉球擦拭伤口，并遵医嘱涂抹具有抗菌、生肌、止血作用的外用药。一些伤口较深的患者需在伤口内留置凡士林纱条。原则上每次便后都应换药，直至伤口愈合。另外，术后早期下床活动不仅可以提高机体免疫力，还有利于局部引流，促进伤口愈合。

问7: 根治手术后，肛周脓肿还会再"光顾"吗 ❓

肛周脓肿根治术后再发，应弄清是复发还是新发。复发指的是手术创面未完全愈合或再次出现红肿、疼痛、皮肤破溃流脓等。新发指的是再次发生的肛周脓肿与之前的无关。

预防肛周脓肿再"光顾"，需要注意以下几点：①及时纠正腹泻。无论是成人或小儿，长期腹泻者的肛周脓肿发生风险极高，故出现腹泻后应进行治疗。②维护自身免疫力，避免可能导致免疫力降低的行为，如生活不规律、饮食不健康、长时间超负荷工作、熬夜、长期缺乏运动等。③消除肛周脓肿的诱因，糖尿病患者等高危人群应规范治疗，控制病情。**PM**

专家简介

王晏美 中日友好医院肛肠中心主任、主任医师、教授，世界中医药学会联合会外科分会会长，中国民族医药学会肛肠科分会副会长，中华中医药学会肛肠分会常务理事兼副秘书长，中国中医药研究促进会肛肠分会副会长，北京医师协会肛肠科专家委员会副主任委员兼秘书长。

鼻窦是鼻腔周围颅面骨中的含气空腔，左右对称，共4对，按照其所对应的颅骨命名，分别为上颌窦、筛窦、额窦和蝶窦。鼻窦黏膜发生的炎症称为鼻窦炎，主要表现为鼻塞、流黏性或黏脓性鼻涕，有些患者可有头面部胀痛、嗅觉减退或丧失等症状，严重者影响生活质量。根据病程长短，超过12周的为慢性鼻窦炎，12周内的称为急性鼻窦炎。我国慢性鼻窦炎患病人数众多，约占总人口的8%。由于缺乏认识或存在误区，许多患者盲目用药、拒绝手术，导致治疗效果不佳；还有些轻症患者认为治不好，索性任其发展。其实，鼻窦炎能治好，且治疗方法非常明确，如果以"打扫房间"的视角来看待它，就清晰多了。

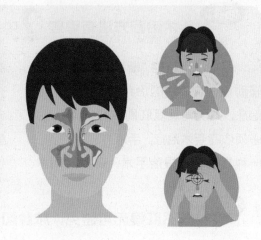

扫描二维码，立即收听

治鼻窦炎，就像"打扫房间"

上海交通大学医学院附属仁济医院耳鼻咽喉科　钱敏飞　李吉平（主任医师）

鼻腔环境脏、乱、差，易致鼻窦炎

鼻窦炎的病因众多，首先是解剖因素。如果把鼻腔比作客厅，鼻窦就是房间，只有在房间通风良好、空气清新的情况下，墙面才不会发霉、剥脱，鼠、蝇、蟑、蚊才不会滋生，住在房间里的人才能健康生存。鼻窦周围存在组织解剖结构异常者，如鼻甲肥大、鼻中隔偏曲、鼻窦口新生物（如鼻息肉等）形成等，遮挡了"房门"，导致"入口"变窄或完全堵塞，"房间"不能正常通风，便会引起鼻窦引流功能障碍，诱发鼻窦炎。

另外，上颌窦的解剖位置与上牙槽紧邻，牙齿根尖周围组织一旦发生炎症，就容易造成慢性上颌窦炎。细菌、病毒或真菌感染，不规范的鼻窦手术，免疫功能下降等，均是鼻窦炎发生、发展的重要原因。

鼻窦炎患者进行鼻内镜检查可见鼻腔内脓性分泌物或鼻息肉，进行鼻窦CT检查可明确鼻窦炎的发生部位、程度及鼻腔有无畸形，并为制定治疗方案提供依据。

冲洗+抗炎：通气引流，改善鼻塞

治疗鼻窦炎的首要步骤为清理"房门"周围的杂物，改善鼻腔环境。例如，使用生理盐水冲洗鼻腔，用糖皮质激素、减充血剂、大环内酯类抗生素等抗炎，让窦口开放，从而改善症状，延缓疾病进展。

生理盐水冲洗可起到清洁鼻窦口周围痂皮或脓涕，去除黏膜表面细菌及炎性介质的作用。大家常认为，冲鼻用的生理盐水浓度越高越好，其实不然。一

般来说，2% 的高渗盐水或 0.9% 的等渗盐水均能显著改善鼻塞、流涕等症状，过高浓度的生理盐水可能引起鼻腔疼痛，效果适得其反。

糖皮质激素具有抗炎、抗水肿作用，是治疗鼻窦炎最重要的药物之一，治疗途径包括口服给药和局部给药。口服糖皮质激素仅适用于合并鼻息肉、症状严重的鼻窦炎患者短期使用，使用过程中需要

密切观察可能出现的不良反应，如胃肠道刺激、血糖升高等；局部使用糖皮质激素安全性高，使用方便，常用药物包括布地奈德、丙酸倍氯米松和糠酸莫米松等鼻喷雾剂等，疗程应不少于12周。如果在局部给药过程中出现鼻出血、鼻干、鼻烧灼感等异常，应停药。

鼻塞严重的鼻窦炎患者可使用鼻腔局部减充血剂缓解症状，但时间不宜超过1周，否则可能造成药物性鼻炎。当上述药物治疗效果不理想时，患者可遵医嘱小剂量使用大环内酯类药物。

溶解+促排：深入清理，恢复鼻功能

慢性鼻窦炎可使鼻窦黏膜纤毛运动能力下降，使鼻腔、鼻窦内分泌物堆积，久而久之便难以清除。就像黏附在房间地板或墙面上的一些年代久远的垃圾，常需要使用强力洗涤产品才能将其溶解、清除一样。黏液溶解剂（如氨溴索）就是众多治疗鼻窦炎药物中的"强力去污剂"，能将鼻腔分泌物变稀薄，为"清扫"提供便利。另一种药物——黏液促排剂（如桉柠蒎等）可通过增强鼻黏膜对黏液的清除力，促进分泌物排出鼻腔。若配合生理盐水冲洗，可达到事半功倍的治疗效果。

手术治疗：单刀直入，"翻新"鼻腔

年久失修的房门免不了拆除、重装的"命运"。鼻窦口存在鼻息肉或明显解剖异常（如偏曲的鼻中隔、泡状中鼻甲等）影响鼻窦引流者，药物治疗12周后症状无明显改善者，严重鼻窦炎破坏周围骨质、累及脑或眼等周边结构者，大多须进行鼻内镜手术治疗。根据受累的窦腔不同，手术方式包括上颌窦开放术、筛窦开放术、额窦开放术及蝶窦开放术。手术治疗可以彻底消除影响"房门"开放的病变，并尽可能保留鼻腔及鼻窦的正常黏膜和结构，从而形成良好的通气和引流条件，促进鼻腔、鼻窦黏膜生理功能恢复。

定期随访，防鼻窦炎再"骚扰"

打扫房间并非一劳永逸，需要循序渐进、定期清洁，治疗鼻窦炎同样如此。外科手术仅完成了"打开房门""清理现存垃圾"的任务，但房间地板和墙壁可能因强力清扫而受损，即鼻窦黏膜出现炎性病变。因此，患者须在术后使用抗生素（7~10天）及糖皮质激素，消除炎性水肿，并定期用生理盐水冲洗鼻腔，达到清除炎性分泌物、改善通气的目的。

在伤口愈合前，患者须定期去医院进行鼻内镜检查和鼻腔清理，清除伤口处的积血、分泌物、血痂，切除新生的囊泡（术后过度水肿的黏膜组织）、肉芽组织和小息肉等，解除粘连，扩大窦口，如此才能有效保持窦口引流通畅，预防鼻窦炎复发。**PM**

▌生活实例▐

　　小明上幼儿园大班，一天放学回家后，他独自在客厅玩，妈妈在厨房做饭。突然，妈妈听到客厅里传来一阵哭声，连忙跑进房间，发现小明坐在地上大哭，嘴唇流血了，嘴里也有血。妈妈顿时慌了神，急忙带小明去家附近的医院挂急诊。医生检查后发现，小明上唇皮肤有一个小裂口，唇部肌肉断裂，唇黏膜也有一道裂口，必须进行清创缝合手术。

▌医生的话▐

　　唇部撞击伤的皮肤伤口通常不大，但深部伤口较大。这是因为，唇部遭受外力撞击后，口腔内坚硬的牙齿会对口腔黏膜和肌层造成损伤。这种口腔内的挫裂伤较隐蔽，容易被忽视。因此，无论皮肤伤口大小，唇外伤患者均应去医院就诊。

嘴唇受伤莫大意

上海交通大学医学院附属第九人民医院整复外科副主任医师　周 佳

处理要"对症"

❶ 擦伤

特征： 由摩擦引起的表面伤口，有明显疼痛，一般损伤浅表毛细血管，出血量少。

处理： 表皮擦伤通常很少留下瘢痕。如果受伤较深或伤口处有异物和碎屑，需要彻底清洁伤口，以免影响伤口愈合。唇黏膜擦伤通常不需要治疗，可自行愈合。

❷ 刺伤或咬伤

特征： 创面虽然不大，但创面可深入皮肤，造成深部组织细菌感染。

处理： 刺伤容易造成深部组织细菌感染，患者需要去医院进行彻底清创处理，并注射破伤风抗毒素，预防破伤风。被动物咬伤者，应立即去医院处理伤口，并在医生指导下注射破伤风抗毒素或狂犬病疫苗等。由于动物牙齿常携带多种细菌，故被动物咬伤后的唇部伤口，一般不宜立即缝合。

❸ 挫伤

特征： 唇部皮肤或口腔黏膜没有破口，但深层组织出现血肿、淤青、肿胀。

处理： 挫伤早期可冰敷或使用压力敷料等进行处理，以帮助止血和预防肿胀。72小时后可适当热敷。

❹ 裂伤

特征： 伤处存在全层组织断裂，可仅累及皮肤或黏膜层，也可累及皮肤、肌肉、黏膜等多层。切割形成的裂伤，边缘整齐；撕裂伤或同时存在挫伤的，边缘不齐。

处理： 若出血较多，可用无菌纱布或清洁的织物压迫伤口止血。若局部压迫达不到止血效果，说明可能损伤了唇动脉，可以压迫或捏住伤口两侧的唇缘（唇动脉走行位置）来止血。唇裂伤的治疗目标是恢复各层组织的连续性，尽量减少感染、血肿、瘢痕形成、神经损伤等并发症。患者须及时就医，尽量详细地向医生描述受伤的情况和环境，如是否有撞击产生的碎片等，以减少遗漏伤口异物的可能性。通常，仅涉及唇黏膜的表浅小裂伤可不进行缝合；大多数裂伤可以在清创后直接缝合；若存在严重感染，则需要延迟闭合，患者需要定期去医院更换伤口敷料。

❺ 撕脱伤

特征： 部分组织从唇部撕脱，完全或不完全离断。唇部组织裂开，通常存在部分组织缺失。

处理： 对唇部小缺损，可直接缝合修复；对中等缺损，需要进行局部皮瓣修复；对较大的组织缺损，需要进行游离组织转移手术。

❻ 闭合伤

特征： 罕见情况下，钝器造

成唇部深层肌肉损伤，但皮肤、黏膜未破损，消肿后形成局部凹陷，活动时加重。

处理： 减少唇部活动，伤后即刻进行冰敷，最大限度减轻组织肿胀带来的深部组织损伤。伤后 72 小时可适当热敷。

❼ 烧伤和电击伤

特征： 烧伤和电击伤都具有明确的致伤因素，损伤程度远不止表面所见，且会随着病程发展而逐渐加重。

处理： 脱离热源或电源，特殊的化学灼伤需要针对不同化学物进行处理。

防"留疤"有讲究

唇部外伤性伤口与手术切口不同，无法人为控制伤口的形状和方向。垂直于皮肤张力线的撕裂伤往往会变宽，并形成不太美观的瘢痕。同时，由于唇部需要活动，进食、说话、面部表情等都涉及唇部，故唇外伤后易形成增生性瘢痕。

要预防唇外伤后瘢痕形成，需要做到以下几点：①及时进行清创缝合，清除创口内异物及坏死组织，闭合死腔；②认真护理伤口，避免感染；③减少唇部活动，控制表情和唇部动作，避免过度牵扯伤口，减轻伤口应力；④避免食用辛辣刺激、过于油腻的食物；⑤外用减张胶布，垂直于伤口方向粘贴胶布可最大限度减少伤口应力，持续使用 3～6 个月；⑥缝线拆除后，尽早使用硅酮类凝胶，预防瘢痕增生；⑦伤后一个月（伤口增殖早期）左右，可进行去红激光治疗，以预防瘢痕增生；⑧若瘢痕牵拉局部组织，可外用含洋葱提取物、积雪苷提取物等成分的乳膏进行局部按摩，以缓解瘢痕挛缩；⑨若瘢痕进入增殖期，

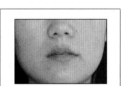
唇外伤后嘴唇"鼓包"

可进行皮质类固醇类药物瘢痕内注射，以延缓瘢痕增殖。

值得一提的是，部分患者在发生唇外伤后，嘴唇肿胀虽逐渐消退，但唇缘裂伤处的肿胀没有完全消退，甚至比之前更明显，受伤位置的嘴唇看起来变厚了；有些患者甚至在伤后一年，嘴唇变厚的位置仍有一个"鼓包"，微笑时尤其明显，严重影响美观。这主要是唇缘黏膜破损引起局部组织增生导致的。为避免受伤后嘴唇"变厚"，在唇部受伤后 72 小时内，可通过局部冰敷减轻肿胀；瘢痕收缩通常发生于受伤后的 1～3 个月，局部按摩，辅以软化瘢痕的药膏，可减轻瘢痕收缩。

适时修复很重要

发生较大的唇部外伤后，易出现嘴闭不上、张口受限、下唇外翻、鼻底闭锁等功能障碍，患者应尽早就医，及时接受治疗。较小的唇部外伤一般不会造成功能障碍，若出现畸形，可以在受伤后 6 个月左右，瘢痕成熟、软化后再行整形修复手术。此时手术的优势在于，组织形变已稳定、瘢痕已成熟，可以避免因手术治疗而加重瘢痕增生，还可以利用部分成熟的瘢痕瓣来弥补缺损组织的不足，改善外观。

根据既往的治疗经验，修复手术后再次发生局部组织增生的概率很低。因为手术切口较外伤造成的局部组织损伤小，且修复手术后患者需要在整形外科专业医生的指导下进行伤口护理，可最大限度地避免组织再次增生。**PM**

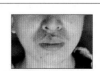
上唇受伤后半年，嘴唇明显不对称

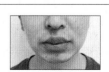
手术切除部分瘢痕，唇部外形恢复

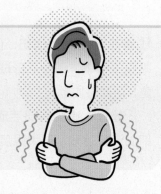

生活实例

49岁的林先生最近总是容易饿,明明早饭吃得很饱,可上午10点还没到,他就饿到无法集中精力,有时还会出现全身无力、心慌、手抖、出虚汗等症状。他以为原因是工作强度大、能量消耗多,便增加了早餐量,没想到症状更加明显。意识到不对劲的林先生前往医院就诊,经检查被诊断为糖尿病前期。他吓了一跳,感到十分困惑:"糖尿病是高血糖,自己明明是低血糖,怎么会是糖尿病前期呢?"

扫描二维码,立即收听

不到"饭点"就饿,当心糖尿病前期

上海交通大学医学院附属第六人民医院临床营养科 冯晓慧 葛声(主任医师)

人体是怎样调节血糖的

血糖是指血液中各种单糖(主要是葡萄糖)的总称。维持正常的血糖浓度非常重要,机体各组织细胞都需要从血液中获取葡萄糖,特别是脑组织、红细胞等几乎没有糖原贮存,必须随时从血液中吸收葡萄糖,以保证自身生存、代谢和维持功能所需要的能量。人体就像一台精密的仪器,在正常状况下会通过一套自动化"系统"来调节血糖,使其稳定在3.9～6.1毫摩/升,餐后2小时血糖会有所升高,但一般不超过7.8毫摩/升。

胰岛素是胰岛B细胞分泌的人体内唯一能降低血糖的物质,在精密的血糖调节"系统"中,扮演着无可替代的角色。人进食后,食物经过消化吸收,其中的碳水化合物被分解为葡萄糖进入血液,血糖随之升高。此时,机体就会产生反应,使胰岛开始加速工作。胰岛素分泌呈间歇性波动,在餐后10～30分钟呈现第一个高峰(即第一时相,也称快速分泌相);餐后半小时至1小时,胰岛素分泌缓慢而持久,呈现第二个高峰(即第二时相,也称延迟分泌相),然后恢复平稳。胰岛素就像一把"钥匙",可以打开机体细胞的"大门",让葡萄糖进入细胞,被储存或利用。而当血液中的葡萄糖减少到一定程度时,机体又会发出"指令",减少胰岛素分泌,关闭细胞的"大门",使血糖维持在正常范围。

糖尿病前期为何会引起"餐后低血糖"

如果某些原因造成人体内血糖来源不足或利用过度,便会出现低血糖。空腹血糖浓度低于2.8毫摩/升称为低血糖。它不是一种独立的疾病,而是一种生化异常的表现,可能由多种原因引起。

像前文中的林先生这样,低血糖出现在餐后2～4小时(即还未到下一餐时),被称为"反应性低血糖"或"餐后低血糖",多见于2型糖尿病前期患者。

进食后,人体本应增加胰岛素分泌,但糖尿病前期患者由于胰岛功能出现异常,对血糖变化反应迟缓,餐后胰岛素分泌量不足,第一时相缺失或减弱,导致葡萄糖不能大量进入细胞,便引起高血糖;而过高的血糖又会刺激胰岛细胞大量分泌胰岛素,使第二时相高峰延迟,且代偿性升高,但此时人体内的大部分葡萄糖已被消耗,因此胰岛素相对过多,便导致低血糖。这种胰岛素分泌和血糖变化的不同步,使血糖在远不到下一餐时间前就降到了低谷,因而患者常感到饥饿难忍,甚至出现低血糖表现。

不到"饭点"就饿，还有这些原因

餐后出现低血糖的原因多种多样，不一定都与糖尿病相关，常见原因还有以下几种：

❶ 能量摄入不足 如处于减重或体重控制期间，饮食摄入量过少。

❷ 胰岛素瘤（胰岛 B 细胞瘤） 胰岛素瘤使胰岛不恰当地分泌胰岛素，即使血糖浓度不高，胰岛素也大量分泌，从而导致低血糖。可通过 72 小时饥饿试验排查。

❸ 特发性功能性低血糖 目前发病机制不甚明了，可能与自主神经功能紊乱导致胰岛素分泌过多或胃排空加速有关。其特点是低血糖多发生在早餐后的 2～4 个小时内，午餐及晚餐后很少出现。

❹ 胃大部切除术后低血糖 某些胃全部或次全切除术后患者，一方面由于进食后胃迅速排空，糖类大量进入小肠，而小肠此时消化吸收功能活跃，致使血糖急剧升高，高血糖刺激胰岛素过量分泌，引起高胰岛素血症，于进食后 2 小时可出现低血糖反应；另一方面可能过量分泌胃肠道激素，刺激胰岛素释放，引起低血糖。

糖尿病前期低血糖有这些特点

平时总是在"饭点"前就饿，如果有以下特点，应考虑反应性低血糖：①超重或肥胖；②饥饿时伴有心慌、出汗、无力、烦躁等，每次持续 0.5～1 小时；③不适症状出现在餐后 2～4 小时，尤其在进食高碳水化合物食物后更明显；④肝、肾功能正常。

在餐后 2～4 小时出现低血糖，最好及时就医，明确原因。诊断反应性低血糖，除根据病史及低血糖症状外，采用 5 小时口服糖耐量试验（分别测空腹、餐后 0.5、1、2、3、4、5 小时的血糖及胰岛素水平）最为准确。

五条建议，避免反应性低血糖

1 改善膳食结构

应摄入高饱腹感、升高血糖速度较慢的食物，同时注重食物的多样性，可选择富含优质蛋白质或膳食纤维的食物，如杂粮饭、蔬菜、瘦肉、鱼、虾等。燕麦片、红薯、玉米等全谷物属于复合碳水化合物，由多个糖类分子组成，进入人体后需要分解为葡萄糖才能被吸收，升血糖速度较慢。而精制碳水化合物（如蛋糕、面包、米粥等）进入人体后吸收很快，会使血糖迅速升高，应尽量避免。对糖尿病前期患者而言，改良生活方式，特别是饮食行为及膳食结构，尤为重要。

2 坚持合理的进餐顺序

进餐时摄入各类食物的顺序会影响餐后血糖的上升速度。延缓餐后血糖上升的正确顺序是：先吃蔬菜，有一定饱腹感后再吃肉类，最后吃主食。

3 延长进餐时间

进食速度过快是很多反应性低血糖患者的通病，应注意延长每餐的进餐时间，细嚼慢咽。

4 规律进餐，少吃多餐

有研究显示，在进食总量不变的前提下，通过三次规律正餐和餐间零食可改善餐后低血糖，即遵循规律进食、少吃多餐的原则。零食应选择富含蛋白质、复合碳水化合物和不饱和脂肪的食物，避免酒精和精制碳水化合物。

5 保持理想体重

保持理想体重有助于增强胰岛素敏感性，减轻高胰岛素血症，预防反应性低血糖和糖尿病，超重及肥胖者尤应控制体重。**PM**

近日,有网友在一家火锅店菜品中发现疑似有毒的蓝环章鱼,向某科普博主求助。随后该博主回复:"确实是豹纹蛸(蓝环章鱼),毒性非常强,千万别吃。"这一事件引发广泛讨论,众多网友赞叹"知识改变命运",如果不是该网友细心谨慎,一桌人都会中毒。海产河鲜一直广受"吃货"们喜爱,其种类繁多,不少品种长相类似,时有因误食有毒水产品而中毒的新闻。怎样避免误食有毒水产品呢?

警惕水产品误食,远离"致命诱惑"

海南热带海洋学院食品科学与工程学院教授　胡亚芹

蓝环章鱼:
拥有鲜艳蓝环的剧毒生物

章鱼、鱿鱼、乌贼(墨鱼)都是名字带"鱼"却和鱼类相去甚远的生物,它们同属软体动物门头足纲。章鱼俗称八爪鱼,头足纲八爪目,章鱼烧、章鱼饭是广受欢迎的水产制品,但并非所有的章鱼都能吃。前文中的蓝环章鱼广泛分布在日本与澳大利亚之间的太平洋海域中,体型很小,臂足张开的长度不超过15厘米,因为身体上鲜艳的蓝环而得名,属于剧毒生物之一。目前已确认的有三种:大蓝圈章鱼、南蓝圈章鱼(或称小蓝圈章鱼)、蓝纹章鱼。《吉尼斯世界纪录》显示蓝环章鱼"仅唾液腺的毒液就足以麻痹甚至杀死一个成年人"。

蓝环章鱼的毒素是一种毒性很强的神经毒素,可与神经递质发生反应,使整个神经系统瘫痪,且毒性稳定,加热、盐腌等烹饪方式均不能去除;若进入人体,会使中毒者无法支配相应肌肉(类似肌肉麻痹)。如果未得到及时救治,中毒者会神志清醒地窒息而亡。

河豚:
只有两种经专业处理后可食用

河豚(也称河鲀)因肉质鲜美而广受追捧,自古便有"拼死吃河豚"的说法。但河豚毒素的毒性比剧毒物氰化钠高1000倍,是一种毒性极强的神经毒素,能阻断神经冲动的传导,使神经末梢和中枢神经发生麻痹。初期,中毒者表现为感觉神经麻痹,全身不适;继而出现恶心、呕吐、腹痛,嘴唇、舌尖及指尖刺痛发麻;同时,外周血管扩张,血压急剧下降,中毒者出现语言障碍,瞳孔散大;常因呼吸和运动中枢麻痹而死亡,死亡率高达50%。河豚毒素在河豚体内分布较广,肝、脾、胃、卵巢、睾丸、皮肤及血液均含有毒素。因此,以往我国严禁餐馆将河豚作为菜肴经营,也不得在市场上买卖。随着加工技术的提升,农业农村部办公厅和国家市场监督管理总局发布《关于有条件放开养殖红鳍东方鲀和养殖暗纹东方鲀加工经营的通知》,有条件开放养殖河鲀加工品经营。河豚毒性大小因季节、品种及生长水域而有所不同,目前仅有红鳍东方鲀和暗纹东方鲀获准以加工品形式出售,但养殖、加工河豚企业须备相关资质,只有经过严格训练的专业人员可进行河豚的加工处理。

一般品种的河豚肌肉毒性较

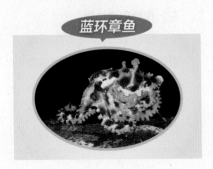

蓝环章鱼

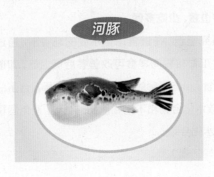

河豚

小，但有些品种（如双斑东方鲀等）肌肉的毒性较强，普通大众难以区分。且河豚毒素性质稳定，加热、盐腌等常用的家庭烹调方法均不能去除，故预防河豚中毒最有效的措施是尽量不吃。有人如想尝试，也要选择具有正规专业资质的餐馆，千万不要自行在鱼塘、菜场、路边摊等购买河豚。

海蜇：
经适当处理才可食用

具有神经毒素的还有轻盈飘逸的水母，属于腔肠动物门，俗称海蜇，品种繁多。研究发现，海蜇吸口周围的触手和丝状体内的刺丝囊含有"刺细胞"，其所含毒液的成分包括类蛋白、肽类、强麻醉剂、5-羟色胺、四氨铬物、组胺等，毒性因水母种类差异较大。水母死后经过适当处理，毒性能够被去除。大家常吃的海蜇大部分是海水水母中的"黄海蜇"，其经过传统的"三矾腌制"工艺加工，毒素被去除，质地爽脆，常用来制成凉菜。

需要提醒的是，活体海蜇的

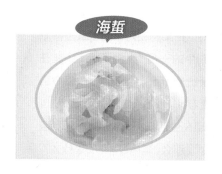
海蜇

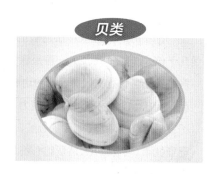
贝类

刺细胞可像羽箭一样刺入人体，释放毒液，引起皮炎；如被蜇面积较大，患者可出现呼吸困难、表情淡漠、脉搏细数、血压下降、腹部痉挛、肌肉疼痛等全身反应，严重时可导致死亡。因此，大家不应接触或捕捞活体海蜇，也不应食用未经规范处理的海蜇。

贝类：
容易富集水体中的毒素

每年3～9月，太平洋沿岸（含我国部分海岸线）一些含有毒素的藻类（如金藻、甲藻、漆沟藻等）易于生长繁殖，而以藻类为食的贝、螺、蟹甚至鱼类都有可能富集藻类毒素，尤以贝类为甚。贝类的摄食方式有捕食和滤食之分。捕食种类又可分为草食性和肉食

性。绝大多数双壳贝类是滤食性的，在有毒藻类泛滥的时节，很容易富集毒素。贝类摄入的藻类毒素在其体内呈结合状态，对贝类本身无害，但进入人体后可使人中毒。我国山东、浙江、福建、广东沿海常见的蛤蜊、蚬子、蛏子、泥螺、扇贝等均曾有检出贝类毒素的报告，并非某一个品种独有的问题。常见的贝类毒素包括腹泻性、麻痹性、神经性及记忆缺失性毒素。

为预防贝类中毒，我国水产检测部门每年自5月至10月会定期对海水进行采样分析，及时掌握藻类、贝类的分布情况及捕捞贝类的毒素含量。若发现某个区域或某段时间贝类存在问题，相关部门会限制贝类采收和上市。

三条建议，避免误食中毒

消费者应树立安全意识，多了解水产品相关知识，入口前多留心观察，加强自我保护、自我防范，千万不要怀有侥幸心理或麻痹大意。

1 购买水产品一定要在有一定资质的正规场所。因为正规场所水产品的养殖、采收、加工处理及售卖一般受相关部门的监督、检测和管理，更能保障食品安全。如果购买加工品，还应查看其外包装是否完整、是否标注必要信息等。

2 去饭店就餐时，应杜绝好奇心，避免选择不熟悉的水产品，并注意查看门店的就餐环境和水产原料贮养状态，借以判定卫生、安全状况。

3 平时如经常食用水产品，应多关注相关部门发布的贝类、蟹类等水产品安全食用时期，关注风险警告。**PM**

前段时间，辅酶Q10接连登上热搜，甚至在某购物网站的搜索量暴涨几十倍。其实，辅酶Q10一直是膳食补充剂中的一员"大将"。目前，其在各购物平台和社交媒体流传的功能包括预防"阳康"后心肌炎、改善心肌代谢、防治心血管病、提高免疫力、延缓衰老等。很多人觉得就算没病，也可以日常补充辅酶Q10保护心脏，尤其是现在生活压力大，平时总感觉自己亚健康、容易疲惫，需要给心脏"加点油"。那么，辅酶Q10到底是什么？真有那么多功能吗？平时有必要补充吗？

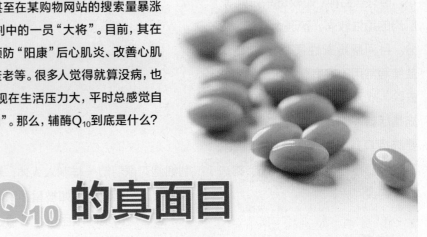

辅酶 Q10 的真面目

华中科技大学同济医学院附属协和医院心血管内科　熊语嫣　苏冠华（副主任医师）

辅酶Q10究竟是何方神圣

辅酶 Q10 又被称为泛醌，是存在于人体所有细胞中的脂溶性醌类化合物。正常人体中辅酶 Q10 的总含量为 500 ~ 1500 毫克。辅酶 Q10 在人体内的生理功能类似维生素，其作为电子传递链中的辅助因子，参与三磷酸腺苷（ATP）合成的一系列氧化还原反应。人体除红细胞等外，大部分组织细胞都需要有氧代谢供能，那些能量需求最高的器官（如心脏、肝脏、肾脏和胰腺）辅酶 Q10 浓度和含量最高。此外，辅酶 Q10 也是最重要的脂质抗氧化剂之一，可阻止人体内自由基的产生，抑制蛋白质、脂质和 DNA 的变化，具有抗氧化和抗炎功效。人体可通过一系列复杂的过程自身合成辅酶 Q10。

辅酶Q10有哪些本领

1 辅助治疗心肌炎

多项研究表明，补充辅酶 Q10 可明显改善小儿或成人病毒性心肌炎的心功能指标和心肌酶学指标，对心肌具有一定的保护作用。2017 年发布的《成人暴发性心肌炎诊断与治疗中国专家共识》指出，对所有暴发性心肌炎患者，均应给予一般对症及支持治疗，推荐改善心肌能量代谢和心脏功能的辅酶 Q10 等治疗。不过，尽管有这些积极发现，将辅酶 Q10 纳入指导性药物治疗之前，如何筛选出真正获益的患者尚需进一步研究。

小贴士　用辅酶Q10防治"阳康"后心肌炎需谨慎

近期，新冠病毒感染引发的心肌炎引起公众广泛关注。辅酶Q10能改善心肌细胞的氧供，确实在一定程度上对心脏疾病有辅助治疗作用，但作用有限。目前国内有部分医院和专家共识建议将辅酶Q10用于新冠病毒感染后心肌损伤的辅助治疗，但相关应用研究有限。且新冠病毒感染后心肌损伤病因复杂，如果出现胸闷、胸痛等相关症状，患者应立即去医院就诊，而不是自行服用辅酶Q10。此外，治疗不等于预防，目前尚无权威研究证据表明辅酶Q10具有预防心肌炎的作用。

② 辅助治疗心力衰竭

过去 20 年，研究发现了大量辅酶 Q_{10} 辅助治疗心力衰竭有效的临床证据。一项涉及多个国家的临床试验纳入了 420 例正在接受标准治疗的慢性心力衰竭患者，将其随机分为辅酶 Q_{10} 组和安慰剂组。经 2 年治疗后，与服用安慰剂组相比，补充辅酶 Q_{10} 可降低心血管事件的发生率、心血管疾病死亡率及全因死亡率。

《中国心力衰竭诊断和治疗指南（2018 年版）》指出：心肌细胞能量代谢障碍是心力衰竭发生和发展中的推动因素，患者补充辅酶 Q_{10} 可改善心肌细胞能量代谢和心脏功能，提高生活质量。虽然我国已将辅酶 Q_{10} 列为心力衰竭和成人暴发性心肌炎的辅助用药，但辅助治疗不能替代正规治疗，只有在病情需要时在医生指导下服用辅酶 Q_{10} 才能获得健康效益。

小贴士 此外，有少量证据表明，辅酶 Q_{10} 可改善冠状动脉疾病和糖尿病患者的血管功能。心血管病合并帕金森病的老年患者在规范治疗的基础上，加用辅酶 Q_{10} 可能是有益的。不过，辅酶 Q_{10} 对控制特定心血管危险因素（如高血压、高血糖、血脂异常）的效果不显著。

健康人群没必要额外补充辅酶 Q_{10}

一般健康人群没必要额外补充辅酶 Q_{10}。一方面，生物合成是人体内辅酶 Q_{10} 的主要来源。一个人血液中大约 3/4 的辅酶 Q_{10} 是人体自身产生的。且正常情况下，人们可通过膳食补充辅酶 Q_{10}。辅酶 Q_{10} 含量较多的食物包括：肉类（尤以动物心、肝、肾等器官为多），鱼类，全谷物，菠菜、花椰菜、西兰花等蔬菜，橙子、草莓等水果，大豆、扁豆等豆类，花生、芝麻、开心果等植物油料种子。日常膳食中适当包含这些食物，有助于保证辅酶 Q_{10} 充足。

另一方面，目前辅酶 Q_{10} 对心脏的保护作用主要体现在对"已病"患者的治疗中，尚未证实对"未病"的健康人群有预防作用。

特殊人群应在医生指导下服用辅酶 Q_{10} 补充剂

人体虽然可自身合成辅酶 Q_{10}，但合成过程复杂，受基因、年龄、营养和药物等因素影响。

随着年龄增长，人体内自然合成的辅酶 Q_{10} 会逐渐减少；在某些特殊生理或疾病状态下，人体对辅酶 Q_{10} 的需求增加、合成减少，或合成所需的化学前体摄入不足，辅酶 Q_{10} 在人体（尤其是某些器官）内的含量就会有所降低，影响健康。此时，可以在医生指导下服用辅酶 Q_{10} 膳食补充剂。

2003 年，我国批准了第一个辅酶 Q_{10} 类保健食品。2021 年 3 月 1 日实行的《保健食品原料目录

辅酶 Q_{10}》中，辅酶 Q_{10} 被批准的保健功能只有 2 种：抗氧化和增强免疫力。

目前国内的辅酶 Q_{10} 膳食补充剂含量都比较低，这是因为我国保健食品原料目录推荐辅酶 Q_{10} 的每日用量为 30 ~ 50 毫克，以此作为市场准入规范。因此，消费者在选购辅酶 Q_{10} 膳食补充剂时，应注意查看其含量和推荐用量。

需要提醒的是，儿童、孕妇、哺乳期妇女、过敏体质者等特殊人群尤其不应盲目服用辅酶 Q_{10} 补充剂，以免造成不良影响。**PM**

氡，占天然辐射"半壁江山"

上海市疾病预防控制中心健康危害因素监测与控制所放射卫生科　肖　虹　高林峰（主任医师）

随着科学技术的进步与时代的发展，我国人民生活水平不断提高，大众对环境与健康也愈发重视。室内空气质量一直是大家关注的环境问题，普通居民一生中绝大部分时间是在室内度过的，室内空气质量的优劣直接关系到每个人的健康，尤其是老年人、慢性病患者、婴幼儿、孕妇等特殊人群。如今，室内用化学品和新型建筑材料种类，以及建筑物密闭程度的增加，使人们接触室内污染物的机会大大增加。说到室内空气污染物，很多人会想到甲醛、苯、总挥发性有机物等，其实还有一种放射性污染物——氡在不知不觉中影响着人们的健康。

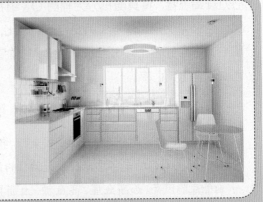

氡究竟是何方"妖魔"

氡（Rn）是自然界中唯一的天然放射性惰性气体，无色无味。氡是由铀（U）的衰变产物镭（Ra）产生的，而铀和镭广泛存在于土壤和岩石中。因此，氡在自然界分布极广，甚至可以说，氡与人类终身相伴。氡是公众所受天然电离辐射的主要来源之一，据联合国原子辐射效应科学委员会报告，氡及其子体每年导致的全世界人均天然辐射剂量约为 1.3 毫希沃特，占人类所受天然辐射剂量的一半以上。

氡有多种同位素，包括 ^{219}Rn、^{220}Rn、^{222}Rn 等，在环境中含量最多、对人体危害最大的是 ^{222}Rn。^{222}Rn 半衰期为 3.82 天，在衰变过程中产生一系列放射性氡子体，其中的固体放射性颗粒（如 ^{218}Po）可附着在天然气溶胶或灰尘颗粒上，悬浮于空气中，是矿山、室内的重要污染物。

氡是肺癌第二大诱因

氡对人体健康的主要影响是增加肺癌的发生风险。世界卫生组织相关文件显示，目前由氡引发的肺癌比例为 3% ~ 14%；很多国家的研究也已证实，氡是继吸烟之后的肺癌第二大诱发因素，被冠以"室内隐形杀手""肺癌第二大诱因"等称号。此外，与不吸烟的人相比，氡更容易导致吸烟者或曾经吸烟者罹患肺癌；在不吸烟的人群中，氡是导致肺癌的主要原因。

氡引发肺癌的机制主要为：氡衰变后释放的 α 粒子可在人体支气管上皮细胞和肺上皮细胞沉积，产生内照射，引起 DNA 断裂和染色体畸变；它产生的活性氧会对 DNA 造成间接损伤，加速细胞凋亡，增加癌变风险。

室内的氡从何而来

室内环境中氡的来源主要有土壤和岩石（地基）、室内建筑材料、室外空气、生活用地下水或地热水、天然气等，这些主要与花岗岩类岩石有关。

花岗岩是地球大陆地壳的主要组成部分，常被加工成各种建筑材料、地基、桥梁和装饰物等。花岗岩中的很多矿物含有微量铀，其可经历多级衰变形成放射性氡，且它的半衰期为45亿年，可以源源不断地产生氡。容易富集铀的花岗岩副矿物包括锆石、褐帘石、独居石、磷灰石等。随着开采、运输技术的进步，以及人们对美和艺术要求的提高，越来越多的花岗岩建材进入人居环境，成为人们长久密切接触的对象。

若花岗岩建材和装饰物有裂隙存在，加上室内封闭的环境，氡就会持续积聚，浓度越来越高。常温下，氡及其子体可在空气中形成放射性气溶胶而污染空气，并随着人的呼吸进入鼻咽部、支气管和肺，也有少量氡经消化道进入人体。

近年来，我国监测到的居室内氡浓度基本都不超过国家《室内空气质量标准》（GB/T 18883-2022）规定的氡浓度参考水平（300贝可勒尔／立方米）；城市饮用水氡浓度总体较低，处于安全水平。不过，一些建筑采用了新型材料，氡的析出有所增加，且严格的节能设计降低了换气率，居室内氡浓度有升高趋势。因此，新材料建筑和节能建筑室内氡污染和由此造成的辐射危害值得关注。

三条策略，将氡"拒之门外"

① 通过居室结构避免土壤中的氡扩散

在室内外环境天然气压差的影响下，土壤中的氡会向居室内扩散。通过土壤减压技术改变室内空间和室外土壤之间的气压差，可以阻止氡从土壤中扩散到室内。主要方案有：将室内空间与户外土壤邻接的表面进行密封，在土壤和室内之间使用屏障或薄膜进行隔离，建筑物与土壤隔离的空间保持通风，安装主动或被动土壤减压系统等，一般在建造过程中进行，需要建筑行业的专业人员进行设计、施工或改造。

② 选择低放射性的建筑和装饰材料

在选择建筑和装饰材料时，应选择质量有保证的渠道和品牌，关注材料外包装上是否有绿色认证标识、相关污染控制标准等，最好向商家索要有害物质的检测报告，尽量选择低放射性的产品。最好不要大面积使用大理石、花岗岩、天然矿物装饰品等原料；可在材料表面涂布特殊材料，减少氡的逸出。

③ 勤通风

即使选择低放射性的建材和装饰材料，也要经常开窗通风。尤其是当氡进入室内无法完全避免时，清除室内的氡就显得尤为重要。研究表明，一般每日通风2~4小时可明显降低室内氡浓度。自然通风不需要增加装置，也无运行费用，是降低室内氡浓度最简单易行的方法。

无法自然通风时，可使用空气净化器，通过净化装置的过滤、吸附等功能去除悬浮在空气中的氡。不过，目前市面上的空气净化器降氡效果有限，仅可在不适宜自然通风的季节或天气（如雾霾等）作为补充使用。**PM**

延伸阅读

必要时可检测室内氡浓度

如果担心室内氡浓度过高，可以请有相关资质的专业机构进行检测。测量氡浓度需要基于标准化程序，以保证测量结果的准确性。室内氡浓度随季节、建筑物类型和通风习惯不同而有所变化。由于这些波动，评估室内空气中的氡平均浓度需要至少三个月或更长时间的持续测量，短期测量结果仅作为实际氡浓度的粗略估计。

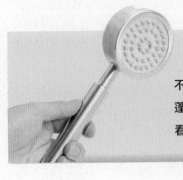

人们在工作一天后，回到家洗个舒服的热水澡，不仅能洗去一身尘垢，还能放松身心。不过，大家或许没有注意到，淋浴用的花洒（也称喷头，因其外形酷似莲蓬，故又被称为"莲蓬头"）可能会被污染，带来健康隐患。很多人不禁纳闷：花洒每天都被干净的水流冲刷，看起来也很干净，怎么会被污染？又会怎样影响健康呢？

花洒中隐藏的"秘密"

上海市疾病预防控制中心结核病和艾滋病防治所结核病检测实验室副主任技师　李 静

看似干净的花洒怎会被污染

新安装的花洒一般不会有污渍，如果仔细观察使用一段时间后的花洒，会发现其出水孔附近沉积了一层褐色的污垢。这当然不是泥土，而是"居住"在花洒中的微生物。当热水器中的热水流过淋浴管道，经过花洒喷头时，水中的微生物会黏附在管道内壁和花洒出水孔。它们能在温暖、潮湿的环境中生长繁衍，久而久之，就会形成一层厚达半毫米的生物膜，也就是人们肉眼可见的褐色污垢。

花洒中有多少微生物"居民"

花洒上的污垢里有哪些微生物呢？《美国科学院院报》曾刊登一项由美国科罗拉多大学完成的研究，科学家对 656 个来自不同家用淋浴花洒中的微生物群落进行了研究，结果发现几乎每个花洒中都藏着数以万计的细菌。曾有研究指出，若长时间不清洗花洒，其中的微生物可随着喷射的水流接触人体或飘浮在空气中，引起干燥、瘙痒等皮肤问题，以及呼吸道过敏反应或炎症。有 2 种可能引起细菌性肺部感染的致病菌值得关注：非结核分枝杆菌（NTM）和嗜肺军团菌。其中，非结核分枝杆菌在家用淋浴花洒中较为多见。

可能引起细菌性肺部感染的致病菌

非结核分枝杆菌（NTM）　　嗜肺军团菌

花洒中的非结核分枝杆菌如何"为非作歹"

非结核分枝杆菌是指结核分枝杆菌复合群及麻风分枝杆菌以外的一大类分枝杆菌，也称非典型分枝杆菌。非结核分枝杆菌广泛存在于土壤、尘埃、水、鱼类和家禽中，迄今共发现 190 余种，大部分为寄生菌，仅少部分对人体致病，属条件致病菌。

虽然花洒中的非结核分枝杆菌种类很多，但大多数可以与人类"友好"共存，通常不会引起健康问题，只有当人体免疫力下降时，才可能引起肺部感染等健康问题。此外，患有肺部基础疾病、自身免疫性疾病等免疫力低下的人接触非结核分枝杆菌，肺部病变可能会加重，严重者可发生全身播散性非结核分枝杆菌病。

花洒中的非结核分枝杆菌"家族"有哪些成员

据文献报道，能长期在45～55℃的热水环境中生存的非结核分枝杆菌包括嗜热的蟾分枝杆菌、耐热分枝杆菌、鸟分枝杆菌复合群等。而有些非结核分枝杆菌菌种对热敏感，但对冷耐受，可长期存在于冷水系统中，如堪萨斯分枝杆菌、戈登分枝杆菌、偶然分枝杆菌等。临床常见的可引起肺部感染的非结核分枝杆菌包括鸟分枝杆菌、堪萨斯分枝杆菌、脓肿分枝杆菌等。

正确使用花洒，牢记三要点

为避免花洒中的微生物影响健康，大家平时应注意以下三点：

❶ 定期清洁花洒

人们几乎每天都要使用花洒沐浴，却很少有人专门清洁花洒。日复一日的水流冲洗，使花洒内部极为潮湿，加之难以接触阳光，为微生物的繁殖提供了机会。

花洒宜至少每个月清洗一次，如果发现其孔洞污垢较多，可适当增加清洗频率。常规清洁只需要简单拆洗，将花洒浸泡在加有清洁剂或消毒剂的清水中10分钟，然后使用干净的硬毛刷从里到外仔细刷洗喷头，再用清水冲洗干净。如果花洒因水垢积聚而出水不畅，可在水中加入小苏打，浸泡2小时，待水垢软化后再用硬毛刷刷洗。如果感觉没刷干净，可以在清洗后将花洒浸泡在白醋中1～2小时，然后用流水冲洗干净。清洁花洒时，可顺便检查花洒喷水孔是否通畅，如果被堵住，可用牙签或针疏通。需要提醒的是，拆解花洒喷头时应避免强拆而造成花洒外观及内部结构损坏。

❷ 及时更换花洒

花洒没有统一的使用寿命，花洒的材料、使用频率及人们平时的使用习惯都会影响花洒寿命。一般质量好的花洒可正常使用10年左右，质量差的只能用3～5年。塑料材质的花洒喷头容易"藏污纳垢"，金属材质的则含有更多NTM，因此不管何种材质的花洒，如果发现难以彻底清洗干净、孔洞堵塞以致出水不畅等问题，或使用到一定年限，均应及时更换。

❸ 养成良好淋浴习惯

人们经常会在影视剧或广告的沐浴场景中看到这样一幕：美貌的女主角站在花洒下迎面接受水流冲击，再用一甩长发，水花四溅……虽然这种动作看上去很美好，但却可能使花洒中的水直接进入眼睛、耳朵、鼻子和嘴巴，让致病微生物有机可乘。尤其在酒店等公共浴室洗澡时，更应避免面部迎着水流冲洗，可以使水流先经过头顶，再流经面部。**PM**

> **小贴士**
>
> **花洒消毒剂选择有讲究**
>
> 花洒中的世界相当于一个小小的生态圈，存在多种微生物，其种类越多，致病微生物存活的可能性就越小。如果需要对花洒进行消毒，可选择医用酒精（70%～75%酒精）。千万不能使用含氯消毒剂，因为花洒中的NTM对氯和氯胺有很强的抵抗力，使用含氯消毒剂杀灭其他微生物后，NTM反而可能成倍增长。

> **专家提醒**
>
> 看到花洒中含有那么多细菌，大家可能会十分恐慌：花洒原来这么脏，以后还能安心洗澡吗？其实，大家不必对此感到担忧。从花洒中流出的水和从水龙头里流出的水，其实并没有多大差异。虽然花洒里隐藏着不少细菌，但绝大多数是无害的，只要花洒清洁到位，淋浴时多加注意，一般不会对免疫功能正常的健康人造成损害。

最近一年多，罗女士两侧颧骨、眼周部位出现不少黄褐色斑块，使用多种美白祛斑产品均不见效。听同事说激光能祛斑，且效果立竿见影，她心动不已，也到美容店做了皮秒激光。起初，痂皮脱落后色斑确实淡化了，但不久出现了更多黄褐色斑。罗女士焦急之余不免困惑：为何同事进行激光治疗后色斑没有了，自己色斑反而更多了？

有些斑，不要轻易"激"

⚲ 上海交通大学医学院附属第九人民医院激光美容科　刘滢　林晓曦（主任医师）

色斑来源，大同小异

要解开罗女士的疑惑，首先得了解色斑是怎么形成的。

皮肤基底层有一种黑色素细胞，它在外界刺激下（如紫外线）不断产生黑色素并向皮肤表面运送，大部分黑色素被巨噬细胞吞噬或随着表皮角质细胞的代谢而脱落。如果黑色素产生的量过多，无法借助正常路径代谢，就会不断堆积，在皮肤表皮层或真皮层产生色素斑。

根据黑色素沉积的位置，色斑可分为表皮斑、真皮斑和表－真皮混合斑。通过色斑颜色可初步区分其类型：表皮斑为浅棕色到深棕色，如雀斑、脂溢性角化症、咖啡牛奶斑等；真皮斑呈现青黑色或蓝灰色，如太田痣、褐青色痣（斑）、蒙古斑等；两者兼而有之则为表－真皮混合斑，如黄褐斑等。医学上常用伍德灯或皮肤镜检查来确定色斑类型。

分门别类，正确治疗

不同色斑形成的过程大同小异，但其病因有所差异，防治方法也不同。

❶ 雀斑

常见于面部，特别是两颊和鼻部，皮肤表面可见

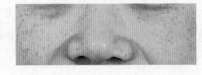

数十到上百个针尖至米粒大小的斑点，呈淡棕色到褐黑色。此类色斑好发于中青年女性，与遗传及阳光照射有关。可选择皮秒激光，或调 Q755、调 Q532 激光治疗，7～10 天结痂脱落。大部分雀斑经过 1～2 次治疗可痊愈，每次治疗间隔 4～6 个月为宜。

❷ 脂溢性角化症

脂溢性角化症俗称老人斑，多见于 40 岁以上人群，好发于颜面、手背、足背、四肢，表现为淡黄色、褐色丘疹或斑块，表

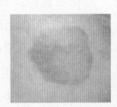

面可形成油脂性厚痂。可选择调 Q755、皮秒激光或者调 Q532 激光治疗，经 2～3 次治疗可痊愈，增厚病灶可用二氧化碳（CO_2）或铒点阵激光治疗。

❸ 咖啡牛奶斑

表现为大小不同、形态各异、边界清楚、色泽均匀的淡黄色至咖啡色斑片。咖啡牛奶斑可能是多系统疾病的一种表现，如神经纤维瘤、结节性硬化症等，必要时需要做基因检测排查多系统疾病。目前常用调 Q532、调 Q755、皮秒激光进行初次治疗、筛查，寻求最优方案。部分咖啡牛奶斑经 1～4 次治疗，可取得较满意疗效；但部分患者很快会复发，须慎重选择。

❹ 太田痣

通常单侧发病，少见双侧受累，女性好发。可波及巩膜及受三叉神经支配的面部，皮肤表现为蓝黑

色或灰色的不规则斑点或斑块。近60%的患者出现眼部巩膜蓝染，值得注意的是，其中10%的患者患侧眼压升高，极少数伴有青光眼。因此确诊太田痣后，患者一定要去眼科排查。

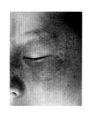

优先选择皮秒755、调Q755激光或调Q1064激光治疗，一般1~2周后脱痂，经3~5次治疗后大部分患者可取得满意效果。太田痣皮损色素越深，所需治疗次数越多，每次治疗间隔4~6个月为宜。

⑤ 褐青色痣（斑）

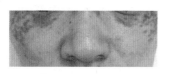

表现为颧部、额部、鼻部双侧对称分布的散在色素斑点，呈灰褐、灰蓝或深褐色。开始发病较晚（一般大于20岁），一般女性发病率为2%，男性发病率为0.2%。优先选择皮秒755、调Q755激光或调Q1064激光治疗，一般需要治疗3~4次，每次间隔6个月为宜。

⑥ 蒙古斑

蒙古斑又名先天性皮肤黑素细胞增多症（CDM），通常出现于新生儿的骶尾骨、臀大骨或腰椎区域，呈大片蓝灰色斑块，常见于亚洲、非洲男婴，尤其是早产儿。

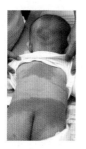

大多数蒙古斑在儿童期消退，很少超过6岁。偶尔有患者持续到成年，可选择皮秒755或者调Q755激光治疗。

⑦ 黄褐斑

黄褐斑俗称蝴蝶斑、妊娠斑，常见于青春期后女性，表现为在受阳光照射的区域

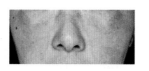

（颧部、面颊、鼻部、上唇等）出现浅棕色到深棕色对称性片状分布的斑块。日晒（紫外线照射）、体内激素水平变化（包括怀孕和口服避孕药等）可使黑色素细胞的活性增加或数量增多，诱发黄褐斑。近年研究表明，皮肤角质层变薄与脂质合成受阻，使屏障功能损伤，可促进黑色素细胞从基底层细胞迁移，不断沉积于皮肤表面，形成黄褐斑。

黄褐斑患者应慎选激光治疗，尤其在进展期不能进行。这是因为黄褐斑患者的黑色素细胞异常活跃，激光治疗会对其产生一定的刺激，导致黄褐斑加重。部分患者可通过低能量（如Q开关1064 Nd：YAG激光）、多次治疗选择性作用于黑素小体，使黑色素细胞功能失活或抑制。不过，由于黄褐斑成因复杂，色素细胞一直处于活跃状态，不断产生色素沉着，在激光治疗的基础上还需要结合日常生活习惯干预（如防晒、规律作息及稳定情绪等），调节内分泌系统。

综上所述，脸上出现色斑，可根据其颜色、形状简单判断其类型，找到正确的治疗方法，切忌"病急乱投医"，或使用不明成分的美白祛斑产品。

激光祛斑，注意防护

激光治疗色素疾病已有20年历史，其中最为大家熟悉的是皮秒激光。它基于选择性光热原理，将皮肤中的黑色素颗粒作为目标靶组织，黑色素吸收激光能量后产生剧烈的机械振荡，进而被粉碎；人体内的巨噬细胞会吞噬这些色素碎片，并排出体外。大多数表皮斑、真皮斑都可通过激光治疗而淡化。进行激光治疗时，须做好以下这些防护措施，避免其他不良"刺激"影响祛斑、损伤皮肤。

● **保护眼部** 医生在治疗时，一般会先清洁目标区域，佩戴护目镜保护患者及医生的眼部，然后通过激光仪器的指示光斑瞄准治疗区进行激光治疗。

● **冷敷治疗部位** 在激光治疗过程中，强大的光热作用会使患者感到治疗部位灼热甚至疼痛，术后可第一时间通过冷敷减轻这种不适。

● **避免接触生水** 激光术后，患者可酌情使用促进创面愈合的修复药物，并避免接触自来水等3~7天，可每日使用医用生理盐水轻柔擦洗。

● **避免日晒** 伤口一般会在激光治疗后7~10天愈合（伴有结痂过程），愈合后的皮肤比较脆弱，一定要避免日晒，并在外出时使用防晒霜（SPF30以上，PA+++）。PM

公用洗手液怎会带来"二次污染"

上海市疾病预防控制中心传染病防治所消毒科副主任医师　范俊华

洗手是预防传染病最有效、简便的措施。公共洗手间的洗手液、烘手机为人们"勤洗手"提供了便利。然而，此前一则新闻报道，某机场公共洗手间的洗手液菌落总数达 60 万 / 克，远超国家标准。本应助力清洁的洗手用品如果受到污染，反而带来了潜在的健康隐患。

洗手液、烘手机怎会带来健康隐患

正规途径购买、符合相关标准的洗手液一般是安全的。但一些公共卫生间的洗手液可能存在以下情况而被污染：将大瓶洗手液分装后倒入小瓶中，多次分装未达到卫生要求；对原装洗手液进行稀释，由于自来水中含有细菌，且容器重复使用，未经彻底清洗和消毒，便导致洗手液微生物含量超标。

如果使用这种洗手液洗手，反而会导致手越洗越"脏"。洗手液中的微生物可能通过手感染人体，引起疾病。尤应注意的是，手部有伤口者的皮肤屏障有"缺口"，更容易被致病微生物"乘虚而入"；免疫力低下者即使接触的是条件致病菌，也可能带来严重感染。

烘手机是一种常见的干手设施，通过气流将手上的水吹干。其环保、高效、便捷，被广泛设置于各种公共场所的洗手间内。如果烘手机存在细菌污染等卫生问题，会将污物、微生物吹到手部或空气中，对空气和手产生二次污染。

在公共洗手间洗手，注意这些细节

首先，应注意查看洗手液的外包装，确认其为原装、合格产品。看一看洗手液的颜色、性状有无异常，闻一闻有无发臭、刺鼻等异味。

其次，掌握以下要点，做到"正确洗手"：

❶ 搓手时间达到 20 秒

研究表明，搓手时间至少达到20秒才能有效去除手上的微生物和有害物质。并且，洗手时应注意揉搓手部所有部位，包括手心、手背、指缝间及指甲。

❷ 使用流动水洗手

洗手前应先使用干净的流动水淋湿双手，随后通过涂抹洗手液搓出泡沫，最后用流动水冲干净。

❸ 隔着纸巾关闭水龙头

如果担心水龙头可能污染手，可以隔着纸巾关闭水龙头，或用手肘等"无接触"部位关闭水龙头。

❹ 洗手后保持双手干燥

不少人在公共洗手间洗手后不会擦手，只是甩一甩或自然晾干。其实，细菌等微生物在湿润的手部更容易存活，因此，洗手后应使双手干燥。研究表明，用纸巾擦干双手可有效去除细菌，并减少对洗手间环境的污染。

如果不便使用流动水和洗手液洗手，可以选择符合相关要求的免洗手消毒剂替代。**PM**

空腹运动，当心得不偿失

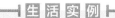
上海体育学院运动健康学院教授　王晓慧

┤生活实例├

小丁近来下定决心每天晨跑，和很多人一样，她在跑完回家路上顺便买份早餐。本希望晨跑开启充满活力的一天，结果第二天跑步时她就感到疲劳、饥饿、头晕。朋友告诉她不应该空腹运动，可她看很多人都是锻炼后再吃早餐，难道这样存在健康隐患吗？

空腹运动有三大隐患

空腹一般指距离上一餐进食时间 6 小时后。不少人有晨起后、早餐前运动的习惯。殊不知，长期空腹运动会对健康造成不利影响。

❶ 运动能力下降、易疲劳

人体内糖的储备与应用会直接影响运动能力。运动时，骨骼肌主要靠血糖供能，因此会使人体血糖水平降低。若不及时补充糖分，血糖水平持续降低，会导致运动能力下降、疲劳感明显，甚至引发低血糖。且运动能力下降会使运动量下降，在一定程度上降低健身效果。因此，空腹时不宜运动。只有血糖水平正常、体内有一定量的肌糖原和肝糖原储备，才能保证较高的运动能力，从而更安全、有效地达成健身目标。

❷ 增加血脂异常的发生风险

空腹运动超过一定时间后，人体会动用脂肪供能，主要由甘油三酯水解生成的游离脂肪酸供能。脂肪分解较多时，血液中游离脂肪酸水平会明显升高。长此以往，可导致血脂异常、血液黏稠度增加，加剧脂质在血管壁沉积，诱发动脉粥样硬化。此外，有研究表明，长期空腹运动可能引起心律失常。因此，患有血脂异常或心血管疾病者更应避免长时间空腹运动。

❸ 导致大脑供能不足

空腹运动使血糖浓度明显降低。而血液中的葡萄糖是大脑的主要供能物质，长时间血糖浓度过低会使脑细胞处于能量缺乏状态，严重时可能引发功能障碍，表现为头晕、乏力、疲劳、嗜睡、出冷汗等。

安排运动，注意这几点

● 注意自己有无空腹运动引起的低血糖等负面影响，如有不适，应调整运动时间。

● 空腹时不应进行剧烈运动或长时间耐力运动（如长跑等），时间应控制在 1 小时内。

● 在空腹运动后 1 小时内进食，及时补充能量和水。

● 低血压、贫血、心脏疾病等患者应避免空腹运动。糖尿病患者对血糖的调控能力异常，而空腹运动使血糖降低幅度较大，可引发或加重糖尿病并发症（如酮症酸中毒、糖尿病肾病等），甚至出现低血糖休克。因此，糖尿病患者尤应避免空腹运动，运动时最好准备一些小饼干等，以备在饥饿时及时补充能量。

● 运动时也不宜过饱，以免导致消化不良和胃下垂等。一般情况下，应在餐后至少 30 分钟后再运动。**PM**

人人都想要优美的形体，在现代审美观念和健身热潮的影响下，挺翘、紧致的"蜜桃臀"成为很多爱美人士的追求目标。

翘臀是怎样"炼"成的

南京体育学院运动健康学院教授　赵 彦

影响臀部形态的三大因素

臀部形态主要受骨盆结构、肌肉、脂肪的影响。

首先，骨盆由髂骨、耻骨、骶骨、坐骨、尾骨5块骨骼组成，这些骨骼的形状、尺寸和比例关系决定了臀部的基本形状。骨盆形状一般受性别和遗传影响最大。不过，从儿童时期开始的不良姿势长期持续，可能导致骨盆形状改变。分娩也可使一些女性骨盆形状改变。

其次，臀部肌群主要指臀大肌和臀中肌，前者主要起发力作用，后者主要起稳定作用。肌肉的形状及大小影响臀部形态，而这些受先天遗传、生活方式及运动习惯的影响。

第三，臀部极其容易堆积脂肪。虽然脂肪可以使臀部在视觉上更丰满，但过多脂肪会使臀部下垂，同时"掩盖"臀部肌肉，呈"脂包肌"状态。

翘臀"修炼秘籍"

❶ 纠正不良姿势

久坐不动、跷二郎腿等不良姿势不但使臀肌得不到锻炼，而且使其一直处于拉长状态，久而久之，易使臀部扁塌。人们平时应时刻提醒自己保持正确坐姿，并有意识地在行、走、坐、站中交替收紧和放松臀部。

❷ 保持理想体重

高糖、高油、重口味饮食可造成全身性肥胖，使臀部成为脂肪堆积"重灾区"，下垂松垮。因此，饮食上应注意少油、少糖，以保持理想体重，减少脂肪堆积。

❸ 减脂运动

可以选择喜欢的有氧运动，每周至少进行3次，每次半小时以上。如果没有条件，可以利用零碎时间，每天累计进行30分钟有氧运动。

❹ 增肌训练

刚开始增肌时不宜只做针对臀部的训练，而应做全身性的力量训练，因为臀部处于核心区域，四肢、腹部及背部力量缺乏会导致臀部训练效果大打折扣，甚至找不到发力感，最终使腿部和腰部肌肉参与代偿，臀部没练到，腿却越来越粗，甚至导致腰部受伤。

❺ 臀部训练

要想练成翘臀，还应进行臀肌的针对性训练，循序渐进，逐步增加训练强度，不断刺激肌肉，持之以恒。

臀部训练，加速翘臀形成

下面分享一些练臀动作，每次练习可选用3~4个动作，每个动作以15~20次为一组，组间休息30~45秒，重复3~5组。可以先徒手进行，随着对动作熟悉程度与运动能力的提高，再使用弹力带。

练习前应适当热身，练习过程中应保证质量，每一次动作都应由臀部肌肉主导发力完成，并集中注意力感受臀部肌肉的收缩与伸展。练习结束后应注意拉伸放松。

动作1：弹力带单腿臀桥

将弹力带固定在双腿膝盖上方，仰卧在瑜伽垫上，上背部及头部支撑身体，双臂位于身体两侧，臀部下沉但不要落于地面；一条腿屈膝踩地，另一条腿向上伸直，保持身体稳定；臀部收紧发力并向上抬起，使上半身与支撑腿大腿处于同一平面，达到极限后稍停，然后下压臀部，还原。双腿交替进行。练习过程中要保持臀部肌肉持续紧张。

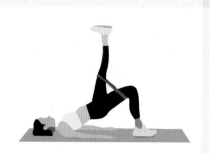

动作2：弹力带支撑后抬腿

将弹力带固定在双腿大腿处，俯身，呈跪姿，双臂位于肩部正下方伸直撑地；背部挺直，核心收紧，保持身体稳定；臀部发力带动一条腿向后上方抬起，至极限后稍停，然后慢慢下落还原。双腿交替进行。

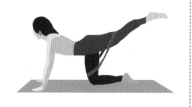

动作3：弹力带左右行走

将弹力带固定在双腿小腿处，双腿微微分开站立；核心收紧，双手叉腰，保持背部挺直；微屈髋向前俯身，然后向侧方移动两步，站稳后再移回原位。双侧交替进行。

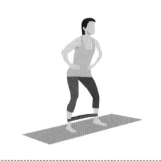

动作4：弹力带臀桥髋外展

将弹力带固定在双腿大腿处，仰卧在瑜伽垫上，上背部及头部支撑身体，双臂置于身体两侧；双腿屈膝并拢，双脚踩地，保持身体稳定；臀部收紧发力并向上抬起，至大腿与上半身处于同一平面；保持身体稳定，双脚不动，臀部发力带动双腿分别向两侧分开，然后还原。

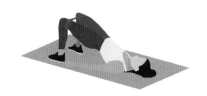

动作5：站姿弹力带后抬腿

将弹力带固定在双腿小腿处，保持站立，背部挺直，核心收紧；双手叉腰，一条腿向后伸直，脚尖点地保持身体稳定（如果做不到，可以手扶固定物体辅助完成）；臀部收紧发力，使一条腿向后上方抬起，至极限后稍停，然后慢慢还原。双侧交替进行。练习过程中除活动腿外，其他部位尽量不动。

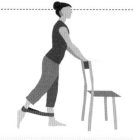

翘臀"神器"对形成翘臀有帮助吗

网络上流传着一些翘臀"神器"，比如："收腹提臀裤"通过加压将腹部和臀部松散的软组织收拢起来，因此穿着后视觉上有一定的塑形效果。但该裤"治标不治本"，并不能真正改善腹部和臀部形态，不仅脱下后腰臀曲线会"原形毕露"，长期穿着还会对血液循环造成不良影响，危害健康。所谓的"美臀坐垫"也无法改变臀部肌肉的形状，无法减少臀部已堆积的脂肪。

比起这些宣称不用付出努力就能拥有翘臀的产品，持之以恒的锻炼、保持正确姿势才能真正改善臀部形态。

锻炼过程中如果需要辅助装备，可以选择各大运动品牌的专业骑行裤、瑜伽裤及供跑步穿着的紧身裤。这类产品具有一定的塑形作用，且弹力设计更科学，有助于提升训练时的运动表现和效果。**PM**

平衡功能： 测一测，练一练

同济大学附属养志康复医院　娄小语　徐晓菁　陆佳妮（副主任康复治疗师）

跌倒是老年人残疾和死亡的重要危险因素，轻者导致软组织损伤，重者导致骨折、颅脑损伤，甚至死亡等严重后果。平衡能力不仅是老年人维持运动功能的重要条件，更是防跌倒的基础能力。老年人应了解平衡功能的重要意义，切实有效地进行平衡功能锻炼。目前，我国的养老方式仍以居家（社区）养老为主，老年人应掌握平衡功能的居家自测及训练方法，以提高平衡能力，预防跌倒，维持良好的健康状态。

测一测，评估平衡功能

特别提醒

1. 平衡功能评估过程存在一定风险，老年人须在家属或照护者监护下进行，以防意外。
2. 正式测试前，可练习1~2次，以确保老年人理解整个测试过程。

方法❶：5次坐立试验

●目的

用于评估从坐位到站位的平衡控制能力。

●测试方法

受试者坐在高度为 43 ~ 48 厘米、无扶手的椅子上，双脚着地；身体不依靠椅背，双手交叉于胸前；听到"测试开始"的提示后，以最快的速度连续完成 5 次起立和坐下动作，利用计时工具记录完成 5 次起坐动作的总时长。

●结果说明

5 次起坐动作完成时间 > 15 秒，可能存在平衡控制能力障碍，伴随较高的跌倒风险。

方法❷："起立－行走"计时测试

●目的

评估步行平衡控制能力。

●测试方法

受试者坐在高度为 43 ~ 48 厘米的椅子上，然后站起，向前直线行走 3 米，转身返回，再坐回椅子上。利用计时工具记录从离开椅子至返回坐下的总时长。

●结果说明

测得的时间 ≤ 10 秒，说明平衡控制能力良好，行动自如；时间为 10 ~ 20 秒，对体弱的老年人及残障人士而言，尚属正常范围；时间为 20 ~ 30 秒，可能存在平衡控制能力减退、步行能力下降等现象，在室外活动时需有辅助；时间 ≥ 30 秒，可能存在平衡控制能力障碍、步行能力严重下降等现象，伴随较高的跌倒风险。

练一练，提高身体平衡功能

老年人在进行居家平衡功能训练时，应注意适当增加所做动作的幅度，增强身体的稳定性。以下具体动作时长皆因人而异，以不引起主观不适为限。需要提醒的是，由于平衡功能训练存在一定的风险，老年人进行训练时，应有家属或照护者陪伴、监护，以防意外。

❶ 斜角伸展训练

基础版 坐于椅子上，身体离开椅背，膝关节屈曲不少于90°；向左倾斜，将身体重心置于左侧臀部，右腿向斜前方抬离地面并尽可能伸直；左侧手臂向左上方伸展，右侧手臂自然置于右腿上（不可靠扶手）。刚开始练习时，保持这一动作30秒，以后逐步增加至2分钟。左右交替练习，重复以上动作。

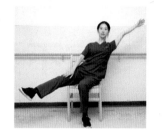

进阶版 站位，身体背对墙面但不贴于墙面，身体向左倾斜，右腿向斜前方抬离地面，将重心置于左腿上；左侧手臂伸向左上方，右侧手臂自然置于右腿上（不可靠墙）。刚开始练习时，保持这一动作30秒，以后逐步增加至2分钟。左右交替练习，重复以上动作。

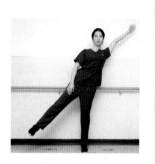

❷ 手臂上下训练

基础版 站位，靠墙半蹲（膝关节屈曲不超过90°）；手臂上举，与墙面接触，尽力伸展肘关节，有轻度拉伸感为佳，坚持1分钟，然后手臂缓缓落下。重复练习6次。

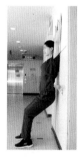

进阶版 站位，半蹲或屈膝（膝关节屈曲不超过90°）；手臂上举，不接触墙面，尽力伸展肘关节，有轻度拉伸感为佳；坚持1分钟，然后手臂缓缓落下。重复练习6次。

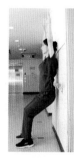

❸ 弓步转体训练

基础版 站于沙发背面或桌椅一侧，右手抓住沙发背或桌椅；右腿向前迈弓步（角度呈120°左右），左腿向后伸直或略微屈膝；左肘屈曲，左手置于颈后，上半身向右转体，转到最大幅度后保持5～10秒；将身体还原至起始状态。左右交替练习，重复以上动作。

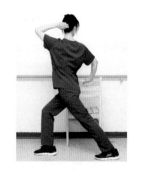

进阶版 站立，右手叉腰，右腿向前迈弓步（角度为120°左右），左腿向后伸直或略微屈膝；左肘屈曲，左手置于颈后，上半身向右转体，转到最大幅度后保持5～10秒；将身体还原至起始状态。左右交替练习，重复以上动作。PM

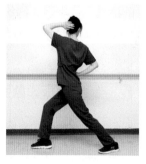

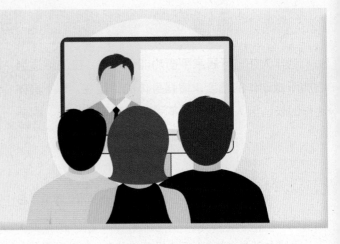

专家指特别精通某一学科或某项技艺，在该领域有较高造诣的专业人士，一直备受人们尊崇。然而，近年来网络上越来越多的"专家建议"却受到人们的抵触，尤其是思维活跃、勇于表达的年轻人。"建议专家不要建议""建议专家建议点有用的"等话题经常成为网络热搜。为什么现在的年轻人不想听"专家建议"了呢？

为何年轻人建议 "专家不要建议"

华东师范大学心理与认知科学学院　孙淼燕　徐毅阳　孟 慧（教授）

原因一：部分媒体为吸引流量断章取义

有时专家客观、全面的建议不如有争议的建议讨论度高，因此部分媒体为吸引眼球对其断章取义，或未能全面理解和评估内容，便"衍生"出偏离专家本意或适应环境的建议。比如，在"专家建议30岁经济未独立女性尽早回老家"的话题下，年轻人纷纷反驳：没经济独立回老家就能经济独立吗？回老家这个年纪不是更难找对象吗？回老家"水土不服"的更多……其实该专家的本意是：如果女孩在一线城市拼搏到30岁经济上不能自立，可以选择回到父母身边，没必要硬撑。媒体在报道时断章取义地将"尽早回老家"作为关键词，把合理的可选项变成"专家建议"的必然项，便引来了诸多争议。

如此一来，一些真正有价值、有意义的"专家建议"便难以进入大众视野，使公众形成了"专家建议无用"的刻板印象，以至于很多年轻人一听到"专家建议"，就想"杠一杠"。

原因二：刻板印象影响人们对信息的加工方式

"专家建议无用"的刻板印象影响了人们看到新的"专家建议"时的反应模式。

人体在接收信息后，有两个系统对其进行加工：启发式系统依据人们的固有信念和过往经验（包括刻板印象），做出快速判断和决定；分析系统让人们以批判性思维进行思考，对信息进行更细致的推敲。"专家建议无用"的刻板印象成了启发式系统的助推器，让人们越来越难看到专家建议的可取之处。比如，当看到"专家建议晚上10~11时睡觉"时，"打工人"最先联想到的是"996"的生活，此时启发式系统占据主导地位，便马上反驳"我也想早点睡，但还要工作啊"。然而，如果冷静下来分析思考一下就会发现，很多时候加班其实并非熬夜的主因。看手机、上网等主动熬夜的"夜生活"才是降低睡眠质量的头号杀手，而专家正是建议因这些原因熬夜的年轻人调整作息。

原因三：社会文化的变迁

随着全民教育水平的提升及获取信息的便利，人们对知识的掌握程度远高于过去，不再像之前一样重视甚至依赖于专家的讲授。现代社会自主、独特等价值观日益盛行，而一味服从等价值观正在被重新思考。现在的年轻人越来越特立独行，敢于挑战权威，更倾向于批判、发声，而不是忍受、遵从。这在一定程度上是好事，但"过犹不及"。如果不全面了解专家的建议就盲目进行批判，则不能真正领悟专家想表达的内容。

原因四：将专家与自己划分为不同群体

当年轻人感觉专家建议是"空中楼阁"时，便无意识地将专家和自己分为"他们"和"我们"。在心理学中，"我们"被称为内群体，"他们"被称为外群体。研究表明，人们关注的媒体信息类型会受内外群体属性的影响，更容易关注内群体的积极信息和外群体的消极信息。当专家被归为外群体时，人们更容易看到有关"专家建议"的负面信息，并对其持负面态度。这种负面态度又会促使人们更加关注有关"专家建议"的负面信息。久而久之，年轻人和专家之间的隔阂在这种循环中越来越大。

总之，部分媒体营造了"专家建议无用"的刻板印象，启发式系统构造了"从刻板印象看问题"的思维惯性，价值观和人格因素促使人们越来越愿意批判"专家建议"，内外群体分类则加重了专家与普通人之间的隔阂。

面对"专家建议"，可以这样做

首先，通过正规途径获取更加权威、靠谱的信息。人们在一些网络平台上看到的"专家建议"不一定反映了专家的真实观点，其真实性也不能保证。对此，大家可以多方查证，与其他平台或专家的建议进行比较，增加信息的来源，拓宽信息获取的渠道，尽量选择正规、权威的平台获取信息，避免被误导或陷入信息茧房。

其次，运用批判性思维进行分析。概括而言，批判性思维的核心技能包括解释、分析、评估、推论、说明和自我校准。以分析为例，它包括了审查理念、发现论证和分析论证三个子技能。当面对自己很需要的"专家建议"时，大家要识别它们的内部逻辑，尤其是专家想通过"建议"或评论表达什么观点。随后，大家可以通过原文罗列得出"建议"的证据并对证据本身的可信度进行分析。这或许能帮助人们筛选出对自己有益的建议或发现"专家建议"背后的闪光点。同时让人们能以更加多元、开放和包容的态度看待问题。

当然，如果并非为了寻求建议，当一些"专家建议"使自己感到焦虑、不适时，可以适当屏蔽。

信息时代，面对各种各样的"专家建议"，大家可以"取其精华，去其糟粕"，提取对自己有用的知识，过滤无效信息，学会从"专家建议"中汲取个人成长的力量和营养。**PM**

扫描二维码，立即收听

隔代教养，
会不会影响儿童自立

✍ 上海市妇女儿童发展研究中心 何彩平 陈彩玉（副教授）

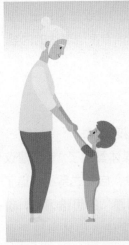
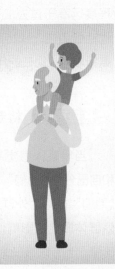

隔代教养在我国较为普遍。祖辈适度协助小辈家庭，既符合家庭互助的文化传承，也是年轻家庭发展的需要。二孩、三孩生育政策出台后，祖辈能否帮忙"带孩子"是年轻人考虑"生不生""生几个"的关键因素之一。

祖辈教养有优势也有不足。祖辈教养可让父母放心、安心；同时，从心理健康的角度讲，稳定的祖辈教养关系易使儿童建立起良好的依恋关系，有助于其身心健康和社会性的发展，增加亲社会行为。祖辈教养也有不足之处：祖辈容易溺爱和偏袒孙辈，助长儿童不良脾气品性；过度插手、包办易导致儿童习惯性依赖、自立性不足；等等。

祖辈教养的儿童自立能力偏弱吗

研究发现，在一些情况下，祖辈教养可能影响儿童自立、自理能力的发展。例如：年龄较高的祖辈，由于体力和精力下降，教养中"力不从心"，或由于其他原因，陪伴儿童的时间不能保证，儿童（尤其是幼儿）的生活自理能力可能得不到培养，自立能力无法得到提高；祖辈管得过于细致，不能给予儿童更多自主锻炼的机会（这种情况多见于女性祖辈），也会导致其自理、自立能力不足；等等。

4种常见隔代养育方式

有研究者将隔代养育方式分为四种类型：

❶ 守旧型

祖辈持有较多陈旧、不合时宜的观念或思想，更在意儿童物质方面的需要，认为孩子吃饱穿暖、身体健康、听话乖巧就够了；往往忽略孩子意志能力、自主独立性的培养。在教养冲突中，祖辈更多我行我素，不太能接受孩子父母的教养方式，持经验主义。

❷ 纵容型

祖辈无原则地宠爱和偏袒孩子，过度包容或越俎代庖，容不得孩子受委屈或吃苦；往往护着孙辈，排斥父母对孩子的教育。

❸ 身教型

祖辈会通过自己的行为给孙辈树立榜样，孙辈会养成与祖辈相似的生活习惯、行为品性等。这种教养方式中，祖辈的参与较为深入全面，而孩子父母相对"退场"。

❹ 民主型

祖辈会与孩子父母就孩子的教养问题保持交流、沟通，将孩子的行为表现等适时反馈给他们，与他们保持相对一致的教养方式，需要时会配合他们做好教养工作、立好规矩。

虽然民主型是理想的教养方式，但在实际生活中，并非所有家庭都能真正做到，这与教养观念、受教育程度、个性特征、家庭互动模式等诸多因素有关。

更好的祖辈是什么样的

有意识、有意愿在教养方式上做得更好的祖辈，要学会改变，有所为，有所不为。

1 转变教养观念，做开明祖辈

孩子拥有与成人同等的权利与人格，民主型教养方式提倡平等互动、相互尊重、协商合作。对祖辈来说，与孩子形成对等关系、降低长辈的姿态等有一定难度，但可以尝试着把孩子看成一个独立个体，适当尊重孩子的观点，适时征求孩子的意见。需要坚持原则的时候，学着用温柔的态度去面对孩子。

2 学会放手，做"懒惰"的祖辈

祖辈教养的优势在于照料时间比较充足，但要注意适时放手，给孩子发展的空间。照料过程中应避免大包大揽，在时间允许的情况下，不妨放慢速度，让孩子独立完成一些任务；即便孩子犯错误或做得不理想，也不要批评孩子，要认识到学习就是不断试错的过程。

3 激发孩子自主学习能力，做"学生型"祖辈

祖辈教养对孩子自主学习能力的影响有积极的一面。受文化程度、知识更新速度等制约，一些祖辈会放弃对孩子功课的指导监管，孩子在碰到学习问题时也很少请教祖辈，反而容易培养独立思考、自主解决问题的能力。祖辈适度示弱，鼓励孩子学习和尝试新鲜事物，向孩子"学习"，也有助于激发其自信心和好胜心。

4 适度后退，做"幕后"祖辈

从长远考虑，孩子的父母终将是育儿的主体责任人，早期参与缺失将影响日后子女教育的成效。为了在孩子面前树立父母的权威，强化父母的育儿责任意识，祖辈要多与孩子父母沟通，做到教养方式上的统一、民主与严格的有机结合，既培养孙辈的自主自立，也督促父母独立负责。 PM

特别提醒 祖辈教养虽然存在一些缺点，但影响孩子自主自立发展的因素，往往不在于由谁来培养孩子，而在于用什么样的方式教养孩子。不仅是祖辈，也包括父母，都需要不断学习和吸纳科学的养育知识与观念，并在教养过程中有效地实践，这样才能培养孩子的自主、自立和自制能力。

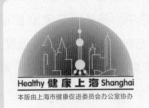

Healthy 健康上海 Shanghai
本版由上海市健康促进委员会办公室协办

在近几年的新冠疫情防控中，疾控工作者走入大众视野，逐渐被人们所了解，病原检测、病例追踪、疫情分析、数据解读、科普释疑等都是他们的"拿手绝活儿"。上海市疾病预防控制中心副主任、主任医师孙晓冬就是其中的杰出代表，他曾十多次出现在"上海市新冠肺炎疫情防控新闻发布会"上，给市民送去安心。与传染病斗争30年的他深知，防控传染病不能仅仅依靠政府和专业队伍，还需要发动全社会、全人群参与进来。

孙晓冬：
让科普助力传染病防控

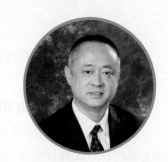

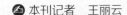本刊记者 王丽云

孙晓冬曾参与2003年"非典"、2006年上海首例人感染高致病性禽流感病例、2007年人感染H7N9禽流感、2009年甲型H1N1流感、2020年新冠肺炎等重大传染病疫情防控工作，以及2004年大连霍乱疫情、2005年浙江麻疹和副伤寒疫情、2011年新疆喀什地区输入性脊灰野病毒疫情等区域性传染病防控工作。他还主要负责组织开展上海市的免疫规划工作，推动上海市率先实施为60岁以上老年人接种肺炎球菌疫苗，使适龄对象的疫苗接种率维持在高水平。传染病防控离不开每一个人的参与，就算工作再忙再累，孙晓冬也会抽出时间带领团队通过多种形式开展科普工作，累计撰写科普文章140余篇，拍摄科普视频3部，接受多家媒体采访近百次，并主编《疫苗是什么》《宝贝接种疫苗超实用手册》《新发呼吸道传染病消毒与感染控制》等图书。

推动公众科学看待疫苗

接种疫苗是预防和控制传染病最有效、最便捷、最经济的手段。为推动公众科学看待疫苗，让疫苗更好地发挥预防疾病的作用，孙晓冬始终关注并致力于健康科普工作。比如：在每年的全国儿童预防接种宣传日、世界狂犬病日等相关卫生宣传日，组织多种形式的线上、线下活动，通过媒体传播及时接种疫苗的理念；在2018年长春长生狂犬病疫苗事件等发生后，及时向公众进行科普，让公众了解事件进展；2020年底新冠疫苗接种工作启动后，针对疫苗安全性和有效性是否有保障、不同生产工艺疫苗有否差别、如何预约接种等问题，先后接受多家媒体采访，并主编了《疫苗是什么》一书，参与首部以新冠疫苗为主题的科普电影拍摄，提高公众对新冠疫苗的认知度和接受度。

提升公众防疫能力

在传染病疫情发生后，孙晓冬不仅第一时间开展处置工作，还及时向公众进行病原学特征、疾病危害、防范措施等方面的科普，让公众了解疫情进展，提升自我防范的意识和技能，从而减轻恐慌情绪，维护人民健康和社会稳定。在新冠疫情防控中，他的科普及时、权威、全面且形式多样：早在新冠病毒出现时，就通过"上海疾控"微信公众号科普病毒特点等知识；在上海确诊首例病例的当天，发布3篇原创科普文章，引发大量阅读、转载、转发；在病例数增加、复工复学、本土病例出现等重要时间点，通过参加新闻发布会、接受媒体采访、发布科普图文等形式，起到了及时杜绝谣言、平复公众恐慌情绪、提升公众传染病防范能力的作用。**PM**

青春期女孩月经异常，别大意

上海市嘉定区妇幼保健院主任医师　毛红芳

> **青春故事**
>
> 小晴来月经1年多了，这次月经来了1个多月都没干净，妈妈觉得她可能还没发育好，并未重视。结果前几天，小晴在学校突然晕倒，被老师送到了医院。原来，小晴因为月经持续时间太长、出血量太多，导致严重贫血、晕厥，需要止血、调经等治疗。

女孩月经初潮一般发生在 13 岁左右，早的可以在 10 岁，晚的可以到 16 岁。青春期女孩由于卵巢功能尚未发育成熟，容易出现各种月经问题，包括周期不规律、经期过长或过短、月经量过多或过少、痛经等。在日常生活中，青春期女孩的家长应多加注意，经常与孩子沟通，发现异常后及时带孩子就医。

正常月经是怎样的

正常月经有周期性。出血的第一天为月经周期的开始，两次月经第一天的间隔时间为一个月经周期，通常为 21 ~ 35 天，平均 28 天。每次月经持续时间为经期，正常为 2 ~ 8 天，多数为 4 ~ 6 天。月经量即一次月经的总失血量，正常为 20 ~ 60 毫升。月经血为暗红色，除血液外，还有子宫内膜碎片、脱落的细胞、黏液等。一般月经血是不凝固的，出血量多或速度快时也可出现血凝块。

哪些情况需要就医

青春期女孩出现月经异常需要及时就医，包括月经周期过长或过短、经期过长、月经量过多等。比如：一个月来两次月经，几个月甚至半年都不来一次月经，月经持续一周以上，经前或经期有腹痛、腹泻、头痛等症状，超过 16 岁仍未有月经初潮，等等。

月经异常怎么治

一是对症处理

针对痛经，可以通过口服非甾体抗炎药、肛塞止痛药、中医穴位按摩等方法缓解症状。月经量过多者，可服用止血药；伴有贫血者，可加服补血药，如铁剂等。

二是调整月经

如果月经异常比较严重，可在医生指导下服用含雌激素、孕激素的药物，调整月经周期，控制出血量。目前，短效口服避孕药是治疗青春期月经异常的首选药物，也可选用中药治疗。

三是心理治疗

如果月经异常与心理、情绪等因素有关，可以进行心理治疗，缓解压力和焦虑。

四是手术治疗

极个别女孩痛经特别严重，检查发现有生殖道畸形（如处女膜闭锁、阴道斜隔）或子宫内膜异位症（如卵巢巧克力囊肿）等情况的，必要时需要手术治疗。

青春期女孩出现月经异常后，生活中要注意预防保健。比如：注意休息，保证充足的睡眠；平衡膳食、合理营养，少吃油炸、生冷、辛辣食品及饮料，适当增加富含铁的食物（如红肉和深绿色蔬菜）有助于防治贫血、减轻疲劳，多吃富含维生素 B_6 和镁的食物（如坚果、燕麦和香蕉）有助于减轻痛经；适当运动、增强体质，非月经期宜每天进行至少 60 分钟中等强度或以上有氧运动，如慢跑、游泳、跳舞等；学会减压，多与家人和同学交流。**PM**

孕期血压，可掌胎儿"生杀大权"

复旦大学附属妇产科医院母体病理产科副主任医师　李瑞霞

医生手记

37岁的张女士结婚多年没有孩子，去年发现怀孕后却高兴不起来。原来，她2年前有过一次不良妊娠史，孕27周时胎死宫内。病史资料显示：她在孕早期血压正常，孕22周产检时检出血压升高，孕27周因腹痛、腹胀去当地医院就诊，血压165/98毫米汞柱，尿蛋白阳性，超声检查发现胎盘后血肿，胎儿无胎心、胎动，诊断为子痫前期、胎盘早剥、宫内死胎。在那次怀孕前和妊娠终止后，她的血压等指标都正常。第二次怀孕后，张女士担心再出问题，于是来我院就诊。经相关检查发现，她的血压正常，免疫指标未发现异常，尿蛋白阴性。由于她上次怀孕时发生过子痫前期，故这次怀孕有再次发病的可能，属于子痫前期高危人群。她从孕12～16周开始口服阿司匹林和钙剂，以预防子痫前期，我叮嘱她在规律服药的同时自测血压、控制体重。其后，她的各项指标都正常，孕39周时顺利分娩。

33岁的吴女士怀孕10周时，因腹胀不适到我院就诊。她说平常体检各项指标都正常，3年前孕32周时因子痫前期在当地医院剖宫产生下女儿，1年前孕9周时胚胎停育。经动态血压、免疫指标等检查发现，她的抗磷脂抗体等指标升高。综合分析后，我考虑她患有不典型抗磷脂抗体综合征，第一次怀孕时发生子痫前期即可能由此引起。我让她口服阿司匹林和钙剂，并密切监测血压。在其后的随访中发现，她的抗磷脂抗体滴度有继续升高趋势，因此给予羟氯喹治疗；至孕晚期，给予低分子肝素预防血栓形成。后来，她足月分娩，顺利生下了儿子。

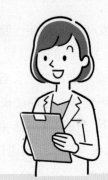

妊娠期高血压疾病：怀孕"遇上"高血压

妊娠期高血压疾病是妊娠与血压升高并存的一组疾病，发生率为5%~12%，包括妊娠期高血压、子痫前期、子痫、妊娠合并慢性高血压、慢性高血压并发子痫前期，严重威胁母胎健康。

❶ 妊娠期高血压

妊娠20周后出现血压升高，静息状态下2次（间隔大于4小时）测量血压≥140/90毫米汞柱，产后12周内血压恢复正常。

❷ 子痫前期

在妊娠期高血压的基础上，出现蛋白尿或其他器官功能受损，如血小板 $< 100×10^9$/升、肝功能受损、肾功能受损、肺水肿、新发生的中枢神经系统异常或视觉障碍等。

❸ 子痫

在子痫前期的基础上，发生不能用其他原因解释的抽搐。

❹ 妊娠合并慢性高血压

妊娠20周前收缩压≥140毫米汞柱或（和）舒张压≥90毫米汞柱（除外滋养细胞疾病），妊娠期无明显加重；或妊娠20周后首次诊断高血压，并持续到产后12周之后。

❺ 慢性高血压并发子痫前期

慢性高血压孕妇妊娠前无蛋白尿，妊娠20周后出现蛋白尿；或妊娠前有蛋白尿，妊娠后蛋白尿明显增加，或血压进一步升高，或出现血小板减少（ $<100×10^9$/升），或出现其他肝肾功能损害、肺水肿、神经系统异常、视觉障碍等严重表现。

妊娠期高血压疾病的风险因素很多，包括首次怀孕、年龄 ≥ 40 岁、多胎妊娠、有家族史（母亲或姐妹）、慢性高血压、慢性肾炎、抗磷脂抗体阳性、糖尿病、初次产检时体质指数 ≥ 35 千克 / 米 ^{2}、妊娠间隔 ≥ 10 年、经辅助生殖技术受孕、怀孕早期收缩压 ≥ 130 毫米汞柱或舒张压 ≥ 80 毫米汞柱等。

孕期血压高，威胁母胎健康

妊娠期高血压疾病的基本病理生理变化是全身小血管痉挛及血管内皮损伤，导致各器官血液灌注减少，对母体及胎儿均可造成严重伤害。

胎盘血液灌注不足可导致胎儿宫内缺氧、窘迫、生长受限和羊水过少等。

若胎盘血管床破裂，可致胎盘早剥，甚至胎死宫内。

妊娠期高血压疾病还可导致孕妇呼吸、循环、肝肾功能、凝血功能等出现障碍，特别是子痫发作，可导致昏迷、意识丧失、卒中等，是孕产妇死亡的重要原因之一。

此外，有妊娠期高血压疾病史的女性将来发生高血压、心血管事件的风险均明显升高。

充分评估，个体化治疗

妊娠期高血压疾病患者一般病情较为复杂，且变化快，医生需要充分评估，进行个体化治疗。

● **充分评估与监测** 在产前检查等诊疗过程中，医生会注意孕产妇有无头痛、头晕、视物模糊等不适，完善眼底、肝、肾等重要器官功能及自身免疫性疾病相关指标检查，加强胎儿监测，根据病情进行个体化、动态评估。

● **保证充足睡眠** 患者应充分休息，保证足够的睡眠，必要时可应用镇静药物。

● **个体化降压** 降压治疗的目的是预防心脑血管意外和胎盘早剥等严重母胎并发症。降压治疗应个体化，避免血压骤降或波动过大。常用的降压药包括 β 受体阻滞剂、钙离子拮抗剂等。

● **防治子痫** 子痫前期患者在产前、引产、产后及期待治疗期间，可应用硫酸镁预防子痫的发生。

● **适时终止妊娠** 医生会根据孕妇孕周、病情及胎儿情况，整体评估孕妇因素及胎儿 - 胎盘因素，适时终止妊娠。

有高危因素，及时预防

育龄女性在计划怀孕前，应进行孕前检查，积极控制基础疾病。高血压患者应规范治疗，待血压控制平稳后再怀孕；服用血管紧张素转化酶抑制剂或血管紧张素 II 受体拮抗剂者，准备怀孕或发现怀孕后应及时就医，调整药物。糖尿病患者在备孕期及孕期应密切关注血糖、血压等指标，怀孕后应更换为胰岛素治疗。

在首次产前检查时，医生一般会对孕妇进行妊娠期高血压疾病风险评估及预测，对高危者酌情采取相关预防和治疗措施。

● **口服阿司匹林和钙剂** 有子痫前期高危因素者，可自孕 12 ~ 16 周开始每晚睡前口服阿司匹林 50 ~ 150 毫克，分娩前或遵医嘱停药。同时注意补充钙剂，尤其是低钙摄入（摄入量＜ 600 毫克 / 天）者，每天应至少补充 1 克钙剂。

● **排查、控制其他疾病** 有不良孕产史的孕妇，应积极排查相关疾病并进行治疗。

在日常生活中，有妊娠期高血压疾病高危因素的孕妇还应注意科学饮食、适量运动、控制体重、规律作息、避免熬夜。**PM**

乳管扩张可"大"可"小"

上海中医药大学附属岳阳中西医结合医院乳腺科　张馨月　季亚婕（副主任医师）

医生手记

　　33岁的梅女士体检发现左侧乳腺导管扩张。她没有任何不适症状，去医院进一步检查后，医生说没什么大问题，定期复查即可。

　　同样存在乳腺导管扩张的吴女士就没那么幸运了。经过查体及乳腺钼靶等检查，医生发现她还存在乳头溢液、乳房肿块等问题，经穿刺活检发现乳腺癌。

　　正如以上两个病例所表现出来的不同，引起乳腺导管扩张的原因可"大"可"小"。那么，什么是乳腺导管扩张？会引起哪些后果？哪些情况需要治疗？

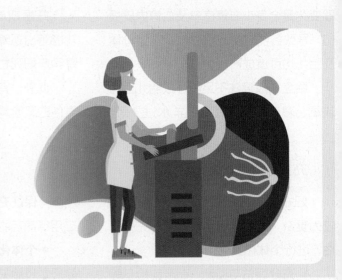

乳管扩张病因杂

　　乳腺导管就像倒着生长的树，靠近乳头的输乳管是树干，向周围发散的小导管是树枝，其主要功能是输送乳汁到乳头。所谓乳腺导管扩张，是诸多因素导致的"树干"与"树枝"变宽、膨大。当超声检查发现乳腺导管的内径大于2毫米时，就会提示"乳腺导管扩张"。而由乳腺导管扩张导致乳房出现溢液、肿块、脓肿、瘘管等一系列情况，则称为"乳腺导管扩张症"。

　　导致乳腺导管扩张的原因尚未完全明确，可能由乳腺导管排泄障碍、乳头发育异常、细菌感染、激素水平异常、自身免疫功能异常、吸烟等因素造成。这些病因均可引起乳腺分泌物潴留、渗出，使乳腺导管扩张或导管上皮损伤，甚至导致导管周围炎症。

警惕乳管扩张中的"危险分子"

　　当乳房出现健康危机后，常有三种"报警"方式，即乳房肿块、疼痛和乳头溢液（约占乳腺疾病患者的5%）。发生乳腺导管扩张，是否伴有乳头溢液及溢液性状决定着疾病的性质和预后。

　　仅有乳腺导管扩张，无乳头溢液，影像学检查未见结节、钙化者，无须手术治疗，定期随访即可，患者无须过度紧张。乳腺导管扩张伴乳头溢液者，需要根据溢液的颜色和性状逐一分析，常见颜色包括淡黄色、血性、棕褐色等，常见的性状包括清水样、乳汁样、粉刺样、油脂样、脓性、浆液性等。不同的溢液背后隐藏着不同的乳腺疾病，治疗方法各异，大致可分为以下几种情况：

❶ **非病理性乳腺导管扩张** 妊娠期、哺乳期出现乳汁样溢液属正常现象。长期口服精神类药物者，亦可出现乳头溢液现象。

❷ **内分泌异常所致乳腺导管扩张** 血清泌乳素升高可致非生理性、非药物性溢乳，患者须进行乳房专科检查及血清泌乳素检测，必要时完善颅脑磁共振检查，评估内分泌功能，排查垂体及丘脑病变等。

❸ **囊性病变** 出现多孔性清水样溢液的乳腺导管扩张患者，通过乳腺超声、钼靶等检查，多诊断为囊肿、囊样增生等，一般随访观察即可（每3～6个月复查乳房B超，40岁以上女性每1～2年进行乳房钼靶检查）；若发现囊实性肿块，须积极就医明确诊断，必要时手术治疗。

❹ **炎性病变** 出现油脂样、粉刺样、脓性等乳头溢液的乳腺导管扩张患者，甚至已有乳房肿块、脓肿等问题发生，属炎性或潜在炎性乳腺病变，需明确诊断，及时治疗。

❺ **肿瘤** 以乳头溢液为主要临床表现的乳腺癌的特征包括：好发于中老年女性，溢液多为单侧、单孔、血性（部分为淡黄色），可伴有肿块、成簇细小钙化等。另外，一些常见的乳腺良性肿瘤也可引起相似症状，如导管内乳头状瘤可造成乳腺导管扩张，伴有淡黄色、血性溢液，好发于30～50岁女性，伴或不伴乳晕区肿块，有0.5%～2%的恶变概率。乳腺肿瘤患者须明确诊断，规范治疗。

专科检查探病因

体检发现乳腺导管扩张后不可掉以轻心，应进一步至乳腺专科就医，医生会根据病史、症状，结合影像学检查进行诊断与治疗。不同辅助检查手段各有优缺点。例如：超声检查可观察到乳腺导管是否存在扩张，判断肿块的囊实性，但其敏感性低，病灶太小者易漏诊；钼靶检查简便易行，方便定位病变导管，评估腺体整体情况，排查乳房内是否存在肿块、钙化、结构扭曲等，但有少量放射线，且时常出现假阴性结果，一般仅对40岁以上女性进行常规筛查；磁共振检查灵敏度高，常用于协助评估超声和钼靶检查无法明确性质的病灶，但可能出现假阳性；乳管镜检查更为直观，可明确造成乳腺导管扩张症的原因，完成导管定位、导管内病变活检，但无法探查远端分支导管情况，或易导致病灶脱落而漏诊；乳头溢液细胞学检查简便易行，患者无痛苦，可发现异形导管上皮细胞、癌细胞，但获取的细胞量一般较少，检查灵敏度较低。

中药调治"显身手"

乳腺导管扩张症虽属慢性炎症性疾病，但其对抗生素不敏感，若病情控制不佳，病变容易由单个导管向周围导管扩散，最终导致全乳炎症，严重者不得不进行乳房切除手术。

中医认为，部分乳腺导管扩张症属"乳衄"范畴，常因肝郁气滞、肝火偏旺、脾不统血、正虚邪滞或痰瘀凝滞所致。以乳头溢液为主要症状的乳腺导管扩张症患者，可通过中医药等手段灵活施治，以达到控制炎症蔓延，促进炎症组织吸收、脓液排出的目的。如丹栀逍遥散常用于伴有忧思郁怒、舌红苔黄、脉弦等肝火偏旺者，归脾丸常用于伴有乏力气短、食欲欠佳、失眠心悸、舌淡胖苔白腻、脉细等脾不统血者。我科常用阳和汤化裁方治疗乳腺导管扩张症，以达到温阳通络之效。在中药内治的基础上，伴有肿块、脓肿、瘘管或窦道的乳腺导管扩张症者，还可通过微创外治、围刺、艾灸、中药外敷等方法，提高疗效。**PM**

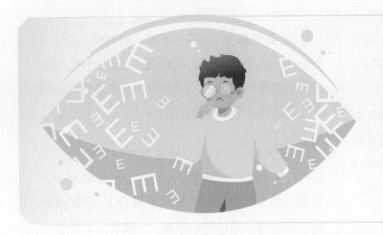

中小学和幼儿园每年会组织两次视力筛查，内容包括视力检查和电脑验光，屈光异常（远视、近视、散光）和远视储备低于 50 度的儿童需要去医院复查。最近，我院眼科门诊就来了很多拿着视力"校筛"报告的孩子。多数家长对报告单的内容一无所知或一知半解，心怀忐忑。怎么看懂孩子的视力"校筛"报告呢？

看懂 视力"校筛"报告

上海市儿童医院眼科　骆文婷　乔 彤（主任医师）

认识报告上的数字

"校筛"报告单上至少有两方面内容：一方面是裸眼视力或戴镜视力，另一方面是屈光度数。

儿童青少年裸眼视力正常值一般为：3 岁≥ 4.7，4 ～ 5 岁≥ 4.8，6 岁及以上≥ 4.9。

屈光度数由球镜度数（S）和柱镜度数（C）组成。顺序是球镜度数在前，柱镜度数（散光度数）在后。

如果球镜度数是负值，意味着近视，数字越大，度数越深，如 -6.00D 表示近视 600 度，-1.00D 表示近视 100 度。如果球镜度数是正值，则意味着远视，数字越大，度数越深。柱镜度数代表散光度数，通常以负数形式表达，-1.00D 代表 100 度散光；A 代表散光度数轴向。

如何判断孩子是否近视

由于儿童的眼睫状肌张力较大，在小瞳孔验光（自然状态下验光，区别于扩瞳验光）时，睫状肌会出现调节紧张的状态，因此测出来的球镜度数往往偏低，有些是负值。

如果视力在正常范围，即使球镜度数是负值，只要度数不高（100 度以内），那么一般假性近视的可能性较大。因为真性近视者会伴有视力下降。

如果视力明显低于正常，球镜度数又是负值，则一般为真性近视，需要去医院进行扩瞳验光。6 岁以上儿童可以进行快速扩瞳，点药 1 小时后就能完成检查。学龄前儿童因点眼药水配合度不佳，且调节能力很强，需要慢速扩瞳，每晚使用 1% 阿托品眼药膏，一周后验光。如果扩瞳后仍有近视，可诊断为真性近视。真性近视无法逆转，且近视度数一般会越来越深。近视 100 度及以上，需要通过戴近视眼镜等方法矫正。如果扩瞳验光结果是正视或轻度远视，可诊断为假性近视。假性近视的儿童经过一段时间的休息调整，视力可以恢复正常。

如何判断孩子的远视储备

一般情况下，新生儿的眼球为远视状态，屈光度数平均为 +2.50D ~ +3.00D，这种生理性远视称远视储备。《中国学龄儿童眼球远视储备、眼轴长度、角膜曲率参考区间及相关遗传因素专家共识（2022 年）》指出，6 岁儿童的远视储备平均为 +1.38D，随后呈逐渐减少趋势，每年以平均 +0.12D 的速度减少，8 ~ 9 岁下降幅度最明显，为 +0.37D，12 岁时进入正视眼的屈光度数范围，15 岁时约为 +0.31D。

判断学龄儿童眼球的远视储备是否在参考区间时，应考虑年龄和视力。如果小瞳孔验光显示远视储备在 +0.75D 以上，意味着短期内不会近视，可以每半年复查一次。如果远视储备低于 +0.50D，表示基本耗完，需要每 3 个月监测视力、屈光度及眼轴长度。如果已经近视，需要每 3 个月复查一次。

需要提醒家长的是，为孩子建立屈光检查的基线资料非常重要，这是后续控制近视、评判控制效果的依据。

> **小贴士**
>
> **远视储备并非越多越好**
>
> 轻度远视（300 度以内），不伴有视力下降，一般不需要矫正。远视超过 300 度者需要进一步检查，无论孩子年龄大小，初次检查一定要进行慢速扩瞳验光才准确。300 ~ 500 度属于中度远视，500 度以上属于高度远视，中、高度远视会造成弱视，需要及时戴镜矫正。

如何判断孩子是否存在散光

散光度数无论在扩瞳还是小瞳下验光都比较稳定，因此电脑验光检查散光度数是比较准确的。小于 100 度的散光属于生理性，大多数情况下不影响视力，不需要治疗，家长不必担心。

散光是角膜呈椭圆形所致，属于"天生"的。因此，大多数人的散光度数长期保持稳定，一般不会明显降低或凭空消失。反复揉眼会引起散光度数增加，若儿童患倒睫、过敏性结膜炎等眼病，需要及时医治，以避免患儿反复揉眼。如果散光度数不断加深，需要严密随访，警惕圆锥角膜的发生。

发现斜视该怎么办

斜视的发生率为 3% 左右，"校筛"经常能发现斜视的儿童。孩子被检出斜视，家长一定要及时带其到医院检查，测量斜视的角度，判断是否影响立体视功能，确定要不要进行斜视手术。伴有内斜视的儿童，必须使用 1% 阿托品眼膏进行慢速扩瞳验光，如果伴有远视，必须配镜矫正。**PM**

> **误区分析**
>
> **误区 1：若近视度数较低，则不用矫正。**
>
> **分析：** 孩子近视后，很多家长抱着逃避的心态，认为孩子的眼睛休息休息，视力就能恢复。还有些家长认为，孩子刚近视，度数低，不矫正也没关系。实际上，近视无法治愈，目前所有近视矫正方法的目的是延缓近视进展，预防高度近视。因为高度近视会造成眼底病变，甚至导致失明。学龄儿童近视后若不积极控制，近视度数一般每年增长 100 度。
>
> **误区 2：眼镜度数低一点，戴着更舒服。**
>
> **分析：** 有些家长带孩子配眼镜时，喜欢"低矫"，即选择比验光结果低一些的度数，认为这样眼镜戴起来会舒服一些。实际上，医院给出的配镜处方是经过扩瞳验光并验证后出具的，孩子戴"足配"眼镜后，才能使光线准确聚焦在视网膜上。戴"低矫"眼镜会使光线聚焦在视网膜前方，无法形成清晰的像，进而引起调节痉挛，更容易导致近视进展。

碍事的多生牙

四川大学华西口腔医院儿童口腔科　陈延迪　邹 静（主任医师）

医生手记

琦琦妈妈发现琦琦新长出来的门牙歪歪扭扭，还有颗牙齿的形状与众不同（图1），遂带着琦琦到牙科就诊。一番检查后，我们告诉琦琦妈妈，这颗另类的牙齿是"多生牙"，且通过 X 线摄片（图2）发现，琦琦嘴里的多生牙不止一颗，另一颗多生牙倒长在颌骨里，"霸占"着门牙的座位，相邻牙齿也被它挤歪了。在临床上，这种情况并不少见。

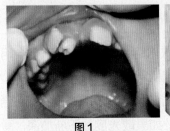
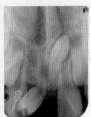

图1　　　　图2

"多余"的牙齿影响大

正常情况下，乳牙共 20 颗，换牙后，恒牙共 28 颗（加上智齿则有 32 颗）。多生牙也称额外牙，是"多余"的牙齿，最常出现在上前牙区。多生牙常呈锥形、结节形，也有些与正常牙形态相似，可以出现在牙弓中任何部位，也可能"埋伏"在颌骨内不萌出，需要通过 X 线摄片检查才能发现其"身影"。

一般来说，萌出到口腔、长在牙列里的多生牙会占据正常牙齿的位置，造成牙列不齐，影响颜面部美观度和咀嚼功能；长在牙列外的多生牙可与正常牙齿形成"双层牙"，不仅影响正常牙齿的生长发育，两牙间的缝隙还易致食物残渣滞留和嵌塞，造成龋病；"埋伏"在颌骨内的多生牙可能会阻挡恒牙萌出的正常路径，或者使恒牙完全被"困"在颌骨内无法萌出，可能使相邻牙齿的牙根出现弯曲或吸收、咬合创伤、囊肿等不良后果。

特别提醒　乳、恒牙替换的正常情况下，恒牙向外萌出的力量可以有效地"推挤"其上方的乳牙，促进乳牙牙根生理性吸收，方便乳牙脱落，恒牙取而代之。一般来说，牙齿的萌出和替换是左右对称进行的，如果一侧的乳牙脱落、恒牙顺利萌出，而另一侧对称的乳牙丝毫没有松动迹象，或者当乳牙正常脱落已超过半年，该位置的恒牙还迟迟不萌出时，家长应及时带孩子到口腔科就医，排查是否为多生牙"阻挠"。此外，孩子在换牙后，牙缝无故变大也可能是多生牙"捣鬼"，应引起家长注意。

大部分多生牙要拔除

少数情况下，患者没有任何自觉症状，且对新牙萌出及相邻牙均不造成影响的多生牙可以保留，已经造成恒牙萌出异常或引发其他不良影响的多生牙应尽快拔除。治疗过程中，医生会根据多生牙形态、所处的位置和方向、与邻近牙齿关系及孩子年龄等因素综合考虑，决定拔除时机。应注意，有些多生牙的发生还与其他疾病相关，如唇腭裂、颅骨锁骨发育不全和魏纳 - 加德娜综合征等，患儿须同步治疗原发病。

多生牙拔除后，"拦路虎"消失，大多患儿的恒牙可"按计划"在正常位置萌出，但有些恒牙因"困顿"太久而失去了"方向感"，难以自行调整至正常位置生长，需要进一步接受正畸治疗。进行正畸治疗的时间及方案由医生根据患儿的年龄和牙列状况综合评估后决定。有些在多生牙拔除后即可开始正畸，有些因拔除多生牙导致颌骨发生较大骨损伤者，需要静候几个月，待骨质恢复后再正畸。**PM**

中药汤剂是临床上最为常用的一种剂型，多由患者自行煎煮，因此掌握正确的方法尤为重要。清代医学著作《医学源流论·煎药法论》中记载："煎药之法，最宜深讲，药之效不效，全在乎此。"可以这么说，掌握正确的中药煎煮方法，就是打通了中药疗效的"最后一公里"。正确煎煮中药包含多方面内容，器具、水、浸泡时间、煎煮时间、火候大小、特殊煎煮方法等，都有讲究。

煎制汤剂时应讲究入药方法。一般药物可以同时入煎，但部分药物因其性质、性能及临床用途不同，所需煎煮时间也不同，有的还需作特殊处理。这些中药为何需要"特殊对待"呢？

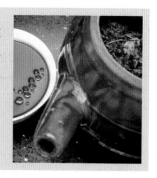

扫描二维码，立即收听

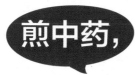

煎中药，部分药物为何"特殊处理"

上海中医药大学附属市中医医院药学部副主任医药师　朱海青

后下，保存有效成分

在煎煮中药时，有一些标注"后下"的饮片需要在其他中药快要煎煮完成时再放入锅中，同煮3~5分钟即可。这类中药大多含有芳香性、挥发性有效成分，如紫苏叶、肉桂、荆芥、藿香、砂仁、豆蔻等；还有部分饮片中的有效成分不耐热，如大黄、钩藤、番泻叶、徐长卿等。将煎煮时间控制在3~5分钟，可使中药有效成分得以保存，最大限度保证临床疗效。

先煎，增效减毒

部分矿石类、角甲类、贝壳类的中药饮片，含有的有效成分不容易煎出，如生龙骨、生牡蛎、生石决明、紫贝齿、鹿角、水牛角、龟板、鳖甲、生石膏、灵磁石、代赭石等。应预先煎煮30分钟左右，再纳入其余中药同煎，确保有效成分溶于汤剂中。

另有部分毒性中药饮片，如生川乌、生草乌、生附子、生半夏、生南星、蛇六谷等，应预先煎煮1~2小时，使有毒成分受热分解，降低毒性，减少副作用，保证用药安全。

包煎，保证汤剂质量

含有毛状刺激物的中药饮片，如枇杷叶、旋覆花等，直接煎煮服用，容易刺激咽喉和消化道，引起恶心呕吐等症状；体细质轻的中药饮片，如蒲黄、海金沙等，直接煎煮时易漂浮在水面，有效成分不易煎出；含有泥沙或杂质较多的中药饮片，如飞滑石、灶心土、蚕沙、夜明砂等，直接煎煮会使汤液混浊，影响汤剂质量；含有黏液质成分的中药饮片，如车前子、葶苈子、北秫米等，直接煎煮容易粘底糊锅。以上这些中药饮片都应用纱布包裹入煎。

特殊药材，单独对待

● **单煎** 名贵中药，如人参、鹿茸、灵芝、冬虫夏草等，为不损耗其有效成分，入煎剂时宜单独煎煮取汁，再与其他药物的煎液兑服。

● **烊化** 将胶类中药打碎，将已煎好的药液倒入，加热溶化，称为烊化，可避免药效流失。服用胶类中药都需烊化，如阿胶、鹿角胶、龟甲胶等。

● **冲服** 粉状、液体等特殊药材，如芒硝、玄明粉、梨汁、姜汁等，不需要入煎剂同煎，直接用药汁冲服即可，以保证药效。

虽然某些中药饮片外包装已注明特殊煎法，但若遇到更为特殊的用途，需要根据病情和医嘱进行改变。同一药物因煎煮时间不同，其性能与临床应用也可能存在差异，以大黄为例：将大黄用于泻下剂中，需要后下；若用于逐瘀通经，则应与其他药物共煎。**PM**

头痛是一种很常见的症状，九成以上的人都或轻或重地遭受过头痛的困扰。如果头痛严重，还会伴发烦躁、恶心呕吐、不能入睡，影响正常学习、工作和生活。一些长期头痛患者因疼痛反复发作、久治不愈，还可能导致焦虑和抑郁。

辨识经络解头痛

北京中医药大学东直门医院针灸科主任医师　刘 颖

头痛，既可作为一种病症单独出现，如偏头痛、血管神经性头痛等；也可以是某些急、慢性疾病的一个症状，见于感染性疾病、失眠、颈椎病，或眼、耳、鼻等部位的疾病；有时还可能是某些疾病加重或恶化的先兆，如高血压、脑卒中等。

严重头痛，或伴发全身疾病的头痛患者，首选寻求专业医生诊治；而有些经常发作、仅以头痛为主要症状的患者，掌握一些简单的经络穴位常识，可在家自我治疗，减缓头痛发作的痛苦。

头为诸阳之会

人体经络遍布全身、沟通内外、贯穿上下，是运行气血的通路。在日常生活中，倘若不慎感受了风寒，可能导致经络气血运行受阻；精神紧张、情志不畅、过度劳累等原因导致脏腑功能失调，也会干扰经络气血通畅：这些均会引起头痛。经常发作头痛的患者，有必要辨识头痛与经络的关系。

中医常说"头为诸阳之会"，指的是人体所有阳经均直接走行于头面，如阳明经、少阳经、太阳经均直达头面。另有一条阴经（足厥阴经）也直接上达于头。这些到达头部的经络分布是有规可循的，因此疼痛发生时，我们能够识别是哪条经络出现了问题。按照经络的分布规律，临床常见的头痛分为阳明头痛、少阳头痛、太阳头痛和厥阴头痛。

① 阳明头痛

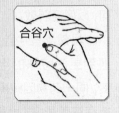

● **经络分布**　手足阳明经分布于头部前额至发际。

● **头痛特点**　前额部（俗称脑门）及眉棱骨等处疼痛，眼眶胀痛。

● **诱因兼症**　常见诱因为感受风寒、用眼过度或酒后，常伴发鼻塞流涕、发热怕冷、眼睛干涩胀痛、

当我们辨明了是哪条经络引发头痛后，就可以在平时或症状发作时，按揉相关经络及腧穴，以起到散风除寒、疏通经络、活血止痛的作用，有助于减缓发作、减轻疼痛。具体做法如下：

❶ 阳明头痛

按揉合谷穴（合谷穴位于手背，五指并拢时大拇指与食指之间肌肉隆起最高处）；推刮眼眶，将食指弯曲，用食指内侧放于眉头处，沿眼眶向外推刮至太阳穴。

合谷穴

❷ 少阳头痛

按揉中渚穴（中渚位于手掌背面，环指与小指之间凹陷处）；头部采用四指叩击法，将手指自然弯曲，食指至小指四指并排放于耳朵之上的侧头部，沿耳郭向后、向下叩击至耳垂后缘，再回到耳上；再沿着刚才那条叩击线向后平移约2厘米、4厘米，向下叩击至发际处。

中渚穴

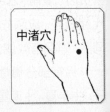

后溪穴

❸ 太阳头痛

按揉后溪穴（在小指侧面手掌

胃脘不适、便秘等。

- **常见疾病** 感冒、鼻炎、鼻窦炎、眼疾、三叉神经痛（眼支型）、醉酒等。

② 少阳头痛

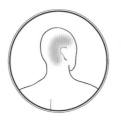

- **经络分布** 手少阳经分布于耳周围，足少阳经分布于耳周及头部侧面。
- **头痛特点** 头侧面疼痛，可连及耳周、耳后。
- **诱因兼症** 常见诱因为劳累紧张、生气着急，常伴发急躁易怒、面红目赤、头晕失眠、口苦胸闷、经常叹气、胁肋胀满。
- **常见疾病** 偏头痛、高血压、面瘫初期、耳部疾患、枕小神经痛等。

③ 太阳头痛

- **经络分布** 足太阳经分布于后侧头部，上达头顶、下连项部。
- **头痛特点** 后侧头部、枕部疼痛，下连于项，或牵及头顶疼痛。
- **诱因兼症** 常见诱因有感受风寒、久坐伏案、枕头高低不合适或卧姿不当，常伴发颈项僵硬、疼痛，肌肉紧张，头颈转侧不便，肩背酸痛。

- **常见疾病** 落枕、颈椎病、高血压、枕大神经痛等。

④ 厥阴头痛

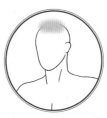

- **经络分布** 足厥阴肝经从眼睛向上到达头顶，与正中的督脉在头顶汇合。
- **头痛特点** 头顶疼痛，或可牵及眼睛，或可连及后头项部。
- **诱因兼症** 常见诱因有感受风寒、劳累紧张、情绪抑郁，常伴发眼睛胀痛、疲劳畏光，恶心干呕，爪甲、口唇青紫，四肢冰冷。
- **常见疾病** 血管神经性头痛、紧张性头痛等。

常见头痛速查表

头痛经络	疼痛部位	常见病举例
阳明头痛	前额部，目眶、眉棱骨等	感冒、鼻炎、鼻窦炎、眼疾、醉酒
少阳头痛	侧头部，或连耳周，上至头角	偏头痛、高血压、面瘫初期、耳部疾患、枕小神经痛
太阳头痛	后头枕部，下连于项，肩背	感冒、落枕、颈椎病、枕大神经痛
厥阴头痛	头顶部，或连于眼睛、项部	血管神经性头痛、紧张性头痛

部，握拳时可以看到从手掌延伸出来一条横纹，后溪在横纹尽头处；头部采用四指叩击法（方法如上），分别从后头部正中线旁2厘米、4厘米处，由上至下，叩击至后发际线。

④ 厥阴头痛

按揉太冲穴（在足掌背侧，拇趾与2趾之间凹陷处）；头部采用四指推按法，将双手四指自然弯曲，纵向并排放于头顶正中疼痛发作处，由前向后移动推按。

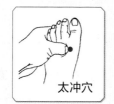
太冲穴

穴位按揉需用中、重力度（以感受穴位胀痛为度），

每穴按压10～30分钟；头部按摩以轻、中力度（以舒适为度），时长10～30分钟。在头痛缓解期按摩力度较轻、时间较短，每周2～3次；在发作期按摩力度较重、时间较长，每天2～4次。**PM**

专家提醒　头痛反复发作者，需要到医院明确诊断，排查体内是否有明确病灶，以免耽误原发病的诊治。头痛发作严重者，亦须及时就医。无论是哪种头痛，受寒及情绪变化等都易诱发，日常生活中还需注意自我调控。

捏脊疗法是一种古老而有效的中医外治方法,指在中医理论的指导下,操作者运用提、拿、捏、推等手法,刺激人体背部皮肤经络。位于背部的督脉和膀胱经是人体抵御外邪的防线,对其进行刺激,可达到疏经通络、调和气血、调整阴阳与脏腑功能平衡的功效,从而预防和治疗疾病。

从现代医学的角度来看,脊柱既是支撑人体的骨性主干,又是脑、脊髓通向躯体各脏器、组织发出神经根的地方和通道,脊背部也是主管人体脏腑的自主神经分布的区域。通过捏脊手法刺激这些神经节、干,可达到增强体质、治病保健的目的。

捏脊通经络

上海中医药大学附属曙光医院推拿科副研究员 孔令军

捏脊手法,历史悠久

捏脊刺激到的穴位主要为"夹脊"穴。"夹脊"穴是指腰背部第一胸椎至第五腰椎棘突下两侧、后正中线旁0.5寸的34个穴位,左右侧各17穴。其所在位置和背俞穴相近,临床上最常用的穴位有肺俞穴、脾俞穴、肾俞穴等。

●**肺俞穴** 位于第3胸椎棘突下旁开1.5寸处,主治咳嗽、气喘、鼻塞等。

●**脾俞穴** 位于第11胸椎棘突下旁开1.5寸处,主治腹痛、腹泻、呕吐等。

●**肾俞穴** 位于第2腰椎棘突下旁开1.5寸处,前平肚脐水平线,主治遗尿等病症。

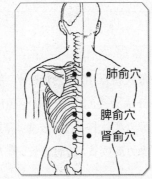

肺俞穴

脾俞穴

肾俞穴

有关捏脊手法的记载可追溯到晋代,东晋医家葛洪于《肘后备急方》中首次记载"拈取其脊骨皮深取痛引之,从龟尾到顶乃止,未愈更为之",将捏脊用于治疗"卒腹痛"(急性腹痛)。随着推拿学科的不断发展,捏脊疗法也逐渐被应用于治疗感冒、失眠、腹痛、痛经等病症,并收到了良好的疗效。

明清时期,按摩术迅速发展。明朝设立了按摩专科,为按摩、推拿的发展创造了得天独厚的条件,小儿推拿也因此得到蓬勃发展,儿科领域的推拿取得了较大突破。捏脊疗法因其操作方便、疗效好、见效快,被广泛应用于小儿疾病(如厌食、疳积、腹泻、便秘、咳喘等)的治疗及日常保健。因捏脊在治疗小儿食积、食欲不振、消化不良等方面的疗效尤为突出,所以又有"捏积"之称。

小儿捏脊,如何操作

对小儿捏脊,操作时要注意力度。小儿皮肤娇嫩,若力度过大,容易造成皮肤破损。操作步骤如下:

❶ 让小儿俯卧于床上,背部保持平直、放松。

❷ 操作者坐在小儿后方,如患儿背部较窄,可使用"两指捏脊法",即用两手的拇指及食指提捏;如背部较为宽厚,可使用"三指捏脊法",即用两手的拇指、食指和中指提捏。

❸ 操作者双手半握拳,食指半屈,用双手食指中

节靠拇指的侧面，抵在小儿尾骨处，施力部位为拇、食指的指腹。大拇指与食指相对，向上捏起皮肤（0.1~1厘米皆可），指腹着力，同时向上捻动，两手交替，方向为自下而上，沿脊柱督脉及两侧膀胱经，自长强穴（肛门后上3~5厘米处）向上边推边捏边放，一直推到大椎穴（颈后平肩的骨突部位），算捏脊一遍，一般重复3~7遍。

❹ 最后可用手掌按揉小儿背部，使其放松，结束操作。

捏脊前，应将小儿背部展露，安抚其情绪，使其背部肌肉放松。操作者应将指甲修整光滑，温暖双手，手法宜轻柔、敏捷，用力及速度要均匀。刚开始操作时用力宜轻，以后逐渐加重，使小儿慢慢适应。在捏脊过程中，尽量流畅捏捻，不可拧转；捻动推进时，要保持直线向前，尽量避免歪斜和中途停止。

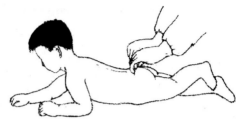

保健治疗，各有不同

●--- 保健

用于小儿保健时，一日捏脊1~2次即可。一般宜在早晨起床后或晚上临睡前进行，每次以3~5分钟为宜，捏3下提1下，直至小儿背部肌肤微微发红，皮肤隐隐汗出即可。连续7~10天为一疗程。

●--- 治疗

捏脊疗法用于小儿疾病时，需依据疾病类型和病情轻重缓急来调整具体操作和疗程。比如：治疗感冒、咳嗽等肺系疾病，捏脊时可对肺俞穴着重提捏，疗程一般较短，3~5天为一疗程；治疗厌食、便秘等脾胃系疾病，捏脊时可对脾俞、胃俞穴着重提捏，疗程相对偏长，一般14~21天为一疗程。当然，疗程长短也需要根据小儿的个体差异来调整，如小儿既往体质较强，则疗程可适当缩短；如既往体质较差，疗程可稍有延长。

对不同证型的小儿疾病，捏脊的操作特征也有所差异。比如：对于外感寒证，可每日捏脊多次，每次2~3分钟即可，力度宜轻，可只捏不提，避免力度过重而造成小儿疼痛；对外感热证的小儿，频率和操作时间基本与寒证相同，但力度可偏重，需捏提并用，以助透邪出表。

成人也可"捏"

捏脊不仅适用于小儿，也可用于成年人，但临床运用相对较少。需要注意的是，很多成年人后背皮肤紧、背肌较厚，不易提起，容易点按不到位而影响疗效，因而常与拔罐和其他推拿手法配合进行。

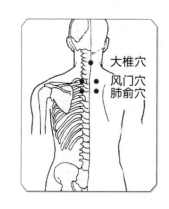

捏脊治疗成人感冒时，需由下向上捏5~6遍，其后在大椎、风门和肺俞等穴各拔一火罐，留罐15分钟；治疗风热感冒，先在大椎点刺出血再拔罐，疗效更好。

捏脊治疗失眠时，宜捏6~9遍，然后在相关的厥阴俞、心俞、肝俞、胆俞、脾俞、胃俞、气海俞、关元俞等穴进行点按，并在结束时以叩法由重到轻反复几遍。

相比于小儿，成人捏脊手法可不拘常规操作，适当增加次数，提捏力度也可偏重。此外，还要注意同时针对疾病特征和患者体质差异，重点选择背俞穴及其相应夹脊部位，予以深部刺激、用力提捏，以加强治疗及保健作用。**PM**

"脾不统血"是一个中医名词,指脾气虚弱,不能摄血,则血不循经,导致慢性出血的表现。一般人看到"脾不统血"这个概念会觉得匪夷所思:脾脏如何"统血"呢?

脾不统血

上海中医药大学附属龙华医院脾胃病科主任医师 朱凌宇

同名异义之"脾"

西方语言传入中国时会和汉语词汇对应起来,比如"心"对应heart,"肺"对应lung……但中医中的"脾"绝不等同于现代医学中的免疫器官spleen(脾脏)。传统概念里的"脾",是一种"消化系统 +"的概念,以消化系统为基本盘,同时囊括了凝血、精神心理、运动等功能。

古人将物质简单地分为五类:木、火、土、金、水,对应肝、心、脾、肺、肾——用五个器官概括人体的数百种生理活动,由此必然会形成五个加大号的概念,虽然和现代分类法有所重叠,但并不完全相同。

脾主统血,气能摄血

在中医理论中,脾有三个功能:主运化,主升清,主统血。

"脾主运化"这个概念比较简单,"运"是指运输,"化"是指消化吸收。脾主要对食物进行消化,吸收其中的水谷精华,并且输送到全身。

"脾主升清"是与"胃的降浊"相对而言的。脾、胃之间的关系有点像阴与阳,大自然里地面水分受热气化朝上升(阳升),天上气分受寒凝结成水滴往下落(阴降)。脾升清,就是把水谷精微朝上输送到头面、肺等处。很多人感觉口干,服用滋阴药物之后也没有明显改善,这是因为一味滋阴是不对的,应该补补脾、升升清。我个人有个比喻,叫作"喷泉理论":喷泉压力小,水花冲不高,于是导致上面的口鼻干燥;相反喷泉压力大,水花冲得高,就不会有头面部干燥之嫌。

相较之下,"脾统血"这个概念就有点复杂了。中医理论认为,脾是气血生化的源头,且气之于血还有微妙的关系,气能生血、气能行血、气能摄血。想想看,"气"十分忙碌,身兼三职,不仅是血液产生的原材料(生血),还负责推动血液运行(行血),防止它跑到脉管外面引起出血(摄血)。

由此看来,"脾统血"主要指的就是"气能摄血"这个功能。于是,当脾气虚时,气不摄血,就会出现各种出血的表现,如便血、尿血、流鼻血、崩漏、皮下瘀点、瘀斑等。对应的疾病有胃及十二指肠溃疡出血、功能性子宫出血、再生障碍性贫血、血小板减少性紫癜、鼻衄、痔疮等。

统血名方——归脾汤

为了进一步弄清"脾统血",我们需要认识一下基于该指导思想创立的名方——归脾汤。归脾汤来自宋代医家严用和的《济生方》,由8味药物组成:黄芪12克、龙眼肉12克、人参 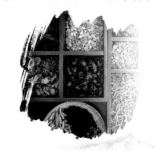 6克、白术9克、茯神9克、酸枣仁12克、木香6克、炙甘草3克,有"益气补血,健脾养心"的功能,主治思虑伤脾、失眠健忘、怔忡等。

随着时代的发展,后世医家发现归脾汤有更广阔的适应证,譬如元代医家危亦林在《世医得效方》中便增加了该方治疗脾不统血引起的吐血、便血。到了明代,薛己为加强养血宁神的疗效,在原归脾汤的基础上又加入了当归、远志,这才有了我们目前看到的有10味药物的归脾汤的全貌,而他也在《内科摘要》里对适应范围再次进行了扩充,增补了月经不调、赤白带下等与凝血有关的病症。

脾不统血,食疗改善

基于归脾汤的组成,我们就可以给脾不统血的朋友一些食疗上的建议。脾不统血者,常见流鼻血、崩漏、皮下瘀点、便血、尿血等症状,可以采用以下食疗方加以改善:

 参芪鸡 用党参30克、黄芪60克、当归10克、大枣10枚,洗净后与仔母鸡(最好用乌骨鸡)1只同入砂锅,炖至鸡肉烂熟,去党参、黄芪、当归,吃肉、枣,喝汤,可加盐、醋调味。

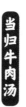 **当归牛肉汤** 当归30克、黄芪30克、龙眼肉10克、生姜10克同锅煮沸,将预先切片炒香的150克牛肉放入锅中,后加入适量葱即可。PM

延伸阅读

原理相通,异病亦可同治

对中医有所了解的人或许会发现,从归脾汤的组成来看,黄芪、人参、当归、白术、龙眼肉、炙甘草……体现出来的仅是一派温补气血的面貌。常见的止血中药,如三七、仙鹤草、血余炭、棕榈、蒲黄、艾叶、侧柏叶、槐花、白茅根、地榆、白及等,都没有出现。其实,归脾汤中诸药配伍,使心脾得补、气血得养,从而不用止血药也可使诸症自除。类似的治疗方法还有很多,如:疏肝法治疗胃痛(柴胡疏肝散)、补肾法治疗便秘(济川煎)、宣降肺气可治疗尿潴留(取嚏法,通过给病人鼻腔以刺激,使其连续不断地打喷嚏)……

此外,还有人可能觉得归脾汤太过"能打",怎么口鼻出血、便血、崩漏都能治呢?是否不科学?事实上,只要原理是通的,手段就可以相似,这个思想在中医中就叫作"异病同治",类似的例子在现代医学中也不少见。众所周知的黄连素(盐酸小檗碱)不仅能治疗腹泻,还能治疗心律失常、糖尿病;氨甲环酸不仅能止血,还能祛斑;等等。

中药安神,有"养"亦有"镇"

上海中医药大学附属市中医医院脑病科 蔡 丽(副主任医师)李文涛(主任医师)

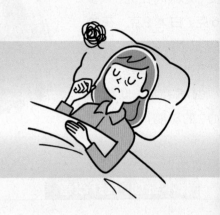

当今社会,不少人长期饱受失眠、焦虑的困扰。中药中的安神药物具有安定神志的功效,可改善心神不宁,缓解失眠、多梦、头晕、健忘等症状。安神药物品种繁多,一般而言,根据药物来源及应用特点不同,可以分为养心安神类药物和重镇安神类药物。

形与神俱,神宁方安

"神"是中医学中的一个重要概念,由精、气、血、津液等作为物质基础而产生,又能反作用于这些物质,调节人体精、气、血、津液的代谢。同时,神还能通过对人体脏腑精气的主宰来调节五脏的生理功能。"得神者昌,失神者亡",神的盛衰是生命力盛衰的综合体现,神的安宁是人体生理活动和心理活动协调统一的外在表现。只有"神宁",形与神俱,人体的精、气、血、津液才能充盈与运行有序,脏腑功能才能发挥协调,情志心理活动才能调畅怡然。因此,"养神"也成了中医养生内容中的重要组成部分。

安神药物,种类不同

失眠属于典型的心神不宁疾病,属于中医"不寐病"的范畴,主要病机为脏腑功能失调、气血阴阳失衡,治疗当以调理脏腑阴阳、宁心安神为主要原则。中药中的安神药物品种繁多,一般而言,根据药物来源及应用特点不同,可以分为养心安神和重镇安神两类。

养心安神类药物

多为植物药,部分为植物种子、种仁,例如酸枣仁、柏子仁、远志、合欢皮、夜交藤等。具有甘润滋养之性,故有滋养心肝、益阴补血、交通心肾等作用,主要适用于阴血不足、心脾两虚、心肾不交等导致的虚烦不眠、心悸怔忡、健忘多梦、遗精、盗汗等虚证。这类药物使用时常与补血养心药同用,以增强疗效。

重镇安神类药物

多为质地沉重的矿石、化石、介壳类药物,例如朱砂、磁石、琥珀、珍珠母、牡蛎、紫石英等。这类药物具有质重沉降之性,重者能镇,重可祛怯,故有镇安心神、平惊定志、平肝潜阳等作用。主要用于阳气躁动、心火炽盛、痰火扰心、肝郁化火及惊吓等引起的心神不宁、烦躁易怒、心悸失眠,以及惊痫、肝阳眩晕等实证。

本草养心，部位不同

植物果仁

养心安神药物中的植物果仁，最为常见的是治疗失眠的"经典药物"酸枣仁，具有养心补肝、宁心安神、敛汗生津的功效，侧重于治疗阴血亏虚导致的心神不宁（临床表现为虚烦不得眠、惊悸多梦，甚至伴有体虚多汗、津伤口渴等）。使用过程中多需炒熟，可以水煎内服，也可以研末吞服，常泡茶、煮粥食用。另一个常用药物是柏子仁，具有养心安神、润肠通便、止汗的功效，常用于阴血不足、虚烦失眠、心悸怔忡、肠燥便秘、阴虚盗汗，用量一般小于酸枣仁，可去壳后煮粥食用。需要注意的是，果仁类药物含有较多油脂，慢性腹泻及痰多者慎用。

根茎藤花

养心安神药物中还有一些使用植物的根、茎、藤、花等部位。例如：夜交藤具有养心安神、祛风通络之功效，常用于失眠多梦、血虚身痛、肌肤麻木、风湿痹痛、风疹瘙痒；合欢皮、合欢花常用于情志不遂、忧郁而致的失眠及心神不宁，临床多与柏子仁、丹参、酸枣仁等同用，以增强养心开郁、安神定志的作用；远志具有安神益智、祛痰、消肿的作用，常用于心肾不交引起的失眠多梦、健忘惊悸、神志恍惚、咯痰不爽、疮疡肿毒、乳房肿痛；等等。需要注意的是，远志、合欢皮等可刺激消化道黏膜，不宜长期、大剂量使用。

矿石介壳，重镇安神

矿石药物

重镇安神药物中的一大类是矿石类药物。例如：朱砂味甘，性寒，有小毒，归心、肺经，具有镇静安神、清热解毒、明目等功效，一般不入汤剂，多入丸散，或研磨成极细粉末，以药汁冲水服用；磁石性寒，具有镇惊安神、平肝潜阳、纳气平喘的功效，可治疗肝阳上亢引起的神志不安、心悸怔忡、失眠、头晕目眩、眼目昏糊、耳鸣耳聋等；紫石英有重镇安神、驱寒降逆的功效，可以缓解心悸、怔忡、惊痫等症状，同时可以驱寒降逆，用于肺寒咳逆上气、女子宫寒不孕等病症的治疗。

需要注意的是，朱砂有毒，不宜长期服用，肝肾功能不全者慎用；紫云英性温，阴虚火旺者慎用。

化石介壳

重镇安神药物的另一大类是化石、介壳类药物。例如：龙骨、龙齿（古代哺乳动物，如大象、犀牛、马等骨骼及牙齿的化石），可镇心安神、收敛固涩，改善失眠健忘、心悸怔忡、惊病癫狂等病症，对自汗盗汗、久泻久痢、遗精遗尿、崩漏带下也有一定疗效；珍珠母和牡蛎均为贝壳类，可以生用或煅用，用时需要打碎，两者均可镇惊安神、平肝潜阳，用于治疗失眠、头眩、耳鸣等，珍珠母善于清肝明目，牡蛎善于收敛固涩和软坚散结。

需要注意的是，矿石类药物煎煮时需要先煎，有效成分才能析出。这类药物重镇降逆，脾胃虚弱者应慎用，同时不宜久服，否则容易损伤胃气。PM

 特别提醒 中医安神须辨证施治。选择安神药物时，要充分考虑个体出现心神不宁的原因，并充分结合其他不适症状，判断病机。在针对根本进行补虚泻实的基础上，合理选用药物，才能取得更好疗效。

老汉胸部发育，竟是"药祸"

⚕ 同济大学附属第十人民医院老年科副主任医师　傅国香

60多岁的高血压患者钱先生，因下肢水肿服用螺内酯有一段时间了，近期发现乳房变大，到医院就诊。医生仔细询问病情后，认为其乳房增大是服用螺内酯所致。于是，钱先生停药一段时间后，他的乳房逐渐恢复正常。螺内酯为何会导致乳房增大？还有哪些药物可能引起男性乳腺发育？出现此类不良反应需要治疗吗？停药后能恢复正常吗？带着这些疑问，一起来了解一下药源性男性乳房发育症吧。

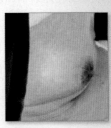 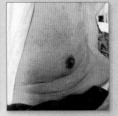

用药后乳房发育　　停药后恢复正常

男性乳房发育四大原因

男性乳房发育症又称男性乳腺增生或男子女性化乳房，指各种原因导致的男性乳腺结缔组织异常增生。患者通常表现为一侧或双侧乳房进行性增大，乳晕下可触及实性肿痛性包块，严重者呈女性样乳房外观，少数患者挤压乳头可以产生白色分泌物。导致男性乳房发育的原因很多，临床上分为以下四种类型：

❶ **生理性**：多见于新生儿期、青春期和中年后期，前二者多为自限性，可自行恢复，后者患病率随年龄增长而逐渐升高。

❷ **药源性**：服用某些药物后引起雌、雄激素比例失调所致。

❸ **病理性**：多由睾丸功能减退、垂体功能降低、肝脏疾病、甲状腺功能减退、肾功能不全等疾病引起。

❹ **特发性**：排除疾病、药物诱发等原因，无明确病因者。

螺内酯可影响雌、雄激素比例

螺内酯是人工合成的甾体化合物，为醛固酮的竞争性抑制剂，属于保钾利尿剂，临床上常与其他利尿剂联合用于充血性心力衰竭、肝硬化腹水等疾病的治疗。该药的常见不良反应为高钾血症、胃肠道反应，男性乳房发育是较少见的不良反应，在临床试验中有 4% 的发生率。

研究认为，螺内酯导致男性乳房发育与血液循环中性激素水平紊乱密切相关。螺内酯具有抗雄激素作用，可选择性地破坏睾丸，影响睾酮生成，且可与孕酮、雄激素受体结合，使雌激素浓度相对升高，进而引起雌、雄激素比例失调，导致乳腺组织增生发育。螺内酯所致男性乳房发育与用药剂量相关。有文献报道，螺内酯日剂量超过 200 毫克，用药时间超过 6 个月，可引起男性乳房发育。因个体化差异，少数患者使用低剂量螺内酯时也可出现不良反应，尤其是 65 岁以上老年患者，因生理功能减退，机体对药物的清除速度减慢，长期用药容易导致药物在体内蓄积，诱发其抗雄激素样作用。因此长期服用螺内酯的老年男性需要密切监测服药后的不良反应，若出现乳房发育，应考虑药物诱发的可能性，及时停药或换药。

药源性乳房发育"黑名单"

药源性男性乳房发育症在男性乳房发育患者中占 10% ~ 25%。目前已知可引起男性乳房发育的药物超过 300 种，按用药目的可分为以下几类：

❶	抗雄激素类	非那雄胺、度他雄胺、比卡鲁胺、氟他胺等
❷	激素类	睾酮、雌二醇、戈舍瑞林、亮丙瑞林、注射用绒促性素等
❸	抗逆转录病毒药物	沙奎那韦、茚地那韦、齐多夫定、拉米夫定、依法韦仑等
❹	化疗药物	氨甲蝶呤、环磷酰胺、卡莫司汀、伊马替尼、依托泊苷、阿糖胞苷、顺铂等
❺	治疗心血管病药物	钙通道阻滞剂如氨氯地平、非洛地平、硝苯地平、维拉帕米、地尔硫卓等，血管紧张素转换酶抑制剂（ACEI 类）如卡托普利、依那普利、赖诺普利等，调脂药如瑞舒伐他汀、阿托伐他汀、辛伐他汀、贝特类等，利尿剂如螺内酯等，抗心律失常药如胺碘酮、苯妥英等，抗心衰药如洋地黄等
❻	治疗胃肠道疾病药物	促动力药如甲氧氯普胺、多潘立酮等，质子泵抑制剂如奥美拉唑、雷贝拉唑、兰索拉唑等，H_2 受体阻滞剂如西咪替丁、雷尼替丁等
❼	抗精神病药	甲硫哒嗪、丙氯拉嗪、奋乃静、舒必利、阿立哌唑、氯氮平、奥氮平、喹硫平、利培酮、氟哌啶醇等
❽	抗抑郁药	氟西汀、帕罗西汀、文拉法辛、度洛西汀
❾	阿片类药物	美沙酮等
❿	中草药	甘草、红丁香、麝香草、姜黄、蛇麻子、马鞭草等

服用上述药物的男性，如果出现乳房增大，应及时就医，并将用药情况告知医生。

停药可恢复，治疗促回缩

药源性男性乳房发育症患者应停用可能引起男性乳房发育的药物，多数患者在停药 1 个月内，乳房胀痛、压痛等症状可缓解，乳腺纤维组织变软，数月后症状可自行消失。

停药后症状不能消退或不能耐受乳房疼痛者，可使用雄激素制剂（如睾酮、双氢睾酮庚烷）、雌激素拮抗剂（如他莫昔芬）、芳香化酶抑制剂（如来曲唑、阿那曲唑）等药物缓解疼痛，使乳房回缩。

药物治疗不能恢复或病程超过 1 年，增生的乳腺组织中出现纤维化，达到不可逆程度的患者，可通过外科手术干预，去除多余的乳腺组织或脂肪组织，恢复正常乳房形态。

药物诱发的男性乳房发育不会引起严重后遗症，但给患者带来的心理压力不容忽视。PM

科学用 "菌"

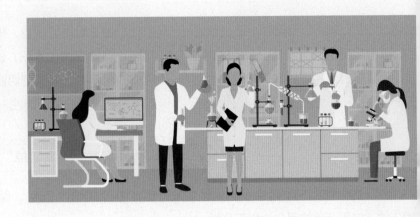

华中科技大学同济医学院附属协和医院
消化科主任医师　任宏宇

扫描二维码，立即收听

自然界微生物（如细菌、真菌等）的直径以微米计量，肉眼不可见。从人类出现以来，微生物就与人体共生，存在于消化道、呼吸道等部位。据估计，成人体内的细菌干重为1.2千克，数量约100万亿，80%生长于肠道。人体的细菌约有500种，可分为3类：益生菌，如双歧杆菌、乳酸杆菌等；中性菌，如粪链球菌、大肠埃希菌等；致病菌，如葡萄球菌、假单孢菌等。益生菌黏附于肠黏膜，拮抗肠腔内有害细菌生长，能起到调节肠道免疫功能、抑制肿瘤发生等作用。世界卫生组织对益生菌的描述为：益生菌是活的微生物，在摄入足够数量时，能对宿主发挥有益健康的作用。

种类繁多，合理选用

益生菌种类繁多，人类对其的认识犹如"骑着自行车追赶飞机"，存在巨大不足。目前，可以人工批量生产的益生菌种类不多，常见的益生菌药品包括枯草杆菌二联活菌颗粒、双歧杆菌三联活菌散、酪酸梭菌二联活菌、布拉氏酵母菌散等，主要受众为肠道菌群紊乱者。

● 枯草杆菌二联活菌颗粒含有两种活菌——枯草杆菌和肠球菌，主要成分枯草杆菌为需氧菌，能改善宿主微生态平衡，提高健康水平。

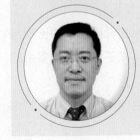

专家简介

任宏宇《大众医学》专家顾问团成员，华中科技大学同济医学院附属协和医院消化内科主任医师、教授。擅长各种消化系统疾病的诊治，以及胃肠镜下止血、早期肿瘤微创治疗等操作。

● 双歧杆菌三联活菌散含有双歧杆菌、乳酸杆菌和肠球菌，发挥主要作用之一的双歧杆菌是一种"不喜欢"氧气的细菌，栖居于大肠中。出生后3～4天新生儿肠道内即出现双歧杆菌，婴幼儿双歧杆菌数量约占肠内细菌总量的25%。随着年龄增长，双歧杆菌逐渐减少，甚至消失，65岁以上老年人的双歧杆菌数量仅占肠内细菌总量的7.9%左右。乳酸杆菌因发酵糖产生大量乳酸而命名，是微需氧或厌氧的革兰阳性杆菌，具有免疫调节作用，如促进细胞分裂、促进抗体产生、活化巨噬细胞、诱导产生干扰素等，可提高机体的抗病能力。双歧杆菌和乳酸杆菌是人体肠道中有益菌的代表，它们均可通过降低肠道pH，抑制病原菌生长、增殖，减少腐败物质（如氨、硫化氢、胺类等）的产生。

● 酪酸梭菌二联活菌散含有酪酸梭菌与双歧杆菌。酪酸梭菌分泌肠黏膜再生和修复所需的重要营养物质——酪酸，并促进双歧杆菌等肠道有益菌生长，具有修复受损肠黏膜、恢复菌群平衡的作用。

● 布拉氏酵母菌散中的主要成分——布拉氏酵母菌具有免疫调节作用，可产生抗菌物质，通过自身黏附作用排泄致病菌，维持肠道屏障完整性。

这些益生菌药品都可以缓解因肠道菌群紊乱造成的消化不良、腹胀、食欲不佳、便秘或腹泻等症状。其中，枯草杆菌二联活菌颗粒、酪酸梭菌二联活菌散常用于婴幼儿，双歧杆菌三联活菌散、布拉氏酵母菌散常用于成人。

小贴士

益生菌的活性会随着温度升高而下降，温度超过60℃时，益生菌难以存活。因此，益生菌制剂宜冷藏保存，避免高温加热，冲泡时水温应控制在45℃以下，也可用果汁、牛奶送服。益生菌一般宜在餐后服用，以有利于更多活菌不被胃酸破坏而到达肠道，从而发挥作用。

长期滥用，益生菌不"益"

虽然益生菌没有任何毒副作用，但也并非"多多益善"，若长期服用单一菌种，可能会破坏人体自然选择形成的肠道菌群，效果适得其反。在实际应用过程中，因不当使用益生菌导致的不良反应事件不在少数，某些特殊人群（如早产儿）及免疫功能低下者尤其多见。例如：对细菌性和真菌性脓毒血症患者而言，滥用益生菌可能促进机体有害代谢活动，过度刺激免疫、胃肠道反应；不当使用益生菌可导致全身性感染；等等。因此，益生菌的用法、用量需要遵医嘱或参考药物说明书，不可随意。

明确病因，科学用"菌"

使用益生菌前，患者须排除肠道肿瘤、糖尿病、甲亢、肾病等，明确存在肠道菌群失调。临床上，诊断肠道菌群失调常用粪便涂片检查和氢呼吸试验检查。通过粪便涂片检查，计算双歧杆菌 / 肠杆菌 (B/E) 值，可评估肠道菌群的状况。B/E 值 >1 表示肠道菌群组成正常，B/E 值 <1 表示肠道菌群失调，数值越低，菌群失调越严重。氢呼吸试验结果阳性，可提示肠道菌群状态异常。

一般来说，肠道菌群失调者服用益生菌后一周左右即可见效，坚持服用一个月左右，可重建正常、稳定的肠道菌群环境。如果服用益生菌一段时间后，消化不良、腹胀、腹泻或便秘等症状没有改善，应从两方面找原因：一是患者的症状并非由肠道菌群失调所致，服益生菌治疗不具有针对性，应排查其他疾病；二是不良饮食习惯（如饮酒等）或同时使用抗菌药，使益生菌效果"打折扣"。PM

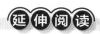

补充益生元，"喂饱"益生菌

随着肠道菌群对健康的重要性得到越来越多的证据支持，益生元这一肠道菌群的"食物"受到的关注也与日俱增。《中国营养学会益生元与健康专家共识》将益生元定义为：一般不被人体所消化吸收，但可被人体微生物选择性利用，能够改善肠道微生物组成和（或）活性，从而益于人体健康的食物成分。富含益生元的食物包括蜂蜜、海带、香菇、芋头、秋葵、莲藕等，经常食用对肠道健康有利。

"年度订阅奖"获奖名单下期公布

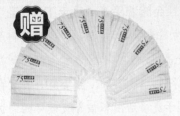

《大众医学》原创设计口罩 10 个

为回馈广大订阅读者对本刊的支持与厚爱，我们将于 2023 年 6 月举办年度订阅抽奖活动，每位获奖读者将获得由《大众医学》资深编辑精心挑选的价值 180 元的健康图书大礼包一份，附赠《大众医学》原创设计口罩 10 个。

科普图书（6 选 5，随机）

健康图书大礼包

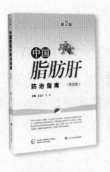

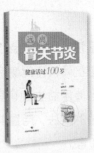

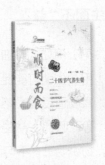

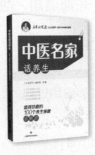

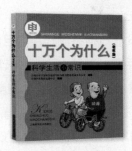

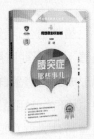

《中国脂肪肝防治指南（科普版）》　《远离骨关节炎 健康活过 100 岁》　《顺时而食 二十四节气养生餐》　《中医名家话养生》　《十万个为什么（老年版）》　《腰突症那些事儿》

目前，本刊微信公众平台已经收到了很多读者上传的订阅单，请大家放心，我们已经将信息纳入了抽奖系统。还未参与活动的读者，请尽快将订阅单复印件寄到编辑部或者将订阅单拍照上传至本刊官方微信公众平台，并附上您的姓名、地址、邮编和联系电话，以便参与抽奖活动。

敬告读者

每一个月，《大众医学》都会带给您权威、实用、最新的保健知识。出版前，每篇文章都经过严格审查和内容核实。我们刊出这些文章，并不是要取代看病就医，而是希望帮助大家开阔眼界，让自己更健康。由于个体差异，文章所介绍的医疗、保健手段并不能适合每一位读者，尤其是在诊断或治疗疾病时。任何想法和尝试，您都应该和医生讨论，权衡利弊。

敬告本刊作者

1. 本刊稿件一律不退，敬请自留底稿。从稿件投到本刊之日起，一个月后未得录用通知，可另行处理。

2. 稿件从发表之日起，其专有出版权、汇编权、网络传播权、翻译权和表演权即授予本刊，同时许可本刊转授第三方使用。本刊支付的稿费包含汇编图书稿费和信息网络传播的使用费。

3. 根据需要，本刊刊登的稿件（文、图、照片等）将在本刊或主办本刊的上海科学技术出版社的网站、微信公众号等平台上传播宣传。

4. 本刊作者保证来稿中没有侵犯他人著作权或其他权利的内容，并将对此承担责任。本刊为科普期刊，不刊登论文，不收取版面费、审稿费。

5. 对上述合作条件若有异议，请在来稿时声明，否则将视作同意。

让脑科学造福人类

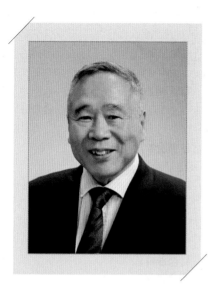

赵继宗，神经外科学专家，中国科学院院士，香港外科学院荣誉院士，首都医科大学神经外科学院院长、附属北京天坛医院主任医师，国家神经系统疾病临床医学研究中心主任，中国卒中学会荣誉会长，中国认知科学学会副理事长，中国神经科学学会副理事长。长期从事神经外科学临床和基础研究，在微创神经外科、脑血管外科和脑认知转化研究方面做了许多开拓性工作。

脑科学是 21 世纪生命科学的重要领域之一，是诸多前沿科技发展的基础。《2021 年全球脑科学发展报告》指出，在人工智能、量子信息、集成电路、生命健康等众多极具"颠覆性"的科技领域中，脑科学无疑是最尖端、前沿的一个，被称为生命科学的"终极疆域"。

与此同时，脑科学也是人类最难攻克的"科学堡垒"之一，迄今为止，人类对大脑这个仅重 1.4 千克、有着人体"司令部"之称的器官，仍知之甚少。2005 年，国际权威杂志《科学》（SCIENCE）在创刊 125 周年之际，公布了 125 个最具挑战性的科学问题，其中有 18 个是关于脑科学的，包括意识是怎么回事、记忆如何存储和恢复、导致精神分裂症的原因是什么、引发孤独症的原因是什么等等。

在医疗领域，抑郁症、自闭症、帕金森病、阿尔茨海默病、精神分裂症等脑重大疾病的诊治，一直是未解的难题。其特点可概括为 4 个字：一是"难"，到目前为止，除帕金森病外，其他疾病基本没有有效的治疗方法；二是"惑"，这些疾病的病因至今尚不清楚；三是"缠"，这些疾病长期"缠绕"患者、家庭和社会，无法治愈；四是"负"，这些疾病造成的负担特别重，包括医疗支出、家庭照护等。

为加快我国脑科学研究，攻克脑重大疾病，我国于 2016 年将"脑科学与类脑研究"列为"科技创新 2030－重大项目"，即中国"脑计划"。2022 年 9 月，中国"脑计划"项目正式启动。该项目分两个方向：一是以探索大脑秘密（理解脑），攻克大脑疾病（保护脑）为导向的脑科学研究；二是以建立和发展人工智能技术（模拟脑）为导向的类脑研究。

目前，脑科学研究有一些进展。研究人员从大体解剖到分子结构，对动物的认知与大脑之间的关系已有所了解。然而，人的意识、语言、情绪、行为与大脑之间的联系等问题，无法通过动物试验找到答案，使临床研究、药物研发等陷入困局。

受益于物理、化学、数学等基础学科发展，临床医学在近 200 年来取得了巨大发展。在脑科学研究领域，临床医学或能以特别的方式给予积极反馈和回报。要做到这一点，必须坚持临床与科研相结合，医学与工学、理学、信息学等多学科相融合。比如：随着影像技术的发展，科研人员已经可以利用脑成像及神经电生理等技术，使大脑的不同功能区，如手的功能、视觉功能、听觉功能等，通过现代影像技术融合到一起，以揭示大脑是如何工作的。这一突破对神经外科的发展大有裨益，可使神经外科手术变得更加精细、安全，最大限度地保护患者的脑功能。与此同时，神经外科也可为脑科学研究提供有力支撑，包括在术中开展对大脑功能区的相关研究等，有望揭示大脑的更多"未解之谜"，为探寻大脑疾病的发病机制、找到更有效的治疗方法创造机会，最终为患者造福。PM

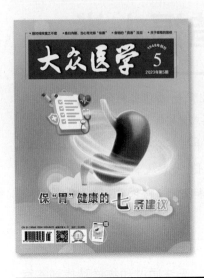

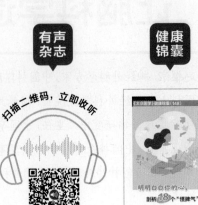

扫描二维码，立即收听

有声杂志

健康锦囊

大众医学
官方微信公众号

特别关注

保"胃"健康的七条建议

俗话说"十人九胃"，说明胃病发病率很高，很多不良的饮食等生活习惯和精神心理因素等都会引发胃病。当出现胃痛、胃出血、反酸、烧心、恶心、呕吐等症状时，不少人往往根据自己的经验来用药或调理，有时可能适得其反。本期特邀专家从不同角度介绍胃病发作时的正确处理方式，以及日常生活中如何养胃护胃、预防胃病发作，希望能帮助大家杜绝不良习惯，保"胃"健康。

本期封面、内文部分图片由图虫创意提供

健康随笔 ▼

1 让脑科学造福人类　　　　　　/赵继宗

热点资讯 ▼

4 上海公立医院患者满意度调查：
　　总满意率 96.6%　　　　　　/本刊编辑部

特别关注 ▼

6 保"胃"健康的七条建议
　　/沈锡中　任宏宇　凌江红　孙晓敏
　　　陈胜良　宛新建　熊光苏

名家谈健康 ▼

18 初夏养生：身清净，心宜静
　　　　　　　　　　　　/费尔立　顾耘

20 患糖尿病，体重管理至关重要
　　　　　　　　　　　　/董坤　余学锋

专家门诊 ▼

[爱肝联盟]

23 肝硬化患者饮食三"忌"三"控"/汪明明

[心脑健康]

24 人到中年，竟遇先心病 /徐旖炜　陈安清

[有医说医]

26 口生"溃疡"难芬芳，四大功能被癌伤
　　　　　　　　　　　　　　　/何悦

[秒懂医学]

28 发热，到底是谁"杀疯"了
　　　　　　　　　　　　/贾傲　王贵强

[诊室迷案]

29 经常头晕没力气，竟是肾脏"帽子"作怪
　　　　　　　　　　　　　　/苏颋为

[特色专科]

30 术后"尿路"养护，做好四件事
　　　　　　　　/张秀美　李杜渐　徐伟娥

32 别对残根置之不理　　　　　　/徐晓

32 试管婴儿"放错娃"，风险有多大
　　　　　　　　　　　　/唐传玲　伍园园

34 患白内障，当心青光眼"偷袭"　/陶晨

35 肾萎缩，"老了"还是"病了"　/吉俊

36 血栓弹力图，为冠脉支架"保驾护航"
　　　　　　　　　　　　/孙林　郭玮

38 关于病理检查，这些知识必须了解
　　　　　　　　　　　　/常彬　陈永其

40 地中海贫血离我们并不遥远
　　　　　　　　　　　　/吴蓓颖　蔡刚

42 膝关节疼痛、弹响，当心
　　"滑膜皱襞综合征"　　　　　/郑军

营养美食 ▼

[饮食新知]

44 "婴幼儿饮用水"，是否值得选择
　　　　　　　　　　　　　/盛晓阳

[饮食风尚]

45 食物的"真香"反应　　　　　/陆冬磊

轻松订阅

★ 邮局订阅：邮发代号 4-11
★ 网上订阅：www.popumed.com（《大众医学》网站）/ http://item.zazhipu.com/2000399.html（杂志铺网站）
★ 上门收订：11185（中国邮政集团全国统一客户服务）
★ 本社邮购：021-53203260
★ 网上零售：shkxjscbs.tmall.com（上海科学技术出版社天猫旗舰店）
★ 微信订阅：扫描右侧二维码，在线订阅

微信订阅

首届国家期刊奖　第三届中国出版政府奖期刊奖提名奖　新中国60年有影响力的期刊
华东地区优秀期刊　中国百强报刊　上海市健康科普品牌　中国优秀科普期刊

大众医学®（月刊）

2023年第5期 Dazhong Yixue

46　关于草莓的困惑　　　　　　　　　/李 倩
［食品安全］
48　警惕冰箱中隐藏的健康"杀手"
　　　　　　　　　　　　　　/徐碧瑶 蔡 华
［养生美膳］
50　立夏饯春尝"三新"　　　　/朱 焜 李纯静

品质生活 ▼
［预防有道］
52　微塑料：熟悉又陌生的"隐形杀手"
　　　　　　　　　　　　　　　　/张江华
54　洗手的学问　　　　　　　　　　/卜璋于
56　"高科技"消毒产品是"智商税"吗
　　　　　　　　　　　　　　　　/江 宁
［颜值课堂］
58　咖啡斑，是"记"还是"疾"
　　　　　　　　　　　　　　/严 昉 卢 忠
［追根问底］
60　"富养"孩子，就一定要"苛待"自己吗
　　　　　　　　　　　　　　/张 桦 刘 漪
［趣说心理］
62　偶像"塌房"，粉丝该何去何从
　　　　　　　　　　/田宸宇 邱诗苇 孟 慧
［居家康复］
64　久站也伤腰　　　　　　/臧法智 陈华江
［健康上海］
★上海市健康促进委员会合作专栏
65　骆艳丽：用科普抚慰心灵　　　/王丽云

健康管家 ▼
［女性保健］
66　盆底肌太"紧"也不行
　　　　　　　　　　/周月娣 邱 雨 吴氢凯
68　透过宫腔镜看"寒宫"　　　/曹远奎 邹世恩
［亲子育儿］
70　教孤独症孩子学会社交、沟通　　/徐 秀

［大众导医］
72　"e小白"大智慧，实时问诊助挂号
　　　　　　　　/金文忠 徐 英 戴 星 王映佳
　　　　　　　　刘 隽 李钟仁 廖 骞
74　老年男性排尿次数过多怎么办等
　　　　　　　　　　　　　　　　/许清泉

［青春健康］
★上海市计划生育协会合作专栏
76　从"我害怕"到"我想做"　　　/朱丽均

中医养生 ▼
［保健］
77　大便稀，健脾胃　　　　　　　/朱凌宇
78　清热祛湿，不做"油腻男女"　　/张 玮
［身边本草］
80　蜜饯中的"安蛔"药　　　　　　/丁兆平
［岐黄医术］
81　春夏防外感，竖起"玉屏风"　　/徐贵华
［杏林解语］
82　先渴而饮，饮勿令过　　　　　/洪 蕾
［外治良方］
84　穴位按摩能否乌发　　　　/郭 菲 李 欣

用药宝典 ▼
［用药安全］
85　用错抗菌药，重症肌无力"雪上加霜"
　　　　　　　　　　　　　　/易湛苗 王 可
［家庭用药］
86　一药有两名，该记住哪个
　　　　　　　　　　　　　　/石依姗 方建国

健康锦囊 ▼
89　明明白白你的心，剖析18个"怪脾气"

顾问委员会
主任委员 王陇德 陈孝平
委 员（按姓氏拼音排序）
陈君石 陈可冀 曹雪涛 戴尅戎
樊 嘉 顾玉东 郭应禄 黄荷凤
廖万清 陆道培 刘允怡 郎景和
宁 光 邱贵兴 邱蔚六 阮长耿
沈渔邨 孙 燕 汤钊猷 王正国
王正敏 汪忠镐 吴咸中 项坤三
曾溢滔 曾益新 赵玉沛 钟南山
周良辅 庄 辉

名誉主编　胡锦华
主　编　贾永兴

编辑部
主任/副主编　黄 慧
副主任　王丽云
文字编辑　刘 利 张 磊 莫丹丹
　　　　　蒋美琴 曹 阳
美术编辑　李成俭 陈 洁

主　管　上海世纪出版（集团）有限公司
主　办　上海科学技术出版社有限公司

编辑、出版　《大众医学》编辑部
编辑部　　（021）53203131
网　址　　www.popumed.com
电子邮箱　popularmedicine@sstp.cn

邮购部　　（021）53203260

营销部
副总监　夏叶玲
客户经理　潘 峥 马 骏
订阅咨询　（021）53203103
　　　　　13816800360
广告总代理　上海高精广告有限公司
电　话　（021）53203105

编辑部、邮购部、营销部地址
上海市闵行区号景路159弄A座9F-10F
邮政编码　201101

发行范围　公开发行
国内发行　上海市报刊发行局
国内邮发代号　4-11
国内统一连续出版物号　CN 31-1369/R
国际标准连续出版物号　ISSN 1000-8470
国内订购　全国各地邮局
国外发行　中国国际图书贸易总公司
　　　　　（北京邮政399信箱）
国外发行代号　M158

印　刷　杭州日报报业集团盛元印务有限公司
出版日期　5月1日
定　价　15.00元

88页（附赠32开小册子16页）

杂志如有印订质量问题，请寄给编辑部调换

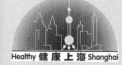

大众医学—— Healthy 健康上海行动 Shanghai 指定杂志合作媒体

《健康上海行动（2019—2030年）》提出18个重大专项行动、100条举措，将为上海2400多万市民筑牢织密一张"生命健康网"，全方位、全周期、全领域维护与保障市民健康。市民健康水平和健康城市能级的不断提升，需要全社会、全体市民共同参与和努力。《大众医学》作为健康上海行动指定杂志合作媒体，邀您与健康结伴同"行"。

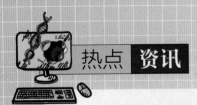

热点 资讯

上海公立医院患者满意度调查：总满意率 96.6%

近期，上海公布 2022 年度上海市公立医疗机构患者满意度调查结果，数据显示，2022 年门诊患者对公立医院总体满意率为 96.60%，略高于 2021 年。本次调查中，30.58% 的门诊患者认为门诊医疗服务最需要改善的是等候、排队时间过长；10.87% 的门诊患者认为最需要改善的是环境嘈杂、拥挤与排队时插队；9.06% 的门诊患者认为最需要改善的是门诊服务态度不佳与缺乏沟通。

国家卫健委：启用新版出生医学证明

为进一步加强出生医学证明管理和服务，保护公民合法权益，自 2023 年 4 月 1 日起，国家卫生健康委启用第七版出生医学证明。正页、副页和存根三联右下方的"出生医学证明编号"表示形式均已改版，由"1 位字母 9 位数字"变更为"1 位字母 9 位数字条形码"，此区域的底色也由绿色改为黄色。

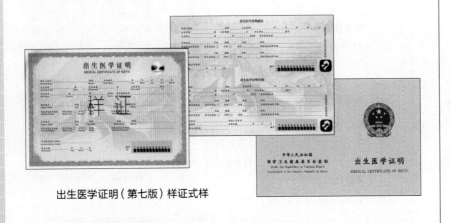

出生医学证明（第七版）样证式样

各省癌症流行谱首次披露：
广东、海南等五省、区鼻咽癌发病率超其他省份

近期，《2016 年中国恶性肿瘤流行情况分析》发布。数据显示，肺癌居我国恶性肿瘤发病首位，前 5 位恶性肿瘤（肺癌、结直肠癌、胃癌、肝癌、乳腺癌）发病人数约占恶性肿瘤发病总人数的 57.27%。鼻咽癌在广东省、广西壮族自治区、海南省、江西省、贵州省发病率高于其他省份。

该报告指出，中国恶性肿瘤负担依旧较重，且地区差异及性别差异明显，癌谱结构呈现发达国家癌谱与发展中国家癌谱共存的局面，恶性肿瘤防控形势严峻。

二甲双胍"新作用"，改善骨关节炎

二甲双胍除了被用于糖尿病治疗之外，还具有抗炎、抗衰老、抗癌、减重和免疫调节等作用。近期一项研究显示，二甲双胍有助于骨关节炎的治疗与预防。研究人员发现，与磺脲类治疗相比，二甲双胍治疗与发生骨关节炎的风险降低有关，可能对骨关节具有保护作用。

26.9% 急性心衰患者，2 年内死亡

近期，中国医学科学院阜外医院的研究人员对全国 52 家医院、4582 例急性心衰住院患者数据进行研究后发现，26.9% 的急性心衰患者在出院后 2 年内死亡，心血管疾病为主要死因。研究提示，除常见临床因素外，临床医生还应筛查生活质量、抑郁、认知功能等因素，以及时发现死亡风险较高的心衰患者，尽早给予适当治疗及合理的健康指导，改善其远期预后。

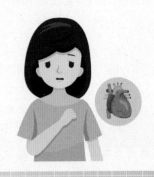

儿童早期肺部感染，长期影响不容小觑

下呼吸道感染是儿童住院和死亡的主要原因之一。近期，一项横跨80年的研究结果显示，儿童早期呼吸道感染与成年后死于呼吸系统疾病的风险升高有关。与没有感染过的儿童相比，2岁前曾患下呼吸道感染疾病（主要包括肺炎、急性气管炎、慢性支气管炎等）的儿童，成年后因呼吸道疾病过早死亡的风险增加93%。下呼吸道感染越早（1岁前发生）、越频繁（3次及以上）或越重（需要住院治疗），成年后因呼吸道疾病过早死亡的风险就越高。

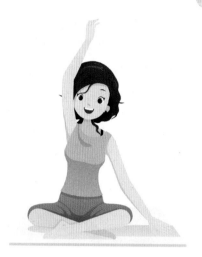

维生素不宜"随意补"

维生素是维持人体正常生活及健康必需的微量有机化合物，除日常饮食之外，很多人会额外摄入维生素补充剂，但这一"健康行为"同样存在风险。近期有研究发现，过度补充烟酰胺核苷（维生素B$_3$在人体内的一种存在形式）会助长癌细胞的转移潜力，降低血脑屏障的完整性，增强癌细胞入侵大脑的能力。研究者表示，不同健康状态的人群，在使用烟酰胺核苷补充剂前需要对自身情况进行充分评估，了解其潜在的副作用，再做决定。

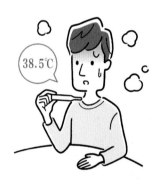

发热并非"一无是处"

发热是机体免疫系统应对感染或炎症等的一种自我防御反应。有研究发现，发热对人体也有积极作用，中度（38.1～39℃）发热可显著加快病原体的清除速度，有助于控制炎症并修复受损组织。

运动改善"不开心"，强度越高，"力道越足"

近期，一项研究通过对12万受试者的数据进行分析发现，运动干预对所有类型人群的抑郁和焦虑症状均有改善作用。所有类型的运动（包括有氧运动、抗阻运动、混合模式运动和瑜伽）对改善抑郁症、焦虑症或精神压力症状都非常有益，且运动强度越高，获益程度越显著。

甜食为何"越吃越上瘾"

近期，美国耶鲁大学、德国马克斯普朗克代谢研究中心的研究人员发现，高脂、高糖饮食会改变大脑的奖励回路，使大脑更偏好这类食物。即使是每日少量摄入，也会增强大脑对高脂肪和高糖食物的反应。**PM**

长期失眠，伤心情，更伤心脏

长期失眠可能带来黑眼圈、皮肤暗沉、情绪低落等诸多问题，甚则会引起心脏病发作。近期一项研究发现，失眠症患者心脏病发作的可能性比没有睡眠障碍的人高69%；同时患有糖尿病和失眠症的人，患心脏病的可能性更高。

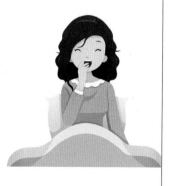

（本版内容由本刊编辑部综合摘编）

俗话说"十人九胃",说明胃病发病率很高,很多不良的饮食等生活习惯和精神心理因素等都会引发胃病。当出现胃痛、胃出血、反酸、烧心、恶心、呕吐等症状时,不少人往往根据自己的经验来用药或调理,有时可能适得其反。本期特邀专家从不同角度介绍胃病发作时的正确处理方式,以及日常生活中如何养胃护胃、预防胃病发作,希望能帮助大家杜绝不良习惯,保"胃"健康。

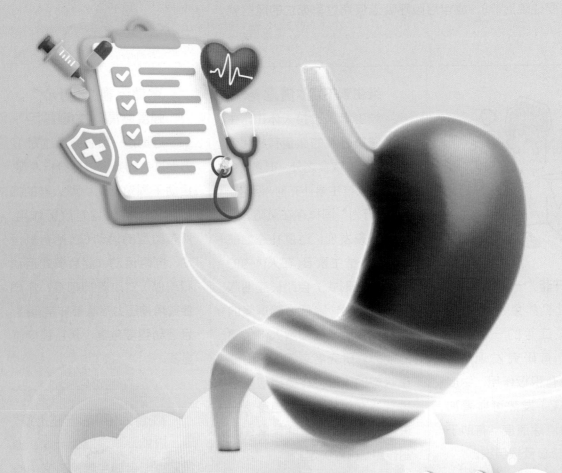

保"胃"健康的 七条建议

策划 本刊编辑部

执行 蒋美琴

支持专家 沈锡中 任宏宇 凌江红 孙晓敏

陈胜良 宛新建 熊光苏

预防胃痛饥饱间，
"止痛"胃药仔细辨

复旦大学附属中山医院消化科　吴 昊（副主任医师）　沈锡中（主任医师）

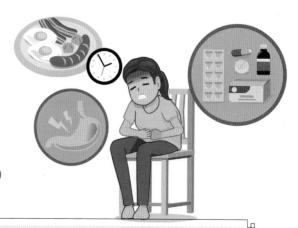

胃痛是多种胃病的常见症状，常因饮食不当诱发，有经常忘记吃饭"饿出来的胃痛"，有胡吃海喝"撑出来的胃痛"。不少胃病患者自备"止痛"胃药，甚至将其当作"救急药"服用。那么如何预防胃痛？胃痛时如何正确使用"胃药"？

识别真假胃痛

胃痛常见于急慢性胃炎、胃痉挛、胃溃疡等胃部疾病，多为中上腹剑突下间歇性疼痛，可有隐痛、胀痛、钝痛等不同感受，一般都能忍受，常伴反酸、嗳气、腹胀，甚至恶心、呕吐等症状。服用药物后，这些症状多能明显缓解。

值得一提的是，胃毗邻很多器官，包括十二指肠、小肠、肝、胆、胰、脾、肾及肾上腺等，内脏神经的痛觉感受器分布稀疏且存在交叉支配，当这些器官发生病变时，也可能表现为"胃痛"。因此，需要依靠诱因、伴随症状、发作规律和必要的检查等来判断具体原因。

预防胃痛去诱因

❶ 饮食不当

胃痛的发生往往与进食有很大关系，多在餐前或餐后发作，可因饥饿、饱食或暴饮暴食、过食生冷或辛辣刺激等食物而诱发。要预防胃痛，应特别注意饮食：按时定量，避免饥一顿、饱一顿；细嚼慢咽，使食物充分与唾液混合，有利于消化且减少对胃黏膜的刺激；忌过酸、过辣、浓茶、浓咖啡等刺激性食物和饮料，以及生冷不易消化的食物；戒烟忌酒。

❷ 情绪压力

胃痛的发生与情绪、压力也有一定关系。精神抑郁或过度紧张、疲劳易造成幽门括约肌功能紊乱、胆汁反流，从而引发胃痛，导致慢性胃炎。平日应保持精神愉悦，做到劳逸结合，避免过度劳累。

❸ 幽门螺杆菌感染

慢性胃炎是胃痛的常见原因，幽门螺杆菌感染是慢性胃炎的主要病因。应保持良好的卫生习惯，注意饮水卫生、分餐进食、使用公筷等，有助于降低感染幽门螺杆菌的风险。

用对药，止胃痛

积极治疗慢性胃炎等胃病，可缓解症状，减少胃痛发作。治疗胃病的药物主要有以下几类，应在医生指导下根据病情正确选用。

①	**抑酸药**	胃黏膜糜烂及反酸的患者可服用抑酸药，最常用的是质子泵抑制剂，包括奥美拉唑、泮托拉唑、兰索拉唑、雷贝拉唑等；另一种常用抑酸药是 H_2 受体阻滞剂，如西咪替丁、法莫替丁、雷尼替丁等，疗效略逊于质子泵抑制剂。
②	**促胃动力药**	上腹胀痛、早饱、恶心、呕吐，或胃镜下见胆汁反流的患者，可用促胃动力药，常用的有莫沙必利、伊托必利、多潘立酮等。
③	**胃黏膜保护剂**	胃黏膜糜烂的患者可服用胃黏膜保护剂。此类药物种类最多，如铝碳酸镁、瑞巴派特、替普瑞酮、吉法酯等。
④	**促消化药**	食欲减退、进食后腹胀的患者，尤其是中老年患者，可服用消化酶，包括复方消化酶、阿嗪米特、米曲菌胰酶等胰酶制剂。
⑤	**其他治疗**	胃痛等症状因精神、心理因素明显加重的患者，可加用抗抑郁药、抗焦虑药。

胃痛时应慎用对胃黏膜有损伤的药物，如阿司匹林、布洛芬、对乙酰氨基酚等解热镇痛药物。如果频繁出现胃痛，或疼痛的性质、部位、程度发生改变，患者应及时前往医院就诊，切勿在家乱服药，以免加重胃黏膜损伤。

专家简介

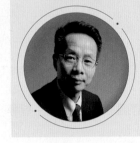

沈锡中 《大众医学》专家顾问团成员，复旦大学附属中山医院消化科主任、主任医师、教授、博士生导师，上海市肝病研究所常务副所长，中国中西医结合学会肝病专业委员会副主任委员，上海市医学会消化系病专科分会主任委员，上海市医师协会消化内科医师分会副会长。

胃出血是比较严重的症状，很多患者发病时心生恐惧，痊愈后往往又"好了伤疤忘了疼"，易"重蹈覆辙"。胃出血究竟是怎么发生的？应杜绝哪些不良习惯？

多种疾病可致胃出血

上消化道出血，俗称胃出血，通常指食管、胃、十二指肠、肝、胆、胰的疾病引起黏膜血管破损，血液经由胃从口腔或肛门排出体外。

导致胃出血的疾病很多，包括食管疾病，如肝硬化食管静脉曲张破裂、食管炎、食管癌、食管贲门黏膜撕裂综合征、食管异物；胃、十二指肠疾病，如消化性溃疡、急性出血性胃炎、胃癌、血管破裂等。其中，消化性溃疡（胃溃疡、十二指肠球部溃疡）最常见，其次是急性出血性胃炎（急性胃黏膜损伤）、肝硬化胃底静脉曲张破裂及胃癌。

呕血、黑便应禁食

胃出血的主要表现是呕吐咖啡色液体或鲜红色血液，排出黑色柏油样大便；出血量较小时，可仅表现为排黑便。

一旦发生胃出血，患者需要禁饮食，通过静脉输注抑制胃酸分泌、止血药物等进行治疗；大量出血时，需要立即住院治疗，若出现血压下降、贫血，可能需要输血抢救。一般等到出血停止、病情稳定后，患者才能进食，且须从流质饮食开始。

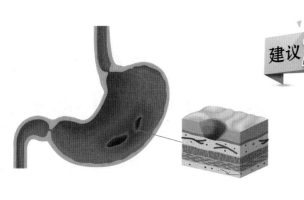

溃疡出血黏膜"烂"，远离刺激胃舒坦

华中科技大学同济医学院附属协和医院消化科主任医师 任宏宇

远离饮食、药物危害

日常生活中的一些不良饮食习惯、心理因素等会成为胃出血的"导火索"，患者应警惕以下这些危险因素。

❶ 饮食

饮食不当是引起胃出血的常见诱因，主要杜绝三类饮食：

● 坚硬食物，如烹制不够熟软的竹笋、芹菜及油炸食物等，这些食物经过食管、胃时，会摩擦、切割内壁黏膜，可能导致黏膜破损、黏膜下血管破裂出血。

● 刺激性饮食，如冰凉、酸、辣食物会刺激胃黏膜，使胃酸分泌增加，胃炎、消化性溃疡患者过量食用这类食物会损伤胃黏膜，诱发胃出血。

● 酒精，长期大量饮酒会损害胃黏膜，导致胃出血，消化性溃疡患者饮酒后更易诱发溃疡出血，且醉酒后的呕吐反应会导致消化道剧烈收缩，撕裂黏膜，出现呕血等症状；长期大量饮酒会损害肝脏，引起酒精性肝硬化，导致食管胃底静脉曲张，进而破裂出血。预防胃出血，饮食要做到"清淡、熟软、规律"。

❷ 药物

某些药物可损伤胃黏膜，进而诱发出血，如：阿司匹林等非甾体抗炎药可刺激胃黏膜、抑制胃合成能保护黏膜的物质，使胃黏膜抵抗胃酸的能力下降；地塞米松等糖皮质激素会使胃酸、胃蛋白酶分泌增加，抑制胃黏液分泌，降低胃黏膜抵抗力。

此外，人在抑郁、焦虑时，胃酸分泌会增多，导致胃黏膜慢性炎症和溃疡，增加胃出血发生风险。因此，保持平和心态、稳定情绪、缓解压力也很重要。

延伸阅读

吃辣伤胃，还是促消化❓

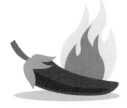

辛辣食物包括辣椒、花椒、胡椒、咖喱等，能刺激胃酸分泌。有些人担心多吃伤胃，有些人觉得开胃、助消化。

食欲不振、消化不良的人适当吃辣，确实能刺激食欲、促进消化。既往没有胃病史者，可适当食用。

慢性胃炎、消化性溃疡、食管炎等病患者的胃黏膜已经受损，辛辣食物会加重黏膜损伤，导致黏膜水肿、胃肠痉挛，引起腹痛、腹泻等，甚至导致胃出血，这类患者不宜食用。

专家简介

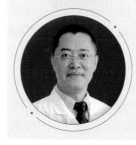

任宏宇 《大众医学》专家顾问团成员，华中科技大学同济医学院附属协和医院消化内科主任医师、教授。擅长各种消化系统疾病的诊治，以及胃肠镜下止血、早期肿瘤微创治疗等操作。

很多人觉得自己"胃不好"，于是尝试各种饮食养胃的方法，如"山药养胃""蜂蜜养胃""卷心菜养胃"等。有些人大量食用这些"养胃"食物后，反而出现反酸、烧心等症状，引发胃部不适。这是怎么回事？

建议③ 食物养胃对症选，有病早治须规范

上海中医药大学附属曙光医院脾胃病科主任医师　凌江红

食物养胃因人而异

"胃不好"是一种笼统的说法，症状多种多样，盲目跟风食用养胃食物，有时会弄巧成拙。自觉"胃不好"者可根据自身情况，选用以下养胃方法：

❶ 健脾养胃

清代食疗专著《食宪鸿秘》中记载了很多健脾养胃的食谱，如八珍糕、山药膏、薏苡粥等。山药、薏苡仁、大枣、芡实、白扁豆、卷心菜、土豆、红薯、鲫鱼、蜂蜜等都有补益脾气、健脾养胃的功效。需要注意的是，蜂蜜、大枣等食物偏甜，过量食用易滋腻碍胃，助长体内湿气，引起反酸、腹胀等不适，体质湿热者不宜多吃；卷心菜有一定的清热利水作用，过量食用易引起大便溏泻，脾胃虚弱者不宜多吃。

❷ 温中养胃

羊肉、牛肉、猪肚、南瓜、核桃、糯米、山药、大枣、桂花等食材都有温中散寒养胃之效。着凉后易腹痛、腹泻，喜欢温热饮食的胃寒者，可适当多吃这些暖胃食物；适当食用葱、姜、蒜也有利于辛温发散助运，但生姜等辛辣食物对胃黏膜有一定刺激作用，不可多食；经常口舌生疮、牙龈红肿、口苦、口臭、烧心者，多有胃火，不宜多吃这类温中暖胃的食物。

❸ 养胃生津

胃喜润，充足的津液可以帮助它更好地消化食物。牛奶、银耳、蜂蜜、芝麻、百合等都有益胃生津功效，特别适合在偏燥的秋天食用。但要注意，牛奶性微寒，脾胃虚弱、容易腹泻者不宜多饮。

总体来说，人人均可饮食"养胃"，只是有些食物有偏性，不同人群有相应的宜忌。

食用方法有讲究

有些人选对了养胃食物，却没有吃对，也会影响养胃效果。"怎么吃"，有时候比"吃什么"更重要。

① **细脍养胃**	入口的食物越精细，留给胃的消化负担越轻。因此，与玉米、糙米等粗糙谷物相比，容易消化的大米、小米更养胃。需要注意的是，食材本身粗糙与否是一方面，烹饪方法也很关键，这就是"细脍"养胃的含义。比如：蒸煮充分的食物，比煎炸食物更养胃；糯米结构致密，做成糯米饭、粢饭团、粽子、汤圆等食品不易消化，而与大米一起熬煮成稀粥，能补中益气、健脾养胃，有助于病后胃气的恢复。
② **清淡饮食**	酸多伤脾，咸多伤心，苦多伤肺，辛多伤肝，甘多伤肾；五味淡泊，令人神爽气清少病。历代讲究食疗的医家都推崇煮、蒸等方式，保留食材原本的味道，本性不被调味过多剥夺，才能最大限度发挥食材的功效。

③ **食材新鲜**

"力能洁净而乃以肠胃为砥石",食材洗不干净就好比把肠胃当作了磨刀石,这是非常伤胃的做法。

④ **食谱广泛**

饮食应注意营养均衡,品种尽量丰富。专注一物"养胃",过多食用单一品种,反而可能伤胃。这是很多人容易陷入的养生、养胃误区。

养胃方法多样化

除饮食外,生活习惯也会影响胃的功能,良好的身体状态下,脾胃功能才能得到最好的运转。

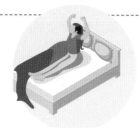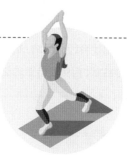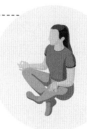

❶ **起居规律**

"日出而作,日落而息"是最符合自然规律的作息。早晨自然界阳气渐长,是人体吸收阳气的最佳时间,机体所有脏腑的运作都依赖阳气,包括胃的腐熟功能;夜间入睡养阴,阴精充足才能使阳气有所生。

❷ **适量运动**

很多"气滞"的表现,比如胃胀、嗳气、早饱等,都与胃肠道功能减弱相关。适度运动可推动气血运行,促进胃腐熟水谷的功能,从而促进消化。

❸ **保持良好心态,缓解紧张情绪**

大量研究表明,情绪过度焦虑、抑郁、紧张等会引发一系列功能性胃肠疾病。工作压力过大、长期过度紧张甚至会导致应激性溃疡等疾病。放松心态,避免负面情绪,是养胃的一大法门。

有病要治别拖延

俗话说,胃病三分治,七分养。偶尔的胃部不适,通过饮食调适、生活习惯的改变,能得以改善。若真有器质性胃病,并非仅靠食养就能养好,需要规范治疗,否则可能延误病情,如消化性溃疡拖至出血、萎缩性胃炎进展为胃癌等。

最后提醒大家,如果胃不适症状反复或长期存在,如反酸、嗳气、胃痛、胃胀等,患者应尽早就诊,以排除器质性疾病;如果出现上腹部固定部位疼痛,或呕血、大便发黑等情况,要警惕上消化道出血的可能;如果体重明显下降,伴食欲下降等,也要尽早就诊,排除恶性疾病可能。

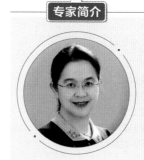

专家简介

凌江红 上海中医药大学附属曙光医院脾胃病科主任医师、教授、博士生导师,世界中医药学会联合会消化病专委会理事,中国民族医药学会脾胃病分会常务理事,中国研究型医院学会中西医整合脾胃消化病专委会常委,上海市中医药学会脾胃病分会副主任委员。

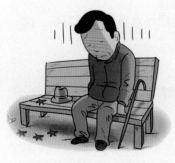
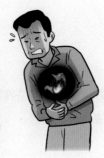

建议4　情绪起落功能乱，稳住压力少忧患

同济大学附属上海第十人民医院消化内科主任医师　孙晓敏

有些人受精神、心理和社会因素影响，情绪大起大落导致胃肠功能紊乱，从而引起功能性胃病，出现腹胀、腹痛、恶心、呕吐、反酸、烧心等症状，但各项检查均无异常。

情绪变化，可致功能紊乱

功能性胃肠病（FGIDs），又称脑－肠互动异常疾病，包括功能性胃病和功能性肠病，两者可同时发生。通俗地讲，脑和肠之间存在双向联系，脑部的情感和认知会影响胃肠道功能，反之亦然。所以，精神、心理、情绪等方面异常，如害怕、愤怒、焦虑、抑郁、疼痛、压力、失眠等，可导致胃肠功能紊乱。比如：人逢喜事精神爽，吃得香、睡得好；遇到特殊重大事件时，茶不思、饭不想、夜不能寐等。

功能性胃病无器质性病变，即常规胃镜、腹部B超等相关检查和化验未发现明确疾病，临床特征性表现主要包括：功能性消化不良，表现为进食后饱胀不适、早饱，上腹痛或烧灼感；嗳气症，表现为反复嗳气，伴或不伴过多吞气；恶心和呕吐综合征，表现为反复恶心、呕吐；反刍综合征，表现为刚咽下的食物不费力地反流入口腔，再咀嚼后咽下或吐出。

对因治疗，缓解症状

食物不耐受、胃动力紊乱、内脏高敏感性、胃黏膜屏障受损、肠道菌群异常、社会环境改变等均会导致功能性胃病，患者需要根据发病原因进行个体化综合治疗，特别要兼顾心身因素的处理。

❶ 食物不耐受

如果对特定食物不耐受或过敏，如乳糖不耐受、鸡蛋过敏等，应避免此类食物的摄入。

❷ 胃动力紊乱

以腹胀为主要症状者可使用促胃动力药，如吗丁啉、莫沙必利、伊托必利；以胃部不适、隐痛为主要症状者可使用胃动力双向调节剂，如马来酸曲美布丁；还可使用一些助消化药，如各种消化酶制剂。

❸ 胃黏膜屏障受损

出现嗳气、反酸、烧心等症状者，可酌情使用质子泵抑制剂，如奥美拉唑、雷贝拉唑、泮托拉唑、

专家简介

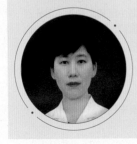

孙晓敏　同济大学附属上海第十人民医院消化内科主任医师，中国医药教育协会炎症性肠病专业委员会常委，中国中西医结合学会消化系统疾病专委会委员，上海市医学会消化系病专科分会肿瘤学组委员、炎症性肠病学组委员。

致癌细菌易传染，及时根除不心烦

上海交通大学医学院附属仁济医院消化内科 颜秀娟 陈胜良（主任医师）

许多人对幽门螺杆菌（Hp）有所耳闻，知道它与胃癌有一定关联，一些人由此而引起恐慌：有的担心幽门螺杆菌感染会导致肿瘤，有的担心根除幽门螺杆菌的药物有副作用，有的担心幽门螺杆菌根除后又会复发，等等。

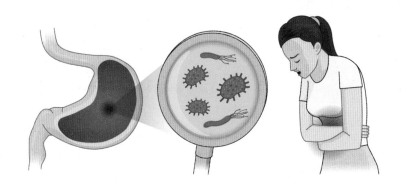

Hp 感染≠患胃癌

幽门螺杆菌主要定植于胃内，通过唾液传播，人群普遍易感，多数感染发生于幼儿时期。不良喂食习惯、亲吻、不分餐进食、共用牙刷和口杯等是常见的传播途径。

近年研究发现，我国人群幽门螺杆菌的感染率为 40% ~ 60%。其中，约 70% 的感染者没有症状；部分感染者可存在慢性活动性胃炎，甚至合并胃黏膜萎缩、肠上皮化生；部分感染者有消化不良、消化性溃疡等疾病，表现为腹胀、腹痛、嗳气、反酸、恶心、呕吐等；1% ~ 3% 的感染者会发生胃癌。因此，不能将"无症状感染"等同于"无疾病"，也不能将"感染"等同于"肿瘤"。

除上述消化道症状外，还有部分感染者可能出现口臭。但幽门螺杆菌感染并非口臭的唯一病因，牙周疾病、呼吸道感染、小肠细菌过度生长等也可能引起口臭。所以，不能以此判断是否存在幽门螺杆菌感染。

兰索拉唑等，减少胃酸分泌，有利于胃黏膜修复；也可使用胃黏膜保护剂，如吉法酯、瑞巴派特、铝碳酸镁等，以及对胃黏膜有保护作用的中成药。

❹ 肠道菌群失调

以腹痛、嗳气、腹泻为主要症状者，往往合并功能性肠病，可服用益生菌或益生元，如双歧杆菌、乳酸杆菌、地衣芽孢杆菌等制剂，能一定程度上改善胃肠功能。

❺ 心理因素

伴明显情绪异常症状者，主要以心理治疗为主，包括调整心态，控制情绪，纠正不良认知和行为，必要时在医生指导下进行抗焦虑、抑郁治疗，改善睡眠，等等。

总之，功能性胃病很常见，社会心理因素在其发病中起重要作用，需要正确认识和处理。除健康的饮食、生活习惯外，做好情绪管理是预防功能性胃病的重要措施。患者要有健康向上的生活态度，保持稳定良好的情绪，采用豁达乐观的处事方式，建立良好友善的人际关系，劳逸结合，保证良好的睡眠质量，等等。

---- **检测方法，各有长短** ----------

目前临床上常用的幽门螺杆菌检测方法包括无创检测和有创检测。

① 呼气试验　　无创检测中最常用的是呼气试验。检测前，患者应停用质子泵抑制剂 2 周，停用铋剂、有抗菌作用的中药、抗生素 4 周，以防止检测结果出现"假阴性"。

② 粪抗原检测　　粪抗原检测的准确度接近呼气试验，适合无法吞咽呼气试验胶囊的检测者，如儿童、精神疾病患者，且检测结果不受质子泵抑制剂干扰。

③ 血清幽门螺杆菌抗体检测　　幽门螺杆菌抗体阳性仅代表既往有过感染，适合无法停用质子泵抑制剂、消化道出血，且从未行根除治疗的患者进行评估。如患者已行根除治疗，抗体仍会在数年内保持阳性，因此不适用于根除后患者的复查。

④ 快速尿素酶试验　　胃镜检查时进行快速尿素酶试验可了解是否存在幽门螺杆菌感染，但其结果受幽门螺杆菌的灶性分布影响，可能出现"假阴性"结果。

---- **不同人群，治疗要求有区别** ----------

幽门螺杆菌感染者是否都要进行根除治疗？通常情况下，经检查证实存在幽门螺杆菌感染者，均可进行根除治疗。其中，消化性溃疡、胃黏膜相关淋巴组织淋巴瘤患者必须接受根除治疗，慢性胃炎伴消化不良症状、胃黏膜萎缩或糜烂、早期胃肿瘤内镜下切除或手术后、长期服用质子泵抑制剂、有胃癌家族史、计划长期服用非甾体抗炎药（如阿司匹林、氯吡格雷等）等患者应进行根除治疗。根除幽门螺杆菌后，可改善消化不良症状，伴萎缩性胃炎者可防止病情加重，预防消化性溃疡、胃癌。

需要指出的是，由于儿童和青少年感染者有一定的自发清除比例，且儿童用药依从性差、用药年龄有限制，因此除非存在消化性溃疡等疾病，否则不推荐进行根除治疗；70 岁以上老年人可能存在药物依从性差、服药不良反应增加等风险，宜先通过胃镜检查评估感染者胃黏膜状态，根据治疗风险－获益综合分析，再决定是否进行根除治疗。

目前常用的根除幽门螺杆菌方案多为四联疗法，疗程 10 ~ 14 天。患者遵医嘱进行规范治疗，绝大多数可以成功根除。目前常用的药物方案安全性较高，对机体总体影响较小。服药期间避免饮酒、吸烟，有助于提高根除成功率。

总之，幽门螺杆菌可防、可治，及时检测、根除有助于预防胃炎、胃癌。

专家简介

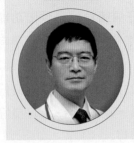

陈胜良　上海交通大学医学院附属仁济医院消化内科主任医师、教授、博士生导师，中华医学会消化病学分会身心疾病协作组组长，中国中西医结合学会消化系统疾病专委会常委，上海市医学会消化系病专科分会胃肠动力学组组长。

建议⑥ 饭后运动要"掐算"，动力适度胃常安

上海交通大学医学院附属第六人民医院消化内镜中心
朱梅影 宛新建（主任医师）

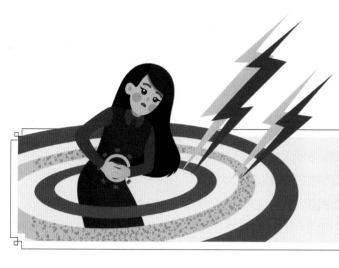

"饭后百步走，活到九十九"是一句耳熟能详的养生俗语。饭后适当活动有助于促进胃肠道蠕动和食物消化，但若运动不当，也可能诱发胃痛、恶心、呕吐等不适症状，加重原有胃病，甚至诱发其他疾病。

饭后运动，促进消化

在进餐过程中及刚吃完饭时，胃肠道处于一种明显活跃的工作状态，大量血液汇集至消化系统，胃肠活动增强，小肠绒毛活跃地吸收营养物质，胃肠道血流可增加至空腹时的8倍。通常，混合食物从胃内被完全排空需4~6小时。

饭后如果马上进行较为剧烈的运动，会使血液分流至身体其他部位，胃肠道的血液供应大量减少，影响食物的消化吸收；剧烈运动可使胃肠道系膜受到牵拉、胃肠道平滑肌痉挛，导致腹痛、恶心、饱胀、反酸等不适症状。

因此，"饭后百步走"的含义，不是"饭后立即运动"或"饭后剧烈运动"，而是适当休息后，再进行合理运动。饭后适度运动能增强胃肠道蠕动，促进消化吸收；改善胃肠道局部血液循环，加强胃肠黏膜的防御作用；增强腹肌和消化道平滑肌，增加胃壁肌肉张力，避免脏器下垂。

选对时机，健康运动

饭后运动的时间、项目如何选择，取决于进食的种类和量，同时也与年龄、是否合并消化系统疾病等因素有关，可根据以下因素综合判断。

❶ 健康状态

一般来说，老年人饭后休息的时间应比年轻人长，可根据自身条件选择合适的时间进行适度运动。比如：平时经常锻炼、没有基础疾病者，饭

专家简介

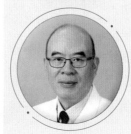

宛新建 上海交通大学医学院附属第六人民医院消化内镜中心主任、主任医师、博士生导师，中国研究型医院学会布－加综合征及肝脏血管病学专委会常委，上海市医学会食管和胃静脉曲张治疗专科分会候任主任委员、消化内镜专科分会ERCP学组副组长。

后稍做休息（10～15分钟），即可进行温和的运动，如散步等，以促进消化；平时较少运动、体弱、原有胃肠病者，饭后应休息0.5～1小时，再进行运动。

❷ 进食量

如果进餐量很大，且多为较难消化的高蛋白质、高脂肪食物，饭后休息时间需增加至1小时以上，让胃内食物充分消化；如果进餐量较少，且多为碳水化合物，易于消化、排空，休息时间可缩短为0.5～1小时。

❸ 运动强度

正式锻炼和比赛等剧烈运动不宜在饭后立即进行，应待食物部分消化、排空后，逐渐增加运动强度。

❹ 胃病患者

在胃炎、消化性溃疡急性发作期间，患者无论进食与否，都不宜进行剧烈运动。

反流性食管炎、胆汁反流性胃炎患者饭后不宜立即运动，以免诱发或加重恶心、反酸等症状。餐后半小时内避免平躺休息，以防胃内食物反流，加重原有疾病。

消化不良、便秘患者饭后可适当多进行一些温和、轻松的运动，以增强胃肠蠕动，促进消化，缓解动力障碍引起的不适感。

胃下垂患者应避免过度饱食，餐后应半卧位休息半小时，不宜剧烈运动。

总之，"饭后运动"并不是简单的一句话，应根据自身不同时期、不同状态进行适度调整，灵活"掐算"，以保胃常安。必要时咨询医生，避免不当运动导致不良后果。

> 药物性胃损伤指因长期用药或用药不当引起的胃黏膜损伤，常见临床表现为上腹部不适、疼痛、灼热感、食欲下降、恶心、呕吐、反酸，严重者可出现呕血、便血、失血性休克，甚至发生胃肠穿孔，并发腹膜炎等，可危及生命。

药物性胃损伤"黑名单"

由于大部分药物为口服药，需要通过胃肠道消化和吸收，故可能刺激胃黏膜，引起胃黏膜损害，导致药物性胃损伤。可引起胃损伤的药物主要有以下几大类：

❶ 止痛药

目前市面上的止痛药大多属于非甾体抗炎药，如常见的阿司匹林、布洛芬、对乙酰氨基酚、双氯酚酸、吲哚美辛、萘普生、尼美舒利等。此类药物被广泛用于缓解骨关节炎、类风湿关节炎、牙痛、头痛、痛经及肌肉痛等。以阿司匹林为例，它会抑制前列腺素合成，造成胃黏膜缺血、胃酸增加而刺激胃黏膜，长期、大剂量服用会破坏胃黏膜的保护屏障，导致糜烂和出血等情况。

❷ 糖皮质激素

泼尼松、地塞米松、可的松等糖皮质激素可促进胃酸和胃蛋白酶分泌，抑制胃黏膜上皮细胞再生，减少保护性胃黏液的分泌。胃酸分泌过多、消化性溃疡患者使用此类药物后，会诱发、加重病情，严重者可出现胃穿孔、出血。

❸ 抗菌药

许多口服抗菌药（如四环素类、红霉素、甲硝唑、呋喃类等）易引起恶心、呕吐、腹痛、食欲下降等症状，加重消化性溃疡甚至导致消化道出血；静脉注射抗菌药（如红霉素、两性霉素、丝裂霉素等），亦可导致胃肠道症状，偶可致胃出血；多黏菌素对胃

专家简介

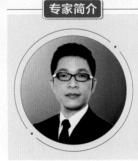

熊光苏　同济大学附属同济医院消化内科主任医师，中国中西医结合学会消化内镜学专委会委员，上海市医学会消化内镜专科分会委员、超声内镜学组副组长，上海市中西医结合学会消化专委会委员。擅长胃肠息肉、消化道早癌、胆道疾病等的内镜诊治。

药物是把"双刃剑"，治病致病要慎选

同济大学附属同济医院消化内科 熊 杰 熊光苏（主任医师）

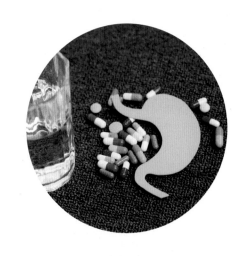

黏膜上皮细胞毒性较大，可造成胃黏膜局部缺血，导致胃炎、胃黏膜损伤。

❹ 抗肿瘤药

氨甲蝶呤、6- 巯基嘌呤、5- 氟尿嘧啶类等抗肿瘤药，可刺激胃肠黏膜引起弥漫性炎症，导致黏膜肿胀、糜烂、溃疡等，出现恶心、呕吐、纳差等症状。

❺ 其他药物

长期服用含利血平的降压药（如复方利血平、复方降压片等），可导致胃酸分泌过多，进而诱发胃炎、消化性溃疡等；长期服用钙剂（如碳酸钙），可导致胃酸分泌增加，刺激胃黏膜；口服铁剂、氯化钾及洋地黄类药物，可直接刺激胃黏膜，造成急性胃黏膜损伤；中药制剂引起的不良反应也在增加，如雷公藤等会损伤胃黏膜，严重者可能引起消化道出血。

4 个用药技巧，减少药物伤胃

为防止药物性胃炎的发生，患者必须谨慎服用对胃黏膜有刺激性的药物，早期识别药物可能带来的损伤，非必要不用；如需使用，应遵医嘱合理使用，可加用抑酸剂、胃黏膜保护剂；既往有消化性溃疡、正在使用抗凝药者或老年人，应尽量选择对胃黏膜损伤作用较小的药物，并在医生指导下调整用法、用量，必要时可联用抑酸剂、胃黏膜保护剂。

以下服药小技巧，有助于减少药物性胃损伤。

①	**选择合适的药物剂型**	药物引起胃损伤的原因，主要分为刺激胃酸分泌、抑制前列腺素合成及刺激胃黏膜等。布洛芬、红霉素等药物的普通片剂和胶囊剂型主要在胃中溶解，可刺激胃黏膜；选肠溶或缓、控释剂型，有助减轻对胃黏膜的刺激。有消化道疾病史者，看病时应主动告知医生，以便选择合适的药物剂型。
②	**选择合适的服药时间**	药效受饮食影响较小的药物，可在饭后服用。如阿司匹林、对乙酰氨基酚、甲硝唑、铁剂、洋地黄等，可在饭后半小时左右服用，以减轻对胃黏膜的刺激。
③	**预防性中和胃酸**	服用可能刺激胃酸分泌的药物，可在服药后一小时左右喝点苏打水，或吃几块苏打饼干等，以中和部分胃酸。
④	**正确的服药姿势**	若躺着服药或干吞药片，药物易停留在上消化道，溶解后局部浓度很高，易损伤胃黏膜。最好采用站或坐姿服药，并用适量水送服。**PM**

5月6日为立夏节气，初夏又被称为"孟夏"，为夏季的第一个月，始于"立夏"之时，终于"小满"之末。正如民谚"立夏不热，五谷不结""立夏落雨，谷米如雨"中所描述，立夏以后，气温升高、雨水转多，万物至此皆长大；到了"江河渐满"的小满时节，暑热不退，雨水充沛，暑热易与湿气相结合，易滋生疾病。初夏时节，如何养生呢？

初夏养生：身清净，心宜静

上海中医药大学附属龙华医院老年病科　费尔立　顾耘（主任医师）

立夏习俗，凝聚养生智慧

人在夏季易出现食欲不振、乏力倦怠、胸闷心烦等症状，这便是暑热带给我们的考验——"疰夏"。"疰夏"又被称为"苦夏"，是夏日的常见表现，孩童、老年人及平时体质虚弱者尤其易受其影响。当人体不能很好地适应升高的温度与湿度时，易受到暑湿之邪的侵扰，影响心、肺、脾、胃等脏腑功能，出现疲乏乏力、食欲减退、睡眠不佳、心烦意乱、身体沉重等表现。吃"立夏蛋"、饮"立夏茶"、食"立夏豆"等多种民俗活动应运而生，都凝结着古人对抗"疰夏"的养生智慧。

立夏蛋

"千补万补，不如立夏一补。"部分地区在立夏时节有吃水煮蛋、茶叶蛋等"立夏蛋"的习俗。古人认为，鸡蛋圆溜溜，象征生活圆满，立夏吃蛋可补足充分的营养，有"祈祷夏日健康平安，经得住疰夏"的寓意。现代人的生活条件、食物资源和保健手段越来越丰富，不必完全拘泥于"立夏吃蛋"之说，可采用更丰富的保健手段，为顺利度过炎炎夏日打下基础。

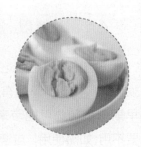

立夏茶

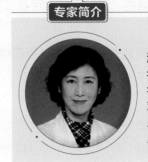

"不饮立夏茶，一夏苦难挨。""立夏茶"流行于南方地区，不少人在立夏有饮用绿茶的习俗，认为对人体有益。此时新茶已经上市，正是饮用绿茶的好时节。中医认为，绿茶具有很好的消暑利湿、清心解热的作用，夏日饮绿茶可以抵御夏日的暑热之气对人体产生的影响。

立夏豆

此时正值各类菜豆成熟上市之际，"立夏吃豆"是民间一大习俗。蚕豆又称"立夏豆"，有益气健脾、利湿消肿等功效，可补气祛湿；豌豆清爽可口、清热解毒；扁豆是春夏时令蔬菜之一，营养丰富、药食两用，是不可多得的健脾利湿食疗佳品。

专家简介

顾耘　《大众医学》专家顾问团成员，上海中医药大学附属龙华医院大内科主任兼老年科主任、主任医师、教授、博士生导师，中华中医药学会老年病分会副主任委员，阿尔茨海默病防治协会中医药专业委员会主任委员，上海市中医药学会老年病分会副主任委员、络病分会副主任委员。

养护脾胃宜"清"

进入立夏后，雨天和雨量比谷雨节气又有进一步的增加，气候以雨水频频、闷热潮湿为特点。此时昼长夜短更加明显，人们的日常活动时间增多，汗水流失和体力消耗逐渐增大，需要补足充沛的营养。但脾胃功能被湿气影响后，易产生多种水湿停滞的表现，如疲倦、乏力、头身困重等。

因而初夏饮食应避免油腻，宜以"清"为主，选择易消化的食物，以减轻脾胃负担。同时可以吃一些清热利湿之品，如百合绿豆汤、薏米荷叶水等。薏苡仁味甘、淡，性凉、微寒，具有清热祛湿、健脾止泻之功，但不宜长期食用。脾胃虚寒或寒湿内停者过食易损伤脾胃。

饮食、环境宜"净"

饮食之净

初夏的饮食要"净"。随着温度的升高，细菌加快繁殖，食物比往常更加容易腐败。夏季肠道疾病频发，尤其要关注食品安全问题，注意饮食的干净卫生。许多人贪图"一时爽快"，食用过多生冷食品，如生冷蔬果、冰糕、冰饮料、凉拌菜等，但这些食物对胃肠道刺激很大。且相较已经过高温杀菌的熟食，生食更容易藏匿病菌，存在安全隐患，宜尽量减少食用。夏季是食用紫苏的好季节，紫苏叶味辛，性温，入脾、肺经，可煮水、煮粥、炒食等，具有解表散寒、行气和胃等功效。

环境之净

"净"的要求不仅仅适用于饮食，对生活环境同样适用。气候湿热时，各种微生物都更易繁殖，如果不及时清理，房间里会滋生细菌与真菌，影响健康。

夏季时，居室更应保持干净整洁，早晚勤通风，保持良好的生活、工作环境。

起居、心境宜"静"

起居之静

初夏日常活动要"静"，但这并不意味着"不动"，在清晨、傍晚等较凉爽的时分可适当锻炼，进行简单易行的散步、慢跑等。还要保证规律作息，晚上减少熬夜、保证充分的睡眠，早上适当早起。顺应天时、顺应自然，才能更好地适应天气的变化、保证充沛的体力。

心静

俗话说"心静自然凉"，在中医理论中，夏季对应人体五脏中的"心"，"心为一身之主，脏腑百骸皆听命于心。"

随着夏季气温升高，阳气渐盛，心受到阳气干扰，易出现心阳过盛，人们常有心神不宁、心烦气躁、失眠多梦等表现，因而初夏应注重养"心"安神。尽量保持平和的心态、愉悦的情绪，切忌暴喜伤心；此外也可以用食补的方式，如食用一些莲子心、百合等，既清心火，又安心神，适合初夏养"心"需要。PM

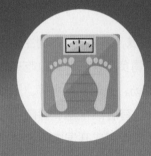

炎炎夏日即将来临，又到了广大爱美人士的"减重季"，而对肥胖的2型糖尿病患者来说，无论什么季节，体重管理需要一直"在线"。

患糖尿病，体重管理至关重要

华中科技大学同济医学院附属同济医院内分泌科　董 坤（副主任医师）　余学锋（主任医师）

多数糖尿病患者肥胖、超重

肥胖与2型糖尿病有哪些关系呢？简而言之，肥胖会导致胰岛素不能正常、有效地发挥降糖作用，如同货币贬值一样，肥胖患者体内的胰岛素越来越多，却不能有效降低血糖，上述过程称为胰岛素抵抗。胰岛素抵抗是糖尿病发生和发展的重要危险因素。我国成人2型糖尿病患者中，超重、肥胖、中心性肥胖的比例分别为41%、24.3% 和45.4%。肥胖、超重已成为大多数糖尿病患者治疗道路上的绊脚石，不仅增加血糖控制的难度，还增加心血管疾病的发生风险。

体重管理是2型糖尿病综合治疗的重要组成部分，减重对肥胖、超重的2型糖尿病患者具有多重保护作用。在血糖控制层面，减重可以改善胰岛素抵抗，有助于将血糖控制在良好范围；对病程较短的患者而言，减重甚至可以缓解2型糖尿病。在并发症防治层面，减重除有助于控制血压、血脂等指标外，还能有效保护肾功能，减轻心血管疾病的发生风险。因此可以说，减重是肥胖、超重的2型糖尿病患者最为"经济实惠"的治疗方法。

四个指标，评估是否肥胖、超重

在制定减重计划前，糖尿病患者首先要了解自己的肥胖程度。评估指标有体质指数（BMI）、腰围、腰臀比、体脂率等，患者可居家自测。

① 体质指数　BMI= 体重（千克）/【身高（米）】^{2}，是目前应用广泛的评估肥胖程度的测量指标，但无法反映人体脂肪的分布情况。

② 腰围　腰围是衡量脂肪在腹部蓄积程度的指标。测量方法为：被测者站立，双脚分开25 ~ 30 厘米，取髂前上棘和第12 肋下缘连线中点，用软尺测量经此点水平位绕腹一周的围长，软尺应紧贴皮肤但不压迫，测量值精确到0.1 厘米。中心性肥胖（也称腹型肥胖）可能是低BMI 人群存在较高心血管代谢风险的原因，因此腰围被推荐为评估内脏脂肪和心血管代谢风险的替代预测指标。

③ **腰臀比**　腰臀比是腰部围度与臀部围度的比值，计算方法为腰围/臀围，是评价中心性肥胖的重要指标。

④ **体脂率**　体脂百分率是体脂量占体重的百分比。一般情况下，30岁男性体脂率约为15%，女性体脂率约为22%。

超重、肥胖的诊断标准

	世界卫生组织诊断标准	中国诊断标准
体质指数	≥25千克/米²为超重	≥24千克/米²为超重
	≥30千克/米²为肥胖	≥28千克/米²为肥胖
腰围	肥胖男性≥102厘米	肥胖男性≥90厘米
	肥胖女性≥88厘米	肥胖女性≥85厘米
腰臀比	肥胖男性≥0.90	肥胖男性≥0.90
	肥胖女性≥0.85	肥胖女性≥0.85
体脂率	肥胖男性≥25%	
	肥胖女性≥35%	

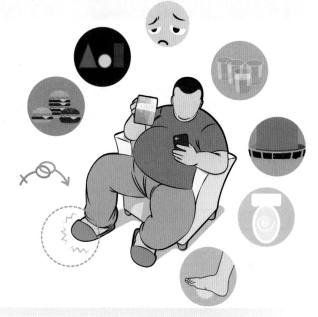

减重，并非越瘦越好、越快越好

对肥胖、超重的糖尿病患者而言，减重不仅仅是减轻体重，更重要的是减少体内过量的脂肪，降低体脂率，增加骨骼肌的质量。体重正常但存在中心性肥胖的患者，应以减少内脏脂肪为主，重点关注腰围的改变。

糖尿病患者的减重目标因人而异，减重过程要循序渐进。轻微的体重减轻（如减轻体重的3%～5%)即可带来具有临床意义的健康获益；大多数患者宜在3～6个月时间内减轻体重的5%～10%；相对年轻、病程较短、血糖控制良好、健康状况较好的患者，可以制定更为严格的减重目标，如减轻体重的10%～15%。达到预定目标者，应制订长期（≥1年）的减重维持计划，避免体重反弹和波动。

体重波动（反复减重后体重再增加）不但会影响患者减重的信心，而且与心血管事件、全因死亡率增加相关。

糖尿病患者综合治疗的目标在于预防和延缓并发症的发生，提高生活质量，延长寿命。与体重正常的患者（18.5千克/米²≤BMI＜24千克/米²）相比，过瘦（BMI＜18.5千克/米²）者的死亡风险更高。因此，糖尿病患者不要一味追求低体重。

饮食、运动干预是基础

生活方式干预是糖尿病患者有效管理体重的基础。其中，饮食干预是重中之重。为达到合理膳食并能长期坚持的目的，患者应在内分泌或营养专业医生的指导下，制订基于个人代谢特点和喜好的个体化饮食方案。

一般而言，患者应尽可能选择常规的限制能量平衡膳食：每日热量摄入平均降低30%～50%或减少500千卡（1千卡≈4.2千焦），或者每日热量摄入限制在 1000 ~ 1500 千卡；每日摄入蛋白质 1.2 ~ 1.5 克 / 千克体重，脂肪供能比例为 20% ~ 30%，碳水化合物供能比例为 40% ~ 55%。"江南饮食"等本土饮食模式，是限制能量平衡膳食的代表，其主要特点是食物多样化，多粗粮、多白肉、多果蔬、多蒸煮、少油炸、少甜腻。短期阶段性特殊饮食，如低碳水化合物饮食、极低碳水化合物饮食、生酮饮食等方案，容易导致营养不均衡、电解质紊乱等，不宜在居家的情况下自行采用。

此外，改变进食习惯也有利于体重和血糖的控制，比如：减慢进餐速度，增加咀嚼次数，餐前少量进食坚果和饮水，合理安排进餐顺序（可按照蔬菜、肉类、主食的顺序），增加富含膳食纤维的食物，等等。

增加体力活动有助于减重。糖尿病患者应先评估运动能力和全身健康状况，然后在医生指导下制订符合自身能力和喜好的运动计划。运动项目宜以有氧运动（慢跑、游泳、骑车、球类等）及抗阻运动（哑铃、仰卧起坐、俯卧撑等）为主。减重初期，每周至少进行 150 分钟中等强度有氧运动；减重维持期，每周可进行 200 ~ 300 分钟中等强度有氧运动。每周进行 2 ~ 3 次、每次 15 ~ 20 分钟抗阻运动，有助于增肌减脂。日常生活中，患者应增加休闲活动，减少久坐行为。

必要时，可采用药物、手术治疗

在进行生活方式干预的基础上，肥胖的糖尿病患者还可以进行药物治疗，以起到事半功倍的效果。部分降糖药兼具减重作用，可优先选用。比如：胰高血糖素样肽 -1（GLP-1）受体激动剂能抑制食欲，延缓胃排空，改善胰岛功能，达到控制血糖、减轻体重和保护心肾的作用，但用药前需要注意有无甲状腺髓样癌、心动过速、胃肠道不适等；

钠 - 葡萄糖协同转运蛋白 2（SGLT2）抑制剂通过增加尿糖排泄，将能量排出体外，可起到降糖、减重和心肾保护等作用，使用前需要注意有无泌尿系感染等。

除降糖药外，目前我国唯一批准使用的减肥药奥利司他是一种脂肪酶抑制剂，可以减少肠道对脂肪的吸收，从而起到减重的作用。不过，若患者饮食已较为清淡，则服用奥利司他的减重效果较差。

体质指数 ≥ 32.5 千克 / 米² 的 2 型糖尿病患者，如果生活方式干预及药物治疗仍不能减轻体重，同时已出现严重并发症，可考虑代谢手术。

体重过低也要重视

当 2 型糖尿病患者体质指数 < 18.5 千克 / 米² 时，则为体重过低，需要引起重视。首先，要排除消耗性疾病，如甲亢、结核病、肿瘤等。其次，要考虑体重过低是否与糖尿病相关，包括血糖控制欠佳、为控制血糖而过度节食、使用降低体重的降糖药所致、存在隐匿性自身免疫性糖尿病等。体重过低可能引起骨质疏松、免疫力低下、影响生殖功能，增加终末期肾病的发生风险。糖尿病患者体重过低时，应及时就医，找出原因，在医生指导下调整生活方式和治疗方案。**PM**

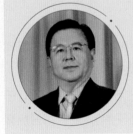

专家简介

余学锋 华中科技大学同济医学院附属同济医院内分泌科主任、主任医师、教授、博士生导师，中华医学会内分泌学分会常委、神经与内分泌学组组长，中国医师协会内分泌代谢科医师分会委员，湖北省医学会内分泌学分会主任委员。擅长内分泌疾病，尤其是糖尿病和骨质疏松症的诊疗。

按照病情严重程度，肝硬化分为代偿性和失代偿性。若患者肝功能正常或轻度异常、较为稳定，没有腹水、黄疸、食管胃底静脉曲张破裂出血、意识障碍等临床表现，称为代偿性肝硬化；反之，则称为失代偿性肝硬化。对肝硬化患者而言，饮食非常重要，做好饮食管理有助于控制病情，减少并发症的发生。

肝硬化患者饮食三"忌"三"控"

山东省公共卫生临床中心主任医师 汪明明

1 忌酒

忌酒的目的是防止酒精进一步伤害肝脏。酒精化学名为乙醇，在体内分解代谢为乙醛。乙醇和乙醛对肝细胞有极强的氧化损伤作用。肝硬化患者应绝对忌酒，否则会使原本不堪重负的肝细胞雪上加霜，加速病情进展。

2 忌粗糙、硬质食物

不吃粗糙和硬质食物的目的是防止上消化道出血。因为肝硬化患者存在不同程度的食管和胃底静脉曲张，如果进食坚果、油条、麻花等粗糙和硬质食物，容易擦破已经曲张的静脉，引起出血。

3 忌辛辣、过烫食物

肝硬化患者存在不同程度的门脉高压性胃病，胃黏膜有淤血、缺氧情况。生葱、生蒜、辣椒等辛辣食物可刺激胃黏膜，加重损伤；过烫食物同样会刺激食管和胃黏膜，引起损伤、出血。因此，各类火锅、麻辣烫都不适合肝硬化患者食用。

失代偿性肝硬化患者除遵循上述饮食要求外，还要特别注意以下两点：

1 控制蛋白质

蛋白质代谢过程中会产生氨，诱发肝性脑病，因此失代偿性肝硬化患者须控制高蛋白质饮食。高蛋白质食物主要包括蛋、肉类、鱼类和各种奶制品等。患者每天的蛋白质摄入量应控制在1.2～1.5克/千克体重，按这一标准，可在以米、面为主食的饮食基础上，每天食用一个鸡蛋和200毫升奶，或少量肉类、鱼类（总量不超过100克）。已经发生肝性脑病的患者，要严格低蛋白质饮食，不能进食任何动物蛋白质。

2 控盐、控水

失代偿性肝硬化患者存在低蛋白血症和肾功能损伤，若摄入过多盐和水，会引起水钠潴留，加重腹水和下肢水肿。因此，患者需要低盐饮食，甚至无盐饮食，炒菜时尽量少放油、盐，不食用含盐量高的食物，如腌菜、豆豉、腐乳等，纠正"吃咸菜下稀饭、就馒头"的不良习惯。控制每日饮水量，特别是有腹水的患者，如果不是为了吃药、没有明显口渴感，就尽量不喝水；如果感觉口渴，可适量饮用淡茶水，因茶水中含有茶碱和咖啡因，有助于利尿、减轻腹水。**PM**

专家提醒

肝硬化患者存在代谢障碍，蔬菜和水果含有维生素C和叶酸等维生素，可补充代谢之需。患者每日宜摄入新鲜蔬菜400克左右，水果300克左右，应以新鲜的绿叶蔬菜及香蕉、草莓、葡萄等软质水果为主，梨、苹果和脆桃等硬质水果不宜直接食用，可打浆、制成果汁饮用。合并糖尿病者不宜进食糖分高的水果，可用番茄替代水果；尿少者应少食香蕉、橘等含钾量高的水果，以免引起高钾血症。

▌生活实例▐

　　45岁的张先生近来工作繁忙，每当熬夜时，总会出现短暂的心慌、胸闷、黑矇，一两秒后又恢复如常，本以为是"亚健康"，却没想到上周竟忽然晕倒在办公室，这才在同事的陪伴下来到医院。经过一系列检查，张先生被确诊为"先天性主动脉瓣狭窄"。这个诊断让他一头雾水：什么是主动脉瓣狭窄？既然是先天性疾病，应该在小孩中更常见，怎么现在才发病？为什么自己小时候一点症状都没有呢？既然多年不发病，是不是表示病情不严重，吃药就能治？手术治疗风险大吗？术后要终身吃药吗？

人到中年，竟遇先心病

✍ 上海交通大学医学院附属瑞金医院心外科　徐旖炜　陈安清（主任医师）

"阀门"畸形，泵血"力不从心"

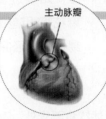

图1　主动脉瓣

　　主动脉瓣位于左心室的出口，是心脏最重要的瓣膜之一，类似单向"阀门"的结构（图1），位于"血泵"（即心脏）与人体最粗大的"运输总管道"（即主动脉）间。其作用一是保证心脏收缩时血液能顺畅地输送至全身；二是当心脏舒张时，"阀门"关闭，使泵出的血液停留在主动脉中，不走"回头路"。由于先天因素或发育过程中的一些"故障"，引起主动脉瓣开放受限，血液从心脏流入主动脉受阻，即为先天性主动脉瓣狭窄。

　　先天性主动脉瓣狭窄是最常见的先天性心脏病之一，占3%～6%，男性发病率比女性高3～5倍。相比其他先天性心脏病，其致死率和并发症发生率均较高。

多数患者为"二瓣化畸形"

　　正常人的主动脉瓣膜由三个半月形的瓣叶组成，根据瓣叶的不同病变形态，可将先天性主动脉瓣畸形分为三叶式、二叶式、单叶式。

　　●**二叶式主动脉瓣畸形**　也称主动脉瓣二瓣化畸形，是最常见的先天性主动脉瓣狭窄类型。典型的二叶式主动脉瓣畸形由两个不等大的瓣叶构成，与正常主动脉上的"三扇门"相比，"两扇门"极大地改变了血液从左心室射入主动脉的状态。而且，除瓣叶数量异常外，主动脉瓣二瓣化畸形者还容

易发生瓣叶增厚、形态异常等病理改变，可进一步影响瓣膜充分张开。（图2）

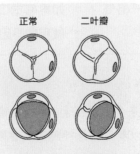

图2　正常主动脉瓣与二叶式主动脉瓣畸形

　　●**三叶式主动脉瓣畸形**　占先天性主动脉瓣狭窄的31%，表现为三个大小相似的瓣叶发生了钙化增厚，瓣叶交界处可有不同程度的融合，在心脏射血时，主动脉瓣呈穹顶状。

　　●**单叶式主动脉瓣畸形**　仅占先天性主动脉瓣狭窄的5%，病情最严重，多在婴儿期发病，部分狭窄不严重者可在青、中年期发病。

瓣膜老化，危害显现

瓣膜是一种柔软的结缔组织，瓣叶在幼年期的弹性良好，受血流冲击时，瓣口能被充分撑开，梗阻表现较轻，对循环系统影响较小，患者可没有任何症状，常规体检中也很难被发现，需要通过心脏超声检查明确诊断。

随着年龄增长，血管内的"垃圾"（脂质等）在主动脉瓣膜上不断堆积，加上主动脉瓣本身夜以继日地"工作"，亦不断磨损老化，瓣叶增厚、钙化，弹性变差，活动度下降，梗阻逐渐加重，往往在中年期才发生严重狭窄，症状也随之显现。起初，患者仅在运动后出现胸闷、气促等不适；若任其发展，病情加重，患者在日常活动或静息状态下也可出现胸闷、气促，甚至胸痛等症状，严重者可发生晕厥。主动脉瓣狭窄的危害常体现在以下几方面：

1 心脏过度"操劳"，导致心功能不全

主动脉瓣狭窄严重时，血液"滞留"在心脏内，久而久之，可致心功能受损、心力衰竭等。

2 血供不足，造成重要脏器缺血

"心门"不能开全，血液"出不去"，导致全身重要脏器缺血，如心肌缺血者常有心绞痛症状，脑缺血者可发生晕厥，等等。

3 血流形态异常，诱发升主动脉瘤或感染性心内膜炎

由于主动脉瓣瓣口小，升主动脉内血流模式常呈高速湍流，而不是正常的层流。长期紊乱的血流冲击升主动脉血管壁，可导致升主动脉扩张，形成动脉瘤。动脉瘤具有破裂的风险，可谓"不定时炸弹"。临床上，先天性主动脉瓣二瓣化畸形合并升主动脉直径大于40毫米者，多需接受升主动脉人工血管置换术治疗。另外，异常血流模式增加了细菌定植在瓣膜上的风险，主动脉瓣狭窄患者易患感染性心内膜炎。

狭窄严重者，手术要尽早

症状较轻的先天性主动脉瓣狭窄患者在日常生活中应注意休息，避免重体力劳动或剧烈运动，积极治疗和控制高血压。病变严重后，患者不但必须接受手术治疗，而且要尽早。手术治疗方法主要包括主动脉瓣膜成形术和主动脉瓣膜置换术。通常，医生会根据患者的瓣膜病变情况及其他因素综合考虑，选择最合适的手术方案。

先天性主动脉瓣狭窄最常采用主动脉瓣置换术，术中所需的人工心脏瓣膜分为"机械瓣"和"生物瓣"两类。手术过程中，医生需要"打开"升主动脉，去除病变的瓣膜，并以"机械瓣"或"生物瓣"取代。过去，主动脉瓣置换术需要开胸、心脏停搏和体外循环，存在创伤大、出血多、手术时间长、术后恢复慢等缺点。随着腔内微创技术的发展，如今，部分患者可进行经导管主动脉瓣置换，手术风险和创伤均较传统手术小。值得注意的是，无论置换的是机械瓣还是生物瓣，所有患者都须在术后进行抗凝治疗。其中，换机械瓣者需要终身抗凝，换生物瓣者需要抗凝3～6个月。服药过程中，应定期监测凝血功能，及时调整药物剂量，以免抗凝不足引起血栓栓塞，或抗凝过量造成出血。

主动脉瓣修复术适用于部分年轻、身体健康状况较好的患者，手术对病变瓣膜进行修复，以恢复功能，患者术后恢复快，不需要长期抗凝治疗。PM

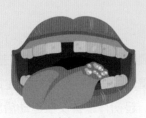

人们常用口生莲花、口吐芬芳等词语来形容一个人能言善道、妙语生花，不过，若口腔中出现别样"莲花"——口腔癌，会使人说话不利索、口腔产生异味，疼痛、出血等症状亦会接踵而至。与肺癌、胃癌、肝癌等人们较熟悉的常见恶性肿瘤相比，了解口腔癌的人较少，然而它的危害却比人们想象中严重得多。

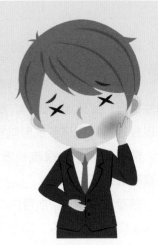

口生"溃疡"难芬芳，四大功能被癌伤

本刊记者 蒋美琴
受访专家 何 悦

口腔溃疡超2周，要做检查

口腔癌是发生在口腔区域的恶性肿瘤，以鳞状上皮细胞癌多见，常被称为口腔鳞癌。根据肿瘤生长方式，口腔癌可分为三类：浸润型，肿瘤向组织深部侵袭，形成不易移动的硬块；外生型，肿瘤向表面增生，形似菜花；溃疡型，肿瘤表面坏死脱落，形成火山口样溃疡。根据发病部位，口腔癌又可分为舌癌、牙龈癌、唇癌、口底癌等，它们的表现有相似之处，亦有不同之处。

1 舌癌 口腔癌中发病率最高，早期常表现为长时间不愈合的舌部溃疡，可有疼痛、糜烂、肿块，影响患者说话、吃饭。

2 牙龈癌 以溃疡型多见，好发于五六十岁的男性，早期局限于牙龈缘、牙乳头部位时，易被误诊为牙龈炎、牙周炎。随着病情进展，肿瘤侵犯、破坏骨质，可导致疼痛、出血、牙齿松动等。

3 唇癌 好发于老年男性，多见于下唇、唇中外1/3处。唇癌生长缓慢，早期可表现为疱疹、结痂、肿块、黏膜增厚、出血等；中期可出现菜花样突出的肿块、火山口状溃疡等；晚期可转移到颌下淋巴结，侵犯颌骨等周围组织。

专家简介

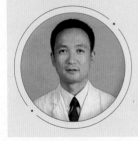

何 悦 上海交通大学医学院附属第九人民医院口腔颌面－头颈肿瘤科主任、主任医师、教授、博士生导师，亚洲口腔颌面外科医师协会执行委员，中华口腔医学会口腔颌面外科专委会副主任委员，中国抗癌协会口腔颌面肿瘤整合医学专委会青年委员会主任委员。擅长口腔颌面－头颈肿瘤的诊治及手术缺损的修复。

很多人觉得口腔溃疡是小事，过几天就好了。殊不知，不少口腔癌早期表现为溃疡。单个溃疡如果超过2周不愈合，患者应及时就医。需要指出的是，有些患者的口腔溃疡"此起彼伏"，一处愈合，又在另一处出现，造成"长期不愈合"的假象，这种情况多为复发性口疮。

病情进展，损伤功能

口腔癌早期对功能影响不大，随着病情进展，会出现一些口腔功能受损的表现。

1 感觉功能 口腔癌侵犯神经时，常造成舌、下唇、下颌等区域麻木、刺痛、烧灼感等，有时可放射至头面部。

2 咀嚼功能 口腔癌侵犯咬肌、颊肌、颞下颌关节等部位，可导致张口、咀嚼受限。

3 吞咽功能 口腔癌侵犯舌、喉等部位，可导致吞咽障碍，主要表现为流涎、饮水呛咳、进食障碍等。

4 语言功能 肿瘤体积增大可影响舌部活动，导致发音不清、共鸣障碍（声音变得微弱、单薄、压抑、单调）等。

要治肿瘤，也要保护功能

目前，口腔癌的治疗是以手术为主，放疗、化疗为辅的综合治疗。口腔癌早期，可以采用非手术疗法或创伤较小的手术治疗，对功能影响较小，甚至可以避免功能损伤。一旦发展到晚期，首先要挽救患者生命，手术时不得不舍弃部分功能，例如：舌癌手术通常为半舌甚至全舌切除，全舌切除患者会失去味觉、语言、吞咽等功能，不能喝水、吃饭；有些牙龈癌患者需要切除部分肌肉、颌骨，会造成牙列缺损、咬合错乱，影响咀嚼功能，甚至面部塌陷、完全丧失咀嚼功能；等等。因此，越早治疗，功能损伤越小。

由于口腔癌位置特殊，因疾病或手术造成的面部损伤往往难以遮掩，加上功能损伤，会给患者带来巨大的心理压力，引起自卑、自闭、抑郁等心理问题，影响社交，导致精神心理疾病。因此，患者发现异常应尽快就医，早期发现，及时治疗，以提高长期生存率和改善生活质量。部分组织结构缺损和功能损伤患者，可通过修复重建手术、术后康复训练等逐渐恢复，回归正常生活和工作。

杜绝误区，护"全口"健康

很多人在日常清洁口腔时，只关注牙齿问题，很少观察舌、颊、腭等部位；有些人发现口腔溃疡后不当回事，或者用"以毒攻毒"的偏方来止痛；还有些人认为洗牙会导致牙齿松动、口腔癌；等等。这些错误认识不利于口腔癌的早期防治。日常生活中，远离以下这些风险因素，有助于维护"全口"健康。

1 饮食刺激 槟榔被世界卫生组织列为一类致癌物，长期咀嚼槟榔可导致口腔癌；过烫、过辣的食物会损伤口腔黏膜，长期食用也易诱发口腔癌；等等。

2 吸烟 烟草中的尼古丁、焦油等致癌物质会增加口腔癌发病风险，且多发生于嘴唇部位。

3 口腔疾病 龋坏的牙齿、锐利的牙尖、不合适的假牙（不良修复体）等，会损伤口腔黏膜，导致口腔慢性溃疡甚至癌变。

4 病毒感染 人乳头瘤病毒（HPV）不仅是宫颈癌的高危因素，其中几个亚型（如HPV16、18）也是口腔癌的高危因素。口腔感染HPV，可出现疱疹、丘疹、疣状斑块、菜花状新生物等，患者应及时就医检查。

此外，口腔卫生状况差也是口腔癌的相关危险因素。养成良好的口腔清洁习惯，定期洗牙和进行口腔检查，有助于预防口腔癌。PM

大家好，我是体温调节中枢，负责控制人体温度的"将军"，我的作战指挥中心在人的脑中。正常情况下，我会将人体的温度设定在37℃左右。当细菌、病毒、寄生虫等外来病原体入侵、攻击人体时，我会将体温调高，以便增强免疫细胞的战斗力，削弱外来病原体的破坏力，从而更快地战胜"敌军"。以病毒感染为例，我向大家介绍一下，体温是怎么升高的。

发热，到底是谁"杀疯"了

北京大学第一医院感染疾病科　贾傲　王贵强（主任医师）

绘图　曹阳

拉响警报，调高体温

当病毒入侵人体时，中性粒细胞、嗜酸粒细胞、嗜碱粒细胞、单核细胞、淋巴细胞等免疫细胞得知敌情后，立即群起而攻之。这些"战士"不幸牺牲后，仍死死"缠住"被它们杀灭的病毒，形成名为免疫复合物的抗原－抗体复合物。

我的"警卫站"——产内生致热原细胞发现病毒和这些免疫复合物后，会立即派出"通信兵"——内生致热原，包括白细胞介素、肿瘤坏死因子、干扰素等，它们马不停蹄地奔向人脑，向我报告敌情。收到情报后，我会派出得力干将——发热中枢介质，去调高人体温度。随后，它便下达一系列命令：皮肤血管收缩，减少人体散热；代谢加快、骨骼肌紧张并寒战，增加人体产热。这时，人体会感觉很冷，甚至全身战栗，之后体温便会升高，这就是发热的过程。

病毒
中性粒细胞
嗜酸粒细胞
嗜碱粒细胞
单核细胞
淋巴细胞
免疫复合物
产内生致热原细胞
发现敌人，快去报告！
白细胞介素
肿瘤坏死因子
干扰素等
调高体温！
发热中枢介质

发热的「疯狂」效应

① 加快代谢

机体代谢加快会增加产热，发热又会促进代谢。调高体温，可使糖、脂肪、蛋白质、维生素等物质代谢加快，为人体抵抗外来病原体入侵和进行组织修复提供大量营养物质及能量。

② 抑制病原体

体温升高不仅可抑制入侵病毒的生存，还可抑制体内其他致热微生物，如淋病奈瑟菌、梅毒螺旋体、肺炎球菌等。

③ 影响机体工作

发热会影响神经、心血管、呼吸、消化等系统的正常工作，使人难受，出现各种不适症状。如：使神经系统兴奋，患者可能出现烦躁、幻觉等，小儿容易出现抽搐；有些患者神经系统会受到抑制，出现情感淡漠、昏昏欲睡等；使心跳加快，呼吸加快、加强；导致食欲减退、口腔干燥、腹胀、便秘等；少数患者可因大汗而致虚脱，血压过低，生命垂危。

发热是一把"双刃剑"，中等程度的发热有利于提高人体防御能力，高热则可能对人体产生不利影响。尽管我调高体温是出于"自卫"，但可能"一发不可收拾"。一般情况下，体温高于39℃时，大脑、心脏可能受损，尤其是小儿，应及早干预，让我及时"刹车"。**PM**

> 蔡先生是从高血压门诊转过来的患者。医生让他转诊时，他十分不解：明明是患高血压，为什么要看内分泌科？我仔细询问病史并查阅了他的各项检查报告后，向蔡先生解释了一番，他才明白过来是怎么回事。

经常头晕没力气，竟是肾脏"帽子"作怪

上海交通大学医学院附属瑞金医院内分泌代谢病科副主任医师　苏颋为

高血压难控，又现低血钾

蔡先生今年 46 岁，10 年前体检发现"高血压"后，使用过氨氯地平、尼群地平、缬沙坦、替米沙坦、阿罗洛尔、复方降压片、硝苯地平、氢氯噻嗪等多种降压药，才将血压控制在 140/90 毫米汞柱以下。从 6 年前开始，他间断性出现胸闷、气促、头晕、眼前发黑、视物模糊等症状，多发生在劳累或情绪激动后，休息后可改善，发作时伴血压升高。3 年前，蔡先生开始出现四肢无力，很难持续进行跑、跳等活动，夜尿次数增多，尿量增加，偶尔感觉心慌。去年 9 月，他在体检时做胸部 CT 检查，报告提示右侧肾上腺有个小结节，但他没有注意。

半年前的一天，蔡先生在连续加班熬夜两天后感到眩晕、无力、眼前发黑、头痛，紧接着就晕倒了，太太赶紧送他到医院。经检查，蔡先生的血压高达 195/110 毫米汞柱，心电图提示室性早搏，检验报告提示低血钾。此时，蔡先生已清醒，医生仔细询问病史后认为，他有难治性高血压、肾上腺病变和低血钾，需要住院检查。

住院检查，找出"元凶"

蔡先生住进了内分泌科病房。我们经过全面检查后认为，他在使用降压药、补钾药的情况下，血压偏高、血钾偏低，肾上腺有病变，且没有明确的高血压家族史，我们的诊断首先考虑原发性醛固酮增多症。蔡先生大脑一片混乱：什么"全"？什么"多"？这是什么病？主任向蔡先生解释：原发性醛固酮增多症是一种肾上腺疾病，简称"原醛症"。肾脏上方有两顶"小帽子"，叫肾上腺，它们通过分泌类固醇激素调节人体内环境的稳定，醛固酮是其中一种调节血压的类固醇激素。过多的醛固酮可导致高血压，且经常是"难治性高血压"；同时会导致低血钾，且难以纠正。

为明确诊断，我们又安排蔡先生做了体位试验、生理盐水试验，确诊为原醛症。其他检查发现，蔡先生有蛋白尿、心脏扩大、动脉钙化、颅内多发缺血灶、眼底视网膜病变等并发症，而这一切都是肾上腺病变造成的。

肿瘤在右侧，为何手术切左侧

蔡先生很焦虑：要不要手术？手术后会不会好呢？我们建议他先完成肾上腺静脉采血，明确手术需求及部位。结果令人意外，其左侧肾上腺的醛固酮比值大大高于右侧肾上腺。我们与蔡先生充分沟通后确定了手术方案，切除左侧肾上腺。

术后一周，蔡先生血压、血钾恢复正常，停用所有降压药。病理检查结果提示左侧肾上腺有 2 个结节，直径为 4 毫米和 2 毫米，醛固酮合成酶表达阳性。

半年后，蔡先生又来我门诊复查，血压、血钾、肾素、醛固酮均恢复正常，蛋白尿水平明显下降。我叮嘱他，右侧肾上腺的结节仍要定期复查，并监测血压和激素水平等。**PM**

专家提醒　肾上腺肿瘤的发病率并不低，需引起警惕。一般而言，起病较早的高血压、难治性高血压、低血钾、低血压、低钠血症，尤其是伴特殊临床表现时，应检查肾上腺。

尿路结石、肾脏肿瘤、前列腺增生等泌尿系统疾病患者，术后常会出现尿痛、尿频、尿急、排尿困难、尿失禁、血尿等症状。随着伤口愈合、病情康复，有些患者的症状会逐渐消失；而有些患者则因处理不当，症状长期无法缓解，严重影响日常生活。那么，术后怎样避免或缓解尿痛？怎样改善排尿功能？"插管挂袋"者怎样进行居家护理呢？

术后"尿路"养护，做好四件事

✍ 上海市第四人民医院泌尿外科　张秀美（副主任护师）　李杜渐（主任医师）
上海中医药大学附属岳阳中西医结合医院泌尿外科　徐伟娥（副主任护师）

1 注意清洁，预防感染

手术、插导尿管等可导致尿道损伤，患者可有排尿疼痛等症状。不过，这类损伤很快能自行修复，不必过度担忧。如果尿频、尿急、尿痛等症状持续不能缓解，应及时就医。

为预防术后尿路感染，日常护理须注意：保持尿道口清洁卫生，每天用温开水清洗，并更换内裤；选择松紧适度、柔软透气的浅色内裤，有污染时及时更换；每日饮水 2000 ~ 3000 毫升，以增加排尿量，从而起到"冲洗"尿道的作用，有助于清洁尿道、缓解疼痛；不要食用辣椒、酒等辛辣刺激性食物，以免对尿道产生不良刺激；必要时，可在医生指导下服用药物控制感染。

2 热敷、变换体位，改善排尿不畅

患者在手术后出现排尿困难的现象较常见，如：麻醉药物影响了输尿管、膀胱等部位的肌肉收缩，出现排尿困难；手术创伤引起局部组织肿胀，压迫尿道而影响排尿；不习惯卧位排尿；因术后疼痛而不敢排尿；等等。这些原因导致的排尿困难是暂时的，留置导尿管或在医生指导下服用松弛尿道平滑肌的药物，可促进尿液排出。

躺着无法排尿者，可在医生允许和保证安全的情况下，尝试改变体位，采用坐、站、蹲等体位促进排尿；疼痛、紧张者，可采用热敷、按摩腹部、听流水声等，诱导排尿；水分摄入不足者，可适当多喝水。

需要提醒的是，如果发生少尿（24 小时尿量少于 400 毫升）或无尿（24 小时尿量少于 100 毫升），应及时就医。

3 锻炼提肛肌，告别尿失禁

"术前尿不出，术后尿失禁"，这是不少前列腺增生患者对泌尿外科手术的担忧。据统计，经尿道前列腺电切术（TRUP）治疗的患者拔除尿管后短暂尿失禁的发生率约 15%，其严重程度因人而异。术前长期尿路梗阻使尿道括约肌松弛、术后恢复差等原因可能导致尿失禁。除必要的治疗外，患者的日常护理应注意以下事项：

● **注意生活起居** 保持会阴部清洁；外出时小口喝水，多含少喝；进行适宜的户外运动，增强体质；多与他人沟通，减轻心理压力。

- **选择合适的失禁用品** 根据病情、经济条件选用合适的失禁用品，如吸收型尿垫、纸尿裤、收集型尿套等。若使用纸尿裤后出现刺激性皮炎、使用穿戴型尿套时发生器械性压疮等，应及时就医。

- **定时排尿** 每天记录排尿时间、尿量及漏尿量，逐渐延长排尿间隔时间，以逐渐增加膀胱容量，减少排尿次数，改善尿失禁状况。

- **避免腹压增加** 肥胖者应适当减肥，忌暴饮暴食，减少弯腰、搬抬重物、用力咳嗽等动作。

- **加强提肛肌锻炼** 全身放松，收缩肛门周围肌肉，类似憋尿的感觉，紧缩肛门3秒，放松3秒，10次为1组，每天3组，至会阴部肌肉酸胀为宜。

4 "守护"插管，预防感染和损伤

泌尿外科术后，有些患者会留置导尿管、输尿管支架管、肾盂外引流管、膀胱造瘘管等。患者若带着插管回家，要做好相关插管的护理。

▼ 导尿管的护理

❶ **妥善固定导尿管** 导尿管内端有气囊固定在膀胱内，如果暴力扯出，会导致尿道损伤。夜间翻身、起床下地活动等体位大幅度改变时，动作要缓慢，保护好导尿管，防止暴力牵拉。

❷ **保持导尿管通畅** 注意检查导尿管的引流情况，防止其打折、受压或脱出。如尿液引流不畅，应及时调整、冲洗或到医院处理。导尿管应每月更换1次。

❸ **定期更换尿袋** 尿袋位置应低于尿道口，每周更换1次。

❹ **清洁尿道口** 每天清洁会阴部2次，用消毒棉球擦拭尿道口；每日饮水2000~3000毫升，可稀释尿液，冲洗尿路。

❺ **适当夹管** 如果觉得自己可以控制排尿，并有尿意产生，此时，可尝试定时夹管，以锻炼膀胱储尿功能，为后期拔管做准备。

▼ 输尿管支架管的管理

输尿管支架管，又称双J管，上端位于肾盂，下端连接膀胱，有助于保持输尿管通畅，帮助小结石排出。

❶ **多饮水，勤排尿** 为防止双J管狭窄、梗阻，患者应适当多饮水，每天2500~3000毫升。正常成人白天排尿4~6次，夜间0~1次，每次200~300毫升。留置双J管者可适当增加排尿次数，不可憋尿，勿使膀胱过度充盈而引起尿液反流。

❷ **避免不当运动** 合理活动，避免剧烈运动、伸展运动、过度弯腰、突然下蹲等不当活动，避免用力咳嗽等增加腹压的动作，以免双J管移位。

❸ **按时复诊** 双J管置入术后1个月左右，患者须再次入院，在输尿管镜下拔除或更换双J管。

⦅特⦆⦅别⦆⦅提⦆⦅醒⦆

双J管滑脱或移位后，患者可出现腰部酸胀、腹痛、尿液呈鲜红色甚至有血块、小腹坠胀等症状，应尽快就医处理。

▼ 其他插管的"守护"

❶ **肾盂外引流管** 为解决肾盂积水、保护肾功能，医生会经皮肤穿刺到积水的肾盂，留置引流管，外接尿袋。患者要注意保持引流管通畅，防止其阻塞、牵拉滑脱，并定期更换，必要时可用生理盐水、抗菌溶液冲洗。

❷ **膀胱造瘘管** 为解决尿路梗阻，医生会在患者膀胱内留置引流管，外接尿袋。其护理措施与导尿管类似，应每周更换尿袋，引流管一般不需要冲洗，但须定期更换。若出现引流管梗阻、血块阻塞、脱落，患者应及时就诊。PM

别对 残根 置之不理

上海交通大学医学院附属第九人民医院
口腔第一门诊主任医师　徐 晓

残根多为"坏分子"

由于龋坏、外伤等原因使牙冠基本缺失而仅剩牙根，称为残根。不少人认为，无疼痛等症状的残根不需要拔除，这是错误的。

当牙齿只剩牙根后，根管、髓腔暴露于口腔的有菌环境之中，细菌可以通过根管到达根尖，引起局部肿胀、剧痛，严重者可发展为颌骨囊肿、颌骨骨髓炎，必要时须手术治疗。此外，因残根牙缺失牙冠，易促使邻牙向残根牙方向倾斜、对骀牙向残根牙处伸长，导致食物嵌塞或咬合关系紊乱；大部分残根牙的边缘不规则且锐利，易持续刺激舌、颊黏膜等周围组织，引起包括创伤性溃疡等口腔黏膜病变，增加口腔癌患病风险。

保留残根，勿忘修复

既然残根坏处多，是否一定要拔除呢？未必。残根拔除与否应根据牙根的缺损范围、根尖周围组织的健康情况，并结合病牙的治疗效果与修复关系综合考虑。

一般来说，牙齿缺损位于牙龈缘或根分叉以下、剩余牙根较短，根尖周病损大、炎症较严重，残根松动，乳牙残根影响恒牙萌出者，应拔除残根，防止根尖感染、化脓等一系列并发症发生。牙齿缺损位于牙龈缘或根分叉以上、剩余牙根较长，牙周状况较好，无活动性炎症、根尖周病损较小者，可以保留残根。

值得注意的是，决定保留残根前，必须进行规范的根管治疗，彻底清除牙髓腔和根管中的感染坏死组织，通过超声波和消毒液反复清洗，最后严密封闭根管，使口腔中的细菌无隙可乘。为避免残根损伤舌头、黏膜等周围组织，根管治疗后，残根修复须提上日程。桩核冠是目前临床上最常应用于残根保留的修复方式之一，通过在根管内插入玻璃纤维或金属桩，为残根提供良好的支持、固定，随后在桩上安装牙冠套即可。此外，还可直接在残根上进行义齿覆盖。**PM**

最近，发生在安徽的"养育8年的试管婴儿与父母均无血缘关系"事件引发社会热议。法院调查认为，引起该事件的原因可能是胚胎"移错了人"。鉴定结果公布后，许多由辅助生殖技术助孕成功的父母开始惴惴不安，前来咨询相关问题的患者也多了起来。

试管婴儿技术，
让胚胎实现"体外旅行"

目前，我国育龄夫妇的不孕不育率已攀升至12%~18%。在各种辅助生殖技术中，体外受精-胚胎移植（俗称试管婴儿技术）使无数不孕不育患者顺利"晋级"成为父母，圆了生育梦。数据显示，我国每年有30万左右的试管婴儿诞生。试管婴儿技术需要经历体格检查、促排卵、取卵、取精、体外受精、胚胎培养、移植等步骤。如遇身体状态不适合进行新鲜胚胎移植，多余的优质胚胎会被冷冻起来，待"时机成熟"后再解冻、复苏，完成移植。另外，随着我国"全面二孩、三孩"政策实施，以及人们对生育力的保存需求的提升，越来越多夫妇通过解冻若干年前冷冻的胚胎并移植，拥有了第二、第三个孩子，这些胚胎的冷冻周期长达10年，甚至更久。

试管婴儿技术周期长、环节多，卵子、精子、胚胎往往需要历经多个位置、空间转换，在多位实验室工作人员和临床医生的密切合作下，才能顺利完成治疗。其中任何环节出错，都将造成不可挽回的后果。

多人多次把关，严防"放错娃"

为防止差错发生，我国各个辅助生殖医学中心均严格施行"层层监管"，夫妇二人的身份确认更是重中之重。主要体现在以下环节：

试管婴儿"放错娃"，风险有多大

同济大学附属第一妇婴保健院辅助生殖医学科　唐传玲（副主任医师）　伍园园（主任医师）

❶ 建档

做试管婴儿前，夫妇二人均需进行一系列检查，并通过身份识别系统收集患者的指纹、头像、身份证、结婚证等信息，录入电子系统，结合纸质版检查报告，建立以家庭为单位的专属病例档案。

❷ 取卵、取精

女方取卵当日，夫妇二人须在护士台进行第一次头像、指纹、身份证、结婚证等信息核对，确认无误后，分别进入取精室、取卵室；取精、取卵前，医务人员依次核对患者姓名、指纹及档案号；完成取精、取卵后，实验室工作人员对其所接收的精子、卵子样本进行第三次信息核对，内容包括姓名、指纹、档案号及女方的获卵数量。

❸ 体外受精

受精前，实验室工作人员须通过电脑系统，逐一核对接收样本与夫妇二人的基本信息，确认无误后，方可进行后续操作。

❹ 胚胎培养

受精后的 3～6 天，卵子一般能够正常受精且分裂成可以移植的胚胎，其间，实验室人员需要每天观察、记录胚胎的发育情况。移动胚胎时，须保证至少有两名实验室工作人员在场，并双人核对胚胎信息。

❺ 冷冻与解冻胚胎

冷冻胚胎的第一步是将其放入冷冻保护液中，再转移至专门进行胚胎冷冻的载杆上，最后存置于 -196℃ 的液氮罐中进行保存。其中，冷冻的胚胎和冷冻载杆都事先做了标记。如果把液氮罐比作居民区，冷冻载杆所在的提篮号就是楼栋号，冷冻载杆就是房间号。解冻、复苏胚胎时，实验室工作人员可通过"门牌号码"，迅速、准确定位胚胎位置，避免与他人混淆。无论冷冻还是解冻胚胎，都需由两人及以上医务人员交叉核对后执行。目前，全自动的胚胎冻存系统已研制成功，未来胚胎冻存流程将更智能化。

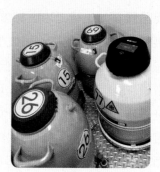

保存胚胎的液态罐

❻ 移植

夫妇二人在护士台完成包括身份证、结婚证、头像、指纹等信息的核对；移植前，医生、护士和实验室工作人员三方须各自查验夫妇姓名、档案号、指纹信息、胚胎信息，并让患者确认；移植后，再次核对患者的基本信息，确保无差错。**PM**

专家提醒 与每年诞生的试管婴儿数量相比，胚胎错配的发生概率是极低的，且各项辅助生殖技术的管理正日趋严格、规范。不孕不育患者不必因害怕发生胚胎错配而对试管婴儿技术敬而远之，因噎废食。

生活实例

76岁的王阿姨常年佩戴400多度的老花眼镜。近两年来，她的视力下降明显，看东西时，眼前似有"白雾"遮挡，至眼科检查后，被确诊为双眼白内障。医生嘱其进行手术治疗，但她怕疼，并未手术。一日，王阿姨因家中琐事与老伴闹情绪，夜晚11时，她突然出现头痛、恶心、视物模糊、看灯光时在其周围出现彩圈等症状，连夜赶到医院就诊。经检查，她的眼压高达50毫米汞柱，视力严重受损，被诊断为急性闭角型青光眼。经及时治疗，王阿姨的眼压恢复正常，视力也有所提高。隔日复查时，医生告诉她，她的青光眼是由白内障引起的，应尽快进行白内障手术治疗。王阿姨十分不解：白内障怎么会和青光眼沾边呢？手术后，青光眼还会再"来"吗？

扫描二维码，立即收听

患白内障，当心 青光眼"偷袭"

上海交通大学医学院附属仁济医院眼科主任医师　陶 晨

青光眼常与白内障"狭路相逢"

原发性闭角型青光眼是由于眼内结构改变，主要为前房角被周边虹膜组织机械性阻塞，导致房水流出受阻，造成眼压升高的一类青光眼。闭角型青光眼的发病情况存在地域、种族、性别、年龄等方面的差异，主要分布在亚洲，我国最多（占47.5%）、印度次之（占23.7%），女性患者占69.5%，多发生于40岁以上人群。前房角突然关闭、眼压在短时间内骤升等情况易促使闭角型青光眼"现身"。年龄增长、晶状体浑浊等原因，可使晶状体膨胀，造成前方结构进一步变浅，将虹膜"推"向前，阻塞房角，继而造成青光眼急性发作。因此，闭角型青光眼的发生往往与白内障有关。同时，情绪激动、大量饮酒或饮水、长期处于黑暗环境下导致瞳孔扩大等因素，可能加重房角阻塞，容易诱发青光眼。

正常眼球结构，房角开放

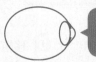
晶状体膨胀，虹膜隆起，房角狭窄甚至关闭

留心青光眼"小发作"迹象

急性闭角型青光眼患者可有眼睛胀痛、视力下降、虹视现象、头痛、恶心、呕吐等症状。一旦延误诊疗，可能造成不可逆的视神经萎缩，引起失明，病情严重的患者甚至需要摘除眼球。事实上，许多戏剧作品中演绎的"眼睛哭瞎"并非由流泪太多所致，而是过度悲伤引起的青光眼发作导致失明。

临床上，不少白内障患者有头痛、眼胀症状，但闭目养神后症状消失，这往往是青光眼"小发作"的迹象。患者的房角尚未完全阻塞，通过情绪调节、睡眠改善等手段，导致房角阻塞的因素消除了，眼压恢复正常，症状便可自行缓解。如果患者不重视，任由病情进展，就会出现青光眼急性"大发作"，对视力造成巨大打击。

防治青光眼，白内障治疗须"提速"

白内障患者在日常生活中应避免诱发青光眼的危险因素，定期进行包括眼压测定、裂隙灯检查等在内的眼科检查，并尽早接受晶状体摘除联合人工晶体植入手术。手术中，医生在摘除白内障的同时，还会进行房角分离，将原先粘连或即将粘连的房角分开，使房角结构增宽，避免虹膜阻塞房角，进而预防闭角型青光眼。

此外，闭角型青光眼往往为双眼发病，症状可以同时或先后出现。因此，患者在治疗患眼的同时，宜对另一只眼睛进行预防性治疗，避免"按下葫芦又起瓢"。**PM**

肾萎缩，"老了"还是"病了"

复旦大学附属中山医院肾内科副主任医师　吉　俊

扫描二维码，立即收听

衰老，肾脏变轻、变小

正常成年人的肾脏与自己的拳头大小相当，长10～12厘米，宽5～6厘米，厚3～4厘米，左肾略大于右肾。肾脏的大小与身高和性别密切相关，身高越高、肾脏越大，男性的肾脏略大于女性。肾萎缩指的是肾脏长度减少1厘米以上，可发生于单侧或双侧。根据超声测得的肾脏长径，肾萎缩分为轻度萎缩（＜10厘米）、中度萎缩（＜9厘米）和重度萎缩（＜8厘米）。

先天或后天因素引发的肾萎缩可使肾实质和肾血管受损，导致肾体积减小和功能不全。一般来说，先天因素引起的肾萎缩是肾脏发育不良所致，多为单侧；后天因素（如慢性肾炎、慢性肾盂肾炎、肾积水、肾动脉狭窄、手术外伤等），可导致单侧或双侧肾萎缩。肾脏的重量、体积随年龄增长而逐渐减轻、缩小，70～80岁时，肾脏的重量较年轻时下降20%～30%，体积下降约20%。因此，当老年人出现肾脏结构和功能的自然衰老，并能排除临床上任何一种病理因素时，可诊断为生理性肾萎缩。

肾"老了"，护肾要科学

生理性肾萎缩的过程大多漫长而不易被察觉，一般情况下，衰老的肾脏能够维持中老年人的正常生理活动，不会进展至肾衰竭。不过，"老化"的肾脏储备能力下降，当处于某种应激或疾病状态下，易出现急性肾损伤和药物蓄积。同时，老年人易患多种全身性疾病，如糖尿病、高血压等，肾脏往往是这些疾病最爱"攻击"的器官。因此，人人都应正确"养肾"。

目前，没有任何一种药物或食物能够延缓人类衰老。维护肾脏健康，要从改善生活方式和饮食习惯入手，多做"减法"，少做"加法"。例如：少吃不必要的补品，不滥用药品，减少高盐、高热量食物摄入，戒烟限酒，避免熬夜，等等。中医学认为，肾为先天之本，民间流传的养肾"三字经"（护好脚、大便畅、喝够水、睡好觉、别憋尿、按摩腰、慎用药）也有一定科学依据。

肾"病了"，治疗要及时

确诊为病理性肾萎缩者，不可任其发展。例如：肾萎缩伴感染者，需积极进行抗感染治疗；肾动脉狭窄者，可进行手术治疗（如经皮肾动脉球囊扩张＋支架置入术）；慢性肾功能不全患者，可在医生指导下接受降蛋白、降血压等药物治疗。这些治疗手段虽然不能使萎缩的肾脏复原，但可以延缓肾脏继续萎缩和肾病进展，提高生活质量。**PM**

专家提醒

查出肾萎缩，需要进一步接受相关实验室和影像学检查，才能最终确定肾脏到底是"老了"还是"病了"。一般来说，肾萎缩伴以下任何一种情况者，须提高警惕：①左、右肾长径相差1.5厘米以上；②超声显示肾皮质回声增强、皮髓质分界不清；③肾积水；④蛋白尿、血尿和（或）血肌酐升高；⑤难治性高血压或重度高血压（≥180/110毫米汞柱）。

另外，被确诊为生理性肾萎缩者，也不可掉以轻心，仍应科学护肾。中老年人应定期体检，密切关注自己的健康状况，发现异常后及时就医。

血栓弹力图，
为冠脉支架"保驾护航"

复旦大学附属中山医院检验科　孙 林　郭 玮（主任技师）

生活实例

一个月前，张老伯因突发剧烈胸痛被救护车送至复旦大学附属中山医院胸痛中心就诊，经心电图等检查被确诊患有急性心肌梗死，紧急接受了冠状动脉造影术和支架植入术。出院前，心内科医生叮嘱他，回家后一定要按时服用阿司匹林和氯吡格雷两种抗血小板药物，以免支架内形成血栓。一周前，张老伯再次突发胸痛，被家人紧急送到医院急救。冠脉造影显示支架内血栓形成，经血栓抽吸、强化抗栓等处理后，张老伯终于转危为安。为明确支架内血栓形成的原因，张老伯在医生建议下做了一次血栓弹力图检测，以评估他对阿司匹林和氯吡格雷的反应性。结果发现，他对氯吡格雷有抵抗，需要调整抗栓治疗方案。

李阿婆一年前因冠状动脉严重狭窄接受了经皮冠状动脉介入治疗（PCI），植入了一枚支架。一年来，李阿婆规律服用阿司匹林和氯吡格雷两种抗血小板药物。医生告诉李阿婆，下一阶段可以改为单药治疗，以避免长期双联抗血小板治疗可能导致的出血高风险，但需要先做一次血栓弹力图检测，以评估不同药物条件下机体凝血状态，评估血栓形成或出血的发生风险。经检测，李阿婆存在出血风险，需要减少抗血小板药物的剂量。

近年来，随着社会经济的发展、人民生活水平的提高，以高血压、冠心病等为代表的心脑血管疾病的发病率越来越高，已成为威胁人类健康的"头号杀手"。冠状动脉是心脏的营养血管，当其发生严重狭窄或闭塞时，心肌细胞会因缺血、缺氧而受损，甚至坏死。此时最有效的治疗是通过介入治疗植入支架，将狭窄的冠状动脉撑开，以恢复正常的血液供应，挽救濒死的心肌，缓解胸痛等症状，提高患者的生活质量。然而，并非植入冠脉支架后就能"高枕无忧"。这是因为，虽然闭塞的血管开通了，但冠状动脉粥样硬化仍然存在，患者术后仍需坚持遵医嘱服药、定期复查，以便医生评估康复情况，及时调整用药方案，避免血管再"堵"。

"装"了冠脉支架，这些检查不能忘

"装"了支架以后，患者需要在医生指导下服用降压、降糖、调脂及两种抗血小板药物（如阿司匹林和氯吡格雷，即"双联抗血小板治疗"），并保持健康的生活方式，以免冠状动脉再次发生狭窄或阻塞。同时，患者还应定期去医院复查，监测血脂（总胆固醇、甘油三酯、高密度脂蛋白胆固醇、低密度脂蛋白胆固醇）、糖化血红蛋白（糖尿病患者）、肾功能、肝功能、肌酶等生化指标。值得一提的是，抗血小板药物的疗效因人而异，其药效直接关系着冠脉支架的"安危"。血栓弹力图（TEG）检测是评估抗血小板药物疗效的常用方法，可以反映血小板的数量和功能。

血栓弹力图（TEG）检测原理

TEG是一个反映血液凝固动态变化（包括纤维蛋白形成速度、溶解状态和血凝块的坚固性、弹力度）的指标。根据检测结果，医生能够了解抗血小板药物的药效，并据此调整药量或药物种类。

检测TEG时，需要将血液放在一个不锈钢杯子里，杯子放置在以一定角度来回转动的反应池内，杯中插入一个圆柱形的探针。当杯中血液没有凝固时，杯子转动不会带动探针，探针不会感受到阻力；当有血栓形成时，探针会感受到阻力，并将机械信号传导、转换成为图形。

看懂检测报告

TEG检测很方便，只需抽血即可。TEG检测报告不同于人们以往所见的检验报告，分为酒杯型的图片（图1）和数值报告两部分（图2）。

先看图1：R，对应图片中酒杯把手的位置，代表反应时间（从凝血因子激活到形成纤维蛋白所需的时间），评价的是凝血因子的功能，这条线越长，说明凝血因子活性越弱；K和α，对应图片中酒杯杯底的位置，代表血凝块形成的速率，主要反映纤维蛋白的功能；MA值（杯肚的直径），主要反映血小板的聚集功能，该指标十分关键，因为监测阿司匹林和氯吡格雷疗效的关键指标——血小板药物抑制率，就是通过MA值计算出来的。

再看图2：这张报告将测得的R、K、α和MA等指标以数值表示，方便医生进行判断。

对患者而言，TEG报告中最重要的部分是"血小板药物抑制率"。该指标可以对抗血小板药物的起效情况进行量化，协助医生精准调控药物，实现治疗个体化。一般地说，药物抑制率小于50%，表示抗血小板药物疗效不足，患者可能存在药物抵抗，冠状动脉发生再狭窄或阻塞的风险高，需要增加药量或换药；药物抑制率在50%～70%，说明药效达标，可以维持目前的治疗方案；药物抑制率在70%以上，说明血小板功能被显著抑制，患者对药物非常敏感，需要关注出血风险，应减少药量或换药。

从图2可以看出，这名患者的血小板药物抑制率为44.3%，低于50%，说明抗血小板药物的疗效弱，需要增加药量或换药。

除PCI术后患者外，所有使用双联抗血小板药物或肝素治疗的患者都需要做TEG检测。通常，患者在规律服药一个月后，需要进行一次TEG检测，评估药物治疗疗效，以便医生调整用药剂量。若无特殊情况，一年后再做一次TEG即可。PM

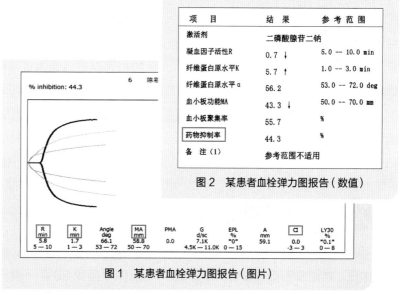

项目	结果	参考范围
激活剂	二磷酸腺苷二钠	
凝血因子活性R	0.7 ↓	5.0 -- 10.0 min
纤维蛋白原水平K	5.7 ↑	1.0 -- 3.0 min
纤维蛋白原水平α	56.2	53.0 -- 72.0 deg
血小板功能MA	43.3 ↓	50.0 -- 70.0 mm
血小板聚集率	55.7	%
药物抑制率	44.3	%
备 注（1）	参考范围不适用	

图2 某患者血栓弹力图报告（数值）

% inhibition: 44.3   6   陈老

R min	K min	Angle deg	MA mm	PMA	G d/sc	EPL %	A mm	a	LY30 %
5.8	1.7	66.1	58.8	0.0		"0"	59.1	"0"	"0.1"
5 -- 10	1 -- 3	53 -- 72	50 -- 70		4.5K -- 11.0K	0 -- 15		-3 -- 3	0 -- 8

图1 某患者血栓弹力图报告（图片）

血栓弹力图检测小贴士

❶ 检查前不擅自停用或减量服用抗血小板药物。
❷ 检查前避免剧烈运动，抽血前保证休息15分钟以上。
❸ 无需空腹，但前一餐尽量不吃高脂食物。
❹ 检测结果易受多种因素干扰，如果检测结果有明显偏差，可能需要复查。

病理科是医院必不可少的科室之一，承担病理诊断工作，为临床医生决定治疗方案、评估预后提供依据。很多患者对病理科知之甚少，一些患者甚至将"病理科"和"病历科"混为一谈。其实，后者的正确名称是"病案室"，是医院管理和保存出院患者医疗档案的地方。病理科到底是如何出具病理报告的？病理报告该怎么看？以下知识大家不妨了解一下。

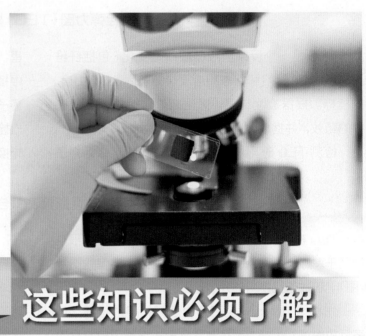

关于病理检查，这些知识必须了解

上海中医药大学附属曙光医院病理科　常 彬（副主任医师）　陈永其

1 病理检查结果决定治疗方案

病理检查的目的是判断病变的部位、范围和性质，帮助确定治疗方案。病理诊断报告不是影像学的描述，而是明确的疾病名称，如恶性肿瘤、囊肿、炎症等，临床医生常根据病理报告决定治疗原则、预测疾病预后及解释临床症状。

病理诊断包括细胞病理学诊断、组织病理学诊断、免疫组化病理诊断和分子病理诊断。比如：对原因不明的颈部淋巴结肿大的患者，医生通常会建议其做一次淋巴结穿刺，进行细胞病理学检查。如果病理诊断是炎症，则采取抗感染治疗；如果怀疑是转移癌，则需要进一步检查，寻找原发病灶。再如：在卵巢囊肿摘除手术过程中，医生会将切下的组织送到病理科，进行快速冰冻病理检查。病理科医生收到标本后，会取具有代表性的组织，然后将其放入低温恒冷箱中快速冷却，使组织达到一定硬度，经切片、染色后，在显微镜下观察，在 15 ~ 30 分钟内出具病理诊断报告。若是良性囊肿，则手术结束；若是恶性肿瘤，则需要扩大手术范围。不过，快速冰冻病理检查的准确率比常规病理检查（石蜡切片）低，故最终病理诊断以"石蜡切片"为准。

2 出具病理报告需要时间

手术以后，患者通常需要等待3~7个工作日，才能拿到病理报告。这是因为，组织的处理和医生的诊断需要一定时间。

很多人或许不知道，送到病理科进行检验的组织，需要经过40多个处理步骤，包括防腐固定、脱水、石蜡包埋等处理，才能被加工处理成能保存至少20年不腐败、有合适软硬度的小组织块。随后，这些组织块被切成 3 ~ 5 微米厚的薄片，并染色后，才能交由病理医生在显微镜下观察，出具病理诊断报告。对少数疑难病例，医生需要进一步做免疫组化检查和分子检查才能明确诊断，出具报告的时间会更久一些。

3 病理报告包含重要信息

对肿瘤患者而言，病理报告十分关键。因为患者的预后主要取决于肿瘤的类型和分期，早期肿瘤预后好，晚期肿瘤预后差。而肿瘤的类型、分期等信息，都包含在病理报告中。

病理报告最重要的内容是病理诊断部分，包括病变类型、性质等。手术切除获取的标本还包含肿瘤大小、侵犯范围、有无脉管侵犯、淋巴结和远处脏器是否有转移等决定肿瘤分期的重要信息。

此外，在病理报告中，可能还包含免疫组化染色结果，主要用来协助肿瘤的诊断和鉴别诊断，以及一些与预后相关的标志物的检查结果。部分病理报告还包括分子分型或其他特征性的分子遗传学异常改变的信息，这也是病理报告中很重要的内容。

比如：乳腺癌的分子分型包括四型，即腔面 A 型、腔面 B 型、Her2（+）型和三阴性。临床医生会根据病理报告，包括分子病理报告，采用不同的治疗策略：腔面 A 型最常见，免疫组化染色显示 ER（雌激素受体）阳性和（或）PR（孕激素受体）阳性，Her2（人表皮生长因子受体 2）阴性，这种类型属于内分泌治疗敏感的肿瘤亚型，一般采用内分泌治疗，不适合进行分子靶向治疗，且对化疗不敏感；Her2（+）型，即 ER 和 PR 阴性、Her2 阳性，一般采用化疗和靶向治疗；三阴性，即 ER、PR 和 Her2 均为阴性，一般采用化疗，预后最差。再比如：胃肿瘤患者，若胃镜活检病理报告是淋巴瘤，需要进行化疗，而不是做手术；如果是胃腺癌，则需要手术切除。

因此，病理医生常被称为"医生中的医生"，即临床医生要根据病理医生的诊断，决定下一步如何治疗。病理诊断的权威性决定了它在所有诊断手段中的核心作用，病理诊断的质量对医疗质量的影响重大。

4 病理会诊，资料须备齐

很多患者，尤其是恶性肿瘤患者，因种种原因需要去另外一家医院就诊，寻求第二诊断或治疗意见。在看门诊时，医生大多会建议患者去原就诊医院的病理科借阅病理切片，送到目前就诊的医院病理科进行会诊。这是因为，肿瘤的治疗非常复杂，为保证医疗安全，最大限度减少误诊误治，医生需要再次确定病理诊断是否正确，才能进行后续治疗。比如：一位患者在一家医院经胃镜检查诊断为胃癌，但患者决定去另一家医院做手术，就需要借阅原诊断医院的胃镜病理切片，至就诊医院的病理科进行病理会诊，待确定是胃癌后，才可进行手术治疗，以保证患者安全，降低误诊误治的风险。

患者若要进行病理会诊，需要准备以下材料，以免因资料不全而往返奔波：

病理会诊所需材料

❶ 病理报告原件或复印件；

❷ 所有病理切片；

❸ 重要的检验报告（如血清肿瘤标志物检查结果等）；

❹ 重要的影像学检查报告（如 CT、磁共振、PET-CT 报告等）；

❺ 其他重要病史资料，如出院小结等；

❻ 若有可能，肿瘤患者最好携带 10～15 张包含肿瘤组织的涂胶白片备用，若会诊单位需要做免疫组化或分子检测，可以直接进行。 PM

说起贫血，很多人首先想到的是缺铁性贫血，而对与其症状相似的地中海贫血了解甚少。殊不知，如果误把地中海贫血当缺铁性贫血治疗，可能引发"大祸"。

地中海贫血 离我们并不遥远

上海交通大学医学院附属瑞金医院检验科　吴蓓颖　蔡　刚（主任技师）

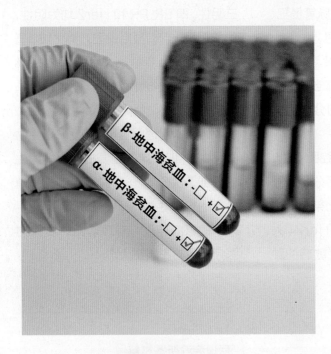

地中海贫血何以得名

地中海贫血简称"地贫"，又称珠蛋白合成障碍性贫血，因珠蛋白基因缺陷使其肽链合成不平衡导致。红细胞中的血红蛋白（Hb）是一种携氧珠蛋白，由珠蛋白和血红素组成。每个珠蛋白由一对 α 链 / 类 α 链和一对 β 链 / 类 β 链，即 4 条肽链构成，每条肽链结合一个血红素，按照一定的空间构象排列成一个球状分子；约 2.8 亿个这样的球状分子组成一个红细胞。正常成年人体内 97.5% 以上为血红蛋白 A，它由一对 α 链（4 个 α 基因）和一对 β 链（2 个 β 基因）组成。α 链缺陷可导致 α 地贫，β 链缺陷可导致 β 地贫。

α 地贫主要分布于热带和亚热带地区；β 地贫主要分布于地中海沿岸国家，如意大利、希腊、马耳他、塞浦路斯等。由于在 1925 年最早发现的是 β 地贫患者，因此这类贫血被命名为"地中海贫血"。

地中海贫血离我们遥远吗

据估计，全球人口的 5% 左右为地贫基因携带者，预估约有 3.5 亿人。地贫患病率因地区而异，我国两广地区是地贫高发区，云南、海南及四川等地也屡见报道，长江以南地区有散发病例。曾经在广西当地人群中，每 4 ~ 5 人中就有 1 人为地贫基因携带者，每 200 ~ 250 个胎儿中就有 1 个重型地贫患儿。随着我国地贫筛查（血常规、血红蛋白电泳检查）及基因诊断工作的开展，广西地贫的发病率从 2015 年的 5.5% 降至 2019 年的 3.7%，广东地贫的发病率从 2015 年的 7.4% 降至 2019 年的 4.4%。然而，随着人口流动，地贫基因携带者从南方高发地区逐渐分散到全国各地，上海的地贫患者检出量也逐年增高。

地中海贫血严重吗

地贫为常染色体隐性遗传病，根据珠蛋白合成速率不同，可分为不同类型，例如：同一条 α 链上的 2 个 α 基因都不表达的称 α^0（这条 α 链完全缺失），一个 α 基因不表达的称 α^+（这条 α 链部分缺失）；一条 β 链完全缺失的称 β^0，部分缺失的称 β^+。

❶ 重型地贫

如果患者的 2 条 α 链都为 $α^0$，完全不能合成 α 链，可导致胎儿贫血、发育不良，甚至因缺氧引起胎盘水肿而发生死胎、死产或新生儿死亡；如果 2 条 β 链都为 $β^0$，则完全不能合成 β 链，新生儿往往会夭折。

❷ 中间型地贫

如果 2 条 α 链中，一条为 $α^0$，另一条为 $α^+$，可导致较严重贫血，即血红蛋白 H 病；如果 2 条 β 链中，一条为 $β^+$，另一条为 $β^0$ 或 $β^+$，表型差异较大，会导致较严重的溶血性贫血，且因骨髓代偿造血而致髓腔增宽、骨质异常，形成特殊面容，可伴不同程度的脾肿大，需要偶尔输注红细胞。

❸ 轻型地贫

静止型 α 地贫（1 个 α 基因有缺陷）患者，一般情况下可无临床症状；标准型 α 地贫（2 个 α 基因有缺陷）患者，仅有小细胞低色素贫血的表现；1 条 β 链正常，另一条 β 链为 $β^+$ 或 $β^0$ 的患者，往往只有不同程度的贫血症状。有些轻型地贫患者仅在体检时被发现，或在机体发生应激反应时才出现相关症状。

与缺铁性贫血有何不同

血常规检查发现血红蛋白低，很多人会以为是缺铁性贫血。地贫与缺铁性贫血都属于小细胞低色素贫血，容易混淆，未明确诊断前不宜盲目补铁。缺铁性贫血一般由于铁摄入不足或丢失过多造成，通过补铁可改善贫血症状。地贫患者如果补铁，会导致体内铁负荷增加而引起生长发育停滞、第二性征推迟、肝硬化、炎症性肠病、糖尿病及心力衰竭等疾病。因此，地贫患者需要控制铁的摄入，甚至需要去铁治疗。由此可见，地贫与缺铁性贫血是两个表现相似、治疗方法迥异的"兄弟"。

怎样发现地中海贫血

地贫患者红细胞的携氧量比正常人少，在耗氧量增加的情况下，如剧烈运动、发热、妊娠时，会出现胸闷、气喘、头晕、乏力等症状。如果患者被诊断为小细胞低色素贫血，经补铁治疗无明显改善并排除铁丢失过多（如消化道出血等长期慢性失血）的情况，要进行血红蛋白电泳检查，以确定是否为地贫。

地贫高发地区的育龄青年需要在准备怀孕前做筛查，其他地区的育龄青年如果有长期不可纠正的贫血，且其他家族成员也有此类贫血症状，可选择做地贫筛查。通过血常规、血红蛋白电泳及血清铁代谢试验，可筛查出约 87% 的患者；通过地贫基因诊断，可检测出 95%～98% 的患者；通过更进一步的基因测序，可测出 99% 以上的地贫缺陷基因。

怎样做筛查

地贫筛查项目主要包括血常规及血红蛋白电泳检查。如果血常规报告提示平均红细胞容积（MCV）< 80 费升、平均红细胞血红蛋白含量（MCH）< 27 皮克，且血红蛋白电泳有异常，则为阳性。

患者在进行地贫筛查前，如果接受过影响筛查结果的治疗，如输血、服用铁剂等，应告知医生，并在检查申请中备注说明；如果有稀有型地贫家族史，也应告知医生，可直接进行基因测序，以加快检测进程。

地贫基因携带者该怎么办

地贫预防的意义比治疗更大。如果夫妻一方为地贫基因携带者，另一方为正常人（指基因型正常），新生儿有 50% 的概率携带地贫基因。如果夫妻双方都为携带者，胎儿有 25% 的概率为正常，50% 的概率为携带者，25% 的概率为患者。通过专业的产前咨询和诊断，可避免重型地贫患儿出生。**PM**

膝关节疼痛、弹响，

当心"滑膜皱襞综合征"

上海中医药大学附属岳阳中西医结合医院骨伤科副主任医师 郑 军

医生手记

近期，我接诊了好几名因膝关节疼痛来就诊的患者，他们共同的特点是：年纪不大，多为30~40岁；上下楼或久坐后突然站立时，出现膝关节疼痛；疼痛一般位于膝关节内侧，走多了或站久了也有酸痛感；下蹲时感觉膝关节不适，有时膝关节有异响；经针灸、推拿及药物治疗后，疗效不明显。

我发现，这些患者基本都没有明显外伤史，但有跑步、打球，或者长时间下蹲、屈膝工作等情况。经仔细查体发现，这些患者在屈伸膝关节时，关节内有弹响声；压迫膝盖内侧并屈伸膝关节时，可诱发剧烈疼痛。于是，我建议他们做一次膝关节磁共振检查，结果发现，这几名患者都存在膝关节滑膜皱襞卡压的情况。最后，我给出的诊断是：膝关节滑膜皱襞综合征。

认识"膝关节滑膜皱襞综合征"

人体的膝关节内并不是完全光滑的，而是有一些条形的滑膜皱襞。一般认为，这是胚胎时期残存的滑膜隔，在正常情况下，这些皱襞并不会产生不适症状。但是，如果有过度运动，超强度、长时间劳作等情况，使膝关节反复受到损伤或刺激，久而久之，就会导致滑膜皱襞增生、肥厚，失去原有弹性，出现纤维化。当膝关节进行屈伸活动时，纤维化的皱襞可能阻碍膝关节运动，产生关节内异响和膝关节疼痛，甚至还有膝关节卡顿的感觉，医学上称之为"膝关节滑膜皱襞综合征"。病变到了晚期，可导致膝关节软骨磨损，此时再治疗就有点晚了，因为软骨损伤是不可逆的。

留意症状，争取"早发现"

膝关节滑膜皱襞综合征可见于任何年龄人群，多见于青壮年。膝关节疼痛患者若有以下表现，应留意是否罹患该病：

❶ 膝关节无力，活动时腿软，尤其是上下楼或久坐后突然站起时；

❷ 膝部疼痛，可表现为全膝痛，但以膝关节内侧疼痛为主，多为钝痛，过度劳累或屈伸膝关节时间过长时症状加重；

❸ 膝关节用力屈伸时可引发疼痛，有时可有关节弹响声；

❹ 膝关节周围肌肉有不同程度的萎缩，按压膝关节同时做屈伸活动可诱发明显的膝关节疼痛。

确诊膝关节滑膜皱襞综合征，需要做膝关节磁共振检查。膝关节X线片、CT检查通常无异常发现，B超检查有一定的检出率，但不如磁共振检查敏感。若磁共振检查发现膝关节内存在低信号的带状或线状影（增生的滑膜皱襞），即可确诊。一般而言，正常人的膝关节内是看不到如此明显的黑色线状影的。值得一提的是，由于该病的临床症状不典型，有些患者是在做关节镜手术时才被确诊的。

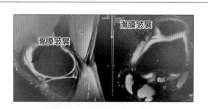

图 1 磁共振显示关节内滑膜皱襞增生（条索样线状影）

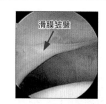

图 2 关节镜下观察到纤维化的滑膜皱襞

学会鉴别，提高认识

由于膝关节滑膜皱襞综合征的表现与常见的膝关节扭伤、筋膜炎等类似，患者又比较年轻，出现疼痛后不太重视，大多只是休息休息、贴贴膏药，再加上常规检查难以确诊，容易导致病情迁延不愈、反复发作，部分患者最终不得不接受手术治疗。因此，提高对该病的认识，争取早发现、早治疗，十分重要。

导致膝关节疼痛的疾病较多，患者不妨参照以下提示，初步判断膝痛原因：

● **髌骨软化症** 多无外伤史，发病年龄一般较大，膝关节活动时有摩擦感，疼痛位于髌骨下方，而非膝关节内侧。

● **膝关节骨性关节炎** 中老年人常见病，常伴膝关节畸形，缓慢发病，膝关节X线检查可见膝关节骨刺样改变。

● **半月板损伤** 多有急性外伤史，急性期疼痛明显，疼痛位于关节间隙处；疼痛缓解后，可有膝关节绞锁、腿打软等表现。

● **髌下脂肪垫炎** 因髌骨下方脂肪垫病理性肥大引起，当膝关节伸直时，脂肪垫因受挤压而引起疼痛，压痛点在髌下脂肪垫处。

● **膝关节扭挫伤** 有明显外伤史，疼痛范围较广泛，膝关节处的皮肤、肌肉有红肿、疼痛、青紫淤血等表现，对症处理后可缓解。

早期治疗，必要时手术

确诊膝关节滑膜皱襞综合征后，患者应及时接受治疗，如制动休息、佩戴护膝、局部理疗、口服非甾体抗炎药，结合中药外洗、外敷等，以减轻局部炎症、水肿，缓解膝关节疼痛，延缓滑膜皱襞纤维化。待症状缓解后，可进行膝关节局部拉伸、加强股四头肌功能等锻炼，以逐步改善膝关节的弹性和延展性。一般而言，病程少于 3 个月者，保守治疗效果比较理想。

病情迁延不愈、保守治疗无效的患者，须及时进行手术治疗，在关节镜下切除病变的皱襞，特别是失去弹性的滑膜皱襞，以改善症状，避免损伤膝关节内其他结构，特别是关节软骨。**PM**

专家提醒

避免膝关节长时间、超负荷运动，有助于预防膝关节滑膜皱襞综合征。在工作间隙，宜适当做膝关节屈伸运动，加强股四头肌的锻炼，可以让膝关节得到肌肉的保护，防止膝关节损伤。运动时更应注意预防损伤，比如：选择对膝关节损伤较小的运动，如慢跑、快走、游泳等；运动前应充分热身，运动后应充分休息；必要时，可佩戴护膝，以保护膝关节；等等。若出现膝关节疼痛等症状，患者应及时就诊，以便尽早明确诊断，尽早干预，以免延误病情。少数病程较长，滑膜皱襞增厚、已失去弹性，疼痛、卡压症状明显，活动受限严重的患者，可在关节镜下彻底切除病变的滑膜皱襞，有助于恢复膝关节功能。

随着生活水平的提高，人们对饮用水的要求也"水涨船高"。现在不少品牌推出了"婴幼儿饮用水"，很多家长对其"跃跃欲试"，却又有诸多困惑：宝宝喝奶就行了，还需要喝水吗？"婴幼儿饮用水"是不是更纯净、标准更高？宝宝喝这种水比喝一般饮用水更安全、更适应生长需要吗？

"婴幼儿饮用水"，是否值得选择

上海交通大学医学院附属新华医院发育行为儿童保健科主任医师　盛晓阳

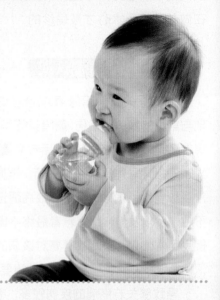

水是生命之源，也是人体内含量最多的成分。婴儿体内的含水量高达80%，明显高于成人的50%～60%。6月龄内母乳喂养婴儿所需的水分一般全部由母乳提供，而配方奶喂养婴儿所需的水分来自冲泡奶粉的水。满6月龄添加辅食后，婴幼儿可继续从母乳、配方奶，以及较稀的辅食中获得水分。随着饮奶量减少，辅食黏稠度增加，婴幼儿需要额外饮水。根据推算，0～6月龄婴儿每天水的适宜摄入量是700毫升，7～12月龄婴儿约900毫升，1～3岁幼儿约1300毫升。

"婴幼儿饮用水"与普通水有什么区别

事实上，目前国内外对"婴幼儿饮用水"均没有明确的定义。我国也没有针对"婴幼儿饮用水"的相关国家标准。不过，2020年中国卫生监督协会公布了团体标准《饮用天然矿泉水（适合婴幼儿）》（T/WSJD 005-2020）。这一团体标准是在国家标准《食品安全国家标准 饮用天然矿泉水》（GB 8537）的基础上，根据婴幼儿的生理和膳食特点，参考国外婴幼儿饮用天然矿泉水产品的技术要求及相关法规标准而制定的。这一团体标准对天然矿泉水中的溶解性总固体和游离二氧化碳，以及钠、钾、钙、镁、碘化物、氟化物含量等指标作了更严格的限定，并且增加了对无菌、包装材料等的技术要求。因此可以说，符合这一团体标准的天然矿泉水确实更适合婴幼儿，而且可以直接饮用。

有必要选择"婴幼儿饮用水"吗

对饮用水的最基本要求是安全，达到国家标准的天然矿泉水一般在安全性方面更有保障。由于婴幼儿对水的需要量高于成人，且对有毒有害物的承受能力差，饮用水的安全性对其更为重要。适用于婴幼儿的饮用水必须保证尽可能地去除病原体、重金属、化学污染物、放射污染物等。天然矿泉水中含有较多矿物质，虽然其中的钙、镁、锌、铜等对人体有一定健康益处，但含量不宜过高。且天然矿泉水中含量相对较高的钠、氟化物等不利于人体健康。因此，适用于婴幼儿的天然矿泉水对矿物质含量有更高的要求，如钠含量不超过20毫克/升、钙含量不超过100毫克/升等。

当然，符合国家标准的自来水，经烧开等处理后给婴幼儿饮用一般也是安全的，但如果直接饮用或有更高要求，可以选择符合团体标准 T/WSJD 005-2020 的天然矿泉水。此外，对婴幼儿饮用水安全性、营养性的研究在不断深入，未来或许会有更高、更统一的要求。PM

我们常用"色香味俱全"来形容美食。食物的香气可引发人们的食欲，这些诱人的香味很多是在食物烹饪加工过程中，通过一系列化学反应产生的。但也有些香气的产生伴随着某些不利于健康的成分。如何烹饪才能使食物又香又健康？

食物的"真香"反应

上海市疾病预防控制中心副主任医师　陆冬磊

这些反应，给食物增香

① 羰氨反应

羰氨反应又称美拉德反应，指在食品加工和储藏过程中，含有氨基的化合物（如蛋白质）与含有羰基的化合物（如碳水化合物）在加热（或常温）情况下，经缩合、聚合生成一系列物质的反应，使食物气味更香（产生了含氮杂环化合物）、颜色加深（金黄色至深褐色）、表皮变脆，更加诱人。羰氨反应广泛存在于食品生产加工过程中，如烤肉、面包、咖啡、巧克力、爆米花及海鲜等的烹制。

羰氨反应的程度与时间、温度、组分、pH 等都有关联，产物也很复杂。其中存在一些可能对人体健康造成损害的物质，如：醛类、杂环胺类，主要存在于烧烤食物的烤焦部分；丙烯酰胺，被世界卫生组织列为 2A 类致癌物，在油炸、烘烤类高淀粉食品（薯片、薯条、烤面包等）中含量较高，不过，通过食物摄入丙烯酰胺的量十分有限。

② 焦糖化反应

焦糖化反应，指糖类加热到熔点以上的高温，经脱水和降解，形成具有特殊香味和色泽（焦糖色）的过程，是一种褐变反应。焦糖化反应只发生于糖类，且通常加热的温度较高，如做红烧肉时的"炒糖色"。

焦糖化反应在食品加工过程中也很常见，如酱油、醋、酒类、蚝油，以及糖果、果酱、饮料等的制作。其产物多样，主要包括焦糖和小分子醛酮，如果加热温度过高、时间太长，可能变成焦黑色，产生苦味。

③ 酯化反应

酯化反应，指醇和酸生成酯类和水的反应。比如，做菜时放入料酒（含乙醇）和醋（含醋酸），加热后生成了酯类（乙酸乙酯）。酯类具有特殊的芳香气味，因此酯化反应也被称为生香反应。

酯化反应在有机合成领域被广泛应用，不过其产生的酯类并不是 100% 安全的，如乙酸乙酯具有刺激性和低毒性，当然平时做菜产生的乙酸乙酯量微乎其微，不会损害健康。

三个建议，吃得又香又健康

使食品增香的同时，还要关注其对健康的影响。以下几个小建议，能让你吃得又香又健康。

① 采取合适的烹饪方法　如：加热食物时的温度不要太高、时间不要太长，不要为了焦香味而把食物烤焦，否则可能产生杂环胺类、苯并芘等有害物质。

② 关注烹饪环境　有些食物在烹饪过程中，产生香味的同时会伴有油烟，这些油烟可能含有苯并芘、杂环胺类化合物，长期接触有害健康。因此，厨房要保持通风，炒菜时要打开油烟机，确保有害气体被充分排出。

③ 控制食用量　食物香味增加易吸引人吃得更多，应加以控制。羰氨反应等多见于肉类、油炸食品和零食等，这些食物吃多了可能增加肥胖、心血管病、糖尿病、肿瘤等疾病的发生风险。**PM**

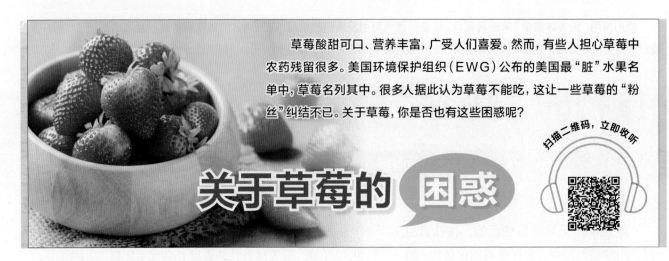

草莓酸甜可口、营养丰富，广受人们喜爱。然而，有些人担心草莓中农药残留很多。美国环境保护组织（EWG）公布的美国最"脏"水果名单中，草莓名列其中。很多人据此认为草莓不能吃，这让一些草莓的"粉丝"纠结不已。关于草莓，你是否也有这些困惑呢？

扫描二维码，立即收听

关于草莓的 困惑

山东省标准化研究院农业标准化研究所高级工程师　李倩

疑问 ① 草莓的农药残留值得担心吗？

草莓栽培普遍采用连作（在同一块地上连续种植同一种作物），再加上栽培模式基本固定、一些种植户施肥不规范等，极易发生病虫害。因此，草莓种植过程中需使用农药。

我国制定了草莓生产技术规程及约100种草莓农药的最大残留限量标准，在保证农产品质量和产量的同时，避免农药残留危害消费者健康。该限量标准是根据我国农药残留试验及监测数据、我国居民膳食消费数据、农药毒理学数据等，经过科学的风险评估，得出的对人体无害含量的1%；而对具有致癌、致畸变潜在风险的农药残留，限量标准是试验无害含量的0.1%。

我国蔬菜水果生产大省——山东省的一家承担国家各级主管部门农药残留检测任务的专业实验室，自2014年以来的检测结果显示，规定检测的农药残留品种在草莓中均未检出。另外，大家应该了解，即便草莓中含有一些农药残留，剂量也微乎其微。且国家在制定限量标准时，已经留出了足够的预防余度，以免对人体健康造成损害。因此可以说，我国草莓的安全性是很高的，可以放心食用。

疑问 ② 为什么草莓的价格差异很大？

① 草莓的栽培方式主要分为大棚栽培和露地栽培。大棚种植草莓成本较高、出产时间较早、口感良好，通常价格较高。

② 草莓以单果重量分为大型果（＞25克）、中型果（21～25克）、小型果（15～20克）。果型越大，价格越高。

③ 由于草莓中可溶性固形物、酸度、风味物质的含量及果实硬度的比例构成不同，形成了不同品种。有的品种滋味香甜，有的品种酸甜可口；有的品种口感软糯，有的品种口感较硬。不同品种的草莓价格不一，适应了不同消费者的需求和喜好。

④ 在同一品种的不同收获时间，或采收后的存放时间不同，草莓的品质或口感也会存在一定差异，进而反映在价格上。一般收获季节后期、采收存放后的草莓，口感会变差。

疑问 ③ 为什么有些草莓很快就软烂，有些却可以存放几天？

有些人发现，买回家的草莓很软、不耐储存，主要是这些原因：①施肥不当，通常施入过量氮肥容易导致草莓果软。②激素超量，个别种植者为加速草莓的生长或增大果实体积，会使用膨大激素。如果使用超量，就容易导致软果。③钙元素缺乏，草莓生长期间缺钙会导致细胞壁变薄、细胞密度变小，果实发软、重量降低、耐储运性差。④病害，草莓灰霉病和革腐病会使草莓果实极易腐烂。⑤品种差异，有些草莓品种天生不耐储存。⑥保存不当，保存方法不当或时间过长也可能使草莓上市后较快软烂。

疑问 ④ 空心、僵硬、褐变、畸形的草莓可以吃吗？

在草莓的生长周期内，影响其感官性状（如外观等）和内在品质（如口感等）的因素很多。遭遇病虫害，缺乏相关营养素，环境因素（如温度、湿度）不适宜，生产过程中施用化肥、农药不当等，均可能导致草莓出现空心果、褐变果、僵果、鸡冠形果、双头果、多头果等。比如：草莓出现空心果的原因主要包括氮肥过量，硼元素缺乏，品种原因（一些草莓品种果肉密度小，天生易出现空心），光照不足，温度、湿度不适宜，等等。

褐变果、僵果不宜食用，而畸形果、空心果、鸡冠形果、双头果、多头果等，虽然感官性状变了，品质有所下降，但一般不存在安全问题。当然，如果草莓颜色变白且发软，一般是保存不当或时间过长导致的腐败变质，不宜食用。

疑问 ⑤ 如何挑选、清洗草莓？

① 挑选草莓

应挑选新鲜、有光泽、硬度适中的草莓，一般果实红色达到80%左右、外表无破损、具有果香气味的草莓口感较好。

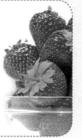

② 清洗草莓

草莓细胞壁易破损，清洗时宜先用温水浸泡2次，每次浸泡几分钟，然后再用流水冲洗干净即可。草莓中的色素为水溶性色素，在清洗时，可能因色素少部分溶出而使水变色，是正常现象。

值得一提的是，按照国家标准检测草莓的农药残留时，是不清洗草莓的。消费者食用草莓前先清洗，可以去除表面的尘土、杂物及可能沉着的农药残留，进一步降低可能存在的健康风险。**PM**

:延:伸:阅:读:

采摘草莓的"正确姿势"

如今，采摘草莓是不少农家乐的娱乐项目。采摘草莓时，应佩戴符合食品卫生要求的洁净软质手套，避免直接触及果实，轻摘、轻放。采摘时，应连同花蒂自果柄处摘下，不带果柄，不损伤果面。当环境温度高于10℃时，宜将草莓在2小时内放入冰箱内冷藏，以保持良好风味与口感。需要提醒的是，即使是耐储存的品种，草莓在4℃冰箱中保存也不宜超过5天，一般品种的草莓存放2天后，外观与口感就会发生明显劣化。

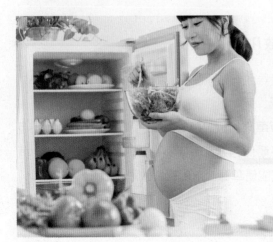

怀孕期间，准妈妈的饮食十分重要，不仅要通过摄入丰富多样的食物保证膳食平衡，为腹中胎儿提供充足的营养，还要保证食品安全。很多人或许没有意识到，孕妇食用一块冷藏在冰箱中的卤肉、一盘外卖蔬菜沙拉，或偶尔嘴馋吃一份冰淇淋，都有可能在不经意间给胎儿带来威胁。

警惕冰箱中隐藏的 健康"杀手"

上海市疾病预防控制中心　徐碧瑶　蔡 华（副主任医师）

这个"杀手"不怕冷

如今，将食物放进冰箱是人们最常用的食物保存方式。低温环境会抑制食物中致病微生物的生长和繁殖，有些人甚至将冰箱视为"保险箱"，认为冷藏的食物一般不会变质。然而，有一种细菌可在冰箱的冷冻环境（一般为－18℃）中存活，可在冷藏温度（一般为4℃）下生长繁殖，它就是"单核细胞增生性李斯特菌"，简称"单增李斯特菌"。人们储存在冰箱中的肉类、蔬菜、水果、剩饭等，都有可能被它悄悄污染。此外，冰淇淋等冷加工食品在生产加工或储存过程中也有可能被单增李斯特菌"钻空子"。

单增李斯特菌的"生命力"有多强

单增李斯特菌是一种在细胞内增生的无芽孢杆菌，属于李斯特菌属，是人畜共患病的致病菌之一。单增李斯特菌的生存能力较强，可耐受的生长温度范围为－7～45℃，最适宜温度为37℃，在－0.5～9.3℃（冰箱的冷藏室等）的环境中仍可生长，且对盐度（10%氯化钠）及酸碱度（pH4.7～9.2）均有较强的耐受力。单增李斯特菌在环境中广泛存在，如土壤、污水、饲料、植物、海产品、人和动物粪便等都可检出。

威胁胎儿健康的"隐藏杀手"

免疫力较弱的人群（如老年人、孕产妇及婴幼儿等）食用被单增李斯特菌污染的食物后，可出现腹泻等消化系统症状，严重时可发生菌血症。不仅如此，单增李斯特菌还可通过胎盘屏障，导致宫内感染；通过血脑屏障进入脑脊液中，引发脑膜炎等，病死率为20%～30%。

孕妇是防范单增李斯特菌感染的重点人群。因为孕妇感染单增李斯特菌可引发流产、早产、死胎、新生儿感染等严重不良后果。我国曾有多例新生儿感染单增李斯特菌后发生败血症、脑膜炎、吸入性肺炎甚至死亡的报道。

需要提醒的是，孕妇感染单增李斯特菌后，自身通常只有轻微的非典型症状，如流感样症状、一过性发热、头痛、腹泻、呕吐、肌肉疼痛等，容易忽视，从而使这个"隐藏杀手"持续威胁胎儿健康。

2018年，北京的一名孕妇在孕39周左右因见红、不规律腰酸等就医，被诊断为"胎儿窘迫、急性绒毛膜羊膜炎"，血培养检出单增李斯特菌。该孕妇就诊前2日曾出现鼻塞、浑身酸痛、乏力、发热（体温最高达38℃），且经常食用凉拌菜。疾控人员对其家中环境采样发现，冰箱中多种食物及砧板表面均检出单增李斯特菌，可以判断感染来源是这些受污染的食品。所幸因就医及时，其通过剖宫产分娩，避免了更坏结局的发生。但并不是每一个胎儿都如此幸运。四川的一项研究纳入了2011—2018年14名感染单增李斯特菌的孕妇，发现她们孕育的15名胎儿中，只有11名顺利降生，其中6名最终死亡。

单增李斯特菌易藏在这些食物中

相关流行病学研究证实，人类感染单增李斯特菌90%以上是食品所致，且50%与食用即食肉类食品相关。其实，单增李斯特菌在各类食品中广泛存在，值得注意的是酱卤肉、凉拌菜、沙拉、寿司、冷锅"串串"、生食水产品及其他即食食品。因为人们在食用这些食物前一般不会进行加热，感染单增李斯特菌的风险更高。此外，生禽畜肉、水产品、奶酪等乳制品中也有单增李斯特菌的身影。另外，近年来外卖或预制食品因方便快捷而受到越来越多人的青睐，如果这些食品在烹饪过程中没有被彻底加热，就有可能导致"病从口入"。

如何避免单增李斯特菌感染

老年人、孕产妇及婴幼儿等单增李斯特菌感染的高危人群，需要加强防范意识，了解预防措施，尤其应注意以下几点：

❶ 尽量避免食用生冷即食食品等单增李斯特菌感染风险较高的食物。

❷ 准备食物时，注意生、熟分开，处理生食后及时洗手，避免交叉污染。

❸ 做好厨房、冰箱等的定期清洁、消毒，尤其是沟槽等易藏污纳垢的角落。

❹ 食物在进冰箱前应"穿"好"防护衣"，用保鲜袋或保鲜膜包裹，既能避免串味，又能避免交叉污染；不同种类食物最好分区整齐放置。

❺ 了解不同种类食品的冷藏或冷冻期限，保存时间过久的食物不宜食用，应及时清理，以免污染其他食物；注意食品的保质期，在保质期内食用。

❻ 在冰箱中保存的隔夜熟肉制品、牛奶等食物，食用前应充分加热。

❼ 在外用餐时，应选择卫生条件有保障的场所，避免食用各类生制水产品、未全熟的牛排、生鱼片、生鸡蛋、凉拌菜、沙拉等。

❽ 在超市或农贸市场购买蔬菜、肉制品时，注意分开单独包装，避免交叉污染。**PM**

|延|伸|阅|读|

感染病例监测系统，助力及时诊治

我国自2013年起在全国部分省市逐步建立单增李斯特菌感染的监测网络。目前，已有北京、上海、四川等多省市有相关病例报告，其中以孕妇为主，且均及时开展了流行病学调查和溯源工作。上海自2014年以来，先后在5家哨点医院开展单增李斯特菌病例专项监测工作。

孕妇在怀孕期间如果出现不明原因的腹泻、发热、浑身酸痛、乏力等不适，一定要及时就医，并主动告知相关饮食史，以免错过最佳救治时间。

相信随着我国对单增李斯特菌科普宣传的加强，以及医疗机构对单增李斯特菌的日益重视，纳入病例监测体系的医疗机构将不断增加，该监测网络会不断完善，使感染者得到更及时、有效的诊断和治疗。

立夏饯春 尝"三新"

上海中医药大学附属市中医医院副主任医师　朱 焜
菜肴制作　李纯静（营养师）

立夏是大节，各地民俗众多。江南地区有"立夏尝三新"的传统，各地的"三新"有所不同，大致是在樱桃、青梅、麦仁、竹笋、蚕豆、鲥鱼中挑选三种。常熟一带更有"九荤十三素"之说，"九荤"为鲥鱼、鲳鱼、海蛳螺、咸蛋、燉鸡、腌笃鲜、卤虾、鲳鱼和樱桃肉，"十三素"包括樱桃、梅子、麦蚕、笋、蚕豆、茅茅针（茅草的花苞）、豌豆、黄瓜、莴笋、草头、萝卜、玫瑰、松花。立夏食新，告别春季，也应了"无可奈何春去也，且将樱笋饯春归"。

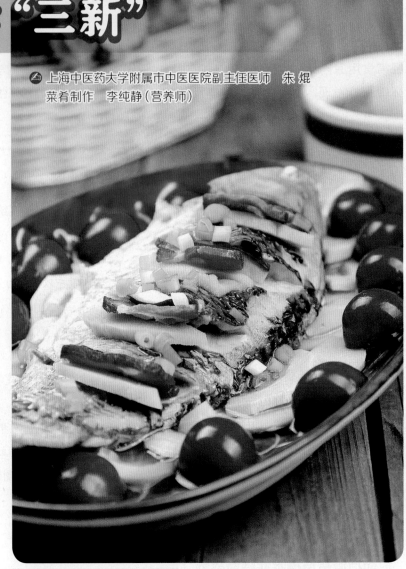

● 养心安神，健脾除湿

立夏后气温升高，阳气浮越，易使人心烦气躁、心神不安，所以立夏后的养生重点为养心安神。饮食方面，可以适当多吃一些莲子、百合、银耳、莲藕、小米、大枣、燕麦等。

从气象学标准而言，立夏尚未入夏，而江南雨季模式开启，潮湿黏腻，汗出沾衣，所以此时也要注意健脾除湿。饮食方面，可以适当多吃一些扁豆、山药、红豆、薏米、黄瓜、冬瓜、鲫鱼等。

需要提醒的是，随着气温上升，大家喜欢聚餐扎堆，饮冷食生，易于病毒传播。所以群体活动要做好防护，饭前要洗手，食物要烹熟，生冷要谨慎。

● 尝"三新"，做新膳

❶ 樱笋清蒸鲥鱼

对江南人而言，具有代表性的"三新"首推樱、笋、鲥，特别适合这个时节养生食疗，下面介绍一道樱、笋配鲥鱼的大菜。

食材

鲥鱼一条，春笋 100 克，樱桃 6 个，冬菇、火腿各 25 克，油、料酒、葱、姜、盐各适量。

制作方法：春笋、冬菇、火腿分别洗净、切片；鲥鱼洗净去内脏，鱼身切斜花刀，将笋、菇、火腿片夹在鱼片之间，多余的笋片铺底；加入料酒、葱、姜、盐，上锅蒸 15 分钟左右；浇上热油，

② 蚕豆莲子菜饭

各地还有吃立夏饭的习俗，较有名的如福州"鼎边糊"，由米浆涮锅边烧煮而成，配以葱、金针菇、黑木耳、香菇，加入虾米、虾油、蛏干等海鲜清汤；宁波乡间用赤豆、黄豆、黑豆、青豆、绿豆五色豆拌白粳米煮成五色饭。江南地区时鲜菜蔬不少，最可口的是嫩蚕豆，是做菜饭的好材料。

食材

> 小青菜 500 克，嫩蚕豆 250 克，莲子 125 克，腊肉 100 克，粳米 500 克，猪油（或植物油）30 克。

制作方法 蚕豆洗净，稍炒过油；莲子剥壳洗净，小青菜洗净剁碎，腊肉切片待用；粳米煮熟成饭，猪油下锅融开，入米饭炒热，加入青菜、蚕豆、莲子，炒制后加盖焖熟成饭。

食疗功效 清心利尿、滋胃健脾。蚕豆能益气健脾、利湿消肿，嫩豆可以壳肉同食，美味而营养均衡；莲子是健脾安神的药食两用之品；小青菜润肠解毒，且软糯增香；粳米安神养胃。

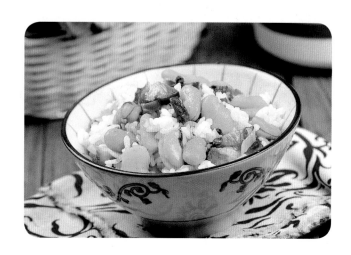

③ 安心茶叶蛋

以前没空调，夏季易疰夏，所以立夏日有佩戴立夏蛋、斗蛋、吃蛋、吃麦蚕、吃立夏饭、称体重等习俗，期盼避免疰夏。人们会把鸡蛋放入吃剩的"七家茶"，烹煮成香喷喷的茶叶蛋，后来不断改良，加入茴香、肉卤、桂皮、姜末等，成为广受欢迎的传统小吃。从养心安神的角度而言，可加入分心木。

食材

> 分心木 50 克，鸡蛋 10 个，小茴香、桂皮、花椒、茶叶各 3 克，精盐适量。

制作方法 鸡蛋煮熟，敲裂外壳；用纱布包裹药材，与鸡蛋、精盐一同入锅，武火煮沸，文火慢炖半小时，浸泡一宿即成。

食疗功效 养心安神、涩精缩尿，适合心神不守之烦乱不眠、起夜频繁者。分心木是胡桃果核内的木质隔膜，味苦涩，可收敛心神、涩精缩尿，它有着色作用，用其煮茶叶蛋时可不用或少用酱油；小茴香、桂皮、花椒均性温，除增香外，还有温暖下脘、减少夜尿的作用；茶叶一般用绿茶，以清心安神。 PM

樱桃（可切开）摆盘装点。

食疗功效 健脾养形、利水消肿，有助于纳呆虚肿、容颜憔悴、未老先衰者及各类慢性病患者调养。鲥鱼肉味甘，性温，可健脾补中，历来用于胃受寒疼痛及老年人咀嚼力下降所致营养不良者食补，鱼鳞有利水消肿之效，故烹煮时可不去鳞；春笋清热行气，可解内热气郁，与鲥鱼相配，增鲜而助运化；樱桃甘温养颜，既可摆盘装饰，亦是三鲜共盘。

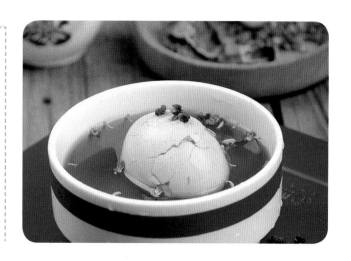

塑料是人们几乎每天都会接触的材质，大家对其十分熟悉。很多人或许没有意识到，为人们提供了诸多便利的塑料会带来严重污染。联合国环境规划署将微塑料列为十大新兴重要污染物之一，其来源广泛、种类丰富、形态各异，广泛分布于水体、陆地和大气自然环境中。近年来，各类食品、饮用水及日用品等相继被检出含有微塑料，甚至人体粪便、血液和母乳等生物样品中也有检出。微塑料究竟是什么？对健康有哪些影响？

微塑料：熟悉又陌生的"隐形杀手"

上海市预防医学研究院副主任医师　张江华

微塑料的"前世今生"

微塑料通常指直径小于 5 毫米的塑料纤维、颗粒或薄膜，是形状多样的非均匀混合体。很多微塑料直径为微米甚至纳米级别，肉眼往往难以分辨。由于最早在海洋中被发现，其被形象地称为"海中的 $PM_{2.5}$"。

微塑料的种类非常丰富，最常见的材料为聚丙烯（PP）、聚乙烯（PE）、聚对苯二甲酸乙二醇酯（PET）等。

微塑料是塑料的一种形态，其中一部分来源于塑料垃圾。一些塑料垃圾没有得到及时、有效的回收处理而进入环境，经过风吹、日晒、破碎、腐化，会逐步分解成微塑料。另一类来源于人们的生产和生活，如汽车轮胎与路面摩擦释放的飞尘、洗衣机废水中的衣物纤维等。

环境中微塑料无处不在

● **水体**　海洋是首次发现微塑料的环境载体，我国渤海和东海近海海域表层水体微塑料的平均密度分别为0.82个/立方米和0.25个/立方米。淡水环境中，我国湖泊、河流等广泛检出微塑料，包括太湖、鄱阳湖、洞庭湖、长江等。微塑料因表面光滑、粒径小，难以被去除，目前在城市排水系统和饮用水中已被检出。

● **土壤**　土壤中微塑料的主要来源是地膜降解、轮胎磨损、污水灌溉和有机肥等。其在人为因素（种植、堆肥使用和垃圾填埋）的干扰下，可能会和肥料、环境污染物及营养物质相互吸附，被土壤中的生物摄入或被植物吸收，经食物链传递进入人体。

● **大气**　大气中的微塑料主要来源于塑料制品的生产、使用和回收过程，少量来源于陆地和海洋中积累的微塑料。微塑料质量轻、尺寸小，可在风的作用下迁移。

随着人口数量和塑料制品的增加，释放到环境中的微塑料颗粒数量或许还将不断攀升。

微塑料如何"入侵"人体

微塑料可能会通过呼吸、饮食或皮肤接触等方式进入人体。

● **呼吸**　吸入是大气中的微塑料进入人体的最主要方式。大气环境中，微塑料浓度排序依次为：城市、郊区或农村地区、偏远地区。人类平均呼吸速率为12升/分钟，每天吸入约17 000升空气，直径10微米以下的颗粒能被吸入肺部。上海居民人均室外微塑料吸入量约为21个/天。室内空气的微塑料浓度高于室外，根据人体模型估算，在室内轻度活动的成年男性每天吸入约272个微塑料。

● **饮食**　首先，食品原料生产、加工、包装、销售、食用的过程中均可能受到微塑料污染。全球累计发现120多种渔业物种存在微塑料污染；啤酒、糖、蜂蜜食盐、瓶装水，苹果、梨等水果，以及胡萝卜、生菜、水芹、蚕豆等蔬菜中也发现有微塑料分布。

其次，一些日常使用的塑料制品也可能使人们经口摄入微塑料。比如：一次性纸杯装入热饮15分钟后，可释放约25 000个微塑料颗粒；塑料茶包在95℃热水中浸泡后，可释放约116亿个微塑料颗粒。长期使用聚丙烯奶瓶的婴儿摄入微塑料的风险高，且奶瓶经高温灭菌操作会加剧微塑料的释放。

● **皮肤接触**　人体可能通过皮肤接触含有微塑料的制品（如化纤衣物、含塑料微珠的日化产品等）吸收微塑料。塑料微珠可作为填充剂、成膜剂、增稠剂等应用于磨砂膏、洁面乳、沐浴露、牙膏、防晒霜、眼影、粉底液等产品中。

微塑料的潜在威胁不容小觑

微塑料进入人体可对健康造成潜在威胁。随着粒径的减小，塑料颗粒对人体组织屏障的穿透能力逐渐增强。进入人体的微塑料可通过氧化应激、诱导炎症、干扰细胞正常周期和细胞凋亡等机制，引起组织损伤、纤维化和癌变。

微塑料的健康危害与其表面吸附的有毒有害物质有关。微塑料粒径小、表面积大、疏水性强，表面易吸附有机污染物或重金属，并可与之发生联合毒性效应，通过食物链生物蓄积和生物放大作用，对人类产生健康危害，包括内分泌干扰作用、神经毒性、免疫抑制作用等。

减少微塑料污染，从我做起

2020年1月，国家发展改革委和生态环境部在《关于进一步加强塑料污染治理的意见》中提出：到2022年底，禁止销售含塑料微珠的日化产品；到2022年底，全国范围星级宾馆、酒店等场所不再主动提供一次性塑料用品，到2025年底，实施范围扩大至所有宾馆、酒店、民宿；到2025年底，全国范围邮政快递网点禁止使用不可降解的塑料包装袋、塑料胶带、一次性塑料编织袋等。

减少微塑料是个大工程，任重而道远，仅靠禁令治理还不够。作为普通大众，虽然我们短期内无法改变环境，但可以从自身做起，增强对微塑料污染危害的防范意识，注意以下细节：

① 减少使用一次性塑料制品，外出自带水杯，少点外卖，购物时选用环保购物袋。避免使用塑料容器盛装饮用水，可选用合格的反渗透净水器去除微塑料。如确需使用塑料制品，尽量选择可降解塑料，减少普通塑料对环境的污染。妥善处理塑料垃圾，做好垃圾分类。

② 购买衣物时尽量选择棉、麻、丝等天然材质，避免化纤类衣物。减少化纤类衣物的洗涤频次；洗涤时不过量使用洗涤剂和柔顺剂，减少衣料磨损；可放入衣母片吸附脱落的纤维。

③ 选择日化产品时查看成分表，尽量避免选择含聚乙烯、氧化聚乙烯、聚对苯二甲酸乙二醇酯、聚甲基丙烯酸甲酯、聚丙烯的产品。

④ 经常打扫，保持室内环境清洁，及时清理杂物，减少微塑料通过灰尘等进入人体。

⑤ 尽量选择步行或公共交通等绿色出行方式，减少轮胎飞尘的产生。**PM**

扫描二维码，立即收听

洗手的学问

杭州市第一人民医院皮肤科副主任医师　卜璋于

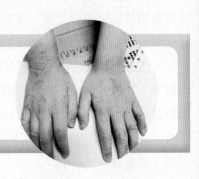

医生手记

　　孩子爱干净本是让家长感到欣慰的事，但文文的妈妈却因女儿"勤洗手"而烦恼。因过度洗手、频繁使用免洗消毒剂，文文的双手患上了炎症性皮肤病。在临床上，这种情况并不少见。

勤洗手，防病菌

　　大家都知道勤通风、勤洗手、戴口罩等个人防护措施对降低病毒传播的重要性。研究显示，适当洗手可减少53%腹泻病，6%~44%呼吸道感染疾病。然而，洗手并非"多多益善"。

　　皮肤是人体最大的器官，其中的角质细胞如"砖块"，细胞间隙的油脂成分（细胞间脂质）如"水泥"，二者形成"砖泥结构"，连同覆盖在"砖泥"外的"涂料"——脂质膜，共同发挥着屏障功能。皮肤屏障作用主要体现在两个方面：一则，保护机体免受外界环境中有害因素侵袭；二则，防止体内营养物质、水分、电解质和其他物质流失，保持机体内环境相对稳定。

　　过度洗手可使"涂料"变薄、"砖块"松动、"水泥"的质与量均受损，导致手部皮肤缺水、干燥、皲裂、脱屑，甚至出现肉眼不可见的裂痕，在多重因素作用下，引起皮肤过敏、特应性皮炎、脂溢性皮炎等问题。

"洗对手"，有8项注意

注意 *1*：要适度

　　"勤洗手"并非"频洗手"，手卫生的"刚需"时刻包括进餐前、如厕后、就医后、打喷嚏和咳嗽后、接触孩子前、接触患者后、接触动物后、制备食物前、接触公共设施或物品后、手脏时等。

注意 *2*：勿贪热

　　不少人在洗手时，习惯用热水把皮肤烫到通红，认为只有这样才能把手洗干净，这种做法并不可取。水温高低并不影响洗手效果。过高的水温会造成皮肤油脂过度丢失，毛细血管与毛孔扩张，长此以往，皮肤将失去光泽及弹性，加速皮肤衰老或加重原有皮肤问题。一般来说，水温应不超过体温5℃，以40~42℃为宜。

注意 *3*：用流水

　　有些人为节约用水，常在盆中清洗双手，这样不能达到有效清洁的目的。

注意 *4*：洗到位

按照"内"（洗手掌）–"外"（洗背侧指缝）–"夹"（洗掌侧指缝）–"弓"（洗指背）–"大"（洗拇指）–"立"（洗指尖）–"腕"（洗手腕）的流程，搓洗双手不少于 20 秒。

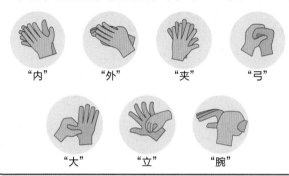

"内"　"外"　"夹"　"弓"

"大"　"立"　"腕"

注意 *5*：合理选用清洗产品

健康皮肤表面的 pH 值为 4.5～6.5，呈弱酸性。洗手时应尽量避免使用碱性强的肥皂及其他洗涤剂。值得注意的是，肥皂长期处于潮湿环境中，易滋生细菌；另外，公共场所的肥皂被多人使用，可能引起病毒、细菌等交叉感染。所以，用肥皂洗手，应做到"专人专皂"，并使肥皂盒保持干燥。

洗手液一般分为普通型和抗菌型。普通型洗手液通常有"卫妆准字"标识，属护肤化妆用品，只能起到清洁、去污、减少手部细菌数量的效果，无抗菌作用。抗菌型洗手液持"卫消证字"号，在清洁的基础上，可起到杀灭或抑制常见致病菌的作用，常见于医院、酒店等公共场所。与普通型洗手液相比，抗菌型洗手液通常含有更高浓度的乙醇，对手部皮肤的刺激性更大。

注意 *6*：免洗手消毒剂不能"免洗手"

市面上常见的免洗手消毒剂有含酒精和不含酒精两类，前者抗菌效果更佳。不过，尽管免洗手消毒剂可以消灭手上的部分暂居菌，但消毒剂颗粒及刚被杀灭的微生物"尸体"仍停留在手上，手并未被"洗干净"。而且，在皮肤非常脏或油腻的情况下，免洗手消毒剂的抗菌效果明显"打折扣"。因此，免洗手消毒剂仅可作为外出不方便洗手时的应急措施，且使用前提是手部无明显污物。否则，仍应先用流动水清洗或湿巾擦拭双手，去除污物，然后再使用免洗手消毒剂。

注意 *7*：慎用手部烘干机

手部烘干机发出的强风在带走皮肤表面水分的同时，可使角质层水分蒸发，使皮肤变得干燥。而且，公共场所的手部烘干机一般位于卫生间洗手池边，环境湿度大、温度高，易滋生细菌，可能导致"手白洗"，甚至"越洗越脏"。

注意 *8*：及时使用护手霜

适当涂抹护手霜可在手部形成保护膜，锁住角质层中的水分，维持皮肤的湿润度。手部皮肤干燥者，应选择富含矿物油、羊毛脂、蜂蜡等成分的护手霜。 PM

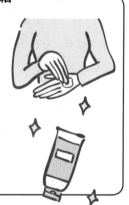

小 贴 士

正确洗手步骤

在流动水下淋湿双手→取适量洗手液均匀涂抹整个手掌、手背、手指和指缝→按照"七步洗手法"的流程搓洗双手20秒→在流动水下彻底清洗双手→用干净的面巾或纸巾擦干双手。

消毒是预防食源性疾病、传染病等的有效措施。为满足人们的需求，各种消毒产品层出不穷。随着人们科学素养的提升，不少商家也"与时俱进"，用某些看起来"高大上"的"高科技"理念包装产品。那么，这些消毒产品的有效性和安全性究竟如何？值得选择吗？

"高科技"消毒产品 是"智商税"吗

⬛ 上海市疾病预防控制中心副主任医师　江 宁

手持便携式紫外线杀菌棒

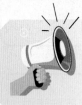

宣传卖点

新冠病毒对紫外线敏感，新冠肺炎疫情期间，近万医生使用紫外线消毒器进行消毒；消毒手机、眼镜、钥匙扣、外卖、餐具快速且可靠，通常几秒钟见效；简单易用，"担心哪里照哪里"；安全无辐射，不消磁，孕妇可使用，不需要特别护理。

● **真相**　该广告是一种典型的引导式宣传，以看似真实的论据引导消费者推导出商家期待的结论，但事实上该结论是不成立的。紫外线对多种致病微生物确实有较好的杀灭效果，许多医疗机构以紫外线消毒器作为重要的预防性消毒手段，但使用的并非手持便携式紫外线杀菌棒。该产品的宣传效果仅理论上可行，在实际使用中是要"打问号"的。

首先，日常用品上的细菌、病毒等微生物通常并不是"裸奔"的，而是附着在颗粒物或其他有机物（称为"有机物负荷"）上，在它们的"保护"下，紫外线很难直达微生物发挥消毒效果。

其次，有效的消毒应保证能对消毒对象进行无死角的处理，手持便携式紫外线杀菌棒等常规的小型消毒器很难达到无死角照射，无法保证消毒效果。

第三，紫外线消毒存在穿透性差的问题，即紫外线只作用于表面，对物品内部没有消毒作用，这就意味着其无法对多孔隙、不规则的物品进行消毒。

第四，紫外线要达到一定照度、作用时间才能有效消毒，通常要求照射30分钟以上。

该宣传实际上是采用实验室理想条件下"直接照射数秒即可杀灭99%细菌"的结果，诱导消费者推导出"实际使用时作用几秒即可快速消毒"的结论。因此，与其说这个"消毒仙女棒"有什么消毒效果，不如说它有一定的心理安慰作用。

电解制水棒

宣传卖点

将电解制水棒浸入水中，通电后即可自动制造低浓度的"绿色"消毒液；消毒剂可自行分解，毫无残留，即制即用、安全无毒；可重复使用，经济实惠。

● **真相**　这类产品在原理上是可行的。按其产品介绍，在通电情况下，产品电极通过一定时间的电解作用，可形成低浓度的臭氧、次氯酸或氧自由基（不同产品工艺不同，配制的电解液可能有所不同）。这些物质为强氧化剂，如果剂量、浓度达到要求，确实可以快速、有效地杀灭病原微生物。同时，由短时间电解工艺制得的消毒物质往往浓度很低，稳定性较差，在消毒过程中或消毒后会快速分解，确实称得上"低毒、无残留"。

但与很多消费者想象相悖的是，该类产品绝大部分只在原理上可行，实际使用效果堪忧。由于这类产品一般不会配备专业的电极和电极槽，其制备的"消毒液"在均匀弥散、浓度和稳定性等多方面均难以达到要求，故消毒效果极其不稳定。事实上，市面上大多数电解制水棒仅能达到微弱的抑菌效果，更遑论直接替代家用中高水平消毒剂了。

二氧化氯消毒卡

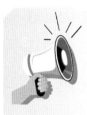
宣传卖点

二氧化氯是绿色消毒剂，部分产品为"可食用级"，国内外应用广泛；该产品为吸附型固载二氧化氯，采用高科技分子筛吸缓释技术，可持续在佩戴者周围释放二氧化氯；以佩戴者为中心，形成选择性防护体（膜），清除防护体内的细菌、病毒，并将其"拒之门外"；还可清除甲醛、总挥发性有机物等有害物质，全方位保护健康。

● **真相**　二氧化氯确实是高效消毒剂，杀菌谱极广，可有效杀灭多种细菌、病毒。但如同"火药和铁块不能自动变成钢铁，石英不能直接变成芯片"一样，二氧化氯虽然消毒效果良好，且理论上可以通过氧化作用清除甲醛和挥发性有机物，但目前还没有可靠的技术可使其生成一道选择性的生物防护体，只杀灭细菌、病毒等而不影响人体健康，还允许气流通过。

事实上，正规的二氧化氯产品确实是优秀的空气消毒剂，但要达到理想的空气消毒效果，需要合适的投放方式，如熏蒸、超低容量喷雾等，而不是将其摆放在空气中就能自动完成消毒。

佩戴二氧化氯消毒卡时确实有股类似含氯消毒剂的气味，但这充其量只有心理安慰作用。这是因为，保证消毒效果必须满足"一中心三原则"，即消毒应无死角，保证消毒浓度、时间和消毒剂投放量，一张卡片显然是达不到上述要求的。

需要提醒的是，国家相关标准明确规定，不允许在有人的条件下使用化学消毒剂进行消毒。因为消毒剂量的化学消毒剂对人体呼吸道、眼部等有明显刺激性，尤其是直接吸入二氧化氯粉剂有可能造成呼吸道灼伤或引起过敏，对老人、儿童、孕妇等敏感人群伤害更甚。

科学消毒，应信赖"正规军"

对披着"高科技"面纱的所谓"新型"消毒产品，消费者应理性看待、仔细甄别，可访问"全国消毒产品网上备案信息服务平台"网站，查阅消毒产品的备案和说明信息，了解其成分和用途。

日常消毒可选择70%～75%酒精等含醇的消毒剂、碘伏等含碘消毒剂、84消毒液等含氯消毒剂、过氧化物类消毒剂等。对空气消毒，经常开窗通风即可；如不宜开窗通风，也可使用新风机或循环风空气消毒机。日常穿着的衣物、使用的被单等，不需要进行特殊的消毒，勤换洗、晾晒即可；需要消毒时可煮沸15分钟，或使用含氯（溴）、二氧化氯、酚类的消毒液浸泡消毒。餐饮具在清洁的基础上可煮沸10～15分钟，或使用消毒柜，也可使用含氯（溴）、二氧化氯的消毒液浸泡消毒。对于手机、平板电脑、计算机键盘等电子产品，做好日常清洁即可，怀疑其受到污染可使用酒精棉球、棉片等擦拭消毒。**PM**

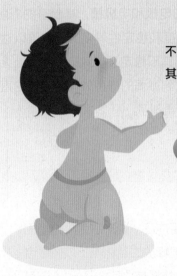

咖啡斑是一种常见的胎记，主要表现为表皮内黑色素总量增加，除影响美观外，一般不痛不痒，如果不是长在脸上，多数不受重视。不过，当咖啡斑达到一定数量后，可能是其他疾病的表现。

咖啡斑，是"记"还是"疾"

复旦大学附属华山医院皮肤科激光诊疗中心　严昉　卢忠（主任医师）

咖啡斑，最常见的胎记之一

咖啡斑又称咖啡牛奶斑，颜色像加了牛奶的咖啡，比正常皮肤略深，从浅棕色到深棕色不等，同一片咖啡斑的颜色较为均匀。大部分咖啡斑为圆形、卵圆形或不规则形，少数边缘呈锯齿状，与正常皮肤分界清晰。小的咖啡斑如米粒般，大的咖啡斑面积可以超过手掌，直径达数十厘米。一般在出生时或出生后不久，咖啡斑即可被发现，被认为是胎记的一种类型。其他褐色胎记还有雀斑样痣、斑痣、先天性黑色素痣等，它们在形态、颜色和分布上与咖啡斑区别明显，不难分辨。

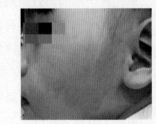

有报道称，10%～20%的人有咖啡斑。其可位于身体任何部位，大部分发生于躯干、臀部和四肢，少数见于面部。

斑片多、大，当心神经纤维瘤病

在儿童期，咖啡斑的数量可随年龄增长而增多，面积随身体发育而增大。大部分儿童在6岁后不再新发咖啡斑，部分斑片会在成年期消退。

目前，尚没有咖啡斑发展为恶性黑色素瘤的报道，但如果全身咖啡斑数量超过6片且斑片最大径在青春期前大于5毫米、青春期后大于15毫米，或6岁后还有新发且合并腋下或腹股沟雀斑样痣、柔软的半球形肿块，家长应该引起重视，这可能是神经纤维瘤病的"信号"。此外，大量咖啡斑还可并发于结节性硬化症、多发性骨纤维发育不良伴性早熟综合征、类I型神经纤维瘤病综合征等疾病。

专家简介

卢忠　复旦大学附属华山医院激光诊疗中心主任、主任医师、教授，中国医师协会美容与整形医师分会激光亚专业委员会主任委员，中华医学会医学美学与美容分会激光美容学组副组长，中华医学会皮肤病学分会激光美容学组副组长，上海市医学会激光医学专科分会副主任委员。

神经纤维瘤病是一种常染色体显性遗传性皮肤病,男性发病率较高。临床表现有多种亚型,其中Ⅰ型常伴有多发咖啡斑。神经纤维瘤病Ⅰ型自幼年发病,出生时或出生后不久发现咖啡斑,此后逐渐出现皮肤神经纤维瘤,主要分布在躯干,一般绿豆至黄豆大小,呈皮肤色、淡红色或褐色结节,也可呈半球状隆起,表面光滑,质地柔软,部分患者有疼痛等不适。

神经纤维瘤病还可伴有口腔损害、神经系统异常、眼病变、骨骼损害、内分泌异常和内脏损害。因此,怀疑神经纤维瘤病者,还需要到口腔科、神经科、眼科、骨科、内分泌科、影像科等科室做进一步检查,明确诊断、累及范围及严重程度,进行对症治疗。13%～17%的神经纤维瘤病可发生恶变,主要发生于体积大、不断进展的肿块,患者须及时进行组织病理检查。

神经纤维瘤病尚无法治愈,仅能通过对症治疗缓解患者症状。例如,当肿瘤影响功能、产生疼痛、怀疑恶变等情况下,应在专业医生评估下进行手术切除治疗。目前,生物制剂逐步用来治疗神经纤维瘤病,可能对控制病情发展有一定帮助。

祛"斑"淡"斑",首选激光

咖啡斑属浅表性色素异常疾病,其治疗原理是减少或破坏表浅色素。传统的治疗方法有化学剥脱、皮肤消磨术、冷冻法、手术切除等,但因这些方法在破坏病变组织的同时,正常组织也受到"牵连",易产生色素沉着、萎缩性瘢痕、增生性瘢痕、肤色异常等不良反应,临床上已较少采用。

目前,对于长在面部或暴露部位的咖啡斑,更推荐激光治疗,包括波长510纳米的脉冲染料激光,调Q激光(如波长694纳米的调Q红宝石激光、波长755纳米的调Q翠绿宝石激光、波长1064纳米与532纳米的调Q石榴石激光),皮秒激光,等等。从疗效和安全性上来说,调Q激光和皮秒激光是目前治疗咖啡斑的首选激光治疗方式。

规范治疗,疗效理想

咖啡斑的治疗效果与其形态特征有关,与治疗时机无关,但从减少对儿童心理影响的角度来说,宜在学龄前完成治疗。激光治疗的次数视疗效而定,两次治疗宜间隔3～6个月。一般来说,较小、位于面部、具有不规则边缘的咖啡斑治疗效果较好。经过治疗,大部分咖啡斑能明显变浅,近30%可以完全消退。

部分咖啡斑会复发。由于患者对不同激光治疗的反应不一致,如出现疗效不佳或复发的情况,可听从医生的建议,更换另一种激光治疗。PM

特别提醒　激光治疗后,局部皮肤可能会出现暂时性红斑,1～3天后消退,痂皮在1周左右脱落。患者须遵医嘱外用3～7天抗生素软膏预防感染,外出时应注意防晒,避免日光直射,必要时可涂抹防晒霜(激光治疗7天后)。

"富养"孩子，就一定要"苛待"自己吗

上海市精神卫生中心　张桦　刘漪（主任医师）

很多父母一辈子辛苦付出，宁愿自己吃苦，也要让孩子享受最好的。以往他们这种行为总是被赞美，但如今却经常受到质疑。

不久前，一张照片在社交媒体引发热议。照片中，母亲吃着泡面，给孩子点了丰盛精致的套餐，但孩子并没有专心吃饭，而是只顾玩手机，无奈的妈妈只好一边吃泡面，一边给孩子喂饭。很多网友责怪孩子不懂事、自私，并对母女饮食差异之大感到不可思议。其实，关于有孩子的家庭该如何分配花销的讨论一直很多。

网友1：给孩子买好吃的，我都会给自己也买一份。毕竟我也喜欢吃啊！

网友2：有些水果、零食那么贵，小孩吃就算了，大人吃也太不懂事了，省下钱给孩子买点什么多好！

网友3：从小爸妈一直省吃俭用，螃蟹、榴莲、蛋糕这些贵的东西都只买我一个人的，跟我说："我们可舍不得吃，都省给你了，你一定要好好学习……"其实我每次吃的时候都感觉"压力山大"，只好假装不喜欢，也不敢多花钱，不然感觉对不起他们。

网友4：我自从有孩子后，就几乎没买过新衣服，没去过电影院，也不是缺那份钱，就是觉得所有钱都应该花在孩子身上，基本生活以外的享受都是"自私"。

难道有了孩子就一定要牺牲自己的生活品质吗？父母与孩子的花销该如何平衡？

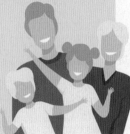

为何很多父母将孩子的物质需求放首位

❶ 自身成长经历的影响

家庭收入优先满足孩子的需求是很普遍的情况，有些家长甚至会因自己的吃穿用度超过孩子而感到愧疚。究其原因，很多父母的养育理念来源于自身的成长经历，并受到原生家庭的影响。

一方面，父母倾向于重现他们曾经历过的养育。比如：小时候被家人宠爱，想要玩具时总会被满足，那么他们为人父母后就会认为这样理所应当，在物质上倾尽所能"富养"孩子。另一方面，有些父母小时候经常在物质上没有得到满足，长大后就想弥补这部分空缺，希望孩子得到他们曾经渴望的养育。比如：小时候看到一些零食、玩具时很想要，但总是被家长忽视或被告知"这个太贵了，买不起"，为人父母后，看到曾经渴望的零食、玩具，就会不假思索地买给孩子。

❷ 身份认同的压力

主流社会文化中，父母往往承担着"付出"与"给予"的社会角色，为孩子付出似乎理所应当。担任"父母"这一社会角色，经常会带来自身身份认同的压力：担心自己没有给孩子最好的条件，导致孩子不能茁壮成长。为缓解这种压力和焦虑，很多父母就会将爱"付诸行动"。他们认为，给予孩子的越多，就越能表达爱，孩子就能成长得越好，且孩子一定是享受这种被爱方式的，但事实并非如此。

"富养"孩子，"牺牲"自己，反存隐患

首先，父母"富养"孩子，往往伴随着对孩子的期盼甚至要求。

正如前文中一位网友所说，父母总是告诉她：你现在所享用的是父母自我"牺牲"换来的，所以你也必须以满足他们的要求（如"懂事""听话""好好学习"等）予以回报。

在焦虑的驱动下，父母容易失去耐心，以爱的名义不断催促孩子成长，期待得到"回报"。但实际上，带给孩子的却是无形的压力，反而可能为亲子关系埋下隐患，最终导致"两败俱伤"。比如：有一对父母给孩子吃好的、用好的、安排好一切，希望孩子能好好读书。可"过度呵护"的养育方式不仅剥夺了孩子自我成长的机会，还使其因成绩一直不理想，无法面对压力和挫折而出现厌学情绪，加之意识到自己达不到父母的要求，给不了他们想要的"回报"，充满负罪感，只想逃避、远离父母。

其次，父母其实与孩子一样也有物质需求，但很多时候他们将自己的需求放在孩子之后，为节省花销而压抑或忽视自我需求。

长此以往，生活品质的下降可能会在不知不觉间引发一些负面情绪，使幸福感降低。而这些不良情绪往往会投射到与孩子的相处中，影响家庭关系。

所以，很多时候父母用自我"牺牲"的方式表达爱，最终结果可能是既辜负了自己，又辜负了孩子。

如何平衡自己与孩子的需求

❶ 了解孩子的真实需求

很多父母给孩子的只是自己认为他们需要的，却不一定是孩子想要的。比如：一位父亲小时候穿的球鞋质量不好，使他失去了很多运动的乐趣，为弥补"过去的自己"，他给自己的女儿买了很多价格不菲的球鞋，但女儿其实并不喜欢穿。爱的"质量"远比爱的"重量"重要。只有了解孩子真实的情感及物质需求后给予满足，所付出的爱才不会被辜负，孩子和父母才会从中获益。

不过，了解并满足孩子的真实需求，对很多家长来说是一种挑战。因为这首先需要父母充分了解孩子的内心世界，且孩子想要的不一定是真正适合他们的，此时就需要父母进行甄别和引导，恰到好处地进行满足。

❷ 别忽视自己的需求

满足自己的需求与"富养"孩子并不矛盾。作为父母，静下心来想一想自己想要的是什么，有助于重新了解自己内心最真实的感受，提升幸福感。有位妈妈分享了自己的做法，她会和孩子一起享用心仪的"网红"美食，而不是让孩子在自己殷切的注视中"吃独食"。在这种氛围中，孩子和她都感受到了美食带来的乐趣。

给孩子合适的，留给自己想要的，当家庭中每个人的需求都被恰当地满足，大家就都会感到轻松、舒适。PM

专家提醒 维系健康的亲子关系，需要父母先照顾好自己，再引领孩子走好自己的人生道路。为人父母是一门功课，父母需要滋养、保护和引领孩子，同时也需要享受完整的自我，拥有自己的生活，无论是精神上还是物质上的。

近期，明星"塌房"话题频频冲上热搜，引发网络热议，速度之快、规模之大，堪比一场场娱乐圈"大地震"。"塌房"一词来源于"饭圈"（粉丝圈），生动形象地描述了明星因负面新闻而人设崩塌的事件。正如不少网友所说："虽然那不是真的房子，可一旦塌了，盖的人还是会伤心的。"虽然偶像"塌房"引起的舆论热度会随着时间慢慢消退，但事件本身对粉丝的心理伤害可能久久难以散去。对许多粉丝来说，偶像"塌房"事件带来的痛苦甚至不亚于失恋。

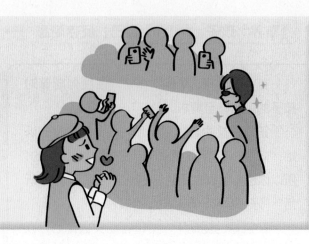

偶像"塌房"，粉丝该何去何从

华东师范大学心理与认知科学学院　田宸宇　邱诗苇　孟　慧（教授）

偶像"塌房"的"来龙去脉"

偶像"塌房"的根本原因在于负性事件造成人设崩塌，进而更新了大众对其的道德印象，从最初的"优质偶像"变为"劣迹艺人"。

偶像之所以能"出道"（指进入娱乐圈），除凭借其业务能力外，往往还因为其自带某些富有魅力的特质。当下的流量偶像大多以颜值出众、谦虚诚恳、踏实努力等美好的特质吸引人们的关注和喜爱。经纪公司为抓住庞大的粉丝市场，也会给艺人们设立特定的人设，极力塑造稳定、良好的形象。

然而，这些形象并非"无坚不摧"。

一旦偶像出现负面新闻，尤其是道德方面的负面消息，粉丝对偶像的认识会被刷新，导致人设崩塌。

一方面，人设崩塌意味着艺人先前塑造的人设是虚假的，本质上是一种欺骗。对粉丝来说，这严重破坏了粉丝对偶像形成的美好印象。比如，拥有"学霸"人设的偶像实际上文化水平不高。当粉丝得知自己的偶像所拥有的这些美好特质都是经过包装的刻意伪装，就会感到被欺骗和背叛。

另一方面，人设崩塌往往是因为艺人被曝出轨等不道德行为，甚至吸毒、嫖娼等违法行为。这些行为已经超越了一般的欺骗性质，突破了粉丝的道德认知底线。

社会心理学视角下，道德在个体的社会认知中起重要作用，尤其体现在印象更新的过程中。一旦偶像存在严重的不道德行为，其在粉丝心中的美好形象就会被颠覆。

明星"塌房"为何让粉丝痛苦

❶ 准社会交往关系破裂

在追星过程中，粉丝会投射自己的

情感，寄托自己的美好愿望，希望从偶像身上获得丰富的情感体验，来对抗孤独、焦虑等负面情绪。从心理学的角度看，粉丝和偶像实际上形成了一种长期、持久而稳定的准社会交往关系。准社会交往与友谊、爱情等真实的社会交往非常像，但又存在一些不同。粉丝往往非常了解自己的偶像，对其作品、喜好、习惯等如数家珍，但偶像却对粉丝本人一无所知，这种社会情感关系的单向性就是准社会交往与其他社交最明显的不同。在这种单向的准社会交往关系中，粉丝对偶像产生依恋，寄托自己的美好感情与愿望，且没有被拒绝的风险。而偶像"塌房"后，情感关系破裂，粉丝便感到"一片真心喂了狗""被爱蒙蔽了双眼"，痛苦程度堪比失恋，甚至更加强烈。

② 美好期待被打破

跳出粉丝与偶像的依恋关系来看，生活中，好人做坏事往往比坏人做坏事更不容易让人接受。有粉丝在某社交媒体上表示："偶像是我的信仰、我的光，他在努力，所以我也在和他一起努力。"偶像对粉丝来说象征着内心美好的向往，与其说是偶像自身的魅力吸引了粉丝，不如说偶像因为承载了粉丝的美好期待而变得格外亮眼。"塌房"事件发生后，粉丝心目中完美的偶像突然跌落神坛，因此第一反应往往是震惊并否认、拒绝相信，甚至认为偶像是被冤枉的。"塌房"事件本身就给人带来负性体验，更不用说粉丝与偶像之间还具有准社交关系的依恋基础，二者相互叠加，便使粉丝感到愤怒和痛苦，认为被曾经的偶像欺骗、背叛，甚至开始怀疑自己的识人能力。

③ 沉没成本效应

很多粉丝在追星过程中会自发进行"免费劳动"，并进行明确的分工，比如："数据组"粉丝运营线上平台账号，为偶像的流量数据"添砖加瓦"；"反黑组"粉丝时刻关注关于偶像的舆论动态，为其澄清谣言；"美工组"粉丝为偶像设计周边产品、制作应援宣传材料；等等。在其他人看来，追星耗费了大量时间、精力和金钱，着实有些难以理解，但粉丝们却乐在其中，心甘情愿地"为爱发电"。这些已经发生、不可收回的付出被称为"沉没成本"。人们在决定是否做一件事时，不仅会考虑这件事对自己有没有好处，还会看过去是不是已经在这件事上有所投入。当粉丝在偶像身上投入的情感、时间、精力和金钱越来越多时，他们的沉没成本也越来越高。

对粉丝来说，偶像"塌房"意味着过去付出的一切都没有了意义。因此，偶像"塌房"后，投入越多的粉丝往往就越痛苦，越难以放弃曾经崇拜、迷恋的偶像。有些粉丝还会因此产生抑郁情绪，如感到麻木、不想起床、不想说话、不想吃饭、对曾经的爱好失去兴趣等。

如何应对偶像"塌房"

首先，粉丝应采用合理的方式释放不良情绪，比如向朋友或家人倾诉，寻求他人的理解与共情，感受到朋友或家人的支持。也可以和其他经历偶像"塌房"的小伙伴一起"抱团取暖"，互相安慰，相似的经历和感受能让彼此获得更大的支持与包容。亲近大自然也是很好的选择，徜徉在自然中，有利于放松心情，恢复心理能量，慢慢接受这一负面事件。

其次，偶像"塌房"后，粉丝往往会不可避免地受到认知失调的影响，也就是想法、情绪等与现实产生矛盾时，人们内心产生的不适感。此时，可以有意识地增强认知灵活性，保持自身思维的开放性，改变对偶像"塌房"的态度，接受偶像也会犯错的事实，以更加客观的角度看待周围的人和事，与过去的自己告别，并用更加包容的态度探索更多生活的可能性。

第三，在追星的同时，应适当增加现实生活中与他人的接触，保持现实与网络生活的平衡，不过度沉迷于网络或虚拟世界。

尤其需要提醒的是，追星的青少年应从偶像身上汲取正能量，学习偶像身上的发光点，树立正确的人生观、价值观和世界观，不过分沉迷追星活动，回归现实生活，培养一些兴趣爱好，丰富自己的课外生活。**PM**

久站也伤腰

众所周知，久坐可引起腰肌劳损、腰椎间盘突出症等疾病。其实，站立太久、站姿不当同样有害，也可引起腰痛等不适。

海军军医大学附属长征医院脊柱外科　臧法智　陈华江（主任医师）

久站，腰椎不能承受之"重"

有研究表明，持续站立达 2 小时与首次发生腰痛症状显著相关，但由于年龄、性别、身体情况等差异，目前学术界对"久站"的时长尚无明确界定，通常取决于人们的主观感受。当持续站立一段时间后，腰背部出现酸痛等不适感，便是腰椎在"呻吟"，需要适当休息。值得注意的是，这里指的"久站"不仅限于静态站立，有些职业活动带来的动态久站也会造成腰背部不适。

从生物力学的角度而言，人的脊柱并不是"直挺挺的一条"。正常情况下，脊柱在颈、胸、腰、骶处有 4 个生理弯曲，其中颈、腰处向前凸出，胸、骶处向后凸出。人体呈倒三角结构，头部、躯干及上肢重量都集中在腰椎上，其中，腰椎间盘所承载的压力最大。有研究发现，一个体重 70 千克的人站立时，腰椎负荷可以达到 100 千克；如果站立时保持身体前倾，那么腰椎负荷可增加至 150 千克；如果在此基础上手持重物，腰椎负荷可达 220 千克。长时间站立可能导致椎间盘压力增加，加速腰椎"老化"，甚至引起椎间盘源性腰痛。此外，习惯性不良站立姿势或偏离中立位的站姿可使分布在腰椎间盘上的力量不均匀，加剧腰痛的发生、发展，如经常弯腰、长时间保持腰部弯曲姿势等。

从腰椎局部解剖结构及人体微环境的角度而言，长期站姿不良易影响人体局部血液循环，使脊柱区域供血不足，肌肉和骨骼"营养告急"，造成肌肉、韧带过度紧张乃至损伤，引起腰痛。

三招，为脊柱健康"撑腰"

在日常工作与生活中注意以下几点，有助于呵护腰椎，缓解腰痛。

❶ 纠正不良姿势

避免久站、久坐及不良姿势，工作间隙适度活动。比较常见的在椅子或沙发上半躺的姿势不仅改变了脊柱生理曲度，还因腰部悬空导致支撑力消失，久而久之可引起椎间盘突出，故日间休息时应尽量避免无支撑的半躺。夜间睡眠时，宜选择软硬适中、保暖性好的床垫。

❷ 重视腰背肌锻炼

适当锻炼可以增强肌肉力量和耐力，促进人体血液循环，保证骨骼和肌肉等组织对营养物质的吸收，缓解腰背部肌肉疲劳。同时，强健发达的腰背肌可以提高腰椎稳定性，延缓腰椎退变。锻炼方法包括蛙泳、"小燕飞""桥式运动"等。读者朋友们可以扫描二维码，跟着我们拍摄的"长征去痛十八式"进行科学的锻炼。

"小燕飞"　　"桥式运动"

❸ 合理使用腰围

腰围可以给腰部提供较为稳定的支撑，以放松腰部肌群，起到保护作用。不过，任何部位的肌肉过度休息均可引起失用性萎缩，腰肌失用性萎缩可导致腰肌无力，加重腰痛症状。因此，腰围不宜长期使用，适用于因工作不得不久站、久坐者的腰痛急性期。**PM**

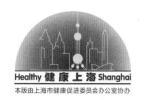

现代人生活节奏快，生活压力大，面对的心理困扰多。有数据显示，目前我国精神心理疾病的发病率已达17%。与此同时，人们也逐渐认识到精神心理健康的重要性，正以更开放、包容、科学的态度面对精神心理疾病。这一转变过程与精神心理专业人员的努力是分不开的，上海交通大学医学院附属仁济医院心理医学科主任骆艳丽就是其中的代表。她擅长为抑郁症、焦虑症、强迫症、恐惧症、睡眠障碍及躯体症状障碍等患者提供个体化诊疗方案，在临床工作之余，她和团队成员还致力于精神医学及心理学科普宣传，希望能用专业和爱心帮助更多人走出困境，活得开心一些、轻松一些。

骆艳丽：用科普抚慰心灵

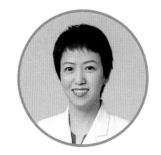

　本刊记者　王丽云

科普微电影，让更多人"看见""心病"

有这样一些人，身体莫名出现各种各样奇怪的不舒服，比如多个部位"东痛西痛"、心脏像火烧一样，反复检查却找不到原因，有时即使存在某些身体疾病，但这类疾病远不能导致他们描述的症状和严重程度。他们因难以忍受的躯体症状而反复多处就医、检查，因此很容易被身边的人误解为"作""装病"，以致更加痛苦。其实，这是一种精神障碍——躯体症状障碍，通过药物和心理治疗，绝大部分患者是可以治愈的。

为帮助人们了解这种精神障碍，让存在这一疾病的人找对就医方向，让他们身边的人多一分理解、多一分关爱，2017年，骆艳丽及其团队创作了科普微电影《无"疾"之痛——聚焦躯体症状障碍》。这部12分钟的科普微电影讲述了一名年轻男性反复发作躯体不适背后的故事：母亲的恶言相对，花样年华里的无情羞辱，与"男友"的不舍别离。原来，他的无"疾"之痛竟源于内心之痛……这部科普微电影先后于多个网络平台播放，累计点击量20多万次，先后荣获第三届上海国际科普微电影大赛"优秀科普影视作品奖"、全国"大爱精神"首届公益微电影大赛"大爱精神奖"、全国"学习十九大精神·共创健康新时代"主题医学科普视频大赛二等奖等。

科普形式多样，受益者众多

近五年来，骆艳丽牵头组织创作了多部科普视频系列，包括广受关注的科普动画片《步步惊"恐"——聚焦急性焦虑发作》、科普微电影《假面——聚焦微笑型抑郁症》等，先后获得十余个国际、国内奖项。她的科普作品形式多样，除微电影、动画片、访谈、专题讲座等视频形式外，还包括舞台剧、相声、文章等，受益者众多。比如：心理健康知识专题讲座视频涵盖了抑郁症、焦虑症、强迫症、心身疾病等常见心理问题，以及压力缓解、人际关系等重要的社会人文专题，全方面覆盖普通人群、高危人群和患病人群的需求，于爱奇艺、东方明珠移动电视（轨道交通、公交、楼宇）等多个媒体平台循环播放，点击量高达数百万。

骆艳丽告诉记者，她的患者中，有很多人是通过相关科普作品认识并正视自身问题，从而走进诊室、得到治疗的。对此，她感到很欣慰。在用科普抚慰心灵的路上，她将继续前行，她希望每个人都学会爱自己、爱别人。 **PM**

盆底肌太"紧"也不行

上海交通大学医学院附属第六人民医院妇产科　周月娣　邱雨　吴氢凯（主任医师）

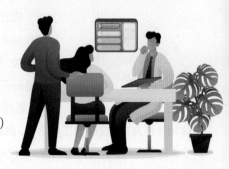

生活实例

分娩后42天，王女士来到医院进行盆底功能检查，阴道测压及盆底表面肌电检查结果显示：盆底肌张力高（紧张或痉挛）。她对此感到一头雾水：都说生娃会使盆底肌松弛，怎么肌张力会增高呢？盆底肌张力高是病吗？要治吗？

说起妊娠和分娩对盆底肌的影响，大多数人首先想到的是盆底肌松弛。殊不知，还有许多女性为"盆底肌太紧"所困扰。事实上，盆底肌高张与盆底肌松弛同属盆底功能障碍性疾病，是产后盆底损伤的常见类型，指在静息状态下盆底肌肉不能放松。很多患者对盆底高张性功能障碍认识不足或存在误区，导致治疗不及时而影响预后，需引起重视。

误区1：盆底肌松弛会影响生活质量，所以盆底肌越"紧"越好

人体就像一个精密的仪器，只有各个零件的运行参数都维持在正常范围内，才能保证仪器良好运转，盆底肌也是如此。

盆底肌高张患者的临床表现无明显特异性，主要表现为盆腔、盆底一处或多处发生急性或慢性肌肉疼痛，疼痛呈持续性或间歇性，程度不一、性质不定。一些患者可有生殖系统（如性交困难、性交痛等）、泌尿系统（如尿频、尿急、排尿困难、尿潴留等）或消化系统（如下腹部不适、肛门坠痛、便秘、里急后重等）等伴随症状，严重影响生活质量。

误区2：只有怀孕和分娩才会引起盆底肌高张，未婚未育女性不必担心

盆底高张性功能障碍的发病率约占女性群体的2%～26%。妊娠和分娩是该病发生的独立危险因素，但不是唯一致病因素。其他原因包括高龄、绝经后雌激素缺乏、存在引起腹压增高的疾病（如慢性便秘、肺部疾病）、肥胖、吸烟、精神心理状态不佳及先天遗传等。

目前，盆底功能检查已作为产褥期结束后（一般为产后42天）的常规检查项目之一。除产妇外的其他女性，当发现盆底出现疼痛、尿频、尿急等异常症状时，也应积极就医，进行盆底功能检查。

专家简介

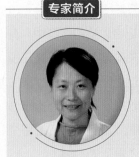

吴氢凯　上海交通大学医学院附属第六人民医院妇产科主任医师、博士生导师，中华医学会妇产科学分会盆底学组委员，上海市医学会妇产科专科分会盆底学组副组长。擅长子宫脱垂、膀胱膨出、尿失禁等的手术及保守治疗。

误区3：阴道分娩者与盆底肌高张"无缘"

在阴道分娩过程中，过度用力可使盆底肌张力骤升，出现反应性收缩。

若在分娩后，盆底肌未及时得到合理放松，也可引起盆底高张性功能障碍。

误区4："生娃"能使盆底肌高张不治而愈

妊娠期间，增大的子宫直接作用于盆底支持结构，对其"吊床"的功能"发起挑战"。首先，妊娠使腹部向前隆起、向下突出，人体正常的承重轴线前移，使腹腔压力和盆腔脏器的重力更多地寄托在盆底肌肉上；其次，妊娠期受雌激素、孕激素和松弛素的影响，盆底组织扩张、伸展，变得松弛。这两个因素协同作用，会对盆底肌造成损伤。不过，盆底肌的重塑能力极强，大多数女性在分娩后 42 天左右能恢复至孕前状态。

部分盆底肌高张者的不适症状或许可能在妊娠、分娩后缓解，但大多数患者无好转，甚至有加重趋势。值得注意的是，即使盆底肌"松""紧"相消，并不代表盆底肌恢复了健康。盆底肌弹性差是引起盆底肌高张和松弛的根本原因，只有"张弛有度"才可远离盆底功能障碍性疾病。

误区5：治盆底肌高张，主要依靠手术

盆底高张性功能障碍的治疗目标为解除盆底肌高张，使其恢复弹性。确诊盆底肌高张后，患者应及时接受规范的盆底康复治疗，而非手术治疗。盆底康复治疗包括阴道内手法按摩、盆底生物反馈训练、盆底电刺激治疗等。

● **阴道内手法按摩** 具有解痉、活血镇痛的作用。治疗前，医生会对患者的盆底肌进行评估，定位挛缩的肌肉及筋膜，并进行按压，促进盆底肌血液回流，降低患者对疼痛的敏感性。

● **盆底生物反馈与电刺激治疗** 无创、无痛，适用于各种类型的盆底功能障碍性疾病。通过低频脉冲电流刺激盆底平滑肌，促进血液微循环及淋巴回流，改善肌肉营养代谢，有助于放松盆底肌，促进其运动功能恢复。通常，患者在完成一个治疗周期后，需要再次评估盆底功能，决定后续治疗方案。**PM**

小贴士

生活中做到以下 3 点，让盆底肌"放松"

❶ 避免负重及不良情绪 保持心情愉快，避免过度紧张、焦虑等负面情绪；尽量避免搬运重物、长时间蹲坐等易引起腹腔压力升高的活动。

❷ 采取腹式呼吸 通过深且缓慢的腹式呼吸，可有效缓解盆底肌过度紧张。

❸ 巧用瑜伽球 坐在瑜伽球上并保持稳定，以充分调动身体的核心肌群，可有效缓解盆底肌松弛或高张，对缓解产后腰背酸痛也有一定作用。

专家提醒 妊娠、分娩过程可导致盆底结构松弛，也可导致盆底肌高张。盆底康复治疗是目前最有效且首选的防治措施。经过规范训练与治疗，大多数患者的盆底功能可以得到改善。

子宫，是人生的第一套"房子"。正常情况下，这套房子应该是宽敞、温暖、通透的，我们把它比作"暖宫"。不过，它也比较脆弱，当受到伤害时，可能会形成宫腔粘连，不适合宝宝生长，就像一座冰冷的"寒宫"。那么，"暖宫"和"寒宫"到底有什么区别？让我们借助现代宫腔镜技术去看一看。

透过宫腔镜 看"寒宫"

复旦大学附属妇产科医院　曹远奎　邹世恩（主任医师）

"暖宫"内部长啥样

医生使用宫腔镜沿着阴道、宫颈外口、宫颈管一路往上，进入子宫腔，在膨宫液作用下，可以清晰地看到子宫内部（如图1）。

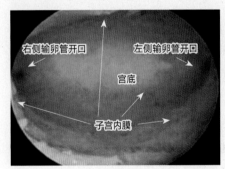

图1

❶ **子宫腔是宽敞的**　正常情况下，子宫腔的容积只有 5 毫升，但其伸缩性极强。女性怀孕后，随着胎儿在子宫里生长，足月时宫腔容积可达 5000 毫升。

❷ **子宫腔是温暖、"宜居"的**　子宫内壁附着的子宫内膜有丰富的血流通过，温暖着子宫。子宫内膜有规律地增生、脱落（形成月经），可为胚胎着床、生长提供"肥沃的土壤"。

❸ **子宫腔是上下通透的**　子宫腔往下通过宫颈内口、宫颈管到达宫颈外口，是月经血流出的通道，也是精子上行的通道。子宫腔上部两侧各有一扇"门"与输卵管相通，精子通过这两扇"门"进入输卵管，与卵子相遇、受精；受精卵再通过这两扇"门"进入子宫腔，在内膜中"扎根"、生长。

"寒宫"内部有什么变化

当感染上行至宫腔或手术创伤造成子宫内膜受损后，可能会导致宫腔粘连，使"暖宫"变"寒宫"。宫腔粘连的程度不同，症状有所差异：轻者可仅有月经量减少等表现；严重者可发生闭经、周期性下腹痛、不孕等，此时子宫腔内部就会发生明显的变化。

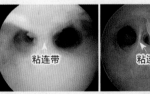

图2

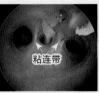

图3

图4

图5

① **不再宽敞** 原来的一个"房间"被隔成好几个"房间"，在宫腔镜下看起来好像有几只眼睛，严重的甚至如大雪封山，找不到正常的房子内部结构（如图2、3）。宫腔粘连导致子宫腔空间缩小，影响胚胎发育，可造成不孕或自然流产。

② **不再温暖、"宜居"** 子宫内膜遭到破坏，血流减少，颜色变得苍白（如图4）。病情严重者，医生在宫腔镜下甚至找不到正常的子宫内膜。如此冰冷的"寒宫"，不适合受精卵"生根发芽"。

③ **通透性受损** 输卵管口、宫颈管口被遮挡或堵塞，可使精子、卵子无法相遇，导致不孕。图4左右两侧输卵管开口都看不到，图5只看到右侧输卵管开口。宫颈管堵塞后，月经血流出不畅，会导致周期性下腹疼痛及闭经的假象。

宫腔粘连与"宫寒"有关吗

看了子宫腔内部，很多女性朋友一定会想：要保护好这套房子，不能让"暖宫"变成"寒宫"，不然就无法为宝宝遮风挡雨了。每当出现小腹冷痛、月经不调、怀不上宝宝等情况时，很多人都会想到"宫寒"。那么，宫腔粘连与"宫寒"有关系吗？

从中医学角度来说，"宫寒"是子宫受到寒邪侵犯所致，导致气滞血瘀，从而引起下腹冷痛、月经量少、不孕等症状。宫腔粘连是现代医学的名词，和"宫寒"有一些类似的症状，与"宫寒"存在"交集"，但"宫寒"包括的范围更广。

"寒宫"怎么"暖"

从中西医结合的角度分析，一些因素会引起人体正气不足，使"寒宫"病情加重。比如：心情郁闷，肝气郁结，导致气血不通，子宫内膜血流量减少；肥胖者阳气虚，容易导致排卵异常，子宫内膜不能规律增生、脱落；不好好避孕，出现意外妊娠后通过流产解决问题，使子宫内膜受到伤害；性生活不洁，造成病原微生物感染，破坏子宫内膜；等等。因此，女性朋友们首先要学会自我调节，保持心情舒畅；其次，要规律生活，饮食有节，适度运动，控制体重，纠正超重和肥胖；再次，要好好保护自己，杜绝不洁性生活，科学避孕，避免"人流"。此外，体虚怕冷者应尽量避免食用生冷、刺激食物，天气寒冷时可适当饮用红糖姜茶。

除日常自我保健外，患者可求助于医生，采用科学的方法"暖宫"。比如：选择宫腔镜治疗，将粘连带分开，还子宫腔一个完整的大空间；气血不通、长期腹部冷痛者，可在中医师指导下选择中药包热敷、中药灌肠、温针灸等，也可服用中药汤剂；月经稀少、闭经者，可经妇科检查、内分泌检查后，在医生指导下采用促排卵、激素周期治疗等方法，促进子宫内膜生长、脱落；不孕者可通过多学科会诊获得个体化治疗。**PM**

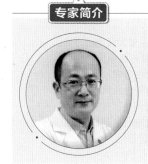

专家简介

邹世恩 复旦大学附属妇产科医院妇科内分泌与生殖医学科副主任、主任医师、硕士生导师，中国医师协会健康传播委员会委员，中国老年医学学会妇科分会青年委员会副主任委员，上海市医学会骨质疏松专科分会委员、妇产科专科分会绝经学组委员。擅长月经失调、多囊卵巢综合征、卵巢早衰、绝经综合征等妇科内分泌疾病的诊治。

教孤独症孩子学会社交、沟通

复旦大学附属儿科医院儿童保健科主任医师 徐 秀

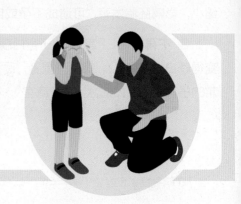

孤独症（孤独症谱系障碍）又称自闭症，是一组在行为表现上以社会交往和沟通障碍，伴随刻板的行为、狭隘的兴趣和感知觉异常为特征的神经发育障碍性疾病。它起病于儿童发育早期，影响大脑生长和发育，损害儿童社交、沟通、生活和学习能力的发展。

孤独症的核心缺陷：社交、沟通障碍

首先，孤独症患儿存在社会交往障碍。家长会发现，孩子对任何人的兴趣都不大，既不看别人，也不喜欢跟别人玩，尤其不喜欢和同龄小伙伴玩。部分病情较轻的孩子想和别的小朋友玩，却不知道怎么参与。

其次，孤独症患儿都有不同程度的沟通障碍。沟通技能不仅体现在"会不会说话"上，还涉及大量非语言沟通。

比如：一岁以内的孩子虽然不会讲话，但已具备良好沟通能力宝，他可以通过眼神变化、面部表情、手势等告诉你想要什么，或者向你发起陪他玩的社交互动。这些非语言层面的沟通技能在孤独症儿童身上尤其缺乏。伴随年龄增长，虽然有一部分患儿能开口表达需求、简单回答问题，但大部分患儿不会主动分享他的心情、感受，对事物的描述或评论，尤其是主动发起聊天、维持谈话的能力很差。

同时，对孤独症患儿学习能力的研究发现，其模仿能力和游戏能力均有所欠缺，严重影响社交互动技能发展和新技能的学习，以及想象力、问题解决能力、抉择能力和动作技能的发展。

家庭干预五步骤，提高社交、沟通技能

孤独症的核心缺陷是社交、沟通障碍，目前尚无特效药可治。不过，基于儿童发育规律和自然场景开展行为干预治疗，有助于提高患儿的社交、沟通技能。婴幼儿的社交技能发展规律是：出生后不久，先学会眼神关注和目光交流，然后出现伴随姿势动作、咿呀发声等非言语沟通技能，1岁以后向口语沟通技能发展。婴幼儿发展社交技能的主要自然场景是家庭，家长是婴幼儿每日生活中最重要和最频繁的社交对象。因此，针对孤独症婴幼儿的早期干预治疗，首推家庭早期干预，父母是早期干预治疗团队中必不可少的一员。那么，家长要学习和掌握哪些技能及策略呢？

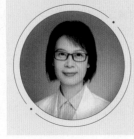

专家简介

徐 秀 《大众医学》专家顾问团成员，复旦大学附属儿科医院儿童保健科主任、主任医师、教授、博士生导师，上海市医学会儿科专科分会发育行为儿科学组副组长。擅长儿童早期发展问题、孤独症谱系障碍、学习困难及注意缺陷多动障碍等儿童营养与发育行为问题的诊治。

第一步：专注于孩子，跟随孩子的引导进入活动

具体来讲，家长想教孩子技能时，首先要调整自己的位置，坐到孩子对面，这样才能很好地观察孩子的言行举止，也方便孩子抬眼就能看到家长的表情。然后，选择孩子喜欢的游戏活动，让孩子带着家长玩。也就是说，家长要多模仿孩子合适的动作和声音，看到孩子在游戏中遇到困难，要及时提供帮助。家长要做个友好的陪伴者，尤其要管好自己的嘴——少提问、少命令孩子。

第二步：改变自己的表达方式

孤独症患儿通常很少会关注坐在对面的父母，此时家长需要改变自己的表达方式，变得对孩子有吸引力。家长要精神饱满，说话抑扬顿挫、中气足，可以将肢体动作做得夸张一点，多给孩子做示范性动作或分享展示性的语言表达。比如：孩子在低头玩车时，爸爸夸张地说话并伴随模仿动作："看！我的大车准备开过来了哦！嘟嘟嘟！"

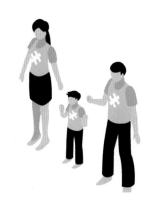

以上两步技能对提升孩子的社交参与能力非常重要：第一步，让孩子接受你参与他的活动；第二步，吸引孩子参与你的活动。

第三步：创造机会，激发学习动机

当孩子能较长时间和家长一起进行一个活动时，家长需要运用策略，创造机会让孩子主动关注家长，产生主动表达、学习和模仿的动机。常用的策略包括游戏性干扰、诱导式沟通、轮流，常用的技巧有"等一等"。这些策略和技巧能有效吸引孩子的注意，并激发其学习沟通表达和新技能的动机，非常关键。

第四步：引导孩子主动模仿

当孩子有关注家长的新动作、新词语并表现出尝试的愿望时，家长可安静地等候孩子3～5秒，给孩子充分的时间来主动模仿和表达。如果孩子做不到，家长要根据孩子的能力水平，帮助孩子完成对新动作、新词语的学习和理解。

第五步：给予孩子积极反馈

一旦孩子成功完成模仿，家长一定要及时给予积极反馈作为奖励，包括欣赏的语言，如"宝宝将积木搭上去啦"，也可以让孩子以自己熟悉的方式玩一会儿喜欢的玩具。

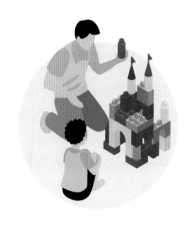

在家庭的日常活动中，提升孩子社交沟通技能、模仿游戏能力的机会非常多，上面五个步骤是家长需要经常练习的基本技能，只有多实践，才会熟能生巧。此外，家庭环境和游戏活动场景安排也非常重要：保持房间简洁干净，尽可能减少游戏活动中可能干扰孩子注意力的物品；将玩具分门别类，用收纳盒、收纳袋分装好；一个游戏活动可按照"开始活动（选择玩具和场地）、进入基本主题活动（孩子会玩的内容）、拓展丰富主题内容和技术（可以教学的新技能）、结束活动"这四部分来推进；一个活动结束后，需要将玩具等整理归位，然后再开始下一个活动，从而潜移默化地让孩子领会做事的有始有终和基本规矩，从而建立常规。**PM**

"e小白"大智慧，实时问诊助挂号

上海交通大学医学院附属第九人民医院
金文忠 徐英 戴星 王昳佳 刘隽 李钟仁 廖骞

在医院的大厅里，我们常常能听见这样的询问：

"护士，牙痛挂哪个科？为什么我挂口腔修复科不对？"

"月经不调要挂妇科，但是妇科分这么细，哪个医生才能治这病？"

"怎么还分这么多院区？哪个院区治疗腹泻比较好？"

其实，这些询问反映出许多患者就诊时遇到的常见问题——挂哪个科。

挂号难，人工智能"e小白"来解决

现在很多大医院的临床科室细分化，许多患者不了解医院分科，去医院看病不知该挂什么科；好不容易挂上号了，却发现选错专科，又要重新挂号，把宝贵的时间花在无效的往返奔波上，就医体验大打折扣。

以上海交通大学医学院附属第九人民医院的口腔科室为例，其下设有15个一级口腔科室和60个口腔专病专科。当患者出现牙痛、口腔溃疡、牙龈出血、牙列不齐等口腔问题时，通常只知道要看口腔科，对具体该挂什么细分科室毫无头绪，容易出现挂错号、浪费时间等情况。

为帮助患者解决此类看病困扰，上海第九人民医院自2014年起全面开展门诊预约服务，并在其微信服务号"上海第九人民医院"（sh-9hospital）中推出"微自助"互联网医疗预约服务，积累了丰富经验，拥有大量精准服务对象。近期，由医院信息部门牵头，

在"微自助"栏目中试点开展"e小白"智能客服项目。历经8个月的试用、修订和完善，从2023年3月起，"e小白"正式为患者提供分诊、预约、挂号、住院咨询、解答医保问题、提供院内导航和查看检查检验报告等服务。

【操作示范】

在微信中搜索"上海第九人民医院"，找到对应的微信公众号后，进入并点击下方"微自助"选项。等到跳转页面加载完毕，就能看到一个可爱的机器人浮标——智能客服"e小白"（图1）。

图1 "e小白"2D、3D形象均已申请知识产权

3大功能，教您玩转"e小白"

"e小白"能为患者提供哪些帮助？患者又该如何使用呢？

【操作示范】

点击"e小白"的浮标头像，显示屏上会出现"Hi，我是AI智能助理e小白，我可以为你解答以下问题"的弹窗提示栏，列出7类咨询服务入口（图2）。

> Hi~我是AI智能助理e小白，我可以为你解答以下问题
>
> ◎ 智能导诊　◎ 智能问答　◎ 挂号问题
> ◎ 就诊时间　◎ 医保指南　◎ 住院须知
> ◎ 检验报告

图2 "e小白"服务功能

"e小白"的算法模型通过大量数据训练后已相对成熟，能够很好地适应上海第九人民医院的科室体

系。截至目前，它已经学习掌握了35万条科室分诊数据，支持235个专科、专病导诊，具备针对各个科室精细化导诊的能力。以口腔疾病为例，"e小白"深度学习了现有口腔科室就诊范围内的症状和疾病，以及各个科室就诊的门诊病历，做到知症、知病、知科，导诊准确率已达到91.17%。

❶ 智能导诊，精准挂号

"e小白"的"智能导诊"功能可以结合病情为患者推荐合适的科室与匹配的医生，帮患者顺利挂上正确的门诊号，优化解决患者就医时"知症不知病、知病不知科"的难题。

【操作示范】

在图2页面点击"智能导诊"按钮，该系统便跳出导诊指引界面（图3），患者可如实选择性别、年龄、部位、症状等项目，"e小白"就会自主追问，并以图文结合的方式，帮助患者剖析病情原因，推荐就诊科室，同时提供预约入口和推荐医生等服务，辅助引导患者完成挂号。

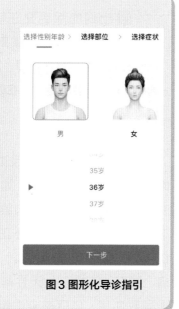

图3 图形化导诊指引

❷ 院区推荐，方便就医

"e小白"的"院区推荐"功能，可以减少患者选择院区、科室、医生的迷茫和压力。例如：上海第九人民医院目前共有三个院区——位于黄浦区的南部院区、位于宝山区的北部院区和位于浦东新区的浦东院区，间隔距离较远，患者一旦走错，就相当误时、误事，尤其是一些较为严重或紧急的病症，若不能及时诊治，可能加重病情、增加患者的痛苦。"e小白"已完成不同院区科室数据的全面联通，可以根据患者的主要诉求，主动识别其所在地，为患者推荐距离最近的院区和科室，进一步自助完成挂号。

❸ 各类咨询，实时解答

除帮助患者解决挂号问题外，"e小白"对患者的帮助也将贯彻于后续的就医过程中，为患者提供"7×24小时"不间断的实时服务，解答医保、住院、体检等相关问题。通过设置直观的咨询导航栏，"e小白"为患者提供了常见就医场景和相关问题的分类索引，方便患者直观了解、快速查询需要咨询的业务，做到"常见问题随时查、热门问题快速查、模糊问题智能查"。以下举例介绍其中一些咨询功能的使用方法。

● 医保咨询

【操作示范】

在图2页面点击"医保指南"按钮，系统会跳出大多数人时常关心的医保问题，如"牙齿美白可以用医保吗""外省医保患者如何办理住院""办理大病医保在哪盖章"等，点击其中某个问题，就能快速获取答案。

● 检验报告咨询

【操作示范】

在图2页面点击"检验报告"按钮，系统为患者准备了常见的检验、检查报告相关问题，如"检查、检验报告在哪取""想取消检查，如何退费""拿到了检验报告，看不懂，该怎么办"等，点击即可获得"e小白"的快速解答。

患者也可以在下面的对话框中直接输入关键词，咨询其他问题，不必担心自己的用词不够专业、表达不够清晰，"e小白"会智能联想到相关问题，帮助患者快速找到咨询问题的贴切答案。

"e小白"集智能咨询、导诊和预检三大功能于一体，是强大的人工智能便民服务工具，也是患者身边的"就医管家"。自2022年8月上线试用起，截至2023年2月底，其人工智能导诊功能已累计为患者提供4.68万次专业科室推荐服务，人工智能问答功能已累计解答患者问题8.86万次。接下来，上海第九人民医院将会持续更新迭代"e小白"服务功能，优化导诊和问答模型，为人工智能赋能就医服务体系探索新路径、开创新模式。PM

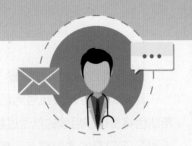

大众 + 导医

专家门诊时间以当日挂牌为准

问 老年男性排尿次数过多怎么办

我今年 70 多岁,有多年前列腺增生病史,长期服药。半个月前开始,排尿次数显著增多,1 小时左右就需要排尿 1 次,有时还会尿裤子,我应该怎么办?

答:由于肾脏功能减退,老年人夜间排尿次数和尿量会增加。一些老年男性合并前列腺增生,排尿次数增加更为明显:从夜间排尿次数增多,逐渐变成白天排尿次数也增加,还可能合并排尿困难。

若排尿次数在短期内显著增加,不到 1 小时就会排尿 1 次,甚至 10 多分钟或几分钟就需要排尿,有些老人来不及上厕所,还会"尿裤子"。出现这种情况时,要当心尿潴留。尿潴留指膀胱不能排空储存的尿液,尿液在膀胱内蓄积,导致膀胱有效容量减少。出现尿潴留后,从肾脏内排出的尿液首先会撑大膀胱、增加膀胱容量,同时会增加排尿次数。例如:正常情况下,膀胱存满 300 毫升尿液后排尿 1 次,每人每日产尿 1200 毫升,需要排尿 4 次;发生尿潴留后,每次排尿后膀胱会残留 200 毫升尿液,实际仅能排出 100 毫升,即每日需要排尿 12 次才能排出 1200 毫升尿液;如果残留 250 毫升尿液,每次排尿只有 50 毫升,每日需要排尿 24 次。当膀胱撑大达到容量极限后,

尿液会控制不住直接流出,即尿失禁。身体较瘦的人可在下腹部摸到鼓包,做彩超检查可以确诊尿潴留。

尿潴留患者需要做尿液引流。常用方法是从尿道插尿管,有时也会采用从下腹部打孔插管(膀胱造瘘)引流尿液。

问 出现血尿后又正常了,要不要看医生

我今年 50 多岁,平常身体很好,没得过什么大病。前两天突然出现血尿,尿液像洗肉水,但排尿通畅,没有其他不适。现在尿色正常了,要不要去医院检查?

答:血尿分为肉眼血尿和镜下血尿。肉眼血尿指肉眼可见尿液颜色变化,如洗肉水样、鲜红色和酱油色等;镜下血尿是指肉眼看尿色正常,但显微镜下可看到红细胞数量高于正常值。血尿多由泌尿系统疾病引起,如各种肾炎、肾病,泌尿系感染、肿瘤、结石、结核和先天性畸形等。全身性疾病也可能导致血尿,包括感染性疾病、发热、血液病、自身免疫性疾病、心血管疾病等。有些人服用活血药物,如阿司匹林、氯吡格雷等,也可能出现血尿。平时运动量小的健康人,突然加大运动量也可能出现功能性血尿。

血尿有时是严重疾病发出的信号,特别是中老年人,出现肉眼血尿需要去医院排查尿路肿瘤,如膀胱癌等。中老年人无痛性肉眼血尿是典型尿路上皮肿瘤的表现,最常见的是膀胱癌;尿路上皮肿瘤血尿会间断发作,即使血尿消失也不能放松警惕,需要及时就医。

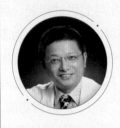

许清泉 《大众医学》专家顾问团成员,北京大学人民医院泌尿外科主任医师、教授。长期从事泌尿外科临床工作,擅长泌尿系微创手术,尿路结石及肿瘤、前列腺增生、肾积水、输尿管狭窄等疾病的诊治。

问 发现肾囊肿，是否需要手术

前两天肚子疼，彩超检查发现右肾有个直径9厘米的大囊肿。我有点害怕，需要手术吗?

答：肾囊肿是长在肾脏的水泡，也称肾囊性疾病，表现多种多样，可以单个，也可以多个，严重的多囊肾患者整个肾脏像一大串葡萄。囊肿可以突出肾外，也可以完全位于肾内，分多种类型。肾囊肿形成的原因尚未完全弄清，部分肾囊肿与遗传因素有关，如多囊肾。多数肾囊肿患者没有不适，少部分患者可能继发肾结石；继发囊肿出血或感染时，可能出现腰腹部不适或疼痛等症状。

普通肾囊肿一般不会癌变，但少数肾癌的表现类似肾囊肿。对怀疑癌变的患者，医生一般需要借助超声、CT或磁共振等影像学检查来进行区分，根据囊肿壁结构对肾囊肿进行分级。打个比方，肾囊肿和我们住的房子差不多，四周有墙体，不同之处在于囊肿是密闭的，里面充满液体，没有门，和外界不相通。判断囊肿有没有癌变主要看墙体结构是不是均匀，有没有鼓包。如果囊肿的壁出现不均匀增厚，甚至鼓包，要考虑癌变可能。

普通囊肿，如果没有不适，可以观察，定期检查。肾囊肿较大导致腰腹部不适或继发出血或感染者，可接受囊肿去顶或穿刺引流的治疗。经评估具有较高可能为恶性的复杂肾囊肿或考虑囊肿癌变的患者，应积极手术治疗。

问 肾积水可不可以观察随访

前两天单位组织体检，我被发现左肾积水，该怎么办?

答：肾积水实际上是"肾积尿"，主要是由于各种原因造成排尿管道不通畅，导致尿液无法顺利从肾脏排泄而淤积，表现为肾内外排尿管道增宽、扩大。这种现象与地震等地质灾害造成的"堰塞湖"有点相似。持续的肾积水可能会造成肾功能损害。

出现肾积水，需要进一步排查原因并评估肾功能。造成肾积水的原因较复杂，大致可分为先天因素和后天因素。先天因素有先天性排尿管道狭窄及膀胱输尿管反流等，此类患者通常发现较早，甚至在胎儿期就能诊断。后天因素包括尿路结石、输尿管良性和恶性肿瘤、尿路狭窄、前列腺增生等。此外，邻近输尿管的疾病也可能导致肾积水，如肿瘤压迫输尿管等。

轻度肾积水有时找不到确切原因，对肾功能没有损害，一般仅需要定期检查，观察肾积水有无变化。显著的肾积水通常都能找到明确的原因，患者可能伴有肾功能损害，要加以重视，应根据病因进行治疗，切不可置之不理，以免延误治疗，甚至使患肾失去功能，导致严重后果。

问 血PSA明显升高，会不会是前列腺癌

我今年62岁，验血化验发现前列腺特异抗原（PSA）显著升高，这种情况要不要紧?

答：前列腺特异抗原是前列腺上皮细胞分泌的一种蛋白酶，进入血液中以游离PSA和结合PSA两种形式存在，这两种形式的PSA都可以由血液化验检测到。PSA是前列腺特异性指标，但不是前列腺癌的专属指标，前列腺增生、前列腺炎等疾病也可能导致血PSA升高。血PSA水平还受多种因素影响，如年龄、前列腺体积、前列腺指诊、插尿管及膀胱镜检查等。前列腺癌变后，血中PSA持续升高，故血PSA被广泛应用于前列腺癌筛查，还可用于评估前列腺癌治疗效果。中老年男性若血PSA显著升高，需要去医院做相关检查，排除前列腺癌。**PM**

从"我害怕"到"我想做"

上海市妇幼保健中心副主任医师　朱丽均

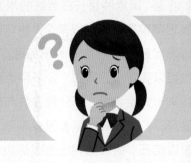

青春故事

对八年级女生小欣来说，新增的生理卫生课程让她既好奇又渴望。最近，老师给大家普及了"加速消除宫颈癌"的知识，建议女生们现在就打HPV（人乳头瘤病毒）疫苗，以预防宫颈癌。这下，班级里炸开了锅。和其他女同学一样，小欣的顾虑也不少：害怕疫苗有副作用，初中生就接种疫苗会遭人笑话，父母不支持，等等。

—— 妇女保健诊室 ——

心存疑惑的小欣与同学结伴来到妇女保健诊室咨询。起先，我引导她分析自己害怕的原因。小欣说，害怕"疫苗有副作用"是因为自己上网查过，有人说打针后会有各种身体不适。我告诉她，这些信息缺乏科学性和专业性。另外，害怕"初中生就接种疫苗会遭人笑话"，是因为她不完全了解预防接种的作用。至于害怕"父母不支持"，是因为她从未就此事征求过父母的意见，并不知晓父母的态度，只是想当然。

其后，我让她回想小时候父母带她接种疫苗的情景。小欣想起上幼儿园时，父母经常带她去社区卫生服务中心接种疫苗，每次打针，只要她不哭闹，父母都会奖励她爱吃的巧克力或棒棒糖，打针后身体也没什么不舒服。这些证据都说明："疫苗是安全的""我们每个人从小就开始接种预防各种疾病的疫苗""我根本就不用害怕"。

接着，我给她普及了预防宫颈癌的相关知识：宫颈癌是女性发病率较高的恶性肿瘤；幸运的是，宫颈癌是目前唯一一个可以通过接种疫苗来预防的恶性肿瘤；HPV疫苗已上市十几年，安全可靠；在一些发达国家，几乎所有适龄女孩都会接种；等等。听完我的介绍，小欣终于放下了担忧，询问了HPV疫苗的种类、价格和最佳接种年龄段，并打算回家跟父母商量后就去接种。

—— 专家建议 ——

小欣在生理卫生课上听到老师建议接种HPV疫苗的信息后，自己上网查询了相关信息，对HPV疫苗产生了误解，也未征求父母的意见。庆幸的是，她有很强的求知欲，通过咨询改变了自己的想法，由"我害怕"转变为"我想做"。

世界卫生组织于2020年提出《加速消除宫颈癌全球战略》，全球100多个国家共同参与，希望通过该项计划的实施于本世纪末消除宫颈癌。这一全球战略目标可概括为"90-70-90"，其中的第一个"90"就是到2030年90%的女孩在15岁之前全程接种HPV疫苗。9～15岁的女孩或还没有性生活的女性，尽早接种HPV疫苗可以更早获得抗体保护，是世界卫生组织首先推荐接种的人群。

目前，我国广大中学生及其家长对HPV疫苗的认识不足，需要"医校联合"，提供更多、更广的宣传和咨询。**PM**

李先生长期排便稀烂、不成形，不过每天一次，很有规律。他有些纳闷：这算不算腹泻呢？到医院做了胃肠镜检查，没有发现异常。这种情况正常吗？需要治疗吗？

大便稀，健脾胃

⬛ 上海中医药大学附属龙华医院脾胃病科主任医师 朱凌宇

"大便稀"，属于"泄"

腹泻的明确定义是：一天排便超过 3 次或大便质量超过 200 克，其中含水量超过 80%。调查表明，大便不成形的情况下含水量大多会超过 80%，且质量常超过 200 克，因此即便次数不多（≤ 3 次／日），也属于腹泻。

腹泻属于中医"泄泻"的范畴，其中大便溏薄者称为"泄"，大便如水注者称为"泻"。可见，"大便不成形""大便稀溏"都属于"泄"。

脾虚是内因，湿邪是外因

泄泻的原因可概括为"脾虚湿盛"。一方面，脾虚是内因，脾虚失运，水谷不化精微，湿浊内生，混杂而下，引起腹泻。另一方面，湿邪入侵是外因，湿邪容易困脾，损伤其功能，所以《黄帝内经》说"湿盛则濡泄"。"脾虚""湿盛"两个因素会互为因果，循环往复，导致病程缠绵。因此，长期泄泻者不仅要健脾，还要化湿。

健脾化湿，参苓白术

参苓白术散是治疗脾虚泄泻的经典方，来自宋代官方药典《太平惠民和剂局方》，现在市面上很多治泻中成药中都有它的影子。该方由人参、白术、茯苓、甘草、山药、薏苡仁、扁豆、莲肉、砂仁、桔梗等药组成，其中山药、薏苡仁、扁豆、莲肉等都属于药食同源之品，可见其药性十分温和。

方中人参、白术、茯苓、甘草补气健脾，山药、薏苡仁、扁豆、莲肉补脾渗湿，共用可加强健脾化湿的作用。此外，该方巧用砂仁化湿醒脾，对脾胃有很强的振奋作用；桔梗的作用是升清，因为清气不能升发也会导致泄泻，即"清气在下则生飧泄"。

药膳食疗，健脾止泻

● **扁豆莲子薏苡仁粥** 取粳米 50 克，白扁豆、莲子、薏苡仁各 20 克，党参 10 克，浸泡 2～3 小时；先将党参加水煮沸，再将白扁豆、莲子、薏苡仁、粳米一起放入，煮至黏稠为佳。此粥健脾化湿止泻，适合精神欠佳、腹部受寒或过食生冷容易泄泻的虚寒泻者。

● **姜糖饮** 取鲜姜 15 克（或干姜 6 克）打碎或切碎，加入红糖 30 克，用沸水冲泡，温服。每日 1～2 次，泻止为度。此饮温中祛寒、缓痛止泻，适合腹部受寒或过食生冷而致大便溏薄、臭味不甚、腹痛喜温的寒泻者。

● **益脾饼** 取白术 30 克、干姜 6 克，用纱布包扎后放入锅中，下红枣 250 克，加水适量，先用武火煮沸，后用文火熬煮 1 小时左右，除去药包、红枣核，把枣肉搅碎成泥；取鸡内金 15 克，粉碎成细末，与面粉 500 克混合均匀，加盐、水适量，和成面团；将面团分成若干小团，做成薄饼，在锅内放入油，用文火将饼烙熟即成。此饼健脾益气、开胃消食，适合食欲不振、食后胃痛、慢性腹泻等患者。

按摩法，健脾胃

此外，按摩法也有健脾止泻的作用。可逆时针摩腹 5～6 分钟，按揉中脘、天枢、大横、足三里等穴各 1 分钟，总计 10 分钟左右，早、晚各 1 次。🅿🅼

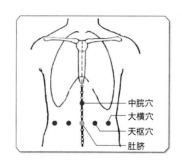
中脘穴
大横穴
天枢穴
肚脐

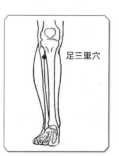
足三里穴

我们常用"红光满面"来夸奖一个人容光焕发、面色红润。相反，与之一字之差的"油光满面"却是形容人的皮肤油腻、不干净的贬义词。

清热祛湿，不做"油腻男女"

上海中医药大学附属龙华医院感染科主任医师　张　玮

"大便稀"，属于"泄"

如今，"油腻男"已成为部分中年男性的一个标签，这部分男性表现为大腹便便，伴有口气、大便臭秽等，往往是因为肝胆脾胃湿热内蕴，湿浊日久熬成痰，瘀滞体内，导致"油腻"外形缠身。

当然，"油腻"不是男性的专利，许多女性也有皮肤出油严重的困扰。中医认为，肝脏与情志密切相关，相较于男性，女性更容易产生情绪波动，从而导致肝气郁结，郁而化火。肝火上炎可表现为多种皮肤问题，如头面部出油、黄褐斑、痤疮等；肝火与湿相结，可扰动冲任，表现为月经不调，经血色深、量多或淋漓不尽，白带增多、色黄黏稠或有腥臭味，外阴瘙痒，等等。

湿热内蕴为"油腻"原因

头面部出油大多为湿热内蕴所致。从自身角度来说，可分虚实两种：虚者，平素脾胃运化不好，导致消化不良，郁久化成湿热；实者，饮食不规律（过食辛辣、生冷、寒凉、肥甘厚腻的食物），加之运动减少，导致湿热内生。

从环境角度来看，长期生活在潮湿地区或由于工作原因需要水下作业的人，外界"湿气"易于侵入皮肤，深入体内。如南方的梅雨季节，雨水连绵、气候潮湿，人易患湿邪为主的病证。湿邪易伤脾阳，导致脾气不能正常运化而气机不畅，脾胃之气损耗，加之人体长期处在湿热偏盛的环境中，久而久之形成湿热体质。这类人群多表现为面部出油增多、易生痤疮和湿疹、体形偏胖、精神不振、脾气急躁、口中黏腻、食欲不振、腹胀、大便黏腻、小便色黄有异味等。

规律作息，少食辛辣

除正确护肤外，"油光满面"者还需注意日常饮食和生活习惯。

● **清淡饮食少辛辣**　饮食宜清淡，三餐定时，戒烟酒，少吃或不吃热性食物，如羊肉、黄鳝、韭菜、韭黄、榴莲、荔枝、芒果等，辣椒、花椒、胡椒等辛香料，以及火锅、烧烤、油炸食品，等等；可多吃其他水果、蔬菜，以及薏苡仁、冬瓜、玉米须、赤小豆等祛湿之品。脾胃虚弱者可多吃益气健脾、消食化滞的食物，如山药、小米、玉米、南瓜、莲子、板栗、扁豆、粳米、黄豆、黑豆、赤豆、白扁豆、番茄、胡萝卜等；少吃辛辣刺激的食物，如咖啡、辣椒、浓茶等；少吃生冷食物，如雪梨、冷饮等。

● **规律作息多运动**　养成良好的生活习惯，规律作息不熬夜，保证睡眠充足，保持心情愉快，适当增加运动，如练习八段锦等强身健体，均有助于改善"油光满面"的湿热体质。

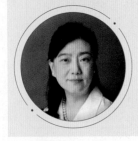

专家简介

张玮　《大众医学》专家顾问团成员，上海中医药大学附属龙华医院感染科主任、主任医师、博士生导师，中华中医药学会感染病分会副主任委员、肝胆病分会副主任委员，上海市中医药学会理事、感染病分会主任委员、内科分会副主任委员兼秘书长。

辨部位，选药膳

其实，"油光"有时并不"满面"，有些人鼻头及鼻翼易出油，有些人两侧脸颊易出油，有些人前额易出油，等等。中医理论中，面部各区域与人体脏腑相对应，从面部的主要出油部位及伴随症状，可判断湿热侵袭人体的具体部位（见图），从而进行相应的食疗保健。

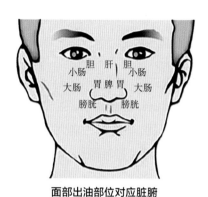

面部出油部位对应脏腑

① 脾胃湿热

这类人群的主要出油部位在鼻头及鼻翼，往往伴有口气重、胃脘不适、恶心厌食、大便黏、舌苔黄腻等症状。

推荐药膳

● **薏苡仁粥** 取薏苡仁、粳米各 60 克，盐、香油适量；将薏苡仁洗净、捣碎，粳米淘洗后，同入煲内，加水适量，共煮为粥；粥熟后，调入盐、香油。便秘者及孕妇慎用此粥。

② 肝胆湿热

这类人群的主要出油部位在两眉间稍下，鼻梁及其左右处，常伴有肝区不适甚至胀痛、乏力、口苦、食欲差、恶心、脾气急躁等症状，严重者可出现皮肤、面目微微发黄。

推荐药膳

● **荠菜鸡蛋汤** 取荠菜 250 克，鲜鸡蛋 1 个，盐适量；将荠菜洗净、切段，鸡蛋去壳打匀，用清水煮成汤，加盐调味；温热服食。此汤可佐餐食用，但感冒发热者不宜食用。

● **菊花绿茶饮** 取菊花、槐花、绿茶各 3 克，放入杯中，冲入沸水，密闭浸泡 5 ～ 10 分钟，时时饮用。此茶饮较为寒凉，适用于肝火旺所致头痛目胀、眩晕耳鸣、心中烦热、口苦易怒、小便短黄者；脾胃虚弱（如饭后易腹胀、大便偏稀或腹泻）者慎用。

③ 肠道湿热

这类人群的主要出油部位在面颊中央，往往伴有口干、口渴、腹痛、腹泻、里急后重（便意频繁但排便不畅）、肛门灼热、便后不爽、大便脓血或色黄而臭、小便短赤、舌苔黄腻等症状。

推荐药膳

● **鱼腥草饮** 取新鲜鱼腥草 250 ～ 1000 克，捣汁，用温开水冲服；或干鱼腥草 30 ～ 60 克，浸泡 2 小时后煮沸，去渣饮用。需要注意的是，鱼腥草煮沸后即可关火，不宜久煎。

④ 膀胱湿热

这类人群的主要出油部位在鼻尖以下人中部位及前额正中，常伴有尿频尿急、尿道灼痛、尿黄短少、小腹胀闷、舌苔黄腻等症状。

推荐药膳

● **滑石粥** 取滑石 20 克，粳米 50 克，白糖适量；将滑石敲碎后用纱布包裹，3 碗水煎至 2 碗水，取出布包，过滤；粳米洗净后入煲，注入滑石药液，加水适量，武火煮沸后，改文火煮成粥；加入白糖调味，温热食用。孕妇、脾胃虚寒、滑精及小便多者不宜服用此粥。

⑤ 脾虚湿困

这类人群表现为面部、头发出油，伴有头痛、头晕、浑身乏力、爱睡觉、睡觉时流口水、耳内潮湿、大便黏腻不爽等症状。

推荐药膳

● **赤小豆鲤鱼汤** 取赤小豆 100 克，鲤鱼 1 条（250克左右），生姜 1 片，盐、味精、料酒、食油适量；将赤小豆洗净，加水浸泡半小时；鲤鱼留鳞，去内脏，洗净；起油锅，煎鲤鱼至两面金黄；加适量清水，放入赤小豆、生姜、料酒，先武火煮沸，改文火焖至赤小豆熟，调入盐、味精即可。此汤没有特殊禁忌，每周可食用 3 次。

满脸出油者属于湿热较重，以上食疗药膳均可选用。**PM**

蜜饯中的"安蛔"药

山东中医药大学 丁兆平

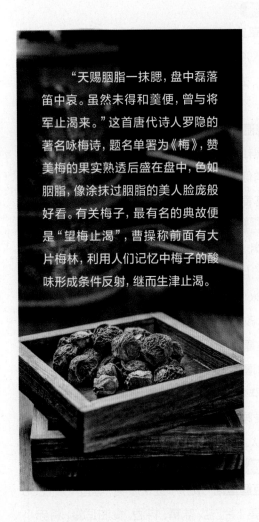

"天赐胭脂一抹腮，盘中磊落笛中哀。虽然未得和羹便，曾与将军止渴来。"这首唐代诗人罗隐的著名咏梅诗，题名单署为《梅》，赞美梅的果实熟透后盛在盘中，色如胭脂，像涂抹过胭脂的美人脸庞般好看。有关梅子，最有名的典故便是"望梅止渴"，曹操称前面有大片梅林，利用人们记忆中梅子的酸味形成条件反射，继而生津止渴。

望之止渴，用之入药

梅子酸甜开胃，不仅是一种食用佳果，更是一味治病的良药。早在《神农本草经》中，梅子就已被列为药用佳品，当时以"梅实"为名，后世将其称为"乌梅"。乌梅具有非常明显的酸敛之性，中医认为其味酸、涩，性平，归肝、脾、肺、大肠经，可起敛肺止咳、涩肠止泻、生津止渴、安蛔止痛等功效。过去人们受寄生虫病所扰，其中蛔虫病尤为多见，医圣张仲景专门创制了以乌梅为主药的经典名方乌梅丸，可安蛔，也可用于治疗久痢。

历史上有不少名医都对乌梅药用有宝贵的经验。南宋名医张杲在《医说》中记载，曾鲁公患久痢下血，病情绵延上百天，号称"国手"的名医都没能治愈，后来按照民间草药方，以盐水乌梅肉一枚研烂，配合茶与醋服用，一啜而安；一位患有下痢出血的大臣，用乌梅、灶心土，打粉茶调，服后立效。清代名医刘鸿恩，自号为"知梅学究"，识梅、用梅经验独到。他以乌梅四物汤（乌梅、当归、熟地黄、白芍）治疗消渴病；以乌梅甘草汤（乌梅、甘草）治胃气痛；更创用"独梅汤"，用大乌梅5个煎汤，加白糖冲服，以治久痢体虚；等等。

药食两用，制备有时

"一川烟草，满城风絮。梅子黄时雨。"欲问何时梅子熟，梅黄恰逢梅雨时。古人谆谆告诫，乌梅入药时，不仅药材要好，制备时节也要恰当，在其"核初成时摘取"是制备乌梅须掌握的要点。每年5月间，采摘将要成熟的绿色果实加以熏制，待其变成黑色即可入药。

等到7月，梅子成熟，既可鲜食，又可做成各种酸甜可口的梅干、梅酱、话梅、酸梅汤等，其中以煎汤饮用最为常见。取乌梅250克、山楂150克，洗净后入锅，加清水 5000 毫升，先用大火煮沸，转文火煎煮1小时，去渣取汁，加适量糖与桂花，冷藏后饮用，可生津止渴、去烦解暑。因乌梅具有酸敛之性，酸梅汤并非人人宜饮用，感冒表邪未解、咳嗽多痰、经期妇女、刮痧治疗后者不宜饮用；消化性溃疡、胃酸过多者，以及胃黏膜娇嫩的儿童，也不宜长期大量饮用。**PM**

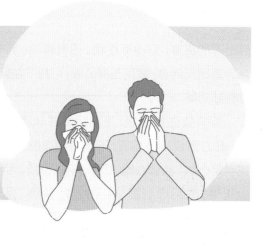

春夏之际，风为主气，身体虚弱、卫气不固、免疫力低下的人尤其易感风邪。《黄帝内经》记载"正气内存，邪不可干""邪之所凑，其气必虚"，体质虚弱者，抵御外邪的能力就减弱。若肺虚，则邪气"想进就进"，且无法被迅速排出，导致感冒要么隔三岔五，要么绵绵不断。所以防外感要注重"扶正"，邪去正亦安，正胜邪亦退。

春夏防外感，竖起"玉屏风"

上海中医药大学附属曙光医院呼吸内科副主任医师 徐贵华

三味中药，扶正祛邪

说起扶正祛邪，玉屏风散是中药方剂中的"代表方"，出自元代医家危亦林所著的《世医得效方》一书。中医方剂里，素有"玉屏组合少而精，芪术防风鼎足行"之说，意指玉屏风散药味少而精，仅由黄芪、白术（炒）、防风三味中药组成。

其中，黄芪与白术以扶正为主，防风以祛邪为主。诸药配伍，补中兼疏，寓散于收，共奏益气固表止汗、扶正祛邪之功。表虚自汗之人服之，能益气固表以止汗泄；体虚易感之人服之，可扶助正气、增强体质，提高机体抗邪能力。

● 黄芪是健脾补气药的代表，可补气升阳，益气固表。于内可大补脾肺之气，于外可固表止汗，适合治疗肌表卫气不固导致的体虚盗汗，是方中的"主打药物"。

● 白术为方中辅药，能帮助黄芪加强益气固表之效，并有燥湿利水、健脾、止汗、安胎等功效。二药合用，使气旺表实，汗不能外泄，风邪不易内侵。

● 防风遍行周身，可上清头面七窍，内除骨节疼痹、四肢挛急，故被称为"治风之仙药"，有祛风解表、胜湿止痛之功。无论是风寒还是风热感冒，均可使用。

可防外感，益气益肺

现如今，经现代工艺加工而成的玉屏风颗粒已在药店中十分常见，适用于平素易感冒、出汗、气短乏力的人群和健康人预防外感，可帮助抗过敏、抗疲劳、增强人体免疫力；还能治疗症状轻微的早期感冒，比如伤风后出现的鼻塞、怕冷等症状。患有哮喘、肺心病等基础疾病者，服用玉屏风散，可益气益肺、改善肺功能。

但需要注意的是，玉屏风散并非诸证皆宜。此方适合气虚感冒，不适合阴虚感冒（症见手足心热、头昏心烦、口干、干咳少痰、舌红少苔等）或阳虚感冒（症见怕冷、头痛、骨节酸冷疼痛、面色苍白、语音低弱、手脚冰凉、舌淡胖苔白等）。且其适用于轻症，一旦感冒症状已经很明显，就不再适用。▣

在外感风寒早期，出现鼻塞、打喷嚏、流清涕、咽喉干痒、咳痰清稀色白等表现时，可用生姜葱白汤、葱白豆豉汤、淮山药糊、红糖姜汤、香菜根葱白水等；伴呛咳、干咳者可用白糖化橘红饮、烤橘子以缓解症状。中成药可选择感冒清热颗粒、正柴胡颗粒等。

在外感风热早期，出现发热重、头痛、鼻塞、浊涕、口干口渴，伴有咽喉红肿痛、咳痰色黄等症状，可用萝卜皮白菜根水、凉拌牛蒡丝、牛蒡薄荷饮、白糖拌西红柿、鱼腥草梨皮水、果菊清饮等食疗方以缓解症状。中成药可选择疏风解毒胶囊、双黄连口服液等；若有咽痛表现，可用蒲地蓝口服液；伴胃火症状，可用蓝芩口服液。

日常生活中，过食辛辣、油炸、烧烤等高热量食物，也容易造成胃肠积热，上蒸于肺，继而引发呼吸疾病。因此，要减少摄入以煎、烤、炙等方式烹饪的高热量食物，做到饮食多样化、均衡搭配，合理添加水果、牛奶等。

水是维持人体正常代谢和生命活动所必需的物质，约占人体重量的 2/3，可见其重要性。《淮南子》中记载："天下之物，莫柔弱于水，然而大不可极，深不可测……上天则为雨露，下地则为润泽。"强调水具有"万物弗得不生，百事不得不成"的重要性。

现今，关于"健康饮水"有许多说法，如每天八杯水、起床一杯温水、多喝热水等。不同体质的人是否适合同一种饮水标准？饮水是否越多越好？

日饮"八杯"，并非标准

水在人体内始终保持着"进""出"的动态平衡，年龄不同、代谢速度不同，对于饮水的需求也有所不同，"每天八杯水"的说法并不适合所有人，不用勉强自己强行"达标"。《中国居民膳食指南（2022）》建议，在温和气候条件下，低身体活动水平成年男性每天水的适宜摄入量为1700毫升，女性每天水的适宜摄入量为1500毫升。而处在青春发育阶段的青少年，身体需要的饮水量比其他年龄人群要多。

健康饮水，需进出平衡

《饮膳正要》指出："善养性者，先渴而饮，饮勿令过。"不等到口渴才喝水，是一种生活理念与习惯的养成。若是人感到口渴之后才饮水，身体已经处于慢性缺水状态，此时饮水已是身体在"自救"。

另有一部分人不管自己是否口渴，总想着多喝水，这样也不一定正确。《寿世青编》云："饮不可过，过则湿而不健。"饮水入胃，着重在于人体是否能将水液接受、消导，做到"无滞留"。这不仅依靠肾的气化之力"把关"，还取决于脾胃运化能力。水进入胃中，依赖脾气运输。许多脾虚者运化水湿的功能下降，饮水过多

先渴而饮，饮勿令过

重庆医科大学中医药学院教授　洪 蕾

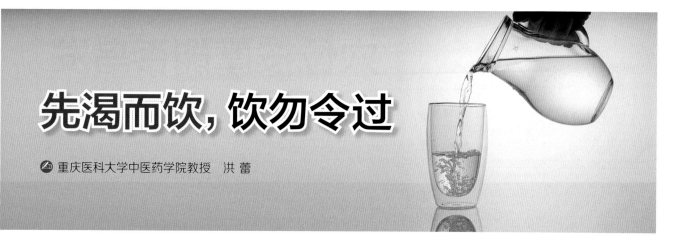

反而会出现眼皮、面部水肿等表现。水饮滞留的部位不同，相应症状也有所不同。若湿邪阻碍中焦，导致津液不能上承、口燥咽干。此时越喝水，水液停阻越重，越觉口渴，宜理气化湿、顺畅津液，方可缓解。

"花式"饮水，可适当"加料"

关于饮水的种类，也有众说纷纭：有说喝温水，有说凉水，有说喝茶……人们大多认为"晨起喝温水"为宜。此外，季节不同，人体对于饮水"温""凉"的适应度也不同。因此，饮用何种温度的水，宜根据胃的承受能力而定，喝着舒适，无负担感即可。部分人觉得白水无味，可在水中"加料"，饮茶饮汤。

生姜蜂蜜茶

"冬吃萝卜夏吃姜"，生姜蜂蜜茶是夏季晨起的好饮料。老姜切细丝，用开水冲泡，待水温适当时加入蜂蜜，既制约姜的辛辣，又有助于护胃。

萝卜排骨汤

白萝卜素有"土人参"之称，生消熟补，生吃有利水、利尿的消导作用，平衡水饮出入；熟吃炖排骨汤，适合冬春季节"进补"。

冰糖柑姜茶

冰糖柑、脐橙、柚子等具有辛散活血、行气、解郁之效。果品本身自带甘甜口感，洗净、带皮切片（柚子需要去掉外果皮）后滚煎热服，具有轻宣肺气的功效；还可酌情加入姜丝、红糖或冰糖等，对感冒初期、疫毒初感、咽喉不适者均有一定缓解作用。

中医重视辨证施养，"适合"也是饮水的原则。宜依据季节燥湿、寒温状态（因时），依据地区环境干湿地貌（因地），依据人体的代谢能力、适应度（因人），来选择最适合的喝水方式。

许多年轻人喜饮冷水、冰水。其实，中医理论认为血液有"得寒则凝、得温则运"的特点。胃中饮食在阳气作用下运化，凉性饮食徒增蒸腾雾化的负担，日常养生保健还是宜多进温热饮食。**PM**

网上有传言称，经常按摩小指可使白发慢慢变黑，并言之凿凿地分析：小指上的"指肾穴""指命门"有补肾的作用，可治疗白发。白发变黑发，真有这么简单吗？

穴位按摩能否乌发

上海中医药大学附属岳阳中西医结合医院
皮肤科　郭菲　李欣（副主任医师）

血液充、肾气足，头发黑亮润泽

健康的头发茂密乌黑、蓬松柔软、富有弹性，不但可以保护头皮，还能增加美感。中医理论认为，头发为"血之余"。意思是说，头发的光泽和健康有赖于血液的充养，血盛则发润，血衰则发枯。头发黑亮、润泽是血液充盈的表现。

中医理论还指出，肾主骨髓，其华在发。若血气盛，则肾气强；肾气强，则骨髓充满，故发润而黑。若血气虚，则肾气弱；肾气弱，则骨髓枯竭，故发变白也。

揭示了肾精、肾气是人体生长、发育、成熟直至衰老的关键，更是参与头发生、衰、泽、枯的重要环节。通过观察头发的色泽、疏密，可以了解肾气的盛衰和精血的盈亏。肾精充盛，髓海盈满，头发得肾精之荣养，发浓密、有光泽；反之，肾精虚衰，发失所养，则头发枯槁、易落变白。青壮年时期肾气充盛，头发茂密、强韧且黑润；久病、年老、先天不足者，肾气亏虚，则毛发稀疏、枯槁且脆弱。

五脏病、经络滞，头发枯槁变白

除肾外，心、肝、肺、脾等脏腑气机失调，导致气血瘀滞，血液不能上荣于头皮，也会导致脱发、头发变白。其中，肝主疏泄，心主血脉，肺主宣发和肃降、主皮毛，若心、肝、肺气机失调，则气血不能荣养毛发，多见于长期焦虑、精神压力大、抑郁悲观等人群。肝肾同源，互生互化；若肝肾虚损，则毛发失养，多见于久病、

产后等人群。脾主运化，为气血生化之源；若脾失运化，则气血生化无源，导致毛发失养，枯槁变白，多见于久病不思饮食、过度减重等人群。

头发变白的病因诸多，肝肾失调、气血精虚损为主要原因，治疗多以补益气血、补肾填精为主；若为脏腑气机失调，则以疏肝健脾宣肺等为主要治则。

按摩可保健，治疗须综合

毛发的生长与五脏功能的平衡密不可分，经络沟通脏腑，是全身气血运行、营养物质运送的主要通道。若脏腑功能失调，势必影响经脉中气血精微物质的运行，日久导致络脉不和，影响毛发健康。手指穴位按摩能改善局部经络通畅，可作为日常保健方式，但白发病

因复杂，要想从根本上实现乌发的目标，不太现实。

中医治疗白发，须从整体上辨证论治，可通过中药内服及外洗、针罐联合、芳香疗法、头皮穴位按摩等多种方式调养脏腑气血，使五脏功能平衡、经络荣畅，方可保证毛发健康生长。**PM**

重症肌无力是一种自身免疫性神经肌肉疾病，表现为骨骼肌无力、易疲劳，症状"晨轻暮重"，活动后加重、休息后减轻，八成以上患者首先累及眼外肌，表现为对称或非对称性上睑下垂和（或）双眼复视。重症肌无力的全球发病率和患病率逐年增长，我国的发病率约0.68/10万人年。

重症肌无力患者体内常有一种叫"乙酰胆碱受体抗体"的致病物质，该物质会使神经与肌肉间的传递功能发生障碍，引起肌肉无力。

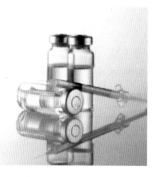

用错抗菌药，重症肌无力"雪上加霜"

北京大学第三医院药剂科　易湛苗（副主任药师）　王可

由于存在肺功能障碍及免疫功能紊乱，且多使用免疫抑制剂治疗，重症肌无力患者易发生肺部感染。抗菌药是抗感染治疗的"主力军"。而一些具有神经－肌肉传导阻滞作用的抗菌药物可能引起重症肌无力患者症状加重，严重者可发生肌无力危象，危及生命。有研究显示，重症肌无力患者对慎用抗菌药物的知晓率较低，因抗菌药物使用不当导致病情恶化的情形也时有发生。通常，患者应慎用如下几类抗菌药物：

● **氨基糖苷类**　如庆大霉素、新霉素、妥布霉素等，常用于革兰阴性菌感染的治疗。氨基糖苷类抗菌药具有神经－肌肉传导阻滞作用，不仅能抑制乙酰胆碱释放，还能竞争性抑制乙酰胆碱去极化作用（使肌肉不能收缩）。

● **喹诺酮类**　如环丙沙星、左氧氟沙星、莫西沙星等，是常用的一类广谱抗菌药物。美国食品药品监督管理局在此类药物的说明书中做了"黑框警告"，提示此类药物可能会加重重症肌无力症状。

● **大环内酯类**　如阿奇霉素、克拉霉素、红霉素等，常用于治疗革兰阳性菌感染。其影响神经肌肉传导的机制与氨基糖苷类、喹诺酮类药物类似。

● **多黏菌素类**　此类药物对肋间肌的神经－肌肉传导阻滞作用明显，其机制可能与阻滞乙酰胆碱释放有关。

● **四环素类**　如土霉素、四环素、米诺环素、替加环素等。土霉素、四环素可加重肌无力症状，但目前已较少应用；米诺环素、替加环素对重症肌无力症状的影响较轻，必要时可酌情使用。

● **其他药物**　当克林霉素与抗肌无力药物（如胆碱酯酶抑制剂等）合用时，可导致后者药效减弱。使用伏立康唑、两性霉素B等抗真菌药可能加重肌无力症状。**PM**

专家提醒

重症肌无力患者在日常生活中应避免受累、受凉，减少易引起疲劳的不必要活动，注意手卫生，尽量避免去人员密集的场所。当出现发热、寒战、咳嗽、胸闷等肺部感染表现或其他感染症状时，必须立即就医，并告知医生重症肌无力的病史及用药情况。在抗感染治疗过程中，患者应密切监测重症肌无力症状是否出现变化，如发生肌无力加重，甚至呼吸困难等异常症状，须立即告知医生。

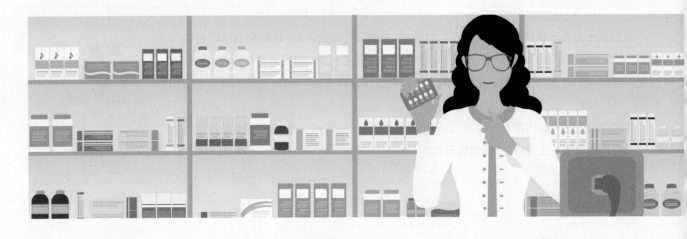

一药有两名，该记住哪个

华中科技大学同济医学院附属同济医院药学部　石依姗　方建国（主任药师）

合理用药的第一步是买对药、用对药。无论在医院还是药店，患者"点名"开药、买药的情况都不少见。但是，因药品普遍存在一药多名、多药"同名"的现象，故患者常常说不清自己想要的到底是什么药，甚至因记错药名而买错药。那么，面对药品包装上的不同名称，到底该记住哪个呢？

药品名分"通用名"和"商品名"

通用名，是指中国药品通用名称，由药典委员会按照《药品通用名称命名原则》组织制定并报相关部门备案的药品的法定名称，是同一种成分或相同配方组成的药品在中国境内的通用名称，具有强制性和约束性。因此，凡上市流通的药品的标签、说明书或包装上，必须用通用名称，其命名应当符合《药品通用名称命名原则》的规定，不可用作商标注册。

商品名，是指药品生产企业为新生产的药品所起的名称，其与药品通用名称及其构成元素不同。根据国家相关要求，药品商品名称应当符合《药品商品名称命名原则》的规定，并得到国家药品监督管理部门批准后方可使用。药品商品名称的使用范围应严格按照《药品注册管理办法》的规定，除新的化学结构、活性成分的药物，以及持有化合物专利的药品外，其他品种一律不得使用商品名。同一药品生产企业生产的同一药品，成分相同但剂型或规格不同的，应当使用同一商品名称。

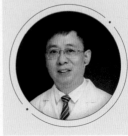

专家简介

方建国　华中科技大学同济医学院附属同济医院药学部副主任、主任药师、博士生导师，湖北省中西医结合学会药物专委会副主任委员，湖北省中医药学会中药专委会副主任委员，湖北省药学会中药天然药专委会副主任委员。

很多人们耳熟能详的药品名称，大多是商品名，如白加黑、拜新同、格华止、立普妥等，它们的通用名分别是氨酚伪麻美芬片 / 氨麻苯美片、硝苯地平控释片、盐酸二甲双胍片、阿托伐他汀钙片。

为什么一种药会有两种名字

通用名是药品的化学名称，具有唯一性。具有相同通用名的不同药品，其有效成分是一样的。为何药品还可以有商品名呢？有两方面原因：一方面，药品生产厂家用好听、好记的商品名标识自己的产品，可以和其他企业生产的同种药品区别开来，同时也便于宣传；另

一方面，有些药品的通用名太过专业、晦涩，不利于人们理解和使用，商品名可以弥补这一缺点。

通用名相同、商品名不同的药品之间，可以替换使用。比如：服用立普妥调脂治疗的患者去医院复诊开药时，如果医院暂时没有这种药，医生会根据立普妥的通用名"阿托伐他汀钙片"，推荐其他通用名相同的药品，如阿乐（阿托伐他汀钙片）、尤佳（阿托伐他汀钙胶囊）等。

该记住通用名还是商品名

对自己所用的药品，该记住哪个名字呢？

一般来说，如果通用名字数较少（如 6 个字以内），可以记住通用名。一方面，一种药物只有一个通用名，比商品名更为准确。买药时，可以在很多具有这一通用名但商品名不同的药品中，综合各方面因素加以选择。另一方面，

有些药品的商品名很相似，容易发生混淆，导致买错药。例如："安博维"是厄贝沙坦片，"安博诺"是厄贝沙坦氢氯噻嗪片；"阿乐"是阿托伐他汀钙片，而"之乐"是普罗布考片。如果通用名太长，不容易记住，或者需要使用特定厂家生产的某种药品，可以只记住商品名。

分清通用名和商品名，是用药安全的一项基本内容，能省去就医过程中的很多麻烦，避免因重复用药引起不良反应。此外，很多通用名相同而商品名不同的药品，价格可能相距甚远，认清其"本质"还有助于省钱。

怎么区分通用名和商品名

为避免大家只看商品名而不看通用名，减少药物购买和使用差错的发生风险，药名的展示大有学问。

国家相关规定要求：药品的通用名应当显著、突出，其字体、字号和颜色必须一致；药品的商品名不得与通用名同行书写，其字体和颜色不得比通用名更突出和显著，单字面积不得大于通用名单字的 1/2；药品标签使用注册商标的，应当印刷在药品标签的边角，含文

字的，单字面积不得大于通用名单字的 1/4。

简单地说，通用名一般是药盒上字最大的名字，认准了这个名字，十有八九不会买错药、用错药。**PM**

> **小贴士**
>
> 本文说的通用名和商品名都是西药范畴的概念，中成药没有通用名和商品名的区别。因为中成药非单一化学成分组成，其通用名的命名不同于化学药，所以中成药目前没有商品名，只有通用名。购买中成药时，只需要考虑价格、品牌等因素。

快来看看！"年度订阅奖"获奖名单里有您吗？

为回馈广大订阅读者对本刊的支持与厚爱，"年度订阅奖"获奖名单已出炉！下列50位幸运读者获得由《大众医学》资深编辑精心挑选的价值180元的健康图书大礼包1份，内含5本科普图书，附赠《大众医学》原创设计口罩10个。

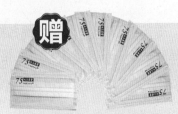

赠

《大众医学》原创设计口罩

科普图书（6选5，随机）

健康图书大礼包

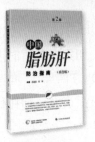
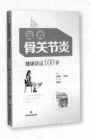
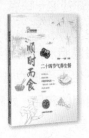
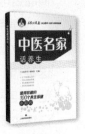
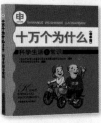
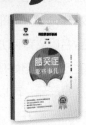

《中国脂肪肝防治指南（科普版）》　《远离骨关节炎 健康活过100岁》　《顺时而食 二十四节气养生餐》　《中医名家话养生》　《十万个为什么（老年版）》　《腰突症那些事儿》

"年度订阅奖"获奖名单

陈玉锦（黑龙江）	崔顺龙（上海）	蔡一波（上海）	陈其林（江苏）	陈富尧（安徽）	岑乃明（广东
范长喜（江苏）	郭玉珍（上海）	盖保华（浙江）	韩海斌（上海）	胡兴礼（江苏）	黄骏先（安徽
何长学（广东）	黄方培（四川）	季磊（上海）	季佳妮（上海）	李克勤（辽宁）	陆蕙蕙（上海
吕仁序（山东）	马智谋（上海）	马丽丽（海南）	马英杰（云南）	倪仌（上海）	浦惠黎（江苏
石定（上海）	施燕（上海）	施铁强（福建）	师治贤（陕西）	唐四喜（河北）	汤晓冬（黑龙江
陶培源（江苏）	唐敦图（江苏）	王伟莉（上海）	王璐佳（上海）	吴贤波（福建）	王红（湖北
谢学明（山西）	肖绍道（上海）	薛沪春（上海）	徐昱（江苏）	于为（北京）	郁子冲（上海
严碧瑜（上海）	杨永德（江苏）	张海生（河北）	朱存子（上海）	郑均（上海）	张裕洪（上海
张彩花（山东）	张长有（广西）				

爱眼、护眼，重点关注"一老一小"

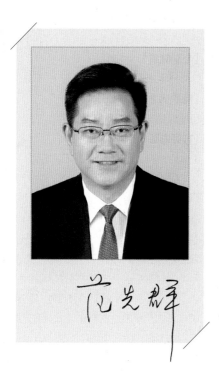

范先群，中国工程院院士，著名眼科专家，上海交通大学副校长，上海交通大学医学院院长、附属第九人民医院眼科学科带头人，国际眼科科学院院士，英国皇家眼科学院院士，爱丁堡皇家外科学院荣誉院士，中国医学科学院学部委员，教育部长江学者特聘教授，上海交通大学讲席教授。

眼健康涉及全年龄段人群、全生命周期，不同年龄段高发的眼病不同，需要采取不同的防治措施。《"十四五"全国眼健康规划（2021—2025 年）》提出，坚持预防为主、防治结合的基本原则，关注儿童青少年、老年人两个重点人群，聚焦近视等屈光不正、白内障、眼底病、青光眼、角膜盲等重点眼病。为提高全民眼健康水平，须聚焦重点人群、重点眼病，尤其要关注"一老一小"的眼病防控。

我国近视患者已超过 6 亿，最易受近视影响的是儿童和青少年。2020 年我国近视专项调查结果显示，全国儿童青少年总体近视率为 52.7%，且随着年龄增长，近视发病率逐渐增加，初中生为 71.1%，高中生为 80.5%。值得注意的是，在近视学生中，10%

为高度近视。虽然现在有很多方法可以矫正近视，但目前近视是无法治愈的，近视并发症（如黄斑变性、视网膜脱离等）严重影响眼健康。

近视预防极其重要。现在儿童青少年普遍存在看电子屏幕时间长、近距离用眼多、户外活动少、读写姿势不良等情况。家长应帮助孩子养成健康的用眼习惯，遵循"3 个 20"护眼法则：近距离用眼 20 分钟，向 20 米外远处眺望，眨眼 20 次。对已经发生近视的孩子，家长应采取有效干预措施，延缓其近视度数加深，控制近视发展，督促孩子注意用眼卫生、加强户外活动、在医生指导下使用低浓度阿托品眼药水或角膜塑形镜等。

到了老年，则进入眼病的又一高发期，会出现许多与年龄相关的眼病，如白内障和黄斑变性等，这些眼病严重影响老年人的视力和生活质量。很多老年人认为，年纪大了，视力下降是正常衰老的表现，不必太在意。实际上，老年人应主

动关注自己的视力健康，若出现视物模糊、视力下降、眼胀痛等问题，及时去医院就诊，以便及早发现问题、及时治疗。比如：患有白内障的老年人，若视力下降到影响日常生活和工作，可进行手术治疗，恢复视力，改善生活质量；患有糖尿病的老年人，在控制血糖的同时，还要注意定期进行眼科检查，关注眼底病变情况等。

当然，除了关注"一老一小"外，中年人常见的干眼症、视疲劳、老视等，亦不容忽视。早期诊断、早期治疗是改善视力的"不二法则"。

"眼健康"是一项系统工程，需要个人、家庭、医疗机构、社会和政府"多方合力"。作为上海首批授牌的"院士科普基地"、上海市眼健康促进中心所在地，我们将积极推进眼健康科普、人群干预和自我管理等眼健康促进工作，为不同年龄段人群提供爱眼、护眼科学指导，为提高人民群众的眼健康水平努力奋斗。**PM**

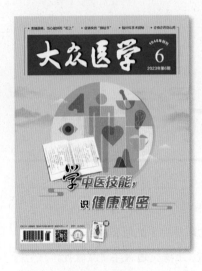

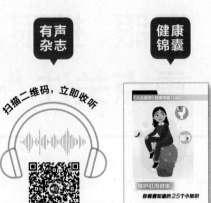

扫描二维码，立即收听

有声杂志

健康锦囊

大众医学
官方微信公众号

特别关注

学中医技能，识健康秘密

　　不少人有过看中医时的"神奇经历"，认为中医师好像只通过简单的观察和询问就能说出就诊者的健康状况。事实上，中医讲究"见微知著"，认为"有诸内者，必形于外"，细微之处的表现在一定程度上反映了整体的健康状况。中医师是如何从患者的日常表现窥探其"健康秘密"的？而人们留意身体的哪些小细节，也可以对自身健康更加了解呢？

本期封面、内文部分图片由图虫创意提供

健康随笔 ▼

1 爱眼、护眼，重点关注"一老一小" /范先群

热点资讯 ▼

4 上海癌症患者五年生存率达56%等
/本刊编辑部

特别关注 ▼

6 学中医技能，识健康秘密
/周雪梅　刘国萍　程亚伟
冯 明　钦丹萍　李文涛

名家谈健康 ▼

20 2022版乙肝防治指南新"肝货"
/孙亚朦　贾继东

专家门诊 ▼

[诊室迷案]
23 会消失的"肺结节" /顾宇彤

[心脑健康]
24 脑外科手术探秘 /王旭阳

[糖尿病之友]
26 患糖尿病，当心被猝死"盯上" /王建华

[有医说医]
28 进食后脸肿，竟是唾液腺结石"捣乱"
/俞创奇

[秒懂医学]
30 被厌弃的"关节鼠" /高英健　岳冰

[特色专科]
31 陌生的常压饱和氧疗 /张奕
32 另类"结核病"——非结核分枝杆菌病
/刘一典　沙巍
34 破解乳腺癌复发之"谜团" /初钊辉
36 保卫前列腺，不能"躺平"了之 /虞永江
38 盆腔痛久治不愈，别漏查静脉
/金杰　曲乐丰

营养美食 ▼

[饮食新知]
40 发芽燕麦片的"真面目" /王磊

[饮食风尚]
41 高血压食养"三不同" /赵勇
42 椰子水"家族"，谁更"健康" /刘少伟

[食品安全]
44 初夏又逢梅雨，当心病从口入
/刘方珉　吴春峰

品质生活 ▼

[预防有道]
46 带你认识环境友好型消毒剂 /凌志毅

轻松订阅

★ 邮局订阅：邮发代号 4-11
★ 网上订阅：www.popumed.com（《大众医学》网站）/ http://item.zazhipu.com/2000399.html（杂志铺网站）
★ 上门收订：11185（中国邮政集团全国统一客户服务）
★ 本社邮购：021-53203260
★ 网上零售：shkxjscbs.tmall.com（上海科学技术出版社天猫旗舰店）
★ 微信订阅：扫描右侧二维码，在线订阅

微信订阅

大众医学®（月刊）

2023年第6期 *Dazhong Yixue*

48　投影设备：用好护眼，用错伤眼
　　　　　　　　　　　　　　/蒋晶晶　朱鸿
50　双酚类物质：值得警惕的环境雌激素
　　　　　　　　　　　　　　/杨隽

[追根问底]
52　如何将"不速之客"拒之门外　/范明秋
54　"糖友"运动，怎样才科学
　　　　　　　　　　　　　　/成玮　马海峰

[颜值课堂]
55　卸妆后，洁面有无必要/陈锦纯　邹先彪

[居家康复]
56　护足、锻炼，助踇外翻康复　/唐占英

[健身运动]
58　预防跑步伤，你的"姿势"对不对
　　　　　　　　　　/薛博士　吴菁　周志鹏

[心事]
60　孩子厌学，父母找找自身原因
　　　　　　　　　　　　/林越瑞　刘华清

[趣说心理]
62　和萌宠一起上班是怎样的体验
　　　　　　　　/史奇淼　张歆磊　孟慧

[健康上海]
★上海市健康促进委员会合作专栏
64　崔松：医声相伴，照见生命　/王丽云

健康管家 ▼

[青春健康]
★上海市计划生育协会合作专栏
65　当青春期撞上"多囊"　/张晓华

[女性保健]
66　四方因素，"催生"子宫内膜癌　/李伊然

[男性健康]
68　私处长"疙瘩"，有哪些可能
　　　　　　　　　　　　/徐敏　车雅敏

[亲子育儿]
70　乳牙间隙大，不全是坏事
　　　　　　　　　　　　/周媛　郑黎薇
72　孩子身体不好，疫苗怎么打　/叶颖子

[大众导医]
74　早签约、早获益，家庭医生有话说
　　　　　　　　　　　/林丽燕　顾翔宇

中医养生 ▼

[保健]
76　中药内服外敷，提高淋巴瘤疗效　/沈伟
78　亦食亦药话山药　　　　　　　/袁颖

[岐黄医术]
80　清热解毒≠抗病毒　/胡微微　具紫勇

[身边本草]
82　调味料中的燥湿药——草果　/朱剑敏

[外治良方]
83　古老的中医外治法——取嚏　/张晓丹

[杏林解语]
84　七情内伤　　　　　　　　　/陈四清

用药宝典 ▼

[家庭用药]
86　治过敏性鼻炎，用药莫随意
　　　　　　　　　　　/叶晓芬　金美玲

健康锦囊 ▼

89　维护肛周健康，你需要知道的
　　　25个小知识

顾问委员会

主任委员　王陇德　陈孝平
委　员　（按姓氏拼音排序）
陈君石　陈可冀　曹雪涛　戴尅戎
樊嘉　范先群　顾玉东　郭应禄
黄荷凤　廖万清　陆道培　刘允怡
郎景和　宁光　邱贵兴　邱蔚六
阮长耿　沈渔邨　孙燕　汤钊猷
王正国　王正敏　汪忠镐　吴咸中
项坤三　曾溢滔　曾益新　赵玉沛
钟南山　周良辅　庄辉

名誉主编　胡锦华
主　编　贾永兴

编辑部
主任/副主编　黄慧
副主任　王丽云
文字编辑　刘利　张磊　莫丹丹
　　　　　　蒋美琴　曹阳
美术编辑　李成俭　陈洁

主　管　上海世纪出版（集团）有限公司
主　办　上海科学技术出版社有限公司

编辑、出版　《大众医学》编辑部
编辑部　（021）53203131
网　址　www.popumed.com
电子邮箱　popularmedicine@sstp.cn

邮购部　（021）53203260

营销部
副总监　夏叶玲
客户经理　潘峥马骏
订阅咨询　（021）53203103
　　　　　　13816800360
广告总代理　上海高精广告有限公司
电　话　（021）53203105

编辑部、邮购部、营销部地址
上海市闵行区号景路159弄A座9F-10F
邮政编码　201101

发行范围　公开发行
国内发行　上海市报刊发行局
国内邮发代号　4-11
国内统一连续出版物号　CN 31-1369/R
国际标准连续出版物号　ISSN 1000-8470
国内订购　全国各地邮局
国外发行　中国国际图书贸易总公司
　　　　　　（北京邮政399信箱）
国外发行代号　M158

印　刷　杭州日报报业集团盛元印务有限公司
出版日期　6月1日
定　价　15.00元

88页（附赠32开小册子16页）

大众医学 —— Healthy 健康上海行动 Shanghai 指定杂志合作媒体

《健康上海行动（2019—2030年）》提出18个重大专项行动、100条举措，将为上海2400多万市民筑牢织密一张"生命健康网"，全方位、全周期、全领域维护与保障市民健康。市民健康水平和健康城市能级的不断提升，需要全社会、全体市民共同参与和努力。《大众医学》作为健康上海行动指定杂志合作媒体，邀您与健康结伴同"行"。

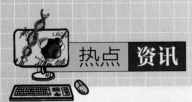
上海癌症患者五年生存率达 56%

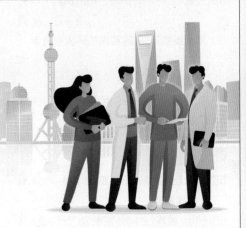

由于人口老龄化和生活方式变化等原因，癌症已成为影响国家经济社会发展的重大公共卫生问题。在上海，占发病前三位的癌症依次是肺癌、大肠癌和甲状腺癌。近些年来，上海市持续开展肿瘤防治的健康教育和健康促进，提高市民防癌抗癌的意识和能力，癌症患者五年生存率达 56%，十多年来呈稳步增长趋势。

自 2013 年起，上海市持续开展社区大肠癌筛查。筛查出的大肠癌患者中，早期比例达 46%，比未参加筛查的大肠癌患者早期比例高 30%，筛查工作效果显著。随访结果显示：2013—2015年通过社区筛查检出的大肠癌患者，五年生存率达 84.66%，较同年全市 50 岁以上大肠癌患者生存率高21%，大大延长了大肠癌患者的生存期。据悉，上海将继续实施"社区居民大肠癌筛查"工作，向 40 万居民提供免费的大肠癌筛查服务，推动早日实现"50 岁以上人人参加一次大肠癌筛查"的目标。

全球约六分之一成年人受不孕不育症影响

世界卫生组织近期发布报告称，全球有约六分之一的成年人受不孕不育症影响，已成为一个全球性的重大卫生挑战。这些患者迫切需要可负担且高质量的生育保健服务。报告显示，不同地区之间不孕不育症患病率差异较小，高收入国家的终身患病率为17.8%，低收入和中等收入国家为 16.5%。

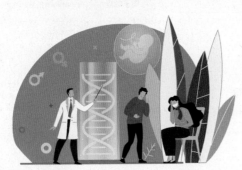

三项研究入选中国 21 世纪重要医学成就

在近期举办的中国医学发展大会上，以下三项研究入选中国 21世纪重要医学成就。一是发明血浆 DNA 无创性产前诊断技术：开创了利用第二代基因测序检测胎儿三大染色体疾病新途径，为产前筛查领域带来巨大变革；二是创立序贯通气新疗法及急性肺损伤干预新策略：创立有创－无创序贯通气疗法，提出无创机械通气干预急性肺损伤新策略，成为临床广泛应用的技术方法；三是创建第三代全磁悬浮式人工心脏：自主研发全球最小第三代全磁悬浮式人工心脏，引领人工心脏手术技术、行业标准和临床应用指南制定，建立技术团队规范化培训、临床质量控制、术后患者管理和随访体系。

核桃补脑，确有其事

核桃富含单不饱和脂肪酸和 α－亚麻酸（ALA），是常见的坚果之一。中医认为核桃能补中益气、补肾健脑。近期有研究发现，核桃确实具有"补脑"作用，连续 6 个月补充核桃可提高青少年血液中 α－亚麻酸浓度，改善持续注意力与流动智力（在创新条件下推理、分析和解决新问题的能力）。国际脂肪酸和脂类研究学会推荐，成年人每天应摄入 500 毫克 n-3 脂肪酸，每天吃两个核桃就能补充人体所需的 n-3 脂肪酸。

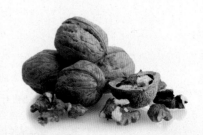

缺水或会"变傻"

水分对于维持人体生理功能至关重要，甚至在延缓衰老和退化过程中也起着关键的作用。近期，西班牙研究人员发现，缺水状态会影响认知表现（尤其是在执行功能和注意力控制方面），在水分摄入充足时，注意力和短期记忆更好。此外，缺水状态与整体认知功能的大幅降低有关，在老年人和脑功能下降风险较高的人群中，充足饮水对维持身体和大脑健康尤为重要。

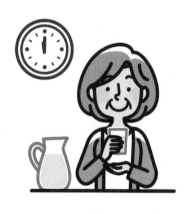

巴西拟建全球最大"蚊子工厂"

近期，非营利组织"世界蚊子计划"宣布，将与巴西公共科学机构合作，在巴西建造全球最大的"蚊子工厂"。该工厂将于2024年开始运营，每年将产生50亿只被细菌感染的蚊子，并在未来10年里在巴西多个城市释放，以保护7000多万人免受登革热等蚊媒传染病的侵害。这种蚊子携带沃尔巴克菌，感染的雄蚊与自然界的雌蚊交配后，雌蚊所产的卵不能发育，无法繁育下一代；感染的雌蚊交配后仍可产卵，但会把沃尔巴克菌传给后代。持续释放感染沃尔巴克菌的蚊子，可通过蚊虫不育来控制其数量，从而达到防控蚊媒传染病的目的。

抗感染药不良反应报告数量最多

近期发布的《国家药品不良反应监测年度报告（2022年）》显示，国家基本药物监测总体情况基本保持平稳，抗感染药不良反应报告数量仍居于首位，占总体报告数量的28.0%；其次分别为肿瘤用药、心血管系统用药、镇痛药、电解质酸碱平衡及营养药等。2022年严重药品不良反应/事件涉及的化学药品中，报告数量最多的为肿瘤用药，占35.1%；其次是抗感染药，占27.8%。

从药品不良反应涉及患者年龄来看，14岁及以下儿童患者占比再次出现下降，总体安全性依然良好；65岁及以上老年患者占比仍然呈现升高趋势，提示临床应持续加强对老年患者的安全用药管理，关注用药风险。

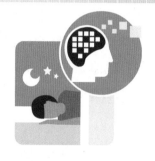

睡眠有助于清理大脑"缓存"

睡眠是人体的一种修复过程，可以缓解疲劳。近期，挪威奥斯陆大学的研究人员发现，在人清醒时，大脑神经元中的DNA双链断裂显著增多，随着DNA损伤的增加，睡眠的需求也会增加；当DNA损伤积累到某个值时，会触发睡眠冲动，在睡眠过程中促进DNA修复，减少DNA损伤，清除大脑活动产生的"废物"。

"耳背"与痴呆症密切相关

近期，山东大学齐鲁医学院的研究人员发现，听力损失或是痴呆症的潜在可调控风险因素。相较于听力正常者，未佩戴助听器的听力损失者患痴呆症的风险增加42%，而佩戴助听器的听力损失者风险并未增加。听损人群接受听力补偿（如佩戴助听器），可能是降低患痴呆症风险的潜在方法。PM

（本版内容由本刊编辑部综合摘编）

　　不少人有过看中医时的"神奇经历"，认为中医师好像只通过简单的观察和询问就能说出就诊者的健康状况。事实上，中医讲究"见微知著"，认为"有诸内者，必形于外"，细微之处的表现在一定程度上反映了整体的健康状况。中医师是如何从患者的日常表现窥探其"健康秘密"的？而人们留意身体的哪些小细节，也可以对自身健康更加了解呢？

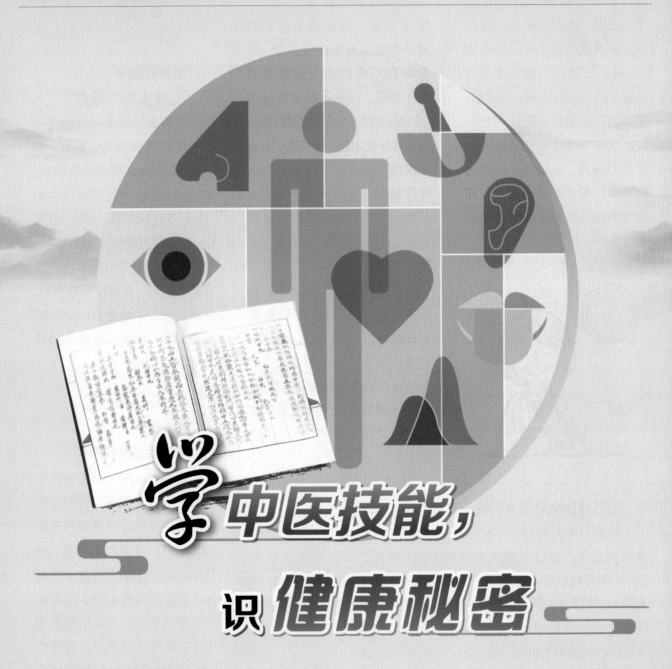

学中医技能，识健康秘密

策划　本刊编辑部
执行　曹阳
支持专家　周雪梅　刘国萍　程亚伟
　　　　　冯　明　钦丹萍　李文涛

察颜观色知气血

🖊 安徽中医药大学中医学院教授　周雪梅

中学语文课本中有一篇文章《扁鹊见蔡桓公》，讲述的是扁鹊初次见到蔡桓公，便告知"君有疾在腠理，不治将恐深"。虽然蔡桓公坚称自己无疾，但疾病确已逐渐从腠理深入。故事中的扁鹊之所以知道蔡桓公的病情，便是通过中医的"望诊"法。

望诊是中医"望闻问切"四诊法之首，《难经》认为，"望而知之谓之神"。为什么望诊可以诊察疾病？中医认为，人体内在的疾病可以反映于外，我们可以根据外在的表现，司外揣内，来判断身体是否健康。

生活中，老朋友见面经常会互相夸赞对方"最近气色很好"。什么是"气色"呢？每个人皮肤的颜色都有所不同，有的偏黄，有的偏白，有的偏黑，一生基本不会出现太大变化，可能会因生活、运动、季节、饮食而稍有改变。黄种人面色微黄、红润有光泽，就是老百姓常说的健康"气色"。

人在生病时，除了面部颜色发生改变，还会失去光泽，变得暗淡、晦暗、枯槁，这都是"气色"的变化。面部色泽是脏腑精气的表现，不仅可帮助判断身体健康与否，还可以判断病情的轻重及预后。

面色改变，有关病性

面色发红

一般为热证。外感病邪时，如果满面通红，大多是发热或高热的表现，是因邪热亢盛、血行加速、面部脉络扩张、气血充盈所致。如果经常午后或傍晚两颧潮红，往往是虚热的表现；若同时伴有形体偏瘦、五心烦热、口燥咽干、大便偏干、小便少、舌红苔少，是因阴虚阳亢、虚火上炎所致。

面色发白

多因气血不足或寒证所致。如面色发白伴唇、舌、爪甲色淡，头晕乏力及懒言懒动等，可能是气血不足、不能上充于面部脉络所致；如伴有怕冷，多为寒证，由于寒性凝滞、脉络收引、血行不畅所致；若面色白而虚浮，中医称之为㿠白，则是阳虚水停、泛溢肌肤所致。

面色发黄

多由脾虚或湿邪所致。黄而瘦为萎黄，多见于脾胃气虚，中医认为，脾为后天之本、气血生化之源，脾胃虚弱、气血不足、机体失养可致面色萎黄；黄而胖多由于脾虚运化能力下降、水湿内盛而致，多伴有形体偏胖、头身困重、舌胖、苔滑或苔腻等表现；面、目、全身肌肤色黄多见于肝胆病证。

面色发青

见于气滞、血瘀、寒证、疼痛、惊风等病证。人们常说"气得脸发青"或"生气时，铁青着脸"，就是中医所说的气滞证。面色青多由寒凝气滞，或瘀血内阻，或筋脉拘急，或疼痛剧烈，或热盛而动风，使面部脉络血行瘀阻所致。面色淡青或青黑者，多因阴寒内盛、经脉挛急收引，不通而痛，以致面部脉络拘急、气血凝滞而色青，如《内经》中记载"鼻头色青，腹中痛也"，可见于骤起的气滞腹痛、寒滞肝脉等病证；如面色青灰、口唇青紫、心前区疼痛，平素有心血管疾患，要考虑心血瘀阻，可见于冠心病、心梗等疾患；面色与口唇青紫者，可见于肺病咳喘等，是由于肺气闭塞、呼吸不利所致；小儿高热时出现眉间、鼻柱、唇周发青，要警惕高热惊风，多因热闭心神、外引筋肉、面部脉络血行瘀阻所致。

面色发黑

多见于肾虚、寒证、水饮、血瘀、疼痛。患者面色发黑，多因肾阳虚衰、水寒内盛、血失温养而浊阴上泛，或因剧烈疼痛、脉络拘急、血行不畅所致，肾阳虚者会伴有腰膝冷痛、畏寒肢冷（尤以下肢为甚）、精神疲惫、大便稀溏、夜尿增多等表现；面黑干焦者，伴有形体消瘦、腰膝酸软、耳鸣耳聋、失眠多梦、五心烦热等，多属肾阴虚，因肾精久耗、阴虚火旺、虚火灼阴、机体失养所致；如女性眼眶周围发黑，多患寒湿带下的妇科炎症，或肾虚水饮病证；面色黧黑，伴有皮肤粗糙有裂纹，多由血瘀日久、肌肤失养所致。

五官状态，对应脏腑

《内经》的五色篇将人的面部区域做了划分，两眉之间对应于肺，两眼之间对应于心，鼻梁对应于肝，鼻头对应于脾，鼻翼对应于胃，两颧下对应大小肠。比如：鼻头发红的酒渣鼻，可能与脾胃有热有关；鼻梁发青，肝病患者可见之；面颊多生痤疮，与胃肠积热有关联。此外，五官与脏腑也有对应关系，通过五官的变化，可以了解相应脏腑的疾病性质。

 目

肝开窍于目，若出现目红肿痛等，可能是肝火旺盛所致。"五脏六腑之精气皆上注于目"，望目是判断神之盛衰的重点，当目光乏神时，提示脏腑功能减退、

正气不足。

 舌

心开窍于舌，如舌尖颜色较红，可能为心火旺盛所致，临床可能伴有心烦失眠、口舌生疮、小便涩痛等表现；舌有瘀斑、瘀点或呈暗紫色，反映血液运行不畅，体内有瘀血，也可能代表心脏有异常。

口唇

脾开窍于口，当脾的功能正常时，通常会表现出口唇红而润泽；脾病时，唇色会表现出暗沉或淡白。

鼻

肺开窍于鼻，肺的某些疾病经常表现在鼻子上。比如：鼻出血、干燥等，可能是燥邪伤肺或肺阴不足所致；鼻子比较红，除脾胃有热外，也可能是肺火所致。

耳

肾开窍于耳，听力较灵敏的人，通常肾功能较好。如果出现耳鸣、耳聋等症状，可能与肾的精气衰弱不足有关；如果耳轮干焦，可能是肾阴不足所致。

 专家简介

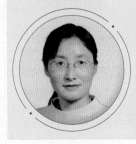

周雪梅　安徽中医药大学中医学院中医基础系主任、教授、硕士生导师，世界中医药学会联合会中医诊断学专委会常务理事，中华中医药学会中医诊断学分会委员、健康管理委员会理事，安徽省食品安全与健康营养专家库成员。

以舌为镜辨盈亏

上海中医药大学基础医学院　盖　筱　刘国萍（研究员）

> 中医师看病时，除搭脉、询问症状、检查身体等外，总会让患者伸出舌头，仔细观察其舌象。部分人可能会疑惑，从舌头上如何能观察出健康信息呢？
>
> 事实上，舌体犹如人体内脏的一面镜子，能够直观反映出健康变化，比如脏腑虚实、气血盛衰、津液盈亏、病变位置深浅等都在舌象上有所体现。

舌诊是中医望诊中的一大特色，中医师主要通过观察舌质、舌苔及舌下络脉等舌体特征来了解人的健康状况。舌虽只是口腔内的一个器官，但与脏腑、气血有着密切的联系。中医认为，舌为心之苗窍，又为脾之外候；舌上之苔，为胃气所生，脏腑气血盈亏必显于舌。舌象不仅能反映人体内部气血的盛衰、病邪性质、病位深浅，还能反映治疗后病情进退及预后。

舌诊时，主要观察舌体和舌苔。正常舌象的特点是：舌色淡红鲜明，舌质充盈荣润，舌形大小适中，舌态柔韧灵活；苔色隐白透底，苔质松薄洁净、干湿适中，分布均匀而边尖略少。其通常被简述为"舌淡红，苔薄白"，是五脏充实、气血安和的表现。

头发色泽，气血所养

除面部色泽外，观察头发的状态也有助于我们了解健康。中医认为"发为血之余""肾之华在发"，头发的生长状况与肾气、精血的盛衰关系密切。正常人发黑浓密润泽，是肾气充盛、精血充足的表现。《内经》中认为女子"五七发始堕""六七发始白"，男子"五八发堕齿槁""六八发鬓斑白"，这些都是衰老的自然现象。

当下，很多年轻人过早出现脱发、白发。如果脱发呈片状，显露圆形或椭圆形光亮头皮，称为斑秃，多为血虚受风所致；青壮年头发稀疏易落，有眩晕、健忘、腰膝酸软者，为肾虚；有头皮发痒、多皮屑及皮脂者，为血热化燥所致。如果青年早生白发，伴有耳鸣、腰酸等症，属肾虚；伴有失眠健忘等症，为劳神伤血所致。当然，发白也会因为先天禀赋所致，不属病态。

如果头发发黄干枯、稀疏易落，多属精血不足，可见于大病后或慢性虚损患者；小儿头发稀疏黄软、生长迟缓，甚至久不生发，多因先天不足、肾精亏损所致；小儿发结如稻穗、枯黄无光泽，多属于疳积。

> 以上是通过"望头面"观察身体健康状况的方法。需要注意的是，中医虽重视"望诊"，但更强调"四诊合参"，在望诊的基础上要结合问诊、闻诊、按诊等方法，综合考量，才能做出更准确、客观、全面的判断。

大众医学 2023·6 **9**

动静结合，观察舌体

观察舌体，主要包括观察舌神、舌色、舌形和舌态等方面。舌神主要包括舌质的荣、枯，是衡量机体正气盛衰的标志之一；舌色是指舌质的颜色，临床上一般将其分为淡红、淡白、红、绛、青紫五种，除淡红舌为正常舌色外，其余均为病理状态；舌形是指舌体的形质，包括老嫩、胖瘦、点刺、裂纹和齿痕等；舌态指舌体的动态，以活动灵便、伸缩自如为正常，提示气血充盛、经脉通调、脏腑健旺，若出现舌体痿软、强硬、颤动、歪斜、吐弄和短缩等表现，为病理状态。

❶ 望舌神

● 荣舌

舌象特征：舌色红活鲜明，舌质滋润，舌体活动自如。

临床意义：荣舌为舌有神气，虽病而病较轻浅，尚未伤及正气，病属善候。

● 枯舌

舌象特征：舌色晦暗，舌质枯涩，舌体活动不灵便。

临床意义：枯舌为舌无神气，表明病情较重，预后不良。

❷ 望舌色

● 淡红舌

舌象特征：舌体颜色淡红润泽。

临床意义：正常人气血调和、脾胃之气充盛之象。若见于疾病过程中，则提示疾病初起，病情轻浅，尚未伤及气血及脏腑。

● 淡白舌

舌象特征：舌色比正常舌色浅淡，白色偏多而红色偏少。

临床意义：气血不能上荣于舌，主虚证、寒证，如气血亏虚、阳虚、阴寒内盛。

● 红舌

舌象特征：舌色较正常舌色红，呈鲜红色。

临床意义：主热证。舌色红有表热、里热、实热、虚热之分，舌色愈红，热势愈甚。舌红而有苔，属实热证；舌红而少苔或无苔，属虚热证；舌色稍红或仅见舌边尖红，多属外感表热证初起；舌尖红赤破碎，多属心火上炎；舌两边红赤，多为肝经热盛。

舌红而有苔

舌红而少苔

舌尖红赤破碎

舌两边红赤

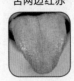

舌尖红

❸ 望舌形

● 老舌

舌象特征：舌体坚敛苍老，纹理粗糙或皱缩，舌色较暗。

临床意义：主实证。邪气内盛，气血壅滞。

● 嫩舌

舌象特征：舌体浮胖娇嫩，纹理细腻，舌色浅淡。

临床意义：主虚证。正气亏虚，舌失濡养。

● 胖大舌

舌象特征：舌体比正常人大而厚，伸舌满口。

临床意义：胖大舌主体内水湿停滞，多为气虚、阳虚。

● 瘦薄舌

舌象特征：舌体比正常舌瘦小而薄。

临床意义：若舌体瘦薄，而舌色淡白，多属气血两虚；若舌体瘦薄，而舌红绛少苔，属阴虚火旺。

瘦薄舌

舌薄红绛少苔

专家简介

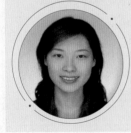

刘国萍　上海中医药大学研究员，国家中医药管理局第四批临床（基础）优秀人才，中华中医药学会中医诊断学分会委员，中国中西医结合学会诊断专委会委员，上海市中西医结合学会中医诊断委员会常委，上海中医药大学优秀研究生导师。

● 齿痕舌

舌象特征：在舌体边缘两侧可见齿痕。

临床意义：若舌体胖大，舌色淡白有齿痕，多为阳气亏虚，水湿内停；若舌体不胖，舌色淡白有齿痕，多为脾虚或气虚。

舌胖淡嫩有齿痕

舌不胖有齿痕

● 点刺舌

舌象特征：菌状乳头体积增大、数目增多、充血水肿，形如芒刺，抚之棘手。

临床意义：点刺舌主热证，提示脏腑阳热亢盛，根据点刺分布的部位，可以推测邪热所在脏腑。舌尖生点刺，多为心火亢盛；舌中生点刺，多为胃肠热盛；舌两边生点刺，多为肝胆火热。

● 裂纹舌

舌象特征：舌面上出现各种形状的裂纹、裂沟，深浅不一，多少不等，统称为裂纹舌。

临床意义：因精血亏虚或阴津耗损，使舌体失养，导致舌面乳头萎缩或组织皲裂而出现裂纹，是营养不良的一种表现。

❹ 望舌态

● 痿软舌

舌象特征：舌体软弱，屈伸无力，舌肌筋脉失养而废弛，不能随意控制伸缩回旋。

临床意义：代表气血俱虚，阴液亏损。

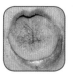

● 强硬舌

舌象特征：舌体失其柔和，卷伸不利，或板硬强直，不能转动。

临床意义：代表热入心包，高热伤津，风痰阻络。

● 歪斜舌

舌象特征：伸舌时舌体偏向一侧。

临床意义：代表肝风夹痰，或痰瘀阻滞经络（中风或中风先兆）。

观察舌苔，了解脾胃状况

舌苔是舌体上面附着的一层苔状物，中医认为其由胃气所生，反映了脾胃的健康状况。观察舌苔时，主要观察苔色、苔质和舌苔分布三方面。苔色有白、黄、灰、黑等不同，苔质有厚薄、润燥等区别。另外，在特殊情况下，还要参看舌下络脉，观察其长短、粗细、形状和颜色。

人在正常状态下舌苔薄白。薄苔是指透过舌苔能隐隐见到舌质，厚苔则不能透过舌苔见到舌质（不见底苔）。部分人舌苔会出现苔质腻、腐等情况。腻苔之颗粒细腻致密，融合成片，如涂油腻之状，中厚边薄，紧贴舌面，揩之不去，刮之不脱，多为湿浊、痰饮、食积所致。腐苔之苔质颗粒粗大疏松，形如豆腐渣堆积舌面，边中皆厚，揩之易去，根底松浮，多为食积胃肠、痰湿蕴热所致。

剥落苔表现为舌苔全部或部分脱落，脱落处可见舌底光滑无苔，临床多为胃气不足、胃阴亏损、气血两虚。

白苔

腻苔

黄苔

腐苔

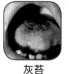
灰苔

剥落苔

此外，苔色变化也是健康状况的反映。白苔主表证、寒证、湿证，亦为正常舌苔颜色；黄苔主里证、热证；灰苔主寒盛或热极。

观察舌象变化，可知体内脏腑、气血津液情况。自行观察舌象时，需面朝自然光线，头略扬起，使光线直照口中，再将舌伸出口外，并使舌体自然舒张，舌面展开呈扁平形，舌尖略向下弯。要注意使舌体自然放松，切勿太过用力、伸舌时间过久，以免舌体紧张、舌色青紫发暗，影响观察。观察舌象前，不宜进食辛辣、热烫、染色食物及豆浆等，以免影响判读。

自觉寒热识病性

海南省中医院治未病中心　冯婉思　程亚伟（主任医师）

寒与热是人们的主观感受，也是辨别病邪性质、机体阴阳盛衰，以及病属外感还是内伤的重要依据。

中医问诊中，"问寒热"是指询问患者怕冷或发热的感觉，其症状表现、临床意义各有不同。

寒与热的产生，主要取决于病邪的性质和机体阴阳的盛衰。寒为阴邪，其性清冷，故寒邪致病，恶寒症状突出；热为阳邪，其性炎热，故热邪致病，发热症状明显。机体阴阳失调时，阳盛则热，阴盛则寒；阴虚则热，阳虚则寒。

当患者出现寒冷感时，可细分为不同类型：恶风，遇风觉冷，避之可缓（尽管在炎热的夏天，依然不敢对着风扇、空调吹）；恶寒，自觉怕冷，取暖而不能缓解（添加衣被后，寒冷的感觉也不会减退）；畏寒，自觉怕冷，取暖后能够缓解；寒战，恶寒严重，伴全身发抖。当患者出现发热感时，可能是体温升高，也可能是体温正常而患者自觉全身或局部（如手、足心）发热。

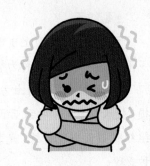

恶寒发热，轻重不同

恶寒发热，是指恶寒和发热同时出现，在恶寒的同时伴有体温升高的表现，常见于感受外邪引起的表证。寒热的轻重，与感受外邪的性质、轻重关系密切。一般而言，病邪轻者，恶寒发热俱轻；病邪重者，恶寒发热俱重。可分为以下三种类型：

- **恶寒重、发热轻**　为外感风寒之邪所致，因寒为阴邪，束表伤阳，恶寒明显。
- **发热轻、恶风**　为外感风邪所致，风性开泄，使皮肤腠理开张，故自汗恶风。
- **发热重、恶寒轻**　为外感风热之邪所致，因热为阳邪，易致阳盛，故发热明显。

受风、受寒而发生的感冒大多为风寒感冒，多表现为肢节酸痛、鼻塞、流清涕等；风热感冒则热症明显，表现为舌红、咯痰色黄、口干口渴喜饮等。

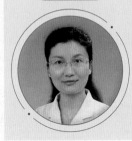

专家简介

程亚伟　海南省中医院治未病中心主任、主任医师，上海中医药大学、广州中医药大学硕士生导师，国家中医药管理局"青年岐黄学者"，海南省"最美科技工作者""南海名家"，中国医师协会中医师分会常委，中华中医药学会健康管理分会常委、治未病分会常委、亚健康分会常委，中华中医药学会第一批科学传播专家。

但寒不热，内外有别

但寒不热是指只感觉到寒冷，并无发热表现，多由于人体外受风寒湿邪侵袭，或阳气虚衰失于温煦而致。可分为新病恶寒（即阴盛、里实寒证）和久病畏寒（即阳虚、里虚寒证）。

● **新病恶寒** 指患者突然感觉怕冷、体温不高，常伴有四肢不温，或脘腹、肢体冷痛，或呕吐泄泻，或咳喘痰鸣，脉沉紧，主要见于里实寒证。多因感受风寒湿邪、过食生冷、寒邪中阻等原因，寒邪直中脏腑、经络，郁遏阳气，机体失于温煦所致。

● **久病畏寒** 指阳气虚衰，形体失于温煦，患者经常怕冷、四肢凉、得温可缓，兼有面色㿠白、舌淡胖嫩、脉弱，主要见于里虚寒证。多由于先天不足，后天脾胃失养，过度劳倦伤精耗气，或久病伤阳所致。这类人群平时应防外感、慎起居、避免劳累过度、注意饮食、适度运动、适度日晒，并可自行艾灸、泡脚等，以祛寒除湿、温经通络。

但热不寒，表现不同

指只发热、没有怕冷的感觉，多由阳盛或阴虚所致，为里热证的特征。根据发热的不同临床表现，可有壮热、潮热、微热之别。

● **壮热** 身发高热（体温39℃以上），持续不退，属里实热证。可见满面通红、口渴饮冷、大汗出、脉洪大等症状，是风寒之邪入里化热，正盛邪实，邪正剧争，里热亢盛，蒸达于外的表现。

● **潮热** 即定时发热或定时热甚，如潮汐之有定时，因此又名定时发热。在申时（即下午3～5时）热势较高的称为日晡潮热，常兼见腹胀、便秘等，属阳明腑实证。在午后和夜间自骨内向外透发的称为骨蒸发热，多属阴虚火旺所致，由于阴液亏虚，不能制阳，机体阳气偏亢，午后卫阳渐入于里，夜间卫阳行于里，使体内偏亢的阳气更加亢盛而生内热。肌肤初扪不觉热，但稍久即感灼手者，称为湿温潮热，午后发热明显，其特点是身热不扬，为湿郁热蒸之象。

● **低热** 即38℃以下的自觉发热。劳累后发热，兼有少气自汗为气虚发热；时有低热，兼面白、头晕为血虚发热；长期低热，兼见颧红、五心烦热为阴虚发热；情志不舒，兼胸闷急躁为气郁发热；等等。

> 实热多由湿热、气滞、血瘀、食积等原因郁久化热，可理解为"大火烧饭"，多表现为"热、动、燥"，有壮热、烦渴、面红目赤、尿黄便干等症状；虚热多由阳邪或久病伤阴所致，类比为持续不断的"小火煲汤"，久之容易出现低热、五心烦热、面红消瘦、盗汗等症状。

往来寒热，交替发作

自我感觉恶寒与发热交替发作的症状，是正邪相争、互为进退的病理反应，为半表半里证寒热的特征。

● **寒热往来无定时** 指的是一日之内没有时间规律的多次发作，多见于少阳病，表现为往来寒热、胸胁苦满，兼有心烦喜呕、不思饮食、口苦咽干、目眩等。

● **寒热往来有定时** 多见于疟疾，表现为恶寒战栗与高热交替发作，每日或二三日发作一次，发有定时，兼有剧烈头痛、口渴、多汗等症状。

> 临床上，寒热还可分为表寒里热、表热里寒、上热下寒、上寒下热、寒化热、热转寒、真热假寒、真寒假热等多种状况，需结合其他症状进行整体分析。

细察饮食探脾胃

山西省中医院内科主任医师 冯明

有句大家都耳熟能详的广告语："牙好，胃口就好，吃嘛嘛香，身体倍儿棒！"事实上，食欲与食量并不仅仅受"牙口"影响，更与脾、肝、心等脏腑功能密切相关。日常生活中，人们的食欲各不相同，有的人吃完不久就感到饥饿，有的人感到饥饿却不想进食……中医认为，饮食情况也是身体健康状况的重要反应。观察食欲与食量之进退，可以察知脾胃功能强弱，判断病情轻重及预后转归。

脾胃为人体的后天之本、气血生化之源，"有胃气则生，无胃气则死"。脾与胃有具体分工，胃主受纳，腐熟水谷，具有接受和容纳食物的作用；脾主运化，转输水谷精微，具有把食物化为营养转输至全身的功能。食物入胃后，必须依赖脾的运化功能才能化为营养，再依赖脾的转输和散精功能将营养输布全身。

胃口好坏，有关脏腑

 脾胃

食欲与食量，与脾胃的功能有直接关系。脾的运化功能正常，机体的消化吸收功能才能健全；反之，若脾功能减退，即称作脾失健运，消化吸收功能就会受影响，导致胃口不佳、消化不良、腹胀、便溏，以至倦怠、消瘦和气血不足等表现。

 肝

中医认为，肝与脾胃是五行学说中木和土的关系。木可克土，也可疏土，肝对脾胃的消化功能既可抑制，又有促进作用。情志不遂，肝郁气滞，就容易横逆犯脾，表现为胃口不佳；而肝郁化火，中传于胃，又可以导致胃火炽盛。

心

思虑过度也会导致胃口不佳。思为脾之志，但亦与心主神明有关，有"思出于心，而脾应之"之说。适度思考问题，对机体的生理活动并无不良影响，但在思虑过度、所思不遂等情况下，就会影响人体气机升降，引起气滞和气结，影响脾的升清，容易导致不思饮食、脘腹胀闷、头目眩晕等症状。

 专家简介

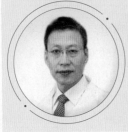

冯明 山西省中医院（山西省中医药研究院）副院长、主任医师、教授，国家中医药管理局中医药文化科普巡讲团成员，山西省医师协会中医医师分会副会长，山西省卫生厅中医药文化建设与科普专家委员会委员，山西省省级健康教育专家。

一般而言，"能不能吃"是胃的问题，而"想不想吃"则取决于脾。"饱食则脾困，过逸则脾滞，久饥则脾馁，劳倦则脾乏。"也就是说，暴饮暴食容易使脾负担加重，因而困顿；久坐不动容易使脾气郁滞；长时间不进食物（譬如节食），容易导致脾气虚馁；而劳累过度、运动过量，又容易使脾气疲乏。脾胃功能受损，常有以下几类表现。

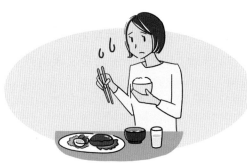

食欲减退

患者不思进食或食谷不香，甚则厌食，皆为食欲减退的表现，又称为"纳差""纳呆"。食欲减退是脾胃功能失调的反映，有虚实之分。常见以下几种情况：

- **脾胃气虚**　食少纳呆，兼见消瘦乏力、腹胀便溏者，属脾胃气虚，是因脾胃虚弱，腐熟健运失司，化源不足所致。

- **湿邪困脾**　脘闷纳呆，兼见头身困重、便溏、苔腻者，属湿邪困脾。脾喜燥而恶湿，湿邪困脾，脾失运化，则纳少、腹胀。

- **肝胆湿热**　纳少，厌恶油腻食品，兼见黄疸胁痛、身热不扬、恶心呕吐者，属肝胆湿热。湿热内蕴，肝胆失其疏泄，脾胃纳运失常，则纳少而厌食油腻。

- **食滞内停**　厌食，兼见脘腹胀痛、嗳气酸腐、舌苔厚腐，属食滞内停。因暴饮暴食，损伤脾胃，致使脾胃受纳、腐熟及运化功能失常，故纳呆厌食。

- **肝气犯胃**　不思饮食，兼见胸胁胀闷或胀痛、呃逆嗳气、精神抑郁，为肝气犯胃。因肝气郁滞，失于疏泄，乃至木郁乘土，胃之受纳腐熟受制而食欲减退。

饥不欲食

即感到有饥饿感，却不想进食或进食不多。兼见胃中嘈杂、灼热感，或干呕呃逆、口燥、大便干结，属胃阴亏虚，是因胃阴不足、虚火所致。

消谷善饥

食欲过于旺盛，食后不久即感饥饿，进食量多，被称为消谷善饥，又称"多食易饥"，往往与胃有密切关系，可由各种外感、内伤原因导致。常见以下两种情况：

- **胃火亢盛**　多食易饥，兼见口渴心烦、口臭便秘、形体消瘦者，属胃火亢盛。因腐熟太过，代谢亢进，故多食易饥。

- **胃强脾弱**　多食易饥，兼见大便溏泻者，属胃强脾弱。因胃腐熟功能过亢而多食易饥，因运化功能减弱而大便泄泻。

一般而言，胃口好是胃气充盛的表现。我们不难发现，大到一些大病重症，小到感冒，患者如果胃口较好，病证一般好得较快；胃口不佳者，则康复得较慢。中医有"人以胃气为本"的说法，要时刻注意保护胃气。

在大多数情况下，胃口好反映脾胃功能健康、消化吸收能力强，但也需要注意排除甲状腺疾病、糖尿病等疾病因素的影响。偶有不欲饮食者，也不必过度担忧，情绪、天气、睡眠等原因都可能会对食欲和食量产生影响。但需要注意的是，长期胃口不佳，且伴有消瘦、乏力、贫血等症状者，须及时进行相关检查，排查消化道肿瘤等疾病。

 排便不调察脏腑

浙江中医药大学附属第一医院消化内科教授　钦丹萍

门诊中，常见因大便不调而前来就诊者，这些患者或便秘，或大便稀溏，或大便质黏、排便不畅，等等。这些人群中有些并无器质性疾病，只是出于对大便不调的担心而频繁往来于医院。因此，与大家谈谈大便不调的问题。观察排便情况，不仅可以了解消化和水液代谢功能是否正常，还可以帮助了解五脏六腑功能及疾病寒热虚实性质。

大便的排泄由大肠所主，与肠道气机是否正常及津液盈亏有直接关系，同时与脾胃的腐熟运行、肝的疏泄、肺的肃降、肾阳的温煦密切相关。在观察排便情况时，除着重了解排便的次数和时间，也要关注量、色、质、气味，以为排便时的感觉、伴随症状等。

大便是人体排出糟粕的过程。正常人每日有 8 升左右液体进入胃肠道，经过肠道对水分的吸收，最终形成粪便中的水分仅 100～200 毫升，因此在正常情况下，大便软而成形，呈香蕉样。大便质地干硬、软烂、质黏、排便不畅等，都是脾胃功能失调的表现。中医认为，其原因主要为饮食不节、情志失调、年老体虚、感受外邪等。

大便干结，可分虚实

便秘表现为大便燥结、排便时间延长、便次减少，或时间虽不延长但排便困难，有虚实之分。

实秘

实秘可分为热秘、冷秘、气秘等不同类型。大便干结、腹胀腹痛、口干口臭、舌质红、苔黄燥、脉滑数者多为热秘，可选用牛黄解毒片、黄连上清丸、一清胶囊等。大便艰涩、手足不温、呃逆呕吐、舌苔白腻、脉弦紧者为冷秘，可用温脾汤、桂附理中丸类加减，辅以艾灸、隔姜灸等法。有便意但无大便排出、肠鸣与排气增多、腹胀、频繁嗳气、食欲不振、胁肋胀满、舌苔薄腻、脉弦者多为气秘，可选用逍遥丸、疏肝解郁胶囊等。

虚秘

虚秘可分为气虚秘、血虚秘、阴虚秘、阳虚秘等。气虚秘多见于老人或久伤脾胃、体弱多病之人，常表现为大便不干、虽有便意但排便困难、用力努挣则汗

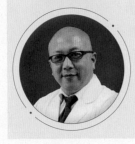

专家简介

钦丹萍　浙江中医药大学附属第一医院消化内科主任医师、教授、博士生导师，浙江省名中医，浙江省中医药学会脾胃病分会主任委员，中国民族医药学会脾胃病分会副会长，中华中医药学会脾胃病分会常委。

出气短、便后乏力，治疗可用补中益气丸、枳术丸等。血虚秘常表现为大便干结、面色无华、头晕目眩、健忘、口唇色淡，可选择归脾丸、四物汤加减等。阴虚秘者大便多干结如羊粪、形体消瘦、头晕耳鸣、两颧红赤、心烦失眠、潮热盗汗，可选用左归丸、知柏地黄丸等。阳虚秘常表现为大便排出困难、小便清长、面色苍白、四肢发冷、舌淡苔白、脉沉迟等，可选用右归丸、肾气丸等。

大便稀溏，有关肝脾

脾虚

在季节转换时，或因受凉伤风、进食生冷食物等，常常容易大便稀。中医认为其主要与脾肾有关。脾虚失于运化，湿浊内停，日久还可出现脾肾阳虚，在大便稀的基础上，兼见五更泻、腰膝酸软、畏寒肢冷、阳痿阴冷等状况。对脾虚便溏者而言，健脾是基本方法，可选择服用参苓白术散、补中益气丸；如有脾肾阳虚表现，可选择服用补脾益肠丸、附子理中丸等；如夏季受凉后大便稀，可服用藿香正气丸。

此外，饮食管理也非常必要，需避免冷饮、啤酒等寒凉食物，以免加重脾胃损伤，使体内湿气加重。在日常饮食上，可选择薏苡仁、山药、茯苓、大枣熬粥食用，以健脾化湿；也可

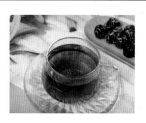

选择白术、山药、茯苓、乌梅，加水适量，煎沸30分钟后去药渣，加入红糖，每日一剂当茶饮，调理脾胃运化功能。运动也是一种健脾祛湿的方法，能激发体内阳气，有助于健脾化湿、改善大便稀溏。

肝郁

另有部分人在工作紧张或情绪波动时容易出现大便稀的表现，可伴排便频率增加，严重者可合并焦虑、抑郁状态。中医认为肝主疏泄，可以推动管理脾的运化，肝气宜舒达而不宜郁结。肝郁大便稀溏者，可选择服用痛泻宁颗粒、四逆散等。

溏结不调，肝失疏泄

大便有时干结、有时稀溏，称为溏结不调。中医认为，大便溏结不调与肝失疏泄有关，木不疏土、脾失健运，则引起便溏，木郁土壅、脾胃气滞则又可致便秘。大便溏结不调者平时宜保持心情舒畅，注意生活方式的调整，可在专业医师的指导下，服用调和肝脾的中药治疗、调养。

专家提醒

若长期存在或反复出现大便稀，需排除甲亢、食物及药物过敏、肠结核、克罗恩病和溃疡性结肠炎等器质性疾病。此外，饮食不规律、感寒受凉、饮食生冷、工作紧张、情绪失常、焦虑担忧、抑郁悲观等因素也会刺激肠道蠕动，使食物在肠内存留的时间缩短，影响肠道的水分调控，引起大便稀烂。

夜寐不安究虚实

上海中医药大学附属市中医医院脑病科
王炜为（副主任医师） 李文涛（主任医师）

> 人有近三分之一的时间在睡眠中度过。每个人的睡眠质量有所不同，有的人可以一觉到天明，有的人难以入睡，有的人稍有动静就会醒来……不同的睡眠状况也有着不同的健康意义。

中医将失眠称为"不寐"，最早记载于《难经》："血气衰，肌肉不滑，荣卫之道涩，故昼日不能精，夜不得寐也。""夜不得寐"多见于老年人，现在不少年轻人也为此烦恼，程度轻重不一。轻者入睡困难，或寐而易醒、时寐时醒，或醒后不能再寐，重者则常有彻夜难眠。长此以往，会影响正常生活、工作和学习，严重者还会诱发眩晕、头痛、心悸、胸痹等病证。

生理条件下，人的睡眠依靠人体"阴平阳秘"而保持正常，意思是人体阴阳之气相互调节、相对平衡，则身心健康。反之，阴阳失衡，脏腑失调，气血失和，阳不入阴则不寐。维持人体阴阳之气的平衡消长，是健康睡眠的重要保障。

不寐原因，可分虚实

导致不寐的原因有很多，但归结起来不外乎"虚实"两个方面。实证多以火、热、痰、郁、食、瘀为主，虚证多以脏腑虚弱、神失所养为主。常见原因如下：

● **情志失调** 喜、怒、忧、思、悲、恐、惊等情志过极均能导致不寐，其中又与心、肝、脾三脏关系最为密切。病位在心时，多因五志过极，化火内炽，扰动心神而不寐；病位在肝时，多因情志不遂，暴怒伤肝，肝气郁结而化火，邪火扰动心神而不寐；病位在脾时，多因思虑过度，伤及心脾，阴血暗耗，心神失养而不寐。

● **饮食不节** 饮食失调、暴饮暴食，损伤脾胃运化功能致宿食停滞；脾胃受损，酿生痰热，壅遏于中，痰热上扰，胃气失和也会不得安寐。

● **肝胆郁热** 肝胆之经有痰热内郁，痰火内盛，上扰心神而不寐。

● **气血失和** 脏腑功能失调，气血运行不畅，气血失和，瘀血内生，瘀阻血脉，心神失养而不寐。

● **劳逸失调** 劳倦太过则伤脾，过逸少动亦致脾气虚弱，脾虚失运，气血

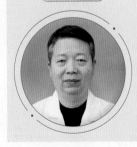

李文涛 上海中医药大学附属市中医医院脑病科主任医师、教授、博士生导师，上海市中医药领军人才，中国民族医药学会脑病分会常务理事，中国中西医结合学会脑心同治专委会头痛学组副组长，上海市中医药学会神经科分会副主任委员，上海市中西医结合学会慢性神经系统疾病专委会副主任委员、神经科专委会常委。

生化乏源，不能上奉于心，而致心神不安。

- **久病体虚** 久病或产后体虚，心血不足，心失所养，心神不安而不寐；先天不足或房劳过度，肾阴耗伤，不能上济于心，心阳独亢，阴阳不交而不寐。

症状不同，证型各异

将病因、脏腑和临床表现相结合，可帮助辨认不寐的原因。

心火亢盛

表现为入睡困难、心烦意乱，伴口干舌燥、口舌生疮、小便短赤，舌尖红、苔薄黄，脉数。治疗原则以清心泻火、宁心安神为主，可选用朱砂安神丸等。

肝郁化火

表现为不易入睡，常辗转反侧而夜不安枕，性情急躁易怒，多伴头晕头胀、目赤耳鸣、口干而苦、不思饮食、便秘溲赤等表现，舌红苔黄，脉弦而数。治疗原则以清肝泻火、镇静安神为主，可选服龙胆泻肝丸、当归龙荟丸等。

痰热内扰

表现为入睡困难、卧不安枕，伴头重目眩、痰多、胸闷脘痞、恶食嗳气、吞酸恶心、心烦口苦，舌红苔黄腻，脉滑数。治疗原则以清热涤痰、养心安神为主，可选服黄连温胆丸、礞石滚痰丸等。

胃气不和

不寐多发生在饮食后，晚饭吃得不合适（比如过饱、饮酒或用饭时间太晚）致不寐或不寐加重。伴脘腹痞闷、食滞不化、嗳腐酸臭、纳呆食少、大便臭秽等表现，舌红苔厚腻，脉弦或滑数。治疗原则以消食化滞、和胃安神为主，可选服保和丸、枳实导滞丸等。

瘀血内阻

表现为入睡困难、多梦、早醒、醒后难以入睡，甚则彻夜不寐，常伴胸闷或胸部刺痛，痛有定处，夜间加剧。此外常见心悸、头痛、善太息、心烦易怒，肌肤局部易有青紫，舌质暗，或出现瘀点、瘀斑，脉弦或细涩。治疗原则以活血化瘀、宁心安神为主，可服用血府逐瘀胶囊等。

心脾两虚

表现为夜睡不实、多梦易醒，醒后难以再入睡，常伴肢倦神疲、心悸健忘、头晕目眩、面色少华、饮食无味、腹胀便溏，舌淡苔薄，脉细弱。治疗当补益心脾、养血安神，可服用归脾丸等。

心胆气虚

表现为失眠多梦、易惊醒，常有胆怯心悸、遇事善惊，终日惕惕，伴倦怠乏力、气短自汗、小便清长，舌淡，脉弦细。治疗以益气镇惊、安神定志为主要原则，可服用安神定志丸等。

心肾不交

表现为心烦不寐、入睡困难、心悸多梦，多伴头晕耳鸣、腰膝酸软、潮热盗汗、五心烦热、咽干少津，男子多有遗精，女子易月经不调，舌红少苔，脉细数。治疗原则应滋阴降火、交通心肾，可选服黄连阿胶汤丸、六味地黄丸、天王补心丹等。**PM**

乙肝病毒（HBV）感染可导致慢性乙型肝炎，是肝硬化、肝癌的常见病因。为规范和更新乙肝的预防、诊断和抗病毒治疗，实现世界卫生组织提出的"2030年消除病毒性肝炎作为公共卫生危害"目标，2022年底，中华医学会肝病学分会和感染病学分会组织有关专家，以国内外慢性乙肝病毒感染的基础和临床研究进展为依据，结合我国的实际情况，更新形成了《慢性乙型肝炎防治指南（2022年版）》（以下简称2022版指南）。其中有哪些新内容？哪些是大众尤其是乙肝患者需要了解的呢？本刊特邀肝病领域权威专家进行分析。

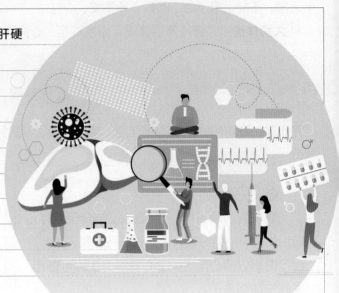

2022版
乙肝防治指南新"肝货"

首都医科大学附属北京友谊医院肝病中心　孙亚朦　贾继东（教授）

《慢性乙型肝炎防治指南（2022年版）》在2019版的基础上，强调大众应积极筛查乙肝，更积极地启动抗病毒治疗，坚持规范治疗、密切监测，必要时及时调整用药，以实现慢性乙肝患者的早诊早治和提高疗效。"临床治愈"治疗策略、"再代偿期"肝硬化概念的提出和完善，为慢性乙肝患者带来更多希望和信心。希望通过医患共同努力和配合，打好抗乙肝"持久战"。

新"肝货" ① 筛查范围扩大到"一般人群"

既往指南推荐"高危人群和特殊人群"积极筛查乙肝，2022版指南在此基础上，推荐将筛查范围扩大到"一般人群"，在不涉及入托、入学和入职的健康体检或就医时，积极进行乙肝筛查。因为积极筛查有助于乙肝的早期发现、早期诊断、早期治疗，从而有效抑制病毒复制、延缓疾病进展。

如果有以下情况，则属于乙肝病毒感染高危人群，更应该积极筛查：艾滋病病毒感染、有过男男性行为、曾静脉注射过毒品、乙肝患者的性伴侣或家庭成员中有乙肝患者、接受免疫抑制剂或抗肿瘤药物治疗、丙肝病毒感染且正在接受抗丙肝病毒治疗。此外，一些特殊人群，如孕妇和育龄期、备孕期女性等，也应积极筛查乙肝，以便及早采取措施，最大限度地阻止乙肝病毒的母婴传播。

新"肝货" ② 抗病毒治疗适应证放宽

抗病毒治疗的目的是通过持续有效地抑制病毒复制，减轻肝脏炎症和坏死，减轻肝纤维化，从而减少肝硬化及肝癌的发生。慢性乙肝患者是否应该启动抗病毒治疗，应综合病毒复制水平、肝脏损伤程度，以及患者的年龄、家族史等多方面因素，综合评估。2022版指南放宽了抗病毒治疗的适应证，满足以下任意一项，即推荐启动抗病毒治疗：

❶ HBV DNA 阳性，伴有转氨酶持续升高。

❷ HBV DNA 阳性，转氨酶正常，但有以下任意一项者：年龄＞30岁，有乙肝肝硬化或肝癌家族史，肝活检或其他无创检查显示肝脏存在明显炎症或纤维化，有乙肝病毒感染导致的肝脏以外的其他脏器损伤（如乙肝相关肾小球肾炎等）。

❸ 即使转氨酶正常、HBV DNA 检测不到，但已经发生肝硬化，尤其是已经出现腹水、肝性脑病或食管胃底静脉曲张出血者。

新"肝货" ③ 抗病毒治疗可逆转肝硬化

国内外大量研究证实，经过长期有效的抗乙肝病毒治疗，肝纤维化和早期肝硬化（也称代偿期肝硬化，指尚未出现腹水、肝性脑病或食管胃底静脉曲张破裂出血）患者的病情可稳定，甚至逆转。

肝硬化患者一旦出现腹水、肝性脑病或食管胃底静脉曲张破裂出血，则说明已经发展至失代偿期。越来越多的证据表明，经过有效的抗病毒治疗，失代偿期肝硬化患者的病情也可以逆转，即再代偿。再代偿的定义如下：至少1年内不再出现腹水（不用利尿剂）、肝性脑病（不用乳果糖或利福昔明）、食管胃底静脉曲张破裂出血等严重并发症，并且肝功能稳定好转（白蛋白＞35克/升，总胆红素＜34微摩/升，国际标准化比值＜1.5）。

新"肝货" ④ 抗病毒药物选择更多

目前用于治疗慢性乙肝的药物主要包括核苷或核苷酸类似物（NAs）、干扰素两大类。NAs主要通过抑制乙肝病毒复制来控制病情，常用的有恩替卡韦（ETV）、富马酸替诺福韦酯（TDF）、富马酸丙酚替诺福韦（TAF），2022版指南又加入了艾米替诺福韦（TMF）。NAs类药物为口服药，有强效抗病毒作用，且耐药率低，但需要长期用药。

干扰素类药物通过调节患者免疫力抑制病毒复制，常用的有聚乙二醇干扰素α。此类药物的用法为皮下注射，每周1次，疗程通常为48～96周。但其副作用较多，如发热、头痛、肌痛、乏力、骨髓抑制（如中性粒细胞或血小板减少）、抑郁、焦虑等。患者在使用干扰素之前应充分了解相关风险；整个治疗过程应在肝病或传染病医生指导下进行，并规律监测相关指标；如有不适，应及时就诊，评估是否需要调整用药。

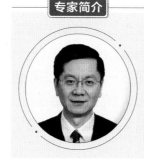

专家简介

贾继东 首都医科大学附属北京友谊医院肝病中心主任医师、教授、博士生导师，首都医科大学肝硬化及门脉高压诊疗与研究中心主任、中西医结合学系主任，中国医师协会消化科医师分会肝病专业委员会主任委员，中国肝炎防治基金会理事。擅长病毒性肝炎、自身免疫性肝病、胆汁淤积性肝病、遗传代谢性肝病及肝移植前后的诊治。

新"肝货" ⑤ 多数患者需要长期用药，少数患者可"治愈"

乙肝患者的治疗目标主要是"长期抑制病毒抑制"，也就是 HBV DNA 检测不到，现有治疗药物可以很好地实现这一目标；少数患者可实现"临床治愈"，也就是乙肝病毒表面抗原（HBsAg）检测不到，但现有治疗手段不易实现。

乙肝病毒十分"狡猾"，现有 NAs 类药物难以将其彻底清除。慢性乙肝患者自行随意停用 NAs 类药物，可能引起病毒复制再次活跃，导致肝脏受损、病情进展，甚至发展为急性肝衰竭。

因此，2022 版指南着重强调"大多数患者需要长期用药"，切忌自行停药。

对因各种原因有停药需求的患者，2022 版指南较前更加严格界定了可"尝试"停药的标准，以保障患者停药后的安全性。已经停药的患者，一定要严格按照规定，定期至肝病科或传染病科门诊监测乙肝病毒活跃程度和肝功能损伤情况，及时发现停药导致的病情变化。

另外，2022 版指南提出，在长期口服 NAs 治疗的慢性乙肝患者中，根据病毒学指标筛选出部分"优势人群"，也就是 HBV DNA 转阴、HBeAg（乙肝病毒 e 抗原）转阴，同时 HBsAg 水平降至 1500 国际单位 / 毫升者，可尝试联用干扰素治疗，如果有部分患者达到"临床治愈"，也就是 HBsAg 转阴，可实现停药。

·小贴士·

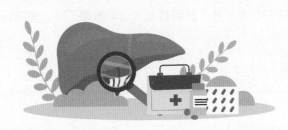

抗病毒治疗是慢性乙肝最重要的治疗措施。此外，还有抗炎、抗氧化、保肝、抗纤维化、调节免疫等治疗。乙肝病毒感染后导致肝细胞炎症坏死是疾病进展的重要病理生理过程，甘草酸制剂、水飞蓟素制剂、多不饱和卵磷脂制剂和双环醇等具有抗炎、抗氧化和保护肝细胞等作用，肝组织炎症明显或转氨酶水平明显升高的患者可以酌情使用。抗纤维化中药方剂，如安络化纤丸、复方鳖甲软肝片、扶正化瘀片等，有一定的抗纤维化作用，明显纤维化或肝硬化患者可酌情选用。

新"肝货" ⑥ 所有患者均应定期随访，并筛查肝癌

慢性乙肝患者无论是否正在接受治疗，均应定期进行血常规、肝功能、乙肝病毒定量、甲胎蛋白、肝脏超声、肝脏瞬时弹性成像等检查。使用 NAs 治疗的患者，宜每 3 ~ 6 个月随访一次；使用干扰素的患者复查频率更高，项目更复杂，应在临床医生的指导下有序进行。暂不需要治疗的患者，应每

6 ~ 12 个月随访一次。

由于乙肝病毒感染是我国肝癌最常见的发病原因，规律监测非常重要，所以 2022 版指南又增加了"肝细胞癌筛查与监测"部分。慢性乙肝患者应在医生指导下完善相关化验检查，评估肝癌的发生风险。所有慢性乙肝患者，无论是否正在接受治疗，均应每 6 个月进行一次甲胎蛋白和腹部超声检查，以便及时发现肝癌；肝癌高风险人群应至少每 3 ~ 6 个月筛查一次；可疑肝癌者，应进行增强磁共振或增强 CT 检查，少数患者还需要通过肝活检来确诊。 PM

（王莹、张梦阳、尤红教授对本文亦有贡献）

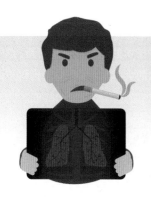

这天，门诊来了一位中年男性，满脸愁容，一边拿出片子一边说："医生，您帮忙看看，我是不是得肺癌了？"

会消失的"肺结节"

复旦大学附属中山医院呼吸科主任医师　顾宇彤

"肿瘤待排"令他寝食难安

原来，56岁的陈先生有30多年吸烟史，最近几个月经常咳嗽，咯少量白黏痰，没有发热，去医院做了胸部CT检查，结果提示"右上叶后段结节，15×20毫米，恶性肿瘤待排，另见散在数枚小于5毫米微小结节，部分磨玻璃影"。这可把陈先生吓坏了，他担心自己得了肺癌，寝食难安。

我了解情况后，向陈先生解释："这个结节有可能是肿瘤，但结核杆菌、隐球菌等感染也会形成结节，建议你先服用莫西沙星抗感染治疗2周，同时检测癌胚抗原等血肿瘤标志物、血隐球菌荚膜抗原和结核杆菌斑点试验，1个月后复查CT。如果结节缩小了，很可能是感染所致。"

"先下手"未必"强"

陈先生听后稍微安心了些，但他仍有顾虑：如果是肺癌，不做手术的话，会不会耽误治疗？进展到晚期或发生转移怎么办？

我继续安慰陈先生：肺结节一般指直径≤3厘米的实性、部分实性或磨玻璃结节，90%以上都是良性的，目前不建议第一次发现后马上手术切除。肿瘤不同阶段有不同的生长规律，早期直径10毫米以内的生长缓慢。有研究发现，实性结节倍增（直径增大1倍）时间为149天，半实性结节为457天，磨玻璃结节则可长达813天。所以，首次胸部CT检查发现的肺小结节，即使有"原位癌或微浸润癌"可能，在3~6个月的随访中，通常也不会变成晚期肿瘤或发生转移，对疾病的整体预后没有任何影响。而肺切除后不会再生，良性病变者如果盲目做肺切除手术，结果则得不偿失。

"肺结节"真的缩小了

怀着忐忑的心情，陈先生回家了。1个月后，他到医院复查CT，没想到阴影缩小了三分之一，且多叶段结节密度发生了变化。另外，结核杆菌斑点试验强阳性，血肿瘤标志物水平轻度升高。我告诉陈先生："从检查结果来看，你的肺部阴影很有可能是结核杆菌感染所致。建议你先进行抗结核治疗。"陈先生这才松了一口气，遵医嘱接受治疗。

半年后复查时，陈先生的肺部阴影消失了，咳嗽、咯痰等症状也没再出现。 PM

专家提醒

根据CT检查判断病灶性质，就好比以貌取人，即使再有经验的放射科医生也有看走眼的时候。正确的方法是：结合临床表现、有无吸烟或肿瘤家族史等肺癌高危因素、动态随访观察病灶变化进行综合判断，必要时可通过穿刺活检明确诊断。抗感染治疗后，如果肺部阴影不缩小甚至增大，血隐球菌荚膜抗原和结核杆菌斑点试验阴性，特别是癌胚抗原等肿瘤标志物显著增高的患者，可进行胸腔镜微创手术。

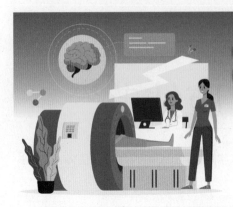

神秘的大脑曾是外科手术的禁区，随着医学技术的不断发展和创新，这一禁制逐渐被打开。脑外科手术在大家心中是高风险的大手术，其实在现代科技的加持和微创、精准医学理念的推动下，脑外科手术越做越"小"，风险降低。

脑外科手术探秘

上海交通大学医学院附属第六人民医院神经外科副主任医师　王旭阳

精密"仪器"，不容行差踏错

人脑，素有"生命禁区"之称，在大脑内做手术，其难度之大、精度之高可想而知。当医生进行脑外科手术时，首先需要在人体最坚硬的骨头——头盖骨上开个小"天窗"，做完手术后，再把头盖骨"钉"回去。手术时，大脑不可避免地会受到一些损伤：大脑内充满着一种叫作脑脊液的体液，对大脑起保护作用，而外科手术会使一些脑脊液流到大脑外，导致患者术后出现头痛、视物模糊等症状；大脑有非常精密的解剖结构，不同区域主导不同神经功能，尤其重要的是脑功能区，即使是肉眼不可见的物理损伤，也会影响患者的语言、记忆、肢体感觉和运动等功能。因此，与其他外科手术不同，脑外科手术的容错率更低，往往需要一些特殊的手术设备，且手术方案的设计、手术过程的执行都须慎之又慎。

打破"禁制"，解决"头等大事"

伴随新设备、新技术的发明创新，脑外科手术近年取得了长足发展和进步。人的"头等大事"，如脑肿瘤、颅脑损伤、脑积水、脑出血、脑血管瘤等多种脑病，现在主要通过脑外科手术治疗。传统脑外科手术多采用开颅方式，包括脑肿瘤切除术、颅骨切除减压术、脑室穿刺和引流术、脑血肿清除术、脑血管瘤夹闭术等。神经外科手术显微镜、内镜的应用，使脑外科手术步入微创时代。

① 显微镜　在显微镜下，手术视野放大、照明增强，便于医生进行更细致的操作，使手术精确性提高，邻近组织受损害概率明显降低，可最大限度地保护脑组织，尤其是重要的神经、血管。许多原来不能做的手术如今成为现实，原来的手术禁区正逐步被打破。

② 内镜　神经内镜与检查内脏时使用的内镜不同，它专门用于脑外科手术。医生通过患者颅骨上的微小开口或鼻腔、口腔等通道，将内镜送入大脑或颅底，内镜的"管子"内装有一个极小的超清摄像头，并配有能进行手术操作的显微手术器械，医生操控颅外的操作杆便能进行颅内手术。

③ 影像技术　根据病情需要，在术中彩色多普勒超声、实时 CT 或磁共振等影像技术协助下，脑深部肿瘤、丘脑出血、脑干出血等许多以前令人束手无策的疑难病症，如今在微创精准神经外科时代也能得到治疗。

越做越"小",精准"升维出击"

在显微镜、内镜等设备下进行的微创手术,可很大程度地减少手术创伤,改善患者预后。但医生在手术时需要采取一些措施进行止血或牵拉,可能导致临近部位血管内血液淤堵,从而凝集栓塞,使血液流通受阻,影响周围大脑区域功能和术后恢复。为更好地保护脑功能,针对不同疾病和病情,越来越多的精准手术技术和设备应运而生。

❶ 手术机器人辅助,清除"刁钻"脑出血

脑出血是常见的脑血管病,主要指非外伤引起的脑实质内自发性出血,多因长期高血压引起小动脉硬化,血管破裂所致,所以也称高血压性脑出血。脑出血患者病死率和致残率都很高,需要及时治疗,以保护、挽救脑功能,手术是目前的主要治疗方法。如果出血部位在丘脑、脑干等大脑深处的重要功能区和生命中枢,即使出血量较少,也需要及时清除血肿。这些部位牵一发而动全身,稍有损伤就会影响心跳、呼吸、感觉等功能。

将脑外科手术与航天科技结合起来的"手术机器人",使完成脑干区域许多高危险性手术成为可能。机器人内置磁共振成像等大数据分析装置,能洞悉人体中微小的神经构造,并绘制出清晰的三维(3D)图像。其"神经手臂"操控设备类似一座驾驶舱,手术医生通过显示器观察重建的立体图像、大脑纵深透视图,实现人机交互的程控操作,可调整不同视角,避开丘脑、脑干深部重要的血管、神经等,精准直达出血区中心,进行微穿刺抽吸引流,排除血肿,而不影响周围神经功能。"神经手臂"有自动修正功能,能避免一些误操作,确保手术安全、顺利。

❷ 神经导航技术,精准"锚定"脑肿瘤

对原发性脑肿瘤,外科手术能尽可能地将肿瘤细胞切除干净,避免再发或复发,是目前普遍的治疗模式。对良性及浅部肿瘤,手术完全切除的概率较高,患者预后也较好;切除较深层的肿瘤,如大脑或小脑深部星状细胞瘤、蝶鞍颅咽管瘤、髓母细胞瘤、脑室

肿瘤等,因其位置深、暴露视野小、定位困难等,医生在开颅后若触碰到颅内深部重要功能区或不能切除干净,会造成不可逆损伤,甚至预后不佳。

影像学的发展和神经导航技术的出现,使深部脑肿瘤定位精确。术前,医生可在计算机上精准设计手术切口,使肿瘤体表投影位于颅骨开窗中心;术中,医生可在3D影像导航辅助下进行操作,实时观察,保护重要结构不受损害,尽可能保留正常脑组织。

❸ 神经介入治疗,拆除高危"炸弹"

脑动脉瘤(颅内动脉瘤)也是一类常见的脑血管病,约半数患者在动脉瘤破裂前会出现一些先兆症状,如局部头痛、面部痛、眼痛、视力降低、视野缺损、眼外肌麻痹等,多由动脉瘤急性扩张压迫所致。动脉瘤破裂后主要表现为蛛网膜下腔出血、颅内血肿和脑缺血症状,患者突发剧烈头痛、呕吐、意识障碍、癫痫、偏瘫、感觉障碍、言语混乱等;少数患者可出现急性精神障碍,表现为急性精神错乱、定向力障碍、兴奋、幻觉、语无伦次及暴躁行为等。首次出血后的幸存者若未得到及时正确处理,3周内约40%的患者将发生再出血,致残率及死亡率成倍增加。

脑动脉瘤的手术治疗主要采用显微外科技术开颅手术,如动脉瘤颈夹闭或结扎、动脉瘤孤立术、动脉瘤包裹术等。介入治疗技术在神经外科的应用,使部分患者免于开颅损伤。利用股动脉穿刺,医生经动脉将纤细的微导管放置于脑动脉瘤囊内或瘤颈部位,再经微导管将柔软的钛合金弹簧圈送入动脉瘤囊内并将其充满,使囊内血流消失,从而消除动脉瘤再次破裂出血的风险。

目前脑动脉瘤微创血管内栓塞技术主要有球囊技术、弹簧圈技术、球囊再塑型技术、支架结合微弹簧圈技术、双微导管覆膜支架技术等,解决了许多既往的难题,如特殊部位动脉瘤开颅手术极其高危、术中容易破裂再出血,开颅手术失败,因全身基础情况或局部情况不适宜开颅手术,等等。 **PM**

患糖尿病，当心被猝死"盯上"

山东省济南医院糖尿病诊疗中心主任医师　王建华

生活实例

花甲之年的王先生患糖尿病多年。去年体检时，心电图报告显示冠状动脉供血不足，因为没啥症状，他就没太当回事，也没找医生看。前不久，王先生像平常一样清早去公园遛弯，途中突感胸闷憋气、大汗淋漓，随即晕倒、不省人事。等"120"急救人员赶到时，他已经没有了呼吸、心跳，医生判断是急性心梗导致的心源性猝死。

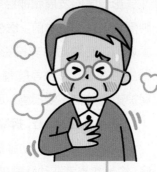

"猝死"是指平常貌似健康或病情基本稳定的人，出乎意料地突然死亡。目前，从发病到死亡的时间尚无公认的统一标准，世界卫生组织认为发病后6小时内死亡为猝死，多数学者主张将这个时间定为1小时。猝死有三个特点：一是从发病到死亡时间短促，二是常发生在貌似健康的人身上，三是通常不可预测。猝死分为"心源性猝死"和"非心源性猝死"两大类，前者占绝大多数。糖尿病患者是心血管疾病的高危人群，约2/3的糖尿病患者合并冠心病，其猝死风险比单纯冠心病患者更大，应加以警惕。

扫描二维码，立即收听

糖尿病患者猝死的十大诱因

糖尿病患者之所以容易发生心源性猝死，固然有疾病自身的内在原因，但也与某些诱因有关，主要包括：

① 低血糖

低血糖可诱发急性心梗、室性心律失常（如室早、室速、室颤）甚至心搏骤停，是导致糖尿病患者猝死的常见诱因。

② 无痛性心梗

糖尿病患者常合并神经病变，对疼痛刺激不敏感，以至于在发生急性心梗时感觉不到心前区疼痛，仅有胸闷、恶心、呕吐等不适。由于无症状或症状不典型，患者很容易被漏诊或误诊，错失最佳抢救时机，导致猝死。

③ 自主神经病变

静息性心动过速、直立性低血压是糖尿病患者自主神经受损的典型表现。这类患者要高度警惕，因为自主神经病变很容易导致心电活动不稳定及心律失常，严重者可引起猝死。

④ 电解质紊乱

糖尿病患者由于多尿、饮食控制不当、呕吐及腹泻、补液、过度利尿、透析等原因，容易发生电解质紊乱，而钾、钠、钙等电解质紊乱可造成心电活动异常。其中，以血钾异常危害最大。低血钾可导致室速或室颤，高血钾可导致心搏骤停。

⑤ 睡眠呼吸暂停

许多肥胖2型糖尿病患者存在"阻塞性睡眠呼吸暂停低通气综合征"。其不仅影响睡眠质量，还可引起低氧血症，是导致心血管疾病（如心绞痛、心肌梗死、高血压等）的重要危险因素之一，也是导致夜间猝死的元凶之一，是名副其实的"梦中杀手"。

⑥ 便秘

因长期高血糖可导致自主神经病变，影响胃肠道蠕动及排空，故糖尿病患者腹胀、便秘的情况非常普遍。老年患者牙齿不好，富含纤维素的食物摄入少，加之缺乏运动，更容易出现便秘。便秘对年轻人也许算不了什么大事，但对老年人就不一样了。如果患者排便时用力过度，可引起腹内压增加、血压升高、心脏负担加重，诱发急性心梗，甚至猝死。

⑦ 感染、发热

感染、发热会诱发并加重糖尿病性心脏病，导致猝死。

⑧ 剧烈运动或过度劳累

剧烈运动或过度劳累会显著增加心肌耗氧量，加重冠状动脉供血不足，从而诱发心肌缺血、急性心梗。

⑨ 精神压力过大或情绪波动

精神压力大、情绪波动、焦虑、失眠等会导致交感神经过度兴奋，引起心动加速、心律失常，诱发心绞痛、急性心梗等。

⑩ 吃得太饱

饱食易伤"心"。进食过多，特别是高蛋白质、高脂肪食物，难以消化，会引起腹胀，使膈肌位置升高，从而限制心脏的正常收缩和舒张，加重心脏负担。而在消化食物时，全身血液较多集中在胃肠道，冠状动脉供血更显不足，容易诱发心绞痛、心律失常、急性心梗等。

做好五件事，预防猝死

心血管疾病是糖尿病患者的首位死亡原因，大多数（约75%）糖尿病患者最终都死于心血管疾病。为尽量避免发生心血管意外，糖尿病患者要做好以下几件事：

① 定期体检

对糖尿病患者而言，无症状不代表没问题，要坚持定期复诊、体检，及时排查安全隐患。

② 控制心血管疾病危险因素

心血管疾病的危险因素包括高血压、血脂异常、吸烟、酗酒、糖尿病、超重及肥胖等。糖尿病患者不仅要控制好血糖，还要控制好血压、血脂、血尿酸、体重等指标。

③ 适当放宽降糖目标

血糖控制标准要因人而异。老年糖尿病或合并心脏病的糖尿病患者，血糖控制目标要相对宽松，以免因低血糖诱发心血管意外。在降糖药物的选择上，尽可能选低血糖风险小且对心血管具有保护作用的，如GLP-1（胰高血糖素样肽-1）受体激动剂、SGLT-2（钠-葡萄糖协同转运蛋白2）抑制剂等；睡前可适当加餐，以免夜间发生低血糖。

④ 避免过度劳累、精神紧张

长时间超负荷运动或工作，长期紧张、焦虑、压力大、失眠等，容易使血压升高，加重心脏负担。糖尿病患者一定要注意劳逸结合、自我减压、调节情绪。

⑤ 防治便秘

糖尿病患者应保持大便规律、通畅；发生便秘后，要及时干预、治疗。**PM**

专家提醒

尽管"糖尿病性心脏病"的症状往往不典型，但还是有一些蛛丝马迹可寻。如果能及时觉察这些征兆并及时干预，可以减少猝死的发生风险，比如：极易疲劳、出虚汗，频发胸闷、心前区疼痛，阵发性嗓子发紧、牙痛或胃痛，突发胸闷、憋气、呼吸困难，等等。

‖ 生活实例 ‖

林先生因左侧下巴下肿胀、疼痛去医院检查，医生发现他下颌下腺有感染，给予抗生素治疗。3天后，林先生局部肿痛逐渐消退，他就没当回事。此后，林先生断断续续多次发生左侧"脸肿"，且症状多在进食后加重，有时会自行消退。在医生提醒下，他接受了详细的口腔检查，发现下颌下腺导管内有结石。通过内镜辅助下微创手术取出结石后，林先生没有再出现"脸肿"的情况。

进食后脸肿，
竟是唾液腺结石"捣乱"

本刊记者 蒋美琴
受访专家 俞创奇

导管阻塞，不通则痛

唾液腺广泛分布于口腔内和颌面部，可分为两大类：一类为大唾液腺，包括下颌下腺、腮腺和舌下腺，是分泌唾液的"主力军"；另一类为小唾液腺，位于唇部、颊部、腭部等区域，也能分泌少量唾液。下颌下腺和腮腺有走行较长的导管，其分泌的唾液从导管排出，进入口腔，一般在进食时会分泌并排出大量唾液，其他时候分泌量相对较少。

当唾液腺导管阻塞时，唾液就会淤积在内，导致局部肿胀、疼痛，甚至引发感染。导致阻塞的原因主要为：①唾液腺导管内结石是最常见原因；②进食时不慎损伤、手术创伤和放射性损伤等造成的瘢痕，可导致导管口瘢痕性狭窄；③部分过敏性疾病患者的唾液腺分泌黏液增多，形成黏液栓子，阻塞导管。

结石"捣乱"，三大危害

唾液腺结石的发病率约为1%，结石直径一般为3～6毫米，少数可超过2厘米。其中，下颌下腺结石最常见，其导管阻塞原因中80%以上为结石，这与其解剖位置有关。下颌下腺位于下颌下，其导管向上走行，排出唾液更"费力"，且口腔内唾液或异物易逆行进入导管，因而唾液易淤滞，无机物等易沉积，形成结石的风险增加。唾液腺结石可造成以下危害：

● **阻塞** 唾液腺导管内形成结石后，在进食尤其是食用刺激性食物时，唾液腺分泌大量唾液，来不及从导管排出，会有局部肿胀感，一般在10分钟内缓解；若阻塞严重，可伴疼痛，且长时间难以消退。

● **感染** 有些患者虽然导管阻塞不明显，但会继发感染，导致局部肿胀、疼痛，甚至发热等全身症状，常被当作一般的下颌下腺炎、腮腺炎等疾病治疗。感染得到控制后，症状缓解，患者就不再当回事，因而唾液腺结石易漏诊、误诊。由于未消除病因，"下颌下腺炎""腮腺炎"会反复发作。

● **硬化** 结石反复刺激唾液腺，引起慢性炎症，久而久之，造成唾液腺硬化（又称纤维化），分泌功能下降，局部可形成肿块、硬块，有时会被误认为是唾液腺肿瘤而切除。

专家简介

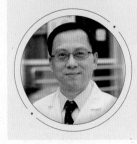

俞创奇 上海交通大学医学院附属第九人民医院口腔颌面外科主任医师、博士生导师，上海市口腔医学会老年口腔专委会主任委员，中华口腔医学会口腔颌面外科专委会委员。擅长唾液腺炎症性疾病、牙槽外科疾病的诊治，尤其是唾液腺阻塞性疾病的微创诊治。

层层检查，发现结石

查找唾液腺结石，通常先使用简单、无创的检查；如果无法明确诊断，再选择有一定创伤的检查。

● **双合诊** 体检通常是首选的检查方式，可通过双合诊探查下颌下腺及其导管。医生一手托住患者下颌下部位并向内、向上顶，另一手在患者口腔内导管行经部位扪触，双手配合探查结石。

● **B超** 腮腺和下颌下腺部位较表浅，可通过B超检查发现结石。但因口腔解剖结构复杂，有些部位的结石较难发现。

● **X线** 通常拍X线咬合片，能发现部分下颌下腺导管内结石。由于检查时需要将牙片置入口腔内，如果进行深部检查，会造成患者恶心、呕吐等反应，所以通常只能进行导管前段结石的检查。

● **CT** 与X线相比，CT检查分辨率更高，且不受检查部位深浅影响。

● **磁共振** 如果发现结石部位、排列位置（多发结石）与常见的导管结石不同，应通过磁共振检查进一步明确诊断。有些病变易被误诊为导管结石，如口底部"静脉石"。

● **内镜** 如果结石小于2毫米，或位置特殊，或密度低（阴性结石），上述影像学检查难以发现，可通过唾液腺内镜查找病因。其优势在于可发现深部结石、阴性结石和微小结石，诊断和治疗可同时完成。

微创取石，铲草除根

目前没有药物可以溶解唾液腺结石，只能通过手术方法取石。研究发现，唾液除湿润口腔、促进食物消化外，还有免疫、抗菌等作用。所以，保留唾液腺的取石手术已成为首选。患者可在医生指导下，根据结石部位、大小等因素，选择合适的治疗方案。

● **切开取石** 导管前段结石和后段较大结石，可选择手术切开取石。腺体内导管结石无法从口内取出，若症状反复，可选择腺体切除术，但创伤相对较大，会留下瘢痕。口内取石可将伤口"隐藏"在口腔内，满足部分患者的美观性需求。

● **内镜下取石** 唾液腺内镜下取石术特别适合导管后段小结石，还可同时灌洗和疏通导管，去除导管内黏液栓子、异物等非结石阻塞物。

● **腔内治疗** 部分单纯导管狭窄患者，可通过内镜下球囊扩张、置入支架等导管腔内治疗方式，使导管恢复通畅。

以往认为，唾液腺硬化者的唾液腺功能已受损，且人体唾液腺较多，通常会切除病变唾液腺。但近年临床发现，通过微创取石治疗后，硬化的唾液腺可逐渐"变软"，不仅症状消失，还能恢复部分功能，正常分泌唾液。

三多一少，预防结石

近年来，唾液腺结石、导管阻塞的发病率升高，与生活方式改变不无关系。预防唾液腺结石，可采取以下措施：

● **多喝水** 很多人忙于工作、学习，喝水少，唾液变得黏稠，易发生导管阻塞。平时应尽量多喝水，使唾液保持清稀，不易淤滞。

● **多运动** 主要指口腔运动，包括咀嚼（如嚼口香糖）、说话等，可刺激唾液分泌，促进其排出。另外，经常按摩下颌、耳周、面部等，练习"吞津法"，也有一定帮助。

● **多酸味** 在没有忌口的情况下，可适当食用酸味食物（如柠檬、话梅等），刺激唾液分泌。

● **少精细** 现代人饮食过于精细，尤其是儿童，咀嚼减少，除影响颌骨发育外，对腺体发育也有影响，使其分泌、排出唾液的功能下降，容易产生腺体感染和结石。可适当食用坚果、粗加工食品，增加咀嚼力度，促进唾液腺发育。PM

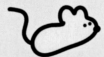

被厌弃的"关节鼠"

大家好，我叫"关节鼠"，由于我像老鼠一样在关节内窜来窜去，因而获得这一昵称。我的大名叫"游离体"，生活在病友们的各大关节中，有关节的地方就可能有我哦，我最喜欢住在膝关节里。

上海交通大学医学院附属仁济医院骨关节外科　高英健　岳 冰（主任医师）
绘图 曹阳

不断磨损化成"鼠"

大家肯定纳闷，我是怎么跑到关节里去的呢？其实，在关节活动过程中，软骨、骨赘等会不断掉落碎片，这些碎片大部分会被人体吸收，小部分无法被吸收的会发生滑膜化生，逐步变成一定体积的软骨块，我就诞生啦！患滑膜软骨瘤病的主人，他的关节里特别容易长游离体，我的兄弟姐妹们会成团住在一起，或散落在关节各个角落里。

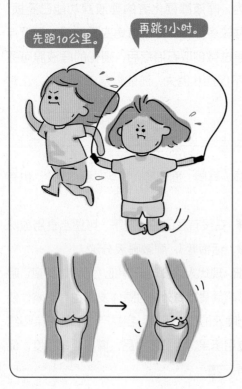

四处溜达被卡住

以膝关节为例，我家有"三室一厅"：内侧间室、外侧间室、髌股室、髁间窝（厅），地方宽敞，适合我溜达。如果我溜达到关节狭窄的地方被卡住，主人会出现关节"交锁"症状，即突然关节剧烈疼痛，无法正常伸屈活动，像上了锁一样，有时伸直了不能弯曲，有时弯曲了不能伸直。什么时候"解锁"，就要看我了，只要我离开这块狭窄区域，疼痛就会立刻消失。有时我溜达到离体表近的地方，主人可以用手指触摸到我，一个圆圆硬硬、可以移动的小家伙。

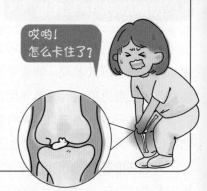

微创手术除"鼠患"

当我让主人疼痛不适时，他会用消炎止痛药来缓解，等我"解锁"，但药物伤害不到我。除疼痛外，我在家里四处溜达还会加速关节磨损、软骨剥脱。为避免"鼠患"，医生会通过微创手术，将一面小镜子伸进我家里，找到我后将我取出。

保护关节断"生路"

如果主人多补充钙质以延缓其流失，服用氨基葡萄糖以保护骨骼及软骨，会增加我诞生的难度；如果主人平时注意保护关节，适度活动，活动前后注意热身、拉伸，避免剧烈跑、跳运动，我就不会来骚扰；如果膝关节已经出现疼痛等不适症状，主人要选择非负重锻炼，如游泳、动感单车等，切忌继续跑步、跳绳等，不然我会频繁溜达，容易被卡住哦！ PM

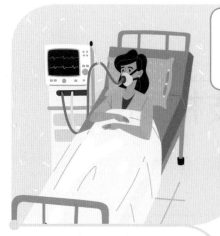

许多失眠、突发性聋、偏头痛等疾病患者在针对性治疗原发病的同时，常被医生建议进行常压饱和吸氧辅助治疗。大多数人对此感到十分陌生：什么是常压饱和氧疗？与经鼻导管、面罩吸氧有何不同？常压饱和氧疗安全吗？

陌生的常压饱和氧疗

首都医科大学附属北京朝阳医院高压氧科主任医师　张　奕

更"饱和"的氧疗方式

氧疗是临床上广泛应用的治疗手段，以经鼻导管、面罩低流量吸氧等为大众所熟悉。常压饱和氧疗是指借助密闭式吸氧面罩及特制呼吸管路等设施，吸入高流量纯氧。它具有以下几个特点：①氧浓度更"饱和"，实际吸入的氧浓度可达 85% 以上；②氧流量更"饱和"，特殊呼吸管路中的单向阀适时开启和闭合，使氧流量顺应患者的呼吸频率，达到按需"饱和"；③血氧饱和度更"饱和"，吸氧者血氧饱和度可迅速达到或接近 100%。

目前，可进行常压饱和氧疗的地点一般有三处，为医院的氧疗大厅、高压氧舱（不升压，利用舱内吸氧装置实现）及病房（采用便携的专门吸氧装置）。临床上，常压饱和氧疗常用于脑卒中、冠心病、脑动脉硬化、脑供血不足、突发性聋、神经性耳鸣、失眠、创伤性颅脑损伤、偏头痛等疾病的辅助治疗。

兼顾高效与安全

常压饱和吸氧是介于经鼻导管、面罩吸氧和高压氧治疗之间的一种氧疗方法，兼顾了有效性与安全性。

就氧疗效果而言，高压氧＞常压饱和吸氧＞经鼻导管或面罩吸氧。以经鼻导管吸氧为例，吸氧浓度与每分钟氧流量大致可参照以下公式进行相互转化：吸氧浓度 (%)=21+4× 氧流量（升 / 分钟）。即当氧流量调至 2 升 / 分钟时，患者吸入的氧浓度由未吸氧前的 21% 变成了 29%，增幅有限。而常压饱和吸氧患者实际吸入的氧浓度为 85%～93%，可使血中物理溶解氧增加 6～7 倍，能显著改善患者的缺氧症状。

在高于 1 个大气压的治疗舱内间断吸入纯氧或高浓度氧的治疗方法为高压氧治疗。高压氧可有效增加血液中氧的压力和弥散距离。正常人的动脉血氧分压为 80～100 毫米汞柱，进行高压氧治疗时可升至上千毫米汞柱。但咽鼓管阻塞者行高压氧治疗可能由于压力变化造成中耳气压伤，气胸、纵隔气肿、肺大疱、支气管扩张等患者行高压氧治疗前，须经专科医生充分评估后再决定。常压饱和吸氧治疗时无气压变化，适用范围更广，更安全。

通常一次常压饱和吸氧治疗需 30～60 分钟，部分患者在治疗途中需休息 5～10 分钟。值得注意的是，慢性阻塞性肺疾病伴二氧化碳潴留者不宜进行常压饱和吸氧治疗。高龄、孕妇及病情复杂的特殊患者，须由呼吸科、高压氧科等专科医生综合评估后，制定个性化治疗方案，且治疗全程须由专科医生陪同监护。一般来说，常压饱和氧疗的频率为每天或隔天 1 次（可在医生指导下根据病情增加治疗次数），10 次为一疗程。需长期接受常压饱和氧疗者，宜在持续治疗 20 次后休息几天。**PM**

另类"结核病"

——非结核分枝杆菌病

同济大学附属上海市肺科医院结核科　刘一典（副主任医师）　沙 巍（主任医师）

生活实例

70岁的张女士因咳嗽、咯痰数年就诊,痰涂片抗酸染色检查结果为阳性,被诊断为肺结核,服用抗结核药物半年,病情仍未好转。经痰培养等进一步检查发现,她患的是鸟分枝杆菌肺病。调整治疗方案后,她的症状明显缓解,3个月后痰涂片抗酸染色检查结果转阴。

高中生小藏体检发现右上肺空洞,被诊断为肺结核,服用异烟肼、利福平等抗结核药物治疗后,病灶未吸收,痰涂片抗酸染色检查结果仍为阳性。进一步检查发现,他感染的不是结核分枝杆菌,而是胞内分枝杆菌。调整治疗方案后不久,胸部CT检查显示肺内空洞已缩小。

渔民施先生杀鱼时被鱼刺扎到手指,1个月后伤处出现结节,并有肿胀、疼痛,随后破溃流脓,使用抗生素治疗无效。活检提示为肉芽肿性炎,脓液涂片抗酸染色检查结果为阳性,菌种鉴定结果为海分枝杆菌。采用抗分枝杆菌方案治疗半年后,施先生的伤口逐渐愈合。

抗酸染色检查是诊断结核病的方法之一。上述几位患者的抗酸染色检查结果虽然均为阳性,但他们患的并不是结核病,而是结核病的"孪生兄弟"——非结核分枝杆菌病。

认识非结核分枝杆菌

分枝杆菌是一类形状呈分枝状排列的杆状细菌,包括结核分枝杆菌复合群、麻风分枝杆菌和非结核分枝杆菌,分别可引起结核病、麻风病和非结核分枝杆菌病。非结核分枝杆菌广泛存在于水、土壤等自然环境中,迄今为止共发现190余种,仅少数对人体致病,常见的包括脓肿分枝杆菌、偶发分枝杆菌、龟分枝杆菌、胞内分枝杆菌、鸟分枝杆菌、堪萨斯分枝杆菌等,可导致肺病、播散性非结核分枝杆菌病等。

非结核分枝杆菌病越来越多

近年来,非结核分枝杆菌病日益增多,甚至超过了结核病。究其原因,一方面,检测技术的提高使病例被及时检出;另一方面,人口老龄化、免疫抑制人群增多等因素,导致非结核分枝杆菌病患者增加。据估算,我国既往被诊断为结核病的患者中,非结核分枝杆菌病可达10%以上;有报道指出,在疑似结核病的患者中,非结核分枝杆菌感染率约为6.3%。非结核分枝杆菌病在湿热地带、沿海地区较为多见,其发病随年龄增长而上升。

感染部位不同,症状各异

非结核分枝杆菌可通过呼吸道、消化道或皮肤伤口感染人体,侵犯全身各器官、系统,导致不同症状。

● 非结核分枝杆菌肺病

在非结核分枝杆菌病中，肺病最为多见。患者主要表现为咳嗽、咯痰、咯血、发热、乏力、消瘦等，痰涂片抗酸染色检查呈阳性，胸部影像学检查见空洞、支气管扩张等，与肺结核极为相似。因此，部分患者长期被误诊为肺结核、支气管扩张等疾病。致病菌株多为胞内分枝杆菌、堪萨斯分枝杆菌、脓肿分枝杆菌。

● 非结核分枝杆菌淋巴结病

多见于儿童，常被误诊为颈淋巴结结核。患者主要表现为颈部多发淋巴结增大并融合，或淋巴结软化、破溃、形成窦道，长期迁延不愈，也可累及腹股沟、腋下等部位的淋巴结，一般没有发热、消瘦等全身症状。致病菌株主要为鸟分枝杆菌、瘰疬分枝杆菌等。

● 非结核分枝杆菌皮肤病

一般发生在局部创伤后，主要症状为局部皮肤发红、肿痛和硬结，逐步形成皮下及软组织脓肿并破溃，脓液较为稀薄，干酪样坏死物较少。部分患者有局部骨关节组织受累，导致骨质破坏。致病菌株有脓肿分枝杆菌、龟分枝杆菌、海分枝杆菌等。

● 播散性非结核分枝杆菌病

多见于免疫受损者，表现为全身多脏器感染，如播散性淋巴结炎、肺病、皮肤病变、骨病、肝病、胃肠道感染、心包炎及脑膜炎等；常见症状为发热、进行性体重减轻、盗汗等，与其他感染难以区别。致病菌株主要为脓肿分枝杆菌、龟分枝杆菌、鸟分枝杆菌等。

此外，非结核分枝杆菌还可引起骨髓炎、化脓性关节炎、滑膜炎、牙龈炎、泌尿生殖系统感染等。

这些情况下，要排查非结核分枝杆菌病

长期咳嗽、咯痰，痰涂片抗酸染色检查阳性，抗结核治疗无效，结核分枝杆菌复合群快速分子鉴定及利福平耐药性检测、结核分枝杆菌基因检测阴性者，需要排查非结核分枝杆菌肺病。

长期颈部淋巴结增大或皮肤结节脓肿者，应在开展病理活检及细菌学培养的同时，进行抗酸染色检查、非结核分枝杆菌培养或分子生物学检测，排查非结核分枝杆菌淋巴结病或皮肤病。

反复发热、合并多脏器感染的播散性感染者，如有肺或肺外组织、器官病变，应对血、骨髓、淋巴结、脏器穿刺物等进行非结核分枝杆菌培养或分子生物学检测，排查播散性非结核分枝杆菌病。

非结核分枝杆菌病怎么治

非结核分枝杆菌对多数抗结核药物的敏感性较差，医生一般会根据患者的病情、身体状况、菌种鉴定及药敏试验结果，选用适当的药物联合治疗。常用药物有利福平、利福喷汀、利福布汀、乙胺丁醇、阿米卡星、氧氟沙星、左氧氟沙星、莫西沙星、头孢西丁、利奈唑胺、阿奇霉素、克拉霉素、丙硫异烟胺、复方新诺明等。

症状明显的非结核分枝杆菌病患者应及时治疗，强化期一般选用 4～5 种药物治疗 6～12 个月，巩固期至少选用 4 种药物治疗 12～18 个月，或在抗酸染色检查转阴后继续治疗 12 个月以上，方可治愈。部分患者无明显症状，可以随访观察，不需要立即开始治疗。**PM**

专家提醒 非结核分枝杆菌是条件致病菌。在日常生活中，注意环境和饮水卫生，选择正规医疗机构进行口腔、整形、美容手术等，有助于预防非结核分枝杆菌感染。

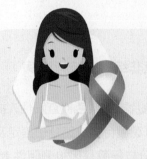

随着寿命的延长，每个人都可能与癌症不期而遇。对女性而言，最有可能遭遇乳腺癌的侵袭。根据2021年全球癌症统计数据，乳腺癌已成为女性第一大癌种，约占女性癌症总发病率的24.5%，对女性的身心健康造成严重威胁。

幸运的是，随着健康意识的不断提高，大多数乳腺癌患者在被发现时还处于早期，有手术机会，经综合治疗后，可以获得较好的远期生存率。不过，由于手术只能最大限度清除肉眼可见的病灶，部分肿瘤细胞可能"潜伏"下来，伺机而动。乳腺癌为什么会复发？会以何种形式复发？如何避免复发？复发后如何优化治疗？这些问题都是乳腺癌患者最为关心和迫切想了解的。

破解乳腺癌复发之 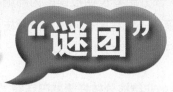 "谜团"

复旦大学附属华山医院肿瘤科副主任医师　初钊辉

谜团 ❶ 乳腺癌手术很成功，为何还会复发？

治疗乳腺癌，手术是"主战场"，外科医生用手术刀将肉眼可见的肿块和可能被肿瘤细胞侵犯的淋巴结"一锅端"。术后，放疗科医生利用放射线将患者病灶区域及周边淋巴结中的"残兵"消灭；化疗和靶向药物对已经逃离主战场、散落在身体其他部位的散兵游勇进行围剿和肃清；维持数年的内分泌药物治疗，则通过降低患者体内的雌激素水平，使需要雌激素滋养的乳腺癌细胞无法在贫瘠的土地上再次萌芽、生长。这些系统治疗虽然有效降低了乳腺癌复发的风险，但并不意味着乳腺癌患者可以就此"高枕无忧"，因为癌细胞生命力极强且很狡猾，可谓"野火烧不尽，春风吹又生"。

谜团 ❷ 哪些乳腺癌患者易复发？

❶ **分期较晚者** 确诊时乳腺肿块已经较大或腋下已经有肿大淋巴结者，癌细胞更容易出现肉眼不可见的播散，"散兵游勇"多。例如：有淋巴结转移者，癌细胞可随着淋巴和血液循环"跑"到全身各处，增加复发风险。

❷ **肿瘤性质较"恶"者** 乳腺癌的分子分型包括四型：腔面A型、腔面B型、Her2阳性型和三阴性。其中，三阴性乳腺癌是四个分型中最"恶"的一种，复发风险最高，即使是小肿瘤，手术时没有淋巴结转移，术后仍有复发可能。

❸ **术后未进行规范治疗者** 比如：部分患者认为自己患的是早期乳腺癌，手术后未遵医嘱进行必要的放疗或化疗，复发风险增加；接受长期内分泌治疗的患者未遵医嘱规范用药，药物吃吃停停，或因为出现副作用而自行停药，增加复发风险。

❹ **年龄较轻者** 年轻人的代谢率比老年人快，肿瘤细胞活跃，复发的风险相对较高。

❺ **情绪不良者** 心理压力大、有焦虑或抑郁情绪、睡眠差等，可造成体内微环境失衡，免疫力下降，潜伏下来的肿瘤细胞容易死灰复燃。研究证实，抑郁和焦虑都与癌症复发风险增加相关。

❻ **有特定基因者** 如果患者曾患乳腺癌，保乳治疗后同侧再发或另一侧也发生乳腺癌，说明患者可能具有一些特定的基因或基因不稳定，更容易发生乳腺癌或出现乳腺癌复发。比如：有乳腺癌家族史或携带BRCA1/2基因的患者容易患双侧乳腺癌。

谜团 ③ 乳腺癌复发有哪几种方式？

乳腺癌复发是一个统称，根据不同的复发部位和形式，乳腺癌复发通常分成以下几种类型：

❶ 局部复发 即乳腺癌细胞在手术切除的部位或附近再发，如乳房、胸壁、皮肤等。

❷ 区域淋巴结复发转移 即乳腺癌细胞转移到同侧腋窝、锁骨上或锁骨下淋巴结，通常表现为上述部位出现蚕豆或鸽蛋大小的结节，早期可推动；发展到后期，结节越来越多，与周边组织粘连，不易推动；有时会引起淋巴回流受阻，导致同侧手臂肿胀，刺激臂丛神经时可引起手臂、肩部、颈部麻木和疼痛等。

❸ 远处转移 指的是乳腺癌转移到同侧胸壁、腋窝和锁骨区以外的部位，如骨、肺、肝和脑等，表现形式各异。发生远处转移，意味着血液中有肿瘤细胞，很难通过手术或局部放疗将其清除。

谜团 ④ 如何避免乳腺癌复发？

要杜绝复发隐患，乳腺癌患者在术后应做到以下几点：

1 遵医嘱进行术后辅助治疗

通常，医生会根据肿瘤分期、分型、危险因素、患者体力及合并疾病等，为患者制定适合的术后辅助治疗方案，包括化疗、放疗、靶向治疗和内分泌治疗等，最大限度消灭肉眼不可见的癌细胞，降低复发风险，提高治愈率。患者在药物治疗过程中若有不适，应及时复诊，由医生根据具体情况调整治疗方案，不可自行停药或换药。

2 保持良好的生活习惯

乳腺癌患者应注意饮食均衡，多吃富含维生素、蛋白质、纤维素的食物，少吃高脂、高盐、高糖、油炸等不健康的食物。适当增加体力活动，保持正常体重，避免肥胖或消瘦。戒烟限酒，保持心情愉快，增强免疫力。

3 定期随访

患者应遵医嘱定期去医院复查，以便医生及时发现和处理药物副作用，了解肿瘤是否有复发转移迹象，及时调整治疗方案。不同类型、分期和危险因素的乳腺癌患者，复查方案各不相同。总体而言，术后 3 年内是复发的高发期，约占全部复发的 80%；术后 3～5 年复发，约占 10%；超过 10 年和 20 年复发的可能性进一步降低，但也不罕见。因此，患者在术后 2 年内，应每 3 个月随访 1 次；术后 3～5 年，应每 6 个月随访 1 次；有危险因素者，术后第 3 年仍应每 3 个月随访 1 次；术后 5 年以上，应每 1 年随访 1 次，直至终身。

谜团 ⑤ 乳腺癌复发后怎么办？

乳腺癌与其他肿瘤不同，有很强的异质性。即使是同一肿块，其成分也可能不是单一的；若干年后出现的复发转移灶与手术切除的乳腺癌成分，也可能发生改变。因此，针对复发转移灶，需要再次进行微创活检，以明确其病理和分子分型，使治疗更有针对性。

通常，局部复发或区域淋巴结复发转移的患者，能手术完整切除的，优先选择手术治疗；若不能彻底切除，宜进行穿刺活检后，选择局部放疗及药物治疗。发生远处转移的患者，优选药物治疗，包括化疗、靶向治疗、内分泌治疗和免疫治疗。需要明确的是，并非所有乳腺癌患者都会复发，且即使复发，也不必过于悲观，因为现在的治疗手段和药物已经多样化，疗效已显著提高，恐惧或许才是抗癌的最大障碍。**PM**

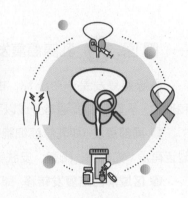

前列腺是男性独有的一个重要器官，被称为男性的"生命腺"。它的外形好似一颗倒置的栗子，个头虽小，但本领不小，在控制排尿、维持男性性功能及生殖功能方面发挥着重要作用。

前列腺的"能力"突出，"脾气"也火爆，在男性一生中的不同阶段，时不时会制造一些"麻烦"。对此，男同胞们切莫"放任不管"，而要"主动出击"，保卫前列腺健康。

保卫前列腺，不能"躺平"了之

上海交通大学医学院附属新华医院泌尿外科副主任医师　虞永江

前列腺炎：年轻人的"男"言之隐

前列腺炎是一种好发于青壮年男性的疾病。严重的前列腺炎不但会损害男性的身心健康，而且会影响性功能和生育能力。

❶ "求助信号"要留意

当前列腺有炎症时，它会发出一些求助"信号"，如尿频、尿急、尿痛、会阴部疼痛等。如果症状轻微，一般可以通过改善生活习惯来缓解；如果症状严重，如出现发热、下腹和会阴部烧灼痛、排尿困难等，则需要及时就医。

❷ 生活方式要健康

男性在日常生活中应尽量避免长时间骑车、久坐、憋尿，忌烟酒和辛辣等刺激性食物，性生活亦不宜过于频繁。此外，还应保持良好的心态，减轻心理压力。

前列腺增生：中老年男性的通病

前列腺增生是中老年男性去泌尿外科就诊的主要原因。据统计，在 50 岁以上男性中，50% 存在前列腺增生；而到了 80 岁，这个数字可达到惊人的 90%。

❶ 前列腺"过壮"惹麻烦

前列腺位于膀胱颈部和尿道之间，负责分泌前列腺液。雄激素是前列腺的"食物"，虽然随着年龄增长，雄激素分泌逐渐减少，但前列腺仍有足够的"食物"而使自己变得越来越"强壮"，进而压迫尿道、影响排尿，导致尿急、尿频、夜尿增多、排尿困难、尿流变细、排尿不尽感等前列腺增生的症状。"想当年迎风尿三丈，现如今顺风滴湿鞋"便是前列腺增生患者的真实写照。

需要提醒的是，尿急、尿频虽是前列腺增生的症状之一，但并非有此症状者都患有前列腺增生。尿路感染、糖尿病、膀胱炎等疾病也可能导致尿急、尿频。

❷ 治疗方法因人而异

俗话说，活人不能让尿憋死。

延·伸·阅·读

前列腺增生会不会发展成前列腺癌？

前列腺增生和前列腺癌是两种不同的疾病，前列腺增生是良性的，前列腺癌是恶性的。前列腺增生和前列腺癌都可能导致前列腺增大，但前列腺增生本身并不会发展成前列腺癌。

若因前列腺增生导致急性尿潴留，大活人让尿憋住的感觉，可真不好受。前列腺增生的治疗方法包括：①改变生活方式，如避免久坐，限制酒精和咖啡的摄入，睡前少饮水。②慎用药物，服抗组胺药、利尿剂等药物可能会加重前列腺增生的症状，患者应在医生指导下用药。③观察等待，症状轻微或无症状的患者，可暂时不用药，定期复查。④药物治疗，α受体拮抗剂（如坦索罗辛）和5α还原酶抑制剂（如非那雄胺）是常用药物，可缓解症状、延缓病情进展。⑤手术治疗，药物控制不佳或中重度前列腺增生患者，需要进行手术治疗。

如今，前列腺增生手术已进入微创时代，手术原理不复杂：如果将前列腺比作一个橘子，橘肉是增生的前列腺，橘皮是前列腺的包膜，手术便是把部分橘肉挖掉，保留橘皮，即切除部分前列腺组织，以解除尿道压迫。

前列腺癌：筛查不可忘，防治有门道

随着人口老龄化，前列腺癌逐渐成为威胁中老年男性健康的"隐形杀手"。

前列腺癌早期通常没有明显症状，被称为"沉默的癌"，近八成患者"患病而不自知"，待出现明显症状再就诊时，病情往往已经处于中晚期了。因此，定期进行前列腺癌筛查对早期发现前列腺癌非常重要。

❶ 早期无症状，筛查意义大

目前常用的筛查方法是血清前列腺特异抗原（PSA）检测和直肠指检。虽然血清PSA敏感性高，但肿瘤特异性相对较低，容易受炎症和前列腺体积的影响。近年来，一种新型的前列腺癌诊断模型——前列腺健康指数（PHI）逐渐在临床应用。作为一种更为精准的"武器"，PHI联合3个可量化的血清学指标——PSA、FPSA（游离PSA）和proPSA（PSA前体），对诊断前列腺癌具有更高的特异性。近期，我科将磁共振、经直肠前列腺超声等影像学指标与血清学指标PHI联合起来，建立了一套新的前列腺癌筛查模型，有效提升了前列腺癌的检出率。

通常，60岁以上男性应每年进行一次血清PSA筛查；有前列腺癌家族史的高危人群，宜将筛查年龄提前至50岁；已知携带BRCA基因突变的人群，筛查年龄宜再前移至40岁。

❷ 不必"谈癌色变"

"谈癌色变"是绝大多数人的真实表现，一听到自己患了癌症，不管是早期、中期还是晚期，都觉得是"晴天霹雳"。实际上，随着医疗技术的提高和科技的发展，前列腺癌的治疗方法和药物层出不穷，如根治性前列腺切除术、内分泌治疗、放疗等。随着近年来精准医学和核医学的发展，PARP抑制剂、核素治疗、免疫治疗等，能为部分晚期前列腺癌患者带来临床获益。相比其他癌种，前列腺癌的侵袭性相对较低，预后较好，因此，患者一定要相信医生，积极配合治疗，一定能达到较好的疗效。

❸ 保持健康生活方式

要预防前列腺癌，保持健康的生活方式是重中之重，包括合理饮食、适量运动、戒烟限酒等。男性朋友在日常生活中应注意：多吃蔬菜、水果，少吃高脂肪、高盐、高糖食品；适量运动，提高身体免疫力，减少肥胖、代谢综合征等疾病的发生风险；戒烟、限酒，减少有害物质对前列腺的损害。

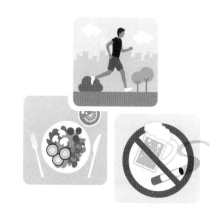

男性朋友应充分了解前列腺疾病的特点，科学预防与主动筛查并举，早期诊断与积极治疗同力，摒弃"躺平"思想，守护好"生命腺"。▣

盆腔痛久治不愈，别漏查静脉

海军军医大学第二附属医院血管外科　金　杰　曲乐丰（主任医师）

经常有一些年轻女性因盆腔疼痛、下腹部坠胀等不适到妇科就诊，不但很难确诊，而且治疗效果不佳。这时，要警惕一种隐藏极深的疾病——盆腔淤血综合征。它发病率高，症状复杂多样，易与其他疾病混淆，被形象地称为导致慢性盆腔疼痛的"隐形杀手"，既折磨患者，也考验医生。

生活实例

朱女士今年37岁，正处于事业上升期，职场光鲜亮丽的背后，是被病痛折磨得疲惫不堪的身躯，会阴及下腹部长期酸胀、坠痛，让她十分苦恼。为了治病，朱女士没少跑大大小小的医院，先后被诊断为子宫腺肌病、子宫内膜异位症、慢性盆腔炎等，除服用药物外，还接受了长时间的物理治疗，症状均未改善。

由于生活受到极大影响，一次到妇科就诊时，饱受折磨的朱女士向主诊医生详细介绍病史后，提出切除子宫的想法，希望能一了百了。医生仔细查看了就诊记录，安排她进行盆腔静脉超声检查，发现盆腔静脉迂曲增宽后，推荐她到血管外科进一步诊治。血管外科医生又安排朱女士进行静脉造影检查，确诊为"盆腔淤血综合征"。经微创介入治疗后，朱女士会阴、下腹坠痛等症状消失，生活重回正轨。原来，盆腔淤血综合征才是长期折磨她的"罪魁祸首"。

盆腔淤血综合征：慢性盆腔痛的重要原因

盆腔淤血综合征指盆腔静脉回流受阻、血液淤滞引起的以慢性非周期性盆腔疼痛为主要症状的临床综合征。它的病因十分复杂，具体发病机制尚不明确，解剖学因素、血流动力学改变、内分泌异常、精神心理因素等都可能与之相关。

盆腔淤血综合征多见于45岁以下的年轻女性，常见诱发因素有久站、便秘、长期抑郁、失眠，以及雌、孕激素水平波动，等等。它是导致慢性盆腔疼痛的第二大原因，仅次于子宫内膜异位症。不少女性罹患子宫腺肌病、子宫内膜异位症、慢性盆腔炎、子宫肌瘤等妇科疾病时，也会出现下腹坠痛等症状，临床诊治往往先以这些疾病为主，盆腔淤血综合征则易被漏诊。

特点：三痛、二多、一少

盆腔淤血综合征可导致盆腔疼痛、性交痛、尿急等症状，病程一般超过6个月，可伴外阴、会阴、下肢等部位浅静脉曲张。其特点可总结为"三痛、二多、一少"。

●"三痛"　下腹坠痛，多为会阴上部弥漫性疼痛，或两侧下腹部疼痛，常一侧较重且累及同侧下肢；低位腰痛，多位于腰骶部、臀部，疼痛位置偏后；深部性交痛，疼痛程度不等，有的难以忍受，使患者对性生活产生厌烦，次日可出现下腹痛、腰痛、白带多等症状加重现象。

●"二多"　月经量多，常因子宫肥大被误诊为子宫肥大症；白带增多，多为清稀黏液，无感染征象。

● **"一少"** 妇科检查阳性体征少，没有明显腹肌紧张、反跳痛，可有腹部压痛，但压痛点往往不明显。

此外，由于盆腔静脉丛交通广泛，有的患者还会出现泌尿系统、肛肠周围或下肢症状，如：尿频、尿痛，但尿常规检查正常；肛肠部位坠痛，排便时酸痛明显；大腿根部或髋部酸痛无力；等等。

辅助检查："揪出"盆腔淤血综合征

当患者出现上述症状，疑似"盆腔淤血综合征"时，通常需要做以下辅助检查，以明确诊断。

❶ 超声检查

经阴道超声检查是临床诊断盆腔淤血综合征的首选方法，医生可发现明显扩张迂曲的静脉，对患者盆腔淤血程度、范围等做出判断。经腹超声检查能同时观察卵巢静脉、肾静脉及髂静脉的反流和狭窄等情况。联合应用经阴道和经腹超声检查，可降低误诊和漏诊概率，帮助医生提高诊断的准确率，更详尽地了解患者盆腔淤血的严重程度。

❷ 增强CT和磁共振检查

增强CT及磁共振（MRI）检查是目前诊断盆腔淤血综合征重要方法，有助于排除继发性病变，如子宫肌瘤、胡桃夹综合征、髂静脉压迫综合征等。当超声检查没有发现盆腔明显的曲张静脉，但有此病可能时，可选择增强CT或磁共振检查。

❸ 造影检查

逆行选择性静脉造影是诊断盆腔淤血综合征的"金标准"，可准确了解盆腔静脉直径、血管毗邻关系、侧支循环情况等。由于它有一定创伤，当普通无创检查无法确诊或需要腔内治疗进行术前确诊时，可使用此检查。

介入治疗：保护功能，缓解病痛

盆腔淤血综合征的治疗方法主要有以下几种，患者可根据病情及生育需求等因素，在医生指导下选择合适的治疗方案。

❶ **生活方式干预** 患者要少吃刺激性食物，避免久坐、久站，防止便秘；可通过盆底肌训练等相关运动增强盆底肌张力，改善盆腔血液循环。

❷ **药物治疗** 患者可适当服用解热镇痛药及扩张血管的药物，治疗一定周期后能改善症状，但维持时间短，易复发。

❸ **手术治疗** 严重者可选择手术治疗，包括卵巢静脉结扎术、髂内静脉结扎术、卵巢和子宫动静脉结扎术、卵巢切除术、全子宫切除术等，但这些手术创伤较大，患者术后恢复慢，且生育可能受影响。

❹ **介入治疗** 血管腔内治疗，又称血管微创介入治疗，创伤小，既可保留子宫，又能缓解症状，目前已成为首选治疗方法。这种微创手术可在局部麻醉下进行。首先，在X线透视下进行盆腔静脉造影，查看患者盆腔静脉是否存在血液反流，了解静脉迂曲程度；其次，通过导管在静脉迂曲处放置弹簧圈，以诱发血栓，封闭静脉，从而减少或消除血液反流；同时，经导管注射硬化剂，永久闭塞曲张的静脉，尽可能消除静脉反流的"根源"，最大限度地降低复发率。术后1~2天，患者即可出院，卵巢功能无明显影响，并发症发生率较低。因此，相较于其他治疗方法，介入治疗更安全、微创、有效，且不会影响激素水平、月经周期和生育功能。**PM**

 专家提醒 年轻女性出现慢性盆腔疼痛等不适，尤其是诊断不明确、多次治疗无效者，应及时排查盆腔淤血综合征，以便早期采取有效治疗措施，减轻痛苦，提高生活质量。

近来，一种"发芽燕麦片"在网购平台走俏。很多人第一次听说这种燕麦片，有些困惑：这种供食用的谷物一般不会发芽，而在温暖、潮湿的环境中发芽往往伴随着大量微生物滋生，则不宜食用，那怎么发芽燕麦片反而受到欢迎呢？

发芽燕麦片的 "真面目"

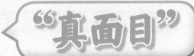

浙江大学医学院附属第一医院营养科副主任医师 王 磊

各国膳食指南都强调适当吃全谷物的益处，燕麦片是一种便宜且方便的全谷物，其可食部包括果皮、种皮、胚乳和胚芽，富含水溶性膳食纤维。燕麦不仅是蛋白质含量最高的谷物，且富含可在人体消化系统中形成凝胶状的 β-葡聚糖，能减缓胃排空，降低碳水化合物的消化速度，有助于维持血糖及胰岛素分泌的平稳，尤其适合糖尿病患者。

扫描二维码，立即收听

燕麦发芽后，营养价值和胃肠道耐受性提升

传统的燕麦片壳硬、难煮透、芒刺易伤胃，且口感比较粗糙、质地偏硬，对老年人、儿童、胃肠道疾病患者等不够"友好"，于是经加工处理后的发芽燕麦片应运而生。

发芽燕麦片的一般制作流程为：挑选颗粒饱满且无病虫害的燕麦经浸泡、催芽、蒸煮、烘干、剥皮、调质后，再压片、干燥、冷却包装而成。一方面，加工过程中，裸燕麦被精细地一层层破壁、去壳、去芒、去糙，外层硬壳崩裂，对胃肠道的刺激性降低，且口感更细腻、柔软。另一方面，经一系列加工处理后，燕麦片的蛋白质和可溶性膳食纤维含量有所提升。此外，燕麦中的多酚、γ-氨基丁酸大多与细胞壁纤维素（人体消化酶无法水解）等结合，在人体内的吸收利用率很低。燕麦发芽后，由于纤维素的降解，多酚、γ-氨基丁酸被释放出来，含量显著增加。一些研究发现，多酚有一定的抗氧化作用，有助于维护心脑血管健康；γ-氨基丁酸对缓解精神压力、维持血压平稳有一定帮助。

专家提醒

自制发芽燕麦，当心食物中毒

不少人误以为燕麦泡在水里发芽后就成了"发芽燕麦"，网上甚至有不少自制教程。其实，由于在温暖、湿润的条件下，自制发芽燕麦过程中极易发生细菌污染，人食用后很容易出现恶心、呕吐、腹泻等食物中毒症状。

发芽燕麦片与普通燕麦片，该如何选择

发芽燕麦片的蛋白质、γ-氨基丁酸和可溶性膳食纤维含量比普通燕麦片高，且胃肠道耐受性更好，尤其适合有消化、吸收障碍或胃肠道较脆弱的人群。不过，普通燕麦片对一般人群而言也是比较健康的选择。如果想让即食燕麦片口感更软糯，可加热几分钟。

不论选择何种燕麦片，购买时都应特别留意食品成分表，很多号称"营养麦片"的产品，其实所含燕麦的比例很低。最好避免选择配料表中含有植脂末、香精等添加剂的燕麦片，虽然它们口感可能更香甜，但糖分、热量很高，营养价值较低。🅿🅜

越来越多证据表明，饮食不当是高血压的危险因素之一，包括高钠、低钾膳食及过量饮酒等，与饮食密切相关的超重和肥胖也是高血压的重要危险因素。因此，饮食干预是国内外公认的高血压防治重要措施。国家卫健委发布的《成人高血压食养指南（2023年版）》提出，应根据不同地区、不同季节、不同证型制定高血压食养方案。

高血压食养 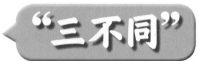 "三不同"

重庆医科大学教授　赵　勇

不同地区，因地制宜

我国幅员辽阔、地域宽广、气候多样，不同地区地势高低、气候条件存在差异，因此居民膳食习惯、生理特征也存在差异，高血压患者进行食养时应因地制宜。

例如，我国北方气候寒冷，西北内陆地区干燥多风，居民饮食以主食（如小麦、玉米、大豆、土豆等）和肉类（如牛、羊肉等）为主，口味偏咸辣肥厚，是高血压发病率较高的地区，且患者多见肝阳上亢、肝风上扰，因此食养应增加新鲜蔬菜摄入量，并调整烹饪方式，少吃烧烤、腌制食物，减少钠盐摄入量，同时可选用菊花、天麻、黑木耳、山楂等食药物质；而东南地区气候温暖，沿河、海、湖地区环境湿润，居民饮食以水产品、蔬菜、水果为主，主食以大米、糯米为主，高血压患者多见脾虚湿困、痰湿内阻，因此食养应适当多吃辛辣燥湿、健脾利湿的食物，如辣椒、荸荠、冬瓜、丝瓜等，同时可选用薏苡仁、赤小豆、白扁豆、山药等食药物质。

不同季节，因时制宜

《黄帝内经》有言："人以天地之气生，四时之法成。"人与自然是一个有机整体，二十四节气、七十二物候都与身体健康息息相关。在四时节律影响下，身体功能会发生变化，食养亦有不同侧重点。

春季万物复苏，自然界阳气初生，食养应以护阳、保肝为主，高血压患者可多食用芹菜、芦笋等时令蔬菜，以及生麦芽、菊花等疏肝理气、养肝清肝的食药物质，不宜食用寒凉、黏滞、肥腻之物。

夏季天气渐热，阳气旺盛，食养应以益气清心为主，高血压患者可适当多食健脾化湿的食药物质，如橘皮、薏苡仁、白扁豆、赤小豆等，饮食宜清淡、少油腻。

秋季气候萧条，燥胜地干，食养应以滋阴润肺为主，高血压患者可适当多吃桑葚、黑芝麻、乌梅、百合等食药物质，少食辛辣、煎炸、油腻及热性食物。

冬季天气寒冷，万物闭藏，食养应以散寒补肾为主，高血压患者可适当多食性质偏温的食物，如牛肉、枸杞子、大葱等，忌食生冷之物。

不同体质，因人制宜

除地域、季节外，年龄、性别、职业、生活习惯等因素也会导致个体差异。高血压患者应在医生指导下根据自身体质、证型，制定个性化的膳食原则和食养方案。

例如，中年患者的饮食原则是合理少食、适当多动，应适当减少碳水化合物和脂肪摄入量，限制能量密度高、营养成分含量低的食物（如蔗糖、肥肉等），适当多摄入能量密度低、营养成分含量高的食物（如蔬菜、瓜果等）；老年患者的饮食更要注意多样化、营养丰富，适当多补充钙质，遵循"三多三少"的"清补"原则，即蛋白质适量增多、维生素多、纤维素多，脂肪少、糖类少、盐少。

再如，肝火上炎型高血压患者多表现为头晕胀痛、面红目赤、烦躁易怒等，可选用菊花、薄荷、决明子、枸杞子等清肝泻火的食药物质；痰湿内阻型高血压患者多表现为胸腹闷胀不适、食欲不振、痰多、身重、困倦等，可选用陈皮、茯苓、生姜等化痰祛湿的食药物质。**PM**

随着生活水平的提高和健康意识的增强，人们对饮料的要求也"水涨船高"，希望其既好喝又健康。近两年，以"天然健康"为卖点的椰子水及其相关饮品销量持续走高。据商家宣传，椰子水清香可口，糖和脂肪含量低，不仅能解渴，还富含矿物质等多种营养素，有利于健康。不少人"爱屋及乌"，认为椰汁、椰奶、椰浆、椰乳等也很"健康"，事实真的如此吗？

椰子水"家族"，谁更"健康"

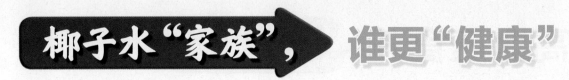

华东理工大学食品科学与工程系教授 刘少伟

椰子水、椰浆、椰奶等都是来自椰子的液体，很多人"傻傻分不清"，其实它们在营养特色、口感等方面有较大差异。

椰子水：风味独特的天然植物饮料

打开椰子坚硬的外壳，中间清澈如水的液体就是椰子水。它是椰子将营养以液体胚乳的形式储存在果实中，形成的一种天然植物水。普通水果中的风味物质多为酯类、醛类，而椰子水则以醇类、酸类等挥发性物质构成，具有独特风味。

与加工饮料相比，椰子水所含热量较低、糖分较少，每100克约含2.6克糖、1.1克膳食纤维；矿物质含量丰富，每100克含24毫克钙、25毫克镁、250毫克钾、105毫克钠，与人体细胞液中的电解质浓度接近。当运动或高温而大量出汗时，喝椰子水能迅速补充电解质。椰子水中富含的维生素（如烟酸、泛酸、叶酸、生物素等）有助于维持人体正常生理功能，促进新陈代谢。

椰浆：椰肉研磨成的高脂肪浆体

椰浆是成熟的椰肉经研磨、压榨等一系列工艺形成的一种高浓度白色浆体，椰肉含量达90%以上。椰浆质地浓稠、椰香浓郁，但脂肪含量高，容易发生分层，主要用于甜品制作、烘焙及各类东南亚菜式。由于不含糖，椰浆口感不甜，一般不直接饮用，而是加入水、牛奶、椰汁、糖等调配成饮品。

椰汁饮料："加料"太多，营养价值反降

人们生活中最常见的椰汁、椰奶（椰乳）等都是以椰肉为原料加工而成的饮料。海南省椰子产业协会团体标准将椰汁饮料定义为以椰肉或椰肉榨汁后的椰浆为主要原料，添加水、白砂糖、食用盐、其他植物制品、食品添加剂、食品营养强化剂等其他原辅料，经调配、杀菌、灌装等工艺制得的饮料产品，其可溶性固形物含量≥8.5克/100克，蛋白质含量≥0.55克/100克，脂肪含量≥2.5克/100克。

> ｜延｜伸｜阅｜读｜
>
> ### 椰汁饮料属于植物奶，难与牛奶媲美
>
> 根据现在比较流行的"植物基"理念，也可以将椰汁饮料称为"植物奶"。河北省食品工业协会团体标准对"植物奶"的定义是：以含一定蛋白质的植物性原料及其制品为主要原料，添加食品辅料和食品添加剂，经加工（如发酵等）制成的蛋白质含量不低于2.3%的产品。尽管名称为"奶"，但椰奶等椰汁饮料的蛋白质含量较低，脂肪含量很高，且其中绝大部分是相对不健康的饱和脂肪酸，很难作为牛奶的替代品。此外，为改善口感，很多商家往往在椰汁饮料中加入大量添加糖和乳化剂，使其与人们对"健康饮品"的期待背道而驰。

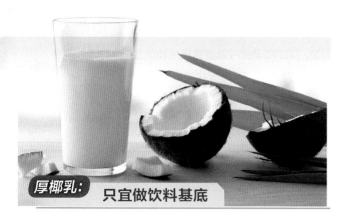

厚椰乳：**只宜做饮料基底**

随着生椰拿铁的流行，"厚椰乳"流行起来。其配料包括水、椰肉汁、白砂糖、椰子水、食用盐、酪蛋白酸钠、其他食品添加剂等。海南省椰子产业协会团体标准对其含量标准规定为可溶性固形物≥11克/100克，蛋白质≥0.9克/100克，脂肪≥5克/100克。由于质地非常黏稠，它更适合作为饮料基底，商家宣称其是咖啡茶饮专用椰乳，不适合单独饮用。但从配料表可以看出，咖啡中加厚椰乳，不如只加纯牛奶、不放糖健康。

椰子味饮料：仅添加椰子味香精，"有名无实"

椰子味饮料与椰汁饮料不同，根据国家相关标准的分类，椰汁饮料属于植物蛋白饮料，蛋白质含量须在0.5%以上；而椰子味饮料则是水添加椰子味香精调和而成，蛋白质含量很低，甚至为0，且会添加大量添加糖等添加剂，营养价值最低。

┊延┊伸┊阅┊读┊

饮品中常见的"椰果"不是真椰果

椰果是在椰子水中加入葡糖醋杆菌发酵后，生成的一种白色的纤维素凝胶物质。市面上饮品中的椰果一般是这种纤维素凝胶加糖等加工而成的，除能补充少量膳食纤维外，几乎没有其他益处，还会让人额外摄入一些糖分。

天然椰子水是健康饮品，但要注意饮用方式

在众多椰子饮料品类中，椰子水是最健康的，但也非百无禁忌。椰子水的正确"打开方式"如下：

1 喝椰子水最好直接购买新鲜的整个椰子，切开或打孔后插吸管饮用。预开口的椰子应放在冰箱中冷藏，并尽快食用，避免长时间储存在常温环境。因为它极易被细菌入侵，尤其是蔗生节菱孢菌产生的3-硝基丙酸和椰毒假单胞菌产生的米酵菌酸，可对人体肝、肾、脑等重要器官产生严重损害，人一旦误食中毒，病死率高达40%～100%。不久前热搜事件"一口喝进ICU"便是说的喝变质椰子水导致中毒。

2 如果觉得开椰子麻烦，也可以购买包装椰子水。与新鲜椰子水相比，包装椰子水一般经过灭菌等工艺，虽然会损失部分维生素等营养素，但保质期大大延长，仍然是较为健康的饮料。购买包装椰子水时，应注意查看配料表，原料100%为椰子水的最好，不宜买加水、糖或香精等添加剂的"椰子味水"，其与椰子水虽然只有一字之差，但营养价值相距甚远。

3 不是所有人都适合饮用椰子水。椰子水的钾含量很高，需要限制钾摄入的人应避免饮用。膳食中钠摄入量较高或血压偏高者等高血压风险人群适当喝椰子水，对血压比较"友好"。但服用降压药时，应避免喝椰子水，以免血压过低。服用党参、淫羊藿、姜黄等中草药时，也应避免喝椰子水，以免影响其效果或产生不良反应。此外，虽然椰子水的含糖量为2%～5%（嫩椰子的含糖量高于成熟椰子），属于低糖饮料，每100克的热量只有20千卡（83.7千焦），但还原糖含量较高，吸收较快，糖尿病患者需要控制饮用量，一次不宜超过300毫升。**PM**

初夏时节气温明显回升，进入梅雨季后阴雨连绵、闷热潮湿，温度和湿度特别适宜微生物滋生。此时是食源性疾病高发期，"吃坏肚子""食物中毒"变得频繁起来，一不小心就容易上吐下泻。怎样避免"中招"呢？

初夏又逢梅雨，当心病从口入

上海市疾病预防控制中心　刘方珉　吴春峰（主任医师）

"食源性疾病"通常由细菌、病毒、寄生虫或化学物质经受污染的食物或水进入人体后导致，1984年世界卫生组织将其作为正式的专业术语，代替人们生活中常说的"食物中毒"。

常见的食源性疾病包括沙门菌引起的细菌性食物中毒，诸如病毒引起的病毒性食物中毒，食用河豚引起的动物性食物中毒，吃毒蘑菇引起的植物性食物中毒，等等。食源性疾病表现形式多样，但多数会表现为腹泻。根据世界卫生组织报告，每年全世界有6亿人（几乎每10人中就有1人）因食用受污染的食品而患病（在婴幼儿、老年人等特殊人群中会造成更严重的后果），约42万人因此死亡。微生物污染是引起食源性疾病的重要因素，近年来上海市食源性疾病监测结果显示，致病微生物污染食物导致的食源性疾病最常见。

常见的食源性病原体有哪些

沙门菌　最常见的食源性病原体，每年影响数百万人，有时导致严重后果。沙门菌易污染的食物包括蛋类、禽肉和畜肉等，其中生鸡肉最易被污染。人感染沙门菌后，主要症状为发热、头痛、恶心、呕吐、腹痛和腹泻。

副溶血性弧菌　是我国主要的食源性致病菌，发病高峰期是夏、秋季。它易污染海产品（包括鱼、虾、蟹、贝类等），人感染后会发生急性胃肠炎，其主要症状是剧烈腹痛、脐部阵发性绞痛等，病程常为2~3天，恢复较快。

致泻性大肠杆菌　包括产肠毒素性大肠杆菌、肠道侵袭性大肠杆菌、肠出血性大肠杆菌等，常污染肉、蛋、奶、水果和饮料等，凉菜也是它们的藏身之处。婴幼儿和老人最易被感染，且感染后往往症状较重，婴幼儿多表现为2周以上的持续性腹泻。人感染肠出血性大肠杆菌后，常有突发性的腹部痉挛，并由水样便转为血性腹泻，严重者甚至会死亡。

金黄色葡萄球菌　常污染蛋白质或淀粉含量丰富的食品，如奶制品、肉类、糕点、剩饭等。金黄色葡萄球菌本身的杀伤力有限，但如果在食物中大量繁殖，可产生肠毒素，它的耐热性很强，普通的烹煮过程无法将其完全破坏。患者通常出现恶心、剧烈呕吐、腹痛、腹泻等急性胃肠炎症状。易感人群为儿童，且年龄越小越敏感。

李斯特菌　常见于未经消毒的奶制品和各种即食食品，可在冷藏温度下滋生。虽然李斯特菌感染发生率较低，但后果严重，尤其在婴幼儿和老人中，被列为最严重的食源性感染。

蜡样芽孢杆菌　可附着在泥土、不洁净的工具及从业者的双手上，导致食品生产加工过程中出现污染。此菌在100℃下需要20分钟才能被杀灭，而它产生的芽孢则需在120℃下经1小时才能被杀灭。蜡样芽孢杆菌可产生肠毒素，若不慎食用，会引起恶心、呕吐、腹痛、腹泻症状，甚至发生脑膜炎。

● **诺如病毒** 最常见的污染食品是贝类,尤其是牡蛎。诺如病毒抵抗力强,在 0 ~ 60℃ 环境中均可存活,还能抵抗很多消毒剂,如 75% 酒精、免洗洗手液等。人感染后常见症状为恶心、呕吐、腹泻,还可能有头痛、发热、全身肌肉疼痛等。

这些原因,易引起食源性疾病

❶ 冷藏方法不正确,操作不当或存放不当造成生、熟食品交叉污染,如将煮熟的食品长时间存放于室温下、冷藏温度不够等。

❷ 从烹调到食用的间隔时间太长,使细菌有足够的繁殖时间。

❸ 加热不彻底或不均匀,食物中心温度低于 70℃,未能杀死致病微生物。

❹ 在室温条件下解冻食物,冷冻肉类未充分解冻就开始烹调。

❺ 误食有毒的动植物,或因烹调加工方法不当而未能去除其中的有毒物质。

❻ 生吃可能被细菌、病毒或寄生虫污染的食品,饮用不洁净的水。

❼ 厨房设备及餐具清洗、消毒方法不正确。

五大要点,将食源性疾病"拒之门外"

❶ 保持清洁 厨房环境、餐具和厨具要保持清洁、定期消毒;避免虫、鼠及其他动物进入厨房和接近食物;勤洗手,拿食品前、准备食品期间要洗手,保持手的卫生。

❷ 生、熟分开 生的食物,尤其是肉、禽和海产品,含有一些微生物,在准备和贮存食物时可能会污染其他食物。因此,处理生食和熟食,应使用两套不同的器具,或者先用清洁的器具处理熟食,再处理生食,避免交叉污染。

❸ 烧熟煮透 适当烹调可杀死大部分微生物。研究表明,烹调食物达到 70℃ 有助于确保安全。熟食在室温下放置后再食用前,要二次加热;从冰箱中取出的熟食,特别是剩饭、剩菜,不能直接食用,一定要彻底加热,并尽快吃完,最好不要重复加热。

❹ 合理保存 熟食在室温下不得存放 2 小时以上。所有熟食和易腐烂的食物应及时冷藏(最好在 5℃ 以下)。熟食在食用前应保持滚烫的温度(60℃ 以上)。值得提醒的是,很多人喜欢把食材一股脑儿全塞进冰箱冷藏室,以为这样就可以"高枕无忧"了。其实,冰箱冷藏室温度一般为 4 ~ 6℃,虽然可以抑制微生物滋生,但一些微生物仍然会缓慢生长。因此,冰箱内食品不宜久放,储存时间较长的食品最好彻底加热后再吃。此外,如果冰箱塞得太满,里面的冷空气就无法正常循环,冷藏效果下降,易造成食物腐败。婴幼儿食品宜现吃现做,不宜储存。

❺ 原料安全 挑选新鲜、经过安全加工的食物,如新鲜的蔬菜、水果,没有霉变的粮食、豆类等,适当清洗、削皮,以降低风险。如果要生食,更应确保新鲜、卫生。食品制作的全过程要使用清洁的水。不买来源不明、不了解的食物,以免误食有毒动植物;不吃超过保质期的食物。**PM**

带你认识

环境友好型消毒剂

近几年，消毒剂是很多家庭必备的物品，如何选择安全、有效的消毒剂是人们普遍关心的话题。大家可能已经注意到，市场上出现了很多"环境友好型"的消毒剂。什么是环境友好型消毒剂？它与普通消毒剂有什么不同之处？该如何正确使用消毒剂呢？

上海市黄浦区疾病预防控制中心副主任医师　凌志毅

"环境友好"概念的由来

针对化学品生产、使用与处理造成的环境污染问题，早期的处理策略是废气、废水、固体废弃物的减量排放和管理。渐渐地，人们开始认识到，最佳的环境保护方法是从源头上防止污染产生，而不是污染的先产生、再治理。在此背景下，20世纪90年代，学术界提出了"绿色化学"的概念，研究从源头上防止环境污染的策略和手段，这就是"环境友好"概念的由来。

使用消毒剂，对环境不太"友好"

消毒剂是用于杀灭传播媒介上的微生物的化学制剂。按有效成分，可分为醇类消毒剂、含氯消毒剂、含碘消毒剂、过氧化物类消毒剂、胍类消毒剂、酚类消毒剂、季铵盐类消毒剂等。

理想的消毒剂应具备杀菌谱广、杀菌能力强、作用速度快、稳定性好、无毒、无刺激、无腐蚀等特点。但实际上，理想的消毒剂只是人们的美好愿望，消毒剂作为一种化学品，或多或少具有一定毒性，可能对人体、环境和环境中的动植物产生有害影响。研究发现，消毒剂使用后，虽在环境中被迅速稀释，但其与致病菌等微生物在废弃物中还会继续发生相互作用。也就是说，消毒剂在大面积消杀过程中，可能会对生态环境和其中的动植物持续产生直接或间接的影响。比如：含消毒剂的废水渗透到地下或通过雨水管道排放至河湖中污染水体，可对微生物或水生动植物产生危害，影响生态环境。

不过，大家也不必对此过分担忧。因为消毒剂在上市前，必须通过安全性检测和评价，专业人员会根据消毒剂的作用环境、作用部位、使用浓度和方法等分阶段进行毒性试验，检测指标包括经口毒性、吸入毒性、皮肤刺激、眼刺激、黏膜刺激、皮肤变态反应、致突变、致畸、致癌试验等。只有安全性评价提示无致突变、致畸、致癌作用，毒性轻微，无刺激或仅有轻度刺激，对皮肤仅有极轻致敏作用的消毒剂，在获得卫生许可后，方能上市。

环境友好型消毒剂，须满足5个要求

为减少消毒剂在使用过程中对环境的影响，人们开始寻找环境友好型消毒剂，以期减少对环境的危害。目前有专家提出，符合环境友好标准且安全的消毒剂需要满足以下要求：

非危险品；

 对人体健康危害极小；

 对被消毒和接触物品的损害较小，或无可见损害；

④ 使用无任何限制；

⑤ 生产、存储无特殊要求。

随着科技的发展，新的消毒剂不断出现和投入使用，可供选择的消毒剂种类越来越多。同时，环保理念的推广也推动着环境友好型消毒剂的研究。目前，我国相关机构对环境友好型消毒剂的认证正在研究酝酿之中。

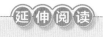

消毒剂选择、使用有讲究

在日常生活中，人们十分关注消毒剂的安全性和有效性，希望它既能有效杀灭病菌，又不对使用者和家人产生危害。目前常用的相对安全、有效的消毒剂包括以下五类：

❶ 二氧化氯、过氧化氢等氧化类消毒剂

高效消毒剂。杀菌原理是释放新生态原子氧，氧化菌体中的活性基团。杀菌作用快而强，杀菌范围广，能杀灭所有微生物，包括细菌、病毒等。此类消毒剂能自然分解，但对金属有腐蚀性，对织物有漂白作用。

❷ 乙醇、异丙醇等醇类消毒剂

中效消毒剂。杀菌原理是使蛋白质变性、干扰代谢。具有作用快、对金属无腐蚀、对物品损害小、对黏膜有刺激性、受有机物影响大等特点，主要用于手和皮肤消毒，也可用于较小物体和精密仪器表面消毒，不宜用于空气消毒和物品浸泡消毒。

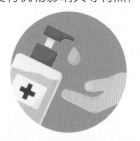

❸ 季铵盐类消毒剂

中低效消毒剂。对皮肤、黏膜刺激小，稳定性好，对被消毒物品无损害。可有效杀灭细菌、真菌和亲脂病毒，适用于环境与物体表面（包括纤维与织物）消毒和手消毒。

❹ 含氯消毒剂中的微酸性次氯酸

高效消毒剂。在室温、密闭、避光环境中稳定性较好。适用于一般物体表面、织物、水、果蔬和餐饮具等的消毒，还可用于室内空气、二次供水设备表面、手、皮肤和黏膜的消毒。

❺ 复方消毒剂

一般包括两种类型的消毒剂，比如：醇类消毒剂中，常用于复配的有乙醇和异丙醇；速干型皮肤喷雾消毒剂，由氯己定、乙醇与增效剂复配制成。

普通消费者在选用消毒剂时，应重点关注以下三点：

❶ 选择产品标签信息齐全的产品

消费者在购买消毒产品时，应查看产品外包装上的标签，上面应注明有效成分和含量、使用方法、生产厂家名称和地址等信息，以及生产企业的卫生许可证号。信息齐全的产品可保障安全性和有效性。

❷ 选择适当的消毒剂进行消毒

例如：针对新冠病毒，乙醚、75%乙醇、含氯消毒剂、过氧乙酸和氯仿等脂溶剂均可有效灭活病毒，消费者可根据需要选择其中一种即可。

❸ 严格按照使用说明书标注的方法进行消毒

使用方法、使用浓度等与使用说明书不同，不能保证使用的安全性和有效性。比如：用于物体表面消毒的，不能用于空气喷洒，更不能直接对着人体或口罩喷洒消毒；按照说明书配比正确稀释消毒剂，方能确保消毒液浓度合适；不同种类的产品不能混用；等等。此外，化学消毒剂的存放务必远离儿童，以防被儿童误服，造成严重后果。**PM**

投影设备： 用好护眼，用错伤眼

上海交通大学医学院附属第一人民医院眼科　蒋晶晶　朱 鸿（副主任医师）

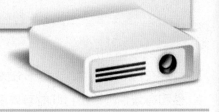

电子屏：伤眼没商量

近年来，电子产品成了人们生活中不可或缺的一部分。汇总分析现有研究证据，长期使用电子屏幕对视力与眼健康的损害已成共识，主要表现在以下三个方面：

① 光毒性

电子屏幕主要为发光屏幕，光线刺激是对眼部造成健康隐患的主要因素，尤其是蓝光损伤。市面上，用于电子屏幕的光源普遍采用波长为 440～460 纳米的蓝光 LED 发光芯片提供光能量，再结合 YAG 荧光材料产生白光光源。大量研究证实，光谱中的蓝光波段（尤其是波长在 415～455 纳米范围内）对视网膜的光毒性较强。长期高能量的短波蓝光可增加感光细胞内脂褐素和自由基的产生与积累，过量自由基可与感光细胞中富含的长链多价不饱和脂肪酸结合，形成具有细胞毒性作用的醛类化合物。因此，过量短波蓝光暴露会增加年龄相关性黄斑变性等视网膜退行性疾病的发生风险。

② 频闪现象

电子屏幕在刷新图像时会快速闪烁（称为频闪现象），而这一频闪现象往往难以被主观察觉。长时间暴露在频闪环境下，可对眼睛舒适度和视觉性能产生负面影响，甚至导致头痛、注意力不集中、记忆力减退及工作效率下降等问题，严重者可诱发光敏性癫痫。

③ "屏幕暴露"时间超标

长时间、近距离注视发光电子屏可使眼内肌肉调节系统痉挛和紊乱，导致视物模糊，引起或加重近视。另有研究表明，持续注视电子屏幕时，由于注意力集中、瞬目减少，可降低泪膜稳定性，增加干眼症的患病风险。对于儿童和青少年而言，眼睛与电子屏幕距离过近、看电子屏幕时姿势不佳（如侧躺等），还可引起辐辏反射调节异常，造成屈光参差（两眼的屈光状态不一致）或斜视、弱视。

投屏：护眼多为纸上谈兵

随着人们对健康生活的追求，相关产品的迭代优化成为市场引导的方向。近年来，投影设备成了白领和学生青睐的"新宠"。与电子屏等直射眼睛的光源不同，投影设备在幕布上形成漫反射成像，频闪现象和蓝光危害更小，且投影面积较大，对眼肌的调节需求低，不易产生疲劳感。然而，这些优点必须建立在投影成像清晰、画面分辨率高、对比度合适的前提之下。此外，投影图像的质量受环境光线影响较大，过亮或过暗的环境均可导致图像的对比度和亮度不适合，影响视觉舒适度。

许多人在使用投影设备时，将图像或视频投影到天花板，以便平躺着观看。目前，观看投屏姿势对眼睛健康的影响尚未得到充分论证，从临床实践来看，观看距离过远或过近、观看体位不正等可能产生视疲劳等负面影响。

此外，躺着"看剧"可引起一过性眼压升高，尽管短时间的眼压上升对大多数人的视功能影响微乎其微，但对于眼压敏感或青光眼患者而言，一过性眼压升高可能诱发青光眼发作，甚至造成视神经不可逆损害。

"慧"选会用，确保视觉健康

投影设备的使用确实可以帮助人们更高效地工作、更便捷地学习、更轻松地娱乐、更健康地用眼，但前提是"选得好""用得对"。

● 投影高清、明亮

传统投影仪一般采用超高压汞灯，优点是亮度高、对比度高、色彩更饱和、画质更好、对光线适应性强，在白天或开灯的环境下，它也能保持较高的清晰度；缺点是需要外接设备和布线，且灯泡寿命短，容易出现彩虹光晕，主要用于商业办公和会展等。目前，居家使用的主要为智能投影仪，多采用 LED 光源，体积小，便携性高，不用布线，光源寿命长（20 000 小时左右）。但智能投影仪产生的亮度和对比度稍低，明亮环境会降低成像的清晰度，需要搭配遮光帘。以激光为光源的投影仪是家庭智能投影仪的"进阶版"，优点是瞬时能量大、亮度高、对比度和饱和度好、光源寿命长，但价格稍高。

● 投影背景平整、反射性佳

很多人在购买投影设备时只关注投影仪，事实上，投影背景（幕布或墙面）的质量和设置也非常重要。投影幕面的摆放位置须垂直于投影仪光线，且幕面应尽量平整，以免投影图像变形、失真。投影背景还应具有良好的反射特性，以实现高对比度和低眩光。通常，深色易导致画面失真，白色或灰色是投影背景的优选。在选好投影背景的位置后，还要通过调整亮度、对比度、色彩平衡和锐度等，获得最佳的图像质量。

● 保持合理的观影距离

人眼在观看图像时，对眼睛负担最大的是水平方向左右移动的影像。离投影幕的距离越近，眼球左右运动的频率越快，幅度越大，眼睛的负担越重，眼睛"超负荷"工作后，易引起眩晕、呕吐等不适。若距离幕布过远，观影者又会受到视觉分辨力的限制，看不清幕布上的影像。因此，在观影时，人眼与投影背景的距离需要控制在一定范围内，一般以距离屏幕对角线长度的 1.5～2 倍为宜，并使有效画面的中心点处于观影者水平视线的稍高位置，以保证眼睛不转动也能看到完整画面。◨

双酚类物质：
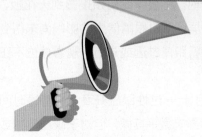

值得警惕的环境雌激素

📖 上海市疾病预防控制中心化学品毒性检定所副主任技师　杨隽

《中国不孕不育现状调研报告》显示，中国育龄夫妇中不孕不育患者超过4000万，有相当多想生娃的夫妇连生第一胎都成问题，男性不育是重要原因之一。近期一项关于全球男性精子数量的研究表明，在过去的50年里，男性的精子密度平均减少40%~50%，达到"腰斩"的程度。除烟酒、空气污染、肥胖和压力外，较多学者认为，其还与双酚类物质等环境雌激素对男性生殖系统的损害有关。

双酚类物质的"来龙去脉"

双酚类物质种类较多，以双酚A最为大众所熟悉。它是世界上使用最广泛的工业化合物之一，主要用于生产聚碳酸酯、环氧树脂、不饱和聚酯树脂等多种高分子材料，也可用于生产增塑剂、阻燃剂、抗氧化剂、热稳定剂、橡胶防老剂、农药、涂料等精细化工产品。多年来，其普遍存在于人们日常使用的热敏纸、油墨涂料、黏合剂、纺织品、纸张或纸板中，可谓"无处不在"。

在塑料制品的制造过程中，添加双酚A可以使其具有无色透明、耐用、轻巧和防冲击性等特性。因此，它被广泛用于罐头食品和饮料包装、奶瓶、水瓶、餐具、眼镜片等数百种日用品的生产。在使用过程中，它们会从塑料或纸制品中渗出，近年来被频繁检出。

双酚类物质可影响男性生育力

动物毒理学研究显示，双酚类物质有模拟雌激素的作用，可破坏内分泌平衡，影响生殖功能及幼体生长发育，引起性早熟，最易危害雄性生殖系统，降低精子数量和质量，导致前列腺增生等。

双酚类物质主要通过人的皮肤吸收、呼吸、摄入被污染的食物及饮水等途径进入人体。由于其应用广泛，人们普遍接触这类物质已成为一个重要的公共卫生问题，被一些学者称为"无声的流行病"。美国国家生物监测资料显示，目前双酚A广泛存在于人体组织中，可在美国90%以上人群的尿液中检测到。

一些企业用双酚F、双酚S等替代双酚A，但这些替代物同属"双酚家族"。毒理学研究结果提示，新兴的双酚替代品可能同样会影响男性生殖健康，依然值得警惕。

双酚类物质的应用已被管控

未来男性精子数量是上升还是不断下降，完全取决于人们是否采取行动扭转局面。如果继续放任自流，2045年后男性可能真的会"弹尽粮绝"。因此，美国、加拿大、丹麦、法国、澳大利亚和新西兰已立法禁止或限制双酚A的使用；欧盟化学品管理局（ECHA）成员国，分组评估了100多种双酚类物质，建议将其中30多种列入限制名单。

我国自 2011 年起,《卫生部等 6 部门关于征求禁止双酚 A 用于婴幼儿食品用容器公告意见的函》明确规定,禁止在婴幼儿食品包装容器中使用双酚 A。GB 9685-2016《食品安全国家标准 食品接触材料及制品用添加剂使用标准》及 GB 4806.6-2016《食品安全国家标准 食品接触用塑料树脂》规定了食品接触材料中双酚 F 和双酚 S 的限量要求。

随着研究的日渐深入和科学技术的进步,相关领域的专家呼吁,应通过为双酚类物质制定环境质量标准,采取检测方法标准化、加强环境流行病学研究、提高环境监测水平、净化水质等措施,清除环境中的双酚类物质,避免其潜在危害。

日常生活中,怎样将双酚类物质"拒之体外"

虽然双酚类物质来源广泛,对大多数人而言,目前短期内完全杜绝与之接触恐怕难以实现,但大家只要在日常生活中坚持"精准阻击",还是可以将其进入人体的剂量控制在较低水平的。

1 小鱼、小蟹等海洋生物会摄取海中的双酚类物质,通过食物链富集到大鱼体内,最终摆上人类的餐桌,因此大家宜尽量少吃体型较大的海鲜。

2 尽量避免用微波炉加热塑料容器中的食物,因为高温可导致塑料中的双酚 A 渗出;尽可能用无色透明的玻璃、白色陶瓷、304 或 316 不锈钢餐具替代塑料餐具;如果必须使用塑料容器,也应等食物冷却后再放入;不用纸杯、塑料杯装热饮。

3 儿童经常将手边的东西放进嘴里咬,因此,一定要为其选择树脂类材质的玩具(特别是洗澡玩具)。家长要帮助孩子从小树立正确使用塑料制品的观念。

4 夏季,车内、后备箱里备用的塑料瓶装水或酸性饮料应避免阳光暴晒,以免析出双酚类物质。桶装水的塑料桶寿命一般为 2 ~ 3 年,应避免逾期使用。

5 有些不粘锅的外涂层是环氧树脂,接触火焰后会软化,可能会分解产生双酚类物质,烹饪时排油烟机一定要开到最大。

6 日常饮食中多吃新鲜食物,少吃罐头食品和外卖食品,能在很大程度上避免摄入双酚类物质。适当多吃富含膳食纤维的食物(如绿叶蔬菜、小米、糙米、荞麦等)、多喝茶,有助于排出体内的双酚类物质。

7 容易被忽视的是,日常收款机小票、其他票据等热敏纸小票采用无墨印刷,表面的涂层也含有双酚 A 等化学物质。皮肤直接接触这种票据后,双酚类物质残留含量高且持久。因此,大家应尽量减少接触热敏纸的次数;平时接触小票后,尽快用洗手液或肥皂洗手;不要在接触热敏纸后揉眼睛、吃东西等;出汗或手上有伤口时,尽量避免直接接触热敏纸;将这类票据与其他物品分开存放,最好及时清理,不要长期接触;不要给小孩热敏纸用于写字或玩耍。此外,各类机构可以尽量用电子收据或普通纸张代替热敏纸。

8 如果从事食品加工、包装、眼镜生产或其他可能在工作过程中直接接触双酚类物质原料的行业,所受到的影响比普通人更大。这类人员在工作中应尽量戴好手套、口罩等,做好防护措施,降低其通过皮肤、吸入等途径进入人体的风险。**PM**

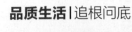

天气渐热，家中常出现蚊虫、苍蝇、蟑螂等"不速之客"，令人不堪其扰。它们除影响人们的生活外，还直接或间接传播疾病，威胁人体健康，被称为"病媒生物"。所谓"知己知彼，百战不殆"，了解它们的习性，进行精准阻击，才能将其拒之门外。

如何将"不速之客"拒之门外

上海市疾病预防控制中心传染病防治所病媒生物防治科副主任医师　范明秋

防蚊　清积水，断源头，事半功倍

蚊虫可通过吸血传播疟疾、流行性乙型脑炎、登革热等多种疾病。根据世界卫生组织的统计，全球每年因蚊虫叮咬死亡的人数达70多万，几乎是其他动物致人死亡数的总和。

蚊虫一生经历卵、幼虫（孑孓）、蛹、成蚊四个阶段。其中前3个阶段生活在水中；成蚊飞离水体，吸血高峰多在黄昏和黎明时分，吸饱血后停留在室内阴暗处进行消化。

蚊虫多滋生在人们家中及其周围容器（如缸、罐、盆、水洼、废弃轮胎、雨水井、树洞等）的小型积水中。只有减少积水，彻底清除蚊虫滋生地，才能从源头上防蚊。比如：室内摆放的水培植物应每周至少换水一次；及时清理电器蓄水槽中的积水；将用过的罐子、瓶子及垃圾放进有盖的垃圾桶；将贮水容器、水井及贮水池加盖；通过养鱼消灭景观水体中的幼虫。如发现积水中已有幼虫滋生，应先用开水高温将其灭杀，再把积水倒入下水道。

居民家里可加装纱门、纱窗、蚊帐等。使用蚊香、气雾杀虫剂等产品，需按照说明书使用，喷洒气雾剂时应避开运作中的电器或明火。外出游玩时应穿浅色的长袖衣服及长裤；若在蚊虫出没频繁时段，去树阴、草丛、凉亭等户外阴暗处逗留，可提前喷洒蚊虫驱避剂。

防蝇　重在及时清理垃圾

苍蝇一生分为卵、幼虫（蛆）、蛹、成蝇四个阶段，取食特点是边吃、边吐、边拉，携带大量病原体及寄生虫卵，可传播霍乱、伤寒等数十种疾病。

苍蝇"前半生"（卵、幼虫、蛹）在人畜粪便、垃圾及腐败动植物中生长，一般大家看到的是"飞舞"的成蝇，往往忽视了它们来自何处。城市中，蝇类很容易在垃圾中滋生。因此，垃圾管理应做到"四要"：要垃圾分类；要及时处理；要日产日清；要密闭管理。如今饲养宠物的人越来越多，很多主人认为宠物狗在绿化带中排便，正好可以给花草做天然养料，不需要清理。实际上，这些粪便很容易滋生苍蝇，尤其是在夏天。因此，宠物主人应在宠物狗排便后清理干净。

家庭防蝇最有效、安全的方法是安装纱门、纱窗、防蝇帘，纱门与门框、纱窗与窗框间要紧密、不留缝隙。也可安装胶条帘或珠条帘，相近的帘条重叠部分不宜小于 2 厘米，帘子自然下垂，末端离地的距离宜小于 2 厘米。对进入室内的苍蝇，宜采用苍蝇拍、电蝇拍、粘蝇纸等物理方式杀灭。

防蟑 "断、藏、清、理、堵"

蟑螂学名蜚蠊，可传播多种疾病，污染环境，危害电器设备，严重影响人们的生活。

蟑螂属于不完全变态昆虫，成虫产卵，卵孵化成若虫，若虫蜕皮数次后变为成虫。所谓"白色的蟑螂"就是其刚蜕皮后的模样。随着温度上升，卵的孵化时间会变短。

蟑螂以各种有机物为食，喜欢出没于碗柜、抽屉、炉灶边缝及水池下等处。蟑螂的"居住偏好"是温暖、潮湿、食物丰富、多缝隙。防蟑螂可采取"断、藏、清、理、堵"的对策：查找房屋所有漏水处并进行修理；藏好食物，将未吃完的食物储藏在密闭容器中；及时清理垃圾和厨房水槽；少堆放杂物，定期清理报纸、废弃纸箱等；堵洞抹缝，及时修补厨房下水管道缝隙与瓷砖缝隙。

如果家中已有蟑螂出没，可将粘蟑纸摆放在蟑螂经常出没的地方。可在粘蟑纸上放点食物引诱，注意防潮、防暴晒，以保证黏性。粘到一两只蟑螂后不要马上扔掉粘蟑纸，因为蟑螂会释放一种聚集信息素，诱使更多蟑螂爬到粘蟑纸上，待蟑螂覆盖到 1/3 以上面积时再处理。另一种有效方法是点施胶饵，使用时应遵循"量少、点多、面广"的原则。在蟑螂藏身的"重灾区"，每隔 0.5 ~ 1 米点施绿豆大小的胶饵，蟑螂密度大或缝隙多的区域可增加投放密度。胶饵可长期保留，定期检查，若胶饵变干，应及时清理并补充。

防鼠 封堵孔洞、缝隙，巧用捕鼠用品

鼠类迁徙频繁，是很多疾病的传播媒介。迄今，与鼠有关的人类疾病有 20 余种，涉及 80 余种鼠类。

老鼠有发达的嗅觉，常以自己的排泄物或分泌物标记活动范围；触觉非常灵敏，可以在黑暗中疾走、奔跑；视力很差，且是色盲，以触须为"导盲棒"；能辨别酸、甜、苦、辣等，喜食新鲜食物，不吃霉变食物。

鼠类生存的必要条件包括食物、水和隐藏场所。因此，室内外都应保持环境整洁，清除杂物，妥善存放食物和水，残羹剩饭等厨余垃圾袋装、密封，垃圾桶应有盖，且随时盖好。

为避免鼠类进入家中，应及时封堵房屋内外的各种孔洞、墙缝；定期检查，确保门与门框、窗与窗框之间没有缝隙；采用钢丝网材质的纱门、纱窗；门下沿与地面之间的缝隙要小于 0.6 厘米，如缝隙过大，可加装挡缝条或挡板；厨房和卫生间的下水口、排水口应加装带盖或不易被顶开的地漏；定期检查各种管道，确保无破损。

很多人在家中发现老鼠的踪迹后，放置鼠药、粘鼠板，结果却一无所获。老鼠的智力超乎很多人的想象，且警觉性非常高。此时，宜先清除老鼠可吃到的一切食物，断粮 2 ~ 3 天后，在其"必经之路"上投放鼠药，待其饿到饥不择食时，就能获得较好的效果。粘鼠板、鼠夹或鼠笼应放置在靠墙的"鼠道"上。使用粘鼠板，可多放几张进行围堵，这样纵使其跳跃避开，也跳不出粘鼠板的边界。鼠夹应与墙面垂直，放有饵料的一端与墙间隔 2 厘米。捕鼠笼贴墙放置在鼠经常出没的地方即可，前 3 天不启动机关，每天调换饵料，消除鼠的警惕性，第 4 天再启动机关进行捕杀。需要提醒的是，居民在家中要谨慎使用鼠药、鼠夹，保证安全。PM

科学运动是治疗糖尿病的重要手段，不仅有助于控制血糖，还能促进血液循环、减轻体重、调节血脂、提高心肺功能。与健康人群相比，糖尿病患者运动有更多"门道"。广大"糖友"该如何运动，才能使健康益处最大化呢？

"糖友"运动，怎样才科学

☑ 同济大学附属杨浦医院内分泌科副主任医师　成 玮
上海体育学院教授　马海峰

运动方式"黄金搭档"：有氧 + 抗阻

"糖友"应选择中等强度有氧运动（在运动时虽呼吸急促，但能与人对话），包括步行、慢跑、骑行、游泳、瑜伽、广场舞等，宜每周进行 3 ~ 7 次，每次持续 30 ~ 60 分钟，每周累计 150 ~ 300 分钟。

抗阻运动（力量训练）不仅有助于改善胰岛素抵抗，还能提高平衡能力，降低跌倒风险。"糖友"平时可进行自重练习，有条件时可选取弹力带、器械等辅助进行复合力量训练，频率宜保持在每 2 ~ 3 天一次。有氧与抗阻运动相结合，控制血糖的效果更理想。

在有氧或抗阻运动前后的热身和放松阶段，应进行柔韧性运动，首选动态或静态拉伸。每次可拉伸到紧绷或轻微不适的程度，维持 10 ~ 30 秒，每个动作重复 2 ~ 4 次。

运动"功课"要做足

❶ 运动前接受全面的身体检查，向医生咨询自己是否适合运动，尤其是病程较长、血糖很高、年龄较大、已出现并发症，或伴有其他疾病的患者，在运动前一定要接受专业评估和运动测试，确保运动安全。

❷ 运动时穿合脚的运动鞋和舒适的棉袜，鞋底应有一定弹性，袜子需柔软透气，以充分保护足部，预防糖尿病足。

❸ 运动应循序渐进，从低强度开始，逐步达到中等强度。每次运动前，应进行 5 ~ 10 分钟热身运动，逐渐增加心率，避免运动损伤和意外的发生。每次运动结束后，还应做 5 ~ 10 分钟整理运动，切勿突然停止运动、坐下休息。

❹ 糖尿病患者的热调节能力下降，应避免在温度过高或阳光直射处运动，且在运动开始前、运动中及运动后适当补充水分。

运动误区须避免

误区 1：已经在服降糖药，就不用专门运动

糖尿病需要综合治疗，包括药物治疗和非药物治疗（如控制饮食、合理运动等），不能相互替代。"糖友"服用降糖药的同时，仍应坚持运动。

误区 2：每天做家务就相当于运动了

做家务的"糖友"仍有必要运动。运动是指特定强度、持续时间和运动量的体育锻炼，而做家务、出行等属于身体活动。虽然与静坐相比，一定的身体活动也有健康益处，但家务劳动不能代替运动。这是因为，家务劳动的活动量有限、不连续，且通常只能锻炼某个部位，无法像有氧运动、抗阻运动、柔韧性运动那样提升心肺功能、肌肉质量和力量等。对改善体内胰岛素敏感性和增加肌肉组织对葡萄糖的消耗，家务劳动的作用也远不及运动。

误区 3：运动越多，血糖控制越好

万事过犹不及，尤其对"糖友"而言，运动并非多多益善。过度运动可能会引发低血糖，使"糖友"出现头晕、心慌甚至抽搐等症状。运动强度越大，持续时间越长，过度运动的风险就越高。"糖友"按照医生推荐的时间与强度合理安排运动，才能获得理想的健康收益。**PM**

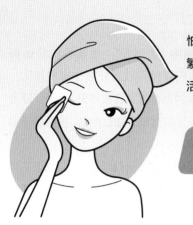

化妆之后，卸妆必不可少，如何"卸得恰到好处"是个不小的学问：过度清洁怕伤了皮肤，清洁不到位怕卸不干净。如何在卸妆时兼顾清洁和护肤，需要从种类繁多的皮肤清洁产品说起。卸妆和洁面产品中，实现清洁作用的主要成分是表面活性剂和溶剂。

卸妆后，洁面有无必要

深圳大学附属华南医院皮肤性病与医学美容科　陈锦纯　邹先彪（主任医师）

表面活性剂：易"误伤"皮肤屏障

表面活性剂可与皮肤表面的油性物质发生乳化反应，去除油性污物、化妆品和多余皮脂。常用的有月桂基硫酸钠、椰油酰甘氨酸钾等。表面活性剂作用越强，对油脂的去除能力越强。但皮脂被过度清理，可使皮肤屏障功能受损，引起干燥、敏感、泛红、皲裂等皮肤问题，甚至诱发皮肤病。

溶剂："油溶""水溶"各显身手

溶剂是指可以把固体或其他液体溶解的物质。在面部卸妆清洁类产品里，溶剂通常通过溶解皮肤本身的皮脂和化妆品内的油脂，从而达到有效洁面目的。溶剂主要分为极性溶剂（如异丙醇、乙醇等）和非极性溶剂（如矿物油、凡士林等）两大类。极性溶剂"擅长"去除皮肤表面的水溶性化妆品，难以清除油性物质；非极性溶剂"擅长"去除皮肤表面的油性彩妆和护肤品，难以卸除水溶性化妆品。

不同清洁产品各有特点

● 卸妆产品

卸妆水、卸妆乳、卸妆油、卸妆膏由不同浓度、不同类别的表面活性剂配以不同基质（包含溶剂）制成。决定卸妆产品清洁力的主要因素是表面活性剂与剂型，清洁力从高到低排序为：卸妆油＞卸妆膏＞卸妆乳＞卸妆水。

● 洁面产品

表面活性剂型洁面产品主要依靠皂类表面活性剂（如月桂醇硫酸酯钠、月桂醇聚醚硫酸酯钠等）或氨基酸表面活性剂（如椰油酰谷氨酸钠、月桂酰谷氨酸钠等）达到清洁效果。前者泡沫多，去污力和脱脂力较强；后者泡沫细腻，较皂类温和。溶剂型洁面产品中不含表面活性剂，使用过程中不产生泡沫，较温和，可避免过度清除皮肤表面的油脂。

专家简介

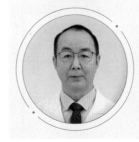

邹先彪　深圳大学附属华南医院皮肤性病与医学美容科主任医师，中国中西医结合学会皮肤性病专业委员会常委，中华医学会皮肤性病学分会性病学组委员。擅长银屑病、白癜风、严重痤疮、血管瘤、尖锐湿疣、梅毒、淋病、生殖器疱疹等皮肤性病的诊疗。

二次清洁与否，取决于肤质、妆面、卸妆品

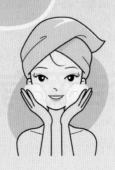

卸妆后是否需要使用洁面产品进行二次清洁，应该根据个人肤质、所使用的化妆品和卸妆产品种类而定。

● **油性皮肤**

油性皮肤者多需在卸妆后进行二次清洁，以去除皮肤表面多余的油脂。二次清洁时动作宜轻柔，尽量使用较为温和的洁面产品，如氨基酸表面活性剂型、溶剂型。

● **浓妆**

如果面部只涂抹了普通的防晒霜，用了不防水、易于卸除的化妆品，可以只用卸妆水或洁面产品。如果面部妆容较浓重（如"烟熏妆""舞台妆"等），使用了持妆产品（如持妆粉底、持妆口红等）或防水型产品（如防水防晒霜、防水眼线笔、防水睫毛膏等），宜使用卸妆油或卸妆膏卸妆，且通常需要在卸妆后再洁面。

● **卸妆油、卸妆膏**

使用卸妆水、卸妆乳后，在面部没有彩妆、污物等残留的情况下，可以不再使用洁面产品进行二次清洁；使用卸妆油或卸妆膏后，若经擦拭及温水冲洗，面部仍有残留，应再洁面。**PM**

> **专家提醒** 卸妆或洁面后，应在 3 分钟内涂抹适合自己的润肤霜或保湿剂，确保清洁与护肤两不误。

拇外翻俗称"大脚骨"，是常见的前足疾病之一。遗传因素是导致拇外翻的重要原因，60%～70%的患者有家族遗传史。不当穿鞋习惯是导致拇外翻的重要外源性因素，特别是长期穿尖头高跟鞋。

女性的足部韧带先天较男性弱，再加上不当穿鞋等因素的影响，因此女性比男性更易患拇外翻。另外，随着年龄增长，足部韧带的韧性逐渐减弱，因此拇外翻在老年人群中发病率更高。

拇外翻症状较为严重者，如拇趾外翻超过20°、足趾重叠、足横弓塌陷，出现鸡眼、足跟疼痛等，甚至影响站立和行走，则需要手术治疗。症状较轻的拇外翻（拇趾外翻小于20°，伴局部疼痛），一般可通过保守治疗、康复训练、日常生活管理等进行干预，具体包括以下几个方面。

一. 细心护足，减轻局部压力

拇外翻患者不能穿尖而瘦的高跟鞋，应选择合脚、柔软的鞋子，鞋跟不要太高，鞋头宽松一些，使足趾在鞋内有一定的活动空间。伴足底疼痛的患者，可根据疼痛部位选用不同的矫形鞋垫，以减轻疼痛。

超重者应积极减轻体重，以减轻足部负重。伴关节疼痛时，应注意休息，不要进行过度的负重运动，以免病情加重。

拇外翻患者应注意足部卫生，经常观察足部皮肤、足趾变化，当局部皮肤出现破溃时，应及时就医。热水足浴具有疏通经络、解除疲劳、改善足部血液循环的作用，每天坚持热水足浴对拇外翻的康复有一定的帮助。当出现局部关节肿痛时，可采用局部热敷、外用消肿止痛药物（如软膏外涂、止痛酊外涂等）等方式治疗。

另外，可在医生指导下使用足矫形器对拇外翻进行矫正。

护足、锻炼，助踇外翻康复

上海中医药大学附属龙华医院康复科副主任医师　唐占英

二. 足部锻炼，促患趾康复

正确的康复训练方法对纠正踇外翻有益。

1 脚踩网球

这一练习可放松足底肌肉。单腿站立或采用坐位，将脚踩在球上，用脚掌控制球，让球在脚底内侧来回滚动，每次 30 ～ 40 秒，然后再换另一只脚重复上述动作。双脚交替训练 2 ～ 3 分钟。

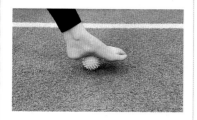

2 足趾猜拳

用双脚足趾模仿"石头、布"的猜拳动作，尽量使各个足趾充分打开或收拢。每组 10 ～ 20 次，组间休息 30 秒，重复 5 组。

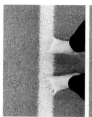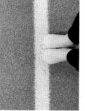

3 踇趾外展练习

患足踩在平地上，用手固定除踇趾以外的其他 4 个足趾，使踇趾外展。每组 10 ～ 20 次，组间休息 30 秒，重复 5 组。

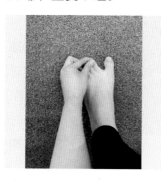

4 脚抓毛巾练习

将毛巾放在地上，用患足踩住一端，通过收缩足趾，把毛巾拉向自己身体的方向。每侧重复练习 5 次，有利于加强足背部和足趾的肌肉力量。

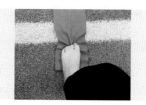

5 拉伸腓肠肌

发生踇外翻后，人体重心会后移，可引起跟腱和小腿肌肉过度紧张。拉伸腓肠肌可改善小腿肌肉紧张的状态。

● **具体方法** 站立位，患侧在后，健侧在前，脚尖朝前，健侧腿屈膝，呈弓步拉伸患侧小腿，直到小腿后部有明显拉伸感。保持 30 秒，重复 3 ～ 5 次。在拉伸过程中，注意患侧腿和躯干保持伸直。

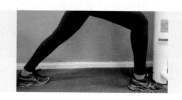

6 放松小腿肌肉

放松小腿肌肉能缓解踇外翻导致的肌肉酸痛等症状。

● **具体方法** 仰卧位，双手支撑身体，将泡沫轴或盛满水的矿泉水瓶置于小腿下，慢慢移动身体，使泡沫轴在小腿下方前后滚动，如碰到紧绷或酸痛处，可在该处重复滚动刺激，以充分放松小腿肌肉。PM

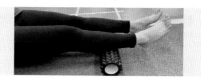

跑步是一种简单、经济、易于实施的体育运动，包括强度低且持续时间长的有氧跑步和急促剧烈、持续时间短的无氧跑步。有氧跑步不仅能提高心肺耐力、有效减脂，还有助于缓解压力、保持健康心态。但是，相比于走路、游泳等有氧运动，跑步引起损伤的风险更高。

预防跑步伤，你的"姿势"对不对

山东体育学院运动与健康学院　薛博士　吴 菁　周志鹏（教授）

跑步伤常见于下肢

与跑步相关的损伤主要集中于下肢，常见的如下：

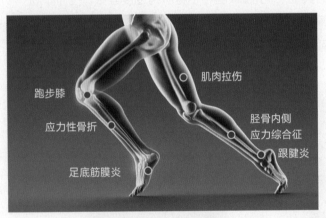

跑步常见损伤部位及名称

● **跑步膝**　是最常见的跑步损伤之一。其主要症状为髌周疼痛、肿胀、僵硬及膝关节活动受限。用手按压滑动髌骨，可以感受到髌骨与股骨之间的摩擦，甚至能听到摩擦音。

● **胫骨内侧应力综合征**　主要由小腿胫骨后肌肉反复过度牵拉骨膜，导致局部张力增高而引起。表现为小腿前侧或内侧隐痛、压痛，也可蔓延至膝关节，疼痛运动时明显，休息后减轻或消失。

● **跟腱炎**　是跟腱反复剧烈拉伸后产生的劳损性损伤，主要表现为跟腱处疼痛，在跟腱受力后加剧，严重者无法下地行走，勾脚尖时脚后跟出现针刺痛是判断跟腱炎的重要依据之一。

● **足底筋膜炎**　是由于足底的肌肉及筋膜受到反复过度牵拉引起的无菌性炎症，可表现为足底和足跟部疼痛，疼痛在患者早晨起床后迈出前几步或在长时间休息后站起时最为明显。

● **腿部肌肉拉伤**　是肌肉在运动中急剧收缩或过度牵拉引起的肌纤维损伤。常见于股四头肌、腘绳肌等，表现为拉伤部位疼痛，且触痛明显，严重的有局部肿胀或皮下出血。

● **下肢应力性骨折**　是一种过度使用造成的骨骼损伤。当肌肉过度使用、产生疲劳后，往往不能有效吸收地面冲击，日久可引起小腿或足部产生小的骨裂或骨折。

跑步"不得法"，易致跑步伤

● **跑步姿势不规范**　错误的跑步姿势是导致跑步损伤的一个重要原因，容易增加下肢负担，损伤下肢关节、肌肉等。

● **准备活动不充分**　跑步前热身不足会增加跑步损伤的发生风险。正确且充分的热身可降低软组织黏滞性，促进关节滑液分泌，激活肌肉和神经系统，缩短进入最佳跑步状态的时间，预防损伤。

● **鞋和环境不合适**　长期穿着不舒适的跑鞋不仅

会增加发生脚扭伤的风险，由于其缓冲、减震作用较差，还容易导致足底筋膜炎等足部损伤。在不平坦或太光滑的地面跑步不仅体验较差，还会增加脚扭伤和摔倒的风险；在过硬或过软的路面跑步也易造成损伤。

注意细节，降低损伤风险

❶ 掌握步幅，克服错误跑姿

跑步时步幅过大或过小均会增加踝、膝关节的负荷，合适的步幅有助于预防运动损伤。合适的步幅与身高有关，计算公式为：步幅 = 身高 ×0.45×（1~1.5）。

跑步时，要避免以下常见的错误姿势：①身体姿势不端正，如跑步时身体明显左右晃动或上半身过度前倾。②膝关节过度伸展，即跑步时膝关节过直，这种姿势缺少缓冲，容易造成膝关节疼痛。③小腿前伸，有的跑者为了加大步幅，刻意将小腿前伸，实际上不仅会减慢步频，而且容易损伤膝关节。④步幅过大或过小，有些跑步者采用大跨步式或跳跃式跑，会大大增加髋、膝、踝的损伤风险。

正确的跑步姿势为：躯干稳定、轻度前倾，头部保持正常位置，背部挺直，肩膀放松，手臂自然摆动，不要过分用力，足部平稳着地，脚尖稍微朝外，膝关节略微弯曲。

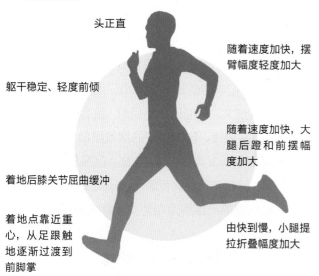

头正直

随着速度加快，摆臂幅度轻度加大

躯干稳定、轻度前倾

随着速度加快，大腿后蹬和前摆幅度加大

着地后膝关节屈曲缓冲

着地点靠近重心，从足跟触地逐渐过渡到前脚掌

由快到慢，小腿提拉折叠幅度加大

保持正确跑步姿势的关键点

跑步时脚掌着地方式一直是大家争论和关注的问题。在普通跑者中，后脚跟落地的方式很常见，这种跑法虽存在一定争议，但并无不妥。事实上，跑步时足跟先触地，然后过渡到前脚掌，能化解大部分冲击力。多数跑鞋的后跟厚度大于前脚掌，从后跟着地过渡到前脚掌也是"最舒服"的一种落地姿势，因此，普通跑者可采取"着地点靠近重心，从足跟触地逐渐过渡到前脚掌"的落地方式。

❷ 动态调整跑步计划

跑步的运动量要适宜，可根据身体反应及时调整训练强度和时间。如果身体某些部位出现疼痛，不能"忍痛"继续跑步，要注意休息，等伤养好后再跑。在恢复正常跑步前，可进行较低强度的跑、走相结合的练习，然后再过渡到正式的跑步运动。

❸ 因地制宜，用好装备

合适的跑鞋对预防跑步损伤很重要。要选择适合自己脚型的舒适跑鞋；磨损的跑鞋无法提供足够的缓冲力，若磨损明显应及时更换。另外，注意选择适合的跑步环境，场地要平坦宽阔、光线充足，地面硬度要适中，最好是塑胶跑道等。

一些跑者经常使用护膝、矫形鞋垫等运动装备，其是否可有效减少跑步伤的发生，目前仍不明确。

❹ 拉伸训练

拉伸是跑者最常使用的热身和放松活动，也是预防跑步伤最常见的手段。跑步前可先慢跑5~10分钟，然后做动态拉伸，如臀肌、大腿周围肌肉及小腿后侧肌肉的拉伸，以有效预防跟腱炎、足底筋膜炎。跑步完成后，再做一些身体的放松和拉伸活动。

❺ 了解自己，适当运动

适合自己的运动才是最好的，跑步也不例外。跑步不是"追赶潮流"，不要看到别人跑马拉松，自己也按捺不住，想"试一试"。计划跑步前首先要"了解自己"，根据自己的实际情况选择适宜的跑步方式，并动态调整跑步计划。**PM**

孩子厌学，父母找找自身原因

首都师范大学心理学院　林越瑞
北京回龙观医院临床心理科教授　刘华清

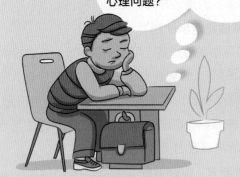

"我家孩子不愿意上学，勉强去了也不认真听课。我们什么办法都试过，但都没有用。您看他是不是有什么心理问题？"

这是心理门诊中一位母亲向心理医生诉说的烦恼。经诊断，这个孩子存在厌学问题，与父母的言行、情绪不当有关。

从心理学角度讲，厌学指学生消极对待学习活动的行为反应模式，主要表现为对学业和学校的倦怠，在情感上消极对待学习，在行为上主动远离学习。厌学可能导致学生出现害怕上学、网络游戏过度使用、抑郁等心理问题，以及腹痛、头痛、呕吐、心悸、睡眠障碍等症状。

导致厌学的原因有很多，其中家庭因素是最重要的原因之一。孩子的厌学问题，很多时候可从父母身上找到原因。

高期待和坏情绪，影响孩子学业

❶ 期待过高，影响孩子的学习动机

有些父母总是担心孩子不够优秀，有些父母将家庭的希望和未来寄托在孩子身上，他们有一个共同特点，那就是对孩子的要求都很高：孩子考了 90 分，他们会要求考 100 分；孩子考了 100 分，他们会要求"继续保持"……如果孩子的学习成绩出现下滑，他们会不自觉地指责甚至处罚孩子，导致孩子长期处于担忧或恐惧之中，生怕自己无法满足家长的期待，进而容易形成内向、自卑的性格。

在父母的高压下，孩子可能出现以下四种情况：自信心受挫，对自身能力和自我价值产生否定；因遭受不断的指责而产生许多消极的自我认知和负面情绪；因个人发展所必需的玩耍、休闲时间大大缩减而导致自身发展受阻；无法很好地建立自我同一性，没有明确的兴趣和目标。

从根本上说，对孩子期待过高的父母都将自己和孩子"捆绑"在了一起，包括自我价值的捆绑和家庭发展的捆绑。这就导致孩子觉得自己是"为父母学习"，驱动他们学习的是外部动机，而不是内部动机。当外部动机过大、内部动机不足时，就容易导致厌学。

❷ 负面情绪，影响孩子的学习积极性

研究表明：父母心理状态差，存在焦虑、抑郁、沮丧、厌烦等不良情绪，可增加孩子发生厌学的风险；父母心理问题的严重程度与青少年学业倦怠的严重程度有关。

在与孩子接触的过程中，父母会不自觉地将情绪传递给孩子，而孩子也能敏锐地捕捉到父母的情绪。例如，有的父母比较焦虑，非常关注孩子的言行举止，对孩子任何一点细微变化都很敏感，常因一些微不足道的事提醒甚至指责孩子，并在潜移默化中将自己的

焦虑传递给孩子，使孩子下意识地不断审视自己，生怕自己做了令父母不满的事。长此以往，孩子会渐渐形成低自我效能感，难以相信自己的决策，生活中和学习上出现失误的频率会增加。而父母又可能会指责孩子犯错，如此陷入恶性循环。孩子会觉得无论自己怎么做都无法令父母满意，导致挫败感进一步增加，于是逃避任何可能会造成他们被评判的事件，包括学习，从而发生厌学。

③ 关注太少，导致孩子缺少学习的精神支持

有的父母因工作等原因无法兼顾子女的养育，陪伴孩子的时间不多，对孩子的关注较少。当孩子遇到困难时，父母常不在身边；即使在身边，也可能无法认真倾听孩子的困扰，更无法对他们的困扰提出建设性意见。当孩子遇到学业困难时，难以获得来自父母的精神支持，因此缺乏迎难而上的勇气，容易产生退缩情绪，严重时可表现为厌学。

自我调整，为孩子学习"赋能"

① 适度放手，给孩子自主的空间

父母要懂得，孩子是一个独立的人，需要独立发展和成长的空间。孩子是家庭的未来，父母都希望孩子能朝着理想的方向发展，但不能以此来约束孩子。家长要适度调整自己的期望值，顺其自然、放手一些，让孩子根据自己的优点和长处去发展，给孩子自主的空间，这样才能真正提高孩子内在的学习动机。切不可让孩子背上过高期待的沉重包袱，那些太看重孩子学习成绩的父母，尤其需要注意这一点。

② 调适心理，避免传递不良情绪

"食不果腹的人无法给别人提供温饱"，同理，心理状态差的父母也无法给孩子提供情感支持，反而会影响孩子学习的积极性。父母需要关注自己的身心健康，适当的时候给自己"放个假"，做一些自己喜欢的事情；只有自己心态平和了，才能向孩子传递更多积极的信息。在自己心理状态较差时，可适当"远离"孩子，避免把不良情绪传递给孩子。

③ 平和对待学业，陪伴孩子成长

孩子的学业问题几乎是每一位家长都会担忧的事，但过度担忧只会在无形中增加孩子的心理负担，甚至导致其产生厌学情绪。家长要尽量保持心平气和，当孩子学业成绩不佳时，应避免漫无目的的指责甚至体罚等，因为这些行为并不会带来正面效果。家长急于向孩子表达"不满"时，尤其要注意控制情绪，应

"停一停""想一想""忍一忍"。日常生活中，家长要为孩子营造轻松和谐的学习氛围，不因孩子的一次失误而否定他，要鼓励孩子在失误中总结经验，勇往直前，多给孩子注入学习的信心。例如：发现孩子有进步时，可以说"你最近晚上都比平时多学了20分钟，妈妈看到你比之前更加努力了"；在孩子成绩退步时，可以说"这次成绩不理想，妈妈看到你也很沮丧，如果你愿意，妈妈可以和你一起看看是什么地方出了问题，下次我们继续努力"。

父母要尽量多陪伴孩子，即使很忙，也可以通过多沟通的方式多关心孩子的生活和学业。例如，不能见面时，可通过电话、视频等方式与孩子多沟通。这种对孩子的关怀和支持，能为孩子提供重要的精神支持，在遇到学业困难时，他们才更有信心去克服。另外，要学习如何当好父母，更新教育观念，与孩子一起成长。🅿🅜

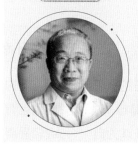

专家简介

刘华清　北京回龙观医院临床心理科主任、主任医师、教授，中国医师协会精神科医师分会精神分析专业委员会副主任委员，中国心理卫生协会妇女儿童发展与健康专业委员会副主任委员。擅长各类心理疾病，包括儿童心理障碍的诊治。

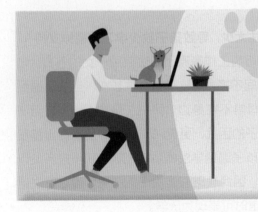

宠物在人们的生活中扮演着越来越重要的角色。调查数据显示，2021年我国饲养犬猫的人数超过6800万。随着宠物数量的增加及对宠物养护的重视，一些宠物跟着员工一起走进了办公场所。相比于宠物猫，宠物狗更适应走出家门。近年来，越来越多的企业允许宠物狗"入驻"，很多人不禁要问：它们的陪伴会对工作产生哪些影响？

和萌宠一起上班是怎样的 体验

华东师范大学心理与认知科学学院　史奇淼　张歆磊　孟慧（教授）

宠物狗在家中撒欢打滚，在户外奔跑跳跃、嬉戏追逐，总是以欢快活泼的面貌感染着主人，让主人感受到活力与快乐。但与日常生活轻松自在的氛围不同，工作中人们受到工作规范的限制，且往往更强调专注和效率。在这种紧张、严肃的工作场合，"毛孩子"在一旁蹦蹦跳跳是否合适？还能给人们带来正向的感染和鼓舞吗？可别小看了它们，在工作场所，宠物狗对人们的积极作用比想象中多。

宠物狗给人们带来的积极情绪和幸福心理是直接、有效的，哪怕是在工作场所也不会改变。有研究发现，人和狗有着相似的生理－心理模式，即行为互动（如眼神凝视、抚摸）→生理激素（如催产素）→心理情感（如依恋）的正向循环，这使得人与狗之间能够通过互动产生情感，而彼此的情感又促使互动更多，最终形成亲密的依恋关系。这样的依恋关系会给予人们关爱与支持，帮助人们减少工作和生活中的失意、落寞。

宠物狗是解压"神器"

工作中的任务要求、困难和挫折，往往会使人积累大量压力。宠物狗的亲密陪伴能很好地缓解人对工作压力的感受。研究发现，带着宠物狗上班的员工在一天中所感受的压力水平会略有降低。宠物狗的陪伴与支持可以说是人的解压"神器"。

宠物狗是提升幸福感的心灵按摩师

研究发现，带着宠物狗上班的员工相比于其他人，不仅对工作更满意，对生活也有更积极的态度，倾向于认为自己当下的生活接近于理想状态。当员工感到满意和幸福，对公司和单位也就有了更多的联结和认同，不仅能够更好地执行工作任务，也不会轻易离职，这对单位大有裨益。

宠物狗是促进人际关系和谐的友谊使者

对于员工个人而言，宠物狗是心灵按摩师，在人际互动及团队协作中，它们会扮演怎样的角色呢？在日常生活中，带着宠物狗出行往往会吸引更多的问候和交流，增加人们社交互动的频率。懂事可爱的宠物成了当下流行的"社交货币"，可以迅速开启话题，打破社交尴尬。在办公场所，宠物狗的魅力也没有减弱，依旧是人们社会互动的"催化剂"。当一个人的办公室有一只宠物狗时，很多人就倾向于认为他是一个友善的人，更愿意与之交流互动。

此外，当人们正在紧张地开会，讨论解决方案，甚至是在做利益分配的决策工作时，"一言不发"的宠物狗也能对人们的团队讨论起到帮助。针对这个现实问题，研究者们做了两个有趣的模拟实验，发现当团队需要通过头脑风暴构想一个广告语时，宠物狗在场的团队成员之间会表现出更多的合作行为、语言凝聚力（如表示赞同、谈论相同的主题）、肢体亲密度（如眼神交流、肢体的倾斜）和人际信任，哪怕团队正在进行紧张的利益博弈任务，也不例外。

可见，宠物狗不仅是人际交往的"催化剂"，也是团队交往的"黏合剂"，扮演着友谊使者的角色。狗狗总是咧嘴憨笑，吐吐舌头，摇摇尾巴，在它们眼中，今天是多么快乐、美好的一天，人们又何必针锋相对、剑拔弩张呢？

宠物狗是提升工作状态的"啦啦队"

谈到工作，人们最关心的是工作状态。不少人担心：有宠物狗在场，还能专心工作吗？人们大多认为，宠物狗会使人分心，导致更消极的工作状态，但少有研究真正考察这个问题。一项对 749 名养狗员工的调查给出了答案。该调查发现，经常或有时带宠物狗上班的员工，工作更有活力和参与度，更愿意奉献和投入工作。同样也有调查表明，带狗上班的员工认为狗能提高自己的工作效率。

是否带宠物上班，需结合实际情况考虑

既然宠物狗在办公场所可能带来这么多好处，那么是否应该鼓励带宠物狗上班，或在办公场所饲养"公共宠物"呢？其实，这些益处有一定的前提，还需要具体问题具体分析。虽然很多相关研究证实了带宠物狗上班的好处，但这些研究大多源自已有相关规定的单位，或参与者大多是饲养宠物的爱宠人士，因此结果可能并不适用于所有单位。

员工和管理者们一定要认识到，虽然大多数人认为狗这类宠物很可爱，但并不是所有人都能欣然接受它们。比如，有些人可能会对动物感到恐惧、对动物毛发过敏，或有洁癖等；宠物狗进入新环境可能会不由自主地用排泄物"标记"领地、不小心损坏仪器设备等，这些都会造成额外的麻烦和损失。因此，员工和管理者在考虑相关提议和规定时，不宜操之过急或盲目追逐潮流。正所谓"甲之蜜糖，乙之砒霜"，管理者要与员工们充分沟通，全面了解大家的喜好、态度和现实情况后再做决定。

如果单位想在宠物福利方面有所作为，却遇到较大困难和阻力，也可以从简单、易行的福利开始，如提供宠物服务、宠物托管、宠物保险等，或从每年设置一天宠物活动日开始。**PM**

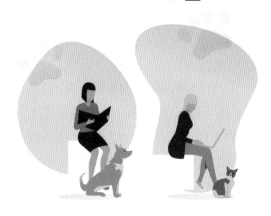

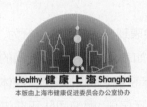

Healthy 健康上海 Shanghai
本版由上海市健康促进委员会办公室协办

国家中医药管理局中医药文化科普巡讲团专家、国家健康科普专家库成员，曾获上海科普教育创新奖一等奖、全国科普讲解大赛一等奖、中国心血管健康联盟心血管大众科普特别贡献奖、"中国好医生"、上海市科普工作先进工作者、上海市健康科普引领人才等诸多奖项和荣誉……上海中医药大学附属曙光医院老年医学科心血管专业主任医师崔松深耕科普二十多年，他眼中有爱、心中有光，努力照亮着医学与生命。

崔松：医声相伴，照见生命

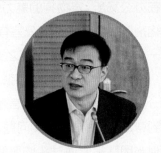

本刊记者　王丽云

"偶尔治愈、常常帮助、总是安慰"，是医学的常态。在治病救人的漫长历程中，崔松认为，最好的安慰和帮助是传递健康知识和理念，引导人们建立正面的健康观和生死观。

一张嘴，医声相伴

"空气中有很多水分，如果把盐罐开着，不多久就返潮了。人吃了更多的盐后，血液也会更'咸'，会把周围组织中的水吸到血管里，血液容量一大，对血管壁的压力也增大了，血压也就高了……"在 2018 年全国科普讲解大赛上，崔松用生动形象的比喻、切实可行的预防策略，让"盐敏感性高血压"变得浅显易懂，他浑厚温润的声音也令人倍感亲切。最终，他的演讲《吃了咸，当心高血压》获得一等奖。

这样的科普讲解对崔松来说，只是"小菜一碟"。他拥有出色的语言天赋和好听的低醇男声，大学时就担任校广播站副站长，参加工作后经常担任各类活动的主持人。从医之初，崔松就发现，"伪科普"层出不穷，老百姓深受

其害。他深知，帮助人们掌握健康知识、提高健康素养，比治病更重要。因此，他结合自身优势，从 1999 年开始参与医学科普工作，先后担任《走向健康》《健康热线》《名医话养生》等电视节目的主持人，多次担任《名医大会诊》《X 诊所》《健康大不同》《活到 100岁》等广播电视节目的嘉宾。为了在节目中做到游刃有余，崔松重新做回医学生，钻进一本本医学专著，同时不断打磨临场应变能力。在多年的主持人生涯中，他"遍访名医"，与各领域医学名家"过招"，成为"高级全科医生"，也形成了独特的语言风格。

近十年来，随着新媒体的发展，崔松的科普阵地越来越宽广，形成了自己的全媒体矩阵，包括微博和微信公众号"医声相伴崔松说"、喜马拉雅"崔医生观点"、抖音号"聊健康的崔主任"、快手号"崔松主任话健康"、小红书号"崔松的生活"等，粉丝超过 200 万人。

一颗心，照见生命

分别于 2018、2022 年出版的两本科普书《医声相伴：崔松话养生》和《医声相伴：照见生命起落》，浓缩了崔松科普工作的精华。前者包括常见病防治知识、日常保健及中医养生等内容，以心血管疾病和心身医学相关内容为主体，书中每篇文章都附上音频二维码，实现"看"与"听"的结合。后者通过一个个真实病例，审视、探索背后的曲折故事，在普及医学知识的同时，更引发出有关医学伦理、医患沟通、人文情怀的讨论。崔松说，这些故事的背后，也是他理解科普、践行科普，探寻自我觉察、医者初心和生命意义的心路历程。

今后，他将依然"医声相伴"，用医学科普这剂"良药"，陪伴患者度过漫长岁月，照见生命起落。**PM**

当青春期撞上"多囊"

上海市闵行区妇幼保健院主任医师　张晓华

"这两年越来越胖，脖子上总是黑乎乎的，洗不干净。"

"脸上爆满痘痘，身上体毛特别旺盛，又多又黑又粗。"

"月经有时三个月不来，有时来了不走，最长的一次来了一个月；月经量有时很多，有时很少。"

……

在妇科诊室，经常有一些青春期女孩在妈妈陪伴下来就诊，她们因肥胖、多毛、痤疮、月经紊乱而烦恼，以至于产生自卑情绪，甚至无法静下心来学习。她们患有一种女性常见的内分泌及代谢性疾病——多囊卵巢综合征。

多囊卵巢综合征（PCOS）以长期排卵功能障碍、雄激素过多及卵巢多囊样改变为主要特征，患者普遍存在胰岛素抵抗。其发病机制较为复杂，目前认为，青春期多囊卵巢综合征与遗传、环境、宫内雄激素暴露、低出生体重、肥胖、肾上腺功能早现、性早熟等因素有关，作息和饮食不规律、压力大、缺乏体育锻炼等可加重病情。

出现三大症状，警惕"多囊"

青春期女孩出现肥胖、多毛、痤疮、月经紊乱等症状时，家长应提高警惕，及时带孩子去医院妇科就诊。

● **肥胖、黑棘皮症**　月经来潮后，体重迅速增长，变得"虎背熊腰"；身上出现天鹅绒样、疣状、色素过多沉着的皮肤，尤其多见于颈部、腋窝、乳房下方、外阴、腹股沟等处。

● **多毛、痤疮**　毛发增多，主要表现为阴毛、腋毛浓密，口唇周围、乳晕周围、腹部中线等部位也可见毛发；面部痤疮，伴皮肤粗糙、毛孔粗大，具有症状重、持续时间长、顽固难愈、治疗效果差的特点。

● **月经稀发、月经不调**　大多数患者从月经初潮开始，月经就不规律，有的患者表现为闭经（停经时间≥6个月）、月经稀发（月经周期为35天至6个月，持续2年以上）。

早治早管，健康成长

多囊卵巢综合征的远期危害包括导致不孕、子宫内膜增生，增加2型糖尿病、心血管病等疾病的发生率。早诊断、早治疗、早管理，有助于降低上述风险。

● **生活方式治疗**　调整生活方式是改善青春期多囊卵巢综合征的一线治疗方法，包括低糖、低脂饮食，增加运动，培养良好的作息习惯，避免熬夜，等等。对超重及肥胖的患者而言，加强锻炼、控制体重尤为重要。不过，青春期是生长发育的重要阶段，控制体重应合理、循序渐进，以保证生长发育的需要。

● **药物治疗**　青春期多囊卵巢综合征的药物治疗以调节月经周期、抵抗高雄激素为主，一般首选口服复方短效避孕药，患者应遵医嘱用药。

● **心理疏导**　多囊卵巢综合征的治疗是一个长期的过程。青春期的孩子学业强度大，若罹患该病，更容易出现情绪波动、精神过度紧张，因此需要注意放松身心、调节情绪、适当休息。家长应给孩子营造宽松的环境，与孩子保持良好沟通，让孩子知晓该病并不可怕，只要规范治疗和管理，完全可以健康地生活。同时，家长应关注孩子的心理发展，多倾听孩子的心声，多关注其在学校学习、与同学间社交的情况，以便及时发现和解决心理问题，帮助孩子健康快乐地成长。**PM**

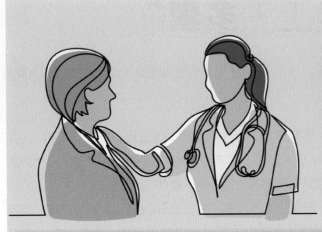

子宫内膜癌俗称"子宫癌",指发生于女性子宫内膜上皮细胞的恶性肿瘤,与宫颈癌、卵巢癌并称为女性生殖系统三大恶性肿瘤。近年来,由于生活水平提高、人口老龄化等因素的影响,我国子宫内膜癌发病率呈显著上升趋势;在上海、北京等地区,其发病率已跃居女性生殖系统恶性肿瘤首位。子宫内膜癌的主要症状包括不规则阴道流血、阴道排液增多、下腹部隐痛等。大多数患者为绝经后女性,以往平均发病年龄为 60 岁,近些年有前移倾向,最新统计数据显示平均发病年龄为 52.8 岁。

扫描二维码,立即收听

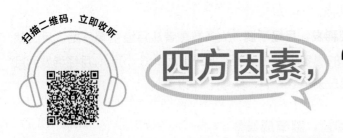

四方因素,"催生"子宫内膜癌

同济大学附属第一妇婴保健院妇科副主任医师　李伊然

目前认为,子宫内膜癌可能有两种发病机制。

一种是雌激素依赖型,子宫内膜在无孕激素拮抗的雌激素长期作用下发生病变,绝大部分为子宫内膜样腺癌。这种类型占大多数,预后较好。

另一种是非雌激素依赖型,发病与雌激素无明确关系,包括浆液性癌、透明细胞癌等,较少见,恶性程度高,预后不良。

雌激素依赖型子宫内膜癌的病因较为复杂,与遗传、环境、不良生活习惯等密切相关,高危因素包括月经不调、不孕不育、肥胖、绝经延迟、多囊卵巢综合征、高血压、糖尿病等。女性在日常生活中注意控制这些危险因素,有助于预防子宫内膜癌。

高危因素 1：月经不调和不孕不育

月经不调和不孕不育的女性是公认的子宫内膜癌高发人群。长期月经不调的女性因卵巢长期缺乏规律性排卵,体内雌激素升高和孕激素不足,子宫内膜缺少周期性的孕激素保护作用和周期性的脱落与修复,长时间处于单一增生状态,可逐渐由单纯增生转化为不规则增生,直至癌变。

有研究表明,在子宫内膜癌患者中,未生育者占较高比例。怀孕和哺乳对子宫内膜有保护作用,有助于降低子宫内膜癌的发生风险：女性妊娠期间,子宫内膜受孕激素保护,免受雌激素刺激;女性哺乳期间,催产素分泌增加,雌激素水平较低。未生育的女性,由于缺少孕期和哺乳期对子宫内膜的保护作用,子宫内膜癌的发生风险增加。

多囊卵巢综合征的主要症状包括月经不调、不孕等,因此多囊卵巢综合征患者是子宫内膜癌的高危人群。

高危因素 2：肥胖与不良生活习惯

肥胖者体内雌激素水平较高，可长期刺激子宫内膜，使其过度增生。同时，肥胖还可以增加子宫内膜发生慢性炎症的风险，进而影响子宫内膜的增生和转化，间接诱导子宫内膜癌的发生。

不良生活习惯也是"催生"子宫内膜癌的"土壤"。比如：长期吃甜食和夜宵，可导致肥胖和糖尿病；长期熬夜可导致月经不调，造成子宫内膜不规则脱落和增生，增加子宫内膜癌的发生风险；等等。

高危因素 3：绝经延迟

有研究发现，绝经年龄大于 52 岁的女性，子宫内膜癌发病率明显升高，为绝经年龄小于 50 岁女性的 2.5 倍。

这是因为，绝经延迟的女性体内雌激素水平偏高，高水平雌激素作用于子宫内膜的时间较长，会增加子宫内膜的癌变概率。

高危因素 4：长期不规范使用雌激素类药物

围绝经期女性在医生指导下规范进行激素补充治疗，不会增加子宫内膜癌的发生风险。需要特别注意的是，如果长期不规范补充雌激素类药物，这一风险可能增加。

另有研究发现，长期使用含雌激素的保健品和化妆品，可使子宫内膜癌发病率增加 2.4 ～ 2.8 倍。

高危人群如何早预防、早发现

针对上述高危因素进行针对性治疗和预防，有助于降低子宫内膜癌的发生风险。月经不调的女性应及时就医，规范诊治，使子宫内膜规律、周期性脱落，保持至少每 60 天有一次正常月经。不孕不育的女性应积极治疗，必要时及时采取辅助生殖措施助孕；怀孕、生育并进行较长时间的母乳喂养，均对预防子宫内膜癌有益。超重、肥胖及存在不良生活习惯的女性，应改变生活方式，包括控制饮食、加强运动、少吃甜食和夜宵、不熬夜等。

子宫内膜癌的早发现也非常重要。只要重视筛查和相关早期症状（不规则阴道流血），大部分患者可以做到早期发现和有效治疗，获得长期生存。年龄在 45 岁以上，或 35 岁以上、有高危因素的女性，应每年进行一次妇科超声检查，观察子宫内膜情况。35 岁以上伴月经不调的女性，如果子宫内膜厚度大于 12 毫米，应进行宫腔镜下多点子宫内膜活检，排查子宫内膜癌及癌前病变；绝经后女性子宫内膜厚度大于 3 毫米时，也要进行相应排查。**PM**

延伸阅读

手术是早、中期子宫内膜癌的主要治疗方法，标准术式为全子宫切除＋双侧卵巢和输卵管切除＋盆腔淋巴结清扫。晚期患者可以采用化疗和内分泌治疗等综合治疗措施。近年来，秉承微创化、尽量提高患者生活质量的理念，在保证治疗效果的基础上，子宫内膜癌的手术范围越来越小。同时，有生育要求的早期患者可以进行"保育"治疗，先采用大剂量孕激素治疗，待病情缓解后尽快完成生育，再进行手术治疗。

私处长"疙瘩",
有哪些可能

天津医科大学代谢病医院皮肤科副主任医师　徐　敏
天津医科大学总医院皮肤性病科主任医师　车雅敏

医生手记

　　张先生今年 35 岁，事业有成，家庭美满。可近日他坐卧不宁，因为发现自己的私处长了小疙瘩。他寻思：自己没有过不洁性生活，应该不会是性病吧！他上网查询相关信息，结果越查越害怕。最后，他决定到正规医院皮肤科就诊。结果，医生诊断他私处的疙瘩为皮脂腺异位症，是一种生理变异。张先生这才放下了心理包袱。

　　临床上经常遇到张先生这样的患者，他们因发现隐私部位长了"疙瘩"而心事重重，害怕得了"见不得人的病"。事实上，男性私处长的"疙瘩"性质各不相同：有生理性的，也有病理性的；有的传染，有的不传染。

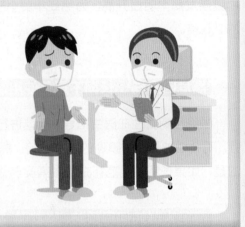

皮脂腺异位症：生理变异引起的小丘疹

　　皮脂腺异位症是皮脂腺的生理变异，可见于男性包皮或龟头部位，中青年人较多见，呈增生性改变，外观为针头大小、孤立、稍高起的黄白色小丘疹。皮脂腺异位症没有传染性，也不属于性传播疾病，一般无自觉症状，通常不需要治疗。

阴茎珍珠疹：细小珍珠状半透明"疙瘩"

　　阴茎珍珠疹是一种常见的生理现象，属于生理发育变异，非传统意义上的疾病，当然也没有传染性。其外观为直径 0.5～1 毫米大小的珍珠状半透明"疙瘩"，可沿阴茎冠状沟排列成一至数行，互不融合，偶尔也长在龟头及其系带或阴茎体上。阴茎珍珠疹的发生可能与局部刺激有关，一般没有自觉症状，不需要特殊处理。

尖锐湿疣：菜花状的"疙瘩"

　　尖锐湿疣是一种常见的性传播疾病，由人乳头瘤病毒（HPV）引起。疾病初期表现为小而淡红色的"疙瘩"，像小米粒一样大小，患者往往没有特殊感觉，不痛不痒，因此不太容易引起注意。之后，疣体可逐步长大，像一个小小的菜花；并且越长越多，甚至可能发展成巨大尖锐湿疣（多见于免疫功能低下者，如糖尿病、艾滋病、肿瘤患者等）。

　　尖锐湿疣往往通过性接触传播，也可通过间接接触传播，比如：有皮肤破损者接触病人用过的物品，包括内衣、内裤、浴巾、澡盆、马桶圈等。不过，间接接触感染的概率很低，一般不必过分担心。尖锐湿疣不是一接触就发病，而是存在潜伏期，一般为 1～8 个月，平均为 3 个月。

　　尖锐湿疣容易复发，治疗过程往往较长。根据疣体的大小、数目、部位等不同情况，可采取外用药物、激光、冷冻及光动力治疗等。患者不可自行诊断及用药，以免用药后破坏皮疹的原有形态，导致医生可能需要通过皮肤镜、HPV检测甚至病理活检才能确诊，易延误病情。

尖锐湿疣经过正规治疗，预后一般良好，但存在一定的复发率；一般认为，治疗后6个月无复发者，复发率较低。

梅毒：破溃糜烂的"疙瘩"

梅毒是一种由梅毒螺旋体引起的性传播疾病，分为一期（硬下疳）、二期（扁平湿疣）和三期。硬下疳一般是个小溃疡，摸起来较硬（软骨样硬度，像摸鼻尖一样的感觉），大多数情况下不痛不痒，通常为一个，也可为多个，不治疗也可能自行消退。扁平湿疣稍高出皮肤表面，界限清楚，表面糜烂，存在大量梅毒螺旋体，传染性较强。

一期、二期梅毒经及时、规范的治疗可治愈；三期梅毒由于全身多器官受损，预后相对较差。

生殖器疱疹：又痛又痒的小水疱

生殖器疱疹是一种常见的性传播疾病，由单纯疱疹病毒感染引起。生殖器疱疹的典型表现是一堆米粒大小的小水疱，伴有疼痛、瘙痒，之后可糜烂、渗液（患者就诊时，可能看不到典型的水疱，仅看到一处糜烂面）。生殖器疱疹反复发作，让患者痛苦不已。医生可结合患者的发病过程、化验检查结果进行诊断。治疗方法主要是抗病毒治疗，但仅可控制症状或减少复发，并不能做到根除。

疥疮结节：强烈瘙痒的"疙瘩"

疥疮是一种由寄生在皮肤的疥螨引起的传染性疾病，可发生在男性生殖器部位，表现为疥疮结节，一般是一个或多个绿豆至黄豆大小、质硬、红色的疙瘩，多伴有局部剧烈瘙痒和全身其他部位的瘙痒（尤其是指缝、大腿根、下腹部等）。疥螨的活动力在夜间较强，因此患者夜间瘙痒严重。疥疮可通过清洗消毒衣物、外用硫黄乳膏等措施治愈。

传染性软疣：表面发亮的小"疙瘩"

传染性软疣由传染性软疣病毒感染引起，可发生在男性生殖器部位，典型表现为表面发亮的小疙瘩，即软疣小体。其中央可有小小的凹陷，称为脐凹，能挤出白色豆渣样的物质，这是本病的特点。可用小镊子把软疣小体夹掉，也可通过激光、冷冻或外用药物治疗。

银屑病：有白色鳞屑的红斑

银屑病也可发生于龟头和包皮，表现为边界清楚的光滑干燥性红斑，刮之有白色鳞屑，大多数患者在身体其他部位也可见到银屑病损害。如果只发生在生殖器部位，一般可通过外用药物治疗。

扁平苔藓：表面白色网状条纹的丘疹

扁平苔藓是常见的皮肤病，可发生在生殖器部位，如龟头、包皮、阴茎干及阴囊等部位。一般是紫红色、多角形扁平的丘疹，表面微微发亮，仔细看有白色网状条纹。扁平苔藓无传染性。仅发生在生殖器部位的扁平苔藓可通过外用药治疗。

鲍温样丘疹病：多发性斑丘疹

鲍温样丘疹病不常见，多发于青壮年，特点是在生殖器部位出现多发性斑丘疹，可呈肉色、肤色、褐色或黑色，数目不等，大小不一，一般质硬。本病与人乳头瘤病毒感染有关，有自愈的可能性，可通过外用药或激光、冷冻等方式去除。PM

在儿童口腔门诊，因"乳牙牙缝越来越大"而带着孩子前来就诊的家长不在少数。随着年龄增长，这些孩子原本排列紧密的乳牙间出现了缝隙，且有越来越大的迹象，不仅影响美观，还常常导致食物嵌塞，增加了口腔清洁的难度。事实上，除龋病、缺牙等所致的病理性牙间隙增大外，生理性牙间隙增大普遍存在。

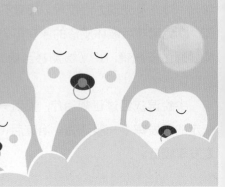

乳牙间隙大，不全是坏事

四川大学华西口腔医院儿童口腔科　周 媛　郑黎薇（主任医师）

生理间隙为恒牙"腾窝"

孩子出生后的 6 个月至 2 岁半左右，乳牙依次萌出并建立咬合。从乳牙完全萌出至 6 岁左右第一颗恒牙萌出前，称为乳牙列期。其间，乳牙列牙间隙普遍存在。有的孩子在乳牙萌出时即有牙间隙，有的孩子乳牙列刚建立时排列紧密，到了 3 岁后，牙间隙才逐渐显现、变大。一般而言，上颌的乳牙列牙间隙较下颌明显。

在人类与猿猴等灵长类动物的牙列中，上颌乳侧切牙与乳尖牙间、下颌乳尖牙与第一乳磨牙间存在间隙。上、下颌的乳尖牙可交错咬合于该间隙，这一现象又被称为"灵长间隙"（如图）。随着孩子年龄增长，颌骨不断生长发育，而乳牙的大小是固定不变的，因此逐渐产生了牙间隙，多发生于中切牙、侧切牙之间，被称为"发育间

隙"。灵长间隙和发育间隙被统称为生理间隙，普遍存在于绝大多数正常发育的乳牙列中。生理间隙的出现通常表明颌骨正在生长，有利于未来体积更大的恒牙萌出与排列，降低因牙间隙不足而产生的恒牙列拥挤概率。

小贴士

牙间隙变大，清洁工作应跟上

牙间隙增大易导致食物嵌塞，如果口腔清洁不到位，可能引起乳牙龋坏或牙龈创伤。因此，家长应坚持帮助孩子早晚使用牙膏刷牙（高龋风险或中龋风险者应使用含氟牙膏）、每天使用牙线，也可协助孩子使用冲牙器等工具清理牙间隙，去除食物残渣及牙菌斑，预防龋病。

中切牙
侧切牙
尖牙
第一磨牙
第二磨牙

第二磨牙
第一磨牙
尖牙
侧切牙
中切牙

灵长间隙

及时干预病理性牙间隙增大

若乳牙列牙间隙异常大或只存在于个别位置、不对称，应警惕病理性牙间隙增大的可能，常见原因包括龋病、牙外伤造成的牙体缺损、先天缺牙或牙发育异常等，需及时就医治疗。

• 缺牙

幼儿学步时易出现上颌乳前牙外伤，如果该位置的牙齿过早丧失，可能会影响孩子的发音学语、颜面部美观度及心理健康。乳磨牙因龋病、恒磨牙异位萌出或其他原因过早丧失，缺牙的间隙可随着邻牙移位而缩小，如果任其发展，缺牙间隙逐渐变小甚至完全丧失，可能阻碍该位置后继恒牙的正常萌出和排列，应及时进行间隙维持治疗，以待继承恒牙萌出。乳牙（尤其是前牙）缺少1颗甚至更多者，可在相应部位出现牙间隙，这一现象常提示孩子可能存在先天缺牙，对应的恒牙也有先天缺失的可能。

• 龋病

乳前牙或乳磨牙发生邻面龋者，在疾病初期可产生牙间隙，表现为食物塞牙，应及时治疗并进行缺损修复。

• 口腔不良习惯

咬嘴唇、吐舌头、吮吸手指等不良习惯，可造成前牙唇向移动及牙轴唇倾，导致前牙区出现散在间隙。家长应教导孩子纠正口腔不良习惯，必要时陪同其去医院就诊，避免进展为错𬌗畸形。

换牙期，家长多留心、早干预

颌骨的发育受遗传、哺乳及喂养姿势、吮吸及咀嚼习惯等多方面因素影响。尽管有些孩子的乳牙列"牙间隙储备"充足，但后继恒牙体积过大，乳、恒牙替换后，可能出现恒牙列过分"拥挤"。相反地，有些孩子的乳牙列"亲密无间"，若后继恒牙大小适中，乳、恒牙替换后，仍可排列正常。因此，乳牙列牙间隙的出现仅是颌骨发育的象征，有助于恒牙萌出和排列，但未来恒牙萌出是否顺利、排列是否整齐，受多方因素决定，家长应密切关注孩子换牙期间的口腔健康状况。

首先，应注意加强口腔卫生，预防龋病，尤其是邻面龋。其次，注意避免饮食过软，适当增加"硬"的食物，加强咀嚼，以促进颌骨正常发育。另外，前牙替换时，可能由于萌出空间不足、乳牙牙根非典型性吸收，出现继承恒切牙从舌侧或唇侧萌出，而乳牙未脱落的情况。如果乳牙滞留，应及时就医，予以拔除。乳牙可因邻面龋而"缩小"，甚至过早丧失，引起邻牙移位，导致继承恒牙位置异常甚至萌出障碍。因此，孩子乳牙发生龋病后，家长应及时带孩子至口腔科就诊。**PM**

专家简介

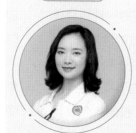

郑黎薇　四川大学华西口腔医院儿童口腔科主任医师、教授、博士生导师，中华口腔医学会口腔遗传病与罕见病专委会副主任委员、口腔生物医学专委会委员，四川省女医师协会青年医师分会主任委员，四川省口腔医学会遗传病专委会副主任委员。擅长儿童口腔健康管理与疾病综合诊疗。

孩子身体不好, 疫苗怎么打

复旦大学附属儿科医院感染科副主任医师　叶颖子

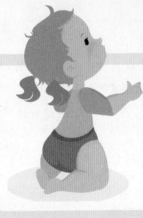

接种疫苗能诱导机体产生特异性免疫,获得预防该病的免疫力,是预防传染病及减少重症病例最有效的手段之一。对于一些处于特殊健康状态(特殊生理或疾病)的儿童家长而言,是否按时带孩子进行预防接种,常常是两难的选择,既担心接种疫苗会对体质原本就不佳的孩子造成进一步影响,又担心不接种疫苗更易患感染性疾病。究竟该如何选择呢? 本文介绍 5 种常见特殊健康状态儿童的疫苗接种建议。

1. 早产

早产儿是未成熟儿,免疫功能发育不成熟,家长常对接种疫苗的安全性产生顾虑。事实上,早产儿通过母体获得的抗体量少,对感染的抵抗力较弱,易患感染性疾病,且一旦感染,较易发生重症,因此接种疫苗显得尤为重要。

国内外大量研究表明,除出生体重＜2.5 千克的早产儿需要暂缓接种卡介苗外,早产儿可以接种各类疫苗。

2. 婴儿期黄疸

婴儿期黄疸分为生理性黄疸和病理性黄疸。生理性黄疸指在新生儿早期,由胆红素代谢特点所致的黄疸,一般出生后 2～3 天出现,5～7 天达高峰,足月儿一般 5～7 天消退,早产儿可能会持续到出生后 4 周消退。病理性黄疸指感染、溶血、代谢及先天性肝胆系统发育异常导致的黄疸。

生理性黄疸、母乳性黄疸(病理性黄疸的一种)婴儿可按国家免疫规划接种疫苗。其他病理性黄疸婴儿可正常接种乙肝疫苗,但须暂缓接种其他疫苗,待明确病因后再制定预防接种方案。

3. 过敏体质

过敏体质是在先天遗传基础上形成的一种特异体质。过敏体质的儿童往往会罹患湿疹、过敏性鼻炎、过敏性哮喘等疾病。由于过敏是疫苗接种的常见不良反应,因此过敏体质的儿童预防接种时,需要特别注意。

多个国家的队列研究及调查证实,按国家免疫规划进行预防接种,既不会增加湿疹的发病率,也不会加重湿疹。因此,湿疹患儿可以接种各类疫苗,接种时避开湿疹部位即可。

处于哮喘缓解期且健康状况良好的儿童可按国家免疫规划进行预防接种。在哮喘急性发作期,尤其是静脉输注或口服糖皮质激素时,应暂缓接种。

曾有报道,对蛋类食物过敏的儿童接种麻腮风疫苗和流感疫苗存在发生严重过敏反应的风险。事实上，目前麻腮风疫苗是用鸡胚成纤维细胞制备的，引起不良反应的风险明显降低。因此，对鸡蛋过敏的儿童还是可以接种麻腮风疫苗和流感疫苗的；若进食鸡蛋后有明显过敏症状，或既往接种麻腮风疫苗和流感疫苗后出现皮疹等过敏反应，则不宜接种这两种疫苗。

4. 热性惊厥和癫痫

热性惊厥是指在发热时出现的惊厥发作，且除外中枢神经系统感染及导致惊厥的其他原因。该症是儿科最常见的神经系统疾病，目前病因尚不明确。部分儿童在接种疫苗后出现热性惊厥，往往是接种后发热所致，并非疫苗对脑部造成损伤。以往出现过单纯性热性惊厥及非频繁发作（半年内发作＜3次，且1年内发作＜4次）的儿童，可按国家免疫规划接种各类疫苗，宜每次接种1剂，以降低接种后发热的发生率。复杂性热性惊厥及频繁发作的患儿，应至神经科就诊，经评估后制定免疫程序。

长期以来，癫痫患儿是否可以进行预防接种一直是医生及家长关注的问题。研究表明，接种疫苗确实存在诱发癫痫发作的潜在风险，但总体而言，癫痫患儿接种疫苗后不良反应的发生率并未较健康儿童增加，且疫苗诱发的癫痫发作一般不影响患儿的远期预后。因此，癫痫控制（未发作）≥6个月的患儿可正常进行预防接种。

5. 接受免疫抑制剂治疗

免疫抑制剂是指对机体的免疫反应具有抑制作用的药物，临床上主要用于自身免疫性疾病、移植后排异反应和严重的过敏反应。常用药物包括泼尼松、硫唑嘌呤、环磷酰胺、他克莫司、环孢素等。接受免疫抑制剂治疗的儿童较易发生感染性疾病，且感染后往往不易控制，因此更有必要接种疫苗。一般建议接受免疫抑制剂治疗的患儿接种灭活疫苗，且无须中断治疗。在免疫抑制剂治疗期间，应暂缓接种减毒活疫苗。**PM**

常见的疫苗类型

根据是否需要受种者支付费用，疫苗可分为两大类。第一类是指政府免费向公民提供，公民应当依照政府的规定受种的疫苗，包括国家免疫规划确定的疫苗，省、自治区、直辖市人民政府在执行国家免疫规划时增加的疫苗，以及县级以上人民政府、卫生主管部门组织的应急接种或群体性预防接种所使用的疫苗（如新型冠状病毒疫苗，应急接种的水痘、麻疹疫苗）。该类疫苗应在排除接种禁忌的前提下，按时按序应种尽种。第二类疫苗是指由公民自费并且自愿受种的其他疫苗，常见的包括b型流感嗜血杆菌疫苗、水痘疫苗、肺炎球菌多糖疫苗、流感疫苗等。该类疫苗可按需接种。

此外，根据疫苗是否含有活微生物体，又可分成两大类，即含活微生物体的疫苗（俗称活疫苗，包括减毒活疫苗和载体疫苗）和不含活微生物体的疫苗（俗称死疫苗，包括灭活疫苗、组分疫苗和类毒素疫苗）。

早签约、早获益，家庭医生有话说

上海市浦东新区上钢社区卫生服务中心　林丽燕
复旦大学附属华东医院老年科副主任医师　顾翔宇

生活实例

一天，78岁的王老伯接到一个陌生来电，对方自称是某社区卫生服务中心的医生，建议王老伯去医院签约家庭医生服务。虽然这家社区医院的确在家附近，王老伯平时也会去配药，但他还是不放心，担心有诈，便没有理会。几天后，王老伯看到降压药快吃完了，便按惯例去社区医院找平时经常看诊的周医生配药。寒暄几句后，周医生问："王老伯，现在开始推行家庭医生1+1+1签约，你要签吗？"听到这话，王老伯想起了曾经接到的那个奇怪的电话，便向周医生询问。

周医生解释道：家庭医生签约服务已经推行了数年，每位居民可以自愿选择一位社区医院的医生签订服务协议，然后根据自己的就医习惯选择本市一家区级和一家市级医疗机构来完成"1+1+1签约"；签约后，居民可以在组合签约的医院内享受就诊、转诊、慢病管理、康复治疗等便利服务；同时，签约并不等于居民只能去这三家医疗机构就诊，若有需要，签约居民可以去任何一家医疗机构就诊，诊疗过程无阻碍，也无需办理任何手续。听完周医生的解释后，王老伯放心地签约了。

医生的话：

家庭医生签约服务是我国深化医药卫生体制改革的重要内容之一，也是转变基层医疗卫生服务模式的关键。截至2021年，上海累计完成家庭医生签约服务超过815万人次，常住居民签约率超过30%，老年人、儿童、慢性病患者、孕产妇等重点人群签约率超过77%，失能老人签约率超过九成。目前，家庭医生签约服务仍在进一步推进中，希望更多居民充分了解这项政策，尽早享受便利、惠民的医疗服务。

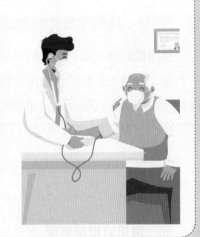

疑问1：　"签约"对象有哪些？

家庭医生签约服务涵盖全人群，上至耄耋老者，下至初生婴儿。一般分为两大类：一类是重点人群和特殊人群，前者主要指60岁以上老年人，0～6岁儿童，孕产妇，高血压、糖尿病、肺结核、重性精神病等患者，计划生育特别扶助对象，等等；后者主要指孤寡老人、残疾人、最低生活保障对象、下岗失业人员、优抚对象等。另一类是普通人群，主要指辖区居民。

家庭医生签约服务的原则为"自愿、就近"。签约协议期一般为1年，期满后，若签约对象未主动提出解约，原签约医生可继续履约。若居民搬离原住地，想更换签约组合内的医院或提出解约，也是可以的。通常，在1个自然年内，签约对象可更换一次家庭医生，共同生活的家庭成员宜尽量选择签约同一名家庭医生，方便互相沟通。

疑问2: "签约"方式是什么?

家庭医生签约一般有几个途径:

① 自助签约
依托"健康云"、家庭医生服务专线等平台实现线上签约。家庭医生通过互联网收到签约申请后,原则上应在2个工作日内受理。

② 集中签约
社区卫生服务中心在组织健康体检、下社区健康教育等活动时,动员居民签约。

③ 上门签约
家庭医生在开展入户调查、社区筛查等工作时,进行面对面预签约。

④ 就诊签约
居民在门诊就诊、咨询或住院时,家庭医生引导居民签约。

疑问3: "签约"后可享受哪些服务?

① 配药更方便

以高血压患者为例:降压药一般只能开两周的量,签约后,若患者血压控制良好,社区医生可为其提出"长处方"申请,每次可开4周的量。另外,如果患者长期服用的降压药是在签约的二级或三级医院开具、而社区医院没有此药,签约后,社区医院医生若查询到此药在400余种可延伸药物目录内,便可开具处方,由国药集团将药配送到社区医院。这样一来,患者不但节省了去上级医院就诊的时间,还能享受到社区卫生服务中心免挂号费的优惠政策。

② 享受国家公共卫生服务

签约居民能享受国家基本公共卫生服务和上海市重大公共卫生服务项目,包括慢性病随访,健康指导,全程健康监测,60岁以上人群免费肺炎疫苗接种、大肠癌筛查,65岁以上老年人免费体检,等等。

③ 转诊有"绿色通道"

当居民因病情变化需要去上级医院就诊时,家庭医生签约服务可助"一臂之力"。比如:王老伯近期感觉胃部不适,时有反酸、中上腹隐隐作痛,周医生建议他去三级医院做一次胃镜检查。王老伯感到十分为难:大医院患者多,挂号难,等候时间也长,他年纪大了,不会使用智能手机,不知道怎么在网上挂号,直接去医院排队又怕挂不到号。周医生猜到了王老伯的心思,笑着说,由于王老伯已经签约了家庭医生服务,他可以帮王老伯进行预约。刚预约完,王老伯的手机就收到了预约成功的短信,短信上对就诊医院、科室、时间,甚至该科室位于医院的哪幢楼、哪个楼层,都做了明确提示。看到这些,王老伯顿时感到安心了不少,庆幸自己早早"签了约"。

随着家庭医生服务签约率的稳步提升,签约服务的内涵会不断强化,服务供给也会不断增加。未来,家庭医生团队可实现对老年人群分级、分类动态管理,依托手机APP、语音电话、互联网等工具,为签约居民提供健康咨询、筛查评估、家庭病床预约、监测随访等服务。同时,政府相关部门也在筹划相关惠民方案,如医联体内各区域性医疗中心预留10%的专家号源给社区卫生服务中心,经社区转诊的居民享受优先就诊、优先检查、优先住院等服务,持续提升签约居民的满意度。**PM**

延伸阅读

家庭医生提供"上门服务"吗?

社区医院提供的"上门服务"针对的是病情稳定、确有需求、行动不便的居民,这并不是家庭医生服务的主要内容和形式。也就是说,"家庭医生"并非"上门医生"。同时,家庭医生亦不是俗称的"私人医生",家庭医生提供的是基本医疗卫生服务。

淋巴瘤是起源于淋巴结或（和）结外淋巴组织的恶性肿瘤，以无痛性、进行性淋巴结肿大为特征，包括霍奇金淋巴瘤和非霍奇金淋巴瘤两大类。近年来，随着科技的进步，淋巴瘤的病理诊断越来越精准，放疗、化疗、干细胞移植、靶向治疗、免疫治疗等治疗方法越来越丰富，大大提高了疗效。虽然淋巴瘤的治疗方法多种多样，但仍不能满足所有患者的需求：部分患者处于观察等待期，部分患者不适应或不耐受放、化疗等治疗，部分患者希望减轻相关治疗的副作用，部分患者希望预防复发。中医药治疗为这些患者提供了更多选择，有助于提高疗效、延缓病情进展、减轻副作用、预防复发。

中药内服外敷，
提高淋巴瘤疗效

上海中医药大学附属龙华医院血液科副主任医师　沈伟

医生手记

陈老伯66岁，患有外周T细胞淋巴瘤1年多，经多次化疗后，肿大的腹股沟淋巴结明显缩小，但未能完全消失，并出现神疲乏力、胃纳不佳、动则气促、少气懒言等现象。我科予其中医药治疗以扶正祛邪，一方面健脾固肾，减轻并发症，另一方面清热散结抑瘤，解癌之毒，泄药之毒，同时配合"瘤平膏"外敷。现在，陈老伯经常与人下棋、聊天，身体状况明显好转。

郭先生34岁，因纵隔弥漫性大B细胞淋巴瘤接受了化疗，体内肿块消失。他很担心复发，到我科求治。经辨证，治拟益气养阴、扶助正气为主，以提高免疫力，预防复发，并配以解毒之品。经过一段时间治疗后，郭先生感觉精力逐渐充沛，已重拾信心并恢复正常工作。

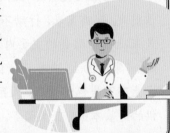

淋巴瘤属中医学"痰核""瘰疬""恶核""阴疽""石疽"等范畴。中医学认为："邪之所凑，其气必虚。"当人体正气亏虚时，感染邪毒、耗损阳气，或情志郁结、气机不畅，或饮食不当，或宿有旧疾、气血暗损，可导致气滞、寒凝、痰结，诱发淋巴瘤。患者经过西医治疗，虽邪毒渐消，但正气已伤，驱邪之力大减，呈现正虚痰凝之态；同时，机体气耗精伤，容易引起肾阴不足，津液化生匮乏，以致气阴两虚。中医辨证施治，中药内服、外敷相结合，有助于扶正解毒、化痰散结、益气养阴，可以贯穿于淋巴瘤治疗的不同阶段。

中药内服：减轻副作用、预防复发

中医师通过对淋巴瘤患者进行望、闻、问、切，结合其体质、病情分期，综合辨病、辨证、辨药，制定个性化的中医治疗方案，可以帮助患者扶正祛邪，减轻放、化疗等治疗的副作用，提高免疫力，预防复发。

有淋巴结肿大但暂无放、化疗等治疗的指征者，一般属于寒痰凝结型，主要表现为颈项耳下肿核，渐见增大，不痛不痒，一般无发热，伴面色少华、神疲乏力、怕冷等，舌质红，苔白润，脉沉细而弱。患者可采用中药治疗，以温化寒痰、软坚散结、祛邪扶正；方拟阳和汤加减为主,常用熟地、肉桂、白芥子、生甘草、炮姜、麻黄、鹿角胶、蛇舌草、蛇六谷、山豆根等。

经放、化疗等治疗后,有残余病灶、未达到完全缓解者,一般属于正虚痰凝型,主要表现为神疲乏力、少气懒言或体虚易感,舌淡红,苔薄白,脉细数。治则治法为益气扶正、化痰散结;方拟玉屏风汤、阳和汤加减,常用黄芪、白术、防风、熟地、肉桂、白芥子、夏枯草等。

经放、化疗等治疗获得缓解后,一些患者有精神不振、口干咽燥、头晕、潮热汗出等症状,舌红苔薄,脉细数无力,一般属于气阴不足型。通过中医药治疗益气养阴解毒,有助于提高免疫力、预防复发;方拟三

才封髓丹加减,常用生地、天冬、党参、甘草、黄柏、砂仁、熟地、麦冬等。

中药外敷:减轻淋巴结肿大症状

淋巴瘤患者体表有可触及的无痛性淋巴结或肿块,表面尚无红肿及破溃倾向者,可选择中药外敷。我科根据"温药和之"的治则,制成"瘤平膏",以温阳化痰散结。皮肤溃烂或即将破溃者禁用。

"瘤平膏"含有山慈菇、南星等中药,使用方法为:取适量膏药均匀涂抹在纱布上,外敷于肿大淋巴结或肿块表面,以胶布固定。一般每日敷 4～6 小时,每日1 次,每 3 个月为一疗程。

食疗方推荐

中医学认为,淋巴瘤多与过度劳倦、外邪乘袭、饮食不节、情志不舒有关,因此患者应注意养生,劳逸结合,调畅情志,适当调节饮食。日常饮食应忌烟、酒、霉变和腌制食物,少吃煎炸食物,可适当多吃香菇、冬菇、金针菇、银耳、黑木耳、胡萝卜、菠菜、番茄、紫菜、苹果、无花果等蔬菜和水果,适当饮茶。以下推荐几则食疗方:

昆布海藻炖黄豆

原料:昆布 30 克,海藻 30 克,黄豆 100 克。

制法:黄豆洗净,昆布、海藻洗净、切碎;将上述食材一起放入锅内,加水浸没,煮至黄豆熟烂,加入油、盐、味精调味即可。

用法:经常食用,可每周一次。

功效:消痰软坚散结。适合寒痰凝结型患者,以及有淋巴结肿大,但暂无治疗指征或不愿接受放、化疗等的患者。

芋艿粳米粥

原料:芋艿 250 克,粳米 50 克。

制法:芋艿去皮切块,与粳米一起加水煮成粥,调入麻油、盐即可。

用法:每天 2 次,可间断食用。

功效:消肿散结。适合正虚痰凝型患者(脾胃已虚、肿块残存)。

夏枯草陈皮茶

原料:夏枯草 5 克,陈皮 3 克。

制法:夏枯草、陈皮洗净,加清水 1000 毫升,文火煮开后小火慢煮 15～20 分钟,取汁饮用。

用法:每天 2～3 次,每次 10～20 毫升,可长期服用。

功效:化痰散结,健脾理气。适合治疗后完全缓解、预防复发者。 PM

亦食亦药话山药

上海中医药大学中药学院教授 袁 颖

山中野植，故名山药

山药是常用蔬菜，看似普通，却是最早被认知和使用的中药之一。山药最早名为"藷藇"，见于《山海经》；在《神农本草经》中，山药被列为上品，名为"署豫"；在其他本草典籍中，山药还有署预、薯预、薯蓣等名称，均与其地下块根的形状有关。

至于"山药"之名的含义，明代王世懋在《瓜菜蔬》中云："薯蓣本山中野植……故名山药。"同朝人徐献忠在《吴兴掌故集》中亦云："山药，本名薯蓣，以山土所宜，故名山药。"由此可见，山药之名是因其生长环境及可作药用的特点而得。

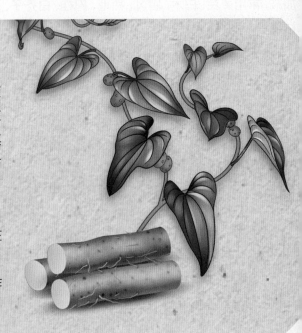

名称各异，产地不同

现行《中国药典》规定，山药为薯蓣科植物薯蓣的根茎。根据考证，历代本草中所用的山药均为此品种。市面上常见的山药有"怀山药""淮山药""铁棍山药"等不同名称。

通常所说的"怀山药"的名称与产地有关。山药最初是野生的，有文献记载从唐末五代时期开始就有栽培，河南地区应该是最早种植山药的地区，到宋代又有广泛栽种。明代以后，出自河南怀庆府的山药质量最好，也就是现代的河南省焦作市温县、沁阳市、武陟县等沿沁河一带，这些地区所产的山药就被称为"怀山药"，也是有名的"四大怀药"之一，为道地药材。

另有"淮山药"之名，则有不同说法。有"淮南山药"之说，在我国，山药的产地也有江苏、安徽一带，这些地方所产的山药被称为淮山药，简称"淮山"。也有学者分析是因"怀"与"淮"读音相近而混称。

至于另一个名称"铁棍山药"，其来源仍然是薯蓣科薯蓣，是山药的一种栽培品，因其体形细长而质硬得名，又称"铁杆山药"，是山药中质量较好的品种。

除根茎外，山药的其他部位亦可药用。山药从叶腋处发生的珠芽，通称为零余子，可供食用和种用，又称山药豆、山药蛋、野山豆，与山药的功效相似。山药的茎叶叫山药藤，具有清利湿热、凉血解毒的功效，主治湿疹、丹毒，一般外用，煎汤熏洗或捣敷。

药食两用，气阴双补

山药虽看上去平淡无奇，却有着独特的药用价值。中医认为，山药味甘，药性平和，既可补气又可养阴，是气阴双补之品，可以补脾、补肺、补肾。凡是脾、肺、肾三脏的气虚或阴虚都可以应用，可谓作用广泛。大家所熟知的六味地黄丸，其中就有山药。

山药药用时，还有特殊的炮制方法。一般在霜降后采挖，刮去粗皮，晒干或烘干，为"毛山药"；再经浸软闷透，搓压为圆柱状，晒干打光，成为"光山药"。山药润透，切厚片，可生用或麸炒用。

现代药理学研究发现，山药含有丰富的蛋白质、糖类、甾醇，以及多种人体必需的氨基酸、微量元素、胆碱等营养成分，具有一定的免疫调节、降糖调脂、抗衰老作用。

有研究表明，山药含有丰富的抗性淀粉（又称抗酶解淀粉、难消化淀粉），较其他淀粉难降解，在体内消化、吸收和进入血液都较缓慢，从而降低餐后血糖的升高速度。但也需要注意，山药所含淀粉丰富，对糖尿病患者来说可以替代部分主食，但也不宜过量食用。

药性平和，食疗佳品

山药的药性平和，所以用量较大才能发挥药效，因此是食疗常用之品。

近代名医张锡纯认为山药："能滋阴又能利湿，能滑润又能收涩，是以能补肺补肾兼补脾胃。在滋补药中诚为无上之品，特性甚和平，宜多服常服耳。"他喜用、重用、善用山药进行配方或者食疗。下面介绍几款来自张锡纯所著的《医学衷中参西录》的山药食疗方。

生怀山药120克，切片，煮汁两大碗，以之当茶，徐徐温饮之。适用于气阴两虚证，如肺虚之气喘咳嗽、自汗，脾虚之大便溏泄、小便不利。此食疗方也适用于糖尿病患者有口干多饮者。如兼有气血不足、心神不宁、睡眠不佳者，也可用生怀山药30克、龙眼肉30克，煮汤饮用。

生怀山药500克，研成粗粉。每次用约30克，与凉水调入锅中，不断搅动，煮沸2～3沸即成粥。适用于各种虚弱患者（表现为神疲乏力、气短、大便溏软等）的长期调理。如果泄泻日久，也可以加入煮熟的鸡蛋黄一个，捏碎后调在粥中服用。

生山药60克、生薏苡仁60克、柿饼24克。先将山药、薏苡仁捣成粗渣，煮至烂熟，再将柿饼切碎，调入融化，随意服之。适用于脾肺阴亏、食欲不佳，时有干咳、口咽干燥，或者有其他阴虚症状者。山药、薏苡仁都可调理脾胃，但单用山药日久恐过黏腻，配合薏苡仁淡渗健脾，则久服无弊；又用柿霜，凉可润肺、甘能补脾。此粥服之不但疗病，并可充饥，更为适口。

以上山药均指干品，食疗方中如用鲜品，可以适当增加用量。 PM

清热解毒 ≠ 抗病毒

上海交通大学医学院附属第六人民医院感染科　胡微微
上海中医药大学教授　具紫勇

在经历过新冠、甲流疫情后，大家对病毒及抗病毒药物有所了解。不过，有些人会把清热解毒的中药与抗病毒药物混为一谈。两者作用有何区别？中医所说的毒与大众理解的毒是否相同？

毒 ≠ 病毒

毒的本意指毒草，《说文解字》载"毒，厚也，害人之草"。在中医学中，毒的含义非常广泛，既可指某些特殊致病因素，又可指某些病理变化。通常可分为以下几类：①特指疫毒，即具有强烈传染性并可引起广泛流行的一类致病因素，也称毒气、戾气、疫气；②某些药物及其毒性、偏性和峻烈之性，如《素问·脏气法时论》中的"毒药攻邪，五谷为养，五果为助"，《诸病源候论》中也有不少关于蛊毒、药毒、饮食中毒的记载；③病证，如疔毒、丹毒、时毒；④泛指病因，即对机体产生毒性作用的各种致病因素，可统称为毒邪，包括疫毒、药毒及六淫邪气等。毒邪所含毒素或在邪气致病过程中产生的毒性病理产物被称为邪毒，如风毒、火毒、湿毒、寒毒等，在临床辨证中往往应用最为广泛。古人早已认识到各种"毒"的客观存在，但由于历史条件的局限，尚不能对各种毒的内在本质一一进行区别，往往结合其证候特点加以命名。

病毒是西医学中的概念，指致病微生物中最小的一种，其核心是核糖核酸（RNA）或脱氧核糖核酸（DNA），外壳是蛋白质，不具有细胞结构。病毒寄生于宿主细胞内，依赖宿主细胞代谢系统进行增殖复制。

毒邪感染 ≠ 病毒感染

毒邪有内外之分：外毒指感染疫疠之气，或由六淫之邪蕴聚演化而成，一般而言，外毒所致疾病往往起病急骤、传变迅速、变化多端；内毒指病理产物蕴结日久而成，所致疾病多病情复杂、病程漫长、胶着难解。

明代外科著作《外科启玄》指出："天地有六淫之气，乃风寒暑湿燥火，人感受之则营气不从，变生痈肿疔疖。"六淫邪气有不同特性，因此感染不同毒邪，可产生不同邪毒，表现亦有不同。

风毒　风邪致病后，久郁成毒，风毒积聚在肌表，则皮肤剧烈瘙痒、疹块此起彼伏，可泛发于全身；风毒侵犯肌肉、关节，则肢体抽搐、关节游走性疼痛；风毒侵犯头面，则口眼歪斜、头面部麻木不仁；风毒侵入髓海，则神志不清、胡言乱语；等等。

寒毒　寒邪长期、反复侵入人体，形成寒毒，导致气血凝滞不畅、经络凝结不通，出现固定部位肌肉、关节疼痛，以刺痛、绞痛、酸痛隐隐为特点，遇寒加剧，甚至形成肿块、关节变形等。

湿毒 湿邪郁积体内，久而成毒，湿毒流注下肢，可致疮痈，以肿胀严重、脓液黏稠为特点；湿毒内积于肠而下注，可致腹痛、便血，以粪便带血水、血色紫暗为特点；湿毒郁于肌肤，可致湿疹，以皮疹色暗、潮湿、易反复为特点；等等。

火毒 火邪、燥邪、暑邪致病后郁结成火毒（也称热毒），可出现疔疮、丹毒、热疖等病证，局部显著红、肿、热、痛，甚至化脓、溃烂，严重者可引起高热、休克、昏迷等急、危、重症。

六淫邪气常相携为患，如：风邪常与寒邪、热邪共同致病，合称风寒、风热；湿邪常与热邪共同致病，合称湿热；等等。毒邪致病亦会如此，致病因素不限于单一类型，证型复杂多变。

西医学中的病毒感染有明确的种类，如新冠病毒、流感病毒、乙肝病毒、疱疹病毒等，病毒进入血液者往往伴发热、肌肉酸痛、咽痛、淋巴结肿大、皮疹等病毒血症表现。

此外，西医学所说的中毒指化学物质进入人体后损害组织器官而引起的毒性反应，患者出现恶心、呕吐、腹痛、腹泻、头晕、耳鸣、手足麻木、肌肉痉挛、四肢抽搐、出血、昏迷、幻觉等症状，甚至死亡。这些化学物质往往是对人体有害的。而中医所说的药毒、饮食中毒包括有毒药物、偏性药物、偏性食物等，其中的偏性药物和食物只对特定人群产生不良作用。比如：虚寒体质者食用寒性食物可导致寒毒，出现恶心、呕吐、腹痛、腹泻等症状；实热体质者食用热性食物可导致火毒，出现口舌生疮、咽喉肿痛、牙龈出血等症状。

解毒≠抗病毒

清热解毒一词广为人知，是中医常用的解毒方法。其实中医学在几千年的发展过程中，积累了丰富的解毒、排毒方法，如汗、吐、下、清、温等。

●汗法

通过发汗的方法祛除外邪。皮肤是人体最大的排毒器官，毒邪在表者可通过发汗的方法将毒排出体外。如风寒感冒初起者，可服用姜汤后覆被发汗，汗出则寒邪散去。发汗解表代表方有麻黄汤、桂枝汤等。

●吐法

使患者呕吐，以祛除病邪，适用于痰涎、宿食或毒物等滞留在胸膈之上，病情急剧、实邪壅塞的病证。现在可用洗胃、吸痰等方法达到更好的效果，但多需要在医院进行。

●下法

使患者排出大小便，以祛除毒邪，适用于实邪积滞肠胃、大便秘结不通的里实病证。服用通便的中药或食物，可促进粪便排出，从而清除毒素。汉代王充在《论衡》中指出："欲得长生，肠中常清。"要及时不断地清理肠中残渣、浊物，才不会"留毒不散"，保证机体的正常生理功能。服用利尿的中药可排出水湿毒邪，减轻肢体水肿。

●清法

通过清解里热的方法祛除热邪，适用于热在气分、营血及脏腑的病证，代表方为白虎汤、犀角地黄丸等。清热解毒便属于清法。

●温法

通过温中散寒、回阳救逆的方法，使寒去阳复，适用于中焦虚寒、亡阳厥逆、寒凝经脉等里寒病证。

在治疗病毒感染时使用的抗病毒药，主要通过影响病毒复制周期的某个环节，阻断其复制。人们不断发现一些选择性及特异性强的抗病毒药，如治疗流感的奥司他韦、治疗乙肝的恩替卡韦、治疗艾滋病的齐多夫定，以及广谱抗病毒药阿昔洛韦、利巴韦林、干扰素等。**PM**

调味料中的燥湿药 ——草果

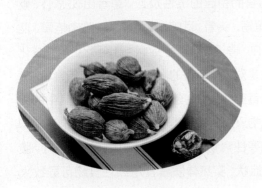

上海中医药大学附属市中医医院药学部副主任药师 朱剑敏

火锅是深受大众喜爱的美食，一家火锅店是否生意兴隆，能否上得了"某某必吃榜"，火锅锅底是关键。关于锅底，各家店都有自己的特色和秘方，但几乎家家的锅底都离不开本文的主角——草果。草果不仅是常见的调味佐料，还是一味中药。

草果以草本植物结实，形小似果而得名，最早记载于宋代的《太平惠民和剂局方》中，历来医家沿用至今。2020年《中国药典》收载的草果正品品种，是姜科植物草果的干燥成熟果实，主要产地集中于滇广两地，在每年秋季采收。目前云南省的草果种植面积最大，其已成为该省多个地区的主要经济作物，故云南为草果的道地产区。

燥湿温中，除痰截疟

草果性味辛、温，归脾、胃经，具有燥湿温中、除痰截疟的功效，可用于寒湿内阻、脘腹胀痛、痞满呕吐、疟疾寒热、瘟疫发热等疾患。一般入药用量为3~6克，常与中药厚朴、知母、黄芩、乌梅、茯苓等配伍使用。医学古籍中含有草果的方剂有达原饮、草果饮、草果子汤、草果七枣汤、厚朴草果汤等，多用于治疗疟疾、腹痛胀满、呕吐泄泻、脾胃两虚、伤暑烦渴、胎气不顺、赤白带下、牙痛等，其中以治疗疟疾最为常见。

作为姜科植物，草果具有浓郁的辛辣香味，主要含有挥发油类、酚类、黄酮类等活性成分。现代药理研究证实，草果及其提取物具有调节胃肠功能、减肥降脂、降血糖、抗肿瘤、抗炎镇痛、抗氧化、抑菌等作用，有较高的营养保健价值。

辛香调味，亦为药膳

2014年，草果被国家卫健委纳入药食同源类目录。作为烹调佐料中的佳品，草果可去腥除膻，增进菜肴风味，尤其是烹制鱼类和牛羊肉类时，以草果作为调料，风味更佳。除用作香辛调味料之外，草果还可用于药膳：

- **草果酒** 取草果仁10克，浸泡在250克白酒中7天。适量饮用可以温中散寒、化积消食，适用于食积不消、嗳酸厌食等症。

- **草果煲牛肉** 取草果仁6克、牛肉150~200克，加水煲汤，用少许食盐调味。可温胃驱寒、消食止痛，适用于虚寒性胃痛、胃寒饮食停滞、脘腹胀满、脾虚食欲不振、手足不温等症。

- **草果羊骨汤** 将1000克带肉羊骨敲碎，与5克草果、30克生姜慢火熬煮，加适量食盐调味。可补肾养肝、益气养血，适用于虚劳羸瘦、腰膝无力等症。

- **草果豆蔻煲乌骨鸡** 乌骨母鸡一只（约500克）洗净，将草果、草豆蔻各5克置于鸡腹中，用牙签略封口，加水煮熟，用适量食盐调味。可温中健胃、补脾燥湿、行气止痛，适用于脾胃虚寒、大便溏泄、食欲不振、胃脘疼痛等症。

草果入药时须清炒至外壳焦黄色并微鼓起，除去果壳及隔膜，仅使用果仁入药。用作调味料和药膳时可带壳使用，打碎去壳后更佳。

需要注意的是，草果非人人适用。气虚或血虚的体弱者切勿多食，以免耗伤正气；阴虚火旺者也不可服用，以防温燥伤阴。**PM**

古老的中医外治法——取嚏

⚕ 上海市第七人民医院传统医学科主任医师　张晓丹

> 中医治病方法甚多，内服药剂有汤、散、丹、丸之别，外治技术有针、引、膏摩之殊。中医取嚏法历史悠久，主要采用外用中药或非药物刺激鼻腔黏膜引发喷嚏，以达到驱病、防病之效，为中医外治鼻疗法的一种。

取嚏驱邪，历史悠久

《灵枢》记载，"阳气和利，满于心，出于鼻，故为嚏"，指出打喷嚏是阳气和顺通利的表现。张景岳的《类经》认为，鼻交通肺与外界，在外感病中起重要作用，当外界瘟疫流行之时，邪气可以通过鼻进入人体，导致疾病的产生，但只要人的正气充足，就可以将邪气通过鼻排出，从而避免发病。取嚏法正是利用了喷嚏的这一治疗效应，具体操作各有不同，有的结合药物的直接作用，有的不用药物，直接用纸捻、羽毛等物品来探鼻取嚏。《灵枢·杂病》记载用草茎等柔软之物，探入鼻腔以刺激鼻腔黏膜引发喷嚏，是取嚏法最早的记载。

除了探鼻取嚏，取嚏法还包括吹鼻、搐鼻、滴鼻、灌鼻、塞鼻、熏鼻、嗅鼻、涂鼻等方法。晋代《肘后备急方》中记载，取材多为常见的皂角、葱白等物，用于治疗感冒等症；到唐宋时期，用于取嚏的药物更加丰富，如《千金要方》中采用多种以芳香药为主的药物取嚏，防治外感温热病；明清时期，对于取嚏法的运用达到鼎盛，不仅总结了前人的经验，还对当时流行的取嚏验方进行了颇为全面的记载。现代医学研究发现，因为鼻黏膜内血管丰富，渗透性高，所以经鼻腔给药的药物能有效作用于全身。

起效迅速，方法简便

中医取嚏法的优势在于起效迅速、立竿见影，在古代常用于急病的救治。典籍中记载，古时救治溺水时，"取皂角研细末，吹于鼻窍，但得一嚏即生"；治中风不省人事时，"细辛末，吹入鼻中，一嚏即醒"；治疗外伤导致口噤不开时，"以牙皂细末吹入鼻中，一嚏即开"。除急病外，取嚏法也可用于治疗与保健，产后欲解小便却点滴不出，可用手指拈少许皂荚粉入鼻中，连打几个喷嚏，可帮助解出小便；风寒感冒初期，以纸卷捻成细条引嚏，使喷嚏频作、鼻涕频出，同时多饮热水至身热欲汗，一日数次，可助感冒痊愈。 **PM**

> **专家提醒**
>
> 需要注意的是，中医取嚏法虽简便、患者易接受，但对某些患者而言，如果用之不当，也有可能带来副作用，甚至危及生命。比如：有高血压、心脑血管疾病的患者，喷嚏可能引发中风；孕妇连续喷嚏，也有堕胎之弊；久病气虚者用之过频，则有虚脱之虞。总之，对于取嚏之法，重在辨证施用，因人取舍。

中医将人体的不同情绪变化归纳为喜、怒、忧、思、悲、恐、惊七大类,简称"七情"。所谓"七情六欲,人之常情",如:顺利完成学习或工作任务后会感到轻松愉快,失去亲人则会痛苦和悲伤,面对敌人的挑衅会愤怒难忍,遇到危急时会不由自主地震惊与恐惧……这些都是人的正常反应。但如果情志过激,或情志刺激过久,则可伤及内脏,使人体气机紊乱,脏腑阴阳气血失调,导致多种疾病的产生。

七情失调是中医理论中的常见病因之一,不同情志可伤及不同脏腑,可概括为:喜伤心、怒伤肝、思伤脾、忧(悲)伤肺、恐伤肾,具体表现为"喜则气缓""怒则气上""思则气结""悲则气消""恐则气下"。体壮曰健,心怡曰康,想健康长寿,就要注意情志养生。

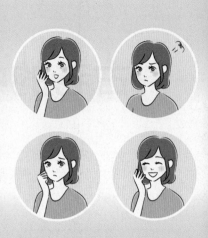

扫描二维码,立即收听

七情内伤

⚫ 江苏省中医院感染科主任医师　陈四清

喜伤心

正常的喜悦对身体有益处,能使气血调达、心气舒畅。而"喜则气缓"是指突然的狂喜、大喜,可使心气涣散、心脏受损,引起心慌心悸、失眠多梦、健忘、多汗、胸闷、头晕头痛,甚至出现神志错乱、喜笑不休、悲伤欲哭、多疑善虑、惊恐不安等症状,可导致精神、心血管疾病,严重者可危及生命。

《儒林外史》中,范进多次乡试终于中了举人,见到报帖时过分喜悦,甚至昏了过去,被人用水灌醒后依然拍手大笑、披头散发、胡窜乱跑;范进的母亲面对"送田产的,送店房的",还有"投身为仆"的,"大笑一声,往后便跌倒,忽然痰涌上来,不省人事",竟"欢喜"死了。

怒伤肝

"怒则气上"是指由于过度愤怒,使肝气疏泄功能失常,横逆而上冲,血随气进,并走于上,进而蒙蔽清窍。

中医认为,大怒、过怒易伤肝,导致肝失疏泄、肝气郁积、肝血瘀阻、肝阳上亢等证,患者常常出现面红目赤、烦躁不安、闷闷不乐、胸胁胀痛、喜太息、嗳气呃逆等症状,甚则头昏目眩,乃至昏厥。

《三国演义》中记载:诸葛亮平定南方后,领30万精兵出祁山伐魏。两军对阵,诸葛亮痛斥王朗"罪恶深重,天地不容!天下之人,愿食汝肉……"王朗恼羞成怒,气满胸膛,大叫一声,摔下马来。

思伤脾

"思则气结"，是指过度思虑易伤心脾，导致心脾气机结滞、运化失职。脾主运化水谷精微，脾气运化正常，则食欲旺盛、身体强健。如果长期思绪烦乱、忧心忡忡，脾运失常，就会引起消化、吸收障碍，食不甘味，甚至不思饮食，有的还可出现嗳气、恶心、呕吐、腹胀、腹泻等症状。气血不足者往往伴有乏力、头昏、心慌、贫血等症状，有些妇女因为工作紧张，容易出现月经量少、周期紊乱等，这也与脾主统血的功能相一致。

《三国演义》第60回中写到，诸葛亮多次派人引司马懿出战，但司马懿只问来使，"孔明寝食及事之繁简若何"，听说诸葛亮"食少事烦"后，便推测其命不久矣。后来果如司马懿所料，诸葛亮很快去世，留下了"出师未捷身先死，长使英雄泪满襟"的千古遗憾。

忧（悲）伤肺

"悲则气消"，指过度悲忧，可使肺气抑郁、意志消沉，继而出现气短声低、倦怠乏力、精神萎靡不振、面色苍白等症；悲伤忧愁日久，可使肺气抑郁、耗散气阴。肺主皮毛，长期忧愁还可能引起皱纹增多、神经性皮炎、斑秃、早生华发等症状，故俗话说"愁一愁，白了头"。

东周伍子胥因无计闯过昭关，一夜之间愁白了头；唐代文学家柳宗元虽才华出众，但由于长期受贬，郁郁不得志，被折磨得形容憔悴、体质虚弱，47岁就含恨长逝；古典名著《红楼梦》里描写的林黛玉，长期多愁善感而肺气耗伤，最后患上肺疾，忧伤而死。

恐伤肾

"恐则气下"，是指因过于恐惧，以致肾气不固，气陷于下。

日常生活中，常有因某事或观看惊悚片吓得四肢发凉、面色苍白、出冷汗，甚则小便失禁的情况。这是因为：恐惧伤肾，精气不能上奉，则心肺失其濡养，水火升降不交，可见胸满腹胀、心神不安、夜里不能睡眠等症状；恐惧过度，肾气不固，气泄于下，故而出现大小便失禁。

《三国演义》中记载，长坂桥前，张飞孤身一人喝退曹兵百万。张飞厉声大喝曰："我乃燕人张翼德也！谁敢与我决一死战？"声如巨雷，曹军闻之，尽皆股栗，曹操身边夏侯杰竟被惊得倒撞于马下。

专家提醒

《黄帝内经》记载："气血不和，百病乃变化而生"，阴阳平衡、气血调和方可保持健康状态。七情六欲也是如此，不宜过度，应常自我调节，以平和状态为佳。

专家简介

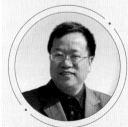

陈四清　江苏省中医院感染科主任中医师，南京中医药大学副教授、硕士生导师，南京中医药大学中医经方·医案学教研室副主任，江苏省中医养生学会中医养生科普分会主任委员，国家中医药管理局科普巡讲专家，国家卫生健康委员会"十三五"规划教材、全国高等中医药教育教材《中医情志养生学》主编。

治过敏性鼻炎，用药莫随意

复旦大学附属中山医院药剂科副主任药师　叶晓芬
复旦大学附属中山医院变态（过敏）反应科主任医师　金美玲

过敏性鼻炎又称变应性鼻炎，主要症状包括阵发性喷嚏、流清水样涕、鼻痒、鼻塞等。该病的防治关键是避免过敏原，部分患者可以进行脱敏治疗，多数患者需要通过药物治疗控制症状。

一些患者认为过敏性鼻炎不是什么大毛病，于是自行去药店或上网买药治疗，获得方便的同时也存在很多问题：有些药物的副作用较明显，如鼻用减充血剂可能导致药物性鼻炎，第一代抗组胺药有中枢抑制和抗胆碱能作用；有些药物的使用方法不容易掌握，如鼻喷剂需要正确操作才能发挥疗效、减少不良反应。

了解常用药，规范使用

治疗过敏性鼻炎的一线药物主要包括鼻吸入激素、第二代抗组胺药（口服／鼻用）、白三烯受体拮抗剂，二线药物包括肥大细胞稳定剂、鼻用减充血剂等。

① **鼻吸入激素**	鼻吸入激素能有效缓解鼻充血、鼻塞、鼻分泌物异常、打喷嚏、鼻痒、鼻后滴漏等症状，对鼻充血、鼻塞症状的治疗效果优于第二代抗组胺药和白三烯受体拮抗剂等。常用的有糠酸莫米松鼻喷雾剂、布地奈德鼻喷雾剂、丙酸氟替卡松鼻喷雾剂等。使用方法为：按推荐剂量每天喷鼻 1～2 次，轻度患者和中、重度间歇性过敏性鼻炎患者，疗程不少于 2 周；中、重度持续性过敏性鼻炎患者的疗程应在 4 周以上。 按推荐剂量使用，全身不良反应较少见，一般以局部不良反应为主，包括鼻腔烧灼感、干燥、刺痛，以及鼻出血、咽炎、咳嗽等，多为轻度。正确的用药方法可减少局部不良反应，比如：避免头部后仰姿势可预防药物流入喉部，避免对着鼻中隔喷可防止刺激鼻中隔，等等。
② **抗组胺药**	抗组胺药能明显缓解鼻部症状，特别是鼻痒、喷嚏和流涕，对缓解眼部症状也有效，但对改善鼻塞的效果有限。有口服和鼻用两种给药途径。 第一代口服抗组胺药（如氯苯那敏、苯海拉明等）有明显的中枢抑制（易引起嗜睡等）和抗胆碱能作用（易引起嘴／眼干燥、尿潴留等），且对认知功能有潜在影响，已少用。临床使用更多的是第二代抗组胺药，如西替利嗪、氯雷他定等；目前，第二代抗组胺药的活性代谢物，如左西替利嗪、地氯雷他定、非索非那定等，也广泛应用于临床。对轻度或间歇性过敏性鼻炎患者而言，第二代抗组胺药或其代谢物是较好的选择。症状持续或严重者，则需要使用鼻吸入激素。 抗组胺药的鼻用制剂主要包括盐酸氮卓斯汀鼻喷剂、盐酸左卡巴斯汀鼻喷剂等，不如口服制剂方便，但起效较快，且全身不良反应较少。

③ **白三烯受体拮抗剂**	总体来说，白三烯受体拮抗剂缓解鼻炎症状的疗效与口服抗组胺药相当，但不如鼻吸入激素。它可以单独应用，但更适合与第二代抗组胺药和（或）鼻吸入激素联合使用。最常用的药物为孟鲁司特，宜晚上睡前服用。其规格较多，患者可根据年龄选择相应规格（如 1 ~ 5 岁儿童 4 毫克 / 天，6 ~ 14 岁儿童 5 毫克 / 天，15 岁及以上 10 毫克 / 天）的药物。 孟鲁司特一般耐受性良好，不良反应轻微。需要注意的是，患者用药过程中若出现夜梦异常、失眠、焦虑、抑郁等现象，应立即停药并及时就医。
④ **肥大细胞稳定剂**	肥大细胞稳定剂包括色甘酸钠、曲尼司特等，对缓解喷嚏、流涕和鼻痒症状有一定效果，但对鼻塞的改善不明显。一般起效较慢，作用时间短，需要每天多次给药（3 ~ 4 次 / 天）。其安全性和耐受性较好，无嗜睡和口干等不良反应。花粉过敏引起的季节性过敏性鼻炎患者，可使用此类药物进行预防性治疗，在花粉播散前 2 周左右开始使用。
⑤ **鼻用减充血剂**	鼻用减充血剂主要通过局部血管收缩作用减轻鼻充血等症状，包括麻黄碱、去氧肾上腺素、羟甲唑啉、萘甲唑啉、赛洛唑啉等。 需要注意的是，该类药物虽然对缓解鼻充血症状很有效，但频繁使用可产生"反跳"现象，导致更为严重的鼻塞，长期使用可引起药物性鼻炎。为减少其不良反应，若必须使用，宜尽量选择较低浓度的咪唑啉类（如羟甲唑啉、萘甲唑啉、赛洛唑啉）的鼻喷剂型，连续用药不超过 2 周；妊娠期妇女及 3 岁以下儿童不宜使用。

根据病情，合理选药

过敏性鼻炎的治疗药物选择较多，各有特点。在制定治疗方案前，首先要充分评估病情，比如：症状是间歇性还是持续性，是季节性还是常年性，属于轻度还是中、重度，是否还合并其他过敏性疾病，等等。季节性或常年性过敏性鼻炎患者，宜选择鼻吸入激素关合口服第二代抗组胺药，或单独口服第二代抗组胺药；中、重度过敏性鼻炎患者，宜选择鼻吸入激素联合口服第二代抗组胺药。

总之，过敏性鼻炎的治疗不仅仅是改善症状，还包括炎症控制、长期症状控制、合并症治疗等，需要规范用药，不得随意而为。PM

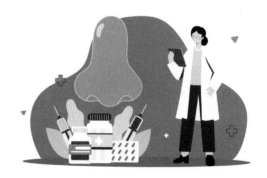

过敏性鼻炎患者常伴有其他过敏性疾病，如哮喘、特应性皮炎等。治疗过敏性鼻炎，既要兼顾其他过敏性疾病的治疗，又要避免重复用药，确实存在不小的困难。为了给过敏性疾病患者提供一站式诊疗服务，一些医院相继成立变态反应科，患者可以根据自身病情选择相应的诊室就诊。

《关于肺结节的15个真相》入选"科普期刊原创好作品"

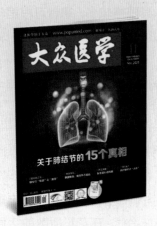

由中国期刊协会和中国科普作家协会共同承办的"期刊科普原创好作品"推荐活动于2023年2月7日正式启动，共收到来自196种期刊的493篇/组申报作品。经专家组多轮评审，《大众医学》2021年第11期"特别关注"文章《关于肺结节的15个真相》入选"科普期刊原创好作品"。

在中国，肺癌是发病率和死亡率均居第一位的恶性肿瘤。2020年中国新发肺癌病例82万例，死亡71万例。近年来，随着胸部CT检查的普及，被查出肺内有"结节"的患者越来越多。肺

结节是影像学表现为直径≤3厘米的局灶性、类圆形、密度增高的实性或亚实性肺部阴影。由于部分肺结节与肺癌有一定关联，故部分肺结节患者因此吃不下、睡不着，唯恐与肺癌"沾边"。

本组文章配合每年11月的"全球肺癌关注月"，邀请国内胸外科、放射科、呼吸科、中医科的"重量级"专家，包括上海交通大学附属胸科医院呼吸科韩宝惠教授、同济大学附属上海市肺科医院放射科孙希文教授、上海交通大学医学院附属第一人民医院放射科李康安教授、复旦大学附属肿瘤医院胸外科陈海泉教授、复旦大学附属中山医院胸外科王群教授、上海中医药大学附属龙华医院肿瘤科李和根教授，分别就肺结节的定义、筛查、性质判断、治疗、中医保健等方面进行分析，深入浅出地解答了众多肺结节患者的困惑，帮助广大读者走出困惑、摆脱心结。

"期刊科普原创好作品"推荐活动入选作品名单

序号	刊名	文章标题
1	《爱上机器人》	用XR构建虚拟世界
2	《百科知识》	光刻机 信息时代的制造之王
3	《大学物理》	彭罗斯对广义相对论和黑洞理论的贡献
4	《大众医学》	关于肺结节的15个真相
5	《大自然》	花香蝶舞在人间（专刊）
6	《地图》	治沙止漠，筑绿色"中国梦"
7	《父母必读》	视觉需要友好对待
8	《高中生之友》	冬天是虫，夏天是草？
9	《光明少年》	我们为什么要仰望星空

早筛早诊早治，
延长肝癌病人生命

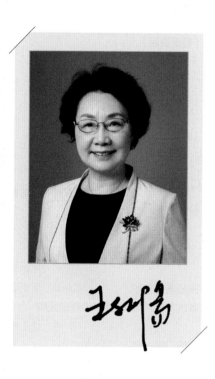

王红阳，中国工程院院士，发展中国家科学院院士，肿瘤学、分子生物学专家，教育部长江学者特聘教授，主任医师，国家肝癌科学中心创始主任，上海东方肝胆外科医院肿瘤临床医学中心主任、国际合作生物信号转导研究中心主任，中国女科技工作者协会会长，曾任国家自然科学基金委医学部主任、中国抗癌协会副理事长。

肝癌是我国常见的恶性肿瘤。肝癌的致死人数在所有肿瘤中居第二位，仅次于肺癌。（中国国家癌症中心，2022年）我国肝癌新发病例占全球的46%，死亡病例占全球的47%。（世界卫生组织国际癌症研究署，2020年）肝炎病毒感染特别是乙型肝炎病毒感染是我国原发性肝癌的主要危险因素，代谢性疾病引起的肝癌有增加趋势。目前，我国约有7000万乙肝病毒感染者。肝炎病毒感染人体后，可以入侵肝细胞，并在肝细胞中大量复制，导致肝细胞死亡，亦可造成肝功能损伤和炎症，部分慢性肝炎会导致肝硬化甚或肝癌。我国既是肝炎大国，也是肝癌大国。

数据表明，晚期肝癌病人的五年生存率仅为20%以下，而早期肝癌病人的五年生存率可达70%左右。因此，对发病隐匿、病死率高的肝癌，早筛、早诊、早治是降低病死率最好的办法。

早筛、早诊主要针对肝癌高危人群，包括：感染乙肝病毒和（或）丙肝病毒、过度饮酒、非酒精性脂肪性肝病、长期食用被黄曲霉毒素污染的食物、各种其他原因引起的肝硬化、有肝癌家族史等人群。目前，国内外指南主要推荐用肝脏超声检查联合血清甲胎蛋白检测进行肝癌筛查，高危人群宜每隔6个月至少进行1次检查。近年来，我们提出根据风险等级对高危人群进行分层管理的"金字塔"式筛查方案，通过初筛（识别中高危人群）、精筛（识别极高危人群）、早诊（密切随访、及早诊治）逐级浓缩的金字塔模式，提高早期肝癌检出效率。我们还积极探索开发外周血游离核酸全基因组测序等液体活检技术，通过检测血浆中特定的一组肝癌极早期标志物（HIFI），可极早期预警肝癌的发生，有望作为肝癌个体化筛查或诊断的重要补充。

个人是自身健康的第一责任人。大家平时要养成良好的生活习惯，避免肝脏损伤；肝癌高风险人群要做到定期筛查，防病于未然。全社会动员，坚持早防、早筛、早治，一定能降低肝癌发病率和病死率。同时，也要对肝癌病人加强全周期管理，提高其生存质量。PM

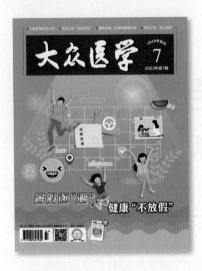

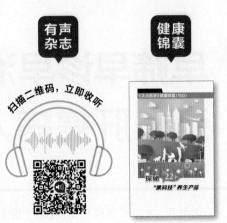

有声杂志

扫描二维码，立即收听

健康锦囊

《大众医学》健康锦囊（150）

探秘 22页

"黑科技"养生产品

大众医学
官方微信公众号

特别关注

暑假逐"潮"，健康"不放假"

暑假一到，平时因学业繁忙而无暇外出的"学生党"们开始"扎堆"学车、学才艺，或前往医院的眼科、整形美容科等诊室，实现摘镜、变美的梦想；许多家长也想趁此"就医黄金期"，解决孩子身上的诸多健康小问题，如减肥、配镜、正畸等。然而，在追逐潮流的道路上，困惑与误区不少。本刊特邀多领域专家支招，希望对广大学生及家长们有所帮助与启发。

健康随笔 ▼

1 早筛早诊早治，延长肝癌病人生命
/王红阳

热点资讯 ▼

4 国民营养素养提升计划正式启动等
/本刊编辑部

特别关注 ▼

6 暑假逐"潮"，健康"不放假"
/柯碧莲 戴锦晖 胡 炜 孙家明
刘英华 岳建军 许政敏 孙 杰
郑 捷 骆艳丽 程文红

名家谈健康 ▼

20 老年人用药多，肝损伤须警惕 /茅益民

专家门诊 ▼

[秒懂医学]
19 打哈欠，身体需要"碳中和"
/贾佳 范薇

[心脑健康]
22 心脏支架术后六问 /庄少伟 李光召

[糖尿病之友]
24 中西医结合，防治糖尿病并发症
/连真 杨华

[有医说医]
26 频频"打脸"，四招遏制"天下第一痛"
/张文川

[诊室迷案]
28 不简单的"油花样"腹泻 /龙 江

[特色专科]
29 认识关节里的"水" /王 波
30 困扰年轻乳腺癌患者的五个问题
/陆劲松 林燕苹
32 意外烧烫伤，如何少留疤
/杨鹏高 倪 涛
34 "隐疾"难隐，满足六大"肛"需
/陈建军
36 曲径难通"幽" /蔡晓晨 朱晓明
38 体内有植入物，磁共振检查安全吗
/孙 伟 饶圣祥
40 与幽门螺杆菌的"爱恨情仇"
/陈聪颖 胡国勇

营养美食 ▼

[食品安全]
42 舌尖上的"缤纷色彩" /丁丹婷 熊丽蓓
[饮食新知]
44 揭开"小众"水果的神秘面纱 /李 倩
[饮食风尚]
46 碳水化合物计数法："糖友"饮食控制新选择 /徐丹凤 孙建琴
[养生美膳]
48 三伏养阳餐 /蔡骏 李纯静

本期封面、内文部分图片由图虫创意提供

轻松订阅

★ 邮局订阅：邮发代号 4-11
★ 网上订阅：www.popumed.com（《大众医学》网站）/ http://item.zazhipu.com/2000399.html（杂志铺网站）
★ 上门收订：11185（中国邮政集团全国统一客户服务）
★ 本社邮购：021-53203260
★ 网上零售：shkxjscbs.tmall.com（上海科学技术出版社天猫旗舰店）
★ 微信订阅：扫描右侧二维码，在线订阅

微信订阅

首届国家期刊奖　第三届中国出版政府奖期刊奖提名奖　新中国60年有影响力的期刊
华东地区优秀期刊　中国百强报刊　上海市健康科普品牌　中国优秀科普期刊

大众医学®（月刊）

2023年第7期 Dazhong Yixue

品质生活 ▼

[预防有道]
50 营养强化食品，天使还是魔鬼 /赵加奎
52 暑热来袭，科学防暑有妙招 /刘美霞

[追根问底]
54 "生了个大胖小子"，新生儿越胖
越有福气吗 /钱耐思 虞慧婷

[趣说心理]
56 怀旧之风，何以刮起
/屈鸿雁 陆一芳 孟慧

[心事]
58 急性子"选修课"：沉住气、放轻松
/李惠
60 做好七件事，让心理咨询更有成效
/沈克祥

[颜值课堂]
62 下巴上的"隐藏"小颗粒是什么
/李思 邹先彪

[居家康复]
63 腘绳肌拉伤，康复锻炼"三步走"
/王琳 尹璐璐 李盼

[健身运动]
64 居家锻炼，助"开肩美背"
/王会儒 黄雯妍

[健康上海]
★上海市健康促进委员会合作专栏
66 赵静：首创"120策略"，推广
中风快速识别 /王丽云

健康管家 ▼

[青春健康]
★上海市计划生育协会合作专栏
67 孩子被欺负，家长怎么办 /张月华

[女性保健]
68 子宫内膜"移民"，如沙尘暴肆虐
/管军华
70 "携带者"筛查，从源头杜绝遗传病
/赵美 滕晓明

[男性健康]
72 前列腺炎反复，中医特色疗法助康复
/陈磊

[亲子育儿]
73 孩子腹泻，母乳喂养之过？ /钟雪梅
74 让"蓝嘴唇"宝宝自由呼吸
/周春霞 傅立军
76 带你走进儿童重症监护病房 /陶金好

[大众导医]
78 腹主动脉瘤是否都需要治疗等 /陆清声

中医养生 ▼

[保健]
80 胃不和则卧不安 /吴欢

[身边本草]
81 清热凉血"刺儿菜" /崔惠平
82 护肝"圣药"夏枯草 /朋汤义 熊慧茹

[外治良方]
83 中药渣的妙用 /王骁

[杏林解语]
84 瘦人多火，肥人多痰 /俞若熙

[岐黄医术]
85 名贵中药的"平替" /汪天湛 傅晓东

用药宝典 ▼

[家庭用药]
86 五花八门的"元" /谭韡 罗和生

健康锦囊 ▼

89 探秘22个"黑科技"养生产品

顾问委员会
主任委员 王陇德 陈孝平
委 员（按姓氏拼音排序）
陈君石 陈可冀 曹雪涛 戴尅戎
樊嘉 范先群 顾玉东 郭应禄
黄荷凤 廖万清 陆道培 刘允怡
郎景和 宁光 邱贵兴 邱蔚六
阮长耿 沈渔邨 孙燕 汤钊猷
王正国 王正敏 汪忠镐 吴咸中
项坤三 曾溢滔 曾益新 赵玉沛
钟南山 周良辅 庄辉

名誉主编 胡锦华
主 编 贾永兴

编辑部
主任/副主编 黄薏
副主任 王丽云
文字编辑 刘利 张磊 莫丹丹
蒋美琴 曹阳
美术编辑 李成俭 陈洁

主 管 上海世纪出版（集团）有限公司
主 办 上海科学技术出版社有限公司

编辑、出版 《大众医学》编辑部
编辑部 （021）53203131
网 址 www.popumed.com
电子邮箱 popularmedicine@sstp.cn

邮购部 （021）53203260

营销部
副总监 夏叶玲
客户经理 潘峥 马骏
订阅咨询 （021）53203103
13816800360
广告总代理 上海高精广告有限公司
电 话 （021）53203105

编辑部、邮购部、营销部地址
上海市闵行区号景路159弄A座9F-10F
邮政编码 201101

发行范围 公开发行
国内发行 上海市报刊发行局
国内邮发代号 4-11
国内统一连续出版物号 CN 31-1369/R
国际标准连续出版物号 ISSN 1000-8470
国内订购 全国各地邮局
国外发行 中国国际图书贸易总公司
（北京邮政399信箱）
国外发行代号 M158

印 刷 杭州日报报业集团盛元印务有限公司
出版日期 7月1日
定 价 15.00元

88页（附赠32开小册子16页）

杂志如有印订质量问题，请寄给编辑部调换

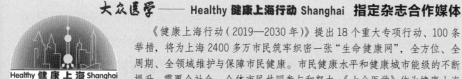

大众医学——Healthy 健康上海行动 Shanghai 指定杂志合作媒体

《健康上海行动（2019—2030年）》提出18个重大专项行动、100条举措，将为上海2400多万市民筑牢织密一张"生命健康网"，全方位、全周期、全领域维护与保障市民健康。市民健康水平和健康城市能级的不断提升，需要全社会、全体市民共同参与和努力。《大众医学》作为健康上海行动指定杂志合作媒体，邀您与健康结伴同"行"。

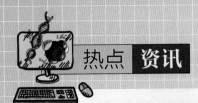

国民营养素养提升计划正式启动

近期，中国健康促进与教育协会营养素养分会成立大会暨第一届营养素养学术论坛在北京召开。会上成立了我国首个营养素养学术组织中国健康促进与教育协会营养素养分会，北京大学公共卫生学院教授马冠生当选主任委员。同时，"国民营养素养提升计划"正式启动，项目计划开展5年，由中国健康促进与教育协会携手国家权威机构和专家团队，通过多渠道、多形式的营养素养提升和健康教育，建设健康营养环境，提高居民营养素养。

吞服"小胶囊"
筛查食管癌

目前，胃镜检查是食管癌和胃癌的可靠筛查方法，但由于我国内镜诊疗资源配置尚不充足，进行筛查的人数相对较少。近期，中国工程院院士、海军军医大学附属长海医院消化内科李兆申教授团队在食管癌早期诊断方面取得突破，受检者只需吞服装有海绵状高分子细胞富集材料的"胶囊"，即可完成食管黏膜细胞采集，进而实现对食管癌的精准评估。17 498名受试者的样本分析结果显示，该方法敏感性、特异性和阳性预测值分别为94.5%、91.9%和18.4%。筛查结果为低风险者，无需接受内镜检查。

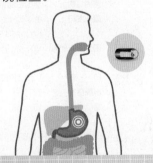

骨科再添"帮手"，
关节手术机器人"上岗"

近期，北京协和医院骨科顺利完成2台Mako智慧机器人髋/膝关节置换手术。这款手术机器人覆盖了全髋关节置换、全膝关节表面置换、膝关节单髁置换这三种关节外科常用术式，可将手术精度控制在毫米级。与传统手术相比，机器人辅助关节置换手术基于患者术前CT扫描数据重建三维模型，可立体呈现人工关节的三维定位、角度、大小、骨质覆盖等重要信息，帮助医生更直观地进行术前规划和精确手术，大幅提升了关节置换手术精准度，降低了手术风险及围术期并发症的发生率，延长了假体使用寿命。

"12355"，
守护青少年身心健康

近期，由共青团中央维护青少年权益部等单位共同开发的"共青团12355青少年网络服务平台"正式启动，这是首家面向青少年提供心理咨询服务的全国性公益在线服务平台。平台汇集心理咨询师2000余人，在传统热线电话的基础上融合了微信小程序等，可向青少年提供视频连线、文字交流等多种心理咨询形式，帮助青少年化解心结。

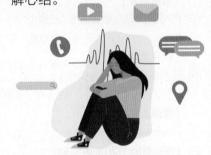

国家中医药管理局制定
中医养生服务规范

为促进和规范中医养生保健服务发展，保护人民健康，国家中医药管理局近日印发《中医养生保健服务规范（试行）》，对中医养生保健服务内容、提供中医养生保健服务人员等做了明确规定。该规范指出，提供中医养生保健服务的机构及其人员不得从事诊疗活动，这些活动包括使用针刺、瘢痕灸、发泡灸、牵引、扳法、中医微创类技术、中药灌洗肠，以及其他具有创伤性、侵入性或危险性的技术方法；开具药品处方；给服务对象开具不符合《既是食品又是药品的物品名单》《可用于保健食品的物品清单》规定的中药饮片；开展医疗气功；等等。

治疗低度恶性胰腺肿瘤，局部切除"不输"根治手术

胰腺实性假乳头状肿瘤（SPN）是一种低度恶性的胰腺肿瘤，好发于中青年女性。外科治疗 SPN 有两种方式：一是根治性胰腺切除加胰周淋巴结清扫，二是局部切除术（最大程度保留胰腺功能）。学术界对这两种术式的优劣尚有争议。

近期，北京协和医院赵玉沛院士团队回顾比较了454例 SPN 患者接受根治性手术或局部切除手术后的预后情况后发现，SPN 术后预后好，局部切除术可达到与根治性手术相似的效果，术后复发率、转移率均无明显差异。因此，保留胰腺功能的局部切除术可作为 SPN 的首选术式。不过，保留胰腺功能的手术难度较高，宜在具有丰富胰腺肿瘤诊疗经验的医院进行。

适度上网，有益老年人认知功能

近期一项研究发现，在50岁以上人群中，互联网用户比非互联网用户有更好的整体认知表现、语言推理和记忆力，患痴呆症的风险降低。该研究结果显示，经常上网的老年人患痴呆症的风险约为不经常上网者的一半，每天上网且将时间控制在2小时以内的老年人患痴呆症的风险最低。

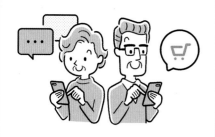

音乐训练，有助延缓脑衰老

近期，一项对比了长期接受音乐训练的老年音乐家和普通老年人大脑数据的研究发现，老年音乐家在感觉运动脑区、言语运动脑区具有言语加工优势，提示长期进行音乐训练可以帮助身体更好地对抗言语老化，保护大脑功能。研究人员表示，不管在什么年纪，学习一门乐器或声乐都可能会让大脑衰老得更慢。

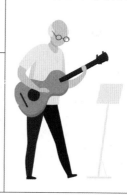

三种食物摄入不足，或是患心脏病主因

近期，中国疾病预防控制中心研究人员发布了一份国人饮食分析。数据显示，2002—2018年，我国居民全谷物、大豆、坚果、蔬菜、水果、红肉和含糖饮料的平均消费量均呈上升趋势，但除红肉和含糖饮料外，其他食物的平均摄入量仍低于膳食指南规定的推荐量；水果、全谷物和蔬菜摄入量不足是患缺血性心脏病、缺血性卒中等心脑血管疾病的主要危险因素。

微电影《新肝宝贝》首映，讲述儿童肝移植感人故事

近日，由上海市科学技术委员会科普项目资助、上海交通大学医学院附属仁济医院出品的儿童健康科普微电影《新肝宝贝》首映仪式举行，上海交通大学医学院附属仁济医院院长、肝脏外科学科带头人夏强教授携主创人员亮相首映式。该微电影讲述了一个家庭面对孩子罹患终末期肝病，克服种种困难，最终在上海交通大学医学院附属仁济医院通过亲体肝移植手术重获新生的动人故事。据悉，该影片是仁济医院精心打造推出的高质量医学科普作品之一，读者可扫码免费观看。**PM**

扫描二维码，立即观看

（本版内容由本刊编辑部综合摘编）

暑假一到，平时因学业繁忙而无暇外出的"学生党"们开始"扎堆"学车、学才艺，或前往医院的眼科、整形美容科等诊室，实现摘镜、变美的梦想；许多家长也想趁此"就医黄金期"，解决孩子身上的诸多健康小问题，如减肥、配镜、正畸等。然而，在追逐潮流的道路上，困惑与误区不少。本刊特邀眼科、口腔科、整形美容科、泌尿外科、耳鼻咽喉头颈外科、皮肤科、营养科、运动、心理等多领域专家支招，希望对广大学生及家长们有所帮助与启发。

暑假逐"潮"，健康"不放假"

策划 本刊编辑部
执行 张 磊
支持专家 柯碧莲 戴锦晖 胡 炜 孙家明
刘英华 岳建军 许政敏 孙 杰
郑 捷 骆艳丽 程文红

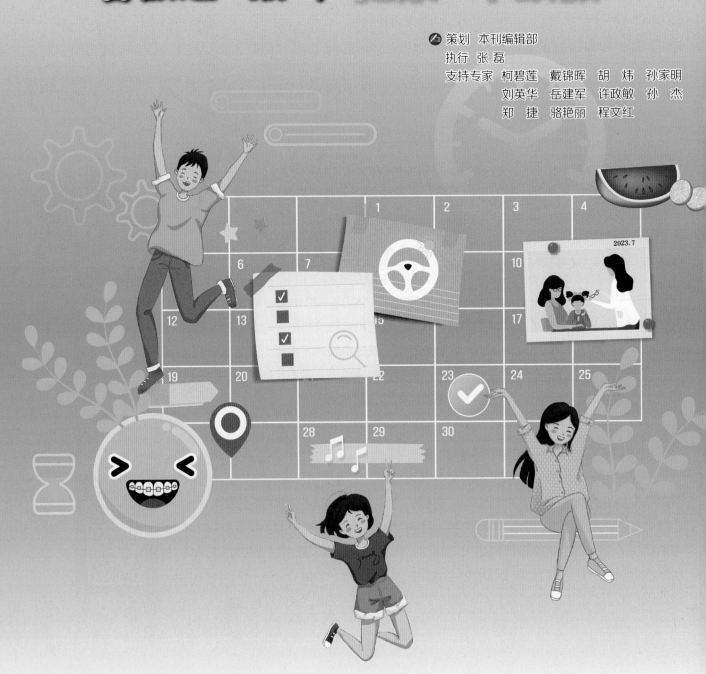

1 配镜潮：规范验配，近视"刹车"

上海交通大学医学院附属第一人民医院屈光科　吴越　柯碧莲（主任医师）

身边故事

　　刚放暑假，李女士便带着上初中的女儿琳琳去医院检查视力，因为孩子总说自己看不清黑板上的字。医生为琳琳做了检查和医学验光后，发现她已有200度近视，需要戴眼镜。李女士听说孩子过早戴眼镜，近视度数会加深，比较犹豫……

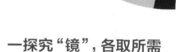

"视"关重大，孩子视力下降须就医

　　家长在发现孩子视力下降后，必须带孩子去医院就诊，通过眼科检查明确两个问题：第一，视力下降是近视引起的吗？除近视外，弱视、斜视也是造成视力下降的重要原因；第二，是真性近视还是假性近视？近视的"真假"并非由度数决定，12岁以下儿童须通过散瞳验光明确诊断。

延伸阅读

医学验光有何不同之处

　　普通眼镜店大多根据验光数据配镜，主要以"看清楚"为目的，方便快捷。标准的医学验光，除验近视度数外，还包括视功能检查，如调节集合功能、双眼平衡、双眼视、立体视、调节反应、斜视度和主视眼测量等，不仅要"看得清"，还要"看得舒适"。医生会综合考虑配镜者的年龄、用眼习惯、视功能评估结果，给出合理的"验光处方"。

一探究"镜"，各取所需

　　若孩子被确诊患有近视，家长应在医生指导下，结合孩子的视力情况、配镜目的等选择验配合适的眼镜。

　　近视矫正和控制的方法很多，除普通框架眼镜外，还有离焦眼镜、角膜塑型镜、多焦点软性角膜接触镜等"新型眼镜"。

普通框架眼镜：单纯矫正近视

　　戴普通框架眼镜是最常用的近视矫正方法。树脂镜片轻便、防摔耐用，适合儿童青少年佩戴。非球面镜片比球面镜片更平、更薄，视物更逼真、自然。高折射率的镜片更薄、更轻，佩戴体验更好，不过价格也相对较高，适合高度近视者使用。

专家简介

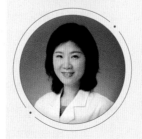

　　柯碧莲　上海交通大学医学院附属第一人民医院屈光科主任、主任医师、教授、博士生导师，中华医学会眼科学分会视光学组委员，亚洲干眼学会委员，上海市医学会视光学专科分会委员。擅长近视激光手术、眼内晶体植入术、青少年近视的多元防控，以及眼表疾病的临床诊治。

值得注意的是，镜片的最佳状态约为 2 年。随着时间推移，镜片表面不可避免地会出现微小划痕，镜架也可能因长时间使用而磨损变形，影响视觉健康。家长若发现孩子的镜片有磨损、发黄，镜框发生变形时，应及时为孩子更换眼镜。

新型眼镜：
矫正视力+延缓近视进展

● 离焦眼镜的镜片采用的方法各有差异，但基本上都是通过造成视网膜的近视离焦而达到延缓近视进展的目的。为保证疗效，每日应持续戴眼镜 8 小时以上。

● 角膜塑型镜也称 OK 镜，是一种"夜间戴、白天摘"的硬性隐形眼镜。夜间戴 OK 镜可以改变角膜中央区的形态，暂时矫正近视，使白天的视力清晰。同时，OK 镜可以诱导周边视网膜呈近视离焦状态，延缓近视进展。适用于 8 岁以上、近视 600 度以内的儿童青少年。

● 多焦点软性角膜接触镜是一种"白天戴"的软性隐形眼镜，同样可通过改变周边视网膜的离焦状态来延缓近视进展。

专家寄语：

家长应充分了解孩子的视力状况，给孩子准确验配合适的眼镜。配镜后，家长应每 3 个月带孩子去医院复查一次视力，以便及时发现近视加深、眼镜度数不匹配等情况，及时更换眼镜。同时，家长应督促孩子改正眯眼视物等不良用眼习惯，以免近视加深。

身边故事

小美今年 18 周岁，平时学习任务比较繁重，学习之余还喜欢看手机。早在上初中时，她就戴上了眼镜。高中三年，近视度数更是飙升到了左眼 800 度、右眼 850 度。近期，小美看到不少近视患者做了激光手术后视力恢复正常的"分享帖"，十分心动，也想通过激光手术一劳永逸地解决自己的视力问题，但又怕手术有副作用……

我国是近视大国。有调查数据显示，我国在校学生近视率达 52.7%，其中，小学生近视率为 35.6%，初中生近视率为 71.1%，高中生近视率为 80.5%。长期戴框架眼镜不仅影响美观，踢足球、打篮球等运动也受到限制。戴隐形眼镜虽然便于运动，但易引起眼睛干涩等不适。因此，彻底摆脱眼镜是许多"戴镜族"的梦想。

摘镜手术有"门槛"

近视激光矫正手术是目前主流的摘镜方式，通过对角膜进行激光切削，改变角膜的形状，从而达到矫正近视的目的。不过，进行近视激光矫正手术是有"门槛"的。

首先是年龄应在 18 周岁以上、55 周岁以下。在某些特殊情况下，如明显屈光参差等，经评估后，年龄要求可适当放宽。

其次是健康状况。有活动性炎症、圆锥角膜、白内障、青光眼、严重干眼症等眼病，或未控制的全身性疾病、自身免疫性疾病，以及近视度数不稳定者，均不适宜做手术。

手术方式不少，合理选择很重要

临床开展的近视激光矫正手术主要有：全飞秒激光手术、半飞秒激光手术和表层角膜切削手术。半飞秒激光手术先用飞秒激光设备制作掀开式的角膜瓣，再用准分子激光对角膜进行切削，可矫正 1200 度以内的近视。表层角膜切削手术是在角膜表层进行准分子激光切削，一般适用于近视度数不超过 600 度的人群。由于术后恢复慢，半飞秒激光手术和表层角膜切削手术不适合术后需要尽早用眼的学生。

全飞秒激光手术通过飞秒激光对角膜基质进行微透镜的切割，再通过 2 毫米的侧切口取出微透镜，属于无瓣、微创的手术，适用于近视度数不超过 1000 度的人群。由于该术式几乎不破坏角膜前

复旦大学附属中山医院眼科主任医师　戴锦晖

弹力层（角膜结构中最牢固的一层组织），对角膜生物力学的影响明显小于半飞秒手术，远期稳定性更好。手术对角膜感觉神经的损伤较轻，术后较少出现眼睛干涩等不适症状。

此外，角膜比较薄或角膜形态异常不适合进行近视激光矫正手术的近视患者，可选择有晶体眼后房型人工晶体植入术。该技术是将一种柔软的、有一定度数的人工晶状体植入眼内晶体前，达到矫正近视的目的，包括ICL（可植入式隐形眼镜）和PRL（眼内悬浮镜）两类。ICL矫正近视度数最高可达1800度，散光可矫正600度。PRL可矫正近视度数1000度至3000度，但不能矫正散光。因此，临床上主要以ICL手术为主，适宜年龄为20岁至50岁。ICL手术操作较简单，术后恢复较快，优点有：①可矫正激光手术无法矫正的近视度数；②术后视力常比术前戴镜矫正视力更佳；③如果植入的晶状体不合适，可以取出。ICL植入术的缺点有：①如果植入的晶状体尺寸不合适，有发生并发性白内障和继发性青光眼的风险；②术后常于夜间出现光晕现象，1年后，大多数患者的不适症状可明显减轻；③不适合易发生眼外伤的足球、拳击等运动爱好者。

摘镜前，做好3件事

❶ 进行详细检查　全面、细致的眼部检查是确保手术安全有效开展的重要保障，可以明确患者是否适合手术及手术效果。术前检查项目主要包括视力、眼压、眼前节、眼底、角膜地形图、角膜厚度、泪液功能、瞳孔大小、像差、对比敏感度等。

❷ 停戴隐形眼镜　隐形眼镜会影响角膜形态，患者检查前须停戴一段时间。戴软性隐形眼镜者，应停戴1周以上；戴美瞳者，应停戴2周以上；戴硬性角膜接触镜（RGP）者，应停戴3周以上；戴角膜塑形镜（OK镜）者，应停戴3个月以上。

❸ 做好术前准备　手术前1~3天，遵医嘱使用抗生素眼药水；手术前1天，洗头、洗澡、剪指甲；手术当天应素颜。为确保手术顺利进行，医生会在术前指导患者进行适当的固视训练。

摘镜后，护眼别懈怠

近视激光矫正手术后是否会再近视是大家最关心的问题。一般来说，近视度数不高、眼睛健康状况良好的患者，术后视力比较稳定；高度近视、术后不注意用眼卫生的年轻患者，可能会再次出现近视。为保持良好的手术效果，近视激光矫正术后应注意以下三点：①按医嘱使用抗生素、激素眼药水和人工泪液，定期就医复查。②术后1个月内避免游泳、蒸桑拿、化眼妆；术后2周内洗澡、洗头、洗脸时，尽可能避免水溅入眼睛。有灰尘入眼时，可先用眼药水冲洗，如果不适症状持续存在，须立即就医。③尽量少用电子产品。

专家寄语：

我国开展近视激光矫正手术已有30年，手术安全性和有效性被广泛认可。随着手术技术不断进步，只要在术前完善检查，排除不适合手术的特殊情况，治疗效果是值得信赖的。

专家简介

戴锦晖　《大众医学》专家顾问团成员，复旦大学附属中山医院眼科主任、主任医师、博士生导师，复旦大学临床医学院眼科学与视觉科学系副主任，上海市医学会视光学专科分会主任委员，中华医学会眼科学分会视光学组委员。擅长近视、远视、斜弱视的诊治。

3 正畸潮： 始于颜值，终于口腔健康

北京大学口腔医院正畸科主任医师　胡 炜

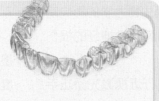

身边故事

所谓"好看的牙齿千篇一律，不整齐的牙齿各有'千秋'"。小赵今年13岁，出落得亭亭玉立，就是牙齿长得不好看。最近，班里好几个同学戴上了"隐形牙套"，小赵也有些心动，便向父母提出矫正牙齿的诉求。医生检查后告诉小赵，由于她的牙齿比较拥挤，需要拔牙后再矫正，且最好选用固定矫治器，虽然不太美观，但效果更好。听罢，小赵打起了"退堂鼓"：为什么同学可以用"隐形牙套"，她却不能？矫正前为何还要拔牙？

正畸不只为提升颜值

人们对牙齿整齐和动人微笑的追求，使牙齿矫正（正畸治疗）的"热度"持续高涨。牙齿矫正不仅可以提升颜值，还能促进口腔健康。例如：牙列拥挤者，牙齿重叠处易藏污纳垢，增加口腔清洁难度，久而久之易引起龋病、牙龈红肿或出血等，甚至造成牙齿松动，牙齿矫正可改善牙列拥挤，有利于维护口腔卫生，促进牙齿健康；上、下牙错位咬合者，多习惯用健侧咀嚼，可导致健侧"过劳"而产生磨损，牙齿矫正后可实现正常咬合，避免偏侧咀嚼；等等。

正畸"黄金年龄"因"牙"而异

一般来说，常规正畸治疗的最佳时机为十二三岁，医学上称为"最佳正畸治疗时期"。此时，孩子的恒牙已全部萌出，牙根发育基本完成，颌面部骨骼还未完全定型。矫正过程中，牙齿移动效率高，正畸疗程短，疗效相对显著。

不过，部分错𬌗畸形的矫正时间宜提前。例如：前牙反𬌗（俗称"地包天"）者，下牙包着上牙，严重者可出现面部凹陷、上颌骨发育不良，又称上颌后缩畸形，这类患儿的最佳矫正年龄为 5 ~ 8 岁；上前牙前突（俗称"龅牙"）、下颌后缩畸形者的最佳矫正时期为女孩 11 岁前、男孩 12 岁前；牙阻生者的最佳矫正时间为 6 ~ 7 岁，以免影响牙根正常发育。

"钢牙"与"隐形牙套"各有所长

约 50% 的患者需在牙齿矫正前先进行拔牙，以预留牙齿排齐所需的空间。用于矫正牙齿的"牙套"称为矫治器，分为固定矫治器与隐形矫治器。固定矫治器靠"托槽"固定在牙齿上，不能自行摘下，钢丝与托槽结扎在一起，共同起到矫正牙齿的作用；隐形矫治器由透明的高分子材料压制而成，可自行摘戴，只在佩戴时发挥牙齿矫正的作用。

一般来说，固定矫治器对牙齿的控制能力强，可以完成绝大多数牙齿矫正任务，疗效好，但不够美观。隐形矫治器美观，但对牙齿的控制能力较弱，不能完全替代固定矫治器。牙齿矫正方式的选择需由口腔正畸科医生根据错𬌗畸形的类型与严重程度决定，患者应在治疗前完善口腔检查。

小贴士

戴矫治器可产生牙齿酸痛、咬牙无力等不适，通常在佩戴后3~5天可逐渐适应，其间应避免食咬硬物。矫正过程中，牙齿在牙套作用下"移动"，可能出现牙齿松动，患者不必担心，矫正结束后多可恢复正常。牙齿松动明显（如能用舌头舔动）者应及时就医。

4 整形美容潮： 规范就医，科学求美

華中科技大学同济医学院附属协和医院整形美容科主任医师　孙家明

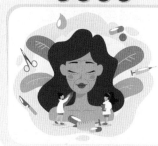
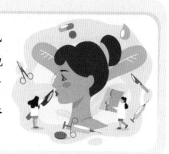
扫除整形美容路上三大误区

暑假时间长，是不少学生认为的"改头换面"的好时机。然而，整形美容不是"照葫芦画瓢"的冲动消费，而是有计划性、规范性的医疗行为。

在做整形美容前，首先需要扫除三大认知误区。

误区❶：盲目跟风，模仿明星

学生群体常常拿着明星照来医院，希望医生"照着整"，全然不顾是否适合自己，完全没有认识到整形美容的风险。每个人的基础条件不同、审美要求不同，适合的整形方式、效果也不尽相同。整形美容不仅要单个器官美，还应与整体相协调。通常，整形美容科医生会根据求美者的脸型、身材、皮肤状况等综合评估，结合求美诉求，制定合理、合适的整形美容方案。只有适合自己的，才是最好的。

误区❷：跟着医疗美容广告走

网络四通八达，医疗美容广告也无孔不入，其中的广告词十分令人心动：几分钟改头换面、轻松变美零风险、早做早美、一刀变美……由于信息不对称，这些虚假宣传加上"团购价""白菜价""平价"等"优惠政策"的推波助澜，往往可以令一些缺乏医学常识和鉴别能力的求美群体趋之若鹜。为保证整形美容效果及手术安全，求美者应选择正规的医疗美容机构。医疗整形美容行业的从业人员除需要医师资格证书和医师执业证书外，还应具有医疗美容主诊医师资格证书。

误区❸：重手术，轻护理

手术的成功离不开术后护理。求美者术后应清淡饮食、戒烟禁酒；拆线前禁止通过化妆掩盖伤口，以免引起感染；注意观察伤口情况，遵医嘱定期复诊；等等。

常见的整形美容项目

学生群体常来医院咨询或接受整形美容的项目包括重睑（开"双眼皮"）、祛眼袋、微创隆鼻、下颌角整形、吸脂塑形、脱毛、祛痣、祛斑，以及肉毒毒素注射（如瘦脸针等）、玻尿酸注射填充、水光针、激光射频等微整形治疗。此外，暑期还是治疗瘢痕、色素痣、皮

专家简介

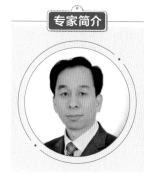

孙家明　華中科技大学同济医学院附属协和医院整形美容科主任、主任医师、教授、博士生导师，中華医学会整形外科学分会副主任委员，中国研究型医院学会整形外科学专业委员会副主任委员。擅长乳房、眼、鼻等的整形与美容。

下肿瘤、腋臭等的好时机。以下介绍较受学生欢迎的整形美容项目。

❶ 重睑术 是最常见的整形手术之一。术后早期，眼睑肿胀较明显，1～3周后眼睑肿胀可逐渐消退。术后1个月左右，重睑效果较自然。

❷ 隆鼻术 主要分为玻尿酸注射隆鼻、硅胶假体隆鼻和肋软骨隆鼻。注射隆鼻的治疗时间短、见效快，但维持时间不长；假体隆鼻的效果持久，硅胶置入后不易变形，绝大多数患者术后7天左右可逐渐消肿，完全恢复需要1～3个月。

❸ 肉毒毒素注射瘦脸 适用于国字脸、咬肌发达者。注射肉毒毒素无恢复期，效果较明显。为取得持久的瘦脸效果，可能需重复注射，注射间隔时间为3～6个月。

❹ 激光脱毛 需要多次治疗才能确保效果，每次治疗间隔以1个月左右为宜，其间需做好防晒工作。发生皮肤过敏、局部破溃、感染等异常情况者，应由专业医生检查后，再决定是否继续脱毛。

小贴士

手术注意事项
● 18岁以下未成年人不宜进行美容整形手术。
● 女性求美者的手术安排需避开月经。
● 术后第3～5天去医院换药，若需拆线，则遵医嘱去医院拆线。
● 术后局部可能出现肿胀，48小时内应对术区进行冷敷。

身边故事

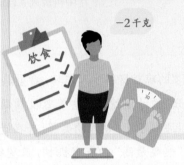

11岁的小明身高138厘米，体重72千克，患有肥胖症。小明的妈妈对此深感忧虑，要求他在暑假期间通过节食、长跑减肥，每顿饭量减一半，每天早晚各跑3千米。一周以后，六六的体重确实减了2千克，但他一直说饿，还经常称膝关节痛，减肥计划不得不中止。

肥胖不仅不符合现代的审美标准，还会引发高血压、糖尿病等疾病，严重影响儿童青少年的身心健康。目前，公认的儿童青少年肥胖管理方案主要包括合理膳食、适量运动与行为矫正。

节食减肥，可能"白忙一场"

节食确实能让人的体重迅速下降，但若不再节食，体重反弹几乎是无法避免的。值得注意的是，长期节食可使人体基础代谢率降低，而基础代谢率下降是造成"易胖体质"的重要原因。儿童青少年更不可盲目节食减肥，也不宜在短期内（＜3个月）快速减重，避免出现"减重－复胖"的循环。

专家提醒

药物减肥，学生勿入
处于生长发育关键阶段的儿童青少年应避免服用减肥药。若经过一段时间的生活方式干预后体重未能减轻，需要辅以减肥药物治疗的，必须在医生指导下进行。

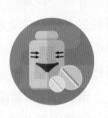

专家简介

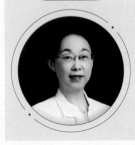

刘英华 中国人民解放军总医院第一医学中心营养科主任医师、教授，中国营养学会常务理事、临床营养分会副主任委员，北京医学会临床营养学分会副主任委员。擅长肥胖、糖尿病、冠心病、维生素缺乏症等常见疾病的营养治疗。

5 减肥潮：动吃并重，健康享"瘦"

中国人民解放军空军特色医学中心营养科　刘 鹏
中国人民解放军总医院第一医学中心营养科主任医师　刘英华
安徽师范大学体育学院教授　岳建军

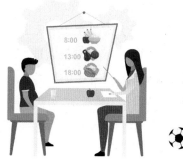
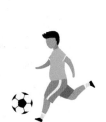

均衡营养，科学减肥

儿童青少年时期不仅是体格生长发育的重要时期，也是行为和生活方式发展、形成的关键期。重视儿童青少年健康饮食习惯的培养，有助于预防青少年肥胖，避免成年后肥胖相关慢性病的发生和发展。科学合理的饮食和运动干预是最有效、最安全的减肥措施。科学减肥应从营养调节、改善饮食习惯入手，具体措施如下：

❶ **调整饮食结构**　食物多样化（每天摄入 12 种以上食物），多食瓜果、蔬菜，适量食用全谷物、鱼、禽、蛋、瘦肉及奶制品；多在家就餐，少在外就餐，少吃高脂肪、高能量的快餐；等等。

❷ **足量饮水，少吃零食**　少喝或不喝含糖饮料，足量饮水；限制高糖、高盐、高脂肪零食的摄入；控制每日总能量摄入。

❸ **营造良好的就餐氛围**　就餐时避免看电视、玩手机等。

运动减肥，并非越"努力"越好

运动减肥不仅在运动过程中增加能量消耗，在运动结束后的数小时内，机体代谢活动仍处于较高水平，能额外消耗一些能量，有利于减肥。

很多人认为，运动强度越大，效果越好，其实不然。当运动强度超过身体恢复的限度时，不仅会使运动效果"打折"，还会带来运动损伤。适量运动是一种合理有效的减肥手段。

先"测"后"行"，动有章法

儿童青少年进行运动减肥训练前，须进行全面的身体功能和运动能力检测，确定运动强度，制定减肥目标，再落实具体运动方式和运动时间。

家长在为孩子选择运动项目时应注意两点：第一，遵循孩子的身心发育特点。例如：10 ～ 13 岁的孩子宜选择以灵敏性、协调性和柔韧性为主的运动项目，包括跳绳、踢毽子等；13 ～ 16 岁的孩子宜选择以速度为主的运动项目，如变速跑、健身跑、羽毛球等；16 ～ 19 岁的孩子可选择耐力和力量性训练项目，如长跑、俯卧撑等。第二，结合时间与场地环境，暑期宜选择清晨与傍晚进行锻炼，体育锻炼以室内项目（如游泳、室内篮球等）为主，避免中暑。

专家寄语：

科学的减肥方法应该包括合适的热量和充足的营养摄入、有效的运动方法、适当的心理调节。减肥没有捷径，贵在坚持！

专家简介

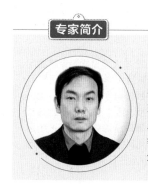

岳建军　安徽师范大学体育学院教授、副院长、博士生导师，安徽省体育科学学会理事，安徽省篮球协会副会长。从事青少年体质健康、体力活动评价与促进的研究和教学工作，主要研究方向包括运动生物学、全民健身公共服务体系等。

6 手术潮：该治治，该等等

复旦大学附属儿科医院耳鼻咽喉头颈外科　张云飞　许政敏（主任医师）
上海交通大学医学院附属上海儿童医学中心泌尿外科主任医师　孙 杰

身边故事

7岁的奇奇经常发生上呼吸道感染，经检查发现腺样体肥大Ⅲ度、扁桃体肥大Ⅲ度，医生建议进行手术治疗。奇奇的父母有些犹豫不决：听说腺样体肥大会随着年龄增长不治而愈，为此"挨一刀"值得吗？切除腺样体与扁桃体后，孩子的免疫力是否会降低？

小文今年3岁，秋天就要上幼儿园了。小文妈妈带着孩子去医院就诊，希望在孩子上学前把包茎给处理了。医生仔细检查后告诉小文妈妈，孩子确实存在包茎，但还没到必须做手术的地步，可耐心观察两年。若包茎持续存在，再做手术不迟。

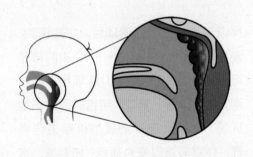

腺样体肥大，危害不小

"咽淋巴环"由腺样体、扁桃体、舌根及咽后壁的淋巴组织组成，是人体呼吸道的第一道"防御门户"。腺样体又称咽扁桃体，位于鼻咽腔顶后壁中线处，像半个剥了皮的橘子；扁桃体又称为腭扁桃体，位于口咽部两侧的扁桃体窝内。

扁桃体和腺样体在2～6岁时增生最显著，10岁后逐渐萎缩，青春期后，其功能基本退化。病原体入侵上呼吸道后，人体免疫系统迅速反应，扁桃体和腺样体肿胀；当病原体被清除后，扁桃体、腺样体可复原。若感染次数多或机体免疫反应过度，扁桃体和腺样体肿胀可长期存在，出现病理性肥大。病理性肥大不会随年龄增长而自愈，患儿可出现一系列健康问题：

• 易发生鼻炎、鼻窦炎，且迁延不愈；

• 易发生分泌性中耳炎，可导致听力下降和耳鸣；

• 引起阻塞性睡眠呼吸暂停综合征，表现为睡觉打鼾、张口呼吸、憋气等；

• 分泌物刺激呼吸道黏膜，出现反复清嗓、咳嗽等症状；

• 长期张口呼吸影响颌面部发育，出现"腺样体面容"——上颌骨变长、硬腭高拱、上切牙突出、牙列不齐、嘴唇变厚、下颌后缩等；

• 长期睡眠障碍可导致孩子生长缓慢、暴躁易怒、注意力不集中、社交能力下降等；

• 扁桃体反复发生急性感染可能引起远处脏器免疫反应，严重者可并发关节炎、肾炎等。

及时就诊，明确疾病及严重程度

家长若发现孩子存在上述表现，应警惕扁桃体、腺样体病理性肥大的可能，及时带孩子就医检查。

经检查确诊为腺样体、扁桃体病理性肥大者，若临床症状不严重，可先保守治疗1～3个月，治疗

专家简介

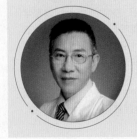

许政敏 《大众医学》专家顾问团成员，复旦大学附属儿科医院耳鼻咽喉头颈外科学科带头人、主任医师、教授、博士生导师，上海市儿童听力障碍诊治中心主任，中国医师协会儿科医师分会儿童耳鼻咽喉专业委员会主任委员。

方法包括生理盐水洗鼻、激素喷鼻、治疗合并症等。症状严重且反复发作，扁桃体Ⅱ度以上肥大，腺样体Ⅲ度以上肥大者，应进行手术治疗。

目前，国内外推荐的切除扁桃体、腺样体的手术方式为全麻下低温等离子射频消融手术。手术时间短、出血少，术后6小时可进食流质。接受腺样体切除术的患儿，次日即可感到咽痛明显减轻。同时进行扁桃体和腺样体切除的患儿，吞咽痛较明显，多于术后1周左右明显减轻。

包茎、包皮过长，"割"包皮有标准

包茎指包皮口狭窄，包皮无法完全上翻显露龟头；包皮过长指包皮可上翻显露龟头。3岁以前，孩子的包茎可能是生理性的；3岁后，包皮逐渐回缩，尿道口露出，若此时仍存在包茎，则需要根据情况决定是否需要处理。5岁前未反复发生包皮龟头炎的，不需要立即做手术，可等到学龄前期再做评估；若5岁后包皮口依然很紧，不能露出龟头，多需要手术治疗。反复发生包皮龟头炎、尿路感染者，则无论年龄，应尽早进行手术治疗。

值得一提的是，有些孩子的包皮虽然可以部分上翻，但包皮外口存在一个相对狭窄的"环"，包皮上翻后若不及时复位，可能会"卡住"，继而导致阴茎水肿、疼痛，甚至发生包皮嵌顿。此时，家长应立即带患儿就医，由专业医生进行包皮复位或实施紧急手术。

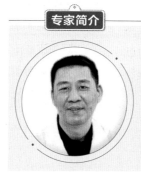

增多，疼痛可逐渐缓解。伤口渗血若能自行凝结，家长无须紧张。家长应及时清理孩子龟头上的分泌物和渗出物，排尿后要及时清洁、消毒局部，以免形成痂皮覆盖龟头，造成伤口感染。伤口完全愈合需2～4周，患儿应注意休息，避免剧烈运动、憋尿或不良刺激。

术后护理很重要

手术前，麻醉医师会根据孩子的配合程度、家长意愿等选择局部麻醉或全身麻醉。接受局部麻醉的患儿，术后观察数小时，若无伤口渗血等情况，便可回家；接受全身麻醉的患儿需留院观察1天。

术后3日内，患儿多有疼痛，随着排尿次数

专家简介

孙杰　上海交通大学医学院附属上海儿童医学中心泌尿外科主任、主任医师、教授、博士生导师，中华医学会小儿外科学分会泌尿外科学组委员，中国医师协会青春期健康与医学专业委员会男科学组副组长，中国优生优育协会畸形早期干预专业委员会副主任委员。

专家寄语：

当孩子出现睡觉打鼾、张口呼吸、鼻塞、面容改变等情况时，家长应及时带孩子去医院就诊，排查腺样体肥大等问题，必要时尽早接受手术治疗。包茎与包皮过长不是大病，有明确手术指征者应及时行包皮环切手术，减少包皮炎、尿路感染等疾病的发生风险。

7 学车潮：做好防晒，调整心态

✍ 上海交通大学医学院附属瑞金医院皮肤科　徐思嘉　郑　捷（主任医师）
上海交通大学医学院附属仁济医院心理医学科　孙　霞　骆艳丽（主任医师）

身边故事

佳佳与同学结伴在暑假学车，从踏进驾校起，他们便期待两三个月后拿到驾照、开车上路的情景。然而，学车一段时间后，佳佳再也没了当初的新鲜劲：被无处可躲的太阳炙烤，再好的防晒霜也无济于事；颇有难度的"驾考"，让她感觉手脚不听使唤、脑子不够用，学车成了一种折磨……

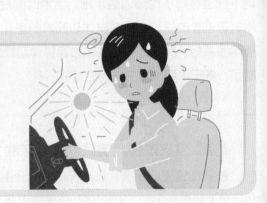

识别晒伤"信号"

紫外线分为短波紫外线（UVC，290～200纳米）、中波紫外线（UVB，315～290纳米）和长波紫外线（UVA，400～315纳米）。其中，UVC和大多数UVB可被大气层中的氧气和臭氧吸收，部分UVB可到达人体表皮层；UVA的穿透力更强，可"直达"皮肤真皮层。短期紫外线暴露对皮肤的作用包括晒黑和晒后红斑，严重者可发生晒伤。不少人认为，玻璃能阻挡紫外线。其实不然，UVA可以穿过透明玻璃，长时间坐在车内，如果防晒措施不当，同样会被晒黑、晒伤。

晒后如果出现皮肤红斑和轻度灼热感，可使用饮用水局部湿敷，每日2～3次，每次15～20分钟，并使用皮肤屏障保护剂（保湿产品）。若除皮肤红斑外，还伴明显疼痛，且在24小时内出现水疱，则属于急性炎症反应——晒伤。可先进行局部湿敷，有条件者可在局部酌情使用小剂量糖皮质激素，以减轻晒后炎症反应。急性晒伤2～3天后，暴露部位的不适症状可有所减轻，但会出现皮肤屏障受损的表现，如脱屑、瘙痒等，此时仍需加强保湿护理，外出时做好防晒工作。

小贴士

除晒黑、晒伤外，紫外线的危害还有光老化和光致癌。光老化表现为皮肤干燥，产生皱纹、色斑等；光致癌好发于光老化者。此外，紫外线还可引发日光性皮肤病，或加重已存在的炎症性皮肤病（如特应性皮炎等）。

专家简介

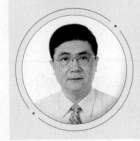

郑　捷　《大众医学》专家顾问团成员，上海交通大学医学院附属瑞金医院皮肤科主任医师、教授、博士生导师，上海交通大学医学院皮肤病学重点学科带头人，中华医学会皮肤性病学分会常委，上海市医学会皮肤科专科分会顾问。

全面防晒，"穿戴"与"涂抹"结合

❶ 物理防晒：穿浅色衣物，必要时可穿防晒衣

日常衣物可遮挡大部分紫外线，浅色衣物反射紫外线的效果较深色衣物好。日照较强时，可穿防晒衣。

❷ 化学防晒：合理选择防晒指数

防晒产品中的活性成分通过散射或吸收到达皮肤表面的光而发挥作用，前者（散射）被称为"物理防晒

剂"，后者（吸收）被称为"化学防晒剂"。

好的防晒剂应同时防护 UVB 和 UVA。防晒剂通常会标注日光防护系数（SPF）、防晒指标（PA）或 UVA 防晒系数（PPD）。其中，SPF 值代表防护 UVB 的能力，PA 值代表防护 UVA 的能力。在日晒的车内停留时间较短（如驾考）时，可选择 SPF25、PA++ 的防晒产品；停留时间较长（如练车）时，可选择 SPF50、PA++++ 的防晒产品。值得注意的是，为确保防晒效果，应足量使用防晒剂。

防晒剂宜在出门前 30 分钟涂抹，每隔 2～3 小时需重复涂抹。不宜混用不同品牌的防晒剂，以免增加皮肤过敏的发生风险。容易发生过敏者若更换防晒产品，应先在耳后、前臂屈侧涂抹防晒剂，确定无皮肤红斑、瘙痒、烧灼感等不适后再使用。

勤学苦练+平常心，驾考少焦虑

有些人在驾考前非常紧张，明明平时练习时感觉不错，一到考试就手忙脚乱。他们常常会忍不住想：考不过怎么办？刹车会不会坏？路线会不会记错？……事实上，焦虑是正常、必要且有用的情绪反应。

当遇到压力时，焦虑有利于调动人体潜能和资源，以应对现实的危险或威胁。然而，过度焦虑可能影响能力的正常发挥。以下几点建议供"学车族"参考：

① **重视平时练习，扎实掌握基本功**　　所谓"打铁还需自身硬"。驾驶是一项技能，是通过不断练习而习得的。存在驾考焦虑者，平时应多练习、多纠错、多总结，摸透考试重点，增强自信心

② **自我减压，丢掉心理包袱**　　焦虑多来自对未来不确定性的担心。很多考生担心挂科后丢脸、浪费钱和时间等，无形中增加了精神负担。不如把驾考当作平时练习，轻松上阵

③ **熟悉驾考过程，明确考试标准**　　知己知彼，百战不殆。明确驾考流程，关注得分点、扣分点和注意事项，提前熟悉考场环境。有条件者可在考前去考试场地进行模拟训练，熟悉考试车辆、路线和地形，以缓解考前焦虑

④ **保持良好精神状态**　　考前一晚尽量保证充足睡眠，考试当天预留充足时间到达考场。异常紧张的考生可在考前10分钟适当伸展身体、活动四肢、听轻音乐，也可以进行呼吸放松训练，保持良好的精神状态

⑤ **积极心理暗示，增强胜任感**　　暗示是一种被主观意愿肯定的假设，积极的心理暗示有利于以自信、向上的态度面对考试，为自己加油打气，如"我已经准备得很充分了""我一定能行"

⑥ **接纳焦虑，与情绪共处**　　焦虑本身不具有危害性，不妨将焦虑看成一种信号，正视焦虑，不逃避，慢慢适应和习惯这种紧张感，将焦虑带来的负性影响降低

专家寄语：

对驾考感到紧张很正常，关键是如何调整心态，克服焦虑。以平常心对待驾考，哪怕没通过也能坦然接受，只是再考一次而已，没什么大不了的。

专家简介

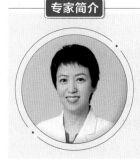

骆艳丽　《大众医学》专家顾问团成员，上海交通大学医学院附属仁济医院心理医学科主任医师，中华医学会精神医学分会委员、心身医学分会联络会诊心身医学协作学组组长。擅长失眠、焦虑情绪、抑郁情绪、强迫症、社交焦虑、慢性疼痛、分裂症等常见心理问题的诊治。

8 "素鸡"潮： 拔苗助长，反受其害

上海交通大学医学院附属第一人民医院医学心理科主任医师　程文红

身边故事

乐乐最盼望的暑假如期而至，可没想到，等待着他的不是想象中的"吃喝玩乐"，而是满满当当的"课表"：周一、周三、周五，上钢琴、游泳、足球课；周二、周四、周六，学围棋、书法和滑轮。看着"课表"，乐乐向妈妈提出了"抗议"："上那么多课，暑假哪还有时间玩？"妈妈说："不趁着暑假学，什么时候学？再说，这些课又不是'语数外'，不就是玩嘛！"

"素鸡"潮背后，是家长的焦虑与欲望

素质教育包括益智类、运动类、舞蹈类等课程，这些本该成为孩子休闲放松的课外活动，却在许多家长"不能输在起跑线上"思想的催生下，掀起了一股"素质教育鸡娃"（简称"素鸡"）潮，其背后的心理因素主要有以下三种：

❶ 对未来的焦虑　日新月异的科技、快速变化的时代使父母们焦虑，似乎只有看着满满当当的课表，才能勉强"填补"内心匮乏的安全感。殊不知，孩子不仅需要学习知识，更应积极参加与其年龄、发育阶段匹配的活动，在旅行、社交中体验人生，发展克服困难与挫折的能力，学习各种常识与技能，以适应社会。

❷ 从众心态　不少家长对培养目标感到迷茫，忽视孩子的特性、爱好与成长节奏，选择随波逐流。

❸ 攀比心理　部分家长潜意识中将自己未实现的人生目标寄托在孩子身上，将孩子的成败与自己的成败紧紧"捆绑"在一起，盲目遵循"你无我有、你有我优"的教育心态。

"素鸡"过度，孩子"受伤"

对孩子进行艺术类、体育类等填鸭式教育，与"玩"是不同的概念。前者是参加某种课程、培训，是有学习任务的；后者是在没有外界干扰的情况下，自主地进行娱乐活动或自我发展。有研究表明，适当自由、自主的活动可以增强孩子的身体素质、抗挫折能力、社交能力、创造力和自信心，有利于促进其语言、认知等发展。

素质教育本是锦上添花的事，但过度"素鸡"，可能影响孩子自主发展，甚至产生一系列心理问题：

❶ 产生焦虑、抑郁等负性情绪无暇休息与玩耍，害怕自己让父母失望……如此种种皆会转化为无形的重负，若压力和负性情绪得不到合理宣泄，会损害孩子的心理健康。

❷ 内驱力减退　强迫学习易使儿童青少年的学习态度由主动转为被动，甚至会透支孩子对其他社会活动的参与热情，降低学习兴趣。

❸ 社交退缩与游戏成瘾　孩子最核心的需求是游戏、交友，如果家长没有及时满足孩子对世界的好奇心，未及时提供孩子所需的"心理能量"，可使孩子产生"心理营养缺乏"，出现情感漠视、以自我为中心、社交退缩，甚至通过沉溺网络游戏来满足自己内心的需求。 PM

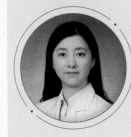

专家简介

程文红　《大众医学》专家顾问团成员，上海交通大学医学院附属第一人民医院医学心理科主任医师、教授，中国心理卫生协会心理咨询与治疗分会委员，中华医学会精神病学分会儿童青少年学组委员。

打哈欠，身体需要"碳中和"

复旦大学附属中山医院徐汇医院神经内科　贾　佳
复旦大学附属中山医院神经内科主任医师　范　薇
绘图　曹阳

大家好！我叫"哈欠"，一个经常出现的家伙。当主人感到困倦时，我便会出现；在主人感到疲劳、压力或环境温度过高、人群密集，甚至看到别人打哈欠时，我也会出现。研究发现，我每次出现的时间为6秒左右。正常情况下，我的出现对身体是有好处的。经过短短6秒后，主人的部分倦意会消失，大脑会稍清醒。

困倦、劳累时，身体需要"碳中和"

为什么人们困了、累了，我便会出现？其实，到目前为止，我的神秘面纱还没被完全揭开。

老大，我们太挤了！

老大，我们力量不够，请求支援！

二氧化碳

氧气

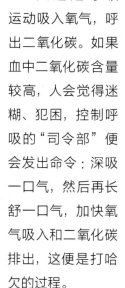

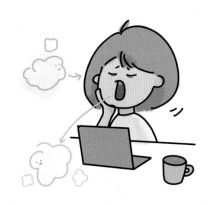

一深吸气长舒气！

人通过呼吸运动吸入氧气，呼出二氧化碳。如果血中二氧化碳含量较高，人会觉得迷糊、犯困，控制呼吸的"司令部"便会发出命令：深吸一口气，然后再长舒一口气，加快氧气吸入和二氧化碳排出，这便是打哈欠的过程。

由此可见，我的出现是身体，尤其是大脑缺氧的表现。不过，我只能在短时间内促使氧气更快到达身体各处，并排出二氧化碳。如果主人不好好休息，耗氧量大，困倦、疲劳得不到改善，我虽然会不断出现，但收效甚微。

频繁出现，大脑在"呼救"

如果我频繁出现，可能是某些疾病的信号，如严重贫血、甲状腺功能减退症、脑血管病等。此外，服用某些药物也会使我出现的频率增加。有研究表明，70%～80%的缺血性脑卒中患者在发病前5～10天频繁打哈欠，这是大脑缺氧发出的"呼救信号"。如果在睡眠充足、休息充分的情况下，出现不明原因频繁打哈欠，患者应提高警惕，及时去医院排查疾病可能。

随时待命，听候"召唤"

研究表明，如果打哈欠时伸懒腰，主人的平均心率可提高30%左右，大脑会分泌大量多巴胺及一些使人快乐的氨基酸，消除不愉快情绪。

此外，我还可以教你们一个"召唤"我的妙招：放松心情，背靠椅子或沙发坐下，闭住嘴，用鼻子轻轻呼吸几次，然后张大嘴呼吸，我就出现了！你也可以张开嘴，想象正在打哈欠，我也会来的！

总之，大部分情况下，我的出现是一件有益身心健康、使人愉悦的事；但在特定情况下，这可能是身体发出的"警报"，提醒你该去医院看医生了。PM

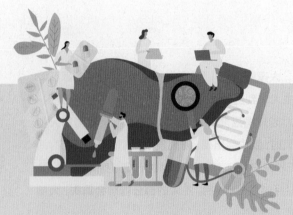

药物性肝损伤是重要的药物不良反应，近年来已成为急性肝损伤的常见原因之一，严重者可导致急性肝衰竭甚至死亡。它是指由化学药品、生物制品、中成药等按处方药或非处方药管理的药品，以及中药材、天然药物、保健品、膳食补充剂等产品，或其代谢产物乃至辅料、污染物、杂质等所导致的肝损伤。近年来，药物性肝损伤发生率有上升趋势，而老年人往往患有一种或多种疾病，受年龄、同时使用多种药物等因素的影响，发生药物性肝损伤的风险更高。因此，老年人尤应注重合理用药、定期监测肝功能，警惕药物性肝损伤的发生。

老年人用药多，肝损伤须警惕

本刊记者　王丽云
受访专家　茅益民

药物性肝损伤发生率逐年上升

药物性肝损伤在普通人群中的真实发生率很难确认。由于研究方法、研究人群、诊断标准、处方习惯等不同，目前报道的各国基于普通人群的流行病学数据差异较大，真实发生率可能更高。法国和冰岛基于人群的前瞻性研究结果显示，普通人群中药物性肝损伤的发生率分别为 13.9/10 万和 19.1/10 万。

在亚洲，韩国普通人群中的药物性肝损伤发生率约为 12/10 万。我国估算的年发生率至少为 23.8/10 万，高于其他国家，且呈逐年上升的趋势。在住院患者中，药物性肝损伤的发生率为 1%～6%，显著高于普通人群。此外，药物性肝损伤是不明原因肝损伤的重要病因。在因黄疸就诊的患者中，药物性肝损伤占 2%～10%。值得关注的是，药物性肝损伤正成为全球急性肝衰竭的主要病因，其占比正逐渐增加。在美国，约 50% 的急性肝衰竭由对乙酰氨基酚和其他药物导致。

老年人用药更容易伤肝

针对老年人药物性肝损伤，尚无确切的流行病学数据，但从前期调查情况来看，在药物性肝损伤患者中，老年人占比较高。总体而言，老年人发生药物性肝损伤的风险较高，主要原因有四方面：一是很多老年人合并多种慢性病，如高血压、糖尿病、血脂异常等，服用的药物较多；二是几乎所有药物都会经过肝脏代谢，随着年龄增长，老年人肝脏代谢药物的能力可能受到一定影响；三是在多药合用的情况下，药物之间可能产生复杂的相互作用，增加肝损伤的发生风险；四是老年人往往伴随其他疾病，糖尿病、肥胖等疾病可能会增加某些特定药物的肝损伤风险。

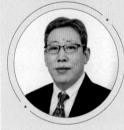

专家简介

茅益民　上海交通大学医学院附属仁济医院消化科主任医师、教授，上海市脂肪性肝病诊治研究中心常务副主任，中国医药生物技术协会药物性肝损伤防治技术专业委员会主任委员，中华医学会肝病学分会药物性肝病学组组长、脂肪肝和酒精性肝病学组副组长，上海市医学会肝病专科分会前任主任委员。擅长消化系统疾病，特别是脂肪肝、病毒性肝炎、胆汁淤积性肝病、药物性肝损伤等肝病的诊治。

部分药物对老年人伤害更大

可导致肝损伤的药物有1000种以上。由于原发疾病的流行病学情况、处方、用药习惯、人群异质性等不同，各国或各地区导致肝损伤的药物存在差异。在欧美国家，非甾体抗炎药、抗感染药、草药、膳食补充剂等是引起肝损伤的主要药物，我国引起肝损伤的主要药物包括中药、膳食补充剂、抗结核药、抗肿瘤药和免疫调节剂等。

年龄并非所有药物引起肝损伤的一般风险因素，但可能与特定药物有关。例如，高龄可增加异烟肼、阿莫西林－克拉维酸、呋喃妥因等药物引起肝损伤的风险。也就是说，老年人使用这些药物时，发生肝损伤的风险更高。

药物性肝损伤增加老年人死亡风险

肝脏中有肝细胞、胆管上皮细胞、血管内皮细胞等多种细胞，不同药物可能会损伤一种或多种靶细胞。根据损伤的靶细胞种类，药物性肝损伤一般可分为肝细胞损伤型（单纯损伤肝细胞）、胆汁淤积型（单纯损伤胆管上皮细胞）、混合型（兼有肝细胞和胆管上皮细胞损伤）、血管损伤型（损伤肝脏血管内皮，特别是肝小静脉和肝窦内皮）。

根据病程长短，药物性肝损伤又可分为急性和慢性。一般地说，肝损伤在6个月内康复者，称为急性药物性肝损伤；肝损伤超过6个月仍不能康复，或存在药物相关肝纤维化、肝硬化者，称为慢性药物性肝损伤。

药物性肝损伤严重程度轻重不一。轻者可只表现为无症状的转氨酶升高；重者可出现黄疸，如全身皮肤及巩膜黄染、尿色加深，伴或不伴不同程度的乏力、食欲减退、厌油、肝区胀痛及上腹不适等非特异性消化道症状。进展为急性或亚急性肝衰竭者则可出现黄疸、凝血功能障碍、腹水、肝性脑病等相关症状。

老年人，尤其是65岁以上的老年人，因药物发生肝损伤者，以胆汁淤积型较为常见，主要表现为黄疸、大便颜色变浅和瘙痒等；所需的康复时间较长，更容易转化成慢性肝损伤。有研究发现，老年人发生药物性肝损伤后，会增加6个月内的死亡风险；其风险与伴随疾病有关，如果伴随3种以上疾病，则死亡风险增加。

老年人用药应详细记录、定期复查

药物性肝损伤的诊断很困难，要靠医生排除其他病因，进行因果关系评估。在此过程中，医生需要采集详细的病史信息，包括：可疑药物信息及开始和停止用药时间，可疑药物或同类药物的既往暴露史和反应，其他合并用药信息及反应，疑似药物性肝损伤事件的起病时间、预后等，伴随疾病、基础肝病或既往肝损伤史，等等。因此，老年人用药时，要详细记录用药信息。在用药过程中，如果出现一些非特异性症状（如食欲减退、恶心、乏力），尤其是尿色加深、皮肤及巩膜黄染等，要及时去医院就诊；如果存在肝损伤，要提供近6个月的用药清单及详细病史，以便医生判断病因。

预防和及时发现药物性肝损伤的关键在于合理用药、定期监测。服用任何药物之前，都要仔细阅读说明书，按照说明书推荐的剂量、疗程等用药；如果同时使用多种药物，要咨询医生或临床药师。在用药过程中，要定期监测肝功能相关指标，及时发现肝损伤；尤其是使用已知可导致肝损伤的药物时，要缩短监测周期。**PM**

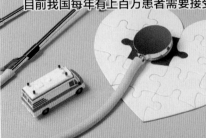

随着人民生活水平提高及人口老龄化加剧，我国冠心病的发病率呈逐年上升趋势。对于急性心肌梗死，或经规范药物治疗后仍有胸闷、胸痛等症状的稳定性冠心病患者而言，冠状动脉支架植入术是最主要治疗方法之一。据统计，目前我国每年有上百万患者需要接受冠脉支架植入术，随之而来的是他们的诸多困惑。

心脏支架术后 六问

上海中医药大学附属第七人民医院心内科　庄少伟（主任医师）　李光召

问一：植入支架，就能治好冠心病吗 ❓

支架是解决冠脉局部管腔狭窄最有效的方法之一，但它只是一种缓解症状、提高生活质量、关键时刻救命的治疗手段，不能根治冠心病。术后长期、规律的药物治疗和改善生活方式仍是延缓冠心病进展的重中之重。

问二：术后需要注意些什么 ❓

冠状动脉支架植入术后，患者应努力做到以下几点：

❶ **调整生活方式** 戒烟戒酒；合理饮食，少吃油炸食品、动物油、咸菜、腌肉，适当多吃粗粮、绿叶蔬菜、豆制品、水产品、水果；适当运动，作息有规律，避免过度劳累；保持良好心态，遇事不急躁。

❷ **重视基础疾病治疗** 高血压、血脂异常、高血糖均为冠心病的危险因素，可对血管内壁造成不同程度的损伤，患者须重视这些基础疾病的治疗，坚持服用降压药、调脂药或降糖药等，做好自身健康状况监测与管理。

❸ **熟悉急救措施** 外出时须随身携带硝酸甘油或速效救心丸。居家时，将急救药物放在易取之处，定位放置，以便发病时取用。心绞痛发作时，应就地而坐或卧，迅速取出硝酸甘油片舌下含服，有条件者可进行高浓度（4～6升/分钟）吸氧。疼痛剧烈，含硝酸甘油未缓解，有大汗淋漓、恶心、呕吐等症状时，应立即拨打"120"急救电话。

问三：术后可能出现哪些问题 ❓

术后短期内（多指1年内）可能发生支架内再狭窄（甚至再闭塞）、血管局部溃疡等情况，多见于不良生活方式未改善、药物治疗不规范、危险因素未控制达标的患者。如果患者在冠脉支架植入后出现胸闷、胸痛，活动后气促、乏力等症状，应尽早就诊，在医生指导下调整药物治疗方案，必要时进行冠脉造影检查。

此外，患者在术后需持续服用抗血小板聚集与他汀类药物。前者主要为阿司匹林与氯吡格雷（或替格瑞洛），服药期间，少数患者可出现胃肠道不适等症状，严重者可发生脏器出血。长期服用他汀类药物可能导致肌肉酸痛、肝功能异常等。如果出现上述药物不良反应，患者也应立即就医，在医生指导下优化治疗方案。

问四：为什么要定期随访 多久随访一次，检查哪些项目 ❓

术后随访主要有三个目的：①评估患者的不良生活方式有无改善，冠心病的危险因素是否控制达标；②了解患者是否遵医嘱规范服药，是否存在肝肾功能损伤、消化道出血等不良反应；③大多数支架内再狭窄发生于术后1年内，术后无不适者也应进行冠脉状况与运动耐量的评估，及时发现可能存在的异常情况。

术后随访频率与检查项目大致如下：

▼ 术后3个月内

患者应每月随访，如有胸闷、胸痛等不适，须随时就诊。随访项目除心功能特异性检查（心电图，心肌酶谱等）外，还包括肝功能、肾功能、血脂、尿酸、粪常规等检查。

❶ **心电图** 可评估患者是否存在心律失常，也可反映术后使用的β受体阻滞剂剂量是否适合。

❷ **肝、肾功能** 因冠心病患者长期服用的他汀类药物可能导致肌肉、肝功能损伤，部分他汀类药物、血管紧张素转化酶抑制剂与血管紧张素Ⅱ受体拮抗剂可对患者的肾功能产生影响，尤其是本身合并肝、肾功能不全者，应密切关注肝、肾功能的检查结果。

❸ **血脂** 冠心病患者的血脂水平需要降至目标值，即低密度脂蛋白胆固醇降至1.8毫摩/升以下（高危患者须降至1.4毫摩/升以下）或者比治疗前降低50%。血脂不达标的高危患者或肝功能异常者，应在医生指导下调整治疗方案。

❹ **血糖、尿酸** 血糖和尿酸代谢异常是冠心病的高危因素，也需要重点关注。

❺ **粪便常规** 抗血小板治疗有诱发出血的风险，其中以消化道出血最常见，患者应注意是否存在便血或大便颜色发黑。

▼ 术后3个月至1年

无任何不适者可每3个月随访一次，检查项目与术后3个月内相同。另外，急性心肌梗死者应在术后3~6个月复查心脏彩超，评估心脏腔径、心脏收缩功能、左室射血分数等；术后1年左右，复查冠状动脉造影或冠状动脉CTA，评估是否存在支架内再狭窄等情况。

▼ 术后1年以上

如果患者规律服药，纠正不良生活习惯，且无特殊不适，可每年复查2~3次心肌酶谱等指标和心电图，每年复查1次心脏彩超。感到心慌者，可加做动态心电图检查，以评估基础心率及心律失常情况。有新发活动后胸闷、胸痛者，须尽快就诊，必要时进行冠状动脉造影检查。

问五：冠脉支架有"使用期限"吗 支架内再堵还有救吗 ❓

冠脉支架没有"寿命"。只要支架植入成功，且患者的病情得到良好控制，支架内未发生血栓或再狭窄，可终身使用。

支架内再堵，即支架内再狭窄，多发生于术后6个月至1年内，其中，术后1~3个月的发生率为35%~45%，是再狭窄高峰期。再狭窄的发生率因患者病情、冠脉病变特点、介入治疗操作技术的不同而存在差异。轻度至中度的支架内再狭窄，可通过改善生活习惯、强化药物治疗、加强高危因素控制等手段进行干预，以症状控制良好、不影响生活质量为目标；有明显症状的重度支架内再狭窄，可通过球囊扩张成形术、切割球囊血管成形术、血管腔内放射治疗、斑块消融治疗等方法处理支架内斑块，再根据情况选择药物涂层球囊扩张或者再次植入冠脉支架进行治疗。此外，有相关研究表明，中医药（如麝香保心丸）治疗在预防支架内再狭窄方面有一定作用，患者可遵医嘱酌情使用。

问六：植入的支架能取出吗 ❓

支架是"记忆金属"，通过高压嵌入血管内壁，一段时间后可完全被血管内膜包埋（内皮化），与血管"融为一体"，不能取出。最新研发的生物可吸收支架由非金属的高分子材料制成，可降解吸收，也不能取出。**PM**

近年来，我国糖尿病的发病率显著增加。中华医学会内分泌学分会进行的糖尿病流行病学调查显示，我国18岁及以上人群糖尿病患病率为11.2%。糖尿病引发的慢性并发症（糖尿病肾病、糖尿病视网膜病变、糖尿病足、糖尿病神经病变等）危害巨大，严重影响患者的生活质量。对糖尿病患者而言，预防和治疗慢性并发症至关重要。预防的关键在于及时发现糖尿病并规范治疗；在治疗上，中西医结合可以获得更好的疗效。

中西医结合，防治糖尿病并发症

上海中医药大学附属龙华医院内分泌科　连 真　杨 华（主任医师）

及时发现、规范治疗，预防并发症

早发现、早诊断、早治疗糖尿病，对预防糖尿病并发症至关重要。多数糖尿病患者早期没有症状，当出现口干、多饮、多尿、消瘦等典型糖尿病症状时，血糖已经很高或高了很长一段时间了。还有一部分糖尿病患者几乎没有任何症状。因此，大家应重视定期体检，尤其是糖尿病高危人群；一旦发现血糖升高，要及时就医。

确诊糖尿病后，患者应进行并发症的检查和评估，在医生指导下制定合理的治疗方案，将血糖、血压、血脂、体质指数等控制在理想范围。只要这些指标都达标，糖尿病并发症就会延迟发生或者不发生，患者的生活质量也就不会受到太大的影响。同时，糖尿病患者应每年进行一次并发症的筛查和评估，尽量做到早发现、早诊断、早治疗。

中国2型糖尿病患者综合控制目标

指标		目标值
血糖（毫摩/升）	空腹	4.4~7.0
	非空腹	<10
糖化血红蛋白（%）		<7.0
血压（毫米汞柱）		<130/80
总胆固醇（毫摩/升）		<4.5
高密度脂蛋白胆固醇（毫摩/升）	男性	>1.0
	女性	>1.3
甘油三酯（毫摩/升）		<1.7
低密度脂蛋白胆固醇（毫摩/升）	未合并动脉粥样硬化性心血管疾病	<2.6
	合并动脉粥样硬化性心血管疾病	<1.8
体质指数（千克/米²）		<24.0

中西合力，防治并发症

● 健脾补肾，缓解糖尿病肾病

20%～40%的糖尿病患者合并糖尿病肾病，该病已成为我国慢性肾病和终末期肾病的主要原因。糖尿病肾病的主要治疗措施包括控制血糖、血压、血脂，对症支持治疗，以及进入终末期肾病后的肾脏替代治疗（透析、肾移植），等等。

中医学认为，糖尿病肾病的病机特点为本虚标实，即以脾肾亏虚为本，湿热互结、瘀血阻络为标。采用健脾补肾、清化湿热、活血化瘀的治疗原则，可以有效缓解糖尿病肾病的进展。我院自制制剂芪丹糖肾颗粒应用于临床10余年，有助于改善肾小球滤过功能及肾小管重吸收功能，防治糖尿病肾病。

● 辨证论治，减轻糖尿病神经病变

糖尿病神经病变可累及中枢神经及周围神经，后者尤为多见。在糖尿病病程超过10年的患者中，糖尿病周围神经病变的患病率高达50%，主要症状包括双侧远端对称性肢体疼痛、麻木、感觉异常等。其主要治疗措施包括控制血糖、神经修复、改善微循环、抗氧化应激、止痛等，常常难以取得满意的疗效。

在西医治疗的基础上，中医针对该病"麻、痛、凉、痿"等症候特点，将之归于"消渴痹""消渴""痹证""痿证"等范畴，进行辨证论治。其常见证型包括气虚血瘀、寒凝血瘀、阴虚血瘀、痰瘀阻络、肝肾不足等，可分别采用补气活血、化瘀通痹、滋阴活血、化痰活血、宣痹通络、温经散寒、通络止痛、滋补肝肾等治法，配合我院自制制剂蝎蜈胶囊搜风剔络、桃蛭通瘀片活血化瘀，以及外用制剂、针灸、推拿等治疗，内外同治，可取得良好的疗效。

● 内外同治，促进糖尿病足愈合

糖尿病足是糖尿病下肢动脉病变和局部神经病变所致的足部感染、溃疡，甚至深部组织破坏。糖尿病足发病率高，治疗难度大，可导致截肢和死亡。

有调查发现，我国糖尿病足患者的截肢（趾）率为19.03%，截肢后5年死亡率高达40%。糖尿病足的主要治疗措施包括控制血糖、控制感染、改善肢体血液循环、局部处理（清创、切开引流等），以及下肢动脉球囊导管扩张及支架植入、截趾、截肢等手术治疗。

中医治疗糖尿病足重视内外同治。中医内治法根据患者的不同症状辨证分型。对湿热毒盛证，治拟凉血清热解毒、和营利湿消肿，方用四妙丸合四妙勇安汤加减；对热毒伤阴证，治拟和营活血、养阴清热解毒，方用四妙勇安汤合增液汤加减；对湿热瘀阻证，治拟清热利湿、和营托毒，方用萆薢渗湿汤合三妙丸加减；对气虚血瘀证，治拟扶正化瘀、托里生肌，方用人参养荣汤合补阳还五汤加减。中医外治法针对不同阶段的局部创面，采用不同的膏药外敷（如我院自制制剂金黄膏、红油膏、九一丹、八二丹、清凉油乳剂等外敷），配合切开药线引流等疗法，可起到提脓祛腐、生肌收口的良好疗效。我院顾氏外科运用多种治疗手段，内治与外治相结合，创造适宜创面修复的微环境，加速糖尿病足的愈合，降低患者的致残率和致死率。 **PM**

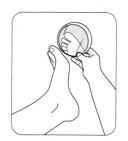 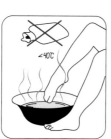 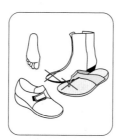 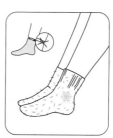 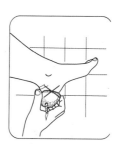
上海市"科技创新行动计划"医学创新研究专项项目
项目编号：20Y21902500

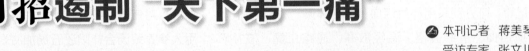

被称为"天下第一痛"的三叉神经痛,以往常被误认为是牙痛。随着大众健康认知的提高,越来越多的人对这一疾病有所耳闻。不过,对于手术治疗三叉神经痛,不少患者存在种种顾虑。

频频"打脸",
四招遏制"天下第一痛"

本刊记者　蒋美琴
受访专家　张文川

沿"路"病变,触发疼痛

三叉神经属于脑神经,由眼神经、上颌神经和下颌神经三大分支构成,分布于额部、眼周、鼻翼两侧、下颌角等,几乎覆盖整个面颊部。三个分支分别经眶上裂、圆孔、卵圆孔进入颅内,在麦克囊腔内汇集成三叉神经节,在脑池移行一段距离后进入脑桥(如图)。眼支、上颌支及部分下颌支为感觉纤维,主要接收面部、眼眶、鼻腔和口腔的感觉信息,然后传入颅内;部分下颌支为运动纤维,从脑桥发出,主要支配咀嚼肌等。

神经传递信号就像电线传导电流,髓鞘好比电线外包裹的一层塑料皮,可起到绝缘和保护神经的作用。

如果三叉神经某一部位的髓鞘因各种病症而损毁,便会导致神经"短路",受周围组织刺激而产生痛觉信号,并直达中枢。三叉神经沿"路"发生的多种病变均可引起三叉神经痛,如血管、肿瘤等压迫三叉神经,炎症等因素导致三叉神经脱髓鞘病变,等等。

三叉神经痛多见于中老年人,表现为面部刀割样、针刺样、电击样、撕裂样、烧灼样剧烈疼痛,常突然发生、反复发作,严重影响患者生活,发作时患者不能进食、刷牙、洗脸等。部分患者发病存在"扳机点",也称触发点,一触即痛,多位于鼻翼外侧的眶下孔、下颌角的下颌孔等处。

外科治疗四驾"马车"

三叉神经痛早期患者可服用卡马西平,有助于控制神经异常放电,从而缓解神经痛。不过,此药不良反应较大,长期使用会损伤肝、肾、脑等重要器官,且随着用药时间增加、病情进展,药效会逐渐减弱乃至消失。针对病因的外科治疗手段可获得较长期的疗效,甚至治愈。

❶ 微血管解压术

三叉神经痛有两个主要的诊疗靶点:一个是三叉神经节,位于颅内三叉神经压迹处,是感觉纤维胞体集中部位;另一个是三叉神经入脑区,即其在脑池内移行入脑桥段,无髓鞘包裹,为三叉神经最薄弱处。神经压迫多发生于这两处,压迫神经的血管称为责任血管。手术时，医生在患侧耳后的颅骨上切开一个一元硬币大小的小孔，在显微镜下入颅并沿脑组织自然间隙找到三叉神经病变处，然后松解、隔离责任血管，解除其对神经的压迫。责任血管可能不止一条，术中可通过电生理监测验证责任血管，进一步提高手术疗效。微血管解压术后，疼痛立即消失，面部其他感觉和功能不受影响。

❷ 射频消融术

在 CT 或数字减影血管造影（DSA）引导下，经面部穿刺，将消融导管经颅底卵圆孔送入颅内，针尖到达病灶处；释放射频电流，利用热效应选择性灼烧痛觉纤维，使其发生变性而达到止痛效果。这类手术创伤小、操作简单，主要目的是控制症状，术后复发率为 10% ~ 35%，但对神经有一定破坏性，可使患者面部产生麻木感。需要注意的是，此方法不适合三叉神经眼支的治疗，以免损伤视力。

❸ 球囊压迫术

近 15 年来，球囊压迫术开始应用于三叉神经痛的治疗。手术时，医生从患者面部穿刺进入颅内，将球囊导管送入麦克囊内，打开球囊，压迫三叉神经节 3 ~ 5 分钟，阻断痛觉神经，缓解疼痛。该手术有效率可达 95% 以上，手术时间短、创伤小，且不损伤神经。

❹ 伽马刀

将患者头部固定于半球形头盔内，将伽马射线汇聚照射三叉神经病变部位，致其变性，以达到止痛效果。该治疗方式无创口，副作用小，止痛效果会逐渐显现，有效率可达 90%，完全缓解率可达 75%，复发率与射频消融相当。

找出"痛点"，斩断病根

三叉神经痛病因复杂，对应的治疗方法也不同。选择治疗方案前应仔细检查，明确病因。

1 • 典型三叉神经痛

多为阵发性、反复发作的面部疼痛，70% 以上患者为血管压迫三叉神经所致，通过磁共振体层成像脑血管显影（MRTA）检查可发现血管压迫部位。此类患者若无手术禁忌证，多可选择微血管解压术治疗；年龄较大、体质较差而不能耐受手术者，高血压、冠心病等慢性基础病患者，微血管解压术后复发者可选择射频消融术；微血管解压术无效或复发者可选择球囊压迫术。需要指出的是，微血管减压、球囊压迫等手术治疗后，患者若仍存在扳机点，可触发三叉神经痛，此时可选择射频消融术消融三叉神经扳机点。

2 • 非典型三叉神经痛

多由其他疾病所致，表现为持续性疼痛，可阵发性加重，通常以治疗原发病为主。常见病因如颅内肿瘤、脑动脉瘤、胆脂瘤、颅底卵圆孔狭窄、海绵窦血栓、淀粉样变病、颅底肿瘤、上颌窦炎、扳机点骨折、三叉神经鞘瘤、淋巴瘤等。需要指出的是，很多老年患者做颅脑 CT 检查时可发现一侧颅底卵圆孔狭窄，多因退行性病变骨质增生引起，亦可选择微血管解压术治疗。**PM**

专家提醒　三叉神经痛是一种顽固性疼痛，不少患者因疼痛剧烈，难以缓解而产生抑郁、焦虑情绪，甚至出现自杀倾向。患者应尽早治疗，对开颅手术存在惧怕心理者，亦可选择其他外科治疗方法缓解症状，提高生活质量。

专家简介

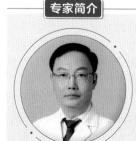

张文川　上海交通大学医学院附属第九人民医院神经外科主任、主任医师、教授、博士生导师、博士后导师，国际神经修复学会副主任委员，中国医师协会神经修复学专委会常委、周围神经外科学组组长，中国抗癌协会肿瘤热疗专委会副主任委员，上海市中西医结合学会神经外科专委会副主任委员。

不简单的 "油花样" 腹泻

上海交通大学医学院附属第一人民医院胰腺外科主任医师　龙江

扫描二维码，立即收听

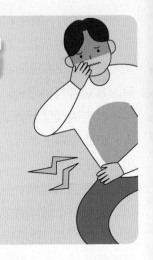

上午，李老师带着检查报告来复诊。他的肿瘤标志物恢复到了正常水平，CT检查也没有异常。我告诉他："恢复得很好，平时注意饮食，一年后再复查即可。"李老师是一名高中数学教师，两年前的一场腹泻让他陷入噩梦，也让医生及时挽救了他的生命。

"油花便"让他"衣带渐宽"

两年前，李老师带着2个高三毕业班。5月初的一个晚上，他与往常一样在家中备课，突感腹部隐痛，排水样便，上面漂着一层"油花"，排便后腹痛有所缓解。可没想到，自那以后，腹泻竟成了他的"例行公事"，基本上每天2~3次。他以为这是饮食过于油腻所致，再加上教学任务繁重，便没有重视。

5月下旬，办公室的一位老师产假复工，一见面便问："李老师，您是怎么减重的呀？瘦了那么多，有啥秘方吗？"李老师笑答："今年这届学生不好带，这不，快临考了，操心操瘦的。"尽管嘴上那么说，可他心里却在暗暗打鼓。当晚，他便预约了消化科门诊。

胰腺肿瘤可致脂肪泻

消化科医生仔细询问了李老师的病情后，认为他的腹泻不简单，给他开了几项检查：腹部增强CT、消化道肿瘤标志物、胃肠镜。一周后，李老师拿到了检查报告，消化科医生建议他转到胰腺外科就诊。李老师来到胰腺外科询问病情。

医生：从片子上看，你胰头上长了个东西。

李老师：是肿瘤吗？

医生：是的，目前来看还有手术机会，需要尽快手术。

李老师：医生，我是因为腹泻才来医院看病的，还以为是胃肠炎，怎么会是胰腺肿瘤呢？这病发展下去会怎样？

医生：胰腺可分泌多种消化酶，可以分解蛋白质、脂肪和淀粉。如果因肿瘤压迫导致胰腺外分泌功能下降或胰液分泌受阻，就会出现脂肪泻等消化不良症状。如果肿瘤继续长大，压迫胆管，可能出现黄疸。肿瘤一旦转移，则没有手术机会了。

李老师：手术创伤大吗？成功率高吗？

医生：胰腺癌根治术一般要切除胰头、十二指肠、胆囊和部分胃。你不要有太大的心理压力，有手术机会是好事，说明发现得早。很多人一开始都是当胃病或肠炎治，兜兜转转一圈后才发现是胰腺肿瘤，错过了手术时机。

最后，李老师接受了手术治疗，两周后顺利出院。此后，他根据医嘱继续药物治疗，并定期复查。**PM**

专家提醒

胰腺癌症状不典型，初期容易被误诊为慢性胃病、胆囊炎、肝炎、糖尿病，甚至是腰肌劳损。中老年人若出现食欲下降、腹胀、腹痛、脂肪泻，或皮肤发黄、尿色深黄等情况，应及时去医院做检查。

认识关节里的 "水"

海军军医大学第二附属医院关节外科副主任医师　王 波

关节液：不一般的 "水"

关节中的关节液主要起到润滑、缓冲及营养作用。

正常的关节液为淡黄色，较黏稠，由透明质酸、胶原等物质组成，其流动特性与冲击力有关。未遭受明显冲击力时，关节液协同软骨面，共同发挥着润滑关节的重要功能。当关节遭遇巨大冲击（如跑、跳等剧烈运动）时，关节液能在一定程度上起到缓冲和吸收震荡的作用，保护关节与软骨免于损伤。

关节液异常，削弱关节性能

关节液的异常体现在 "质" 与 "量" 上。

不同关节腔的容积有差异，关节液的量也不同。以膝关节为例，正常情况下，膝关节腔内的关节液不超过 5 毫升，否则可使人感到明显不适，初始症状以影响膝关节屈曲功能（如上、下楼梯）为主。膝关节积液量进一步增加后，可引起关节肿胀，甚至使髌骨 "漂浮" 在关节积液表面，轻轻按压有浮动感。"浮髌试验" 结果为阳性时，膝关节积液量常超过 50 毫升。临床上，磁共振（MRI）检查是判断关节腔内有无积液、积液量多少的最好方法。

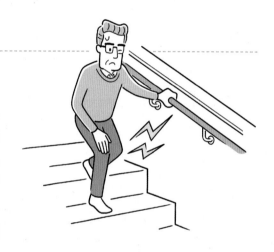

大部分情况下，关节积液还存在 "质" 变，关节腔穿刺抽液有助于医生通过积液的颜色、性质等判断病因。例如：骨关节炎患者的关节液多为稀薄的淡黄色液体，润滑与缓冲作用明显 "打折扣"；化脓性关节炎患者的关节液多为黏稠的脓样液体，显微镜下可见大量白细胞；类风湿关节炎患者的关节液多较为稀薄，润滑性能明显下降，反复发作者的关节液可为暗黄、铁锈色等；痛风性关节炎患者的关节液中可见大量痛风结晶，犹如关节内 "下雪了"；色素沉着绒毛结节性滑膜炎患者的关节液多为血性；等等。

"治水" 先治病

关节积液产生的原因是关节滑膜炎症，导致滑膜的超滤能力被破坏，使过多液体进入关节腔。单纯进行关节腔穿刺抽液虽然效果明显，但治标不治本，要想彻底告别关节积液，须积极治疗或控制原发病。

例如：骨关节炎的主要治疗措施包括减少受累关节活动与负重，遵医嘱口服或局部使用非甾体抗炎药，以及在症状缓解后进行功能训练；化脓性关节炎的主要治疗措施包括对症治疗，根据关节液的细菌培养和药敏试验结果应用针对性的抗生素，以及在感染控制后尽早进行功能训练；类风湿关节炎的主要治疗措施包括长期、规范使用抗风湿药及生物制剂等。**PM**

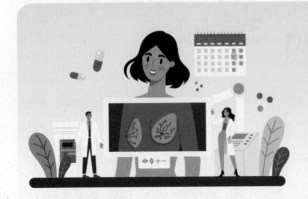

统计数据显示,乳腺癌已成为全球女性发病率和死亡率最高的恶性肿瘤。与欧美国家不同的是,我国乳腺癌的中位发病年龄为45~49岁,年轻患者的比例更高,40岁以下者占14.9%,35岁以下者占6.5%。我国人口基数大,年轻乳腺癌患者的绝对数量巨大。与年老乳腺癌患者相比,年轻乳腺癌患者的复发、转移风险较高,整体预后较差,而她们承担的社会角色更复杂,有"形体美"与生育等需求。

目前,对"年轻乳腺癌"的定义国际上尚未统一。国际年轻乳腺癌共识专家组将40岁以下的患者定义为年轻乳腺癌患者。

困扰 年轻乳腺癌患者的 五个问题

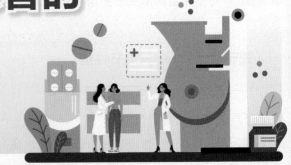

上海交通大学医学院附属仁济医院乳腺外科
陆劲松(主任医师) 林燕苹

问 1:年轻乳腺癌为何更"难缠"?

乳腺癌的复发、转移风险与肿瘤本身的病理、生物学特点密切相关。临床研究发现,年轻乳腺癌患者的肿瘤有更高的增殖活性和侵袭性。同时,我国大部分乳腺癌患者为激素受体(HR)阳性亚型,年轻患者的卵巢功能活跃,雌激素水平高,可能刺激 HR 阳性的乳腺癌细胞生长,增加复发、转移风险。

问 2:年轻乳腺癌治疗的特殊性体现在哪些方面?

乳腺癌治疗方案的制定以疾病分期和分子分型等为依据。通常,早期乳腺癌患者应接受手术为主的综合治疗;复发、转移风险较高者需在术后进行化疗。有淋巴结转移者需在化疗后进行放疗;某些亚型(如人类表皮生长因子 -2 阳性等)的乳腺癌患者需采用靶向治疗;HR 阳性者需接受长时间的内分泌治疗;局部晚期乳腺癌患者多需要采取新辅助治疗(术前化疗),使肿瘤缩小、降期后再手术。

年轻乳腺癌患者 BRCA 等相关基因突变概率较高,应尽早进行基因检测,BRCA 相关基因突变者应针对性采取聚腺苷二磷酸核糖聚合酶(PARP)抑制剂治疗。

同时,年轻乳腺癌患者在保持形体与保护生育力方面需求较高,患者应与医生共同商议手术方式,并积极采取生育力保护措施。

乳腺癌的手术方式可分保乳手术和乳房全切手术。年轻乳腺癌患者对自身形体要求较高，保乳意愿更强。不过，也有不少患者认为"全切"可以将癌细胞清除干净，而"保乳"可能"后患无穷"。实际上，临床大量研究和长期随访提示，对符合保乳条件的患者而言，"保乳"治疗效果和乳房全切是一样的。肿块比较大不适合"保乳"的患者，可以选择新辅助化疗，缩小肿瘤后再进行保乳手术，或者采取全乳切除联合乳房重建手术，在保证疗效的前提下，患者在形体上可少些"缺憾"。

化疗、内分泌治疗等均可对卵巢功能造成不同程度的打击。据不完全统计，我国年轻乳腺癌患者中，25%～30%有生育力保存的需求。目前常用的生育力保护措施有：生育力保存技术和化疗期间应用促性腺激素释放激素类似物保护卵巢功能。前者应在化疗前进行，包括胚胎冻存、卵母细胞冻存、未成熟卵母细胞体外培养成熟技术、卵巢组织的冷冻与移植等。后者是一种易于实施且经济成本较低的生育力保护方案，其有效性和安全性已被多项研究证实。值得注意的是，不同患者情况各异，需个性化定制生育力保护方法，并在生殖医学科、妇产科等专科医生的指导下进行。

年轻乳腺癌患者的最佳妊娠时机尚并不明确，需综合考虑年龄、身体状况、肿瘤特点及复发风险。通常，患者宜在复发高峰期过后（复发高峰期因乳腺癌亚型、分期不同而不同）再备孕或采取辅助生殖技术。年轻乳腺癌患者在肿瘤治疗期间须避孕，首选屏障避孕法（使用避孕套），也可使用不含激素的宫内节育器，避免使用激素避孕（如口服避孕药等）。

内分泌治疗通过降低乳腺癌患者体内的雌激素水平，达到抑制癌细胞增殖的目的，是 HR 阳性乳腺癌患者的重要治疗手段。然而，长期服用内分泌治疗药物（如他莫昔芬、托瑞米芬等），可能会出现异常阴道出血、子宫内膜增厚等情况。患者在治疗期间应定期进行妇科超声检查，监测内膜情况。另外，内分泌治疗中的卵巢功能抑制类药物可能使患者提前进入绝经期，出现潮热、情绪不稳定、骨质疏松、关节酸痛等症状。**PM**

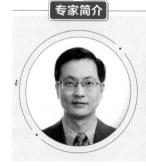

专家简介

陆劲松 上海交通大学医学院仁济医院乳腺外科主任、乳腺癌多学科综合治疗（MDT）召集人、主任医师、博士生导师，中国临床肿瘤学会理事，中国医药教育协会乳腺疾病专业委员会副主任委员，中国抗癌协会肿瘤标志专业委员会乳腺癌标志物协作组副组长、家族性肿瘤专业委员会常委。

意外烧烫伤，如何少留疤

⚕ 上海交通大学医学院附属第九人民医院烧伤科　杨鹏高　倪涛（主任医师）

生活实例 1

"哇——"随着玻璃杯破碎的声音，4岁的陶陶被热水烫伤后的哭声瞬间响彻整个楼层。外婆闻讯而来，看到陶陶左胳膊受伤，急忙把她的上衣脱掉，用牙膏、麻油涂在伤口上。陶陶被带到医院就诊时，已是受伤后1周，左臂肿得像成人胳膊一样粗，伤口布满脓液。经过积极治疗，虽然感染得到控制，伤口逐渐愈合，但遗憾的是，1个月后，陶陶左肘部的伤疤开始变硬；3个月后，左臂难以伸直，需要进行植皮手术，且瘢痕将伴随其一生（图1）。

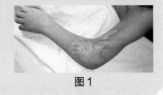

图1

生活实例 2

爸爸给1岁的辰辰洗澡时，先在浴盆内倒入热水，还没来得及加凉水，辰辰就把左脚踩进了浴盆，皮肤瞬间发红、起了水疱。妈妈见状，立刻把辰辰抱起来，将他的脚放入洗手池，用凉水冲了20分钟，然后带辰辰去医院就诊。经过一段时间的换药治疗后，辰辰的脚没有遗留任何瘢痕。

相似的遭遇，处理方式不同，结果完全不同。发生烧烫伤后，若热力（火焰，灼热的气体、液体、固体等）损伤皮肤真皮深层或更深，即深Ⅱ度或Ⅲ度烧烫伤，创面愈合后会形成瘢痕。即使是Ⅰ度、浅Ⅱ度烧烫伤，如果处理不当，引起创面感染等情况，也可能会形成瘢痕。瘢痕不仅影响美观，如果出现增生、挛缩，还会影响功能，导致活动障碍和残疾。而瘢痕一旦形成，将无法完全消除。因此，早期预防和积极干预尤为重要。在烧烫伤的急救、治疗和康复过程中，注意以下几个要点，有助于预防和减轻瘢痕形成。

▶ 要点一：即刻冷疗，减轻损伤

发生烧烫伤后，应保持镇静，进行急救处理，以降低伤害程度。"即刻冷疗"是减轻烧烫伤程度的有效措施，伤后即刻采用冷水冲洗、冰敷等方式中和热力，持续半小时以上，最大限度减轻热力对创面的进一步损伤，从而预防或减轻瘢痕。

一般而言，如果伤势较轻，立刻用冷水冲洗或冰敷即可；如果伤势较重，应切记"冲、脱、泡、盖、送"的处理程序。①冲：迅速以流动的清水冲洗伤口15～30分钟，或将受伤部位浸泡在冷水中。若无法冲洗伤口，可用冰敷。②脱：小心除去衣物，必要时可用剪刀剪开，并暂时保留粘住皮肤的部分，尽量避免将创面水疱弄破。③泡：继续浸泡在冷水中15～30分钟，可减轻疼痛、稳定情绪。如果患者烧烫伤面积过大或年龄太小，则不宜浸泡过久，以免体温下降过度或延误治疗时机。④盖：用清洁的床单或纱布覆盖伤口。⑤送：在进行上述处理的同时拨打"120"急救电话，或自行前往医院就诊，规范治疗。需要提醒的是，切勿使用任何药物、牙膏、酱油、香油、香灰等涂抹伤口，这么做不仅起不到治疗作用，反而会污染伤口，增加感染风险。

烧烫伤深度分类

●Ⅰ度：仅伤及表皮层。创面红斑、疼痛，无水疱。一般1周左右愈合，不留瘢痕。

●Ⅱ度：伤及真皮层，分为浅Ⅱ度和深Ⅱ度。

浅Ⅱ度：伤及真皮浅层。创面红润，水疱较大、疱壁薄，液体渗出多，基底潮湿，水肿明显，疼痛剧烈。一般2周左右愈合，可能会发生色素沉着，一般不留瘢痕。

深Ⅱ度：伤及真皮深层。创面红白相间，水疱较小、疱壁厚，液体渗出少，水肿，痛觉迟钝。一般3～4周愈合，留瘢痕。

●Ⅲ度：伤及皮肤全层，甚至可深及皮下组织及肌肉、骨骼。创面苍白、焦黄，严重的有焦痂，无水疱，痛觉消失。愈合较慢，面积小者可自愈，面积大者需要进行植皮手术治疗，留瘢痕，影响美观和功能。

要点二：局部用药，预防瘢痕

2周内愈合的烧烫伤创面一般为Ⅰ度、浅Ⅱ度，遗留瘢痕的可能性较低。规范治疗、防治感染、局部使用硅酮类药物，以及避免日晒、刺激性食物和烟酒等，有助于预防瘢痕形成。

要点三：综合治疗，减轻瘢痕

如果烧烫伤创面经过2周以上才愈合，遗留瘢痕的可能性大幅增加。瘢痕一旦形成，无法消除，不过采取一些措施可以抑制其生长，减轻瘢痕增生程度。

目前，抑制瘢痕增生的方法较多，患者宜在医生指导下选择副作用较小且使用方便的2～3种方法进行综合防治，以获得较好的疗效。

❶ 加压治疗

通过弹性绷带或弹力衣对愈合后的烧烫伤创面持续施压（图2），达到预防和治疗瘢痕增生的目的，疗效确切。治疗原则是早加压（创面愈合后）、紧加压（压力为2.0～2.4千帕）、持久加压（除洗澡外，几乎每天24小时加压，持续6～12个月）。

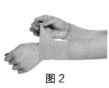

图2

❷ 药物治疗

对无法进行加压治疗的部位，应尽早采取药物辅助治疗，预防或减轻瘢痕增生。常用方法包括瘢痕内药物注射（图3）、硅凝胶制品敷贴、软膏和免疫抑制剂外涂等。

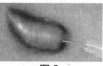

图3

❸ 激光治疗

包括脉冲染料激光、点阵激光和等离子体激光治疗等。脉冲染料激光治疗可减轻瘢痕充血、淡化颜色，常被称作"褪红激光"；点阵激光治疗可用于抑制增生期瘢痕；等离子体激光治疗适用于轻度增生或凹陷的瘢痕，早期治疗效果更好。

❹ 手术治疗

手术切除瘢痕有助于改善外观和功能。非功能区域的瘢痕，宜在进入成熟期后进行手术，以免复发。功能区域的瘢痕挛缩，若可能或已经导致器官牵拉变形、关节活动受限等，需要及时进行松解手术，并通过植皮进行创面修复。

❺ 放射治疗

针对前胸、肩、耳、下颌等容易产生瘢痕疙瘩的区域，可进行放射治疗，或先手术、再放疗，以起到持久抑制瘢痕增生的作用。

❻ 康复治疗

主要包括功能锻炼、保持功能位、心理疏导等，以减轻瘢痕挛缩，保护肢体功能，提高生活质量。**PM**

"隐疾"难隐，

肛门位置隐秘、功能特殊，发生疾病时，患者往往难以启齿，人们常称其为"隐疾"。而瘙痒、疼痛、便血等症状又令患者"坐立难安"，"隐疾"难隐。实际上，有些"难言之隐"不该隐。

满足六大"肛"需

上海交通大学医学院附属仁济医院胃肠外科副主任医师　陈建军

隐疾"现身"，及时就医

肛门黏膜柔软，血管、神经分布较密集，周围还有一些特殊结构，如肛窦、隐窝、肛乳头等，易发生病变。出现以下症状者，切莫讳疾忌医，应及时去医院就诊，以免耽误诊治。

肛门瘙痒：不一定是性病

如厕后没有清理干净，粪便刺激肛周皮肤，可导致肛门瘙痒。穿着过于紧身的裤子，臀部汗液不易散发，也易诱发肛门瘙痒。此外，瘙痒也是痔、肛裂、肛瘘等疾病的常见症状。

部分患者认为，肛门瘙痒伴肛周皮疹、"肉刺"，就是患了性病，羞于就医。其实，除尖锐湿疣、淋病等性传播疾病外，肛周湿疹等也可能出现上述症状。患者应及时就医，明确诊断后再采取相应的治疗措施。

肛周疼痛："直击灵魂"的考验

引起肛门疼痛的常见疾病有血栓性外痔、炎性外痔、内痔嵌顿、肛裂、肛周脓肿等。肛门周围神经分布较密集，对痛觉很敏感，发病时疼痛剧烈。

通常，痔导致的肛门疼痛常伴异物感，排便时疼痛明显；肛裂会产生刀割样或撕裂般剧痛，多在用力排便时发生，常伴出血；肛周脓肿可出现持续疼痛、胀感，部分患者可伴发热、全身无力等症状，若脓肿破溃，疼痛可有所缓解。

便血：给点"颜色"看看

血液呈鲜红色、量不多，与粪便不相混，滴在表面，多为内痔出血；排便时有剧痛，可能是肛裂出血；血液颜色偏暗，与粪便相混，需要排查肠炎、肠癌等疾病；脓血便，需排查细菌性痢疾、溃疡性结肠炎等疾病；粪便发黑，甚至呈柏油样，要警惕上消化道出血。

黏液便：忽隐忽现的烦恼

有些患者肛门口会流出透明黏液或黄白色脓液，常见于肛周脓肿、肛瘘等，易反复发作；痢疾、肠癌、溃疡性结肠炎等疾病患者也会排出黏液、脓血，多附着在粪便表面；如果反复出现黏液便，黏液呈黏冻状，透明或色白、红，且伴腹泻、腹痛，要警惕溃疡性结肠炎。

便秘、腹泻：最怕"你来我往"

如果平时排便规律，在正常饮食的情况下出现大便习惯改变，如：排便次数增加（腹泻）或减少（便秘）；大便变细；里急后重，想排便，但感觉排不干净。此时，要警惕肠道息肉、溃疡性结肠炎、结肠癌等疾病，应及时就医。需要提醒的是，如果便秘与腹泻经常交替出现，要高度警惕肠道肿瘤可能。

肛周肿块：健康隐患要"铲除"

如果肛门周围出现一个"肉球"，不痛不痒，也不出血，通常是外痔。有的"肉球"在排便时脱出肛门外，排便后可自行回纳，或可用手推回肛门内，可能是内痔脱垂、肛乳头肥大、直肠息肉、直肠脱垂等。

有的"肉球"呈乳头状、菜花状或鸡冠状，丛簇生长，要当心尖锐湿疣。有的肿块在几天内逐渐增大，有疼痛、触之更甚，伴发热，可能是肛周脓肿；有些脓肿自行破溃后长期不愈，可在肛门旁形成一个经常流脓水的硬结，即肛瘘。肛门周围癌（肛管癌）较少见，患者常有排便习惯改变、粪便附着黏液或脓血、肛门瘙痒等症状。

了解"肛"需，预防病变

肛门疾病容易反复发作，了解并满足肛门的健康"需求"，有助于远离疾病。

① 创造清洁舒适的"环境"

肛门常与"污秽"为伴，保持清洁卫生尤其重要。排便后，除用手纸轻柔擦拭外，有条件者可用湿巾擦拭后再擦干。每天用温水清洗局部，勤换内裤。平时宜穿宽松、透气的裤子，使局部保持干燥。

② 养成定时排便的习惯

每天定时排便，有条件者宜每天早晨排便；一旦有便意，尽快去厕所；专心排便，不要刷手机，排便时间不宜超过 5 分钟。

③ 均衡饮食防便秘

痔、肛裂等多种疾病与便秘相关。现代人的饮食结构过于精细，肉类摄入过多，蔬菜摄入不足，容易发生便秘。平时多喝水，多吃水果、蔬菜、粗杂粮等富含膳食纤维的食物，少吃或不吃辣椒、酒等刺激性食物，以及羊肉、烧烤等燥热食物，有助于预防便秘。

④ 减轻"压力"多活动

久坐、久站可使肛周静脉长时间处于充血状态，增加痔等疾病的发生风险。避免久坐和久站，每隔半小时调整一下姿势，有助于减轻肛门"压力"。适当锻炼身体，每天进行 30 分钟或更长时间的运动，如散步等。

⑤ 常做提肛运动

提肛运动可促进肛门周围血液循环，改善肛周静脉血液回流，增强肛门括约肌力量，可在一定程度上降低肛门疾病的发病风险。具体做法：全身放松，吸气，紧缩肛门使其上提；呼气，放松肛门。每次重复 30 下，早晚各 1 次。

⑥ 定期检查早诊治

除健康体检外，肛门疾病患者应定期去医院复查，不要自己盲目治疗。需要提醒的是，目前大肠癌的发病率呈上升趋势，其中 60%～70% 是直肠癌，而一半以上直肠癌可通过直肠指检发现。因此，40 岁以上人群体检时，不要轻易放弃这种"羞羞"的检查。另外，高危人群（有胃肠道肿瘤家族史、肠息肉、年龄超过 40 岁、吸烟、酗酒、饮食中多肉少蔬者）还应定期做肠镜检查，以便早期发现肿瘤、早期治疗。**PM**

 专家提醒 需要提醒的是，便秘者不要乱用泻药，以免产生依赖，以及增加肠黑变等不良反应的风险。反复、长期便秘者应在医生指导下采取规范治疗措施，并改变不合理饮食等不良生活习惯。

张先生患有十二指肠溃疡，平时常有胃痛，吃点东西就能缓解。最近一段时间，他多次发生呕吐，到医院检查后得知是"幽门梗阻"了。幽门在哪里？怎么会梗阻？幽门梗阻了该怎么办？

曲径难通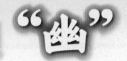

上海中医药大学附属岳阳中西医结合医院胃肠外科
蔡晓晨　朱晓明（副主任医师）

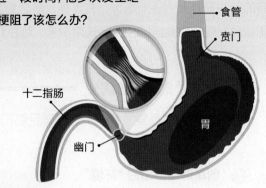

食管
贲门
十二指肠
幽门
胃

"隘口"狭窄，容易堵塞

幽门是胃的"下出口"，近端是胃体，远端是十二指肠，直径约1.5厘米，是消化道最狭窄的部分。幽门括约肌像大门一样，具有控制胃排空及防止十二指肠反流的功能。

当幽门发生病变时，可导致幽门狭窄甚至梗阻，造成胃内容物无法顺畅通过，从而引发一系列不适症状。幽门轻度狭窄时，患者可能没有明显症状；重度狭窄乃至梗阻时，则会出现较明显的症状，如腹痛、腹胀、恶心、呕吐等，有些患者可能出现食欲减退、体重下降、便秘或腹泻、胃肠道胀气等症状。

幽门梗阻，病出有因

幽门梗阻可分为器质性和功能性两大类。

❶ 器质性梗阻

这类梗阻的病因很多，常见的是消化性溃疡和远端胃癌。

消化性溃疡常见于远端胃及近端十二指肠，即幽门附近。在质子泵抑制剂出现之前，消化性溃疡是导致幽门梗阻的主要原因。随着质子泵抑制剂等制酸药物的使用，大部分消化性溃疡能得到有效控制，与其相关的幽门梗阻的发生率已显著降低。近年来，越来越多的幽门梗阻与远端胃癌、幽门管癌有关，应当引起高度重视。其他病因包括胃炎、胃息肉、克罗恩病等。

❷ 功能性梗阻

功能性幽门梗阻是指幽门部位无器质性病变，因功能异常而导致胃内容物通过障碍。主要病因是胃瘫，常见于糖尿病、手术损伤迷走神经、诸如病毒感染等。

识别"信号"，及时就医

如果出现上腹饱胀、呕吐隔夜宿食等疑似幽门梗阻的"信号"，患者必须尽快就医。通常，医生会结合病史、体格检查、实验室检查和胃镜检查等结果进行诊断。

幽门梗阻患者多有中上腹部明显膨隆，轻轻摇晃腹部可听到类似半桶水晃荡的声响（振水音）等。实验室检查多可见轻度贫血、电解质紊乱等表现。腹部X线片或CT检查可见胃明显扩张。胃镜检查是确诊幽门梗阻的可靠手段，不仅可以发现幽门痉挛、黏膜水肿、溃疡、肿瘤等病变，还能对可疑病灶进行活检，以明确诊断。

症因结合，曲径通"幽"

幽门梗阻患者，首先要进行对症治疗，改善症状，为进一步治疗提供条件。治疗手段包括禁食、营养支持、维持水电解质平衡等，如诊断为完全性幽门梗阻，还须进行胃肠减压。此外，还应根据病因进行针对性治疗。

❶ 良性梗阻首选药物治疗

消化性溃疡引起的幽门梗阻属于良性梗阻，首选药物治疗，包括口服制酸药、促动力药等。制酸药可有效减少胃酸分泌，促进溃疡愈合。促动力药可刺激胃肠道运动，促进胃排空，缓解梗阻症状。

如果药物治疗失败，可尝试内镜或手术治疗。内镜治疗主要包括内镜下球囊扩张术（EBD）和自膨式金属支架（SEMS）置入术。球囊扩张术可通过内镜置入导丝和球囊，在狭窄部位进行扩张，通常需要逐步、分次扩张。如果扩张顺利，短期疗效通常较显著；如果扩张效果不佳或扩张后一段时间内梗阻复发，可考虑支架置入术。如果内镜治疗无法获得满意疗效，可考虑手术治疗，主要包括幽门成形术和切除术等。

❷ 恶性梗阻首选手术切除

远端胃癌、幽门管癌引起的幽门梗阻又称恶性梗阻，在完善相关检查并排除手术禁忌证后进行根治性手术是最佳选择。目前主流的手术方式为腹腔镜下胃癌根治术。部分患者在确诊时已存在局部浸润或淋巴结转移，可先进行新辅助放化疗，在肿瘤部分退缩后，再进行根治性切除。确诊时已经失去手术机会的晚期患者，可考虑内镜下支架置入术、胃肠旁路手术或姑息性胃造瘘术。

❸ 多管齐下，中医治疗添助力

在中医学中，幽门梗阻属于"呕吐病"范畴，治疗方式主要包括中药和针灸，不仅能减轻症状，还能改善因手术、禁食、禁水、留置胃管等引起的不良反应。

中药治疗须根据患者的临床表现和体质进行辨证论治，常见证型包括肝气犯胃、食滞内停、脾胃气虚、脾胃阳虚和胃阴不足等。常用方药有左金丸、保和丸、香砂六君子汤、理中汤和麦门冬汤等。禁食、禁水的患者一般通过十二指肠–空肠营养管注入中药制剂。

针灸治疗可促进胃肠蠕动，改善因幽门梗阻引起的恶心、呕吐、呃逆和胀气等症状，安全有效，多用于围术期或禁食、禁水的患者。常用穴位有内关穴、中脘穴、足三里穴、公孙穴等，可配合耳穴，如胃、肝、交感、皮质下和神门等。每天可取2～3穴，强刺激，留针30分钟；或者进行穴位按摩，有轻微疼痛感为宜，每日或隔日1次。

健康生活，远离梗阻

发生过幽门梗阻的患者或存在梗阻高危因素（如胃十二指肠溃疡、远端胃癌等）者应做好以下几项预防措施：

❶ 饮食规律

三餐应定时定量，不宜过饱；选择易消化的食品，避免过多食用刺激性食品，如辛辣、油腻、坚硬不易消化的食物等。

❷ 戒烟限酒

长期吸烟和饮酒会损伤胃黏膜，诱发或加重消化性溃疡等疾病，增加幽门梗阻的发生风险。

❸ 保持心情舒畅，合理作息，避免熬夜

人在情绪波动大、紧张、焦虑、长期熬夜等情况下，容易产生应激反应，从而诱发胃肠道疾病。

❹ 定期体检

养成定期体检的习惯，以便及时发现、治疗相关疾病。**PM**

随着医疗技术的不断发展，体内植入各种医疗器械的人越来越多，如因骨折而植入的钢板和钢钉、因心脏血管狭窄而植入的支架、因心律失常而植入的心脏起搏器等。在做磁共振检查前，患者会向医生咨询：体内有植入物，能不能做检查？检查前应注意什么？

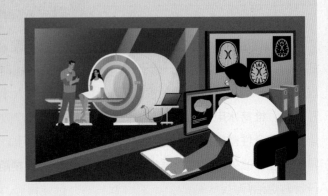

体内有植入物，磁共振检查安全吗？

复旦大学附属中山医院放射科　孙 伟　饶圣祥（主任医师）

磁场效应，安危有别

磁共振检查是通过磁场对人体组织拍摄成像，具有软组织分辨率高、无辐射损伤、成像参数多、提供信息量大等优点。该检查是在强磁场环境下进行的，检查时存在三种磁场：主磁场（常说的1.5T、3.0T 即指主磁场强度）、梯度磁场和射频磁场。这三种磁场会对铁磁性植入物产生一系列效应：使植入物发生移位或扭转；使电子装置（如心脏起搏器、除颤器等）全部或部分失去功能；使植入物温度升高，伤害身体。

体内植入物泛指通过各种渠道进入并停留在体内的异物，包括心脏起搏器、动脉支架、血管瘤夹、静脉滤器、骨科内固定器械、义齿、人工心脏瓣膜、人工耳蜗、植入式给药装置、宫内节育器等。根据物质的磁化率，一般将植入物分为铁磁性和非铁磁性两大类。铁磁性植入物是磁共振检查的禁忌。目前，大部分植入物是非铁磁性或弱铁磁性。弱铁磁性植入物如果被牢固固定在周围组织中，待周围组织愈合后，患者可在≤1.5T 磁场中接受检查，不可在 3.0T 磁场中进行检查；非铁磁性材料包括金、银、钽、钛、钛合金、钴铬镍合金、镍钴铬钼合金或镍钛合金等，患者可进行磁共振检查。

常见植入物，"强弱"要分清

很多患者对体内植入物的材质不明确或不能确定是否为铁磁性，可在检查前将金属植入物的相关信息（如生产厂家、构成材料、植入时间、植入部位等）告知工作人员，以减少风险。下面介绍一些常见植入物的材质及磁共振检查时的注意事项。

❶ 动脉瘤夹

常用于颅内动脉瘤和动静脉畸形的治疗。如果受检者不清楚是否有动脉瘤夹，应先通过 X 线或 CT 检查判断；如果有动脉瘤夹，但不知道材质，应仔细查找病史资料或联系手术医生，了解动脉瘤夹的材质；如果查不到相关资料，应与临床医生沟通，协商是否可以选择其他检查方法。

❷ 心脏植入式电子设备

包括心脏起搏器、埋藏式复律除颤器（ICD）、植入式心血管监测仪（CM）和循环记录仪（ILR）等。以往，绝大部分患者不能做磁共振检查。近几年，磁共振兼容的心脏起搏器和除颤器应用于临床，植入这类新型仪器的患者可以做磁共振检查，但检查前需要由专业人员调整、测试起搏器为磁共振兼容模式，并在 ≤ 1.5T 场强的设备上接受检查，完成检查后再调回原模式。

❸ 血管支架和滤器

市面上几乎所有冠脉支架、主动脉支架、下腔静脉滤器等产品均经过测试，并注明磁共振安全。2007 年以前生产的外周动脉支架可能存在弱磁性，患者应在 ≤ 1.5T 场强的设备上检查。

❹ 人工心脏瓣膜

与冠脉支架类似，市面上几乎所有人工心脏瓣膜与瓣环均注明磁共振安全。

❺ 人工耳蜗

人工耳蜗是电子装置，磁共振扫描可能会使其磁极发生翻转，需要通过手术复位。因此，患者应在医生充分评估后，再考虑是否做检查。

❻ 输液泵和胰岛素泵

输液泵通常埋植于胸部皮下，主要由合金、橡胶和塑料构成，呈非铁磁性和弱磁性，磁共振检查是安全的。胰岛素泵含有电子元器件，检查时应移除，以免强磁场破坏胰岛素泵功能。

❼ 口腔植入物

如金属义齿、烤瓷牙、种植牙、牙齿矫正器等，因牢固固定在牙槽骨上，故患者可在 ≤ 3.0T 的磁共振设备上做检查。但植入物所在部位会出现伪影，影响该部位的影像诊断。

❽ 骨科植入物

钢板、钢针、螺钉及各种人工关节等，多采用非铁磁性或弱磁性材料，患者可在 ≤ 1.5T 磁场中接受检查。早期的国产骨科材料，如钢板、钢钉等磁性材料在磁共振扫描过程中可能会发热、移动，导致严重后果，属于磁共振检查禁忌。

❾ 宫内节育器及乳腺假体

金属节育器一般由铜制成，植入者可在 ≤ 3.0T 的设备上做检查，但节育器周围会产生伪影，影响诊断。乳腺假体大多为非铁磁性材料，可进行磁共振检查。

❿ 眼内植入物

磁性眼内植入物可能在强磁场中发生移位，不宜进行磁共振检查。有些义眼由玻璃制成，患者可进行磁共振检查。

此外，皮肤表面的金属钉或缝合线如果不是铁磁性的，且不在射频覆盖区域内，受检者可行磁共振检查。有些人皮肤内遗留铁砂、小铁片等异物，一般体积较小，不影响磁共振检查。PM

延伸阅读

磁共振检查前，警惕其他"异物"

除上述植入物外，在做磁共振检查前，还要避免下列"异物"。

●进入扫描室前，应将所有铁磁性物质去除，如手机、硬币、磁卡、发夹、剪刀、指甲刀、钥匙、打火机、腰带、假肢、轮椅、担架等。虽然佩戴非铁磁性饰品，如纯金、纯银、白金、玉石等可以做磁共振检查，但有的配饰成分不纯，可能含有铁磁性成分，扫描时会烫伤皮肤，故也应移除。

●皮肤上有文身（包括文眼线）者进行磁共振扫描时，可能引起热量累积，可敷上冰袋降温。

●有些药物贴片、暖宝宝中含有金属物质，为避免扫描时发热而烫伤皮肤，应在扫描前去除。

此外，怀孕3个月内的孕妇不宜进行磁共振检查；非早孕期的妇女确有检查需要时，可在 ≤1.5T 的设备上检查；造影剂可透过胎盘屏障，故孕妇不可使用造影剂。

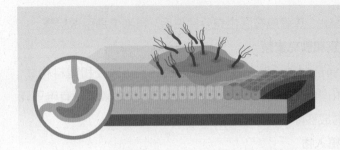

一个28岁的小伙，拿着体检报告跑进诊室，很焦虑地问我："医生，我体检查出幽门螺杆菌抗体阳性，网上说这种情况会得胃癌。我经常吃外卖，跟这个有没有关系？我女朋友说会传染，是真的吗？我同事说他吃了药也没用，根本治不好，有没有这回事？"面对这一连串问题，大家不妨了解一下，人与幽门螺杆菌的"爱恨情仇"。

与幽门螺杆菌的"爱恨情仇"

⬆ 上海交通大学医学院附属第一人民医院消化科　陈聪颖　胡国勇（主任医师）

"渣男"之"爱"，尽早防备

幽门螺杆菌（Hp）是一种在胃内特异定植的细菌，定植后不会"主动消失"，而会造成持续时间较长的感染。可以说，它是一个妥妥的"渣男"，一旦沾上，就很难甩掉。多数人感染幽门螺杆菌后无不适症状，少数人会有上腹痛、腹胀、早饱、口臭、恶心、呕吐等消化道症状。幽门螺杆菌感染会造成胃黏膜的活动性炎症，且与胃十二指肠溃疡、胃黏膜相关组织淋巴瘤和胃癌等疾病的发生有关。

研究表明，及时根除幽门螺杆菌，可治愈消化性溃疡，减少复发，降低胃癌发病风险。有消化道症状、胃镜提示有慢性萎缩性胃炎伴肠化生、胃十二指肠溃疡病史、胃癌术后、胃癌家族史、胃黏膜相关组织淋巴瘤者，一定要检测幽门螺杆菌，不要给"渣男"有可乘之机。

此"恨"绵绵，积极阻断

数据显示：世界范围内幽门螺杆菌感染率超过50%，中国的感染率在60%以上。其中，15%～20%的感染者发生消化性溃疡，5%～10%的感染者发生幽门螺杆菌相关消化不良，约1%的感染者发生胃癌及胃黏膜相关淋巴组织淋巴瘤。幽门螺杆菌传播途径广、传播力强，很难被完全阻断，让人"恨"得咬牙切齿。人是幽门螺杆菌唯一传染源，传播途径是消化道，可通过口－口（共用餐具、水杯等）、胃－口（呕吐物污染）、粪－口（随粪便排出污染食物、水源）等途径传播，主要传播场景是家庭，如家人中有幽门螺杆菌感染者，其他人因食用被污染的水或食物而感染。

预防幽门螺杆菌感染的主要措施是避免与感染者"亲密接触"，具体预防策略包括：①3个月左右更换一次牙刷，保持口腔清洁；②家中使用公筷或采用分餐制，做好碗筷消毒；③改善饮食习惯，忌饮生水，忌食生食；④在外就餐时自带碗筷；⑤家长和孩子的餐具应分开使用，摒弃咀嚼食物后喂给孩子的习惯。

不留"情"面，揪出"渣男"

来消化科就诊的患者中，20%～30%是幽门螺杆菌感染者。不同的是，有人拿着验血报告，有人拿着呼气试验报告，有人拿着粪便检查报告，还有人是自行购买试纸做的检测。那么，这些结果都准确吗？

① 呼气试验	即碳-13 或碳-14 呼气试验，是目前应用最广泛、最可靠的幽门螺杆菌检测方法，只需要"呼一口气"即可完成检测，方便、快捷且无痛苦。碳-13 是一种稳定的同位素，代谢快、副作用较小；碳-14 具有微弱的放射性，不适用于儿童、孕妇、年老体弱者。呼气检测结果分为阴性及阳性，阳性代表有感染。
② 血清抗体检测	检测血幽门螺杆菌抗体，应用也较广泛，阴性代表没有感染，阳性代表以前感染过，但无法分辨现在是否有感染，一般需要进一步做呼气试验确认。
③ 粪抗原检测	检查结果假阴性率较高，容易漏诊。
④ 快速尿素酶试验	胃镜检查时，通过检测胃黏膜组织中的尿素酶来判断是否存在幽门螺杆菌。由于活检组织比较随机，检测结果假阴性率较高，有漏诊可能。若检测结果为阳性，则是非常准确的诊断依据。
⑤ 组织学检查	病理科医生根据活检的胃黏膜组织在显微镜下的表现来确定，检测结果假阴性率亦较高。需要注意的是，若病理检查报告提示萎缩性胃炎伴肠化，而幽门螺杆菌检测为阴性，患者应通过呼气试验进一步确认是否存在感染。

此外，市面上有大量幽门螺杆菌检测试纸，但大部分检测结果不太可靠。且这种检测方法易受食物、药物、口腔清洁情况、操作方法等多种因素干扰，准确性不高。

需要提醒的是，检测幽门螺杆菌前必须停用质子泵抑制剂（如奥美拉唑、雷贝拉唑、艾普拉唑等）至少2周，停用抗菌药（如甲硝唑、左氧氟沙星、头孢菌素、阿莫西林、克拉霉素等）、铋剂（如枸橼酸铋钾）和某些具有抗菌作用的中药至少4周，否则可能出现假阴性结果，影响临床诊断。

有"仇"必报，刻不容缓

根据目前的指南，幽门螺杆菌感染者均推荐进行根除治疗。正所谓"有仇报仇，有怨报怨"，面对"渣男"，如何"报仇"？

首先，不要自行在网上购买所谓的杀菌牙膏或保健品等，这些产品目前没有确切有效的依据。

其次，应到正规医院就诊，目前常用的根除幽门螺杆菌方案为"四联杀菌"方案，疗程2周。常用药物包括质子泵抑制剂（如奥美拉唑）、铋剂（如枸橼酸铋钾）及两种抗菌药（如阿莫西

林、克拉霉素、甲硝唑、左氧氟沙星等）。部分感染者服药后会出现胃部不适、反酸及腹泻等不良反应，可在餐前半小时口服质子泵抑制剂和铋剂，餐后口服抗菌药，有助于改善胃肠道反应。口服铋剂可能导致大便发黑，不过停药后可恢复正常，不必过度担心。

最后，在疗程结束、停药1个月后，应复查呼气试验，以判断幽门螺杆菌是否被根除。如果复查结果仍为阳性，千万不要自行用药或延长疗程，而应至医院就诊，在医生指导下采取合理的应对措施。

总之，"渣男"的"仇"，应借助医生的力量来"报"。PM

 对付幽门螺杆菌这个"渣男"，我们要认清它、远离它、消灭它，尽量避免经历这段"爱恨情仇"，降低感染率。

中国人饮食讲究"色、香、味"俱全，其中，"色"指食物的色泽鲜艳，令人胃口大开。自古以来，中国人就将红曲、艾草、紫苏等加入食物，赋予食物悦目的色彩。随着现代食品工业的发展，食用色素成为保持食品色泽的"法宝"。但随着人们食品安全意识的增强，其安全性也被推至"风口浪尖"。食用色素有哪些？安全性如何？

舌尖上的 "缤纷色彩"

上海市预防医学研究院 丁丹婷 熊丽蓓（主任技师）

扫描二维码，立即收听

天然食用色素：来源于自然界

随着人们对"0添加""纯天然"食品的日益推崇，天然食用色素越来越受到大众的青睐。天然食用色素通常来源于自然界的动物、植物或微生物等。研究发现，天然食用色素不仅具有着色作用，相当一部分还具有促进健康的生理活性，如番茄红素、姜黄素、叶黄素、花青素等。

❶ 红色天然食用色素

• 红曲由红曲霉菌寄生在粳米上形成，常用于制作红曲酒和红腐乳。红曲中含有 γ-氨基丁酸等，有一定的调节血脂、降血压作用。

• 番茄红素又名番茄素，大量存在于红色的水果、蔬菜中，如番茄、番石榴等，是天然抗氧化剂，对抑制肿瘤、预防冠心病有一定作用。

• 胭脂虫红是从雌胭脂虫中提取的天然色素，用于糖果、饮品等着色，对病毒性疾病有一定的预防作用。

• 辣椒红是从辣椒中提取的天然色素，主要成分是辣椒红素和辣椒玉红素，有抗氧化、增强新陈代谢的作用。

• 甜菜红素来自红甜菜，主要成分为菜红苷，广泛应用于果冻、糖果等，具有抗氧化作用，有助于预防心血管疾病和神经变性疾病。

❸ 橙黄色天然食用色素

• 姜黄素是从姜科植物根茎中提取的多酚类化合物，具有调节血脂、抗炎、利胆、抗氧化等功效。

• 胡萝卜素常作为维生素 A 补充剂、抗氧化剂、着色剂应用于食品中。

• 栀子黄属类胡萝卜素，由成熟的栀子果实提炼而成，常用于果汁、饮料等，是一种抗氧化能力强的色素，有清热去火、利胆护肝、降低胆固醇等功效。

• 叶黄素广泛存在于木瓜、南瓜等橙黄色果蔬中，抗氧化性较强，有助于保护视力、延缓早期动脉硬化、预防糖尿病等。

❷ 绿色天然食用色素

叶绿素是广泛存在于植物及藻类中的一类绿色色素，有一定的抑菌、抗氧化作用。叶绿素本身不稳定，一般被转变为叶绿素铜、叶绿素铜钠盐、叶绿素铜钾盐等稳定的半合成色素。

❹ 蓝紫色天然食用色素

• 花青素广泛存在于紫甘蓝、蓝莓、樱桃、葡萄等蔬果中，具有抗氧化及清除自由基等作用。花青素呈现的颜色非常丰富，在酸性条件下偏红，中性条件下呈紫，碱性条件下偏蓝。

• 栀子蓝是从栀子果实中提取的色素经食品酶处理而成的天然食用色素。

⑤ **白色天然食用色素**

二氧化钛是目前较常用的天然白色素。食品级二氧化钛溶解度低，常以微粒形式被广泛用于糖果、固体饮料中。

⑥ **棕褐色天然食用色素**

焦糖色又称焦糖，由糖通过褐变反应制得，安全性较高，广泛用于糖果、饮料、调味品、饼干。

❼ **黑色天然食用色素**

植物炭黑是常见的黑色素，由植物树干、壳炭化而成，无臭、无味、安全性高，常用于糖果、冷饮、糕点等。

天然食用色素并非绝对安全

天然色素来源于自然资源，大众接受度比较高，但不能盲目认为它们是绝对安全无害的。天然色素的原料大多为植物，在种植、收获、存储的过程中，可能存在霉变、受污染等情况；在提炼加工过程中，可能存在杂质混入、提取剂残留、有效成分结构变化等潜在安全隐患。此外，天然色素的组成复杂，通常为一类化合物，其毒理学评价、卫生标准等有待更深入的研究。

人工合成食用色素：着色稳定、价格低廉

由于天然食用色素性质不稳定，食物的酸碱环境、高温蒸煮等都可能影响其着色效果。早在1865年，英国人帕金合成了世界上第一个人工合成色素——苯胺紫。此后，人工合成食用色素就出现在食物中。经过长期、充分的安全评估，现代的人工合成食用色素具备价格低、色泽好、着色稳定、添加量小、安全性较高等优势，受到很多食品生产厂商的欢迎。

目前国内使用较多的人工合成食用色素包括苋菜红、胭脂红、日落黄、赤藓红（樱桃红）、柠檬黄、新红、靛蓝、亮蓝等。

适量食用人工合成色素是安全的

首先，我国国家标准对人工合成食用色素的安全性、使用范围和最大使用量都有明确规定，严格按照国家标准添加的食品是安全的。大家在购买食品时，选择正规渠道和品牌，可大大降低食品安全风险。

其次，抛开剂量谈毒性是不科学的。即使是相对安全的食品，过量摄入也会对身体造成不良影响。购买食品时，可注意标签上的配料表，尽量避免长期、大量食用含有某种人工合成色素的食品。饮食结构多样化、食品来源多元化，可最大限度保障饮食安全。

第三，我国不允许在婴幼儿食品中添加人工合成色素，较大龄的儿童应尽量避免食用含人工合成色素的食品，以免代谢功能及生长发育受到不良影响。

其实，无论是人工合成食用色素还是天然食用色素，大家都应理性看待，控制摄入量。**PM**

延伸阅读

家庭餐桌的增色"秘诀"

赋予食物鲜艳的色泽，其实不需要高科技，很多颜色就在大家常吃的食物中。只要在烹饪时融入一些巧思，就可以兼顾美观和安全。

例如：蔬菜、水果自带五彩斑斓的颜色，犹如"天然调色盘"，将蔬菜、水果加入菜肴中点缀，或用榨汁机将其制成蔬果汁，将蔬果汁入菜，就能为食物赋予缤纷色彩，增添趣味性和氛围感。此外，也可以直接购买各种蔬果粉加入菜肴。

近年来，不少以往不常见到的"小众"水果借着"助农"的东风在直播平台上卖得红红火火，毕竟物以稀为贵，大家都想尝尝鲜。这些少见的水果是新品种吗？有哪些营养特色？该如何挑选呢？

揭开"小众"水果 的神秘面纱（上）

山东省标准化研究院高级工程师　李倩

"小众"水果之所以"小众"，主要有以下原因：①新产品刚上市，尚需逐步推广；②产量相对较低；③产品货架期较短；④具有明显的地域性，在某些地区是"小众"，在某些地区却是"大众"；⑤消费者消费习惯的影响。

苹果苦瓜

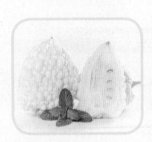

苹果苦瓜属于葫芦科、苹果苦瓜属一年生草本植物，源于中国台湾地区，是杂交培育的新品种，2013年开始在中国大陆推广和种植。苹果苦瓜形似苹果，但表皮似苦瓜，有凹凸不平的疙瘩状凸起，成熟后表皮比较白，果肉晶莹剔透，口感脆甜多汁，与水果玉米类似，既可以作为水果生吃，也可以作为蔬菜烹调后食用。

营养价值

苹果苦瓜营养丰富，作为药食同源食品，近年来备受消费者喜爱。中医认为其具有清热消暑、养血益气、增进食欲、健脾开胃、滋肝明目、活血利尿等功效。苹果苦瓜富含多种维生素和矿物质，特别是维生素C含量很高，其中含有的某种生理活性物质对减肥也有一定辅助作用。

挑选窍门

● **看外形** 宜选择中等大小、果形规则、饱满的苹果苦瓜。

● **看表皮** 表皮为白色的，成熟度好；表皮较坚硬、晶莹剔透说明新鲜度高，表皮皱缩则表明失水、不新鲜。

● **看"疙瘩"** 表面疙瘩大且饱满丰厚的苹果苦瓜果肉更厚，口感更好。

榴莲蜜

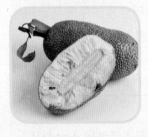

榴莲蜜原产于印度尼西亚、马来西亚、新加坡、泰国等东南亚国家。我国海南、福建、广西、广东和云南有少量栽培。榴莲蜜的果形、外皮及植株、生长特性与波罗蜜相似，果形比波罗蜜小，皮较薄，因此又名小波罗蜜。榴莲蜜果肉柔软甜糯、香味浓郁，因带有似榴莲般的气味而得名。

营养价值

现代营养学研究证实，榴莲蜜中含有丰富的糖类、蛋白质、B族维生素、维生素C、矿物质、脂肪等。

挑选窍门

● **看颜色** 果壳金黄表明果实成熟，青色或浅黄色则表明未熟。

● **试弹性** 轻轻按压外壳，有弹性表明已成熟。

● **闻气味** 气味浓郁芳香表明已成熟，气味清淡或仅有草木气味提示口感不佳。

● **看果柄** 果柄上的切口新鲜，说明果实采摘后存放时间较短，新鲜度较高。

火参果

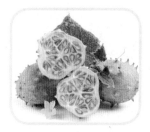

火参果又名刺角瓜、刺角甜瓜、非洲角瓜等，属葫芦科、黄瓜属，是可以一年多次种植的四季水果。火参果原产于非洲南部，2010年被引进我国，适应性强，凡是能种黄瓜的地方均可种植。目前，我国火参果种植业主要分布在广东、广西、湖南、湖北、江西、江苏、浙江等，以江西鄱阳规模最大。

火参果表皮坚硬，呈带刺的橄榄型，长约12厘米，直径约8厘米，单果重100～200克，生长期果皮为绿色，成熟后为金黄色。熟透的火参果肉呈凝胶状，如同果冻一般细腻、多汁，清新爽口，老少皆宜。

营养价值

火参果富含铁、钾、钙、镁、B族维生素、维生素C、花青素、胡萝卜素和膳食纤维等，含糖量很低，适合老年人及糖尿病患者食用。

挑选窍门

● **看颜色** 宜挑选外皮颜色为金黄色、微泛红、有光泽的火参果。外皮发绿说明不够成熟，果肉偏酸。

● **看外观** 新鲜的火参果应为带刺的橄榄形，表皮坚硬，无碰伤。

● **看大小** 品质佳的火参果应是大而饱满的。

● **闻气味** 成熟火参果有芳香气息。

● **掂重量** 同等大小的火参果越重，水分越多，口感越好。

姑娘果

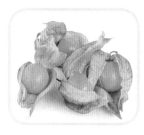

姑娘果又名酸浆、菇茑、菠萝果、挂金灯、灯笼果、洛神珠等，是多年生草本植物，原产于中国，在云南、广西、广东、海南和东北三省均有野生资源分布。野生及种植姑娘果目前在我国东北地区分布较广泛，其他地区种植相对稀少。

● **黄姑娘果** 成熟后呈黄色，果实外有一层草纸样的外皮。株枝上的果实呈多角灯笼形，内有圆形果球，如樱桃大小，秋天成熟后可食用，味甘甜。它还是一种中药材，有清热解毒、镇咳利尿的功效。据现代营养学分析，黄姑娘果含有18种氨基酸、21种矿物质和8种维生素，是一种风味独特、营养丰富的天然绿色食品。

● **紫姑娘果** 紫姑娘果的个头较大，直径约为黄姑娘果的2倍。其未成熟时，果皮呈绿色，外形很像没有成熟的番茄，食用时舌头会有些发麻；成熟后，果

挑选窍门

● **看表皮** 表面应完整、光滑，包括果实外包裹的草纸样外皮。如果表皮不完整，说明里面的果肉很可能已经腐烂。

● **看颜色** 人们食用最多的黄姑娘果成熟时是黄色的，发绿的口感不佳。如果果实呈土黄或暗黄色，说明不够新鲜。

● **看手感** 果实坚挺、捏起来感觉很饱满，没有干瘪、软塌的感觉，说明水分比较多，口感更好。

皮呈青紫色，植株的茎叶及果实表面有少许黏腻液体，味道有些怪异，有轻微毒性，一般不宜作为水果食用。

● **红姑娘果** 红姑娘果味苦，果实中含人体所需的十几种氨基酸、矿物质，既可以作为水果生食，又可制成多种食品，药用价值也很高。红姑娘果的花萼可药用，有清热解毒的功效，可用于治疗咳嗽、咽喉肿痛、肝炎、小便不利等。🅿🅼

碳水化合物计数法:

"糖友"饮食控制新选择

复旦大学附属华东医院营养科　徐丹凤　孙建琴（教授）

碳水化合物对血糖影响大

进餐后1~2小时,食物中90%以上的碳水化合物会转变为葡萄糖进入血液中,使血糖升高。我国居民的膳食以植物性食物为主,碳水化合物含量丰富。很多糖尿病患者通过少吃或不吃主食来控制血糖,殊不知,这么做会增加低血糖的发生风险,不利于长期的血糖控制。

碳水化合物计数法有何特色

碳水化合物计数法是一种控制血糖的饮食管理方法,通过准确计算全天饮食中碳水化合物的需要量,将其合理分配到各餐中,以保证碳水化合物的摄入量和时机适宜。该方法将含有特定碳水化合物量(大多为15克)的食物作为1份"碳水化合物交换份",相同种类的食物可相互替换,以保证食物多样性。

碳水化合物计数法简便易行,可精准关联每餐碳水化合物含量与餐后血糖水平,从而更有效地控制血糖。该方法适用于各型糖尿病患者,尤其适用于采用胰岛素治疗的患者。

碳水化合物计数法"三部曲"

1 确定每日能量需要量

糖尿病患者应维持适宜的能量摄入量,既满足营养需求,又有利于控制血糖和保持健康体重。根据《中国2型糖尿病防治指南(2020)》,糖尿病患者需要先确定标准体重(即理想体重),再根据公式计算每日能量需要量。

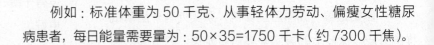

标准体重的计算方法为:
男性标准体重=[身高(厘米)−100]×0.9(千克)
女性标准体重=[身高(厘米)−100]×0.9(千克)−2.5(千克)

例如:标准体重为50千克、从事轻体力劳动、偏瘦女性糖尿病患者,每日能量需要量为:50×35=1750千卡(约7300千焦)。

糖尿病患者每日能量需要量[千卡(千焦)/千克标准体重]

身体活动水平	偏瘦（BMI ≤ 18.5 千克／米²）	正常（18.5 < BMI < 23.9 千克／米²）	超重或肥胖（BMI ≥ 24 千克／米²）
重（如搬运货物）	45~50（188~209）	40（167）	35（146）
中（如电工安装）	40（167）	30~35（125~146）	30（125）
轻（如坐式工作）	35（146）	25~30（104~125）	20~25（84~104）
休息状态（如卧床）	25~30（104~125）	20~25（84~104）	15~20（62~84）

注:该标准适用于成年人。

2 确定每日碳水化合物需要量并合理分配

根据《中国 2 型糖尿病防治指南（2020）》，糖尿病患者膳食中碳水化合物提供的能量应占总能量的 50%～65%。糖尿病患者应先确定每日碳水化合物的需要量，再将这些碳水化合物按比例分配到一日三餐和加餐中。在每日碳水化合物需要量不变的情况下，每天相同餐次的碳水化合物摄入量应保持不变。

糖尿病患者每日碳水化合物分配表

每日能量需要量 [千卡（千焦）]	每日碳水化合物 摄入量（克）	碳水化合物摄入量（克）					
		早餐 （克）	加餐 （克）	午餐 （克）	加餐 （克）	晚餐 （克）	加餐 （克）
1000（4180）	135	30	15	30	15	30	15
1200（5016）	165	35	20	35	20	35	20
1400（5852）	195	45	20	45	20	45	20
1600（6688）	225	50	25	50	25	50	25
1800（7524）	240	50	30	50	30	50	30
2000（8360）	270	60	30	60	30	60	30
2200（9196）	300	65	35	65	35	65	35

注：碳水化合物的摄入量取整数，按供能占每日能量需要量的 55% 计算得出；不必每日均吃 6 餐，但少食多餐更有利于血糖控制。

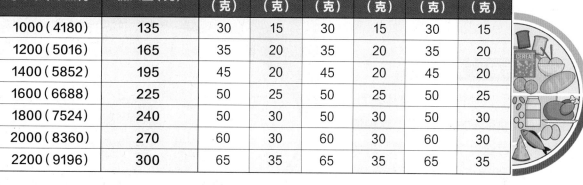

3 确定食物份数，并制定食谱

所有种类天然食物中，只有谷薯类、蔬菜水果类和奶类食物中含有碳水化合物。1 份淀粉类食物、1 份水果含有 15 克碳水化合物，1 份乳制品含有 12 克碳水化合物，1 份蔬菜含有 5 克碳水化合物，每份碳水化合物交换份的可食量可根据《中国食物成分表》计算。

碳水化合物可简单分为两类：

❶ 简单碳水化合物

包括果糖、葡萄糖和乳糖等，大多数存在于水果、甜品和含糖饮料中。它们结构简单，进入人体后消化、吸收速度快，可在短时间内使血糖快速升高，对血糖水平波动影响大。

❷ 复合碳水化合物

包括淀粉、糊精、纤维素等，主要存在于粮谷类、薯类、根茎类蔬菜和豆类中。它们结构复杂，消化、吸收速度相对缓慢，使血糖平缓上升，造成的血糖波动较小。

常见食物碳水化合物交换份简表

食物	可食量 （克）	碳水化合物 含量（克）	食物	可食量 （克）	碳水化合物 含量（克）
米饭	60	15	卷心菜	100	5
苏打饼干	20	15	绿豆芽	100	5
面包	30	15	芹菜	100	5
菜肉水饺	45	15	番茄	100	5
馒头	35	15	牛奶	240	12
油条	30	15	酸奶	120	12
燕麦片	25	15	西瓜	180	15
红薯	65	15	草莓	250	15
土豆	90	15	苹果	150	15
山药	130	15	橙	140	15
蚕豆	30	15	猕猴桃	120	15

每餐应选择不同种类的碳水化合物，适当多摄入复合碳水化合物。同类食物可经常更换品种，增加食物的多样性，不宜长期偏食同一种食物。PM

所谓"热在三伏"，七月是一年中气温最高且潮湿闷热的时段，中暑、心脑血管病等多种健康问题可能接踵而来。伏天养生，防暑祛湿是重点。有些地区在入伏时会举办"伏羊节"吃羊肉，大热天为何要吃容易上火的羊肉？

三伏 养阳餐

上海中医药大学附属龙华医院
临床营养科主任医师　蔡　骏
菜肴制作　李纯静（营养师）

● 防"苦夏"，需补益

入伏后，人往往会觉得身体乏力、口淡乏味、食欲不振。在民间，这种情况被称为"苦夏"。因此，"开胃"是伏天饮食养生的重点。适当吃苦味食物，如苦瓜、苦菜、苦荞麦等，不仅清热解暑，还能健脾开胃、刺激食欲，有助于排出体内湿气。另外，适当多吃冬瓜、莲子、扁豆、薏苡仁等清热解毒、健脾利湿的食物，有助于预防中暑。

伏天人体出汗多，易耗气伤阴，加上食欲下降，易导致体虚。因此，宜适当多吃山药、蜂蜜、莲藕、木耳等益气养阴的清淡食物，以及豆制品、牛奶、鸡肉、鸭肉、猪瘦肉等富含优质蛋白质的补益食物，以增强体质。

● 三伏养阳宜吃羊

三伏是一年中人体阳气最旺的时候，"伏"表示阴气受阳气所迫藏伏于体内。阳气旺盛的伏天，人体也有不少寒凉之邪蛰藏其中，影响阳气生发。比如：炎热的伏天，不少人贪凉喜冷，洗凉水澡；长时间待在空调房内，吹电扇；爱吃冷饮，过食寒凉之物；等等。《黄帝内经》有云："春夏养阳，秋冬养阴。"

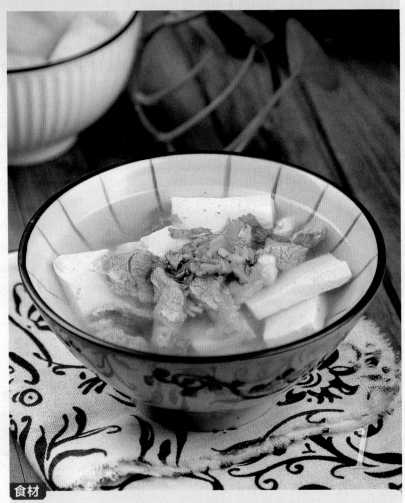

食材

羊肉 150 克，老豆腐 150 克，当归 5 克，生姜、香菜、葱各 10 克，干淀粉、盐、味精、料酒各适量。

顺应自然，伏天养生应养阳、护阳。

我国江苏、安徽、上海等地有三伏天"吃伏羊、喝羊汤"的民间习俗。羊肉味甘、性温，入脾、肾两经，具有补体虚、祛寒凉、温补气血、益肾气、补形衰、开胃健力的食疗功效。伏天吃羊肉，以热制热，可借助三伏天阳盛特点，将藏匿体内的冬春之毒、寒湿之气驱除散发，发挥以食为疗的作用。

● 吃"伏羊"需分体质

吃"伏羊"益处多，但并非人人适合，需要分体质而论。羊肉是温性补益食物，适宜年老体虚、中焦虚寒、气血虚弱、肾阳不足之人，多表现为冬天手足不温、畏寒无力、腰酸阳痿，妇女气血两虚、形体消瘦、产后血虚、乳汁不下、自汗或虚汗不止等；亦适合脾肾阳虚的慢性支气管炎、哮喘患者。有发热、牙痛、口舌生疮、便秘等症的实热过盛、阴虚内热、湿热体质者，不宜食用羊肉，否则易助热伤阴、动火动血，加重病情。

● "伏羊"最宜清炖

烹饪羊肉方法颇多，蒸、煮、炒、涮等无一不可。"伏羊"最适合清炖，烹饪时，应少放盐、葱、姜，不宜使用辛辣燥热的作料，在补充元气的同时避免上火。倘若将羊肉与其他药食同源之品合制成食疗美味，遵循"虚则补之"的原则，按"需"食补，更能养生强身。下面介绍几款适合三伏天吃的羊肉药膳。

➊ 羊肉豆腐羹

制作方法：将羊肉洗净，切薄片，放适量盐、料酒拌匀入味，再加入干淀粉抓匀上浆；豆腐切小片；生姜、香菜、葱分别择洗净，切末、切段；锅中加适量水，放入当归、姜末，煮沸后小火炖约10分钟，撒入羊肉片、豆腐片煮沸，再稍煮片刻后调入盐、味精，撒上香菜、葱即成。

食疗功效：健脾和胃，滋阴温阳。豆腐味甘、性凉，有益气和中、生津润燥的功效，配伍羊肉，可消除其易上火之弊端，适合年老体弱、气血两虚者食用。

➋ 羊肉茴香汤

制作方法：将羊肉洗净、切片，锅中放适量水，加入羊肉、姜片、料酒及用纱布包好的茴香、草果，炖至肉熟烂时，取出纱布包，汤中加盐调味即成。

食疗功效：温补脾胃，祛寒止痛。茴香味辛、性温，有温肾散寒、理气止痛、开胃止呕的功效，配伍羊肉，适用于脾胃虚寒所致腹部隐痛、消化不良等症。

➌ 黑豆炖羊肉

制作方法：黑豆洗净，放入水中浸泡4～6小时；山楂洗净、去核、切片；羊肉洗净、切块，焯水后捞出冲净、沥干；锅中放入羊肉块、姜片、黑豆、料酒和适量水，大火煮沸后改文火炖至八成熟，加入山楂片、盐，炖熟即可。

食疗功效：健脾益肾，暖胃补虚。黑豆有补肾益阴、健脾利湿的功效，山楂开胃消食，配伍羊肉，适用于病后体虚、脾虚湿困所致食欲不振、消化不良等症。 PM

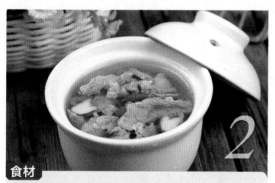

食材
羊肉150克，姜片15克，茴香5克，草果2枚，盐、料酒各适量。

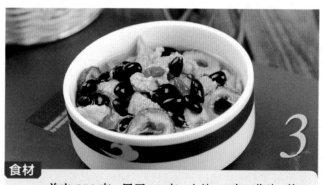

食材
羊肉250克，黑豆50克，山楂10克，姜片、盐、料酒各适量。

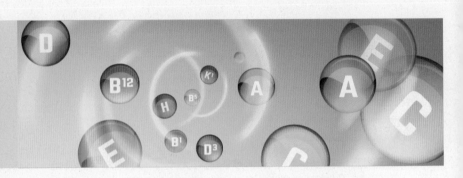

2009 年，有媒体发表了一篇题为《碘盐致病疑云》的文章，把甲状腺疾病高发与推广食用碘盐联系在一起，引发了长达数年的讨论。碘盐属于营养强化食品，这类食品是怎么出现的？它究竟是天使还是魔鬼？

营养强化食品，天使还是魔鬼

上海市黄浦区疾病预防控制中心副主任医师　赵加奎

营养强化食品的发展史

人体需要从外界摄入多种营养素，以维持正常的生理功能。现代社会生活节奏快，越来越多的人倾向于选择方便、简单、快捷的加工食品。然而，加工食品在生产、加工、运输、贮存的过程中，其含有的营养物质会受到一定程度的破坏。长期食用加工食品，人体所需的各种营养素难以得到全部满足。为满足不同人群的营养需求，人们在某些食品加工的过程中人为加入了一些人体必需且容易缺乏的营养素。这种被人为添加了营养素的食品，称为营养强化食品；这些被添加进去的营养素，称为营养强化剂。

营养强化食品的发展已经有一百多年的历史，最初的动机是为了消除或缓解某些营养缺乏病。碘盐是最早推广的营养强化食品。1833 年，法国化学家布森戈首次提出采取食盐加碘的方式控制地方性甲状腺肿，但没有得到重视。直到 1922 年，瑞士成为第一个在全国范围内推行碘盐的国家。1924 年，美国密歇根大学的儿科医生大卫受瑞士推广碘盐的启发，将碘盐用于美国密歇根州地方性甲状腺肿的防治，这是人类历史上第一次大规模采用碘盐防治地方性甲状腺肿。此后，营养强化食品得到快速发展。1936 年，美国营养审议会建议在牛奶和人造奶油中强化维生素 A 和维生素 D，该措施消灭了美国幼儿的佝偻病。1941 年底，美国食品药品管理局（FDA）提出强化面粉的标准，规定必须在白面和面包中强化维生素 B_1、维生素 B_2、烟酸和铁，此举彻底消灭了美国的糙皮病；1943—1958 年，美国又陆续对玉米粉、糊状食品、面包、大米进行了营养强化。鉴于营养强化食品在消除和缓解某些营养缺乏病方面发挥的作用，一些国家和地区相继开始推行相似的做法，使营养强化食品逐步在世界范围内得到推广。

我国常见的营养强化食品

我国的营养强化食品起步较晚，1994 年 10 月，国务院颁布了《食盐加碘消除碘缺乏病危害条例》，并从 1995 年开始全民推广食用碘盐。目前，我国的营养强化食品主要分为三类：一类是国家强制推广的营养强化食品，主要是碘盐；第二类是国家建议推广的营养强化食品，如铁强化酱油、强化面粉等；第三类是企业自主推广的营养强化食品，如婴幼儿配方奶粉、高钙饼干等。

目前市场上常见的营养强化食品如下：

1 强化食盐

主要是碘盐，还有微胶囊铁强化盐、硒强化盐、锌强化盐、核黄素强化盐等。

2 铁强化酱油

由于我国居民的饮食结构以植物性食物为主，铁的吸收率较低，单纯依靠食物难以达到补铁的目的，缺铁性贫血成为居民普遍存在的健康问题。我国食用酱油的历史悠久，将铁添加在酱油中，具有吸收率高、不改变酱油性状和口感、补铁效果显著、安全经济等特点。

3 强化面粉

在面粉中添加营养素是我国推广碘盐后的又一项改善公众营养状况的重大举措。目前常见的是"7+1强化面粉"，即添加维生素 B_1、维生素 B_2、烟酸、叶酸、铁、钙、锌和维生素 A 这 8 种营养素的面粉。其中，维生素 A 为建议配方。

4 强化大米

由于面粉的食用范围主要在北方，南方人以食用大米为主。于是，国家公众营养改善项目办公室决定将上述 8 种营养素添加到大米中，由此产生了强化大米。强化大米多采用假米粒法，即以淀粉类物质，特别是以大米粉为基础粉，与营养素混合均匀后制成面团，经干燥后制成营养米粒，与普通大米按一定比例混合。

5 强化食用油

由于植物性食物为主的膳食结构很难保证人体能够获得足够的维生素 A，因此国家公众营养项目办公室实施了在食用油中强化维生素 A 的强化食用油方案。目前，国内多家品牌食用油厂家都推出了维生素 A 大豆油和维生素 A 花生油等强化食用油。

6 强化辅助食品

常见的如配方奶粉，通过调整奶粉营养成分的比例，强化钙、铁、锌、硒等矿物质，维生素 A、维生素 D、维生素 E、维生素 K、维生素 C、B 族维生素、牛磺酸、低聚果糖等营养素，以及益生元功能因子等。

如何选择营养强化食品

虽然相关部门一直在大力推广营养强化食品，但不得不说的是，营养强化食品并未得到消费者的完全认可，消费者的疑虑一直存在。这是因为，中国人普遍相信"过犹不及"，甲之蜜糖，乙之砒霜，长期摄入某种营养素，很可能会造成摄入过量，反而会对健康造成危害。

实际情况也是如此。各种营养素在人体内都有一定的含量和比例，如果某些营养素过量，可能导致一些副作用。因此，消费者在选择营养强化食品时，首先应通过医学检验判定自己是否缺乏某种营养素，进而确定是否需要选择相应的营养强化食品。

一般而言，选择营养强化食品需要遵循以下原则：

● **针对性** 根据年龄、身体状况、生活环境等，选择相应的营养强化食品，不可随意食用。

● **平衡性** 各种营养素的补充必须合理，不能偏补或过补。

● **安全性** 从正规渠道购买营养强化食品，以确保其符合食品安全国家标准。

● **不可用营养强化食品代替日常饮食** 虽然营养强化食品可以补充某些营养素，但人体各种营养素的最佳来源还是日常饮食，只要坚持日常饮食多样化，营养全、数量足，就能够满足身体需要。**PM**

夏季炎热，很多人经常抱怨"热死了"。虽然这一说法有些夸张，但中暑严重时确实可危及生命。高温天，科学防暑是每个人的"必修课"。

扫描二维码，立即收听

暑热来袭，科学防暑有妙招

⬢ 上海市疾病预防控制中心副主任医师　刘美霞

中暑，通俗来讲，就是太热导致的一种急性病，是指在高温环境下，由于人体热平衡或水电解质代谢紊乱、有效循环血量减少而引起的以体温升高、中枢神经系统功能障碍、心血管功能障碍等为主要表现的急性全身性疾病，按照严重程度，可分为热痉挛、热衰竭和热射病。

热痉挛

是一种短暂、间歇发作的肌肉痉挛，伴疼痛，多见于四肢肌肉、咀嚼肌及腹肌，尤以腓肠肌最明显，呈对称性；体温一般正常。热痉挛可能与钠盐丢失相关，属于轻微中暑。它常发生于初次进入高温环境或运动量过大时，及时处理后，患者一般可在短时间内恢复。

热衰竭

是身体对水分和盐分过度流失的反应，通常是出汗过多所致，症状包括大汗淋漓、精神改变（判断力差、易怒）、头痛、恶心、头晕、虚弱、体温升高、口渴、尿量减少。如果不能及时得到足够的液体补充，脱水会使热衰竭恶化，发展为危及生命的热射病。

热射病

是最严重的中暑类型，典型症状为急骤高热（体温迅速升高至40℃以上），皮肤干热、意识障碍，严重时可引起多器官功能障碍，常可遗留神经系统后遗症。热射病分为经典型热射病和劳力型热射病。经典型热射病由被动暴露于环境酷热和散热机制不良所致，多见于体温调节能力较差者（如年老体弱者、儿童）、伴有基础疾病者及长时间处于高温环境者等。劳力型热射病由剧烈运动或劳动造成产热大于散热所致，多见于高温、高湿环境下从事重体力劳动的中青年人。

中暑时，高温如何侵袭健康

人体通过体温调节机制使体温保持在正常范围内。体温调节机制包括产热和散热，产热即代谢产热；散热的主要器官是皮肤，散热方式包括干散热（对流、辐射、传导）和蒸发散热（汗液蒸发）。

当环境温度高于皮肤温度时，人体无法通过传导、对流和辐射散热，蒸发散热是主要降温手段。皮肤的蒸发散热效率取决于皮肤和环境空气之间的绝对湿度梯度。在高湿度条件下，周围空气从皮肤表面去除水分的能力下降。

在高温（湿）或高强度运动（劳作）下，若产热大于散热，人体就可能进入"体温升高 – 出汗 – 脱水 – 体温进一步升高"的恶性循环，即体温迅速升高，大量出汗；出汗会消耗体内的水分和盐分，引起脱水和细胞损伤，最终导致多器官损伤。

老人、儿童，尤易中暑

除气候因素外，人体热调节能力受多种因素影响，包括内在生理因素（如年龄、性别）、疾病和损伤、胖瘦、着装等。老人和儿童尤其容易中暑。这是因为老人的皮肤传感功能随年龄增长而降低，对高温感觉迟钝，且温度调节效率低，更容易受高温影响。值得注意的是，不少老人即使在高温天也不开空调，十分容易中暑。儿童的体温调节系统还不成熟，汗腺尚未发育完全，对高温的耐受能力较弱。

防暑十字诀："衣食住行用，天时风水人"

炎热天气的防暑策略可总结为以下十字诀：

衣 穿宽松、轻薄、透气（有利于空气流通）、吸湿、速干（易吸汗、易干燥）的浅色衣物。

食 高蛋白质饮食可引起尿量和饮水需求增加。因此，天气炎热时，不宜摄入过多蛋白质，可适当控制鸡蛋、肉类等食物的摄入量。

住 天气炎热时，应使用空调、电扇等，保持室内凉爽。白天可使用窗帘等，控制阳光直射时间。可在屋内放置温度计，随时测量室内温度。理想情况下，白天的室温应保持在32℃以下，夜间应保持在24℃以下。这对60岁以上老年人、婴儿及慢性病患者尤为重要。

行 尽量避开阳光最强烈的正午时段外出。外出时，宜事先涂抹防晒霜、戴太阳镜、使用遮阳伞，并尽量走在树阴下。尽可能避免户外剧烈运动。外出时携带饮用水，确保饮水充足。

用 在身体状况较好时，可适当通过洗澡保持身体凉爽。冷敷、包裹湿毛巾、足浴等是局部降温不错的选择。

天 经常查看天气预报，注意气象部门发布的高温和热浪预警。"高温"是指当日最高气温达到35℃以上；"高温热浪"是指连续3天以上的高温天气。高温预警分三级：黄色，表示天气闷热，预计连续3天日最高气温≥35℃；橙色，表示天气炎热，预计24小时内最高气温≥37℃；红色，表示天气酷热，预计24小时内最高气温≥40℃。

时 在天气炎热的时节或一天中气温最高的时段，应格外加强防暑措施，尤其要注意急性高温。如果必须进行户外运动或劳动，可在一天中较为凉爽的时段（如早上）进行。

风 早晚保持环境通风，可借助自然风或电扇、空调等方式增加空气流动以降温。

水 及时、充足饮水，即使不渴，也应经常补水。可通过体重、尿色、口渴程度判断是否缺水，一般尿液颜色越深，表明体内越缺水，深色尿液是脱水的表现之一。大量出汗后，补水应尽量选择电解质溶液，避免饮酒、咖啡及高糖饮料。

人 老年人、婴幼儿是中暑的高风险人群。家庭成员应对老年人予以关照，特别是独居老人。家长应注意查探婴幼儿的体温，尤其应注意不将婴幼儿留在轿厢密闭的汽车内。此外，肥胖者皮下脂肪较厚，相对不容易散热；腹泻者容易发生体内水分和电解质流失；过度疲劳或睡眠不足者的心肺功能可能有所下降，排汗减少。这些人更容易中暑，应避免在高温环境中进行剧烈运动或体力劳动。**PM**

"生了个大胖小子",
新生儿越胖越有福气吗

在不少家长的观念里，"大胖小子"是健康、可爱和幸福的象征。然而，新生儿真的是越胖越有福气吗？

上海市预防医学研究院　钱耐思　虞慧婷（主任医师）

新生儿越来越胖了

出生体重是反映新生儿在子宫内生长发育情况的重要标志。正常情况下，新生儿的出生体重一般为 2.5～4 千克，平均为 3 千克；体重 1 千克以下的，为超低出生体重儿；体重 1～1.5 千克的，为极低出生体重儿；体重 1.5～2.5 千克的，为低出生体重儿；体重 4 千克以上的，属于巨大儿。

不论是其他国家还是我国，新生儿的出生体重都在逐年增加。我国巨大儿的发生率由 20 年前的 3% 上升到如今的 5%，男婴巨大儿发生率明显高于女婴。上海市的监测信息显示，2004—2022 年巨大儿平均发生率为 6.92%，其中男婴为 8.66%，女婴为 4.98%，已有超过 21 万名巨大儿出生。

新生儿出生体重过高的原因，主要是准妈妈在孕期大量摄入高蛋白质、高能量食物造成的。

新生儿太胖，母子都"受伤"

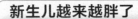

1 影响分娩时的母子健康

分娩时，如果胎儿过大，产妇发生难产、子宫破裂、产道撕裂等突发情况的风险增加；新生儿产伤发生率增高，如颅内出血、锁骨骨折、臂丛神经损伤及麻痹，新生儿可能出现缺氧甚至窒息；新生儿出生后易发生低血糖、红细胞增多症、高胆红素血症等疾病。

2 影响母子远期健康

研究发现，巨大儿成年后，罹患肥胖、血脂异常、高血压、心血管疾病、糖尿病等的风险比正常人群高；而生育巨大儿的母亲，以后发生肿瘤的风险更高。

笔者团队曾对 85 万名已育女性进行了长达 15 年的随访，结果发现，生育巨大儿的母亲，患恶性肿瘤的风险比生育正常体重新生儿的母亲高：出生体重为 4～4.5 千克、4.5 千克以上的婴儿，其母亲患肿瘤的风险分别是出生体重 2.5～3 千克婴儿母亲的 1.07 和 1.1 倍。

这一结果与多项国际研究一致。欧美国家的研究显示，胎儿过度生长会增加母亲患甲状腺癌、乳腺癌、卵巢癌等的风险；瑞典的一项研究显示，胎儿过度生长会增加母亲患结直肠癌的风险。

1 合理饮食，保证营养均衡

孕期饮食要保证食物多样化，尽量不要偏食，注意控制油、盐、糖的摄入量；少吃腌制、熏制食品，少喝含糖饮料；不要图方便而经常吃快餐、方便食品，这类食品往往营养价值较低，热量却较高。

孕期各阶段营养需求有所不同，饮食方面各有侧重。

● **孕早期** 此阶段，胎儿生长速度较慢，孕妇营养的需要量与孕前相差不大。不过，需注意补充叶酸。如果有恶心、呕吐等早孕反应，烹调时应做到食物清淡爽口、易消化，避免刺激性强的食物。这一阶段的膳食重点是保证食物的质量和安全，不必追求摄入量的增加。不少人认为，怀孕后需要进补。其实，如果孕前饮食均衡，孕妇一般不需要额外进补。摄入过多能量、蛋白质、油脂等，反而会增加代谢负担，不利于母婴健康。

● **孕中期** 相比于孕前，孕中期孕妇每日宜增加蛋白质15克、钙200毫克、能量300千卡（约1256千焦）。饮食中碳水化合物的摄入量应根据增重的情况进行调整。若体重增长过快，可适当减少食物摄入，特别是甜食和油脂含量高的食物；若体重增长过慢，则需要适量增加饮食，或补充一些营养食品，如孕妇奶粉。孕中期对各种维生素的需求量均有所增加，其中需求量增加最大的是维生素A，动物肝脏、蛋黄中维生素A含量较高，胡萝卜、南瓜等橙黄色蔬菜富含的胡萝卜素可在人体内转化为维生素A，可适当多吃。鱼、禽、蛋和瘦肉富含B族维生素，新鲜水果富含维生素C，深海鱼类、奶制品等富含维生素D。如果不能通过食物获得充足营养，可在医生指导下服用膳食补充剂。

● **孕晚期** 此阶段胎儿生长最为迅速，孕妇代谢和组织增长达到高峰，与孕中期相比，每日的能量需求增加150千卡（约628千焦）。每日饮食中，除碳水化合物要适量增加外，蛋白质也应再增加15克，优质蛋白质最好占蛋白质总摄入量的2/3；铁的摄入量应再增加5毫克，并多吃含钙丰富的食物。在增加优质蛋白质（如瘦肉、鱼虾等）摄入的同时，应注意控制多余脂肪和糖分的摄入。这一阶段，孕妇往往有饱胀感、烧心感，可以通过少食多餐、清淡饮食等方式予以应对。

2 定时监测，保持合理体重

孕期的适宜增重应根据孕前的体重状况确定。体质指数（BMI）是较为简便的衡量标准。孕前BMI＜18.5千克/米^2，属于偏瘦型，孕期可增重11～16千克；孕前BMI为18.5～23.9千克/米^2，属于标准型，孕期应增重8～14千克；BMI为24～27.9千克/米^2，属于超重型，孕期宜增重7～11千克；BMI≥28千克/米^2，属于肥胖型，孕期增重应控制在5～9千克。

一般情况下，孕早期宜体重增加2千克左右；孕中、晚期体重宜各增加5千克左右。孕妇应定期监测体重，通过合理饮食等加以控制。

3 定期产检，控制血糖

定期产检是保障准妈妈和宝宝健康的重要手段。医生会监测准妈妈的血压、血糖等指标，监测胎儿的发育情况，到孕晚期，还会预估胎儿的体重大小。因此，准妈妈要重视每次产检，听从医生的指导和建议。

妊娠期糖尿病是导致"巨大儿"的重要因素。孕妇应关注血糖变化，若出现血糖升高，应在医生指导下接受治疗。

4 保持适当运动

孕期进行适度运动不仅有利于避免宝宝长得过大，还有助于准妈妈缓解疲劳，调节情绪，增强肌肉力量和心肺功能，减轻腰背酸痛。孕期运动强度不宜过大，运动时间不宜过长，运动方式可根据自身身体状况安排或遵医嘱，以散步、骑自行车、做孕妇操、游泳等安全的有氧运动为主，避免跳跃、举重等运动。PM

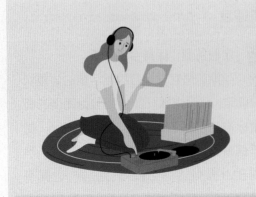

近来，"互联网考古学""内娱尽头是考古"等怀旧相关话题频频登上热搜。女星王心凌身穿校园制服唱跳《爱你》掀起80后、90后"回忆杀"；周杰伦"地表最强"演唱会重映带来全网"刷屏"狂潮；《甄嬛传》二度创作的"甄学"再度爆红；B站《午夜点歌台》播放经典老歌，让记忆中的旋律陪伴人们入睡；城市街边的怀旧零食小铺里宾客如云……令人怀念的片段、历久弥新的味道勾起了众人的回忆。为什么越来越多人投身这场盛大的"考古潮"中？一味怀旧会不会令人们沉湎于过去、止步不前呢？

怀旧之风，何以刮起

华东师范大学心理与认知科学学院　屈鸿雁　陆一芳　孟　慧（教授）

"考古潮"：一代人的集体怀旧

从社会层面而言，这一波波"考古潮"可被认为是一种集体怀旧。与个人怀旧不同，集体怀旧指的是某一群体、代际中的一群人所拥有的共同回忆而引发的怀旧。例如，初中英语课本中李雷和韩梅梅的图片引起了80后一代的集体怀旧，当下盛行的"考古潮"正是数字化技术加持下的一场大型集体怀旧。

纷纷怀旧为哪般

俗话说，睹物思人、触景生情。人们看到似曾相识的场景、闻到过往熟悉的气味、听到记忆中经典的旋律，都会不由自主地回忆起往事，产生怀旧之感。集体怀旧更多受到社会环境及怀旧对象本身特点的影响。

❶ 集体怀旧源自社会环境的不确定感增加

不确定性已经成为现今快速变化的社会的一个典型特征，人们的确定感和控制感都受到威胁。基于补偿控制理论，当控制感因某种原因出现下降或受到威胁时，人们会表现出多种形式的补偿性控制。而集体怀旧是提高个体控制感、应对不确定性的有效方法。

集体怀旧增加了个体与他人的联结——把自己归属到某一社会群体里，通过远离孤独、增强社会联系增加控制感，从而应对自我和生活的不确定性。一些时代偶像承载的记忆符号，通过媒介不断放大，唤起志趣相投、观念相似的人群之间的亲密感。大家一起吐槽剧情、聆听金曲、为时代偶像霸榜"打call"（意为"加油打气"），能有效应对社会环境带来的不确定感。

不少网友表示：忙碌一天后回到家中，只想躺在床上刷手机，从各种短视频和游戏中寻找满足，手机越玩越停不下来，事后又为沉迷手机懊悔不已，发誓"下次一定不再浪费时间"，却一次又一次陷入手机的"魔咒"。你是否也有这样的经历呢？

如今，社会工作占据了人们大部分的精力，能为自己"充电"的时间越来越少，由此滋生出的空虚感和倦怠感，在当代人群中越来越普遍。

2021年《中国职场流动趋势年度报告》显示，89.3%的职场人处于焦虑中，57.5%的职场人表示"2020年比之前几年焦虑得多"；此外，现今推出的很多文化产品内容本身缺乏吸引力，注重提升商业价值而忽略增加文化价值，使其充斥着"剧本"与"套路"，使人们对社交环境及文化产品都产生了疲劳与倦怠感。

集体怀旧通过共同觉察自己过去的时光，构建属于该群体特定的生命意义，一定程度上缓解了倦怠感。人的认知资源是有限的，对未来会有无法预期的焦虑，而对过去，人们可以重新感知过往，可以在降低负荷的同时获得情绪价值的满足。因此，集体怀旧不仅增加了人对生命意义的感知，还能够提供一种重要的资源来缓冲现存的危险、减轻人们的倦怠感。

对待怀旧，注意这几点

虽然集体怀旧好处多多，但仍需理性对待。

❶ 避免盲目夸大集体怀旧的功能

"怀旧潮"的载体是互联网。网络参与集体怀旧的个体可能基于短暂而急切的情感需求（如压力、焦虑）。短期而言，一场"怀旧潮"似乎能缓解压力。但实际上，这并不能从根本上解决压力源带来的焦虑与不安。谋求一场"掩耳盗铃"的精神愉悦并不能稳定且持续地降低失控感。

❷ 集体怀旧应是未来导向的

集体怀旧的主旨并非"回到过去"，其价值是在对过去的怀念中感悟当下、启迪未来。我们应该把集体怀旧当作反思过去的方式，通过反思过往来重构并整合属于共同记忆群体的意义。

❸ 避免负面的集体怀旧

现实生活中，除了积极、快乐的集体记忆，还存在着消极、悲痛的集体创伤记忆。在巨大的时代变革和冲击面前，一代人可能共同经历了无法忘却的伤痛。对于这部分记忆，大家要不断疏解与释怀，而不是沉浸于过去反复回忆，不断叠加伤痛。

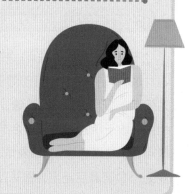

每一代人都会怀念和同龄人共同走过的那段"青葱"岁月，或从消逝的青春岁月中找寻慰藉，或从丰富的集体记忆里获得认同。集体怀旧，抚慰人心，为生命旅程中的人们加油，为拼搏奋斗的自己打气；重拾记忆、理清思绪，怀旧之后，让我们鼓足干劲再出发！ **PM**

急性子"选修课"：
沉住气、放轻松

上海市精神卫生中心临床六科副主任医师　李 惠

性格是人对现实的稳定态度和习惯性的行为方式。性格具有复杂性，不同人的性格不同，即使是同一个人，也是多种性格特征的"混合体"，只是在大多数情况下，以"混合体"中某个最显著的特征表现出来而已。美国心脏病医生弗里德曼将人类的性格分为 A 型和 B 型两种，此后又根据行为特点，拓展了 C 型和 D 型性格。

急性子的人多为 A 型性格。弗里德曼将 A 型性格的行为特征描述为：个性强，有过分的抱负，为取得成就而努力奋斗，有竞争性，好争辩，易冲动，很容易出现不耐烦、紧张、急躁，有时间紧迫感，具有攻击性，等等。概括起来主要有三个特点，即有时间紧迫感、有竞争性和敌意。急性子的人常处于焦虑状态，他们不断给自己施加"时间压力"，总为自己制定最后期限。B 型性格（"慢性子"）与 A 型性格相反，节奏慢，有耐心，属于舒缓、善于自我调节的性格，慢条斯理，不慌不忙，性格随和，易相处，没有争强好胜的压力，紧张之后会愉快地休息。

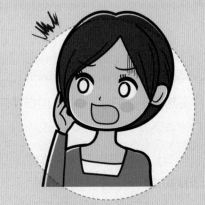

"急性子"易患冠心病

不同性格各有优缺点，并无好坏之分。

"急性子"的优势在于勇于进取、不怕困难，执行力强、办事利落，反应迅速、能把握关键时机，热心坦诚、敢于承担责任，适合节奏较快的工作和生活；缺点在于性情急躁，做事匆忙、缺乏耐心，易激动发怒，受到一些刺激后甚至会暴跳如雷，等等。这种情绪状态持续时间过长或强度过大，容易引起如焦虑、愤怒、易激惹等情绪问题。

A 型性格被称为"冠心病风险人格"，是除高血压、血脂异常等因素外，引起冠心病的主要诱因；A 型性格罹患冠心病的风险较 B 型性格高 2 倍。还有研究表明，高血压人群中的 A 型性格检出率高达 79.5%，且 A 型性格高血压患者对应激环境的反应相对强烈，应激时，血浆中肾上腺素含量显著升高，并进一步诱发肾素释放血管紧张素及醛固酮分泌增多，使小动脉痉挛收缩，导致血压持久升高。

当然，A 型性格并不是冠心病、高血压的直接原因。对 A 型性格的人而言，真正有害的是要在短时间内完成太多的事，与其伴生的是强烈的竞争心态及富有攻击性的行为。

适当"慢"一点，有益身心健康

人的性格是在生活中形成的，同样也可以在生活中改变，不过，改变的过程可能漫长而痛苦。具体方法有以下几点：

① 充分认识自己

认识自己的性格特点，客观看待"急性子"与"慢性子"的优、缺点，学习什么时候该"急"，什么时候该"慢"。

② 自我安抚和放松

急躁、焦虑、紧张等负性情绪产生时，往往伴随着心跳加快、血压升高和呼吸急促等症状。此时，自我安抚和放松活动可有效缓解不良情绪，让人迅速从高压状态中缓过神来，包括听音乐、洗热水澡、练瑜伽、散步、深呼吸等任何能减轻压力的活动。同时，"急性子"可以将自我安抚和放松运动后的心理状态作为参照点，以有助于识别生活中的其他紧张时刻，及时采取应对措施。

③ 进行情绪管理

面临紧张、焦虑等负性情绪时，应该学着去识别和接纳，承认它是正常情感体验的一部分。如果遇到不顺心的事或心情不佳时，可以把情绪表达出来。此外，也可以尝试抑制情绪，在急躁或愤怒时，试着告诉自己"现在发作可能会令我后悔""冲动是魔鬼，我有更好的解决办法""忍一时，就有更多时间解决目前的问题"等。在抑制情绪时，还需要考虑负性情绪积累的问题，如有必要，可重启情绪接纳的策略，让自己的情绪得到合理宣泄。情绪管理的目标是做到情绪的"收""放"自如，情绪接纳是"放"，情绪抑制是"收"。

④ 做好时间管理，为自己减负

"急性子"遇事常不假思索，赶紧实施，可尝试在每次有事要做时，先坐下来用笔写下步骤和注意事项，锻炼自己做事不急躁的心态。也可试着将完成任务的时间扩充至预计的 2～3 倍，甚至更多，以减少压迫感。还可以罗列出"现在想做的事""心里装着的事"，再做出取舍，删减 60% 左右，给自己减负。

学点技巧，"急性子"与"慢性子"也能和谐相处

人是一种社会化生物，每个人都应学习如何与人相处。慢性子的人很少因为一些突发事情而手忙脚乱、焦虑不安、产生抱怨等，心态比"急性子"好得多。"急性子"如果能多和"慢性子"相处，言谈举止、做事思维和习惯会逐渐受到影响。因为两者的行为方式不同，双方相处时分别需要一些技巧。

● **认识自己的性格特点**　不能因为别人与自己性格不同而埋怨对方，甚至觉得其他人是"猪队友"。其实，有时正是因为性格不同，才有互补的可能。

● **学会共情与换位思考**　从对方的角度考虑问题，会发现对方有许多优点是自己不具备的。与别人相处时，要学会理解别人对工作熟悉度、经验积累度和时间管理能力不同所导致的差异，不以自己的标准评判别人。

● **不被对方情绪左右**　一般来说，"急性子"的坏脾气常来源于对人和事的不满，需要进行情绪宣泄。此时，"慢性子"可以试着等待"急性子"5 分钟，待其情绪宣泄完毕、恢复理智后再交谈，而不要指责或与之争辩，否则可能使"急性子"更激动。

"慢性子"应做到不被对方的情绪"带偏"，客观冷静地就事论事，久而久之，"急性子"也许会慢慢改变。**PM**

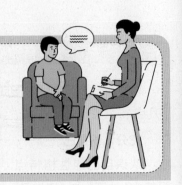

社会高速发展，竞争不断加剧，压力如影随形。人际冲突、职场困扰、家庭琐事等，都可成为心理问题的导火索，使人陷入心理困境，卷入负面情绪之中。这种情况下，除努力自我调节、积极寻求社会支持外，求助于专业的心理咨询人员不失为一种明智的选择。

然而，如果不假思索、匆匆忙忙去做心理咨询，往往会让预期效果打折扣。应该如何做好心理咨询的准备工作？如何与咨询师互动交流呢？不妨做好以下几件事。

做好七件事，让心理咨询更有成效

中国科学技术大学心理健康教育与咨询中心教授　沈克祥

1 理清心理咨询的必要性

心理咨询是指在良好的咨询关系下，心理咨询师运用心理学的理论、技术和方法，帮助来访者明晰问题、找寻问题症结所在，以使来访者摆脱心理困境、实现心理成长。有人曾请教美国最有名的一位心理治疗师："人在什么时候才需要接受心理咨询？"回答是："当你被'困住'的时候。"简而言之，如果个人有心理方面的困惑，且在短期内很难通过自行调整摆脱，都可寻求心理咨询专业人员的帮助。

2 打消对心理咨询的"羞耻感"

社会上有一种观念，认为寻求心理咨询的人是有"精神病"。这其实是"病耻感"和"污名化"等观念在作祟。根据世界卫生组织的定义，心理健康是一个人健康必不可少的组成部分，而心理咨询是正常人应对心理困扰的正常之举，可帮助个人预防、控制心理障碍的发生和发展，提高心理健康水平。既然决定做心理咨询，就要消除错误的观念和想法，唯有如此，才能真正坦然面对自己的问题。

3 事先对相关问题进行梳理

在心理咨询开始前，来访者可以对咨询师可能问及的问题事先做一遍梳理，咨询时尽可能做到表达清楚、实事求是，以提高心理咨询的效果。

首次咨询时，心理咨询师通常会问："是什么让你想到开启这次咨询之旅？"咨询师以此来了解来访者的求助动机是什么，有什么样的期待或目标，明确咨询的初步方向。

咨询师常问的问题还有："你的生活中具体发生了什么事件？有何影响？"从问题的角度理解困扰来访者的现实层面原因，由表及里，探索更深层次的影响因素。

"事件发生后，你当时和当下的状态如何？"回答这一问题时，来访者要详细提供情绪状况、躯体症状、睡眠饮食情况、工作和学习效率、人际关系状况等信息，以便咨询师了解来访者被当前问题困扰的程度，评估其心理健康水平。

结合上述问题仔细回顾一番，可将问题的答案记在本子上或手机的记事本里，以便在咨询中做出准确回答。

4 不把心理咨询当成闲聊

不能简单地将心理咨询看作是聊天。谈话是心理咨询的主要形式，但并非随意闲谈。心理咨询是一种语言的艺术，咨询过程蕴含了心理咨询师的专业技术与个人智慧；借助于谈话，咨询师能很好地把握来访者的现实问题和内心感受，可以准确理解来访者"这个人"。如果把心理咨询当成东拉西扯的闲聊，则可能出现对心理咨询的"不配合"，或降低心理咨询时间的使用效率。

5 让心理咨询师成为内心的倾听者

每个处在心理困境中的人都希望被他人理解，得到他人的陪伴。相信咨询师就是你内心的倾听者，是人生旅程中的向导，能陪你一起探索与前行。咨询师也是你坚定的支持者，会帮助你澄清困扰，减少痛苦，提升幸福感。

来访者可真实、开诚布公地向咨询师表达自我，不必过于顾及表达内容是否得体、情绪或情感是否消极等。想象咨询师就是一个"容器"，能不带任何偏见地接纳、共情来访者，稳稳地陪伴他走过最黑暗、无助的时刻。如果咨询中来访者对咨询师产生了某些情绪或情感，可开诚布公告诉咨询师，共同面对。

心理问题往往由现实生活中的某些具体事件诱发，但其形成根源多与原生家庭的教养方式、幼年经历、家庭氛围、健康状况等密切相关。虽然本人未曾意识到上述因素的影响，但它们或许会在潜意识中干扰来访者。咨询师会围绕这些问题做必要的了解，以更好地构建来访者的"心理地图"，来访者应尽力配合。

对此类问题，一些来访者可能会有所顾忌，其实大可不必，因为心理咨询是在安全的环境和氛围中开展的一种专业活动，所有相关工作必须遵循《精神卫生法》和心理咨询职业伦理的相关规定。对来访者的尊重、真诚是心理咨询师应有的态度，隐私保护是其必须遵守的基本原则。

总之，在心理咨询过程中，来访者和咨询师是真诚合作的关系，应以开放的态度面对问题，保持专注力，共同致力于问题的解决。

6 适度预期，允许自己带着症状生活

不要将心理咨询理想化，甚至认为其是全能的，能解决所有问题。来访者本人的求助动机和自主成长非常重要。咨询师往往不以解决来访者的现实问题为目标，更多的是在来访者心理层面上"做工作"，以实现短期目标和长远目标的有机结合。良好的心理咨询除能缓解不良情绪、改变偏差认知、矫正不当行为外，还应帮助来访者达成人格的成长和完善。咨询效果最终往往取决于咨询师与来访者共同的努力与合作。

对于心理咨询，来访者要抱有平和心态，切不可急于取得效果，希望"一蹴而就"。心理问题的产生是长期受各种因素影响的结果，往往极为复杂，解决需要一个过程。来访者应允许自己带着症状生活，慢慢努力调整和改变，最终实现心理康复。

7 不要拒绝"转诊"建议

心理咨询师在了解来访者当下状况后，会进行专业评估。心理咨询有其适用范围，如果来访者的问题严重程度超出了心理咨询的范畴，咨询师会建议来访者去医院精神科进行专业诊断，考虑接受药物治疗、心理治疗等。对此，来访者不要有抵触情绪，应接受咨询师的建议。**PM**

很多人抿嘴时，下巴上会显现出一颗颗像鸡皮疙瘩那样凸起的白色小颗粒。这种小颗粒虽然不痛不痒，但看起来实在不美观，不仅显得皮肤粗糙不平，化妆时还容易卡粉，有时用手抠破、用针挑破它们后，还会长出又红又痛的"痘痘"。那么，这种小颗粒究竟是什么？该怎么处理呢？

下巴上的"隐藏"小颗粒是什么

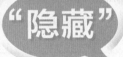

深圳大学附属华南医院皮肤性病与医学美容科 李 思 邹先彪（主任医师）

1 膨大凸起的毛囊

下巴上这些平时看不见，只有在特定动作（如抿嘴或舌头抵在下巴处）时才显现的小颗粒，可能是膨大凸起的毛囊。下巴处皮脂腺发达，油脂分泌旺盛，未及时排出的皮脂可将毛囊撑起，形成凸起的小颗粒。

毛囊膨大凸起是一种正常的生理现象，一般没有危害，不用特殊处理。而且，目前没有有效的解决方法。日常应注意防晒和清洁，养成良好的生活习惯，避免食用辛辣刺激性食物和含糖量较高的食物，规律作息，避免熬夜。注意不要用手挤压毛囊，也不要使用去粉刺小工具将其挑破，否则可能引起毛囊扩张、毛囊皮脂腺周围炎症，使肌肤变得更脆弱、敏感。

2 痤疮

下巴上的白色小颗粒也可能是白头粉刺，属于痤疮的一种。如不进行治疗，可能会进一步转变为炎性丘疹，进而形成结节、囊肿。因此，及时规范治疗很重要。

一些爱美人士将从鼻头或毛囊中挤出的白色或黄色膏体称为"脂质微丝"。其实，在规范的医学术语中并没有这个名称，其本质是开放性粉刺。从毛孔外溢的皮脂或用手挤捏后形成的条状皮脂呈丝状，如果没有彻底清洁，就会硬化成状如钟乳石样的凸起。

白头粉刺一般可用阿达帕林凝胶、维A酸乳膏或他扎罗汀乳膏等治疗，日常护肤选用清爽护肤品，尽量不化妆或化淡妆，注意饮食，适当控制高糖食品、乳制品摄入。

3 粟丘疹（"脂肪粒"）

下巴上的小颗粒也可能是"脂肪粒"。不过，医学上其实并没有"脂肪粒"这一说法，人们常说的"脂肪粒"一般是指"粟丘疹"。粟丘疹的形成和脂肪没有关系，其实质是一种微小的表皮囊肿，表现为针尖至粟粒大小，白色或者珍珠色较坚硬的小丘疹，单发或多发，任何年龄均可发生。

对长期不消退的粟丘疹，可以用针或手术刀刺破其上方表皮，挤出黄白色小颗粒而祛除，也可借助粉刺挤压器、激光和电凝进行处理。局部涂抹维A酸乳膏也有一定帮助。需要提醒的是，患者应去正规医院皮肤科接受上述治疗，在医生指导下用药，不要自行操作处理，以免引起皮肤感染或留下瘢痕。

以上列举的仅是这种"隐藏"小颗粒常见的可能原因，还有一些不常见的皮肤病也可能有这种表现。这些颗粒虽然小，但涉及的需要鉴别诊断的疾病并不少，不少患者想当然或图方便，自行挤捏或抠破，不仅会引起皮损增多或加重，还容易引起皮肤感染。正确的做法是前往皮肤科就诊，确诊后采用科学的方法加以处理。**PM**

腘绳肌拉伤，康复锻炼"三步走"

上海体育学院运动康复学系　王 琳（教授）　尹璐璐　李 盼

　　腘绳肌位于大腿后方，是由半膜肌、半腱肌和股二头肌构成的一组肌肉，主要功能是伸髋屈膝。腘绳肌拉伤通常发生在做跑、跳、踢等动作时，如短跑、跳远、打羽毛球、踢足球等，多见于腘绳肌柔韧性差、力量不足者。腘绳肌拉伤主要表现为大腿后方肌肉不适、疼痛等，走路时疼痛加重，需要局部冷敷、注意休息，并进行必要的治疗。

　　腘绳肌拉伤后恢复缓慢且容易复发，康复锻炼非常重要。轻中度拉伤者，一般 48 小时后出血停止、渗出减少、疼痛减轻，可开始康复锻炼；重度拉伤者治疗一段时间后，何时开始康复训练应听取医生建议。腘绳肌拉伤后的康复锻炼大致分为"三步"。

第一步：降低肌肉紧张度

　　康复锻炼的第 1～2 周，主要进行功能恢复训练，目的是降低肌肉紧张程度，预防粘连、关节僵硬和肌肉力量下降。主要以柔韧练习为主，辅以适度肌肉力量练习，运动强度以不增加伤部疼痛为宜。

　　● **腘绳肌牵伸训练**　仰卧，身体紧贴地面，屈曲伤侧髋关节，双手抱住大腿，然后缓慢伸直膝关节，至膝关节后方感觉到紧张为止，维持 5 秒后放松。重复10次。

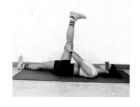

　　● **弓步走**　站立位，右腿向前迈一大步，脚尖稍内扣，屈膝不超过90°；左腿膝关节伸直，脚尖内扣、向斜前方。左右腿交替，进行弓步走，每天3次，每次5～10分钟。在运动过程中，可通过手持球来帮助维持身体稳定。

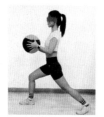

第二步：增加肌肉力量

　　康复锻炼的第 2～3 周，应以力量训练为主，耐力训练为辅。目的在于增强肌肉力量，改善关节活动度。

　　● **单腿屈膝**　俯卧，交替进行膝关节屈曲运动，可借助弹力带或沙袋逐渐增加运动负荷。交替屈膝8～12次为1组，每次2组，每天2次。

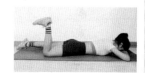

　　● **负重弓步走**　大腿绑上沙袋，进行弓步走训练。沙袋重量应循序渐进增加，不可操之过急。

第三步：加强局部功能

　　康复锻炼3周或受伤部位力量基本恢复正常后，主要进行力量、耐力和功能训练。

　　● **坐位腘绳肌回拉**　仰卧，将弹力带一端固定，另一端放置于一腿的踝关节上。该腿将弹力带回拉，进行膝关节屈曲活动；弹力带负荷根据伤情适当调整。双腿交替练习8～12次为1组，每次2组，每天2次。

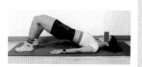

　　● **臀桥训练**　仰卧，双腿微微屈起，双手置于身体两侧地面，双脚踩实地面，臀大肌发力向上顶起髋部，至髋关节完全伸展，上半身和大腿呈一条直线，双肩牢牢顶住地面；夹紧臀大肌，维持1～2秒，然后匀速下放身体至初始位置。每组10～20次，每天3组。

　　● **功能性锻炼**　可结合打算做的具体运动项目，有针对性、循序渐进地进行单腿侧向跳、跳台阶等运动，为恢复运动做好准备。PM

肩背部的良好状态，对人体仪态以至健康，都至关重要。"天鹅颈""少女背""直角肩"会引来一片赞誉，而"圆肩""溜肩""虎背熊腰"则令爱美女性避之不及。

居家锻炼， 助"开肩美背"

上海交通大学体育系　王会儒（教授）　黄雯妍

斜方肌是颈背部最表浅的扁肌。肩膀是否美观，与斜方肌的状态密切相关。斜方肌过于薄弱或发达，都会影响体态。斜方肌僵硬会引发颈椎痛、肩痛等，且容易导致驼背、颈椎前倾等不良体态。

背阔肌是位于背部的一块体积较大的扇形肌肉，是展现男性"倒三角"健美体型的关键，也与女性胸腰比例、"性感背影"密切相关。

介绍两种锻炼斜方肌和背阔肌的方法，可选择一种，也可两种方法交替练习。

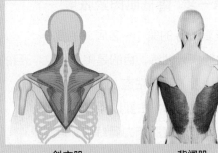

斜方肌　　　　　背阔肌

简易徒手操

● 动作一　肩颈静态拉伸

【目的】拉伸斜方肌。

【方法】右手握左手，自然放置于背后；头部向右侧倾斜伸展，保持20秒；头部向左侧倾斜伸展，保持20秒。将上述拉伸动作再重复一遍。注意肩膀下沉，背部保持直立，呼吸均匀，避免身体歪斜。

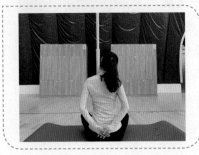

● 动作二　直臂背后伸展

【目的】拉伸肩部，锻炼后背肌群。

【方法】双手背后交叉，伸直手臂并向后上方抬起。20次为1组，重复3组。练习这一动作过程中，背部要保持直挺，手臂要伸直，上抬幅度可适当大一些；避免出现驼背、脖子前倾、手臂弯曲等错误动作。

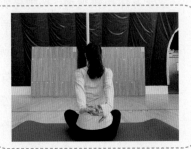

● 动作三　直臂开肩

【目的】锻炼肩背部肌肉。

【方法】手臂自然侧平举，利用肩背部肌肉力量向后展胸，使手臂小幅度向后移动，然后还原。20次为1组，重复3组。手臂在后展过程中不要弯曲，躯干保持直立；避免驼背、脖子前倾。

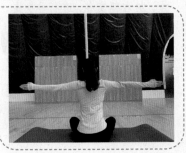

动作四 拉伸肩关节

【目的】锻炼肩关节。

【方法】左臂屈肘置于头后,用右手向下拉,保持20秒;然后换另一侧练习。将上述拉伸动作再重复一遍。肘关节尽量靠近身体中心线,保持躯干和颈部直立,避免身体歪斜。

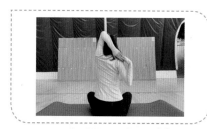

动作五 直臂上举回拉

【目的】锻炼背部肌群。

【方法】保持躯干不动,双臂屈肘打开;手臂尽量上举,然后向下回拉。20次为1组,重复3组。上举时,手臂尽可能贴紧耳朵,注意不要弯腰、驼背。

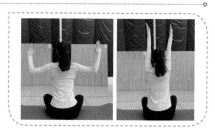

8 字拉力器(弹力带)练习

动作一 "W-T"字形伸展

【目的】锻炼三角肌、背阔肌。

【方法】站立或坐于地面,拉力器置于背后,双手握住拉力器两端,两臂弯曲呈W字形;两臂缓慢伸展至侧平举,即手臂与身体呈T字形;缓慢回到起始位。20次为1组,重复3组。从W字形到T字形的过程中,手臂保持适度张力;从T字形回到W字形时,保持肌肉适度紧张,避免动作过快。

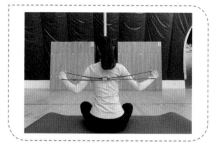

动作二 前后绕肩

【目的】锻炼肩部肌群。

【方法】将拉力器置于身前,双手握住拉力器的两端,并适度拉伸;缓慢上抬拉力器,使之向上,然后向后绕过头顶,再向下到达身体后方;将拉力器从身体后方向上、向前绕过头顶,回到身体前方。20次为1组,重复3组。练习过程中身体保持直立,避免低头、颈部前倾。

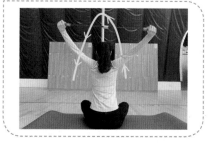

动作三 左右半绕

【目的】增强肩关节灵活性。

【方法】将拉力器置于身体左前方,双手握住拉力器两端并适度拉伸;两手同时缓慢上抬,向右后方绕过头顶,使拉力器到达身体右后侧;拉力器从身体右后方绕过头顶到达身体左前方。20次为1组,重复3组。练习过程中,身体要保持直立,避免随手臂动作左右晃动。

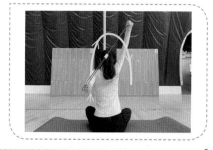

动作四 左右下拉

【目的】锻炼背阔肌。

【方法】双手握住拉力器两端,两臂自然上举(拉力器处于松弛状态);右臂保持不动,左臂保持伸直并缓慢向身体左下方旋转,直至左手到达臀部后方,保持片刻,感受与拉力器的对抗;缓慢举起左臂,恢复两臂上举动作。反向做一遍。20次为1组,重复3组。练习过程中,手臂保持适度张力;恢复双臂上举动作时,避免速度过快和身体晃动。 PM

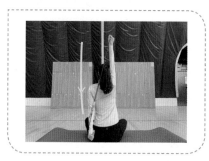

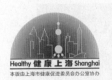

Healthy 健康上海 Shanghai
本版由上海市健康促进委员会办公室协办

卒中俗称中风，居我国居民死亡原因首位。在卒中幸存者中，约75%有不同程度的神经功能障碍，重度残疾（如偏瘫）者占40%左右。"时间就是大脑"，卒中救治必须争分夺秒，快速识别至关重要。复旦大学附属闵行医院神经内科主任赵静于2016年提出适合中国国情的"中风1-2-0快速识别和立刻行动之中国策略"，并进行了大量科普宣传，使部分患者的院前救治时间明显缩短。

赵静：首创"120策略"，推广中风快速识别

本刊记者　王丽云

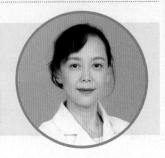

提出"中风120"，助国人快速识别

卒中患者中，缺血性卒中（脑梗）占80%。急性缺血性卒中的治疗关键在于尽早开通受累血管，实现脑组织血液再灌注。发病4.5小时内进行静脉溶栓、发病6小时内进行动脉取栓治疗，是目前改善急性缺血性脑卒中患者预后最有效的手段。我国静脉溶栓、动脉取栓技术已逐渐和国际接轨，但卒中院前救治延误普遍存在，大部分患者没有得到及时救治。赵静将卒中救治比喻为"4×100米接力赛跑"：第一棒是患者及家属的自我识别和立刻行动，第二棒是急救系统的快速转运，第三棒是院内绿色通道的无缝衔接，第四棒是治疗后的血管再通。提高公众早期识别卒中的技能和急救意识，是提升救治效果的关键。

20多年前，有学者提出"FAST"这个简单好记的英文单词，以帮助人们早期识别卒中，F、A、S、T分别为Face（面部）、Arm（手臂）、Speech（语言）、Time（时间）的首字母。其后，这一概念在多个国家和地区得到推广，也有专家制作了简单中文版，但其在我国的实用性和推广性都有些"水土不服"。为改变这一现状，赵静在我国首次提出"中风1-2-0快速识别和立刻行动之中国策略"。其核心内容为

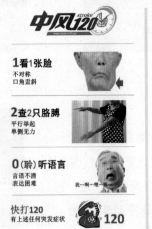

中风 stroke 120

1看1张脸
不对称
口角歪斜

2查2只胳膊
平行举起
单侧无力

0（聆）听语言
言语不清
表达困难
我…哦…呃…

快打120
有上述任何突发症状
120

中风1-2-0三步识别法：1代表"看到1张不对称的脸"，2代表"查两条手臂是否有一侧无力"，0代表"聆听讲话是否清晰"。如果上述三项中有任何一项异常突然发生，就可能发生了中风，家属必须拨打"120"急救电话，将患者快速送往附近有中风救治能力的医院。该策略简单好记，适合所有人，得到了广泛传播。

全方位科普，缩短卒中院前救治时间

基于"中风120"策略，赵静团队进行了一系列科普宣传，让"中风快速识别、即刻行动"的理念走入千家万户：制作科普方言版视频35部，在中央电视台、东方卫视、北京卫视、腾讯、新浪等平台累计播放超过6000万次；创编《中风120火舞》《中风120潮舞》；创作《爱"救"在身边》《唤醒》两部微电影；在全国1500家医院、5市（上海、温州、深圳等）的公共交通、闵行融媒体平台，每天6次播放"中风120"视频和音频；创作快板书、宣传册、漫画、海报、图书（《中风120之求生密码》）；成立"中风120特别行动组"，全国1500家医院的2万多名医务人员加入；组建"中风120讲师团"，下社区、进学校，在全国开展了数百场中风急救科普宣教、爱心帮扶、义诊活动；等等。赵静团队对闵行试点区域的研究发现，通过"中风120"公众教育行动，卒中患者院前延误时间大幅缩短，3小时到院率明显上升。赵静表示，希望通过进一步、更广泛的科普宣传，不断缩短我国卒中患者的院前救治时间。**PM**

孩子被欺负，家长怎么办

上海市计划生育协会"青春健康"项目主持人　张月华

青春故事

一天，妈妈接小陈放学时找到班主任："我儿子最近总是郁郁寡欢，我从其他同学和家长那里得知，他经常被欺负，有同学午餐时将没喝完的汤倒进他碗里，课间将他的作业本扔进垃圾桶，甚至把手工课没用完的双面胶粘到他的头发上……"她越说越激动，小陈则在一旁拉着妈妈的衣角，低着头，示意妈妈不要再说了。

心理诊室

班主任把满脸委屈的小陈带到心理辅导室。我先给了他一个拥抱，然后慢慢引导他讲述最近发生的事。说到伤心处，小陈哭起来，说自己总是被欺负，学习成绩也不好，感觉自己很失败，是个没用的人。我劝慰他："你不吵架、不还手，不是因为你软弱，而是因为你是个善良的孩子，不想用暴力伤害别人。"待小陈情绪稳定下来后，我启发他回忆在学校、班级和家里的"小小成就感"时刻，引导他找到生活中的"闪光点"，让他认识到自己是受欢迎的、被需要的，而不是"失败、没用"的。我拉着他的手告诉他，以后如果还有类似的事情发生，应该第一时间告诉老师、家长，不要害怕，大家都会帮助他的。我还建议小陈加强体育锻炼，以强健体魄、提升自信，进而让内心变得更有力量。同时，班主任找到欺负小陈的同学，进行了严肃批评。

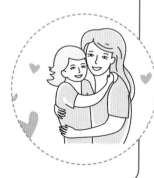

在校园内外，有些身体相貌有缺陷、性格内向胆小、缺少朋友的孩子可能会被欺负。其实，很多人在成长过程中都曾受到不同程度的欺凌。常见的欺凌类型有语言欺凌、身体欺凌、关系欺凌、网络欺凌等。

被欺负者，要学会求助

儿童青少年受到欺凌后，内心可能会产生羞耻感，担心把事情告诉家长和老师会遭到报复，认为没有人会帮助自己或大家都不敢帮助自己，有时会用"阿Q精神"安慰自己，有时想伺机报复。

如果孩子被欺负，家长首先要让孩子认识到，被欺负不是自己的错，而是欺凌者的错。其次，家长要帮助孩子建立自信，教会孩子做到以下几方面：被欺负时不要沉默，而要引起周围人的注意，寻求老师、家长或其他人的帮助，可记录事件全过程；日常生活中，适当远离欺凌者和欺凌多发地，并预设逃离路线；融入身边的"正向"群体；不要盲目报复，否则可能成为另一个欺凌者。

旁观者，也应有所作为

欺凌和被欺凌者占少数，大多数孩子作为旁观者，可能会害怕欺凌发生在自己身上，不知道怎么处理，或者觉得此事与自己无关。实际上，每一次漠然旁观都会助长欺凌行为，旁观者自身也会产生消极情绪。家长应引导孩子了解欺凌行为对个体和集体的伤害，教导孩子遇到欺凌事件时，在保障自我安全的基础上，向家长、老师或其他成年人求助，平时亦可尽己所能帮助和温暖被欺凌的同学。**PM**

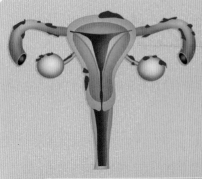

今年，电影《流浪地球2》票房大卖，开启了科幻大片的"中国时代"。人体内也有"不安定分子"蠢蠢欲动，实施"移民计划"。早在300多年前，人们就发现子宫内膜可能"出宫"，"移民"到子宫外。子宫内膜的"移民"会侵犯"他人领地"，到处惹是生非，每个月的那几天总会让主人疼痛、"哭泣"。随着医学的发展，"移民"的内膜及其"恶行"有了自己的名字——子宫内膜异位症。

子宫内膜"移民"，如沙尘暴肆虐

复旦大学附属上海市第五人民医院妇产科副主任医师　管军华

内膜异位，本性难移

子宫是孕育生命的器官，子宫腔表面的一层膜称为子宫内膜，分为功能层和基底层。每个月，子宫内膜在雌、孕激素这对"搭档"的轮番滋润、养育下，茁壮"成长"为优质"土壤"，等待受精卵的到来。如果受精卵不能如期而至，则雌、孕激素水平断崖式下降，子宫内膜功能层萎缩、脱落，伴随血管破裂出血，形成月经，经阴道流出。

子宫内膜异位症是子宫内膜"移民"到异常位置，引起相应病症。由于异位的子宫内膜是有活性的，可以在子宫腔外的任何部位种植、生长，并引起临床症状。总体而言，子宫内膜的常见"移民地"包括盆腔腹膜、卵巢、输卵管、子宫肌层及子宫–直肠凹等。

子宫内膜异位症的病变特征有"沙尘暴"之称。内膜组织不管"移民"到体内哪个角落，都会随着雌、孕激素的变化，周期性增生、脱落、出血。子宫内膜"移民"到肠道，"主人"会发生周期性便血；"移民"到膀胱，"主人"会发生周期性血尿；"移民"到鼻腔，一到月经期，"主人"就开始流鼻血。然而，大部分"移民地"没有自然腔道，异位的子宫内膜剥脱、出血后，无法排出。比如：若子宫内膜"移民"到卵巢，反复出血所致的陈旧性血液集聚在一起，就会形成人们熟知的卵巢"巧克力囊肿"。

内膜"移民"，恶行累累

子宫内膜的"移民"虽然在组织学上是良性的，但具有种植、侵袭、复发等特征。它的"恶行"会导致"主人"出现疼痛、包块、不孕等症状。

●**疼痛**　病灶发生周期性坏死、脱落及出血，造成局部慢性炎性反应。80%以上的患者会出现逐渐加重的痛经、慢性盆腔痛、性交痛、排便痛等不同部位和形式的疼痛。痛经的女性尤其要警惕子宫内膜异位症，及时诊治。

●**包块**　子宫内膜最容易"移民"到"邻居"卵巢中，久而久之形成包块。

●**不孕**　20%～50%的子宫内膜异位症患者合并不孕症。其可能与盆腔免疫微环境改变等因素相关。

治疗子宫内膜异位症的目标包括减灭和消除病灶，减轻和消除疼痛，改善和促进生育，减少和避免复发。医生会根据患者的年龄、症状、病灶部位、生育要求等制订个体化的治疗方案。

❶ "无为而治"

● **怀孕** 孕期高水平的孕激素可以抑制卵巢排卵，使子宫内膜不增厚，无剥脱、出血。因此，部分子宫内膜异位症患者可以通过怀孕使症状得以缓解。不过，这种"自然疗法"是暂时的，患者生完宝宝后，随着月经恢复，相关症状又会重新出现。

● **绝经** 绝经后卵巢功能衰竭，没有雌、孕激素"推波助澜"，子宫内膜异位症可以不治而愈。

❷ 药物治疗

● **非甾体抗炎药** 通过抑制前列腺素合成等机制发挥解热、镇痛、消炎作用，可缓解疼痛。一般在疼痛发作时临时用药，常用的有布洛芬、双氯芬酸等。

● **短效避孕药** 由雌激素和孕激素配制而成的复方药物，可以抑制排卵，负反馈抑制下丘脑－垂体－卵巢轴，抑制子宫内膜和异位内膜，导致内膜萎缩及月经量减少，缓解子宫内膜异位症的症状，适合育龄期无生育要求的患者，特别是月经量多的患者。长期连续使用短效避孕药可造成人工闭经，也称"假孕疗法"。

● **孕激素类药物** 可使子宫内膜发生蜕膜样改变，导致子宫内膜萎缩，同时可负反馈抑制下丘脑－垂体－卵巢轴，从而缓解子宫内膜异位症的症状，主要包括天然孕激素、天然孕激素衍生物、合成孕激素三大类。其中，新型合成孕激素地诺孕素对代谢的影响较小，且半衰期较短、生物利用度较高，在缓解疼痛、缩小病灶、预防复发方面有明显疗效，尤其适合 40 岁以上复发性子宫内膜异位症患者。

● **促性腺激素释放激素类似物** 通过模拟绝经状态，抑制控制激素分泌的"司令部"，抑制卵巢分泌雌、孕激素，使子宫内膜无法剥脱、出血，达到治疗目的。患者每隔 28 天注射 1 次药物，疗效好，但副作用也很明显，患者会出现更年期症状，不能长期应用，通常最多治疗 6 个月。

● **左炔诺孕酮宫内缓释系统** 俗称"曼月乐环"，放置在宫腔内，可持续释放孕激素，抑制子宫内膜生长。疗效可持续 5 年，适用于月经量多、痛经严重的患者。

❸ 手术治疗

经药物治疗后症状不缓解或加重、有生育要求，以及卵巢巧克力囊肿直径 ≥ 4 厘米的患者，可选择手术治疗。针对不同患者，手术方法不同。对年轻、有生育要求的患者，可保留生育功能，即切除所有可见病灶，保留子宫、一侧或双侧卵巢。对症状重或复发、无生育要求的患者，切除子宫和可见病灶，保留卵巢。对症状重或复发、年龄较大、无生育要求的患者，可进行根治性手术，切除子宫、双侧卵巢及可见病灶。

不过，手术治疗不是子宫内膜异位症的治疗终点，小的病灶仍可能残留，术后 5 年复发率高达 40% ~ 50%。因此，患者术后必须长期管理，进行药物治疗，直至绝经。

总之，治疗异位子宫内膜的办法多，患者可在医生指导下根据病情选择适合自己的治疗方法。希望子宫内膜异位症患者不再因"移民"内膜周期性"作乱"而默默忍受，应享有正常的工作和生活。**PM**

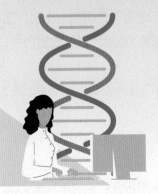

　　每个有孕妇的家庭都期待着一个健康宝宝的到来。然而，在我国每年近1000万的出生人口中，约有60万新生儿存在出生缺陷，其中单基因遗传病占22.2%，常见的包括红绿色盲、血友病、白化病、地中海贫血、进行性假肥大性肌营养不良、脊髓性肌肉萎缩症、苯丙酮尿症等。

"携带者"筛查，从源头杜绝遗传病

同济大学附属第一妇婴保健院　赵　美　滕晓明（教授）

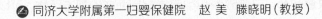

什么是单基因遗传病

　　人类胚胎的遗传信息来自双亲的23对染色体，每条染色体上又有多个基因，人体发育和功能受2万~2.5万个基因的调控。这些基因大部分可稳定地传递给下一代；部分基因则可能在细胞复制时发生差错，或受外界因素影响后发生突变，如果这些变异是致病性的，后代就可能发生遗传病。

　　单基因遗传病是指受一对等位基因控制的遗传病，按照致病基因的定位和遗传方式不同，可分为常染色体显性遗传病、常染色体隐性遗传病，以及性连锁显性遗传病、性连锁隐性遗传病。

　　目前已发现的单基因遗传病多达9000种，其中约1800种为隐性遗传病。显性遗传病一般在父母这一代就已经出现严重症状。如果父母正常，孩子患遗传病，常常是由隐性致病基因引起的。

父母正常，孩子患遗传病，根源在"携带者"

　　当人体携带某个单基因隐性遗传病的突变基因时，医学上称其为"携带者"。携带者不发病，但有生育遗传病患儿的风险。部分遗传病患儿的病情严重，且没有有效的治疗方法，给患儿及其家庭带来沉重的经济和精神负担。

　　当夫妻双方均为某个单基因隐性遗传病的携带者时，夫妻俩均不发病；若胎儿同时遗传了父母的突变基因，就会患病。对这样的夫妇而言，每次生育遗传病患儿的概率为25%，生育无症状携带者的概率为50%。

　　致病基因位于X染色体上的疾病，称为X连锁遗传病，其发病具有交叉遗传的特点。交叉遗传指男性X染色体上的基因只能来自母亲（因其Y染色体来自父亲），将来也只能传递给女儿（其Y染色体传递给儿子），不存在从男性到男性的传递。因此，如果女方为X连锁隐性遗传病的携带者，每次生育男性患儿的概率为50%；生育的女孩均不发病，但有 50% 为携带者。

每种单基因病都有其独特的发病特点。由于遗传基础不同，遗传方式、发病年龄、病情、再发风险等在不同家族或人群中可能不同。同时，在个体发育过程中，存在一个基因可以决定或影响多个性状的现象。比如：SYCP3 基因突变在女性可导致反复流产，在男性则可导致精子生成障碍。此外，基因在世代传递的过程中会发生异常扩增，也就是动态突变，即在下一代体内往往倾向于增加几个重复拷贝，重复拷贝数越多，病情越严重，发病年龄也越小。

由此可见，与单基因显性遗传病相比，单基因隐性遗传病更为隐蔽，亦更难阻断。因为携带者往往没有症状，无法被早期发现，常规产检亦无法发现胎儿异常，只有等孩子出现症状后，才能被发现。

筛查"携带者"，发现隐藏的致病基因

严重的单基因遗传病可致死、致畸或致残，且缺乏针对性的治疗手段和药物；即使有特效治疗药物，巨额的医疗费用也是普通家庭无法承受的。因此，众多单基因遗传病患儿面临着"无药可治"或"有药治不起"的局面。例如：严重脊髓性肌肉萎缩症患儿一般在出生后 6 个月内发病，2 岁内死亡；症状较轻的患儿虽然不会早期死亡，但不会站立和行走，给患者家庭带来沉重负担。

需要注意的是，80% 以上的遗传病是没有家族史的。无论种族、健康情况，每个人都可能是某种遗传病的携带者。据统计，在正常人群中，平均每人携带 2.8 个致病基因，携带者可以没有任何症状，也没有既往病史，但可能将致病基因遗传给下一代。

随着医学技术的发展，现在可以通过检测外周血的方式，针对人群携带率高、病情严重、尚无有效治疗办法、出生后早期发病、危及患儿生命或严重影响其生活质量的单基因遗传病进行筛查，以便早期检出携带者。

备孕期，筛查的最佳时机

在备孕期或孕早期针对常见的单基因遗传病进行风险评估和诊断，筛查出携带者，从源头上对遗传病进行防控，对降低隐性遗传病发病率、减少出生缺陷的发生，具有非常重要的意义。

有生育意向的育龄期夫妇在备孕期或孕早期进行单基因遗传病携带者筛查，既能了解自身突变基因的携带情况，又能及早发现生育风险并及时干预。最佳筛查时期是备孕期，因为有充裕的准备时间，针对检测结果进行决策相对从容，备选方案也较多。如果错过了备孕期，在孕早期进行筛查也是可以的，但时间较紧张，夫妻双方应同时进行检测。

国际权威组织曾指出，每一对育龄期夫妇都有必要开展遗传病生育风险评估。目前已有多个国家建议将遗传病携带者筛查纳入备孕期或孕早期的常规检查。

单基因遗传病的携带者筛查一般采用基因测序技术，对多种严重、高发的单基因隐性遗传病进行广谱筛查，一次可检测上百种基因，涵盖了人群中常见的单基因病（如白化病、遗传性耳聋、血友病、苯丙酮尿症等），可以帮助育龄夫妇全面、准确、快速地了解致病基因的携带情况。

若筛查提示存在生育遗传病患儿的风险，则需要通过遗传咨询、产前诊断、辅助生殖技术等，避免单基因遗传病患儿出生。检测前，夫妻双方可先进行遗传咨询，签署相关知情同意书后，即可抽血化验，一般 4 周左右可拿到检测报告。**PM**

前列腺炎反复，中医特色疗法助康复

上海中医药大学附属龙华医院泌尿外科主任医师　陈磊

慢性前列腺炎难治愈、易复发，给患者带来了很多烦恼。治疗慢性前列腺炎的常用药物包括 α 受体阻滞剂、抗生素、非甾体抗炎药等。中医讲究辨证论治，根据慢性前列腺炎的证型采取不同方剂或中成药进行治疗。同时，中医外治疗法独具特色，除针灸、推拿外，中药坐浴、熏洗、敷脐、灌肠等方法也有助于提高疗效，加速康复，减少复发。

① 中药坐浴

中药坐浴通过升高患处局部温度，扩张局部血管，促进皮肤、皮下组织和肌肉的血液循环，加快局部代谢，促进局部炎症的消散、吸收，缓解痉挛和疼痛。主要选用活血化瘀、行气散结类中药，常用的有红藤、赤芍、红花、败酱草、牛膝、王不留行、川楝子、延胡索等。

中药坐浴一般每次 15 ~ 30 分钟，中途可以加入热水，水温宜保持在 40 ~ 42℃。每天坐浴 1 ~ 2 次，持续 1 ~ 2 个月，能有效缓解前列腺炎引起的尿频、尿急和局部疼痛等症状。中药坐浴主要作用于臀部和会阴区，有生育要求的患者应避免浸泡睾丸，以免影响生精功能。前列腺炎急性期禁止坐浴。

② 中药熏蒸

中药熏蒸是借助熏蒸和热效应，使腠理疏通、脉络调和、气血流畅，促进中药成分吸收，从而更好地发挥中药的行气散结、活血化瘀、清热解毒等作用。对慢性前列腺炎患者而言，中药熏蒸有助于改善局部血液循环，促进炎症吸收，缓解症状。常用的中药有大黄、大血藤、赤芍、红花、野菊花、败酱草、白花蛇舌草、土茯苓、丹参、牛膝等。

可先将中药煎为浓缩液约 200 毫升，使用时再将药液兑开水至 2000 ~ 2500 毫升，也可直接将中药加水煮沸，熏蒸会阴部。温度不宜过高，以免烫伤。每日熏蒸 1 次，每次 15 分钟。也可将药材置入专门的中药熏蒸仪器中进行熏蒸。由于熏蒸时温度较高，可影响睾丸的生精功能，所以未婚、有生育要求的男性患者禁用。

③ 中药敷脐

脐又名神阙，外连诸经百脉，内系五脏六腑。中药敷脐又称"脐疗"，是将药物置于脐眼或脐部，以治疗疾病的一种外治方法。中药敷脐简单方便，可选用有行气活血、温经通络等功效的药物促进慢性前列腺炎康复，常用的有丁香、没药、姜黄、乌药、益智仁等。使用方法为：把药物研成粉末，用温水、香油、酒、醋等调匀为团状，置于无菌纱布上，贴敷于洗净的脐部，外用胶布等固定。每晚换药 1 次，10 天为 1 个疗程。因直接将药物敷于脐部对皮肤有一定刺激，故也可将药物"包装"后制成脐贴运用。局部皮肤有破损、溃疡者禁用。

④ 中药灌肠

前列腺位于盆腔内，与直肠紧邻，进行中药灌肠，药物有效成分可通过肠壁吸收后进入血液循环，到达前列腺部位，从而发挥作用。常用药物有黄柏、败酱草、蒲公英、丹参、王不留行等。患者可请中医师辨证后选择更适合自己的药物方剂。将药物水煎浓缩至 120 ~ 150 毫升后使用。灌肠时，药液以 40℃ 左右为宜。

中药灌肠应在医生指导下进行，可自行或请家人协助操作：排便后取左侧卧位，用一次性灌肠管涂上石蜡油，插入肛门约 5 厘米，缓慢注入药液，保留 20 ~ 45 分钟，每日 1 次。灌肠速度不宜过快，否则会刺激肠道蠕动，使药物在肠道停留的时间过短，影响疗效。**PM**

孩子腹泻，母乳喂养之过？

首都儿科研究所附属儿童医院消化内科主任医师　钟雪梅

生活实例

琳琳的女儿刚满月，出生后一直采用纯母乳喂养。奇怪的是，这孩子每天要排便七八次，大便稀薄，含有泡沫，有酸臭味。琳琳听说母乳喂养的孩子大多会腹泻，是正常现象，便没有放在心上。最近，琳琳发现孩子的腹泻情况严重了，人也变得很烦躁，连忙带女儿去医院就诊。经检查，医生诊断孩子的腹泻是由乳糖不耐受导致，建议琳琳在母乳中添加乳糖酶制剂或改用低（无）乳糖配方奶喂养孩子。琳琳懊恼万分，早知道女儿的腹泻"不正常"，该早些就医才是。

正常情况下，大多数婴儿在出生后1周内，每日排便4次左右，大便质软或呈液体状；出生1周至3个月，每日排便2次左右，大便质软或呈糊状。婴儿腹泻无明确定义，一般以排便次数较平时增多、粪便稀薄为主要特征，常见原因有生理性腹泻和乳糖不耐受。

生理性腹泻：不影响生长发育，不必干预

生理性腹泻多见于采用母乳喂养的6个月以内婴儿，宝宝多虚胖，常伴湿疹，主要症状为出生后不久即腹泻，每日大便次数多（甚至高达十几次），大便量不一定多，一般没有腥臭味。除大便次数增多外，多无其他症状（如呕吐等），食欲佳，体重增长理想。粪常规检查结果多为正常。添加辅食后，孩子的腹泻可不治而愈，大便次数与性状可逐渐恢复正常。对这类宝宝，家长不必放弃母乳喂养。

乳糖不耐受：调整喂养方式，缓解症状

乳糖是存在于人类和哺乳动物乳汁中的重要碳水化合物。乳糖的分解产物为葡萄糖和半乳糖。前者是婴儿最重要的能量来源，后者则是构成脑及神经组织糖脂质的重要组成部分。乳糖进入人体后，需经乳糖酶分解成单糖后，才能被吸收。如果乳糖酶缺乏或活性不足，未被充分分解的乳糖进入结肠，可被结肠中的细菌酵解产生大量气体及短链脂肪酸，导致腹泻、腹胀、腹痛等症状，即乳糖不耐受。

乳糖不耐受是导致婴儿腹泻的常见原因。根据乳糖酶缺乏的原因，可分为三种情况，即先天性、继发性及原发性乳糖酶缺乏。婴幼儿最常见的是继发性乳糖不耐受，主要由肠道感染等导致。例如：轮状病毒感染后易合并继发性乳糖酶缺乏，表现为黄色稀便，有泡沫及酸臭味，大便不含黏液及血丝。原发性乳糖酶缺乏又被称为成人型乳糖酶缺乏，是由于出生后乳制品摄入少，乳糖酶活性和数量不断降低，至学龄期可明显减少，至成人期后可能完全丧失。

乳糖不耐受的诊断主要通过临床症状、诊断性治疗、实验室检查来确定。其中，尿半乳糖测定简单易行，检测结果准确性较高，普遍应用于婴幼儿乳糖不耐受的诊断。乳糖不耐受患儿的临床症状各异、病情轻重不同，需经医生评估后决定治疗方案，包括应用无乳糖或低乳糖配方奶、添加乳糖酶、饮食调理等。通常，添加乳糖酶制剂适用于母乳喂养者，用配方奶喂养的可改用无乳糖配方奶喂养。PM

专家提醒

婴儿腹泻原因众多，若孩子腹泻出现发热、频繁呕吐、便血、尿量减少、口渴、精神萎靡等情况，应及时就医。

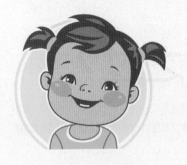

让"蓝嘴唇"宝宝 自由呼吸

上海交通大学医学院附属上海儿童医学中心心脏中心
周春霞（副主任医师） 傅立军（主任医师）

生活实例

佳佳今年3岁，近半年来，原本活泼好动的她变得安静了不少，活动时有些气促，嘴唇也有点紫。一天傍晚，佳佳妈妈在厨房准备晚饭，突然听到客厅传来椅子倒地的声音，她跑过去一看，发现佳佳躺在地上，面色青紫、意识不清，她连忙呼叫救护车。经紧急抢救后，佳佳转危为安。

为明确病因，佳佳妈妈带着孩子去心内科就诊。在完善各项检查、评估后，医生诊断佳佳患有"肺动脉高压"。听到这个陌生的疾病名称，佳佳妈妈很疑惑，不知道为什么孩子会得这种病，也不知这种病是否能治好。

医生的话：肺动脉高压是一个血流动力学概念，指各种原因导致的肺循环压力异常增高，患儿因缺氧而导致口唇青紫，被称为"蓝嘴唇"宝宝。婴幼儿肺动脉高压的病因、症状、治疗方案等与成年患者存在诸多差异，如何精准地诊断、治疗"蓝嘴唇"宝宝，提高其生活质量，降低死亡风险，是儿童心血管专科医生努力的目标。

婴幼儿肺动脉高压，并不罕见

胎儿时期，肺动脉压力和肺血管阻力均维持在较高水平。出生后，肺动脉压力有一个生理性下降的过程，足月儿通常在出生后2个月左右下降至正常水平。足月儿出生3个月后，平均肺动脉压 >20毫米汞柱，可诊断为肺动脉高压。

对很多家长而言，肺动脉高压是一种很陌生的疾病。但实际上，它并不罕见。该病的形成受环境和遗传因素共同作用。除先天性心脏病外，左心收缩或舒张功能不全，基因突变和染色体异常，支气管－肺发育不良、先天性膈疝等肺发育性疾病，腺样体肥大导致的睡眠呼吸暂停综合征，误服药物或毒物等，均可导致婴幼儿肺动脉高压。

起病隐匿，易被忽视

肺动脉高压起病隐匿，缺乏特异症状和体征，易被漏诊、误诊。年龄较小的患儿可有多汗、呼吸急促、食欲差、发育迟缓、哭闹后口唇发绀等表现。年长儿的症状与成人相似，如活动后气促、乏力，甚至突发晕厥等；部分患儿可伴头晕、干咳、胸闷、胸痛、腹胀等症状。当婴幼儿尤其是高危儿童（如遗传性肺动脉高压患者的一级亲属、先天性心脏病患儿等）出现上述症状时，需要考虑患肺动脉高压可能，家长应及时带孩子去医院就诊。

超声心动图安全、简便，是筛查婴幼儿肺动脉高压的首选方法。心脏超声可估测肺动脉压力，显示心脏形态和功能的改变，探查引起肺动脉高压的心血管解剖畸形，等等。若超声心动图提示肺动脉压力增高，医生会结合病史、症状、体征进行综合判断。右心导管检查可精确测量肺动脉压力并评估右心功能，是诊断肺动脉高压的标准方法。

明确病因，个体化治疗

患儿一旦确诊，需要进行心脏磁共振、肺功能、胸部CT、睡眠呼吸监测等检查，积极寻找致病原因。明确病因后，医生会根据右心衰竭的临床证据、症状进展速度、生长发育情况、功能分级、6分钟步行试验等评估疾病的严重程度，为选择治疗方案、判断预后提供参考。

肺动脉高压曾因治疗困难、长期预后差而被称为"心血管恶性肿瘤"。近年来，随着靶向药物的临床应用、外科技术的不断提高，该病的治疗已由单纯的对症处理发展为心内科、心外科、重症监护、麻醉科、放射科等多学科团队联合诊治。患儿的生存率明显提高，死亡风险显著下降。

①病因治疗 肺动脉高压是由多种病因导致的临床症候群，应根据不同的临床分类进行相应的对因治疗。引起儿童肺动脉高压的病因众多，不同病因患者的病情进展和预后差异很大，有些患儿在明确病因并接受针对性治疗后，病情可得到明显改善甚至达到完全治愈。比如：先心病相关肺动脉高压患儿早期接受介入手术，可以纠正心血管解剖畸形，避免不可逆性的肺血管病变；部分因腺样体肥大导致严重阻塞性睡眠呼吸暂停的患儿，在接受腺样体切除手术后，肺循环血流动力学指标可恢复正常。

②药物治疗 在强心、利尿、吸氧等治疗的基础上，采用靶向药物治疗。目前临床常用的靶向药物包括前列环素类似物（如伊洛前列素、曲前列尼尔等）、5-磷酸二酯酶抑制剂（如西地那非、伐地那非等）、内皮素受体拮抗剂（如波生坦、安立生坦等）。

③外科手术 患儿药物治疗无效，心肺联合移植或肺移植可能是唯一选择。但移植手术风险大、费用高昂，且婴幼儿获得合适供体十分困难。目前，针对肺动脉压力超过体循环血压的严重肺动脉高压患儿，可实施降主动脉-左肺动脉分流术（Potts分流术）。相比传统的房间隔开孔术，Potts分流术可在保证脑、心脏等重要脏器供氧的同时，显著降低肺动脉压力，降低右心后负荷，改善预后。患儿在接受分流术后，口唇青紫明显改善，运动量增加，靶向药物的用量下降，右心功能得到显著提高。

定期随访，康复不放松

肺动脉高压患儿应每3～6个月到医院随访1次；高危患儿、初始治疗或改变治疗方案的患儿，随访频率应更高一些。心电图、胸部X线片、超声心动图、血生化指标、6分钟步行试验、心导管等检查，对疾病的评估至关重要。

肺动脉高压的治疗是一个长期过程，日常生活中，家长在照料孩子时应注意以下几点：

● **运动康复训练** 适量的体力活动对肺动脉高压患儿可能是有益的，但应以运动后不出现呼吸困难、胸痛等症状为宜。家长可带孩子去儿童心血管康复门诊进行心肺运动功能测试，由专业医生根据测试结果为孩子制订个体化的康复运动方案。

● **避免高海拔环境** 低氧可引起肺血管收缩，加重肺动脉高压，家长应避免带患儿进入高原地区，患儿坐长途飞机旅行时宜吸氧。

● **防治感染** 肺动脉高压患儿宜接种流感疫苗和肺炎链球菌疫苗，以预防可能出现的肺部感染；一旦发生肺部感染，应积极治疗。

● **心理治疗** 家长应重视心理干预和疏导，舒缓患儿的焦虑、抑郁情绪，促进康复。**PM**

儿童重症监护病房（PICU）收治的是不幸得了危重疾病的孩子。提起 PICU，多数家长脑海中会浮现这样一个场景：大门紧闭，门外是焦急等待的患儿家长，门内是躺在床上不能动弹、身上插满管子、连接着各种电线及治疗仪器的重症患儿。孩子是家庭的希望和未来，一旦孩子因病重住进 PICU，家属不能陪护，除担心孩子病情外，还担心孩子会不会哭闹，能不能睡好觉，会不会吃不好，大小便有没有人照顾，会不会治疗不及时，等等。带着种种疑问，我们来认识一下医院里的神秘之处——PICU。

带你走进 儿童重症监护病房

复旦大学附属儿科医院重症医学科副主任医师　陶金好

疑问1：　PICU 是干什么的？

PICU 是收治出生后 28 天到 18 岁的危重患儿，及时应用系统、连续、高质量的医学监护和诊疗技术进行综合救治的专业科室。这里是儿科最特别的部门，离死神最近，是守护儿童生命的最后一道防线。

疑问2：　PICU 和普通病房有什么不一样？

PICU 收治普通病房不能收治的危重或潜在危重症患儿，在场地、设备、技术、人员配置等方面不同于普通病房。

第一，PICU 在场地建设方面有特殊要求，区域及通道划分有严格规定，比如：医疗区和生活区分开，医务人员通道、病患通道、污物通道都是独立的。

第二，PICU 配有高精尖的仪器设备，包括功能监护仪、血气分析仪、呼吸机、血液净化机、人工心肺机等。

第三，PICU 有受过专门训练和富有经验的重症医学医护团队，他们掌握重症医学相关知识和操作技术，

具备独立工作的能力，且医护人员和床位的配比远高于普通病房。除足够数量的专业医生和护士外，这里还配备护工、营养师、呼吸治疗师、药剂师、康复技师等。

疑问3：　PICU 收治什么样的患儿？

通常情况下，PICU 收治的患儿主要有以下几类：

❶ 急性、可逆、危及生命的器官功能不全患儿。比如：受到严重意外伤害的患儿；发生呼吸衰竭，需要呼吸机支持的患儿；发生急性肾功能衰竭，需要血液透析治疗的患儿；等等。

❷ 有多种高危因素、具有潜在生命危险的患儿。这类患儿病情变化快，需要监护治疗、及时干预。

❸ 出现急性变化的慢性器官功能不全患儿。重症监护治疗可以帮助这类患儿度过急性期，回到慢性疾病状态。

❹ 围手术期需要监护的患儿。比如：颅内巨大肿瘤患儿术前或术后需要监护治疗，待生命体征稳定后，接受手术治疗或转回普通病房。

疑问4： 患儿什么情况下可以转出 PICU？

这是患儿家属非常关注的问题，也是一个非常复杂的问题。一般情况下，当患儿不需要监护或器官功能支持，生命体征稳定几天后，可转出 PICU。有的患儿病情可能会出现反复，需要 PICU 医生和接收科室医生共同评估，选择最有利于患儿的转出时机。在这个过程中，家属切不可心急，否则患儿可能因病情反复或加重而重返 PICU。

疑问5： PICU 为什么不能让家属陪护？

与成人重症监护病房一样，目前国内几乎所有儿童重症监护病房都施行无陪护制度。这样做有以下几个原因：

❶

PICU 收治的患儿病情危重，需要进行一些有创操作和治疗，患儿抵抗力差，而绝大多数家属没有医学专业背景，如果陪护，反而会明显增加患儿发生感染的风险。

❷

PICU 内除了有专业的医护人员 24 小时不间断床旁观察、监测病情变化和进行相应治疗外，还有专业护理员负责患儿的吃喝拉撒，既能保证患儿身上的各种"救命管子"不出问题，又能满足患儿的生活需要。

❸

孩子有时候比大人想象中更坚强。虽然患儿在陌生环境中接受治疗，但他们在医护人员的陪伴和安抚下，会逐渐熟悉环境，顺利地接受治疗。相反，有家长陪护时，有些患儿不能很好地控制情绪，容易出现情绪波动，不利于治疗。

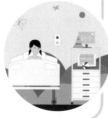

目前，有些医院的 PICU 为缓解家长的焦虑情绪，让他们更直观地了解孩子的病情，在每周特定时间段开放床旁探视。家属在做好防护措施的情况下可定期探视，并鼓励、安抚孩子，有助于患儿战胜病魔。

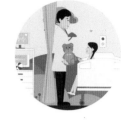

疑问6： 为什么有的患儿会被"绑起来"？

孩子天性好动，又处在一个陌生的环境中，让他们顺从地接受治疗是有些难度的。在治疗过程中，医生会根据病情对患儿进行一些操作，包括心电监护，气管插管，留置胃管、尿管、空肠营养管、动脉导管等，对术后患儿还会留置各种引流管。患儿可能会因为不适、疼痛等而烦躁不安，试图拔掉身上的管子。一旦发生意外拔管，会给治疗带来极大影响，甚至危及患儿生命。因此，为保障患儿顺利、安全地接受治疗，必要时需要使用约束带将患儿的肢体约束起来，限制其大幅度活动，但并不是"绑"得很紧。并非所有进入 PICU 的患儿都会被"绑起来"，医生会进行评估，决定是否需要约束。事实上，一些可以正常交流的患儿，在病情恢复观察期，每天可以自由地看看平板电脑，听听故事，跟医护人员聊聊天。

疑问7： PICU 里的患儿怎么吃饭、大小便？

胃肠道功能正常或基本正常但不能经口喂养的患儿，医生会给予肠内营养治疗。比如：对昏迷、气管插管的患儿，可通过鼻胃管或空肠营养管给予特制的营养制剂；对胃肠道功能障碍或有消化道出血的患儿，会通过静脉输液给予营养制剂；对病情稳定的患儿，尽可能经口喂养，根据病情选择流质饮食、半流质饮食、软食、普食、低盐低脂饮食；等等。

很多住在 PICU 的患儿需要留置导尿管，医务人员会做好管道的清洁护理，记录尿量；患儿大便时，护理人员也会为孩子处理干净，家长不必担忧。**PM**

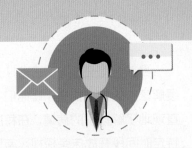

大众 ✚ 导医

专家门诊时间以当日挂牌为准

问 腹主动脉瘤是否都需要治疗

我在体检中被发现有腹主动脉瘤，医生建议手术治疗。可我没有任何症状，能不能等等？

答：目前，临床上多采取主动脉腔内微创手术治疗腹主动脉瘤，手术并发症的发生率显著降低。目前认为，腹主动脉瘤一旦被发现，患者应尽早接受治疗。临床观察发现，动脉瘤越小，腔内微创治疗的效果越好。

问 腹主动脉瘤会复发吗

我的父亲因患腹主动脉瘤接受了腔内微创手术，目前恢复得不错，但他总担心这病会复发，这么担心有必要吗？

答：经过腔内微创手术，动脉瘤腔血栓化，不再有发生破裂的风险，也就是治愈了。不过，老年人可能因动脉粥样硬化进展，在腹主动脉瘤的近端、远端，或主动脉的其他部位再次发生病变。因此，患者应定期复查，以便及时发现主动脉病变的"蛛丝马迹"。

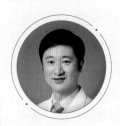

陆清声 《大众医学》专家顾问团成员，海军军医大学第一附属医院血管外科主任、主任医师、教授、博士生导师，上海市医学领军人才，国际血管学联盟中国分部青年委员会主席，中国医师协会腔内血管学专业委员会副主任委员。

问 腹主动脉瘤是肿瘤吗

我最近参加单位体检，CT检查结果提示"腹主动脉瘤样扩张"。腹主动脉瘤是肿瘤吗？严重吗？

答：许多人认为，腹主动脉瘤就是腹主动脉上长了个肿瘤，甚至会问这个肿瘤是良性还是恶性的。其实，腹主动脉瘤不是肿瘤，而是腹主动脉的局限性扩张。通常，腹主动脉局限性扩张超过腹主动脉管径50%，即为腹主动脉瘤，即当腹主动脉直径＞3厘米时，可明确诊断。在我国65岁以上男性人群中，腹主动脉瘤的发病率达2%～3%。该病的高危因素包括动脉硬化、高血压、吸烟等。腹主动脉瘤未破裂时多无症状，一旦发生破裂，患者可出现剧烈腹痛、休克等，大部分患者在数分钟内死亡。

问 按摩可以治疗下肢深静脉血栓吗

我因小腿肿胀、疼痛就医，被确诊患有下肢深静脉血栓形成，医生要求我进行抗凝治疗。我担心抗凝药有副作用，如果不吃药，经常按摩可以消除血栓吗？

答：下肢深静脉血栓急性期禁止按摩。下肢深静脉血栓形成是指血液在下肢深静脉系统内不正常凝结，堵塞管腔，导致静脉回流障碍，是常见的周围血管疾病。引起下肢深静脉血栓形成的原因主要有血流缓慢、血管壁受损和血液高凝，患者可有局部肿胀、疼痛、皮肤温度变化等，严重者可发生下肢缺血症状。按摩仅能预防下肢深静脉血栓形成（尤其长期卧床者等），对已发生下肢深静脉血栓患者，按摩不仅不能消除血栓，还可能使血栓松动、脱落，严重者可造成致命的肺栓塞。

目前，下肢深静脉血栓病情较轻者，只需采取抗凝、压力（穿戴医用弹力袜）治疗；病情较重者，还需行下肢静脉取栓术或放置下腔静脉滤器，避免发生肺栓塞。

问 哪些胸痛会致命

半年前，邻居张大爷因突发胸痛被救护车送去医院，经抢救无效死亡，据说其死亡原因是主动脉夹层破裂。前两天，我姑妈也突发胸痛，经检查被确诊患有心肌梗死，紧急进行了冠脉支架植入术，这才转危为安。哪些胸痛会"夺命"？它们有什么特点？

答：致命性胸痛主要有三种：心肌梗死、主动脉夹层与肺栓塞。

心肌梗死的主要病因是动脉硬化。胸痛性质为闷痛和绞痛，一般位于左前胸。如果胸痛发作几分钟后可自行缓解，往往是冠状动脉短暂缺血导致；如果胸痛持续 20 分钟以上不能缓解，则可能发生了心肌梗死。

主动脉夹层可引起撕裂样或刀割样疼痛，疼痛位于前胸、后背或腰部、腹部。严重者可因大出血而在几分钟内死亡。

肺栓塞，简而言之是肺动脉被血栓堵住。血栓栓子往往源于下肢深静脉，主要症状为胸部闷痛，伴呼吸困难。冠状动脉 CT 血管造影有助于明确诊断。

问 主动脉夹层危害大吗

我伯伯刚被发现患有主动脉夹层，医生说这是一颗"定时炸弹"，要求他立刻住院治疗。什么是主动脉夹层？真那么严重吗？

答：主动脉夹层是一种较为少见的致命性疾病，

高血压是常见诱因。日常生活中，人们对主动脉夹层知之甚少，发现后常不知所措。主动脉夹层是血液经主动脉内膜破口进入动脉壁，将内膜和中膜强行"撕开"，在两者之间形成假腔。主动脉夹层一旦发生破裂，患者可在数分钟内因失血性休克而死亡。

问 主动脉植入支架后，还能做磁共振吗

我于半年前接受了腹主动脉瘤腔内治疗，最近做家务时不慎扭伤了腰，骨科医生建议我进行磁共振检查，检查要求身上不能携带金属。听说主动脉支架是金属材料，我还能做磁共振吗？

答：主动脉支架是由钛合金制成的，属于无磁性材料，在磁场中不会受力，也不会产生热效应。因此，植入主动脉支架后，是可以进行磁共振检查的。

问 怎样预防主动脉夹层

我同学才三十多岁，就发生了主动脉夹层，幸亏及时治疗，否则后果不堪设想。听说这病与高血压有关，我也有高血压，该如何预防为好？

答：要预防主动脉夹层，最重要的措施是控制血压。主动脉夹层与高血压，尤其是大幅度波动的高血压关系密切。高血压患者应遵医嘱规范服用降压药，不可擅自减药、停药，还应保持乐观心态，避免焦虑、抑郁、激动等容易导致血压波动的不良情绪。**PM**

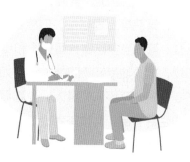

扫描二维码，立即收听

生活中，人们常常能感到脾胃功能和睡眠质量密切相关。若晚餐吃得太多，就容易入睡困难，到了该休息时头脑依然清醒；若晚饭吃得过晚，吃完饭就睡觉，食物尚未消化，容易出现夜半烧心、嗳气、反酸，以致睡眠不深、易惊醒……中医经典《黄帝内经》中将这类症状称为"胃不和则卧不安"，泛指由于饮食不节等原因导致脾胃功能受损，进而影响睡眠。

胃不和 则卧不安

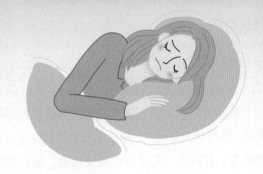

上海中医药大学附属曙光医院传统医学科主任医师　吴 欢

"胃不和"为何"卧不安"

中医理论认为，脾主运化、胃主受纳，脾为胃行其津液，升清降浊，为气血生化之源、人体气机升降之枢纽。夜间，人体本应顺应自然规律入眠，若此时大量进食或胃中有宿食，就容易导致卫气不能正常循行入里，阳不入阴，造成失眠。

在众多失眠原因中，"胃不和"是较为常见的一种。对这类失眠者而言，调治脾胃尤为重要，需要养成良好的饮食、作息习惯。

饮食调理

部分"胃不和"者可能"因噎废食"，认为晚上不进食或许有助于脾胃"休整"。但事实上，对脾胃虚弱者，以及胃炎、胃溃疡、反流性食管炎等患者而言，胃酸过多会刺激胃黏膜，也容易导致半夜出现烧心、疼痛、咳嗽等症状，影响睡眠质量。因此，饮食应有规律，定时定量，不暴饮暴食，也要注意避免夜间过饥。

除进食时间外，饮食口味也需注意。"五谷为养，五果为助，五畜为益，五菜为充"，意为健康饮食应做到五谷杂粮、肉类、果蔬等合理搭配，口感各异，不能偏食。可适当多吃富含蛋白质和维生素的食物，减少油腻和刺激性食物（如辣椒、生姜、葱、蒜等）的摄入，少吃零食、烤制和生冷食品。喜饮茶者晚上不宜饮用凉茶或浓茶，以免刺激胃黏膜。

情志调理

中医认为，情绪波动会影响脾胃健康，心情不好时，常会有吃不下饭或者一吃就饱、腹胀满、胁肋疼痛等表现，中医称之为"肝气犯胃"。因此，善于调节情绪，缓解内心压力，保持乐观心态，也有助于脾胃正常运化。

运动保健

现代人大多缺乏运动，易导致脾胃运化功能减弱，出现肥胖、腹部胀满、大便不畅、饮食消化缓慢等表现，睡眠质量也会受到影响。

日常生活中，可适当进行慢跑、快走、游泳等运动，以促进心肺功能、增强体质；太极拳、气功、五禽戏等传统的保健运动对改善脾胃和睡眠状况也有一定帮助。▣PM

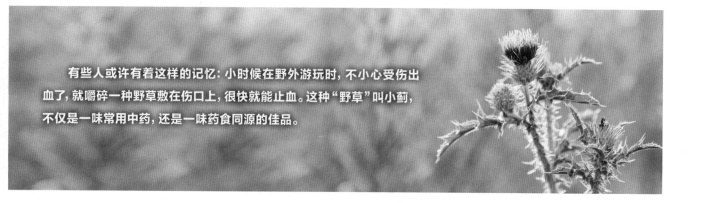

有些人或许有着这样的记忆：小时候在野外游玩时，不小心受伤出血了，就嚼碎一种野草敷在伤口上，很快就能止血。这种"野草"叫小蓟，不仅是一味常用中药，还是一味药食同源的佳品。

清热凉血"刺儿菜"

山东中医药大学附属医院药学部副主任药师　崔惠平

小蓟的叶子和茎秆上都有刺，因此又被称为"刺儿菜"，是菊科植物刺儿菜属植物刺儿菜的干燥地上部分，高 25 ~ 50 厘米，茎直立，微紫色。小蓟生于荒地、田间和路旁，全国各地均有分布。春、夏时开紫红色花；夏季可采收带花全草，去杂质后可鲜用或晒干后入药。

内服外洗，药食两用

小蓟性凉，味甘、苦，归心、肝经，具有凉血止血、祛瘀消肿的功效，可用于治疗出血、尿血、便血、崩漏等，为历代中医的常用药之一。小蓟常与侧柏叶、栀子、夏枯草等配伍，用于吐血、尿痛等疾患。小蓟苦中稍有甘，清润而寒凉，可缓解热毒引起的多种疮痈、疔毒之症。症状较轻的热毒疮痈，可直接用小蓟煮水饮用，但脾胃虚寒者禁服。

小蓟外用可止血消肿。取小蓟鲜品 30 ~ 60 克，捣汁研末外敷或煎水洗，可治疗外伤出血、痈肿疮毒等。现代药理研究发现，其具有止血、凝血、抗菌、抗炎等多种药理活性。

小蓟幼苗当野菜食用，有清热解毒之效。《食疗本草》中记载：取小蓟煮食之，可除风热、解暑热；夏月暑热，烦闷不止者，服之亦有效。其嫩叶和嫩茎均可食用，可做汤、羹或者凉拌，味道都很不错。

小蓟粥

取粳米、小蓟各 100 克，葱末、食盐、味精、香油适量。将小蓟择洗干净后焯水，用冷水过凉，捞出细切；粳米淘洗干净，用冷水浸泡半小时后捞出，沥干水分；砂锅内加入冷水、粳米，先用旺火煮沸，再改用小火煮至粥将成时，加入小蓟，待滚后，用食盐、味精调味，撒上葱末，淋上香油，即可食用。此粥具有清热解毒、凉血止血的作用。**PM**

护肝"圣药"夏枯草

安徽中医药大学第一附属医院制剂中心　朋汤义（教授）　熊慧茹

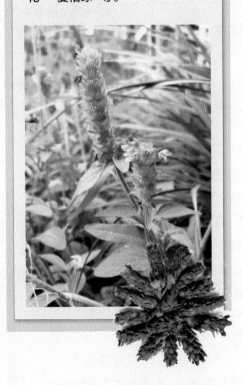

夏季，大多数植物生机勃勃，而有一种植物却在夏天刚来之际便悄悄枯萎。古人根据这一特点，将这种植物命名为"夏枯草"，亦称"夏枯头""铁色草""大头花""夏枯球"等。

中药夏枯草来源于唇形科植物夏枯草的干燥果穗。最早记载于《神农本草经》中，可用于"热瘰疬，鼠瘘，头创，破症，散瘿，结气，脚肿，湿痹，轻身"。《新修本草》中记载此草"首春即生，四月穗出，其花紫白，似丹参花，五月便枯，处处有之"。

夏枯草喜温和湿润气候，耐寒，适应性强，在中国秦岭以南地区均有分布，以阳光充足、排水良好的沙质土壤为佳，生于荒坡、草地、溪边、山坡、山沟、荒地及路旁等湿润之处。其全株高约30厘米，植株顶部是轮伞花序，集结成穗，在果穗呈棕红色时采收入药。

泡茶制膏，消肿散结

夏枯草味辛、苦，性寒，归肝、胆经，能疏通肝经瘀滞，有消肿散结之功，且善于清肝火、平肝阳，常用于治疗肝经风火导致的眼睛红肿、发痒、流泪，以及肝藏血不足、肝虚引起的眼珠疼痛、雀盲、夜盲等症，常与当归、白芍、甘草、玄参等配伍。

夏枯草作为一种药食两用药，表面上清热之力不强，但由于其苦辛而寒的性味、疏风清肝的特点，夏天用夏枯草泡茶，它是很不错的解暑佳品。其与菊花、决明子、青葙子制成凉茶，可以清肝火；与益母草、生莱菔子、罗布麻组成代茶饮，可辅助降压。单独一味夏枯草，可以制成夏枯草膏，可用于治疗因肝火上炎引起的头痛。此外，治疗肝火上炎导致的眩晕、原发性高血压，以及瘰疬、瘿瘤、乳腺增生等病症，也可选用夏枯草膏。需要注意的是，本品应在医生的指导下合理辨证使用，气血亏虚者、孕妇慎用。

现代药理研究表明，夏枯草主要含有三萜及其苷类、甾醇及其苷类、黄酮类、香豆素、苯丙素、有机酸、挥发油及糖类等成分，在降糖、降压、抗菌、抗氧化、抗病毒、调节免疫系统及呼吸系统等方面均有一定作用。PM

中药渣的*妙用*

上海中医药大学附属龙华医院风湿免疫科副主任医师　王骁

不少人都有煎煮中药的经历，但对煎煮后的药渣如何妥善处理却不甚了解。大部分人直接将其作为厨余垃圾丢弃，有人尝试用药渣继续加水煎煮泡脚，有人用这些药渣连同药液一起坐浴，也有人用药渣外敷……煎煮后的药渣有哪些合理的利用方法呢？

药渣外用，热敷熏洗

中药外用自古以来就有较多研究。清代名医吴尚先在其外治法专著《理瀹骈文》里指出"外治之理，即内治之理；外治之药，亦即内治之药"，道出了内治法（口服药物）和外治法具有一定共通之处。充分煎煮后，药物的有效成分大多溶出至药汤之中，虽然药渣残存的有效成分较少，但依然具有一定的治疗效果。

热敷

将治疗骨关节痛的中药药渣装入无纺布袋，用蒸锅或微波炉加热后可反复热敷患处及关节，对腰痛、关节疼痛等疾患有较好的缓解作用。操作时应注意安全，避免烫伤，且药渣最好当天使用，尽量不要隔夜存放再次利用。

熏洗

煎煮中药一般取第一、二次煎煮的药液内服，第三次煎煮的药汤往往很淡，口服价值不高。为充分利用药渣，内外同治，中医师常常在为患者开具内服药方的同时，补充开具外洗方。在煎煮两次后的药渣中添适量外用方药，加水煎煮，可熏洗手足或患处。在熏洗过程中，需注意避免烫伤。在寒冷季节熏洗，感觉水温明显下降时，应及时终止，擦干身体，切勿等药液凉透再结束治疗，否则容易受寒。

此外，药渣经发酵后，可以制成有机肥，使阳台和庭院植物更加繁茂。一些具有香味的药物（如解表药、芳香化湿药、温里药等）煎煮后，可将药渣在室内留存30～60分钟，可帮助清新净化室内空气。至于一些"用药渣自制药枕"的操作则存在隐患，煎煮后的中药饮片需要较长时间才能充分干燥，若在江南地区，可能还未晾干就已发霉。即便已充分干燥，也可能在用作枕头填充物时吸湿受潮，导致霉变。**PM**

延伸阅读

药渣的食用价值

不少中药的药渣具有食用价值，如茯苓、山药、枸杞子、黄精、莲子、芡实、白扁豆等。

另有一些特殊药材的有效成分在煎煮过程中不能被完全萃取，弃用药渣相当于浪费了一部分有效成分。可以连渣服用的常用中药材有人参、西洋参和石斛（枫斗）等。

前两者都是五加科植物，含有丰富的人参皂苷，不易溶于水，普通的用水煎煮法只能将其萃取出部分。为充分发挥饮片的药用价值，中医师多会嘱咐患者将这类药物另煎、服渣。比如：将人参或西洋参饮片单独浸泡、单独煎煮，留取药汤；将此药汤与其他药材煎煮后的药汤混匀，分次服用；再咀嚼服用煎煮后的饮片。

石斛（枫斗）类药材富含石斛多糖，其中也有相当一部分难溶于水。用石斛煎汤或泡茶后，可咀嚼其药渣，吞咽胶质成分后，再吐出难于下咽的粗纤维部分。

瘦人多火，肥人多痰

中医学中有一句古老的谚语：瘦人多火，肥人多痰。"瘦""肥"是对体型的概括，"多火""多痰"是对体质的认识。中医认为，不同体质的人易患之病也有不同。

北京中医药大学国家中医体质与治未病研究院副研究员　俞若熙

—— 瘦人多火 ——

在中医的观点里，人体需要维持阴阳的动态平衡才能保持健康。明代著名医家张介宾提道：阳动而散，故化气；阴静而凝，故成形。意思是说，"阳"主要指气、火、光等温暖、推动、发散身体的物质，"阴"主要指津液、精血等凝聚、滋润、收敛身体的物质。当"阳化气"的功能太过时，那些本来起温暖、推动作用的物质，就相对过剩，变成火热。

表现　"瘦人多火"中的"火"，大多是指由于体内阴偏少、偏虚，从而引起阳偏盛的虚火。我们可以想象，身体中有一团燃烧的火，不断消耗身体储备的能量和物质，会令人产生饥饿感，吃进去的食物被很快消耗，皮肉和筋骨不能得到很好的滋养，从而导致体型偏瘦。这团火在体内不断地灼烧津液，可导致口燥咽干、大便干燥、两目干涩、皮肤偏干，部分人出现手足心热、面色潮红、心烦失眠、口渴喜冷饮、舌红少津少苔的表现。

调理　阴虚体质可能是由于先天原因造成，也可能是由于后天因素所致，比如常吃辛辣刺激的食物、长期熬夜、平时思虑过多等。日常饮食中可多选用鸭肉、瘦猪肉、海参、银耳、冬瓜、绿豆等甘凉滋润的食物，烹饪时尽量选用焖、蒸、炖、煮的方式。尽量少吃或不吃羊肉、韭菜、大蒜、辣椒、荔枝、龙眼等辛温干燥的食物。日常保健可经常按摩涌泉穴、三阴交、太溪穴，以促进元阴生长。阴虚体质的人往往容易心烦气躁，在情志的调护上要注意舒缓情绪、培养耐性。中医认为"静能生阴"，阴虚体质者可选择八段锦、瑜伽等较舒缓的运动，以改善易心烦、急躁的状况。

—— 肥人多痰 ——

中医所讲的"痰"，分"有形"和"无形"。有形之痰一般指由呼吸道分泌而由口、鼻腔排出的黏液，如鼻涕、痰。而"肥人多痰"中的"痰"，不仅包括有形之痰，还包括无形之痰。当"阳化气"功能不足时，阳气温煦、推动、升散作用失常，津液不能正常输布聚散，阴津就会凝聚，生成痰湿。

表现　痰湿停聚在不同部位有不同表现。痰湿停留在肌肤表面，易导致形体肥胖、肚子松软、眼睛易水肿、面部易出油、身体易出汗；痰湿停聚在肺部，易出现胸闷症状；痰湿停聚在脾，可有身体困重、易疲乏，大便易粘马桶，小便浑浊，舌体胖大、有齿痕，舌苔厚腻等表现。

调理　痰湿体质的形成，多由于先天遗传，加之后天饮食不加节制，过食肥甘厚腻的食物，缺乏运动，长时间生活在潮湿环境中等。日常饮食应以清淡为原则，多食用健脾化湿的食物，如冬瓜、山楂、薏米、山药、扁豆、茯苓等。不要暴饮暴食，尽量少吃或不吃助痰生湿的食物，如肥肉、油炸食品、甜点、饮料等。日常保健可按摩丰隆、足三里、脾俞等穴位。痰湿质人群往往性格温和、善于忍耐，要注意合理发泄、疏导自己的不良情绪，以免气机郁结，避免过度思虑伤脾，导致痰湿内生。这类人群因身体困倦，大多不爱运动，运动时要注意循序渐进、持之以恒，可选择散步、游泳、骑行、武术等。

体质禀受于先天，得养于后天。不同体质有着不同特点，影响着疾病的传变、转归、预后。体质具有动态可变性，保持良好的饮食等生活习惯可改善体质的偏颇；发挥中医个体化治疗的优势，可以让身体变得更健康。**PM**

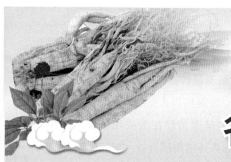

近年来，一些中药的价格水涨船高。名贵中药大多稀有，有难以取得、药源不可再生、濒于灭绝等特点。有没有功效相似、价格较为低廉的"平替"药材可以选择呢？

名贵中药的"平替"

上海交通大学医学院附属第六人民医院中医科　汪天湛
复旦大学附属华山医院中西医结合科副主任医师　傅晓东

野山参"平替"：园参、党参

人参为五加科植物人参的干燥根及根茎，野生者名"山参"，栽培者俗称"园参"。野山参药效强，价格昂贵，具有大补元气、补脾益肺、生津养血、安神益智的作用；园参的价格相对便宜，药力也稍缓。

党参与人参功效相似，且其药力缓和、价格便宜，适合用于脾肺气虚诸证的轻症和慢性疾患者。需要注意的是，党参不具有益气救脱之功，对于元气虚脱之急症、重症，仍应以人参急救固脱，不能以党参代替。

鹿茸"平替"：鹿角、鹿角霜、肉苁蓉

鹿茸为鹿科动物梅花鹿或马鹿的雄鹿未骨化密生茸毛的幼角，可补肾阳、益精血、强筋骨等。在补肾助阳方面，和鹿茸功效相似的还有鹿角、鹿角霜等，价格较为低廉。鹿角为鹿科动物马鹿或梅花鹿已骨化的角或锯茸后翌年春季脱落的角基，分别习称"马鹿角""梅花鹿角""鹿角脱盘"；鹿角霜为鹿角去胶质的角块。它们都可一定程度上代替鹿茸。此外，肉苁蓉、巴戟天等也可用于治疗肾阳虚、精血不足证。

天然牛黄"平替"：猪胆汁

牛黄为牛的干燥胆结石，习称"天然牛黄"，有息风止痉、清心开窍、豁痰解毒的功效。猪胆汁取自猪胆，味苦，性寒，具有清热解毒、润燥通便、清肺化痰的功效，主治目赤肿痛、痢疾、疮疡肿毒、热结便秘、肺热咳嗽等，与天然牛黄有类似功效，药材来源丰富，价格更低廉。在清热解毒治疗热毒疮痈、咽喉肿痛方面，猪胆汁可以代替天然牛黄使用，但在治疗热闭神昏等危急病症时，最好使用天然牛黄。

犀角"平替"：水牛角

犀角别名犀牛角，是清热凉血的传统代表药物，在清热凉血、解毒定惊方面有着很重要的作用。由于犀牛为世界保护的稀有珍贵动物，目前已明令禁用犀角。

水牛角为牛科动物水牛的角，药材来源相对广泛，也具有清热凉血、泻火解毒的功效，其功效与犀角相近，可作为犀角的代用品使用。

穿山甲"平替"：王不留行、皂角刺

穿山甲为鲮鲤科鲮鲤属动物穿山甲的鳞甲，具有活血消癥、通经、下乳、消肿排脓的功效，主治血滞经闭、癥瘕积聚、风湿痹痛、中风瘫痪、产后乳汁不下等。因穿山甲已被列为国家一级保护野生动物，临床用药多使用其他药物代替。

王不留行性味苦、平，具有活血通经、下乳消肿、利尿通淋的功效，可用于血瘀经闭、痛经、产后乳汁不下、乳痈肿痛、淋证涩痛等，走窜之性较穿山甲缓和。皂角刺味辛，性温，具有消肿托毒、排脓、杀虫之功效，常用于痈疽初起或脓成不溃，外治疥癣麻风。与穿山甲相比，皂角刺长于托毒排脓、活血消痈，而穿山甲长于活血破瘀、透达经络。

冬虫夏草"平替":
蛤蚧、核桃仁

冬虫夏草既非虫,也非草,而是一种真菌寄生在蝙蝠蛾科昆虫幼虫上形成的复合体,具有补肺益肾、止血化痰的功效,为调补诸痨虚损之要药。

蛤蚧为壁虎科动物蛤蚧除去内脏的干燥体,归肺、肾经,具有补肺益肾、纳气定喘、助阳益精的功效,可代替冬虫夏草用于治疗虚喘劳咳,以及肾阳不足、精血亏虚引起的阳痿等证,且疗效较为显著。

核桃仁具有补肾、温肺、润肠的功效,可代替冬虫夏草用于治疗肾阳不足之腰膝酸痛、肺虚咳嗽及肾不纳气之喘促。核桃仁性温而质地油润,兼有润肠通便之功,还可用于治疗津亏肠燥便秘。

麝香"平替":
灵猫香、麝鼠香、人工麝香

麝香为鹿科麝属动物林麝、马麝或原麝成熟雄体香囊中的干燥分泌物,具有开窍醒神、活血通经、消肿止痛的功效,主治闭证神昏、疮疡肿毒、瘰疬痰核、咽喉肿痛等,是多种急救中成药的主要原料。由于其来源少,价格昂贵,麝又为国家保护动物,近代多从灵猫科动物小灵猫、大灵猫的香囊中采取灵猫香,从仓鼠科动物成龄雄性麝鼠的香囊中采取麝鼠香,它们具有与麝香相似的化学成分及功效,可用来代替麝香外用或内服。另外,人工麝香与天然麝香有基本相似的疗效,现已广泛用于临床。

需要注意的是,上述药物虽功效近似或有交叉,但仅是各自药材属性的一部分,"平替"只能替代名贵药材某一方面的药性。因此,无论是治病还是进补,都需要在专业医生的指导下使用。**PM**

肠道菌群拥有超过100万亿个微生物群落,数量约为人体细胞总数的10倍。不同人的肠道菌群在组成和数量上存在差异,除先天遗传因素外,成长环境、饮食等后天因素共同参与肠道菌群的调控。

肠道菌群中,对人体有益的称为"有益菌",对人体有害的称为"有害菌",还有一部分为"中性菌"。这些菌群共生共存,相互协调也相互制约,处于动态平衡状态。研究表明,肠道菌群与多种代谢性疾病(如肥胖、糖尿病等)、消化系统疾病(如炎症性肠病、肠易激综合征等)、神经精神系统疾病(如帕金森病、抑郁症等)等关系密切。因此,以肠道菌群为靶点的疾病治疗手段被越来越多的人重视。目前,市面上有许多标注着"益生元""合生元""共生元""后生元"的产品,其主要作用都是调节肠道菌群。那么,它们是什么物质?它们之间又有什么区别?

益生菌
对健康有益的活菌

国际益生菌与益生元科学协会(ISAPP)将益生菌定义为:当摄入足够数量活的微生物时,会给宿主带来健康益处。益生菌是一群活的耐胃酸、耐胆汁的微生物,有助于恢复肠道菌群的稳态,抑制疾病状态下肠道有害菌的过度生长。益生菌功效的发挥具有菌株和人群特异性。目前常见的益生菌属有乳酸杆菌、双歧杆菌、肠球菌、链球菌、芽孢杆菌等,除作为药物供临床使用外,在食品和膳食补充剂中也十分常见。

五花八门的"元"

武汉大学人民医院消化内科　谭 韡　罗和生（主任医师）

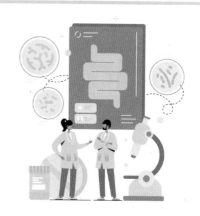

益生元

益生菌的转化底物

ISAPP 将益生元定义为：能够被宿主体内的菌群选择性利用并转化为有益于宿主健康的物质。主要有三个特点：有抵抗宿主消化酶的能力，由肠道微生物发酵，能刺激肠道有益菌群生长。常见的益生元包括菊粉及其衍生的低聚果糖、乳果糖和低聚半乳糖等，以及多糖、微藻类、植物类等。益生元虽然不能直接对人体产生作用，但能促进益生菌的生长、繁殖，抑制致病菌在肠道的定植和生长，从而改善肠道微生态。

合生元

益生菌和特定益生元的组合

合生元又称合生素、共生元，由益生菌与益生元组合而成。目前常见的合生元有双歧杆菌加低聚果糖等，主要存在于保健食品或婴幼儿配方奶粉中。研究发现，配方乳中添加适量益生元后喂养的婴儿，其肠道菌群构成更接近母乳喂养者。除维持肠道微生物菌群平衡外，合生元还有助于提高机体免疫调节能力，改善肝硬化患者的肝功能，降低术后感染的发生风险，等等。

后生元

灭活的有益微生物及其代谢产物

后生元的概念在 2021 年才被 ISAPP 界定，为对宿主健康有益的无生命微生物和（或）其成分的制剂，主要指通过不同方法灭活得到的微生物细胞、菌体成分（包括菌毛、鞭毛、脂磷壁酸、肽聚糖等）和非纯化的代谢产物（维生素、脂质、有机酸及短链脂肪酸等）。研究表明，后生元具有免疫调节、抗炎、降压和调脂等生物活性。尽管目前后生元的具体效用机制研究尚不深入，但与益生菌相比，它具有稳定性好、安全性好、直接发挥作用（无需定植）及适用性强等优点。**PM**

专家提醒

　　益生元、合生元、共生元、后生元均有助于维持肠道微生态平衡。益生元存在于多种天然食物中，膳食合理、营养均衡的健康人群，一般无需额外补充。在使用不同的"元"时，大家要明确使用目的，充分了解产品成分、数量及功效，避免滥用，尤其是婴幼儿、老年人、孕产妇及病患等特殊人群，须在营养师或医生指导下使用。

专家简介

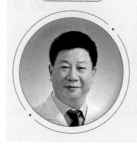

　　罗和生　武汉大学人民医院消化内科主任医师、主任、教授、博士生导师，武汉大学人民医院胃肠与肝病研究所所长，湖北省医学会副会长。擅长消化道肿瘤的早期诊断与治疗、消化内镜的临床应用和消化系统疑难杂症的诊治。

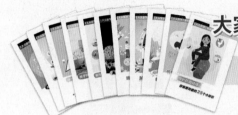

大家喜欢的《健康锦囊》满150期了！
快来赢奖品！

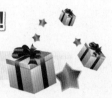

亲爱的读者朋友们，不知大家是否注意到，从2007年起随刊附赠的《健康锦囊》至今已经出版150期了！《健康锦囊》内容短小精悍、图文并茂，便于阅读和收藏，深受广大读者喜爱。在2019年《健康锦囊》出版100期时，我们举办了"寻找《大众医学》忠实读者"活动，共抽取了11位幸运读者。其中，1位读者获赠了2020年全年杂志；10位读者获赠了《大众医学》创刊70周年笔记本。

如果您有收藏《健康锦囊》的习惯，并完整收藏了150期《健康锦囊》，请将所有小册子整理、拍照后，将照片上传至《大众医学》微信公众平台。我们将从参与活动的读者中，抽取1名忠实读者，赠送2024年全年杂志；另抽取10位忠实读者，每人赠送最新出版的科普图书《吃货博士之吃出好营养》1本和《大众医学》原创设计口罩10个，以感谢大家多年来对本刊的支持。

奖品1： 2024年杂志（1份）

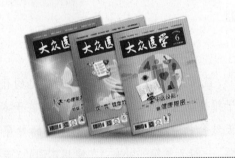

奖品2： （10份）

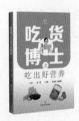
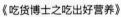
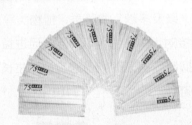

《吃货博士之吃出好营养》　　　　《大众医学》原创设计口罩

敬告读者

每一个月，《大众医学》都会带给您权威、实用、最新的保健知识。出版前，每篇文章都经过严格审查和内容核实。我们刊出这些文章，并不是要取代看病就医，而是希望帮助大家开阔眼界，让自己更健康。由于个体差异，文章所介绍的医疗、保健手段并不能适合每一位读者，尤其是在诊断或治疗疾病时。任何想法和尝试，您都应该和医生讨论，权衡利弊。

敬告本刊作者

1. 本刊稿件一律不退，敬请自留底稿。从稿件投到本刊之日起，一个月后未得录用通知，可另行处理。

2. 稿件从发表之日起，其专有出版权、汇编权、网络传播权、翻译权和表演权即授予本刊，同时许可本刊转授第三方使用。本刊支付的稿费包含汇编图书稿费和信息网络传播的使用费。

3. 根据需要，本刊刊登的稿件（文、图、照片等）将在本刊或主办本刊的上海科学技术出版社的网站、微信公众号等平台上传播宣传。

4. 本刊作者保证来稿中没有侵犯他人著作权或其他权利的内容，并将对此承担责任。本刊为科普期刊，不刊登论文。

5. 对上述合作条件若有异议，请在来稿时声明，否则将视作同意。

中国医药进入创新时代

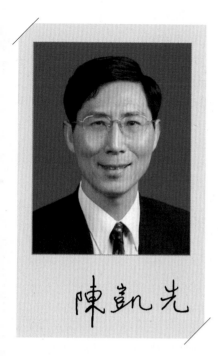

陈凯先，中国科学院院士，中国科学院上海药物研究所研究员，上海中医药大学教授、学术委员会主任，国家科技重大专项"重大新药创制"技术副总师。曾任上海市科协主席，中国科学院上海药物研究所所长，上海中医药大学校长，第十一、十二届全国政协委员。

说起"国产"与"进口"，许多人第一时间想到的就是国产的便宜、进口的昂贵，"一分价钱一分货"，潜在的含义就是"国产质量差、进口质量好"。这一刻板印象同样体现在人们对药物的认识上：国产药多为仿制药，安全性和有效性均不及进口的原研药。确实，从新中国成立初期至20世纪90年代中期，我国药物研究主要靠仿制国外的药物，自主创新能力相当薄弱。今天，情况已经发生重大变化，过去10年我国在生物医药领域取得重大进展，进入了创新型国家行列。我国新药研究正逐步从"跟跑"向"并跑"、在某些方面力争"领跑"而不断努力，主要体现在以下两方面：

第一，从"依赖仿制"到"自主创新"，解决百姓重大疾病用药需求。过去，我国新药研发能力非常薄弱。1985年，我国开始实施新的药品注册登记办法，至2008年的23年时间里，中国自主研发获批上市的1类新药屈指可数。如果没有自主创新能力，我们就只能高价进口国外的药物，或者等国外药物专利过期后再仿制，这必将严重影响我国十四亿多人口用药的可及性。20世纪90年代中后期，我国下定决心大力加强自主新药研发，采取了一系列重大举措，尤其是2008年实施了"重大新药创制"国家科技重大专项，使我国药物自主创新研发迈上了一个新台阶：2018年我国研发批准上市的1类新药有10个，2019年有12个，2020年有15个，2021年有29个，2022年有24个，其中许多已经显示出优异的社会和经济价值。例如：我国研发的首个肿瘤靶向治疗药物埃克替尼，在我国治疗非小细胞肺癌的靶向药物市场销售额已超过进口药，患者治疗费用显著下降；全球首个获批的治疗外周T细胞淋巴瘤的口服药物西达本胺，可延长患者生存期，价格仅为同类药物的1/10；全球首个在晚期胃癌中被证实安全有效的小分子抗血管生成靶向药物、目前晚期胃癌靶向药物中唯一的口服制剂阿帕替尼，可显著延长晚期胃癌患者的生存时间；等等。除已经取得的成果外，后续还有很多药物正在临床研究或上市审批中，覆盖的疾病包括恶性肿瘤、心脑血管疾病、糖尿病等。

第二，从"本土化"到"国际化"。中国一直被称为是世界的"制造工厂"，但药物是个例外。长期以来，我国只有原料药出口，而现今，中国创制的成品药、疫苗、中成药正越来越多地进入发达国家和发展中国家。中医药已在180多个国家广泛应用，有80多个重要的标准已被欧盟药典采纳，有15种中药、56个标准被美国药典采纳。

我国新药研发创新所带来的成果和深刻变化远不止于此，我们对国产创新药物未来发展充满信心。当然，当前我国新药研发中还存在不少弱点和短板，突出表现在原始创新不足，新靶点、新作用机制的原创新药还很少。相信在我国科技创新不断推进下，中国生物医药研发和产业发展定将实现新的跨越，未来可期。**PM**

Contents 目次 2023年8月

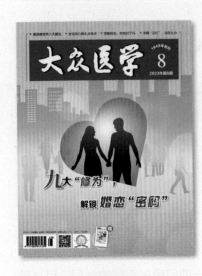

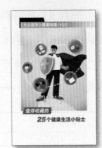

有声杂志

健康锦囊

扫描二维码，立即收听

大众医学
官方微信公众号

特别关注

九大"修为"，解锁婚恋"密码"

浪漫的爱情和美满的婚姻是很多人向往的，然而近年来我国结婚率、生育率逐年下降，离婚率呈上升趋势。同时，"恋爱不易、结婚更难"成了时下人们的普遍感慨，也是大众目前高度关注的问题。

对不少人来说，婚恋就像一道难解的谜题，困难重重。哪些因素能帮助人们收获甜蜜恋爱与幸福婚姻？本刊特邀相关领域权威专家详细分析。

本期封面、内文部分图片由图虫创意提供

健康随笔 ▼

1 中国医药进入创新时代 /陈凯先

热点资讯 ▼

4 国家医保局推出十六项医保服务
便民措施等 /本刊编辑部

特别关注 ▼

6 九大"修为"，解锁婚恋"密码"

/袁勇贵 赵旭东 段鑫星 陆 峥
姚晓英 韩布新 师建国

名家谈健康 ▼

22 糖尿病食养八大建议 /葛声

专家门诊 ▼

[诊室迷案]
25 令人窒息的咽痛 /李春燕

[心脑健康]
26 女性冠心病七大特点 /徐琳

[有医说医]
28 牙齿"前仆后继"，误区影响"大局"
/陈曦

[爱肝联盟]
30 "肝腹水"为何源源不断 /刘倩

[特色专科]
31 "泡烫"治胃癌，并非"天方夜谭"
/黄陈

32 肺癌手术治疗这道"多选题" /蒋雷

34 耳朵"捉迷藏"，怎么"揪"出来
/李大涛 张如鸿

36 食管"不速之客"，不能随意"驱赶"
/韩潇 倪建波

38 谨防胃肠间质瘤"火山"喷发
/游清 王伟军

40 人有三急，"新膀胱"急不急 /姚旭东

42 空腹验血，你做对了吗 /王瑛 罗清琼

44 骨折内固定，去留"三不同" /林健

46 细胞治疗是抗癌神药吗 /夏青 吴秀奇

营养美食 ▼

[饮食风尚]
48 奇亚籽，是否被"高估" /唐大寒

[饮食新知]
50 揭开"小众"水果的神秘面纱（下）
/李倩

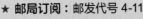

轻松订阅

★ 邮局订阅：邮发代号 4-11
★ 网上订阅：www.popumed.com（《大众医学》网站）/ http://item.zazhipu.com/2000399.html（杂志铺网站）
★ 上门收订：11185（中国邮政集团全国统一客户服务）
★ 本社邮购：021-53203260
★ 网上零售：shkxjscbs.tmall.com（上海科学技术出版社天猫旗舰店）
★ 微信订阅：扫描右侧二维码，在线订阅

微信订阅

首届国家期刊奖　第三届中国出版政府奖期刊奖提名奖　新中国60年有影响力的期刊
华东地区优秀期刊　中国百强报刊　上海市健康科普品牌　中国优秀科普期刊

大众医学®（月刊）

2023年第8期 Dazhong Yixue

品质生活 ▼

[预防有道]

52 噪声侵扰，伤耳伤心伤身 /张战赛

54 家庭紫外线消毒，需知这些事 /苏　怡

56 不容忽视的结核病"潜伏感染者" /杨怀霞　赵加奎

58 呼吸病怎会与结膜炎"相伴" /崔晓青　滕　峥

[心事]

60 远离网赌的"流沙" /刘明矾　杜泽楷

[追根问底]

62 防晒衣需要"年抛"吗 /王宝军

[健身运动]

63 划船机健身三问 /张海峰

[居家康复]

64 日常"好姿势"，助腰痛康复 /林建华　谢婉儿　张　婧

[颜值课堂]

65 脸毛旺盛如何除 /王　雍　陈春野　谈伟强

[健康上海]

★上海市健康促进委员会合作专栏

66 张伟：让"健髋科普集市"走遍中国 /王丽云

健康管家 ▼

[青春健康]

★上海市计划生育协会合作专栏

67 帮青春期孩子稳定情绪 /汤碧华

[女性保健]

68 孕期"见红"，该怎么办 /尹惠芬　胡　蓉

[男性健康]

70 男性也要练盆底肌 /郑振明　陈志敏　张贤生

[亲子育儿]

72 宝宝咳嗽，家长莫入八大误区 /李爱国　龚春华

74 孩子进手术室，家长最担忧的八件事 /杨　霞

76 学龄前早发现，减轻多动症影响 /李　婷　杜亚松

中医养生 ▼

[保健]

78 "夏过无病三分虚"，注意养阳、健脾、补气阴 /张　毅

[身边本草]

80 果核中的止痛药——荔枝核 /刘　静　徐玲玲

[外治良方]

81 穴位埋线：养生骗局还是确有其用 /李　青　王　波

[岐黄医术]

82 误把莽草当八角，"撞脸"中药知多少 /张慧卿　陈泓志

[杏林解语]

84 肝肾同源 /刘　毓　杨雪军

用药宝典 ▼

[用药安全]

85 腹泻用药"四不要" /汪明明

[家庭用药]

86 慢阻肺患者居家"吸药"三问 /郑　杨

健康锦囊 ▼

89 值得收藏的25个健康生活小贴士

顾问委员会

主任委员　王陇德　陈孝平

委员（按姓氏拼音排序）

陈君石　陈可冀　曹雪涛　戴魁戎
樊　嘉　范先群　顾玉东　郭应禄
黄荷凤　廖万清　陆道培　刘允怡
郎景和　宁　光　邱贵兴　邱蔚六
阮长耿　沈渔邨　孙　燕　汤钊猷
王正国　王正敏　汪忠镐　吴咸中
项坤三　曾溢滔　曾益新　赵玉沛
钟南山　周良辅　庄　辉

名誉主编　胡锦华
主　编　贾永兴

编辑部

主任/副主编　黄　慧
副主任　王丽云
文字编辑　刘　利　张　磊　莫丹丹
　　　　　蒋美琴　曹　阳
美术编辑　李成俭　陈　洁

主　管　上海世纪出版（集团）有限公司
主　办　上海科学技术出版社有限公司

编辑、出版　《大众医学》编辑部
编辑部　（021）53203131
网　址　www.popumed.com
电子邮箱　popularmedicine@sstp.cn

邮购部　（021）53203260

营销部

副总监　夏叶玲
客户经理　潘　峥　马　骏
订阅咨询　（021）53203103
　　　　　13816800360
广告总代理　上海高精广告有限公司
电　话　（021）53203105

编辑部、邮购部、营销部地址
上海市闵行区号景路159弄A座9F-10F
邮政编码　201101

发行范围　公开发行
国内发行　上海市报刊发行局
国内邮发代号　4-11
国内统一连续出版物号　CN 31-1369/R
国际标准连续出版物号　ISSN 1000-8470
国内订购　全国各地邮局
国外发行　中国国际图书贸易总公司
　　　　　（北京邮政399信箱）
国外发行代号　M158

印　刷　杭州日报报业集团盛元印务有限公司
出版日期　7月25日
定　价　15.00元

88页（附赠32开小册子16页）

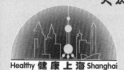

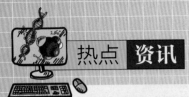
国家医保局推出十六项医保服务便民措施

近期，国家医保局印发《国家医疗保障局办公室关于实施医保服务十六项便民措施的通知》，推出十六项医保服务便民举措，主要包括五个方面：

① "减环节"
提速医保转移接续。取消转出地出具参保凭证和转入地出具联系函两个办理环节，将基本医保跨省转移接续时间由原来45个工作日压缩为15个工作日，开通医保关系转移接续"跨省通办"服务，方便群众线上申请、查询办理进度。

② "优流程"
便利异地就医备案。依托国家医保服务平台App、国家异地就医备案小程序，方便参保人线上办理异地备案；扩大备案范围至高血压、糖尿病等5种门诊慢特病患者；未异地备案的急诊抢救参保人员可视同已备案；允许跨省长期居住人员在备案地和参保地双向享受待遇。

③ "优服务"
便捷群众医保信息查询。开通国家医保服务平台App、网厅或地方医保服务平台等多种查询渠道，在医保经办大厅和有条件的银行营业网点、社区服务中心、定点医药机构等场所设立医保自助区，方便群众查询个人缴费记录、医保账户、医保药品目录等信息。

④ "一站办"
推行医保服务"一窗通办"。针对传统服务窗口职能单一、群众多头跑腿等弊端，推进医保经办服务窗口"综合柜员制"，窗口前台不分险种、不分事项、一窗受理、一站式服务，后台分办联办快办。

⑤ "减跑动"
推进医保服务"网上办"。依托医保服务平台"个人网厅""单位网厅"，实现参保登记、参保信息变更等高频事项"网上办"。依托数字赋能，参保群众不需持实体卡，凭医保电子凭证二维码或刷脸就可以看病买药。

国家卫健委将在全国组织开展老年痴呆防治促进行动

近期，国家卫生健康委发布通知，于2023—2025年在全国组织开展老年痴呆防治促进行动。行动目标包括：广泛开展老年痴呆防治的宣传教育，积极引导老年人树立主动管理脑健康的理念，不断提高公众对老年痴呆防治知识的知晓率，在全社会营造积极预防老年痴呆的社会氛围；指导有条件的地区结合实际开展老年人认知功能筛查、转诊和干预服务，提高老年痴呆就诊率，实现早筛查、早发现、早干预，减少或延缓老年痴呆发生；推广老年痴呆照护辅导技术，提升老年痴呆照护技能，减轻老年痴呆照护负担。行动内容包括：宣传老年痴呆防治科普知识，开展老年人认知功能筛查及早期干预，进行专项培训辅导，建立老年痴呆防治服务网络。

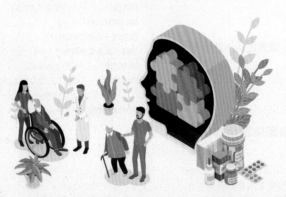

"新青年周末驿站"，方便青年人就医

近期，由共青团上海市浦东新区委员会和上海交通大学医学院附属仁济医院团委联合打造的"新青年周末驿站"开诊，旨在帮助青年人解决工作日就医不便的问题。"新青年周末驿站"每周六开诊，分为中医馆和西医馆，所有出诊医生均为资深高级职称专家，针对青年群体的常见病（脊椎疾病、失眠、肥胖、疲劳综合征、月经失调等）提供医疗服务。

小酌并不怡情，饮酒与 60 多种疾病有关

近期，北京大学与牛津大学学者以中国男性饮酒数据为样本调查发现，饮酒可增加罹患 61 种疾病的风险。除世界卫生组织已明确的与饮酒有关的 28 种疾病（结核病、喉癌、食管癌、肝癌、结肠癌、直肠癌、糖尿病、癫痫、心脑血管疾病等）外，该研究还发现肺癌、胃癌、白内障、胃食管反流病、胃溃疡、痛风等 33 种疾病也与酒精摄入有关。此外，研究结果显示，与仅偶尔饮酒的男性相比，每日饮酒的男性发生各类疾病的风险明显更高：酒精相关癌症的发生风险增加 30%，肝硬化的发生风险增加 39%；偶尔大量饮酒者，糖尿病发生风险增加 23%，缺血性心脏病发生风险增加 11%；餐外时间饮酒者，肝硬化发生风险比就餐时饮酒者高 49%。

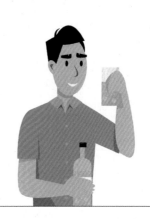

北京养老服务网上线，养老服务资源"一站式"获取

北京养老服务网近期正式运行，涵盖居家养老、机构养老、养老助餐、养老政策、养老人才、养老志愿服务、京津冀养老、养老在线办事、适老化产品、养老信息公示、养老课堂、养老合作资源等多个服务板块，方便老年人"一站式"了解周边的养老服务资源。其中，"京津冀养老"板块及时发布京津冀养老服务政策，全面展示天津、河北的优质养老机构详情，实现三地优质养老服务信息资源实时发布、同步共享，为在京老年人异地养老提供更多选择。此外，手机小程序"北京养老服务网"同步上线运行。

高龄老年人营养不良多见

近期发布的《中国 80 岁以上高龄老人体质指数分布特征》显示，我国高龄老年人体质指数（体质指数 = 体重 / 身高^2）总体水平较低，且随年龄增加总体呈下降趋势；主要营养问题为营养不足，而非营养过剩。

研究认为，这一现象可能与高龄老年人咀嚼功能减退、食欲下降和慢性病消耗等因素有关。戒烟、适度锻炼、合理膳食等健康生活方式有利于老年人维持体重，降低因营养不良、肌肉萎缩、体力衰退、免疫力降低而引起跌倒、骨折、感染和死亡的风险。PM

（本版内容由本刊编辑部综合摘编）

"肚子越大"，反应越慢

近期，新加坡南洋理工大学的研究人员发现，内脏脂肪的增加与记忆力、执行功能、处理速度和注意力等较差有关。具体来说，内脏脂肪每增加 0.27 千克，相当于认知年龄衰退 0.7 年。超重和肥胖者往往伴有代谢紊乱和肠道微生物改变，这些改变会增加认知障碍的发生风险。对于超重及肥胖的人而言，减少加工食品和含糖饮料摄入、养成健康生活方式至关重要。

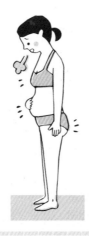

　　今年8月22日（农历七月初七）是我国传统的七夕佳节，也被称为"中国的情人节"。浪漫的爱情和美满的婚姻是很多人向往的，然而近年来我国结婚率、生育率逐年下降，离婚率呈上升趋势。同时，"恋爱不易、结婚更难"成了时下人们的普遍感慨，也是大众目前高度关注的问题。

　　对不少人来说，婚恋就像一道难解的谜题，困难重重。哪些因素能帮助人们收获甜蜜恋爱与幸福婚姻？本刊特邀相关领域权威专家详细分析，希望能帮助大家摆脱困扰，收获幸福。

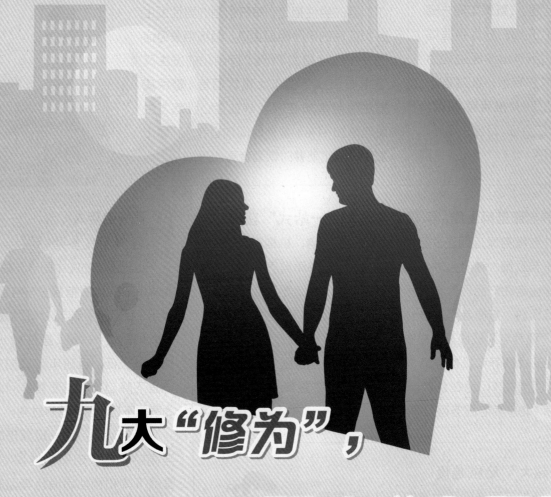

九大"修为"，
解锁婚恋"密码"

　　策划　本刊编辑部
　　执行　莫丹丹
　　支持专家　袁勇贵　赵旭东　段鑫星　陆峥
　　　　　　　姚晓英　韩布新　师建国

"修为"一：积极"寻爱"的心态

东南大学附属中大医院心身医学科　张文瑄　袁勇贵（主任医师）

生活实例

今年28岁的吴女士从未谈过恋爱，常被朋友调侃是"母胎单身"。不同于时下流行的"单身主义"者，她对美好的爱情充满向往，只是由于平时不爱出门、交际圈小、喜欢独来独往等原因，迟迟难以迈出通往爱情大道的第一步。吴女士有些苦恼：像她这样不喜欢也不善于交际的人，难道注定无法告别单身吗？

"寻爱"路上有哪些"绊脚石"

近年来，越来越多年轻人一直保持单身，甚至有不少从未尝试过恋爱，这似乎成了一种生活方式。现代社会的快节奏和繁忙的生活可能使人们没有足够时间、精力去寻找爱情，建立长期、稳定的亲密关系。工作压力大、生活圈狭窄等原因，都可能减少人们结识新人的机会，自然无法找到合适的伴侣。除外在社会环境因素外，还有一些个人原因可能成为收获爱情的"绊脚石"。比如：有些人更关注自己的学业、事业发展或其他追求目标，短期内没有时间、精力谈恋爱；有些人可能择偶标准偏高甚至近乎完美，难以找到符合他们期望的伴侣；有些人可能不喜欢长期而稳定的恋爱关系，更喜欢保持自由和独立的状态；有些人因过去的恋爱经历、原生家庭的影响或心理困扰等，无法信任他人，对建立亲密关系感到不安；等等。

三条建议，助力邂逅心仪对象

首先，平时应注重个人形象，保持整洁、良好的外表和积极阳光的状态。心理学中的首因效应也叫首次效应、优先效应或第一印象效应，是指交往双方形成的第一次印象对今后关系的影响，即"先入为主"带来的效果。虽然第一印象并非总是正确的，但却是最鲜明、最牢固的，并且影响着以后双方交往的进程。在初次见面或联系时给对方留下良好的印象，是建立进一步关系的基础，也能促进彼此更快地相互了解。如果不确定什么时候会邂逅心仪的对象，可以"时刻准备着"，尽量给对方留下良好的第一印象。

其次，平时关注自我成长，通过持

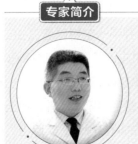

专家简介

袁勇贵　东南大学附属中大医院心身医学科主任、主任医师、青年特聘教授、博士生导师，中华医学会心身医学分会主任委员，江苏省优秀医学重点人才，江苏省医学会心身与行为医学分会前任主任委员、精神医学分会候任主任委员，江苏省医师协会心身医学专业委员会主任委员。

续学习、拓展兴趣爱好和提升技能，增强自己的魅力和自信心。

第三，可以利用社交媒体和在线平台扩大社交圈，积极参加社交活动，加入兴趣小组和志愿者组织，扩大人际网络，结识更多志同道合的人。

如果想社交但因害羞而不敢尝试，可以在学习社交技巧、提升社交能力的同时，尝试"系统脱敏"。例如，想去英语角但过于"社恐"，可以先邀请朋友一起去，即使全程不说话或只和朋友用中文聊天也没关系；第二次去时，可以尝试和朋友用英语交流；第三次去时，可以和朋友一起与同组的陌生人交流；第四次去时，可以和朋友一起找不同组的陌生人交流；第五次去时，可以一个人去和上次交流过的人攀谈；第六次去时，一般就可以做到找陌生人交流。

巧用"心机"，让感情升温

扩大交友圈后遇到心仪的对象，如果想要建立长久稳定的恋爱关系，那学习良好的人际沟通技巧至关重要。

1 良好的沟通需要双向倾听和表达。在与他人交流时，既要清晰地表达自己的想法和情感，又要真诚地倾听对方的意见和感受。在倾听的基础上，还要学会共情，即表达对对方感受的理解和关心，通过积极倾听和回应对方的情感，使对方感到被理解、关怀、重视和接纳。

2 可以适当向对方寻求帮助或建议，以增加对方的好感。现在有些年轻人过于独立，凡事都靠自己，不喜欢麻烦他人，这样可能会与他人产生疏离感。因为心理学中的富兰克林效应表明，人们通常对自己提供过帮助的人持有更积极的看法。因此，适当"麻烦"对方可以增强彼此的联系。

3 心理学中的曝光效应表明，人们偏好自己熟悉的事物，又称为熟悉定律。增加与对方接触的机会，通过经常互动和交流、共同参与活动，可以增进互相了解和亲密感。

4 吊桥效应指当一个人在吊桥上时，会不由自主地心跳加快，如果此时碰巧遇见另一个人，就会将由危险情境引起的心跳加快误解为对方使自己心动才产生的生理反应，故而对其滋生爱情。利用这一效应，与对方共同经历具有一定刺激性和情绪激发的场景，如坐过山车、走玻璃桥、看恐怖电影、蹦极等，可让感情进一步升温。

当然，不论应用什么技巧，最重要的是以真诚和尊重为基础，确保沟通是相互的、平等的，以建立良性发展的稳定关系。

无论单身还是恋爱，都可以很快乐

每个人的情况都是独特的，单身并不一定意味着孤独或不快乐，有些人甚至很享受单身的状态，大家应该尊重他们选择适合自己的生活方式的自由和权利。有些人将单身视为缺点或失败，因一直单身而认为自己没有魅力、"被剩下"，感到自卑、抑郁，甚至产生"就算随便谈一段恋爱都比一直单身好"的消极想法。实际上，每个人的人生轨迹不同，等待爱情的到来需要更多耐心，关键是要保持积极的心态，发现自己独特的价值和魅力，相信适合自己的人总会在正确的时间出现。此外，向朋友、家人或心理咨询专业人士寻求支持和帮助，可以获得新的视角和建议，帮助自己重新树立自信，勇敢面对困境。

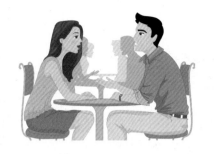

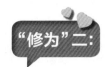

"修为"二： 尝试相亲的勇气

⊕ 邢台市第九医院心理科副主任医师　谢顺领
同济大学附属东方医院临床心理科教授　赵旭东

生活实例

今年32岁的朱女士已经相亲近百场。她曾经很排斥相亲，认为相亲就是双方把学历、年龄、工作等都摆上台面明码标价、仔细挑选、谈判交易。但在母亲的不断催促下，她还是抱着"破罐子破摔"的心态加入了相亲大军，结果"挑花了眼"仍"擦不出火花"，已经渐渐心灰意冷。

看待相亲，应摒除偏见

最新调查数据显示，上海平均初婚年龄为男性 34 岁、女性 32 岁，比上一代人晚很多。结婚晚的原因有很多，"找不到合适的"是最普遍的。相亲被很多长辈认为是一种快速找到合适伴侣、步入婚姻的手段，但不少年轻人对此十分排斥，认为相亲是"病急乱投医"，把浪漫的爱情和神圣的婚姻变为两个家庭的交易，不可能找到真爱和幸福。其实，婚姻是否幸福，与双方是自由恋爱还是通过相亲结缘没有必然关联，找到合适的伴侣，才能幸福一生。

如何提高相亲成功率

加入相亲大军并不意味着问题迎刃而解，想通过相亲最终觅得意中人，要做好自己的功课。

●**明确自己的择偶标准**　在相亲前，应想清楚自己究竟想要怎样的伴侣。很多人的择偶标准受社会舆论、家人观点等影响，其实并不是自己真正想要的。制定择偶标准，应在充分了解自己的基础上，从实际出发，根据自己的性格和个人需求确定。确定择偶标准后，相亲前可尽量详细了解对方的情况，如果相差太远，选择不见为好，以免屡战屡败，影响自己相亲的"士气"。

●**适当进行取舍**　相亲时，很多人往往难以遇到完全符合自己择偶标准的对象，或即使遇到，也不一定符合对方的择偶标准。因此，必要时应对标准进行取舍，明确自己最看重的是哪些因素，舍弃非必要的要求，不宜"既要""又要"。

●**摆脱不良心态**　有人抱着攀比心相亲，如"我找的对象不能比同事的差"；有人怀着愤恨相亲，如"前任对不起我，我要找个比他好的对象气他"；有人带着怀念相亲，如"我曾经错过了一个很好的人，所以想找个跟她一样的对象"……这些不良心态往往导致"事倍功半"。因此，相亲时应放平心态，关注对方和双方的感情，放下与之无关的思虑。

●**保持主动**　在与对方见面前，应考虑见面地点、穿衣打扮、活动流程等事项。如果见面后决定与对方继续联系，应主动与对方协商方便联系的时间；除语音、文字、视频聊天外，还应多创造面对面交流的机会。

●**多一点耐心**　两个陌生人从相识、相熟到碰出爱的火花，再到"修成正果"、步入婚姻，需要一定的时间。因此，不要心急，应多给彼此一些时间，别轻言放弃。

专家简介

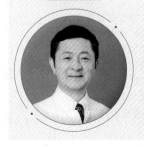

赵旭东　同济大学附属东方医院临床心理科主任、主任医师，同济大学医学院教授、博士生导师，世界心理治疗学会副主席、中国心理卫生协会常务理事、心理治疗与心理咨询专业委员会主任委员，中国医师协会精神科医师分会常委、中华医学会心身医学分会常委、中国心理学会临床及咨询心理学专业委员会副主任委员。

"修为"三： 维系恋情的 智慧

中国矿业大学公共管理学院教授　段鑫星

生活实例

　　丁先生经朋友介绍认识蓝女士后，迅速与她坠入爱河。起初，两人热情高涨、全心投入，但在朝夕相处一段时间后，他们就感到爱意逐渐消失，曾经亲密到无话不说，如今却相对无言……丁先生已经经历了4段"无疾而终"的恋情，该怎样维系恋情呢？

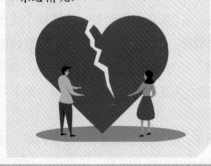

恋爱中的三道"关卡"

　　常言道：相爱容易相处难。特别是现代年轻人，由于工作繁忙、压力大，通过熟人介绍或交友网站成了他们重要的"脱单"方式。他们在确定恋爱关系后，经过深入的了解和相处，往往会发现一些相处细节不合拍。这在恋爱中属于常态。两个生活背景、成长环境、性格、气质完全不同的人相处，需要更多的时间了解、磨合、理解和包容，这是恋爱过程中的第一道"关卡"。那些起初就拥有默契的恋人是如此幸运，多数恋人要经历很多轮的磨合，包括生活习惯、处事方式、消费观念、对朋友的态度等。

　　通过磨合达成默契后，日常生活的琐碎也可能会消磨彼此的爱意，这是第二道"关卡"。例如，一些拥有一身文艺"细胞"的女生可能对仪式感有执念，而"直男"往往难以察觉和理解。

　　第三道关卡是如何处理冲突。几乎所有的恋人都会有冲突，当发生冲突时，那些建设性解决冲突的恋人懂得通过合作与妥协，找到彼此相处的平衡，恋情会更持久。而一味索取与要求对方、有"公主病"与"王子症"、任性及心理不成熟的人很难退让，就不能合理解决冲突。可以说，如何处理冲突是恋爱关系能否向前一步的试金石。

　　把握两人相处的"度"，发展恋人间的"情绪密码"，齐心协力解决问题，"双向奔赴"，相互包容，最终形成健康的相处模式，才能成为"黄金搭档"。

收获甜蜜恋情，需要不断"打怪升级"

　　首先，注重对方的品行。在爱情中，"道路千万条，人品第一条"。人们往往会爱一个人有趣的灵魂与曼妙的身体，但更应关注这个人的品行。恋爱之初，要守住底线。与三观端正的人谈恋爱，内心才会感到踏实。观察品行需要时间积累与共同经历一些事，了解一个人，可以从其成长环境、教育背景、性格特质等入手，特别是观察其在细微处（如对朋友、亲人、工作等的态度）的表现。比如，说话头头是道，做事却没有下文的人通常不靠谱。

　　第二，为爱情投入时间。很多现代人处于焦虑与"内卷"中，动心的感觉只是一时的，而

专家简介

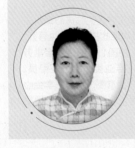

段鑫星　中国矿业大学公共管理学院教授、博士生导师，中国矿业大学学术委员会副主任，江苏省首席科普专家，江苏省巾帼建功先进个人，首届全国大学生心理健康教育先进个人。主要从事公共行政、应急与安全心理、领导科学与艺术、大学生心理健康与危机干预、管理心理研究。

"修为"四: 辨别"有毒"恋人的慧眼

中国矿业大学公共管理学院教授　段鑫星

┤生活实例├

金女士身材苗条、面容姣好，就读于名校，在家人、朋友眼中十分优秀。但她的男朋友赵先生却经常对她说："我朋友都觉得你配不上我""你怎么这点小事都做不好""只有我不嫌弃你了"……长此以往，金女士陷入了自我怀疑和内疚的旋涡，总是感到非常焦虑和沮丧。

此前"北大女生被男友精神控制（PUA）导致自杀"的新闻广受关注，引发了人们的思考：为什么如此优秀的人会在情感中被控制、勒索与打压？如何鉴别这种"有毒"的恋人，有效避免被"渣"？

"有毒"恋人的四种手段

● **提供极高的情绪价值**　很多"渣男""渣女"往往表现得体贴周到、善解人意，非常了解异性，懂得通过送礼物等手段哄对方开心。

● **许诺不切实际的共同美好愿景**　不靠谱的恋人会许诺与自己当下能力相去甚远的美好愿景。例如，"渣男"总说"我要尽快把你娶回家"，"渣女"总是表现自己随时想结婚。这样

感情是需要培养的，必须投入时间与耐心，相互了解、磨合与理解。

第三，注重亲密关系中的自我成长。很多人说，如果人一直带着"理性脑"，就不容易动心而更容易计算得失，无法开展一段亲密关系。而"恋爱脑"是人进入亲密关系的重要因素，对爱情的憧憬与追求让人变得勇敢无畏。这份冲动是爱情中最美好的，但要经营好一段关系，更需要"智慧脑"，不只是权衡利弊，更是共同成长、彼此成就，各自强大。世上所有的爱情"神话"都离不开两情相悦的"恋爱脑"、处理冲突的"理性脑"、苦心经营的"智慧脑"。

第四，戒掉对低廉情绪价值的迷恋。很多人对甜言蜜语、嘘寒问暖、温柔以待难以抵御而乱了阵脚，沦陷在对方设置的陷阱里，甚至被骗钱、骗感情都不自知。一个人应能够独立面对生活，让另一个人进入生活只是为了让自己变得更好。

第五，最初两人相互吸引往往源于各自的优点，但随着相处的深入，彼此的光环逐渐褪去，就会显露出真实的一面。这是所有恋人都会经历的一项考验，此时需要重新评估彼此的关系，看看对方是否有自己不能忍受的缺点，从而决定关系走向。比如：有人不能接受对方吃饭时发出声音，甚至是挤牙膏的方式等；喜欢养宠物与害怕宠物的恋人，就很难相互妥协；等等。

好的恋情应是双向奔赴的，恒久的爱源于信任、忠诚与人品。愿天下有情人终成眷属，也愿大家都有足够的能力爱自己，有余力爱人，经营一份属于自己的美好情感。

为对方"画大饼"，就会令其心甘情愿为目标付出。

● **包装人设** "有毒"恋人会夸大自己的优势与能力，树立金光闪闪的个人形象，贬低对方，有意让对方自惭形秽、感到配不上自己，从而打压、控制恋人。例如，对恋人说："我朋友知道我和你谈恋爱，都说你太幸运了。""我同事的女朋友家境比你好，也比你漂亮。"

● **恩威并施，情感捆绑** 长期给恋人灌输与自己谈恋爱是此生最大福气的观念，同时贬低恋人自身的价值，给对方消极的心理暗示（如"你根本离不开我""离开我你就无法自主生活"等）。这种长期的心理暗示、精神控制会让恋人产生自我怀疑和自我否定，甚至失去自我，完全认同和信奉对方的观点。

这些人，容易遭遇"有毒"恋人

1 缺爱者 由于缺乏爱与安全感，对恋人的甜言蜜语、小恩小惠、贴心照顾完全没有抵抗力。

2 讨好型人格者 习惯讨好别人，在亲密关系中忽视自己的感受，即使已经发现对方的忠诚度、责任心不足，依然期待获得对方的喜爱。

3 恋爱脑者 将爱情视为生活的全部，总是围着恋人转，甚至丧失理性判断。

4 自我价值感低者 自信、自尊不足，在情感中往往更容易被恋人通过贬低、打压等手段进行精神控制。

5 恋爱经验单纯者 恋爱经验较少，缺乏相应的社会阅历与生活经验，容易被"花式"表白等"套路"感动，或者渴望快速"脱单"。

6 依赖型人格者 独立自主性弱，独立思考能力不足，期待恋人可以让自己衣食无忧、飞黄腾达，缺乏奋斗精神。

7 "圣母心"泛滥或有"英雄情结"者 总想以"拯救者"的姿态出现在婚恋中，认为自己可以感化、感动、"改造"对方。

如何辨别"有毒"恋人，避免被"渣"

首先，心理学家弗洛姆在"爱的五要素"中指出：爱的核心是尊重，前提是了解、关心、给予与责任心；爱是让自己变得更好，爱不是1+1=2，而是1+1＞10，是生命的馈赠，因为另一个人让自己获得成长。

好的亲密关系应基于双方势均力敌、情投意合、志同道合。

其次，在恋爱之初，应保持警惕心，不断了解对方，守住底线，先考虑这个人"害不害你"，而不是"爱不爱你"。

第三，不要期待百分百完美的爱情，如果遇到看起来特别完美的"爱情"，很可能是遇到了"陷阱"，因为现实中的人不可能完美。例如，一个男生表现出与自己年龄、资历不相匹配的"成功"，很可能是刻意包装的虚假"人设"。恋爱中，人们常常将自己美好的期望和想象投射到对方身上。因此，能理性区分现实与想象，能接受有血有肉、有缺点的真实的人，这一点非常重要。特别是缺乏恋爱经验的男女，应放下对理想恋人的幻想，不必追求影视剧、恋爱综艺节目的爱情表达。

第四，恋爱时，要练就一双"火眼金睛"，提高觉察力，学会对任何方式的贬低、指责、挑剔和怀疑说"不"，对侵入自己边界的行为说"不"，对任何人身、精神控制说"不"。在一段感情里，如果你感到自信、自在，这段感情就是有"营养"的；如果你总是陷入自我怀疑、自我否定，认为自己配不上对方，这段感情就不值得留恋，不如"断舍离"，及时止损。

"修为"五： 克服"恐婚"的决心

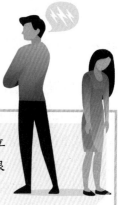

同济大学附属精神卫生中心精神科副主任医师 刘 亮
同济大学附属东方医院临床心理科教授 赵旭东

生活实例

陈先生最近正与女友因要不要结婚而冷战。女友认为，两人年纪都不小了，是时候建立更稳固的关系，组建家庭。而陈先生认为，恋爱是浪漫、甜蜜的，而婚姻是琐碎、压抑的，他很害怕婚姻会像牢笼一样束缚住两人，消磨掉彼此的爱情，只剩下一地鸡毛。

"恐婚"，根源多在原生家庭

"恐婚"往往是多方面因素造成的，大多与原生家庭有关。根据心理学中经典的依恋理论，"恐婚"的原因主要包括以下几点。

首先，长期目睹父母不幸福的婚姻，让许多年轻人对婚姻望而却步。许多父母一辈子吵吵闹闹，动不动就对彼此进行人身攻击，甚至大打出手。有些父母可能无数次动过离婚的念头，但最后都因为"想给孩子一个完整的家"而决定继续委曲求全，留在这段让自己痛苦的婚姻里。子女从小目睹父母在婚姻里的挣扎痛苦，早就磨光了对婚姻的憧憬和向往，他们认为婚姻只会让人痛苦。

第二，幼年时期糟糕的亲子关系让许多人对婚姻充满恐惧。许多父母自己情绪不稳定，动不动就歇斯底里，对孩子进行人格侮辱和身体虐待。这种被自己至亲的人伤害的经历，会让孩子成年后在潜意识和情感层面对亲密关系充满本能的恐惧。在他们看来，"靠近一个人并与之朝夕相处"不是温馨的，而是危险的，意味着自己可能会受到更多伤害，所以他们对结婚的恐惧多过期待。

第三，从小被父母习惯性忽视，让不少人对婚姻毫无兴趣。有些父母习惯把孩子当空气，不论孩子开心、悲伤还是愤怒，他们都不关心；不论孩子提什么要求，他们都不对孩子做任何回应。这样长大的孩子从小就没体验过"有难时有人帮助，有痛时有人安慰"的温暖，便习惯了一个人独立处理情绪和自我安慰。他们习惯凡事依靠自己，认为世界上除自己外，别人都靠不住。他们不相信亲密关系能让自己更幸福，自然也就对结婚不感兴趣。

第四，父母不稳定的照料，让孩子过度害怕失去，进而不敢结婚。有些父母不是对孩子不好，但他们给孩子的照顾十分不稳定。心情好时把孩子当心肝宝贝，心情不好时对孩子嫌弃和忽视。这样被养大的孩子会觉得"人与人的关系都是不稳定、不长久的"，认为自己随时可能被抛弃。他们不相信婚姻能天长地久，不相信爱能"永不失联"，因为从小父母给他们的爱就经常"失联"。所以，他们会选择不结婚，避免让自己再次经历小时候那种被父母"抛弃"的痛苦。

转变心态，克服"恐婚"情绪

不少人认为谈恋爱就一定得结婚，这样"非黑即白"的想法让他们不敢尝试恋爱，反而容易错过合适的人。年轻人不妨转变心态，抱着开放且尊重对方的心态谈一场"弹性恋爱"，顺其自然。即使这段感情真的走不下去了，也接受双方再次选择的权利和自由。

不少年轻人感到无法逆转父母对自己婚恋观的影响，此时可以给自己一些积极的心理暗示，依次在脑中思考以下问题：我和我的父母有哪些不同？我身上有哪些值得别人欣赏的优点？我有哪些地方是吸引人的？如果我能马上做一件事向他人展示我的优点，我会做什么？如果将来我可以在恋爱或婚姻里发挥自己的这些长处，我具体会怎么做？

可以在一张纸或手机上写下对上述问题的思考和答案。很多人可能会发现，当反复思考上述问题后，对自己和婚姻的看法会逐渐发生变化。

父母发力，避免下一代"恐婚"

许多年轻人"恐婚"的"果"，其实早在童年时就被家庭种下了"因"。因此，要拔除"恐婚"的根源，需要父母的努力。

首先，父母应妥善处理婚姻冲突，不在孩子面前表达自己对婚姻的不满，不拉孩子当自己的"盟友"对抗配偶。父母需要把冲突带来的影响局限在两人之间，不要让它影响到孩子。

第二，父母可在子女面前多"秀恩爱"。许多父母比较内敛，习惯把爱藏在心里。孩子就很难从父母身上学会如何表达爱，等到他们自己要谈恋爱时自然会觉得"爱你在心口难开"。因此，父母平时不妨时不时在孩子面前展现婚姻的幸福。

第三，父母应稳定自身情绪。在出现负面情绪时，可采用"一暂停，二呼吸，三反思"的方式，觉察自己当下的情绪是怎么来的。当情绪被看清后，就更容易被管理，更不容易影响父母和孩子相处时的言行举止。这样一来，孩子在和父母相处时会减少不确定感，将来对亲密关系的恐惧感也会降低。

第四，父母应多关注和回应孩子的情感需要。自己从小被爱过，长大后才懂得如何去爱别人。所以，父母平时应多留心孩子的情感需要，有没有困难和挫折，并在自己能力范围内及时给予回应和帮助，增加孩子在亲密关系里"被看到、被回应"的积极体验。

┤ 生活实例 ├

杨先生与妻子李女士新婚燕尔，感情一直很好。可最近，他们发现两人的性生活并不合拍。杨先生认为，爱一个人就会想与她"水乳交融"，但李女士更享受两人相拥谈心的温馨，常常因害羞或疲惫拒绝性生活。一天晚上，李女士向杨先生倾诉自己的烦心事，杨先生想用性爱让她放松，但李女士的感受却是对方只想寻求快感，完全不顾及自己正在苦恼。两人为此大吵一架。

夫妻的性欲及性行为是生理与心理现象的表现，已经超越生育功能，变成了生活中的生理及情感需要。除个人性格及心理因素外，夫妻对性的欲望、需要及反应方式一般不同。男性获得快感的途径大多是直接的、以生殖器为核心的性接触，而女性更需要情感让自己感受性的快乐。性生活与情感生活有密切关系，性生活的满足能促进夫妻感情；性生活的问题，常是夫妻情感问题的表现；只要夫妻的关系改善，其性问题也往往迎刃而解。如同感情一样，夫妻的性生活也需要用心经营，否则会随着时间逐渐衰退、倦怠，出现问题。

性生活质量常受多种因素干扰

● **双方对性的认知**　如果夫妻中至少有一方对性心理与行为缺乏正确的认识，就很难达到性生活和谐。夫妻中有一方在性问题上态度过于保守，始终采取消极、被动的态度，或双方在性生活中缺乏共同的要求，不能互相理解和尊重，久而久之会使双方对性失去兴趣。

● **身心状态**　夫妻双方情绪、身体和需求的变化都会影响性生活。大多数人为避免跟配偶发生冲突，常将真正的需求藏在心底，长此以往可能会引起怨恨、焦虑、沮丧等不良情绪，使性欲降低。身体状况欠佳，男方早泄、勃起功能障碍，女方性冷淡等，都会降低性生活的质量。

● **夫妻感情**　和谐的性生活以感情作为基础，如果夫妻间存在误会和矛盾，甚至感情出现裂痕、长期分居、缺乏沟通，性生活必然受到影响。此外，随着时间推移，夫妻感情趋于平淡，对性生活也难免缺乏兴趣。

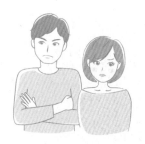

"修为"六： 性爱的和谐默契

上海市精神卫生中心　黄楠

同济大学附属同济医院精神医学科教授　陆峥

● **外界因素**　通常人们喜欢在有充分隐私的环境中行闺房之乐，如果居住环境不理想，有长辈、子女等他人同住，会无形中减少夫妻生活的乐趣。顾虑太多、担心怀孕、工作压力大、操劳家事等，都可能使人提不起"性趣"。

收获和谐性生活，需双方协作

性行为是一门合作性的学问与生活艺术，夫妻双方只有默契配合，才能共同获得性满足。注意以下几点，有助于保持和谐性生活。

● **进行婚前检查**　不论双方在什么年龄结婚，都应在婚前进行一番详细的医学检查，必须包含女性的妇科检查和男性的生殖与尿道检查。

● **考察自己的性知识和性感觉**　双方在发生亲密行为前，应对其有清楚的认识，应问问自己：是否对自身和对方的身体构造、生理反应等有全面的了解；自己对婚姻中的性爱到底持怎样的态度，感觉是怎样的。

● **消除性反应周期"时间差"**　男性和女性的性反应周期不同，女性比男性的周期长 5～10 倍。夫妻可尝试在性生活过程中尽量使双方同步。性生活前，丈夫可通过听觉、触觉等感官刺激（如呢喃情话、抚摸性敏感区等），诱导妻子出现性冲动。如果出现丈夫性高潮已经过去，而妻子的性兴奋由此突然中止的情况，丈夫可采取抚爱的方式，让妻子的性兴奋延续，直到进入性高潮。

● **掌握合适的性爱频率**　美国性学专家提出一个公式可供参考：性爱频率＝年龄的首位数×9，例如：20～29 岁，2×9=18，即每 10 天进行 8 次性生活比较合适；30～39 岁，3×9=27，即 20 天 7 次性生活比较合适。当然，只要双方认为性生活不影响身体健康及生活步调，且感到心满意足，就是合适的。

● **多点沟通和惊喜，让感情"保鲜"**　每对夫妻在性生活中都有自己的特点，注意配合对方的反应方式，满足对方的特殊期望，才能获得美满与融洽。由于性问题比较敏感，双方可能存在很多误解，例如丈夫性欲减退，妻子可能据此认为丈夫不爱自己了，此时需要坦诚的沟通与讨论。增加夫妻两人独处的机会，共同外出旅游，送对方一件小礼物，都能加深夫妻感情。

● **性生活时增加情趣**　①注意卧室的色彩、摆设、光线，构造性爱适宜的环境。②经常改变性爱的时间、地点等。除卧室外，还可以在其他地方亲热，增加新鲜感。二人共浴有助于抛开一切束缚，也是不错的选择。③尝试穿上性感的服装，引起对方的"性"趣。④经常改变体位。

人类的性反应与性行为会随着年龄的增长而变化，但爱与关怀却可以保持永恒。夫妻双方应怀着良好的愿景共同探讨性话题，努力寻求和谐的性爱。

专家简介

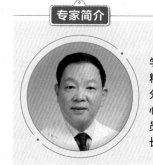

陆峥　同济大学附属同济医院精神医学科／心身医学科主任、主任医师、教授、博士生导师，同济大学中德精神卫生研究所常务副所长、中国医师协会精神科医师分会副会长、焦虑抑郁障碍工作委员会主任委员、中国心理卫生协会常务理事、性心理健康专业委员会主任委员、中国医药卫生文化协会心身医学研究分会常务副会长、上海市医学会心身医学专科分会主任委员。

"修为"七: 科学的生育计划

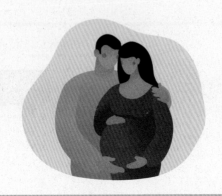

复旦大学附属妇产科医院计划生育科主任医师　姚晓英

生活实例

梁女士结婚6年,之前因为与丈夫两人工作繁忙,一直没有要孩子。直到年纪越来越大,她担心错过生育"黄金年龄",决定将备孕提上日程。为了顺利生育健康的宝宝,梁女士要求丈夫戒烟酒、不熬夜、多锻炼,可丈夫却认为,备孕是女方的事,男人年纪再大都能生,更何况自己还年轻,生孩子肯定水到渠成。

备孕是夫妻双方的"必修课"

宝宝的到来总是给家庭带来欢乐和幸福。要生育健康的宝宝,夫妻双方都应做好身心准备。

① 适龄生育

随着年龄增长,女性生育能力明显下降,尤其是35岁以后,女性身体健康状况、卵巢储备功能、卵泡数量及质量下降,子宫环境也会发生变化,不孕、流产、妊娠并发症等的发生风险增加。即便成功怀孕,"高龄"也可能会引发一系列问题,例如,胚胎染色体异常的发生率与孕妇的年龄息息相关。男性年龄也会对精子、胚胎发育、妊娠结局产生影响,男方年龄过大可增加女方流产、

胎儿早产、死产,宝宝出生缺陷、日后患精神分裂症及自闭症等疾病的发生风险。因此,有生育需求的夫妻应合理安排生育计划。

② 孕前检查

夫妇双方都需要检查。孕前检查通过收集双方病史、家族史及个人相关信息,结合一些必要的体格检查、实验室检查等,对育龄夫妇进行遗传风险、生育、患病及用药、致畸物接触、不良行为和生活方式、营养状况等方面的全面评估,明确是否存在可能导致不良妊娠结局的危险因素。在此基础上,育龄夫妇在医生指导下针对存在的危险因素进行医学干预,以促进良好的生理和心理状态。

③ 改变不良生活方式

备孕期间,应保持充足睡眠、规律作息、适当运动、戒烟、戒酒,远离受污染的环境,不接触有毒有害的化学物品。

④ 保持正常体重

过瘦或过胖会影响内分泌腺体功能,影响精子、卵子的发育、成熟,降低生育能力。肥胖与不孕、不良妊娠结局、出生缺陷等有关。体重过轻的女性,尤其是有进食障碍者,发生无排卵性不孕症和妊娠并发症的风险升高。

⑤ 控制基础疾病

有基础疾病的女性在病情稳定后才能备孕,备孕前更换药物或停药,以避免药物影响胎儿发育。比如:糖尿病患者要将血糖

专家简介

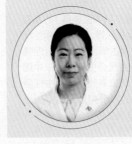

姚晓英　复旦大学附属妇产科医院计划生育科副主任、主任医师、硕士生导师,中华医学会计划生育学分会委员、生殖保健专业学组委员,妇幼健康研究会安全避孕专业委员会委员,上海市医学会妇产科专科分会计划生育学组副组长。对计划生育,处理妊娠物残留、妊娠终止,以及治疗不孕不育、习惯性流产等有丰富经验。

控制稳定，备孕前 3 个月将妊娠期禁用的降糖药改为胰岛素，还需要评估是否存在增生性视网膜病变，如果存在，应在受孕前治疗；甲状腺功能亢进和减退均可影响生育力和妊娠结局，甲状腺疾病患者应根据甲状腺功能选择合适的备孕时机；如果孕前有高血压、哮喘、口腔疾病等，均应排除隐患后再备孕。

❻ 补充叶酸

叶酸是一种水溶性的 B 族维生素，人体不能合成，孕妇缺乏叶酸会引起胎儿神经管畸形（以脊柱裂和无脑畸形为主）。胎儿神经管在母体受孕后 24～26 日闭合，确定妊娠后再补充叶酸通常已太迟，不能降低胎儿出现神经管缺陷的风险。单纯食用多种食物不能提供足够的叶酸以预防出生缺陷，需要额外补充，育龄妇女在服用叶酸 4 周以后，体内叶酸缺乏状态才能得到明显改善。因此，准备怀孕的妇女应至少从孕前 3 个月开始补充叶酸，直至怀孕后至少 3 个月。

❼ 注意生育间隔

流产后至少半年、产后至少 2 年才能考虑下次妊娠。所谓"留得青山在，不怕没柴烧"，高效避孕就是在保护生育力这座"青山"。

如果没有高效避孕，一旦发生意外妊娠就去终止，对女性的生育力、身体及心理都会造成不利影响。因此，育龄夫妇要么就认真避孕，要么就认真备孕。否则，女性可能在意外妊娠前后有接触有毒有害化学物品、生病用药等情况，夫妻从优生的角度考虑，会有很多担心和纠结。

安度孕期，需面面俱到

孕妇应在确认怀孕后及时进行孕期检查，按时随访，以便及时发现问题；保证健康饮食，摄入充足的优质蛋白质，多吃新鲜的蔬菜、水果，做到食物搭配多样化、营养均衡，保持适宜增重；保持规律作息，避免熬夜；适当锻炼，可以选择散步、游泳、瑜伽等方式；保持心情愉悦，出现不良情绪时，可多与丈夫、亲人、朋友等倾诉、交流，排解忧愁和烦恼；若有基础疾病，应在按时产检的基础上加强基础疾病的管控，随访相关指标，调整用药。

孕早期和晚期应减少性生活，以免造成胎儿流产、早产、胎盘早剥等情况。准爸爸应多了解孕期保健及育儿知识，做好"功课"。妻子怀孕时身体会出现很多不适，更需要丈夫的关心与呵护。

生育不顺，不必灰心

当然，生育并不总是一帆风顺的，有些夫妇长时间备孕却没有收获，有些夫妇反复发生不良妊娠结局……生育不顺利时，不必感到心灰意冷，而应寻找原因，有针对性地治疗。

不孕症的识别、评估和治疗过程会令大多数夫妇倍感压力，有些甚至引起抑郁、愤怒、焦虑和夫妻不和，而应激、焦虑等心理因素可能会增加不孕风险。来自家庭、社会，尤其是双方父母的压力，可能让本身没有问题的夫妇因焦虑而不易怀孕。这些夫妻应调整心态，寻求具有积极意义的解决措施。

自然流产、死胎、死产等不良妊娠史，对夫妇双方甚至双方家庭都是一种情感创伤。有反复不良妊娠史的夫妇应到医院进行全面咨询和检查，找出问题。对于这些夫妻而言，改变不良生活方式，包括戒烟、戒酒、减少咖啡因摄入、控制体重等，都对妊娠结局有积极作用。值得庆幸的是，大多数有不良妊娠史的女性最终都能成功孕育宝宝。

有遗传病的夫妻也不必灰心，目前的辅助生殖技术可以解决一部分遗传异常造成的妊娠失败。

后代患遗传病风险增加的夫妇可以进行遗传咨询，有些遗传疾病可以通过胚胎植入前遗传学诊断、产前诊断及干预来解决。

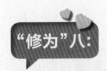

"修为"八： 延续"婚内爱情"的恒心

中国科学院大学 施秀梅 韩布新（教授）

生活实例

林女士与丈夫结婚12年了，平时丈夫忙于工作，相处时间不多，两人除商讨女儿的事情外几乎没有沟通。最近，两人更是频繁争吵。原来，丈夫总是早出晚归，林女士看到电视剧里不少中年男性出轨的案例，有些担忧，便多问了几句。可丈夫认为自己辛苦工作一天后，回家还要面对妻子的怀疑和无理取闹，非常烦躁。回想两人结婚之初的亲密无间，林女士不禁十分感伤。

朋友听说我们在研究"婚姻中的爱情"，哈哈大笑："婚姻中怎么还有爱情？"这句玩笑背后的观点正是人们常说的"婚姻是爱情的坟墓"。那么，婚姻中真的没有爱情了吗？

爱情三元素：亲密、激情和承诺

文学作品中对爱情有具体、生动、美好的描绘——"行也思君，坐也思君""不负尘缘不负卿"。爱情在专家学者笔下颇具争议，见仁见智，甚至被认为无法界定其心理学含义。尽管如此，最广为熟知的斯腾伯格爱情三角理论仍有助于人们理解爱情，无论婚前恋爱还是婚内爱情。该理论认为，爱情包括亲密、激情和承诺三元素。亲密指关系中促使双方亲近、志同道合和不分彼此的感情；激情指强烈渴望与对方结合，以满足性欲及自尊、归属等渴求的状态；承诺包括两方面，短期承诺是决定爱某人，长期承诺是维护爱情关系。三元素可排列组合成八类爱情，即无爱、喜欢、迷恋、空洞之爱、浪漫之爱、伴侣之爱、痴爱和完美之爱。

依据斯腾伯格爱情三角理论，恋爱关系多始于激情和亲密叠加的"浪漫之爱"，随时间推移，承诺增加。在激情、亲密和承诺均到达顶峰时，恋人们体验到"完美之爱"并决定走进婚姻。随后，激情和亲密水平逐渐下降，"浪漫之爱"锐减，导致已婚者感觉"不再有爱"。人们认为婚姻中不再有爱，其实忽略了"承诺"也是爱情的重要元素。在成功的婚姻中，承诺持续增加并趋于稳定，加上亲密，人们体验到"伴侣之爱"。而在失败的婚姻中，伴随激情和亲密减退，承诺也急剧下降，人们便体验到"无爱"。由此可见，短期恋爱关系中人们体验到的爱是"激情"和"亲密"，而在长期婚姻中爱则衍变为"承诺"。若只有承诺，人们体验的将是"空洞的爱"。因此，已婚者想重获爱与被爱的幸福和满足，提升婚姻满意度，除维持稳定高水平的承诺外，还需增加亲密和激情体验。

专家简介

韩布新　中国科学院心理研究所研究员、博士生导师、学位委员会主任，中国科学院大学心理系教授，中国心理学会原理事长、临床心理学注册工作组常委，中国老年学与老年医学学会副会长，中国心理卫生协会首批注册督导师，国家老龄委专家委员会委员，国际应用心理协会原秘书长、七分会（认知老年学）主席，亚洲心理协会主席。

六条策略，保持"婚内爱情"

① 夫妻关系排首位

这是爱情关系的延续承诺，是婚姻稳定的基石。恋爱是两个人的事，婚姻却是两个家庭甚至两个家族的事。步入婚姻后，各种关系交织混杂，"上有老，下有小"，周围有亲邻同事，随着婚姻稳定，人们往往忽略夫妻关系的持续建设。尤其是子女出生后，女性大部分精力用于养育子女，无暇顾及伴侣，男性在孩子学龄前阶段情感体验最差。女性精力耗竭，加上得不到男性的具体事务支持与情感付出，从子女出生到入学前都处于情感体验低谷期。因此，在漫漫婚姻长河中，人们需要在观念上重视夫妻关系建设；夫妻关系遭遇其他关系冲突时，要坚定置夫妻关系于首位。

② 改善关系见行动

具体行动是承诺的兑现途径，包括但不限于共同分担家庭事务、做伴侣期待自己做的事、不做伤害伴侣或令伴侣不高兴的事等。大家不妨请伴侣就上述三项列张清单，共同讨论，排出重要性顺序；也可以列出自己的清单，与伴侣讨论。这种行为传递着"我会和你分担、我愿意为你付出、我希望你能高兴"等信息，既是承诺也有亲密，还满足了激情中的归属渴求。

③ 坦诚情感畅沟通

研究发现，夫妻越亲密，婚姻满意度越高。但实际生活中，很多夫妻沟通极少，且多陈述事实，如老人病了、孩子要上哪些课外班、家里冰箱该维修了等。这些沟通旨在处理现实问题，并不能增进夫妻亲密体验。如果夫妻能非常坦诚地分享思想、观念，表达情感、感受，尤其是独有的情绪和感受，无论是积极还是消极的，都有助于提升亲密感。

④ 身体接触增亲密

身体接触是最原始也最有力的安抚形式，包括牵手、拥抱、抚触及性行为等，不仅表达爱，更增加对彼此性别魅力的认同。步入婚姻，夫妻间越来越熟悉，神秘感不再；合法、便捷的性行为不再珍贵；夫妻间身体亲密接触越来越少。一方面，身体安抚需要长期存在；另一方面，人们想证明自己性别魅力的渴望蠢蠢欲动。二者叠加，不仅导致情感体验低谷，也导致了婚姻危机高峰。因此，即使在性能力下降的老年期，夫妻保持身体亲密接触也很有必要，如在散步时手牵手、每次分别时拥抱对方等。

⑤ 多看优点多肯定

爱情元素中的激情不单指性欲，还包括自尊和归属渴求。恋爱时"情人眼里出西施"，婚姻中"西施眼里出眼屎"。褪去迷恋，曾经浑身光芒的伴侣在琐碎生活中变得暗淡无光。婚姻中，双方开始万般挑剔，看到的都是对方的不好。夫妻要用感恩的心、发现美的眼睛、辩证的思维重新发现对方的好，并及时、持续予以肯定和赞美，包括对方的人格特质、性格特点、言行举止、待人接物及家庭付出等方面。

⑥ 创造惊喜添浪漫

惊喜的形式和内容因人而异，可以是一份礼物、一次精心策划的活动，也可以是忙里偷闲的二人时光，其内核都是"我在意你"及"在一起"的浪漫之爱。

若无承诺，婚姻将无法维系；只有承诺，婚姻将乏味无趣。婚姻不是爱情的坟墓，婚姻中爱情百转千回、跌宕起伏。强化婚姻承诺、增加亲密和激情体验、利用和顺应婚姻中爱情体验的变化特征、注重低谷期情感建设，相信高峰期的爱会重现。

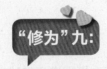

"修为"九： 与父母的**边界感**

陕西省精神卫生中心教授 师建国

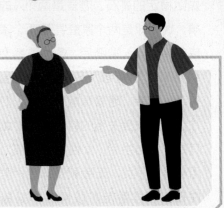

---| 生活实例 |---

庄先生毕业后留在大城市打拼，本想等事业稳定后再成家，可经不住父母的连番"轰炸"式催婚，还是在一年前结婚了。婚后他和妻子本想过几年"二人世界"，可父母又反复催促"早生贵子"，两人感到"压力山大"，已经出现焦虑、抑郁情绪，甚至想索性离婚，让父母知道"越催越适得其反"。

为何父母热衷于催婚、催生

如今，大龄单身人士被父母催婚成了普遍现象，中国关心下一代工作委员会健康体育发展中心 2016 年发布的《中国逼婚现状调查报告》显示：逾七成受访者曾被父母逼婚，25～35 岁的青年压力最大，被逼婚率高达 86%，女性被逼婚率比男性高 6%。中国父母格外关注子女的婚姻，并给予较多干预。究其原因，主要包括以下几方面。

❶ 传统思想的深刻影响

中国传统思想中，人们即使成年，但只要还未嫁娶，仍然是"不完整、不稳定"的存在，也不利于家族血脉传承。

生育"任务"的完成，意味着人生进入新的阶段。"传宗接代"思想根深蒂固，所谓"不孝有三，无后为大"，时至今日，这些思想依然潜移默化地影响着很多父母，导致催婚成为他们的惯性行为。

❷ 社会舆论带来的压力

很多父母催婚，的确是出于关心子女。但也有父母催婚，不是真的为了子女的幸福，而是为了面子。他们认为子女如果没有结婚生子，自己在亲戚朋友面前就"抬不起头"；也担心被周围的人指责"教子（女）无方"，没有迎合社会的"主流"，让孩子在合适的年龄做合适的事情。一些父母把婚姻看作获得幸福的唯一生活模式，面对脱离主流群体之外、没有按照自己期待的模式生活的子女，他们往往不理解，忍不住加以干预。

❸ 不把子女当独立个体，缺少边界感

中国传统家庭结构中缺少边界感，即父母始终把孩子当成自己延伸的一部分，而不是独立于父母存在、有独立思想和情感的个体。

在这样的关系模式下，父母更偏好控制子女。

结婚只是生活的选项之一，并不是必选项。如果为了家族、面子、他人的议论而仓促结婚，往往会脱离婚姻的本质，日后很难获得幸福。

父母过度干涉，反而"弄巧成拙"

在婚恋问题上，父母强行或过度干预，已成为很多家庭的主要矛盾之一，不仅伤害父母、子女之间的亲

| 专家简介 |

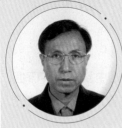

师建国 陕西省精神卫生中心主任医师、教授、硕士生导师，中国心理卫生协会专家库资深专家，中国心理卫生协会残疾人心理卫生分会名誉理事长，陕西省妇幼保健服务协会妇女儿童心理健康专业委员会主任委员。

情，影响现有家庭的幸福指数，也可能使子女后半生的幸福缺乏保障。婚姻的主体实际上是两个人，而不是两家人。只要是精神健康、智力健全的成年人，就拥有完全民事行为能力，有权决定自己的婚姻大事。若婚姻不自主，则幸福难预料。

面对"越界"的父母，如何破局

❶ 理解父母的良苦用心

大部分人与父母之间的矛盾在于缺乏良好的沟通，无法理解父母对自己的"控制"。两代人之间思想差异很多，子女要理解父母的良苦用心。大多数父母的出发点都是爱护子女，担心子女无法获得幸福，只是有时操之过急或有失当之处。

❷ 积极与父母沟通婚恋观

面对父母的干涉，子女可能会感到烦躁、想要逃避，此时应调整心态，积极与父母建立一种良性的沟通机制，而不是态度冷淡或粗暴沟通，避免争吵和误解。可以选个恰当时机和父母深入沟通，敞开心扉聊一聊彼此的婚恋观、幸福观。即使双方婚恋观不一致，但大部分父母都很重视子女的幸福，可依据这一点寻求双方的"共识"，不论结婚早晚、与否，争取让父母理解自己对幸福的追求和规划。

经过深入交谈，在不伤害父母的情况下提醒他们自己已经长大，相信父母会渐渐接受子女的决定。只有带着对彼此的爱沟通、理解，才能解决问题、化解矛盾。如果想结婚，可以和父母谈一谈自己的婚恋规划，并努力寻找伴侣，向父母展现积极性。如果不想结婚，应认真安排自己的生活，父母看到自己不结婚也可以愉快地生活，也会逐渐释怀。

❸ 与父母保持适当的边界感

了解自己的需求、重视自己的感受是保持边界感的前提。面对父母，需要学会表达自己的需求和感受。思考自己的底线是什么，当察觉底线受到威胁时，要坚定地反抗，而不是忍受或委曲求全，尤其在被父母不合理的要求和期望压得喘不过气时，更要学会说"不"。同样重要的是，保持边界感并不意味着"不孝顺""不爱父母"或"感情淡薄"，不需要为自己的决定感到内疚。相反，边界感可以确保人们在相处中感到更放松、舒适，有利于维护关系的长期稳定。

作为父母，多些开明

❶ 了解子女的婚恋观

只有切实了解子女的所需所求，父母才能在促成子女婚恋时"有

的放矢"。比如：子女的择偶标准是什么？不愿接受相亲，是因为人不对、时间不对，还是方式不对？子女有哪些担心和顾虑？有没有婚恋方面的规划……父母需要做的，不是"生拉硬拽"，而是"对症下药"，借助自己的人生经验，巧妙地对子女进行引导，帮助其更好地协调"立业"与"成家"的关系。

❷ 改变观念，适度"放手"

孩子自从诞生就是一个独立的个体，且会随着成长越来越独立，有自己要走的人生路，父母能做的是辅助孩子成长，尽到自己的责任就好。作为父母，学会适度"放手"，对子女的未来更有益处。只有当事人才能定义自己的"幸福"，一段满意的婚姻，是两个人互相摸索着前进，而不是按照别人设定的轨迹行走，不需要他人的指手画脚，更无需由他人来评价。

父母应对子女的生活有边界感，即使子女选择晚婚，或者在择偶人选上有欠缺，也不要替他们"干着急"，更不要直接介入、破坏子女的婚恋。应该做的是，平和地传授自己的经验教训，但把最终选择权交到子女手中。即使子女在婚恋中吃了亏，他们也可以领悟教训，避免更大的错误。让孩子有能力承担责任、经营婚姻，比给他们无微不至的关爱更有用。在婚恋问题上，父母作为参谋而非司令，作为建议者而非决策者，才能"都挺好"。

❸ 转移生活重心，做回自己

父母应意识到，自己不仅是一位母亲或父亲，也是一位独立的女性或男性；自己的生活不该只围着儿女转，而应该更丰富、更多元。 **PM**

合理膳食是预防和控制糖尿病发生、发展的有效手段之一。为辅助预防和控制糖尿病，改善糖尿病患者的日常膳食，提高居民营养健康水平，发挥传统食养特色，国家卫生健康委员会组织专家编写了《成人糖尿病食养指南（2023年版）》。该指南将现代医学营养学与传统中医食疗相结合，围绕糖尿病营养治疗的关键问题提出指导性意见和建议，并提供糖尿病患者饮食控制所需的实用工具和结合全国各地饮食特点的带量食养食谱举例，兼具实用性和可操作性。那么，糖尿病患者应该如何进行食养呢？本刊特邀该指南的参编专家详细分析。

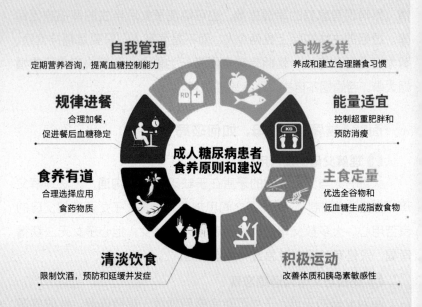

糖尿病食养 ➤ 八大建议

上海交通大学医学院附属第六人民医院临床营养科主任医师　葛声

建议一： 食物多样，养成和建立合理膳食习惯

糖尿病患者应遵循平衡膳食的原则，做到食物多样、主食定量、蔬果奶豆丰富、少油、少盐、少糖，在控制血糖的同时，保证每日能量适宜和营养素摄入充足。

食物多样是实现合理膳食、均衡营养的基础。种类多样的膳食应由五大类食物组成：第一类为谷薯类（含全谷物）、薯类与杂豆；第二类为蔬菜和水果；第三类为动物性食物，包括畜、禽、鱼、蛋、奶；第四类为大豆类和坚果；第五类为烹调油和盐。糖尿病患者应该保持食物多样，膳食丰富多彩，保证营养素摄入全面和充足，少油少盐、限糖限酒。

合理膳食是指在平衡膳食基础上，以控制血糖为目标，调整、优化食物种类和重量，满足自身健康需要。主食要定量，碳水化合物主要来源以全谷物、各种豆类、蔬菜等为好，水果要限量；餐餐都应有蔬菜，每天应达到500克，其中深色蔬菜占一半以上；天天有奶类和大豆，常吃鱼、禽，适量蛋和畜肉，这些是蛋白质的良好来源；减少肥肉摄入，少吃烟熏、烘烤、腌制等加工肉类制品，控制盐、糖和油的使用量。

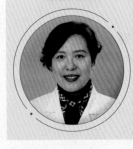

专家简介

葛声　上海交通大学医学院附属第六人民医院临床营养科主任、主任医师、硕士生导师，中国营养学会糖尿病营养分会主任委员，中国医师协会营养医师专委会副主任委员，中华医学会糖尿病学分会糖尿病教育学组副组长。致力于糖尿病营养治疗、科研及科普工作。

膳食能量是体重管理和血糖控制的核心。糖尿病患者的饮食应个体化、量化,饮食总能量应满足体重管理的要求,达到或维持理想体重,改善胰岛素抵抗。

糖尿病患者的能量需求水平因人、因血糖调节而异,患者应在医生和营养师等专业人员指导下确定能量摄入量和运动量,制定个性化的膳食管理、血糖和体重控制方案。

糖尿病患者要保持体重在理想范围。我国成人的体质指数(BMI)应保持在 18.5~23.9 千克/米^2,65 岁以上老年患者可适当增加体重。肥胖患者减重后,可改善胰岛素抵抗和血糖控制。超重和肥胖的 2 型糖尿病患者减重 3%~5%,即能产生健康获益;减重速度不宜过快,可按照每个月减少 1~2 千克的速度,在 3~6 个月内减少体重的 5%~10%。消瘦或营养不良的患者,应在医生和营养师等专业人员指导下,适当增加膳食能量和蛋白质摄入,结合抗阻运动,以达到和维持理想体重。老年患者应特别注意预防肌肉衰减。

建议三: 主食定量,优选全谷物和低血糖生成指数食物

主食多富含碳水化合物,是影响餐后血糖最重要的营养因素。糖尿病患者应尽量选择低血糖生成指数(GI)的主食,如全谷物或粗杂粮。GI 低的食物引起的餐后血糖波动比较小,有助于血糖控制。糖尿病患者的主食要定量,不宜过多,低 GI 食物应占主食的 1/3 以上。胃肠功能弱的老年糖尿病患者,在富含膳食纤维的全谷物选择上,要注意烹饪方法和用量,减轻消化道负担。

糖尿病患者应控制碳水化合物的摄入量,实现血糖的良好控制。对零食中的谷类食物、水果、坚果等,也应查看营养成分表中碳水化合物的含量,并计入全天摄入量。此外,调整进餐顺序对控制血糖有利,糖尿病患者宜养成先吃蔬菜、再吃荤菜、最后吃主食的习惯。

常见谷类及其制品的GI分类

谷类及其制品	食品名称	GI分类
整谷粒	小麦、大麦、黑麦、荞麦、黑米、莜麦、燕麦、青稞、玉米	低
谷麸	稻麸、燕麦麸、青稞麸	低
米饭	糙米饭	中
	大米饭、糯米饭、速食米饭	高
粥	玉米粒粥、燕麦片粥	低
	小米粥	中
	即食大米粥	高
馒头	白面馒头	高
面(粉)条	强化蛋白面条,加鸡蛋面条	低
	硬质小麦面条,通心面、意大利面、乌冬面	
	全麦面、黄豆挂面、荞麦面条、玉米面粗粉	中
饼	玉米饼、薄煎饼	低
	印度卷饼、比萨饼(含乳酪)	中
	烙饼、米饼	高
面包	黑麦粒面包、大麦粒面包、小麦粒面包	低
	全麦面包、大麦面包、燕麦面包、高纤面包	中
	白面包	高
饼干	燕麦粗粉饼干、牛奶香脆饼干	低
	小麦饼干、油酥脆饼干	中
	苏打饼干、华夫饼干、膨化薄脆饼干	高

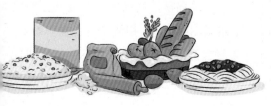

建议四：积极运动，改善体质和胰岛素敏感性

运动可以消耗能量，抗阻运动有助于增加肌肉量，运动还可以改善胰岛素敏感性，平稳血糖。糖尿病患者可在餐后运动，每周至少5天，每次30~45分钟，中等强度运动（如快走、骑车、乒乓球、羽毛球、慢跑、游泳等）要占50%以上，注意循序渐进、持之以恒。如无禁忌，最好一周进行2次抗阻运动，如哑铃、俯卧撑、器械类运动等，以提高肌肉力量和耐力。运动前后要加强血糖监测，避免低血糖。

建议五：清淡饮食，限制饮酒，预防和延缓并发症

糖尿病患者应控制油、盐、糖，不饮酒，将血糖、血脂、血压等控制在理想水平。每日烹调油使用量宜控制在25克以内，少吃动物脂肪，适当控制富含胆固醇的食物。食盐用量每日不宜超过5克，同时应注意限制酱油、鸡精、味精、咸菜、咸肉、酱菜等含盐量较高的调味品和食物的使用。应足量饮用白开水，可适量饮用淡茶或咖啡，不喝含糖饮料。

建议六：食养有道，合理选择应用食药物质

中医食养是以中医理论为基本指导，以性味较为平和的食物及食药物质（既是食品又是中药材的物质），通过"扶正"与"纠偏"，使人体达到"阴平阳秘"的健康状态。糖尿病患者可在中医师指导下辨证施膳，把日常膳食与传统中医养生食谱相结合。阴虚热盛证患者可采用具有养阴清热作用的食药物质，如桑叶、决明子、莲子、百合、玉竹、金银花、菊花、铁皮石斛等；气阴两虚证患者可采用具有益气养阴作用的食药物质，如黄芪、桑葚、枸杞子、葛根、山药、茯苓、鸡内金、麦芽、薏苡仁等；阴阳两虚证患者可选用山茱萸、肉苁蓉、山药、茯苓、肉桂、紫苏子、干姜、黑胡桃、花椒等。

建议七：规律进餐，合理加餐，促进餐后血糖稳定

进餐规律、定时定量，是维持血糖平稳的基础。不暴饮暴食，不随意进食零食、饮料，不过多聚餐，减少餐次。是否需要加餐、什么时间加餐，以及选择何种零食，应根据血糖波动的特点来决定。病程长、血糖控制不佳、注射胰岛素的2型糖尿病患者和1型糖尿病患者，应进行血糖监测，根据实际情况适当加餐，以预防低血糖的发生。消瘦的糖尿病患者及妊娠期糖尿病患者，也可适当安排加餐。

建议八：自我管理，定期营养咨询，提高血糖控制能力

有效管理和控制血糖，很大程度上取决于患者的自我管理能力。

糖尿病患者应重视学习糖尿病知识和自我管理技能，包括膳食调理、规律运动、监测血糖、遵医嘱用药、胰岛素注射技术，以及低血糖预防和处理，等等；患者还应定期就诊或咨询，接受个性化营养教育、膳食指导，特别是在初诊、年度检查、未达到治疗目标、疾病或环境变化时。**PM**

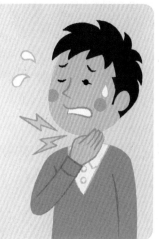

"医生！医生！我老公喘不过气来了，救命啊！"一位女士还没走进急诊大厅便开始呼喊。数名医护人员闻讯赶来，只见这位女士满脸愁容，双手正抱住面色苍白、呼吸窘迫、瘫倒在地的丈夫。几名医护人员合力将王先生抬上推车，给他戴上吸氧面罩，送往抢救室。

扫描二维码，立即收听

令人窒息的咽痛

上海交通大学医学院附属第六人民医院耳鼻咽喉头颈外科副主任医师　李春燕

"感冒"加重，呼吸困难

医生询问病史后得知，王先生前一日因发热、咽痛、头痛、鼻塞到医院就诊，被诊断为感冒，服药后体温下降。今日咽痛加剧，且出现胸闷、喝水呛咳等症状，担心发展成肺炎，再次来医院复诊，谁知在就诊路上病情突然加重，出现呼吸困难。

接诊医生启动一系列检查、监护的同时，呼叫耳鼻喉科医生紧急会诊。

会厌肿胀，阻塞声门

我接到电话后，立即赶到抢救室。通过间接喉镜检查发现，王先生会厌部肿胀如球。会厌是下咽部的软骨结构，位于声门上部，呼吸和说话时，会厌抬举，气流可通过声门进入气管。会厌如果发炎肿胀（即会厌炎），便会阻塞声门，气流难以进入气管，导致呼吸困难甚至窒息，极其凶险。

结合王先生的病史，我很快确诊他为急性会厌炎，伴四度（严重）呼吸困难。

切开气管，挽救生命

此时，王先生的血氧饱和度、血压下降，有休克征兆，立即行气管切开保证气道通畅是最重要的救命措施。护士很快准备好了气管切开所需的器械和药物，我快速进行皮下浸润麻醉后，切开患者气管并迅速插入气管套管，拔出管芯，确保插管成功，有气体从管道喷出后，将套管固定。王先生的呼吸困难立刻得到缓解，血氧饱和度也很快回升了。

紧接着，我又给王先生开具了糖皮质激素和抗菌药，以尽快缓解其会厌炎症、肿胀。

会厌发炎，疼痛"要命"

得知王先生脱离生命危险后，惊慌不已的刘女士终于松了一口气。平复心情后，她不解地问我："医生，他只是感冒、咽痛，怎么会窒息呢？会厌炎是什么病？"

急性会厌炎是一种常见的呼吸道感染性疾病，主要症状包括咽喉部疼痛、咳嗽、声音嘶哑、畏寒发热、精神萎靡等。多数患者发病时咽喉部疼痛剧烈，有时连唾液都难以咽下，说话含糊不清。这些症状与急性咽炎、喉炎、扁桃体炎、感冒的症状相似，且有些会厌炎继发于感冒，因而起病初期常被忽视和误诊。由于会厌炎肿胀进展迅速，病情加重会导致呼吸困难甚至窒息，危及生命，需要尽快救治。**PM**

专家提醒

急性会厌炎是一种严重的疾病，痛起来真的会"要命"。上呼吸道感染者如果出现剧烈咽痛，要尽快就医，谨遵医嘱，密切观察病情变化，以便出现急危重症时能得到及时救治。

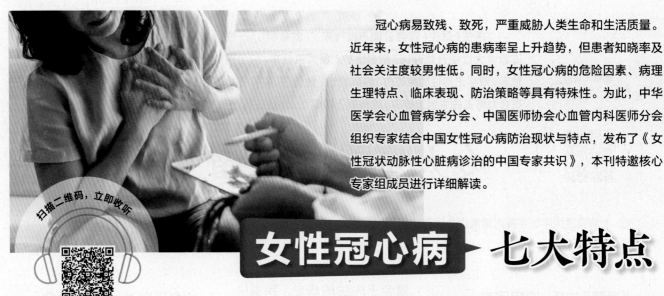

冠心病易致残、致死，严重威胁人类生命和生活质量。近年来，女性冠心病的患病率呈上升趋势，但患者知晓率及社会关注度较男性低。同时，女性冠心病的危险因素、病理生理特点、临床表现、防治策略等具有特殊性。为此，中华医学会心血管病学分会、中国医师协会心血管内科医师分会组织专家结合中国女性冠心病防治现状与特点，发布了《女性冠状动脉性心脏病诊治的中国专家共识》，本刊特邀核心专家组成员进行详细解读。

扫描二维码，立即收听

女性冠心病 ▶ 七大特点

首都医科大学附属北京朝阳医院心脏中心主任医师　徐 琳

特点 ❶ 预后较男性差

提到冠心病，很多人认为它是男性的常见病，与女性关系不大。

实际上，虽然女性冠心病的患病率（6.2%）的确低于男性（8.3%），但预后更差。有数据显示，女性发生急性心肌梗死后，住院期间的死亡风险比同龄男性高4.8倍。

特点 ❷ 危险因素更多

高血压、糖尿病、血脂异常、肥胖、负性情绪等是心血管疾病的传统危险因素，女性还存在妊娠、多囊卵巢综合征、使用避孕药等性别特异性危险因素。

在引起冠心病的传统危险因素中，女性比男性受到更多"伤害"：2型糖尿病女性的冠心病和卒中患病风险较男性分别高44%和27%；女性血脂异常发生率高于男性，血脂达标率低于男性，家族性高胆固醇血症女性的心血管疾病死亡风险更高；肥胖女性患心血管疾病的风险高于男性，女性腰围和腰臀比与心肌梗死的患病风险显著相关；等等。

在性别特异性危险因素中，患有多囊卵巢综合征的女性常伴有肥胖、血脂异常、高血压和胰岛素分泌不足等情况，与健康女性相比，她们患高血压的风险增加70%，患心血管疾病的风险增加30%。服用避孕药可使女性心肌梗死或缺血性卒中的患病风险显著增加，血压正常的女性服用避孕药后，血压可升高7～8毫米汞柱。妊娠高血压可使孕产妇在围产期发生卒中、心肌梗死、心肌病和自发性冠状动脉夹层的风险增加，且增加其远期患冠心病、心力衰竭等疾病的风险。

特点 ❸ 孕产期患病风险高

妊娠女性代谢增加，循环血容量和心肌耗氧量随之增加，心血管负担加重。有数据显示，妊娠期女性患急性心肌梗死的风险较同龄未孕女性高3～4倍，

高龄妊娠女性发生心肌梗死的风险更大。妊娠或哺乳期存在子痫、血栓、产后出血等情况，以及患有高血压、糖尿病等疾病的女性，应高度关注有无胸痛及伴随症

状，如恶心、呕吐、气短、乏力、多汗、心悸，以及肩颈、手臂、下颌、背部疼痛等。如果出现以上症状，应及时就诊，进行心电图等相关检查。

妊娠期冠心病的药物治疗需要权衡母体和胎儿双方的安全。需要提醒的是，冠心病患者的妊娠期严重心血管不良事件发生率明显增加，患者必须在病情稳定后，经医生充分评估，确定安全的情况下再决定妊娠。

特点 4 绝经后发病率骤升

女性冠心病发病年龄较男性延迟，发病率常于绝经后明显增加。这是因为雌激素对冠状动脉有保护作用，绝经后雌激素水平下降可致内皮功能障碍，引发心肌缺血。此外，绝经女性易发生情绪波动，出现焦虑、抑郁等心理问题，可诱发血管痉挛，导致心肌缺血。50 岁以上的女性在剧烈情绪波动后，还易出现应激性心肌病，发病原因可能与微血管功能异常有关。

因此，绝经后女性应密切关注血压、血脂、血糖等冠心病危险因素，发现异常及时就医；日常生活中，应保持心情愉悦，避免紧张、焦虑与剧烈的情绪反应，注意平衡膳食、适当运动。

特点 5 症状更具迷惑性

突发胸痛是心绞痛、心肌梗死最常见的症状，表现为胸骨后疼痛，也可表现为压榨感、压迫感或心前区不适感。女性疼痛部位除胸骨后外，还有下颌部、颈部、双臂或肩胛区等。此外，女性还有更多的非胸痛表现，包括上腹部不适（如恶心、呕吐、烧灼感、腹胀、消化不良等）、乏力、多汗、心悸、气短等症状。

临床上发现，约六成女性心绞痛、心肌梗死患者可有 3 种以上症状。

由于症状多、迷惑性强，当女性出现上述症状，尤其与劳累相关或持续时间超过 30 分钟不能缓解者，须及时就诊，排除心肌缺血等异常情况，以免延误治疗。

特点 6 治疗过程中，药物不良反应更常见

长期药物治疗可预防心脏不良事件发生。在冠心病药物治疗方面，女性接受抗血小板药物、调脂药物、抗心衰药物、β 受体阻滞剂等治疗的达标率较男性低，原因与药物不良反应等有关，具体表现如下：

女性服用相同剂量的阿司匹林、β 受体阻滞剂或他汀类药物后，血药浓度较男性更高，药物不良反应更显著；女性服用美托洛尔后，其血压、心率降低较男性更明显，因此宜从小剂量开始服用，并在服药期间注意观察血压、心率等变化；女性服用血管紧张素转化酶抑制剂（如卡托普利、依那普利等）易发生咳嗽，咳嗽严重者应在医生指导下更换其他药物。

特点 7 更容易合并"心病"

有研究显示，四成以上冠心病患者合并焦虑、抑郁等心理问题，而女性在经历急性心血管事件后，焦虑、抑郁等心理疾病的患病率更高，可导致再住院率和死亡率增加，甚至寿命缩短。积极进行康复治疗，如放松治疗（深呼吸、冥想、瑜伽等）、运动康复等，有助于改善预后。PM

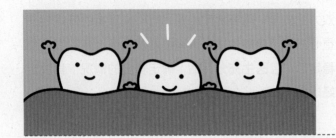

牙齿"前仆后继"，
误区影响"大局"

于口腔健康而言，换牙是一件很重要的事情，甚至会影响孩子未来的生活和工作。很多家长对此存在各种疑问。乳牙与恒牙在"前仆后继"的过程中，任何一方出现问题，都会影响"大局"。

本刊记者　蒋美琴
受访专家　陈　曦

乳牙"牺牲"虽难免，健康保障不可缺

正常情况下，乳牙脱落后恒牙即会萌出。乳牙是恒牙的"导萌器"，到了替牙期，随着乳牙牙根被吸收，恒牙便沿着其吸收方向逐渐萌出。乳牙健康与否会影响恒牙，其病变或缺失都需要早期干预，应杜绝以下几个误区。

误区1　乳牙病变不用治

有些家长认为，乳牙最终会被恒牙替换，出现牙髓炎、龋病等没有必要治疗。其实不然，乳牙有咀嚼、发音、美观等功能，且有助于恒牙发育和正常萌出。乳牙发生牙髓炎后，如果不积极治疗，可引起恒牙釉质发育不良等，甚至导致周围组织及全身感染。比如：急性牙髓炎进一步发展至根尖周炎，可能引起蜂窝织炎，甚至败血症等。

儿童在替牙期患乳牙牙髓炎，需进行根管治疗时，有些家长担心"抽牙神经"会影响恒牙发育。这是一个常见误区。针对乳牙的根管治疗可防止牙髓炎累及牙根而影响恒牙发育，降低恒牙发病风险。

误区2　乳牙缺失不要紧

因外伤、龋病、炎症等过早失去或拔除乳牙，可能会引起恒牙迟萌。这是因为，进食时不断咀嚼，会使乳牙缺失部位的牙龈增厚，增加恒牙萌出的阻力；加上没有乳牙的导萌作用，会影响恒牙的正常萌出。如果毗邻恒牙都陆续萌出，乳牙缺失处的恒牙仍未萌出，可采取恒牙助萌术，即在局麻下切开牙龈组织，使恒牙顶端暴露，便于其顺利萌出。

需要提醒的是，有些恒牙迟萌是硬组织阻力造成的，如多生牙、牙瘤等。因此，恒牙迟萌的患儿，应先进行X线等影像学检查，如果发现"障碍物"，须及早清除，否则待恒牙牙根发育完成，为时已晚。

误区3　乳牙松动早点拔

乳牙的正常替换有活动期和间歇期，出现轻微松动后，过几天会恢复稳定，然后又出现松动，活动期和间歇期反复交替数次后，乳牙才会脱落。有些家长担心孩子在此期间误吞乳牙，便想早点拔除。其实，误吞乳牙不会影响健康。乳牙松动是替牙期的正常现象，应待其自然脱落。

如果乳牙松动严重、接近脱落时，出现咀嚼疼痛等症状，影响进食，可选择拔除。

误区4　乳牙"坚挺"更健康

有些儿童到了替牙期，乳牙却迟迟不脱落，一些家长认为这是乳牙健康的表现。临床上常见乳牙尚未脱落，旁边牙龈中却"冒出"恒牙的情况，被称为"乳牙滞留"。究其原因，多为饮食过于精细，影响咀嚼功能发育，导致颌骨发育的宽度不够，而恒牙比乳牙宽，很难

从紧窄的乳牙"通道"萌出，只能"另辟蹊径"，从阻力较小的牙龈处萌出。这种情况导致乳牙牙根不能完全被吸收，便迟迟不脱落。恒牙的这种"行为"还会引起错颌畸形，这也是现在越来越多的孩子需要正畸治疗的原因之一。

因此，乳牙萌出后，儿童饮食不要过于精细，应适当食用粗杂粮，如啃玉米、骨头等，以增强牙齿切割、研磨等咀嚼功能，促进颌骨发育。随着替牙期到来，乳牙间隙会逐渐增宽，恒牙才有足够的空间萌出。如果肉眼可见恒牙"冒尖"，乳牙却未脱落，要及时拔除乳牙。

初生恒牙有点"虎"，受伤隐患早干预

儿童6岁左右开始换牙，恒牙萌出时也是错颌畸形、牙外伤的高发期，应杜绝以下几个误区。

误区1 恒牙"长歪"须正畸

替牙期出现错颌畸形的情况很常见，不少家长急于给孩子做正畸治疗，其实这一时期出现的错颌畸形，未必都需要正畸。

● 生理性错颌畸形 中切牙作为"老大"，可能会"肆意妄为"，长得大小不一、参差不齐，甚至"前俯后仰"，出现"大板牙""突牙""歪牙""漏风"等。随着侧切牙、尖牙等陆续萌出，中切牙会慢慢调整"步调"，与邻牙排列整齐。

● 病理性错颌畸形 如果错颌畸形较严重，家长应及时带孩子到医院检查，排除病变可能。比如：前牙缝隙较大，可能是唇系带过厚、多生牙等因素增加了恒牙萌出阻力所致；鼻炎、扁桃体炎、腺样体肥大的儿童容易出现口呼吸，影响颌骨发育，造成上腭高拱，下颌后缩、窄小，使恒牙生长空间缩小，导致牙列不齐，形成腺样体面容；啃手指、咬嘴唇、吐舌头等不良习惯使肌肉长期作用于牙齿，也会影响牙齿排列，造成替牙期错颌畸形。

需要提醒的是，乳牙早失的儿童容易在替牙期出现错颌畸形，可佩戴间隙保持器，以提前预防。

误区2 不断、不掉不算伤

研究发现，6～8岁是恒牙外伤的高发期，常见牙折断（裂）、牙脱落、牙移位、牙震荡（轻度松动、咬合不适）、牙髓组织损伤等，轻重程度不一。牙齿受到外力撞击后，不管是否出现肉眼可见的损伤、出血，都应到医院就诊。因为即使仅出现持续时间较短的疼痛，也可能存在牙髓损伤。有些牙外伤不需要治疗，但患儿日常生活中应采取一些预防措施，如不要进食过冷、过热、坚硬的食物，以减少进一步伤害。发生牙外伤后，还要警惕可能的并发症，如牙神经炎、牙神经坏死、牙根吸收等，一旦出现疑似症状应及时就医。有些孩子当时没有明显牙外伤表现，家长便没有重视，半年或一年后，在孩子出现牙齿发黑、牙龈肿大等症状后才就诊，结果牙神经已经坏死。

如果发生牙折断、脱落，家长应及时带孩子及断裂部分或脱落牙到医院就诊，以便及时修复或再植。尤其要注意脱落牙的处理：如果脱落牙沾染污物，应捏住牙冠部位，用清水冲洗牙齿，切记不能用牙刷刷洗；采用湿性保存的方式，如将牙齿放入牛奶或生理盐水中保存。PM

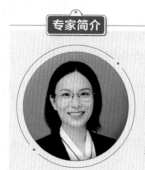

专家简介

陈曦 上海交通大学医学院附属第九人民医院口腔预防科主任医师、硕士生导师，中华预防医学会口腔卫生保健专委会副主任委员，中华口腔医学会口腔预防专委会常委，上海市口腔医学会口腔预防专委会副主任委员。擅长常见口腔内科疾病的防治，尤其是儿童及青少年口腔疾病的防治。

"肝腹水"为何源源不断

🖋 山东省公共卫生临床中心副主任医师　刘 倩

▌ **生活实例** ▌

最近，肝硬化患者司马先生出现尿少、腹水等症状后住院治疗，经补充白蛋白、利尿、"放腹水"等治疗，腹水终得消退，肝功能逐渐恢复正常。令他不解的是，住院26天，先后腹腔穿刺"放腹水"6次，共抽出14 000毫升腹水。他问："医生，我肚子里哪来这么多的水？"

腹水是怎么形成的

肝硬化腹水的形成机制较为复杂，主要包括以下几方面。

❶ 门静脉高压

肝硬化会引起门静脉压力升高，导致静脉血回流受阻，造成肠系膜上、下静脉静水压升高，大量水分子从腹膜、肠壁、肝脏被膜渗出，进入腹腔。另外，肝静脉窦压力升高，淋巴液生成增多及回流受阻，可使淋巴液经肝被膜的毛细淋巴管和肝门的淋巴管渗出至腹腔。

❷ 低蛋白血症

血浆白蛋白是组成血浆胶体渗透压的重要成分，可吸附水分，使其保留在血管内，从而维持有效血容量。肝硬化患者存在低蛋白血症，胶体渗透压下降，血管内的水分子可通过腹腔表面的毛细血管渗入腹腔。当血浆白蛋白低于30克/升时，患者可出现明显的下肢水肿和腹水。

❸ 肾功能下降

肾脏的重要功能之一是排出尿液，肝硬化患者存在低蛋白血症时，有效血容量不足，可致肾功能下降、尿量减少，体内多余的水会引起全身多处水肿，严重的可导致胸腔积液、腹腔积液（即腹水）等。

❹ 其他因素

肝硬化患者存在内分泌失衡，如抗利尿激素升高、醛固酮增多、心房钠尿肽降低及雌激素灭活减少等多种内分泌紊乱，增加肾脏对水、钠的重吸收，引起机体水钠潴留，加重腹水。

防控腹水，注意四点

水，不会无缘无故地额外产生。在疾病状态下，水代谢失衡，多余的水不能被完全排出，就蓄积在腹腔，形成腹水。肝硬化患者要预防腹水的发生或有效控制腹水，应积极做好以下几点。

❶ 控制病因

乙肝和丙肝患者务必进行规范的抗病毒治疗，酒精性肝硬化患者应严格忌酒，以预防或延缓肝硬化的发生、发展。

❷ 加强营养，提高血浆白蛋白水平

患者在以米、面为主的饮食基础上，可增加富含优质蛋白质的食物摄入，如瘦肉、牛奶、鸡蛋等。

❸ 低盐或无盐饮食

清淡饮食，不吃腌制食品，控制水的摄入，不口渴时不要大量喝水。

❹ 保护肾功能

患者应避免使用可能有肾毒性的药物（如喹诺酮类药物等），尿量减少者可在医生指导下使用利尿剂。**PM**

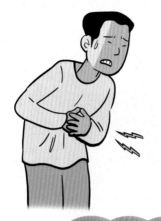

胃癌腹膜转移指癌细胞突破胃壁直接种植或经淋巴、血液循环播散至腹腔形成腹膜转移病灶，是晚期胃癌的表现。研究显示，约20%的进展期胃癌患者首次就诊时已有腹膜转移。当胃癌原发灶侵犯浆膜层（胃壁最外层）时，即便接受了根治手术，约60%的患者仍有腹膜转移的风险。发生腹膜转移的胃癌患者自然病程很短，生存时间一般不超过1年；若合并肝脏等其他器官转移，生存期仅有3个月。

"泡烫"治胃癌，并非"天方夜谭"

上海交通大学医学院附属第一人民医院普外科教授　黄　陈

"烫"+"泡"：消灭腹膜转移灶

传统观念认为，腹膜转移是胃癌终末期的表现，一般采用姑息性的全身治疗。随着对胃癌腹膜转移治疗探索的不断深入，研究者们发现，积极治疗可明显改善胃癌腹膜转移患者的预后。近年来，细胞减灭术联合腹腔热灌注化疗这一全新治疗方法被证实对胃癌腹膜转移患者有益，国内多个专家共识也将腹腔热灌注化疗列为胃癌腹膜转移的治疗方法。

腹腔热灌注化疗（HIPEC）是将含有化疗药物的热灌注液循环灌注到肿瘤患者的腹腔内，使癌细胞持续被热的液体浸泡和冲刷，起到杀伤癌细胞的作用。当然，HIPEC还有其他层面的作用机制：

①多重热效应，使肿瘤血管内形成血栓，抑制肿瘤血管再生和破坏肿瘤细胞稳态，引起肿瘤细胞变性、坏死；②协同作用，增强化疗药物对肿瘤细胞的毒性，强化药物的敏感性和渗透作用；③精准过滤，灌注过滤系统可对腹腔内的游离癌细胞和腹膜微小病灶起到物理冲刷作用，清除腹腔游离癌细胞、亚临床病灶和微小癌结节。

腹腔热灌注化疗，操作不难

腹腔热灌注化疗需要将4条灌注管分别经两侧腹壁交叉放置于腹腔内，通过热灌注仪使热灌注液体充满整个腹腔。近年来，随着微创外科的发展，利用腹腔镜辅助或B超引导穿刺置管进行腹腔热灌注化疗已被广泛应用。治疗既可以在全身麻醉下进行，也可以在局麻条件下实施，治疗时间约60分钟。根据不同的治疗需求，治疗次数为1~3次。

"腹膜转移"均适用，非胃癌"专属"

腹腔热灌注化疗除能用于治疗胃癌腹膜转移外，也可以用于治疗卵巢癌、结直肠癌、胰腺癌等恶性肿瘤的腹膜转移，以及原发性腹膜肿瘤。与传统治疗方法相比，腹腔热灌注化疗能在一定程度上提高恶性肿瘤腹膜种植转移患者的五年生存率，治疗恶性腹水的有效率达90%以上。

由此可见，发生腹膜转移的晚期肿瘤患者不必就此对治疗失去信心，接受系统的肿瘤综合治疗可有效延长生存时间，提高生活质量。**PM**

肺癌的外科手术治疗，从最初答案为"开胸手术+肿瘤根治"的"填空题"，发展为"开胸或胸腔镜手术"的"单选题"，再发展为"肿瘤根治+肺功能保留+创伤最小化"的"多选题"，经历了百余年的演进历程。

肺癌手术治疗
这道"多选题"

同济大学附属上海市肺科医院胸外科副主任医师　蒋　雷

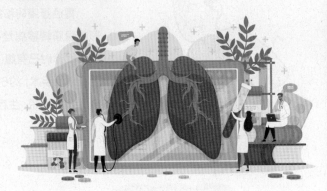

从开刀说起

"开刀"（手术）向来是一个严肃而沉重的话题，但是对很多恶性肿瘤患者而言，"开刀"是治愈疾病、维持生活质量的最后一根"救命稻草"。如今，尽管大多数肺癌患者不再需要通过创伤巨大的开胸手术来切除病灶，而可以选择胸腔镜等微创手术治疗，但医生和患者还是习惯用"开刀"来指代手术。在肺癌外科治疗领域，"开刀"方式经历了四个发展阶段。

1 第一个发展阶段是漫长的"开刀"时代。在20世纪90年代以前，几乎所有肺癌患者都需要"开大刀"。医生在患者胸壁上做一个20厘米以上的切口，术中要截断一根或多根肋骨，再用像"千斤顶"一样的撑开器把胸壁撑开，方能实施手术。这种手术不仅创伤大、出血多、并发症发生率高，患者术后恢复也慢。即使手术非常成功，胸壁上长达20厘米以上的瘢痕会伴随患者一生，影响其身心健康。

2 第二个发展阶段是20世纪90年代兴起的胸腔镜微创手术。医生只需在患者胸壁上开3~4个小孔，分别置入胸腔镜镜头和各种手术器械，就能实现肺部病灶的完整切除。这种手术的益处显而易见：创伤小，患者术后恢复时间大大缩短，胸壁上只有几个小小的瘢痕。不过，在这一阶段，外科医生对胸腔镜技术的掌握程度参差不齐，一些病例需要中转开胸，或为了确保能将病灶"切干净"而不得不在正常肺组织的保留上做出"妥协"。

3 之后，随着胸腔镜设备的清晰度越来越高，手术器械越来越精巧，外科医生对腔镜技术的理解逐渐加深，肺癌外科治疗进入了第三个发展阶段，即"2+1"时代。简而言之，这个阶段就是在胸腔镜手术的基础上继续创新，这种创新可以是减少胸腔镜的孔数，可以是用外科手术机器人替代胸腔镜，也可以是用特殊的麻醉和围术期管理手段来缩短患者术后康复的时间，颇有些百家争鸣的感觉。以减孔为例：主流的做法已经从早期的四孔发展到如今的三孔、两孔和单孔并存的局面，外科医生通过技术的提高和团队的配合，克服了"减孔"后器械"打架"等困难，减少了术后肋间神经疼痛的发生率。与此同时，另一部分外科医生选择借助外科手术机器人进行肺癌手术，虽然仍需要3~4个孔，但用机器人做复杂手术更得心应手，效率提高，创伤显著降低，做到了"不减孔也微创"。

4 肺癌外科治疗的第四个发展阶段，如今优势已初现，即全面、全流程的微创，包括肿瘤的根治性切除、切口最少和最小化、最大程度保留健康肺组织、更短的手术时间及恢复时间。更重要的是，要大幅缩短医生的学习曲线，易于普及，让更多患者获益。在这一阶段，外科手术机器人因易上手、效率高和标准化等特点，或可成为一个重要抓手。

清病灶、保功能，"鱼与熊掌"可兼得

包括肺癌在内的多数实体肿瘤的治疗理念都是消除瘤体，最大程度杜绝复发，同时避免治疗给患者带来不可接受的创伤或危害。

肺癌的外科手术治疗，可谓一场综合多方面因素的博弈。通常，外科医生需要根据病灶的直径、位置、毗邻结构和分期来综合考量切除范围，基本原则是：能少切就不多切，对可以观察的病灶选择随访而不轻易"动刀"。

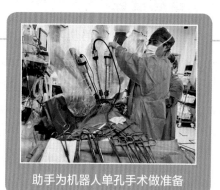
助手为机器人单孔手术做准备

肺好比一棵大树，如果某根树枝的末梢发生了病变，那么只要砍掉病变的部分即可，对整棵树的影响不大；如果病灶扩散蔓延到某根树枝的根部，则需要砍掉整根树枝；如果病灶蔓延到主干，简单的处理方法是将病变的树干连同树枝"一锅端"（全肺切除），但这么做损失太大，医生需要通过精巧的设计，先将病变的部分移除，再像接袖子一样，将断开的部分"嫁接"回来，即"袖式肺叶/肺段切除"，以最大程度保护患者的肺功能。

不过，诸如袖式肺叶/肺段切除、联合亚段切除等肺功能保留手术，往往需要精准定位很多血管、支气管，或需要复杂的缝合操作。针对此种情况，机器人手术具有独特优势，可以让医生更加得心应手地完成高难度操作。例如：在袖式肺叶切除的支气管缝合操作中，医生需要借助器械夹持缝针从支气管壁的各个方向进针，传统胸腔镜器械缺少旋转和弯曲的灵活度，只能通过主刀医生与助手的默契配合方能实现多角度进针；而在机器人手术中，主刀医生只需借助机械臂

的多关节操纵性，即可顺利完成。

值得一提的是，长久以来，具有四条机械臂的手术机器人被认为与单孔胸腔镜手术格格不入，因为四条"粗壮"的机械臂想要在一个小小的孔里避免相互"打架"非常困难。尽管行业内相继出现了多家主打单孔手术机器人的研发机构，但多年过去，投入使用者寥寥。近两年，国内外相继有多个团队报道了使用多孔架构的机器人完成单孔手术的案例。我们团队经过论证和技术攻关，通过对三条机械臂位置与角度进行精心设计，实现了"单孔"与"机器人"的有机结合。**PM**

<table>
<tr><td align="center">延 伸 阅 读</td></tr>
</table>

外科手术机器人的发明，最初是为了让外科医生能够为身在异地的患者实施手术。这就要求系统能完全复制主刀医生的手部动作，并通过网络精确地传输到千里之外的机械臂上，从而完成手术。因此，"机器人"功能强大，不仅能有效滤除人手的自然震颤，提高稳定性，还拥有放大、高清、三维立体成像系统，多关节机械臂、360°旋转的仿真手腕可以实现精确的组织切割、止血、缝合等操作，灵活程度可比拟甚至超越外科医生的双手。正是基于这样的设计，"机器人"成了主刀医生的脑、眼、手的外展。

耳朵"捉迷藏"，怎么"揪"出来

上海交通大学医学院附属第九人民医院整复外科　李大涛　张如鸿（主任医师）

生活实例

果果刚出生，妈妈便发现他的耳朵上半部分"躲"在皮肤里，可以用手拉出来，但一松手，它就"缩"回去了。家里人都以为是果果还小，耳朵没长好，长大点就好了。但日子一天天过去，果果的耳朵一直"躲"着不肯出来，妈妈着急了，带他到医院检查。医生告知："这是隐耳畸形，早点矫正可以恢复正常。"

什么是隐耳畸形

隐耳畸形是一种先天性耳郭发育异常，主要表现为耳郭上 1/3 隐藏于头皮下，能被外力牵拉出来并展现正常形态，失去外力牵拉后重新隐藏于头皮下。部分患儿伴耳郭上 1/3 收缩卷曲畸形，上半部宽度明显小于正常，呈上窄下宽，形态极不协调。

隐耳畸形的发病原因尚未完全清楚，目前被广泛认可的观点是耳肌发育异常，即孕早期胎儿耳郭发育过程中肌肉纤维条索的异常牵拉导致软骨发育畸形。此病最常见于亚洲人，大部分为散发病例，基因检测也无法筛查出，一般不会遗传。

坦然面对，远离容貌焦虑

隐耳畸形通常不会影响身体健康，不过会影响患儿戴口罩、眼镜等，且对其心理影响较大。患儿易被其他同龄儿童嘲笑，产生容貌焦虑和自卑心理，造成攻击性性格等。家长应给予关心和心理疏导，使其正确认识并接纳自己的"特点"。

在患儿出生后几个月内，家长往往不能接受这一现象，过分自责，不愿让他人看到，这种心理不利于孩子健康成长。家长越早坦然面对，远离负面情绪，孩子在成长过程中对畸形的认知越积极，性格更阳光。刻意遮掩畸形只会让孩子心理负担更重。

不要错过早期非手术治疗

孩子出生后发现隐耳畸形，及早应用耳郭矫形器治疗，可使耳郭宽度恢复正常，形状得到永久性改善。这是因为，在妊娠期间，母亲和胎儿的血浆雌激素浓度增加 100 倍；在出生后的 6 周内，婴儿体内雌激素水平仍较高，骨软骨内透明质酸含量高，软骨柔韧性好，可塑性强，非手术矫形成功率高；随着雌激素水平降低，软骨发育成熟，硬度增加，可塑性变小，矫形成功率下降。

如果在患儿出生后 1 个月内应用矫形器治疗，可使其耳郭恢复正常形态；在临床上，有轻度隐耳畸形大龄儿童使用矫形器治疗成功的案例。如果软骨卷曲收缩导致耳郭宽度不足，半岁以上患儿使用矫形器很难矫正，须 6 岁后手术治疗。因此，不要错过出生 1 个月内的"黄金矫形期"。错过最佳矫形期的患儿，如有意愿也可尝试矫形器治疗，即使未能完全矫正耳郭形态，也能降低后续手术治疗难度和并发症发生率。

在应用矫形器治疗的过程中，常会出现耳郭皮肤压疮、表皮脱落等问题。患儿在出生3周内应用矫形器治疗，出现这些并发症的概率较低；随着年龄增长，软骨硬度增加，尤其是患儿出生4周后再应用矫形器治疗，皮肤发红、局部破溃等并发症的发生率会增加。

家长要密切关注患儿的耳郭皮肤状态，及早发现异常；如果出现并发症，应暂停或调整矫形器治疗，通常3~5天后皮肤伤口能自愈。此外，在矫形器应用期间，要避免耳郭局部压力过大，以免皮肤破溃感染，以及对黏胶过敏而形成皮疹。

经非手术治疗无改善的患儿，通常可在6岁后进行手术治疗。6岁时，儿童耳郭发育接近成人的90%，软骨硬度明显增加。隐耳畸形的矫正方案需根据病情严重程度，从皮肤短缺和软骨畸形两方面考虑，再结合家长和患儿的意愿进行选择。通过解决皮肤短缺和软骨畸形问题，耳郭形态可恢复正常，便于患儿佩戴口罩和眼镜，实现耳郭功能和外形的改善。

手术治疗的第一个目标是将隐藏于头皮下的耳郭显露，在无外力牵拉的情况下耳郭也不再回缩到头皮下；第二个目标是增加耳郭宽度，矫正软骨畸形，使耳郭上下宽度比例协调，双侧对称。

1 ● 补充皮肤缺损

实现第一个目标，需要补充耳郭背面短缺的皮肤甚至皮下组织。医生通常会根据耳郭皮肤缺损大小选择植皮或皮瓣来补充缺损区域。

选择皮瓣时，应避免破坏发际线连续性，以免头皮内遗留瘢痕及皮瓣上毛发移位至耳郭。如果仍有毛发移位至耳郭，可通过激光去除毛发，通常需要6~8次脱毛。

缺损较多时，局部皮瓣无法完全覆盖，需要植皮。植皮的缺点是与周围皮肤存在一定色差，质地也比皮瓣差。为避免或减少植皮，家长或患儿可在术前经常牵拉耳郭，使皮肤松弛，从而增加皮肤量。

2 ● 矫正软骨畸形

隐耳畸形较轻者，通常耳郭上部宽度接近正常，软骨畸形较轻，补充皮肤后即可获得满意的耳郭形态。伴软骨发育畸形的患儿，只补充皮肤无法实现正常耳郭形态，需要矫正畸形的软骨。软骨畸形矫正手术主要通过松解耳郭软骨周围走行异常的肌肉，剪断粘连的条索，从而解除限制软骨舒展的力量。此时，耳郭可基本伸展开，其宽度得到很大程度改善。

对于软骨畸形严重者而言，单纯松解手术不能彻底改变软骨卷曲力学方向，耳郭缩窄状态难以改善，软骨畸形容易复发。此时，可将卷曲的软骨翻转，改变软骨力学方向，使其展平，从而增加耳郭宽度，实现正常美学形态。无法通过软骨翻转矫正者，可将畸形的外周软骨放射状切开，使耳轮软骨呈栅栏状展开，展现出一个个的指状突起样软骨条，最后取一条耳甲腔软骨支撑固定。

总之，这些针对不同病情的手术矫正方案，可一一解决隐耳畸形的各种问题。 **PM**

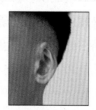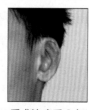

9岁隐耳畸形儿童　手术治疗后2年

食管"不速之客"，

不能随意"驱赶"

上海交通大学医学院附属第一人民医院消化内科
韩 潇 倪建波（副主任医师）

┤生活实例├

从重庆来沪旅游的张女士因着急赶车，吃饭时不慎将一块排骨吞入，顿觉咽喉部不适、吞咽困难。她试图用大口咽饭、喝醋等"土方法"咽下或软化排骨，未果后去医院急诊科就医。医生通过喉镜检查未见咽喉部异物，遂立即为张女士进行CT检查，发现其颈段食管起始处（第六颈椎椎体水平）有一块22毫米长的不规则致密影（见图1）。考虑到张女士吞食的异物体积较大，滞留食管的风险较高，医生紧急为她进行胃镜检查，用异物钳拔出了这块排骨（见图2）。

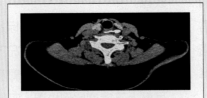

图1 CT提示颈段食管起始处
（C6椎体水平）22毫米不规则致密影

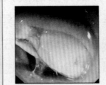 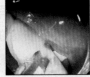 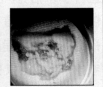

异物滞留于食管入口处　　异物钳协助去除异物　　取出的异物
图2 胃镜下食管异物取出术

五花八门的食管异物

食管异物通常指因难以排出而滞留在食管内的各类物体，是临床诊疗过程中很常见的一种急症。它可发生在任何年龄段，尤其多见于老年人和儿童。

患者常因饮食不慎而发生误吞，常见的异物多种多样，包括鱼刺、枣核、骨头、假牙、硬币、纽扣等。此外，酗酒、精神疾病患者、有自杀倾向者可能吞入塑封包装的药片、刀片、牙刷、尖锐物品等，食管狭窄患者进食时未充分咀嚼，可致成块食物滞留。

三处狭窄易滞留异物

为什么食管内容易发生异物滞留呢？这要从食管的特殊结构说起。食管是食物进入胃肠道的必经通道，呈长管状，从解剖学上看，它有三处生理性狭窄，是"不速之客"容易滞留的部位。

第一处狭窄位于食管起始部，即咽与食管的交界处，距门牙约15厘米，是食管异物最常"光顾"的部位。

第二处狭窄位于食管入口以下7厘米处，距门牙约25厘米。此处靠近主动脉，异物刺破食管后可刺入主动脉，导致大出血，因此这是发生食管异物最为"凶险"的部位。

第三处狭窄位于食管通过膈肌裂孔处，距门牙约40厘米。

食管异物的隐患

误吞异物入食管后，患者一般会出现异物感、吞咽困难、吞咽疼痛、

胸骨后疼痛等不适症状，可有恶心、呕吐等胃肠道反应。如果异物滞留食管的时间过长，可引起食管炎性反应，导致黏膜糜烂、溃疡、

出血等；如果异物移行刺破食管，可引起穿孔、食管气管瘘、周围组织器官继发感染，导致纵隔脓肿、颈部脓肿等；如果异物移行刺破周围大血管，可引起假性动脉瘤或大出血等严重并发症，从而危及生命。

可见，食管异物长时间滞留十分危险。然而，盲目使用土方去除异物也有一定风险。很多人有误食鱼刺的经历，这时候通常会有很多热情的声音告诉你："喝口醋软化一下""赶紧吃口馒头，不

要嚼，直接咽下去，就把鱼刺压下去了""快，多咽几口米饭就好了"……这些方法真的可靠吗？答案显然是"不靠谱"。因为吞咽刺激、食物挤压等会加深异物刺入食管的深度，增加食管穿孔、出血或继发感染的风险，危及健康和生命。

十八般"武器"除异物

如果不慎吞入异物，尤其是伴咽喉不适者，正确的做法是：保持镇定，不要惊慌失措，立即停止进食，就近医院急诊。通常，医生会先行电子喉镜检查，若发现异物位于食管入口上方，可直接在喉镜下取出异物；若电子喉镜未能发现异物，需要进一步行颈部和胸部CT检查，以明确异物的位置、大小、形状，以及是否造成穿孔等，然后选择合适的治疗手段。

如果食管异物未造成穿孔或出血，胃镜是首选的处理方式。它兼具诊断和治疗的作用，且创伤小。由于胃镜通过患者咽喉部时会引起异物感，产生恶心、呕吐等咽喉部反应，从而影响食管异物的位置和深度，因此患者通常需要在麻醉状态下接受胃镜下食管异物取出术。医生一般会根据异物大小、形状和类型，选择使用活检钳、异物钳、圈套器、取石网篮等合适的"武器"取出异物，并根据食管黏膜损伤程度采取适当治疗，例如采用钛夹夹闭损伤部位，口服奥美拉唑、兰索拉唑、泮托拉唑、雷贝拉唑等质子泵抑制剂抑制胃酸

分泌，口服铝碳酸镁、瑞巴派特、康复新液等黏膜保护剂促进黏膜修复，进食温冷流质饮食，忌食坚硬、滚烫食物，等等。

食管位置特殊，毗邻多个重要脏器，如果CT检查提示异物完全穿出食管腔，或累及心脏、大血管、气管、纵隔、胸膜等处，或出现严重感染、大出血等，内镜下操作风险极高，需要急诊科、消化内科、耳鼻咽喉头颈外科、胸外科、呼吸科、麻醉科等多学科联合评估，及时采取手术治疗或内镜联合手术治疗。内镜下治疗失败的患者需要及时转至外科进行手术治疗。

细嚼慢咽食不言

食管异物多因饮食不慎导致，所以古人云"食不言，寝不语""细嚼慢咽""吃饭不要闹，吃饱不要跑"等，都是有一定道理的。日常

生活中，应重视这些用餐"规矩"，老年人和儿童尤其要加强预防。

❶ 老年人精神状态、应变能力和吞咽功能下降，以及佩戴义齿等因素，大大增加了误吞异物的风险，家属应加强对老年人进食的监护。如果义齿损坏，须及时修复。

❷ 儿童好奇心大，会吞食硬币、小玩具等，家长应规范小物件等物品的摆放，不要放在孩子能拿到的地方。

❸ 儿童换牙期或磨牙发育不全、咀嚼功能发育不健全等因素，导致食管异物发生率较高。家长应引导孩子专心吃饭，养成良好的用餐习惯，避免大声嬉笑、剧烈运动、交谈、玩手机、精神紧张等。

❹ 给老年人、儿童准备的食物要细软，尽量不要选择带小骨头、刺、壳的食物，或者剔除骨、刺、壳后给其食用。另外，枣、杏、橄榄等果品宜去核后食用。**PM**

┨生活实例┠

　　年近70的王老太有轻度贫血，不过平时身体还算硬朗。前些日子，王老太吃完饭后感觉肚子不舒服，上腹部隐隐作痛，她以为是"慢性胃炎"，没太在意，自己买了些药吃，也没去医院。这天晚上，王老太突然腹痛，从睡梦中惊醒，开始剧烈呕吐，吐出物为咖啡色胃内容物，且全身大汗淋漓，随后解黑便3次，痛苦不堪。子女吓坏了，立刻将她送到医院急诊。王老太到达急诊室时已十分虚弱，医生迅速对她进行对症处理。待王老太情况好转后，医生又为其进行急诊内镜检查，发现她胃体有一隆起物，直径约6厘米，其顶端黏膜糜烂、坏死，遂转入胃肠外科。医生给王老太做了微创手术，术后病理提示胃间质瘤。王老太和家人都觉得很奇怪：胃里长肿瘤，不就是胃癌吗？胃间质瘤又是什么？

　　其实，有此疑惑的并不止王老太一家，不少患者看到内镜检查报告单上的"间质瘤"后也是一头雾水。

谨防 胃肠间质瘤 "火山" 喷发

　　海军军医大学第二附属医院胃肠外科　游　清　王伟军（副主任医师）

鲜为人知的间质瘤

　　恶性肿瘤分为癌和肉瘤两大类：前者起源于上皮组织，主要分布于消化道、呼吸道、甲状腺、肾、膀胱、体表等；后者起源于间叶组织，包括纤维组织、血管组织、淋巴组织、脂肪组织、软骨组织、平滑肌组织等。

　　消化道恶性肿瘤发病率高、危害大，主要包括食管癌、胃癌、结直肠癌，它们起源于食管鳞状上皮、胃黏膜上皮、结肠腺上皮等。而胃肠间质瘤起源于黏膜下间叶组织，属于肉瘤的一种，多见于中老年人，年发病率为10/100万~15/100万，占所有胃肠道恶性肿瘤的1%~3%。它可以发生在消化道的任意部位，主要见于胃（占50%~60%）和小肠（占20%~30%）。以往认为胃肠间质瘤是一种罕见病，故对其关注度不高，随着人们对这一疾病认识的加深，其相关报道和发病率也在逐年上升。

　　胃肠间质瘤是一种具有潜在恶性倾向的侵袭性肿瘤，其恶性程度与肿瘤大小密切相关，如果不予以重视，肿块逐渐增大，会对患者的健康和生命造成严重威胁。由于它起病隐匿，且不易被常规检查发现，往往到了晚期才被确诊。临床上首次就诊的胃肠间质瘤患者中，多达20%~30%的人已发生其他器官转移，因而错过最佳治疗时机。因此，早发现、早治疗十分重要。

警惕不明原因消化道出血

　　胃肠间质瘤临床表现多样且缺乏特异性，主要取决于肿瘤大小、部位及生长方式。在疾病早期、体积较小时，患者基本无症状；随着瘤体增大，部分患者会出现一些非特异性症状，其中以胃肠道出血最为常见，表现为腹部疼痛不适、呕血、黑便、贫血等。因此，如果出现不明原因的消化道出血，要警惕胃肠间质瘤。

　　此外，间质瘤发生在胃贲门部时，患者可出现吞咽不适、吞咽困难等症状；当肿瘤堵塞胃肠道时，患者会出现进食后呕吐、腹胀等梗阻症状；部分患者因溃疡穿孔而就诊，其腹腔播散和局部复发的风险较高；少数患者会因发热、体重下降或肿瘤破裂导致的急腹症而入院。如果出现上述类似症状，务必予以重视，尽快到医院就诊，以免延误病情。

从症状上很难发现和识别胃肠间质瘤，需要做哪些检查才能明确诊断呢？除腹部体检外，医生通常还会为患者进行一系列辅助检查。

胃肠镜

对于有消化道症状的患者而言，胃肠镜是一项很重要的检查，也是发现胃肠间质瘤的重要方法。不过，普通内镜检查可发现黏膜下病变，却不能判断是否为胃肠间质瘤，患者还需通过病理检查或超声内镜检查才能明确诊断。

超声内镜

临床上，超声内镜是帮助诊断和术前评估胃肠间质瘤的重要工具，可判断肿瘤部位、起源及其与周围器官的关系。当然，肿瘤的确诊要以病理检查结果为依据，一般需要做免疫组化检查，有些甚至需要做基因测定才能确诊。

CT

腹部 CT 尤其是腹部增强 CT 为胃肠间质瘤首选的影像学检查方法，有助于明确肿瘤的位置、大小、生长方式、毗邻周边器官、血供及远处转移等情况，且操作方便。

磁共振

磁共振检查对特殊部位如直肠、盆底区域或肝转移胃肠间质瘤的评估具有重要意义，且无辐射，适用于某些特殊人群，如孕妇、儿童青少年及碘剂过敏者。此外，磁共振三维成像能直观反映病变与周围脏器的关系，对病灶定位、范围及囊性部分的诊断均优于 CT 检查。

穿刺活检

发现胃肠道肿块后，有时需要通过穿刺活检来明确肿瘤性质及基因分型，常用方式有超声内镜引导下细针穿刺活检、B 超引导下空心针穿刺活检、经直肠或阴道穿刺活检等。其中，超声内镜引导下细针穿刺活检的腔内种植风险低，应作为首选方式。

积极治疗，莫等"火山"喷发

胃肠间质瘤未必需要一发现就切除，不同位置和大小的间质瘤处理方式各有讲究。目前通过手术切除和靶向治疗等方法，很多晚期肿瘤患者也可以实现长期"带瘤生存"。

❶ **胃小间质瘤** 直径＜2 厘米的胃肠间质瘤统称为小间质瘤。起源于胃的小间质瘤生物学行为多呈惰性，好比"休眠"的火山，暂时没有危险，但毕竟是"活火山"，有"喷发"的可能。如果患者有相关症状或超声内镜检查提示存在边界不规则、溃疡、囊腔、强回声、回声不均匀等高危因素，应积极采取外科干预措施，及时掐灭"火苗"；若无上述危险因素，医生可与患者及家属充分沟通，并在他们知情同意后，选择规律性随访观察。

❷ **胃外间质瘤** 发生在胃以外部位的间质瘤，恶性程度较高，均应手术切除，术后根据危险度分级等因素决定是否行辅助治疗。一些特殊部位（如低位直肠、胃食管结合部、十二指肠）的间质瘤，由于联合脏器切除的风险增加，一经发现，应尽早手术切除。

❸ **难切间质瘤** 不能切除的局限性胃肠间质瘤，或接近可切除但风险较大者，宜先行分子靶向药物治疗，待肿瘤缩小后再行手术。

❹ **间质瘤并发症** 间质瘤引起完全性肠梗阻、消化道穿孔、保守治疗无效的消化道大出血，以及肿瘤自发破裂引起腹腔大出血时，可以考虑急诊手术治疗。**PM**

人有三急，尿急是其中之一。与"尿急"息息相关的器官是膀胱，它具有储尿和排尿功能。当膀胱癌变时，就不仅是尿急的问题了。国家癌症中心发布的数据显示，2016年我国膀胱癌新发病例数为8.2万，其中，约35%的膀胱癌患者可能失去膀胱，尿急不再，焦虑和恐惧却随之而来。

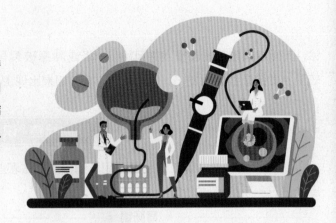

人有三急，
"新膀胱"急不急？

本刊记者　蒋美琴
受访专家　姚旭东

血尿之"急"：是炎，还是癌？

很多泌尿系统疾病会导致血尿，感染、损伤、结石等多表现为初始血尿、终末血尿，可伴尿频、尿急、尿痛等症状。膀胱癌早期以无痛性全程肉眼血尿为典型表现。"全程血尿"指排尿的整个过程中，尿液始终呈淡粉至鲜红色，尿色均匀。因此，如果出现"不痛不痒"的全程血尿，可能是患膀胱肿瘤的危险"信号"，患者应及时就医。

少数膀胱癌患者也可出现尿频、尿急、尿痛、排尿困难等症状。比如：膀胱三角区肿瘤会引起膀胱刺激征，表现为尿急和尿痛；膀胱颈部肿瘤可阻塞尿道，导致排尿困难。

还有部分患者早期没有明显症状，在进行体检时被发现膀胱有"占位"，后经进一步检查确诊为膀胱癌。

肿瘤之"急"：是良，还是恶？

膀胱肿瘤多为恶性，膀胱镜下活检是目前诊断膀胱癌的"金标准"。膀胱镜是内镜的一种，可通过尿道进入膀胱，便于医生观察膀胱内部情况，发现病灶后可钳取部分组织进行病理检查。

膀胱癌的预后与肿瘤浸润深度、分化程度、转移与否等有关。以膀胱癌浸润范围为例，可分为两种类型：一种是非肌层浸润型膀胱癌，肿瘤发生于黏膜层，为浅表肿瘤，约占70%；另一种是肌层浸润型膀胱癌，肿瘤发生于肌层或浸润至肌层，甚至突破肌层、浆膜层，累及周围组织和脏器。总体而言，大部分非肌层浸润型膀胱癌为早期病变，预后较好，远期生存率较高。

膀胱之"急"：是留，还是去？

手术是目前治疗膀胱癌的首选方法。一般而言，约80%的非肌层浸润型膀胱癌患者可选择经尿道肿瘤切除术，也称"膀胱保留术"，术后不影响排尿；约20%非肌层浸润型膀胱癌为难治性肿瘤，与大部分肌层浸润型膀胱癌患者一样，需要切除膀胱。不少患者会担忧：切除膀胱后，还能正常排尿吗？能否保留膀胱，只切除肿瘤？尿流改道术，是膀胱全切后解决排尿问题的主要手段，目前主要有以下三种手术方式。

① 输尿管皮肤造瘘术

将输尿管下端直接固定于腹壁，接上尿袋，尿液直接从输尿管排入尿袋中，排尿不可控。由于输尿管较细，与皮肤吻合后容易发生狭窄，导致排尿不畅，需要长期留置输尿管支架管。约 1/3 膀胱全切术患者会选择此类手术，尤其是年龄较大、预期寿命较短者。

② 回肠流出道术

取一段回肠，将输尿管下端固定于回肠一端，回肠另一端与皮肤吻合，出口处接尿袋。回肠就像桥梁，起到"嫁接"作用，没有储尿功能，与造瘘术一样，排尿不可控。

③ 原位膀胱术

取一段 50～60 厘米的回肠，去管化（沿肠管对系膜缘剖开，中断其正常连续性，以免术后肠管组织收缩而影响尿控功能）后，折叠缝合成一个"新膀胱"，一端与输尿管吻合，一端与尿道吻合。新膀胱作为容器代替膀胱功能，既可储尿，又可排尿。这一手术相对复杂，需要完成三个切除（切除膀胱、清扫盆腔淋巴结、切取肠段）、四个吻合（断肠吻合、肠段折叠形成新膀胱、输尿管与新膀胱吻合、新膀胱与尿道吻合）。随着新技术的不断涌现，对细节的精准把握，推进新膀胱手术在临床广泛开展，患者的生活质量将得到明显提高。

"新膀胱"：急不急？

不少患者会有这样的疑问：用回肠做成的膀胱，会产生尿意吗？能控制排尿吗？事实上，原位膀胱术开展至今约 20 年，患者经康复训练后，一般在术后半个月左右可恢复正常排尿功能。当然，新膀胱与正常膀胱有所差异，平时生活中需要注意呵护。

❶ 协调括约肌，恢复控尿功能

新膀胱容量比正常膀胱小，且术后尿道括约肌功能恢复需要一定时间，早期可能存在控尿功能障碍，出现尿失禁、尿频或排尿困难、尿潴留等。此时，患者不必着急，应坚持协调训练，随着控尿功能增强，新膀胱容量逐渐增大，这些症状会慢慢消失，排尿量、排尿间隔时间可达到正常水平。

❷ 按压腹部，预防尿潴留

回肠弹性不如膀胱，排尿时需要通过按压腹部来增加腹压，以便将尿液排干净，避免尿潴留。

❸ 养成定时排尿的习惯

新膀胱不受神经支配，不会产生尿意，患者需要定时排尿，不能憋尿。如果新膀胱中储存的尿液过多、扩张过度，可导致弹性变差，进而失去控尿功能，患者会再次出现尿失禁、尿不尽等现象。

❹ 预防尿路感染

术后早期，尿液中出现的白色絮状物可能是回肠分泌的黏液，患者不必紧张。平时应注意清洁卫生，如果出现尿痛、血尿、发热等症状，可能是尿路感染，须及时就医。PM

专家简介

姚旭东　同济大学附属第十人民医院泌尿外科主任、主任医师、教授、博士生导师，中华医学会泌尿外科分会肿瘤学组委员，上海市抗癌协会泌尿肿瘤专业委员会副主任委员，上海市医学会男科专科分会副主任委员、泌尿外科专科分会肿瘤学组副组长，上海市医师协会泌尿外科医师分会秘书。擅长泌尿生殖系统肿瘤的诊断与综合治疗。

空腹验血，你做对了吗

同济大学附属上海市第四人民医院医学检验科副主任技师　王　瑛
同济大学附属上海市皮肤病医院医学检验科副主任技师　罗清琼

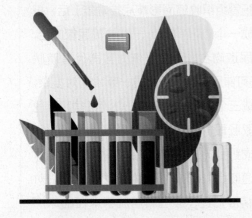

生活实例

赵先生按照预约时间去医院看病，想着可能需要空腹验血，所以他特意没吃早饭。然而，等他看完病、缴完费，来到检验科准备抽血时，已经近中午了。检验科医生告知他，因空腹时间过长，不建议再做化验。为此，他心生疑惑又非常不甘，明明滴水未进，连降压药都没敢吃，怎么就不能验血了？

何谓"空腹"

人在进食后，血液中某些营养物质、代谢产物的浓度会逐渐升高，经 6～8 小时的合成利用及排泄，这些物质的浓度会恢复到原本稳定的水平。因此，不少血液检测项目，需要受检者在空腹状态下采血。

有些人认为，少吃一顿饭便是空腹，这种理解有一定偏差。空腹采血要求受检者在采血前一天晚上保持平时的生活习惯和正常饮食结构，并做到清淡饮食，不喝酒、咖啡或浓茶，20 时后不再进食，充分休息；第二天不吃早餐，少饮或不饮水，并在 7—9 时完成采血。禁食时间至少 8 小时，以 12～14 小时为宜，不宜超过 16 小时。一般而言，按照上述标准采集的血液标本能准确反映受检者的真实情况，保证血脂等项目检测结果的准确性。

前一天晚餐"正常吃"

有些人特别怕"饿"，当得知采血当天不能吃早餐后，前一天晚上就尽量多吃些，甚至睡前加餐；有些人则怕检测结果异常，前一天晚餐不仅吃得特别清淡，量也特别少。这两种做法都是错误的。

验血前一天，应保持日常饮食结构和进食量，尽量不要喝鸡汤、骨头汤或吃猪肝、大肠等动物内脏，少吃或不吃蛋糕、布丁、榴莲等含糖量高的食物，以免影响血脂、血糖的检测结果。例如，饮食中的脂肪被消化、吸收后，以甘油三酯的形式形成乳糜微粒，循环于血液中，禁食 12～16 小时后，这些乳糜微粒才会消失，甘油三酯

水平恢复到正常。因此，前一天晚上进食过多高脂肪食物，可能影响第二天上午的血脂检测结果。而验血前一天如果进食过少，可能使血糖、血清胆红素、甘油三酯等指标发生变化，未必能测出"好结果"。

可少量饮水，但饮料不能喝

空腹验血不要求受检者完全禁水，可少量饮白开水或矿泉水，以不感到口渴为宜，一般不宜超过 100 毫升。饮水过多会稀释血液，影响检验结果的准确性。有些人认为喝饮料就是喝水，则是大错特错。验血前，以下饮料不能喝。

❶ 含咖啡因的饮料

检测前饮用咖啡、茶等含咖啡因的饮料，会刺激肾上腺素的分泌，可能对某些药物及激素浓度的测定造成一定影响。

❷ 含糖饮料

空腹血糖是衡量胰岛功能、诊断

糖尿病的重要指标。验血前喝含糖饮料，会使血糖快速升高，促进胰岛素分泌，影响血糖和胰岛素的检测结果。

❸ 功能性饮料

多数功能性饮料不仅含有果糖、葡萄糖，还添加了咖啡因、钠、钾等成分，因此采血前也是禁饮的。

需要提醒的是，采血前 24 小时内禁止饮酒和含酒精饮料。酒精主要在肝脏代谢、肾脏排泄，饮酒可能影响肝、肾功能的检测结果，如谷丙转氨酶、谷草转氨酶、胆红素、尿酸、尿素氮等。现在有不少口感类似碳酸饮料却含有酒精的饮品，如菠萝啤、格瓦斯、水果酒等，虽然酒精含量不高，但也不能在采血前饮用。服用药酒者，应在采血前 24 小时停止饮用。

空腹时间有"上限"

临床上，有不少像赵先生一样的患者，因空腹时间过长而被告知不能做检测。这是因为采血要求的空腹时间是有"上限"的。

如果禁食超过 16 小时，机体长时间处于饥饿状态，血清白蛋白、血糖、血清胆红素、甘油三酯、尿酸等指标可能发生变化，不能真实反映受检者的身体状态。以血糖为例：当受检者长时间处于饥饿状态时，过低的血糖水平会使机体出现代偿反应，通过释放胰高血糖素升高血糖，此时检测的血糖水平往往偏高。

要不要停药

许多药物会影响化验结果，例如：服用吲哚美辛、酚氨咖敏等解热镇痛药，洛伐他汀、普伐他汀等调脂药，鱼腥草、何首乌等中药，均可能导致血胆红素升高；服用呋塞米、螺内酯、阿司匹林、氨茶碱、维生素 C 等可能导致血尿酸升高；服用糖皮质激素、避孕药、生长激素、吲哚美辛、氢氯噻嗪、异烟肼、氯丙嗪等可能导致血糖升高；等等。就诊时，患者应将药物使用情况告知医生，由医生判断是否需要在采血前停药。

当然，需要长期服药的慢性病（如糖尿病、高血压、心脏病、甲状腺疾病、免疫性疾病等）患者，在必须服药的情况下，可按照往常的时间规律按时服用。其中，糖尿病患者如果查空腹血糖，前一晚可正常服药，检查当天应在空腹采血后再服药。**PM**

· 小贴士 ·

①验血当日，应穿着袖口宽松的上衣，以减少采血后出血和血肿的发生。②抵达采血区域后，宜静坐5~10分钟，再采血。

哪些检验项目须空腹

《静脉血液标本采集指南》中罗列了需要空腹采血的检测项目。如果医生开具的整套血液检测项目中含有这些项目，也需要空腹采血。

肝功能	总蛋白、白蛋白、球蛋白、谷丙转氨酶、谷草转氨酶、胆红素、胆碱酯酶等
肾功能	尿素氮、肌酐、尿酸、胱抑素C等
糖代谢	空腹血糖、空腹胰岛素、空腹C肽等
血脂	总胆固醇、甘油三酯、高密度脂蛋白胆固醇、低密度脂蛋白胆固醇、载脂蛋白A1、载脂蛋白B、脂蛋白 a、载脂蛋白E、游离脂肪酸等
血液流变学（血黏度）	全血黏度低切、中切、高切，全血还原黏度低切、高切等
骨代谢标志物	骨钙素、I型胶原羧基端肽β特殊序列、骨碱性磷酸酶等
其他	血小板聚集率、免疫球蛋白、类风湿因子等

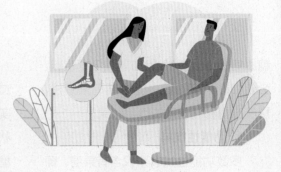

30岁的王先生不慎摔了一跤，导致踝关节骨折，接受了切开复位内固定手术。前几天复查时，医生告诉他，骨折已经顺利愈合。得到这个好消息，王先生在高兴之余却纠结起来：脚踝里的内固定是否需要再做一次手术取出来？如果不取出，会有什么影响？

骨折内固定，去留"三不同"

上海交通大学医学院附属第一人民医院创伤骨科副主任医师　林 健

王先生的纠结非常具有代表性。切开复位内固定手术是20世纪医学进步的重要里程碑，它通过在骨折部位植入一些起固定作用的金属器械，帮助骨骼恢复原来的位置，并保持功能，促进愈合。在骨折愈合后，这些内固定是否需要取出，在什么时机取出，是困扰很多患者的现实问题。撇开内固定相关感染、移位、固定失败等特殊情况，在骨折治疗顺利的前提下，内固定是否取出，需要根据患者的个人情况进行分析评估，应考虑不同部位、不同时机、不同身体条件等多方面因素。

不同部位

骨折部位是考虑内固定是否需要取出的首要因素。人体不同部位具有不同功能，更重要的是，力学环境不同。比如：上肢以灵活为主要需求，关节活动范围大；下肢以负重为重要需求，肢体需要在承受重力时维持稳定。另外，不同部位的解剖结构不同，取出内固定的手术风险不一样，这也会影响"内固定是否取出"的决策。以下为较典型部位骨折内固定的"去留"方案。

❶ 大腿、小腿

支撑大腿、小腿的主要骨骼是股骨和胫骨，这些骨骼较粗壮，周围有丰厚的软组织包绕，血供充沛。这些骨骼骨折后，往往采取髓内钉等微创手术方式进行内固定，因此手术创伤较小，可在骨折愈合后取出内固定。

❷ 足踝

足踝部的骨骼主要包括内踝－胫骨下端、外踝－腓骨下端、跟骨、距骨、跖骨、趾骨。这些骨骼位置较浅表，部分患者术后可能发生内固定激惹软组织而出现不适，因此希望取出。但后踝部和距骨的内固定需谨慎选择取出手术，因为这两个部位的骨骼位置较深，如果再次手术进入取内固定的话，有可能造成新的损伤，诱发瘢痕粘连，导致关节功能下降。

❸ 上臂与肩

上臂的主要骨骼是肱骨，其解剖结构很特殊，尤其是桡神经贴绕肱骨中下1/3走行。由于初次手术造成的瘢痕增生和软组织粘连，医生在进行内固定取出手术时，很难确保桡神经的安全。因此，不推荐施行二次手术取出肱骨骨折后的内固定。

肩部的浅表骨骼是锁骨，其内固定较易取出，但在取出前要评估骨折愈合的质量，因为锁骨再次骨折的概率较高。肩胛骨的位置很深，内固定取出过程损伤较大，不建议取出。

❹ 前臂与手腕

前臂的骨骼主要是尺骨、桡骨，它们的位置较浅表，内固定不难取出。但与锁骨一样，这些骨骼再次骨折的概率较高，也需要评估骨折愈合的质量。

如果手部内固定采用的是钢针，取出很方便，一般应及时取出；如果采用的是钢板，则要考虑手指、手腕功能，比如在取出内固定的同时松解粘连的肌腱，以改善手腕功能。

❺ 脊柱与骨盆

脊柱包含多个椎间关节。如果因骨折采取内固定，一般需要在骨折愈合后取出，以恢复脊柱的活动性；如果因腰椎间盘突出症等退行性病变采用融合内固定，由于治疗策略上已放弃了这部分关节的活动度，故可保留内固定。

骨盆内固定的位置一般较深，周围有很多重要的神经、血管，不推荐将其取出。

不同时机

内固定存在于体内，必然会与骨骼及其周围软组织相互作用，其存留时间不同也会影响内固定取出的决策。

❶ 限制关节活动的内固定

以限制关节活动为目的的内固定，一般在关节周围软组织恢复稳定后，可及早取出。比如：采用锁骨钩限制肩锁关节活动者，一般可在术后6个月取出锁骨钩；采用下胫腓联合螺钉限制下胫腓联合活动者，一般可在术后2~3个月取出螺钉。此类内固定存留时间不会太长，因限制了关节活动，影响日常生活，患者一般均会听从医嘱及时取出，基本不会影响手术决策。

❷ 维持骨折复位的内固定

以维持骨折复位为目的的内固定，一般在骨折愈合且完成骨骼重塑后考虑取出，较理想的"时间窗"是术后1年左右。

有些患者可能因某些特殊原因没有及时取出内固定，导致其存留时间过长（如超过2年甚至5年），与骨骼的结合状态会变得不可预见。比如：骨痂将内固定完全包裹，或者内固定与骨骼结合过于紧密，大大超过螺丝刀取出时产生的扭矩，甚至出现手术时将螺丝刀扭断的极端情况。这些情况会大大增加内固定取出手术的难度，甚至致使其无法取出，医生不得不改变手术决策。

不同身体条件

一直以来，内固定取出手术被患者误认为不重要的小手术。事实上，这次不以治病为目的的手术，从麻醉到手术切口，再到手术部位的暴露，其风险都不亚于此前治疗骨折的手术；由于是二次手术，还有可能出现软组织粘连严重、神经血管分离不顺利、内固定尾部滑丝、内固定断裂等种种意外。因此，不能对这类手术掉以轻心。对于高龄、身体条件较差、不能耐受长时间麻醉的患者而言，不妨就让内固定存留于体内。

总的来说，内固定是否需要取出是一个复杂的问题。近年来，内固定材料的进展日新月异，尤其是其组织相容性越来越理想，生物力学特性越来越接近人体骨骼，必须把内固定取出的情况已经越来越少。如果患者确实希望将内固定取出，医生会综合分析患者的具体情况，采取个性化的方案。如果患者因这个问题而犹豫不决，应与医生充分沟通，多方位细致分析，共同决定是否取出内固定，以获得理想的治疗效果。**PM**

细胞治疗 是抗癌神药吗

上海交通大学医学院附属仁济医院肿瘤科 夏青（副主任医师）吴秀奇

医 生 手 记

60岁的王阿姨是一位晚期肠癌患者，正在做化疗和靶向治疗，但效果不太好，病情有加重迹象。一次偶然的机会，王阿姨听说了一种治疗肿瘤的新方法，价格很贵，要120万元一针，但用药后能让肿瘤消失。这个消息让王阿姨看到了希望，她连忙去医院向医生询问，希望能用上这种神药。

"医生，您知道120万元一针的抗癌神药吗？"

"你说的应该是CAR-T细胞治疗。"

"医生，我能用这个药吗？"

"CAR-T细胞治疗目前只被国家批准用于部分血液系统肿瘤，对其他肿瘤的治疗还处于早期的临床研究阶段。您患的是肠癌，这种疗法暂时不适用。"

"那我什么时候可以用呢？"

……

这样的沟通场景，我们在日常工作中时常碰到。近年来，细胞治疗逐渐进入大众的视野，但其同时也被贴上了诸如"费用昂贵""私人定制""神药"等标签。肿瘤患者应客观、理性地看待细胞治疗，切勿盲目跟风，以免延误病情。

什么是细胞治疗

正常人的体内存在一套完整的免疫系统，能够帮助我们抵御细菌、病毒等"外敌"的侵犯，也能帮助我们监视体内的细胞有无异常。当发现体内存在异常细胞时，免疫系统能及时将其清除，避免其"作乱"。不过，当人体免疫力降低时，免疫细胞往往处于功能耗竭状态，不能及时清除异常细胞，久而久之，人就会发生肿瘤等疾病。

在这套免疫系统中，各种类型的免疫细胞（如T淋巴细胞、B淋巴细胞、自然杀伤细胞、树突状细胞、巨噬细胞等）相互协作，共同发挥守护机体健康的重要作用。

细胞治疗的原理，是将患者自身或供体的免疫细胞在体外进行基因修饰、改造和扩增，再回输到患者体内，作为"药物"靶向杀伤肿瘤细胞，以期达到抗肿瘤的目的。早在1988年，科学家们已经开始尝试将患者肿瘤内浸润的淋巴细胞分离、提取出来，经体外培养、扩增后，回输到患者体内，来治疗转移性黑色素瘤。2010年，一种以树突状细胞为载体的细胞治疗药物在美国被批准用于治疗难治性前列腺癌。2017年，一种以T淋巴细胞为载体的治疗药物——CAR-T细胞，被批准用于治疗急性B淋巴细胞白血病。2021年，我国正式引进这种药物，因定价特别昂贵（每支120万元），曾引发了媒体的广泛报道，也让细胞治疗进入了大众视野。在之后的两年里，共有8种CAR-T细胞疗法被陆续批准使用，但目前都集中应用于血液系统肿瘤。

除CAR-T细胞治疗外，TCR-T细胞治疗、NK细胞治疗等也陆续被研发出来。TCR-T细胞治疗是利用在T细胞中表达的T细胞受体来靶向识别肿瘤细胞，不仅能识别肿瘤细胞表面的抗原，还能识别细胞内分子突变所提呈的肿瘤特异性抗原。NK 细胞治疗则是赋予 NK 细胞靶向识别肿瘤细胞的能力，且由于 NK 细胞较少引起免疫排斥反应，故其是一种更通用的细胞治疗载体，有望使细胞治疗摆脱个体定制，发展为异体应用。值得注意的是，TCR-T 细胞治疗和 CAR-NK 细胞治疗目前尚未被正式批准应用于临床。

什么是CAR-T细胞治疗

CAR-T 细胞治疗是利用患者体内的 T 淋巴细胞来对抗癌细胞，先将患者的 T 淋巴细胞在体外进行改造，并装上能够精准识别癌细胞的"制导装置"，然后回输到肿瘤患者体内。这种被改造且安装了"制导装置"的 CAR-T 细胞，能够靶向识别并杀伤肿瘤细胞，从而达到控制甚至消灭肿瘤的目的。

当然，不同的肿瘤需要不同的"制导装置"：在血液系统肿瘤中，CAR-T 细胞治疗主要针对的肿瘤靶点是 CD19、BCMA；而在实体肿瘤中，则需要更换肿瘤靶点。因此，CAR-T 细胞治疗只是一个统称，其中包含针对不同肿瘤的多种药物，且针对不同肿瘤的疗效也有很大差别，不能一概而论。

CAR-T细胞治疗适用于哪些肿瘤患者

截至目前，经过临床试验验证并获得批准的 CAR-T 细胞治疗药物为靶向 CD19 和 BCMA 的 CAR-T 细胞疗法，分别应用于急性 B 淋巴细胞白血病、几种特殊类型的 B 细胞淋巴瘤和多发性骨髓瘤。针对其他肿瘤的 CAR-T 细胞疗法目前均处于临床研究阶段。

值得一提的是，虽然 CAR-T 细胞治疗对某些血液系统肿瘤的疗效很好，部分患者体内的肿瘤细胞可以被完全清除，但在肺癌、胃癌、肠癌等实体肿瘤中，CAR-T 细胞治疗的疗效尚无法与血液肿瘤相提并论，且有一定的副作用，患者需要谨慎选择。

为什么CAR-T细胞治疗如此昂贵

CAR-T 细胞治疗如此昂贵的主要原因在于，它是一种"定制"的药物，需要从患者体内提取一定数量的免疫细胞，把这些免疫细胞加工、改造后，再回输到患者体内。相比批量生产的药物，CAR-T 细胞治疗是一种为患者量身定制的药物，成本很高，故价格不菲。

CAR-T细胞治疗有副作用吗

CAR-T 细胞治疗虽然能靶向杀伤肿瘤细胞，但仍存在一些副作用，如细胞因子释放综合征、神经毒性、骨髓抑制、感染等。细胞因子释放综合征是 CAR-T 细胞治疗需要防范的严重并发症，因为免疫细胞在杀伤肿瘤细胞的同时会释放大量细胞因子，从而引发全身多个系统的炎症反应，患者可出现高热、寒战、低血压、呼吸困难等症状，严重时可致命。此外，CAR-T 细胞治疗还可能导致神经系统毒性，患者可能出现头痛、意识改变、记忆减退、语言障碍等症状，严重时可能出现癫痫发作或昏迷。此外，在应用 CAR-T 细胞治疗前，患者需要接受化疗药物的预处理，可能导致白细胞和血小板减少、贫血等骨髓抑制的问题。

因此，患者在接受 CAR-T 细胞治疗前，需要由医生进行全面、系统的评估，以确定能否耐受治疗可能出现的副作用。在接受 CAR-T 细胞治疗过程中，患者若出现不适，应及时与医生沟通并进行处理。 **PM**

专｜家｜忠｜告

细胞治疗的诞生为部分肿瘤患者带来新的治疗选择，但不容忽视的是，任何药物都有其适用范围，也不可避免存在一定的副作用。肿瘤患者应客观理性地看待细胞治疗，多与医生沟通，选择适合自身疾病的治疗方案。

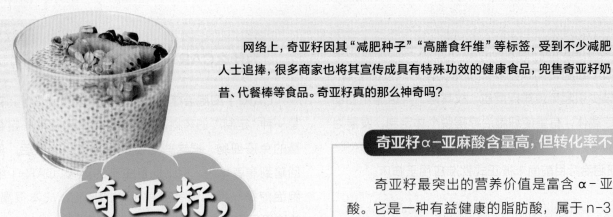

网络上，奇亚籽因其"减肥种子""高膳食纤维"等标签，受到不少减肥人士追捧，很多商家也将其宣传成具有特殊功效的健康食品，兜售奇亚籽奶昔、代餐棒等食品。奇亚籽真的那么神奇吗？

奇亚籽，是否被"高估"

中南大学湘雅二医院营养科教授　唐大寒

奇亚籽究竟是"何方神圣"

奇亚籽是奇亚的种子。奇亚的学名为芡欧鼠尾草，属薄荷类植物，原产地为墨西哥南部和危地马拉等北美洲地区。奇亚籽在当地被当作食物、药物、化妆品等已有上千年的历史。

2014年，我国有关部门正式批准将奇亚籽作为新食品原料，并对奇亚籽的来源、食用部位、使用范围、卫生安全指标等做出相关规定；2022年，农业部第614号公告增补奇亚籽进入《饲料原料目录》。

根据美国国家营养数据库资料，奇亚籽富含蛋白质、脂肪、膳食纤维、钙等营养成分，且其脂肪中 α-亚麻酸（ALA）的比例可达56.9%～64.8%，此外，奇亚籽含有一定的有益健康的酚类和黄酮类等植物化学物质。由于奇亚籽本身富含多种有益营养素及植物化学物质，且属于外来引进物种，引发了很多人的好奇心及关注，一些商家便乘机夸大宣传并推出各种产品。

奇亚籽α-亚麻酸含量高，但转化率不高

奇亚籽最突出的营养价值是富含 α-亚麻酸。它是一种有益健康的脂肪酸，属于n-3多不饱和脂肪酸。大家熟知的二十碳五烯酸（EPA）及"脑黄金"二十二碳六烯酸（DHA），均属于n-3多不饱和脂肪酸。所不同的是，α-亚麻酸需在人体内经过代谢转换成 EPA、DHA 等才能发挥其生理功能。n-3多不饱和脂肪酸的生理功能包括抗血栓、降血压、调节血脂、构成大脑及视网膜细胞成分、抗炎、抗氧化、抗肿瘤等。

值得关注的是，不同植物来源的 α-亚麻酸在人体内转换成 EPA 和 DHA 的效率是不一样的，含量高并不意味着人体利用率高。有研究报道，奇亚籽中的 α-亚麻酸进入人体后，只有约 0.3% 可转换为 EPA，不到 0.01% 能转换为 DHA。由此推算，10 克奇亚籽可提供约 3 克脂肪（30.74%），若以 α-亚麻酸占比 60% 计，大约可供给 1800 毫克 α-亚麻酸，最终转换为 EPA 及 DHA 的总量只有不到 6 毫克。事实上，除奇亚籽外，还有不少食用油富含 α-亚麻酸。比如：我国典型的药食两用材料紫苏籽油中 α-亚麻酸的比例高达 67%，亚麻籽油中 α-亚麻酸的比例为 55%，星油藤油中 α-亚麻酸的比例为 50%，牡丹籽油中 α-亚麻酸的比例为 42%，等等。

可以说，奇亚籽是一种普通食品，难以发挥特殊的保健作用。同时，由于其价格较高，消费者也要注意考虑性价比。对比奇亚籽和亚麻籽的营养成分会发现，亚麻籽的营养价值不比奇亚籽低。

奇亚籽与亚麻籽的营养成分比较

营养素名称	奇亚籽（每百克含量）	亚麻籽（每百克含量）
能量（千焦）	1854	2152
蛋白质（克）	16.54	18.3
脂肪（克）	30.74	42.2
饱和脂肪酸（克）	4.77	3.7
单不饱和脂肪酸（克）	2.3	7.5
多不饱和脂肪酸（克）	23.66	28.7
α－亚麻酸（总脂%）	60	55
碳水化合物（克）	42.12	28.9
膳食纤维（克）	34.4	27.3
糖（克）	7.72	1.6
钠（毫克）	16	30
镁（毫克）	335	392
磷（毫克）	860	647
钾（毫克）	407	813
钙（毫克）	631	255
铁（毫克）	7.72	5.7
锌（毫克）	4.58	4.34
维生素 B_1（毫克）	0.62	1.64
维生素 B_2（毫克）	0.17	0.16
维生素 B_6（毫克）	—	0.47
烟酸（毫克）	8.83	3.08
叶酸（微克）	—	87
维生素 C（毫克）	1.6	0.6
维生素 E（毫克）	0.5	0.31
维生素 K（微克）	—	4.3
维生素 A（微克）	16.2	—

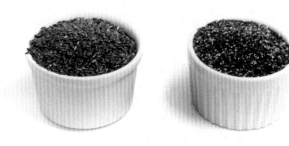

奇亚籽摄入量少，难发挥优势

很多商家宣传奇亚籽有助于减肥的依据是其膳食纤维含量丰富。膳食中足量的膳食纤维的确有利于预防和改善肥胖、血脂异常、糖尿病等慢性病，改善肠道生态环境。但奇亚籽的推荐摄入量为每天 10 克，仅能提供 3.4 克膳食纤维，仅为成年人膳食纤维每日推荐摄入量的 1/10 ~ 1/8。

因此，大家可以将奇亚籽列入补充膳食纤维的食物清单之中，而不是完全依赖单一摄入奇亚籽获得充足的膳食纤维。至于某些宣称添加了奇亚籽的食品，如奶昔、冰激凌、糖果、面包等，添加量十分有限，大家应将其视为普通食品看待，千万别指望食用它们能从中获得期望的健康益处。

科学食用奇亚籽，不失为健康选择

虽然奇亚籽并不像商家宣传的那样神奇，但对注重饮食养生的人来说，不失为一种明智的选择。长期坚持食用，并将它与其他食物合理搭配，确实能提高膳食质量，促进健康。

当前，奇亚籽主要以粉末状食品的形式存在。消费者可以用温开水冲服或加入蜂蜜、牛奶、豆浆、果汁等搅匀后饮用，也可以在用餐前将其撒入汤品、稀饭中一起食用。

需要提醒的是，食用奇亚籽时要注意避免烹、煮、烤等高温烹饪方式。贮存时避免高温、高湿及暴露在空气或强光照射环境中，且贮存时间不宜过长，否则其中的多不饱和脂肪酸容易变质。

此外，过敏体质者或已明确对奇亚籽不耐受者及胃肠功能严重紊乱者均应慎食奇亚籽。**PM**

近年来，不少以往不常见到的"小众"水果借着"助农"的东风在短视频平台上卖得红红火火，毕竟物以稀为贵，大家都想尝尝鲜。这些少见的水果是新品种吗？有哪些营养特色？该如何挑选呢？

揭开"小众"水果的神秘面纱（下）

山东省标准化研究院高级工程师　李倩

八月瓜

八月瓜是木通科八月瓜属的常绿木质藤本植物，分布于中国、印度、不丹和尼泊尔，在我国分布于湖北、云南、贵州、四川、江西和西藏等地，生长于海拔 600～2600 米的山坡、山谷密林，多为野生资源，如今也有人工种植。

其果实为不规则的长圆形或椭圆形，成熟时果皮呈红紫色，因八月果实成熟、自动开裂而得名，也被称为"八月炸"。果肉为乳白色，因形似剥皮后的香蕉，也被当地人称为"野香蕉"，其口感清新、滑嫩香甜，具有独特风味。

营养价值

八月瓜富含多种可溶性糖、维生素、矿物质、氨基酸（尤其是人体不能合成的必需氨基酸），以及齐墩果酸、阿糖胞苷、木通皂苷、木质素、多酚、黄酮等植物化学物质，不仅有很高的营养价值，还有一定的药用价值：果皮有疏肝理气、散瘀消结之效；瓜藤茎可辅助治疗泌尿道结石、胆囊炎等；果实入药，能疏肝健脾、和胃顺气、生津止渴、通乳等；根有止咳、调经、补虚之效。

挑选窍门

宜选择外形完整、外皮新鲜、色泽紫红的八月瓜。如果外皮发软但未裂口，或已裂口但果皮未软，说明没有完全熟透，不宜急于食用，以免影响口感，应多存放几天，让果肉充分熟透后食用。

地菍果

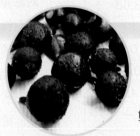

地菍为野牡丹科植物的匍匐状灌木，又名铺地锦、山地菍，广东、广西、福建、湖南、江西、浙江、贵州、云南等地都有分布。

地菍生命力极强，是一种野生水果，成熟后的果实酸甜可口，略带苦涩味，可直接鲜食，也可以晒干后入药。

营养价值

地菍果富含糖、有机酸、维生素 C、花青素、氨基酸，以及钾、钙等矿物质。地菍果的药用价值较高，其味甘、涩，性凉，具有消肿祛瘀、清热解毒的功效，可用于治疗高热、咽喉肿痛、毒蛇咬伤等病症。现代研究报道，地菍果制剂可治疗消化道出血；也有研究发现，其中的某些活性成分有一定的抗肿瘤、抗衰老、降血糖、改善血脂等作用。

挑选窍门

地菍果是呈圆球形的浆果，在生长过程中会呈现绿－红－紫－黑的变化过程，完全成熟后呈黑色。挑选时应选择果实光泽较好、果体饱满的；同等大小的果实可用手掂掂重量，一般越重则表明水分越多、口感越好。

沙棘

沙棘是胡颓子科沙棘属落叶性灌木的果实，起源于青藏高原，大约经历了两亿多年的沧桑岁月，比银杏（一亿年左右）还要古老，是地球上最古老、长寿的生命物种之一，与虫草、藏雪莲、藏红花并称四大名贵药用植物，在《本草纲目》中有详细的功效记载，被列为我国第一批药食两用植物品种之首。其特性是耐旱、抗风沙、可以在盐碱化土地中生存，因此被广泛种植，用于水土保持。沙棘在我国分布于华北、西北、西南等地，分布范围主要受气温影响，在西南分布于高海拔地段，在东北则分布于低海拔地段。沙棘果实除鲜食外，还可加工成沙棘汁、沙棘酱、沙棘羹、果冻、沙棘醋等；沙棘干果可直接食用，也可用于泡茶、煲粥、炖汤等。

营养价值

中医认为，沙棘味酸、涩，性温，归脾、胃、肺、心经，有健脾消食、止咳祛痰、活血散瘀等功效。现代营养学研究发现，沙棘营养丰富，含有多种维生素、胡萝卜素、氨基酸、脂肪酸、微量元素，以及沙棘黄酮等植物化学物质，尤其是维生素C含量很高，远远高于鲜枣和猕猴桃，有"维生素C之王""维生素宝库"的美称，对降低胆固醇、防治冠心病等有一定帮助。

挑选窍门

沙棘以粒大、肉厚、油润者为佳。果实为球形或扁球形，表皮为红棕色或黑褐色、有皱缩，果柄较短小的沙棘，品质更好。

芭乐

"芭乐"一词源自中国台湾地区的方言，是番石榴在福建、台湾地区的一种叫法。芭乐为桃金娘科番石榴属果树，原产于美洲热带，约17世纪末传入中国，在我国台湾、海南、广东、广西、福建、江西、云南等地均有栽培。其果形有球形、椭圆形、卵圆形及洋梨形，果皮可为绿色、红色、黄色，果肉有白色、红色、黄色等。我国台湾地区的珍珠芭乐因种籽退化而几乎无籽，风味接近于梨和青枣，是众多芭乐品种中的佼佼者，平均单果重350克，最大的可达600多克，质地细腻，酸甜可口，风味极佳。

营养价值

芭乐营养丰富，含有蛋白质、脂肪、糖类、维生素C、胡萝卜素、钾、钙、磷、铁等，维生素C含量尤其高，热量较低。

挑选窍门

新鲜、汁多、肉细、果香浓郁的芭乐口感最佳。挑选芭乐时，可用手捏一捏，成熟的芭乐有一定弹性；用手掂一掂芭乐的分量，一般优质的芭乐水分较多，分量更足，沉甸甸的，劣质的芭乐因水分流失，重量较轻；不宜选购表皮有斑点或裂痕的芭乐。另外，芭乐有脆软之分，挑选时可依据个人喜好进行选择。如果喜欢脆一点的，可选择捏起来比较硬、表皮较光滑、颜色较淡的芭乐；如果喜欢软一点的，可选择更有弹性、颜色更深、香味更浓郁的芭乐。PM

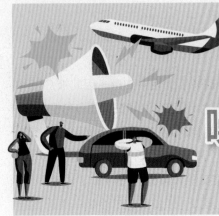

随着经济、科技的发展及人们生活水平的提高，各种各样的噪声源无处不在，侵扰着人们的生活，危害着人们的身心健康。

噪声侵扰，伤耳伤心伤身

同济大学附属上海市肺科医院职业病科副主任医师　张战赛

噪声无处不在

噪声是指在工作场所、建筑施工、交通运输和社会生活中产生的干扰周围环境的声音。近年来，我国噪声投诉举报量持续居高。《2022年中国噪声污染防治报告》显示，2021年全国地级及以上城市相关部门合计受理的噪声投诉举报约401万件，社会生活噪声投诉举报占57.9%，建筑施工噪声占33.4%，工业噪声占4.5%，交通运输噪声占4.2%。

●**工作场所噪声**　工作场所高噪声设备设施导致的职业性噪声暴露状况日趋严重，工作人员如果长期处于高水平噪声暴露的作业环境中，会出现不同程度的听力损害。噪声严重的工作场所还会给周围居民带来不良影响。

●**建筑施工噪声**　主要来源于建筑机械产生的噪声。其特点是强度较大，多发生在人口密集地区，社区附近的建筑工地夜间施工尤其影响居民休息与生活。

●**交通运输噪声**　主要是机动车辆、地铁、火车、飞机、船舶等发出的噪声。机动车数量的迅速增长使交通噪声成为城市的主要噪声来源，违法鸣笛等行为滋扰居民。地铁运行过程中产生的噪声在80分贝左右，接近耳朵的"警戒线"。高架路、轨道交通给人们的生活带来了便利，但沿线居民却有苦难言。

●**社会生活噪声**　包括人们的社会活动和家用电器、音响等设备发出的噪声，如室内装修、广场舞、商业叫卖、体育活动、狗吠等产生的噪声。长期戴耳机听音乐、刷剧、玩游戏等，也增加了噪声暴露。如今，社会生活中的"低频噪声"已成为一种"城市病"，如夜深人静时空调室外机的嗡嗡声、水管的滴水声、楼上的脚步声等，它们虽然白天"不起眼"，但夜晚"惹人烦"。根据我国相关标准，居民住宅区白天的噪声值不应高于55分贝，夜晚不应高于45分贝。

各类声环境功能区噪声限值

功能区类别	区域	昼间（分贝）	夜间（分贝）
0类	康复疗养区等特别需要安静的区域	≤50	≤40
1类	以居民住宅、医疗卫生、文化教育、科研设计、行政办公为主要功能，需要保持安静的区域	≤55	≤45
2类	以商业金融、集市贸易为主要功能，或者居住、商业、工业混杂，需要维护住宅安静的区域	≤60	≤50
3类	以工业生产、仓储物流为主要功能，需要防止工业噪声对周围环境产生严重影响的区域	≤65	≤55
4a类	高速公路、一级公路、二级公路、城市快速路、城市主干路、城市次干路、城市轨道交通（地面段）、内河航道两侧区域	≤70	≤55
4b类	铁路干线两侧区域	≤70	≤60

噪声不仅影响听力

世界卫生组织和欧盟合作研究中心公开的《噪声污染导致的疾病负担》报告指出，噪声不仅会损伤听力，也会影响情绪和睡眠，甚至引发心血管系统、神经系统、消化系统等方面的疾病。

影响听力 噪声强度在 80 分贝以下时，一般不会引起人体器质性疾病。若长期暴露于 85 分贝以上噪声环境，则发生听力损失的程度随声级增加而增加。长期在 85 分贝以上噪声环境下工作，可发生职业性噪声聋，主要表现为听力下降、耳鸣、耳痛、头痛、眩晕，轻者脱离工作环境并进行对症治疗可康复，重者较难治愈，个别患者可留下终身残疾。对少数特别敏感的人来说，即使暴露于一次剧烈的噪声，也可发生永久性听力损伤。120 分贝以上强噪声所造成的急性听力损伤叫爆震性耳聋，除损伤听力外，还可引起其他器官损伤，如肺泡破裂、肺出血、肺水肿等。相关研究显示，儿童特别是婴幼儿对噪声更加敏感，他们的听力系统尚未发育成熟，受强烈噪声刺激后更容易出现损伤。需要提醒的是，听力损伤是个缓慢的过程，有些听力损伤并不影响日常生活，患者往往难以察觉，只是在欣赏音乐时有些"吃力"，如听不到长笛等乐器的高频声，混淆高频的"斯""吃"等辅音，等等。

影响睡眠 研究表明，40～50 分贝的噪声会干扰睡眠。40 分贝的突然噪声可使 10% 的人惊醒，60 分贝则可使 70% 的人惊醒。当连续噪声达到 70 分贝时，会对 50% 的人的睡眠产生影响。当睡眠受到噪声干扰后，工作效率和身心健康都会受到影响，老年人和病人对噪声干扰尤其敏感。

影响心血管 噪声可导致自主神经系统功能紊乱，引起心慌、血压波动等症状。长时间生活在噪声环境中，可使肾上腺素分泌增加、血压升高，增加心血管疾病的发生风险。

影响胃肠道和内分泌 噪声可减少唾液和胃液等的分泌，影响消化功能，增加消化性溃疡等疾病的发生风险。噪声还会影响人体的内分泌功能，如导致女性月经失调等。

积极防护，减轻噪声危害

对工作场所噪声，应从声源、传播途径等方面进行控制，采取隔声、消声、吸声、隔振等措施，同时加强个人防护，如使用耳塞、耳罩等，以保障工作人员的身体健康。政府部门应加强工作场所管控，确保高噪声场所与居住区之间有充足的卫生防护距离。

对建筑施工噪声，应通过使用低噪声施工设备、减振降噪、加强进出场地运输车辆和夜间施工管理等措施加以控制。居民发现在夜间施工且未按照规定取得夜间施工证明或公告附近居民的，可以向相关部门投诉。

对交通噪声，应通过合理划定建筑物与交通干线的距离、加强道路和公共车辆的维护、保持减振降噪设施正常运行、科学划定禁止鸣笛路段和时间、设置防护墙或栅栏、严禁擅自改装机动车等措施加以控制。居民购房时可了解周边环境，尽量远离交通主干道，房间门窗可选用吸声、隔声材料，打造安静居住环境。在地铁、高铁等高噪声的公共交通工具中使用耳机时，可选择具有降噪功能的，应注意避免音量过大。

减少社会生活噪声，人人有责。广场、公园、商超等公共场所可划分区域，明确时段和音量要求，设置噪声自动监测设施。公众应注意文明娱乐、文明旅游，避免干扰他人正常生活、工作和学习。如果发现居民区噪声超过限值或室内装修作业时间不符合要求，可以向物业、环保部门投诉。**PM**

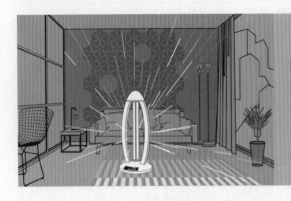

为预防传染病，很多人有定期对居家环境进行消毒的习惯。紫外线消毒在医疗领域应用广泛，且操作简单、价格低廉。不少人认为，将医院的专业消毒方式应用于日常居家环境，效果一定很好。很多商家借机推出的多种家用紫外线杀菌产品在一些电商平台上销量火爆。紫外线对细菌、病毒等微生物均有较好的杀灭作用，但如果选择和使用不当，不仅难以达到理想效果，还可能危害健康。

家庭紫外线消毒，需知这些事

上海市预防医学研究院副主任医师　苏　怡

紫外线可分为短波紫外线（UVC，波长为 100～280 纳米）、中波紫外线（UVB，波长为 280～320 纳米）和长波紫外线（UVA，波长为 320～400 纳米），其生物学作用与波长密切相关。UVC 有很强的杀菌作用，因为细菌、病毒等微生物的蛋白质和遗传物质吸收光谱的峰值都在 265 纳米左右，它们可吸收 UVC 而变性分解、死亡。市面上的紫外线消毒装置发出的紫外线波长多在 200～280 纳米。UVB 和 UVA 的波长处于微生物吸收峰值范围之外，一般不用于消毒。UVB 主要用于治疗皮肤病，UVA 则主要用于验钞机、捕蚊灯、美甲设备等。

家用紫外线消毒产品，选择有学问

紫外线消毒速度快、效率高，可杀灭多种微生物，包括细菌、真菌、芽孢、病毒、支原体、立克次体等，几乎对所有细菌、病毒都有效，且杀菌过程为物理作用，较为稳定，与化学消毒法相比产生的有害副产物少，但穿透力有限，只适合空气和物体表面消毒，且可能会产生臭氧。值得注意的是，紫外线直接照射对人和动物会造成伤害：人体最易受伤的部位是眼睛，眼受伤后表现为红肿、流泪、刺痛，严重者可发生白内障和视网膜损害；导致皮肤出现过敏、老化，主要症状为红肿、脱屑、疼痛等，严重时可致皮肤肿瘤。曾有媒体报道，一家人围坐在紫外线灯旁"消毒"，结果均发生电光性眼炎。因此，人们需根据应用场景正确选择和使用紫外线消毒产品。

❶ 空气消毒产品

一般家庭不需要对空气消毒，经常开窗通风使室内外空气充分对流即可。如果因空气污染、使用空调而不宜开窗，可选择搭载紫外线灯的空气消毒机等。如果在室内有人时使用，应注意选择设计合理的产品，避免紫外线照射人体，且消毒后的异味能消除。

❷ 餐饮具消毒产品

紫外线需要直接照射才能发挥消毒作用，餐具叠放会使紫外线被遮挡，因此应选购搭配高温等其他消毒技术的产品。

单一使用紫外线的餐饮具消毒产品（如紫外线筷子消毒盒、奶瓶消毒盒等小型装置），由于无法对所有部位均匀地直接照射，消毒效果往往大打折扣。

❸ 紫外线灯

紫外线灯操作简便，用途广泛，可用于空气、衣物和厨房卫浴产品的消毒，广受欢迎。市面上常见的是传统的石英管低压汞灯，也有LED紫外线灯，后者成本更高但能耗较低。UVC的穿透力弱，为达到更好的杀菌效果，直接用于消毒的紫外线灯一般不外罩灯箱。

消费者选购时，应注意以下几点：①根据房间大小选择适当功率的紫外线灯，一般每立方米功率不应低于1.5瓦。例如：20平方米、高3米的房间，应选择功率不低于90瓦的紫外线灯。②辐照强度越大的紫外线灯，消毒所需时间越短。例如：功率为30瓦的紫外线灯，在1米处的辐照强度应大于0.7瓦/平方米。③臭氧对人体和环境有一定危害，应选择无臭氧的紫外线灯，产品型号中，"Y"表示"有臭氧"，"W"表示"无臭氧"。④查看灯管寿命，紫外线灯管寿命的最低要求是1000小时。其他条件相似时，灯管寿命较长者为佳；如频繁使用，宜选择寿命长的产品。⑤家中有低龄儿童、认知障碍老人或宠物时，应尽量选择有感应断电保护或遥控功能的产品，以便及时关闭。

❹ 直饮水机

自来水烧开后可直接饮用，不需要使用紫外线消毒。如果希望实现"即开即饮"，可选择末端装有紫外线杀菌装置的水质处理器（净水机）。

家用消毒装置上市前均应进行产品备案，直饮水机上市前应经涉水产品卫生行政许可，消费者购买前可在国家消毒产品备案平台查询或查看是否有涉水产品卫生批件号，以免买到假冒伪劣商品。

家用紫外线消毒产品，使用有讲究

首先，对室内空气消毒时，首选内置高强度紫外线消毒装置的空气消毒机、空调等，其不仅消毒效果可靠，而且可在室内有人时使用。不过，仍要注意按说明书规范操作，在其工作过程中不要随意拆开装置，更不可直视发光灯管，消毒完成后及时切断电源。可用固定式、悬吊式或移动式杀菌灯具直接照射。悬吊式灯管应垂直悬挂，离地面2～2.5米，以确保照射到室内全部空气。消毒时注意关好门窗。采用暴露式紫外线灯进行消毒时，应确保室内无人和宠物。

其次，环境物品表面消毒可使用移动式紫外线消毒灯近距离照射，也可采取悬吊式照射。医疗机构使用的30瓦功率标准石英紫外线杀菌灯管一般需照射30分钟，紫外线灯与被消毒物品的距离要在1米以内。家用产品因型号各异而有所不同，使用前应仔细阅读说明书，确保照射时间充足，消毒物品处于有效照射范围内。

第三，餐饮具和小件物品消毒，可放入箱内照射。用紫外线消毒纸张、织物等表面粗糙的物品时，应适当延长照射时间，并在消毒过程中调整位置，使其表面被充分照射。

第四，即使产品宣称采用无臭氧紫外线技术，在工作过程中也可能有少量臭氧产生，尤其是消毒时间较长时，因此消毒后最好立即开窗通风。

第五，紫外线的消毒效果受多种因素影响，当温度过高、湿度过低、空气中悬浮灰尘多、物品表面有污物附着时，效果均会下降，需适当延长照射时间。为保证紫外线的穿透力，灯管表面应保持清洁，消毒物品也最好先进行清洁。

第六，不论哪一种紫外线消毒产品，紫外线辐照强度都会随时间逐渐降低，应根据产品说明书的使用寿命更换灯管。**PM**

 一般家庭对居家环境做好日常清洁和通风即可，没有必要频繁或长时间使用紫外线消毒产品。

不容忽视的 结核病"潜伏感染者"

✍ 上海市黄浦区疾病预防控制中心　杨怀霞　赵加奎（副主任医师）

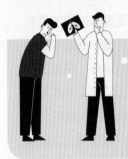

结核病是一种由结核分枝杆菌引起的慢性传染病，可侵害人体全身各器官和组织，如肺、肾脏、骨骼、胃肠道、淋巴结等，导致肺结核、肾结核、骨结核、肠结核、淋巴结核等。其中，肺结核是最常见的结核病，也是严重威胁人类健康和公共卫生安全的传染性疾病。

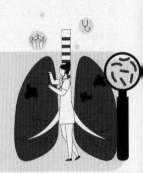

结核病旧称"痨病"，在古代素有"十痨九死"的说法。《红楼梦》中的林黛玉、小仲马笔下的茶花女都死于"痨病"。尽管随着医学技术的发展、抗结核药物的问世，结核病如今已不再是不治之症，但结核病的危害仍不容小觑，迄今为止仍是全球重要的公共卫生问题。我国是世界上结核病负担最重的国家之一，世界卫生组织发布的《2022年全球结核病报告》显示，2021年我国结核病发病数居全球第三位，仅次于印度和印度尼西亚。为遏制结核病的高发态势，除结核病患者应进行规范治疗外，还需要关注一类特殊人群——结核分枝杆菌潜伏感染者。

什么是结核分枝杆菌潜伏感染者

结核分枝杆菌潜伏感染者是指感染了结核分枝杆菌但未发病的人。这些人平时没有传染性，但当机体免疫力下降时，潜伏在体内的结核分枝杆菌就有可能大量繁殖，最终发展为活动性结核病。据统计，5%~10%的潜伏感染者可发展为活动性结核病。世界卫生组织估算，结核分枝杆菌潜伏感染者占全球总人口的近1/4。也就是说，我国约有3.6亿结核分枝杆菌潜伏感染者。因此，做好结核分枝杆菌潜伏感染者的管理对实现终止结核病的目标具有至关重要的作用。

如何发现潜伏感染者

结核分枝杆菌潜伏感染者虽然没有症状，但可以通过结核菌素皮肤试验（TST）和γ干扰素释放试验被发现。

TST是应用历史悠久的结核病辅助诊断方法，操作简单，只要在受试者左前臂内侧前1/3中央皮内注射5国际单位结核菌素，使局部出现直径7~8毫米的圆形橘皮样皮丘即可。结果判断也较为容易：硬结平均直径<10毫米，为TST阴性；硬结平均直径≥10毫米，或局部有双圈、水疱、坏死及淋巴管炎等，为TST阳性。该试验被广泛应用于结核分枝杆菌潜伏期感染者预防性治疗对象、肺结核病例的密切接触者筛查、学校新生入学体检等。不过，TST结果容易受非结核分枝杆菌（NTM）感染和卡介苗接种的影响而出现假阳性结果。

γ干扰素释放试验是通过检测血样来判断是否感染结核分枝杆菌。具有特异度高、不受卡介苗接种及大多数非结核分枝杆菌感染的干扰、判断阈值单一等特点，缺点是费用较高。

哪些人需要接受预防性治疗

有研究证实，结核分枝杆菌潜伏感染者进行预防性治疗可使其发生活动性结核病的风险降低

60% ～ 90%，保护期可达 3～5 年。《中国结核病预防控制工作技术规范（2020 年版）》要求对以下对象开展结核病预防性治疗：

1 与病原学阳性肺结核患者密切接触的 5 岁以下结核分枝杆菌潜伏感染者；

2 艾滋病病毒感染者及艾滋病患者中的结核分枝杆菌潜伏感染者，或感染检测未检出阳性但临床医生认为确有必要进行治疗的个体；

3 与活动性肺结核患者密切接触的学生等新近结核分枝杆菌潜伏感染者；

4 其他人群，包括需使用肿瘤坏死因子治疗者、长期应用透析治疗者、准备做器官移植或骨髓移植者、矽肺病患者，以及长期应用糖皮质激素或其他免疫抑制剂的结核分枝杆菌潜伏感染者。

根据世界卫生组织的推荐，预防性治疗一般使用 2 种抗结核药物（异烟肼、利福平联合方案），服药时间一般为 3 个月。

存在潜伏感染，怎么办

未接受预防性治疗的潜伏感染者应在首次筛查后 3 个月末、6 个月末和 12 个月末各进行一次胸部 X 线检查，以排查是否发展为活动性肺结核。如果出现咳嗽、咯痰、咯血、痰中带血、低热、盗汗、午后发热、胸痛、疲乏无力、体重减轻、呼吸困难等症状，一定要及时去正规结核病防治机构就诊。

罹患结核病，怎么治

治疗结核病要坚持早期、联合、适量、规律、全程五项原则。患者在治疗过程中要注意以下几点：

❶ 必须去结核病定点医院进行系统、正规治疗，

遵医嘱、按疗程、定时定量服用抗结核药物，定期随访。当出现药物不良反应及病情变化时，应及时与医生沟通，不可擅自减量、停药或服用其他药物。

❷ 痰菌阳性的开放性肺结核患者具有较强的传染性，应注意与家人、同事保持距离，避免交叉感染。与开放性肺结核患者有密切接触的人群，有可能感染结核分枝杆菌，应及时去医院排查。

❸ 注意调理身体，增强抵抗力。禁烟酒，不熬夜，多休息，尽量不要参与剧烈的体育活动，不从事重体力劳动。饮食以高热量、高蛋白质、高维生素为主，保证营养均衡。

延 伸 阅 读

关注结核病防控的重点人群——学校师生

学校人员密集，是结核病防控的重点场所。师生中若有结核病患者，很可能造成学校聚集性结核病疫情。同时，学生的学习压力大、体育锻炼偏少，易出现抵抗力下降，此时若感染结核分枝杆菌，更容易发病。

上海市卫生健康委、上海市教委制定的《上海市学校结核病防控指南（2022年版）》要求：将结核病防治知识纳入学校卫生保健的重要内容，提高师生对结核病防治的认识，增强自我防护意识；倡导师生养成良好的卫生习惯，不近距离对周围的人咳嗽和打喷嚏，不随地吐痰；培养师生良好的作息习惯，加强体育锻炼，合理膳食；创建良好的学校卫生环境，消除卫生死角，定期对教室、宿舍、图书馆（阅览室）、食堂等学习和生活场所进行室内通风及环境消毒，预防结核病在校园内的传播；将结核病检查作为学校新生入学体检和教职员工每年常规体检的必查项目；落实学生健康体检、晨检及因病缺勤病因追查与登记制度等措施，以做到早发现、早治疗、早处理；按规范要求做好散发疫情处置，以防发生聚集性疫情，并进一步防止疫情蔓延。**PM**

此前，全国多地出现感染呼吸道病毒后产生眼部不适的患者，还有不少人患流感时会出现眼睛红肿、刺痛、畏光、流泪等结膜炎症状。为什么呼吸道疾病会引发结膜炎呢？这些患者是否经眼部感染病毒？呼吸道疾病患者发生结膜炎的概率有多大？

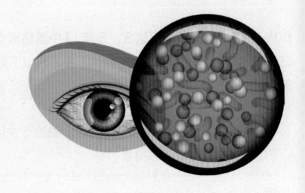

呼吸病怎会与结膜炎"相伴"

上海市疾病预防控制中心　崔晓青　滕峥（主任技师）

说起结膜，大家应该并不陌生。如果说眼睛是心灵的窗户，结膜就是保护这扇窗户的第一道防线。结膜是一层薄而光滑、透明、富含血管的黏膜，从眼睑缘间部末端开始，覆盖于眼睑后和眼球前，由睑结膜、穹隆部结膜和球结膜三部分构成。日常生活中，结膜与各种微生物和外界环境物质直接接触，具有一定的防御能力，有助于预防感染，但当防御能力减弱或外界致病因素增强时，结膜就可能发生炎症。

结膜炎"家族"的主要成员

按照病因不同，结膜炎可分为感染性和非感染性两大类。其中，感染性结膜炎是由细菌和病毒等病原微生物感染所致的结膜炎症，以病毒感染较为常见。以下是几种常见的病毒性结膜炎。

❶ 急性出血性结膜炎

急性出血性结膜炎俗称"红眼病"，潜伏期短，一般为 12 ~ 48 小时，起病急，典型表现为眼睛发红、刺痛、有异物感，伴流泪、畏光及水样分泌物。肠道病毒 70 型，柯萨奇病毒 A 组 24 型变种，腺病毒 3、7、8、11、19 型及 37 型的变异株为其主要病原体。患者是主要传染源，眼部分泌物、眼泪均含有病毒，发病后 2 周内传染性最强，主要通过手－眼、物－眼、水－眼等途径接触传播。男女老少普遍易感，全年均可发病，夏秋季多见，尤其在托幼机构、学校等儿童青少年聚集的地方易发生暴发流行。

❷ 流行性角结膜炎

流行性角结膜炎的潜伏期为 5 ~ 7 日，典型表现为双眼先后发病，结膜明显充血、水肿，伴有水样分泌物，可先有上呼吸道感染、发热史。腺病毒为流行性角结膜炎的主要病原体，以腺病毒 8 型最多见，常造成暴发流行。腺病毒感染患者和隐性感染者是传染源，可通过飞沫传播、接触传播和粪－口途径传播，人群普遍易感。

❸ 咽结膜热

咽结膜热的典型表现为持续高热、咽喉疼痛、眼结膜充血。腺病毒为主要病原体，以 3、7 型为主。该病易在儿童中流行，多发于夏季，通过密切接触传播，常以游泳池水为媒介，发生暴发流行。

非眼部感染，为何伴发结膜炎

经呼吸道感染的病原体主要通过空气和飞沫经呼吸道黏膜进入人体，人的眼结膜同样是暴露于空气的黏膜组织，当结膜接触某些病原体时，病原体也可进入人体内大量复制，引发结膜和呼吸道疾病。此外，人在感染某些病原体后，如果不注意眼部卫生或有眼病史，有可能发生结膜炎。要回答某些呼吸道传染病"元凶"是否首先经眼表"入侵"人体，或有多大概率导致眼表炎症等问题，还需要进行大量数据分析。

这些病毒感染，常与结膜炎"相伴"

❶ 流感病毒

流感病毒主要通过呼吸道传播，也可通过密切接触感染病毒的人及其分泌物、排泄物、被污染的物品和水等感染。流感的主要症状包括发热、咳嗽、流涕、鼻塞、咽痛、头痛和全身酸痛不适，可有恶心、腹痛、腹泻、结膜炎等症状。流感病毒分为许多亚型，感染不同亚型后症状可有所不同。根据文献报道，人感染 H7 亚型流感病毒后，更容易发生结膜炎。

❷ 呼吸道合胞病毒

呼吸道合胞病毒是 5 岁以下儿童下呼吸道感染最常见的病原体，也是导致婴幼儿因肺炎死亡的重要病原体，几乎所有儿童在 2 岁之前都感染过呼吸道合胞病毒，且即使痊愈后也可能再次被感染。呼吸道合胞病毒引起的感染可在呼吸道或眼部接触病原体及传染性分泌物后发生，症状轻重不一，轻者导致鼻炎、毛细支气管炎、肺炎，重者可造成呼吸衰竭，甚至死亡。结膜炎虽然不是呼吸道合胞病毒感染的普遍症状，但常有与呼吸道合胞病毒感染同时发生的报道。

❸ 鼻病毒

鼻病毒是导致人类呼吸道感染的重要病原体，80% 的普通感冒是由鼻病毒感染引起的。近几年的研究发现，鼻病毒是诱发哮喘、慢阻肺急性发作的重要病原体。除呼吸系统症状外，该病毒还可导致结膜感染，这可能是由于病毒通过鼻泪管从鼻腔逆行传播到了结膜。

重视眼卫生，竖起眼部"防护盾"

病毒可通过各种媒介黏附于眼、鼻、口腔、呼吸道、消化道等部位的黏膜，从而导致感染，眼结膜作为直接暴露于空气中的组织，极易受到感染。因此，大家在日常生活中应注意以下细节，时刻开启病原体感染防御模式：①养成良好的卫生习惯，勤洗手，正确洗手，勤剪指甲。②注意眼部卫生，不用脏手触摸、揉搓眼睛，不用衣袖擦眼睛。③咳嗽、打喷嚏时注意遮住口鼻，正确佩戴口罩；尤其是接触分泌物后应及时洗手。④在人群密集或存在较高病毒传播风险的地方可佩戴护目镜，防止交叉感染。⑤规律运动，正常作息，充足睡眠，合理饮食，保持健康状态，增强免疫力。⑥科学用眼，注意避免视疲劳、干眼症，增强眼部免疫力。⑦发生急性结膜炎时，应及时前往医院眼科就诊，不要自行购买眼药水使用，以免用药不当，贻误病情。⑧发生结膜炎后，应避免去公共场所洗澡或游泳，避免与其他人交叉用水；注意对个人物品进行定期消毒，毛巾等日用品不与他人共用，且单独存放，痊愈后应更换，以免病原体残留。⑨幼儿是防范结膜炎的重点人群，学校、家长应做好相关知识教育和消毒措施，避免交叉感染。**PM**

远离网赌的"流沙"

江西师范大学心理学院　刘明矾（教授）　杜泽楷

生活实例

老王是名公司职员，前段时间打算购置一辆小汽车。一天，有位邻居将老王拉入一个微信群，群里好多人通过微信红包的方式，根据红包金额尾数的单双、大小进行赌博。老王想试试手气，挣点"油钱"，不久，他连买车款也所剩无几了。

肖先生是位球迷，一次偶然的机会，他参与了境外网站上的赌球，发了点小财，从此一发不可收拾。他自以为很懂球，越赌越上瘾，赌注也越来越大。几年下来，虽然也有赢的时候，但总体上输了很多钱。

在沙漠里有一种神奇的现象：沙子可以像液体一样流动，而当人陷入这种流沙之中，就会被它牢牢吸住，直到沉到沙子底部。赌博成瘾就类似于陷入"流沙"：一旦染上赌瘾，轻则陷入痛苦情绪难以自拔，重则财产尽失，甚至导致更严重的后果。

随着互联网的发展，很多赌博形式被移植到了网络中。网络赌博是传统赌博与网络结合的产物，主要有以下几种形式：①网络棋牌游戏类赌博，包括但不限于麻将、摇骰子、扑克等。②网络游戏型赌博，以游戏内豪华的装备账号作为赌资，以网络为载体，以赛事为对象决定输赢，这种形式的赌博多存在于青少年中。③体育竞技型赌博，即通过赛事决定输赢，如赌球等。④发红包型赌博，如在微信群设置一名理注人员，由群成员轮流担任，再由群成员发红包，抢到最大或最小金额的成员发放下一个红包，而理注人员从中抽头获利。⑤自设玩法型赌博，主要形式是大小点竞猜、幸运转盘等。

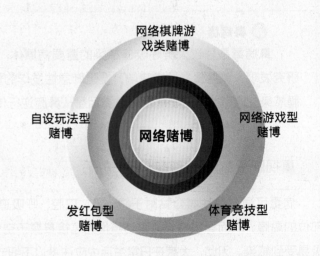

隐去身份，网络赌博更让人上瘾

赌博成瘾是一种心理障碍。有研究发现，网络赌博比传统的线下赌博更易成瘾，对个人、家庭、社会危害很大。网络赌博成瘾者往往对赌博有一种难以控制的强烈渴望，具有易冲动、自负、决策能力差、自控能力差和追求新奇的特点。他们总是为了获得即刻的满足或逃避现实生活中的困境，而忽视网络赌博带来的负面影响。随着互联网的普及，许多原本不易赌博成瘾的人群，如女性、未成年人和老年人，参与网络赌博并成瘾的风险也在增加。网络赌博的一些特点也使成瘾的风险明显上升，主要包括以下几方面。

① 匿名性

互联网的匿名性会让赌客感到更加隐蔽和安全。在线上赌博时，赌客可以隐瞒自己的真实身份：不用害怕丢脸，不用担心被熟人抓包，也不用在意别人的眼光，这会使得他们更加容易陷入赌博的漩涡。

② 便捷性

网络赌博可以发生在家庭或工作场所这种熟悉而舒适的环境中，减少了赌客的风险感。网络赌博平台可通过操纵概率给予赌客蝇头小利来强化其赌博活动，赌客可开启多台电脑或手机同时参与几场网络赌博活动，体验更强烈、刺激，加重了成瘾的风险。此外，线上赌博不需要支付线下赌博的额外费用，如停车费、茶点费和佣金等，赌客更愿意参与和沉迷其中。

③ 虚拟性

网络赌博发生在虚拟环境中，多使用电子支付或虚拟货币，这会让一些赌客产生"没有花钱"的错觉，从而更加沉迷其中。研究发现，网络提供的沉浸式和充满互动的虚拟环境，会让赌客忘记现实、忘记时间；网络赌博利用了与电子游戏相似的设计，使人完全沉浸其中的能力远远大于传统形式的赌博。

远离网络赌博成瘾，须做7项功课

① 提高认识，杜绝投机心理

要认识到参与网络赌博是违法的，网络赌博网站真假难辨，用户不可能从中赚取钱财。同时，杜绝投机心理，不要轻信"天上掉馅饼"，只有远离网络赌博的诱惑，才能做到"不赌不输"。

② 主动面对生活烦恼，合理调节情绪

面对生活烦恼，网络赌博只能带来一时的情绪缓解，后续的麻烦事会更多。要学会调节情绪，积极主动进行自我调整，比如：转移注意力，将精神集中在与情绪无关的事情上；找他人谈心或倾诉，得到社会支持；做一件让自己开心的事，暂时忘记烦恼；等等。

③ 正念冥想，提高自我控制力

易冲动的人更易网赌成瘾，而正念冥想能提高自我控制的水平。正念冥想练习是一种心理训练方法，指有意识地、不做评判地关注和接受自己在当下时刻的想法、感受和感觉。在日常生活中，可以每天花15分钟进行正念练习，把外界的干扰抛到一边，将思绪集中在自己的呼吸和身体的感受上，通过一段时间的训练可提高自我控制力，避免因一时冲动的决策和好奇心酿成大错。

④ 联想其危害，抵制网赌诱惑

一旦发觉自己快要禁不住网赌的诱惑、准备跃跃欲试时，可使用心理技术，即脑海中立刻想象网络赌博带来的各种危害的画面，如散尽家财、妻离子散等，通过多次练习，让自己从网赌的"流沙"中脱身。

⑤ 远离网赌环境

发现自己陷入网赌后，可离开自己经常进行网赌的地方，远离与网赌有关的网络环境，卸载网赌软件。遇到网赌广告的不良诱惑时，及时关闭或向有关部门举报。如果有一起网赌的朋友，切断与他们的联系，从外部减少网赌的诱惑。

⑥ 及时寻求外界支持

因为互联网的匿名性，网赌成瘾者向外界寻求支持的可能性相比传统赌博会小很多。但是，仅仅凭借自己的力量很难根治网赌成瘾。网赌成瘾者应积极主动寻求外界的帮助，如向家人亲友说明情况，或向心理咨询师和医生求助。

⑦ 合理上网，转移注意力

控制上网时间，培养其他兴趣爱好代替赌博带来的满足感，将注意力转移到别的事物。让自己忙碌起来，远离网络赌博的诱惑。PM

防晒衣是很多人心中的夏日必备"神装"。据说，防晒衣中的防晒物质在一年后就会因洗涤、自然降解等而损失，使防晒效果变差，所以要每年更换。防晒衣的防晒效果究竟如何？有必要"年抛"吗？

防晒衣需要"年抛"吗

国家纺织制品质量监督检验中心研究员　王宝军

服装对紫外线屏蔽作用如何

太阳光中的紫外线可根据波长分为3种：UVA、UVB和UVC。UVC到达地面前基本被大气吸收，直接作用于地表的紫外线主要是UVA和UVB。当紫外线照射到服装上时，一部分被反射；一部分被织物材料吸收；还有一部分从织物纤维间的孔隙或透过织物辐射到人体，可能对健康产生影响，如长期暴晒可导致皮肤灼伤、色素沉淀、老化甚至癌变。

紫外线的穿透性其实并不强，较密、较厚的织物完全可以屏蔽紫外线，如一般厚度的外衣、较厚的毛衫等。颜色较深的衣物能吸收更多紫外线，如黑色、藏青色、红色、深蓝色等。因此，大多数服装面料都具有较好的防紫外线性能。

夏季服装轻薄、色浅，防晒衣有"用武之地"

夏季炎热，人们经常穿的服装轻薄、色浅，因而防紫外线性能较差。用防紫外线整理剂（也称屏蔽剂）对纤维或织物进行防紫外线处理，可增强纺织品吸收或反射紫外线的能力。常用的紫外线屏蔽剂有无机和有机两大类，可采用吸尽法、浸轧法、涂层法、微胶囊法等工艺。由于整理剂与纤维或织物结合的量及牢固程度存在差异，纺织品的防紫外线效果和耐久性有优劣之差。

判断防紫外线性能，主要看紫外线防护系数（UPF）和长波紫外线透过率 [T（UVA）]。UPF是皮肤无防护时紫外线辐射平均效应与皮肤有织物防护时紫外线辐射平均效应的比值，越大越好；T（UVA）指UVA的透过率，越小越好。国家相关标准规定：当UPF > 40，T（UVA）< 5% 时，才可称为防紫外线产品；产品标识中应明示UPF值，当40<UPF ≤ 50 时，标为 UPF 40+，当UPF>50 时，标为 UPF 50+。

防晒衣会"衰老"，但不至于"年抛"

防晒衣经过长时间穿着、洗涤后，其中的紫外线屏蔽剂会挥发、脱落，使防晒效果减退，虽然不至于"年抛"，但防晒效果必然不如刚买时。防晒效果的持久性主要取决于所用屏蔽剂的性能和整理工艺的水平。消费者洗涤防晒衣时应轻柔，使用中性洗涤剂；如果织物表面有涂层，应避免机洗。**PM**

专家提醒

实际上，一般厚度的织物本身就具有天然的防紫外线性能，只要其面料不是很薄、很稀疏，颜色不是很浅（白色、黄色、粉色等），就能达到较好的防晒效果，消费者没必要特意挑选宣称经过防晒处理的产品。如果选择防晒衣，不宜只注重面料轻薄，更应注意查看其标注的UPF，一般UPF50+防紫外线效果更理想；最好查看检测报告。

划船机是一种模拟划船运动的新型健身器材，其广告宣传语颇为吸引人，如"高效燃脂""全身80%的肌肉得到锻炼"等。那么，划船机是否真能高效燃脂且具有"全方位健身"功效呢？

划船机 健身 三问

河北师范大学体育学院教授　张海峰

问1: 锻炼效果到底如何

划船机是一种可以进行全身运动的有氧运动器械，通过划动拉杆和脚蹬来模拟划船动作，全身大部分肌肉可同时得到锻炼，消耗能量；划船机阻力固定时，动作速度越快，运动强度越大，单位时间内消耗的能量越多。进行划船机健身时，运动者需要通过划动机器上的手柄模拟划船动作，对核心力量要求较高，对腰腹部塑形有一定作用，对手臂、肩膀、背部和腿部等部位肌肉也有锻炼作用。

因此，从理论上讲，划船机运动确实具备一定减脂及肌肉锻炼功效。实际上，任何运动的效果都与运动者的执行情况有关，坚持锻炼、科学运动是关键。以运动减脂为例，其效果与个人身体状况、运动强度、运动频率等因素有关，往往取决于合理的锻炼计划及执行情况，而且运动减脂必须与健康的饮食、睡眠等生活方式相结合，才能取得理想的效果。

问2: 如何科学进行划船机运动？

划船机运动并不复杂，但也要讲究科学方法。

进行划船机健身前，需要进行5～10分钟的热身，可选择慢速划船或其他有氧运动，以避免肌肉拉伤等运动损伤。

运动前要调整好划船机的阻力（可结合身体状况和运动目的，逐渐增加阻力），调整座椅和脚踏板至舒适位置，使双脚能平稳地放在脚踏板上，同时双手可以自然握住划船机手柄。运动时，先蹬腿使身体后移、腿蹬直，然后再用手臂和躯干的力量将手柄向身体拉近，完成一次划船动作。划船机运动过程中，要保持脊柱挺直，不弯腰驼背，同时注意手腕的伸展和保护；控制好呼吸，可在手柄向身体拉近时吸气、向前推时呼气，不要长时间屏气。

划船机运动要选择合适的阻力和速度，切忌过度用力。一般地说，每次运动20～30分钟，每周3～5次，逐渐增加运动强度和时间。

问3: 有无适合的替代项目

除划船机运动外，不少其他运动也能取得类似的"全方位健身"效果。跳绳、动感单车、跑步、游泳等，都有良好的减脂和增强心肺功能的作用。

跳绳简单易行，不受场地限制，除减脂外，还能锻炼腿部、臀部和腹部等部位的肌肉；跳绳时，要选择合适的跳绳长度和平整的地面，控制跳绳的速度和时间，注意呼吸和姿势。动感单车训练可增强腿部力量，起到塑形作用，"燃脂"效果也不错；练习时，要调整好座椅高度和把手，适当调整阻力，避免受伤。跑步不需要借助器械，适合大部分人，长期坚持可取得良好的健身效果；跑步时，要选择合适的鞋子、场地，姿势要正确、运动强度要适中。游泳是一项老少皆宜、对身心皆有锻炼作用的有氧运动，游泳时关节负荷小，对改善关节健康有帮助。**PM**

腰痛通常指由不良姿势、腰椎疾患等导致的腰部疼痛。在积极针对病因治疗的同时，日常生活中保持良好姿势也有助于康复，避免腰痛加剧或反复发作。

日常"好姿势"，助腰痛康复

同济大学附属养志康复医院　林建华（副主任治疗师）　谢婉儿　张婧

1 睡姿

良好的睡姿能让腰部肌肉和腰椎得到充分放松，促进腰痛康复。

● **尝试调整仰卧姿势**　枕头顶着两侧肩膀，腰下放置一个拳头般粗的毛巾卷，膝关节下方放置一个枕头（图1）。

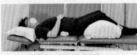
图1 仰卧睡姿

● **尝试调整侧卧姿势**　枕头顶着肩膀，枕头与一侧肩等高，两膝之间夹一个枕头，使脊柱处于同一水平面（图2）。

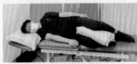
图2 侧卧睡姿

● **采取正确起床姿势**　腰痛严重时，起床时先翻向一侧至侧卧姿势，双脚放至床外，然后用双手支撑身体坐起（图3）。

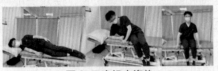
图3 正确起床姿势

● **避免错误起床姿势**　从仰卧位直接坐起，可能会诱发腰痛加重，应注意避免（图4）。

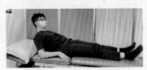
图4 错误起床姿势

2 坐姿

良好的坐姿有利于减轻腰椎及其周围肌肉的负荷，预防、缓解腰痛。

● **保持良好坐姿**　坐在椅子上时，双脚平放于地面，膝关节和髋关节约90度屈曲，膝关节后方与椅子

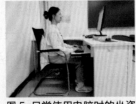
图5 日常使用电脑时的坐姿

边缘留约一拳距离，可用靠枕等物品支撑腰部，保证脊柱直立。坐在椅子上使用电脑时，注意双眼平视前方，眼睛至屏幕的距离要大于50厘米；双肩自然下垂，肘关节屈曲90度，将键盘和鼠标调至该水平（图5）。

● **定时起身活动**　持续处于坐位45分钟后，起身活动数分钟，放松身体，缓解腰部疲劳。

3 站姿

良好的站姿可避免腰部一侧肌肉过度疲劳而出现疼痛。

● **保持良好站姿**　站立时两脚自然分开，与肩同宽，尽量收腹挺胸，身体重心在两腿中间。如果站立时间较长，可两腿交替支撑身体重量，实现两侧腰部肌肉的交替放松。

● **做家务时避免腰部过度弯曲**　扫地、拖地时，可将扫帚或拖把的握柄加长，避免过度弯曲腰部（图6）。

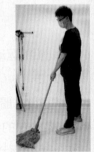
图6 做家务时的正确站姿

4 搬抬物品姿势

弯腰捡东西、俯身搬重物时，不良姿势容易加重腰痛。

● **采取科学姿势搬抬物品**　双脚分开（或双脚一前一后），靠近将要搬动的物体；腰部挺直，屈髋屈膝（注意不是弯腰），保持腰部直立；抓好物体，腹肌保持收紧用力，双腿用力站起；搬起物体后将其靠近身体，不要弯腰或旋转腰部（图7）。**PM**

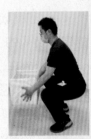
图7 搬抬重物正确姿势

脸上的汗毛多、密、长等，会影响人的仪容。为提升颜值，脸毛旺盛者往往通过拔毛、刮毛等手段去除，可过不了多久，又要面临"野火烧不尽，春风吹又生"的困境，苦恼万分。

脸毛旺盛 如何除

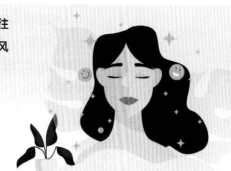

浙江大学医学院附属邵逸夫医院整形外科 王雍 陈春野 谈伟强（主任医师）

临时脱毛：蜜蜡脱毛、拔毛、刮毛

传统脱毛方法包括蜜蜡脱毛、拔毛、刮毛等，简单易行，可使汗毛暂时变短或不明显，但不能根除。有人认为，传统脱毛方法会使新生汗毛更密、更粗、更硬、更长。其实不然，汗毛的粗细与长度受遗传基因决定，不会因脱毛操作发生改变。不过，不当脱毛、暴力脱毛可损伤毛囊，导致皮肤受损或汗毛倒生，造成毛囊色素沉着、毛囊炎等不良后果。

永久脱毛：激光脱毛、光子脱毛

永久脱毛方法主要有激光脱毛与光子脱毛。激光是单一波长的光，不同组织需使用不同波长的激光，其作用强，类似"专科医生"；光子是某一波段的光，作用面广、较温和，类似"全科医生"。激光或光子脱毛通过选择性光热作用，透过皮肤瞄准毛囊的黑色素，破坏毛囊内细胞，使汗毛无法再生。目前，专业整形美容机构多采用激光脱毛，其中又以非入侵性的现代性脱毛手段——半导体脱毛效果最佳。

小贴士

市面上的家用脱毛仪多采用光子脱毛，优点是使用方便，缺点是能量低、效果较差，可作为激光脱毛的"候补"。

护理得当，激光脱毛效果才有保障

激光脱毛虽然安全有效，但若术后护理不当，可能发生皮肤过敏，或因继发感染导致瘢痕形成等。在进行激光脱毛前，求美者应向整形或皮肤科医生咨询，确保激光脱毛适合自己。一般来说，存在开放伤口或伤口感染者、皮肤病患者、6月内使用过维A酸类药物者、孕妇、6周内采取其他方式脱毛者，不宜进行激光脱毛。

激光脱毛需要多次进行，通常间隔1~1.5个月治疗一次，直到获得满意的脱毛效果为止。激光脱毛当天不可化妆，应保持脱毛部位清洁。激光脱毛后，要对脱毛部位冰敷20~30分钟，24小时内避免搔抓及热水洗脸；激光脱毛1个月内，应尽量避免日光暴晒；脱毛部位出现水疱等异常时，要及时就医。 PM

专家提醒

在所有脸毛中，眉毛、睫毛、鼻毛等不宜去除，其他脸毛分为绒毛和粗毛。绒毛较细、软，分布广，生长于颧骨、唇围、下颌等区域；粗毛较粗、硬，生长于鬓角、下颌缘等区域。绒毛有助于维持皮肤水分，不宜根除；过分旺盛影响美观者，可采取拔、刮、修剪、蜜蜡脱毛等方法去除。去除粗毛多需采取激光脱毛、光子脱毛等方法，应在专业整形美容机构进行。

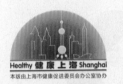

Healthy 健康上海 Shanghai
本版由上海市健康促进委员会办公室协办

老年人髋部骨折被称为"人生最后一次骨折",预后极差。为帮助老年人预防髋部骨折及发生髋部骨折后更好康复,上海交通大学医学院附属第六人民医院骨科副主任、主任医师、博士生导师张伟多年来带领团队致力于"健髋"科普,探索出一套以医学知识为主要内容、以科普集市为主要形式的"健髋中国"模式。

张伟:让"健髋科普集市"走遍中国

本刊记者　王丽云

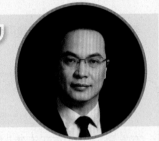

老年人髋部骨折,预防和康复很重要

老年人跌倒的发生率随年龄增长而增加,跌倒所致的髋部骨折较常见,且预后极差:约25%的患者可完全康复,约40%的患者需要家庭护理,约50%的患者需要拄杖行走或使用助行器,约24%的患者在一年内死亡。在老年人髋部骨折的治疗上,上海交通大学医学院附属第六人民医院骨科率先提出"老年髋快速救治"的理念,开设"老年髋部骨折救治绿色通道",使患者的治疗更快速便捷(第一天受伤,第二天手术,第三天出院),并牵头成立老年髋部骨折相关防治联盟。

然而,对老年髋部骨折患者而言,仅仅治疗是远远不够的,康复至关重要。同时,老年髋部骨折的危险因素主要是骨质疏松、肌肉协调性下降、生活环境和设施"不友好"等,而它们是可以被改变的。也就是说,老年髋部骨折是可以预防的。要做好康复和预防工作,离不开科普。在繁忙的临床工作中,张伟见缝插针地向患者及其家属科普相关知识。2007年,这些点滴汇成了他主编的第一本科普图书《别让骨折留下遗憾——骨折康复全程指导》。

"健髋科普集市",面对面讲、手把手教

张伟告诉记者,老年髋部骨折的防治和康复对象主要是老年人,需要面对面讲、手把手教,因此他们坚持以线下科普活动为主,目的是让老年人更好地接受,达到更好的科普效果。

十多年来,张伟及其团队的科普之路越走越宽广,内容涵盖举办科普讲座、编著并发放生动形象的科普图书(如《健髋走过100岁:漫画老年髋部骨折》等)、创编简单易学的健髋体操(如太极操、毛巾操、平衡椅子操等)、制作科普视频和撰写科普文章等。在此基础上,融合多种科普内容和形式的"健髋科普集市"应运而生。集市里有健髋书屋、健髋视听室、健髋操场、健髋体验馆、健髋诊室,老年人参加一场健髋科普活动就像逛一次集市,可以看书、听讲解、看视频、现场咨询、学做体操、体验助行器等器材,多场景、全接触、沉浸式学习。

近年来,张伟带领团队"健髋中国科普活动"为主题,走进社区、乡村,在上海、海南、云南、西藏等多地累计举办"健髋科普集市"数十次,覆盖人群超过50万人。在一些偏远地区,张伟团队通过对当地骨科医护人员进行科普员培训,将"输血"变"造血",有效提升了科普能效,造福更多老年人。**PM**

帮青春期孩子 稳定 情绪

上海市计划生育协会"青春健康"项目主持人　汤碧华

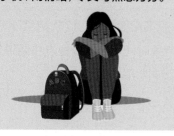

心理诊室

青春期孩子的情绪经常不稳定，父母应与孩子加强沟通。我建议小嘉的父母从以下几方面着手：首先，多花时间陪伴孩子，多理解、包容和鼓励，多与孩子聊聊天，把孩子当成朋友一样，帮助孩子缓解紧张情绪；其次，当孩子厌学时，不要强迫她，可以与她协商，引导她在适当放松的同时，保证自学时间、制订合理的学习计划。经过一段时间的陪伴和引导，小嘉的负面情绪慢慢缓解，并重返学校，中考后情绪基本稳定，也快乐了不少。

情绪不稳，原因有两方面

一方面是内因。处于青春期的孩子身心快速发展，但阅历和经验不够丰富，看问题比较片面和主观，遇到困难、挫折时往往容易陷入心境低落状态，伴有自责、焦虑、郁闷，对生活缺乏热情，情绪不稳定。

另一方面是外因。进入青春期后，孩子的自我意识、自尊心增强，对外界的认识不断提高，对自己的内心世界和性格发展更加关注。同时，青春期处于学业压力比较大的阶段。因此，青春期的孩子一旦和同学、家人发生矛盾，很容易出现情绪不稳定的现象。

两种方法，与孩子有效沟通

青春期孩子情绪不稳定，大多符合正常心理发育特点，但也有部分孩子出现心理问题，需要父母及早干预、正确引导。比干预更重要的是，父母应在日常生活中注重亲子沟通，帮助孩子稳定情绪、健康成长。因为亲子关系对孩子的情绪、情感健康发展起着重要作用，会影响孩子的身心健康、人际关系、行为习惯、价值观乃至未来的成就。拥有良好亲子关系的孩子，往往比较踏实、稳重、有安全感，能更好地接受新事物。以下两种方法有助于父母与孩子有效沟通。

● **积极倾听法**　在日常交流中，学会倾听比不停地说更重要。父母应客观、设身处地地听，听出孩子的内心想法，并适时给出回应，让孩子感受到自己的认真。

● **共赢法**　在亲子交流中，冲突往往不可避免，很多父母选择用权威压制孩子，或用退让满足孩子，这种"非赢即输"的方法会让亲子关系更紧张。当冲突发生时，父母应试着和孩子一起讨论解决方案，最佳的解决方案往往会在讨论中浮出水面，最终实现亲子共赢。比如：上述案例中，答应孩子可以暂时不去学校，但是在家要有学习计划，孩子和家长一起制订学习计划的过程就是"共赢法"。

家庭是每个人的"避风港""安心岛"，优质、有效的亲子沟通可以给予孩子极大能量，让孩子足以抵抗人生路上的坎坷，情绪也就不会那么容易受影响了。积极沟通，和您的孩子做朋友吧。**PM**

怀胎十月，漫漫长路，准妈妈们可能会遇到各种问题，"见红"就是常见问题之一。经常有孕妇很慌张地冲到急诊室咨询："医生，我'见红'了怎么办？我的娃还保得住吗？"关于孕期阴道流血，准妈妈们有一大堆疑问：为什么会"见红"？该去医院就诊吗？需不需要保胎？宝宝还好吗？我该怎么办？其实，阴道流血是怀孕各阶段的常见现象，可以由多种原因造成，不同阶段"见红"的主要原因和应对措施有所不同。

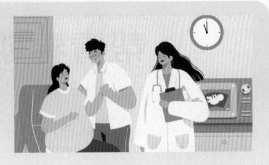

孕期"见红"，该怎么办

🔟 复旦大学附属妇产科医院母体病理产科　尹惠芬　胡 蓉（主任医师）

孕早期"见红"：先兆流产较常见，宫外孕须警惕

约20%的孕妇在孕早期有阴道流血的情况。少部分是由于妊娠着床这一生理过程导致的，通常表现为少量褐色分泌物或白带中夹杂血丝，一般不需要治疗，症状持续1~2天就会消失。如果阴道流血较多、持续时间较长，反复发生阴道流血，或伴有腹痛等症状，要当心下面几种情况。

❶ 流产或先兆流产

有些地方有怀孕三个月内不能声张的风俗，可能源于大多数流产发生在妊娠三个月以内。流产的主要症状有腹痛、反复阴道流血，伴妊娠物排出；当妊娠物排出不全时，患者可能出现大量阴道流血，甚至可有头晕、心慌等休克症状。先兆流产指怀孕28周内出现少量阴道流血，排出暗红色或血性白带，可伴有阵发性腹痛或腰背痛，持续数天或数周，无妊娠物排出。发生在怀孕12周内的先兆流产叫早期先兆流产。

❷ 异位妊娠

受精卵在子宫体腔以外的部位着床发育称异位妊娠，俗称宫外孕。据统计，约100个怀孕的人中有1个异位妊娠。异位妊娠中，输卵管妊娠最常见：受精卵种植于输卵管上，随着孕周的增长，输卵管管壁膨胀，最终破裂。大部分异位妊娠会导致持续少量阴道流血伴不同程度腹痛；当异位妊娠破裂时，会导致剧烈腹痛，继而患者可因相应部位大量出血而出现晕厥等休克症状。

❸ 宫颈病变

很多女性怀孕后非常惧怕阴道检查，怕对宝宝有伤害，导致流产等情况。殊不知，出现阴道流血后，最重要的是明确出血来源，判断出血部位是宫颈还是宫腔。很多宫颈炎、宫颈息肉甚至宫颈癌表现为反复阴道流血。如果宫颈病变得不到及时诊治，可能导致感染蔓延，反而容易诱发流产。患有宫颈癌的孕妇不及时治疗，还会危及自身和宝宝的生命。

❹ 妊娠滋养细胞疾病

部分孕妇出现阴道流血是由一些少见的疾病引起的，如葡萄胎、妊娠滋养细胞肿瘤等。除阴道流血外，患者还可伴有严重孕吐、高血压、蛋白尿、水肿等情况。

预防孕早期"见红"，首先要注重平时的妇科检查，尤其是备孕前最好进行一次完善的孕前检查。如果发现宫颈炎、宫颈息肉、阴道炎等妇科疾病，应积极治疗。其次，确认怀孕后，应在医生指导下适时进行超声检查，排除异位妊娠。

如果确诊宫内孕后出现阴道流血，不要慌张，及时到医院就诊。

如果是先兆流产，可以使用黄体酮、地屈孕酮等进行保胎治疗；若腹痛、阴道流血消失，一般不会影响胎儿，可以继续妊娠；若阴道流血量增多或者有胚胎样组织物排出，以及超声检查发现胎儿发育不良等，说明流产无法避免，需要及时终止妊娠。

如果发现宫颈息肉，且反复出现阴道流血，可以考虑等到孕中期后、在胎儿情况稳定时摘除息肉。

孕中、晚期"见红"：可能是惊吓，也可能是惊喜

许多孕妇小心翼翼地度过了"不稳定"的前三个月，本以为可以松一口气，结果还是"见红"了，这又可能是哪些原因导致的呢？

孕中、晚期阴道流血的常见原因有绒毛膜下血肿、先兆流产、早产、前置胎盘，还有更加凶险的胎盘早剥、前置血管破裂等。

❶ 绒毛膜下血肿

指子宫与包裹胎儿的绒毛膜之间发生分离，引起出血，导致孕妇反复出现阴道流血，可能引起流产或早产。出现这种情况时，一定要注意休息，禁止性生活。经保胎治疗后，若绒毛膜下血肿逐渐吸收，可以继续妊娠。

❷ 前置胎盘

如果把子宫比喻成一个房间，宫颈口是大门，那么胎盘就像一幅大型装饰画，可以挂在房间墙壁的各个部位，但如果堵住了大门，则称为前置胎盘。当"不听话"的胎盘扎根于子宫下段的"危险区域"时，不但阻挡了胎儿分娩的出口，而且很容易在孕期和产时导致大出血。前置胎盘最常见的症状是孕晚期反复无痛性阴道流血。

❸ 胎盘早剥

一般来说，胎盘应当遵守"瓜熟蒂落"的规矩，在胎儿娩出后才剥离、娩出。如果胎盘"不守规矩"，在胎儿娩出前就发生剥离，则称为胎盘早剥。胎盘早剥可能导致较多阴道流血，部分隐性胎盘早剥表现为内出血，血液积聚在胎盘和子宫之间，可能会引起持续性腹痛。出现胎盘早剥后，胎儿血供减少，可出现胎动异常，这是宝宝遇到危险时发出的求救信号，孕妇一定要引起重视，及时就医。

❹ 前置血管破裂

该病发生率虽然较低，但一旦发生，非常凶险。正常情况下，宫颈内口上方的胎膜没有血管，如果该部位横跨着连接宝宝和胎盘的血管，称前置血管。一旦胎膜破裂，引起前置血管破裂，可导致胎儿迅速、大量出血，在数分钟内死亡。因此，产检提示前置血管时，会引起产科医生高度警惕。

孕妈妈们看到这里，可能会更加害怕：这么多可以引起孕中、晚期阴道流血的疾病，个个都那么凶险，我该怎么办？对此，最重要的措施是按时产检，及早发现可能引起出血的原因和高危因素。同时，要学会观察和监测自己的身体状况，发现异常，及时就诊。

最后，还有一种"见红"可能大部分孕妇都会遇到。如果足月后某一天突然出现少量阴道流血，那么恭喜你，你可能很快就会和小宝宝见面啦！一般"见红"后48小时内，胎儿会"发动"。孕妇在出现少量阴道流血、规律腹痛、阴道流液等现象时，应去医院"报到"。**PM**

男性也要练盆底肌

安徽医科大学第一附属医院泌尿外科　郑振明　陈志敏　张贤生（教授）

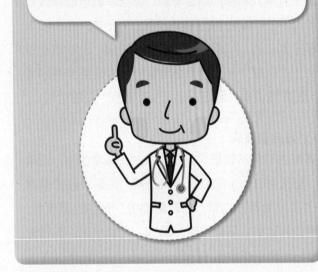

盆底肌是一组封闭骨盆底部的肌肉群，对尿道、膀胱和直肠等脏器具有支撑作用。盆底肌训练又称"凯格尔运动"，通过盆底肌的反复收缩和放松训练，以提高盆底肌的力量和协调性。大量研究证实，盆底肌训练对女性压力性尿失禁、盆腔器官脱垂、性功能障碍等多种疾病的康复及产后恢复均有帮助。然而，盆底肌训练对男性健康的作用却缺乏必要的关注。

盆底肌训练，有助于防治男科疾病

其实，盆底肌训练对很多男科疾病的预防和康复都有积极作用，近年来也越来越受到医生的重视。对于健康男性来讲，锻炼盆底肌对维护良好的排尿功能和前列腺健康、保持良好的勃起功能和射精控制能力、预防男科疾病等具有一定的意义。在临床上，一些男科疾病患者可配合常规治疗进行盆底肌训练，以促进康复。

❶ 尿失禁患者

男性尿失禁常见于前列腺手术后，在前列腺增生手术和前列腺癌根治术后均有可能发生；还可见于膀胱过度活动症、盆底肌松弛、骨盆外伤等患者。男性尿失禁分为压力性尿失禁和急迫性尿失禁，通常由膀胱逼尿肌或尿道括约肌功能障碍等导致。盆底肌对膀胱和尿道具有支撑作用，通过锻炼盆底肌可加强其支撑作用，预防和改善尿失禁症状。需要接受前列腺手术的患者，术前和术后进行盆底肌训练对防治术后尿失禁均有帮助。

❷ 慢性盆腔疼痛综合征患者

前列腺炎分为四种类型：I型、II型分别为急性和慢性细菌性前列腺炎；III型最为常见，称为慢性盆腔疼痛综合征或慢性前列腺炎；IV型为无症状前列腺炎。慢性盆腔疼痛综合征是中青年男性的常见病，以盆腔部位疼痛不适为主要症状，可伴有各种排尿症状和性功能障碍，通常不伴有前列腺感染。盆底肌与前列腺紧密相连，盆底肌训练可增强其对前列腺的支撑作用，改善前列腺的血液循环，加快代谢废物的排泄，对慢性前列腺炎具有防治作用。

❸　勃起功能障碍患者

勃起功能障碍是常见的男科疾病之一，不仅影响男性患者身心健康，还可影响夫妻和睦，治疗方法包括药物治疗、心理治疗、行为治疗等。盆底肌训练即为一种方便经济的行为治疗方法，可提高盆底肌群的整体力量和协调性——盆底浅层肌肉的良好收缩有助于响应勃起，海绵体肌的收缩则有利于维持勃起。此外，盆底肌肉的收缩还可通过神经反射机制调节神经系统功能，增加勃起的硬度和持续时间。

❹　早泄患者

射精是由中枢神经、交感和副交感神经、性腺、内分泌和生殖器官等多系统共同协调参与的复杂生理活动。以射精过快为特征的早泄困扰着 20% ~ 30% 的男性。盆底肌是参与男性性活动过程的重要肌群，研究证实，盆底肌训练能提高盆底肌群的协调性，减少性活动过程中盆底肌群的紧张性收缩，提高射精控制力，改善早泄症状。

3个提示，让盆底肌训练更有效

盆底肌可通过以下方法协助定位：小便时，在尿液尚未排尽时突然中断排尿，可感受到盆底肌肉的收缩；不断尝试收缩和放松肛门附近的肌肉，可感受到盆底肌肉的活动。

明确定位盆底肌后，可开始收缩和放松训练。训练前，须先排空小便，做几次深呼吸，保持全身放松。可采用躺、站、坐等不同体位分别进行训练，因为不同的体位可训练到盆底不同的肌肉群，能收到更好的效果。

初始训练时可每次收缩 2 ~ 3 秒，放松 2 秒；之后逐渐增加每次收缩时间至 10 秒，然后放松 10 秒。每天每个体位训练两组，每组 8 ~ 12 次收缩与放松。关注以下几个提示，有助于掌握盆底肌训练的要领，促进锻炼效果。

① 放松身体，注意发力方式

当盆底肌用力收缩时，应避免大腿、臀部、腹部发力，保持腹部放松，使盆底肌有整体向上提升感。训练过程中保持均匀呼吸、身体放松，避免屏住呼吸和全身用力。

② 憋尿时不宜练，排尿后再练习

可在排尿后和性生活过程中进行盆底肌训练，憋尿时则不宜进行，以免影响膀胱排尿功能。中断排尿的方法虽有助于"定位"盆底肌，但不宜作为常规的盆底肌训练方式。

③ 循序渐进，避免过度练习

盆底肌训练应遵守循序渐进的原则，如果练习过程中感觉保持盆底肌收缩困难，可缩短每次收缩的时间；随着肌力的增加，再延长维持收缩的时间。不可急于求成，要合理控制强度，避免训练过度——盆底肌训练虽然有益男性健康，但并非练得越多越好，过度训练反而可能引起前列腺炎等疾病。**PM**

特别提醒

对于患有严重尿失禁、性功能障碍等疾病的患者而言，盆底肌训练只是辅助治疗方式，不能取代药物和手术治疗的作用，患者应在医生指导下，采取个体化综合治疗。

专家简介

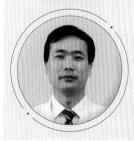

张贤生　安徽医科大学第一附属医院泌尿外科副主任、男科主任、主任医师、教授、博士生导师，中国性学会副会长，中华医学会男科学分会委员，安徽省医学会男科学分会主任委员，安徽省性学会会长。

> 在门诊，我们经常会遇到一些家长询问："我家宝宝一直咳嗽，已经吃了好几天消炎药，怎么还不见好转？""我家宝宝的抵抗力太差了，一去幼儿园就咳嗽，要不要吃些增强抵抗力的药呢？"
>
> 我们发现，很多家长对"宝宝咳嗽"这个问题存在许多认识误区。在很多家长的观念中，经常咳嗽说明孩子的抵抗力差，需要吃点药"消消炎"。殊不知，导致宝宝咳嗽的原因很多，细菌感染只是其中一小部分。

宝宝咳嗽，家长莫入八大误区

复旦大学附属中山医院徐汇医院儿科副主任医师　李爱国
同济大学附属东方医院儿科　龚春华

 误区一

宝宝咳嗽，说明有细菌感染

分析： 引起咳嗽的原因主要分为感染性和非感染性两类。感染性咳嗽的病因包括病毒、细菌、支原体、衣原体、真菌等感染。非感染性咳嗽的原因更多，如过敏、咳嗽变异性哮喘、上气道综合征、心因性咳嗽、胃食管反流、耳源性咳嗽等。

 误区二

宝宝总是咳嗽，说明抵抗力太差，需要服用增强免疫力的药物

分析： 只有极少数免疫力低下的孩子才需要在医生指导下服用增强抵抗力的药物。对大多数宝宝而言，反复发生感染性咳嗽可能与其免疫力暂时较弱有关，随着年龄增长，宝宝的免疫系统会逐渐完善。日常生活中，家长只要保证孩子有充足的营养摄入，督促孩子适当参加户外体育锻炼，就能达到增强免疫力的目的，并不需要专门服用增强免疫力的药物。还有一些孩子的咳嗽是非感染性因素所致，如过敏、胃食管反流等，并不是孩子抵抗力太差，更不需要服用增强抵抗力的药物。

值得一提的是，部分刚上幼儿园的小朋友三天两头生病，令家长非常头疼。这是因为，宝宝在上幼儿园前，发生交叉感染的风险较低；上了幼儿园，同处一室的孩子多，只要有一个孩子咳嗽，就可能发生交叉感染。不过，家长不必过分担心，这其实是宝宝接受被动免疫的过程，不断接触一些病原体，能促使宝宝产生抵抗力。

误区三

宝宝咳嗽，应尽早服用消炎药

分析： 一些家长认为，宝宝咳嗽就是发生细菌感染了，可以凭"经验"给孩子口服抗菌药。殊不知，针对不同的病原体感染，治疗方法是不一样的。人们常说的消炎药，一般指抗菌药。抗菌药仅对细菌感染有效，而在呼吸道感染初期，往往以病毒感染为主，服用抗菌药无效。而支原体、衣原体感染导致的咳嗽，通常需要选用大环内酯类抗菌药，真菌感染则需要选用抗真菌药物。若是非感染性咳嗽，服用抗菌药更没有效果，不能滥用。

误区四

宝宝咳嗽，早点去医院就诊比较放心

分析： 因感染导致的咳嗽，初期往往以病毒感染为主，不需要用药，可以暂时居家观察。如果宝宝已经咳嗽了两三天，但咳嗽次数少、以干咳为主，

精神、胃口、睡眠都挺好，也可以观察，暂时不需要去医院。

宝宝居家观察时，家长应注意：让宝宝多喝水、多休息；不能让宝宝太疲劳，要保证充足睡眠；经常开窗通风，保持居室内空气清新，避免宝宝接触二手烟；若宝宝暂时胃口欠佳，不要强迫孩子吃饭，饮食宜清淡，但要保证优质蛋白质的摄入。

误区五

只要宝宝咳嗽不加重，说明问题不大

分析： 3个月以下婴儿的咳嗽反射不敏感，可能仅表现为不吃奶、精神萎靡，家长切不可仅凭咳嗽程度来判断疾病严重程度。

若宝宝出现以下情况，家长应及时带孩子去医院就诊：①咳嗽虽不严重，但有痰，且为黄痰、黄绿色痰，或痰中带血；②伴明显发热；③咳嗽持续三四天不缓解；④虽然咳嗽不严重，但嗓子里有"丝丝"的声音，说明宝宝可能出现了喘息，需要特殊用药；⑤虽然不发热、精神状态好，但咳嗽起来没完没了，可能是气道过敏或支原体感染等；⑥咳嗽呈"犬吠样"或"空空声"，白天咳嗽不严重，夜间咳嗽、憋喘加重，可能是"喉炎"，应尽快去医院就诊；⑦咳嗽长时间未好转，影响患儿的日常生活和睡眠；⑧出现呼吸增快，如果2月龄以下患儿呼吸次数≥60次/分，2~12月龄患儿呼吸次数≥50次/分，1~5岁患儿呼吸次数≥40次/分，可能患有肺炎，要及时就医；⑨出现精神萎靡、呼吸困难、颜面或口唇青紫等表现。

误区六

早用止咳药，宝宝好得快

分析： 咳嗽不是一种疾病，而是一系列疾病（如感冒、气管炎、喉炎、肺炎等）表现出来的症状。咳嗽是人体的一种自我防御机制，适当咳嗽不仅无害，反而有助于疾病的康复。当呼吸道黏膜出现炎症时，会形成很多分泌物（即痰液），人通过咳嗽可以将痰液排出体外。孩子之所以比成人更容易患肺炎，其中一个重要原因是成人能通过咳嗽将痰液排出，而孩子可能因咳嗽无力而无法将痰液及时排出。由此可见，适当咳嗽对宝宝而言是有利的。

儿童咳嗽常用的止咳药物分为镇咳类药物和化痰止咳类药物。通常，婴儿不宜使用镇咳类药物，以免抑制咳嗽反射，导致病情迁延不愈，可选择化痰止咳类药物。年龄较大的儿童，若干咳明显、影响生活和睡眠，可适当服用镇咳类药物；若咳嗽有痰，则宜服用化痰止咳类药物。

误区七

宝宝一直咳嗽，肯定是患肺炎了

分析： 咳嗽和肺炎是不同的概念。咳嗽只是一种症状，不是一种疾病，大多数呼吸道感染性或非感染性疾病都会引起咳嗽。因此，咳嗽本身与肺炎没有直接关系。当然，如果宝宝一直咳嗽，家长应引起重视，及时带孩子去医院做检查，明确引起咳嗽的原因，在医生指导下让孩子接受治疗。

误区八

感冒好了，咳嗽仍在，需要再用点消炎药

分析： 通常，医生会根据不同的咳嗽原因，选择不同的治疗方案。由细菌感染导致咳嗽的患儿，一般需要服用抗菌药物5~7天；非感染性咳嗽患儿，则需要针对不同病因接受治疗。大部分感冒引起的咳嗽，可能会持续10天左右，家长要做的是耐心等待和仔细观察，避免过度焦虑，不能滥用抗菌药、镇咳药。PM

小贴士

儿童急性咳嗽通常由呼吸道病毒感染引起，有一定的自然病程。早期轻度咳嗽可暂不用药，先居家护理、观察病情。若宝宝咳嗽持续不缓解、进行性加重，或出现发热、耳痛、耳流脓、鼻塞、流脓涕、喘息、气促、口唇发紫、呼吸困难、精神烦躁或萎靡等情况，家长应及时带孩子去医院就诊。

暑假是儿童青少年的"手术黄金期"。手术室外的等候区，家长们忧心忡忡：手术室冷吗？孩子哭闹不止怎么办？孩子还不会说话，会导致术前核对错误而"开错刀"吗？手术明明已经结束了，为什么还不能见到孩子……

孩子进手术室，家长最担忧的八件事

扫描二维码，立即收听

上海市儿童医院手术室副主任护师　杨 霞

担忧一：

进入手术室后，孩子将经历什么？

当患儿进入手术室、大门缓缓关上时，孩子的"手术室之旅"就此开启。患儿会依次经历以下几个过程：术前等待—术前镇静—麻醉诱导—进行手术—复苏监护，最后在医务人员的陪同下离开手术室。

担忧二：

手术会因孩子哭闹不止而被暂停或取消吗？

独自面对陌生的环境，成年人都难免紧张，更何况孩子。为减轻患儿对手术的恐惧与父母分离的焦虑，目前，我国许多医院打造了"儿童无哭声手术室"，运用艺术、人文、药物等方式，杜绝进入手术室的患儿出现哭闹不止的情况。具体措施包括：在手术室内外张贴卡通贴纸，患儿可在一位家属陪同下进入"手术等待区"，手术室的医务工作者与患儿亲切交谈使其放松，等等。对于极不配合的患儿，家长可在其接受"超前镇静"（使用右美托咪定等镇静催眠类药物）后再离开。

担忧三：

孩子还不会说话，会不会被"开错刀"？

许多家长担心，自己的孩子年龄尚小、不会说话或表达不清，是否会因无法与医务人员交流而被送错手术室房间，甚至"开错刀"。虽然"开错刀"的事例在全球范围内偶有发生，但日益完善的一系列手术安

全核查工作，已尽可能地将"开错刀"的概率降至最低。

首先，外科医师会在术前与患儿及其家长共同确认，对涉及双侧（有左、右侧之分的肢体、器官、部位等）、多重结构（手指、脚趾、病灶部位）、多平面部位（脊柱）的手术侧或部位进行标记。一般来说，标记以"Y"表示，用的是不易褪色的皮肤记号笔，有时还会用实线标出手术切口线，并与家长共同确认标记部位。需要提醒的是，家长及患儿不可在术前擅自去除手术部位的标记，以免造成不必要的麻烦。

其次，在手术开始前，手术医师、麻醉医师和巡回护士会再次确认手术部位和标记。对于尚不能自主表达的患儿，医务人员会通过两种及以上途径正确识别患儿的身份，如使用掌上电脑扫描患儿的手腕带；对照"手术通知单"上的信息，与病房护士、家长共同确认患儿的身份、手术名称、手术部位；等等。

最后，在麻醉实施前、手术开始前和离开手术室前，均须由麻醉医师、手术医师和手术室护士共同核对患儿身份、手术部位等重要信息，以确保为"正确的孩子"实施了"正确的手术"。

担忧四：

手术室外的电子屏幕显示"手术已结束"，为什么迟迟不见孩子出来？

手术结束了，麻醉仍在继续。外科手术是疾病治疗过程中的重要部分，术后的麻醉监护关乎生命安全，同样不容忽视。手术结束后的数小时内，麻醉药物的

作用尚未完全消退，身体保护性反射尚未完全恢复，可能会发生气道梗阻、通气不足、呕吐、误吸、疼痛、认知功能障碍等并发症。因此患儿术后将被送入麻醉复苏室（又称麻醉后监测治疗室），由专人严密监测患儿的呼吸、心率、血压、脉搏、血氧饱和度，以及是否存在可能发生的并发症等，一旦发现异常可及时干预。

根据手术类型、患儿身体情况等差异，麻醉后监测治疗的持续时间因人而异，通常需要 30～60 分钟。患儿在完全清醒、生命体征恢复正常后，方可在麻醉医师的陪同下离开手术室。

担忧五：
手术器械或纱布是否会遗留在孩子体内？

偶有一些极端案例，如手术器械、纱布遗留在患儿体内，使家长们感到担忧。实际上，诸如此类的手术事故在临床工作中很难发生。通常，巡回护士与洗手护士（或手术医生）会在手术开始前、关闭体腔前、关闭体腔后、缝合皮肤后严格进行 4 次清点工作。当手术涉及两个及以上部位或腔隙时，关闭每个部位或腔隙前均会增加清点次数。

清点涉及的内容事无巨细，包括手术台上的所有物品，如器械、缝针、敷料、棉签、纱布及其他杂项物品。清点时，须有两人同时清晰说出清点物品的名称、数量及完整性，防止手术物品遗留。

担忧六：
手术后，为什么有些孩子会发抖？

手术后，患儿全身肌肉收缩伴痉挛性发抖的现象，医学上称之为"寒战"。术后寒战是机体在体温降低时的防御反应，通过肌肉不自主地收缩产生热量，以维持机体温度平衡。人体正常的核心温度为 36.5～37.5℃，核心体温低于 36℃ 即低体温。孩子术后发生低体温的原因包括：体温中枢发育不完善，体温调节能力弱；术前禁食、禁水，精神紧张；麻醉状态下，患儿代谢产热减少，术中散热增加；麻醉药物可抑制血管收缩，抑制机体对温度改变的调节反应；等等。

值得注意的是，低体温的危害不只是体温降低了而已，还可产生以下影响：造成凝血功能不足，增加出血风险；降低机体基础代谢率，影响苏醒和恢复过程；增加手术部位感染风险，导致住院时间延长；等等。其中，新生儿、婴儿、严重创伤、大面积烧伤、身体虚弱者等，为术中、术后低体温的高危人群，需要重点关注。

担忧七：
低体温会进展为失温症吗？

2021 年的甘肃省马拉松百公里越野赛中，20 余位参赛人员因"失温"而遇难，从此，失温症进入大众视线。不少患儿家长将其与低体温联系起来，害怕孩子有生命危险。事实上，在一系列保暖措施下，术中、术后低体温通常不会发展为失温症。

为预防低体温的发生，目前各医疗机构的手术室采取了一系列综合保温措施。例如：接送患儿进出手术室时，用棉被覆盖其身体；手术室的环境温度根据手术时间个性化调整，多为 21～25℃。在新生儿等发生低体温的高危患者手术时，适当调高手术室温度至 24～26℃；术中尽可能减少患儿皮肤暴露，必要时，使用多功能加温设备和保暖敷料；静脉输注及体腔冲洗的液体温度一般为 37℃；手术全程持续通过直肠、耳鼓膜、鼻咽部等监测核心体温变化，以尽早发现、尽早处理低体温。

担忧八：
术后，发生"手术热"怎么办？

发热是术后常见的症状之一，多由手术创伤引起。发生手术热的患儿，体温可略升高，变化幅度为 0.5～1℃，一般不超过 38℃，于术后 1～2 日逐渐恢复正常，不需要药物治疗。若术后 3～6 日仍持续发热，或体温降至正常后再度发热，要警惕发生感染性疾病的可能，除对症治疗外，应积极寻找发热原因。**PM**

多动症是注意缺陷多动障碍的俗称，是儿童期最常见的神经发育性障碍之一，患病率为6%左右。多动症会对患儿的学习、行为、身体和社交等多方面造成负面影响，其治疗模式是以药物治疗为主的综合干预，包括行为训练、心理治疗、家长教育等。对神经发育性障碍来说，行为训练的疗效与年龄成反比。这意味着，如果家长能够及早发现孩子有多动症表现，及早实施行为和心理干预，孩子的症状会更轻，生活、学习、社交受到的影响也越小。虽然多动症的症状通常在学龄期表现得更为突出，但如果家长仔细观察，在孩子学龄前期（4岁左右）就可以发现一些蛛丝马迹。

学龄前早发现，减轻多动症影响

上海市徐汇区妇幼保健所　李 婷
上海市精神卫生中心儿童青少年科主任医师　杜亚松

学龄前多动症三大特征

❶ 注意力不集中

这是多动症最常见的症状。主要表现为：孩子从事一项活动时容易分心，极易受到外界因素干扰，对有兴趣的事情能保持专注，如看电视、玩游戏等，对没有兴趣的事情则没有耐心完成或很难完成，做事容易半途而废；粗心大意，经常丢三落四，忘记某些细节或丢失物品。

❷ 多动

在学龄前这一阶段，多动表现最为明显。有家长认为，这个年纪的孩子不就是活泼好动吗？这就要求家长能判断究竟什么程度的好动才是多动。多动症患儿经常无法控制自己，在需要其安静地坐下或遵守秩序的场合，会忍不住动来动去、上蹿下跳，表现出不合时宜的过度活跃，比如：坐在椅子上扭来扭去，手、脚小动作多，影响老师上课或其他同伴学习，难以安静地进行学习或玩耍，等等。

❸ 冲动

在学龄前儿童中，冲动一般表现为无法控制自己的情绪和行为：未经思考就急着回答问题；情绪不稳定，自控力较差，遇到某些刺激或不愉快的事，容易产生剧烈的情绪反应，不分场合地发脾气、大哭大闹，甚至做出一些不顾后果的事情。有的孩子表现为：行为无目的性，从事一项活动时，尚未想好便付诸行动；在幼儿园课堂上或家长讲话时，经常打断别人讲话；很难做到遵守秩序，难以安静地等待和轮替。

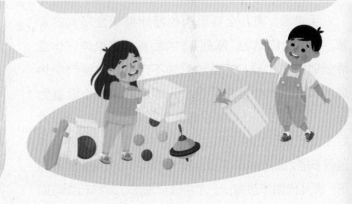

此外，学龄前多动症患儿还可有以下表现：记忆力差，没有时间观念，做事磨蹭；相比同龄儿童，表现更为幼稚；与同伴相处时，打打闹闹，很容易发生争执；有自卑情绪；学习困难，语言表达不佳；拒绝接受变化，固执，控制欲强，常哭闹，对父母过度依赖；等等。总的来说，学龄前正常儿童在需要集中注意力的场景下可以做到注意力集中，做事会呈现出符合年龄的计划性、目的性，在一些陌生、严肃的场合具备自控力。而多动症患儿则注意力涣散，做事无目的性，行为冲动、杂乱且有始无终。部分患儿表现出异于其他儿童的喧闹，时常捣乱，不听从管理，以至于惹人厌烦；部分患儿有明显的攻击性行为。

家长多留意，及早发现异常

在日常生活中，家长除注意孩子的言行举止外，还要多与幼儿园老师沟通，了解孩子在园期间的表现。需要提醒家长的是，在辨识孩子是否有多动症时，也要保持谨慎，避免误判，偶尔的注意力不集中、活跃或冲动行为并不代表孩子患有多动症。

家长如果认为孩子可能存在多动症，应当尽早带孩子去正规医疗机构就诊，由儿童保健、心理或精神科医生评估孩子的行为表现。医生一般会通过行为评定量表、神经心理学评估量表及DSM-5诊断标准进行评估和诊断，给予专业指导。

科学干预，提高疗效

在多动症的非药物治疗中，家庭干预尤为重要。确诊患有多动症的孩子，应尽早接受行为和心理干预，避免进一步影响未来的健康成长。家长应在医生指导下接受行为管理等方面的培训，学习相关知识和技能，包括儿童身心发育发展规律、增进亲子沟通的方式方法、多动症患儿问题行为管理技能等。多动症是一种需要长期治疗的神经发育性障碍，对多动症患儿而言，家长的信任、尊重、关爱和积极向上的态度将是巨大帮助。

在日常生活和学习中，家长要注意以下几点：信任孩子，和孩子结成同盟；先稳定自身情绪，再帮助孩子；用解决问题代替批评、讲道理；合理要求，目标单一、明确；及时表扬、奖励，帮助孩子塑造好习惯；满足合理需求，帮助孩子摆脱负面影响；等等。另外，家长应鼓励孩子多运动，尤其是户外运动、团队运动。运动一方面可以消耗孩子多余的精力，另一方面可以帮助孩子提升注意力，减轻多动症状；团队运动还有利于培养孩子的合作精神和社交技能，帮助孩子更好地融入社会。

在干预过程中，家长应当与医生或治疗师保持沟通，及时将孩子的表现、变化和需求进行反馈，以便及时调整干预计划。PM

小贴士

多动症的潜在病因众多

● **遗传因素**　众多研究发现，遗传因素是多动症的主要原因之一。如果父母或亲属有多动症病史，那么家族中的儿童患多动症的风险会比其他儿童高。

● **脑结构和功能异常**　有研究发现：某些多动症患者的大脑结构和功能可能存在异常；多动症患儿的大脑皮质早期发育较同龄人慢；多动症患者的异常行为可能与大脑中神经递质（如肾上腺素、多巴胺等）的水平异常有关。

● **环境因素**　孕妇有吸烟、饮酒等不良行为或暴露于某些有毒物质，可能会增加宝宝患多动症的风险。此外，不良生活方式和环境卫生条件不佳也可能与儿童多动症的发生有关。

扫描二维码，立即收听

"夏过无病三分虚"，
注意 养阳、健脾、补气阴

上海中医药大学附属市中医医院治未病科副主任医师　张 毅

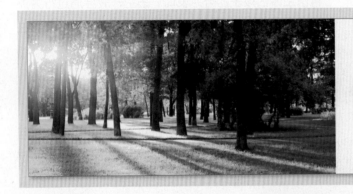

在炎热的夏天，不少人有这样的感觉：食欲不振、容易疲劳、头晕胸闷、多汗烦热、失眠多梦……从中医角度来看，出现这些反应与夏季人体气血亏虚等原因有关。"夏过无病三分虚"，到底虚在哪里？该如何调养呢？

寒邪所伤，阳气易虚

夏季，人易虚弱，出现肢体倦怠、精神不振、不思饮食、频频欲睡等表现，与"阳气"损耗过多有关。中医认为，阳气充盈于周身，"精则养神，柔则养筋"，具有温养组织脏器、维持生理功能、固卫体表等作用。

阳气散布的部位不同，具体作用和名称也各有不同，肺卫之阳、脾阳、心阳、肾阳等都各有功用。肺卫之阳可帮助人体正常呼吸、抵御外邪，受损则体虚易感，或引起呼吸道疾病；脾阳有助于运化、散布精微，受损则气血生化不足；心阳可助气血运行、安神定志，受损会引起胸闷、胸痛等表现，甚者导致心悸、神志不宁、睡眠不稳；肾阳与二便、生殖有关，受损会引起尿频、夜尿较多、五更泄泻、下利完谷等症状。

中医阴阳五行理论认为，阴阳互相对立。脏腑阳气虽所在部位不同，但有一个共同的"敌人"，就是寒邪。若寒气过重伤及阳气，轻则使人容易疲劳、抵抗力下降，重则诱发基础疾病。

在夏季，很多人不再注重防寒。但实际上，部分室内场所空调温度开得非常低，如果在出汗时直接进入温度低的空调房，汗孔张开，风寒之邪就容易直接侵袭肌肤、筋脉、骨节；若排出不及时，则会内侵脏腑，耗损脏腑阳气。此外，过食冷饮、冲凉等不正确的"消暑之法"也会损耗阳气。

 养阳 夏季养阳，可在上午 9～10 时适当晒晒太阳、进行户外运动，这是补充阳气的好方法，也可选择慢跑、快步走、散步等，以帮助排出体内湿寒。此外，保持规律作息、调整饮食同样不可忽略。

潮湿闷热，脾虚不运

夏季气温升高明显，尤其我国东南部季风区域呈现高温多雨的气候特点，温度高、湿度大，人会觉得又闷又热，部分人容易出现胃口差、腹胀、颜面部油腻、易疲劳、大便质黏不成形等表现。中医认为这类症状多由脾虚所致。

脾被称为"后天之本"，具有运化水谷精微的作用，是人体气血生化的源头，同时还能帮助代谢人体多余的病理产物，如痰、饮、水、湿等。脾虽然功能强大，但也很脆弱。当脾胃功能正常时，人体精力充沛且不易生病。然而，很多不良生活习惯（如饮食不节、嗜食油腻生冷、长期情绪抑郁等）都会损伤脾胃功能。功能受损后，脾不但不能再代谢人体多余的湿气，还会被外部潮湿环境所影响，运化功能进一步下降，导致人体出现一系列不良状态。

在江南地区的暑夏、黄梅雨季，人们常见的肢体困顿无力、口腔溃疡、精神不振、胃口不佳等不适症状，俗称"苦夏"，中医叫"疰夏"，往往就是由脾虚所致。

健脾

如何判断自己是否脾虚呢？方法很简单：第一步，看看自己的舌头是不是比正常舌胖大、水嫩，或者舌两边带有如蕾丝花边样的齿痕；第二步，观察自己的大便性状，脾虚人群大多排便次数多，且便质软烂、粘马桶；第三步，可以捏捏自己的腰、肚子，脾虚人群的腰腹部常常"一捏一大把"，出现脂肪堆积。

上述三条都"中招"者，平时尤其要注意保持良好生活习惯，少吃生冷油腻食物，做到饮食有节，保持情绪舒畅。可以用陈皮3克、炒麦芽3克、生山楂3克、荷叶2克泡水代茶饮，有健脾化湿的作用。

出汗过多，气阴两虚

夏季人们容易疲劳，和出汗过多也有着密切的关系。中医认为"汗为心之液"，人体津液随着阳气推动蒸腾，变为汗液。

正常的出汗是人体的生理现象，在天气炎热、饮用热汤、情绪激动、运动等情况下，出汗量都会增加。在天气闷热时，适度排汗还可以帮助人体降温。但如果出汗过多，气血津液容易随着汗液外泄，导致气阴两虚，既容易引起头晕乏力、气短、疲倦等气虚之象，又有咽干口燥、心烦燥热、多梦等阴液不足的津亏表现。

补气阴

中医认为，气和津液相互依存，过量出汗容易"气随汗走""气随汗脱"，导致体内津液的损伤。因此，夏季应避免在高温、高湿环境下长时间工作，同时要注意及时补充水分，必要时可采用中药调理以补气养阴。可用芦根9克、石斛9克、玉米须9克泡水代茶饮用，以起到生津止渴、利尿清热的作用。平素容易疲劳乏力、精神不振者，可加西洋参3克，益气养阴之效更佳。

夏季常饮药膳茶，可解暑热、心烦、食欲差等不适。但需注意的是，天气较热时，应避免将药物浸泡过长时间。可以在上午、下午各泡一半剂量，并及时饮用，以免药物因浸泡过久而变质。**PM**

果核中的止痛药
——荔枝核

上海中医药大学附属岳阳中西医结合医院　刘 静 徐玲玲（主任药师）

又到了荔枝上市的季节，饱满红润的外壳、凝脂如玉的果肉，让人垂涎欲滴。"日啖荔枝三百颗，不辞长作岭南人"，自古以来荔枝就是极受喜爱的水果。大多数人不知道的是，荔枝核也是一味良药，具有理气、祛寒、止痛等功效。

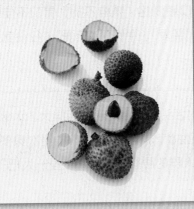

荔枝之核，入药已久

荔枝分布于福建、台湾、广东、海南、广西及云南东部，夏季采摘成熟果实，除去果皮及肉质假种皮，洗净、晒干而得荔枝核。荔枝核为植物荔枝的干燥成熟种子，又名荔仁、荔核、大荔核，呈长圆形或卵圆形，略扁，表面棕红色或紫棕色。

荔枝核性温，味甘、微苦，入肝经、肾经，具有行气散结、祛寒止痛的功效。相传唐朝诗人白居易得了疝气病，行动不便，服用荔枝核后得以痊愈。后来白居易把荔枝核治疗疝气的功效告知当时的御医，御医在编修"本草"时，收集了荔枝核。于是，荔枝核作为一味中药流传下来。

后世典籍对荔枝核有诸多记载，《本草纲目》云："荔枝核治疝气痛，妇人血气刺痛。"《本草备要》也记载："荔枝核入肝肾，散滞气，辟寒邪，治胃脘痛，妇人血气痛。"一般用量为3～9克，用时将整粒捣碎。

小小果核，功效诸多

治疝气痛、睾丸肿痛

《本草纲目》记载："荔枝核入厥阴，行散滞气，其实双结而核肖睾丸，故其治癞疝卵肿，有述类象形之义。"取荔枝核温补之性治疗寒凝气滞之疝气痛、睾丸肿痛，可与小茴香、青皮等同用。若睾丸肿痛夹杂湿热，可配龙胆草、大黄、川楝子等同用。

治胃痛

荔枝核具有行气散结之效，可用于情志不畅、肝气郁结、肝胃不和导致的胃脘久痛，表现为腹胀腹痛、嗳气、烦躁等症状。可用荔枝核与木香研末服用。

治痛经及产后腹痛

荔枝核性温，具有理气、祛寒、止痛的功效，可用于肝郁气滞血瘀引起的痛经及产后腹痛。可用荔枝核与香附研末服用，若加川芎、当归、益母草等同用，疗效更好。**PM**

专家提醒　荔枝核炮制方法不同，功效也各有不同：生荔枝核长于行气散结；盐炙可引药下行，增强治疗寒凝气滞所致疝气痛和睾丸肿痛的功效，等等。需要注意的是，荔枝核性温，无寒湿气滞者勿服。患者应在中医师指导下，根据病情及体质用药。

当下，养生保健文化越来越深入人心，各种养生馆遍地开花，保健项目更是五花八门。前段时间的一则新闻引起了社会关注，一位顾客在不知情的状况下全身多处被埋入过期"黄芪线"，导致感染。这则新闻将穴位埋线推向风口浪尖，"黄芪线"是什么？穴位埋线是"养生骗局"吗？

穴位埋线：
养生骗局还是确有其用

上海交通大学医学院附属瑞金医院卢湾分院中医科　李 青
上海中医药大学附属曙光医院针灸科主任医师　王 波

调查显示，按摩店中这种所谓的"黄芪线"其实是一种普通的蛋白线，与黄芪无关，正规医院开展的穴位埋线项目中无"黄芪线"这一产品，但穴位埋线并非"养生骗局"。穴位埋线起源于20世纪60年代，目的是延长传统针灸疗法发挥作用的时间。操作时，医生使用特制的一次性套管针，将可吸收的蛋白线植入患者的相应穴位，起到较为长久的刺激作用，从而达到健脾益气、疏通经络、调和阴阳气血的效果，以祛病强身、保健美容，是传统针灸疗法的一种延伸和发展。

以线代针，功效不减

穴位埋线有许多优点。首先，穴位埋线是在针灸经络理论的基础上，将穴位针刺、埋针、药物穴注等方法相结合的复合性疗法。其次，穴位埋线一般取穴相对较少、痛苦小，在保证疗效的同时，尤其适合对针灸过于敏感者。再者，蛋白线在穴位组织中被缓慢分解吸收的过程，可持续刺激腧穴和经脉，增加了有效作用时间，对机体的神经系统、免疫系统、代谢系统等发挥促进作用。此外，穴位埋线间隔时间长，持续作用久，可以3～4周治疗一次，非常适合出行不便的老人或工作繁忙者。

一般情况下，对针灸能够治疗的病，都可以用穴位埋线"以线代针"治疗。对一些慢性病及各类痛症，埋线甚至可以取得更好的疗效，如急慢性支气管哮喘等呼吸系统疾病，急慢性胃肠炎、腹泻、便秘等消化系统疾病，心律失常、早搏、房颤、高血压等心血管疾病，月经不调、痛经等妇科疾病，以及脂肪肝、糖尿病、单纯性肥胖等代谢系统疾病，等等。

仔细甄别，谨慎求医

现在临床常用的套管针埋线方法已经实现了无创操作，埋入的材料多选用高分子聚对二氧环己酮缝线（PPDO），吸收时间在3～4周，代谢的最终产物是二氧化碳和水，排异反应小，很少出现过敏、红肿等不良反应。

埋线虽然创口微小，但依然要求严格无菌操作，治疗结束后需要用无菌敷料覆盖针孔，12小时内避免沾水，3天内避免剧烈运动。如出现局部红肿、渗出或体温升高等症状，应及时咨询医生，积极对症处理。此外，高热、虚弱、对异体蛋白严重过敏者，5岁以下儿童，以及孕期和经期女性等，不宜采用埋线疗法。

这里需要特别指出的是，国家中医药管理局印发的《中医养生保健服务规范（试行）》明确要求，养生馆等提供中医养生保健服务的机构及其人员不得从事诊疗活动，包括使用针刺、瘢痕灸、发泡灸、牵引、扳法、中医微创类技术、中药灌洗肠，以及其他具有创伤性、侵入性或者危险性的技术方法。也就是说，穴位埋线属于医疗项目，有资质的医生才能开展。**PM**

近年来，时有居民食用"假八角"后中毒的报道出现。如某地市场监管局人员在某次执法过程中，发现从业几十年的老商贩兜售的"八角"中有一些好像多了几只"角"，气味也比一般八角刺鼻。不明真相的消费者在选购时，看到这种"多角"，可能以为挑到了八角中的"上品"，却不知道它并非真正的八角，而是外形与八角极为相似，同为木兰科八角属的亲兄弟——有毒的"莽草"果实。

在中药中，有很多"长相"相似但功效大不相同的药材。本文我们就以八角为切入点，聊一聊中药中的"撞脸"现象。

误把莽草当八角，
"撞脸"中药知多少❓

海军军医大学中医系中药方剂教研室　张慧卿（副教授）　陈泓志
图片拍摄　辛海量　王满恩

▌八角与莽草 ▐

八角，又称八角茴香、大茴香、大料，为木兰科八角属植物八角茴香的果实，是一种外来香料。据说，八角自宋代传入我国后，就在华夏大地俘获了一代代"吃货"的芳心。不仅如此，古人还逐渐发现了它的药用价值。《本草纲目》记载："自番舶来者，实大如柏实，裂成八瓣，一瓣一核，大如豆，黄褐色，有仁，味更甜，俗呼舶茴香，又曰八角茴香，形色与中国茴香迥别，但气味同尔。"可以看出，李时珍认为八角与中国茴香（即小茴香）虽然外形不同，但气味、功效（散寒止痛、理气和胃）类似；更重要的是，这段话还形象地描述了现今大众已非常熟知的"八角"的典型特征。

相较于大众熟知的八角，普通人可能对莽草比较陌生。其实早在《山海经》中就有莽草的身影，认为其"可以毒鱼"；

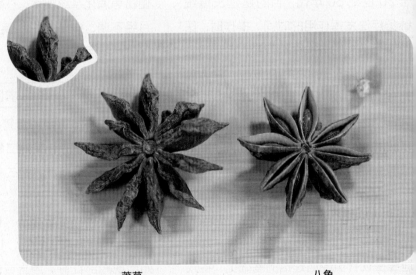

莽草　　　　　　　　八角

《本草纲目》中也有莽草入药的记载。莽草作为传统中药，具有祛风止痛、消肿散结、杀虫止痒的功效。但由于其毒性较大，现代临床应用很少。作为毒性药物，误食莽草后1小时内就可能出现中毒症状，如口渴、流涎、恶心、呕吐、腹痛、腹泻、头晕目眩、心律失常、呼吸急促，严重者甚至出现昏迷、谵语、四肢抽搐、角弓反张、呼吸衰竭，最终死亡。

虽然莽草的毒性早已被发现，但无奈莽草与八角的外形太过相似，均为红棕色的星状结构果实，因此误食事件常有发生。两者如何鉴别呢？

首先，八角的角数在 6～10 个之间，以 8 个最为常见，这也是"八角"名称的由来；而莽草的角数多为 10～13 个。此特征比较容易区分。虽然单从角数上鉴别二者并非"金标准"，不过一旦发现角数超过 10 个，需考虑慎食。

其次，两者角尖形态不同。八角的角尖一般呈肥厚的椭圆形，且形态笔直；而莽草的角尖呈瘦小的披针形，尖端微微卷起，形成钩状（如图）。

最后，八角作为知名香料，气味浓烈，入口辛香；而莽草的气味刺鼻，类似樟脑，放进嘴里很快就能尝出苦味，即便漱口，短时间也很难消除。若实在无法判断，可以浅尝一下。

常见的中药"双胞胎"

其实在中药界，这种外形相似、药效不同的"撞脸"现象并不少见。这里列举几对常见的中药"双胞胎"，帮大家练就一双辨认中药的"火眼金睛"：

人参与西洋参

两者均为五加科名贵的补气中药，但人参药性微温，西洋参药性偏寒凉。两者鉴别要点：①人参颜色偏白，西洋参颜色偏黄。②人参和西洋参断面虽然都有菊花纹，但西洋参的放射纹理明显，有很多棕色小点；而人参放射纹理不明显，棕色小点很少甚至没有。③人参质地相对疏松且脆硬，切面中间隐隐约约可见裂隙；西洋参质地较紧，一般没有明显裂痕。

西洋参

人参

红花与藏红花

红花性温，能活血通经、散瘀止痛；藏红花性平，能活血化瘀、凉血解毒、解郁安神，两者功效、外形相似。藏红花药源少、价格昂贵，所以常有不法商贩用红花来冒充。两种饮片的鉴别要点：①藏红花暗红色，外观呈细长线形，顶端边缘呈不整齐的齿状；红花为红色或红黄色，外观为小的管状结构。②藏红花较轻、质地松软，干燥后容易折断；红花质地较为柔软。③藏红花入水后可见清晰的橙黄色直线下降，并逐渐扩散将水染成金黄色，反复多次冲泡后仍能将水染黄；红花不会有这种表现。

藏红花

红花

小茴香与蛇床子

小茴香和同为伞形科植物果实的蛇床子十分相似，且均有温阳散寒止痛的作用。此外，小茴香理气和胃，蛇床子温肾壮阳。两者鉴别要点：①小茴香呈圆柱形，有的稍弯曲；而蛇床子呈椭圆形。②小茴香长 4～8 毫米，而蛇床子长 2～4 毫米，小茴香一般比蛇床子更长。③小茴香表面黄绿色或淡黄色，两端略尖；蛇床子表面灰黄色或灰褐色。④小茴香有特异的香气，味微甜而辛辣；蛇床子味辛而凉，有麻舌感。

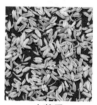
小茴香

蛇床子

此外，赤豆与赤小豆、厚朴与肉桂、地肤子与吴茱萸、鸡血藤与大血藤、苏子与菟丝子等，也是常见的易混淆的药物。**PM**

在这里要特别强调，中药不光有外形相似的不同药物，还存在同名异物、异物同名、名称相近等现象。因此，建议广大患者尽量去正规的药店或医疗机构购买中药，以免误服、误用中药，不但起不到治疗作用，反而对身体造成新的伤害。

项目资助：第一轮上海市健康科普人才能力提升专项（JKKPYC-2022-10）

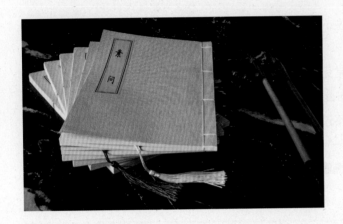

肝肾同源

上海中医药大学附属曙光医院肾病科
刘 毓 杨雪军（主任医师）

中医理论中素有"肝肾同源"一说。根据天干、地支与五脏、五行的配属，肝归于"乙木"，肾归于"癸水"，故"肝肾同源"又称"乙癸同源"。这一说法最早起源于《黄帝内经》："北方生寒，寒生水，水生咸，咸生肾，肾生骨髓，髓生肝"，认为"肾"是通过"髓"生养"肝"；在五行学说中，亦有"肝为肾之子，肾为肝之母"之说。因此中医认为肝肾之间具有"母子"关系，"肝病治肾""肾病治肝""肝肾同治"等治则由此而生。

"将军之官"与"封藏之本"

中医理论中所说的肝，虽也与解剖相关，但与现代医学中肝的功能大不相同。中医理论中的肝为"罢极之本""将军之官，谋虑出焉"，可调节机体阴阳消长、交感和合，从而维持全身各脏腑功能的动态平衡。肝之性刚柔相济，既有勇武之"直"，又有谋划之"曲"，具有强大的调节能力。

《难经》中云："所谓生气之原者，为十二经之根本也，肾间动气也。"《素问》中记载，肾具有潜藏、闭藏之功，为"封藏之本，精之处也"。肾对机体发育起着重要作用，机体在肾气的作用下发育生长，所以中医认为肾气为生命"原动力"。肾与各脏腑之间相互协调、制约，形成统一的有机整体。

密切相关，相互制约

肝藏血、肾藏精，肝血有赖于肾中精气的气化，肾精亦有赖于肝血的滋养；肾阳温煦肝阳，肝阳滋补肾阳，而肾阴又制约、滋养肝阴。这种精血、阴阳之间的互滋互制，维持着肝肾之间的平衡关系。

在临床上，少有单纯的肝虚，亦没有纯粹的肾虚，更多是两者相兼为病、相互影响，而致五脏六腑受损，比如由肝肾亏虚引起的虚劳杂病等。因此在治疗及调理的过程中，应综合考虑、诸药合用，方能使治疗发挥更大的优势。例如：妇女绝经前后如有失眠，出现肝肾不足、阴虚火旺、肝郁化火等证，治疗时需调和肝肾阴阳；老年高血压患者出现眩晕，病变脏腑与肝肾均相关，精血亏虚则不能濡养，头窍失养则血压高，在治疗时应柔肝缓肝、滋养肾阴，调衡肝肾之阴阳从而平血压。

无论是治疗，还是平时调养，均不可拘泥于一脏一腑，必须从整体入手，才能事半功倍。**PM**

肠道感染在夏秋季节较常见，多因饮食不洁所致，病原体以细菌和病毒为主，患者多有恶心呕吐、腹痛腹泻等消化道症状。出现上述症状后，患者应及时就医、配合治疗，同时也需要了解一些用药注意事项。

扫描二维码，立即收听

腹泻用药"四不要"

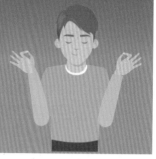

🔊 山东省公共卫生临床中心主任医师　汪明明

不要饮酒

针对肠道感染，首先要对因治疗，也就是抗感染。治疗细菌感染的常用药物有头孢克肟、头孢地尼等头孢类药物，以及诺氟沙星、环丙沙星等喹诺酮类药物。需要特别注意的是，使用头孢类药物时不能饮酒，也不能服用含有酒精的药物（如藿香正气水、十滴水、复方甘草口服液等），以免引起双硫仑样反应。双硫仑样反应是指头孢类药物等可抑制酒精代谢，用药期间即使少量饮酒，也会导致急性酒精中毒的反应，表现为面部潮红、头痛头晕、恶心呕吐、心慌气急等，严重者可出现血压下降，甚至休克。

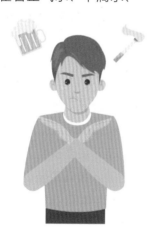

不要自行服用止痛药

腹痛是每个人都有过的痛苦体验，但切不可望文生义，自行用对乙酰氨基酚、布洛芬等解热镇痛药来止痛。解热镇痛药属于非甾体抗炎药，可用于治疗感冒引起的发热、头痛，以及腰腿痛、痛经，等等；其主要不良反应是刺激胃肠道黏膜，严重者可引起消化道出血。腹痛患者服用非甾体抗炎药会加重胃肠道黏膜损伤，不但不能止痛，反而可能使腹痛加剧。

治疗腹痛，可使用解痉止痛药，常用的有阿托品、颠茄合剂、山莨菪碱、溴丙胺太林等。这类药物的主要不良反应有口渴、心率增快和排尿困难等，青光眼和前列腺增生患者禁用或慎用。

不要盲目止泻

腹泻是因为肠道黏膜在炎症因子的刺激下大量分泌肠液所致。从人体的保护机制来看，其实质是一个"排毒"的过程，目的是把肠道内的毒性物质排出体外。因此，如果过早地止泻，会适得其反，导致毒性物质被吸收进入血液循环，进而加重病情。

虽然腹泻容易导致脱水，但不能一出现腹泻就马上用止泻药，而应掌握好时机，待可能的病因去除或得到有效控制、腹泻仍不见好转时，再使用止泻药。一般而言，至少在腹泻24小时后，再考虑收敛止泻。常用药物有蒙脱石散和碳酸铋。腹泻停止即应停用，否则会导致便秘。

不要同时服用抗菌药和益生菌

在肠道感染的恢复期，可服用益生菌、益生元，以调节肠道菌群，增加肠道对维生素B、维生素K的合成和吸收，促进康复。益生菌是"活"的，包括乳酸菌、酵母菌、双歧杆菌等，不能与抗菌药同服，否则会被"杀死"。**PM**

慢性阻塞性肺疾病（简称慢阻肺）是常见的、可预防和治疗的慢性呼吸系统疾病，是我国居民第三位死因。慢阻肺的主要症状是慢性咳嗽、咯痰和呼吸困难，采用药物治疗和非药物治疗（如戒烟、体育锻炼、肺康复等）可以有效控制病情。慢阻肺患者症状急性加重时，需要及时就医治疗；症状相对稳定时，大多数患者居家做好自我管理即可，长期规律用药是重要措施。

慢阻肺患者居家"吸药"三问

上海市疾病预防控制中心慢性非传染病与伤害防治所副主任医师　郑 杨

吸入治疗是慢阻肺药物治疗的首选方式，因而慢阻肺患者的药物治疗不是"吃药"，而是"吸药"。吸入治疗是将药物以气溶胶、干粉或雾化溶液的形式送进呼吸道，作用于呼吸道黏膜和肺泡的一种给药方式。通过吸入，药物可以直接作用于病变的呼吸系统，相较于口服和静脉用药起效更快，可迅速缓解症状。吸入药物的另一大优势是所需剂量更小，药物吸收入血后在全身其他组织的分布很少，可降低不良反应的发生率。对症状相对稳定的慢阻肺患者来说，吸入药物便于携带，使用方便。

有些慢阻肺患者居家使用药物后发现疗效不好，感到十分困惑，是因为药物没选对，还是自己的使用方法不对呢？

问1：居家"吸药"疗效不好，有哪些原因？

长期规律使用吸入药物，是稳定期慢阻肺患者居家自我管理的重要内容，可以减轻症状，降低疾病进展、急性加重等的发生风险。居家吸入药物疗效不好，主要考虑两方面原因：一是患者未严格遵照医嘱使用药物，给药剂量、次数或频率不规范；二是没有完全掌握吸入装置的正确使用方法，导致吸入药物的肺部沉积率（指吸入药物在下呼吸道的沉积量占递送标准剂量的比值）偏低，难以保证疗效。相关研究发现，吸入装置操作不规范的情况非常普遍，超过 2/3 的慢阻肺患者使用吸入装置时至少出现 1 次错误操作。慢阻肺患者操作吸入装置不规范会导致症状控制不佳，操作出现严重错误时甚至会导致住院和急诊。因此，掌握吸入装置的正确使用方法，对慢阻肺患者至关重要。

问2：常用"吸药"装置有哪些？

不同种类的吸入药物配备不同的吸入装置，适合稳定期慢阻肺患者居家使用的吸入装置主要有 3 种：压力定量吸入装置（pMDI）、干粉吸入装置（DPI）和软雾吸入装置（SMI）。

●**压力定量吸入装置**　将药物、辅料和抛射剂装载在加压罐体中，通过按压阀门，将药物和抛射剂混合的气溶胶（也称气雾剂）喷出来。压力定量吸入装置对手动按压和同时吸气的协调操作要求较高，不易掌握。新型压力定量吸入装置和压力定量吸入装置＋储雾罐的形式，尤其是储雾罐的辅助使用，可以提高患者吸药操作的正确率和有效性。

●**干粉吸入装置**　没有抛射剂或雾化剂作为动力辅助，完全依靠患者主动吸气给药，因此也被称为被动装置。干粉吸入装置对操作的手口协调性没有要求，但需要患者快速用力吸气，所以肺功能严重受损者可能使用受限。

● **软雾吸入装置** 通过旋转底座压缩弹簧提供动力将药物喷射出来，形成流速缓慢、持续时间较长的柔和气溶胶（即软雾）。软雾吸入装置对患者的手口协调性和吸气流速要求较低，有助于充分吸收药物，但容易发生未完全旋转底座而导致药物喷射动力不足的现象。

问3：如何"吸药"更有效？

首先，选择合适的吸入装置是保证"吸药"疗效的基础。不同患者适合不同的吸入装置，需要医生充分评估患者的吸气流速、手口协调操作能力等情况，帮助患者选择合适的吸入装置。针对不同吸气流速和手口协调性的慢阻肺患者，推荐的吸入装置如表1所示。

表1 不同吸气流速和手口协调性患者适合的吸入装置

		手口协调性	
		好	不好
吸气流速	足够（吸气峰流速 ≥ 30升/分钟）	可选择DPI、pMDI（包括传统pMDI和新型pMDI）或SMI中任意一种装置	依次推荐DPI、pMDI+储雾罐、SMI
	不足（吸气峰流速 < 30升/分钟）	依次推荐SMI、pMDI	依次推荐pMDI+储雾罐、SMI

其次，掌握吸入装置的正确使用方法是保证疗效的关键。不同吸入装置的使用方法略有差异，输出药物的作用原理及装置内部阻力不同，对吸气流速和相应的吸入动作有不同要求：pMDI需要缓慢且稳定地深吸气，开始吸气后同步激发吸入装置；DPI需要用力、快速且稳定地深吸气；SMI需要缓慢且稳定地深吸气。不管使用何种吸入装置，均应在吸入前缓慢地深呼气，即在开始吸入时尽可能吸入更多气体；在吸入后尽可能地屏气（以10秒左右为佳），再慢慢地呼气，保证药物充分吸收。值得注意的是，完成药物吸入后要及时多次深漱咽喉，因为药物残留在口腔内会对黏膜造成刺激，尤其是激素类药物可能引起口腔真菌感染。三种吸入装置的主要使用方法详见表2。

需要提醒的是，如果正确使用吸入装置并按医嘱正确用药后，疗效仍然不好，应寻求专业医生的帮助。**PM**

表2 三种吸入装置的主要使用方法

❶	准备	清洁口腔，保持坐姿，腰背挺直，头部稍后倾，以保持气道通畅
❷	填装/打开	pMDI：打开装置，充分摇晃药液，使其混悬均匀
		DPI：打开激发装置，通过旋转药盘或加入药物胶囊等形式装药
		SMI：将透明底座按照标签箭头指示方向旋转半周，直至听到"咔哒"声，完全打开防尘帽
❸	呼气	充分呼气至气体尽可能全部呼出（避免朝向吸嘴呼气）
❹	含入吸嘴	将吸嘴含入嘴中并用嘴唇严密包裹
❺	吸气	pMDI：缓慢吸气的同时，按压药罐释放药物，并继续深吸气，尽可能延长吸气时间
		DPI：快速用力深吸气至不再有气流吸入
		SMI：将装置指向咽喉后部，按压给药按钮，尽可能长时间地缓慢吸气
❻	屏气	将吸入装置从嘴边移开，屏住呼吸10秒，然后缓慢呼气
❼	重复	如果需要第二次吸药，需要间隔1～3分钟再进行
❽	关闭	清洁吸入装置，保持吸嘴清洁、干燥
❾	漱口	充分漱口，减少口腔药物残留

集齐150期《健康锦囊》，快来赢奖品！

为回馈广大忠实读者对本刊的支持，编辑部于上期发起了"寻找《大众医学》忠实读者"活动，邀请收藏了150期《健康锦囊》的读者参与抽奖活动：1位读者将获赠2024年全年杂志，10位读者将获赠最新出版的科普图书《吃货博士之吃出好营养》和《大众医学》原创设计口罩。

近期，我们陆续收到了一些读者的反馈。看着这些排列得整整齐齐的小册子，让我们深受鼓舞！这不仅仅是医学科普知识的传递，更是长达16年的陪伴与信任！

目前，该活动仍在进行中。参与方法很简单：将150本小册子整理、拍照后，将照片上传至《大众医学》微信公众平台，备注姓名和联系方式即可。

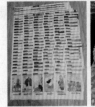

读者收藏的《健康锦囊》

《健康锦囊》可以单独购买吗？

近些年，我们时常接到读者的电话，询问是否能单独购买《健康锦囊》，哪怕贵一点也行！抱歉的是，由于《健康锦囊》是随刊赠送的，未单独销售。

为满足部分读者的需求，我们在《大众医学》微商城开通了"在线阅读"服务。只要花5元钱，就能在线阅读、永久收藏您喜欢的某一本《健康锦囊》。

操作步骤：扫描二维码，进入"大众医学杂志"微信公众号；点击下拉菜单"微商城"中的"在线阅读"栏目；找到某期《健康锦囊》，完成支付后即可在线阅读、永久收藏。

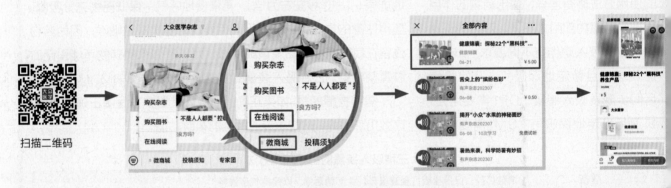

扫描二维码

敬告读者

每一个月，《大众医学》都会带给您权威、实用、最新的保健知识。出版前，每篇文章都经过严格审查和内容核实。我们刊出这些文章，并不是要取代看病就医，而是希望帮助大家开阔眼界，让自己更健康。由于个体差异，文章所介绍的医疗、保健手段并不能适合每一位读者，尤其是在诊断或治疗疾病时。任何想法和尝试，您都应该和医生讨论，权衡利弊。

敬告本刊作者

1. 本刊稿件一律不退，敬请自留底稿。从稿件投到本刊之日起，一个月后未得录用通知，可另行处理。

2. 稿件从发表之日起，其专有出版权、汇编权、网络传播权、翻译权和表演权即授予本刊，同时许可本刊转授第三方使用。本刊支付的稿费包含汇编图书稿费和信息网络传播的使用费。

3. 根据需要，本刊刊登的稿件（文、图、照片等）将在本刊或主办本刊的上海科学技术出版社的网站、微信公众号等平台上传播宣传。

4. 本刊作者保证来稿中没有侵犯他人著作权或其他权利的内容，并将对此承担责任。本刊为科普期刊，不刊登论文。

5. 对上述合作条件若有异议，请在来稿时声明，否则将视作同意。

阿尔茨海默病：
从容面对，早防早治

田金洲，中国工程院院士，北京中医药大学东直门医院脑病科主任医师、教授，国家级老中医、长江学者。长期从事阿尔茨海默病及其他神经变性病的防治和研究。

阿尔茨海默病，俗称老年痴呆，是一种影响记忆、思维和行为的疾病，占全部老年痴呆病例的 60%～80%，常见于 65 岁以上的老年人。在疾病早期，患者记忆力逐渐减退；中期出现典型的痴呆症状；到了晚期，可能失去与他人沟通和自理的能力，如不会说话、吞咽、排便，日常生活完全依赖他人的帮助。阿尔茨海默病可分为三个阶段，即早期（健忘期）、中期（痴呆期）、晚期。

早期识别对于阿尔茨海默病的治疗非常重要。最常见的早期症状是记忆减退，表现为容易丢三落四、叫不出熟人的名字、忘记放置物品的位置等。此外，患者也会出现情绪、行为方面的变化，如多疑、易怒、与人交流减少等。早期患者很难意识到自己存在问题，家人或朋友的观察非常重要。如果发现异常，应尽快到专科医院就诊。

目前，阿尔茨海默病还无法治愈，但一些方法可延缓症状的恶化，改善患者的生活质量。早期的情绪症状、睡眠问题，中晚期的精神行为症状，以及与家人沟通交流不畅等表现，都可通过对症治疗加以改善。

阿尔茨海默病的预防非常重要。中年时期的高血压（尤其收缩期高血压）、糖尿病和高胆固醇血症会增加晚年患阿尔茨海默病的风险。因此，预防应尽早，中年就要开始。首先，增强预防意识，做好高血压、糖尿病、血脂异常等慢性病的管理，保持心脑血管健康。其次，坚持脑力活动，持续学习新知识，帮助保持大脑活跃，延缓认知能力下降。第三，定期进行适度的体育锻炼，促进血液循环。另外，当出现轻度记忆减退症状时，可采用中医治疗补肾益智，结合饮食调理、认知康复练习，有助于改善记忆功能，延缓病情加重。

大家可以试一试"五个一"健康策略：每天一次快走（不少于3000米），或其他适宜运动，如太极拳或八段锦（不少于30分钟）。每天一顿地中海饮食（富含蔬菜、水果、谷物、豆类及鱼类）；每天一次与亲友交流。每天做一次智力活动，如唱歌、读报、写字等。每天饮一杯绿茶。**PM**

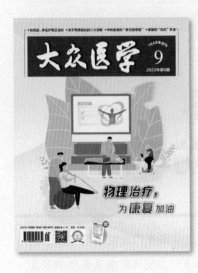

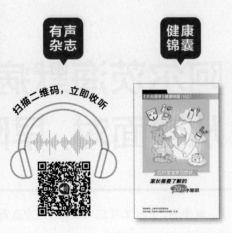

有声杂志

扫描二维码，立即收听

健康锦囊

大众医学
官方微信公众号

特别关注

物理治疗，为康复加油

物理治疗是康复治疗的主体，利用徒手、器械、物理因子等多种手段，针对人体局部及全身功能障碍或病变，采用非侵入性、非药物的治疗来促进和恢复身体功能。物理治疗主要用于神经系统疾病、骨骼肌肉疾病、心肺功能障碍性疾病、皮肤软组织疾病等，对促进疾病康复、提高生活质量意义重大。常用的物理治疗包括哪些？分别"擅长"哪些疾病的治疗和康复？本刊邀请相关领域权威专家详细分析。

本期封面、内文部分图片由图虫创意提供

健康随笔 ▼

1 阿尔茨海默病：从容面对，早防早治
　　　　　　　　　　　　　　/田金洲

热点资讯 ▼

4 "挑食"或是"过敏"信号等
　　　　　　　　　　　　　　/本刊编辑部

特别关注 ▼

6 物理治疗，为康复加油
　　/朱玉连　王于领　祁奇　马明
　　陈慧娟　李奎　徐开寿　吴毅
　　　　　　　　丛芳　王雪强

名家谈健康 ▼

24 秋风起，养生护胃正当时　　　/刘晏

专家门诊 ▼

[心脑健康]
26 孕期血脂"超标"，该管管吗　/张海澄
[糖尿病之友]
28 血糖天天见，未必真相识　　/王建华
[有医说医]
30 让口腔白斑离癌远点　　　　/沈雪敏
[秒懂医学]
32 肚子里的"叫蝈蝈"　　　　　/赵玉洁
[诊室迷案]
33 会痛的"梅核气"　　　　　　/练晶晶
[特色专科]
34 ECT检查——骨转移的"照妖镜"
　　　　　　　　　　　　/刘永　赵军
36 关于骨质疏松的八大误解
　　　　　　　/徐文停　杨逸韬　郑国卿
38 脸面受伤，如何不损容颜
　　　　　　　/桂海军　蔡鸣　商莉
40 邻面龋：面面相"龋"，不治不"休"
　　　　　　　　　　　　　　/韦晓玲
41 不是"肿瘤"的后巩膜葡萄肿
　　　　　　　　　　/倪颖勤　徐思思
42 骨科手术后，护理有四防
　　　　　　　　　　/戴金花　张孝云
44 术后怎么"躺"/闫亚敏　胡燕　虞正红

营养美食 ▼

[饮食新知]
45 二酯油真的是"减脂好帮手"吗
　　　　　　　　　　　/高键　吴沙莎
[食品安全]
46 当心不怕盐的"嗜盐细菌"家族
　　　　　　　　　　　/陈涌　庄源
48 喝椰子水，新鲜第一位　　　/胡亚芹
49 购前五问，让"迷你厨房"更安全
　　　　　　　　　　　　　　/孙力菁

轻松订阅

★ 邮局订阅：邮发代号 4-11
★ 网上订阅：www.popumed.com（《大众医学》网站）/ http://item.zazhipu.com/2000399.html（杂志铺网站）
★ 上门收订：11185（中国邮政集团全国统一客户服务）
★ 本社邮购：021-53203260
★ 网上零售：shkxjscbs.tmall.com（上海科学技术出版社天猫旗舰店）
★ 微信订阅：扫描右侧二维码，在线订阅

微信订阅

首届国家期刊奖　第三届中国出版政府奖期刊奖提名奖　新中国60年有影响力的期刊
华东地区优秀期刊　中国百强报刊　上海市健康科普品牌　中国优秀科普期刊

大众医学® （月刊）

2023年第9期 Dazhong Yixue

[饮食风尚]
50 不拒奶茶的液体断食法，真能实现
　　"无痛减肥"吗 /田芳 邵春海
[养生美膳]
52 中秋美食的"多巴胺穿搭"
　　　　　/袁春华 马莉 李纯静

品质生活 ▼
[预防有道]
54 解读教师"职业病"排行榜 /张战赛
56 牙膏戴上了"紧箍咒" /戴安娜 李晓军
58 当孕期与X线检查相遇，该何去何从
　　　　　　　　　　　　/姚杰
[趣说心理]
60 你真的想做"摆烂二极管"吗
　　　　　/马佳欣 刘小童 孟慧
[追根问底]
62 针灸诊室里的问答 /朱博畅 赵琛
[居家康复]
64 颞下颌关节紊乱，试试开口操训练
　　　　　　　　　/张清彬 李传洁
[健身运动]
65 小小哑铃，用之有道 /王琳 周文星
[心事]
66 警惕"受助者恶意" /张田
[健康上海]
★上海市健康促进委员会合作专栏
67 周行涛：科普是最好的防护"眼药水"
　　　　　　　　　　　　/王丽云

健康管家 ▼
[亲子育儿]
68 散光的前世今生
　　　/邱悦 李昕悦 乔中豹 乔彤
70 别被"肌张力偏高"吓破胆 /廖建湘

[青春健康]
★上海市计划生育协会合作专栏
71 二宝出生，引发父子"战争" /许红兵
[女性保健]
72 奇怪的胎盘 /车荣华
74 早预防，我的"底盘"我做主 /李瑞霞

中医养生 ▼
[岐黄医术]
76 腱鞘囊肿，可否随意"捏破" /程少丹
[保健]
77 累觉不"眠"怎么破 /张雯静
78 居家常备中成药，如何正确吃 /陈平
[身边本草]
80 名称相似药，功效各不同 /王海颖
[外治良方]
82 拔罐的"花式"手法 /张宏
[杏林解语]
84 不通则痛 /朱长刚

用药宝典 ▼
[家庭用药]
85 有些药须"吃吃停停" /徐镶怀 闻思婉
[用药安全]
86 服用二甲双胍，须关注这个
　　　"隐秘"指标 /吴轶 李晓宇

健康锦囊 ▼
89 应对宝宝常见症状，
　　家长需要了解的20个小知识

顾问委员会
主任委员　王陇德 陈孝平
委　员（按姓氏拼音排序）
陈君石 陈可冀 曹雪涛 戴尅戎
樊嘉 范先群 顾玉东 郭应禄
黄荷凤 廖万清 陆道培 刘允怡
郎景和 宁光 邱贵兴 邱蔚六
阮长耿 沈渔邨 孙燕 汤钊猷
王正国 王正敏 汪忠镐 吴咸中
项坤三 曾溢滔 曾益新 赵玉沛
钟南山 周良辅 庄辉

名誉主编　胡锦华
主　编　贾永兴

编辑部
主任/副主编　黄慧
副主任　王丽云
文字编辑　刘利 张磊 莫丹丹
　　　　　蒋美琴 曹阳
美术编辑　李成俭 陈洁

主　管　上海世纪出版（集团）有限公司
主　办　上海科学技术出版社有限公司

编辑、出版　《大众医学》编辑部
编辑部　（021）53203131
网　址　www.popumed.com
电子邮箱　popularmedicine@sstp.cn

邮购部　（021）53203260

营销部
副总监　夏叶玲
客户经理　潘峰 马骏
订阅咨询　（021）53203103
　　　　　13816800360
广告总代理　上海高精广告有限公司
电　话　（021）53203105

编辑部、邮购部、营销部地址
上海市闵行区号景路159弄A座9F-10F
邮政编码　201101

发行范围　公开发行
国内发行　上海市报刊发行局
国内邮发代号　4-11
国内统一连续出版物号　CN 31-1369/R
国际标准连续出版物号　ISSN 1000-8470
国内订购　全国各地邮局
国外发行　中国国际图书贸易总公司
　　　　　（北京邮政399信箱）
国外发行代号　M158

印　刷　杭州日报报业集团盛元印务有限公司
出版日期　9月1日
定　价　15.00元

88页（附赠32开小册子16页）

杂志如有印订质量问题，请寄给编辑部调换

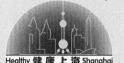
大众医学—— Healthy 健康上海行动 Shanghai 指定杂志合作媒体

《健康上海行动（2019—2030年）》提出18个重大专项行动、100条举措，将为上海2400多万市民筑牢织密一张"生命健康网"，全方位、全周期、全领域维护与保障市民健康。市民健康水平和健康城市能级的不断提升，需要全社会、全体市民共同参与和努力。《大众医学》作为健康上海行动指定杂志合作媒体，邀您与健康结伴同"行"。

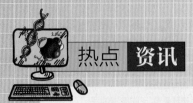
"挑食"或是"过敏"信号

很多人有自己独特的忌口，如无法接受香菜或葱蒜、排斥羊肉、不喝牛奶等，这些与大多数人不同的饮食习惯往往被定义为"挑食"。近期，德国癌症研究中心发现，"挑食"可能与身体中的肥大细胞相关。肥大细胞在过敏的免疫应答中起关键作用，能通过向大脑发出"求救信号"，使人避免再次摄入致敏食物。

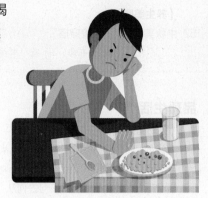

耶鲁大学医学院的研究人员也发现，摄入过敏原会激活大脑的厌恶刺激反应区域，从而使机体回避对同种物质的再次摄入。因此，当吃到某种食物感到没来由的厌恶时，可能是因为免疫系统向大脑"求救"而产生厌恶信号，从而避免以后再次摄入同样的物质。

免疫新辅助治疗显著提高局部晚期食管鳞癌患者生存期

食管癌是我国排名前十的高发型癌症，由于其症状隐匿，大多数患者确诊时已处于中晚期，五年生存率仅为20%～30%。对局部晚期食管癌患者而言，直接进行手术切除预后不佳；标准治疗是以化疗或放化疗联合为主的新辅助治疗，但副作用明显，部分患者难以耐受。

近期，复旦大学附属中山医院胸外科谭黎杰、尹俊教授团队联合华大基因研究发现，采用PDL-1抗体免疫新辅助治疗联合手术有望提高局部晚期食管癌患者的疗效，生存获益较明显，安全性较高，不良反应较少，也没有导致手术延迟或增加并发症的情况。该研究为我国食管癌治疗开辟了新途径和新方案，可有效改善患者的生活质量。

血液检测或可诊断阿尔茨海默病

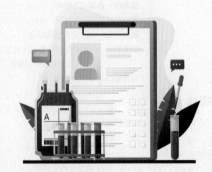

目前，阿尔茨海默病主要通过正电子发射断层扫描（PET扫描）或脑脊液分析诊断。近期，国际临床医生和研究人员委员会发布了新修订的阿尔茨海默病诊断指南草案，提出新的血液生物标志物或可更有效地检测阿尔茨海默病，且价格低于其他诊断方法。

国家疾控局等发布 《猴痘防控方案》

近期，国家疾病预防控制局会同国家卫生健康委员会制定并公布了《猴痘防控方案》。方案指出，人群对猴痘病毒普遍易感，接种过天花疫苗对猴痘病毒存在一定程度的交叉保护力；现阶段猴痘的主要传播途径是在男男性行为人群中经性接触传播，男男性行为人群是感染猴痘的重点人群；一般人群感染猴痘病毒的风险较小，但需了解猴痘基本知识，做好健康防护；病情较轻且具备居家隔离治疗条件的确诊病例，经医疗机构与疾控机构联合评估后，可直接采取居家隔离治疗。

猴痘密切接触者及经评估有感染风险的人员，需进行21天自我健康监测，出现症状须及时就诊。

上海首例 5G+AI 超远程国产机器人微创手术顺利完成

近期，复旦大学附属妇产科医院华克勤教授带领其团队成员，运用国内首款 5G+AI 技术的四臂腔镜机器人，成功为一位身在宁夏的子宫多发肌瘤合并贫血患者"远程"进行了全子宫切除。这是上海首例 5G+AI 超远程国产机器人微创手术，也是华东地区首例国产机器人辅助下的 5G+AI 超远程妇科腹腔镜手术。

国家卫健委发布《防控儿童青少年近视核心知识》十条

为倡导和推动家庭及全社会重视儿童青少年近视防控工作，国家卫健委组织编写了《防控儿童青少年近视核心知识十条》，主要内容包括：预防近视从小从早做起，每天日间户外活动不少于 2 小时，养成良好用眼习惯，分龄管控视屏时间，每天坚持做眼保健操，均衡营养充足睡眠，遵医散瞳诊断近视，确诊近视及时干预，重视高度近视及相关并发症，多方合力共筑"防护墙"。当前，我国儿童青少年近视呈早发、高发态势，已成为影响儿童健康和全面发展的突出问题。近视可防可控不可逆，要做到早预防、早发现、早干预。

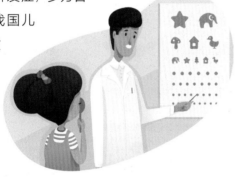

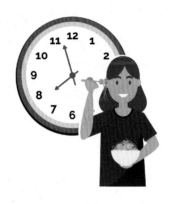

早饭提前 1 小时，患病风险可下降

近期，法国巴黎大学的研究人员分析了进餐时间与 2 型糖尿病发病率之间的关系，发现与 8 时前吃早餐的人相比，9 时后吃早餐的人患 2 型糖尿病的风险增加 59%；较晚的晚餐也会稍增加患 2 型糖尿病的风险。研究人员认为，用餐时间会影响血糖和血脂控制以及胰岛素水平。早上 8 时前吃早餐、晚上 7 时前吃最后一餐，有助于降低 2 型糖尿病的发病风险。

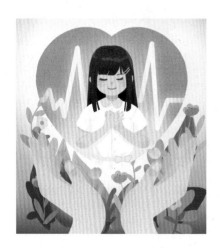

复旦大学附属儿科医院成功完成 4 岁儿童心脏移植手术

近期，复旦大学附属儿科医院医疗团队与复旦大学附属中山医院王春生教授团队耗时 3.5 小时，成功为一位 4 岁的扩张型心肌病患儿完成心脏移植手术。儿童心脏移植手术难度大、术后管理复杂，对技术和经验要求很高，目前国内儿童心脏移植病例数较少，能够独立开展儿童心脏移植的单位也较少。自 2022 年 8 月取得器官移植机构资质以来，复旦大学附属儿科医院已累计开展 36 例器官移植，成为国内极少数同时具备开展心、肝、肾移植能力的儿童专科医院，将为国内众多亟需器官移植技术救治的患儿带来福音。PM

（本版内容由本刊编辑部综合摘编）

1996年，世界物理治疗联盟将每年9月8日设为"世界物理治疗日"。物理治疗是康复治疗的主体，利用徒手、器械、物理因子等多种手段，针对人体局部及全身功能障碍或病变，采用非侵入性、非药物的治疗来促进和恢复身体功能。物理治疗主要用于神经系统疾病、骨骼肌肉疾病、心肺功能障碍性疾病、皮肤软组织疾病等，对促进疾病康复、提高生活质量意义重大。常用的物理治疗包括哪些？分别"擅长"哪些疾病的治疗和康复？本刊邀请相关领域权威专家详细分析。

物理治疗，为康复加油

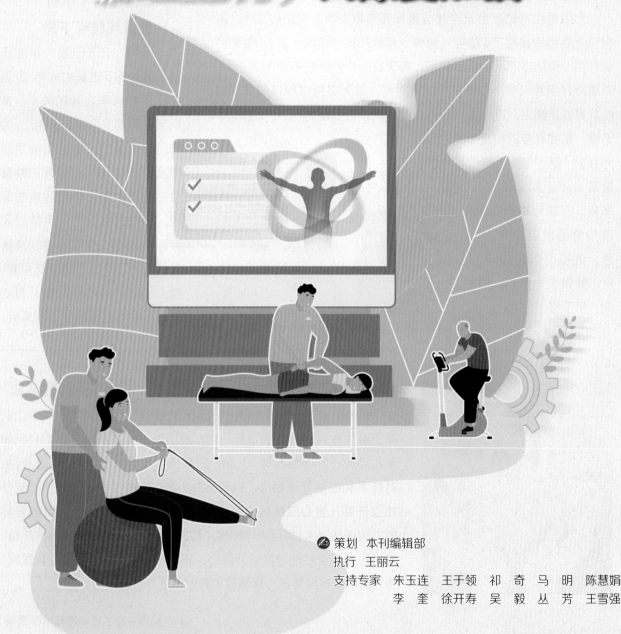

策划　本刊编辑部
执行　王丽云
支持专家　朱玉连　王于领　祁奇　马明　陈慧娟
　　　　　李奎　徐开寿　吴毅　丛芳　王雪强

① 运动治疗：众多疾病康复的必经之路

复旦大学附属华山医院康复医学科　朱玉连（主任治疗师）　杜 亮

生活实例

五个月前，李女士在户外运动时摔倒，发生右膝半月板损伤和前交叉韧带撕裂，骨科医生为她做了半月板成形术和前交叉韧带重建术。术后，李女士在家静养，不敢活动。休养了一个半月后，她感觉膝关节非但没有好起来，反而越来越肿，无法屈伸，小腿肌肉也萎缩得厉害。按照骨科医生的建议，她到康复医学科就诊。在医生的诊断评估和康复治疗师的帮助下，结合科学合理的运动治疗，李女士的膝关节疼痛和肿胀慢慢缓解，屈伸角度得以恢复，小腿肌肉也逐渐丰满起来，步行能力恢复良好。

还有半年就退休的张先生前不久因脑梗导致偏瘫。刚住院时，他很沮丧：本来打算退休后和爱人一起去全国各地旅行的，如今只能躺在病床上，这辈子算是完了……主治医生劝他不要难过，联系了康复医学科会诊。评估后，治疗师每天到神经内科病房对张先生进行运动治疗。十天后，张先生出院时已能行走，可以独自如厕，生活基本自理。他信心大增，出院后联系了当地的康复医院，继续进行康复治疗。

生命在于运动。运动有助于改善血液循环、增强心肺功能、增加肌肉力量和弹性、放松身心。运动治疗是以神经、骨关节肌肉发育、运动生物力学等为基础构架，根据机体损伤和疾病特点进行全身或局部运动，以达到临床治疗效果的方法。运动作为医疗技术由来已久：我国的运动治疗有5000多年历史，导引术、八段锦、太极拳等运动治疗方法广受欢迎；"现代医学之父"希波克拉底也曾记载按摩疗法和运动治疗。如今，作为物理治疗技术的"主力军"，运动治疗越来越受到重视，在疾病康复和功能重建中发挥着重要作用，是众多疾病康复的必经之路。

临床上常用的运动疗法包括关节活动训练、关节稳定性训练、肌肉力量训练、平衡功能训练、步行训练、对疼痛和痉挛的徒手治疗等。

被动、主动运动，帮偏瘫患者"站起来"

偏瘫常见于脑卒中患者。患病早期，待患者生命体征平稳后，医生一般会请康复医学科医生会诊，对患者进行运动指导和治疗，包括关节被动活动训练，翻身训练，从卧位到坐位、站立的转移训练，下肢及腰腹部的肌肉力量和稳定性训练，站立位的平衡功能训练，床与轮椅间的转移训练，等等。

骨科术后，运动治疗要"赶早"

骨科手术后早期的运动治疗不可忽视。以髋关节置换为例，患者术后次日就可以下地进行负重和步行训练。康复医学科医生和治疗师会对患者进行康复教育和运动指导，主要包括髋关节持续被动

专家简介

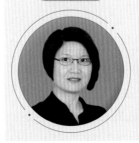

朱玉连　复旦大学附属华山医院康复医学科副主任、主任治疗师、教授、博士生导师，中国康复医学会物理治疗专委会候任主任委员兼重症心肺物理治疗学组组长、器官移植康复专委会常委、帕金森病和运动障碍康复专委会常委，上海市康复医学会物理治疗专委会主任委员，上海市医学会物理医学与康复学专科分会委员兼秘书长。

活动、大腿前侧肌肉（股四头肌）等长和等张收缩、大腿后侧肌肉（主要是腘绳肌）力量训练、大腿内侧和外侧肌肉力量训练、核心肌群力量训练，以及踝泵训练（踝关节屈伸运动）。运动治疗可以减轻患处肿胀和疼痛，保持或增强肌力，减少并发症的发生率。

改善先天运动障碍，运动治疗是场"持久战"

孕育健康宝宝是每个家庭的期盼，遗憾的是并非每个宝宝都生而健康，一些宝宝出生后存在运动功能障碍，一些宝宝因早产、颅脑损伤等原因而发生脑瘫。这些患儿在经过一系列运动治疗后，痉挛状态会得到改善，运动功能障碍可大有改观。部分患儿至学龄期可以正常生活和学习；对部分病情严重者而言，运动治疗可能会贯穿整个童年，甚至一生。不过，只要坚持进行有针对性的运动治疗，运动功能一定会慢慢提高，越来越好。

诸多疾病的防治，都离不开运动治疗

除上述神经系统、运动系统疾病外，其他诸多疾病的预防、治疗和康复都离不开运动治疗。比如：女性产后往往伴随腹壁松弛问题和盆底功能障碍，产后适时开始运动治疗，有助于防治尿失禁等盆底功能障碍性疾病，改善腹壁松弛的情况，提高生活质量。慢阻肺等呼吸系统疾病，慢性心功能不全等心脏病，以及高血压、糖尿病、慢性肾病、慢性疼痛等患者，经评估后进行个体化的运动治疗，往往能收到意想不到的效果。

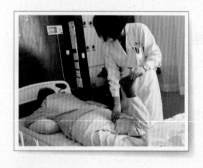
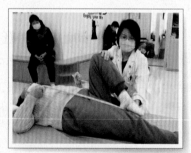

专家提醒

患者应在医生和治疗师指导下进行运动治疗，注意安全、循序渐进。生命体征不稳时要避免运动，血压过高、心功能不全者不宜剧烈运动，卧床较久者应逐步从卧位过渡到半卧位、坐位、站位。

生活实例

李先生长期在电脑前工作，经常感到脖子酸痛。有一天，他突然出现脖子僵硬、转动困难及小指麻木等症状，甚至呼吸也受到了影响。他赶紧去医院就诊，检查发现第5颈椎椎间盘向左侧突出，神经根受到卡压。在医生的建议下，李先生开始接受牵引治疗（手法治疗的一种）和颈椎康复训练。两周后，他的症状消失了。

手法治疗通过手法刺激人体特定部位，调整机体的生理功能，达到治疗和保健目的。手法治疗的起源可以追溯到古代，如局部按摩、中医推拿、针灸等。现代手法治疗主要包括关节松动术、手法辅助肌肉力量训练、被动或辅助-主动关节活动度训练、神经松动术、整脊等手法，以及推拿、拔罐、刮痧等中式手法，流派众多。

手法治疗可促进血液循环、缓解肌肉疲劳、调整生物力学，安全性高，副作用小，适用范围广。临床上，手法治疗不仅可以治疗运动损伤、颈肩腰腿痛等各类肌骨疼痛和功能障碍，还可促进围术期康复，改善功能和预后。

关节松动术，增加关节活动度

关节松动术是治疗师在关节活动范围内完成的一种手法操作技术，可以促进关节液流动，改善关节软骨和软骨盘无血管区的营养，保持或增加关节伸展性，增加关节活动范围。

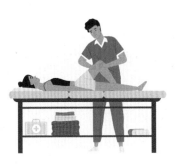

② 手法治疗：关节肌肉健康好帮手

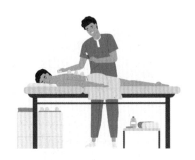

中山大学附属第六医院康复医学科　王于领（主任治疗师）林武剑

手法辅助肌肉力量训练，增强肌肉力量

手法辅助肌肉力量训练是一种治疗师通过自身力量引导患者锻炼，进而使患者肌肉力量增强的方法。这种手法可以改善肌肉无力、肌肉力量下降或肌肉运动控制减弱等问题。

被动训练，缓解关节僵硬、疼痛

被动或辅助－主动关节活动度训练通过被动运动来恢复或增加关节活动度，可以治疗关节僵硬和关节疼痛等。

神经松动术，改善神经功能

神经松动术是指通过手法刺激人体的特定神经，使神经在神经鞘膜中更好地伸缩或滑动。这一技术可以促进神经的血液循环，缓解肌肉疲劳。临床上，该技术用于改善神经系统的伸缩活动，可达到缓解颈肩腰腿痛、改善神经功能的目的。

中医推拿，改善肌肉营养

中医推拿是一种以中医脏腑、经络学说为理论基础，结合解剖和病理诊断，用手法作用于人体特定部位以调节生理、病理状况，达到治疗目的的方法。从性质上来说，它是一种物理治疗方法。通过推拿，能促进肌肉纤维的收缩、伸展活动，改善血液、淋巴等体液循环，最终改善肌肉的营养状况，增强肌肉组织的弹力和耐力，缓解和消除肌肉疲劳。

接受手法治疗，注意五点

手法治疗需要物理治疗师或医生进行操作，患者不能随意到按摩店"捏捏按按"，若无相关知识和技巧，也不宜居家按摩。接受手法治疗，患者及家属需要注意以下几点：①选择正规的医院或推拿机构，以及有相关资质的物理治疗师或医生；②治疗前，告知物理治疗师或医生自己的身体情况，包括身体状况、病史、过敏史等；③治疗时，应保持放松状态，避免过度紧张和抵抗；④治疗过程中，若感到不适或疼痛加剧，应及时告知物理治疗师或医生；⑤治疗后，应注意休息，避免过度劳累。

手法治疗是一种物理治疗方法，不能替代药物治疗。除接受手法治疗外，患者有时需要结合药物治疗等方法进行综合治疗。需要提醒的是，手法治疗的效果有时是长久的，这种情况多属于通过手法治疗消除了病因；但多数情况下，病因无法通过手法治疗消除，因此疗效是短暂的。

专家简介

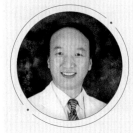

王于领　中山大学附属第六医院康复医学科主任、主任治疗师，中国康复医学会物理治疗专委会名誉主任委员、康复治疗专委会副主任委员，中华医学会物理医学与康复学分会康复治疗学组副组长，中国物理治疗师资质认证考核专委会主任委员，广东省医学会社区康复学分会副主任委员、物理医学与康复学分会常委，广东省康复医学会常委。

③ 电疗: 神经肌肉"调节器"

✍ 同济大学附属养志康复医院　蒋慧慧　黄奔　祁奇（主任治疗师）

生活实例

　　55岁的黄女士是小区广场舞队的"主力"，平时热爱爬山。近两年，她爬山和上下楼梯时右膝关节有轻微不适，休息后可好转。前不久，她上下楼梯时右膝关节疼痛加剧，跳广场舞时也出现不适，于是到医院就诊，被诊断为膝骨关节炎。

　　28岁的姜女士下楼梯时右脚扭伤，经冰敷后，肿胀、疼痛减轻了。本以为休息一下即可恢复正常，但3天后右脚还不能走路，去医院就诊，被诊断为踝关节软组织损伤，需要进行康复治疗。

　　对黄女士和姜女士，康复科医生均开具了电疗处方。经治疗后，黄女士和姜女士的疼痛缓解。

　　电疗是指利用不同类型电流和电磁场治疗疾病的方法。18世纪美国科学家富兰克林应用莱顿瓶放电治疗，成为第一个用电疗的人；1831年法拉第发明感应电装置后，低频电疗法开始用于治疗头痛、神经痛；二次世界大战期间，电疗得到更大发展，帮助许多士兵进行康复治疗。随着科技的发展，人类对电的利用更加精确，电疗越来越多地被应用到临床物理治疗中，通过不同形式作用于人体。

　　根据电流频率不同，临床常用的电疗分为低频（频率小于1000赫兹）、中频（频率为1000～100 000赫兹）、高频（频率大于100 000赫兹）电疗。电流波形、波宽、波幅、波长、频率等物理参数不同，可产生不同的物理、生理、生化效应，有着不同的临床用途。

电疗	低频	神经肌肉电刺激
		经皮神经电刺激
	中频	干扰电治疗
		音频电治疗
	高频	超短波、短波治疗
		微波

常见电疗分类

低频电疗:

兴奋神经肌肉，缓解疼痛

　　低频电流对感觉神经和运动神经有较强的兴奋作用，常用的有神经肌肉电刺激、经皮神经电刺激等。

● **兴奋神经肌肉组织**

　　对因脑血管意外发生偏瘫，或因车祸等外伤引起脊髓损伤后导致截瘫的患者，低频电疗可以模拟中枢神经发出的神经兴奋，刺激肌肉进行收缩。

● **缓解疼痛**

　　低频电流作用于人体，可干扰疼痛信号的传导，也可以促进缓解疼痛物质的分泌，从而缓解疼痛。

　　此外，低频电疗还可促进伤口和骨折愈合，有助于消炎和镇静催眠。

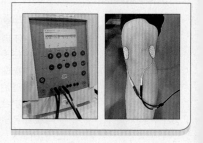

中频电疗：镇痛，松解粘连，促进肠蠕动

中频电流作用的深度相对较深，临床常用的有干扰电治疗、音频电治疗等。中频和低频电疗常通过电极粘贴、吸附或捆绑固定在治疗部位，治疗时会有类似蚂蚁爬的感觉；治疗剂量增加时，患者可能因疼痛而无法忍受。

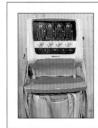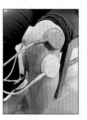

● 镇痛

常用于镇痛的中频电疗是干扰电治疗，镇痛作用较低频电疗强。

● 松解粘连，软化瘢痕

中频电疗可使粘连的结缔组织纤维、肌纤维、神经纤维活动、分离，如减轻急性损伤后的软组织粘连、软化术后瘢痕等。

● 促进肠蠕动

中频电疗能促进肠蠕动，同时可改善消化系统血液循环，增强消化吸收功能。

高频电疗：将电能转化为热能

高频电疗是所有电疗中作用深度最大的，原理类似于手机、雷达的信号传递。进行高频电疗时，治疗电极

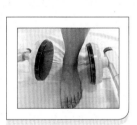

不接触皮肤，可以更好地治疗一些凹凸不平的部位。高频电流通过机体时，各种组织可产生不同程度的热效应。这种热的作用较均匀，皮肤、深部组织及体内脏器均可被其影响。

● 热作用

较大剂量高频电疗产生的热作用可改善局部血液循环、加速组织生长修复（非急性期）、缓解疼痛、降低肌张力、增加组织延展性。

● 非热作用

小剂量高频电疗常用于急性期的治疗，产生的热量较少，局部组织温度不升高。

提醒：安装起搏器、骨折内固定者不宜电疗

电疗可能干扰心脏起搏器的正常工作，安装心脏起搏器者不可使用。骨折后使用金属内固定的患者也不宜进行电疗，否则金属部件可因电疗产生热量，导致患者烫伤。此外，肿瘤、活动性结核病、感染等患者也不宜电疗。

专家简介

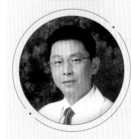

祁奇 同济大学附属养志康复医院（上海市阳光康复中心）副院长、主任治疗师、教授、硕士生导师，中国康复医学会物理治疗专委会主任委员、康复治疗专委会常委，上海市康复医学会物理治疗专委会副主任委员。

解┊疑┊答┊惑

问❶：电疗时会不会触电？

解答： 医院的电疗设备都是通过检验合格的正规产品。使用前，治疗师会认真检查设备及其输出线路、电极的完整性，严格按规范进行操作，不会导致患者触电。

问❷：采用高频电疗时感觉不明显，能把剂量调大吗？

解答： 较小剂量的高频电疗无热量或微热量，患者没有明显热感。在疾病早期，若加大剂量会使局部温度升高，使炎症扩散、肿胀加重。

问❸：进行干扰电治疗时很舒服，对腰痛的治疗效果很好，每次治疗时能不能多做一会儿？

解答： 干扰电治疗的最佳时间为15~20分钟。增加治疗时间会使机体对治疗电流产生适应性，影响疗效。

④ 光疗：消炎镇痛，促进再生

东南大学附属中大医院康复医学科副主任治疗师　马　明

生活实例

张先生78岁，因长期卧床合并骶尾部褥疮到康复科就诊。经评估，其褥疮为Ⅲ期，大小为3厘米×2厘米。经紫外线局部照射治疗20多日后，张先生的创面完全愈合。治疗方法为：先用生理盐水清洗创面，再用无菌棉球拭干，然后用紫外线局部照射，每日2次，逐日增加照射剂量，照射完毕后涂碘伏、用敷料覆盖。同时，医生嘱家属为患者勤翻身。随着时间的推移，患者的创面缩小，新生肉芽组织长出，炎性渗出液减少，直至完全愈合。

应用日光辐射或人工光源治疗疾病的方法称为光疗法，包括可见光、红外线、紫外线和激光疗法。光疗法始于日光疗法，早在公元2世纪就有记载；而使用人工光源的光疗法始于18世纪末至19世纪中期；20世纪60年代激光被发现，使用人工光源（可见光、红外线、紫外线及激光）的光疗法相继形成，逐渐成为物理治疗学的重要组成部分。

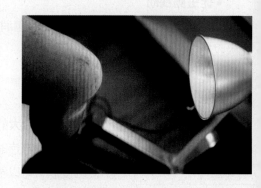

可见光治疗，常用红光和蓝紫光

可见光在光谱中位于红外线与紫外线之间，波长为400～760纳米，为人眼可以看到的光线，其辐射人体组织后主要产生温热作用和光化学作用。应用可见光治疗疾病的方法称为可见光疗法，常用的有红光（波长640～760纳米）疗法和蓝紫光（波长420～510纳米）疗法。

可见光有温热作用和光化学作用。波长较长的可见光以温热作用为主，可改善血液循环，加快代谢，改善营养状况；波长较短的可见光以光化学作用为主，可促进维生素D合成，调节钙磷代谢，对病毒和细菌有杀灭作用。

蓝紫光常用于治疗新生儿黄疸。红光常用于治疗局部亚急性和慢性疾病，可与局部外用药相结合，也可与针刺同时进行，以提高疗效。

红外线治疗，常用于损伤和炎症

红外线适用于治疗各种亚急性和慢性损伤、炎症，如软组织扭伤或挫伤、

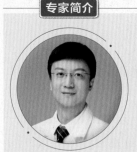

专家简介

马　明　东南大学附属中大医院康复医学科副主任、关节与运动医学中心副主任、副主任治疗师、硕士生导师，中国康复医学会物理治疗专委会副主任委员、中国研究型医院学会冲击波医学专委会常委、江苏省康复医学会物理治疗专委会候任主任委员、运动康复专委会副主任委员、江苏省体育科学学会运动医学专委会常委。

关节炎、神经痛等，操作方法和疗程与红光治疗类似。如所需的热作用较强，优先选用白炽灯。治疗慢性风湿性关节炎，可用局部光浴箱；治疗多发性末梢神经炎，可用全身光浴箱。

紫外线治疗，用途更广泛

紫外线治疗分为全身照射法和局部体表照射法。

全身照射采用落地式大功率紫外线灯，可治疗佝偻病、软骨病、骨质疏松症、骨折、肝硬化、全身皮肤瘙痒、银屑病、白癜风等。

局部体表照射法采用落地式、水冷式、盘式紫外线灯，常用于治疗疖肿、痈、急性蜂窝织炎、急性乳腺炎、丹毒、淋巴结炎、静脉炎、软组织急性化脓性炎症、伤口感染、褥疮、伤口延迟愈合、急性关节炎、急性神经痛等。

激光治疗，一般使用低强度

激光治疗分为低强度和高强度，康复医学科一般使用低强度激光，进行体表照射或体腔内照射，主要用于治疗面肌痉挛、慢性溃疡、外阴白斑、带状疱疹等。应注意，激光管有激光输出时，不得直接照射人眼。

光疗时，应保护眼睛、预防烫伤

光疗时，若照射部位接近眼部或光线可射及眼部，应使用盐水纱布遮盖双眼，以保护眼睛。在治疗过程中，患者不要随意变换体位，以防身体触及灯泡而引起烫伤。

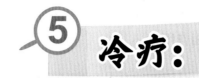

⑤ 冷疗：

镇痛消肿，让身体"静静"

哈尔滨医科大学附属第一医院康复医学科 陈慧娟（主任治疗师） 丛 双

生活实例

中学生小张在体育课上打球时崴了脚，当时未在意，没有采取任何措施，回家后发现脚踝肿胀、疼痛明显，家长用热毛巾给他做了热敷。第二天放学后，小张脚踝部位肿胀仍很严重，家长又给他做了热敷，并加以按摩。第三天，见小张伤情未好转，家长才带他去医院就诊。进行对症治疗后，医生告诉家长，急性软组织损伤后应严格遵循"PRICE"（保护、休息、冰敷、加压包扎、抬高患肢）原则，避免热敷。

高女士跳广场舞时被旁边打篮球的孩子撞了肩膀，疼痛不已。她慌而不乱，马上去便利店买了一根冰棍，用纱巾包裹后固定在肩膀处，然后赶去医院。由于处理得当，到医院时，高女士的肩部并未过度肿胀，方便了医生检查处置，也在一定程度上减轻了疼痛。

冷疗是应用比人体温度低的物理因子（冷水、冰等）刺激皮肤或黏膜，以治疗疾病的方法。早在明代，李时珍就在《本草纲目》中记载，用冰敷治疗乳痈、高热昏迷、酒精中毒等。

专家简介

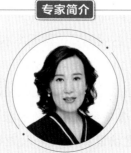

陈慧娟 哈尔滨医科大学附属第一医院康复医学科治疗部主任、主任治疗师、教授，中国康复医学会物理治疗专委会常委、康复治疗专委会常委、黑龙江省医学会物理医学与康复学分会副主任委员、康复治疗学组组长、黑龙江省康复医学会常务理事、物理治疗专委会主任委员。

冷疗有三方面作用

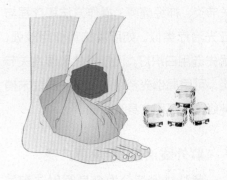

①	**减轻充血和出血**	冷疗可收缩血管，使血流减慢，能减轻局部充血，亦有利于血液凝固，控制局部出血，适用于局部组织损伤初期、鼻出血等局部充血性和出血性疾病。
②	**减轻疼痛**	冷疗使局部血管收缩、渗出减少，可减轻组织肿胀压迫神经末梢引起的疼痛，适用于牙痛、烧烫伤、急性扭挫伤初期。
③	**降低体温**	冷疗可通过传导与蒸发作用使皮肤温度降低，适用于高热、中暑等。

局部间歇冷疗，日常生活必备技能

根据时间长短不同，冷疗可分为持续冷疗和局部间歇冷疗。持续冷疗常用于临床医疗中，须使用冷疗机、冷疗毯等专门的器械，生活中并不常见。比如：冰毯是"亚低温治疗"的设备，可用于治疗中枢性高热，降温效果持久、恒定，且其降温速度可调整，治疗安全性较高。局部间歇冷疗是人们常用的，包括冰袋冰敷、冰按摩、冷却喷雾剂、冷水浸泡、冷水冲淋等。

治疗急性软组织损伤时，可选择间歇性冰敷，治疗目标是控制炎症、减轻水肿，最好在受伤后5~10分钟内开始冰敷，24小时内每1~2小时重复一次，其后逐渐减少频率，持续冰敷3天。操作方法为：先在水袋中加入冰块，再加水，水不要加满，这样水袋的贴合度更好；在水袋外包裹一层毛巾后，放在患处；冰敷15~20分钟后取下。其间，观察患处皮肤的颜色和温度，若有皮肤红斑、变色或感觉减弱等异常情况，要立即停止冰敷。也可选择局部冷水浸泡：将受伤部位（如手、肘等）直接浸泡于冰水混合物中，浸泡时间由短至长，如先浸泡5秒钟，待局部体温恢复后浸泡15秒钟，如此慢慢增加浸泡时间，每次累计浸泡5分钟即可。

发生烧烫伤时，可选择冷水冲淋法：将受伤部位置于冷水龙头下，用冷水冲淋15~30分钟。若伤处皮肤出现水疱或渗出，应立即就医。

发生高热或中暑等情况时，也可选择间歇性冰敷：将毛巾裹住的冰袋置于患者腋下、腘窝等淋巴循环丰富的部位，冰敷时间应控制在20分钟以内。如出现冰敷部位皮肤温度过低等情况，应立即停止冰敷。

用冷却喷雾剂对局部组织进行降温时，要遵医嘱，并注意喷射距离和时间，注意观察皮肤反应。

这些情况不宜冷疗

虽然冷疗是急性软组织损伤后止痛、消肿的常规治疗方法，但并非所有肿胀都可以用冷疗处理。比如：痛风急性发作时的软组织肿胀就不适于冷疗，因为其原因是尿酸盐结晶在软组织中沉淀，释放大量溶酶体，使组织受到破坏，如果进行冷疗，会使局部血流量减少，影响炎症因子吸收，反而会加重病情。此外，雷诺病或雷诺现象、对冷过敏或不耐受等患者，也不宜进行冷疗。

专家提醒

冷疗部位不宜选择枕后、耳郭、阴囊等容易冻伤的部位，心前区、腹部、足底等对温度敏感的部位，以及伤口表面。对认知功能障碍者或感觉功能减退的老人进行冷疗时，应设置闹铃，每2分钟检查其皮肤状况，发现异常及时陪同其就医。

⑥ 热疗：改善循环，消炎止痛

中山大学附属第三医院康复医学科主任治疗师　李 奎

生活实例

38岁的杨女士患有慢性盆腔炎，服用抗生素等药物治疗效果不明显，妇科专家建议她到康复科进行理疗。排除肿瘤、体内金属异物等情况后，康复科医生为她选择了短波透热疗法，每次治疗20分钟，每日1次；连续10天为一个疗程（月经期停止治疗），休息一周后再进行下一疗程。经过三个疗程的治疗后，杨女士的症状消失；半年后无复发，达到临床痊愈。

热疗是指把热能传递给机体或组织，使其温度升高，从而治疗疾病的一类物理治疗方法。其实，热疗在生活中无处不在，例如：25℃左右的日光照射到身上，人们会感到很舒适；每天工作完或运动后洗个热水澡，肌肉酸痛可缓解。

热疗在我国有三千多年历史，《内经》中所述的"熨法"就是热疗法，有药熨、酒熨、盐熨、艾灸、砂疗、拔火罐、药浴等，都是大家熟知的中医传统热疗法。随着自然科学的发展，特别是近百年来人们对光疗、电疗、声疗的不断探索与研究，红外线疗法、短波与微波透热疗法、超声波透热疗法等需要现代专业热疗设备的热疗法迅速发展，疗效显著。

热疗主要目的：局部升温，增加血流量

如今，热疗已经成为很多疾病的辅助治疗手段，有狭义与广义之分。狭义的热疗通常称温热疗法，以传导热疗法为主，利用热源介质直接接触人体，将热传入人体的浅表部位，从而治疗疾病；广义的热疗，除温热疗法外，还包括透热疗法，又叫内生热疗法，指利用电磁振荡或声波振动原理，使机体吸收仪器发出的电磁波或声波的能量，最终变成热能，在组织深部产生内生热，从而治疗疾病。

不同物理因子热传递的机制不同，通常包括传导、对流、辐射和转换等四种方式。热疗的主要目的是升高组织温度和增加血流量，产生热效应，起到改善血液循环、消炎、消肿、止痛、缓解粘连、降低肌张力等作用。此外，某些热源介质对人体尚有机械压力和化学刺激作用，透热疗法还存在非热效应，也有治疗作用。

临床上较为常用的热疗方法可分三类：传导热疗法、辐射热疗法和透热疗法。

传导热疗法众多，适合居家应用

传导热疗法的种类很多，包括湿热袋敷疗法、湿热布法、热水袋法、石蜡疗法、泥疗法、砂疗法、中药熏蒸疗法、热水浴疗法等。这些方法的热穿透深度通常小于1厘米，湿热较干热渗透得更深，治疗作用相对更强。其中，湿

专家简介

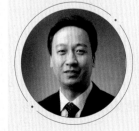

李 奎　中山大学附属第三医院康复医学科副主任、主任治疗师，中国康复医学会物理治疗专委会副主任委员，广东省康复医学会物理治疗师分会副会长，广东省医学会物理医学与康复学分会物理治疗学组副组长，广东省康复医学发展研究会名康复治疗师联盟主任委员。

热布法、热水袋法、热水浴疗法、中药熏蒸疗法等简单易行,适用于亚急性或慢性炎症性疾病,如软组织扭伤、挫伤、短缩或挛缩、疼痛,肌肉痉挛,关节的炎症、酸痛、僵硬,颈肩腰腿痛,等等,可居家应用。

❶	**湿热布法**	用毛巾等吸水性较强的织物在热水中浸透后挤去多余水分,直接敷于患部。为保持热敷温度,可每3~5分钟更换一次敷布,也可在敷布上加热水袋。治疗时间为每次20~30分钟,每天数次。
❷	**热水袋法**	将60~70℃的热水灌入热水袋中,排出空气,拧紧盖子,擦干热水袋外的水,装入布套,放在或固定在治疗部位,盖棉织物保暖。每次治疗30分钟左右,每天数次。
❸	**局部中药熏蒸疗法**	兼有热和药物两种作用,药物通过温热作用渗入局部,有利于机体吸收,优于单纯的蒸汽热疗法。蒸熏前,将配好的药物放入熏蒸仪的药槽中,加水煮沸30分钟后,取舒适体位,将需要治疗的部位置于蒸汽中,蒸汽温度保持在40℃左右。每次治疗时间为30分钟左右,每天1次。

辐射热疗法,常用红外线

辐射热疗法最常用的是红外线治疗,其所用的辐射器往往不直接接触人体。医用红外线分为近红外线与远红外线两类,近红外线可穿入人体组织5~10毫米,远红外线穿透组织深度小于2毫米。红外线照射适合治疗慢性炎症、骨关节炎、软组织损伤、周围神经损伤、痉挛性或弛缓性麻痹、注射后硬结、瘢痕挛缩、冻伤、压疮、皮肤溃疡等。

进行红外线照射治疗前,应先检查灯泡、辐射板有无碎裂,灯头安装是否牢固,支架是否稳妥;然后接通电源,使灯头、灯泡预热5~10分钟。治疗时,取舒适体位,充分暴露治疗部位,移动灯头,对准治疗部位,距离20~50厘米不等,以有舒适温热感为度;每日1次,每次治疗20~30分钟。治疗过程中如有出汗,应及时擦干,并注意观察,防止烫伤;治疗结束后移开灯头,检查皮肤,拭去汗水。

透热疗法,"穿透力"更强

透热疗法有短波疗法、微波疗法与超声波疗法,穿透深度大于2厘米,最深可达10~15厘米,超声波的穿透能力最强。短波与微波疗法适用于各种亚急性和慢性炎症,如肺炎、支气管炎、肌筋膜炎、扭挫伤、骨关节炎、骨折与伤口延期愈合、消化性溃疡、肠炎、胆囊炎、肾炎、神经炎、前列腺炎、盆腔炎等;超声波疗法尤其适用于软组织扭伤或挫伤、瘢痕组织、腰椎间盘突出症、肱骨外上髁炎、骨关节炎、颞下颌关节紊乱综合征、腱鞘炎、风湿性关节炎、半月板损伤和髌骨软化症等疾病的治疗。透热疗法通常需要专业设备,由治疗师操作,短波与微波疗法还需要经屏蔽的治疗环境,患者应到康复机构进行治疗。

专家提醒

热疗应掌握好时长和频率。因为热量多少与作用时间成正比,热疗时间越长,体内聚集的热量越多,多余的热量如果不能及时散发,就会对正常组织造成伤害,导致烫伤等不良反应。

声疗： 入耳入脑，疗愈身心

🖊 广州市妇女儿童医疗中心康复科　苏虹　刘力茹　徐开寿（主任治疗师）

生活实例

　　31岁的李先生工作繁忙、四处奔波，因出现焦虑、头晕、失眠、心慌等症状而去医院就诊，被诊断为高血压，医生建议他先试试音乐疗法。治疗后，李先生感觉身体和心理的疲惫感减轻了不少，情绪得到舒缓，睡眠大为改善，血压从150/90毫米汞柱降到了128/75毫米汞柱，治疗效果良好。

　　利用天然声（如雨声、海浪声、虫鸣声）或借由声学设备产生各种频率、幅度的声，来治疗身体器官、心理情绪失衡和疾病的方法，称为声疗。声音入耳入脑，可以在大脑的不同位置产生反应，并影响相应的组织结构，发挥治疗作用。

声音为什么能治病

　　声音能治疗疾病，原因可归结为以下几个方面：一是放松效应，具有镇静作用的音乐可以促进生理和心理上的放松；二是分散注意力，有吸引力的声音或音乐可以分散听者的注意力；三是同步作用，声音的振动会引起人体器官、组织发生和谐共振现象，从而影响人的心率、呼吸节律和脑电波等；四是掩蔽效应；五是可以给人带来享受；六是给人以期望，其与个人的文化信仰有关。

　　从声源上看，用于治疗的声音可分为纯彩色噪声（白噪声、粉红噪声等）、自主感觉经络反应和音乐。白噪声大多是没有意义的纯噪声；粉红噪声更柔和、舒缓，与白噪声相比，强度更深、波长更短。自主感觉经络反应，早期是指敲击键盘、用剪刀剪纸等简单的日常声音，现在主要指自然环境或可利用的声音，如雨水和城市的喧嚣声，以及梳头、敲、抓、窃窃私语等声音。

声音可影响睡眠，也能提高睡眠质量

　　虽然声音会影响人的睡眠，但部分声音能提高睡眠质量。研究表明，白噪声可以通过听觉刺激来诱导睡眠；粉红噪声可通过掩盖周围的唤醒刺激，来诱导高质量的睡眠；使用自主感觉经络反应，有助于获得高质量的休息；当然，听音乐也可以提高睡眠质量。

有节奏的声音，可改善步行技能

　　神经系统疾病常导致身体不稳定、虚弱及活动减少，进而引起步态异常，增加跌倒风险。比如：帕金森病患者常有慌张、冻结步态，特征为步速减慢、步长减少、步行基底面变窄等。与视觉或触觉皮层相比，听觉皮层对刺激的反应时间更短，且听觉皮层与运动中枢之间的连接很丰富，有节奏的声音可以作为感官计时器，引导运动时间、顺序和协调的机制。研究表明，节律性听觉提示能改善帕金

专家简介

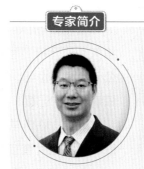

　　徐开寿　广州市妇女儿童医疗中心康复科主任、主任治疗师、教授、博士生导师，中华医学会儿科学分会康复学组副组长、中国康复医学会物理治疗专委会副主任委员、儿童物理治疗学组主任委员、广东省医学会社区康复学分会主任委员、广东省残疾人康复协会小儿脑瘫康复专委会主任委员。

森病患者的慌张步态，以及偏瘫患者的步行功能。除节奏性声音外，音乐对帕金森病患者的运动迟缓症状也有显著改善作用，特别是主动的音乐治疗，如音乐创作、演奏乐器、唱歌等。

非语言听觉刺激，增强空间定位能力

单侧忽略是脑卒中患者的常见症状，即患者无法对对侧空间呈现的刺激做出反应或定位。有研究显示，愉快的音乐、古典音乐、白噪声等刺激可激活右侧大脑半球并增加唤醒，有助于增强脑卒中患者的空间定位能力及注意力。

"以毒攻毒"，治疗耳鸣

声疗可不同程度地减轻耳鸣。比如：通过减少环境与患者耳鸣感知之间的对比，促进患者对耳鸣的适应；通过舒缓的声音，缓解由耳鸣引起的压力和紧张感等不良情绪；通过有趣的声音，转移患者对耳鸣的注意力。

采用声疗，注意两点

首先，需要注意节奏的速度。过快的节奏可能会超出患者的接受范围，导致患者处于高度紧张状态；相反，节奏太慢也可能让患者有更多的时间来执行一个动作，从而强化某些不良动作模式。因此，节奏变化的程度应该根据患者的能力而定。其次，引起神经反应的自主感觉经络反应或音乐的内容、类型，可能因人而异。因此，在采用声疗进行研究或临床干预时，应综合考虑受试者和患者的文化、年龄、生活环境等因素，选择不同声音类型的刺激源。

⑧ 磁疗：
调控神经，润物无声

复旦大学附属华山医院康复医学科主任医师　吴毅

生活实例

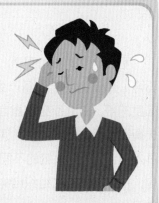

王先生两年前发生脑梗，右侧身体瘫痪且不能说话，经过一年多的常规康复治疗后，恢复情况不理想，生活质量大大下降。几个月前，他在医生建议下尝试经颅磁刺激治疗。经详细评估后，医生选择了改善运动功能和语言功能两个干预靶点进行经颅磁刺激治疗。治疗的前几周，王先生并未感到明显改善；第5周时，他觉得右手有微弱的感觉和移动能力；治疗3个月后，他的右侧身体功能有了显著改善，且能与家人进行简短的交流，这使他信心大增。

张女士生下宝宝后，出现了产后抑郁症，尝试药物治疗和心理治疗后，效果不理想，于是到康复医学科就诊。医生为她制定了经颅磁刺激治疗方案，刺激靶点位于大脑左侧背外侧前额叶，这是调控认知、情感的重要区域。经每周5次、持续6周的治疗后，张女士的失眠和抑郁症状得到显著改善，目前已重返工作岗位。

应用磁场作用于人体以治疗疾病的方法称为磁疗。磁疗历史悠久，公元前2世纪，我国就有"自炼五石服以治病"的记载；公元4～5世纪，国内外医书有"磁石消痈肿、颈核、喉痛和小儿惊病等"的记载。

现代，临床常用的传统磁疗方法包括静磁法和动磁法等。静磁法是将磁片直接贴敷在患病部位或穴位，如人们比较熟悉的耳

磁穴位贴敷。动磁法是将高磁场强度的磁体安置在一个动力机械上，使磁片随之转动，产生脉动磁场或交变磁场。传统的磁疗具有消炎、消肿、镇痛、软化瘢痕、促进创面和骨折愈合等作用，主要适用于软组织挫伤、外伤性血肿、颈椎病、腱鞘囊肿、风湿性关节炎、类风湿关节炎和骨关节炎等的治疗和康复。

近年来，随着对生物磁和磁性材料的不断研究，目前已突破颅骨这一屏障，实现了磁刺激直接调控大脑神经元活动的治疗技术，即经颅磁刺激技术。

经颅磁刺激，鲜为人知的神经调控技术

经颅磁刺激是一种非侵入性的神经调控技术，通过在头皮表面放置磁线圈，产生一个快速变化的磁场，来刺激大脑的特定区域。大脑的功能依赖于神经元之间的电信号传递。正常情况下，这些电信号的活动由大脑控制，而经颅磁刺激治疗可以影响电信号的传输。其作用机制在很大程度上取决于刺激的强度和频率，高频磁刺激通常会增加神经元活动，而低频磁刺激则会减少神经元活动。通过调整参数，医生可以根据患者的具体需要来增加或减少特定大脑区域的活动。

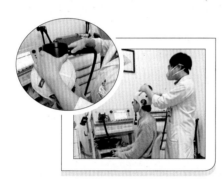

临床上，经颅磁刺激已被用于治疗神经精神疾病，如脑卒中、抑郁症、偏头痛、帕金森病、肌纤维疼痛综合征、多发性硬化症等。比如：经颅磁刺激在脑卒中康复领域被广泛应用，包括针对亚急性期脑卒中患者的手功能障碍、运动功能障碍，以及慢性期脑卒中患者的语言功能障碍，治疗靶点取决于患者的病程及功能障碍的严重程度；经颅磁刺激可用于治疗抗药性抑郁症，通常使用高频刺激大脑左侧背外侧前额叶皮层，以增加该区域的神经活动。

在科研领域，经颅磁刺激被用于研究大脑功能、神经疾病的发生机制和潜在治疗方法等。

相对安全，也有潜在风险

经颅磁刺激的禁忌证包括体内装有心脏起搏器等金属植入物、怀孕等。虽然经颅磁刺激是一种相对安全和成熟的治疗技术，但患者和家属仍应注意以下几个重要问题：

❶ 潜在风险

经颅磁刺激可能存在一些副作用，如轻微头痛或头皮不适。在极少数情况下，可能引发癫痫发作，尤其是有癫痫病史或其他神经系统疾病的患者。因此，在开始治疗前，患者应与医生充分沟通病史，了解其潜在风险。

❷ 治疗反应性

并非所有人都对经颅磁刺激治疗有反应。有些患者治疗后症状明显改善，有些患者的病情则没有明显变化。因此，患者和家属要有合理期望。同时，其疗效可能需要一段时间（数周或数月）才能显现，患者要有耐心。

❸ 持续性和维持治疗

对于部分患者来说，经颅磁刺激治疗的效果不是永久的。治疗结束后，一些患者可能需要进一步的维持治疗，以保持疗效。

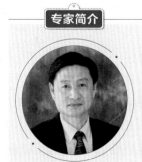

专家简介

吴 毅 复旦大学附属华山医院康复医学科主任、主任医师、教授、博士生导师，中华医学会物理医学与康复学分会副主任委员兼秘书长，中国康复医学会常务理事、脑功能检测与调控康复专委会主任委员，中国医师协会康复医师分会常委，上海市医学会物理医学与康复学分会主任委员。

⑨ 水疗：至柔至刚，亦静亦动

中国康复研究中心（北京博爱医院）理疗科主任医师　丛 芳

生活实例

2000年，年仅4岁的小女孩钱红艳因车祸导致高位截肢，丧失了行走能力。爷爷为了让她能自由行动，找来一个篮球，从中间剪开，将一半套在她的躯体残端，并为她准备了一对木撑子，以便双手交替支撑、移行。从此，她被称为"篮球女孩"。

2005年，9岁的钱红艳得到中国康复研究中心资助，接受了系统的康复治疗，并安装了双下肢假肢。为了更好地驾驭假肢，专家们为她安排了肌力增强训练和平衡协调性训练等，其中包括水中运动治疗。在水疗师的悉心指导下，她不仅很快克服了恐水情绪，学会了游泳，还通过水中运动治疗等康复训练改善了有氧运动能力和平衡协调能力，增强了双上肢及躯干的肌力，从而使她幼小的身躯能更好地穿戴、支配相对沉重的假肢。

后来，钱红艳接受专业的游泳训练，13岁时获得云南省残运会100米蛙泳比赛冠军及全国残运会冠军，2016年代表中国参加了里约残奥会游泳比赛，取得第九名的好成绩。

水疗是指利用水或以水为介质进行的治疗技术，也称水中治疗，包括浸浴治疗和水中运动治疗。水中运动治疗是指在水环境中进行的一种运动治疗方法，可充分利用水的物理特性，改善患者的身体结构和功能，以及活动和参与能力。

历史悠久，不断发展

水疗是应用较早、历史悠久的物理治疗方法之一。远古时期，人类就开始尝试借助水疗，如利用温泉浸浴、水中运动等方法，来达到强身健体、治病疗伤、缓解疼痛、消除疲劳等目的。时至今日，还可见到古希腊和古罗马时期修建的蒸汽浴室和冷热水池遗迹。我国古代文明中也早就出现了温泉疗养的治疗模式，如位于陕西临潼的皇家浴场，曾是周、秦、汉、唐等多个朝代的皇家疗养胜地。

15～16世纪时衍生出的SPA源于拉丁文"Solus Par Agula"的首字母，意指用水来达到健康目的。20世纪以后，随着人们对水疗的重视及新型水疗设备的推广普及，现代水疗在欧美等地蓬勃发展。自20世纪80年代开始，现代水疗已广泛用于医疗、保健、疗养、体能训练及休闲娱乐等领域，水疗的基础理论与治疗技术也得到不断发展。其中，Halliwick（豪立威克）理念对现代水疗的发展产生了深远影响，基于该理念开发出了许多新的水中运动治疗及评价方法，使治疗与娱乐相结合的水中运动治疗为患者带来了巨大的生理、心理和社会效益。

水疗作用多，广泛用于康复领域

水环境中的温度刺激、机械刺激等作用于人体，可引起一系列生理效应，从而产生治疗作用。例如：温热作用有助于改善机体的血液循环；浮力产生的支托效应有助于患者进行水中减重训练；静水压作用于胸廓，有助于患者进行水中呼吸肌力量强化训练；水中的气泡、涡流、射流等作用于机体，可起到促进感觉功能恢复、镇痛、镇静、缓解疲劳和舒缓压力等作用。水疗也可与超声波治疗、光疗、

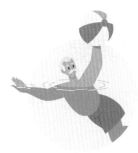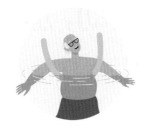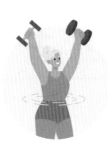

物，借助浮力与重力的共同作用进行脊柱轴向牵引。除力学作用外，水中牵引还可叠加水疗的温热效应，有助于放松肌肉和缓解疼痛。

音乐治疗等联合应用，进一步增强疗效。

大量循证医学证据已表明，水疗，尤其是水中运动治疗，是一种安全有效的康复治疗方法，在改善平衡功能、提高姿势控制能力、提高下肢肌力和步行能力等方面具有较好疗效，现已广泛应用于骨科康复、神经康复、儿童康复、老年康复、烧伤康复、疼痛康复、孕产康复等领域。近年来的研究发现，水中运动对肥胖、血脂异常、糖尿病等患者也具有一定的治疗作用。此外，水中运动还是一种有效的生活方式干预方法，可消除疲劳，缓解压力。

水中运动治疗，兼有两方面优势

水中运动治疗是将传统陆上的运动治疗项目转移到水环境中进行，具有运动与物理治疗两方面的优势。水中运动治疗内容丰富，包括水中肌力增强训练、水中耐力训练、水中平衡与协调性训练、水中步行训练、水中跑步训练、水中心肺功能训练、水中牵引治疗、水中牵张训练、水中核心稳定性训练、水中敏捷性训练及水中筋膜手法治疗等。

在制定水中运动治疗计划时，需要利用好水环境的物理特性，尤其是力学性质，以丰富、优化水中运动治疗方案。例如：膝关节术后患者进行水中运动治疗，可以从最小负重开始，逐渐减少水深、增加负重，循序渐进地进行难度渐增的步行训练。再如：水中牵引治疗可借助水中训练器材进行，如患者借助腋下泳圈悬浮于水面，在踝关节处加配重

水环境，有助于稳定核心、减轻疼痛

近年来，核心稳定性训练得到了越来越多的重视。水环境是一种良好的动态训练环境，在水中进行核心稳定性训练具有一定优势。水的浮力既可减轻脊柱及关节的负荷，又可辅助力弱的肢体进行主动运动。

筋膜手法治疗的一些理念和动作也被引入水疗领域，利用力学牵张与水的物理特性，提高水中运动治疗在疼痛管理等方面的疗效。

水中敏捷性训练，包括加速、减速、停止、启动、变向等对空间定向力及整体运动能力要求较高的任务，这对很多患者来说，在陆地上是难以完成的，而借助水环境中的浮力支托等作用，就会变得容易，且相对安全。

专家简介

丛 芳 中国康复研究中心（北京博爱医院）理疗科主任、主任医师、教授，中华医学会物理医学与康复学分会常委、康复治疗学组组长，中国医师协会康复医师分会委员、水疗康复专委会主任委员，中国康复医学会循证医学工作委员会常委。

专家提醒

水疗前，要进行相关的康复评定（如皮肤完整性、大小便控制能力、心肺功能障碍程度、恐水情绪、认知交流能力等），主要是为了明确患者的功能障碍，排除水疗禁忌证或潜在风险。如果存在开放性伤口、皮肤感染、传染病、活动性出血等情况，不宜在公共区域内进行水中治疗，以防伤口感染或传染病传播等不良事件的发生。

⑩ 振动疗法：主动运动，加速康复

上海体育大学运动健康学院教授　王雪强

生活实例

42岁的张先生长期久坐办公，腰部经常感到僵硬和疼痛。他去医院就诊，被推荐使用振动平台进行治疗。每次治疗时，张先生需要站在振动平台上，通过振动刺激来放松腰部肌肉。经过几周的治疗，他的腰痛减轻了，灵活性增加了，睡眠质量也有所提高。与此同时，他还学会了一些在振动平台上进行特定伸展和锻炼的动作，可以进一步增强腰部肌肉力量。随着时间的推移，张先生的腰痛逐渐减轻，工作和生活质量明显改善。

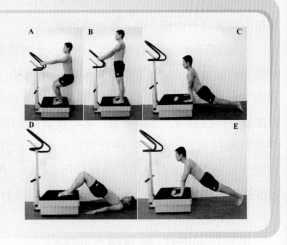

振动疗法是指利用具有一定频率的振动源作用于人体，对疾病产生一定治疗效果的方法。振动疗法历史悠久。在古希腊时期，医护人员利用手动训练器将振动刺激传递到患病部位，以改善机体功能。中医推拿中的拍法、振法和抖法也是振动疗法在康复治疗中的应用。目前，振动疗法分为局部振动疗法和全身振动疗法两种常见的应用方式。

主要通过调节神经系统发挥作用

振动疗法可以通过机械装置、仪器或设备产生不同频率和幅度的振动，从而刺激身体的肌肉、骨骼、关节和神经系统，主要通过改善神经系统的调节功能来影响人体。研究发现，振动作用可以升高局部肌肉温度，增加血液流速和激素分泌量，还可以增加肌肉细胞体积，引起知觉的变化，并触发振动性阻力紧张反射和增强运动神经元的兴奋性。具体来说，振动训练可以刺激神经肌肉的兴奋性，激活更多的肌肉纤维参与肌肉收缩，从而提高肌肉间的协调能力和力量。

全身振动疗法，广泛用于运动系统疾病

这是最常用的振动疗法，通过使用振动平台接触大面积的身体部位，并调节振动的频率和幅度等参数进行治疗，在腰痛、骨质疏松症、肌肉萎缩、膝关节炎和肌肉痉挛等运动系统疾病的康复治疗中广泛应用。振动平台通过刺激肌肉增加肌肉的收

专家简介

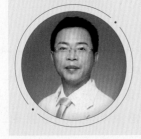

王雪强　上海体育大学运动健康学院运动康复学系教授、博士生导师，上海上体伤骨科医院院长，中国康复医学会足踝康复专委会副主任委员、疼痛康复专委会副主任委员，上海市康复医学会体医融合专委会主任委员，上海市医学会运动医学专科分会运动康复学组副组长。

缩力量和爆发力，并通过提供不稳定的平台促使身体肌肉和神经系统做出相应调整，以保持平衡。此外，振动平台的振动刺激还有助于促进骨骼细胞活动和骨密度增加，可用于骨质疏松症的防治。全身振动疗法的"关键词"如下：

❶ 振动参数

根据医生或治疗师的建议，设置合适的振动频率和幅度。

❷ 姿势和动作

患者在振动平台上，进行一系列的平衡、弯曲、深蹲和伸展动作，以利用振动刺激来增强肌肉和改善运动功能。

❸ 时间和强度

初始治疗时间一般为几分钟，逐渐增加到 10 ~ 20 分钟。振动强度也宜逐渐增加，以使患者逐步适应，避免引起不适或造成伤害。

局部振动疗法，主要用于放松目标肌肉

局部振动治疗仪主要适用于肌肉的振动治疗，目前使用最广泛的是深层肌肉刺激仪。它通过高速剧烈振动放松肌肉、增加痛阈，从而缓解肌肉和软组织的紧张、疼痛等不适。局部振动疗法的要点如下：

❶ 找准目标区域

确定目标区域，可根据个人感受或医生建议，找到需要治疗的特定肌肉或深层组织区域。治疗前，可通过拉伸、按摩或热敷等方式，使肌肉组织变得松弛。

❷ 控制时间和频率

将刺激仪置于目标肌肉区域，进行缓慢的旋转、上下或侧向移动，以保证刺激均匀分布。根据设备说明书或医生建议，控制刺激的时间和频率。一般情况下，每个区域的刺激时间为几分钟到十几分钟，频率可以根据需要和舒适度进行调整。

❸ 结束和休息

完成刺激后，关闭刺激仪，可以进行轻柔的按摩或伸展活动，进一步放松肌肉组织。**PM**

解｜疑｜答｜惑

问❶：振动疗法对腰痛是否有效？

解答：全身振动训练能改善腰痛及其所致的功能障碍，治疗效果受振动频率、幅度等因素的影响。目前，最佳参数尚不明确，需要进一步研究。

问❷：振动疗法有没有副作用？

解答：在适当的条件下，振动疗法通常被认为是安全无害的。然而，不当或过度的振动刺激可能引起一些副作用，如疲劳、肌肉酸痛、头晕等。因此，在接受振动疗法之前，特别是有特殊健康状况的人群，如心脏病、骨折等患者，应先咨询医生或治疗师。

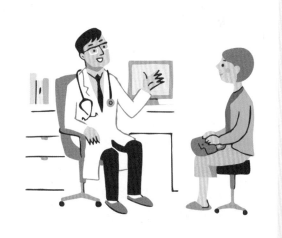

问❸：振动疗法适合所有人吗？

解答：振动疗法并非适用于所有人。某些人群，如孕妇，以及心脏病、腰部骨折、关节脱位、胆囊结石、膀胱或肾结石、肿瘤等患者，可能不适合振动疗法，或使用时需要特别小心。因此，在开始振动疗法之前，宜咨询医生或治疗师。此外，在进行全身振动训练时，若症状加重，应停止训练。

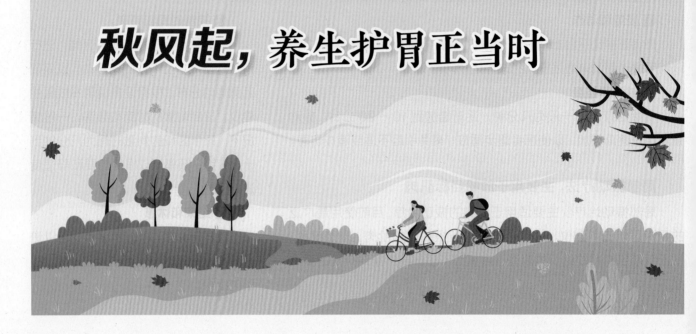

9月8日是一年中的第15个传统节气——白露。时至白露，暑天的闷热渐渐结束，天气开始转凉，御寒防风变得重要。每逢此夏秋交际之时，总有许多舌苔厚腻或白腻的患者前来就诊，他们多有痰多、胃痛、腹痛、腹泻、便秘等诸多不适，原因多种多样：有人因初秋淋雨，或长期以摩托车、电瓶车为代步工具，感受风寒夹湿之邪而发病；有人不顾风大降温，依然衣衫单薄，因贪凉而受寒；也有人因"贴秋膘"过食滋腻之品而脾胃不舒……夏秋之交，气候悄然变化，在秋寒、秋雨、秋燥、秋乏等种种因素的影响下，应该如何保健呢？

秋风起，养生护胃正当时

上海中医药大学附属市中医医院脾胃病科主任医师 刘旻

✓ 解秋乏

俗话说"春困秋乏夏打盹"，人们在秋季常容易感到精神不振。适当运动有助于缓解秋乏，老年人可散步、打太极拳等，中青年人可选择慢跑、游泳、各种球类运动、登山、健美操等。具体运动项目因人而异，但需量力而行并持之以恒。此外，可一天多次梳头、按摩头部，以刺激头部的百会、大椎、风池等穴位，减轻"秋乏"。

✓ 防秋凉

"白露秋分夜，一夜凉一夜"，白露之后，空调的使用需要节制。既要防风防寒，防止"风性善行而数变"带来的关节酸痛、腹痛、腹泻等；也要防止除湿过度造成口疮、口干咽燥、大便减少等。夜间睡觉需盖好被子、关窗，尤其要保护好脚、背、腹等部位。脾胃虚弱者，日常可在透气轻薄的外衣里穿一件棉质内衣或背心，一则便于吸汗，二则可以防护"神阙"穴（俗称肚脐），既可培元固本、防止腹泻，又可预防妇人宫寒和痛经。腿脚上的太溪、足三里、三阴交、太白、承山等穴位都是保健的要穴，秋季不宜长时间暴露在外。

✓ 除秋悲

"自古逢秋悲寂寥"，中医理论中，秋对应于五志中的悲，故称为"悲秋"。在养护脾胃的同时，要注意心理养生，宜培养乐观情绪，保持神志安宁。可登高远眺，多穿些艳丽明亮的衣服，排解内心的忧郁、惆怅等不良情绪，保持心情愉悦。

✓ 润秋燥

《黄帝内经》指出"秋冬养阴""胃喜润恶燥"，秋季燥邪当令，易伤津液。秋季，人们常出现口干、鼻干、咽干、皮肤干燥等症状，便秘更是多发。在"秋老虎"天气，人们越依赖空调，人体水分越减少，燥邪也越严重。防秋燥、忌辛辣是近期的养生之重，饮食需遵循"润、补、清、酸"的原则，以滋阴润肺养胃为宜，多补充水分。老人不宜洗澡过勤，以免过度清除保护皮肤的油脂，导致皮肤更加干燥。日常可以多泡脚，以促进血液循环，放松肌肉，促进睡眠。

秋膘有讲究，不可随意贴

不少人在秋季选择"贴秋膘"来补身体，以弥补夏季的消耗。事实上，炎热的夏季刚刚过去，人的胃肠功能较弱，还没有得到充分休整，饮食上需要适当、科学地摄取营养和调整饮食，不能"乱补"，以免增加肠胃负担。尤其是平时有胃肠道疾病、高血压、高血糖、高血脂、脂肪肝等疾病者不宜摄入太多肉食，以清补为佳。在肉类摄入上，清虚热、益五脏之阴的鸭肉适合此时节食用。也可用汤水进补润燥，如青萝卜陈皮鸭汤、玉竹百合猪瘦肉汤、木瓜粟米生鱼汤等。但要注意，荤汤里脂肪含量较多，食者需结合自身情况把握。

秋季宜收不宜散，辛味发散泻肺，而适当的酸味可以收敛补肺，故应忌食大热大补之品，以及葱、姜、火锅等辛味之品，可适当多食甘润的果蔬。蔬菜是排毒清肠的佳品，如白菜、花椰菜、山药、菠菜、百合、银耳、萝卜等均可滋阴润燥。频繁用眼者可多补充一些深色蔬菜，有助于保护视力。脾胃虚寒者需忌食西瓜、梨、苦瓜、黄瓜等寒凉蔬果，可适当多吃茄子、鲜藕、绿豆芽、丝瓜、冬瓜等清淡之品。

如有大便干结不畅者，可适当食用芝麻、蜂蜜、菠萝、乳品等柔润食物，以濡养脾胃、润肠通便；咽干舌燥、咳嗽者，可适当吃一些银耳、秋梨；大便溏薄、胃脘嘈杂、口干舌燥者，可食用一些山药、百合；胸腹胀满、咽干舌燥者，可多食莲藕，以滋阴养阴生津。莲子百合山药粥、白果莲子山药汤等可滋阴润燥、健脾养胃，有助于肠胃的消化和吸收。但需注意，不宜每天过量摄入银耳、百合等甜酸食品，以免"狂轰乱炸"，诱发胃胀、泛酸、嗳气、腹泻、便秘、大便不爽、口腻等不适。

有人说，秋季菊香蟹肥。但是，螃蟹是大寒之物，不适合脾胃虚寒者及慢性肝胆、胃肠疾患者食用，需根据自身体质有所节制。临近中秋，摄入月饼也不宜过量，避免血脂、血糖陡增，诱发一系列疾病。**PM**

专家简介

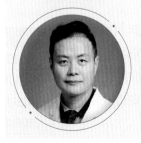

刘晏　上海中医药大学附属市中医医院脾胃病科主任医师，上海中医药大学硕士生导师，中华医学会消化内镜学分会大肠镜学组委员，上海市中西医结合学会消化内镜专业委员会学术常委。擅长中西医结合诊治急慢性胃炎、消化性溃疡、肠易激综合征等脾胃病，以及代谢性疾病、疲劳综合征，等等。

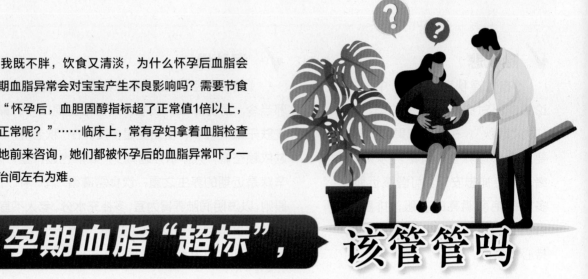

"医生，我既不胖，饮食又清淡，为什么怀孕后血脂会飙升？""孕期血脂异常会对宝宝产生不良影响吗？需要节食或服药吗？""怀孕后，血胆固醇指标超了正常值1倍以上，怎样才能恢复正常呢？"……临床上，常有孕妇拿着血脂检查报告忧心忡忡地前来咨询，她们都被怀孕后的血脂异常吓了一跳，在治与不治间左右为难。

孕期血脂"超标"，该管管吗

北京大学人民医院心内科主任医师　张海澄

孕期"血脂高"情有可原

血脂是血液中脂类物质的统称，包括甘油三酯、总胆固醇、低密度脂蛋白胆固醇（LDL-C）、高密度脂蛋白胆固醇（HDL-C）、脂蛋白（a）、磷脂、糖脂、类固醇等。高脂血症通常指的是总胆固醇升高或甘油三酯升高，抑或两者同时升高。

孕期是女性特殊的生理阶段，孕妇的许多器官均处于"一拖二"的状态。胎儿越长越大，对母体营养的需求也越来越多。因此，女性在孕期会发生许多适应性的代谢改变，以满足胎儿生长发育的需要。其中，脂代谢改变主要表现为孕早、中期脂肪储存增加和孕晚期脂肪分解增加。一般来说，健康妊娠女性的血脂水平在孕9～13周开始升高，之后随孕周增加而逐渐上升；至孕31～36周，血脂达到高峰，并维持在较高水平；产后24小时内显著下降；产后4～6周逐渐恢复正常。孕期血脂升高的常见原因主要有以下几点：

❶ 妊娠时，母体自然发生适应性的脂质代谢变化，以保证胎儿生长发育所需。

❷ 孕期雌激素分泌增加，极低密度脂蛋白（VLDL）生成增加。

❸ 孕期雌激素水平升高、胰岛素抵抗等，促进富含甘油三酯的脂蛋白形成；妊娠晚期，胰岛素抵抗加重，导致脂蛋白脂肪酶（分解甘油三酯）功能下降，甘油三酯水平显著升高。

❹ 孕期饮食习惯改变，如进食量、进食种类增加等，导致血脂升高。

血脂"超标"应适度

正常的孕期血脂改变，可以保证胎儿生长发育的需要，但当孕妇的血脂水平过高时，则属于病理表现，常与肥胖症、自发性早产和胎膜早破、妊娠期高血压、妊娠糖尿病等同时或先后发生，严重者甚至可以造成不良妊娠结局。

中国成人血脂正常参考值

名称	正常参考值（毫摩/升）
甘油三酯	<1.70
总胆固醇	<5.20
高密度脂蛋白胆固醇	1.0～1.6
低密度脂蛋白胆固醇	<3.40

判断孕妇血脂水平是否正常，不能套用成人的参考标准。由于妊娠期高脂血症的临床研究数据相对不足，目前尚无明确适用于中国妊娠期女性的"高血脂"诊断标准，只能从不同的临床研究试验中得出大致范围。

根据现有临床经验，单胎早孕期（孕1～12周）女性的甘油三酯、总胆固醇正常值可参考成人标准，单胎中孕期（孕13～27周）女性的甘油三酯正常值约在成人标准的2倍以下（＜3.64毫摩/升），总胆固醇约在成人标准的1.5倍以下（＜7.95毫摩/升）。

甘油三酯过高，警惕急性胰腺炎"突袭"

许多孕妇对"高血脂"的担忧，莫过于心脑血管疾病"找上门"。确实，高脂血症可促进动脉粥样硬化，是造成冠心病、脑卒中、心肌梗死等疾病的"祸首"。不过，高脂血症造成的心脑血管疾病多是日积月累、潜移默化的恶果，怀孕引起的"高血脂"时间不长，对心脑健康的影响可以忽略不计。

事实上，与高脂血症引起的慢性病相比，急性病更应引起重视。例如：血甘油三酯水平与急性胰腺炎的患病风险显著相关，重度妊娠期高甘油三酯血症（妊娠任一时期血甘油三酯≥11.4毫摩/升）造成的急性胰腺炎和妊娠女性死亡率高达20%。因此，血脂严重超出正常值的孕妇仍需引起重视，必要时就医。

孕期调脂，谨慎用药

甘油三酯＞3.64毫摩/升或总胆固醇＞7.95毫摩/升的孕妇，应在不影响胎儿生长发育的前提下最大限度地进行生活方式干预。经运动、饮食控制效果不佳或无效，存在高危因素（如家族性高胆固醇血症等）、出现严重的代谢综合征等疾病时，需权衡利弊、个体化、选择性地使用药物治疗，以降低不良妊娠结局的发生率。

具体措施如下：

❶ 合理饮食

根据妊娠时期、单胎或双胎、年龄、体质指数、活动量等，确定每日能量摄入，必要时咨询营养科医生。适当减少碳水化合物的摄入，保证充足优质蛋白质（如低脂或脱脂奶制品、鸡蛋、鱼、瘦肉、豆制品等）、维生素、矿物质及膳食纤维的摄入量。

❷ 监控体重与血糖

监测孕期体重变化，适度增加有氧运动。妊娠期糖尿病患者可在医生指导下使用胰岛素等药物治疗，控制血糖。

❸ 药物治疗须谨慎

"降甘油三酯"的主要药物有贝特类、高纯度n-3脂肪酸、烟酸类药物等。血甘油三酯＞5.6毫摩/升者可在调整生活方式的同时，辅助使用高纯度n-3脂肪酸。重度妊娠期高甘油三酯血症（血甘油三酯≥11.4毫摩/升）者可在妊娠3个月后，在医生指导下使用贝特类（非洛贝特、吉非贝齐）药物治疗。用药后仍无法逆转的重度妊娠期高甘油三酯血症者，可进行血浆置换，必要时需要提前终止妊娠。值得注意的是，烟酸类药物必须使用较大剂量（如每天3克烟酸）才可能达到调脂效果，而该剂量烟酸在妊娠期的安全性及有效性方面尚不明确，故妊娠女性不宜使用。

降胆固醇的主要药物有他汀类、胆固醇吸收抑制剂、PCSK9抑制剂、抗氧化剂、胆酸螯合剂等。其中，胆固醇吸收抑制剂与PCSK9抑制剂不适用于孕妇。荟萃分析提示，他汀类药物与自发性流产风险增加相关。因此，妊娠伴心脑血管病高危或极高危特征（如急性冠状动脉综合征等）者，需谨慎选择他汀类药物治疗。**PM**

血糖监测是所有糖尿病患者的必修课，它可以帮助了解病情、指导药物调整。许多糖友家里都有血糖仪，给自我监测提供了很大便利。但是，对血糖检测结果的确切意义，很多人却未必知晓，因判读不当而影响治疗的情况也时有发生。

血糖天天见，未必真相识

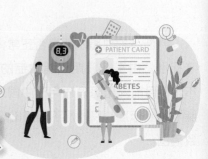

⬛ 山东省济南医院糖尿病诊疗中心主任医师　王建华

关键血糖值临床意义解读

下面这些血糖数值对糖尿病诊断及治疗具有特殊的临床意义，需要理解并牢记。

❶ 2.8、3.9

说到低血糖，想必大家都不陌生，但对低血糖的诊断标准却未必都清楚。需要强调的是，非糖尿病患者与糖尿病患者的低血糖诊断标准是不一样的，非糖尿病患者低血糖的诊断标准是血糖＜2.8毫摩/升，而糖尿病患者只要血糖＜3.9毫摩/升便可诊断为低血糖。这是因为，接受药物治疗的糖尿病患者发生低血糖的风险比普通人高得多，而低血糖对糖尿病患者（尤其是老年或合并心血管疾病的患者）的危害甚至比高血糖还大。所以，糖尿病患者的低血糖诊断标准适当放宽，目的是预防严重低血糖事件的发生，保证治疗安全。

|一句话提醒|

非糖尿病患者与糖尿病患者的低血糖诊断标准不一样。

❷ 4.4

糖尿病患者需要控制血糖，但并非控制越严越好。一般而言，普通患者的空腹血糖控制目标为4.4～7.0毫摩/升，不宜低于4.4毫摩/升这个下限，否则有可能增加低血糖的发生风险。

|一句话提醒|

4.4毫摩/升是低血糖的警戒线，血糖不宜低于该数值。

❸ 6.1、5.1

普通人空腹血糖的正常范围是3.9～6.1毫摩/升，上限是6.1毫摩/升。而孕妇空腹血糖正常范围是3.1～5.1毫摩/升，上限是5.1毫摩/升。

研究证实，血糖轻微升高就有可能对母婴健康造成危害，因此妊娠糖尿病的诊断标准更严格。孕妇空腹血糖应＜5.1毫摩/升，餐后1小时血糖应＜10.0毫摩/升，餐后2小时血糖应＜8.5毫摩/升，以上只要有一条超标，即可诊断为"妊娠糖尿病"。

|一句话提醒|

不能用糖尿病诊断的普通标准去诊断妊娠糖尿病，以免漏诊。

❹ 7.0、11.1

空腹血糖≥7.0毫摩/升、餐后2小时血糖≥11.1毫摩/升是诊断糖尿病的两个切点。如果患者具有典型的"三多一少"症状，只要有一次血糖测定结果达到上述标准，即可确诊糖尿病；如果患者不具备"三多一少"症状，则需要有两次血糖测定结果达到上述标准，方可确诊糖尿病。

|一句话提醒|

确诊糖尿病，症状只能作为参考，关键是血糖超标。

❺ 6.1~7.0，7.8~11.1

空腹血糖为6.1～7.0毫摩/升，叫"空腹血糖受损（IFG）"；餐后2小时血糖为7.8～11.1毫摩/升，称"糖耐量异常（IGT）"。无论是IFG还是IGT，都属于"糖尿病前期"。在这个阶段，通过积极的生活方式干预有望使病情逆转；如果不加控制，任其发展，很有可能进展为糖尿病。

|一句话提醒|

"糖尿病前期"是实现逆转的黄金窗口期，一定要高度重视，及早干预。

❻ 13.9

血糖 ≥ 13.9 毫摩 / 升是糖尿病酮症酸中毒的诊断标准之一。空腹血糖 ≥ 13.9 毫摩 / 升，说明患者体内胰岛素明显不足，脂肪开始分解，并有少量酮体生成，需要引起警惕。如果继续进展，有可能导致糖尿病酮症酸中毒。此外，"13.9"这个数值还常作为救治酮症酸中毒时，由盐（生理盐水）转糖（葡萄糖液）的血糖切点。

┊一句话提醒┊

空腹（或随机）血糖超过13.9毫摩/升，应高度警惕酮症酸中毒，及时去医院就诊。

❼ 16.7

血糖高到这个程度，说明内源性胰岛素严重不足，体内脂肪开始大量分解，酮体生成增加，面临酮症酸中毒的高风险。患者必须尽快就诊，调整降糖方案或住院治疗。

┊一句话提醒┊

血糖≥16.7毫摩/升是机体发出的酮症酸中毒高危信号，务必高度重视，尽快就医。

❽ 33.3

当血糖 ≥ 33.3 毫摩 / 升时，往往已经超出了血糖仪的检测范围，这时血糖仪显示"HI"。这种极度高血糖提示全身细胞处于高渗脱水状态，此时患者常有脱水、低血压及神志改变，随时有昏迷的可能，甚至危及生命，须立即前往医院救治。

┊一句话提醒┊

发现血糖仪显示"HI"，首先检查其有无故障，若排除故障，应立刻去医院就诊。

科学看待血糖值

对血糖检查结果的解读，一定要结合具体病情，不能过于机械，既要遵循原则，又要灵活变通。

❶ 不能光看血糖值，还要结合症状

临床上，有些糖尿病患者出现饥饿感、心慌、手抖、出虚汗等低血糖症状时，检测的血糖值却不低，医学上称之为"低血糖反应"。这种情况大多与血糖短时间内下降过快有关，尽管患者的血糖不低，也应按低血糖处理，特别是老年人，以防诱发心脑血管意外。

❷ 血糖波动是绝对的，稳定是相对的

有些患者对血糖变化过于敏感，只要血糖略有升高，就很紧张。其实，人体血糖受饮食、运动、药物、情绪、睡眠、天气等诸多因素影响，并非恒定不变，出现小幅波动实属正常。如果因此而紧张、焦虑、失眠，反倒会引起血糖大幅波动。

❸ 血糖控制目标要因人而异

血糖控制目标是在充分权衡疗效与安全的前提下，根据每个患者的具体情况设定的，而不是一刀切地执行同一个标准。比如：新发、年轻糖尿病患者血糖尽可能严格控制在正常范围，即空腹血糖 < 6.1 毫摩 / 升，餐后 2 小时血糖 < 7.8 毫摩 / 升，糖化血红蛋白（HbA1c）< 6.5%；普通糖尿病患者空腹血糖 < 7.0 毫摩 / 升，餐后 2 小时血糖不超过 10.0 毫摩 / 升，糖化血红蛋白（HbA1c）< 7%；有严重心血管并发症及老年糖尿病患者的血糖控制目标可适当放宽，空腹血糖不超过 8.0 毫摩 / 升，餐后 2 小时血糖不超过 12 毫摩 / 升，特殊情况甚至可以放宽至 13.9 毫摩 / 升；妊娠糖尿病患者的血糖控制要严格，空腹血糖 < 5.3 毫摩 / 升，餐后 1 小时血糖 < 7.8 毫摩 / 升，餐后 2 小时血糖 < 6.7 毫摩 / 升。

❹ 评估病情轻重不能只看血糖值

糖尿病绝非只是单纯的血糖升高，而是一种聚集了多种心血管危险因素的代谢综合征，其主要危害来自糖代谢紊乱所致的各种急、慢性并发症。糖尿病患者评估病情，除血糖外，还要把各种心血管危险因素和并发症的有无、轻重一并考虑在内。PM

生活实例

　　刘先生最近感觉口腔左侧颊部有异物，舌头舔上去有点粗糙，牙齿摩擦此处时有轻微疼痛，照镜子发现黄豆大小的白点，以为是口腔溃疡，便没当回事。没想到，"溃疡"持续1个月仍不消退，他便到医院就诊。医生仔细检查后告诉他，这是"口腔黏膜白斑"。刘先生回家后上网查询，看到很多关于口腔黏膜白斑是癌前病变的介绍，顿时心生恐惧，不日又到医院看专家门诊，希望尽快手术切除之。

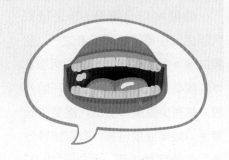

让口腔白斑离癌远点

本刊记者　蒋美琴
受访专家　沈雪敏

黏膜白色斑，未必都是白斑病

　　正常口腔黏膜连续、柔软、光滑、湿润，有弹性，呈粉红色。口腔溃疡是常见的黏膜病损，疼痛明显，溃疡表面通常有一层假膜，呈灰白色，一般7～10天会自行好转。

　　口腔黏膜白斑又称口腔白斑病，病损大多像白色皱纹纸，高出黏膜、表面粗糙，一般无痛，不会自行消退。其知晓率较低，误诊、误治率较高，有些患者道听途说，谈"斑"色变。

　　其实，口腔黏膜白斑与溃疡较易鉴别。但排除溃疡后，口腔黏膜上的白色病损仍不能轻易诊断为白斑病，还需与扁平苔藓、白色角化病等口腔黏膜病鉴别。如果白色病损与黏膜表面齐平，或去除周围刺激因素（如残根、残冠、不良修复体等）后消退，都不是白斑病。活检是目前确诊口腔白斑病的"金标准"，还可根据病理检查结果判断其癌变风险。

专家简介

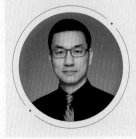

　　沈雪敏　上海交通大学医学院附属第九人民医院口腔黏膜病科主任医师、硕士生导师，国际牙医师学院院士，上海市口腔医学会口腔黏膜病专业委员会主任委员，中华口腔医学会中西医结合专业委员会常委。擅长口腔黏膜常见病、疑难病，尤其是口腔黏膜自身免疫性疾病的诊治。

有癌变风险，未必都会癌变

　　口腔黏膜白斑确实有癌变的可能，以往称其为癌前病变。据统计，约10%的患者会发生癌变，故现在临床上称其为口腔黏膜潜在恶性疾患。如果出现以下危险信号，癌变风险增加。

❶ 异常增生程度加重

　　口腔黏膜白斑的病理表现为上皮异常增生，活检可判断其异常增生的程度，这是评估白斑恶变风险高低的重要指标。如果病理检查报告提示轻度异常增生，则癌变风险低；如果提示中度异常增生，癌变风险增加；如果提示重度异常增生，则要高度警惕，癌变风险很大，需要积极处理。

❷ 颜色、形态发生改变

　　口腔黏膜白斑一般表现为均质性白色斑块，即颜色、形态均匀一致。如果在白斑基础上出现非均质性改变，如溃疡、红色颗粒、红白相间损害、疣状物等，可能是癌变信号。

❸ 发生在"危险区域"

　　口腔黏膜有三个危险区域：口角区颊黏膜、舌缘舌腹、软腭与硬腭交界处，这些部位的白斑发生癌变的风险较高，需要高度警惕。

❹ 面积较大

　　白斑面积较大（＞200毫米^2）者，癌变风险较高。

两大治疗目标：消斑、防癌变

口腔黏膜白斑的治疗目的有两个：一是消斑，二是预防癌变，后者是主要目的。轻、中度异常增生患者，可采用药物、激光、光动力疗法等非手术干预措施；重度异常增生患者，需要及时进行外科手术治疗。

❶ 药物治疗

药物较难消斑，局部涂抹维A酸类软膏有一定消斑作用，但必须涂抹在病损部位，不能波及周围正常组织，实际应用较为困难，主要适用于舌背白斑病患者。口服药物的主要作用是预防和延缓癌变，需要长期服用，故应选择副作用较小的药物。

❷ 激光、光动力疗法

两者的主要作用均为祛斑。激光为物理疗法，直接利用激光能量消除白斑；光动力疗法利用光敏药物的活化特性来引发光化学反应，从而消除白斑。大面积白斑患者如果依从性较好，可采用分次、分批方法进行激光或光动力疗法祛斑。

需要提醒的是，无论采用哪种方法消斑，口腔黏膜白斑均有可能复发。所以白斑消除后，患者不能大意，仍需要遵医嘱随访复查。

预防癌变，从改变不良习惯做起

预防白斑癌变，除药物外，杜绝不良生活习惯也非常重要，主要是改变不良饮食习惯。

❶ 改变不良习惯

吸烟，酗酒（尤其是烈性酒），喜欢辛辣、烫的饮食，嚼槟榔等不良习惯，均是白斑癌变的危险因素，患者应杜绝这些不良习惯。

❷ 去除周围刺激因素

残根、残冠、牙结石、不良修复体（不合适的义齿、牙冠等）等长期刺激，易诱发白斑癌变，应及时去除。

定期复查"五个一"

口腔黏膜白斑患者，无论治疗与否，定期复查都相当重要。有些患者初次就诊时诊断为良性病变，就忽略了复查，待发现异常或偶然想起再次就诊时，可能已发生癌变。如果确诊为口腔黏膜白斑，医生会综合上述危险因素对患者进行癌变风险评估，分为高危、低危两种类型。高危患者应每个月复查1次；低危患者可3个月复查1次，病情稳定者可适当延长复诊间隔时间。复查内容主要为"五个一"，部分项目亦可在家自查。

看一看	观察白斑颜色、形态有无变化；激光治疗后患者，需观察白斑有无复发；医生可通过甲苯胺蓝染色观察白斑有无疑似癌变迹象。
摸一摸	用手摸一摸，白斑质地是否变硬。
照一照	医生用自体荧光检测设备照射白斑，危险区域颜色通常较暗。
刷一刷	医生刷下白斑表面的脱落细胞进行检查，异型细胞增多为危险信号。
切一切	即切片活检。

前面四种为无创或微创检查，每次复查时可作为常规检查进行；最后一种为有创检查，可根据具体情况选择。复查的目的是早期发现癌变，以便早期治疗，即便手术，手术范围小，能最大程度保护功能。

发现白斑，能否"一切了之"

有些患者担心白斑癌变，确诊后便想"一切了之"。其实，大部分白斑是良性的，患者不应过度恐慌，也没必要"一刀切"。如果患者极度焦虑，甚至影响正常生活，可选择激光去斑、光动力疗法或外科手术。

需要提醒的是，面积较大的白斑，手术创伤大，修复困难，术后会形成较大瘢痕，引起患者不适。因此，如果是低危性的面积较大的白斑，不宜盲目切除。低危、大面积白斑病患者可以"带斑生活"，因其症状不严重，一般不会影响饮食和语言等功能。在密切随访过程中，如果发现局部癌变风险增加，可局部切除。PM

肚子里的"叫蝈蝈"

同济大学附属第十人民医院消化内科副主任医师 赵玉洁
绘图 曹阳

我是住在人们肚子里的"叫蝈蝈",几乎所有人都听过我的叫唤声,但未必都知道这个声音的学名"肠鸣音"。当然,肠道本身不会发声,我的声音是肠腔内气体和液体随肠管蠕动而产生的气过水声。正常情况下,我每分钟叫唤4~5次。大多数时候,人们感觉不到我的活动,也听不到我的叫唤声,只有将耳朵紧贴于腹壁或借助听诊器,才能清晰听到。我的频率、音调和音量变化很大,一般来说,餐后频繁而明显,肠道休息时稀疏而微弱。

叫声响亮:该吃饭啦

如果胃肠道里存在不同消化程度的食糜,其与消化液混合,气过水声减少;而在饥饿状态下,胃肠道内只有液体和气体,就像水中在冒泡泡,胃酸等消化液刺激胃肠道蠕动,加速气、液的碰撞频率与力度,产生强烈的气过水声,人们便能听到我的叫唤声了。虽然这个声音让主人略感尴尬,但是个善意的提醒:该吃饭啦!

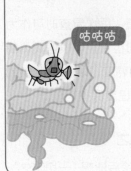

咕咕咕

叫声频繁:肠道有点堵

大多数情况下,肠鸣音是一种正常的生理表现。但你可别小瞧我们,主人生病时,我们会发出"警报"。

如果我们过于兴奋,1分钟内叫声超过10次,被医生称为"肠鸣音亢进",往往提示肠道内积聚的液体增多。这是某些疾病的信号,比如:急性胃肠炎会增加炎性渗出液,胃肠道出血或胆道出血会导致血液积聚。如果我们不但叫唤次数增多,而且声音特别响亮、高亢甚至呈金属音调,则要警惕机械性肠梗阻。由于肠道不通畅或阻塞,导致肠腔内容物不能顺利往下运输,梗阻点以上的肠道会拼命蠕动、收缩,试图把潴留物运送下去,导致潴留的气体、液体不断撞击而发声;同时,梗阻点以上的肠腔因下段梗阻而扩张,我的声音在宽大的肠腔内可产生共鸣,变得响亮而高亢。如果主人同时有腹痛、腹胀、呕吐、肛门停止排便排气等症状,那就赶紧去看医生吧!

另外,有些外源性因素,如主人服用促进胃肠动力的药物甲氧氯普胺、莫沙必利等,也会使我兴奋不已。

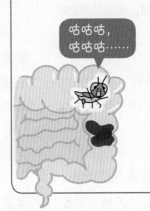

咕咕咕,咕咕咕……

无力叫唤:肠道"瘫痪"

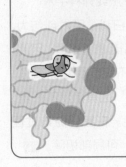

有时,我会无精打采,叫声微弱,每分钟少于3次甚至几分钟1次,被医生称为"肠鸣音减弱",提示主人肠道蠕动减慢,常见于胃肠动力低下时,如便秘、电解质紊乱(低血钾)等。有时我会无力叫唤,如果持续听诊3~5分钟未听到我的声音,便是"肠鸣音消失",通常在主人患腹膜炎、麻痹性肠梗阻、肠穿孔、肠系膜血管栓塞、坏死性肠炎等疾病时发生,此时主人往往伴突发腹痛、腹肌紧张、发热、频繁呕吐等症状,要立即就医。PM

诊室来了位满面愁容的女士，身形消瘦，担心自己患了食管癌，要求做胃镜。我仔细询问后得知，患者今年39岁，数年前出现咽喉部异物感，曾多次去医院耳鼻喉科就诊，做了几次喉镜检查，均未发现异常。她以为是心情不好导致的"梅核气"，一直服用中药调理，但效果不明显。近一年多来，她感到吞咽困难明显加重，无法进食固体食物，只能喝点粥，且出现了胸骨后疼痛、呕吐等症状。于是，我马上给她安排了食管钡餐检查。不出所料，钡剂无法顺利通过胃贲门，食管与贲门交界处有类似鸟嘴样影像学改变。

为排除肿瘤，我为患者安排了胃镜检查，发现其食管腔明显扩张，有大量液体和食物残渣潴留，食管腔内未见肿瘤性病变；内镜到达贲门部位时，有明显紧缩感，阻力较大，难以通过。此时，诊断基本明确：排除食管癌，可能是贲门失弛缓症。

会痛的"梅核气"

同济大学附属东方医院消化内镜科副主任医师　练晶晶

食物潴留，只缘卡在此"门"中

患者从未听说过这种疾病，一脸不解。我解释道："健康人进食时，食物被吞咽进入食管上段后，食管下段括约肌（LES）开始协调性蠕动及松弛，以推进食物下行入胃。而贲门失弛缓症患者进食时，因食管下段括约肌痉挛，导致食管下段及贲门无法及时松弛，故而食物无法顺利进入胃内。"

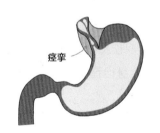

痉挛

切开肌肉，柳暗花明又一"路"

食管测压是目前诊断贲门失弛缓症的金标准，根据测压结果还能进行分型诊断。最终，结合病史和检查结果，该患者被确诊患有贲门失弛缓症。

几天后，患者入院接受了经口内镜下肌切开术（POEM）。术后48小时，患者即可顺利进食，异物感、胸痛等症状消失。多年的痛苦得以解除，患者的脸上出现了久违的笑容。**PM**

专家提醒

三大特征可识别，并发肿瘤须警惕

贲门失弛缓症是一种病因不明的食管动力障碍性疾病，出现以下症状时，患者不要掉以轻心，应及时就医。

❶ **吞咽困难**　典型表现为早期进食固体食物时吞咽困难，呈持续性或进行性加重，有时呈间歇性，常因情绪波动或进食过冷、辛辣等刺激性食物而诱发。

❷ **食物反流**　食物潴留可导致食管扩张，在改变体位或入睡时，患者食管腔内的食物或液体会反流，引起反酸、烧心等症状，严重时可因发生误吸而导致支气管和肺部感染。

❸ **胸痛**　常见胸骨后、剑突下或胸骨下端疼痛，可放射至肩、颈部或心前区。疼痛性质不一，包括针刺样、灼烧样、隐痛、剧烈挤压痛等，可发生在进食时，也可在进食后出现，症状与心绞痛类似。口服硝酸甘油制剂可扩张血管，亦能暂时缓解食管痉挛导致的胸痛，须结合病史、其他症状及食管钡餐、胃镜、心电图等检查鉴别。

病程较长者可有体重减轻、营养不良和贫血。如果短期内迅速消瘦，吞咽困难呈进行性加重，应警惕并发食管癌或贲门癌。

生活实例

　　李阿姨今年53岁，两年前做过乳腺癌切除术，术后恢复良好，饮食、锻炼都不耽误。最近，她感觉腰背部有些疼痛，便到社区医院拍了个片子，没有发现异常。休息几天后，因疼痛一直不能缓解，李阿姨又到大医院就诊，医生仔细询问病史后建议她做一次全身骨扫描。检查结果让李阿姨大吃一惊：肿瘤骨转移可能。李阿姨非常害怕，同时又有些疑惑：刚拍过片子，才过了几天，咋就转移了？难道是之前的医生没有看出来？

　　其实，这两项检查结果都没有错，但对于骨骼病变，尤其是肿瘤骨转移而言，骨扫描比X线检查更灵敏，堪称骨转移的"照妖镜"。

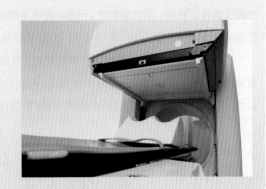

ECT检查
——骨转移的"照妖镜"

⬢ 上海健康医学院附属周浦医院核医学科副主任医师　刘　永
同济大学附属东方医院核医学科主任医师　赵　军

"侦查"全身，骨转移早发现

　　近年来，我国居民恶性肿瘤的发病率一直居高不下，严重威胁患者健康和生命。骨骼是肿瘤容易转移的器官之一，一些骨转移发生率较高的恶性肿瘤，如乳腺癌、肺癌、前列腺癌等，甚至在肿瘤原发部位出现相应症状前就发生了骨转移。骨转移常会带来不易缓解的疼痛，严重影响患者的生活质量。因此，"侦查"全身骨骼病变是肿瘤治疗过程中非常关键的措施之一，有助于早发现、早治疗。

　　肿瘤侵犯骨骼后，会定居在骨髓中，逐步破坏相邻的骨小梁。骨小梁相当于构成骨骼的纵横交错的钢筋，转移性骨肿瘤早期，被破坏的骨小梁较少，患者的骨骼形态没有明显变化；随着病情进展，骨小梁被大量破坏，骨骼形态会发生较大变化。X线、CT、磁共振、骨ECT（核素骨显像，俗称骨扫描）等检查均可用于骨骼检查。而对转移性骨肿瘤而言，X线、CT

检查只能在骨骼形态发生改变后才发现病灶，早期无法显示；磁共振检查灵敏度较高，可发现早期病灶，但一般不适合全身检查；骨扫描是最灵敏的检查方法，通常比X线、CT检查早3～6个月发现病灶，且适合全身检查。

准确定位，治疗方案有"个性"

　　很多人不了解骨ECT检查，当医生建议做骨扫描时，患者和家属往往一头雾水。骨ECT检查为核医学科ECT检查的常规项目，通过放射性核素来检测患者是否存在骨组织代谢异常。检查前，医生需要为患者注射少量放射性核素制剂，这种药物专门进入人体骨组织，基本上不会进入身体其他组织，且发生病变的骨骼会摄取较多药物，而正常骨骼摄取量少；然后，医生通过ECT仪器检测患者全身骨组织的核素药物分布情况，从而判断哪个部位的骨骼发生了病变。由于骨 ECT 检测的是骨骼分子水平的代谢改变，所以灵敏度高，在骨骼形态尚未发生明显变化时即可检测到。

肿瘤患者如果出现疑似骨转移的症状，首选骨 ECT 检查，以便尽早发现转移病灶。骨转移发生率较高的肿瘤患者也应在系统性治疗前进行骨 ECT 检查，以便医生早期判断是否已经发生骨转移及转移范围。如果患者已经发生骨转移，医生会根据转移的范围、部位、疼痛程度等进行综合分析，选择适合患者的个性化治疗方案，包括手术、放疗、化疗、对症治疗（如镇痛、抑制骨吸收）、中医药治疗等多种手段。另外，肿瘤患者在定期随访过程中，也可按需进行骨 ECT 检查。

药物辐射，时间虽长量却少

任何检查都有其适用范围和优缺点，骨 ECT 检查也不例外。它可以一次检查"看全身"，但对骨骼单发病变的定性诊断准确率不高，必要时需要结合其他检查（如磁共振等）综合判断。此外，骨 ECT 检查有少量辐射。

很多患者不了解核医学检查，到核医学科进行骨 ECT 检查时，担心辐射会伤害身体。实际上，一次骨 ECT 检查的辐射剂量比一次 CT 检查小，不会影响健康。CT 检查的辐射来自机器发射的 X 线，通常在几秒内结束；骨 ECT 检查的辐射来自注射入患者体内的放射

延伸阅读

骨扫描可用于检查哪些疾病

❶ 骨肿瘤

绝大多数骨肿瘤是身体其他部位的恶性肿瘤转移而来，少部分是骨骼原发肿瘤，均可通过骨ECT检查发现。

❷ 骨折

一般情况下，通过X线摄片即可诊断骨折，但一些细小的隐匿性骨折有时难以发现，如肋骨前缘肋软骨区域骨折、慢性应力因素引起的隐匿性压缩性骨折（比如足部）等，此时需要通过骨ECT检查帮助判断。

❸ 其他骨骼及关节疾病

原因不明的骨痛、骨关节退行性病变及各种炎性病变等，可通过骨ECT检查帮助诊断或进行随访观察。

性核素显像剂，这类药物多数不被机体吸收，会随尿液排出体外，被骨骼吸收的少数核素会随着衰变逐渐消失，辐射一般会持续十几个小时，但辐射总量小于CT 检查。需要提醒的是，患者在完成检查后的一天内，残余核素对周围普通成年人产生的辐射影响基本可以忽略，但应避免密切接触幼儿和孕妇。PM

·小贴士·

骨ECT检查须知

骨ECT检查一般需要提前预约，并做好相关准备工作和防护措施。患者完成检查后可正常饮食、活动。

❶ 近3天内如果做过消化道钡餐检查，应在预约时告知医生，以免影响骨显像。

❷ 检查前不需要空腹、憋尿等特殊准备，根据预约时间到达医院核医学科即可。

❸ 注射显像剂后，需要等待3小时左右再进行检查。在此期间，患者要多喝水、多排尿，促进显像剂分布在体内，并将没有吸收的显像剂排泄出去，降低辐射量且有利于显像，使扫描的图像更清晰。在排尿过程中，患者要尽量避免尿液污染衣裤或身体其他部位，否则可能影响检查结果。

❹ 检查时，患者不能携带手机、钥匙等物品，并摘下首饰、手表、带金属扣的皮带等。

关于骨质疏松的八大误解

上海建工医院骨科　徐文停（副主任医师）　杨逸韬　郑国卿

扫描二维码，立即收听

生活实例

82岁的李阿姨平素身体健康，一天，她在家里搬动花盆时扭到了腰，本以为休息休息就没事了，谁知在床上躺了好几天，腰痛也不见好。在女儿的催促下，李阿姨去医院做了检查，没想到医生诊断她患有腰椎压缩性骨折，且椎体压缩了近1/3，需要住院进行微创手术治疗。医生告诉她，由于她有非常严重的骨质疏松症，术后还需要进行规范治疗，避免再次发生骨折。李阿姨很纳闷，只是腰扭了一下，怎么就发生腰椎骨折了呢？自己平常很注意保养，一直在吃钙片，为什么还会患骨质疏松症？

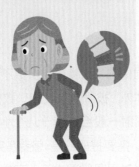

医生的话

骨质疏松症是一种以低骨量和微结构破坏为特征的骨骼疾病，特征是骨骼强度下降。李阿姨发生的腰椎骨折是骨质疏松性骨折，也叫脆性骨折，是在骨质疏松的基础上，未受明显外力或仅受轻微外力（如咳嗽、打喷嚏等）而发生的骨折。这是一种病理性骨折，特点是骨骼质量较差，愈合较慢，容易再次发生骨折。日常生活中，很多人对骨质疏松症的理解不够深入，对骨质疏松症的预防也难免产生一些误解，需要及时纠正。

误解一：

身体一直很好，没有骨痛等不适，不会患骨质疏松症

分析：随着人口老龄化的到来，骨质疏松症已成为全球性的慢性疾病。大多数骨质疏松症患者没有症状，如果不进行骨密度检测，不容易发现，而常规健康体检中往往并不包含骨密度检测这个项目。很多患者是在发生了骨质疏松性骨折后，才知道自己患有骨质疏松症。因起病隐匿、易被忽视，骨质疏松症又被称为"静悄悄的杀手"。

误解二：

骨质疏松是缺钙引起的，只要补钙就行

分析：为维持骨骼的强健，补充充足的钙质是基础。成人每天需要800～1000毫克钙，绝经后、哺乳期、孕期女性和一些高龄老年人对钙的需求量更大，每天应保证1000～1500毫克钙的摄入。

很多人认为，骨质疏松是因为缺钙，只要补充钙剂即可。实际上，钙的吸收需要借助活性维生素D，其可与肠上皮细胞的维生素D受体结合，促进钙的吸收，并使钙沉积于骨骼中。也就是说，骨质疏松症的基础治疗药物是钙剂和维生素D，缺一不可。

中国人饮食中维生素D含量较少。人体皮肤中的7-脱氢胆固醇（维生素D前体）经紫外线照射后可合成维生素D，后者在肝脏和肾脏被活化后，变成活性维生素D，进而实现钙的吸收。除增加皮肤日照时间外，患者也可以在医生指导下补充活性维生素D。临床上常用的骨化三醇是维生素D的活性形式；阿尔法骨化醇是人工合成的维生素D类似物，需在肝脏或成骨细胞的25-羟化酶作用下，转化为活性维生素D。

误解三:

多喝骨头汤可以预防骨质疏松

分析: 很多人认为,骨头汤中富含钙质,多喝骨头汤有助于补钙、预防骨质疏松。实际上,骨头汤中的钙含量很少,且大部分以碳酸钙的形式存在,很难被人体吸收。相反,骨头汤中含有大量脂肪,也就是说,喝骨头汤补的是"油"而不是"钙";且骨头汤中嘌呤含量高,多喝容易导致高尿酸血症。

误解四:

骨质疏松症是老年病,
年轻人不会发生

分析: 骨质疏松症是一种多因素导致的慢性疾病,虽然多发生于中老年人,但现在的年轻人户外运动和体育锻炼太少,加上生活方式不健康,如大量吸烟、饮酒,长期摄入碳酸饮料、咖啡等,也容易出现骨量减少和骨密度降低的情况,严重者可发生骨质疏松症。

误解五:

有肾结石的人不能补钙

分析: 肾结石是人体内钙代谢失衡所致。有研究表明,钙摄入量与肾结石的发生风险呈负相关。也就是说,补钙可以降低肾结石的发生率。这是因为,人体摄入的钙可以和肠道中的草酸结合,形成不能被人体吸收的草酸钙而被排出体外,从而使尿液中的草酸减少,降低肾结石的发生率。

误解六:

骨质疏松症患者应尽量少动,以免发生骨折

分析: 运动可加速骨骼重塑,促进骨再生,对骨质疏松症的防治具有积极作用。当然,对骨质疏松症患者而言,运动时应注意方式和运动量,宜尽量采取安全、舒缓、规律的锻炼方式,如快走、打太极拳等,以免因不慎跌倒而造成骨折。需要提醒的是,虽然锻炼是改善骨质疏松的有效方法,但由于老年人大多存在膝关节退行性改变,故不宜采用爬楼梯、登山等易加速膝关节磨损的锻炼方式。

误解七:

骨质疏松症是小毛病,去医院太麻烦,
随便吃点药就行

分析: 骨质疏松症的治疗并非吃点药那么简单,患者还需要进行规范随访和监测。对骨质疏松症患者而言,在骨科或骨质疏松专科医生指导下接受规范治疗、定期随访,能有效改善骨质疏松,避免发生骨折等严重并发症。

误解八:

发生脊柱压缩性骨折,只要做个微创手术即可,
不用后续治疗

分析: 骨质疏松性骨折多发生在髋部、脊柱及腕关节等部位。脊柱压缩性骨折一般可以通过微创手术(椎体成形术,俗称"打骨水泥")进行治疗。手术后,患者可以早期下床活动,恢复更快。

骨质疏松性骨折的防治难点在于:不重视骨质疏松的预防,罹患骨质疏松症后未进行规范治疗,发生骨折后只关注手术而不重视后续治疗和随访。也就是说,骨质疏松性骨折患者术后必须针对骨质疏松进行规范性治疗及随访,定期进行骨密度、骨代谢生化标志物等检查,并在医生指导下根据导致骨质疏松症的不同原因选择抑制骨吸收或促进骨形成的药物进行规范治疗,这样才能避免再次发生骨折。 PM

脸面受伤，如何不损容颜

上海交通大学医学院附属第九人民医院口腔颅颌面科　桂海军　蔡　鸣（主任医师）
上海交通大学医学院　商　莉

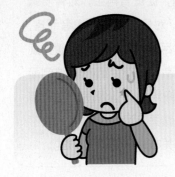

生活中难免有磕磕碰碰，若不留意伤到面部，处理不当可能留下明显瘢痕，从而影响颜值，甚至影响心理健康。爱美之心人皆有之，不少患者在面部受伤后常会产生各种担忧、困惑和纠结，究竟怎么处理才能不破相？

哪些外伤要缝合 ❓

有些患者对面部外伤后是否需要缝合颇为纠结：既担心缝合后留下瘢痕，又担心不缝合会影响伤口愈合。面部软组织外伤分为挫伤、擦伤、裂伤等，处理方式各不相同。一般而言，没有伤口或伤口小且浅者，无须缝合；伤口深、长或位于特殊部位者，需要缝合；皮损面积大而深者，可能需要植皮后缝合。

❶ **挫伤**　这是皮下组织受钝力作用而导致的潜行性损伤，表面无明显伤口，主要表现为受伤部位淤青、肿胀、压痛等，不需要缝合处理。挫伤早期，可通过冷热湿敷（24小时内冷敷、24小时后热敷）来预防肿胀进一步加重；必要时，可进行预防性抗感染治疗。

❷ **擦伤**　这种伤口为皮肤表面损伤，一般无须缝合处理。不过，擦伤部位在短期内可能会不断渗出组织液，导致伤口不清洁而影响愈合，甚至引起感染。所以，擦伤后需要及时清创，后续还要采取合理的护理措施，促进伤口愈合。

❸ **裂伤**　这种伤口深达肌层甚至更深层，有明显开放性裂口或组织缺损，需要缝合处理。面部肌肉活动较丰富，吃饭、说话等日常行为都会牵动伤口，影响其愈合。缝合的主要目的是彻底关闭创口，避免继发感染，促进愈合。

可以使用"美容线"缝合吗 ❓

"美容线"是大众对可吸收缝合线的俗称。面部外伤需要缝合时，不少患者希望使用"美容线"，认为这么做不仅可以免受拆线之痛，还能减少线痕。然而，缝合线的主要作用是使伤口保持闭合状态，美容效果只是"附加值"。一般而言，皮内缝合时须使用可吸收线，无须拆线；皮外缝合时，多使用抗张强度较大的不可吸收线，以免伤口裂开。

缝合线种类繁多、粗细不一，可吸收缝合线亦从早期使用的"羊肠线"，发展到如今的人工合成线。对于人体而言，无论哪种缝线都是异物，会造成组织反应。选择何种缝合线，均应根据外伤程度、部位、缝合方式等具体因素综合判断。缝合面部伤口时，在能够充分对抗张力的情况下，医生会选择组织相容性好、拆线简单甚至不用拆线、针眼小或线痕细的缝线，使美容效果最大化。

受伤后能否不留疤 ❓

伤口修复是以胶原纤维为主的新生组织在受伤部位沉积的过程，瘢痕是这一修复过程中的必然产物，是对皮肤损伤组织的不完全替代和修复。缝合伤口就像修补有裂缝的镜子，无论如何修复都会留下痕迹。有伤口就有瘢痕，只是明显与否而已。

影响瘢痕明显与否的因素很多。对患者来说，如何受伤、受伤程度、伤口类型等因素都是无法选择的，应在保证安全的情况下及时就医；接受治疗后，应耐心细致地遵医嘱进行伤口护理，充分休息，以达到最佳愈合状态。每位患者体质不同，有些瘢痕体质患者伤口愈合后仍有新组织不断沉积，使瘢痕增大形成疙瘩，需要手术切除等方法进一步处理。

护理小贴士：

"衣食住行"防瘢痕

若害怕护理不当而影响伤口愈合，留下更深的瘢痕，可以参考以下护理注意事项。

（衣） 这里所说的"衣"是指伤口的保护衣，伤口处不宜一直包扎纱布。首先，纱布造成的机械摩擦可能刺激伤口，促进纤维组织异常增生；其次，线头、棉絮等异物存留会影响伤口愈合；第三，伤口在愈合期间会不断渗出组织液等，易使伤口处组织与纱布粘连，导致结痂、感染；等等。这些均会加重瘢痕。

（食） 很多人担心，伤口愈合期间食用酱油会使瘢痕颜色变深。事实上，酱油中的食用色素并不会沉积到伤口处。不过，油腻饮食不利于伤口消肿和修复，患者应注意清淡饮食，并补充富含维生素、微量元素、蛋白质等食物，促进伤口愈合。

（住） 创造安全的居住环境，这主要针对儿童而言。家长应检查可能或曾经导致儿童受伤的家具、装饰等，并加以防护，以免再次受伤。

（行） 阳光直射是导致皮肤色素沉积的主要原因，可使瘢痕更加明显。外出时应做好防晒措施，如戴遮阳帽、口罩、太阳镜，使用遮阳伞，等等。

特别提醒 迷津散去，困惑得解。总之，若不慎发生面部外伤，患者不要慌张、害怕，及时就医并配合诊疗，做好治疗后的伤口护理，容颜恢复正常便不是问题。

已形成瘢痕可以去除吗 ❓

瘢痕形成后，即使采用最精细的整形方法，也不能彻底消除。当然，根据瘢痕的不同类型，选择合适的整形方法，可减轻瘢痕。

例如：有增生性瘢痕及瘢痕疙瘩者，可采用外科手术切除、压迫疗法等；有浅表性瘢痕者，可采用药物治疗；有萎缩性、凹陷性瘢痕者，可采用注射充填治疗；瘢痕痉挛引起畸形并伴有功能障碍者，可采用皮瓣转移、皮片转移、直接切除缝合、Z字成形术等治疗；激光等光电治疗对各类瘢痕有不同程度的改善效果。**PM**

延伸阅读

面部受伤后，需要打破伤风针吗？

不少人有这样的防范意识：外伤后要打破伤风针（注射破伤风抗病毒或破伤风免疫球蛋白），以免感染破伤风。破伤风是一种严重的急性感染性疾病，头面部破伤风可导致面部肌肉痉挛，甚至面瘫。

破伤风梭状芽孢杆菌属于厌氧菌，能经皮肤伤口侵入人体，在缺氧环境下生长繁殖，引起感染，损伤神经系统。小且深的开放性伤口（如被钉子、木头等尖锐物刺伤）或污染严重的伤口，容易形成缺氧环境，患者需要打破伤风针来预防感染。受伤后，患者首先要到医院进行清创处理，由医生结合外伤原因、环境、时间、免疫接种史等因素，判断是否需要打破伤风针；其次，伤口感染者要完善实验室检查，便于医生评估破伤风感染风险，从而判断是否需要打破伤风针。

上海第九人民医院教学培育项目 JYJX04202201
上海市科委科普专项 21DZ2300600

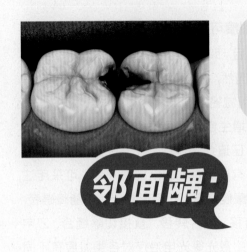

"两颗牙间经常嵌塞食物，吃东西时觉得酸胀不适，但照镜子却看不到蛀牙，这是怎么了？"

"看不到的龋洞竟然能祸害两颗牙，是真的吗？"

造成这一系列困惑的原因，往往是一种重要但常被忽视的口腔疾病——邻面龋。

邻面龋: 面面相"龋"，不治不"休"

复旦大学附属口腔医院牙体牙髓科副主任医师　韦晓玲

邻面龋坏，一坏坏俩

邻面龋是发生在相邻两颗牙齿邻接面的龋坏。发病原因多为牙缝未得到有效清洁，导致细菌和食物残渣大量堆积，牙齿的邻面被细菌长期侵蚀、破坏，最终导致龋洞形成。虽然邻面龋的发生率低于窝沟龋，但发生位置隐匿，难以及时从牙齿的外观上被发现，只能通过专业的口腔检查，并配合 X 线摄片确诊。

邻面龋患者的典型临床症状是食物嵌塞。邻面龋发生早期，局部的牙釉质脱矿和龋损可破坏牙齿正常的邻接关系，使食物易堆积在牙缝间。堆积的食物残渣和细菌如果未得到有效清除，可加重龋病进展，使两牙邻接处颜色变深、变黑，最终导致肉眼可见的龋洞。此时的龋坏多已进展至牙齿深层，甚至激惹牙髓，患者可出现进食疼痛、牙齿冷热敏感等症状。

·小贴士·

日常刷牙只能清洁牙面，两牙间的邻接面是"刷牙盲区"。牙间隙清洁是预防邻面龋最重要的手段。因此，大家应在每次进食和刷牙后，使用牙线或冲牙器清洁牙齿邻接面，防止细菌和食物残渣堆积。日常生活中，减少甜食摄入、使用含氟牙膏、定期进行口腔检查等，均有助于邻面龋的防治。

"亡羊补牢"，宜早不宜迟

邻面龋的发展速度主要取决于龋坏的位置。牙齿邻接面靠上位置的牙釉质较厚，抵抗细菌侵蚀的能力较强，病情进展慢；牙齿邻接面靠下至牙颈部位置的牙体组织相对薄弱，病情进展快。

不同病情阶段的治疗方式各异。早期未形成龋洞者，应加强牙齿邻面间隙的日常清洁；出现明显牙齿色泽改变等脱矿表现者，需进行氟化物再矿化治疗，并定期复查，尽早发现病变，及时治疗；已形成龋洞者，应尽早进行充填治疗（补牙）；已损害牙髓、出现疼痛等症状时，往往需要进行根管治疗；龋损范围过大者，可进行嵌体或全冠修复，以恢复正常的牙体外形和邻接关系。

乳牙邻面龋，进展快、危害大

3 ~ 6 岁是儿童患乳牙龋的高峰期。学龄前儿童的牙齿坚固程度和口腔卫生习惯不如成人，且此时乳恒牙开始替换，更易造成食物嵌塞，需要重点关注邻面龋的发生、发展。乳牙邻面龋具有波及牙面广、进展快、早期症状不明显和家长不易发现等特点，严重时可导致乳牙缺损、缺失，影响恒牙发育，甚至造

不是"肿瘤"的 后巩膜葡萄肿

复旦大学附属眼耳鼻喉科医院眼科副主任医师　倪颖勤
温州医科大学附属第一医院眼科　徐思思

生活实例

张阿姨是一名高度近视患者，双眼近视度数均为700度左右。一天，她拿着B超检查报告走进诊室，指着上面的几个字"双眼后巩膜葡萄肿"急切地问道：医生，我的眼睛里长肿瘤了吗？是不是要瞎了？能手术切除吗？

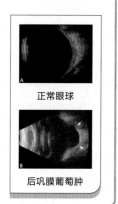

正常眼球

后巩膜葡萄肿

高度近视者易发生

看到"后巩膜葡萄肿"这个病名，不由让人联想到肿瘤。事实上，它与肿瘤完全不是一回事。研究发现，12%～51%的高度近视患者会发生后巩膜葡萄肿。这是因为高度近视者的眼轴比视力正常的人长，在眼轴变长的过程中，眼球壁局部变薄，易在眼内压的作用下向外膨出，从而发生后巩膜葡萄肿。

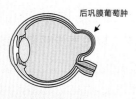

后巩膜葡萄肿

后巩膜葡萄肿示意图

头颅CT和磁共振检查可发现后巩膜葡萄肿。

眼科B超检查能进一步显示后巩膜葡萄肿的轮廓。广角眼底照相和广角光学相干断层扫描检查能明确后巩膜葡萄肿在球壁的具体位置和范围。其中，广角光学相干断层扫描检查还能提供眼底最重要的结构——黄斑的信息。

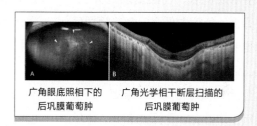

广角眼底照相下的后巩膜葡萄肿

广角光学相干断层扫描的后巩膜葡萄肿

后巩膜葡萄肿易影响视力

虽说后巩膜葡萄肿不是肿瘤，但也不能置之不理。后巩膜葡萄肿患者的眼球壁变薄区域的神经视网膜和脉络膜（给视网膜提供营养、氧气）组织更容易发生病变，影响黄斑形态与健康。一旦黄斑发生病变，患者的视力将受重创。必要时，患者需进行后巩膜加固术或者巩膜交联术，以预防眼底病变。

经过一系列检查，目前张阿姨的眼睛虽然出现了后巩膜葡萄肿，但黄斑尚未产生病变，定时随访即可。**PM**

成错殆畸形。因此，学龄前儿童的家长应帮助孩子建立良好的刷牙习惯，鼓励使用儿童牙线棒、含氟牙膏，每3～6月带孩子进行规范的口腔健康检查。

已经发生乳牙邻面龋者，需要及时进行充填或预成冠修复，尽可能降低对恒牙的影响；必要时进行间隙维持治疗等，以预防错殆畸形的发生。**PM**

随着医学技术的不断发展，手术已经成为许多骨骼、关节、软组织疾病和外伤的主要治疗手段，可以帮助患者减轻痛苦，尽快恢复功能，回归正常生活。不过，手术顺利完成并不代表"尘埃落定"，还有术后并发症这一难关要闯，如伤口感染、深静脉血栓、关节及软组织粘连、坠积性肺炎等。术后正确护理可预防这些并发症，保障手术疗效，促进患者康复。

骨科手术后，护理有四防

上海中医药大学附属岳阳中西医结合医院　戴金花（副主任护师）　张孝云（主任护师）

一防伤口感染，促进康复

伤口感染是骨科术后的常见并发症之一，手术时间长、创面复杂的外伤、开放性骨折、免疫力低下、合并糖尿病等患者更易发生，主要表现为局部红、肿、热、痛、渗液，体温升高，等等。感染会延缓伤口愈合及术后康复，严重时可影响手术疗效。为预防感染，术后需要采取以下护理措施，促进伤口愈合。

❶ 保持创面清洁　部分患者出院后仍需换药，可在家进行，但须注意无菌操作，按医嘱定期消毒并更换敷料，避免细菌滋生。在进行伤口护理时，应先进行手消毒，戴无菌手套，使用一次性医用镊子、棉签等无菌操作工具和材料，切勿直接用手接触，务必保持创面清洁，有助于降低感染风险。需要提醒的是，应避免使用含氯消毒剂、酒精等消毒伤口，以免刺激、损伤皮肤和黏膜，增加伤口感染风险。伤口及其周围应避免接触不洁物，以免污染伤口，引起感染。

❷ 注意绷带松紧度　绷带松紧度应适当，以免影响愈合，增加感染风险。包扎过紧会刺激伤口，加重疼痛，影响局部血液循环；包扎过松则难以固定敷料，无法保护伤口。

❸ 保证引流通畅无污染　部分患者术后需要留置引流管或引流条，应避免引流管扭曲、折叠、脱落，及时处理渗血、渗液，定期清洁、更换引流管或引流条。

❹ 减少出血　伤口出血会增加感染风险，术后早期康复或日常活动时应尽量避免牵拉伤口，结痂后不要撕扯。

一旦发现伤口感染，应及时清创和抗感染治疗，必要时切开引流，甚至取出植入物，以免表浅感染发展成深部乃至全身感染。

二防深静脉血栓，保障安全

下肢深静脉血栓是术后常见并发症，麻醉、长时间卧床、术后应激状态、手术创伤等均会增加其发病风险。部分骨科术后患者需长时间固定、制动，这也是下肢深静脉血栓的危险因素，应积极预防。

1 • 翻身和挪移

家属可定时帮助患者翻身和挪移，以促进血流通畅，降低下肢深静脉血栓的发生风险。不过，动作不宜过大，以免牵拉伤口、影响固定。

2 • 足底按摩

适当按摩可促进血液循环，家属可在医生指导下按摩患者足底穴位、下肢经络等。不过，若已发生下肢深静脉血栓，则不宜按摩患肢。

3 • 穿弹力袜

医用弹力袜可促进下肢静脉血液回流，预防深静脉血栓。患者可根据病情、腿围等选用合适尺寸的弹力袜，并注意弹力袜的使用时间和方法，一般早上穿、晚上脱。

此外，高龄、肥胖、血脂异常、肿瘤、长期服用激素等患者应在医生指导下进行必要的药物治疗，以减少下肢深静脉血栓的发生风险。多数下肢深静脉血栓患者早期没有明显症状，易被忽略。如果出现单侧下肢肿胀、疼痛，患者应及时就医。需要提醒的是，下肢深静脉内的血栓脱落可引起肺栓塞，患者会出现胸闷、呼吸困难、胸痛、面色苍白、出冷汗甚至晕厥等症状，可危及生命，须立即就医。

三防关节及软组织粘连，恢复功能

关节及软组织粘连是几乎所有骨科术后患者都会面临的问题，可导致关节活动受限、疼痛，影响功能恢复，使手术疗效大打折扣。为预防粘连，患者应在保证安全的前提下，尽早开展康复运动，恢复关节活动度。

1 • 早期活动
术后即可开展早期康复锻炼，包括主动活动和被动活动，以维持关节活动度，促进伤口愈合。医生会根据患者病情制定合适的康复运动方案，患者应遵医嘱进行科学锻炼，必要时可在家属帮助下进行。

2 • 按摩和热敷
按摩和热敷可促进血液循环，缓解疼痛，松解关节及软组织粘连。必要时，患者还可选择理疗、手法松解、使用关节训练器等辅助疗法。

3 • 调整体位
需要卧床休息的患者应定时变换体位，促进血液循环，避免长时间固定一个姿势。

四防坠积性肺炎，清除隐患

坠积性肺炎好发于长期卧床的老年患者，其呼吸道分泌物不易排出，导致细菌滋生，从而诱发肺部感染。骨科术后长时间卧床休息者易发生坠积性肺炎，应采取以下措施消除隐患：

❶ **调整体位** 尽量减少卧床时间，定时翻身。家属可帮助患者坐起或半卧，避免使用过软、过薄的枕头，以防胃内容物反流引起误吸。

❷ **按摩背部** 按摩或叩击（自下而上）背部有助于患者产生咳嗽反射，清除痰液。

❸ **呼吸训练** 积极进行呼吸训练（如深呼吸、缩唇呼吸等）、经常主动咳嗽，可改善肺功能。

❹ **改善环境** 定时通风，保持室内空气清新，可降低呼吸道感染的发病风险。

❺ **注意饮食** 尽量选择易消化吸收且营养丰富的清淡食物，增强体质；在病情允许的情况下多饮水，有助于稀释、排出痰液；进食和进水时，要避免呛咳而引起误吸。

❻ **体位引流** 无力咳嗽、有痰难以咯出者，可在病情允许的情

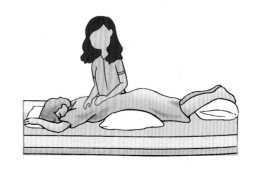

况下进行体位引流，促进痰液排出。体位引流须在餐前（空腹时）进行，肺部处于高位，利用重力使分泌物顺势排出，可配合拍背（如图）。

家属应密切观察老年患者的病情变化，如果出现发热、咳嗽、有痰难以咯出、气急、呼吸困难等症状，应及时陪患者就医。**PM**

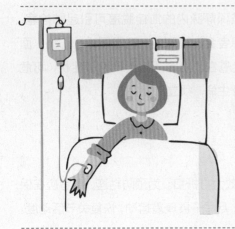

过去，医生会嘱咐患者术后去枕平卧4～6小时，以免发生头痛、误吸等问题。随着医疗与麻醉技术的进步，椎管麻醉使用的穿刺针越来越细，因脑脊液漏导致的低颅压性头痛的发生率大大降低；而术后误吸的前提是发生了呕吐，若发生呕吐，平卧比半卧更易引起误吸。因此，术后患者的"躺"法应根据麻醉方式、手术部位确定，不应一概而论。

术后怎么

✍ 复旦大学附属中山医院护理部　闫亚敏　胡 燕　虞正红（副主任护师）

依据 ❶ 麻醉方式

1° 区域阻滞麻醉

包括蛛网膜下隙阻滞麻醉（俗称"腰麻"）、硬脊膜外阻滞麻醉（俗称"硬膜外麻醉"），患者在术中保持清醒状态。一般来说，腰麻术后患者宜垫枕平卧 6～8 小时；硬膜外麻醉术后患者可采取"自由体位"，以患者的感受和舒适度为准。

2° 全麻

通过吸入或静脉途径给予麻醉药物，使患者在手术期间没有意识和知觉。全麻术后，患者应适当将头部抬高，避免因平卧时舌根后坠导致呼吸道梗阻的发生。

依据 ❷ 手术部位

1° 头面部手术

宜循序渐进抬高床头至半卧位。可先在患者头颈部垫 10 厘米高的软枕，若无不适，每 1～2 小时抬高床头 10°，直至 30°～45°。陪护者应协助患者在床上翻身，以降低颜面部水肿的发生率。

2° 胸部手术

宜在术后先采取低坡卧位（枕高 10 厘米）；2 小时后，将床头抬高至 20°～30°，或同时将下肢抬高 15°～20°，以促进肺部通气，降低术后肺部并发症的发生率。

3° 腹部手术

宜尽早采取半卧位，床头抬高 30°～45°，以利于双肺扩张，降低肺部并发症的发生率。此外，半卧位还可减轻腹部张力和伤口疼痛，促进腹部分泌物引流，加速伤口愈合。此外，患者还应在床上进行主动、被动翻身，并尽早下床活动。**PM**

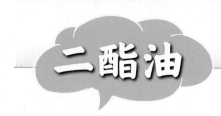

近年来，"二酯油"备受关注。商家宣称这种食用油不仅不会使脂肪在体内累积，还能减少内脏脂肪，称其为"新一代健康食用油""中老年人减脂好帮手"。"二酯油"究竟是什么油？与普通食用油相比，它真的有这么多优势吗？

真的是"减脂好帮手"吗

复旦大学附属中山医院营养科　高 键（副主任营养师）吴沙莎

"二酯油"究竟是何方神圣

"二酯油"是主要成分为甘油二酯的一种食用油，而普通食用油的主要成分是甘油三酯。早在2009年，国家就批准二酯油作为新资源食品。国家卫健委2021年曾发布公告指出，二酯油的生产工艺是以大豆油、菜籽油、花生油等为原料，以脂肪酶制剂、水、甘油等为主要辅料，通过脂肪酶催化，经蒸馏分离、脱色、脱臭等多道工艺加工制成。其中，甘油二酯含量应超过40%，推荐使用量≤30克/天，并特别说明，使用范围不包括婴幼儿食品。

一些研究发现，与甘油三酯相比，甘油二酯可能有潜在的健康益处。油脂进入人体后，主要在小肠中消化分解成能释放能量的脂肪酸。甘油三酯的消化产物会在小肠内快速再合成脂肪颗粒，并释放入血，引起血脂水平升高；而甘油二酯的消化产物在小肠内难以再合成脂肪颗粒，因此使血脂升高的速度和程度可能会更低。此外，人体中过剩的甘油二酯需要重组成甘油三酯才能存储为脂肪，而重组反应较慢、较难，所以甘油二酯可能不易造成脂肪堆积。

二酯油能代替普通食用油吗

虽然目前有些研究发现食用二酯油可能比甘油三酯更健康，但它还不能完全替代普通食用油。

首先，目前关于甘油二酯对人体健康影响的研究证据尚有限，多来源于动物试验和小样本人体试验，其有效性和安全性还需要更多研究证实，其长期作用也需要更多随访研究。

其次，相比普通食用油，目前二酯油的价格较高。500毫升的普通食用油售价一般为10~20元，而相同规格的二酯油价格基本在百元以上，且随着甘油二酯含量的提高，价格也随之上升。

选用二酯油有讲究

首先，食用二酯油应控制摄入量。虽然甘油二酯可减少脂肪在体内的堆积，但这不代表食用二酯油就可以肆无忌惮，过量摄入依旧会增加肥胖、血脂异常、糖尿病等慢性疾病的患病风险。《中国居民膳食指南（2022）》建议成人每日油脂摄入量应为25~30克。

其次，有研究发现，甘油二酯会增加食欲，长期摄入高浓度二酯油可能会增加日常饮食摄入量，导致总摄入量偏高，引起肥胖。此外，考虑到食物多样性，应尽量摄入不同类型的油，在此基础上适当用二酯油替换一些食用油。

第三，需要控制体重和减肥的人，或由于体重限制无法运动的人，可以适当利用甘油二酯的功效帮助达到减脂目的。

第四，在选择二酯油产品时应注意选择大厂品牌、经过认证的产品，确保其质量和安全性。

"减脂"，不能依赖食用油

有关甘油二酯的研究还在更新，适量摄入二酯油可能有助于缓解肥胖和改善血脂水平。但食用油只参与日常饮食的一小部分，人们在日常膳食中还应注意其他重要的营养素的摄入，如蛋白质、碳水化合物、维生素和矿物质等。只有保持平衡的膳食结构、良好的生活习惯，才能拥有健康生活。**PM**

大家都知道,盐可以抑制细菌的生长繁殖,将鱼、肉等做成盐腌制品能大大延长保质期。可你知道吗,有一类潜藏在食物中的致病菌不怕盐,被称为"嗜盐细菌"?那么,"嗜盐细菌"有哪些?对健康有多大危害?怎样避免被它们侵袭?

当心 不怕盐的 "嗜盐细菌"家族

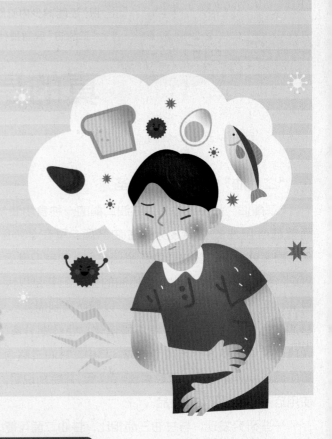

上海市预防医学研究院 陈涌 庄源(副主任技师)

"嗜盐细菌"家族的主要成员

"嗜盐细菌"一般指弧菌科中的几种细菌。顾名思义,弧菌是一种弯曲成弧形的杆菌,菌体尾部有用于运动的鞭毛,可以如蝌蚪般快速游动,种类繁多。"嗜盐细菌"家族的主要成员包括霍乱弧菌、副溶血性弧菌、创伤弧菌等。

❶ 霍乱弧菌

霍乱弧菌是霍乱的致病菌,其中,O1古典生物型、O1埃尔托生物型和O139血清群可引起霍乱大流行。历史上共有七次霍乱大流行,当前正处于第七次世界大流行中,已累计造成数千万人死亡。现代研究表明,霍乱弧菌可通过受污染的水源或饮食进入人体,利用"菌毛"结构黏附在小肠壁上繁殖。霍乱弧菌不会进入血液循环,但会在肠壁局部繁殖和分泌肠毒素,令肠腺过度分泌液体,影响肠壁对液体和电解质的吸收,令人体大量损失体液及电解质,造成电解质紊乱、脱水,甚至死亡。

针对霍乱的研究贯穿了近代医学史,促成了多项重要成就:1832年,英国医生托马斯·拉塔首次尝试将盐水输入霍乱患者的血管,开创了现代静脉补液技术的先河;在1854年的伦敦霍乱大流行中,英国医生约翰·斯诺首次将统计学方法应用于霍乱传播的研究,认定霍乱通过水源而非空气传播;1884年,德国医生、世界病原细菌学奠基人罗伯特·科赫从患者粪便中成功分离出霍乱弧菌,证实其为霍乱的"罪魁祸首"。进入现代后,随着公共卫生体系的建立、疫苗和多种抗菌药的问世,以及补液技术的长足发展,霍乱已不再是令人闻之色变的"杀手"了。在我国,霍乱病例呈常年散发态势。国家疾控局发布的全国法定传染病疫情概况显示,霍乱的年发病数近年来维持在100例以下,未造成流行。

❷ 副溶血性弧菌

副溶血性弧菌是一种典型的"嗜盐细菌"，在 1950 年由日本学者在鱼类相关的食物中毒事件中首次发现并成功分离，因其致病特性及生长特性，又被称为肠炎弧菌、嗜盐弧菌等。副溶血性弧菌可以在具有一定含盐量的环境中正常生长，因此，除淡水水产品外，副溶血性弧菌还可通过海产品、腌制食品等传播。大部分副溶血性弧菌感染者的症状包括腹痛、腹泻、呕吐、发热等。副溶血性弧菌的主要毒力物质为耐热直接溶血素（TDH）和耐热相关溶血素（TRH），皆有肠毒素作用和溶血作用。这意味着副溶血性弧菌既可以导致腹泻等消化道症状，也有进入血液造成肠外感染，甚至导致败血症的"潜力"。

在过去，副溶血性弧菌感染多见于沿海地区，近年来随着物流传播，内陆地区副溶血性弧菌感染病例数呈上升趋势，目前已成为各地细菌性腹泻的重要病因之一。幸运的是，副溶血性弧菌对外界环境敏感，不耐酸、不耐热，在食醋中 5 分钟即会死亡，在 56℃热水中 30 分钟也会被有效杀灭；且感染副溶血性弧菌的患者大多症状轻微、可自愈，排菌期较短，不易引起流行。

❸ 创伤弧菌

创伤弧菌不仅是"嗜盐细菌"，还是一种臭名昭著的"食肉细菌"。它能杀死并"吃掉"人体细胞，造成蜂窝组织炎、坏死性筋膜炎、骨髓炎等严重疾病，使患者面临截肢风险，甚至危及生命。创伤弧菌严格嗜盐，可在含盐量高达 8% 的环境中正常生长。在自然环境中，创伤弧菌的繁殖不仅需要一定的含盐量，还需要 20 ～ 25℃的温暖水域。因此，创伤弧菌广泛分布于近海的海水、海洋生物的体表和肠道中，感染病例多分布于东南亚等纬度较低的区域。在我国，创伤弧菌感染病例多见于浙江、福建、广东、广西、台湾等地。

当人体表面的伤口接触海水时，创伤弧菌可能"乘虚而入"，在人体内大量繁殖，引起严重感染。创伤弧菌进入血液后，会因受到免疫系统攻击而大量释放细菌的结构组分之一——脂多糖（LPS），使人体免疫细胞释放肿瘤坏死因子（TNF）、白细胞介素 6（IL-6）等细胞因子，严重时可导致败血症、休克，甚至危及生命。一般来说，伤口感染创伤弧菌的症状轻微，但在免疫功能不全、肝肾功能不全、酗酒、慢性病患者等高危人群中，感染创伤弧菌的病情较严重，并可快速恶化。因此，大家若在食用海产品或接触海水及海产品后感到不适，尤其是出现发热、伤口疼痛、肿胀等症状时，必须及时就医。

两条策略，将"嗜盐细菌"拒之门外

❶ 保证饮食卫生

"嗜盐细菌"的主要感染途径是经口摄入，因此保证饮食卫生是最重要的预防措施，尤其要做到生熟分开，避免交叉污染，水产品烹饪时间必须充足且不可隔夜食用，饮用水必须煮沸，等等。

❷ 避免直接接触水体及水产品

尽量避免伤口、黏膜与未经消毒的自然水体或各种未经清洗、消毒的水产品直接接触。由于"嗜盐细菌"可以在各种水产品表面生存，因此在处理有刺的鱼、虾、蟹、贝类或使用刀具时，更应注意个人防护。如果不慎造成深而小、相对封闭的伤口，应及时正确处理：用流动的清洁水冲洗伤口后，涂抹酒精、碘伏等消毒，并前往医院注射破伤风疫苗。如果出现伤口红肿热痛、发热等不适，应尽快就医。此外，从事水产品养殖、销售、处理工作的人员尤其需要注意防护，避免交叉感染。PM

喝椰子水，新鲜第一位

📍 海南热带海洋学院食品科学与工程学院教授 胡亚芹

> 最近，"有消费者发现超市售卖发霉椰子"的新闻引发关注。新鲜椰子水是一种比较健康的天然饮品，但大部分店铺内的预开口椰子并未标注上市日期或保质期，购买者对其质量安全状况要格外关注。

椰子是重要的热带木本油料作物，素有"生命之树"之称，具有极高的经济价值，外壳、椰肉、椰子水、椰树及椰叶等在人类生活中均扮演着重要角色。比如：椰子皮纤维可以用于制作棕垫；椰肉是重要的植物蛋白原料；未成熟的胚乳可作为水果食用；成熟椰肉可用于榨油，加工糖果、糕点；椰蓉、椰丝、椰粉等也是大家耳熟能详的食品；等等。

喝椰子水，要选"年轻"椰子

椰子树的果实外层为纤维构成的壳，内含可食的厚肉质，未成熟时有清澈的液体，即椰子水。想喝椰子水，应挑选表皮为青绿色的椰子，此时椰子水较多，且甜度较高。如果没有一定的技巧，打开新鲜椰子是很困难的。三亚人戏称椰子水为"海南茅台"，开椰子更是海南人的一项拿手本领，砍开椰子的底部后，有经验的人会找到皮最薄的椰子"眼"，用吸管就可以插进去。

成熟的椰子准备萌芽时，椰心会吸收椰子水而形成一颗整体嫩白、皱褶感十足的白球，被当地人称作"椰宝""椰子饼""老椰子芯"，其质地柔软，像吸了椰子水的海绵，椰香浓郁。

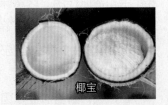

椰宝

喝椰子水，最好现开现喝

完整的椰子外皮结构紧实，可以长期存放，远销海外。但如果外皮遭到破坏，即使包上保鲜膜、冷藏保存，也不可久放。因为椰子水含有大量氨基酸、维生素、不饱和脂肪酸，以及钙、磷、钾等矿物质，营养价值较高，堪称微生物的"培养基"。为方便消费者，市场上有不少预开口的椰子销售。一般开口的椰子应尽量在2天内食用，否则可能酸败，产生异味，导致腹泻、呕吐等。不过，取出后采用密闭甚至真空封装、贮藏于4～10℃条件下的椰子水一般可保存7～10天。

为避免喝椰子水出现问题，消费者应尽量购买完整椰子，打开后立即饮用。如果购买预开口的椰子，应注意查看是否经密封低温贮藏，最好能查看加工日期；如果能观察到内容物，尽量查看椰子水状态，一般新鲜椰子水呈半透明澄清状，略带黄色，有椰子的清香味。如果椰子水浑浊，或有酸味、异味等，则不宜饮用。**PM**

📖 延 伸 阅 读

"此椰汁非彼椰汁"

椰子水也被不少人称为椰子汁、椰汁，而金属罐或利乐包包装的牛奶样"椰汁"则属于椰子的加工产品。其成分一般为水、鲜椰肉汁（一般指白色椰肉压榨的汁液）、白砂糖和食品添加剂。椰汁产品经过杀菌处理，常温下保质期可达9个月以上，但开封后也应尽快喝完。

近来，一种可以让孩子体验烹饪的"迷你厨房"——儿童真煮厨具类玩具流行起来。据商家宣传，这类玩具不仅能让孩子增强动手能力、体验烹饪乐趣，做好的成品还可以食用，可谓一举多得。然而，由于不是正规厨具，这类玩具存在一定的安全隐患。此前，江苏省消费者权益保护委员会发现，在10批次儿童厨房真煮玩具中，有7批次不符合相关标准要求。家长在购置儿童真煮玩具时，应注意以下问题，避免安全隐患。

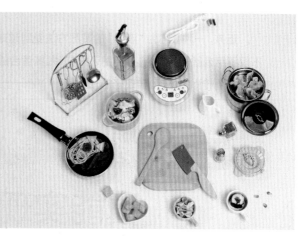

购前五问，
让"迷你厨房"更安全

上海市疾病预防控制中心儿童健康科副主任医师　孙力菁

第一问：

是否符合相关生产标准？

认准三项相关国家标准：《国家玩具安全技术规范》（GB6675）、《家用和类似用途电器的安全通用要求》（GB4706）及《食品安全国家标准 食品接触材料安全技术规范》（GB4806），三者缺一不可。

第二问：

使用的不锈钢是否为食品级？

不锈钢是一种泛称，其实有很多种类，包括201、304、316和430等，不同型号的不锈钢含铁量不同。304和316型号的不锈钢一般可以接触食品。

第三问：

使用的塑料是否耐高温？

真煮玩具使用时要高温烹饪，如果其中的塑料材质在高温条件下释放有害物质，会严重危害儿童健康。在塑料制品的包装上一般标有材质及编号。

1号：聚对苯二甲酸乙二醇酯（PET） 主要用于矿泉水瓶和饮料瓶，不耐热，在70℃时就会变形。

2号：高密度聚乙烯（HDPE） 常用于清洁用品、沐浴露、塑料袋，一般不用于食品包装和儿童用品。

3号：聚氯乙烯（PVC） 这种材料很常见，不能受热，易产生有害物质，尤其是遇高温和油脂时易析出增塑剂，一般不用于食品包装。

4号：聚乙烯（PE） 是常用的保鲜膜材料，高温条件下会产生有害物质。

5号：聚丙烯（PP） 相对昂贵，但更加稳定，熔点高达167℃，是唯一可以在微波炉中使用的塑料。

6号：聚苯乙烯（PS） 常见于碗装泡面盒、快餐盒等，也用来做玩具。温度过高时易释出化学致癌物聚苯乙烯，不耐酸、碱。

7号：其他类 包括聚碳酸酯（PC），聚乳酸（PLA）等。

可见，只有5号PP塑料能耐受烹饪时的高温。

近来，一种被称为"液断"的减肥方法受到越来越多人的关注。网上关于"液断"的经验分享帖称，"液断"期间不仅不用饿肚子，食物选择范围还很广，尤其适合戒不掉冰淇淋、奶茶的"吃货"一族。"液断"究竟是什么？真的能让人免受节食的痛苦，实现轻松减肥吗？

不拒奶茶的 液体断食法，真能实现"无痛减肥"吗？

 复旦大学附属华山医院临床营养科　田　芳　邵春海（副主任医师）

"液断"究竟是什么

"液断"是液体断食法的简称，强调摄入液体（包括所有能通过吸管摄入的食物），目标是断除固体食物，有些方案比较极端，要求断除所有含能量的食物。

"液体断食法"目前没有明确的标准。有人说液体断食法只能喝各种液体，有人说可以吃蛋羹、冰淇淋；有些方案限制每天摄入的能量不超过1200千卡（约5023千焦），有些方案则要求尽可能减少含能量的液体摄入，以致一天的能量摄入不足500千卡（约2093千焦）。

"液断"为何受人青睐

从限制能量摄入的角度看，无论是液体断食法，还是其他减肥方法，往往都能因为能量摄入减少而使体重下降。"液体断食法"之所以让众人跃跃欲试，可能是因为它有以下几处特色：

❶ 液体摄入较多

相比节食，液体断食法至少有1500～2000毫升的液体摄入，能提供一定的饱腹感。

❷ 执行方便

液体食物往往无需复杂的烹饪，牛奶、果汁、茶

第四问：

加热装置是否有保护装置？

真煮玩具分为无明火款和有明火款两种。儿童接触到热源极易发生烧烫伤。有明火款一般没有可阻断儿童与明火接触的屏障，无明火款用加热盘加热，除烫伤隐患外，还有触电风险。此外，无论是明火款还是非明火款，都有引发火灾的风险。因此，家长购买时应确保其有保护装置，且在孩子使用时全程陪同。

第五问：

不粘锅的涂层是否安全？

玩具锅具的不粘锅涂层如果不耐高温，会在使用中脱落、溶解，析出有害物质，迁移入食物中或挥发入空气中。因此，家长购买时还应关注不粘锅涂层是否符合安全标准，使用一段时间后，如果发现涂层磨损或脱落，应及时更换。**PM**

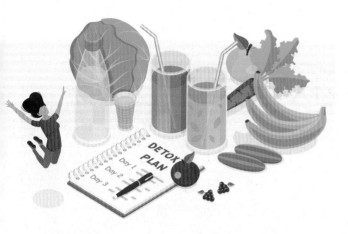

等更是可直接饮用，比起大多数减肥方法需要的称重食材、折算生熟比、规范烹调等"繁文缛节"，液体饮食执行起来比较轻松。

❸ **更容易让人"感觉在瘦"**

液体摄入多对缓解便秘有一定作用，排便后更容易观察到体重下降。

❹ **能量限制较为准确**

量化液体食物比固体食物容易，只需一个固定的容器或带刻度的杯子，就能方便地测量分量，从而估算能量；液体食物制作相对简单，引入烹调油、糖和盐的机会小；在食材的选择上，也能绕开脂肪含量各异的肉类、淀粉含量差别大的主食，使能量限制更准确。

"液断"，值得尝试吗

一套减重方案是否值得尝试，绝不能只看体重秤上的数字，还应关注其是否会导致肌肉丢失、营养素不足，是否伴有低血糖、虚弱、情绪低落、易怒、便秘、脱发、胃病、闭经等副作用，停用后体重是否会反弹，等等。根据这些因素来衡量，液体断食法并不是一种健康的减肥方法。

首先，"液体断食法"的食物选择范围较窄，使营养摄入不足的风险增加。值得注意的是，长时间碳水化合物摄入过少时，人容易出现低血糖，以及暴躁易怒、疲劳等不适。不少推崇液体断食法的博主以"减肥期间不限制奶茶和冰淇淋"为亮点，殊不知，饥饿状态下血糖很低，此时摄入奶茶、冰淇淋等含有较多游离糖的食物，会使血糖急剧升高，这样"过山车"式的血糖变化容易导致代谢紊乱等不良影响。

其次，体重短期内快速下降，减去的并不是真正的"肥"，而是肌肉和水分，得不偿失。

第三，目前液体断食法没有统一的标准。网上流传的很多方案经不起推敲，食物的固态和液态界定模糊，摄入量也过于随意，这就意味着不同方案的营养结构大相径庭。加之每个人对食物的耐受程度不同，对身体的影响也难以确定。

第四，液体断食法难以长期坚持，往往需要在固体食物和液体之间来回切换。如果把人体比作工厂，饮食就像为工厂进货，一个"进货"不规律、时不时还"断货"的工厂，显然是无法欣欣向荣的。

液体断食法，大餐后或可尝试

在大餐后，不妨应用 1~2 天的液体断食法，以缓冲高能量、高盐、高脂肪食物造成的胃肠负荷，调整口味，避免体重上涨。选择食物时，应注意低脂肪、低盐、无添加糖、适量碳水化合物，尽量以流质和半流质为主，以增强饱腹感。藕粉小圆子、清粥小酱菜、不加糖的水果奶昔、青菜蛋花清汤面、素馅小馄饨等，都是不错的选择。

专家提醒

不少人感叹"减肥难，难于上青天"，选择减肥方案的首要标准常常是"无痛苦"。其实，减肥的"痛苦"一是来源于饮食，如一些与日常饮食相去甚远的极端饮食，背离了个人饮食习惯；二是因为想快速降低体重，对饮食限制更多，对食欲的挑战更大，对运动和生活方式调整的要求更高，压力就随之而来。其实，只要选择适合自己的健康减肥方式，放平心态，不盲目追求减重速度，就能真正轻松、持久地管理好体重。

中秋美食的"多巴胺穿搭"

中秋佳节，除标志性美食月饼外，老鸭汤、桂花莲藕、蒸芋头等也是餐桌上必不可少的佳肴。阖家团圆之际，如果将这些秋令食材做成色彩丰富的美食，不仅能增添节日气氛，还能愉悦心情、增进食欲。

▲上海中医药大学附属岳阳中西医结合医院
营养科 袁春华 马莉（副主任医师）
菜肴制作 李纯静（营养师）

颜色可养生疗愈

自古逢秋悲寂寥，情绪调节亦是秋季养生的一大重点。秋燥易伤肺，肺气宣发和肃降不利、气机郁滞，易出现悲伤、抑郁情绪。中医素有"五色入五脏"的理论，白色入肺，中秋时节适宜的养生佳品，如莲藕、百合、银耳、鸭子、芋头等，多以白色为主，可滋阴润肺、强身健体，有助缓解秋燥、安抚情绪。

明亮的颜色能给人带来快乐、轻松、积极的情绪，时下流行的"多巴胺穿搭"，通过鲜明配色的穿搭风格，刺激大脑分泌多巴胺，使人产生愉悦感。很多天然食物中含有种类丰富的色素，如叶绿素、类胡萝卜素、花青素、红曲素、甜菜红素等，除色彩鲜亮外，它们亦是维生素（如叶黄素）或植物营养素（如花青素），有益健康。搭配这些食材，制成赏心悦目、色彩明艳的菜肴，能促进食欲、改善情绪，且符合秋季养生需求。

常见天然色素来源

红色、紫色系

甜菜、红心火龙果、紫甘蓝、红曲米等含有丰富的甜菜红素、花青素、红曲素等，可打成汁，制作饮品或酱料，亦可加入面粉中，制作各种面点等。需

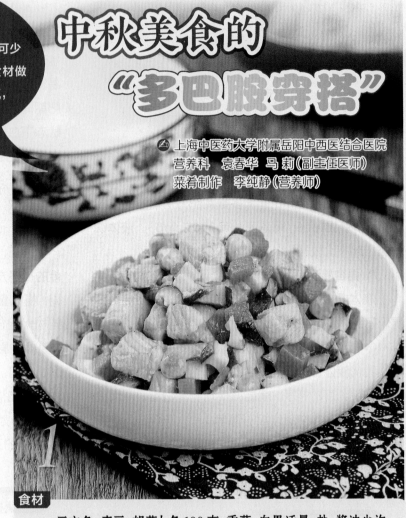

1 食材

三文鱼、青豆、胡萝卜各100克，香菇、白果适量，盐、酱油少许。

要注意的是，甜菜红素着色力强，但耐热性差，在酸性环境中较为稳定，适合加入凉拌菜中；花青素在酸性环境中呈紫红色、在碱性环境中变成蓝色，是一种可以"变妆"的天然色素；红曲素遇热显色稳定，适合为一些热菜着色。

绿色系

叶绿素是主要的绿色系天然色素，常见取色方式是将菠菜、青菜等榨汁使用，也可直接将抹茶粉、羽衣甘蓝粉加入菜品中着色。

黄色、橙色系

南瓜、胡萝卜、姜黄、藏红花等含有丰富的类胡萝卜素、叶黄素、姜黄素等，可直接入菜，亦可打成汁、粉取色。值得一提的是藏红花，使用少许即可将食物染成金色，诱人的西班牙海鲜饭中就有它的身影。不过，藏红花有活血化瘀的功效，孕妇及出血性疾病者慎用。

① 五彩三文鱼

制作方法 将胡萝卜、香菇、三文鱼切丁，白果去皮、煮熟；热锅加油，将青豆、香菇丁、胡萝卜丁下锅，一同炒至出香味；另起锅加油，将三文鱼丁下锅煎熟，倒入炒锅内，加熟白果翻炒片刻，加适量盐、酱油调味。

食疗功效 润肺敛肺、化痰止咳、健脾宽中、养肝明目。白果性平，味苦，具有固肾补肺、益气定喘的功效；三文鱼性温，味甘、咸，可健脾胃、补虚劳；胡萝卜性平，味甘，具有健脾和中、滋肝明目、化痰止咳的功效。一般人群均可食用，尤其适合少气懒言、食欲不振者。

② 银耳南瓜饮

制作方法 将银耳洗净、泡发，黄豆、小米浸泡 2 小时，南瓜去皮、切块；将处理好的食材一起放入豆浆机，加 1000 毫升饮用水，选择五谷豆浆模式，制成饮品，根据个人口味添加或不加蜂蜜。

食疗功效 滋阴润肺、补中益气、健脾开胃。黄豆健脾利湿、润燥消水，银耳滋阴润肺、益胃生津，小米益脾和胃、滋阴养肾，南瓜补中益气。一般人群均可饮用，尤其适合食欲不振、思睡懒动者。

③ 胭脂藕片

制作方法 将藕去皮、切成薄片，焯水 2 分钟，捞出后放入凉水中浸泡；将火龙果、蜂蜜、白醋放入榨汁机中，加 300 毫升饮用水，榨成果汁后用细滤网滤出粉色汁水；将藕片浸入果汁中，密封后放入冰箱冷藏 5 小时，取出藕片即可食用。

食疗功效 健脾开胃、滋阴润肺、生津止渴、润肠通便。莲藕健脾开胃，蜂蜜滋阴润燥，火龙果润肠通便、生津止渴，均适宜秋季食用。一般人群均可食用，尤其适合高血压、血脂异常者，糖尿病患者应适量食用。**PM**

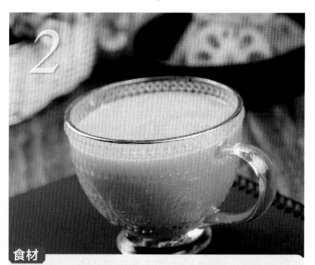

食材

黄豆、南瓜各 50 克，银耳 15 克，小米 20 克，蜂蜜少许。

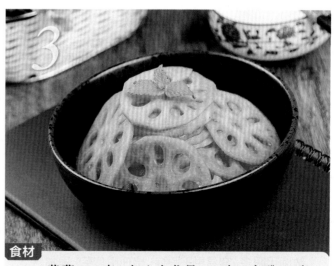

食材

莲藕 300 克，红心火龙果 150 克，白醋 80 克，蜂蜜 50 克。

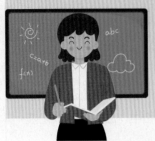

教师教书育人，身心健康关系重大。实际上，教师群体普遍缺乏职业健康保护，工作相关疾病较为多见。《健康中国行动（2019—2030年）》提出，对以站姿作业为主的教师等职业群体开展健康保护。为填补教师这一特殊行业职业健康防护相关管理规范或标准的空缺，2023年2月1日，上海正式实施《教师职业健康保护行动指南》（DB31/T 1371—2022），从教师职业健康的危害识别、保护措施、监护、管理、保护行动等方面提供了专业建议。在指南编制过程中开展的试点调研数据表明，按照患病率由高到低，常见的教师工作相关疾病包括咽喉炎、颈椎病、腰椎病、干眼症、下肢静脉曲张、胃肠疾病、工作倦怠等。广大教师该如何防治这些疾病，维护身心健康呢？

解读教师"职业病"排行榜

同济大学附属上海市肺科医院职业病科副主任医师　张战赛

1 咽喉炎

教师长时间、"高分贝"说话，容易发生咽炎、喉炎，表现为咽痛、咽干、异物感、干咳、声音嘶哑等。此外，调研发现50%的教师使用粉笔，而长期接触粉笔粉尘容易罹患呼吸系统疾病。

防护措施 教师在日常工作中，应练习科学发声，借助麦克风授课，避免长时间大声讲话，注意劳逸结合，减轻声带疲劳；若使用粉笔，应注意粉尘防护，如有效通风、佩戴口罩等。在咽喉炎急性期，应及时治疗、注意休息。此外，教师在日常生活中还应注意：保持口腔卫生，饭后漱口；清淡饮食，足量饮水，可常饮润喉茶（用胖大海、麦冬、菊花、金银花等泡水代茶饮），常吃润喉食物（如梨、苹果、白萝卜、百合等），适当使用润喉片；忌烟酒，尽量少吃辛辣、过冷、过烫食物；避免受凉，预防感冒；等等。

2 颈、腰椎病

教师长期伏案备课、批改作业等，发生颈椎病、腰椎病的风险较高。

防护措施 2020年世界卫生组织发布的《身体活动和久坐行为指南》建议限制长时间静坐并增加身体活动。教师在伏案工作过程中，首先应端正姿势，避免低头、驼背、弯腰等不良姿势；其次，应增加"课间"休息时间，尽量避免久坐；第三，选用适合自己的办公桌椅，可采取坐姿与站姿交替的方式。在日常生活中，教师应养成规律运动的习惯，适当增加肩、颈、背部的抗阻运动和拉伸运动，以增强肩颈、腰背部肌肉力量和柔韧性。此外，还要注意保暖，不贪凉，避免凉风直吹肩颈部。

3 干眼症

教师用眼多，容易患干眼症，出现眼疲劳、异物感、干涩感、眼痛、畏光等症状。

防护措施 教师在日常工作和生活中，首先应避免长时间用眼，避免长时间使用电子设备，持续用眼20分钟后，应注视6米外20秒，可进行"眨眼练习"（正常闭眼2秒，睁开后再正常闭眼2秒，睁开后紧闭眼2秒）和"盲工作"（无需用眼时闭上双眼）。其次，应保持良好姿势、合适视距和良好照明。此外，坚持做眼保健操、加强户外锻炼、保持营养均衡等，都有助于防治干眼症。

4 下肢静脉曲张

教师课上久站，课后久坐，久而久之，容易引起下肢静脉曲张。其主要症状有双腿酸胀不适、水肿、小腿静脉青筋样凸起等。

防护措施 教师上课时，应避免站立不动，可两腿交替承重，转移身体重心，也可通过适当走动等方式促进下肢血液循环。休息时，可抬高双腿，促进下肢静脉回流。坐位工作时，应避免长时间保持一种坐姿，尽量避免跷二郎腿，常做抬腿、勾脚等动作。日常生活中，应适当运动，骑自行车、慢跑、游泳等运动都有助于预防下肢静脉曲张；每日睡前用热水泡脚，也有助于促进下肢血液循环、缓解疲劳。在医生指导下使用弹力袜，有助于防治下肢静脉曲张。

5 胃肠疾病

教师工作压力大、精神紧张，尤其是毕业班教师，工作时间长、节奏快，生活往往没有规律，经常饭后马上投入工作，久而久之容易导致神经系统和内分泌系统功能紊乱，诱发胃肠疾病。

防护措施 合理、规律饮食是预防胃肠疾病的关键。教师就算工作再忙，也要保证一日三餐定时定量，不宜吃得过饱，也不宜在饭后立即投入工作。适当运动可以促进胃肠蠕动，预防胃肠疾病。同时，教师日常生活中还应注意怡养精神、调摄情志，避免或减少忧愁、思虑、恼怒等情绪对消化系统的影响。

6 工作倦怠

工作倦怠又称职业枯竭，已成为现代社会的一种"职业病"，是指在工作重压下的一种身心疲惫状态和厌倦工作的感受，可表现为身体疲劳、情绪低落、创造力衰竭、价值感降低等，工作上的消极状态还会影响生活状态。

教师是工作倦怠的高危人群之一。中小学教师需要面对学生成绩、升学考试、工作绩效、评比检查、职称晋升等压力，高校老师需要面对科研、教学、职称晋升等压力，久而久之容易出现内分泌功能紊乱，引发各种身心疾病。

防护措施 面对重重压力，教师应注意自我调节，保持积极、乐观、豁达的心态，尽量避免情绪波动。用辩证的眼光看待问题，及时宣泄不良情绪，积极参加文体活动，增进与他人的沟通交流，保证充足的睡眠和合理的营养，等等，都有助于缓解压力，维护身心健康。PM

专家感言

国家规定劳动者依法享有职业卫生保护的权利。作为校园的最美劳动者，教师应重视自身健康，积极防治教师"职业病"。学校是教师的用人单位，更应承担起职业健康保护的职责。教育系统应积极传播职业健康先进理念和文化，开展教师职业健康保护行动，树立教师群体职业健康形象，促进职业健康理念在教师、学生及社会中的普及，推进"健康师生，健康学校，健康教育，健康中国"的建设步伐。

上海市科委资助项目：跨区域突发公共卫生事件应急救援关键技术推广及通过基本职业卫生服务模式推进健康扶贫
项目编号：20015800300

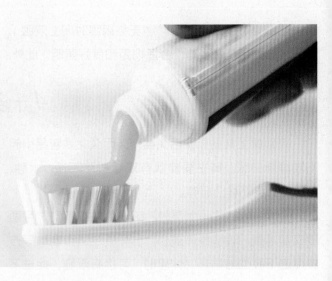

牙膏既是日用消费品，又与健康密切相关。消费者在挑选牙膏时，面对多种多样的牙膏功效常常犯难，有些牙膏号称能美白牙齿、清新口气、抗敏感，有些牙膏号称能治疗牙周炎、龋病等，他们不知如何选购。近日，国家市场监管总局发布了《牙膏监督管理办法》（以下称《办法》），规范了牙膏功效管理和标签要求，避免误导消费者。本文选取《办法》中的几点核心内容进行介绍，希望能帮助大家合理看待牙膏的功效与作用。

牙膏戴上了 "紧箍咒"

浙江大学医学院附属口腔医院牙周科　戴安娜　李晓军（主任医师）

《办法》第三条：

 牙膏是指以摩擦的方式，施用于人体牙齿表面，以清洁为主要目的的膏状产品。

解读：

《办法》中对于牙膏产品的物质性状进行了限定，须是"膏状"，意味着将牙粉、漱口水、牙齿脱敏凝胶等排除在外。消费者在选购牙膏时，勿被标有"牙膏"字样的"李鬼"蒙蔽。

牙膏的主要成分通常包括摩擦剂、洁净剂、矫味剂、芳香剂等。摩擦剂是牙膏的主要成分。通过配合牙刷的机械性摩擦，能有效去除牙齿表面的牙菌斑和部分外源性色素沉着，如茶垢、咖啡渍、红酒渍、中药渍等，从而达到使牙面光洁的效果。洁净剂包括发泡剂、表面活性剂，使牙膏在摩擦过程中起泡，降低表面张力，松解牙面沉积物与色素，增强洁净效果。牙膏的口味和气味主要来自其中的矫味剂和芳香剂，可改善刷牙的感官体验。

《办法》第十九条：

 牙膏标签禁止标注下列内容：（一）明示或者暗示具有医疗作用的内容；（二）虚假或者引人误解的内容……

解读：

生产厂家对牙膏市场上功效宣称较为混乱，如"消炎镇痛、止血""促进幼儿长牙""修补牙洞""闭合牙缝""稳固牙齿松动""让牙齿再生""治疗幽门螺旋杆菌"等，严重误导消费者。

目前，只有含氟牙膏明确具有预防龋病的效果。除此以外的任何牙膏均无治疗牙病作用。例如：美白牙膏主要通过摩擦剂或化学制剂去除部分外源性色素（如饮茶、咖啡、红酒，服用中药，吸烟导致的色素沉着），以发挥美白牙齿的作用。对内源性色素牙，如氟斑牙、四环素牙，使用美白牙膏无效。抑菌牙膏通常添加了氯己定等抗菌成分，虽然能在一定程度上抑制牙菌斑等的生成，但效果有限，且长期应用可能存在破坏口腔微环境平衡的风险。一些含有止血功效成分的牙膏，甚至可能因为掩盖牙龈出血、发炎的情况，而耽误牙周疾病的及时诊治。

目前，添加氟含量超过 500 毫克／千克的牙膏，即可被认为有防龋功效，各种正规的含氟牙膏的防龋效果不存在显著差异。对于 6 岁以上的儿童和成人而言，每天用含氟浓度高于 1000 毫克／千克的牙膏刷牙 2 次，每次用量约 1 克，便可达到有效的防龋效果。值得注意的是，氟的摄入量长期"超标"，可能造成氟中毒。我国规定，含氟牙膏须在包装上注明膏含氟量，牙膏含氟量的国家标准为 500～1500 毫克／千克，其中，儿童含氟牙膏中的膏含氟量应控制在 500～1100 毫克／千克。为避免氟用量超标，家长应在孩子使用含氟牙膏时全程监督、指导，3～6 岁孩子的牙膏用量为豌豆大小。刷牙后，嘱咐孩子将牙膏沫吐出，避免误咽。在饮水含氟量过高的地区，6 岁以下儿童不宜使用含氟牙膏。

专家提醒 牙膏对牙齿的清洁作用主要通过刷牙来实现，维护口腔健康的关键在于正确刷牙。牙膏终究是牙膏，只能通过辅助清洁牙齿来预防牙病，寄希望于用牙膏实现"治疗龋病""治疗牙周炎"是不现实的。消费者应客观看待牙膏产品广告所宣扬的诸多"治疗"功效，与其纠结于如何挑选牙膏，不如学会正确的刷牙方法，定期检查口腔健康，发现问题后尽早进行规范治疗。

《办法》第二十三条：

牙膏的监督管理，本办法未作规定的，参照适用《化妆品注册备案管理办法》《化妆品生产经营监督管理办法》等的规定。

解读：

在我国，牙膏属于化妆品。少数人使用牙膏后可能发生不良反应，如接触牙膏的部位出现疼痛、瘙痒、充血、水肿等。一旦发生异常，处理措施应参照化妆品不良反应，做到"一停、二清、三就诊"。

一停 停止使用引发不良反应的牙膏。

二清 清理牙膏的残留物。

三就诊 症状持续或较严重者，应带上所使用的牙膏及外包装及时就医。PM

专家简介

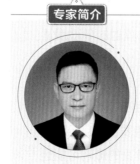

李晓军 《大众医学》专家顾问团成员，浙江大学医学院附属口腔医院牙周学科主任、主任医师，中华口腔医学会牙周病学专业委员会常务委员，浙江省口腔医学会牙周学专业委员会副主任委员。擅长各型牙周病诊疗，在美学牙周手术、牙周种植等方面经验丰富。

田女士发现自己怀孕了,这本是一件高兴的事,可她想到上周体检时拍了胸片,担心辐射会影响宝宝的发育,不知是否该留下这个孩子,心中十分纠结。为此,她在母婴网络论坛上求助,发现很多女性都有怀孕与X线检查"相撞"的苦恼,但大家都没有统一的结论。X线检查真的有传说中那么可怕吗?如果孕期生病,需要接受X线检查,该怎么办呢?

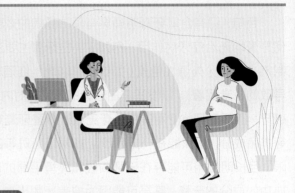

当孕期与X线检查相遇,该何去何从

上海市疾病预防控制中心健康危害因素监测与控制所副主任医师 姚 杰

X线检查是利用X线对人体不同器官和组织具有不同穿透能力的原理,来进行医学成像和疾病诊断,包括大家熟知的X线胸片、CT、消化道钡餐、乳腺钼靶等检查。但是,对X线检查产生的电离辐射,很多人感到担忧。

疑问1: X线对胎儿可能造成哪些危害?

X线对胎儿可能造成的危害一般分为两种类型:致畸和致癌。致畸危害包括流产、新生儿出生缺陷、智力低下、行为迟缓等。X线的危险程度与妊娠期胎儿受到的辐射剂量相关。妊娠第3~8周是胎儿器官形成期,此时辐射产生的危害最大;其中,妊娠第3~4周为胚胎死亡诱导最敏感时期,100~200毫戈瑞辐射就可能造成胚胎死亡。妊娠第4~8周,200~500毫戈瑞辐射可能造成胎儿生长迟缓、畸形、脑容量降低、智力迟钝等。妊娠第8~15周,300~500毫戈瑞辐射可能导致胎儿生长迟缓、小头畸形等。随着妊娠时间的延长,X线辐射的危险度逐渐减小。

从理论上来说,X线辐射存在致癌风险,但电离辐射对腹中胎儿的致癌风险目前仍存在争议,因为这种致癌风险在任何辐射剂量时都可能发生,且母亲孕期的饮食、作息及自身疾病对胎儿健康的影响可能远大于X线造成的潜在危害。

实际上,人们无时无刻不在接触着环境中的电离辐射,如生活环境中接触的放射性元素氡、乘坐飞机时受到的天然辐射等。其实,电离辐射只有达到一定剂量才可能对人体产生危害。研究表明,胎儿在受到高于100毫戈瑞的辐射时,才可能出现健康问题。

疑问2: X线检查的辐射剂量有多大?

英国曾对孕妇接受常用X线检查致胎儿受到辐射的剂量进行研究,其平均剂量和最高剂量如下表所示。

孕妇接受常用X线检查致胎儿受到辐射的剂量

X线检查类型	检查部位	平均值(毫戈瑞)	最大值(毫戈瑞)
普通X线检查	腹部	1.4	4.2
	胸部	<0.01	<0.01
	静脉尿路造影	1.7	10
	腰椎	1.7	10
	骨盆	1.1	4
	头颅	<0.01	<0.01
	胸椎	<0.01	<0.01
X线透视检查	钡餐(上消化道)	1.1	5.8
	钡灌肠	6.8	24
CT检查	腹部	8.0	49
	胸部	0.06	0.96
	头部	<0.005	<0.005
	腰椎	2.4	8.6
	骨盆	25	79

可见，由于 X 线诊断技术的进步及放射防护的严格把关，普通 X 线检查使胎儿受到的辐射剂量是很小的。当然，检查部位、孕妇胖瘦、子宫前倾或后倾等因素都会影响胎儿受到的辐射剂量，需根据实际情况进行评估。

疑问3：孕妇可以做 X 线检查吗？

X 线检查不是孕妇的"禁忌"，但前提是这项检查是正当且必要的。专业医生会根据孕妇的实际情况和病情，研判接受 X 线检查对孕妇及胎儿的益处及可能导致的危害，当益处远大于危害时，X 线检查就是正当、必要的。

疑问4：进行 X 线检查后不久发现怀孕，孩子能留吗？

妊娠 4 周内进行 X 线检查，电离辐射对胚胎的影响可以用"0"或"1"表示，即遵循"全或无"定律：要么对胎儿没有影响，要么使胎儿死亡。也就是说，如果胎儿正常，说明辐射对胎儿健康的影响可忽略不计，不必担心。如果在孕中期和孕晚期接受 X 线检查，若胎儿受到的辐射剂量低于其产生健康危害的阈值，一般也不必终止妊娠。

疑问5：备孕期做了 X 线检查，多久后可以考虑怀孕？

就目前的研究来看，孕前接受 X 线检查不会对胎儿健康造成威胁，不必推迟怀孕。备孕女性不必过于担心，保持心情放松更有助于顺利孕育健康的宝宝。

疑问6：孕期进行 X 线检查，应注意什么？

孕妇和育龄妇女应在检查前告知医生已怀孕或可能怀孕。在对孕妇和备孕女性进行 X 线检查时，医生会采取防护措施，最大限度避免 X 线对胎儿造成影响。例如：在对远离胎儿的部位（如头部、胸部、四肢等）进行检查时，将腹部用铅衣保护起来，可降低 X 线的辐射剂量。若 X 线可能直接照射到胎儿，医生会谨慎确定照射剂量和照射时间。

疑问7：安检仪的 X 线会对孕妇和胎儿造成影响吗？

机场、车站、地铁等场所使用的 X 线行李检查系统是利用 X 线对进入柜体内部的物品进行安全检查。正常情况下，安检系统的 X 线辐射不会对人们产生健康危害。这是因为，只有当物品通过传送带进入柜体时，才会触发设备，使之产生 X 线，这种 X 线的辐射水平很低，且柜体和进出口的铅帘对 X 线具有屏蔽功能，可以防止辐射泄露。相关国家标准规定：距安检系统外表面 5 厘米任意一点的辐射水平不得超过 5 微戈瑞/小时。不过，仍需提醒的是，在安检系统出入口的铅吊帘处于掀开状态时，应避免伸手进入检查仓拿取行李，以免受到铅帘缝隙处泄露的微量辐射。

延·伸·阅·读

孕妇平时有必要穿防辐射服吗？

孕妇平时没有必要穿防辐射服。辐射主要包括电离辐射和非电离辐射（即"电磁辐射"）。X 线辐射属于电离辐射，人们日常使用的电脑、手机、微波炉等电器设备产生的辐射属于非电离辐射。屏蔽辐射时需要根据其类型选择适当的材料，常用的物质包括铅、有机玻璃等。市售的孕妇防辐射服大多是参照非电离辐射的防护原理制成的金属纤维混纺或镀膜防辐射服，对X线等电离辐射"无能为力"。虽然这种防辐射服对屏蔽非电离辐射可能发挥一些作用，但为增强可穿戴性和透气性，防辐射服大多为马甲、半袖样式，不能"无死角"屏蔽所有非电离辐射。况且，日常接触的非电离辐射一般对人体是无害的。正规厂商生产的电器上市前均须通过有关部门的质量安全检验，在正确使用电器的前提下，无需采取额外防护措施。如果孕妇实在担忧，可适当减少使用时间、增加与电器的距离，减少非电离辐射影响。**PM**

丧、佛系、咸鱼、躺平、摆烂……从早期的"丧文化"到如今的"摆烂文化"，年轻人对现实困境的逃避似乎从未停止过。面对高压力、高竞争环境，很多人逐渐降低要求和期待，开始"躺平"和"摆烂"。但平心而论，又有几人会彻底放弃努力呢？当看到朋友圈有人晒健身成果、有人阅读打卡时，人们内心总是涌现开始努力的冲动。然而，奋斗的人生才刚有起色，"摆烂"之心又蠢蠢欲动："学习好累，先看会儿视频放松一下""这么久也没瘦下来，还是算了吧"……如此，在"摆烂"与"努力"之间反复横跳，成了"摆烂二极管"。

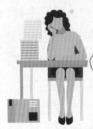

你真的想做"摆烂二极管"吗

华东师范大学心理与认知科学学院　马佳欣　刘小童　孟　慧（教授）

"摆烂"是一种对事情向糟糕方向发展的不作为态度，是年轻人逃避内卷、焦虑的手段，是对压力、困境的妥协，往往对应着努力之后却达不到目标的自我放弃与逃离。

"摆烂二极管"是指经常在"放弃努力"和"我不能再这样下去了"两种心态之间反复摇摆的人。这些人想要"摆烂"却心下难安，想要努力却动力不足，常常处于纠结不已的挣扎状态。

成为"摆烂二极管"有什么后果

由于"摆烂二极管"们长期在努力与"摆烂"之间摇摆，所以常常"玩得不爽，学得不深"，等回过头来，发现大好时光已被荒废。

"摆烂"过程常常伴随着拖延，导致工作效率低下，目标难以达成。最直接的后果是外界的负反馈，如糟糕的成绩、上司的指责等。

当人长期无法得到正反馈，就可能产生自我否定和自我厌恶，甚至产生一些不合理信念，如"我的能力果然糟透了"，这种不合理信念往往包含绝对化的要求、过分概括化的评价和糟糕至极的结果。当人们陷入非常消极的自我评价时，往往意识不到这些信念的不合理之处。

逐渐习惯"摆烂二极管"的挣扎状态后，很容易形成恶性循环，就像破窗效应（破掉的窗户没有被及时修理，就会有更多的窗户被破坏）。如果放任"摆烂"的不良后果，人就会越来越不想努力。但现实中亟须解决的问题仍然存在，外界的压力和内心的煎熬交织在一起，必然会带来焦虑、抑郁等情绪问题。

"摆烂二极管"的心路历程

根据行为转变理论模型（TTM），一个良好行为的养成至少要经过 6 个月，就像打通关游戏一样要经过意识前、意识、准备、行动和维持 5 个层级。"通关"的秘诀在于，通过行为转变、社会支持和行为激励使自我效能感（完成行为转变的信心和期望）一直增加，而非停留在某个阶段，或由于诱惑和困难而"掉级"（退阶或反复）。即使到达最后一个阶段，保持行为超过 6 个月，也可能因为一些原因跌回"摆烂"状态。

下面以小张同学想天天去图书馆学习为例，看看"摆烂二极管"的心路历程。

1 **意识前阶段（完全没有要改变的意识）**

此阶段，小张彻底"摆烂"，要么没有改变的动力或意识，"又没有考试，没必要天天学习吧"；要么士气低落，认为改变是根本不可能的，"我那么懒，根本不可能做到"。

2 **意识阶段（有意识改变但并不准备改变）**

突然在某一天，或许是因为身边的人都开始努力，或许是因为学业压力袭来，小张意识到不能再继续"躺平"。此时他已意识到去图书馆学习可能带来的收益和弊端，但仍不打算采取行动。

3 **准备阶段（有意识改变且开始准备改变）**

某一天，小张被室友拽去图书馆学习，他发现在图书馆的学习效率非常高。室友的夸赞和当天在图书馆的良好体验使他自我效能感大增，开始考虑每天去图书馆，并试图探索如何实现这一点，如睡前定好闹铃，让自己第二天能顺利早起。此时他对行为可能带来的收益有了积极认识，产生了强烈的动机。但这一阶段并不稳定，尽管前一天已经做好准备，第二天还是可能因为惰性而放弃。

4 **行动阶段（开始改变）**

经过一番努力和他人的鼓励，小张已经连续好几天去图书馆学习了。他的习惯跟之前大不一样：晚上睡前不再玩手机，第二天到点就会自然醒……不过由于刚开始改变行为，他需要动员很多力量和时间，努力保持，否则仍会出现倒退或反复。

5 **维持阶段（新行为成为生活的一部分）**

坚持天天去图书馆学习超过 6 个月后，小张进入最后的阶段：已经改变了自己的行为，完成了从"摆烂"到努力的蜕变，天天去图书馆学习这一行为已成为他的生活习惯。可即便如此，他也可能因失去兴趣或注意转移而放弃这一好不容易养成的习惯。

"摆烂二极管"经常陷入上述几个阶段的循环。

应对"摆烂"的行动指南

任何行为的养成都需要一个过程，只盯着眼前的目标是否已达成，很容易让人们在现实和理想的巨大落差中丧失信念，在"摆烂"和努力之间动摇。那么，大家该如何应对它呢？

1 **与不合理信念对抗**

很多时候，人们有一些不合理信念，有时过于积极——自我期望太高（制订了很难完成的目标），有时过于消极——不合理的消极自我评价（认为自己太过糟糕）。大家可以将这些不合理信念写下来，与其进行对抗。争取做到正确认识自己，合理接纳自己。

2 **制订合理目标**

为自己制订一些可以完成的阶段性目标，要有具体翔实的计划，每完成一个小目标就适当奖励一下自己。例如，如果完成了写一篇论文的目标，就奖励自己看一会儿电视。

3 **不断重复行为，养成习惯**

在通往目标的道路上不断重复。例如，每天去图书馆、每晚健身一小时……化被动为主动，将外驱力逐渐转化为内驱力，养成规律的生活习惯。在养成规律的好习惯后，不要轻易打破。因为有了第一次"摆烂"，就会出现第二次、第三次……逐渐发展为破窗效应。

4 **增加自我效能感**

不论是靠自己的努力，还是让家人、好友督促，逐渐将外部动力转变为内部动力，不断付诸行动，唤起自我效能感，相信自己可以完成行为养成的"通关"，告别"摆烂二极管"。**PM**

针灸是一种传统的中医疗法。如今，人们的健康意识日益增强，除治疗外，很多人还希望通过针灸调理身体、促进健康。在针灸诊室里，我们经常听到这样的问答。

针灸诊室里的 问答

✍ 上海中医药大学附属市中医医院针灸科　朱博畅
上海中医药大学针灸推拿学院主任医师　赵 琛

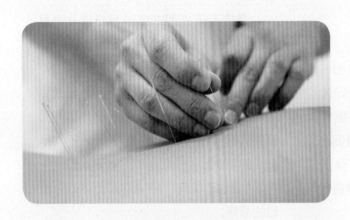

问："针灸不是治颈肩腰腿痛的吗？用于治疗失眠、便秘等也有效吗？"

答：针灸通过在人体特定的穴位施加刺激，调整身体的气血流动，改善生理功能，促进自我修复。针灸的效果并不局限于止痛，还可缓解许多症状，并改善整体健康，包括消化不良、睡眠障碍等。2002年世界卫生组织向全世界推广应用针灸治疗107种病症，近年来杜元灏教授等学者对针灸有效的病症按照运动、神经、消化、五官、呼吸、循环、内分泌等系统进行分类，总结出的疾病谱达461种。

问："处在月经期或孕期，能针灸吗？"

答：大多数女性在月经期间可以接受针灸治疗，但需注意：如平素月经正常，要避免腹部和腰部针灸，以免干扰月经周期，可选择其他适宜的穴位进行治疗；如有月经异常、闭经、痛经、崩漏等妇科病证，可按需治疗。针灸对缓解孕期不适，如恶心、呕吐、背痛、便秘等有良好效果。施针时，医生一般会避免刺激引起子宫强烈收缩的穴位，以免影响孕妇身体及胎儿的安全。

问："医生开了热敷、低频、针灸、火罐、红外线治疗，接受这些治疗的顺序有讲究吗？"

答：一般情况下，宜先进行热敷或低频治疗，以缓解疼痛、松弛肌肉；然后进行针灸，以调整身体气血平衡、改善症状；最后进行红外线或火罐治疗，以加速体内血液循环、促进新陈代谢等。但需注意的是，具体的治疗顺序因人而异，应遵医嘱。

问："都是腰部酸痛，为何扎针的位置和数量不一样？"

答：腰部酸痛的原因很多，如肌肉劳损、腰椎间盘突出、腰肌劳损、腰椎关节劳损等。针灸治疗不是流水线作业，而要综合考虑病因、病情、个体差异等因素。不同穴位有不同作用，医生可以从多个方面对腰部酸痛进行治疗，如疏通经络、活血化瘀、舒筋活络等。因此，根据病情和治疗需要的不同，医生可能会在不同穴位上进行针刺，数量也会有所差异。

问："针灸是不是每天做一次效果更好？"

答：针灸治疗确实需要坚持一段时间才能发挥更显著的效果，但频率应根据病情和个体差异确定。一般常规门诊针灸可以隔天进行一次；慢性疾病患者在控制病情后，一周进行一次或两周一次即可；一些急性或重病患者，则需要更频繁的治疗，甚至一天多次。

问： "听说针灸起效很慢，它能迅速止痛吗？"

答： 针灸不仅可以治疗常见病和慢性病，也可以治疗一些急性病。针刺穴位可调节体内的生物活性物质水平，如内啡肽、多巴胺等，从而缓解急性疼痛，如头痛、牙痛、腹痛等；针刺还可舒缓紧张的肌肉，适用于急性腰扭伤、落枕、呃逆等。

问： "听说扎针时有酸麻胀的感觉才是扎到位了，我怎么没有酸麻胀？"

答： 扎针时有酸麻胀感并不是衡量针灸效果的唯一标准，因为每个人的体质和病情不同，对针刺的反应也不同。有些人对刺激很敏感，有些人可能感觉不明显。判断针灸效果需要综合评估，包括症状改善程度、疾病变化和疼痛是否缓解等。没有酸麻胀感，也可能获得较好疗效。

问： "扎针数量越多，留针时间越长，效果就越好吗？"

答： 针灸治疗的效果并不依赖于扎针数量和留针时间，适宜的治疗需综合考虑患者的病情、体质，针刺的位置、深度、力度等因素。针刺过多可能会导致过度刺激，对身体产生负面影响。留针的时间取决于病情和治疗方案，一般为 10～30 分钟。对刺激敏感或体质较弱者，留针时间较短；慢性病或严重病症患者，可适当延长留针时间。

问： "针扎进去后，扎针部位一直痛是怎么回事？"

答： 通常情况下，当针扎进皮肤后，感到轻微疼痛是正常的，这种疼痛多因针头刺激皮肤的感受器，或在进入皮肤时损伤微小血管、神经末梢或其他组织结构所致，往往会很快消失。不过，如果针刺过深或针尖触及神经末梢及血管，可能会导致较强且持续的疼痛。如果疼痛持续时间较长或程度明显加重，应及时告知针灸医师。

问： "扎针时身体一动就痛是怎么回事？"

答： 在给患者进行针灸治疗时，医师通常会告知患者保持身体放松，避免剧烈的身体活动或移动。这是为了确保针刺的安全和稳定，防止患者在治疗过程中感到疼痛或不适。一般情况下，扎针时不应移动身体。如果突然移动，针头会刺激皮下的神经末梢和深层肌肉组织，不仅会引起刺痛，还可能导致弯针，带来不必要的健康风险。

问： "扎针看起来挺简单的，让我女儿学习一下，在家给我扎可以吗？"

答： 针灸需要经过专业的训练和实践才能熟练掌握。尽管"扎针"这个动作看起来简单，但每个穴位都有特定的位置、深度和角度要求，以及不同的针刺手法。此外，针灸起效需要基于准确的诊断，只有经专业针灸医师对病情进行全面分析和辨证施治后，才能确定合适的穴位和治疗方法。如果没有足够的知识和技能就盲目自行扎针，很容易出现针刺偏误、疼痛、局部感染、贻误病情甚至病情加重等问题。

问： "扎针部位出血了，是正常的吗？"

答： 针灸治疗时，针刺穴位上的微小血管可能会出血，但出血量通常很少，且很快会自行止血，患者不必过于担心。

问： "针灸后多久可以洗澡？"

答： 合格的针灸医师会采取严格的消毒措施和使用一次性针具，以确保治疗过程的卫生和安全。一般针灸后 2～3 小时就可以洗澡。

不过，针刺部位有明显出血或渗液，以及接受小针刀、穴位埋线等治疗的患者，最好保持穴位清洁，一般宜 24 小时后再洗澡，或咨询治疗医师，以免发生感染或其他不良反应。如果针刺部位有明显红肿、疼痛或渗液等，应立即就医。**PM**

颞下颌关节紊乱病（TMD）是口腔颌面部常见病之一，是一组累及咀嚼肌和颞下颌关节软硬组织疾病的总称，主要表现为颞下颌关节区、咀嚼肌疼痛，关节弹响及下颌运动异常等，其特点是病程长，具有自限性。本病发病机制至今仍不明确，一般认为是多因素相互作用所致，其中精神心理因素、关节负荷过重等是主要致病因素。

颞下颌关节紊乱，
试试开口操训练

广州医科大学附属口腔医院　张清彬（教授）　李传洁

TMD 的亚病种较多，治疗方式有所区别。常见治疗方法主要有药物治疗、心理治疗、咬合板治疗、药物注射治疗、手术等。康复治疗也非常重要，开口操训练不可或缺，适当训练不但能有效改善关节绞索症状，还能促进开口受限患者的康复。

TMD 的开口操训练主要包括两套：第一套为下颌功能运动，适用于大部分 TMD 患者；第二套为张口功能训练，适用于张口受限的患者。开口操训练每日练习 3 次，每次重复全套动作 10～15 次。可结合个人所患病种的类型合理进行练习。

下颌功能运动训练

第一步：将上下两侧前牙对齐；嘴巴慢慢张开，至最大时停留 5 秒；慢慢回收到正常咬合位置，休息 5 秒。

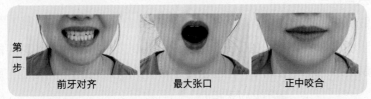

第一步　前牙对齐　最大张口　正中咬合

第二步：下颌牙齿先尽量向左侧运动，再慢慢回到正中咬合位置；然后尽量向右侧运动，再慢慢回到正中咬合位置。

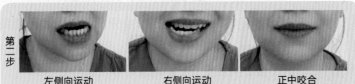

第一步　左侧向运动　右侧向运动　正中咬合

第三步：下颌前牙尽量前伸（类似"地包天"），再慢慢回到正中咬合位置。

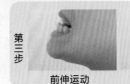

第三步　前伸运动　正中咬合

张口功能训练

双手食指平放在下颌前牙位置，两拇指放在上颌前磨牙位置，用力将嘴巴慢慢撑大，在疼痛耐受范围内尽量用力撑开，停留 5 秒；再慢慢回到正中咬合位置，休息 5 秒。**PM**

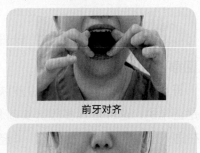

前牙对齐

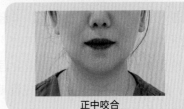

正中咬合

哑铃体积较小、使用方便，是上肢和胸背部肌肉力量训练的首选健身器械。在日常生活中，应选择适合自己的哑铃进行锻炼，以达到事半功倍的效果。

小小哑铃，用之有道

上海体育大学运动健康学院　王 琳（教授）　周文星

购买哑铃时，可根据其外观、重量、材质等特点进行选择。例如：六角哑铃可避免哑铃在地面滚动，便于存放；可调节重量的哑铃由多个哑铃片和卡扣组成，方便根据情况增减重量；包胶哑铃外部为一层胶，具备防滑的特性，且重量较小、颜色鲜艳，是女性健身爱好者的首选；壶铃适合力量训练进阶阶段的健身者使用，可通过举、提、甩等方式训练身体的爆发力和协调性。

选择适宜重量的哑铃

哑铃并非越重越好。对健身新手来说，以可完成 8 次标准动作时的重量为宜，甚至可以从一瓶矿泉水开始锻炼。

入门后，可逐步增加哑铃的重量。上肢力量训练时，男性可从 10 千克重量开始，女性重量减半；下肢力量训练时，男女均可从 10 千克开始。

安全有序地练习

训练前后，需要进行热身和放松。热身可降低发生运动损伤的风险；运动后放松肌肉，可增强肌肉的柔韧性。使用哑铃锻炼时要避免代偿性动作，防止发生运动损伤。正确的呼吸有利于集中注意力，使动作更有节奏：一般举起哑铃时吸气，放下时呼气。

针对不同训练目的选择合适的训练方法：小重量、多次数的训练，可增加肌耐力；中等重量、中等次数训练，可增加肌肉维度；大重量、少次数训练，可增加肌肉力量。在运动过程中，组间休息的时间一定要控制好，避免单次训练强度过大。

哑铃练习常用动作

动作一：哑铃弯举

目标肌肉：肱二头肌

● 坐姿；

● 手持哑铃，手肘固定在大腿 1/3 处，保持身体稳定；

● 利用手臂发力进行弯举，收缩肱二头肌，然后慢慢还原。

动作二：站姿哑铃侧平举

目标肌肉：三角肌中束

● 双脚分开站立，与肩同宽，腰背部挺直，上半身微微前倾，手握哑铃、垂于体前；

● 身体稳定，背部挺直，保持手肘微屈，三角肌发力带动双臂向侧上方举起哑铃，至上臂与肩部同高；

● 稍停，然后慢慢还原。PM

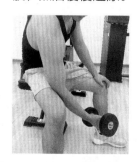
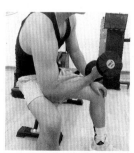
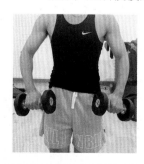
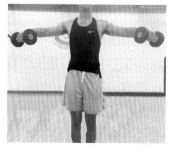

生活实例

大学生活刚开始时，小李认识了新室友小张。与家境优渥、性格大大咧咧的小李不同，小张家境不好，性格也比较内向，对周围的新环境不太适应。小李的助人之心油然而生，决定要在生活的方方面面给予小张无微不至的照顾。于是，她时不时拉小张去高档餐厅见见世面、改善伙食；买日用品时，常常将小张的那份也一起付款；自己不合身的衣服、用过没几次的化妆品也赠送给小张；在小张生日时，小李更是送给她价值不菲的礼物……小李原以为对方会对自己心存感激，却不曾想，小张变得更加沉默寡言，甚至有意无意地疏远自己。毕业之后，小李有一次想联系小张，发现对方已经将自己拉黑。

警惕"受助者恶意"

南京理工大学社会学系副教授 张 田

受助者在得到他人帮助时，可能因此感受到自己与施恩者之间存在巨大差距，这种差距可能是能力、知识的差距，也可能是经济的差距。受助者感到自己的不足、无能，甚至卑微，继而引发了内心的不平衡，压抑之后，甚至可能变成潜在的仇恨。

受助者在得到帮助后，如果觉得没有能力报答，就容易产生对施恩者的亏欠感，成为破坏人际关系的导火线。受助者可能会通过破坏与施恩者之间的关系来使自己产生"我们关系不好，所以我不用报答你"的潜在认知，进而缓解内心的亏欠感。

伸出援手时，如何避免滋生"恶意"

在生活中，我们时常需要他人的帮助，也时常会对他人伸出援手。当他人帮助自己时，我们应当学会感恩，从积极的角度认知他人的帮助。而帮助别人时，可以关注以下三个方面：

第一，善于识人。在非紧急情况下，可通过一些渠道加强对受助者的了解，以便筛除人品低下、品德不端者。在提供帮助时，如果发现对方性格固执、敏感、自尊心过强，需仔细考虑适当的方法，给予对方适当的帮助。

第二，适可而止。俗话说"一碗饭养恩人，十碗饭养仇人"，帮助他人时，要注意适可而止，不要越俎代庖。心理咨询中有一个很重要的原则是"助人自助"，指通过帮助他人改变认知、提升能力，从而让其"自己解决问题"。这样既避免让受助者产生亏欠感和不平等感，也避免了受助者对施恩者产生过度依赖。

第三，学会索取。帮助他人后，不妨在适当时候，请受助者在其能力范围内帮个小忙，这一过程其实是对受助者能力的肯定，避免其产生不平等感和亏欠感。

生活中，人们通常以为，帮助一个人越多，对方一定会越感激。其实不然。每个人的天性中都在追求平等或优越感，当一个高高在上、"完美"的人给予对方过多的帮助后，对方内心深处的平等感就无法被满足，继而会出现消极情绪，甚至做出伤害施恩者的行为。这种"知恩不报"，甚至恩将仇报的现象，在心理学科普领域被称为"受助者恶意"。

"受助"为何反生"恨"

除了将这种现象归咎于受助者"白眼狼""不懂感恩"外，也确实有一些因素会诱发人际关系中的"受助者恶意"，其中最典型的就是不平等感和亏欠感。

在日常交流中，绝大多数人是心存善意、懂得感恩的，"受助者恶意"虽客观存在，但并非普遍现象，无需因此在人际交往中畏首畏尾。在他人需要帮助时，我们伸出援手；在得到他人帮助时，我们懂得感恩，才是积极人际关系的真理。**PM**

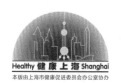

认识复旦大学附属眼耳鼻喉科医院院长周行涛教授的人，都会被他眼里的"光"打动。从医30多年，他始终是一名"追光者"，聚焦眼健康维护与近视防治，创造了多项"第一"，曾被评为上海市十佳医生、上海医务工匠、上海工匠、中国好医生、最美医生等。同时，他还热爱科普事业，长期从事近视防控的科普宣传，希望近视的人越来越少、近视程度越来越低。

周行涛：科普是最好的 防护"眼药水"

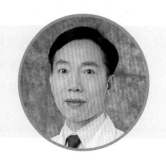

🖊 本刊记者 王丽云

虽然工作繁忙，但周行涛还是抽出大量时间和精力投入到公益、科普工作中。他说："手术不只要越做越好，更要越做越少。防控近视，健康科普是最好的'眼药水'，我们要把防的责任担起来。"

热心公益，用科普助力近视防治

周行涛文笔优美，文字细腻而有温度，饱含人文关怀。在繁忙的临床、科研工作之余，在会议间隙，在飞机上，他经常写科普文章，记录病例故事。对他而言，科普写作也是一种休息方式。多年来，为了提高人们对青少年视力保健的认识，他围绕近视防治，在各类媒体上发表科普文章300多篇，主编科普图书7本、副主编科普图书1本，包括《青少年视力保健手册》《儿童和青少年眼健康筛查与近视防控》《医海行舟》《还近视者光明未来》《智护大眼睛》等。

近年来，周行涛还带领团队开展形式多样的线上线下互动科普：举办科普讲座200余次；运营4个公众号，定期推送原创视觉健康与近视科普文章；创立"近视小飞侠"科普直播间，科普直播100余场；采用VR、裸眼3D、漫画、科普视频、舞台剧等多种形象生动、立体直观的方式进行科普，让眼健康知识更通俗易懂；上演多场以"为EYE瞳心·爱笑的眼睛"为主题的公益眼健康主题儿童剧，将眼保健和近视防控知识以儿童喜闻乐见的方式展现，促进儿童养成良好的用眼习惯。

周行涛对公益事业满怀热忱。他担任教育部全国综合防控儿童青少年近视专家宣讲团副团长，曾被评为全国近视防控社会公益人物、国际防盲英雄；他建成了"中国近视眼志愿者联盟""上海市眼视光学联盟"；他培养了一批科普精兵强将，"周行涛近视小分队"获国家卫健委宣传司命名。

关口前移，建立近视防治上海闵行模式

周行涛心系近视儿童青少年，致力于将近视防控关口前移。早在2002年，他就带领团队率先在国内建立儿童青少年屈光发育档案雏形，现已覆盖华东地区约50万青少年的动态数据，产生了较好的示范效应。2018年，他带领团队建立近视防治上海闵行模式，成效显著。该模式以眼科"近视医生志愿者为先导"，形成"学校－医院－社区＋眼视光一体化"近视防控与健康科普体系：培训近视防控科普骨干，建立试点学校，形成科普反馈机制，与校方探讨近视防控环境建设与干预方案，指导近视防控室外环境改造（如"近防建筑""近防花园"），建立屈光档案数据信息平台，促进自主眼健康管理，为家长提供智慧化科普与指导。

周行涛说，他所有的努力都是为了实现这一梦想：让每一个近视患者清晰自由地感知这个世界，让更多孩子远离近视。🅿🅼

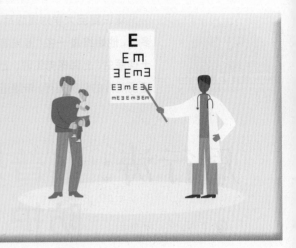

前不久，童童在幼儿园的视力检查中被发现异常，爸爸急忙带着童童去医院就诊。检查发现，童童双眼散光300度，需要戴眼镜。这让童童爸爸一时难以接受，因为他和妻子平时连电视、手机都不敢给孩子看，这么小心谨慎，怎么孩子才上幼儿园就要戴眼镜？那么，散光究竟是什么原因造成的？是先天的还是后天用眼不当引起的？儿童散光，能不能不戴眼镜？以后会不会自愈？散光可不可以通过激光手术治疗？

散光的前世今生

上海市儿童医院眼科　邸　悦（副主任医师）　李昕悦　乔中豹　乔　彤（主任医师）

散光是怎么形成的

正常情况下，人的眼球近似球形。散光是因为眼球长得不够规则，通俗地说是有点"扁"，像个橄榄球，导致光线进入眼球后，没有成像在视网膜上，造成视物模糊。

大部分散光是天生的，相对比较规则，随着年龄增长和眼球发育，散光的度数基本变化不大，可通过戴框架眼镜或隐形眼镜矫正。如果父母存在近视、远视或散光，孩子发生散光的概率更高一些。

少数散光是后天出现的，由于其他疾病、外伤、手术等原因造成。这种散光不规则，很难通过框架眼镜矫正，戴隐形眼镜才能较好地矫正。如果散光度数较高且逐年加深，需要定期复查角膜地形图，当心圆锥角膜。

儿童散光，是不是一定要戴眼镜

其实，90%以上的人都存在不同程度的散光。儿童的眼球没有发育完全，如果因散光而视物模糊，眼睛接受不到足够的刺激，时间久了，会影响眼球的发育，导致视力落后于同龄儿童，形成弱视。也就是说，学龄前儿童发现散光后，戴眼镜的主要目的是为了视物清晰，预防弱视。针对学龄前儿童的散光，应对措施依程度不同而有所差异。

如果散光在75度以下，人眼可以通过眯眼代偿，不会明显影响视力，一般不需要矫正，但容易导致视疲劳。

如果散光在75～175度，则人眼无法代偿，看东西会"糊"，理论上说应该戴眼镜矫正。不过，对学龄前儿童来说，可以先观察。原因在于，4～6岁的孩子一般都有生理性远视，代偿了一部分散光；另外，散光175度以下的儿童看近处时，视网膜还是能够得到足够刺激的，不会发生明显弱视。但是，暂不戴镜不代表以后不需要戴眼镜。到了学龄期，随着生理性远视消退，孩子的屈光状态逐渐向近视方向发展，散光的影响会越来越明显，孩子会觉得视物越来越吃力，就需要戴眼镜矫正。

如果散光在200度以上，无论看远看近，视网膜都无法得到充分刺激，会导致弱视，因此一定要戴眼镜矫正。

散光伴弱视，视力恢复后可以不戴眼镜吗

弱视是散光的结果，只要早发现、早治疗，一般是可以治愈的。存在散光和弱视的儿童戴眼镜治疗一段时间后，如果矫正视力达到正常，说明弱视已经改善。此时，一般还需要再戴一段时间眼镜，以巩固疗效。不过，散光依然存在，不会因为戴眼镜而有任何改变。

散光稳定，是不是不需要换眼镜

学龄前儿童脸部发育较快，即使散光度数没有变化，瞳距也会逐渐变大；即使瞳距没有变大，也会出现镜片磨损、镜架变形等情况，影响视觉发育。因此，一般情况下，散光儿童宜每年换一次眼镜。等上小学后，就不用那么频繁换眼镜了，前提是要保护好视力、不近视。

散光者戴眼镜为什么会不舒服

散光者戴眼镜矫正后视物清晰，但看到的东西却是变形的。儿童的适应能力很强，可以耐受较高度数的散光；年龄越大，适应能力越差，大脑对散光造成的视物变形会越来越难以耐受，对戴眼镜越来越排斥。

"散光镜"宜常戴不摘。儿童一旦被诊断出中高度散光，达到需要配镜矫正的程度，就应该一直戴眼镜，并且有可能需要终身戴眼镜。

孩子散光，平时需要注意什么

存在散光的儿童更容易近视，因此在日常生活中应注意科学用眼，尽量不看电视，少玩手机、电脑，保持正确的读写姿势，控制用眼时间，适当运动，平衡膳食，保证充足睡眠，以防控近视。

读写时要注意"三个一"：眼离一尺，即两眼与书本保持一尺（33.3厘米）距离；胸离一拳，即胸部与书桌保持一拳距离；笔离一寸，即握笔的手（指尖）离笔尖一寸（3.33厘米）距离。尤其要注意的是，写字时不要被右手挡住视线，否则会使头过低且偏向左侧，导致右眼近视的发展速度明显快于左眼，造成双眼发育不平衡。

使用电子产品应注意两点：一是距离，观看电视、投影等时距离宜在3米以上，使用电脑、平板电脑时距离宜在50厘米以上；二是使用时间，要遵循"20-20"原则，即使用电子产品20分钟后站起来远眺20秒，最好能远眺5～10分钟。

需要提醒的是，市场上所谓的"治疗眼睛"的仪器、眼贴、疗法等，对缓解眼疲劳可能有所帮助，但对近视及散光无任何帮助。

延伸阅读

运动有助于防控近视

运动是控制儿童青少年近视发生、发展的有效方法，户外运动防控近视、保护视力的效果更佳。在进行乒乓球、羽毛球、篮球、武术等运动时，眼球需要不断调节，进而使眼部肌肉得到放松。尤其是进行羽毛球和乒乓球等运动时，球的速度和方向不断改变，眼睛需要不停地调节，睫状肌收缩和舒张不断交替，既能缓解眼疲劳，又可增强屈光系统的调节能力，从而预防和控制近视。

散光能通过激光手术治疗吗

激光手术可以治疗散光，但一般要求是：年满18周岁，屈光状态相对稳定（每年近视变化不超过50度），术前检查合格。因此，儿童不能通过激光手术治疗散光，戴框架眼镜是最合适的矫正方式。**PM**

上海科普教育发展基金会科普公益项目，上海市儿童医院院级课题临床研究培育专项重点项目（2021YLYZ03）

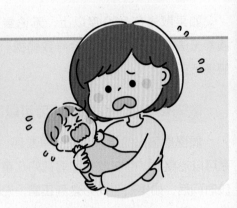

| 生活实例 |

轩轩是个33周出生的早产儿，出生体重2000克。月嫂发现轩轩总是不明原因地哭闹，仰卧时脖子不能碰到床面，横抱时常常"打挺"……觉得轩轩的表现"不正常"，建议轩轩的父母带他去医院看看。就医检查后，医生认为轩轩的肌张力偏高，需要每天进行被动牵拉训练，1个月后复诊。听说肌张力高是脑瘫的表现，轩轩的妈妈当场泣不成声……

别被"肌张力偏高"吓破胆

深圳市儿童医院神经内科主任医师　廖建湘

低体重是肌张力偏高的常见原因

肌张力是维持身体正常姿势的力量，肌张力障碍是指因肌张力改变而引起的持续异常的姿势及正在进行中的动作被迫中断。肌张力偏高表现为肌肉较硬、被拉动时感觉受阻、关节活动范围减小等。

引起肌张力偏高的原因主要有3个：

① 低体重（出生体重小于2500克），常见于早产儿、足月小样儿。他们的脑发育不如足月正常体重新生儿，是导致出生后肌张力偏高最常见的原因。

② 各种原因（如母体影响、器官或神经损伤等）引起的先天性脑发育异常。

③ 脑损伤，如围生期缺血缺氧性脑损伤、新生儿颅脑外伤或颅内感染、脑血管意外等。由基因异常导致的肌张力高者较少见。

非疾病所致肌张力偏高者，宜进行康复训练

不知何时起，网络上流传着"肌张力高就是脑瘫"的说法。实际上，儿保检查时，医生说的"肌张力偏高"，绝大多数情况下只是孩子的发育差异，而不是疾病诊断。脑瘫患儿可有肌张力高，但肌张力高不能与脑瘫"画等号"。被怀疑先天脑发育异常或脑损伤者，需进一步行脑电图、肌电图、颅脑CT等检查，以明确诊断。

被怀疑肌张力高者应及时就医，医生会通过让患儿四肢、关节进行被动屈曲、伸展等运动，判断孩子的肌张力情况。在排除疾病因素后，可由康复师进行主动引导、被动牵拉等康复训练，并在1~3个月后评估病情与康复成果，调整康复方案。家长也可在家里给患儿进行部分康复训练，包括俯卧位时两肘的支撑训练、增强肌力训练等。例如：2~6个月的婴儿每日做被动操（如肩关节运动、上肢伸展运动、踝关节屈伸运动、双腿轮流屈伸运动等），多进行趴卧锻炼，等等。**PM**

| 专家简介 |

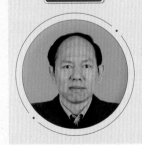

廖建湘　深圳市儿童医院神经内科主任医师，中华医学会儿科学分会神经学组委员，中国抗癫痫协会常务理事。擅长诊治小儿癫痫、脑瘫、智力低下、语言落后、抽动症、孤独症合并癫痫、结节性硬化症、神经遗传性疾病、生酮饮食疗法等。

二宝出生，引发父子"战争"

上海市计划生育协会"青春健康"项目主持人　许红兵

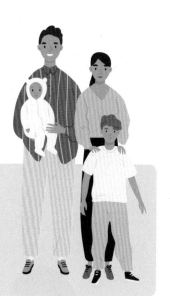

青春故事

　　小顾上初二那年，妹妹出生，妈妈的生活重心转移到妹妹身上。身为民警的爸爸老顾工作本来就很忙，再加上疫情影响，在家的时间越来越少。被忽视的小顾开始厌学，成天泡在网上，脾气暴躁，成绩直线下降……面对如此现状，老顾和小顾这对父子爆发了无休止的战争，一见面就争吵。老顾一气之下，把小顾送回了老家。

心理诊室

　　青春期充满变化，在此阶段，如果存在外部环境突然改变、亲子沟通不畅、得不到理解等因素，孩子的心理适应比较容易出问题。妹妹的出生，导致小顾家庭地位发生变化，加上疫情期间居家学习、长时间不与同伴交往、网络使用增加、成绩下滑等因素，引发了一系列负面情绪。而老顾没有与儿子进行有效沟通，导致矛盾一步步升级。一方面，我引导小顾提升责任感和独立自主性，主动接受和适应角色的转变。另一方面，对于老顾，我提醒他认真倾听儿子的心声，增加亲子陪伴，做到有效沟通。在我的建议下，老顾参加了社区开展的"沟通之道"培训，也通过书本学习了一些亲子关系处理方法。小顾上初三后，逐步适应了哥哥这个新角色，与老顾的关系大大缓和，后来顺利进入高中阶段的学习。

二孩家庭，"老大"需要被关注

　　二孩出生后，原来的独生子女忽然成为家里的"老大"，曾经的家庭焦点地位被改变，父母的关爱和陪伴减少，"老大"会产生嫉妒、不安、焦虑、易怒等情绪。对此，父母应当给予"老大"足够的关注和理解，接纳孩子的情绪变化，引导其适应新的家庭氛围和角色。

增强沟通，培养"老大"责任感

　　在与"老大"的沟通上，父母首先要努力做到积极倾听，保持耐心、接纳、理解、平和的态度，不要急着做出评判或指责；其次，要用积极的语言表达自己的想法和感受，而不是把注意力放在批评或指责上，这样可以让孩子更好地听从自己的建议。在日常生活中，父母应找寻与孩子的共同点，分享感兴趣的话题，尊重孩子的独立性和自主性，不强迫孩子接受自己的意见和想法，从而建立互相信任和尊重的关系。父母可以与孩子约定时间，定期沟通，及时了解孩子的近况和需求，助力孩子健康成长。

　　青春期孩子在与家人保持密切关系的同时，还需要不断增强独立性，增加同伴交往。父母可以利用适当的时机，引导"老大"逐步适应角色变化，增强其家庭责任感，比如帮忙照顾弟弟妹妹、承担部分家务等。这种责任感有助于孩子学会关注他人、照顾他人、分享爱。同时，父母也应该鼓励孩子多与同龄人交流，积极参与集体活动，这对青春期孩子的成长有很大的促进作用。**PM**

奇怪的 胎盘

同济大学附属第一妇婴保健院产科副主任医师　车荣华

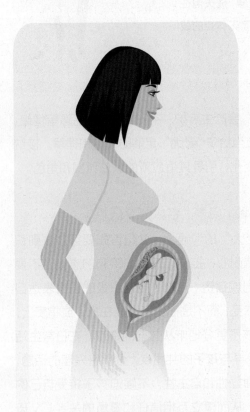

胎盘连接母亲和胎儿，供给胎儿发育所需的营养物质，排出胎儿体内的代谢产物。正常胎盘呈圆形或椭圆形，脐带附着于胎盘胎儿面。有的孕妇进行彩超检查时，被发现胎盘有异常。那么，常见的胎盘异常有哪些？意味着什么？有没有危害呢？

胎盘"先天不足"，形状异常

❶ 球拍状胎盘

脐带附着在胎盘边缘，像一个乒乓球拍。球拍状胎盘一般不影响母体和胎儿生命，孕妇不必紧张。

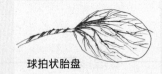
球拍状胎盘

❷ 帆状胎盘

脐带附着于胎盘边缘以外的游离胎膜内，脐血管经胎膜呈扇形分布，走行一段距离后再进入胎盘。与正常脐血管不同，帆状胎盘附着的脐血管表面仅包裹一层羊膜，容易受压或破裂。一旦确诊帆状胎盘，医生会加强对胎儿的监测。若出现胎心监护异常、胎儿窘迫等情况，宜采用剖宫产终止妊娠。

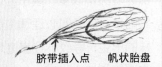
脐带插入点　　帆状胎盘

❸ 副胎盘

指胎盘外伴有副叶胎盘。副胎盘体积通常较主胎盘小；少数情况下，二者体积相似，称双叶胎盘。主、副胎盘之间通过胎膜内血管相连，

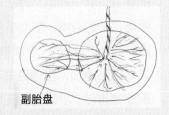
副胎盘

脐带来自主胎盘。副胎盘通常对母体和胎儿没有不良影响；若并发脐带帆状附着，会增加血管前置及产时主、副胎盘连接血管破裂的风险，可导致胎儿死亡。若产前检查发现副胎盘，医生会进一步通过超声检查仔细评估有无血管前置及帆状脐带，并加强胎儿监护。如果没有异常，孕妇可以自然分娩。产时，医生会密切监测产程和胎心变化；胎儿娩出后，医生会检查胎盘的完整性，以防副胎盘滞留宫腔，引起出血或感染。

❹ 胎盘增厚

胎盘随胎龄增加而增厚，正常胎盘平均厚度为 2～4 厘米。当胎盘厚度＞4 厘米时，为胎盘增厚，可能与 TORCH（弓形虫、风疹病毒、巨细胞病毒、单纯疱疹病毒等）感染、妊娠期糖尿病、胎儿三倍体（一种染色体数目异常）及水肿等相关。被发现胎盘增厚，孕妇要动态随访，让医生观察胎儿发育和胎盘情况，筛查胎儿染色体有无异常，检查相关感染指标及血糖，等等。单纯局限性胎盘增厚预后良好。如果超声检查被发现胎盘突然增厚，有腹痛或阴道流血现象，应警惕胎盘早剥，及时住院观察。在孕晚期，若 50% 以上的胎盘与子宫壁分离，会危及母胎安全，需要立即手术。

胎盘"不听话"，植入异常

❶ 前置胎盘

正常情况下，胎盘应附着在子宫前壁、后壁及侧壁上。有些"不听话"的胎盘"扎根"于子宫颈口这一"危险区域"，被称为前置胎盘。超声检查可确诊，经腹部和阴道联合超声检查胎盘情况的准确性更高。根据前置胎盘的位置，前置胎盘可分为三种类型：子宫颈内口全部被胎盘组织遮盖，称完全性（或中央性）前置胎盘；子宫颈内口部分被胎盘遮盖，称部分性前置胎盘；胎盘下缘位于子宫颈内口边缘处，称边缘性前置胎盘。

若在孕 28 周前发现前置胎盘，孕妇不必太担心，因为随着妊娠进展，大部分前置胎盘会上移、"归位"。如果没有阴道流血，不必绝对卧床休息，可以适度活动（如散步等），但应杜绝剧烈运动（如跑、跳等），避免增加腹压的动作（提重物、抱小孩）及性生活，保持大便通畅。如果出现阴道流血，应及时就诊。

若孕 28 周后仍存在前置胎盘，孕妇除注意上述事项外，还要密切关注是否有阴道出血。如有，须及时住院，在母胎均安全的前提下尽量延长孕周，提高宝宝的存活率；如有大量活动性出血，不论孕周大小，都应行剖宫产终止妊娠。如果无症状，可根据具体情况决定分娩时机，一般在孕 36～38 周分娩。

❷ 胎盘附着异常

胎盘就像一棵树，如果树根扎得深，可导致胎盘附着异常，包括胎盘粘连、胎盘植入及胎盘穿透。胎盘粘连指胎盘组织向子宫肌壁延伸，但并未对其构成实质性侵袭。胎盘植入指胎盘组织已侵入子宫肌壁，但并未突破浆膜层（子宫最外面一层）。胎盘穿透指胎盘组织已突破子宫浆膜层，可导致子宫的毗邻器官（如膀胱、肠管及腹壁）受累。超声检查一般可发现胎盘附着异常；有多次流产史、反复胚胎移植失败、宫腔粘连等高危因素的孕妇，必要时可通过磁共振检查辅助诊断。

正常情况下，胎儿娩出后，大多数胎盘能自然剥离、脱落。粘连的胎盘需要医生用手剥离，有的可能需要使用药物促进其吸收和排出，必要时还需要行清宫术。部分植入或穿透的胎盘无法人工剥离，可能需要先栓塞子宫动脉，以阻断子宫、胎盘血供，再做进一步处理；一旦发生严重出血、子宫穿孔，需要立即手术治疗。PM

专家提醒　孕妇超声检查被发现胎盘异常时，不要过于担心，只要遵医嘱按时产检，留意腹痛、阴道流血、胎动等情况，有异常及时就诊，一般都能化险为夷。

生活实例

小敏怀孕10周，早孕反应比较明显，她妈妈为此从老家到上海来照顾她。过了几天，小敏发现妈妈每次出门都要垫一张卫生巾，才知道妈妈经常漏尿。小敏赶紧带妈妈去医院就诊，医生说这种情况为尿失禁，是女性盆底功能障碍性疾病的表现之一，该病的发生与年龄、怀孕、分娩等因素有关。经过手术治疗，小敏妈妈痊愈出院，小敏却陷入苦恼之中：我以后是否也会发生盆底功能障碍？我还想生二胎，多次怀孕、分娩会不会导致盆底功能更差？

网上有帖子说，盆底功能障碍还会导致性生活障碍等问题，是真的吗？

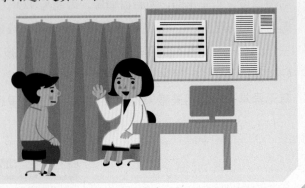

早预防，我的"底盘"我做主

复旦大学附属妇产科医院母体病理产科副主任医师　李瑞霞

什么是盆底功能障碍性疾病

女性盆底由封闭骨盆出口的多层肌肉和筋膜组成，尿道、阴道和直肠贯穿盆底而出。盆底肌肉群、筋膜、韧带和神经共同作用，维持子宫、直肠和膀胱等盆腔脏器处于正常位置，发挥正常功能。其中，肛提肌复合体（由耻尾肌、耻骨直肠肌和髂尾肌组成）形成一个围绕盆腔脏器的U形吊带，为盆腔器官提供主要支撑，对维持盆底功能至关重要。

女性盆底功能障碍性疾病（PFD）是指因组织退化、创伤等各种原因导致女性盆底组织支持薄弱，进而引起盆腔脏器移位和功能异常，包括盆腔器官脱垂、尿失禁和大便失禁。

怀孕、分娩，可影响盆底功能

盆底功能障碍性疾病的危险因素主要分为四方面。一是可以控制的危险因素，包括体质指数＞25千克/米^2、吸烟、缺乏锻炼、便秘、糖尿病等。二是不可控制的危险因素，包括年龄增长，有尿失禁、膀胱过度活动症、大便失禁家族史，妇科恶性肿瘤及相关治疗，妇科手术（如子宫切除术），纤维肌痛综合征，慢性呼吸系统疾病及咳嗽，等等。三是与怀孕相关的因素，如怀孕时年龄大于30岁、多次怀孕等。四是与分娩相关的因素，包括阴道助产（产钳助产或胎头吸引）、枕后位阴道分娩、第二产程超过1小时、分娩时损伤肛门括约肌等。

一般认为，怀孕和分娩会使盆底神经、肌肉和结缔组织被压迫、拉伸或撕裂，损伤盆底功能；手术分娩、第二产程延长和新生儿高出生体重会加重这种损伤。对大多数女性而言，神经肌肉损伤可在分娩后1年内恢复。部分孕妇在怀孕期间就出现尿失禁的情况，预后一般较好，70%在分娩后或产褥期后自行消失；其后即使仍持续存在尿失禁，发作频率和严重程度也会下降。

孕期，及早预防盆底功能障碍

❶ 盆底肌训练

孕期进行盆底肌训练，有助于预防产后及远期发生尿失禁等盆底功能障碍性疾病。如果孕期出现尿失禁、盆腔器官脱垂症状，或既往已存在盆底功能障碍，怀孕后症状加重，应首选通过盆底肌训练进行治疗。

盆底肌训练又称为凯格尔运动，需要达到相当的训练量才有效。可参照以下方法实施：持续收缩盆底肌（即缩肛运动）不少于3秒，松弛休息2~6秒，连续做15~30分钟，每天重复3遍；或每天做150~200次缩肛运动。盆底肌训练应持续3个月或更长时间，其间应定期随访，进行疗效评估。

❷ 控制自身及胎儿体重

胎儿体重和新生儿出生体重过大，会加重怀孕和分娩时的盆底损伤；孕妇自身体重过高也是发生盆底功能障碍的危险因素。因此，女性在怀孕前就应做好准备，尽量将体重控制在正常范围；怀孕后也不能放松要求，应遵医嘱科学饮食、适当控制体重，避免体重过度增长、孕育巨大儿等，以减轻孕产期盆底损伤。

此外，孕产妇年龄增长与盆底功能障碍性疾病的发生风险增加相关，各位女性朋友应注意适龄生育。

产后，积极进行盆底康复

产后1年内是防治盆底功能障碍性疾病的重要阶段。在此阶段进行盆底肌训练，不仅可以加快身体和生殖系统的恢复，对预防血栓栓塞性疾病、糖尿病，控制产后体重，预防尿失禁及子宫、膀胱、直肠脱垂，

改善性生活质量，减轻产后抑郁，增强身体免疫力，等等，均有益处。分娩后，产妇应尽早开始适当活动。产后4周，可循序渐进地进行呼吸功能训练、肌力训练；产后4~6周，可开始进行规律的有氧运动。运动量可根据身体情况和个人耐受程度逐渐增加。运动方式可根据身体状况和个人喜好选择，如腹式呼吸、卧位体操、肌力训练、有氧运动、瑜伽、盆底肌训练等。

需要提醒的是，部分产妇的肛提肌复合体在分娩时受到损伤，产后应充分休息，待损伤愈合后再进行盆底肌训练，或接受盆底康复治疗。部分女性在孕期已出现盆底功能障碍症状，或经历阴道助产、枕后位分娩等，也应在产后6~12周开始进行相关康复治疗，主要方法有盆底肌训练、盆底肌筋膜疼痛手法治疗、盆底肌肉电刺激、盆底生物反馈治疗、盆底肌肉康复器（阴道哑铃）治疗、磁刺激治疗等。

专家提醒

　　无论是否生育、处于什么年龄段，保持健康的生活方式都有助于女性预防盆底功能障碍，包括平衡膳食、足量饮水、防治便秘、适当运动、保持合理体重、戒烟、防控糖尿病等疾病、积极进行盆底肌训练。

问 与 答

问1：不生孩子可以杜绝盆底功能障碍吗？

答：怀孕和分娩是导致盆底功能障碍的重要因素，但不是仅有的因素，未生育女性也可发生盆底功能障碍。

问2：剖宫产能预防盆底功能障碍吗？

答：阴道分娩是盆底功能障碍的重要危险因素，因此有些孕妇希望通过剖宫产来避免盆底功能障碍的发生。实际上，盆底功能障碍性疾病的

危险因素是多方面的，目前没有充分证据表明剖宫产对其有预防或减轻作用。

问3：如果生二胎，发生盆底功能障碍的风险会加倍吗？

答：目前的研究发现，与首次分娩相关的盆底功能障碍的患病率增加幅度最大；再次分娩可能会不同程度地增加盆底功能障碍的发生风险，但并非成倍增加。**PM**

国家自然科学基金面上项目"母体孕期压力性情感状况对子代健康效应的影响及表观遗传机制研究"（81871183）

腱鞘囊肿，可否随意"捏破"

上海中医药大学附属光华医院康复科主任医师　程少丹

腱鞘也称为腱滑膜鞘，是套在长肌腱表面的管状滑膜囊，由内侧紧贴肌腱的滑膜层和外侧的纤维层组成。腱鞘和长肌腱的关系像极了电线的金属线和外面的塑料外皮，只是电线内部的金属线相对外皮不动，而肌腱会在腱鞘中滑动。

腱鞘在人体内许多部位都有分布，在活动灵活的手足部尤其多见。如果手足部反复活动、劳损或发生外伤，就容易导致滑膜层分泌滑液增多，聚集于局部，并经过破损的滑膜层进入滑膜层和纤维层之间，局部出现了异常的囊性肿物，即为腱鞘囊肿。

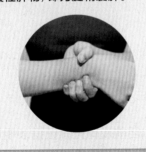

中医称腱鞘囊肿为"腕筋结""腕筋瘤""筋聚""筋结"等，认为其由反复劳损或外伤，累及筋脉，气血运行不畅，筋膜聚结，津液内停而导致。有的人得了腱鞘囊肿，听朋友讲或者从网上查阅到可以自行捏破，就反复捏，结果不但没有捏破，反而使囊肿越来越大。腱鞘囊肿真的可以随便捏破吗？

囊壁较薄，可通过专业手法"捏破"

少数人的囊肿能自行消失，不必急于特殊治疗，可先减少患处活动、适当休息，再观察；若超过2周还没有自行消失，可采取适当措施加以治疗。

腱鞘囊肿分为单房性和多房性。如果经超声检查确定为单房性囊肿，且肿胀较明显、囊壁较薄，可借助手法挤破囊壁，驱散囊内滑液。捏破后，需要对局部加压包扎，在原囊肿的部位放置半弧形压片，适当加压固定1~2周，使囊壁间紧密接触，以免囊肿复发。还可采用活血化瘀、消肿止痛的中药外洗或外敷，并口服行气导滞散结或活血祛瘀散结的中药。

但需要注意的是，手法挤压有一定的技术要求，患者不宜自行捏破，最好由专业医生操作。如果按捏时机把握不当，容易刺激囊肿，导致囊壁增厚，滑液渗出增多，囊肿增大，加重病情。

囊壁较厚，可选择针刺治疗

囊壁较厚或多房性的囊肿，可选择针刺治疗。如果按之不甚坚韧，可使用普通针灸针或三棱针，在囊肿的四周向中央穿透囊壁，再经过囊腔穿过对侧囊壁；然后拔出穿刺针，在局部按压，迫使囊内滑液经过针孔外溢到附近的软组织中。若囊肿按之较坚韧，说明在囊壁厚的基础上，囊腔内的滑液黏稠度过高，难以经小针孔排出，可以选择小针刀。小针刀不但可以刺破囊壁，还可以在囊壁上做适当切割，形成具有一定长度开口，有利于高黏度的囊内胶冻样物质排出。

针刺治疗后24~48小时，可以作局部热敷、理疗或中药外洗，以促进渗出的滑液尽快吸收。治疗期间，应限制局部活动，以减少对腱鞘的不良刺激，防止复发。

保守治疗后仍反复发作者，可采用手术治疗。手术时，将囊肿彻底切除，并将与关节囊相通的切口关闭，防止复发。**PM**

常听到有人说："累了肯定能睡着，如果睡不着，一定是不够累。"但有些人忙碌了一天，浑身疲惫，晚上躺在床上却怎么也睡不着，这是怎么回事？首先要看，到底是"心"累，还是"身"累。

累觉不"眠"怎么破

上海中医药大学附属市中医医院神志病科（失眠科）主任医师　张雯静

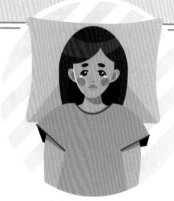

心累：阳不入阴

"心累"是如今很多人的口头禅。科技高速发展、信息飞速传播、社会竞争激烈，很多人脑力劳动有余、体力活动不足。不少白领一天工作 9 ~ 10 小时，从早到晚在封闭式大楼里工作，耗尽脑力，几乎没有体力活动。有些人下班后还要回复邮件、思考第二天的工作，即使放松、娱乐，也是在刷手机、看视频或玩游戏，大脑始终处于兴奋状态。从中医角度来看，这类人的身体阴阳平衡被打破，阳不能入阴。

心累者应培养良好的作息习惯，如高强度脑力劳动 1 小时后休息片刻，活动肢体、做工间操、到室外呼吸新鲜空气等，及时为脑部供氧，使阳气内敛。睡前 1 小时不要看紧张的影视节目、玩手机、长时间讲话等；用温水泡澡、足浴、按摩，按压耳穴等；做一些简单家务，让大脑平静下来；等等。这些都有利于阳入阴、心神宁，使人容易入眠且睡得安稳。此外，还可在医生指导下选择左归丸、归脾丸、六味地黄丸、交泰丸等中成药调理，有助于滋阴潜阳、引阳入阴、宁心安神。

身累：阴不足

"身累"往往是因过度劳累和不恰当的运动造成。合理运动可使人体释放内啡肽等神经递质，改善抑郁情绪，有助睡眠。但过度运动、睡前 2 小时内剧烈运动，则会使大脑过度兴奋，也会导致阳不入阴，从而影响睡眠。特别是素体虚弱或大病初愈者，大量运动导致汗液流失，汗为心之液，大汗伤阴，导致阴不足。心阴不足，失于濡养，则易心神不宁、心悸失眠；阴虚火旺，则易心烦不眠。

合理运动有助改善睡眠，一般每周运动 3 ~ 4 次，每次约 40 分钟，以微微汗出为度；以有氧运动为主，可选择太极拳、八段锦等传统功法；21 时后不宜进行强度较大的运动，可进行拉伸、冥想等活动，避免伤阴。此外，睡前按压百会、印堂、神门、内关、三阴交、太冲等穴位，可疏肝宁心、益脑安神；阴虚失眠者可在医生指导下选用知柏地黄丸、天王补心丹、枣仁胶囊等滋养心阴、滋肝养肾的中成药调理，或适当食用百合、银耳、莲子、灵芝、小米等药食两用之品。

无论是心累还是身累，只有做到体脑并用、张弛有度，才能形与神俱，精神乃治，保持昼寤夜寐的平衡，恢复良好睡眠。PM

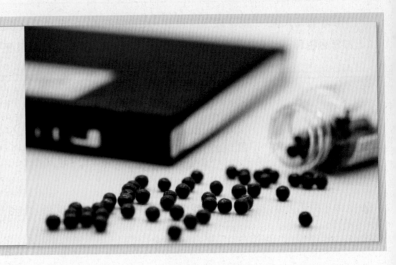

很多人会在家中常备一些中成药，如逍遥丸、归脾丸、六味地黄丸等，来应对身体偶尔出现的小状况，如心情不好、睡眠不佳、身体乏力时便"来两粒"；也有人认为，没事吃点中成药，可以有病治病、没病防病。事实上，中成药各有不同的适应证，服药方式和疗程也有讲究。哪些中成药适合"家中常备"？服药时需注意哪些方面呢？

居家常备中成药，如何正确吃

上海中医药大学附属市中医医院治未病科主任医师　陈 平

哪些中成药，适合家中常备

藿香正气丸

解表化湿、理气和中，适用于外感风寒、内伤湿（食）滞引起的种种不适。夏季感冒、食欲不振、腹胀、消化不良，以及内伤生冷出现恶寒发热、胸脘满闷、恶心呕吐、肠鸣泄泻等症状者可选用，也适用于治疗小儿痱子、腹泻、湿疹，对晕车、晕船也有一定的缓解作用。需要注意的是，若暑热内侵，出现汗多、口渴、多饮、发热、面红等热症时，则不适合使用本品。

玉屏风颗粒

适用于常有汗出恶风、脉浮缓等表现的体虚易感者，可益气固表止汗，多用于表虚自汗证；可治疗症状轻微的早期感冒，如伤风后出现的鼻塞、怕冷等；也适用于健康人预防外感，有抗过敏、抗疲劳、增强人体免疫力的作用；还可预防小儿及成人反复发作的上呼吸道感染。但要注意，玉屏风散适合气虚感冒的轻症，一旦感冒症状已经很明显，就不再适用。

天王补心丹

滋阴补血、养心安神，可用于治疗阴血亏虚所致的失眠、便秘、口腔溃疡、神经衰弱、更年期综合征等，可缓解心阴不足所致的心悸健忘、失眠多梦、大便干燥等症状。因其配方中含有朱砂，故不宜大量或长期服用，肝肾功能不佳者更应慎用。

牛黄解毒丸

许多家庭常备牛黄解毒丸作为"祛火药"，上火了、牙痛或大便不通了，就吃几片清热解毒。本品可治疗火热内盛、咽喉疼痛、牙龈肿痛、唇舌生疮、口腔溃疡、目赤肿痛、便秘等不适。但其组方中有冰片和雄黄药物，性味寒凉，日久恐伤脾胃，不宜过量或长期服用，阳虚体质或脾胃虚弱者尤其需要注意。

六味地黄丸

许多人认为服用六味地黄丸可以补肾，部分中老年男性把它当作补肾壮阳的保健品长期服用，也有女性认为六味地黄丸可以"消斑"。实际上，其功效主要在于滋补肾阴，主治肝肾阴虚证，表现为腰膝酸软、头晕目眩、耳聋耳鸣、盗汗遗精、手足心热、口燥咽干、牙齿动摇、足跟作痛、舌红少苔等。如果出现肾阳虚的症状（腰膝酸软、肢冷畏寒、夜尿频数等），用六味地黄丸并不适合，反而可能会出现大便稀薄、腹痛、食欲不振、胃脘不适、舌苔厚腻等反应。

补中益气丸

体倦乏力、食少腹胀、便溏久泻，甚则有肛门下坠、脱肛等症状，多由脾胃虚弱、中气下陷所致，可用补中益气丸以升阳举陷、补益脾胃。但需注意，补中益气丸由大量甘温药物组成，阴虚火旺者不宜服用，病邪未尽、正气尚盛者也应慎用，以免"火上浇油"。

生脉饮

天气炎热时，如果出汗太多，容易口唇干燥、尿量减少、精神不振，甚则胸闷气短，出现心慌等。中医学认为，汗出过多会耗血伤津。夏天备一些生脉饮，有助于益气复脉、养阴生津，缓解此类不适。此外，过度劳累损伤心气而出现的心烦心慌、口干舌燥、四肢无力、出汗等症状，也可以服用生脉饮以强心气。

归脾丸

常有气短心悸、健忘、疲倦乏力、失眠多梦、肢倦乏力、食欲不振等表现者，可备归脾丸，以益气健脾、养血安神。

逍遥丸

用于治疗肝血不足、肝郁脾虚所致的郁闷不舒、胸胁胀痛、头晕目眩、食欲减退、乳房胀痛、月经不调等症，可舒肝气、养肝血、补脾胃。需要注意的是，年老体弱者及肝肾阴虚、气滞不通者，出现胁肋疼痛、胸腹胀痛、咽喉干燥、舌红无苔、脉象沉细等表现时，要谨慎使用逍遥丸。

服药时，注意以下事项

药物使用应参考医生的建议，家庭常备的非处方药可用来应对不时之需，但要"中病即止"，不宜长期自行服药。用药后如症状改善不明显，须及时就医。身体无不适时，不可滥用中成药"自我保健"。在服药时，还需要注意药物的剂量、时间、方法和反应。

● 药物剂量

不同厂家生产的中成药制作方法不尽相同，用法用量上可能有细微差别，服药前应仔细阅读药品标签或说明书，遵照医嘱或说明书服用。如有不确定之处，需在购药时向执业药师详细咨询。孕妇、小儿及年老体虚者更要格外注意。

● 服药时间

中医理论认为，服药应遵循"病在胸膈以上者，先食而后服药；病在心腹以下者，先服药而后食"的原则。没有特殊时间规定的中成药，通常宜选在饭前或空腹时服，以避免食物干扰，有利于药物吸收和药效发挥；治疗特定病症的中成药则无须强调空腹或定时服药，如苏合香丸、麝香保心丸等；安神助眠药则在睡前服用最为适宜。

● 服药方法

中成药的服用方法也有讲究。除了细丸，部分中成药还制作成大蜜丸，一口吞服可能卡住喉咙。正确的服法是，用清洁的小刀将药丸切成小粒，分2～3次用温开水送服。如需加快药物吸收和药效发挥，可取少许温水将药丸捣调成稀糊状后，用温开水送服。

● 服药反应

凡服药后出现皮疹、瘙痒、发热等过敏反应者，应立即停药，及时就医。**PM**

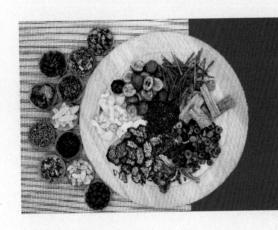

中药中有不少名称相似的中药，如白附子与白附片，山茱萸与吴茱萸，草豆蔻、白豆蔻与肉豆蔻，等等。这些药名往往只有一字之差，但其实并非同种药物，功效也各有不同。

名称相似药，功效各不同

上海中医药大学中药学院教授　王海颖

"豆蔻"梢头，各有所长

豆蔻应用历史悠久，除药用外，中国传统饮食火锅、卤汁中也常使用。唐代诗人杜牧《赠别》一诗中曾写"娉娉袅袅十三余，豆蔻梢头二月初"，可见豆蔻在唐代已是常见植物。豆蔻作为中药，常用品种有草豆蔻、（白）豆蔻、肉豆蔻三种，因名称、外形和功效皆相似，不易辨别。

（白）豆蔻

豆蔻为姜科植物白豆蔻或爪哇白豆蔻的成熟果实，又名白豆蔻，于秋季果实由绿色转成黄绿色时采收，晒干制药。此味药材芳香怡人，不耐煎煮。其药性辛、温，归肺、脾、胃经，具有化湿行气、温中止呕、开胃消食的功效，主要用于湿阻中焦、脾胃气滞证，可以缓解恶心呕吐、食积不化等不适。常与陈皮、山楂、莱菔子等同用，治疗湿阻气滞之食积不化。

豆蔻壳为（白）豆蔻的果壳。性味、功效与豆蔻相似，但温性略减、药力较弱，适用于湿阻气滞所致的脘腹胀闷、食欲不佳、恶心呕吐等症，用量同豆蔻。

草豆蔻

草豆蔻为姜科植物草豆蔻的近成熟种子。于夏、秋二季采收，晒至九成干，或用水略烫，晒至半干，除去果皮，取出种子后晒干。其药性辛、温，归脾、胃经，具有燥湿行气、温中止呕的功效。《名医别录》言及此药"主温中，心腹痛，呕吐，去口臭气"。主要用于治疗寒湿中阻、脾胃气滞、寒湿呕吐等证，常与高良姜、肉桂、陈皮等同用。此外，草豆蔻还可用于脾虚夹湿之久泻，常与炒白术、豆蔻、煨诃子等同用。

肉豆蔻

肉豆蔻为肉豆蔻科植物肉豆蔻的种仁，于冬、春两季果实成熟时采收，除去皮壳后，可生用或麸皮煨制用。药性辛、温，归脾、胃、大肠经，具有涩肠止泻、温中行气的功效，为治疗虚寒性泻痢之要药，著名的中成药四神丸中即含有本品。若用其止泻，须煨熟去油用。此外，肉豆蔻还可用于胃寒胀痛、食少呕吐，常与砂仁、豆蔻、山楂等同用。湿热泻痢及阴虚火旺者不宜使用。

遍插"茱萸"，种类不同

唐代诗人王维在《九月九日忆山东兄弟》中所写的名句"遥知兄弟登高处，遍插茱萸少一人"，使茱萸这味药材广为人知。中药材中的茱萸，有吴茱萸和山茱萸之分。

吴茱萸

吴茱萸为芸香科植物吴茱萸、石虎或疏毛吴茱萸的近成熟果实，于8～11月果实尚未开裂时采收后晒干或低温干燥。其药性辛、苦、热，有小毒，归肝、脾、胃、肾经，具有散寒止痛、降逆止呕、助阳止泻的功效。主要用于寒凝疼痛、呕吐吞酸、虚寒泄泻等症，能疏肝气而止痛。著名的中成药鸡鸣散、左金丸、四神丸中都有这味药材。本品易耗气动火，不宜多用、久服，阴虚有热者忌服。

山茱萸

山茱萸为山茱萸科植物山茱萸的成熟果肉，在秋末冬初果皮变红时采摘，用文火烘热或置沸水中略烫后，除去果核，使其干燥，生用或酒制用。药性酸、涩、微温，归肝、肾经，具有补益肝肾、收涩固脱的功效，用于肝肾亏虚、遗精滑精、遗尿尿频、崩漏下血、月经过多、大汗不止、体虚欲脱等症。本品味酸质润，温而不燥，补而不峻，既能补益肾精，又能温肾助阳，为平补阴阳之要药。著名的中成药六味地黄丸、金匮肾气丸、固冲汤都含有此品。此外，山茱萸可与生地黄、天花粉等同用，用来治糖尿病。素有湿热、小便淋涩者不宜服用。

附片附子，功效各异

白附片与白附子仅一字之差，且同属有毒中药，因而常被误认为是一种药。其实二者来源与功效各不相同：一个是著名的温里药，被称为"回阳救逆第一药"；一个是祛风止痉的要药，可治疗中风偏瘫。

白附片

白附片为毛茛科植物乌头的子根的加工品，在每年6月下旬至8月上旬采挖，除去母根、须根及泥沙，加工炮制而成。这味药材辛、甘，大热，有毒，归心、肾、脾经，具有回阳救逆、补火助阳、散寒止痛的功效。临床应用于亡阳证、阳虚证、寒痹证，可治肾阳不足、命门火衰所致的腰膝冷痛、阳痿滑精、宫冷不孕等，也可以用于治疗风寒湿痹、周身骨节疼痛。著名的中成药右归丸、附子理中丸中都含有这味药材。因白附片有毒，内服时须炮制后用，先煎0.5～1小时，至口尝无麻辣感为度。炮制、煎煮方法不当或过量服用，可能引起中毒。热证、阴虚阳亢及真热假寒者忌用。

白附子

关白附与禹白附皆称白附子。关白附是毛茛科植物黄花乌头的块根，白附子为天南星科植物独角莲的块茎。两种白附子均能化痰、祛风、止痉，且均有毒性。其中，关白附毒性较大，现已较少应用；禹白附毒性较小，现已作为白附子的正品广泛使用。

禹白附通常于秋季采挖，晒干后即为生白附子，经炮制后为制白附子。药性辛、温，归胃、肝经，具有燥湿化痰、祛风止痉、解毒散结的功效，主要应用于中风口眼歪斜、惊风癫痫、破伤风、偏头痛、痈疽肿毒等症。治疗中风偏瘫、口眼歪斜的名方牵正散，即将白附子与全蝎、僵蚕同用。因白附子有毒，生品一般不作内服，宜炮制后用，阴虚、血虚、热盛动风者及孕妇忌用。**PM**

扫描二维码，立即收听

拔罐的 "花式" 手法

上海中医药大学附属岳阳中西医结合医院康复科主任医师　张 宏

拔罐疗法在日常生活中很常见，因其操作简便、经济实用、疗效显著，深受广大患者的欢迎。拔罐的原理是利用燃烧空气、抽气等方法，使罐内空气减少，形成负压，从而使罐具吸附于施术部位，通过温热与吸拔刺激，使局部毛细血管扩张、皮肤充血，引起局部和全身反应，调节机体生理功能，从而起到治疗作用。

在接受拔罐治疗时，患者常能感受到医生在进行不同的"花式操作"：有时将火罐反复吸附、拔起多次，有时将火罐在腰背等处推移，有时先扎上针、再拔罐，等等。拔罐手法较多，包括留罐法、走罐法、闪罐法、刺络拔罐法、留针拔罐法等，具体是如何操作的？不同的操作方法各有哪些作用呢？

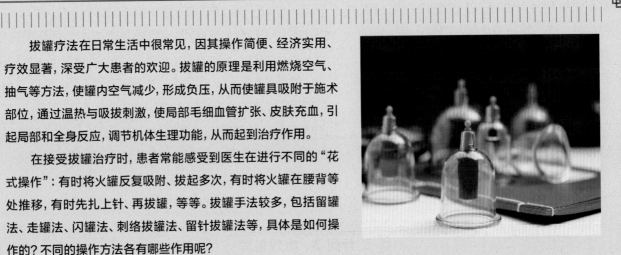

基础操作——留罐

留罐法是最基础的拔罐方法，将罐具吸拔在皮肤上留置 10 ~ 15 分钟，然后起罐，具体留罐时间需要根据个人的皮肤反应与体质进行调整。可单罐，也可多罐同时操作。

留罐法主要治疗因外感风寒、湿毒邪气导致邪气阻滞经络，影响气血运行，继而出现经络不通、气血不荣，导致肌肉疼痛与僵硬的症状；留罐法还具有吸毒拔脓作用，对治疗皮肤病及外科疮疡具有显著疗效；还可以减轻局部疼痛，适合治疗急性腰扭伤等疾病。

反复吸拔——闪罐

闪罐法是用镊子夹住酒精棉球，点燃送入罐底后立即抽出，将罐拔于患处后随即取下，反复操作直至患者皮肤潮红、出现紫痧点为止。通过反复牵拉、放松，使皮肤血液反复灌注，改善血液循环，对神经和血管有一定兴奋作用。

闪罐的反复吸拔可促进局部肌力恢复，调节新陈代谢，促进胃肠蠕动；擅长治疗风邪乘虚而入、直中经络导致的外感风寒、面瘫、卒中后遗症等；还可通过温热作用治疗皮肤麻木、疼痛等病症。

闪罐法对施术部位的吸拔力明显低于留罐法，不会在皮肤上留下瘀斑，因此更适合用在不宜留罐印的部位，如面部等。但需要注意的是，闪罐法不能治疗实热证与虚热证的疾病，且操作时须注意罐口温度，避免烫伤皮肤。

来回推动——走罐

走罐法是在留罐的基础上使罐保持吸附，并增加滑动操作的方法，集温灸、拔罐、刮痧、按摩等功效于一体。操作前，需要在拔罐部位涂抹凡士林等润滑剂，随后将罐具吸附在皮肤上，手握罐体，按照一定路线来回推动，直到皮肤红润充血甚至出现瘀血时，再将罐取下。根据走罐的方向、强度、移动速度不同，可以起到补虚泻实的效果，具有活血化瘀、舒筋通络、调节脏腑的作用。

该法适用于背部、腰部等面积较大、肌肉丰厚的部位。操作时，医生会根据患者的病情和体质，调整罐具与皮肤的吸附程度，以及走罐时的快慢、轻重程度。

针罐结合——刺络拔罐与留针拔罐

刺络拔罐与留针拔罐均是针刺配合留罐的方法。刺络拔罐法是用三棱针点刺或皮肤针叩刺施术部位，使局部出血后，在出血部位拔罐的方法，可以增强治疗效果。

留针拔罐法，是指先用毫针刺入身体，得气后留针，再以毫针为中心，配合拔罐法，留置 10～15 分钟，以增加并维持针感。两者虽然都是针罐结合，但是作用效果大不相同。

刺络拔罐 注重调气、行血、固本，常用于治疗痛痒、麻木、肿胀、咳喘、脾肾虚等病症。适用范围广、见效快，具有开窍泄热、活血通络、清热止痛等功能。凡属实证、热证者（如中暑、咽痛、目赤肿痛、麦粒肿、急性腰扭伤、痈肿、丹毒等）皆可用此法治疗。刺络拔罐法也有助于调节内分泌，可用于治疗肥胖、痤疮等疾病。

留针拔罐 针罐结合增强了对经络穴位的刺激，镇痛效果优于单一针刺或拔罐治疗，且能够缩短治疗时间，治疗急症疼痛效果较好，能够松解肌肉、减少粘连、促进炎症吸收。临床上常用针刺压痛点配合拔罐，治疗急性腰扭伤等；还可配合穴位，治疗肥胖等疾病。操作时要特别注意，针柄不宜过长，以防吸拔时触及罐底，针头深入体内出现危险。且此法不得在胸、背部使用。

拔罐的操作手法多种多样。留罐法主要治疗因寒邪导致的疾病，闪罐法注重补虚与祛风邪，走罐法注重开泄腠理、泻火解毒，刺络拔罐法注重调血理气、扶正固本，留针拔罐法适用于镇痛。在应用拔罐治疗疾病时，应根据病症及个人体质不同，做到因病、因人制宜，调整手法，从而达到最佳疗效。PM

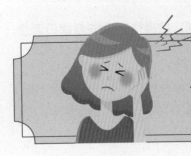

身体的很多部位会出现疼痛,如头痛、胃痛、腰痛、关节痛、腹痛等;疼痛性质也不尽相同,有胀痛、隐痛、刺痛……《黄帝内经》中列举了14种不同类型的疼痛。中医认为,疼痛发生的基本原因是"不通则痛"。

不通则痛

安徽中医药大学中医学院教授　朱长刚

"不通则痛"是中医常用的一个术语,"不通"就是阻塞不通、堵住了。什么堵住了呢?简言之,就是运行在脏腑、经络中的气血堵住了。中医认为,任何原因导致的气血运行不畅、滞涩不通,都可以引起痛症。《黄帝内经》认为:"经脉流行不止,环周不休。寒气入经而稽迟,泣(涩)而不行,客于脉外则血少,客于脉中则气不通,故卒然而痛。"这段经文,是中医"不通则痛"机理的出处与理论源头。

气血不通的原因,一般可分为以下几种情况:

寒则不通

寒邪侵犯人体,一般会发生疼痛。中医认为,寒主收引,寒主痛。冬季天气寒冷,水冰地坼,江河都结冰阻断,不能通航。古人以此认为寒邪易导致人体气血运行受阻不畅,从而发生疼痛。比如:腰痛、肩背痛常因寒邪侵犯经络,气血痹阻所致。这类疼痛的性质一般比较剧烈、难以忍受,常用附子、细辛、干姜等温经止痛。

虚则不通

虚,一般指气血亏虚,常见于年老体虚、大病初愈者。气有温煦、推动的作用,气不足容易导致血液在经络中运行无力、速度缓慢,也容易导致血液运行不畅、发生疼痛;血有濡养的作用,血不足,不能濡养肌肉、筋脉,导致肌肉失养、筋脉拘急;气血不行,则发生"不通则痛"。这类疼痛一般是空痛、隐痛、绵绵痛,喜温喜按,常用黄芪、当归、白芍等,以益气养血止痛。

瘀则不通

瘀,一般指因外伤、手术等原因造成血液瘀滞不行,或因经络、经脉中的血块导致气血运行不畅。比如:痛经女性,经血多色暗、有血块。这类疼痛一般表现为刺痛、针扎样疼痛,常用桃仁、红花、丹参等药物活血止痛。

郁则不通

郁,一般指肝气郁滞。肝主谋虑、主疏泄,与情志关系密切。肝气不舒、疏泄失职,人体气机郁滞,便出现易怒、焦虑、抑郁等不良情绪。气机郁滞不通也会产生疼痛,一般表现为胀痛。比如:女性易出现乳腺增生、经前乳房胀痛等。常用枳壳、青皮、佛手等理气止痛。

通则不痛,不痛则通。气血不通虽常导致疼痛,但有的虽然"不通",但未必会发生疼痛;有的虽不发生疼痛,但气血也有运行不畅的表现。疼痛发生的原因是多方面的,身体若出现疼痛,须及时就医,排查病因。 PM

药物在疾病治疗中发挥了重要作用，但并非所有药物都适合连续使用，有些需要采取"吃吃停停"的间断疗法，有些应中病即止、再病再用，以免增加产生耐药性或不良反应的风险。

有些药须"吃吃停停"

同济大学附属同济医院呼吸与危重症医学科　徐镶怀（主任医师）　闻思婉

间断使用类

① 抗菌药：有种药是特例

一般而言，抗菌药物不能"吃吃停停"，以免病情反复或产生耐药性。然而，阿奇霉素比较特殊，因其半衰期长，每日只需服用1次，且停药后2天甚至更长时间内，仍然可以发挥治疗效果，故可采用间断疗法。如：连服5天（第1天0.5克，之后每天0.25克），或连服3天（每天0.5克）后停药2天，而后视情况决定是否继续服用。

② 镇静催眠药：间断使用不依赖

镇静催眠药俗称"安眠药"，包括艾司唑仑、地西泮、佐匹克隆、唑吡坦等。长期服用可能出现药物依赖、药物耐受、停药反弹等问题，可采用短期、间断、交替用药等方式加以改善，如每周服药3～5天、隔日服药、按需服药等。

③ 抗结核药：间断服药有规律

抗结核治疗是一个长期的过程，中途不能停药，病情缓解后还需维持治疗一段时间。有些抗结核药易产生耐药性或不良反应较严重，不宜连续服用，可采用间断疗法，或连续强化治疗2～3个月后改为间断治疗。如异烟肼，可在医生指导下每隔2～4天服药1次。

中病即止类

① 退热药：热退药停，不能持续用

退热药一般指非甾体抗炎药，如布洛芬、对乙酰氨基酚等，具有解热镇痛作用。在持续发热、体温超过38.5℃时，患者可使用退热药来降温。然而，退热只是对症治疗措施，无法解决发热背后的病因。如果药效消退后体温再次升高，可再次使用退热药；如果体温降至38.5℃以下，不宜再用。

② 止痛药："升级"换药有章法

一般而言，急性疼痛者服药后症状缓解便可停药，慢性疼痛者往往需持续用药。然而，长期使用止痛药会增加不良反应发生率，甚至产生药物依赖，故患者应在医生指导下阶梯用药、联合用药、交替用药等，并注意剂量和使用时间。顽固性疼痛者，可按照非甾体抗炎药（如布洛芬、塞来昔布、吲哚美辛等）、弱阿片类药（如可待因、曲马朵等）、强阿片类药（如吗啡、羟考酮、芬太尼等）的顺序用药。需要提醒的是，阿片类药物多在急性疼痛时短期使用，不适合慢性疼痛者长期使用。

③ 抗过敏药：不宜"情有独钟"

抗过敏药主要指抗组胺药，如氯苯那敏、异丙嗪、氯雷他定、酮替芬等，存在嗜睡、乏力、头晕、恶心、呕吐等不良反应。一般服用5～7天后可停药，长期、过量使用可引起肝、肾损伤，产生药物耐受性。长期、反复过敏患者应在医生指导下采取联合用药、交替用药等方式合理使用抗过敏药，不宜长时间使用一种抗过敏药。

总之，有些药物确实需要采取间断疗法，患者应严格遵医嘱用药。需要长期用药的患者，医生会根据具体情况制定个体化的治疗方案。**PM**

二甲双胍是目前全球应用广泛的口服降糖药之一，在新型降糖药物不断出新的当下，它仍是防控糖尿病的核心药物。控制血糖是糖尿病患者的终身任务，长期用药者必须重视药物安全，即便是安全性较高的二甲双胍亦是如此，一些少见的不良反应也不容忽视。

服用二甲双胍，须关注这个"隐秘"指标

复旦大学附属中山医院药剂科　吴轶　李晓宇（主任药师）

口碑良好，亦有"缺点"

二甲双胍一贯"口碑良好"，可"多渠道"降糖，不良反应发生率较低，应用早期可见腹泻、恶心、呕吐、腹胀、食欲不振、乏力及头痛等不良反应，多数患者可耐受，且随着用药时间延长，这些不良反应基本会消失。不能耐受者，可通过小剂量开始、逐渐增加剂量或改用缓释制剂等方法调整用药，减轻不良反应。二甲双胍无肝、肾毒性，但肝肾功能不全患者服用二甲双胍会增加乳酸性酸中毒风险，须在医生指导下用药，特别是肾小球滤过率小于 60 毫升 / 分的患者。

然而，很多人不知道的是，若长期服用二甲双胍，不得不防一个"隐秘"的危险 —— 血清维生素 B_{12} 降低。有研究显示，长期服用二甲双胍的糖尿病患者罹患维生素 B_{12} 缺乏症的风险增加 1.09 倍。

消化道"内卷"，阻碍 B_{12} 吸收

维生素 B_{12} 又名钴胺素，是一种由含钴的卟啉类化合物组成的 B 族维生素，是多种酶的辅酶，可促进红细胞发育，维护神经髓鞘的代谢与功能，提高叶酸利用率，有助于三大营养物质（碳水化合物、蛋白质、脂肪）的代谢。它广泛存在于各种动物性食品中，但无法被人体直接吸收，需与胃黏膜壁细胞分泌的一种糖蛋白内因子结合，形成"维生素 B_{12}+ 内因子"复合物；经过回肠时，这种复合物依赖钙离子的"推进"才能顺利通过肠细胞膜，成功被人体吸收。不难看出，维生素 B_{12} 的吸收过程中有两个关键要素，简单地说就是胃壁细胞分泌的"内因子"和肠道中的"钙离子"。

很多研究证实，服用二甲双胍会影响维生素 B_{12} 的吸收，主要从以下几个方面发生作用：二甲双胍能与"维生素 B_{12}+ 内因子"复合物结合，竞争性排斥钙离子，导致维生素 B_{12} 吸收不良；二甲双胍影响肠蠕动，刺激肠道细菌过度生长，细菌与"维生素 B_{12}+ 内因子"复合物结合，竞争性抑制维生素 B_{12} 吸收；二甲双胍常见的胃肠道不良反应及抑酸剂的使用可影响胃壁细胞分泌"内因子"，阻碍"维生素 B_{12}+ 内因子"复合物

的形成及吸收。这就像发生在消化道的"内卷"，几种成分争相进入血液循环，于是相互"挤压竞争"或"拉帮结派"，部分维生素 B_{12} 被"淘汰出局"，导致吸收率下降，血清维生素 B_{12} 水平下降。

维生素 B_{12} 不足，有何危害？

维生素种类较多，只是少了点维生素 B_{12}，是否无伤大雅？殊不知，这会给人体带来不少健康风险。维生素 B_{12} 缺乏者的临床表现有的明显，有的并不典型，易被误诊、漏诊而延误治疗，应引起大家重视，特别是长期服用二甲双胍的患者，更应提前了解。

❶ **恶性贫血** 维生素 B_{12} 缺乏会影响四氢叶酸的再生，人体组织中四氢叶酸含量减少会造成核酸合成障碍，导致巨幼细胞贫血，即恶性贫血。

❷ **不自主运动** 维生素 B_{12} 缺乏会使血清同型半胱氨酸水平升高，从而引起基底神经节的兴奋性活动，导致眼睑痉挛、面肌痉挛、颈项僵直、舞蹈样不自主运动等；影响脂肪酸正常合成，造成不可逆的中枢或外周神经病变，导致静止性震颤等帕金森病样症状。

❸ **认知与情感障碍** 维生素 B_{12} 缺乏会使甲硫氨酸（俗称蛋氨酸）合成障碍，从而减少单胺类神经递质的产生；血清同型半胱氨酸及甲基丙二酸水平升高会导致神经细胞死亡、血管内皮损伤；脑源性神经营养因子和血管内皮生长因子减少，损伤性细胞因子增加；等等。这些变化会影响大脑功能，如记忆、认知、警戒等，引起神经精神症状，如非随意运动、认知障碍、痴呆、焦虑和抑郁。

❹ **心血管疾病风险** 维生素 B_{12} 缺乏引起的高同型半胱氨酸血症会增加动脉粥样硬化、深静脉血栓、高血压等的发生风险。

❺ **视神经病变** 维生素 B_{12} 在视神经细胞的新陈代谢中发挥重要作用，其缺乏可损害视神经，导致对称性、无痛性、渐进性视力下降。

❻ **色素沉着** 维生素 B_{12} 缺乏会刺激表皮黑色素细胞产生黑色素，可表现为口腔黏膜及手足背部色素沉着，趾间关节及手指末端处更明显。

此外，维生素 B_{12} 缺乏还可引起癫痫、发热、呼吸困难、直立性低血压、大小便功能障碍等。

长期服用，警钟长鸣

维生素 B_{12} 缺乏症的危害不容小觑，但也不用过度紧张，长期服用二甲双胍的患者应注意以下几点：

● **注意膳食结构** 由于维生素 B_{12} 完全依赖于饮食摄入，因此长期服用二甲双胍的患者应多吃富含维生素 B_{12} 的食物，如乳制品、肉类、鱼和鸡蛋等，必要时服用维生素 B_{12} 补充剂。另外，多食用富含叶酸的新鲜蔬果，因为同步补充维生素 B_{12} 和叶酸，有助于预防或改善维生素 B_{12} 缺乏症。

● **定期检测** 每年检测 1 次血清叶酸和维生素 B_{12} 水平，如果缺乏，应适当补充。

● **关注药物剂量** 口服二甲双胍 ≥ 1500 毫克/天的患者出现维生素 B_{12} 缺乏症的风险较高，可同时补充多种维生素（如复合维生素制剂）和钙剂。**PM**

二甲双胍"业务能力超群"，除降糖外，还被用于治疗多囊卵巢综合征，对合并肥胖的糖尿病患者有一定减肥效果。不过，患者不能盲目跟风用药，应在医生和药师指导下合理使用，学会预知和规避风险，及时发现和干预风险，保证用药安全。

喜报

中国科学院葛均波、樊嘉院士联袂推荐的《五官宝宝有话说》得奖啦!

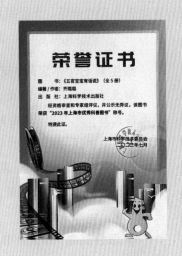

为进一步推动上海科普事业高质量发展，促进公民科学素养的提高，上海市科学技术委员会组织开展了2023年上海市优秀科普作品评选。经资格审查和专家组评议，并公示无异议，评出20部微视频、20部图书，作为2023年上海市优秀科普作品向社会推荐。

由复旦大学附属中山医院主编、上海科学技术出版社出版的《五官宝宝有话说》荣获"2023年上海市优秀科普图书"称号。

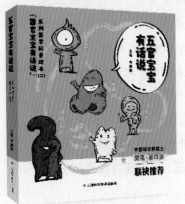

《五官宝宝有话说》

本书为复旦大学附属中山医院出品的"器官宝宝有话说"系列有声医学科普绘本"第二季"，共五册，以漫画的形式、"五官宝宝"的口吻，生动形象地介绍眼、耳、鼻、喉、牙齿的结构、功能，以及不良生活习惯对健康的损害。同时，本书将小学老师和小学生纳入创作队伍，由孩子们用声音演绎"五官宝宝"。读者只要用手机扫描书中的二维码，即可听"五官宝宝讲故事"。

扫描二维码，听"乳牙宝宝"说

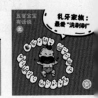

智慧医疗，助益糖尿病管理

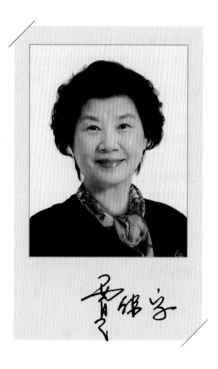

贾伟平，中国工程院院士，中国医学科学院学部委员，973首席科学家，上海交通大学讲席教授、博士生导师，上海市糖尿病研究所所长，国家基层糖尿病防治管理办公室主任，上海市政府参事，中华医学会糖尿病学分会前任主任委员，上海市医学会副会长、《中华内科杂志》总编辑。

中国是全球糖尿病患病率增长较快的国家之一，目前糖尿病患者约1.25亿，大约每9个成人中就有1个糖尿病患者。糖尿病可引起失明、脑卒中、截肢等，疾病负担沉重，但它可防可治，只要采取正确的生活方式，很大一部分糖尿病可以避免；糖尿病患者通过规范治疗和健康管理也可以拥有健康的生活。

对于面向群体的健康服务，如果都按照以往的"人管人"模式，恐怕很难做到，基于信息技术的智慧医疗是不可阻挡的发展方向。糖尿病是一种特别适合开展信息化医学管理的疾病，以大数据应用和人工智能（AI）为手段的智慧医疗为缓解医疗资源紧张、提升糖尿病健康管理同质化水平、增加卫生服务的可及性提供了技术支持。

近年来，受益于《新一代人工智能发展规划》的发布、医疗健康大数据的快速发展、AI算法和各类视觉、语音、触觉识别与理解技术的创新等，糖尿病全程管理取得了巨大进展。为解决医防割裂的难题，上海市自2015年起开始推进糖尿病预防与诊治服务体系建设，依托"上海健康云"平台，以信息化手段对100万目标人群进行了糖尿病风险评估，建立了全国首个医防融合糖尿病并发症动态管理系统。在此基础上，我们推出了基于视网膜图像的糖尿病视网膜病变智能筛查与管理系统，整合人工智能眼底图像识别、远程阅片、计算机辅助等技术，解决基层筛查缺乏技术支撑及专业筛查人力资源不足的痛点，可大幅度提高基层糖尿病并发症筛查的效率。

除疾病筛查外，智慧医疗还可应用于血糖控制、血糖预测和发现血糖异常事件，使血糖管理更精准。2017年起我们开发了一个基于移动健康（mHealth）的数字平台ROADMAP（"路标系统"），覆盖了全国25个省144个县区级医院及864个社区，通过移动医疗赋能县乡村三级基层卫生服务体系，使基层糖尿病血糖达标率由37%上升至44%。此外，mHealth可通过整合信息技术合理配置医疗资源，增强糖尿病管理与照护，为患者与医疗服务者提供交流平台。我们还在全国429家医院开展了"全国糖尿病线上管理教育行动"，基于手机端小程序，以血糖监测和糖尿病教育为核心，打造方便快捷的综合管理平台。基于mHealth的线上糖尿病管理平台可作为糖尿病教育的有效形式之一，患者参与糖尿病线上教育的积极性越高，血糖控制的获益就越大，有助于推进院外血糖管理。

未来，数字医学应用于糖尿病管理是必然趋势。当然，智慧医疗是一种基于软件程序的疗法，在临床应用前，必须由循证医学证明可用于医学诊断、预防管理和治疗疾病等。此外，智慧医疗可以更广泛地加强医患互动，特别是对于基层做好糖尿病管理大有可为。PM

Contents 目次 2023 年 10 月

创刊于1948年

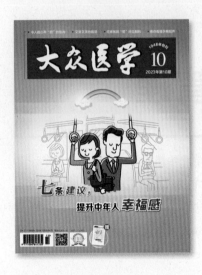

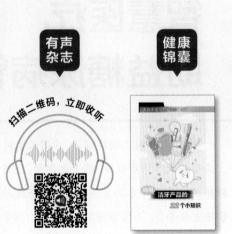

有声
杂志

扫描二维码，立即收听

健康
锦囊

大众医学
官方微信公众号

专家门诊 ▼

[心脑健康]
23 "癫痫"发作，"真凶"竟是脑静脉血栓
　　　　　　　　　　　　　　　　/孙辉

[诊室迷案]
24 "社牛"沉默，警惕这种病　　/杨篷

[糖尿病之友]
26 八种方法，降低餐后高血糖　/魏丽

[秒懂医学]
28 又哭又笑的眼泪　　/王莎莎 刘焰

[爱肝联盟]
29 乙肝男性，"备孕"该做哪些事
　　　　　　　　　　　　　　/程浩 赵鸿

[有医说医]
30 低位直肠癌，保肛有"密码"　/俞继卫

[特色专科]
32 放疗：治泌尿生殖肿瘤"利器"　/谢立镖

34 "针"功夫，为"磨友"解忧
　　　　　　　　/崔丹 池嘉昌 谢思洁

36 鸡蛋里挑骨头是假，血管里长"骨头"
　　是真　　　　　　　/柏骏 曲乐丰

38 贪食症的六个真相　　　　　/陈妍

40 口腔黑斑背后有"主谋"
　　　　　　　　　　/石超吉 张志愿

42 "低头族"，警惕颈源性头痛　/刘邦忠

43 看得见的胃动力　　　/金琳 韩镶

健康随笔 ▼

1 智慧医疗，助益糖尿病管理　/贾伟平

热点资讯 ▼

4 2022年全国居民健康素养水平
　　达到27.78%等　　　/本刊编辑部

特别关注 ▼

6 七条建议，提升中年人幸福感
　　　　杨蜀云 徐一峰 肖蓉 刘明矾
　　　　高文斌 崔丽娟 傅安球

名家谈健康 ▼

20 令人提心吊"胆"的息肉　　/郑亚民

特别关注

七条建议，提升中年人幸福感

人到中年，面临一系列挑战，心理幸福感会受到多方面因素影响。在心理学上，幸福感可通过多个方面进行观察和衡量，包括心态平衡、成长进步、目标价值、人际适应、家庭氛围、身心健康、自我接受、社会适应等。那么，中年人如何才能切实提升心理幸福感？本刊邀请精神心理领域专家结合中年人生活实际，从不同角度进行剖析、提出建议。

营养美食 ▼

[食品安全]
44 代糖=健康？一起探究代糖背后的真相
　　　　　　　　　　/陈玮华 马立芳

[饮食风尚]
46 吃素就能"管"好血脂吗 /苏宁 吴萍

[饮食新知]
48 爆火的"生"系食品，究竟有何魅力
　　　　　　　　　　　　　　/刘少伟

本期封面、内文部分图片由图虫创意提供

轻松订阅

★ 邮局订阅：邮发代号 4-11
★ 网上订阅：www.popumed.com（《大众医学》网站）/ http://item.zazhipu.com/2000399.html（杂志铺网站）
★ 上门收订：11185（中国邮政集团全国统一客户服务）
★ 本社邮购：021-53203260
★ 网上零售：shkxjscbs.tmall.com（上海科学技术出版社天猫旗舰店）
★ 微信订阅：扫描右侧二维码，在线订阅

微信订阅

大众医学®（月刊）

2023年第10期 Dazhong Yixue

品质生活 ▼

[预防有道]

50 鲜为人知的钩端螺旋体病　/屠丽红

52 穿上"防护甲"，乐享出境游　/陆殷昊　何懿

[趣说心理]

54 你是否陷入过度自信的"陷阱"　/郭晶铭　付若冰　孟慧

[心事]

56 孩子被孤立，家长怎么"帮"　/李则宣　黄任之

[居家康复]

58 落枕后，7个动作助康复　/张思迪　李霞　唐占英

[颜值课堂]

59 "蛋白矫正"能否让头发"脱胎换骨"　/沈林霞　吴文育

60 摆脱极端审美，不做厌食症"奴隶"　/张小小　刘伟　孙伯民

[追根问底]

62 解惑你不了解的高压氧疗　/葛晓利

[健康上海]

★上海市健康促进委员会合作专栏

63 李霞：做"专业、温暖、有希望"的认知障碍科普　/王丽云

健康管家 ▼

[男性健康]

64 尿道滴白，到底怎么回事　/李宏军

[青春健康]

★上海市计划生育协会合作专栏

65 少女怀孕在增加……　/杜莉

[亲子育儿]

66 耳痛、耳痒、听不见，宝宝究竟怎么了　/倪凌达　时海波

68 凳子坐空，风险几何　/沈阳

69 骨密度检测：儿童体检中的"智商税"　/虞进波　汪纯

[女性保健]

70 飘忽不定的"大姨妈"　/杨烨　鲍伟

72 教你看懂孕期超声　/梁嬡

中医养生 ▼

[杏林解语]

74 气有余便是火　/祁丽丽　王松坡

[岐黄医术]

75 止泻中成药，该不该用　/柳涛

[保健]

76 "药膳甜品"的功与过　/方泓

78 针药齐下，平更年之"躁"　/焦亚丽　陆云飞

[身边本草]

80 "上得了药房、下得了厨房"的鱼腥草　/刘力　徐光临

81 明目之花——密蒙花　/刘毓　宋正宇

[外治良方]

82 "无痛"针灸——揿针　/包春辉　周宏宇

用药宝典 ▼

[用药安全]

83 药盒里的干燥剂，留、扔还是换　/石依姗　方建国

84 滥用退热药，小心肝衰竭　/朱献　洪江

[家庭用药]

86 雾化吸入治疗的5个提醒　/谭波宇

健康锦囊 ▼

89 选用洁牙产品的22个小知识

顾问委员会

主任委员　王陇德　陈孝平

委　员（按姓氏拼音排序）

陈君石　陈可冀　曹雪涛　戴尅戎
樊嘉　范先群　顾玉东　郭应禄
黄荷凤　廖万清　陆道培　刘允怡
郎景和　宁光　邱贵兴　邱蔚六
阮长耿　沈渔邨　孙燕　汤钊猷
王正国　王正敏　汪忠镐　吴咸中
项坤三　曾溢滔　曾益新　赵玉沛
钟南山　周良辅　庄辉

名誉主编　胡锦华

主　编　贾永兴

编辑部

主任/副主编　黄慧

副主任　王丽云

文字编辑　刘利　张磊　莫丹丹
蒋美琴　曹阳

美术编辑　李成俭　陈洁

主　管　上海世纪出版（集团）有限公司

主　办　上海科学技术出版社有限公司

编辑、出版　《大众医学》编辑部

编辑部　（021）53203131

网　址　www.popumed.com

电子邮箱　popularmedicine@sstp.cn

邮购部　（021）53203260

营销部

副总监　夏叶玲

客户经理　潘峥　马骏

订阅咨询　（021）53203103
13816800360

广告总代理　上海高精广告有限公司

电　话　（021）53203105

编辑部、邮购部、营销部地址
上海市闵行区号景路159弄A座9F-10F

邮政编码　201101

发行范围　公开发行

国内发行　上海市报刊发行局

国内邮发代号　4-11

国内统一连续出版物号　CN 31-1369/R

国际标准连续出版物号　ISSN 1000-8470

国内订购　全国各地邮局

国外发行　中国国际图书贸易总公司
（北京邮政399信箱）

国外发行代号　M158

印　刷　杭州日报报业集团盛元印务有限公司

出版日期　10月1日

定　价　15.00元

88页（附赠32开小册子16页）

杂志如有印订质量问题，请寄给编辑部调换

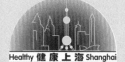

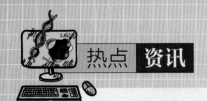
2022 年全国居民健康素养水平达到 27.78%

2022 年我国居民健康素养水平达到 27.78%，比 2021 年提高 2.38 个百分点，继续呈现稳步提升态势。监测结果显示，2022 年全国城市居民健康素养水平为 31.94%，农村居民为 23.78%，较 2021 年分别增长 1.24 和 1.76 个百分点。

多家医院实行"一次挂号管三天、三日内复诊免费"

近期，南昌市新建区人民医院、泰安市中心医院、淄博市中心医院等多家医院开始实行"门诊一次挂号三日内复诊免费，当日门诊会诊免费"等惠民举措。3 日内若需要复诊，不用重新挂号，只需要到门诊部由分诊护士根据同一科室的医生号源、患者流量合理进行调配，领取免费复诊号、按叫号顺序就诊即可。

多吃彩色蔬菜 可保护脑健康

近期，美国弗吉尼亚理工大学研究人员发现，膳食中较高的叶黄素和玉米黄素水平有助于降低患痴呆或阿尔茨海默病的发生风险。叶黄素在羽衣甘蓝和菠菜中含量较高，玉米黄素在玉米和甜椒中含量最高，日常生活中可以多食用这些食物，保护认知水平。

《猴痘公众防护指南（2023）》发布

近期，《猴痘公众防护指南（2023）》发布，回答了猴痘的传播途径、症状、易感人群等 12 个临床关键问题。

传播途径	动物与人之间的传播可以通过接触感染动物或食用未充分煮熟的感染动物。人和人之间的传播主要是通过接触猴痘患者的皮肤或黏膜损伤处、口腔分泌物、呼吸道飞沫、被病毒污染的物品（如床上用品）等，也可能通过性接触。此外，也存在母婴传播和院内传播的可能性。
症状出现时间	感染猴痘病毒后通常在 5～21 天内出现症状，其中大部分为 6～13 天。
易感人群	与猴痘患者生活在一起或与之有密切接触（包括性接触）的人，包括男男性行为人群；接触猴痘患者或猴痘病毒的卫生工作者；儿童、孕妇及免疫力低下的人群。
临床表现	发热、皮疹、淋巴结肿大，伴有头痛、瘙痒、疲劳、肌肉酸痛、背痛、咽痛、口腔溃疡等。
预防及治疗	避免与确诊病例发生密切接触；意外接触后，应用肥皂水或含酒精的洗手液洗手。避免接触可能携带猴痘病毒的动物、食用或处理野生野味。现阶段普通人群不需要进行疫苗接种。已感染患者须在指定传染病专业机构接受隔离观察、对症治疗，包括止痛退热、皮疹管理和营养支持等。
后遗症	只有约十分之一的猴痘患者会出现后遗症，最常见的后遗症是面部凹陷瘢痕及视力损伤，也可能出现神经系统症状。当前相关研究证据较少，中长期影响尚不明确。

《中国老年高血压管理指南（2023）》发布

近期，《中国老年高血压管理指南（2023）》正式发布。该指南更新了老年高血压及其伴随疾病的药物治疗推荐，扩展了老年高血压特殊人群的范围，指出老年高血压具有以收缩压升高为主、血压波动大、多重用药、存在假性高血压等特点；存在体力活动能力下降的老年高血压患者及高龄（年龄≥80岁）老年高血压患者应进行衰弱评估，并基于评估结果确定适宜的降压策略；老年高血压患者还应注意开展认知功能下降早期筛查。

新版指南指出，老年高血压患者降压药物治疗应遵循小剂量、长效、联合、个体化四个原则，强调收缩压达标，同时也应避免舒张压过度降低。在积极控制血压的同时，还应筛查并控制各种可逆性危险因素（如血脂异常、糖代谢异常、吸烟、肥胖等），同时关注和治疗相关靶器官损害与临床疾患。合并脑卒中、冠心病、心力衰竭、慢性肾脏病、糖尿病、房颤的老年高血压患者，血压管理策略应充分个体化。

女性每天 1 杯含糖饮料，肝癌风险增加 85%

近期，哈佛医学院研究人员通过研究含糖饮品的食用数据发现，与从不喝含糖饮料或每月饮用量少于 3 杯（每杯约 355 毫升）的参与者相比，每天摄入 1 杯或更多含糖饮料的女性，肝癌的患病风险增加 85%，慢性肝脏疾病的死亡风险增加 68%。

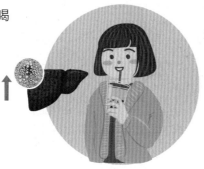

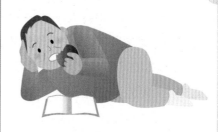

中国肥胖数据发布：41.1% 男性超重

近期，中国人民解放军总医院第一医学中心内分泌科研究人员发布了《中国肥胖患病率及相关并发症：1580 万成年人的横断面真实世界研究》。数据显示：在受试者中超重人群占比 34.8%，肥胖人群占比 14.1%；超重／肥胖者最常见的并发症是脂肪肝、糖尿病前期、血脂异常和高血压，并发症数量随体质指数的升高而增加；中国北方地区超重和肥胖患病率高于南方地区，其中内蒙古、山东和河北地区患病率最高；男性超重和肥胖比女性更普遍，男性超重者占 41.1%、肥胖者占 18.2%，女性超重者占 27.7%，肥胖者占 9.4%。

北京成立重大呼吸道传染病研究中心

近期，北京重大呼吸道传染病研究中心成立。研究中心依托北京市疾病预防控制中心，联合北京地坛医院、佑安医院、朝阳医院、胸科医院等单位，针对重大呼吸道传染病防控中的关键问题，持续开展快速诊断技术、内生传播规律、关键生物特性、复杂疾病特征、精准预测预警、适宜防治策略、空气消毒净化等相关核心技术研究。中心将密切跟踪、收集全球重大呼吸道传染病研究进展，为首都呼吸道传染病防控体系建设、超大城市呼吸道传染病防控提供科技支撑和政策建议。**PM**

（本版内容由本刊编辑部综合摘编）

　　10月10日是世界精神卫生日。中年人是社会的中坚力量，精神心理健康的重要性不言而喻。心理幸福感也称心理满意度，是衡量心理健康水平的重要标志。人到中年，面临一系列挑战，心理幸福感会受到多方面因素影响。在心理学上，幸福感可通过多个方面进行观察和衡量，包括心态平衡、成长进步、目标价值、人际适应、家庭氛围、身心健康、自我接受、社会适应等。相关调查显示，中年人在以上各方面的体验均有提升空间。那么，中年人如何才能切实提升心理幸福感？本刊邀请精神心理领域专家结合中年人生活实际，从不同角度进行剖析、提出建议。

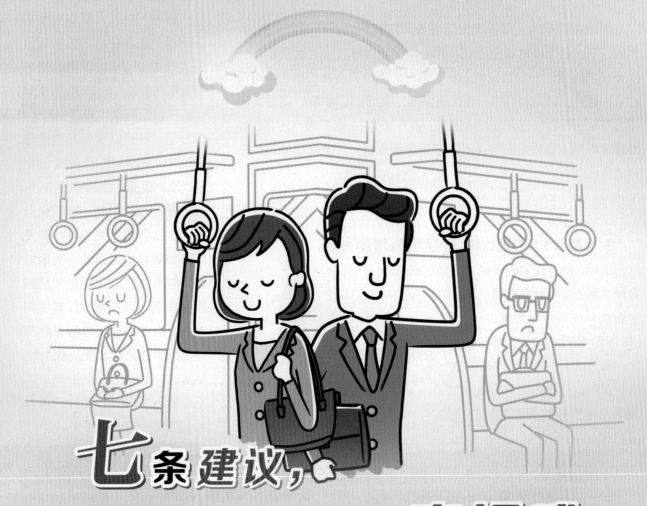

七条建议，

提升中年人幸福感

策划　本刊编辑部

执行　刘利

支持专家　杨蜀云　徐一峰　肖　蓉　刘明矾

高文斌　崔丽娟　傅安球

懂得知足，保持 平和心态

昆明医科大学附属精神卫生中心主任医师　杨蜀云

吴先生年近50岁，上有老，下有小，方方面面的事都要操心。近几年，他感觉自己的心态越来越浮躁，难以平静下来，情绪状况不佳。

魏女士人到中年，工作稳定，家庭幸福。最近她参加同学聚会，有的同学展示自己的财富，有的同学说儿女非常"有出息"……参加完聚会，魏女士感觉"不好了"，觉得自己各方面都不如人，原有的幸福感荡然无存。

相比年轻人，中年人虽已过了精力最旺盛的时期，但收获了事业、婚姻和家庭，看上去是成功的，生活是安稳的。中年人在世人面前多显得稳重、睿智，懂得进退。但中年期也是承担最多的阶段：上有老，下有小，事业、家庭一样不能放下，脚步不能停下，必须打起十二分精神。心态平和是中年期心理健康的重要标志之一。心态平和能使中年人心理满意度上升，增加幸福感；反之，幸福感会大打折扣。

多方兼顾，心态难平和

中年人负担很重。

在事业上，通过之前的积累，可能已小有成就，但仍有上升空间，还有许多目标要实现；如果错失良机，可能人生就会留有遗憾，因此不能放松，还得花时间、精力和智慧，不断进取，才能实现人生目标。另外，还要做好面对困难及挫折的准备。

中年人的孩子多步入青春期，处于易出现行为问题的阶段。近年来，儿童青少年的心理问题呈上升态势，许多孩子面临焦虑、抑郁、冲动，甚至自伤等问题的困扰，父母的压力很大。一些父母不得不放下工作，花大量时间及精力陪伴孩子，希望孩子健康成长。

中年人的父母渐渐老去。父母老了，我们才懂得什么是孝顺，才能真切体会到父母一生的艰辛，当发现父母迟缓的脚步、佝偻的背影、花白的头发，会莫名心酸，内心涌出要多陪伴他们的想法，想为他们多做点事。但中年人事务缠身，经常难以分身。

正因如此，一些中年人经常会感觉筋疲力尽，甚至情绪枯竭，心态自然难以平和。另外，心态是否平和也与自身想法有关，有些人喜欢与他人比较，越比越不平衡，徒增烦恼。

专家简介

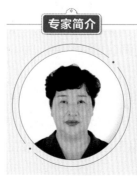

杨蜀云　昆明医科大学附属精神卫生中心主任医师、教授、睡眠医学中心主任，昆明市抑郁障碍诊治技术中心负责人。擅长各种难治抑郁症、情感障碍、睡眠障碍及心血管疾病伴发心理问题的诊断和治疗。

中年人面临着几个"多"：烦恼的念头多，承担的生活角色多，面对的不良情绪多，日常需要处理的事务多。这些都是影响中年人心态的重要因素，要学会相应的处理方法。

❶ 理清想法

生活中遇到烦恼时，想法（念头）也许会一个接一个冒出来。伴随想法的是相应的情绪，如不安、紧张、不愉快、烦躁、害怕、恐惧等，同时身体也会有反应，如出汗、心跳加快、呼吸急促、身体发紧、睡不安稳等。

遇到这种情况时，要放松自己，觉察自己此时的想法、情绪和身体反应。第一步是觉察，即清楚地觉知这些想法的客观存在。第二步是接纳，接纳这些想法是自己的，允许这些想法出现，允许此刻头脑里存在许多个念头。第三步是分清，即分清想法和它对应的事：一些想法因某件事而产生，一些想法是在前一个想法基础上产生的（说明自己想多了）……分清想法能让我们回归本真，去除不必要的担心。通常正是这些不必要的担心，使我们产生了更多不良的情绪和身体感受。

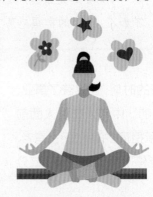

❷ 处置情绪

中年人会遇到很多压力性事件，难免产生不良情绪。能否识别和管理情绪，对中年人来说特别重要。

管理情绪的机制与理清想法的过程类似，可以在觉察想法的同时，觉察、接纳和允许情绪的产生。特别是觉察到不良情绪时，要用平常心来接纳它们，不要评判、拒绝接受。大脑有一个基本功能，在情绪产生时会带有能量，在事件刚发生时能量最强；随着时间推移，情绪的能量会逐渐消退。理解了这一特点，我们就可因地制宜地采取管理情绪的措施：在情绪最强烈的时候，让自己的想法和动作放慢一点，不要冲动，不急于做决定，避免做出不理智的决定而引起不良后果。

❸ 投入角色

要合理区分我们所承担的角色及任务，专注于当前。这样不但能保证办事效率，也能满足内心的期待，减少焦虑情绪的产生。

如果目前的角色是公司员工，要把精力放在工作上，专心致志地工作，努力把工作做好。如果此刻的角色是父母，那就研究一下，如何陪伴孩子，怎样让孩子传承自己的一些优良品质，如何让孩子养成好的生活习惯，等等。如果此刻的角色是儿女，要专心考虑如何帮父母做一些他们做不到的事，体会年老给他们带来的无奈、无助感，让他们尽可能生活得幸福一些。如果此刻的角色就是你自己，要关爱自己，学会与自己相处，使内心平静，提高觉察和管理情绪的能力，获得解决问题的智慧和能量。

❹ 管理时间

管理时间指合理分配时间。每个人拥有的时间都是相等的，即每年365天，每天24小时。我们有那么多事要做，有那么多人要陪，如果不能很好地规划时间，就会感到时间不够用，压力倍增。要学会应用正念及活在当下的理念，提高效率，合理分配时间，平衡好事业、婚姻及家庭，这样才能做到游刃有余。

❺ 知足常乐

知足常乐是一句老话，精确概括了人们需要采取的心态。人到中年，应该多一分豁达，不要斤斤计较；生活中总是有得有失，要大度一些，能拿得起、放得下，不再患得患失；尽量减少与他人的比较，尤其是物质方面，以免导致心理失衡；可与过去的自己相比较，只要有进步，就应该感到知足；接受目前的生活现状，不怨天尤人，保持平和的心态。

积极防治疾病，维护身心健康

上海交通大学医学院精神卫生学系教授　徐一峰

生活实例

宋先生年近50，前几年体检发现血压较高，他一直没当回事。最近他感觉有些头晕，就诊后发现是高血压所致。医生说，他的心脑血管状况差，早就该吃降压药了。宋先生为此心情很郁闷。

中年时期是"多事之秋"。除了事业、家庭等方面的困扰外，中年人还面临日益衰老的现实，一些慢性病（如高血压、糖尿病、脂肪肝等）开始"找上门来"。面对这种情形，一些中年人感到很焦虑，甚至产生悲观情绪，也有人采取回避的态度，干脆不关心健康。这些应对方式都不适合。

根据世界卫生组织的定义，健康是身体、心理及对社会适应的良好状态。实际上，躯体健康会影响心理健康，反之亦然。有调查发现，健康是影响中年人幸福感的重要因素，身心状况良好者，心理满意度较高，拥有较高的生活质量。

那么，中年人应如何正确看待疾病、维护健康呢？

科学理性，正视问题

人到中年，身体素质变差，健康状况下滑，疾病开始增多。对此，中年人需要正视，保持平常心，要意识到这是正常现象，是我们生命过程中的一个部分。

对于出现的一些疾病，要认真对待，既不夸大事实，也不过分蔑视或讳疾忌医。要重视疾病的防治，尽量在早期阶段控制病情。

对疾病的不正确认识往往与接受了某些道听途说的"知识"有关。现在网络上有很多似是而非的健康类信息，要学会甄别，不要被其误导。要掌握一些专业、权威、科学、可靠的信息来源，必要时找正规医院的医生进行咨询。

定期体检，学会保健

中年人要定期体检，了解健康状况。发现问题要及时处理，防微杜渐，越早干预，效果越好，如做出必要的生活习惯改变等，包括戒烟限酒等。

日常生活中，中年人要掌握一些基本的保健知识和方法，并加以应用。运动既对躯体健康有益，也对心理健康有好处，参加集体运动项目还有助于社交。研究发现，运动能预防多种慢性躯体疾病；对于轻中度抑郁症，运动的治疗效果相当于服用抗抑郁药。中年人应保持睡眠充足，尤其要保证深度睡眠。饮食方面，要注意健康饮食，多吃蔬菜水果。肌肉放松训练、呼吸训练、正念练习等能起到放松身心的效果，对预防各类疾病有一定作用，中年人可多加学习和运用。

无论躯体疾病还是心理疾病，发现后都要及早干预。现在各方面条件较完善，简单问题可通过热线电话、网络等进行咨询，也可到基层医疗机构就诊，复杂问题应及时到权威医疗机构就诊。

专家简介

徐一峰　上海交通大学医学院精神卫生学系主任、主任医师、教授、博士生导师，上海市精神卫生研究所所长，上海市重性精神病重点实验室主任，复旦大学精神卫生研究院院长，上海市中医神志病研究所所长，中国医师协会精神科医师分会第三届会长，中华医学会精神病学分会常委。

建议三： 树立目标，不断成长进步

南方医科大学心理学系教授　肖 蓉

生活实例

马先生奋斗半生，感觉收获还不够。在他看来，自己事业算不上成功，获得的物质和金钱刚"达标"。为此，他给自己定下新的生活目标：去创业，挣更多的钱。但冷静下来，他又觉得条件不太具备。为此，马先生感叹：人到中年，力不从心，不知该何去何从……

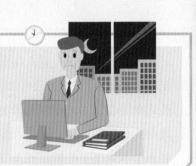

根据马斯洛的需求层次理论，人最高层次的需求是获得成就感；对于中年人来讲，这种需求更加迫切。儿童时期，个人在不断学习和进步；青年时期，个人需要不断奋斗和积累；而到了中年，人生则进入了"收获的季节"，是否有成长和进步，对其幸福感有很大的影响。如果之前的付出有所收获，就会感到满足；反之，成长进步未达到预期，就可能觉得人生是失败的，心理幸福感直线下降。

合理的生活目标，能指引我们向正确的方向努力，给平凡的日常生活注入动力。在人生每个阶段都要设置目标，中年也不例外。那么，中年人如何合理制定目标，取得成长进步呢？

发挥中年人智慧，合理设置目标

中年人生活有了一定沉淀，不再像青年时期那么慌乱、茫然，更善于调整自己，也更具有智慧和头脑。而有智慧的人更能接纳自己，看到自己的优、缺点，更合理地设置目标。中年人的目标可大可小，既要有长远目标，也要有短期目标。

中年人是理性的，能聆听自己内心的需要，知道自己到底想要什么。要看到自身的资源和优势，不热衷于与别人进行比较，不执着于物质方面的追求，不树立不切实际的目标。

年轻人的目标往往是单一、局限的，如追逐名利、金钱和爱情等；而中年人的目标是多元化、广阔的，如培养兴趣爱好、交结志同道合的好友、营造良好家庭氛围等。要勇于尝试，生活属于自己，不要迫于外界的压力而轻易改变目标。

专家简介

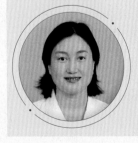

肖 蓉　南方医科大学心理学系副主任、教授，广东省心理学会心理测量专业委员会常委。擅长不同人群的心理健康状况评估、人格与智力评估及职业心理评估，对处理婚恋情感、人际交往、挫折应对、青少年心理等方面的问题有较丰富的经验。

养成阅读等有助"成长"的习惯

丰富精神生活，阅读必不可少。中年人可通过阅读获得幸福感和精神上的安宁。无论阅读什么题材和风格的文字，都有益于身心健康。阅读能让人进入一个投入和放松的过程，其原理来自心理干预中的正念练习。正念练习强调关注当下，聚焦此时此地。养成规律的阅读习惯，每天投入地阅读20分钟，排除杂念，获得内心的平和。一方面，通过阅读能获取知识，与人沟通交流时会有更多的话题，获得知识上的成长；另一方面，阅读过程是放松的过程，使身体获得放松，让精神得到安抚，有益于提升幸福感和身心健康，让心灵得到成长。

类似的方式还有运动健身，既能锻炼身体，还可愉悦身心；参加集体体育活动还能促进人际交往。

适度的物质生活追求

追求精神生活，并不意味着放弃对事业和物质生活的追求。如果有想法，中年人在事业上仍可拼搏和奋斗，不必让年龄局限自己的人生；如果确实具备条件，中年人也可创业并取得成功；只要充满干劲，有毅力和决心，再加上一定外部条件，就可大胆尝试。当然，中年人在事业上不应过分功利，要为自己设定合理的目标。这些目标本质上也是为了让生活更精彩，拓展自己人生的宽度和深度，而不只是为了金钱。

执行目标，要顺其自然

中年人做事更加从容不迫，生活目标更清晰，也更有能力去实现目标。不是所有的目标都可以量化，有些目标其实无所谓"执行"。例如：打算与配偶好好相处，与孩子心平气和地交流，这类想法或目标本身就是一种"执行"。中年人对待生活目标时，采取顺其自然的态度较好：不必一直督促自己，更不必勉强自己，尽力而为即可。不要把价值寄托在目标的实现上，中年人的目标在于接纳平凡普通的生活，并从中感受生活的乐趣；幸福感来源于经营好自己的生活，并在平凡生活中找到意义。

中年人的目标中，应多一些精神追求

每个人都有不同的目标：有人希望获得事业上的成功，有人希望拥有良好的人际关系，有人则非常看重家庭。这些目标都无可厚非。但在人生不同阶段，目标应有所侧重。青年时代，往往执著于事业上的追求，希望获得更多的物质财富，这不难理解。但步入中年后，生活目标应与以往有所不同。

中年人事业上的进步固然重要，但家庭生活、人际关系、个人精神生活等方面更需要关注。我们在心理咨询中发现，很多中年人常因婚姻失败、孩子教育问题等前来咨询，而因为事业不顺利来咨询者并不多。中年人对事业成败的关注程度似乎较弱，对事业失败的承受力较强；而家庭等方面的问题，往往会给当事人造成很大的困扰。究其原因：一方面，事业发展受多方面因素影响，个人通常难以掌控；另一方面，事业固然重要，但家庭生活、人际交往等精神追求，对中年人来讲更有意义。

事实上，追逐名利金钱无止境，生活的意义并非只用物质财富来衡量。即使事业上不顺利，如果拥有很多兴趣爱好，有志趣相投的朋友，有美满和谐的家庭，等等，那么，中年人的心理幸福感也会处于较高的水平。

生活中经常会看到这样一群中年人：他们业余生活丰富多彩，虽然所从事的是普通工作，但精神状态都很好。因此，中年人要注重精神生活的营造，让自己内心更加充实，生活多姿多彩。

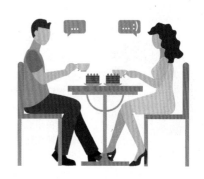

建议四：增进交往，营造良好人际关系

江西师范大学心理学院　刘明矾（教授）　杜泽楷

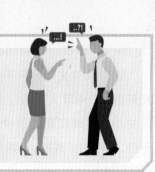

生活实例

郭先生人到中年，感觉生活并不幸福，因为他无法适应目前的人际交往。他工作很忙，既要与同事交往，还要和一些难缠的客户打交道；下班后，要面对家里的很多问题，夫妻经常争吵；另外，很多老同学、老朋友也经常找他办事。他发现自己每天都在不同的角色之间转换：时而需要赔笑，时而需要严肃……他感觉过得很累。

有一种带调侃性质的说法是：人到中年，容易陷入孤独，睁开眼发现身边全是要依靠他的人，却没有自己可依靠的人。中年人需要同时做职员、家长、子女，却唯独"不能做自己"，不仅承担着许多社会义务和家庭责任，也承受着很大的心理压力。于是，在"上有老下有小"的人生阶段，在压力和角色转变的双重影响之下，许多中年人陷入了人际危机之中，如家庭矛盾、邻里纠纷、同事不和等。

而反过来，不良的人际互动也可加剧压力和负性事件对中年人的困扰和冲击，使他们成为很多心理障碍（如焦虑、抑郁、成瘾行为等）的易感人群。他们会因负面的人际体验而感到孤独、挫败和自我怀疑，迷失生活的方向，产生较低的自我评价和生活满意度。有研究表明，中年人群幸福感偏低，人际互动体验因素不可忽视。

中年人际关系面临四个"困境"

● **困在"角色"**　许多中年人处理职场人际关系不顺利，经常会在不知不觉中把这种不良的交往模式带到家庭之中，并与家人发生冲突；反过来，发生家庭矛盾后，由于不能及时调整角色，易与同事或社会上其他的人发生纠纷。另外，很多中年人是独生子女，独自承担赡养父母的义务；许多人无法适应这个年龄阶段身份的转变，在人际交往中可能会体验到被抛弃感和无意义感等不良情绪。

● **困在"疏离"**　随着生活重心的改变，中年人的人际关系趋于固定化。许多中年人忙于各类应酬，却陷入了缺少知心朋友的困境。曾经亲密的朋友多因忙于自己的事而彼此渐行渐远；中年人害怕关系疏远，又担心结识"别有用心"的人。

● **困在"年龄"**　由于年龄会给人们留下刻板的印象，中年人可能会感到自己跟不上时代、被他人忽视或排斥。与同龄人交往时，中年人可能不再像年轻时那样"单纯"和有活力；与年轻人和老年人交往时，会感到代沟的存在和价值观的差异。

● **困在"心态"**　中年时期，是各种"危机"高发的阶段，容易导致悲观心态。有调查表明，中年群体的悲观程度相对偏高，而中年期的各种生理变化（如更年期综合征等），也易加剧心烦意乱等感觉。这些心态都不利于中年人理性、心平气和地处理人际关系。

专家简介

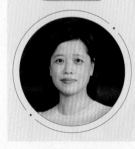

刘明矾　江西师范大学心理学院教授、博士生导师，心理技术与应用研究所所长，教育部心理健康教育教学指导委员会委员，江西省高校人文社科重点基地心理健康教育研究中心主任。擅长情绪障碍的评估和心理干预等。

良性互动，提升归属感和幸福感

中年时期被称为"第二个青春期"，各种人际关系问题凸显。研究表明，处理好人际关系、实现良好的人际互动，可有效增加中年人的幸福感。

首先，中年人在人际交往中可获得归属感和自尊等积极体验；良好的人际适应还能唤起交际亲密感，帮助中年人在家庭、工作和社交圈中平稳过渡，增加心理幸福感。

其次，良好的人际关系能提供情感共鸣和物质援助等社会支持，促进个人发展，增强自信心和成就感。

第三，良好的人际适应体验可增强中年人的心理韧性。心理韧性是一种面对挫折和变故"愈挫愈坚"的能力，可使中年人具备强大的应对能力和心理复原能力，帮助他们适应和对抗压力。

中年人交往：既要讲原则，也要讲技巧

中年人群人际适应良好的标准主要包括以下几条：能建立并维护良好的人际关系；能积极主动与他人交流；能恰当并充分地进行自我表露；能确立清晰的人际边界和交往底线；能在交往中理解他人的情感与行为。要达到上述标准，中年人需要做以下几方面的努力。

❶ 把握交往原则

中年人在交往过程中应遵循以下四条原则。①平等原则：人际关系要建立在平等的基础上。例如，与上下级和一般同事相处时，既要保持自尊，也要尊重他人。②包容原则：人际交往中难免发生矛盾，应以包容的态度对待他人，接受每个人的独特性和差异性，通过开放对话等方式寻求解决问题的办法。③互利原则：人际交往中，一味付出或索取都不可取；无论在职场还是家庭中，适当的人际关系都离不开彼此之间的互相支持和安慰。④适度原则：中年人交往尤其要讲究"宁缺毋滥"。人际关系求精而不求多，不因缺乏交际而空虚，也不因过度交际而影响生活。

❷ 学会调节情绪

积极情绪有利于保持健康和谐的人际关系。面对工作生活中的烦心事，可通过运动、听音乐、深呼吸等方法适时宣泄情绪，或者用积极想法替代消极想法、积极想象替代消极想象，将愤怒、悲伤等负性情绪转化为快乐、积极的"正能量"。与人交流时，尽量使自己保持良好的情绪，避免将负性情绪带入人际交往中。

❸ 掌握沟通艺术

在与他人沟通时，中年人不要过于"含蓄"，应坦然承认自己当前存在的情感或情绪，自然而然地表达自己的想法，同时顾及他人的感受，充分考虑沟通时的具体情境。在工作中，要做到对事不对人；在家庭中，要尊重家人并积极倾听他们的想法。此外，

要掌握符合社交礼仪规范的肢体动作，这能让人在交流中表现得更加自信。

❹ 发展非功利性社交

人到中年，精力有限，要明白自己追求的到底是什么。对于中年人来讲，有目的性的社会交往固然不可缺少，但同时也应注重发展非功利性社交，丰富个人的精神生活，促进人际关系和谐。例如：可与老友定期聚会，与家人一起出游等，以促进社交生活的良性发展。

❺ 树立人际交往边界

与同事、朋友交往时，要注意树立明确的人际交往边界，保持合乎分寸的人际距离，懂得适当的拒绝；人际交往需要适度，既不过分打扰他人，也不让他人过分干涉自己的生活。

❻ 保持积极与真诚

重视良好人际关系的营造，赤诚待人。防人之心不可无，但也要适当放下戒备心理，主动参与人际交往。对家人采用温和、适当的语言表达情绪；以开放包容的心态对待同事的观点；与朋友相处不卑不亢，不以面子为重。

建议五： 活在当下，悦纳自己

中国科学院心理研究所　唐义诚　王翔　高文斌（研究员）

生活实例

过去这些年，张先生一直致力于追求事业的成功和财富的积累。步入中年后，他发现自己无法享受成功和财富带来的"乐趣"，因为他总认为自己做得不够好，对过去的某些"失误"感到自责，担心未来会遭遇失败和挫折，并经常感到焦虑。

汪女士是一位家庭主妇。过去，她尽心尽力照顾家庭和孩子，没有太多时间关注自己的需求。孩子长大离家后，她发现曾经被填满的生活出现了空缺，不知自己该做些什么。于是，她经常回忆过去的点滴，以此为乐，沉浸在过去，渐渐与现实生活有些脱节……

"上有老，下有小，中间还有同样紧张焦虑的中年配偶"，这是中年生活的真实写照。一方面，中年人确实面临很多"焦虑"，涉及家庭、职业发展、健康等多方面。"焦虑"可能来自对过去某些经历的"不满"，也可来自对未来的某种担忧，这反而让他们不能花更多的精力来面对眼前的事。另一方面，人到中年，会遇到很多"不开心"的事，也不能再像年轻时那样对未来充满憧憬，于是一些中年人喜欢沉湎于过去。

有调查发现，随着社会发展和压力的增加，越来越多的中年人感到无法完全投入到当下的生活：不敢畅想未来，不能活在当下，不能取悦自我。这种情况不仅影响心理健康，还会对生活质量产生负面影响。当事人可能感到孤独、无助和失望，无法正视问题，并导致幸福感降低。

活在当下，不纠结于曾经的事

活在当下，悦纳自己，最主要的标准是不被各种不良情绪或已发生的事所困扰、纠缠。如果中年人具有以下表现，应当引起注意。

● **停留于过去**　一些中年人喜欢停留在对过去"辉煌"的回忆里。回忆过去的岁月和美好生活，虽然能在一定程度上帮助人获得幸福感和成就感，但如果沉湎其中，不思进取，就会麻痹自己，脱离当下的生活，变得怨天尤人。

● **莫名的焦虑**　有些中年人始终在"焦虑"，他们自己往往也说不清到底在焦虑什么，但总是被没来由的焦虑所困扰，影响此时此刻的心情。他们的想法总是飘忽不定，目标随之来回变化：想做一件喜欢做的事情，又怕浪费时间；打起精神想"干一番"，又不知要做什么……这种纠结、焦虑会让人无法集中精力，工作效率也会受到影响。

● **对自己的负面评价**　有些人相对敏感，或追求完美，即便人到中年，心态仍不够成熟，总对自己的形象、能力、年龄等方面"不满意"，产生负面

专家简介

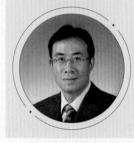
高文斌　中国科学院心理研究所研究员、心理健康促进研究中心主任，中国心理学会心理学普及工作委员会主任、医学心理专业委员会委员，北京心理卫生协会常务理事。长期致力于心理健康促进的理论研究与临床实践。

评价，并被自卑和焦虑情绪绑架，只得鞭策自己一直奋斗，不敢停下，最终身心俱疲。

● **无聊感** 一些中年人会发现自己处于比较"尴尬"的境地。一方面，他们觉得生活枯燥乏味，工作没什么成就感；另一方面，他们又找不到特别感兴趣的事情，即使找到也是"三分钟热度"，很快让生活重新坠入无趣中。他们对生活缺乏一种"主动控制感"。

多几分大度，多关注当下

中年人如何做到活在当下，悦纳自己呢？一方面，要改变不合理的认知；另一方面，要学会把注意力聚焦在当前。具体应关注以下几个方面。

❶ 重新审视自己

中年人在回顾人生时，一定会发现自己既有很多成功的经历，也有很多失败的教训，应从中总结一些经验教训来指导我们以后的生活。这不仅能帮助我们更好地看清和理解自己的优点和缺点，还可帮助我们知道自己到底在乎什么、哪些人和事对我们更重要，并据此制定出更适合自己的人生规划。当有了真正属于自己的生活目标时，我们就不会感到焦虑，不再计较曾经的得失，只顾得上"风雨兼程"。

❷ 大度接纳自己

人到中年，应更加"大度"，这既指对他人，也指对自己。中年人应拥有更加成熟平和的心态，应该比年轻时更能接受自己的不完美。不必再给自己设定那么严苛的标准，稍有偏移或落后就觉得人生没有光彩，因为生活经验已经证明：没有人能做到毫无缺点，期望自己完美是不明智之举。中年人应拥有成熟的心智，具备这样一种能力：既能看到自己的缺点，也能欣赏自己的优点，真正悦纳自己。

❸ 关注当下，从小事做起

努力调整心态，改善行为模式，养成"活在当下"的习惯，以积极的心态面向未来。放下过去的荣耀或遗憾，正确看待曾经历过的人和事，使自己不再沉湎于过去。人到中年，更应珍惜眼前宝贵的时光，让自己专注于现在的生活，尽可能多地关注当下的生活状态，用心感受、记住近在眼前的人或物。关注当下，不妨从小事做起。比如：读一本新书，培养一个新的爱好，或参加某项社交活动，并全身心投入到这项活动中。

❹ 处理好压力和情绪

人到中年，经常要面对生活中的挑战和压力，这很容易让人感到焦虑、沮丧或无助，并导致我们无法"活在当下"。因此，中年人需要掌握处理负面情绪的技巧，包括运动、冥想、做深呼吸、找人倾诉等。可多关注身体健康，合理饮食，适当运动，保证充足的睡眠；闲暇之余，不妨放下手机，暂时脱离纷扰的互联网，与家人、朋友交流，分享自己的想法和感受，倾听他们的建议。这些做法可帮助我们拥有更好的身心状态，更好地投入当下的生活中。遇到自己难以应对的压力时，也可寻求心理咨询师的帮助，获得专业的指导和建议。

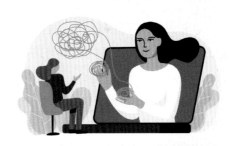

❺ 好的行为需要长期坚持

需要明确的是，"活在当下，悦纳自己"并不是一种短期行为，而应是一种长期的生活态度。我们要持续努力，时刻关注自己的生活状态，不断调整心态和行为，真正长期做到活在当下，悦纳自己，让中年生活更加充实和幸福。

建议六： 用心经营，打造幸福家庭港湾

华东师范大学心理与认知科学学院应用心理学系教授　崔丽娟

生活实例

范先生人到中年，孩子在外地上大学。在很多问题上，范先生夫妇与孩子有不同看法，为此两代人发生过不少争吵，现在，孩子放假后能不回家就不回家。以前，范先生和妻子的关系还不错，但这两年他工作上没有得到提拔，妻子对他颇有微词，双方常说着说着就不欢而散。范先生感觉很多方面都发生了变化，自己对目前的家庭氛围多少感到有些无奈。

在家庭系统中，家庭氛围对个人的成长发展、心理健康、社会成就等都有着深远的影响。研究发现，家庭情绪氛围会直接影响家庭成员的情绪控制，进一步影响其情绪发展；消极的家庭氛围缺乏温暖和支持的互动行为，家庭成员之间具有较高发生矛盾冲突的机会，可导致抑郁、焦虑等不良情绪。事实上，中年人的家庭氛围对其身心健康、心理感受有着重要影响。

中年人面临的几个家庭难题

中年人的孩子逐渐长大，夫妻关系趋于平淡，给家庭氛围的和谐带来了挑战，主要涉及以下几方面。

首先是与孩子相处的"难题"。人到中年，孩子多已上中学、大学，甚至开始走向社会。这个年龄段的孩子会觉得父母"过时了"，而父母对长大的孩子在社会安身立命感到更焦虑，因为"迫在眉睫"，但面对独立又可能逆反的孩子，父母常感"有心无力"。"青春期碰到更年期"，两代人之间更容易发生冲突。年轻人的未来有很多可能，还有大把的时间，所以青春期的孩子对未来多很乐观，而面对各种压力的中年父母则比较"担心"，这种认知上的冲突也容易造成彼此间的矛盾。

其次是与配偶相处的"难题"。中年人在职业发展上面临的压力很大，很多人可能正处于职业发展的瓶颈中。家庭生活上，常常又是上有老，下有小，自身的身体状况也开始走下坡路。因此，中年人极易陷入消极情绪的困扰，也就容易引发夫妻矛盾，以前从不争吵的夫妻，也可能变得时常争吵。

最后，中年人的父母已步入老年，从帮忙带养孙辈，变成需要儿女照顾。在照顾父母的过程中，中年人看到父母日渐衰老，会觉得肩上的负担越来越重，承受的心理压力也会更大。

专家简介

崔丽娟　华东师范大学心理与认知科学学院应用心理学系教授、博士生导师，中国社会心理学会副会长，中国心理学会社会心理学专业委员会主任委员。擅长社会心理学、老年心理学的教学和研究。

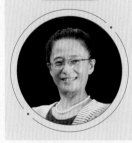

衡量良好家庭氛围的指标包括：家庭成员之间的亲密度如何，家庭矛盾冲突是否能得到妥善的处理和解决，家庭成员能否互相尊重，家庭能否提供足够的安全感、舒适感等。要营造良好的家庭氛围，须做到以下几方面。

① 对孩子：先处理情绪，再处理事情

在与孩子的交流中，要注重求同存异，尊重他们的观念、看法和生活习惯。

父母与孩子之间的争执，多发生在一方或双方处于情绪不稳定状态时。从心理学角度讲，每个人的心理能源是有限的，如果有限的心理能源被情绪优先占用，导致缺乏理性心理能源，此时处理问题就容易受情绪的左右。因此，与孩子"谈心"之前，要先处理情绪，再处理事情。

父母也要重视孩子的情绪状态。如果孩子情绪不佳，不要急于讨论问题，待其情绪好转后再交流不迟。不良情绪的消除需要一定时间，也要讲究一定的方法，父母可帮助孩子掌握一些宣泄情绪的技巧，如运动、听音乐、记日记等。

如果与孩子交流、谈心时，自己或孩子容易情绪失控，可以考虑选择到外面去交流、谈心。比如，可选择比较安静的饭店或咖啡馆，在吃美食或喝饮料的过程中，慢慢进行交流。这样的场所有利于双方保持情绪稳定，实现平心静气的交流。

另外，有外人在场时，要给足孩子"面子"，不要让他们感到难堪。父母还要善于展示自己弱势的一面，有问题可真诚地向孩子请教。比如：自己与单位的年轻人交往遇到问题时，不妨听听孩子的意见和建议。

② 对配偶：多交流，做坚定的支持者

中年夫妻已相处多年，婚姻生活趋于平淡，也缺少一定激情；由于工作和生活的压力，可能时有争吵。对此，要有心理准备，尽可能给予接受和理解。夫妻之间发生矛盾时也要注意控制情绪，"先处理情绪、后处理事情"的原则同样适用。处理家庭事务遇到矛盾时，要彼此体谅对方的难处。

人到中年，应成为配偶的坚定支持者，要让对方感受到自己的这种支持。配偶工作不顺心，要给予陪伴和安慰，切忌嘲笑对方不努力；对方父母生病时，也要尽自己所能加以支援；配偶与孩子

冲突时，多体谅对方对孩子的良苦用心，从中调和与孩子的关系。

年轻时过于忙碌，夫妻之间往往缺乏必要的交流；如今人到中年，不妨补上这一课，多聊聊天。另外，中年人辛苦了半辈子，也要懂得享受生活乐趣，夫妻二人不妨一起参加一些社会活动，增进感情。

总之，对于中年夫妻来说，要让对方感受到："如果你需要，我一直在。"

③ 主动营造氛围，一起享受家庭生活

良好家庭氛围需要主动营造，具体方法有很多。例如：夫妻二人可带上父母和孩子，搞一次家庭旅游，一家人开开心心共同享受美好时光，暂时忘记工作和家庭中的烦心事。

另外要提醒的是，中年人要以身作则，尊敬父母，尽最大努力照顾好他们的生活。可以尽量住得离父母家近一点，常回家看看。

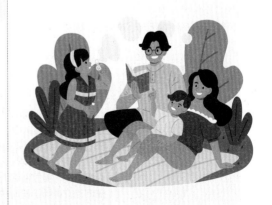

建议七： 保持开放心态，与时俱进

南京理工大学社会学系副教授　张　田
上海师范大学心理学系教授　傅安球

生活实例

李先生原本对一些科技产品很感兴趣，但步入中年后，开始对新兴科技产生抵触情绪。比如：坚决不尝试智能手机上的各种新应用程序，觉得不如电脑上的软件好用。为此，他一直保持用电脑或手写方式处理业务、与人交流的习惯。这给他的生活，尤其是人际交往，带来了一些不必要的麻烦。

姜女士原本热爱读书和音乐，随着社会的快速发展，人到中年的她发现自己的兴趣爱好似乎变得"过时"了。她对现在的网络文学和一些新兴音乐感到不能接受，甚至不满，不能理解现在的年轻人为何热衷于此。

社会急速发展，有人热衷于事物的更新迭代，也有人面对日新月异的社会感到有些无所适从，甚至难以适应。中年人属于后者，他们在适应社会方面可能遇到一系列问题，如对新观念持有偏见、拒绝接受和学习新事物等。

中年人社会适应不良可表现为困惑、拒绝和抵触。所谓"困惑"，指因为观念上不理解、知识储备不足或技能缺乏，而对一些新的技术、工具感到困惑，甚至有畏惧情绪，不知如何学习和使用。面对此类困惑，有人积极应对，主动学习，进而将其纳入自己生活之中，但也有人选择"拒绝"，觉得新事物太复杂、太难理解，不如不用。更有甚者，不但不接受生活中的新变化，甚至对其产生"抵触"情绪。

社会适应出问题，背后原因有哪些

● **认知能力下降**　随着年龄增长，中年人社会经验不断丰富，但不可否认，中年人的认知能力在逐渐下降，包括记忆力、注意力、思维能力等。认知能力下降会影响中年人对新事物的接受和理解，使他们难以适应社会的快速发展。例如：在学习新技能或适应新环境时，他们可能需要花费更长的时间和更多的精力，才能达到与年轻人相同的效果。事实上，理解、接受和应用新事物、新技术需要消耗一定的认知资源，但人年纪越大越不爱"动脑筋"，这是自然规律。

● **社会角色转变**　中年时期，人们往往经历许多人生的曲折，如子女升学离家、婚姻关系变化、亲人故去等。这些人生的波折可导致中年人社会角色发展转变，使他们面临新的挑战和适应问题。例如：子女上大学后离家，中年人可因缺少子女陪伴而产生孤独、失落感，难以适应新的生活状态。

● **文化和价值观冲突**　中年人积累了几十年

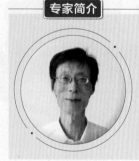

专家简介

傅安球　上海师范大学心理学系教授，上海市"国家心理咨询师"教材首任主编，心理咨询师资格考试面试考官，上海师范大学心理咨询与发展中心原主任，美国催眠治疗师考试委员会催眠治疗导师。长期从事临床心理学的教学和研究。

的生活经验，形成了比较固定的文化和价值观念。随着社会发展加速，社会文化和价值观的更新越来越快，让中年人感到难以适应。心理学理论指出：当个体认知与现实不相符时，就形成了"认知失调"状态，处于这种状态中的个体会感到焦虑；而观念冲突恰恰是一种"认知失调"状态，如不能积极适应，就会产生问题。

社会适应不良，造成三方面影响

首先是情感方面的消极影响。社会适应不良会使中年人感到孤独、失落、无助和焦虑。他们会感到无法与年轻一代保持沟通和联络，甚至感觉自己被社会所遗忘。中年期生活中的变故，也会加剧其情感困扰。长时间体验孤独、焦虑，可能引发抑郁等问题，影响身心健康。

其次是自我认知方面的消极影响。随着年龄增长，记忆、思维、判断等认知能力逐渐下降是身心发展的规律。需要关注的是，这种认知能力的下降是否会对中年人产生心理上的冲击。一些中年人会因为认知能力下降而对新事物产生困惑，甚至拒绝和抵制。反过来，对新事物的拒绝态度，也将"年龄大了、变老了""跟不上时代了"这样的消极暗示潜移默化地根植于意识中，进一步固化对自己的消极认知。

最后是社交方面的消极影响。难以适应社会变化可导致社交困难。一些中年人可能会感到与年轻人存在一定交流障碍，社交圈子变得越来越小。

持开放心态，理解、适应新事物

那么，中年人如何更好地适应社会日新月异的各种变化？答案是：不盲目抵触，也不盲从或不假思索地接受，要区分新事物的好坏。

❶ 放下姿态，从简单的学起

对那些有助于我们生活和工作的新事物，中年人应放下姿态，善于学习。例如：智能手机的各种应用，以及新兴的人工智能等，都是当代生活与工作中不可或缺的新事物，盲目排斥会给生活和工作带来不便。对此，中年人不妨像儿童学习走路、说话、穿衣服一样，从简单的入手，虚心向年轻人请教，一点点接受新事物，爱上新事物。

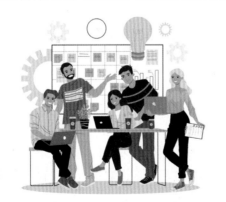

❷ 避免"长辈心态"，求同存异

对于那些娱乐休闲方面的社会变化，中年人应避免长辈心态，学会理解。仔细想来，自己年轻时所追求的很多"潮流"，不是也被当时的中老年人所不理解吗？作为当代中年人，可以不接受这些新生事物，但应理解他人对新事物的热衷，"萝卜青菜，各有所爱""求同存异"才是正道。

❸ 摒弃鸵鸟心态，主动防范消极事物

对于那些社会变化中的不良事物，如网络诈骗、网络钓鱼攻击、网络暴力等，中年人应摒弃鸵鸟心态，防范其消极影响。面对这些不良现象，中年人千万不可有逃避心理，觉得不去了解和接触，这些东西就不会危害自己。相反，越不了解越容易受其危害。以网络诈骗为例，只有了解网络诈骗的套路，了解诈骗背后所使用的心理技术、人工智能技术等，才能避免上当受骗。🅿🅜

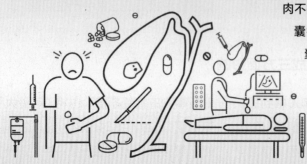

腹部B超检查是检查胆囊病变最经济、高效的方法，每年的"体检季"都会新发现不少胆囊息肉患者。许多患者在向周围"过来人"或"网络专家"咨询胆囊息肉的处理意见时发现，不同的人对胆囊息肉如何处理众说纷纭：有人说胆囊息肉不痛不痒，只是个"肉疙瘩"，不必放心上；有人说胆囊息肉是胆囊癌的"高危预警"，必须立即手术治疗。患者对长有息肉的胆囊是"去"是"留"也态度迥异：有人认为息肉和胆囊必须一并切除；有人认为清除息肉即可，连胆囊"一锅端"不值得。还有患者四处搜寻"妙招""神药"，希望不手术去除胆囊息肉。那么，胆囊息肉为何物？是否会癌变？哪些息肉留不得？欲除息肉，胆囊又该何去何从？

令人提心吊"胆"的息肉

首都医科大学宣武医院普外科主任医师　郑亚民

胆囊息肉，长在胆囊壁上的"钟乳石"

胆囊位于人体右上腹，附着在肝脏的下表面，是名副其实的"吊胆"。胆囊息肉又称胆囊息肉样病变，是胆囊内壁生长、向胆囊腔内突出或隆起的病变，犹如山洞壁上的钟乳石。

胆囊息肉是常见病、多发病，全球患病率为3%～6%，我国报道患病率为4.5%～8.7%。男性是胆囊息肉的"主力军"，发病率为女性的5倍，常见于30～60岁人群。胆囊息肉往往"悄无声息"，常在体检中被"意外"发现。多数胆囊息肉患者无明显不适，仅少数患者可有恶心、呕吐、右上腹不适等不典型症状。合并胆囊结石、胆囊炎者，可出现胆绞痛、发热及右上腹压痛等表现。如今，随着体检的普及以及国民生活和饮食习惯的改变，我国大部分地区的胆囊息肉患者越来越多，发病率逐年增加。

大多数胆囊息肉是"纸老虎"

胆囊息肉并不是一种病，而是一类疾病的总称，可以分为非肿瘤性息肉和肿瘤性息肉。非肿瘤性息肉包括胆固醇性息肉、炎性息肉等。肿瘤性息肉又分良性与恶性，前者包括平滑肌瘤、脂肪瘤、血管瘤等，后者主要为早期胆囊癌。

在所有胆囊息肉中，胆固醇息肉的发病率最高，占患者总数的八成以上，基本不会恶变、危害低，患者无不适症状，是胆囊息肉中的"纸老虎"。造成胆固醇息肉的原因多种多样，主要原因为胆汁中过多的胆固醇进入胆囊黏膜下，大量积聚并被细胞吞噬，形成隆起样的病变。

体型肥胖、吸烟饮酒、生活不规律者，血脂异常（尤其是高胆固醇血症、低密度脂蛋白胆固醇升高）、脂肪肝、乙型肝炎、糖尿病及胆囊结石等患者，是公认患胆囊息肉的高危人群。

腹部 B 超检查经济、方便、无创，且对胆囊息肉具有很高的敏感性和特异性，是各类人群（尤其是儿童、孕妇等）诊断、筛查和随访胆囊息肉的首选方法。不过，B 超检查在鉴别胆囊息肉良、恶性方面"能力不足"，为判断息肉的性质，对于息肉较大、生长过快的高风险患者，须进一步行其他影像学检查，具体如下：

1 超声造影

属于有创检查，通过向患者体内注射造影剂，在超声下观察胆囊的血流灌注情况，有助于辅助判断息肉的良性（血流信号少）与恶性（血流信号多）。

2 增强CT检查

CT 检查不宜作为胆囊肿瘤的常规筛查和随访方法，因为有些胆囊息肉（如胆固醇息肉）与胆汁的密度相近，CT 检查时不显影，易造成漏诊。增强 CT 检查（注射造影剂）可以强化胆囊息肉的血流显影，提高胆囊息肉的检出率，并根据供血丰富程度帮助鉴别息肉的良、恶性。

3 磁共振检查

磁共振很少用于诊断胆囊息肉，但磁共振胰胆管成像技术（MRCP）可观察胆道系统包括胆囊、肝内外胆管情况，有助于了解胆道形态、功能，以及部分息肉形成的病因。

4 PET-CT检查

主要通过发现"高代谢特征的病灶"来判断体内是否存在肿瘤，可以发现较隐匿的、微小病灶，有助于"侦查"出早期胆囊癌。不过，PET-CT 检查价格昂贵，一般不作为胆囊息肉的常规检查。

胆囊息肉行手术切除后，对胆囊标本进行病理检查可以明确胆囊息肉的类型，是区分良、恶性息肉的"金标准"。病理诊断的结果直接关系到医生对治疗方案的选择，以及病情预后的评估。

胆囊息肉越大，恶变风险越高

胆囊癌是胆道系统主要的恶性肿瘤，发病隐匿、进展快、预后差。多数胆囊癌患者就诊时已属进展期或晚期，仅 25% 的患者有手术机会，5 年生存率仅为 5%～15%。在胆囊息肉患者的超声随访中发现，胆囊息肉恶变率为 0.6% 左右。一旦发现存在恶变风险的胆囊息肉，应及时进行外科手术治疗，以预防或早期治疗胆囊癌。

一般来说，胆囊息肉越大，恶变风险越高。因此，胆囊息肉的大小是决定手术与否的重要因素。目前，广泛采用的手术适应证标准为胆囊息肉直径 ≥ 10 毫米。多发及 5 毫米以下的胆囊息肉恶变风险小，患者仅需定期随访，观察疾病进展即可，不需要特殊治疗。而对于

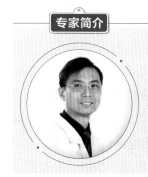

专家简介

郑亚民　首都医科大学宣武医院普外科主任医师、教授，研究生导师。中华医学会外科学分会胆道外科学组委员，中国医师协会外科医师分会微创外科医师委员会委员，中国研究型医院学会老年外科专委会常委兼秘书长。主要从事胆囊结石、肝内外胆管结石、肝癌、胆管癌等肝胆外科疾病的临床诊疗和研究工作。

5~9毫米胆囊息肉的"去留"问题，还需要考虑影响息肉恶变的其他风险因素，例如患者年龄>50岁、胆囊息肉逐年增大、息肉形态为宽基底或无蒂等。发现胆囊息肉后，患者不可掉以轻心，应及时至普外科、肝胆外科或肿瘤外科就诊，由医生根据胆囊息肉的大小、性质、临床表现等综合评估后，制定随访或治疗方案。

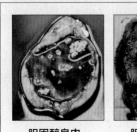

胆固醇息肉　　　　胆囊癌

除息肉，别对胆囊"手下留情"

目前，治疗胆囊息肉的主要方法为外科手术治疗，手术方式包括胆囊切除术（腹腔镜与开腹）与保胆息肉切除术。对存在治疗指征的胆囊息肉患者，绝大多数指南和专家共识推荐实施腹腔镜下胆囊切除手术治疗。手术时应将胆囊全部切除，并且尽量不切破胆囊。这是因为，在胆囊息肉可能或已经发生恶变的情况下，一旦胆囊破裂，其中含有癌细胞的胆汁可流入腹腔，造成腹腔内种植，甚至广泛转移。这也是胆囊息肉与其他息肉（如肠息肉、胃息肉、子宫息肉等）治疗的最大区别之处。

切除胆囊后，医生会将胆囊剖开检查，同时进行术中病理检查。一旦确诊为胆囊癌，还须扩大手术范围，包括紧邻胆囊的肝脏部分切除、胆囊连接的胆囊管周围组织清扫等。若术中病理检查未发现异常，术后病理检查确诊胆囊癌，患者常常需要进行"二次手术"。

特别提醒

很多患者既担心胆囊息肉恶变，又不舍得切除胆囊。事实上，没有必要处理的息肉不需要手术，而对于需要手术治疗的息肉，切除胆囊更安全。因此，保胆息肉切除手术不是解决胆囊息肉两全其美的办法。切除胆囊后，绝大部分患者恢复顺利，胆囊功能代偿良好，无明显不适。少数患者可能有消化不良表现，多会通过药物调理或随着恢复时间延长而好转。

治胆囊息肉，没有"灵丹妙药"

对于暂时不用手术切除的胆囊息肉，患者应遵医嘱定期复查（每6~12个月进行一次腹部B超检查），监控息肉的生长情况。部分胆固醇息肉可以缩小或消散，随访期间若胆囊息肉消失，则停止随访。如果随访发现息肉不断增大，直径增加≥2毫米/年或达到10毫米及以上，应引起重视，及时就医，必要时手术治疗。

除随访外，是否存在有效的胆囊息肉非手术治疗方法呢？答案是尚不清楚。由于胆囊息肉的类型众多，其发病原因、机制各不相同，甚至有些类型的病因仍不得而知。因此，目前缺乏公认的胆囊息肉非手术治疗方案，即没有明确可以治疗胆囊息肉的药物。

不过，胆囊息肉的形成与患者年龄、吸烟、饮酒、高血压、高血糖、脂肪肝、甘油三酯升高、胆固醇升高、转氨酶升高等风险因素有关。针对高风险因素适当干预，可能对防治胆囊息肉有帮助。例如：胆固醇息肉患者可以通过改变饮食、调节生活方式等手段，达到降血糖、调血脂的目的；部分胆固醇息肉患者的患病原因可能与胆汁酸相对不足有关，可在医生指导下，服用胆汁酸制剂、胆固醇合成抑制剂等药物。**PM**

"癫痫"发作，"真凶"竟是

脑静脉血栓

✍ 上海交通大学医学院附属新华医院神经外科主任医师　孙 辉

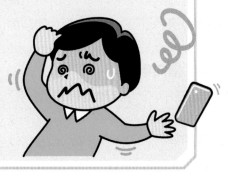

发病率低，危险性高

静脉血栓多发生于下肢深静脉。外科手术后身体的自我保护机制会使血液处于高凝状态，此时患者卧床静养，下肢缺少活动，静脉血管失去肌肉挤压，血流会变慢，甚至停滞，从而形成血凝块，这就是术后常见并发症"深静脉血栓形成"。其不仅会阻塞静脉回流，引起下肢肿胀，而且血栓一旦脱落，顺着血流"跑"到肺血管，还会造成"肺栓塞"，可危及生命。

脑血栓是老年人常见的脑血管病变，一般发生在脑动脉，常表现为突发瘫痪、麻木、失语等，俗称"中风"，很少出现抽搐症状。脑静脉血栓发病率很低，故鲜为人知。脑静脉血栓形成的临床表现与其发病部位、引流区受累范围及基础病变有关，常为急性或亚急性起病，多数患者表现为逐渐加重的头痛，可伴呕吐。血栓位置越靠近大静脉，症状越重，严重者可出现不同程度的意识障碍和抽搐。脑静脉血栓可引起脑梗死和脑出血（好比一条河流的下游被淤泥阻塞，上游的水还在不停地往下流，便会发生决堤），大面积梗死、大量出血会导致患者瘫痪、昏迷，甚至死亡。

上矢状窦是一条重要的静脉，位于大脑顶部正中线，从眉心到枕部，两侧大脑半球上半部分的血流都汇聚到这条静脉，然后回流到颈部和心脏。上矢状窦如果发生阻塞，两侧大脑半球血液回

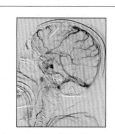

图1 蓝色箭头显示头顶部的脑静脉血栓形成，静脉不显影

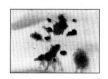

图2 用导管取出的大量血栓

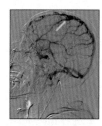

图3 蓝色箭头显示头顶部的脑静脉血流再通

流受阻，会引起淤血和水肿，脑细胞突然失去养分和氧气，功能瞬间紊乱，导致强烈的异常脑电活动，使患者出现抽搐等症状。

诊断治疗，大同小异

脑血管造影检查是诊断脑血管疾病的"金标准"，同样适用于脑静脉血栓的诊断。医生从患者大腿根部的股动脉插入一根很细的导管，顺着主动脉一直送到脑动脉，然后注射显影剂，同时进行X线透视摄影，可以动态观察血液从脑动脉到静脉的全过程。

脑静脉血栓的治疗与动脉血栓类似，可使用抗凝药治疗，避免血栓进一步扩大；也可进行血管内介入溶栓或取栓治疗，以疏通血管；必要时可采取外科手术治疗。此外，还可根据病情采取降低颅内压、抗癫痫、降温等对症治疗措施，以及针对血栓形成的病因治疗。

人体的血管就像河流水系，彼此连通。但动脉和静脉自成一体，两个系统并不直接沟通，而是通过毛细血管间接连接。好比黄河水可从地下渗到长江，但黄河上的船不能直接开到长江。因此，与动脉取栓不同，静脉取栓不能利用脑血管造影检查时插入动脉的导管取栓，必须"另辟蹊径"。医生须从患者大腿根部的股静脉再次插入导管，抵达血栓位置进行负压抽吸，吸出血栓，或用取栓支架取出血栓。**PM**

特别提醒

脑静脉血栓是一类罕见病症，多见于产褥期妇女和老年人，主要与血液高凝状态有关。吸烟、饮水少、活动少均会加重血液高凝状态，是此病的诱因。因此，养成健康的饮食、生活习惯是此类病症的预防措施，高危人群更应提高警惕。

汪女士在我这里就诊3年多了，每次总是故意排到最后一个，她说这样可以与我多说几句话，看病的同时也聊一聊生活、工作上的事情。病情交代完，我们一起离开诊室，一般都是她热情地说，我静静地听。我时常会想起3年前她来就诊时的情形。

"社牛"变成了"哭包"

那时是夏天，她也是最后一个患者。叫号后，她慢慢走进来，穿着长衣、长裤，面部轻度浮肿。

我问："你有什么问题吗？"

"我想查一下甲状腺激素。"她小声回答，声音有点低沉。

"你有什么不舒服吗？为什么要查甲状腺激素？"我的声音有点大。

"我也不知道我得了什么病，心理科医生让我来查的。"她竟然哭了。

我纳闷了，这是怎么回事？经过仔细询问，知道了事情的缘由。

30多岁的汪女士天性热情、精力旺盛，经常与同事、邻居聊得热火朝天，是个"社牛"。近半年来，家人和朋友发现她越来越沉默了，一起聊天时也不见她说话。汪女士感觉经常没来由地情绪低落，对什么事都提不起兴趣，甚至会偷偷哭泣，怀疑自己得了抑郁症，便到心理诊所咨询。通过测试，排除了抑郁症，经过2个月的治疗，毫无改善。

汪女士又到我院心理科就诊，医生了解病情后建议她来内分泌科就诊，检查一下甲状腺功能。

"线索"指向甲状腺

"你的胃口好吗？"我和她聊起"家常"，她放松些，不哭了。

"吃一点就觉得饱，吃得不多。可是，这半年我还长胖了6斤。"

"社牛"沉默，警惕这种病

扫描二维码，立即收听

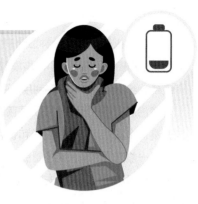

同济大学附属第十人民医院甲状腺疾病诊治中心副主任医师　杨 篷

"排便正常吗？"

"有点便秘。"

"怕冷还是怕热？"我随手给她搭脉，她的皮肤偏凉，脉搏较慢。

"不怕热，这个夏天，我都没穿裙子。"

心情低落、食欲差、体重增加、便秘、怕冷、浮肿，我心里大致有了诊断，还需要再问一问家族史。

"家里人有患甲状腺疾病的吗？"我查看了一下她的脖子，甲状腺部位有点肿大。

"妈妈和姨妈有甲状腺病，姨妈好像一直在吃药。"

"心理科医生的判断是对的，你需要验血，查一下甲状腺功能，做个甲状腺超声检查，估计是患了甲状腺功能减退症，简称甲减。"

"揪出"甲减不难治

2天后，她依然是最后一个就诊的，忧郁地拿着化验报告。化验单上都是向上或向下的箭头：游离三碘甲状腺原氨酸（FT_3）1.9皮摩/升（正常为2.8～6.3皮摩/升），游离四碘甲状腺原氨酸（FT_4）6.4皮摩/升（正常为10.5～24.4皮摩/升），促甲状腺激素（TSH）109毫国际单位/升（大于4.3毫国际单位/升即为甲减），甲状腺过氧化物酶抗体（TPOAb）大于1000国际单位/升（正常值小于40国际单位/升），超出可测范围。甲状腺超声检查提示弥漫性肿大。她害怕得又哭了。

"诊断明确了，你心情低落、食欲差、体重增加、便秘等情况都是甲减所致。"我安慰她："治疗并不难，放心。"

"可是，我怎么会得甲减呢？"她怯怯地问道。

"甲减病因很复杂，其中90%以上是自身免疫、甲状腺手术和甲亢同位素治疗引起的。你的TPOAb升高，考虑是一种甲状腺慢性炎症——桥本甲状腺炎引起的，患者多有家族史。"

随后，我给她处方了左甲状腺素钠片，经过一段时间的调整，稳定了剂量。3个月后，汪女士的症状全部改善了，甲状腺素水平恢复正常。此后，她每半年复查一次。而我多了一个永远是"夏天"的汪女士，那个开朗热情的"社牛"又回来了。**PM**

专家提醒

甲状腺功能减退症是由于甲状腺素合成和分泌减少或组织作用减弱导致的全身代谢减低综合征。它发病隐匿，病程长，主要为代谢率减低和交感神经兴奋性下降的表现，如畏寒、乏力、体重增加、行动迟缓、言语缓慢、音调低哑，可出现特殊体征，如面色苍白、眼睑水肿、唇厚舌大、眉毛稀疏脱落、皮肤干燥粗糙、毛发干燥稀疏、下肢水肿等。轻者早期可无任何表现，有些症状易被误诊，如记忆力、注意力、理解力减退，嗜睡，反应迟钝等。重者可表现为痴呆、昏迷等神经系统症状，食欲减退、腹胀、便秘等消化系统症状。重度甲减的成年女性可伴性欲减退、月经紊乱和不孕，男性可伴性欲减退、勃起功能障碍和精子减少等生殖系统症状。

扫描二维码，立即收听

正常人进餐后10分钟血糖开始升高，进餐后30分钟至1小时达高峰，餐后2小时一般不超过7.8毫摩/升，餐后3小时恢复到餐前水平。在胰岛素的作用下，人体餐后血糖的"去路"有三条：约三分之一被大脑利用，三分之一被骨骼肌摄取，剩下的三分之一大部分为肝脏摄取。糖尿病患者存在胰岛素抵抗或胰岛素分泌不足，餐后血糖"去路"部分受阻，造成餐后血糖升高。多数糖尿病患者空腹和餐后2小时血糖都高，部分患者空腹血糖正常，餐后2小时血糖高。一般而言，糖尿病控制良好的标准是空腹血糖≤7毫摩/升，餐后2小时血糖≤10毫摩/升。要降低餐后血糖，需要先找到其升高的原因，然后制定相应的策略。

八种方法，降低餐后高血糖

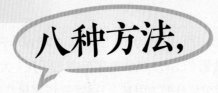

上海交通大学医学院附属第六人民医院内分泌代谢科主任医师　魏丽

① "聪明"饮食

正常人的胰岛素分泌随餐后碳水化合物吸收量等比例释放，胰岛素储备充足。早期糖尿病患者常表现为空腹血糖正常，餐后血糖高，是由于胰岛素储备下降，分泌延迟，造成餐后胰岛素不足。因此，饮食是餐后血糖的重要影响因素。

饮食结构不合理、碳水化合物摄入过多、暴饮暴食、食用过多血糖生成指数高的食物、吃饭顺序及速度等都是影响餐后血糖的因素。例如：大米稀饭就比米饭容易吸收，且吸收速度快，血糖生成指数高。以下吃饭"策略"有助于避免餐后血糖升高：先喝汤、再吃菜（包括肉类、鱼类、蛋类），最后吃主食，注意细嚼慢咽，以增加饱腹感，减慢胃排空，延缓对碳水化合物的吸收；每日至少进餐三次，每餐最好主、副食搭配，精、粗粮搭配，多干少稀，少吃油炸食品；血糖控制良好的情况下可适当吃水果，宜在两餐中间吃，不要随餐食用。

② 科学运动

运动量太少或运动不当，是很多糖尿病患者餐后血糖升高的原因之一。运动后血糖并非立刻下降，如果运动时间过短，达不到运动降糖的效果。如果运动量过大或强度过高，会导致交感神经兴奋，人体处于应激状态，升高血糖的激素分泌增加，反而会导致血糖轻度升高。

运动10分钟之内，身体消耗的是肌肉细胞和肝脏中储存的能量；运动10～30分钟才开始利用血液里的葡萄糖供能，使血糖下降。一般运动2～3小时后，血糖下降明显，降糖效果可以维持几小时。除消耗能量外，运动还能增强肌肉对胰岛素的敏感性，进一步降低餐后血糖。

糖尿病患者宜采取有氧运动、抗阻运动和柔韧性练习相结合的综合运动。有氧运动包括步行、慢跑、骑自行车、爬山、做韵律操、跳健身舞、打太极拳、游泳、划船等，宜选择中等强度，每天30分钟，每周5天，在餐后1～2小时开始运动为佳。抗阻运动又称力量训练，如深蹲、平板支撑、借助弹力带运动等，每周2次。

③ 保持情绪稳定

情绪对血糖的影响也很大。生气、激动、吵闹、悲痛、抑郁、疼痛可引起糖皮质激素分泌增加、交感神经兴奋等，导致餐后血糖升高。因此，对糖尿病患者而言，保持情绪稳定和良好心情是控制血糖的重要手段之一。如果存在疼痛，应积极治疗原发病，并适当进行镇痛治疗。

④ 控制好餐前血糖

餐前血糖未降至合理范围，餐后血糖也会相应升高。如果餐前发生低血糖，补充糖分过多，又很快进餐，容易出现叠加效应，发生餐后高血糖。因此，要想控制餐后血糖，必须先把餐前血糖控制在合理范围。

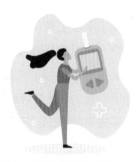

⑤ 控制血脂

血液中的甘油三酯及其水解产物——游离脂肪酸增多，超过组织对游离脂肪酸的氧化能力和脂肪组织的储存能力，会导致大量游离脂肪酸向非脂肪组织细胞（如肝脏、肌肉及胰岛细胞）转移，从而引发外周胰岛素抵抗、胰岛分泌功能障碍，造成血糖进一步升高。2型糖尿病患者合并高甘油三酯血症时，单纯控制血糖效果不是很理想，需要同时控制血脂，以提高胰岛素敏感性，使降糖药物发挥最大的作用。

⑥ 控制应激情况

各种应激因素，如烧伤、手术、脑血管意外、急性心肌梗死、感染等所致的应激状态，可使体内升高血糖的激素分泌增加，拮抗胰岛素，使糖尿病患者的血糖升高。因此，糖尿病患者应注意控制各种合并症、去除应激因素；发生应激事件后，应在医生指导下调整降糖强度。

⑦ 避免使用升血糖药物

糖皮质激素类药物（如醋酸可的松、氢化可的松、泼尼松、泼尼松龙、地塞米松等）、抗精神病类药物（如氯丙嗪、氟哌啶醇、氟哌噻吨、氯氮平、奥氮平、利培酮、喹硫平、阿立哌唑、齐拉西酮等）有升高血糖的作用，平喘药（如特布他林、氨茶碱、二羟丙茶碱、沙丁胺醇等）可诱发血糖升高。糖尿病患者应尽量避免使用上述药物，若必须使用，则需要增加降糖强度。

⑧ 合理用药

如果在饮食、运动等生活干预治疗下，餐后血糖依旧控制不佳，需要在医生指导下调整用药方案。

医生会了解患者的血糖波动情况（空腹和三餐后血糖、糖化血红蛋白等）、既往用药情况（口服还是注射、是否按时用药、方法和剂量、有无漏服等）和胰岛功能，制定合理的药物治疗方案。餐后C肽水平>1/3正常值的患者，可以选择降低餐后血糖的口服药物，如阿卡波糖、二甲双胍、SGLT-2（钠-葡萄糖协同转运蛋白2）抑制剂、DDP-4（二肽基肽酶4）抑制剂、瑞格列奈、格列吡嗪等。若餐后C肽水平<1/3正常值，说明胰岛素分泌不足，患者应使用胰岛素治疗。**PM**

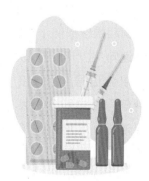

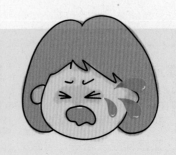

大家好！我是眼泪，一种偶尔会夺眶而出的透明液体，主体是水，同时富含蛋白质、溶菌酶、免疫球蛋白和无机盐等物质。人们常用"喜极而泣""痛哭流涕""声泪俱下""泪如泉涌"等词描述我的出现，不少人疑惑：为什么伤心难过时会流泪，开怀大笑时也会流泪？

这就不得不提到我的工作内容了，主要包含两部分：一方面是全天候24小时不间断地保护视觉器官——眼球，以保证主人的生理需求；另一方面是承载主人的情感表达，尤其是强烈情感。泪腺和副泪腺是生产车间，它们分工合作，按需生产3种不同类型的"产品"。

又哭又笑的眼泪

上海市静安区市北医院眼科　王莎莎
上海交通大学医学院附属第一人民医院眼科主任医师　刘焰
绘图　曹阳

基础型泪液：悄无声息

副泪腺不分昼夜地分泌基础泪液，主人通过眨眼、转动眼球等日常动作，将我们平铺在眼球前表面，构成泪膜，来发挥营养、冲刷、润滑等作用，形成眼表防御屏障，以保证良好的视觉质量。平时，我的小伙伴并不多，部分被蒸发，部分通过泪道流入鼻腔，大家基本感觉不到我们的存在。

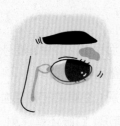

情感型泪液：恰当释放

当主人产生强烈的情绪波动时，体内激素水平发生变化，大脑便会发出生产泪液的命令，泪腺接收到命令后分泌大量泪液。如果我们被连续、大量生产出来，超出泪道的承载能力，就会夺眶而出，出现泪流满面、泣不成声的情形。不过有研究发现，哭泣能降低主人的负面情绪。所以，适当流泪能释放情感，帮助主人缓解压力。

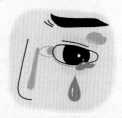

反射性泪液：紧急支援

当眼球遇到危险时，如异物、异味、炎症等刺激引起眼球损伤，神经组织监测到这些异常后，会迅速向"生产部门"传递求救信号。泪腺接到信号后立即分泌大量泪液，以冲刷眼球表面、稀释有害因子，从而缓解不适。

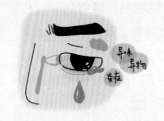

也有人担忧：哭得太多，眼泪会不会流干？这种担忧大可不必。在健康状态下，"生产车间"正常运作，可保证产量。不过，如果主人患有自身免疫性疾病（如干燥综合征等）或泪腺肿瘤等影响泪腺和副泪腺功能的疾病，我们的产量便会减少，甚至停产。这时，寻求眼科医生的帮助是十分必要的。**PM**

慢性乙型肝炎（CHB）是一种常见的传染性肝病，由乙肝病毒（HBV）引起，主要经母婴、血液和性接触传播。在我国，母婴传播占新发乙肝病毒感染的40%~50%。近年来，随着母婴阻断的广泛开展，乙肝母婴传播率显著下降，父婴传播的问题正在凸显。

2016年，一项对我国266个聚集性HBV感染家系的研究发现，父亲HBsAg（乙肝表面抗原）阳性、母亲HBsAg阴性的家庭中，子代男性HBsAg流行率（37.4%）显著高于女性（13.8%）；而在母亲HBsAg阳性的家庭中，子代男性与女性HBsAg流行率无显著差异。也就是说，在乙肝病毒的父婴传播中，父子间传播率显著高于父女间传播率，可能的原因包括精子中存在可传播给后代的HBV整合序列（已经有研究证实），以及水平传播的重要作用（如父亲与儿子共用剃须刀等生活用品）。另有研究提出，当父亲血清HBV DNA >10^5拷贝/毫升、精液HBV DNA>10^3拷贝/毫升时，乙肝病毒父婴传播率升高。

为孕育健康宝宝，男性乙肝病毒感染者除与妻子一同进行常规孕前检查外，还应该做哪些"功课"呢？

乙肝男性，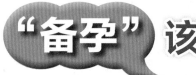"备孕"该做哪些事

⑭ 北京大学第一医院感染疾病科　程 浩　赵 鸿（主任医师）

评估病情，及时治疗或调整用药

在实施生育计划前，男性乙肝病毒感染者应检测乙肝"两对半"、肝功能、HBV DNA、甲胎蛋白等指标，进行肝脏超声及CT等影像学检查，以全面评估病情。如果有抗病毒治疗的指征，应及时治疗，以控制病情、减少传播风险，待肝功能正常后再考虑生育。已经进行抗病毒治疗的患者，应与医生充分沟通，考虑是否需要调整治疗方案。

目前，聚乙二醇干扰素α和核苷（酸）类药物（如替诺福韦、恩替卡韦、丙酚替诺福韦等）是乙肝的主要治疗药物。使用聚乙二醇干扰素α治疗的患者，停药6个月后方可考虑生育；目前尚无证据表明核苷（酸）类药物对精子有不良影响。

无论是否采取抗病毒治疗，在"备孕"期间，乙肝男性都应定期随访，每3～6个月复查肝功能、HBV DNA、肝脏超声等，掌握病情变化。

妻子接种乙肝疫苗

接种乙肝疫苗是预防HBV感染的最有效方法。感染乙肝病毒的男性，其妻子应完善乙肝相关检查。若未接种过乙肝疫苗，或乙肝表面抗体（抗-HBs）< 10 国际单位/升，应及时接种乙肝疫苗，并确认产生足够的乙肝表面抗体。

戒烟戒酒

健康的生活方式对优生至关重要。在备孕阶段，夫妻双方均应注意平衡膳食、规律锻炼、保持健康体重和良好心态、避免接触有害化学物质等。在此基础上，乙肝男性要特别注意戒烟戒酒。吸烟和饮酒不仅会影响精子质量，还会使肝病雪上加霜，导致病情变化，不利于生育健康宝宝。**PM**

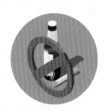

低位直肠癌，保肛有"密码"

本刊记者 蒋美琴
受访专家 俞继卫

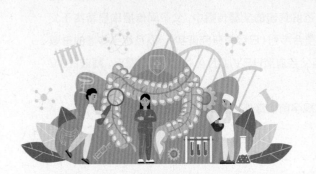

世界卫生组织发布的统计数据显示，我国2020年新发结直肠癌病例数在恶性肿瘤中排名第三。结直肠癌是我国常见的恶性肿瘤，近年来发病呈年轻化趋势，年轻患者约占10%。需要重视的是，结直肠癌的早发现、早诊断率较低，约25%的患者发现时已进展到中晚期。在结直肠癌中，直肠癌占60%以上，而早期直肠癌的发现率仅10%左右，部分中晚期低位直肠癌患者不得不切除肛门，严重影响生活质量和身心健康。因此，包括青年人在内，大家都应提高对直肠癌的认识，并重视预防和筛查，早期发现和治疗。

低位直肠癌，可殃及肛门

直肠下接肛管、肛门，如果肿瘤位置接近肛管，手术可能损伤其功能，甚至须切除肛管、肛门，导致患者无法正常排便，身心遭受巨大创伤。根据肿瘤下缘与肛缘（肛门口）的距离长短，可将直肠癌分为高位、中位和低位，其中中、低位占80%以上。低位直肠癌是指肿瘤下缘距肛缘5厘米以下，距肛缘3厘米以下则为极低位直肠癌。如果肿瘤进展到中晚期，病变侵犯周围肌肉，则难以保留肛门；如果发生了远处转移，会危及生命。

低位直肠癌患者会有较显著的大便习惯改变，若出现以下症状，要提高警惕，及时到医院检查。

① **大便次数改变** 有些患者大便次数逐渐增多，每天2~3次；有些患者可出现排便困难、次数减少。

② **大便性状改变** 有些患者会出现血便，误以为辛辣饮食诱发痔疮出血；严重者出现脓血便，暗红色脓液常与粪便混合在一起；有些患者大便变细。

③ **肛门直肠坠胀感** 常伴排便困难、疼痛、里急后重（频繁产生便意，急切想要排便，排便后有不尽感）等。

当然，这些症状并非直肠癌特有，还需要与直肠息肉、痔疮、妇产科疾病等鉴别。直肠指检（又称肛门指检）、肠镜等检查有助于早期发现直肠癌，大家在体检时不应忽视这些检查。研究发现，很多结直肠癌是由息肉、腺瘤进展而来，早期发现并摘除这些病变，可大大降低结直肠癌发病率。可以说，这是"早期保肛手术"。

保肛"密码"，不断"刷新"

低位直肠癌位于盆腔底部，由于骨盆区域的空间狭窄，尤其是肥胖的男性患者，手术器械较难进入其中，操作空间小、难度高，保肛难度更大。最早开展的直肠癌低位前切除术（经腹直肠癌切除术）能为距肛缘7厘米以上的直肠癌患者保住肛门。近20年来，在手术技术、治疗理念和新药研发等方面获得的进展，不断"刷新"这一"距离"，使越来越多的低位直肠癌患者可以保住肛门。

❶ 技术进步

进行低位直肠癌手术时，首先应考虑患者生命安全，达到根治目的，其次考虑保肛、保功能，包括排便功能、排尿功能和性功能等。为此，医生需要将"战场"推进到盆腔内，尽量做到完全切除肿瘤。随着腹腔镜微创技术的迅速发展，包括 3D 腹腔镜、高清机器人等手术器械不断更新，医生可在腔镜下放大手术视野，使盆腔解剖结构、直肠周围神经结构更清晰，便于将手术器械送入盆腔更深部位，更精细地分离病灶。

❷ 术式创新

恶性肿瘤易复发，并向周围浸润、远处转移，根治手术须适当扩大肿瘤切除范围，使正常组织与肿瘤边缘保持"安全距离"，因此手术切缘的安全性是患者生命的重要保障。手术方式的不断改进，如经肛入路手术、腹腔镜联合经肛入路手术，可使肿瘤部位在手术视野中充分展现，以保证切缘的安全性；适形切除手术可切除生长在肠壁一侧的肿瘤，保留对侧的组织结构，使更多的括约肌和齿状线得以"幸存"，从而最大限度地保留功能。

❸ 切缘缩短

以往认为，直肠癌的安全切缘为肿瘤周围 5 厘米。后来大量临床研究发现，肿瘤切缘缩短到 2 厘米，同样可以保证患者生命安全。随着现代解剖学的发展和理念更新，如今发现肿瘤切缘缩短至 1 厘米也能保证安全性。这一进步，使极低位直肠癌保肛术成为可能，距肛缘 2 厘米以上的直肠癌患者也有机会保住肛门。目前认为，较早期的肿瘤患者，术前经磁共振检查精准评估、分期，如果是 T_3M_1 以下的分期，肿瘤未侵犯周围括约肌及肛提肌，未侵犯淋巴结，且为中、高分化程度，可进行保肛手术。临床研究发现，直肠癌保肛手术的安全性优于肛门切除手术，患者生命安全不受影响。

❹ 新辅助放化疗

另外一个理念更新是术前新辅助放、化疗的应用。如果术前发现肿瘤侵犯周围组织，可先进行新辅助放、化疗，使肿瘤体积缩小、分期降低，从而增加保肛机会。目前，直肠癌术后复发率已降至 10% 以下，而新辅助放化疗的应用可以使复发率进一步下降。

❺ 免疫治疗

新药的研发和应用也使更多患者可以保住肛门。直肠癌患者进行分子分型或免疫分型检测，如果发现明确的靶点、对免疫检查点抑制剂敏感，可通过免疫治疗使肿瘤完全消失，无须手术。

值得一提的是，现在强调精准外科的理念，手术不仅要保住肛门的结构，还要保住其功能，术中应尽量保护神经丛，避免其损伤。内科与外科综合治疗，可使更多患者获益，保障生命安全和尊严。**PM**

专家简介

俞继卫　上海交通大学医学院附属第九人民医院普外科主任医师、教授、硕士生导师，中国医师协会结直肠医师分会委员，中国医疗保健国际交流促进会健康科普分会疝外科健康促进学组委员，上海市医学会普外科专科分会胃肠学组委员，上海市抗癌协会腔镜学组委员。擅长腹腔镜下胃癌、结直肠癌根治术及疝修补术等。

专家提醒：术后功能训练促康复

有些患者虽然手术保住了肛门，但部分功能受损，术后早期生活质量仍会受影响。比如有些患者因术中切除了部分内括约肌，术后早期会出现排便功能障碍，表现为排便次数增加，严重者一天20多次，甚至排便不受控制，出现静息性溢粪（在安静休息时，粪便不自主地溢出），生活质量很差。术后早期进行康复锻炼，可一定程度地改善功能，如：每天进行提肛运动，锻炼肛门自主收缩功能；养成定时排便的习惯，形成良好的排便反射；坚持进行慢走、下蹲等体育锻炼，增强体质，促进康复。

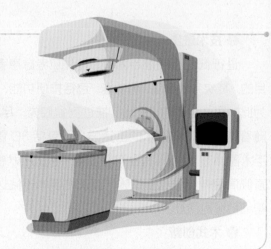

近年来，随着人们饮食习惯和生活方式的变化，我国泌尿生殖系统肿瘤（如膀胱癌、前列腺癌、肾癌等）的发病率呈持续上升态势。

泌尿生殖系统肿瘤的主要治疗方法是手术、放疗、化疗、靶向治疗和免疫治疗。放疗是一种有效、相对安全的治疗手段，通过放射线精确地照射肿瘤，对某一区域实施"定点清除"，既可杀灭看得见的肿瘤，也可减灭肿瘤周围可能残留的微小肿瘤细胞，还能调动机体免疫系统协同杀伤肿瘤组织。因此，无论是直接杀伤肿瘤，还是手术后的辅助治疗，抑或是姑息治疗，放疗均不可或缺。

放疗：治泌尿生殖肿瘤"利器"

复旦大学附属肿瘤医院放疗科副主任医师　谢立簃

"保膀胱"，放疗可助力

张先生56岁，因出现尿频、尿急、尿痛而就诊，经膀胱镜检查确诊患有膀胱癌。考虑到自己年纪还不大，张先生强烈要求保留膀胱。于是，医生建议他先接受经尿道膀胱肿瘤电切术，术后再进行放疗和化疗。手术很成功，术后病理提示：浸润性高级别尿路上皮癌，浸润固有肌层。术后一个月，张先生来到放疗科，准备接受放疗。

解析：对部分希望保留膀胱的患者，或由于一些原因不能接受全膀胱切除的患者，医生通常会建议患者先进行经尿道膀胱肿瘤电切术，然后进行放疗和化疗，以彻底杀灭肿瘤。

保膀胱放疗包括局部放疗和全膀胱放疗。第一疗程为局部放疗，即在肿瘤部位进行高剂量照射。由于不同时段膀胱的充盈量不同，故治疗时一般需要插入导尿管，向膀胱内注入一定量的液体，使膀胱在放疗期间保持一定形态，令放疗更准确。第二疗程为全膀胱放疗，患者在放疗前需要排空膀胱。

无法耐受手术或化疗的患者，也可接受单纯放疗。值得一提的是，接受了保膀胱放化疗、获得完全缓解后的膀胱癌患者，有20%会出现浅表复发，10%～20%的患者可出现较严重的复发。此时，医生会根据复发的程度采取进一步的治疗措施。

前列腺癌，放疗不可或缺

李先生71岁，因体检发现前列腺特异性抗原（PSA）升高去医院就诊，经检查确诊为前列腺癌，并接受了前列腺癌根治术。术后病理：前列腺腺泡腺癌，切缘阳性，盆腔淋巴结未见癌转移。为降低复发风险，医生建议他术后3个月行辅助放疗。

王先生66岁，同样因体检发现血PSA升高而就诊，经前列腺穿刺病理学检查确诊为前列腺腺泡腺癌。因患者拒绝手术治疗，遂行根治性放疗。

解析：前列腺癌的发病率是近年来我国男性恶性肿瘤中增速最快的。我国前列腺癌患者的特点是，初诊时分期晚、病情严重。在新发病例中，仅32%处于早期，已经发生转移的占68%，晚期患者的比例远远高于欧美国家。研究表明，前列腺癌一旦发生转移，患者的中位生存时间只有3年左右。

李先生在接受手术后，术后病理报告提示切缘阳性，意味着肿瘤容易出现局部复发。进行辅助放疗可改善肿瘤的局部控制，提高无进展生存率。

王先生因不愿意做手术而选择放疗。根治性放疗的疗效基本等同于手术，放疗患者的生存时间与手术患者相仿，且放疗给了患者保留器官的机会，明显减少了尿失禁和尿道狭窄等问题，对维持排尿功能具有明显优势。现代放疗设备可以做到有针对性地只照射肿瘤而避开正常组织，减轻放疗常见副作用，最大程度避免直肠、膀胱等正常组织损伤。

对术后血PSA升高的患者，采用挽救性放疗结合雄激素剥夺全身治疗，也有助于改善无进展生存率。对疾病进展或发生远处转移的患者，放疗可有效提高局部控制率，减少或延缓其他器官转移，缓解症状，减少骨折风险，改善患者的生活质量。

前列腺癌放疗的副作用主要包括膀胱不良反应和直肠不良反应，常见的有尿频、尿急、夜尿增多、排尿困难、腹泻、排便节律紊乱等，较少见的有血尿、直肠出血、直肠疼痛，极少数患者会出现尿潴留、尿道狭窄等。

不可手术的肾癌，可选立体定向放疗

刘女士46岁，因磁共振检查发现左肾有一个直径4厘米的肿块而就诊。穿刺病理学检查提示左肾透明细胞癌。考虑到患者有心脏搭桥手术史，全身状况不佳，可能无法耐受手术治疗，经与患者及其家属充分沟通后，决定采用立体定向体部放疗。

解析：不可手术的肾癌患者可考虑接受立体定向体部放疗，其优点是单次分割剂量大，杀灭肿瘤细胞的能力强。立体定向放疗适应证广，国际放射外科协会推荐立体定向放疗用于治疗直径8厘米以下的肾癌。已经发生肺、骨、肝、肾上腺等器官转移的肾癌患者，接受姑息性立体定向放疗能起到解除肿瘤压迫、控制肿瘤发展、减轻症状的作用。

睾丸肿瘤术后放疗，降低复发风险

张先生36岁，因B超检查发现左侧阴囊内有一个实性包块而就诊。因高度疑似睾丸肿瘤，行左侧睾丸肿瘤根治术，术后病理检查提示精原细胞瘤。为降低复发风险，医生建议患者进行放疗。

解析：我国睾丸肿瘤的发病率为1/10万左右，占男性恶性肿瘤的1%～2%、泌尿生殖系肿瘤的3%～9%。接受了根治性睾丸切除术的患者，病理分期不同，治疗方案略有不同。I期患者可选择随访、放疗或化疗。精原细胞瘤对放疗极为敏感，如果术后患者进行辅助放疗，可将复发率降至1%～3%。对II期患者而言，术后辅助放疗是主要治疗策略之一，可照射主动脉、腔静脉旁和同侧盆腔淋巴引流区，还可根据转移淋巴结情况加量，从而降低复发风险。

睾丸精原细胞瘤放疗的主要副作用包括恶心、呕吐、腹泻等，少数患者在数月后会出现小肠梗阻、慢性腹泻，极少数患者出现消化性溃疡。值得一提的是，尽管半数患者在接受放疗后会出现生育能力下降，但放疗结束后，约30%的患者能够恢复生育能力。**PM**

2006年，张女士在体检中被查出右肺有一个磨玻璃结节。由于之前因肾癌开过一刀，张女士不愿意做手术。在医生的建议下，她决定先进行随访，等结节有变化了，再做手术。谁知这一随访就是14年。2020年，结节开始变大、变实，直径由几毫米增大到2厘米。2022年8月，张女士接受了微波消融术，消除了"心头大患"。

40岁的王女士肺内有5个磨玻璃结节。其中，右上肺后段的一个磨玻璃结节较为严重，考虑为微浸润腺癌；其余4个磨玻璃结节分布于左上肺，考虑为浸润前病变——原位腺癌或增生。对于浸润前病变，目前一般不主张手术治疗，且王女士的4个结节位置比较分散，若都要切除的话，肺功能损失较多。然而，王女士内心焦虑，强烈要求手术治疗。为减少手术带来的肺功能损失，胸外科与肿瘤介入科"联手"——先通过微波消融左上肺4个结节，再手术切除右上肺后段，仅用3小时就解决了5个"定时炸弹"，患者于术后3天顺利出院。

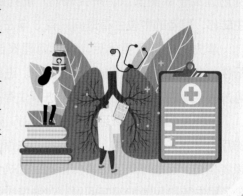

"针"功夫，为"磨友"解忧

上海交通大学医学院附属仁济医院肿瘤介入科　崔　丹　池嘉昌（副主任医师）　谢思洁

手术有"指征"，切肺要慎重

磨玻璃结节（GGO）在CT影像上表现为模糊的云雾状，其内可见血管和支气管纹理。随着胸部薄层CT检查的广泛应用，GGO的检出率明显增高。目前认为，绝大部分稳定的GGO与早期肺癌相关，但由于其较有"惰性"，除密度较高、形状不规则、实性成分 > 5毫米的GGO患者需要尽快手术外，其他患者并不需要立即做手术。尤其是密度较低、没有实性成分的纯GGO，在医生指导下坚持定期随访，待结节有变化时再做手术，是最优选择。

消融更微创，但也有"标准"

局部热消融是近年来兴起的治疗肺磨玻璃结节的微创方法，其原理是将能产生热能的电极针经皮穿刺至GGO病灶中，随后释放热能，将病灶及其周围的细胞"烫死"。与外科手术相比，该方法更微创，对肺组织和人体的损伤很小。

目前国内外的数据显示，对实性成分不超过25%的磨玻璃结节，外科手术和微波消融治疗的三年无复发率均为100%。由于大规模采用微波消融治疗磨玻璃结节仅6年，故五年无复发率的随访数据还未成熟。

根据我科近千例消融治疗的经验总结，GGO最大径 >8 毫米，形态规则、圆形或者近似圆形，边界清楚、光滑，密度均匀，CT值 <450HU，实性成分比（CTR）不超过25%，消融效果好，最长随访时间为10年，复发率为0，完全消融率接近100%。手术切除后肺功能无法耐受二次手术的患者、手术无法完全切除的多发GGO患者，可考虑消融治疗。

消融后同步活检，可获取病理

GGO 与实体瘤不同，其内部有血管和支气管，如果用尖锐的微波针，很可能在穿刺过程中损伤血管等重要结构，进而导致出血、咯血等并发症。我们在查阅大量文献并进行实验后，发明了钝性圆头微波针。这种微波针可轻易穿过绝大部分纯 GGO，稍稍用力可以轻松穿过部分实性 GGO，但其不会刺穿血管，遇到血管时只需要回退几厘米、略微调整一下方向，即可轻松避开。消融时，钝性微波针触碰血管引起的血管痉挛，可有效减少血管造成的热沉现象，使血管旁的病灶亦可被彻底消融。也就是说，即便是对周边血管丰富或靠近大血管的 GGO，也可以轻松消融。

基于钝性圆头微波针安全性良好的特征，我们提出了消融后同步活检的新诊疗模式，即先凝固，后取样，再消融，GGO 取样和治疗同步完成。与常规活检相比，凝固后活检不仅出血量大大减少，且因病灶皱缩成实性病灶，故取样量明显增加，而低功率微波凝固不会影响病理诊断和相关基因检测的结果。

消融后评估，确认病灶是否消除

消融治疗后，怎么知道磨玻璃结节是否被消融干净了呢？微波消融疗效的评估，主要通过影像学检查。

磨玻璃结节消融后，是一个免疫清除和瘢痕形成的过程。这个过程存在个体差异，有的患者在消融后 3 个月，消融留下的瘢痕就已经完全吸收，变成条索影；有的患者则需要更多时间。通常，绝大多数患者在消融术后第一年即可明确疗效。若消融部位的磨玻璃结节消失，则提示消融成功；若仍有磨玻璃结节影，则提示有残留。

通常，患者应于微波消融术后第 3、9、12 个月分别进行一次影像学检查；1 年后，每年随访 1 次；年纪较轻的患者，随访 2 年后，可每 2 年随访 1 次。多发磨玻璃结节患者在随访过程中，还需要关注其他结节的进展情况。

需要提醒的是，瘢痕体质患者消融后，消融部位可能会形成一个比较大的实性瘢痕，如果去其他医院进行 CT 检查而未提供相应病史，医生可能会判断为肺部实性结节。PM

延伸阅读

射频消融最先作为备选方案进入肝癌治疗指南，后来临床实践逐步证明其治疗早期肝癌的根治性效果与手术一致，同时损伤更小。如今，直径 3 厘米以下的小肝癌首选消融治疗。

目前，消融治疗已经是美国国家综合癌症网络（NCCN）和美国胸科医师学会（ACCP）肺癌指南中，不可手术切除的肺癌患者的替代治疗方法。今年，中国医药教育协会肺癌医学教育委员会组织国内多学科专家，经过反复磋商和充分讨论，形成了《肺结节多学科微创诊疗中国专家共识》。其中指出：作为手术切除的补充手段之一，在满足下列条件时，热消融治疗 I A 期非小细胞肺癌安全有效：

❶ 因心肺功能差或高龄不能耐受手术切除。

❷ 拒绝手术切除。

❸ 外科切除后新发结节或残留结节，患者无法耐受再次手术或拒绝再次手术。

❹ 多原发非小细胞肺癌。

❺ 各种原因导致一侧肺缺如。

❻ 病灶未达到手术切除标准，但患者重度焦虑，经过药物或心理治疗无法缓解。

研究表明，大多数亚实性结节直径≤30毫米，病理类型为原位癌和微浸润腺癌，很少伴有淋巴结或远处转移。因此，在确认无纵隔淋巴结转移后，热消融是较为合适的局部治疗手段。

俗话说，鸡蛋里挑骨头——无中生有，可人体血管里却真的能挑出"骨头"来。这"骨头"是如何进入血管的？又有哪些危害？

鸡蛋里挑骨头是假，
血管里长"骨头"是真

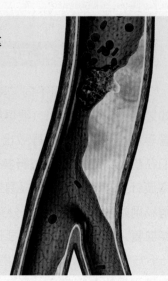

海军军医大学第二附属医院血管外科　柏　骏（副主任医师）　曲乐丰（主任医师）

血管"生锈"成斑块

在一些老建筑里，大家可以看到一些裸露的自来水管，很多已经年久生锈，管道内更是如此。我们常常将人体的血管比作城市的供水管道，动脉将富含氧及营养物质的血液供应到全身组织器官。血管内同样也会生"锈"，医学上将这种"锈斑"称作"斑块"。

动脉斑块可生长在全身动脉系统的各个部位，包括心脏动脉、脑动脉、胸腹部动脉、四肢动脉等。动脉斑块是动脉粥样硬化的表现，在高血压、血脂异常、高血糖等因素的刺激下，光滑的动脉内膜受到损伤，血液内的胆固醇、甘油三酯等脂质成分沉淀在损伤部位，伴有血小板、炎性因子甚至病毒或细菌等的沉积，逐渐形成斑块。

"骨头""泥沙"花样多

患者常会听到医生说"这个斑块大""这个斑块不稳定""这个是硬斑"，十分不解。其实，动脉斑块的大小、形态及稳定性不同，危险程度也不一样。

❶ 大小

动脉斑块大小不一，小的仅数毫米长，大的可有数厘米长，一般取决于斑块生长速度和形成时间。斑块越大，致病风险越高。

❷ 形态

动脉斑块的形态不固定，可表现为各种不规则形状，其基底与动脉内膜相连，向外突出到动脉管腔内。一般而言，扁平状斑块相对稳定，凹凸不平、表面有溃疡的斑块容易破裂、脱落。

❸ 性质

不同于铁锈的疏松质地，动脉斑块的质地并不统一。有些斑块的成分主要是脂质及炎性细胞，较为松软，容易破裂、脱落，常被称为不稳定斑块；有些斑块的成分主要是钙质沉积，较为坚硬，不容易破裂，相对稳定，在X线检查时可见其密度类似骨骼，如果将其取出后探查，可见类骨质外表；还有些斑块是两者兼而有之，称为混合性斑块，如果发生破裂出血，则形似泥土和沙子的混合物。由此可见，血管里不单能挑出"骨头"，还能挖出"泥沙"。

谈"斑"不必色变

随着人们健康意识不断提高，血管系统疾病的危害逐渐被认识并受重视，血管检查已被列入常规体检项目中。在门诊，我们经常会碰到很多神色慌张的患者，拿着彩超报告大呼："医生，不得了了，我的颈动脉长斑块了，马上就要脑梗了，怎么办啊？"那么，动脉斑块到底会对人体产生什么危害？

其实，与汽车、电脑、桌椅等很多物品一样，随着年龄增长、使用时间延长，人体各器官都会出现老化、功能减退等现象。动脉斑块是血管老化的表现之一，中老年人血管内有斑块形成是一种普遍现象。随着人们饮食、生活习惯的改变，动脉硬化的年轻化趋势明显，有的患者30多岁时就发现有动脉斑块了。据

不完全统计，我国有颈动脉斑块的人数超过1.2亿。

一般情况下，几毫米的动脉斑块不会对人体造成明显危害，但这是一种健康警示，提醒大家要关注饮食、生活习惯，筛查并控制高血压、血脂异常、糖尿病等危险因素。如果动脉斑块长到一定程度，使血液供应受阻，导致器官缺血，就会造成明显损害，引起冠心病、下肢动脉硬化闭塞症、糖尿病足等缺血性疾病。此外，泥沙样不稳定斑块脱落还可能导致该血管供应的远端器官发生急性栓塞。

总之，大多数动脉斑块是相对安全的，没必要谈"斑"色变。如果斑块过大或易脱落，则会导致严重后果。动脉斑块不可怕，警惕、重视是关键。

老化还是病变，要分清

有些老年人觉得，既然动脉斑块是血管老化的表现，是否可以顺其自然，没必要治疗？事实上，大家需要学会区分哪些动脉斑块是正常老化，哪些是疾病所致。

正常情况下，血管内的斑块较微小，一般不超过10毫米，大多在动脉内散发分布，不会明显影响血管通畅度。如果动脉斑块明显增多，大且不稳定，就要警惕是疾病导致，如高血压、血脂异常、糖尿病、肥胖等。一旦合并这些疾病，患者就需要进行相应的治

疗，控制饮食，养成良好的生活习惯，戒烟限酒，并按照医嘱严格控制"三高"等基础疾病，尽可能抑制动脉斑块生长，增加斑块稳定性，使这些"不定时炸弹"变成"哑弹"。如果动脉斑块已经造成栓塞、缺血等严重后果，患者应及时就医，必要时须进行手术治疗。

需要强调的是，无论是老化还是病变，患者均应定期规律检查、随访，对动脉斑块进行动态"监督"、有效管理、适时适当干预，可使其"长治久安"，令"长斑而不生病"成为可能。

颈动脉斑块，请多"关照"

相较于下肢动脉、主动脉的斑块，颈动脉斑块常会引起医生和患者的加倍重视。其主要原因是，颈动脉是大脑的重要供应血管，如果颈动脉斑块破裂出血并脱落，可能导致急性缺血性脑卒中，危害严重。据统计，因颈动脉斑块导致的缺血性脑卒中，占全部脑卒中病因的30%～50%。

那么，发现颈动脉斑块是不是要立即进行手术治疗？其实，患者不必过分紧张。与其他部位的动脉斑

块一样，微小颈动脉斑块的脱落风险不高。一般认为，颈动脉斑块过大且不稳定，已造成颈动脉管腔狭窄时，才会有致病风险，需要积极干预。患者可先采取非手术治疗措施，如控制饮食、合理运动、药物治疗"三高"等基础疾病等。如果斑块进展，颈动脉狭窄70%以上，或颈动脉狭窄50%以上且有症状（如一过性眩晕、黑蒙、失语，单侧肢体感觉障碍或轻度偏瘫等，易反复发作），需要积极治疗，通过手术清除斑块。**PM**

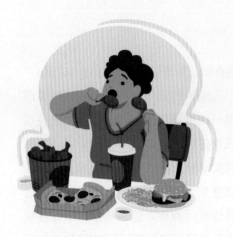

神经性贪食（又名贪食症）是一种常见的进食障碍，该病患者多在短时间（一般为2小时）内无法自控地大量进食（食量大于大多数人在相似时间段、相似场合下的进食量），之后又因对体重和形体的过度关注，而采取一些补偿性清除行为（如催吐、服用泻药、过度运动等），以控制体重。近年来，随着网络"吃播"文化流行，"暴食症""贪食症"等看似怪异的疾病逐渐走入大众视野。暴食症和贪食症是一回事吗？爱吃、贪吃就是患了贪食症吗？如何治疗贪食症？

贪食症的 六个真相

上海交通大学医学院附属精神卫生中心精神科副主任医师　陈妍

真相一：　贪食症患者数量并不少

进食障碍是一类以反常的进食行为和心理紊乱为特征，同时伴有显著的体质量改变和生理功能紊乱的一组综合征，包括厌食症（神经性厌食）和贪食症。其中，厌食症因易慢性化、高致死率、社会负担重而受到人们的关注，贪食症却鲜为人知。

有研究统计表示，贪食症多发于 12 ~ 35 岁人群，中位发病年龄为 18 岁。在欧美国家，35 岁以下女性的贪食症年患病率为 1% ~ 2%，男性的患病率为 0.5% 左右。在我国，贪食症的患病率有逐年上升的趋势，多见于青少年与年轻女性。

真相二：　贪食症不只是"吃得多"，而是一种复杂的"脑病"

贪食症的发病原因主要包括生物学因素、环境因素、个体因素。研究表明，贪食症患者存在与抑制控制功能相关的脑区功能异常，调控食欲和饱腹感的神经递质功能出了"故障"，从而发生失控、冲动性进食行为。另外，贪食症患者往往对自己的体型与身材抱有不切实际的评价和期望，仅以体重和外貌判断自身价值，忽视内在品质，强迫自己达到社会认可的某种"美"的标准，否则就是失败的。临床上发现，贪食症和厌食症是一对"难兄难弟"，大部分贪食症患者曾患厌食症，或有过度减肥的经历。

真相三：　贪食症患者的体重常在正常范围，使他们意识不到自己"病了"

贪食症患者常有低自尊、抑郁、焦虑、自我厌恶、容易冲动等心理问题，他们用食物排解压力和负面情绪，但又因暴饮暴食而感到自责和沮丧，形成恶性循环。事实上，贪食症患者的体重多在正常范围内，不易被识别，常常以情绪问题去医院首诊，被医生追问病史后，才发现自己存在进食障碍。

除心理问题和行为异常外，贪食症患者还易发生急性胃扩张、反流性食管炎、食管－贲门黏膜撕裂综合征、胰腺炎、便秘或腹泻等胃肠道疾病。此外，反复、大量催吐或导泻，可能造成水、电解质紊乱，诱发心脏功能异常（如心脏传导阻滞、心律失常等），严重者可有生命危险。

真相四： 贪食症和暴食症不是一回事

贪食症和暴食症患者都有失控性进食的表现，且他们通常选择进食高热量、高脂肪、高糖的食物，但两者不是一类疾病。

贪食症患者出于对自身体重和形体的严格要求，常在暴食后感到内疚、羞耻和自责，并采取一些不健康、极端的方法减轻体重。而暴食症患者很少有减轻体重的补偿性清除行为。因此，大多数暴食症患者表现为超重或肥胖。

真相五： 贪吃、爱看"吃播"视频，不代表更容易患贪食症或暴食症

"经常暴饮暴食，是不是得了暴食症？""爱看'吃播'视频，是否患贪食症的风险较大？"答案显然是否定的。其实，大家只要在日常生活中养成良好的饮食习惯，保持营养均衡、情绪稳定，就没有必要过分担心贪食症和暴食症"找上门"。不过，如果发现自己对食物有不正常的渴望、厌恶之情，经常出现失控性进食或极端节食等异常行为，应警惕发生了进食障碍，及时寻求专业人士的帮助。

真相六： 治贪食症，核心是"治心""治脑"

贪食症复发率高、持续时间长，且患者往往同时存在多种精神障碍（如抑郁症等）。负性情绪可加重贪食症病情，患者甚至采用自残、自杀等方式寻求解脱。目前，贪食症的治疗方法包括药物治疗、心理治疗、神经调控技术等，通过帮助患者改变对食物和身体的不健康认知和行为，提高自控力和自我价值感，从而建立健康的饮食习惯和生活方式。

● **药物治疗** 常用抗抑郁、抗焦虑等药物调节大脑中的神经递质，改善患者的异常情绪和食欲。

● **心理行为治疗** 主要包括认知行为治疗、基于家庭的心理行为治疗、辩证行为治疗等。①认知行为治疗：重点在于帮助患者认识、改变对食物与身体的错误认知，例如：制定饮食计划，帮助患者重新认识饥饿和饱腹的"信号"等。②基于家庭的心理行为治疗：以家庭为对象实施的团体心理治疗模式，协助家庭消除异常、病态的互动模式，提高贪食症患者的生活质量，促进疾病康复。③辩证行为治疗：对患者进行正念技能、情绪调节技能、人际效能及痛苦承受技能等训练，帮助患者认识自我，学会调节情绪，建立良好的人际关系，学会承受生活中不可避免的痛苦，从而减少暴饮、暴食和补偿性清除行为。

特别提醒

心理行为治疗与心理咨询不同。后者是一种较为轻松和灵活的心理服务，重点在于提供一个安全、舒适的环境，让患者能够自由地表达想法和感受，获得倾听和理解。心理咨询可以由任何具有基本心理知识和技能的人员提供，如社工、教师、朋友等，可以根据患者的个人需求和喜好决定时间和频率。而心理行为治疗需要由具有相关资质和经验的心理医生或心理治疗师进行，并遵循一定的治疗模式和原则。为达到治疗目的，患者一般需要接受高频率、长时间的心理行为治疗。

● **神经调控技术治疗** 通过电能、磁场或其他能量场，改变神经系统功能的干预措施。近年来，神经调控技术广泛应用于贪食症治疗，有助于改善患者的进食紊乱行为。PM

> 在日常生活中，发现口腔黏膜有异常颜色斑块时，千万不可大意。口腔黑斑不是变"脏"那么简单，它可能是口腔黏膜病变的表现，背后还可能隐藏着其他危险疾病。

口腔黑斑
背后有"主谋"

上海交通大学医学院附属第九人民医院口腔颌面头颈肿瘤科　石超吉　张志愿（主任医师）

生理性色素沉着，定期复查即可

正常口腔黏膜一般是光滑、柔软、连续、湿润、有弹性、呈粉红色的。生理性口腔黏膜黑色素沉着在临床上表现为无症状、单一或多发、界限清楚或不明确的斑片或均匀斑点，颜色从浅到深棕色或黑色不等，大小和形态各异。它可发生在口腔黏膜的任何部位，最常见于牙龈，通常双侧对称发生，不会越过黏膜交界处，也不会累及牙龈边缘。生理性牙龈黑色素沉着通常在口腔前部比后部更明显，唇颊表面色素沉着比舌部和腭部深。

生理性色素沉着的发生可能与遗传有关，颜色深浅、发生范围可能与局部物理、化学、机械刺激及黑色素细胞活跃性有关，一般不需要治疗，可定期复查。

烟草所致色素沉着，可波及被动吸烟者

吸烟是引起口腔黏膜色素沉着类疾病的常见原因之一，烟草燃烧产生的物质（如尼古丁等）可刺激黑色素细胞生成，其中的有害物质亦可附着黑色素，进而在局部形成色素沉着，多发生于唇侧牙龈。在很多"老烟民"的口腔内可发现牙龈色素沉着，其颜色和范围一般与吸烟频率、时间和吸烟量有关。

有研究表明，长期吸"二手烟"也可能引起牙龈色素沉积，尤其是受"二手烟"影响大于10年的"被动吸烟者"；儿童牙龈色素沉着的患病率与其父母吸烟状况呈正相关。一般由烟草所致的色素沉着不会发生恶性转化，无须治疗，如果有美观要求，可到专业医疗机构行手术或激光治疗。

口腔黑斑 + 胃肠息肉，或是一种病

黑斑息肉综合征（Peutz-Jeghers综合征）属常染色体显性遗传病，俗称"口周黑子病"，男女均可患病。该病色素斑多发生于口唇、颊黏膜、口周皮肤、手脚掌面皮肤，多为黑褐色。绝大多数患者在两三岁时出现皮肤黏膜黑斑，初发时黑斑多见于口唇周围、肛周或手掌等部位。胃肠道息肉发现年龄较色素斑晚，主要在10～30岁时出现，可分布于全胃肠道，以小肠最常见，常为多发性息肉，伴反复腹痛、腹泻、消化道隐匿性出血等症状。

该病少见，家长认识不足，甚至将其误认为"胎记"。患者在青少年或成年后，因胃肠道息肉进展，并发肠梗阻、肠套叠，甚至息肉恶变，才被发现。

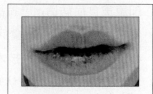

黑斑息肉综合征，唇部黑斑

因此，如果发现口腔内、嘴唇上有散在黑斑，且经常胃肠不适，要及时去医院就诊。黑斑息肉综合征病变广泛，不过黑斑本质上只是一种黑色素沉着，并无恶变风险，如果影响美观，可采用冷冻或激光治疗去除；肠道息肉轻者可对症处理，严重者需要手术治疗。

口腔黑斑 + 黑甲，人到中年需警惕

口唇色素沉着－黑甲综合征（LHS）是一种少见的唇部、口腔黏膜和指（趾）甲色素沉着性疾病，病程进展缓慢，皮损常进行性加重。该病多发生于中年人，女性较男性多见。其特征性临床表现为获得性口

唇颊黏膜色素沉着，多为棕黑色圆形、卵圆形或不规则色素沉着斑块，可散在分布或聚集分布，口腔内以唇红、颊黏膜、硬腭等处较多见，其次是舌、软腭、牙龈和口底等部位，黏膜表面光滑，常伴纵向黑甲，患者无自觉不适症状。

LHS目前病因尚不明确，是一种良性病变，不伴系统障碍，无癌变倾向，一般无须治疗，定期随访即可。如果有美观要求，可行冷冻或激光治疗。

口腔黏膜色素痣，良性病变不用怕

广义上说，口腔黏膜色素痣是指上皮与固有层交界处或固有层中的黑色素细胞出现异常过度积聚而引起的黑色素沉着，可发生于任何年龄、口腔黏膜任何部位。皮损多为单发，少数可累及两个以上部位，一般长径不超过5毫米，可高出黏膜表面，呈灰褐、蓝或黑色。其中，蓝痣是一种不太常见的口腔黏膜痣，临床表现为小蓝斑或丘疹，多出现在儿童或年轻人上腭部。

口腔黏膜色素痣一般不需要治疗，定期随访即可，必要时可采用手术、冷冻或激光治疗。

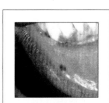

口腔黏膜色素痣

口腔黏膜黑色素瘤，恶性程度高

黏膜黑色素瘤是一种侵袭性较强的黑色素瘤的亚型，可发生于口腔头颈部黏膜，如口腔（包括牙龈、软硬腭、舌等）、咽、鼻腔等，消化道（如直肠、肛管）、生殖道和泌尿道等黏膜组织亦可出现。在我国，发生于口腔颌面头颈部的黏膜黑色素瘤约占黏膜黑色素瘤

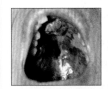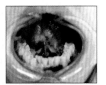

口腔黏膜恶性黑色素瘤

的一半，多集中于口腔、咽、鼻腔、鼻窦等部位，早期临床表现为棕红色或黑色凸起，随着病变进展，出现隆起、结节、溃疡伴出血，并发生局部淋巴结转移和远处肺、肝、骨、脑转移。与皮肤黑色素瘤相比，黏膜黑色素瘤的恶性程度更高，复发率和远处转移率高，患者预后差，死亡率高。

口腔黏膜黑色素瘤早期常被误诊为良性色素沉着病变而耽误治疗，患者要提高警惕，尽早去医院就诊。目前主要根据疾病发展阶段，采取以手术、冷冻、化疗、免疫治疗及生物治疗为主的综合序列治疗方案。

多种疾病可伴发黏膜黑斑

在临床上，还有一些全身系统性疾病会表现为口腔黏膜黑斑，某些外源性因素也可导致黏膜黑斑。

● 艾滋病

部分艾滋病患者除常见的牙龈炎、卡波西肉瘤、白斑、黑毛舌等典型临床表现外，还可出现牙龈黑色素沉着，通常在感染艾滋病病毒2年内发生。临床上常表现为孤立或多发性深色黑色素沉着斑，或黑色素沉着过度的弥漫性棕黑色区域，可发生在口腔黏膜的任何部位。

● 原发性肾上腺皮质功能减退症

一种因肾上腺原发病变引起肾上腺皮质功能障碍，使皮质激素（糖皮质激素、盐皮质激素）水平降低所致的全身性内分泌疾病。患者常有疲劳、体重减轻、恶心、呕吐、喜欢咸食等表现，常伴口腔黏膜弥漫性棕色素沉着。

● 药物相关性色素沉着

常见药物有氯喹（抗疟药）、氯法齐明（抗麻风药）、伊马替尼（抗肿瘤药）、镇静剂类、激素类、抗心律失常药等。患者色素沉着程度不一，累及全身皮肤黏膜，多数可逆，停药后可消失。

● 医源性银汞合金沉着

银汞合金是过去几十年口腔科广泛使用的牙体充填材料，可引起局部黏膜色素沉着，皮损范围较局限，呈灰色或蓝黑色，紧挨着患牙，一般无须治疗。**PM**

复旦大学附属中山医院康复科副主任医师　刘邦忠

"低头族"，警惕颈源性头痛

生活实例

张先生是一位IT从业者，为了保持专注，他常常一个姿势保持几小时。近来，张先生常常感到颈肩酸胀、头晕头痛，且发作频率越来越高、程度越来越重。"莫不是脑袋里长了东西？"张先生忧心忡忡地去医院就诊。经头颅磁共振检查，他被诊断患有颈源性头痛。

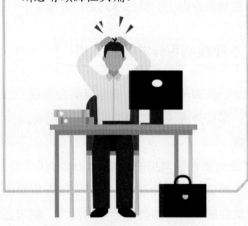

颈源性头痛是指颈椎病变或颈部软组织损伤导致的头部牵涉性痛，属于继发性头痛，发病率为1%～4%，多见于中老年人与"久坐低头族"。长期低头使颈椎固定于某个位置，可引起颈部肌肉僵硬，产生肌肉劳损，加速颈椎退化，造成颈源性头痛。另外，长期使用过高或过软的枕头可使颈部周围肌肉失衡，引发颈源性头痛。日常生活中，某些不良姿势和颈部活动、长期精神紧张、寒冷等刺激均可诱发颈源性头痛。

特点：闷痛、范围固定

颈源性头痛的性质为闷胀痛，非搏动性，持续时间不定；疼痛部位较固定，常以颈部或枕部为"起点"，向同侧额区、颞区和眶区放射，以颞区最常见，同时可累及肩、上臂。多数患者可伴有耳鸣、恶心、头晕、畏光、睡眠障碍等不适。体格检查后，患者可有局部压痛、肌肉痉挛、颈部活动受限等异常表现。

首选保守治疗

对付颈源性头痛以保守治疗为主，常见的治疗方法包括物理治疗（如颈椎牵引、肌力训练及平衡训练等），药物治疗（如非甾体抗炎药、中枢性肌肉松弛剂等）和手法治疗（如推拿、按摩、正骨等）。

保守治疗无效或效果不佳的患者可尝试微创神经阻滞注射治疗，根据疼痛的部位及特点选择注射部位，如枕大、枕小神经阻滞注射治疗，颈神经后支阻滞注射治疗，颈椎旁病灶注射治疗，寰枢关节注射治疗，等等。颈椎病变严重者可采取颈椎开放性手术治疗。

呵护脊柱，预防颈源性头痛

为预防颈源性头痛，"久坐低头族"应注意：控制每天伏案工作、低头看手机的时间；避免久坐，每40分钟应站起来活动5～10分钟；保持正确坐姿，臀部、腰背部与座椅充分接触，可在腰后垫软垫，为背部提供良好支撑，小腿与地面垂直。当出现颈、肩部软组织损伤时，应及时治疗，以免发展为慢性损伤。

另外，平时加强颈、肩部肌肉锻炼，对缓解颈部肌肉疲劳、促进脊柱健康、防治颈源性头痛作用明确。方法如下：

● 坐位或站位，双手交叉抱住肩部，身体前倾拉伸颈背部；双手展开后伸，头后仰，拉伸颈部前侧肌肉。

● 将手放在头的前、后、左、右方，颈部和手同时用力"对抗"，每侧维持10秒。🅿️🅼

看得见的胃动力

上海市光华中西医结合医院超声科
金 琳（副主任医师） 韩 锦

前段时间，28岁的王先生经常感到餐后腹部饱胀，以为是小毛病，并未放在心上。后来症状加重，反复出现反酸、烧心、恶心、呕吐等现象，甚至焦虑、失眠、没有食欲，王先生这才意识到身体可能出问题了，急忙前往医院。胃超声造影检查发现，胃部蠕动波平均频率和幅度明显下降、90分钟胃窦排空率显著下降，提示胃动力下降。结合临床表现，医生诊断为功能性消化不良。经积极对症治疗，王先生很快康复。

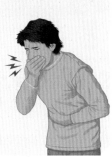

胃动力是指胃壁肌肉的收缩蠕动力，包括肌肉收缩的力量和频率。胃动力越低，消化吸收能力也越低，会导致消化不良。胃动力障碍包括胃排空延迟、异常增快等一系列功能障碍。临床上用于检查胃动力的方法很多：目前胃核素显像被认为是评估胃动力的"金标准"，不过这项检查有一定辐射；胃运动功能测定、胃电图等方法操作较烦琐、检查时间较长，且检查结果易出现误差；胃超声检查简单易行、安全性高、无创、无辐射，可重复进行。

胃超声检查前，患者需口服水、助显剂或超声造影剂等充盈胃腔，排出气体。常规经腹超声可清晰显示胃壁层次结构，以及病灶位置、大小、形态特点、与胃壁层次结构的对应关系，还可评估胃功能，包括胃容积、胃排空等。患者进食后，胃底开始容受性舒张，食糜快速充填胃底、胃体部，并向胃窦部弥漫，胃体积增大，此时胃排空开始，且随着时间推移，各部位横断面积逐步减小。医生可通过超声观察不同时间段的胃横断面积，计算胃排空率和胃窦收缩力等，从而评估胃动力。目前，超声评估胃动力常用指标有如下6项：

❶ **胃排空率** 包括胃体、胃底和胃窦排空率，其中以胃窦排空率应用最为广泛。胃排空率取决于食物的性状（液体或固体）及营养素（脂肪、蛋白质、碳水化合物）含量，基本不受进食量影响。通常认为，正常人标准膳食下90分钟的胃排空率约为63%，如果＜45%，可诊断为胃排空延迟。

❷ **胃窦收缩幅度** 胃窦舒张面积在餐后达到最大值，之后逐渐缩小。（胃窦舒张期最大横截面积−胃窦收缩期最小横截面积）÷胃窦舒张期最大横截面积＝胃窦收缩幅度，正常值为60%～80%。

❸ **胃窦收缩频率** 即胃蠕动波出现的频率，通常连续记录进食后6分钟内每2分钟胃窦收缩次数作为胃窦收缩频率。健康人群进食后胃窦收缩次数为3～4次/分钟，当胃动力下降（如功能性消化不良）时，收缩次数可降至1～2次/分钟。

❹ **胃窦动力指数** 胃窦收缩幅度和收缩频率的乘积为胃窦动力指数（MI）。通常认为，MI＞0.8，胃肠运动正常；0.4＜MI＜0.8，胃肠动力下降；MI＜0.4，胃肠动力衰竭。

❺ **胃半排空时间** 即进食后50%的食物从胃内排空的时间，一般为30～60分钟。

❻ **总胃排空时间** 即进食后食物从胃内全部排空的时间，正常为2～4小时，如果胃动力下降，排空时间会延迟到6～8小时甚至更长。

胃动力超声检查可提供胃运动相关参数的实时信息，直接观察胃动力情况，真正看见胃动力。**PM**

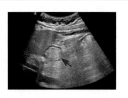
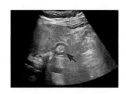

图1 箭头所指类圆形为胃窦舒张时的最大横截面积　　图2 箭头所指类圆形为胃窦收缩时的最小横截面积

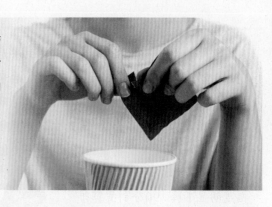

甜味是人类的快乐源泉之一，但在全球范围内，糖尿病、心血管病、肥胖等慢性病都与糖摄入过量有关。代糖的出现，既满足了人们对于甜味的追求，又减少了糖类摄入过多对健康的影响。那么，代糖真的是"控糖人士"的福音吗？让我们一起来探究代糖背后的真相。

扫描二维码，立即收听

代糖=健康？
一起探究代糖背后的真相

上海市黄浦区疾病预防控制中心　陈玮华　马立芳（主任医师）

什么是代糖

代糖不是糖，通常是指替代蔗糖、果糖、葡萄糖、麦芽糖、乳糖等发挥甜味作用的甜味剂，具有甜度高、低热量或无热量的特征。因其可避免糖类过量摄入，故受到食品生产厂家和消费者的青睐。

在种类繁多的代糖中，根据其来源可分为天然甜味剂和人工合成甜味剂。天然甜味剂大多从植物中提取而来，如甜菊糖苷、罗汉果苷等。人工合成甜味剂有糖精、安赛蜜、甜蜜素、阿斯巴甜、纽甜、三氯蔗糖（蔗糖素）等，在各类食品的配料表中常能看到它们的身影。

代糖不是糖，为什么吃起来会有甜味

代糖的结构与糖类似，可与舌头味蕾上的甜味受体结合，且结合能力比糖类大得多，部分代糖的甜度甚至高达蔗糖的数千倍。

也就是说，只要添加极少量代糖即可达到与蔗糖相同的甜度，不仅可以减少能量摄入，也能降低生产成本。

代糖真的是糖的完美替代品吗

大多数代糖的分解产物不含葡萄糖，不直接参与胰岛素的分泌，从理论上说并不引起血糖升高，故被广泛应用于肥胖和糖尿病患者的饮食管理中。

然而，不论是天然代糖还是人工代糖，其安全性都存在争议。世界卫生组织近期发布的《非糖甜味剂使用指南》中建议：不要使用非糖甜味剂控制体重，长期使用甜味剂会产生潜在的不良影响，如增加成年人患2型糖尿病、心血管病和肥胖的风险。很多人可能会感到疑惑：代糖不是糖类的完美替代品吗？为

什么会适得其反呢？

这是因为，含有糖类的甜食可以刺激人脑的多巴胺奖赏系统，通过分泌更多的多巴胺，让人们感受到快乐。吃代糖往往没有这种作用，大脑对热量的渴望未被满足，使人更容易产生饥饿感，增强了人对"真糖"和高热量食物的渴望，甚至产生"糖瘾性依赖"，久而久之，可增加肥胖、糖尿病等慢性病的发生风险。

此外，大量研究发现，代糖或多或少会给身体带来一些不良影响。比如：人工甜味剂的摄入可增加

非酒精性脂肪性肝病的患病率；赤藓糖醇会增加心血管不良反应；因不能被人体吸收，麦芽糖、山梨糖醇、赤藓糖醇等代糖摄入过量会引起代谢紊乱，影响肠道微生物的多样性；等等。

当然，上述许多研究都是在动物中进行的，其结果并不能直接用来衡量、预估代糖对人体健康的影响。我们应该以科学、理性的态度看待代糖。目前食品中添加的代糖，不论是天然代糖，还是人工合成代糖，都是受监管部门监管的食品添加剂，必须经过审查和批准才能使用，且每种添加剂的每日允许摄入量（ADI）均被设置在非常保守的水平，以免对人体健康造成影响。因此，只要是符合我国食品添加剂标准的代糖，正常吃都是安全的。

需要注意的是，代糖只是替代糖的一种选择，并不是最好的选择，千万不要因为它的出现，就放松了对"糖"的警惕。

"致癌"风波后，阿斯巴甜还能吃吗

阿斯巴甜、三氯蔗糖和甜蜜素被称为甜味剂"三剑客"。阿斯巴甜的甜度是蔗糖的 200 倍左右，清爽适口，有类似蔗糖的甜感而无苦涩味或金属后味，是不少"无糖""零糖""0 蔗糖"饮料和食品的主要甜味来源。

2022 年 7 月，国际癌症研究机构（IARC）、世界卫生组织（WHO）和粮食及农业组织（FAO）食品添加剂联合专家委员会（JECFA）共同发布了对非糖甜味剂阿斯巴甜健康影响的评估，将阿斯巴甜列为"2B 类致癌物"（可能对人类致癌），再次引发消费者对阿斯巴甜安全性的广泛关注。

实际上，JECFA 已指出，阿斯巴甜在推荐使用量范围内都是安全的。也就是说，只要每天摄入量不超过 40 毫克 / 千克体重，就是安全的。举个例子：一瓶 350 毫升无糖饮料中含有 200～300 毫克阿斯巴甜，一位体重 70 千克的成年人每天饮用 9～14 瓶（3000～5000 毫升），才可能超过每日允许摄入量。

同时，国家食品安全风险评估中心联合国家癌症中心发布的公告也给大家吃了一剂"定心丸"。结合 2018 年中国居民含阿斯巴甜食品消费量数据，我国居民每日阿斯巴甜平均摄入量和极端摄入量均低于目前国际普遍采用的每日允许摄入量。也就是说，按照我国现行标准规范使用阿斯巴甜，健康风险很低。

需要提醒的是，阿斯巴甜分解后会产生苯丙氨酸，苯丙酮尿症患者无法代谢苯丙氨酸，需要严格限制含有阿斯巴甜食物的摄入。

我们该如何吃糖

糖是一种会导致成瘾的食物，与其纠结哪种甜味剂更安全，不如慢慢改掉"嗜甜"的习惯。不论"有糖""无糖"还是"人造糖""天然糖"，都要少吃。尤其是味觉系统还在发育的儿童和青少年，更要养成良好的饮食习惯。

以下方法有助于"减糖"，大家不妨一试：

1 最好的饮料是白开水

如果实在不喜欢喝白开水，可以在水中泡两片水果，水果中析出的少许糖类可以为白开水增加风味。

2 改变口味和饮食习惯

逐渐养成和建立良好的膳食习惯和清淡饮食的行为。均衡膳食、保证充足的能量摄入、减少饥饿感，都可以降低对甜食的渴望。尽量少喝含糖饮料，若实在想喝，可采用稀释的方法，减少入口饮料的甜度，慢慢适应后，口味会变得越来越清淡，对甜味的需求也会下降。

3 尽量选择天然食物和饮料

不妨用水果和果干代替甜食，用茶水、柠檬水等代替含糖饮料。**PM**

随着人们生活水平的提高，饮食和生活习惯发生较大的改变，血脂异常发生率逐年上升。《中国居民营养与慢性病状况报告（2020年）》显示，我国18岁及以上成年居民的血脂异常比例高达35.6%。为控制血脂，越来越多人选择吃素，但吃素就一定能"对付"血脂异常吗？

扫描二维码，立即收听

吃素 就能"管"好血脂吗

上海市第二康复医院营养科　苏 宁
上海市同济医院营养科主任医师　吴 萍

吃素，不一定能解决血脂异常

诸多研究表明，大部分血脂异常者改为素食后确实能改善血脂水平。然而，有部分素食者仍会出现血脂异常、肥胖、脂肪肝等。究其原因，可能与以下因素有关。

❶ 部分素食者会摄入大量碳水化合物

很多素食者不吃荤食，饮食结构中碳水化合物的比例就会大增，尤其是精制碳水化合物，如白面、精米、果汁、甜点等。值得注意的是，水果虽然对健康有益，但含糖量不低，《中国居民膳食指南（2022）》建议成人每天吃200～350克水果（相当于一个中等大小的苹果），有些素食者经常吃半个西瓜或一大串葡萄，摄入的大量糖分相当于多吃了几碗米饭。人体可以用碳水化合物合成甘油三酯和胆固醇，因此，长期碳水化合物摄入过多也会导致血脂异常。

❷ 部分素食者饮食的脂肪含量并不低

虽然大部分素食自身脂肪含量较低，但如果"素食荤做"，烹饪时加入较多食用油，也会导致脂肪摄入量超标。比如，100克土豆脂肪含量为0，而炸成薯条后，脂肪含量增加到12克。

此外，有些素食的油脂含量和能量并不比肉类低。比如：相同质量的腐竹、油面筋等的能量远高于肉类；蔬菜沙拉中的沙拉酱能量很高；一些水果（如波罗蜜、榴梿、山楂、牛油果等）富含碳水化合物，坚果（如核桃、花生、腰果等）富含脂肪，所含能量也较高。

因此，如果误以为这些素食比较"安全"而不加节制地食用，或者采用油炸、干煸等重油的烹调方式，膳食摄入的油脂也会超标。

❸ 部分血脂指标与饮食关系不大

血脂检测指标通常包括胆固醇、甘油三酯、低密度脂蛋白胆固醇、高密度脂蛋白胆固醇、载脂蛋白A、载脂蛋白B和脂蛋白a。有些人其他血脂指标正常，但脂蛋白a水平偏高，他们即使选择清淡素食，往往也不能降低脂蛋白a水平。因为脂蛋白a是肝脏合成的一类特殊脂蛋白颗粒，其水平主要由基因决定，与遗传有关，基本不受性别、年龄、体重和大多数调脂药物的影响，或见于肾病综合征、糖尿病肾病、妊娠和长期服用生长激素等情况，与饮食关联不大。

合理素食，才能"对付"血脂异常

多数研究显示，吃素对预防血脂异常具有积极作用。因为水果、蔬菜、全谷类、豆类和坚果等植物性食物中富含膳食纤维、水溶性维生素、植物甾醇等植物化学物，可调节血脂，减少动脉硬化和心脑血管疾病的发生风险。

然而，人们仍需要警惕长期纯素食对身体健康的潜在隐患。不合理的素食会导致一些重要营养素缺乏，尤其是锌、铁、钙、n-3多不饱和脂肪酸、维生素 B_{12} 和蛋白质。铁缺乏会导致缺铁性贫血，钙缺乏会影响骨骼健康，维生素 B_{12} 缺乏会引起巨幼红细胞性贫血及神经系统问题，蛋白质缺乏则易引起肌肉流失、免疫力降低等问题。因此，为控制血脂，素食者在控制脂肪及能量摄入的同时，也需要注重合理搭配食物，保证摄入充足营养。

血脂异常者，如何健康吃素

相关调查估计，目前我国素食人群已超过五千万。《中国居民膳食指南（2022）》中，素食人群的膳食指南包括六条核心推荐：

一、食物多样，谷类为主，适量增加全谷物。

二、增加大豆及其制品的摄入，选用发酵豆制品。

三、常吃坚果、海藻和菌菇。

四、蔬菜水果应充足。

五、合理选择烹调油。

六、定期监测营养状况。

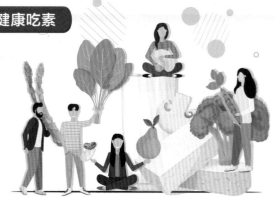

血脂异常者如果选择吃素，宜在蛋奶素（即除植物性食物外，还食用蛋类及奶类）基础上恰当搭配食物，尤其应注意以下几点：

1 控制总能量

保持合理的能量摄入，避免食用过多高能量食物和加工食品，以维持适宜的体重及血脂水平。

2 全谷物、杂豆天天有

主食中一半应为全谷物及杂豆，燕麦、全麦粉、玉米、糙米、绿豆等富含膳食纤维和B族维生素的全谷物，是健康饮食的重要组成部分。

3 少吃油、吃好油

n-3多不饱和脂肪酸具有调节血脂等健康益处，由于其主要存在于海鱼中，素食人群易缺乏。因此，素食者应选择富含n-3多不饱和脂肪酸的食用油，如亚麻籽油、紫苏油、核桃油、菜籽油和豆油等。血脂异常者每天油脂的摄入量不应超过25克，考虑到鸡蛋、牛奶、坚果等食物中的隐性脂肪，食用油用量应更少。此外，轻度胆固醇增高者胆固醇摄入量应低于300毫克/天（相当于1个鸡蛋黄），中、重度胆固醇增高者胆固醇摄入量应低于200毫克/天。

4 保证充足优质蛋白质

大豆及豆制品、各种蛋及奶类是优质蛋白的主要来源，素食者应保证这些食物的摄入，可选择只吃蛋白、非油炸豆制品、低脂或脱脂奶。PM

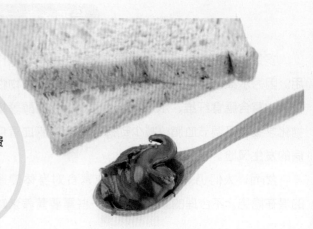

近来,"生"系食品受到越来越多人的青睐,许多品牌紧抓"生"的概念,推出了"生"系食品,如生巧克力、生吐司、生椰汁等。尤其是生可乐、生茶、生咖、生酪拿铁等主打"生"概念的饮品吸引了不少消费者的目光。在食品行业,用"生"字来造词的食品更是应接不暇。仿佛只要加个"生"字,就能变成"爆款"网红产品。"生"系食品究竟是怎么来的?为什么其前面要加个"生"字?又为何成为"营销宠儿"?

爆火的"生"系食品,究竟有何魅力

华东理工大学食品科学与工程系教授　刘少伟

"生"系食品,源于日本

在中文语境里,"生"字和食品搭配在一起,很容易让人联想到"生食""不熟"。但如今市面上铺天盖地出现的"生"系食品,强调的是"新鲜、简单、原汁原味"的概念,其源自日文。

在日本的饮食文化中,"生食"是非常重要的特征之一。远古时代,四面环海的日本受地理条件制约,自身无法产出大量油料、砂糖、香辛料等食品原料,加之宗教文化潜移默化的影响,日本逐渐形成顺应自然的生活理念及对"生食"的饮食偏好。

总体而言,"生"系食物主要有三大特点:一是未经加工,保持了天然的颜色、味道和营养成分;二是减少添加剂和防腐剂的使用,更健康环保;三是制作时间短,避免长时间加热和烘焙,保留了更多天然风味。

"生"系食品,特色从何而来

传统工艺的"生"系食品在饮食上追求食材本身的天然美味,最大限度地保留食物自身的营养价值——也就是"原生态、未加工",例如日料里的生鱼片、生酱油、生鸡蛋等。而有些"生"系食品则是采用了"生"原料或

"生"工艺,以提升口感等品质,或提供新奇的体验。比如:生啤指的是未经高温消毒、采用过滤处理的啤酒;与传统的可乐制作工艺不同,"生可乐"采用非加热物理灭菌法,尽可能保留可乐中香料的香气,并减少可乐中二氧化碳的分解;"生吐司"并非指吐司不熟,而是以"生"表示其"直接吃也很好吃",无须烘烤就能有入口即化的口感。

"生"系食品，值得追捧吗

"生系食品"的风吹到了国内，并成为人们关注的焦点，与如今的消费者越来越重视食品饮料健康化的趋势有关。

首先，用"生"强化产品天然新鲜、清洁、安全的属性，生椰、生酪系列的走红，除原料自身优势的加持外，还因为主打"生"概念，进一步加强了消费者对产品食材新鲜、天然、纯粹、无添加的原生品质的消费认知。

其次，商家用"生"打造新奇的产品概念和独特体验，重塑传统的品类认知，以生巧、生可乐、生吐司为代表的产品，通过原料配方或加工工艺的增减调整，呈现出与传统品类相比更丰富或截然不同的产品形态和口感体验。

不过，消费者对"生"系食品的评价大相径庭。部分消费者认为，加上"生"字的食品与普通食品差别不大，其实是"智商税"。比如，有人认为生吐司的口感比一般吐司好，质地也更柔软，有人则吐槽价格上百元的生吐司在口感和味道上都和普通吐司差不多；有网友试喝最近销量火爆的"生可乐"，不仅没体会到"杀口感"带来的快感，还感觉甜到难以忍受，直呼"被骗了"。

因此，"生"系食品是否值得选择，还要看消费者个人追求的是什么，是追求口感、新鲜感、刺激或新奇的独特体验，还是追求食品本身的食用价值和性价比。

挑选"生"系食品有讲究

"生"系食品概念的流行反映了当下消费者在饮食消费中对清洁、安全和产品多元体验的潜在需求。同时，"生"系食品虽然口感可能比传统工艺制成的食品更好，但由于未经高温处理等，保质期往往比普通食品大大缩短。因此，在选择"生系食品"时，需要注意以下几点：

首先，一定要选择正规渠道购买有品牌保障的食品。"生"系食品对食品安全要求非常高，正规企业从用料到生产工艺和品质控制都比较规范，可以最大程度保证食品的品质和安全。其次，注意看产品配料表。配料表中的原料按用量从多到少排列，可以选择原料品质更好、更天然的产品。第三，看产品标签的生产日期和保质期。生产日期越新的食品，越能保证食品的新鲜度、品质和安全。

吃"生"系食品的"正确姿势"

适量食用 ➡	虽然"生"系食品可能有一定优势，但目前市场上的"生"系食品大部分强调商业概念，与普通食品一样不宜过量食用。
注意妥善保存 ➡	"生"系食品通常含有较高的营养成分，保质期较短，对保存方法的要求更高，如果保存方法不适宜，其中的营养成分、口感、风味就会被破坏，不仅食用价值降低，还可能带来食品安全问题。此外，购买此类食品时应注意控制数量，以免造成浪费。
注意食物搭配，保持营养均衡 ➡	"生"系食品虽然营养成分含量较高，但相对较为单一，应注意与其他食物合理搭配，更全面地满足身体的营养需求。**PM**

生活实例

近日，江西省吉安市一位患者出现乏力、咳嗽、发热等症状，自行服用感冒药后症状未缓解，2天后症状加重并出现呼吸困难，就医后被转入重症监护室接受治疗，经检查后被确诊为钩端螺旋体病。当地疾病预防控制部门开展流行病学调查后发现，该患者于5天前在自家附近的小河捕过鱼，该地区往年在钩端螺旋体监测中曾从老鼠体内分离出钩端螺旋体。因此推断，该患者的发病可能是接触了带有钩端螺旋体的河水所致。广东也有一位80岁的阿婆在饮用山泉水后被诊断患钩端螺旋体病，紧急转入重症监护室抢救。钩端螺旋体病是如何"侵袭"人体的？还能愉快地下水玩耍、饮山泉水吗？

鲜为人知的 钩端螺旋体病

上海市疾病预防控制中心公共服务与健康安全评价所副主任技师　屠丽红

人怎么会感染钩端螺旋体病

　　钩端螺旋体病是一种由致病性钩端螺旋体感染引起的急性全身感染性疾病，属于人畜共患病。据报道，世界各地有近200种动物携带钩端螺旋体，包括哺乳动物、鸟类和两栖类，以哺乳动物为主，中国已有67种动物被证实为其宿主。家畜（猪、牛、羊、马）和犬均可携带，啮齿动物是危害最大的宿主动物。

　　动物感染钩端螺旋体后可能无症状，也可能出现严重症状，可长期甚至终身携带钩端螺旋体。

　　钩端螺旋体可在宿主动物肾脏中生存、繁殖并随尿液排出体外，在水或土壤中存活数月。人在饲养、屠宰、加工和运输动物等过程中，直接接触宿主动物身上的钩端螺旋体，或在生产劳动和生活中接触受其污染的水、土壤和食物，钩端螺旋体便可通过破损皮肤或黏膜（如眼睛和嘴）进入人体，使人发病。钩端螺旋体可经胎盘在母婴之间传播，但比较少见。人与人之间的传染罕见。

　　人类对钩端螺旋体普遍易感，农业工作者、饲养员、兽医和屠宰场工人是易感者。下水道工人和环卫工人的工作环境多有啮齿动物出入，受感染的机会也会增加。野外探险者和水上运动爱好者，在疫水中游泳、捕鱼的人也容易感染。

钩端螺旋体"偏爱"温暖潮湿环境

　　钩端螺旋体病在全球广泛分布。由于钩端螺旋体适合在温暖、潮湿的环境中生存，故该病常见于热带、亚热带和温带地区，尤其易在经济较落后、基础设施较差的热带地区流行。全球每年有近百万人感染钩端螺旋体病，约6万人死亡。菲律宾、泰国、肯尼亚、老挝、印度等国家都曾发生过钩端螺旋体病暴发。

　　自1955年我国将钩端螺旋体病列入法定报告传染病以来，其曾发生过数十次大规模流行。1993年后，我国钩端螺旋体病发病率呈下降趋势，2006年后每年报告病例数降至1000以下，主要分布在长江流域及以南地区，如安徽、四川、贵州、湖北、湖南、江西、浙江、广东、广西、福建、云南等。

钩端螺旋体病一年四季都有发生，以夏秋季（6～10月）为发病高峰。我国南方夏秋两季频繁遭遇暴雨，洪水、台风和泥石流时有发生。同时，夏秋季也是水稻收割期，啮齿动物更为活跃，人类接触污染水体的机会大增，易形成流行。

值得警惕的是，由于全球气候变暖、洪水灾害频发，城市化导致钩端螺旋体的宿主动物生存环境改变及人类活动变化，一些国家的钩端螺旋体病例数呈上升趋势。

钩端螺旋体病"威力"不容小觑

钩端螺旋体病的潜伏期一般为7～14天，平均为10天，长至28天，短至2天。其早期典型表现为三症状（发热、肌肉酸痛、全身乏力）和三体征（眼结膜充血、腓肠肌压痛、淋巴结肿大）；起病急骤，常表现为高热、头痛、寒战、乏力、淋巴结肿大和明显的肌肉疼痛等感冒样症状，因此很多感染者误以为是感冒而未及时就医。

我国根据临床特征将钩端螺旋体病分为流感型、肺出血型、黄疸出血型、肾型和脑膜脑炎型5种。

几乎所有钩端螺旋体病都从流感样表现开始，90%的患者临床症状为温和并自限的流感型，5%～10%最终发生多脏器衰竭；重症患者中，肺弥漫性出血死亡率最高，达40%～50%；黄疸型钩端螺旋体病可伴随典型的黄疸症状；肾炎型患者可因肾功能衰竭或休克而死亡；脑膜脑炎型很少见，但一旦发生呼吸衰竭，有很高的致命性。

近年来，由于钩端螺旋体病表现不典型、多样化，各型别之间常有交叉，容易发生漏诊和误诊。

如何确诊钩端螺旋体病

钩端螺旋体病的临床诊断方法很多，应用较多的是血清学检测和分子诊断方法。血清学检测是测定人体内的钩端螺旋体特异性抗体，但疾病早期阶段，抗体水平低，易出现假阴性，需要与分子诊断方法相结合，以提高诊断的灵敏度。宏基因二代测序（mNGS）作为一种新的分子诊断方法，可以更早、更精确地发现病原体，我国近几年已有不少mNGS技术用于钩端螺旋体病的诊断。

预防钩端螺旋体病的3条"防线"

❶ 消灭和控制传染源

采取科学、合理的措施对携带钩端螺旋体的宿主动物进行管理。比如：整治环境，消灭田间和家舍中的鼠类；加强家畜及其排泄物的管理，避免家畜排泄物流入水沟、稻田等；加强城市野生动物和流浪动物的管理；家养宠物外出时，尽量避免接触户外水源，做好钩端螺旋体病的疫苗接种；等等。

❷ 切断传播途径

在钩端螺旋体病的流行季节和流行地区，尽量减少与野生动物，以及稻田、小溪、湖泊、河水等天然水体的接触，做好防护。农业工作者、兽医、饲养员等感染风险较高者在工作时应使用适当的防护装备，如面罩、连体工作服、胶皮手套、长筒靴等。随着城市化进程的加快，城市中也时有野生动物出没，居民应注意避免接触。

❸ 加强卫生习惯

大家平时应使用干净的水清洗瓜果蔬菜，不喝生水，不食用病畜肉、生肉和野生动物。接触天然水体后，最好及时清洁。 **PM**

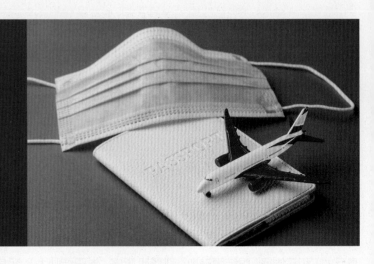

今年10月，大家迎来了中秋节与国庆节连休8天的"超级黄金周"，这也是我国跨境旅行政策调整后的首个黄金周，很多人长假期间选择出境游。旅途中常常发生一些健康问题，不仅影响游玩兴致，严重时还可能危及生命。出境旅行前，需要做好防护准备，将以下这些健康提示一起"装进行囊"。

穿上"防护甲"，乐享出境游

⌂ 上海市预防医学研究院　陆殷昊　何懿（主任医师）

旅行目的地传染病需严防

❶ 新冠病毒感染等呼吸道传染病

今年全球新冠病毒感染率已显著下降，但不少国家新增病例数仍较多，加之新冠病毒仍在不断变异，大家出境旅游时应注意预防，特别是老年人、儿童等高危人群，以及尚未感染或没有接种过疫苗的人。出行前应准备好充足的个人防护用品（如口罩、免洗手消毒剂、消毒湿巾等）、体温计、退热药等；在旅途中做好个人防护，保持良好的卫生习惯；进入人员密集的公共场所时佩戴口罩；在景区游玩时，应有序排队，与他人保持一定距离，避免接触有呼吸道症状（如发热、咳嗽、打喷嚏等）者；旅途中全程做好自我健康监测，出现发热等症状时，应暂缓行程，充分休息，必要时及时就医。

❷ 猴痘等新发传染病

猴痘是由猴痘病毒感染所致的人畜共患传染病，主要通过与猴痘感染者的密切接触传播，接触感染动物或被病毒污染的物品也有可能感染。感染后主要表现为发热、皮疹、淋巴结肿大。

猴痘以往主要流行于中非和西非。2022年5月以来，一些欧美国家先后发现大量猴痘病例。2023年6月以来，东南亚和西太平洋地区疫情呈上升态势，尤其是泰国、韩国、日本等国家。中国旅游研究院发布的《2023年上半年出境旅游大数据报告》显示，泰国、日本、新加坡、韩国等周边亚洲国家最受中国游客欢迎。因此，大家在出境前应关注目的地的猴痘疫情信息，在猴痘流行地区避免接触啮齿类、灵长类等动物，避免与可疑感染者密切接触或共用生活用品，做好手卫生。

❸ 登革热等蚊媒传染病

登革热是由登革病毒引起、经伊蚊传播的急性传染病，典型症状是发热、皮疹和"三痛"，即头痛、眼眶痛，以及肌肉、骨骼、关节痛。今年全球登革热疫情高发，尤其是东南亚的菲律宾、马来西亚、泰国、越南、柬埔寨、缅甸，南亚的孟加拉国、斯里兰卡，以及南美洲的秘鲁、阿根廷等国家。与之相似，基孔肯雅热是由基孔肯雅病毒（CHIKV）引起，经伊蚊传播，以发热、皮疹及关节疼痛为主要特征的急性传染病。疟疾是由疟原虫感染引起的寄生虫病，主要由雌性按蚊叮咬传播，表现为反复发作的间歇性寒战、高热、出汗后缓解。

登革热和基孔肯雅热目前没有有效的疫苗及预防药物，主要通过在旅行中做好防蚊措施预防：旅行途中应穿长袖长裤，不穿暴露脚部皮肤的凉鞋、拖鞋；外出时涂抹带有避蚊胺成分的驱蚊剂，与防晒霜同用时，应在使用防晒霜后涂抹；避免在公园和景区的树荫下长时间逗留；远离积水、废旧轮胎及沟渠等蚊虫孳生地；住宿时尽量选择有空调或装有纱窗的房间，并使用蚊帐、电蚊香等。

预防疟疾，除做好防蚊措施外，还可进行预防性服药，一般提前 7 ~ 10 天服用氯喹 2 片，效力可持续 7 ~ 10 天。需要提醒的是，预防性服药前最好咨询医生，并按照医嘱或说明书服药。

❹ 霍乱等肠道传染病

霍乱是由霍乱弧菌引起的烈性肠道传染病，发病急，传播快。典型临床表现为剧烈的腹泻和呕吐，常引起脱水，严重时可导致休克和肾衰竭，危及生命。

霍乱的主要预防措施是保持饮食卫生，把好"入口"关：吃完全烧熟煮透的熟食，尽量少吃生冷食品，尤其是海产品、凉菜等；最好吃能剥皮的水果等食物，如果不能剥皮，应充分洗净后再吃；喝开水或瓶装矿泉水，如果喜欢加冰，应确保冰块由瓶装水或经杀菌消毒的水制成。旅游区食品来源复杂，大家应选择正规餐饮店就餐，并确保店内卫生与管理状况良好，比如：有清洁的水源、消毒设备；食品原料新鲜，无蚊蝇环绕，有防尘设备；周围环境干净；等等。

此外，大家应做好出入境健康申报。旅行结束后，如出现发热、皮疹等症状，应及时就医，并主动告知医生近期旅行史及接触史。

旅行中常见疾病莫轻视

腹泻 旅行中发生腹泻的可能性较高，大部分由细菌等病原体感染引起，原因多为饮食不卫生或不注意手卫生，也与旅行地卫生条件及个人健康状态有关。除注意饮食卫生外，旅行时还应格外注意保持手卫生，饭前便后如果不方便洗手，可使用免洗手消毒液、消毒湿巾等进行清洁消毒。此外，可以在行囊中准备一些常用止泻药或抗菌药。

感冒 旅途中的奔波劳累容易引起抵抗力下降，加之旅行地的天气等环境变化，人在旅行时容易感冒。因此，旅途中应注意休息，根据天气变化及时增减衣物，备好常用感冒药、润喉片等。PM

延│伸│阅│读

旅途中常见不适巧应对

● 乘飞机时耳痛

很多人在飞机起飞和降落时，会感到耳朵疼痛。这是因为，高空中的气压低于地面。飞机起飞时，环境中的空气压力逐渐下降；降落时，空气压力逐渐回升。外界空气压力与中耳腔内压力不同，使鼓膜受到压迫，便引起耳朵疼痛。此时可采取嚼口香糖、吃糖果，或打哈欠、吞咽口水、用嘴呼气等方法缓解疼痛。

● 时差问题

去跨越 3 个时区以上的国家或地区旅行常常会出现时差问题。可以在出发前提前适应时差。例如，如果旅行目的地在东边超过 3 个时区，可以提前休息，让生物钟提前与新的时区同步。

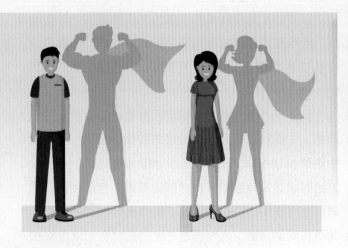

不久前，一款名为"羊了个羊"的堆叠式消除游戏占领了各大媒体热搜榜。它宣称仅有0.01%的玩家可以通过考验，加入羊群。从逻辑上讲，无论人们如何努力，都无法改变始终有99.99%的玩家被拒之门外的事实。但玩家们仍笃定自己会傲立"羊群"，于是不断操练演习。游戏开发商也正是利用玩家"过度自信"的心理赚得盆满钵满。

你是否陷入 过度自信的"陷阱"

华东师范大学心理与认知科学学院　郭晶铭　付若冰　孟　慧(教授)

自信虽好，过满则亏

孩提时代，妈妈放开你的小手说："自信点，你可以独立行走"；少年时代，老师拍拍你的肩膀说："自信点，再难的题目也能迎刃而解"；青年时代，朋友把你推向心仪的对象说："自信点，去追爱吧"……自信仿佛是人们成长的必修课，它让人们在机遇与挑战面前从容不迫。然而，凡事皆有度，当"自信"过了头，就变成了"自欺"。

自信很好，但不顾实际情况的盲目自信会让人们陷入"不理智"的漩涡，丧失判断力，为几乎不可能完成的任务焦虑苦闷，蹉跎光阴岁月。

你或许也有类似的经历：曾信誓旦旦地对领导许诺"明天就能完成工作"，结果第二天工作进度刚刚过半，无法交差；办理健身年卡时，坚信自己会按照计划到健身房锻炼，结果一年里健身次数屈指可数；投资理财时，认为自己肯定能稳赚不赔，结果却赔得所剩无几。

过度自信的"幕后推手"

● 记忆偏差：回忆总是美好的

人们总是会对那些美好的经历记忆犹新，常常不断回味取得成功的喜悦。每当遇到新挑战时，光辉历史会再度浮现在脑海，可能是曾经顺利通关的游戏，抑或是曾经短周期高回报的投资选择，它们顺理成章地成为当前挑战必定"十拿九稳"的例证。

然而，这些看似"闪闪发光的回忆"其实是大脑的"自我欺骗"。心理学家认为，人们总是不经意通过"选择性遗忘"或"歪曲记忆"来粉饰过往经历。

一方面，选择性遗忘让人们更容易回忆起成功的经历，而把失败的经历埋藏在记忆深处。另一方面，人们倾向于歪曲原有记忆，通过夸大曾经取得的成功或回报，让成功的喜悦掩盖失败的苦涩。

● 信息茧房：知己不知彼

人们常说，知己知彼方能百战不殆。而在现实生活中，掌握信息的局限性往往使人们进入自己的"茧房"。那些未被考虑在内的信息，比如竞争对手的实力、影响结果的外部环境等，也会对能否取得成功产生重要影响，甚至发挥决定性作用。在"信息茧房"的束缚下，人们常常难以察觉未知因素的重要性，无法准确评估自己应保有的信心。例如，一位新手基金投资者仔细分析了近几年的基金走势，找到了看似稳定的周期性规律，决定趁低位大笔买入，他掌握的信息似乎已经证实了他此次交易的"明智"。但实际上，基金走势随时可能随行业政策或国际形势变动而发生巨大改变，这些都属于他的未知领域。如果在交易前未能仔细盘点"未知因素"，只凭借已知的"周期规律"盲目判断，难免会造成损失。

● **自利动机：从过度自信中获益**

除因记忆偏差与信息茧房造成的"被动"过度自信外，有时过度自信是出于自利角度的"主动伪装"。

每个人都或多或少经受过生活的磨难，感受过在"泥沼"中挣扎的窒息感。此时，"过度自信"便好似绝望中的一线生机，向人们伸出援助之手。人们常常选择通过铭记甚至吹嘘自己的成功经历、优秀品质，来维持应有的体面，同时为自己蓄能、打气，以更加乐观积极的态度面对未来。

另外，在某些场合下，过度自信还可以帮助人们树立更良好的形象，在人际交往或工作中获益，成为"自我营销"、提升社会地位等的手段。例如，一些企业聘请的专业顾问或促销员善于在专业问题上表现出高度自信，其实这种自信可能已超出实际水平，是出于自利角度的主动选择，以增加自己被认可、信任的概率。

如何避开过度自信的"陷阱"

不自知的过度自信会让人们对真相的认识发生偏离，从而贸然决策，使自己不得不背负过度自信导致的负面后果。以下3种方法，可以帮助人们避开过度自信的"陷阱"。

❶ 问答梳理法

当需要做出选择时，别急着行动，可以先和自己进行一场辩论赛。正方观点为"我能完成挑战"，反方观点为"我不能完成挑战"，然后分别从正、反两个角度寻找证据来论证双方论点。首先，我们可以从以往记忆中寻找案例，不要把注意力全部放在成功的经历上，也要想想那些令自己不愿再提的失败经历。其次，理清影响"挑战成功与否"的关键要素，如个人能力、对手实力、外界条件限制等，再理性评估当前已经具备哪些因素，可以支持自己完成挑战，而哪些因素还不够成熟，会阻碍自己前进。根据这场辩论赛的结果，做出更理性的判断。

❷ 广纳兼听法

俗话说"当局者迷""兼听则明"，与其为了维护"无所不能"的卓越形象让盲目自信支配自己的行动，不如多征求他人的看法和意见。一方面，他人站在第三视角，可能会为我们提供更加多元的信息。另一方面，有研究指出，在为他人进行决断时，决策者能够更少地关注情绪的影响，更好地整合信息，判断事件发生的概率。因此，适时听取他人的意见和判断，或许能够帮助人们更理智地面对挑战。

❸ 因地制宜法

实际上，"过度自信"不总是一无是处，正如前文所述，过度自信在一定程度上能帮助人们重拾勇气，在社会交往中获益。因此，大家不妨因地制宜，巧用这些看似"不切实际"的自信。例如，面对当众演讲的"艰巨任务"，可以适时伪装出超出实际水平的自信，帮助自己更有勇气面对众人聚焦的目光。相反，在面对需要谨慎判断的选择时，则应收敛膨胀的自信心，收集更多信息以助于理性判断。甄别场合，让过度自信"收放自如"，能帮助人们在不同的情境中做出更好的选择。🅿🅼

扫描二维码，立即收听

孩子被孤立，家长怎么"帮"

中南大学湘雅二医院精神卫生研究所副教授　李则宣
湖南第一师范学院心理学系教授　黄任之

生活实例

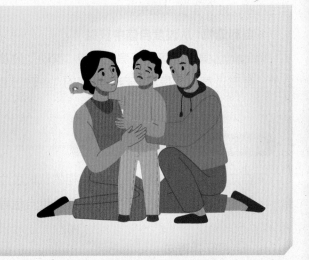

　　嘉嘉被其他孩子孤立了，他想和大家一起玩，可其他孩子看见他就一哄而散。他很难过，回家哭诉。嘉嘉妈妈既心疼又气恼，嚷道："不玩就不玩，咱也不稀罕他们，以后也不和他们玩！"嘉嘉爸爸"一脸黑"，教训孩子说："为什么别人不和你玩？一定是你做错了什么，你自己好好想想！"坐在沙发上的奶奶马上为孙子辩护："这怎么能怪嘉嘉呢！嘉嘉，你带上奶奶买的新玩具，去找新朋友玩。你玩得越开心，他们就越会找你玩！"

　　嘉嘉迷惑地看着三位长辈，不知道该听谁的。

三种看法各有利弊

　　这种孩子被其他同龄儿童排挤或拒绝的现象很常见。儿童的心理本身较脆弱，他们也无法理解来自同龄人的冷淡和伤害，这往往会让他们感到情绪很低落。由于他们不会独自处理这类问题，于是不得不求助于家长。家长的不同回答，效果各不相同。

　　嘉嘉妈妈的反应体现出她内心的自尊受到伤害，表现为"激烈防御"。在她看来，孩子被拒绝是因为对方故意作梗，她希望过滤掉不合适孩子交往的对象。这种反应看似是人之常情，但会导致孩子对人际交往产生胆怯心理，因为分不清谁会成为朋友，谁可能不理睬

自己，所以为避免遭遇挫折，宁愿减少社交。例如：孩子宁肯待在家里，也不愿到外面找同伴玩耍，以免被拒绝。

　　嘉嘉的爸爸看上去非常理性，想引导孩子学会思考，反思个人在社交中存在的问题。但他忽略了一个重要事实，就是孩子此时感到难过、不知所措，无法做到冷静思考。另外，即使孩子有错，但对未成年人而言，在行为之前考虑他人的感受和后果的确不容易做到。实际上，孩子此时需要的是家长的共情、接纳和心理安慰，爸爸的过度理性会让孩子感到自己再次被"拒绝"，并让孩子产生自我怀疑，"爸爸也指责我，难道我真的很差吗？"有些孩子甚至会在情感上逐步疏远父亲。

　　嘉嘉奶奶认为人际关系带有博弈的成分，一味地讨好别人并不能换来彼此平等的交往，她认为孩子在交往时需要"有点心机"。不过，如果长期接受这种教导，孩子可能会慢慢变得工于心计，失去孩子之间交往中的真心和童趣。

在孩子被孤立、受气后，家长切莫用质疑的语气去"审问"孩子。不要简单地认为是孩子不合群，别人才会这样对待；要有一定换位思考的能力，学会共情孩子，理解他的处境。

高情商的家长还要善于疏导孩子的负面情绪。当孩子向自己哭诉问题时，家长不要被孩子的消极情绪所感染，不应有"我的孩子被欺负了"等受伤感，否则可能会引起气愤情绪，甚至产生为孩子进行报复的念头。过激的想法会让家长产生过度的反应，反而会使孩子害怕、回避人际交往，或者放大孩子之间的冲突，甚至把其他孩子当成现实中的敌人。

实际上，家长要保持理性和克制，理解孩子之间也有社交圈，也有人际关系上的分分合合；不可苛求其他孩子，而是要努力培养自家孩子独立而优秀的人格，提升孩子的社交魅力。

建议家长从以下几方面着手。帮助孩子调适心理，提高社交技能。

1 让孩子以"平常心"看这件事

要帮助孩子疏导被拒绝后的"受伤感"，让其认识到人际交往中这种现象的普遍性。告诉孩子，交友还要看性格脾气是否相投。不是每个孩子都愿意做你的朋友，但你也有选择朋友的权利。交友是为了相聚开心，如果相处困难，彼此合不来，分开也是好的；既然别人不同你玩，说明你们在一起时不开心，那不妨分开。这是正常现象，不要生气或难过，走掉的不是朋友，而是不合适的玩伴。

2 帮孩子消除负疚感，避免一味讨好他人

许多孩子被同龄人孤立后，容易产生自罪的念头，认为肯定是自己不够大方、聪明、可爱或友好等，才被他人歧视和排斥。他们努力改变自己去迎合别人，即使依然被别人嫌弃，也想留住这份卑微的关系。家长要引导孩子认识到：这种强求的关系是不健康的，容易让自己形成"讨好型人格"。让孩子看到自身的优点和长处，启迪孩子辩证地看待自己："别人不和你玩，并不说明你不好，也不代表这是你的错。""在爸爸妈妈眼里，你是最好的孩子。你不需要牺牲自己的感受，求着别人去维护这段关系。""你需要的不是那个不合适的玩伴，要相信你值得他人喜欢和珍惜。"

3 让孩子提升自我，增加个人魅力

告诉孩子，要想交到更多的朋友，光靠一颗真心是不够的，还需要不断提高自身的实力。比如：可以改掉一些不好的习惯，掌握更多的技能，让自己变得更优秀，即通过提升自我来增强个人的魅力。

4 告诉孩子接受某些不如意，学会照顾自己

家长可以通过一些事例或故事，告诉孩子人际交往没有固定不变的程序：人来人往，总会有人进入你的生活圈，也会有人退出你的关系世界。要适应这种变化，因为即使你再优秀、对待他人再真诚，也可能有人与你"不对脾气"，要慢慢学会接受生活中的这种不如意。别人不喜欢你是正常的，重要的是"自己做自己的朋友"，要学会理解、接纳和关怀自己。 **PM**

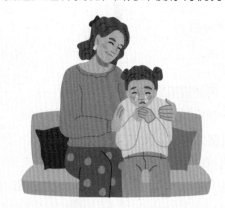

落枕多因睡眠姿势不良所致。比如：睡眠时头部处于过高或过低位，头颈过度偏转、长久不动，颈项部处于过伸或过屈状态等，可使颈部一侧的胸锁乳突肌、斜方肌等肌肉长时间处于高张力状态，引起肌肉痉挛、僵直，导致疼痛和局部活动受限；夜间睡眠时肩颈部暴露在外，感受风寒之邪，可致颈部肌肉收缩，局部血液循环受阻，经脉不通，引起落枕。

落枕后，7个动作助康复

✍ 上海中医药大学附属龙华医院康复科　张思迪　李 霞　唐占英（副主任医师）

落枕常用的治疗方法包括推拿、针灸、理疗、口服药物、外贴药物及做颈椎操等措施。在落枕的亚急性期和慢性期，适当进行颈项部的功能锻炼，拉伸并活动颈部肌肉，有助于改善颈部疼痛和活动受限的症状，加快颈椎功能的恢复。落枕患者不妨尝试以下7个练习动作。

1 颈部拉伸

抬头挺胸，打开两侧肩膀后，头向右侧旋转，至最大限位后保持不动30秒，然后进行对侧颈部拉伸。

2 斜方肌拉伸

正视前方，右手外展平举后，掌心向下，扶按住头顶，牵拉头部向右侧屈至最大位置，保持30秒，牵拉时上臂与肩膀呈一条直线。按上述步骤进行对侧斜方肌拉伸。

3 肩胛提肌拉伸

正视前方，先低头，然后头右旋到最大位置；用右手掌心扶按住头后部，适当加压，牵拉肩胛提肌，保持30秒，以感

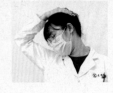

受到肩胛提肌有紧张感即可。按上述步骤进行对侧肩胛提肌拉伸。

4 胸锁乳突肌拉伸

正视前方，先稍稍抬头，然后头左旋到最大位置，用右手掌心扶按住左前头部轻轻按压，牵拉胸锁乳突肌（颈部侧方肌肉），保持20～30秒。按该步骤进行对侧胸锁乳突肌拉伸。

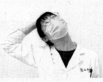

5 颈后肌群动态拉伸

低头，颈部缓慢地进行左右旋转运动，练习30秒。

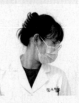

6 活动颈部侧方肌群

平视前方，颈部进行左右旋转运动，练习30秒。

7 全方位活动颈部

进行颈项部前屈、后伸、侧屈、环转等活动，每个方向5～10次；速度不宜过快，动作幅度可由小逐渐加大。PM

特别提醒

● 在落枕急性期，即疼痛和活动受限比较严重时，应以休息为主，配合局部放松手法、冷敷治疗等，避免用力的手法推拿治疗。

● 在亚急性期和慢性期，可在做以上康复操的同时，进行局部热敷、针灸、理疗、推拿等，以促进康复。

● 长期伏案工作者，可在工作间隙，进行上述康复操锻炼，以改善颈部肌肉功能，预防落枕。

● 经常落枕，睡眠时枕头高低要适当，日常应注意颈部保暖。

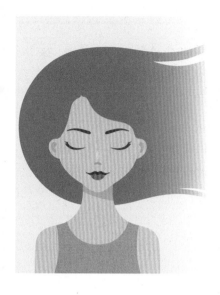

爱美人士都想拥有一头浓密顺滑的秀发。最近，"蛋白矫正"这一概念在很多社交媒体、网购平台上"火"了。据说"蛋白矫正"是将特定的蛋白质和营养物质添加到头发中，有助于修复头发纤维，让发质变得丝滑、柔顺，改善脱发，是干枯、受损头发的"救星"。"蛋白矫正"究竟是什么？真如传说中那么神奇吗？

"蛋白矫正"
能否让头发"脱胎换骨"

✍ 复旦大学附属华山医院皮肤科　沈林霞　吴文育（主任医师）

蛋白质是头发的主要成分

头发的主要成分为 α-角蛋白，其肽链中含有高比例的半胱氨酸。

半胱氨酸的侧链上有一个化学性质很活泼的巯基，两个半胱氨酸的巯基氧化形成二硫键，富含二硫键的交联结构使头发有一定的形状和韧性。角蛋白对酸、碱、氧化剂和还原剂比较敏感，在一定条件下与这些物质接触后会发生化学反应，从而改变头发的结构。

"蛋白矫正"，与烫发、拉直"异曲同工"

商家宣传的所谓"蛋白矫正"，是对头发使用"蛋白剂"，通过高温加热，加快头发对蛋白质的吸收。需要强调的是，从科学的角度来看，并没有"蛋白矫正"这一概念。市面上的"蛋白矫正剂"包括1剂、2剂，大致步骤为在头发上均匀涂抹1剂，加热夹板、夹直头发，最后涂抹2剂定型。

其实，"蛋白矫正"在本质上是使头发角蛋白中的二硫键断裂和重连。"蛋白矫正"1剂的成分中含有氢氧化铵、巯基乙酸等化合物。氢氧化铵为碱性物质，可使头发肿胀，并打开最外面的保护层（即毛小皮）；巯基乙酸为还原剂，可以使角蛋白中的二硫键断裂，从而使头发失去紧密结构，以便更容易被高温塑形。"蛋白矫正"2剂中含有溴酸钠、鲸蜡醇、甘油等化合物。溴酸钠为氧化剂，可以使二硫键重新连接，以固定塑形后的头发形状；鲸蜡醇和甘油可以使头发软化、保湿。可见，"蛋白矫正"并没有商家宣传的那么"神奇"，实际上与烫发、拉直的原理基本一致，消费者需要理性、客观看待。

常做"蛋白矫正"，当心得不偿失

首先，对头发角蛋白中二硫键的大量重排容易使其错位，原先断开的二硫键不能全部接回，会直接影响头发中蛋白质的含量，使头发脆弱、易断。其次，头皮应用这些化学物质可能会引发局部不良反应，包括头皮瘙痒、红斑、头屑增多、休止期脱发、接触性皮炎等。此外，"蛋白矫正剂"中的化学物质在加热过程中易产生有毒有害气体，吸入达到一定剂量可对皮肤、呼吸及神经系统产生刺激。**PM**

"大胃王"孙喵喵是个狂吃不胖的少女，原因是她把刚吞下的食物都偷偷吐掉了。身高163厘米的她，体重仅42千克。平时走在大街上，她会时不时趴在地上做几个俯卧撑，再来一段百米冲刺跑，丝毫不在乎路人诧异的眼光。在她眼里，最大的敌人就是食物和体重，明明骨瘦如柴，却觉得自己膀大腰圆、双腿粗壮。

孙喵喵的日记上记录着：绝望、难受，感觉活着没意思，我变得沉默寡言，不愿与人接触，整天郁郁寡欢；怕冷，月经半年不来了；怕胖，不敢吃东西；情绪低落时，我会点很多外卖，把它们硬塞下去，获得一时的饱足感后，我又陷入怕胖的极度恐慌中，使劲抠嗓子，有时吃下去的东西不由自主就从嘴里反上来……这一切的导火索仅仅是男友一句"你太胖了，该减肥了"，从此她一发不可收拾，如同上瘾一般。

摆脱极端审美，

不做厌食症"奴隶"

上海交通大学医学院附属瑞金医院神经外科
张小小　刘 伟（副主任医师）　孙伯民（主任医师）

视吃饭为"敌"是种病

很多人都觉得，节食减肥是爱美人士的常规"操作"。如果出现视吃饭为大敌、体重明显下降等情况，可能患上了"神经性厌食症"。它是一种通过节食手段有意造成并维持体重明显低于正常标准的进食障碍，患者的体质指数（BMI）降至17.5千克/米^{2}以下，大多数患者外表特征极其消瘦，脸上没什么血色，身体虚弱。

神经性厌食症患者的特征明显，比较容易被人发现。如果出现以下症状，要考虑是否患有神经性厌食症：①吃饭时满脑子想的都是热量，体重突然下降，频繁称体重；②体象障碍，不能客观评价自己的体形，总觉得自己太胖，多数患者对身形的要求是扭曲的；③主动限制进食，甚至严格限制进食的种类和热量，如只吃蔬菜不吃主食、间歇性暴饮暴食之后催吐；④采用各种极端方法减轻体重，如过度运动（不到精疲力竭不停止运动）、滥用减肥药或泻药、催吐等；⑤常一个人吃饭，不与他人聚餐，情绪波动大，抑郁。此病好发于青少年女性，营养匮乏导致内分泌紊乱，患者可出现闭经（至少连续停经3个月经周期）。

神经性厌食症一直保持稳定的发病率，与历史、社会、家庭因素脱不开关系，甚至存在家族聚集性发病现象。研究证明，神经性厌食症患者一级亲属的发病率是普通人的11倍，且已证实有9组基因与其发病有关。

它会"吃"掉身体和心智

神经性厌食症不仅会让患者消瘦、抑郁、狂躁，还会损害其身体健康，造成脑损害、肝损害、凝血功能障碍、多器官衰竭，甚至危及生命。其死亡率高达10%，远高于抑郁症，是致死率最高的精神疾病。

人类大脑顶上小叶负责感知自己或他人的身体形态，枕叶是视觉中枢所在部位，位于颞枕部的梭状回用于识别面孔及物体层次、分类。通过获取神经性厌食症患者的神经电生理及功能磁共振影像数据发现，与体象障碍患者类似，其顶上小叶和枕梭状皮质功能区的神经电生理活性降低。这两个区域可能是引起体象障碍、扭曲的关键区域，它们就像白雪公主后母的魔镜，总是重复同样的话："你不算瘦，这个世界上还有比你更瘦的人。"患者会对自己的身材越来越不满意，他们没有意识到过低的体重会伤害身体，甚至不认为自己瘦。

人的大脑非常"挑剔"，能量来源只靠葡萄糖供应，为保证良好的信息传导，每个神经细胞外周都包裹着脂质"衣服"。如果营养不充足，作为"司令部"的大脑也不能幸免，会在其灰质上一五一十地"记录"下来，发生"疤痕效应"，灰质逐渐减少，且这种损害是慢性、不可逆的。因此，厌食症患者不仅体重骤减，脑组织也会逐渐萎缩。后期通过治疗，患者可能恢复体重，但大脑损伤不完全可逆。

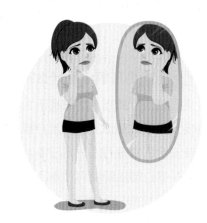

神经调控技术打破厌食"魔咒"

神经性厌食症的内科治疗包括药物治疗、行为干预、认知治疗等，不过，很多患者常常不认为自己有病，不愿意配合治疗。临床上有多种治疗神经性厌食症的药物，可改善患者的焦虑、抑郁情绪。认知行为治疗主要矫正患者的饮食行为，在治疗期间，医生会通过各种方式引导患者，使其正确认识神经性厌食症，建立战胜疾病的信心，更积极地参与各项治疗。

目前尚无明确的可有效治疗神经性厌食症的药物，对大部分患者而言，内科服药治疗效果欠佳。为更好地挽救重度患者的生命，可选择脑深部电刺激术治疗。这是一种神经调控技术，为难治性神经性厌食症患者带来了新的希望。医生通过微创手术将电极植入患者大脑中与情绪相关的神经核团内，持续放电影响其控制情绪的神经环路，打破"怕胖－厌食－抑郁－暴食－呕吐－抑郁缓解－焦虑－怕胖"的恶性循环。电极的电流刺激参数可调节，风险大大低于传统毁损手术。手术具有可逆性，将来患者如果体重恢复正常，可由医生取出颅内植入物。

审美，应回归自然

爱美之心，人皆有之。适当减肥可提升外在形象，但凡事过犹不及，过度减肥损害健康就得不偿失了。建立正确的审美，是预防神经性厌食症的关键。中国20世纪五六十年代画像中的女性体形匀称、精神饱满、表情亲切和蔼，令人感觉自然舒适。而现代T台宠儿，大多瘦骨嶙峋、表情严肃凌厉，好像跟食物有仇。这就像鱼类本应生活在水里，却要与水为敌。虽说每个时代对美的定义不同，但顺应自然规律而定义美，才是健康的美。如果过度追求苗条，变成病态的"纸片人"，体质虚弱，并不是美。

在回答如何看待美的问题时，世界自由式滑雪多项冠军谷爱凌表示："美不是瘦，而是有力量，是能做到很多事。我看到自己的腿时，不会去想我的腿是不是粗，而是想我能跳这么高，跑这么快，我是这么有力量。"

美是健康、自信、有力量！越来越多的国家立法禁止过瘦模特参加社会性表演、禁止过度浪费的吃播博主发布视频，这些都是促使主流审美回归自然的手段。

爱美人士要正确认识美，不再为自己的容貌、身材焦虑，健康与活力才是美。**PM**

> 近来，网上流传着一些高压氧疗可以抗衰老的研究依据，引起了人们的广泛关注。高压氧疗真有这么神奇吗？

解惑 你不了解的高压氧疗

上海交通大学医学院附属新华医院急诊医学科副主任医师　葛晓利

疑问1： 高压氧疗是什么？

高压氧治疗是指人体在高于1个标准大气压的环境中吸入纯氧或高浓度氧以治疗疾病的方法。作为相对比较安全的物理疗法，高压氧治疗可获得良好的疗效，是许多心脑血管疾病、神经系统疾病及创伤等康复治疗的组成部分，适应证包括认知功能障碍（如老年性痴呆）、运动性损伤、疲劳综合征、脑供血不足、耳鸣、偏头痛、心肌缺血等。

疑问2： 高压氧疗过程是怎样的？

高压氧治疗过程有些类似乘飞机，需要在密闭的高压氧舱内进行。通过向舱内输入高压氧气或空气，使舱内形成高压环境，供人们在舱内吸氧。高压氧治疗过程首先为升压阶段，即从1个标准大气压逐步上升至治疗气压，此时患者鼓膜外环境压力增高，需通过动作调节鼓膜内压力，使咽鼓管张开，鼓膜双侧所受压力达到平衡，以免发生不适。增压到达目标气压后即为稳压状态，患者可根据治疗方案选择吸氧时间及间隔时间，治疗结束后舱内压力逐渐减压至正常。总时长依据治疗方案而不同，通常约为2小时。

疑问3： 高压氧疗有抗衰老作用吗？

医疗实践证明，高压氧治疗对改善老年疾病有一定价值，这可能是其被认为具有抗衰老作用的依据。

首先，衰老的小鼠存在大脑海马等区域缺氧状态，高压氧可诱导血管生成或重塑，增加脑血管血流，改善脑区缺氧状况，且该作用在停止高压氧治疗后仍持续一定时间。其次，退行性神经系统疾病是以功能神经元慢性凋亡为特征的过程，而β淀粉样蛋白的过度沉积会导致海马神经元凋亡。有研究发现，高压氧

治疗可减少β淀粉样蛋白的沉积，改善痴呆大鼠的认知和记忆功能。第三，神经系统炎症反应在大脑衰老过程中起着重要作用。高压氧治疗可减少前炎性细胞因子的分泌，增加抗炎细胞因子的产生，发挥一定的抗炎作用。

随着医学的发展，人们对衰老的认识将更加深入。目前高压氧治疗在老年疾病中的应用越来越广泛，其对衰老的影响有待进一步研究。

疑问4： 养生美容机构的高压氧舱是"医院同款"吗？

医院的高压氧舱与养生美容机构的"高压氧舱"不一样。实际上，养生机构的"高压氧舱"应被称为"微压氧舱"，其能达到的最高舱内气压一般不超过1.4个标准大气压，而医院的高压氧舱治疗压力常为2～2.5个大气压。高压氧可有效增加血液中氧的压力和弥散距离。气压不同，其对人体产生的作用也不同。此外，医院的高压氧舱受质量监督部门及医疗管理部门的严格监管，而微压氧舱不属于医疗管理部门监管范畴。

疑问5： 平时有必要去养生美容机构"吸氧"吗？

首先，大部分养生机构所宣传的抗衰老、改善睡眠、疲劳等功能所引用的证据其实来自高压氧治疗的临床试验结果。高压氧治疗是一种治疗手段，健康人群接受养生机构的微压氧舱治疗是否能发挥同样效果，目前尚无权威的临床研究证实。

其次，高压氧疗与药物治疗类似，有其适应证与禁忌证。即使符合适应证，也不应盲目尝试，而应咨询高压氧科医生，了解是否存在禁忌证或不安全因素。 **PM**

在65岁以上老年人中，认知障碍的发病率为5.65%。很多人对认知障碍存在一些认识误区，在疾病早期认为它是"正常的老化"，到症状明显时又认为"无药可治"。实际上，认知障碍虽然与衰老密切相关，但并非不可预防和治疗。为提高脑健康社会认知度和认知障碍早期干预率，上海市精神卫生中心老年精神医学科主任李霞长期致力于科普宣教，在国内首创"专业、温暖、有希望"的一体化认知障碍科普模式。

李霞：做"专业、温暖、有希望"的认知障碍科普

本刊记者　王丽云

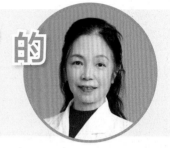

认知障碍指学习、记忆及思维判断等方面出现异常，表现为记忆力下降、定向力障碍、计算力下降等症状，可伴有性格改变、行为异常，一般由阿尔茨海默病、脑血管病、全身系统性疾病等引起。李霞发现，人们不了解脑健康知识、不知道阿尔茨海默病可预防、不清楚如何得到专业服务，主要有三方面原因：一是缺乏持续、广泛、打动人心的线下科普场景；二是相关科普内容专业难懂，缺乏沉浸式体验；三是缺乏专业性、趣味性、传播性齐头并进的认知障碍科普团队。

李霞在认知障碍的神经心理评估与早期诊断、治疗与干预方面有较丰富的经验，多年致力于在社区推广认知障碍的科学管理模式。发挥"科普预防"的力量，老年精神科医师义不容辞。李霞希望通过专业、温暖而有希望的科普，不断消除大众对认知障碍的偏见与病耻感，提高患者及家属的生活质量。

从"专家直通车"到"患者家属群"

多年来，李霞带领团队通过"上海市精神卫生中心老年科""李霞医生谈"等新媒体平台，持续输出老年认知障碍的科普文章、短视频500余篇，内容涵盖认知障碍的预防、早期识别、筛查诊断、研究进展、药物管理、非药物干预、照护技能、情感支持等，并开设"专家直通车"，提供线上咨询和指导服务。同时，李霞组建医护团队，建立了3个认知障碍患者家属群，

每周开展咨询活动，解答医疗照护问题，也为照料者搭建互动平台，分享照护经验。

从"我只认识你"到"我说了算"

为了让更多人认识认知障碍，李霞带领团队不断拓展科普形式，包括参与纪录片制作、开展线下主题讲座、拍摄VR科普视频、表演舞台剧等。比如：纪录片《我只认识你》在中央电视台第九频道、上海电视台纪实频道、腾讯视频播出，覆盖观众4亿多人；纪录片《人间世》第二季《往事只能回味》、综艺节目《忘不了餐厅》均获得良好反响；100多场线下主题讲座《老年心理健康，我说了算！》，为数千名社区老人送去了信心和希望；舞台剧《生日快乐！》以刘阿姨的生日为主要场景，围绕项链丢失、子女登门、生日聚会等生活事件，展现阿尔茨海默病患者认知功能下降、嫉妒妄想、被窃妄想、激惹性高等症状，获得2023年第十届上海市青年医学科普能力大赛一等奖；等等。

李霞表示，基于数十年的临床和科普经验，她和团队将打造标准化的科普资源包，并与智能化评估与干预的老年心理关爱项目结合，为社区老人建设常态化科普场景，提供优质、专业、标准化的科普内容，以及学习、交流的场所。在此过程中，还将培养一批科普宣讲员、爱心志愿者，共同为社区老人服务。**PM**

尿道滴白，到底怎么回事

北京协和医院泌尿外科教授　李宏军

一些青壮年男性经常发现尿道口有白色分泌物溢出，不知所措。"尿道滴白"在医学上称为"前列腺溢液"（分泌物来源于前列腺），可分为两种情况。

一种伴有症状，通常是前列腺炎所致。前列腺炎可分为4型：1型为急性前列腺炎，4型为无症状前列腺炎，2型和3型为慢性前列腺炎。尿道滴白往往见于2型和3型前列腺炎，患者多伴有排尿异常和局部疼痛等症状。另一种无症状，患者就诊检查未发现明显异常，如肛门指检发现前列腺形态、软硬度正常，前列腺液化验结果正常，未发现病原微生物感染。这种情况下，尿道滴白的原因是什么呢？

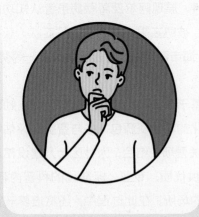

"满则溢"，前列腺充血是"帮凶"

成年男性的前列腺不断分泌前列腺液，青壮年男性体内雄激素水平较高，前列腺液分泌通常较多。前列腺液具有"满则溢"的倾向，如果未通过性生活、手淫、遗精等方式被排出体外，就容易发生"溢出"现象，可观察到尿道滴白。其多发生于排尿或大便时，由于腹压增加，前列腺平滑肌被动收缩，造成前列腺液溢出；平时也有少量前列腺液经过前列腺腺管开口排到后尿道，随尿液排到体外，往往不会引起注意。

需要提醒的是，当前列腺因为性冲动、久坐、受寒等发生充血时，前列腺腺管会扩张，诱发和加重前列腺液从尿道溢出；当前列腺充血缓解后，尿道滴白的现象会减轻。导致前列腺充血的常见因素包括：①性欲旺盛，性生活没有节制；由于条件限制无法进行性生活，但难以控制性冲动；对性生活存在错误观念，强行"忍精不射"，或因担心配偶怀孕等而采取中断性交的方式；长期过度频繁手淫；等等。②饮酒，尤其是酗酒，以及经常食用辛辣食物等。③久坐、长时间骑自行车等，导致前列腺受压。④寒冷或潮湿对前列腺都是一种不良刺激，会使前列腺收缩、腺管扩张，造成广泛充血。

尿道滴白，三招应对

发现尿道滴白，不必过于紧张或焦虑。

首先，要区别有无症状。如果无相关症状，则不需要治疗；如果有尿频、尿急、局部疼痛等症状，要考虑列腺炎的可能，应及时就诊，确诊后对症治疗。

其次，要养成良好的生活习惯，避免前列腺充血，如戒酒、不吃辛辣食物、避免久坐或长时间骑车、注意局部保暖等。事实上，前列腺反复过度充血也是诱发前列腺炎的原因之一，需要认真对待。

最后，要注意卫生，每日清洗，勤换内裤。**PM**

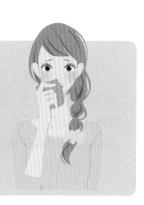

青春故事

　　大二女生安迪和男友在社团活动中一见钟情。热恋中的他们时常在校外"开房"，因男友不喜欢戴避孕套，故经常采取"安全期"和"体外排精"的方式避孕。今年情人节后不久，安迪月经迟迟不来，有恶心等不适，结果发现怀孕了，在忐忑不安中做了无痛人流手术。2个月后，两人又开始同房，男友为了避免安迪再次怀孕，就准备了避孕套，但是只在射精前戴上。1个多月后，安迪又怀孕了，在懊恼中做了第二次人流手术。

少女怀孕在 增加……

上海市妇幼保健中心副研究员　杜 莉

青少年意外怀孕危害大

　　相关数据显示，少女妊娠（妊娠发生在 10～19 岁）所导致的死亡和疾病负担，在发展中国家居青少年死亡原因和疾病负担首位；中国的少女妊娠率为 3%，并有逐年递增趋势。欧盟一项调查发现：青少年已成为人工流产的主要人群之一，占所有流产人数的 28.5%；在这些青少年中，发生 2 次以上人流者占 28.9%。对避孕方法不了解、没有避孕意识是造成青少年意外妊娠的主要原因。

　　相较于 20～35 岁的女性，少女怀孕给母婴带来的风险更高。青少年生殖器官处于发育期，意外怀孕后，人工流产的并发症较多，未来发生不孕不育的风险高；如果继续怀孕和分娩，孕产期并发症的发生风险增加，会影响下一代的健康。同时，由于目前社会对未婚先孕的接受度不高，青少年意外怀孕后会面对他人的歧视，因怀孕而产生的自责、自我评价降低也会影响自身心理健康和学业。

预防青少年意外怀孕，是"系统工程"

　　首先，要加强青少年性健康教育。不管是家庭、学校，还是卫生机构，都应向青少年普及性生殖健康知识、少女妊娠和人工流产的危害，以及避孕知识。同时，要对青少年进行正确人生观和价值观的引导，培养青少年对性问题做出决策和减少风险的能力，让青少年做"自己健康的第一责任人"。

　　其次，医疗机构要提供"青少年友好服务"。世界卫生组织对"青少年友好服务"的定义为：对青少年提供平等、可及、可接受、适宜和有效的服务，同时注意尊重隐私和保密。医疗机构的青少年友好服务门诊或流产后关爱门诊，应该为青少年推荐安全、效果可靠、易于使用、价格可接受的避孕方式，如长效可逆避孕措施（LARC）等高效避孕方法。

　　LARC 包括宫内节育器、皮下埋植避孕和长效避孕针，其避孕有效率超过 99%，一次操作长期有效，副作用少，续用率高，不受性生活及使用者积极性和依从性的影响，且停止使用后即可恢复生育，可用于青少年。短效复方口服避孕药尤其适用于有痛经和排卵功能障碍相关异常子宫出血的青少年，但需要良好的依从性。其他短效避孕方法，如复方避孕针、阴道环和避孕贴剂，也需要较好的依从性。避孕套虽副作用少、容易获得，但失败率高，青少年使用的失败率更高。其他避孕方法如体外排精、安全期避孕，失败率均较高。 PM

耳痛、耳痒、听不见，宝宝究竟怎么了

上海交通大学医学院附属第六人民医院耳鼻咽喉头颈外科
倪凌达　时海波（主任医师）

每天有很多小朋友来耳鼻喉科就诊，其中有相当一部分是耳朵问题。"耳朵痛""听不见""耳朵痒"是小朋友们表述最多的症状，究竟是哪些耳病引起的？

耳痛：多为感染所致

耳痛一般是耳部急性炎症引起的，包括耳郭感染、急性外耳道炎、急性中耳炎、先天性耳前瘘管感染等。耳郭感染可见红肿，有触痛，家长易发现；先天性耳前瘘管可见耳前有一小孔，是其在胚胎发育时没有闭锁所致，如果瘘管感染，会出现红肿、流脓症状，家长也易发现；急性外耳道炎和急性中耳炎较难发现，需要通过耳科检查确诊。

外耳道是一条略弯曲的"小路"，呈淡粉色，覆光滑皮肤，通向鼓膜（图1）；鼓膜呈半透明，光滑有光泽，里面是鼓室，即中耳部分，内有3块链状连

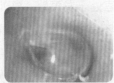

图1　耳镜下外耳道与鼓膜

接的听小骨，两端分别连接鼓膜和耳蜗；耳蜗是内耳的主要组成部分，它是听觉信号转化器官，能发出神经信号传递给大脑，使人"听到"声音。

❶ **急性外耳道炎**　外耳道与外界相连，如果有异物进入（如游泳时耳朵进水）或掏耳导致损伤，会引起外耳道炎，表现为红肿糜烂，有炎性渗出（图2），肿胀明显者外耳道狭窄呈缝状，无法看见深部鼓膜（图3）。

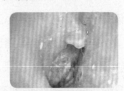

图2　急性外耳道炎导致耳道充血、糜烂、渗出

❷ **急性中耳炎**　如果外耳道炎病情进展，向内蔓延，会引起急性中耳炎，表现为鼓膜充血（图4），引起耳内搏动性疼痛，疼痛常较剧烈，

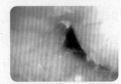

图3　急性外耳道炎导致外耳道肿胀、狭窄

可影响睡眠。此外，感冒也会继发中耳炎。如果孩子感冒几天后，忽然说耳朵痛，家长要警惕中耳炎，尽快带孩子就医。

❸ **大疱性鼓膜炎**　突然剧烈耳痛，鼓膜及周围出现疱样隆起（图5），一般由病毒感染引起，能很快痊愈。如果患病期间患耳忽然流血，疼痛感随之消失，家长不要过于紧张，这是即将痊愈的信号，应保持耳道清洁。

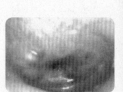

图4　急性中耳炎导致鼓膜充血

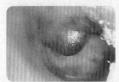

图5　大疱性鼓膜炎，鼓膜表面见充血性疱样隆起

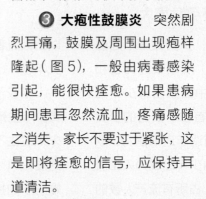

需要注意的是，牙痛有时也会引起耳痛，如果医生没有发现耳病，可去口腔科检查。

听不见：当心耳道被堵

有些家长发现：用正常声音叫小朋友，他没什么反应，大声喊他，他才有回应；有些小朋友看电视时，将电视机声音开得很响。这些都是听力下降的表现。

外耳道收集声音，传到鼓膜引起震动，3块听小骨再把震动传到内耳，这是一个物理传导过程，其中任一环节出问题，即可引起耳聋，称为"传导性耳聋"；震动到达耳蜗，被转换为神经信号刺激大脑，如果这个过程出问题，引起耳聋，称为"神经性耳聋"。神经性耳聋多见于成年人及某些特殊的先天性耳病，如儿童发生神经性耳聋，应尽快去医院检查，必要时可通过手术（如安装人工耳蜗）改善听力。儿童更常见的

是传导性耳聋,多见于以下几种耳病。

❶ 耵聍栓塞 耵聍俗称"耳屎"。小朋友耳道狭小,如果被耵聍塞满(图6),会引起听力下降。家长可帮孩子适当清理耵聍,但要注意:不要损伤外耳道壁,尤其是鼓膜;不要掏得太干净,因为耵聍含油脂成分,对耳道有保护作用。如果家长不会掏或孩子不能配合,可到医院求助耳鼻喉科医生。

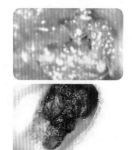

图6 各种耵聍栓塞

❷ 分泌性中耳炎 有些家长听到"分泌性中耳炎"就很疑惑:"孩子耳朵不痛,怎么患中耳炎了?"其实,分泌性中耳炎与常见的急性中耳炎是两回事。中耳腔通过一根细细的管子——咽鼓管与鼻腔后的鼻咽部相通,咽鼓管维持中耳腔与外界压力平衡。中耳腔会分泌微量液体,通常这些分泌物会通过咽鼓管排向鼻咽部,与鼻涕混在一起排出。由于鼻炎、鼻窦炎、腺样体肥大等鼻部和鼻咽部疾病导致咽鼓管鼻端堵塞,或感冒引起咽鼓管肿胀、堵塞,都会导致中耳腔慢慢形成负压,使液体无法排出,积聚在中耳腔里,引起分泌性中耳炎(图7)。久而久之,中耳腔内液体会慢慢变黏稠,更无法排出,导致听力进一步变差。分泌性中耳炎一般无痛,有些孩子会描述为"听声音像蒙了一层纸""耳朵闷闷的"。如果药物治疗效果不理想,可进行手术治疗。

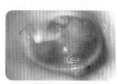
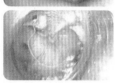

图7 分泌性中耳炎

❸ 慢性化脓性中耳炎 表现为长期、反复耳流脓(图8)。疾病初期,患儿出现单纯传导性耳聋,时间长了,神经慢慢损坏,会并发神经性耳聋。必要时及时辅助手术治疗,能一定程度地恢复听力。

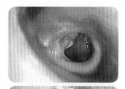
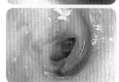

图8 慢性化脓性中耳炎

耳朵痒:别疏漏"皮肤病"

很多家长对孩子"耳朵痒"不太在意,殊不知,外耳道也会患"皮肤病"。如果孩子经常挠耳朵,要警惕以下几种耳病。

❶ 外耳道湿疹 有些家长发现孩子耳内流出黄色脓液、味臭,以为是化脓性中耳炎。其实,儿童耳流黄水很少见于化脓性中耳炎,如果伴耳朵痒,黄水在耳道口结成痂块,耳道潮红、糜烂,有黄色渗出,而鼓膜完整,多为外耳道湿疹(图9)。可给孩子外用治疗湿疹的药膏,必要时口服抗过敏药。

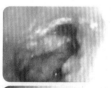
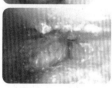

图9 外耳道湿疹

❷ 外耳道真菌感染 耳道环境潮湿、温暖,适合真菌滋生和繁殖。如果使用未清洁干净的工具挖耳朵,可能把真菌带入耳道,引起外耳道真菌感染(图10)。**PM**

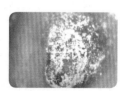

图10 外耳道真菌感染

特别提醒

听力健康要从娃娃抓起,儿童在日常生活中,应少听劲爆、嘈杂的音乐,不宜佩戴耳机,注意保护耳朵。

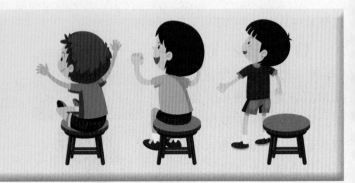

不久前一则新闻报道，一位童星从凳子上跌落之后，出现大小便失禁、无法行走等严重后果。在日常生活中，孩子坐空凳子、摔下来的情况时有发生；儿童打闹时对风险缺乏正确认知，拉走凳子导致玩伴坐空的事件也屡见不鲜。出现这种情况后，判断孩子是否受伤及受伤程度，是每位父母应该掌握的技能。

凳子坐空，风险几何

上海交通大学医学院附属儿童医院骨科副主任医师　沈 阳

伤到头，观察意识是否清晰

凳子坐空可能造成的损伤类似于从高处坠落，头颅、腰椎等处受伤尤其危险。婴幼儿从宝宝椅或较高处跌落时，无法准确表达自己的感受，更需要家长仔细观察。

如果孩子立即大声哭闹，说明意识清楚，是好现象。家长可用玩具或唱歌等方式安抚孩子，待其停止哭闹后观察四肢活动是否正常，若发现外伤，应尽快处理。同时，还要摸摸孩子囟门有没有明显隆起，看看头部有无明显凹陷、双眼活动是否协调，如果以上都没有明显异常，可以在家继续观察，一般应密切观察 24 ～ 48 小时。

如果孩子的哭闹难以安抚，或有意识丧失、频繁呕吐、囟门突出、极度嗜睡、鼻腔或耳朵出血等情况，家长须及时带孩子就医。

伤到腰、臀，辨明外伤还是骨折

有些孩子在玩耍打闹时不知轻重，忽然将同伴的凳子拉开，使其摔倒在地，这种行为是非常危险的。人在坐位时，身体处于放松状态，此时重重摔在地上，很容易尾骨先着地，导致骨盆骨折和骶尾部骨折，损伤马尾神经，有造成下半身活动障碍甚至大小便失禁的风险，康复难度大且时间漫长。

若发生类似情况，家长须及时检查孩子的受伤部位。若只是外伤，及时消毒处理即可；若孩子骨盆局部疼痛，活动后加重，或有活动困难、臀部周围淤青等现象，家长须及时带孩子就医。

如孩子出现腰痛，须卧床休息，以放松腰背部肌肉。家长应观察其疼痛能否适度缓解，若不能缓解，且伴随腿麻、下肢无力等症状，须尽早就诊，排查腰椎滑脱、骨折等情况。若发生腰部软组织损伤，要注意休息，避免久坐久站，宜睡硬板床、使用护腰，可适时热敷、使用膏药及止痛药等。

此外，颈椎也是从凳子上摔下后容易受伤的部位。坐空凳子后若损伤颈椎，可能存在关节脱位、骨折、韧带拉伤及复合损伤。轻者可保守治疗，严重者须手术治疗。**PM**

近来，许多家长对儿童骨密度检测热情高涨，希望从检查结果中探知孩子是否需要补钙、是否存在骨质疏松症，甚至预测成年后的身高。儿童骨密度检测真有那么神吗？

骨密度检测：

儿童体检中的"智商税"

上海交通大学医学院附属第六人民医院儿科　虞进波
上海交通大学医学院附属第六人民医院骨质疏松和骨病专科主任医师　汪纯

儿童常规体检，没必要查骨密度

目前，常见的骨密度检查方法主要有双能X线吸收测定法（DXA）与超声骨密度检测。DXA的检查部位通常为中轴骨，包括第1～4腰椎和髋部；超声骨密度的检查部位为跟骨。其中，DXA是检测骨矿含量和骨密度的最佳方法。

根据国际临床骨测量学会与中华医学会骨质疏松和骨矿盐疾病分会有关于DXA检测的建议中，均不包括儿童青少年常规体检。目前，缺乏不同年龄段儿童青少年的骨密度正常值范围。有指征的儿童青少年接受DXA检测后，医生需要通过与国内学者研究报道的中国儿童青少年各部位骨密度的绝对值范围比对，最后得出结论。

诊疗儿童骨病，不能只看骨密度

《国际临床骨测量学会对骨密度测量的官方立场》对儿童青少年（5～19岁）骨健康的评价提出了建议，特别明确了DXA在患有影响骨骼的疾病的儿童青少年中的应用和评价。建议所有患可能影响骨骼的全身性疾病的患者，如慢性炎症性疾病、内分泌紊乱、儿童癌症病史、器官（非肾）移植者，以及发生骨折的重型地中海贫血和慢性制动的儿童（如脑瘫儿）均应接受椎体和全身（除头外）的DXA检测。

此外，建议存在以下特殊情况者亦建议进行DXA检测：①身高落后于中国儿童青少年的标准范围3个标准差以上；②出牙、囟门闭合、独立行走的时间明显滞后；③低暴力性骨折，包括宫内发生骨折、产程中发生骨折或出生后骨折等；④存在肋骨外翻、肋骨串珠、手镯征或枕秃、罗圈腿等异常情况；⑤父母、祖父母或外祖父母等家庭成员存在相关遗传疾病等。

除进行DXA检测外，这些儿童青少年通常还需要进行X线检查、生化和骨转换指标检测，甚至基因检测等，方能明确诊断，并以此为依据进行治疗。绝不能仅凭骨密度检测结果异常而贸然诊断骨骼疾病。

合理看待骨密度检测结果

常有家长拿着孩子的骨密度检查报告前来门诊咨询："骨密度数值低，就说明孩子严重缺钙吗？该如何补钙？""骨密度可以预测孩子身高吗？""骨密度低，孩子会不会长不高？"

首先，身高与多种因素有关，包括遗传、营养、睡眠和运动等，DXA检测不能预测成年后身高。

其次，儿童青少年处于生长发期，其骨密度数值低并不能等同于缺钙。罹患某些全身性疾病，出现骨骼并发症，或患有遗传性骨代谢病者，应及时就医，由医生制定合理的治疗方案，而非单纯补钙。**PM**

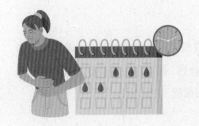

飘忽不定的 "大姨妈"

上海交通大学医学院附属第一人民医院妇产科副主任医师 杨烨 鲍伟

生活实例

大二女生小张近3年来"大姨妈"时有时无。以前，她以为是学习压力大所致，没有重视。前段时间，她月经来了20多天还不干净，这才担心起来，到医院妇科就诊，希望医生给她开点止血的药。医生详细询问病史后发现，小张月经不规律3年，每次持续3～12天，月经周期为25～60天，月经量少。另外，她身高160厘米，体重68千克，体质指数为26.6千克/米²，属于偏胖体型，脸部有少量痤疮。根据小张临床表现和相关检查结果，医生诊断她患有"多囊卵巢综合征"。

采取生活方式干预（控制饮食、增加运动等）、药物治疗6个月后，小张体重下降10千克，"大姨妈"终于每月规律"报到"，整个人自信了很多。医生叮嘱她，月经规律并不是治疗终点，仍要长期管理、定期复查，将疾病危害降至最低。

多囊卵巢综合征（PCOS）是女性常见的生殖内分泌代谢性疾病，多见于育龄期妇女，严重影响女性生殖、内分泌、代谢和心理健康。其确切发病机制尚不清楚，可能与遗传、环境、心理等因素密切相关。多囊卵巢综合征以雄激素过高、持续无排卵、卵巢多囊改变为特征，患者常伴有胰岛素抵抗和肥胖。

月经异常，要警惕 PCOS

年轻或育龄期女性出现月经异常，包括月经周期小于 21 天或大于 45 天、1 年少于 8 个月经周期、初潮 1 年后任 1 次月经周期大于 90 天、原发性闭经、乳房发育后 3 年仍无月经来潮等，需要警惕患有多囊卵巢综合征，及时就诊。不过，也有一些因素会影响排卵，导致月经异常，如使用影响排卵的药品、过量运动、生活习惯变化、过度节食、情绪波动过大等，需要进一步检查，加以排除。

多囊卵巢长什么样

超声检查对多囊卵巢（PCOM）的描述为：一侧或双侧卵巢内直径 2～9 毫米的卵泡数 ≥ 12 个，和（或）卵巢体积 ≥ 10 毫升（卵巢体积按 0.5× 长径 × 横径 × 前后径计算）。

正常育龄期妇女中，20%～30% 可有 PCOM。

除患有多囊卵巢综合征外，PCOM 也可见于口服避孕药后、闭经等情况。因此，患者在进行超声检查评估卵巢形态前，应停用性激素类药物至少 1 个月；月经稀发的女性进行超声检查时，若发现卵泡直径 >10 毫米或有黄体出现，应在以后的月经周期进行复查。

诊断 PCOS，分两步走

● **第一步，疑似 PCOS** 月经稀发、闭经或不规则子宫出血是诊断多囊卵巢综合征的必需条件，此外还需要符合下列两项中的一项：一是高雄激素临床表现（如痤疮、多毛等）或高雄激素血症；二是超声下表现为多囊卵巢。

• **第二步，确诊 PCOS** 具备上述诊断条件后，还必须逐一排除其他可能引起高雄激素和排卵异常的疾病，如先天性肾上腺皮质增生症、库欣综合征、分泌雄激素的肿瘤等。青春期多囊卵巢综合征的诊断标准还应包括初潮后月经稀发持续至少 2 年或闭经。

验血可以发现 PCOS 吗

诊断多囊卵巢综合征需要排除其他引起月经异常的疾病，通过抽血检验以下指标进行诊断和鉴别诊断：

❶ **性激素六项** 包括由垂体分泌的卵泡刺激素（FSH）、黄体生成素（LH）、催乳素（PRL），由卵巢分泌的雌激素（E2）、孕激素（P）、雄激素（T）。多囊卵巢综合征患者的性激素六项检查一般呈现以下变化：雌激素正常或轻度升高，卵泡刺激素正常或偏低，黄体生成素升高；不伴肥胖的患者 LH/FSH ≥ 2；高雄激素血症，总睾酮、雄烯二酮、脱氢表雄酮等水平正常或轻度升高；20% ～ 35% 的患者可伴有催乳素水平轻度升高。

❷ **抗苗勒管激素（AMH）** 多囊卵巢综合征患者的血清抗苗勒管激素水平明显升高，可为同龄人正常水平的 2 ～ 4 倍。

❸ **代谢指标** 包括空腹血糖、服糖后 1 小时和 2 小时血糖、胰岛素等。患者一般需要进行口服葡萄糖耐量试验（OGTT）和胰岛素释放实验。

此外，甲状腺素、促甲状腺素、皮质醇、肾上腺皮质激素释放激素等检查，也有助于多囊卵巢综合征的诊断。

基础治疗是改变不良生活方式

多囊卵巢综合征病因不明，无有效治愈方案，以对症治疗为主，且需要长期管理。具体治疗方案因人而异，需要根据患者的代谢改变、治疗需求而定，主要方法包括生活方式干预、调整月经周期、缓解高雄激素症状、调整代谢、促进生育、预防远期并发症等，以达到缓解症状、解决生育问题、维护健康、提高生活质量的目的。

其中，生活方式干预是基础治疗，包括适量运动（规律运动，长期坚持）、饮食控制（低热量饮食，调整营养结构）和行为干预（调整心理状态）等多元化策略，而不是单一的短时间内快速减肥。生活方式干预应在药物治疗前和（或）与药物治疗同时进行。

"医生，怎么让我吃避孕药"

治疗多囊卵巢综合征的一个重要目标是调整月经周期，周期性使用孕激素可作为青春期、围绝经期患者的首选方法，也可用于育龄期有妊娠计划的患者。推荐使用天然孕激素或地屈孕酮（10 ～ 20 毫克 / 天），用药时间一般为每个月经周期 10 ～ 14 天。

短效复方口服避孕药不仅能调整月经周期、预防子宫内膜增生，还能减轻高雄激素相关症状，可作为育龄期无生育要求患者的首选方法，治疗 3 ～ 6 个周期后可停药观察，症状复发后可再用药。

极少数患者胰岛素抵抗严重，雌激素水平较低，子宫内膜薄，使用单一孕激素治疗后，子宫内膜无撤药出血反应，需要采取雌、孕激素序贯治疗（口服雌二醇 1 ～ 2 毫克 / 天，每周期服用 21 ～ 28 天，每周期的后 10 ～ 14 天加用孕激素）；此方法也用于雌激素水平偏低、有生育要求或有围绝经期症状的患者。**PM**

十月怀胎，胎儿在妈妈体内不停地生长着，但我们并不能直接看到这个变化。这时候，超声就像医生的眼睛，可以帮助我们透过腹壁密切观察胎儿的健康和发育情况。每一个规律产检的孕妇都要做多次超声检查，不同阶段检查的关注点不同。其中，最重要的有四次：孕早期超声检查的主要目的是确定宫内妊娠和孕龄；孕11周~13周6天超声检查的主要目的是测量颈项透明层，初步筛查胎儿严重畸形；孕20~24周超声检查的主要目的是筛查胎儿畸形；孕中、晚期超声检查的主要目的是评估生长情况，包括测量羊水量、胎儿腹围和头围等指标，并预测胎儿体重。

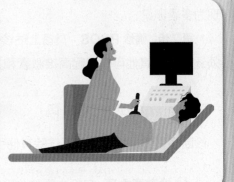

教你看懂 孕期超声

复旦大学附属妇产科医院产科副主任医师　梁嬛

孕早期超声检查：确定宫内妊娠和孕龄

对月经规律的健康孕妇而言，在发现怀孕后，如果没有出血或腹痛等异常情况，一般在停经6周左右可以进行第一次超声检查，主要目的在于明确胚胎着床是否在子宫内，确定胚胎的数目、生长情况和孕龄。医生会记录孕囊的位置、形状、大小、卵黄囊是否存在、孕囊和胚芽的大小，以及胎心情况。一般在孕5周左右，超声检查可见子宫腔内的孕囊，孕6周以后可见胚芽和原始胎心搏动。如果是多胎，超声检查还会记录绒毛膜性和羊膜性，即判断胎儿是否共用一个胎盘、住"两个单人床"还是"共用双人床"；如果存在卵巢囊肿或子宫肌瘤等异常情况，超声检查也会予以提示。一切正常的话，早孕期做一次超声检查，看见胚芽、胎心就可以了；如果有特殊情况，则需要增加超声检查次数，随访胎儿的生长情况。

如果胚胎着床位置异常，没有生长在子宫腔内，而是生长在输卵管等其他部位，称异位妊娠，也就是俗称的宫外孕。宫外孕时，超声检查无法在子宫腔内发现孕囊，可在输卵管等部位发现孕囊。宫外孕患者存在孕囊破裂引起大出血的风险，可危及孕妇生命，需要及时予以治疗，终止妊娠。

如果胚胎着床位置正常，但迟迟未见胎心，或曾经出现过胎心，但后续胎心又消失了，称稽留流产，也就是俗称的"胎停"。超声检查发现以下任一情况，可诊断胎停：①胚芽大于或等于7毫米，未见胎心搏动；②孕囊平均直径大于或等于25毫米，未见胚芽；③见孕囊，但未见卵黄囊，2周后复查仍未见胎心搏动；④见孕囊及卵黄囊，但11天后复查仍未见胎心搏动。

孕11周~13周6天超声检查：测量颈项透明层

从孕10周开始，胎儿各系统进入快速发育期。在孕11周~13周6天进行超声检查，可以再次确定胚胎大小，估计孕龄，更重要的是测量胎儿的颈项透明层（NT）厚度，以评估胎儿染色体异常的发生风险，并对胎儿严重畸形进行初步筛查。

颈项透明层是指胎儿颈椎后皮肤与软组织间的低回声区。孕早期胎儿的颈项透明层有一定厚度，存在一个正常范围。如果超声检查发现颈部水囊瘤或颈项透明层厚度超过正常范围，提示存在较高的胎儿染色体或结构异常风险。孕妇需要在医生指导下进行胎儿遗传学检测，并密切关注后续胎儿畸形筛查的情况，以进一步评估胎儿的健康状况。

孕 20～24 周超声检查：筛查胎儿畸形

孕 20～24 周，胎儿各器官基本发育成形，且羊水量适中，胎儿容易变换体位。在这一阶段进行超声检查，最有利于筛查胎儿结构畸形，俗称"大排畸"。

在这次超声检查中，医生会尽可能详细地从头到脚检查胎儿各个器官的发育情况。如果胎儿存在结构异常，通常会被发现。按照我国相关法律法规的规定，无脑儿、脑膨出、开放性脊柱裂、胸腹壁缺损、单腔心和致死性骨发育不全这 6 种畸形，是产前超声检查必须筛查出来的。此外，还有很多其他畸形，如脑室扩张、唇裂、法洛四联症、膈疝、多囊肾等，也会在此次超声检查中被发现。整体来说，胎儿畸形筛查超声能发现80% 左右的胎儿结构畸形。当发现胎儿结构异常时，需要有经验的产前诊断团队介入，对胎儿健康状况进行全面评估。

在超声检查中，孕妇常常听到"软指标"这个词。它是指超声检查时发现的非特异性的结构异常，包括鼻骨缺失、单脐动脉、股骨偏短、心脏强回声点、轻度肾盂分离、脉络丛囊肿、肠管强回声等。这些异常可能是一过性的，在健康胎儿中也可发现，但在染色体异常的胎儿中发生率较高。也就是说，如果超声检查发现"软指标"，提示胎儿染色体异常的风险增加，需要医生评估，决定是否进行进一步的遗传学检测。

孕中、晚期超声检查：评估生长情况

孕中、晚期，胎儿继续生长发育，体重"突飞猛进"。这一阶段超声检查关注的重点是胎儿大小、羊水量和脐血流等情况，以此来追踪胎儿的生长速度，判断是否存在缺氧的风险。

健康胎儿存在个体差异，有大有小、有高有矮，生长速度有快有慢，只要在正常范围，孕妇及家属就无须担心。如果评估后发现胎儿的生长曲线确实偏离了正常范围，要积极寻找原因，采取不同的治疗方案。影响胎儿生长速度的因素很多，包括孕妇的营养状况、胎盘的转运功能和胎儿的遗传潜能等。孕妇一方面要注意营养均衡，避免营养不良，减少胎儿宫内发育受限的概率；另一方面，不要暴饮暴食，以免营养过剩，导致胎儿巨大，增加分娩时的困难。

同样的，羊水量也在不断变化，影响因素也很多，孕妇、胎儿和胎盘的健康状况都可能影响羊水量。正常妊娠时，羊水的产生与吸收处于动态平衡中，正常羊水量也是一个范围，并不是一个固定数值。只要羊水量在正常范围内波动，孕妇就无须过多担心；如果羊水量反复偏离正常范围，则需要积极寻找原因。

孕妇－胎盘－胎儿是一个相互影响的整体，不同部位的血流数据反映不同部位或器官的血液循环状态。胎儿的氧气和营养完全依靠胎盘通过脐血管供应，胎儿脐动脉血流状况是孕期最重要的血流数据之一，主要用来了解胎盘功能状态及胎儿有无宫内缺氧。因此在孕中、晚期，需要定期检查胎儿脐血流状况，以评估胎盘功能和胎儿缺氧风险。如果出现严重的脐动脉血流异常，可能需要及时终止妊娠。**PM**

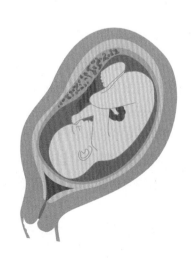

你是否有时口干、口苦、口腔溃疡，是否心慌、头晕、睡不着觉，是否觉得烦躁、容易发火、做什么都静不下心来……如果出现这些症状，大家可能会说"上火了！"什么是上火？火是怎么来的？该如何应对呢？

气有余 便是火

上海中医药大学附属岳阳中西医结合医院急诊医学科　祁丽丽
上海交通大学医学院附属第一人民医院中医科主任医师　王松坡

"上火"，多为"内生之火"

火、热多为阳气偏亢所致，常常混称。火热为病，有内外之分。外感者，多为直接感受温热邪气而发病；内生者，多因脏腑阴阳气血失调、阳气上亢所致。"上火"是比较通俗的一种讲法，用来形容人体以某些热性症状为主要表现的内热证。

一般情况下的"上火"，主要指"内生之火"，即中医古籍《丹溪心法》中所说的"气有余便是火"。涉及脏腑不同，有不同的"火"，如心火、肝火、肺火、胃火、小肠火、大肠火等，表现各异。心烦、面红、目赤、口苦、口干、口气重、牙龈肿痛、头胀头痛、烦躁易怒、大便干、小便黄等都可能是上火的表现。

朱丹溪最早提出"气有余便是火"理论，主要是针对气机逆阻产生的内生邪火，是狭义的"火"。后世医家根据临床实践，将其内涵不断扩大，将病气亢盛导致的"火"纳入其范畴，如阳气有余引起的实火，气血郁滞产生的郁火，甚至外感六淫邪气引起的火热证，等等。

生活调摄：避免升火，对症清火

一旦出现上火症状，要注意适当进行生活调摄，尽可能通过调整生活方式使阴阳趋于平和。

一般而言，首先，要注意劳逸结合、保证睡眠，睡眠不足或过于劳累会升虚火、助实火。其次，饮食上要注意清淡，多食一些应季、凉性的蔬菜水果，适当多喝水，少食辛辣煎炸食品，少吸烟饮酒。另外，上火和情绪有密切关系，调整心情、保持乐观的心态也是很好的"灭火剂"。

不同脏腑上火，有特定的定位症状，通过这些症状，可以进行脏腑定位，"精准灭火"。比如：最常见的心火，有心悸、失眠、舌尖痛、小便赤等症状；肝火，可见目赤肿痛、激动易怒、胁肋不适、口苦咽干等；肺火，可见咳嗽、痰黄、咽疼音哑等；胃火，可见口渴口臭、胃脘不适、大便干结、喜食冷食等；肾火，可见耳鸣、耳聋、牙齿松动、腰膝酸软等症状。

明确脏腑定位后，可选择相应的食物，比如莲子芯、苦瓜、荷叶清心火，苦菊、菊花、决明子清肝火，绿豆、莲藕、白萝卜清胃火，生梨、桑叶、百合清肺火，冬瓜、薏苡仁、知母清肾火，等等。

药物干预：实火当泻，虚火宜补

如果通过调摄不能有效降火，须寻求中医师帮助，进行针对性治疗。实火当泄，郁火可发：对邪气亢盛的实火，予以清热泻火，采用具有清热解毒作用的苦寒药物；对气血郁滞所致的郁火，以疏解、发散为宜。

此外，亦有阴虚内热以及虚阳上浮所致的"上火"表现。"虚火宜补"，阴虚内热者重在养阴，宜适当配伍清火之品，以杜绝生火之源；而对虚阳上浮的虚火，重在补阳敛阳、纳火归元，可适当配伍收涩之品。 **PM**

止泻中成药，该不该用

上海中医药大学附属龙华医院脾胃病科副主任医师　柳涛

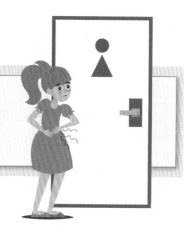

夏秋季节，腹泻高发。急性腹泻多由病毒或细菌感染所致，往往呈自限性。医生常会提醒患者不要乱服止泻药，因其可能不利于胃肠道内致病微生物排出，反而会延长疾病康复过程。那么，中药止泻是否也有此弊端？该不该用？

中医止泻，曲线救"泻"

急性腹泻是常见的消化系统疾病，指突然发作的排便次数增加、大便不成形，常伴排便急迫感和腹部不适，通常持续不到两周。多数情况下，患者无须止泻，其体内的免疫系统可使之完全康复。西医止泻药多用于严重非感染性腹泻的对症治疗，目的是减少腹泻次数，如洛哌丁胺、地芬诺酯等，主要作用是抑制肠道平滑肌收缩，使蠕动减少，忌用于严重感染性腹泻。

中医对腹泻的认识与西医有很大区别，止泻机制亦不同。在中医学理论中，腹泻被称为"泄泻"，常与脾胃功能失调有关，如脾胃虚弱、湿热内阻、外感风寒、饮食不当等，均可导致泄泻。通过祛除湿热、风寒、食积等致病因素，调整脾胃功能，可间接达到止泻目的，而具有这些作用的中成药常标注有止泻功效。可以说是通过"治本"来实现止泻作用。

中药中也有一些具有收敛、固涩作用的止泻药，如罂粟壳、诃子、金樱子、五味子等。不过，中医学认为其有"固闭邪气"的作用，不宜用于腹泻初起，可用于久泄不止。因此，急性腹泻时，患者也不宜盲目使用这些收敛止泻的中药。

辨证止泻，正确用药

中医针对不同腹泻类型，采用个体化治疗方案，辨证用药。急性腹泻常见以下几种证型：

风寒侵袭型　外感风寒湿邪或食用寒凉食物所致，常表现为恶寒、腹痛、腹泻等。患者可选用藿香正气水（或软胶囊、口服液）、理中丸等中成药解表化湿、理气和中、温胃散寒。

湿热侵袭型　外感湿邪或食用油腻、辛辣食物导致湿热内蕴、下注大肠，常表现为黄色稀便、排便不爽、可有灼热感，伴口苦口干、尿黄等。患者可选用枫蓼肠胃康、肠炎宁、葛根芩连片（或丸、微丸、口服液）、复方黄连素片等中成药健脾和胃、清热利湿。

暑湿困脾型 夏季盛暑之时，外感暑湿之邪所致，常表现为泻下如水、暴急量多、便色黄褐，伴发热心烦、胸闷、恶心、食欲不振、自汗、口渴、尿赤等。患者可选用保济丸（口服液）、六合定中丸等中成药解暑祛湿。

饮食积滞型 饮食不当、进食过量油腻食物所致，常表现为胃脘胀满、恶心呕吐、泻下臭秽等。患者可选用保和丸、枳实导滞丸等消食化滞。

脾胃虚弱型 长期饮食不节或慢性消化系统疾病导致脾胃虚弱，在疲劳、饮食不当、气候变化等因素下诱发，常表现为食欲不振、乏力、大便溏泻等。患者可选用人参健脾丸、参苓白术颗粒（或片、丸、散）等中成药益气健脾。

使用成药，注意安全

中成药亦有处方药和非处方药之分，患者在使用前应咨询医师或药师，确保用药安全。

❶ **遵循正确的剂量和用法** 不按推荐剂量服用可能导致药效减弱或产生副作用。特殊人群，如孕妇、儿童、老人，可能有特殊剂量和用法。

❷ **观察药物反应** 中成药亦有副作用，患者用药后应密切观察身体反应，注意是否出现皮疹、呼吸困难等。如果出现不良反应，应立即停药并就医。

❸ **警惕潜在严重疾病** 急性腹泻可能是某些严重疾病的表现，如伴发热、持续腹痛、便后腹痛不能减轻、脓血便等，应及时就医。盲目服用中成药可能掩盖病情，延误治疗。**PM**

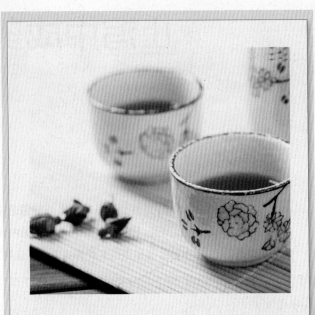

药食同源对国人来说并不陌生，我国自古就有饮茶、喝养生汤等传统。近期，市面上的药膳又出了新花样。"银花利咽"奶茶、"四君子"蛋糕、"保和"桂花糕等药膳甜品热销，受到了很多年轻人的追捧。

部分人认为，吃这类甜品在满足口腹之欲的同时，可以养生保健；也有人认为，药膳奶茶、蛋糕等依然属于滋腻食品，不利于健康。这类药膳甜品能否起到保健作用？应该如何吃？

药膳甜品中的中药"加料"

近期热销的多款药膳甜品中有不同的中药"加料"。奶茶中加入木瓜，以和胃化湿；加入龙眼肉，以补心脾、益气血；加入百合，以养阴润肺、清心安神；加入佛手，以疏肝理气；加入栀子，以清热除烦。蛋糕中加入红枣能补脾和胃，加入山楂可健胃消食；等等。此外还有金银花、莲子、粳米、薄荷、薏苡仁、人参、玫瑰花、罗汉果、覆盆子等药食同源的食材，在药膳制作中多有应用。

除了单味药物制作的甜品药膳之外，市面上也有不少甜品用多味药物配伍。比如："银花利咽"奶茶，

"药膳甜品" 的功与过

上海中医药大学附属龙华医院中医预防保健科主任医师　方　泓

配伍金银花、薄荷、淡竹叶、甘草等药物，以清热利咽；健脾化湿奶茶，配伍茯苓、豆蔻、薏苡仁等药物，以行气利水、健脾化湿；"四君子"慕斯蛋糕，应用中药方剂四君子汤进行加减化裁，在蛋糕中配伍党参、茯苓、甘草等，以健脾益气；"保和"桂花糕，以中药名方保和丸为灵感，在桂花糕中添加山楂、麦芽、茯苓等中药，以健脾消食。

食养有功，药食同源

药膳不是食物与中药的简单相加，而是在中医理论的指导下，用药物、食物和辅料精制而成的特殊食品。它既有保健功效，又满足人们对味道的追求，且不良反应少，更易被人接受。国家药食同源目录规定了可以用于食品制作的中药目录（如图）。使用药食同源中药做成的药膳，只要使用恰当，遵循中医理论和营养学理论，合理选择原料，做到用料有据（符合中医四气五味、升降浮沉、归经）、方必依法（符合中医汗、吐、下、和、温、清、消、补等治法），都可发挥一定的食养和食疗功效。

国家药食同源目录（按照传统既是食品又是中药材的物质目录）

2012 年目录

丁香	八角	茴香	刀豆	小茴香	小蓟	山药	山楂	酸枣仁
马齿苋	乌梢蛇	乌梅	木瓜	火麻仁	代代花	玉竹	甘草	鲜白茅根
白芷	白果	白扁豆	白扁豆花	龙眼肉	决明子	百合	肉豆蔻	鲜芦根
肉桂	余甘子	佛手	杏仁	沙棘	芡实	花椒	红小豆	蝮蛇
阿胶	鸡内金	麦芽	昆布	枣	罗汉果	郁李仁	金银花	橘皮
青果	鱼腥草	姜	枳子	枸杞子	栀子	砂仁	胖大海	薄荷
茯苓	香橼	香薷	桃仁	桑叶	桑葚	橘红	桔梗	薏苡仁
益智仁	荷叶	莱菔子	莲子	高良姜	覆盆子	藿香	薤白	蜂蜜
淡竹叶	淡豆豉	菊花	菊苣	黄芥子	黄精	紫苏	紫苏子	榧子
葛根	黑芝麻	黑胡椒	槐米	槐花	蒲公英			

2014 年新增

人参	山银花	芫荽	玫瑰花	松花粉	粉葛	布渣叶	夏枯草	荜茇
当归	山柰	西红花	草果	姜黄			

2018 年新增

党参	肉苁蓉	西洋参	黄芪	灵芝	天麻	山茱萸	杜仲叶	铁皮石斛

偏嗜为过，不可贪食

需要注意的是，食物有四气五味，不能过食某一种口味。食用药膳也需符合营养学的基本原则，讲究营养素结构合理、全面。此外，药膳甜品中通常含有大量的糖分和油脂，使得这些甜点、饮品的热量往往较高，如果长期食用，可能导致体重增加或影响身体健康。

总之，使用配伍合理的药膳确实可以起到保健作用，但在选择甜品药膳时需要根据自己的体质、基础疾病、饮食习惯、区域和四时节气等加以选择，同时还要注意使用禁忌，控制总热量。**PM**

更年期（围绝经期）女性可能出现各种各样的症状，且复杂多变，情绪烦躁、易激动是其一大特征。中医药有助于改善更年期的多种不适症状，但单纯药物治疗较难改善不良情绪及其所致失眠、心悸等症状，联合针灸治疗效果更佳。

针药齐下，平更年之"躁"

上海市闵行区莘庄社区卫生服务中心中医科副主任医师　焦亚丽
复旦大学附属公共卫生临床中心中西医结合科主任医师　陆云飞

月经紊乱，情绪失控

在围绝经期，女性卵巢功能衰退、雌激素水平下降，会引起内分泌、代谢、神经、精神、心理等一系列变化，称围绝经期综合征，俗称更年期综合征。月经紊乱是更年期女性最普遍、突出的表现，此外还可出现阵发性潮热、脸红、出汗（颈部以上出汗多见）、头晕、胸闷、心悸、失眠、呼吸困难、颈肩腰腿痛等躯体症状，以及烦躁、焦虑、恐惧、忧郁、厌世等精神心理症状。

围绝经期综合征患者的精神心理异常是临床治疗的重点和难点之一，古代称"脏躁""百合病"等。脏躁者烦躁不安、喜怒不定、无故悲泣、哭笑无常、不能自控，百合病者精神恍惚、怫郁不舒、心绪不宁、潮热身痛。中医认为肾虚是基本原因，可累及心、肝、脾，致使脏腑阴阳不平衡、气血失调而发病，从而引起情志异常。另一方面，情志异常也会影响脏腑功能，加重阴阳、气血失调，形成恶性循环。

辨证调养，平衡情绪

中医治疗疾病讲究辨证施治，尤其是在处方用药时，须根据不同证型确定治疗原则，再选择相应的药物调理脏腑气血阴阳。更年期出现的烦躁、焦虑、抑郁、容易激动等异常情绪，会在气血阴阳平衡后得以改善。

❶ **肾阴虚**　若表现为阵发性潮热、面红、出汗、五心烦热、头昏耳鸣、记忆力下降、小便黄、大便燥结等症状，且舌红、苔少、脉细数，可辨证为肾阴虚型，以滋养肝肾、育阴潜阳为治疗原则，选用一贯煎加味。

❷ **肾阳虚**　若表现为面色灰暗、精神萎靡、形寒肢冷、浮肿、便溏、小便清长、夜尿多，且舌红苔白、脉沉迟弱，可辨证为肾阳虚型，以温肾壮阳为治疗原则，选用左归丸加减。

❸ **肾阴阳两虚**　若表现为头昏、耳鸣、目眩、腰酸乏力、四肢欠温、时冷时热、自汗、盗汗，且舌红苔薄白、脉沉细或弦细，可辨证为肾阴阳两虚型，以温阳壮水为治疗原则，选用左归丸合二仙汤加减。

❹ **心肾不交**　若表现为心烦不宁、失眠多梦、腰膝酸软、健忘易惊、精神涣散、如痴似呆，且舌红苔少、脉沉弦或细数，可辨证为心肾不交型，以滋阴降火、补肾宁心为治疗原则，选用坎离既济丸。

❺ **肝气郁结**　若表现为月经先后不定期、量或多或少，或者已绝经，伴胸胁胀满、全身不适、情绪不稳、急躁易怒、精神抑郁、经常叹气、咽喉有异物感，且舌红苔白、脉弦，可辨证为肝气郁结型，以疏肝理气、滋水涵木为治疗原则，选用逍遥汤加减。

❻ 心脾两虚 若表现为自觉心悸气短、健忘失眠、潮热汗出、怕冷、面色萎黄、脘腹作胀、纳少便溏，且舌淡苔薄、脉细，可辨证为心脾两虚型，以养心健脾为治疗原则，选用归脾汤加减。

焦躁难平，联合针灸

部分女性服药后效果不佳，或不能坚持长时间服药，可配合针灸治疗，调和阴阳、扶正祛邪、疏通经络，从而使机体恢复平衡。尤其是出现情绪异常、心悸、失眠等症状时，针灸治疗效果较好，可分别选取以下穴位。

内关穴、神门穴 内关是手厥阴心包经的腧穴，位于掌横纹上 2 寸、掌长肌腱与桡侧腕屈肌腱之间；神门是手少阴心经的腧穴，位于掌横纹尺侧端，为神气出入之门。这两个穴位主治心痛、胸胁痛、惊悸、健忘、失眠、神经衰弱等，适合心肾不交、心脾两虚者。

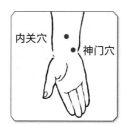

安眠穴 属经外奇穴，位于颈部，翳风穴（位于耳垂后方，乳突下端前方凹陷处）与风池穴（位于枕骨下、后发际上 1 寸，胸锁乳突肌上端与斜方肌上端之间的凹陷处）连线的中点。顾名思义，刺激此穴可治疗失眠，还可改善心悸、焦虑、抑郁、躁狂等症状。

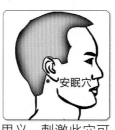

印堂穴 位于督脉上，两眉头连线的中点。督脉为阳脉之海，入络于脑，中医认为阳气者，精则养神，故疏通督脉有镇静安神之效。印堂为督脉经气之所发，刺印堂通督而镇静，是安神镇静之效穴。

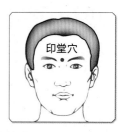

足三里穴 为足阳明胃经的下合穴，位于小腿外侧、外膝眼下 3 寸。刺激足三里可调补后天之本，适合心脾两虚者。

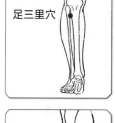

三阴交穴 为肝、脾、肾三经交会穴，位于足内踝尖上 3 寸，胫骨内侧缘后方。刺激三阴交可滋阴养血、健脾益肾、补肝，适合肾阴虚、肾阳虚、肾阴阳两虚、心脾两虚者。

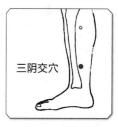

以针刺导其先，汤药荡其后，内服与外治结合，可提高疗效。此外，部分中药有一定毒副作用，联合针灸治疗可减少用药量，减轻长期服药的弊端。

居家保健，调节心理

除治疗外，平时选用一些食疗药膳、中药茶饮、穴位按摩等保健方法，也有助于改善更年期不适，稳定情绪。

运动疗法 如：骨盆运动，收缩臀部肌肉、吸气提肛，每次 10 ~ 20 下，每日 2 次；收腹运动，每次 10 ~ 20 下，每日 2 次。运动可改善盆腔功能，还能平复情绪，缓解焦虑。

行为疗法 情绪激动、烦躁、抑郁时，可找一僻静处，放任自己，放声喊叫、痛哭，排出"伤心泪"。周期性地哭泣、喊叫，可调节情绪，缓解焦躁。

食疗药膳 可在医生指导下适当选用当归、大枣、人参、枸杞、茯苓、黄芪、党参、何首乌等补血调经的中药，以及柏子仁、酸枣仁、合欢皮、远志、百合、柴胡、香附、郁金、白芍等宁心安神、疏肝理气的中药，做成药膳食用。

中药茶饮 玫瑰花、藏红花、青皮、佛手、枳壳等中药具有活血调经、理气解郁的作用，可制成保健茶饮，经常饮用。

此外，穴位按摩也有一定的保健作用，且操作简便，随时随地都可进行。 **PM**

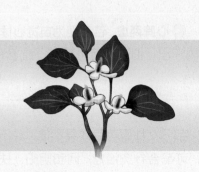

有一道凉拌菜，做法十分简单：取新鲜食材洗净、切段，淋上蒜蓉和油，拌匀即可。有人对这道菜爱得不得了，有人却觉得难以下咽。这道菜的原料是鱼腥草，它有一种特殊的鱼腥味，让人爱恨交织。可不要小瞧这小小的鱼腥草，它不仅进得了厨房，还进得了药房。

"上得了药房、下得了厨房"的 鱼腥草

上海中医药大学附属曙光医院药学部　刘 力（主任药师）　徐光临

进厨房，风味独特

鱼腥草为三白草科植物蕺菜。《唐本草》记载："蕺菜生湿地山谷阴处，亦能蔓生，叶似荞麦而肥，茎紫赤色，山南江左人好生食之。"鱼腥草的叶子两两互生，远看像人的耳朵，也叫"折耳根"，还被称为猪鼻孔、狗耳菜、狗贴耳、臭菜等，主要分布于长江流域以南各省区及陕西、山东、河南、西藏地区。

鱼腥草一般在 3～5 月采割，较幼嫩的鱼腥草食用风味最佳。在不同地区，鱼腥草有不同的烹饪方法，既可凉拌，也可煮汤或炒菜，还可以做成咸菜。

进药房，清热解毒

鱼腥草是药食两用之品，除了可以摆上餐桌外，还是一味有多种功能的中药，可以用于多种疾病的治疗。其药用历史最早可追溯至魏晋时期的《名医别录》，至今已有近 2000 年。2020 年版《中国药典》中记载，鱼腥草药用部位为蕺菜的新鲜全草或干燥地上部分。鲜品全年均可采割；干品多于夏季茎叶茂盛、花穗多时采割，除去杂质，晒干后使用。

鱼腥草性辛、微寒，归肺经，具有清热解毒、消痈排脓、利尿通淋的功效，可用于治疗肺痈吐脓、痰热喘咳、热痢、热淋、痈肿疮毒。对热毒疮疡，可单用鲜品，取适量捣敷或煎汤熏洗患处。入药时，一般水煎或捣汁服，日用量 15～25 克，若用鲜品，则用量加倍。因其药效成分主要为挥发性成分，故不宜久煎。其性微寒，不宜多食、久食。

鱼腥草含有槲皮苷等有效成分，具有抗病毒和利尿作用。其挥发油中含有癸酰乙醛、芳樟醇、α-蒎烯、甲基正壬酮等抗菌成分。其中，癸酰乙醛是鱼腥气味的主要来源。也就是说，鱼腥草的腥味是其起效成分，没有腥味，药效反而降低。现代药理实验表明，鱼腥草具有抗菌、抗病毒、提高机体免疫力、利尿等作用，被称为"天然而又安全的抗生素"。**PM**

在春天的山野中，常常能看到许多簇拥在一起的淡紫色小花，这便是密蒙花。密蒙花为落叶灌木，高1~3米，最高可达6米。春天开花，喜温暖、湿润，主要生长在向阳的山坡、河边，且环境适应能力较强，在阴暗、干旱和寒冷的环境亦能生长。

明目之花 —— 密蒙花

上海中医药大学附属曙光医院眼科　刘　毓　宋正宇（主任医师）

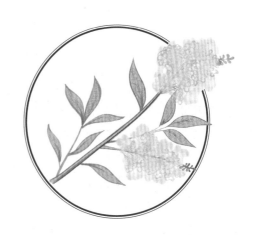

可染饭，可入药

密蒙花又被称为黄饭花、九里香、染饭花等，南方一些少数民族会用它为米饭调色，制成花香浓郁的黄花饭。密蒙花的干燥花蕾还可入药，在春天花未开放时，采摘簇生的花蕾，除净枝梗等杂质，晒干可用。

密蒙花的药用历史悠久，最早记载于宋代马志的《开宝本草》，言其"主青盲肤翳，赤涩多眵泪，消目中赤脉"；《医宗必读》中记载密蒙花可"养营和血，退翳开光"；《中药大辞典》载其功效为清热解毒、养肝明目、退翳……历代均认为密蒙花为"明目之花"。

五脏六腑中，肝与目的关系最为密切。肝开窍于目，肝气通于目，肝藏精于目，肝受血而能视。精微物质通过肝的输布条达，濡养于目；若肝郁不畅，津液就难以濡养。中医常用的治疗肝肾的中药，如：菊花、桑叶、地黄、枸杞子、女贞子、旱莲草等，既可以治疗眼疾，又有保肝的作用。

密蒙花性甘、寒，入肝经甘以润肝、寒以清热，可治疗目赤肿痛多泪畏光、视物昏花等肝经血热所致的目疾，如干眼症、糖尿病性视网膜病变、急性结膜炎，是重要的眼科用药。

可煎药，可代茶

现代研究表明，密蒙花有免疫调节、抗氧化等作用，可用于治疗干眼症、白内障、角膜软化、结膜炎、角膜炎等。在临床上，以密蒙花配伍石决明、白蒺藜、菊花、羌活等药材煎汤内服，可防治多泪、怕光、目赤肿痛、视物不清及眼部痛痒等症。除在中药汤剂中添加密蒙花外，也可将密蒙花和鸡肝一起熬粥食用，有助于缓解眼睛不适。

眼病患者还可饮密蒙花茶，用密蒙花的干燥花或花蕾5克，加水600毫升，煎煮3分钟后，冲入放置3克绿茶的杯中，盖焖5分钟左右，过滤取汁饮服，可续水复煎。日常代茶饮，适用于目赤肿痛、眼睛干涩、视物昏花、肝血虚而有热者。密蒙花药性甘寒，阳虚内寒、脾胃虚寒者虽可用其食疗，但不宜长期大量食用。如持续服用宜控制在1个月内。**PM**

"无痛"针灸——揿针

上海市针灸经络研究所　包春辉（副研究员）　周宏宇

生活实例

　　李女士退休后经常出现关节疼痛不适的症状，便前往医院针灸科进行治疗。医生在她皮肤上取穴后贴上一些小"图钉"，嘱咐她回家自行按压。李女士有些将信将疑：小小"图钉"能发挥治疗作用吗？不过，她还是遵医嘱每天按压。不久以后，她的关节疼痛症状果然有所减轻。这些形似"图钉"的短针，便是我们今天的主角——揿针。

贴在皮肤上的"图钉"

　　揿针是皮内针的一种，像一枚可以贴在皮肤上的"图钉"，又被称为图钉型皮内针。将其贴在皮肤上相当于浅刺穴位，辅以自行按揉刺激，可治疗疾病、减轻疼痛。中医理论认为，外邪侵袭人体，首先侵入皮部络脉，再入侵相对应的经脉。将揿针固定在腧穴部位的皮下组织中，可产生持续稳定的针刺刺激，疏通气血、平衡阴阳、调理脏腑，从而起到治疗疾病的作用。

揿针虽小，用处却广

　　与普通毫针相比，揿针短小，刺痛感少，刺入身体时只达皮下，不达深层，不会出现弯针、断针、滞针等不良事件，也不会伤及血管、神经、脏腑，还可以长时间埋针，不断产生微弱刺激，具有"浅刺、安全、无痛、价廉、方便、长效"等特点及优势。

　　揿针常用于治疗某些迁延不愈的顽固性疾病，以及一些经常发作的疼痛性疾病，临床应用范围比较广泛，可遍及内、外、妇、儿、骨伤各科。比如：腰腿痛、颈椎病、肩周炎、膝骨性关节炎、头痛、牙痛等疼痛病症；末梢神经炎、带状疱疹、面神经炎（面瘫）、肋间神经痛、面肌痉挛等神经科疾病；咳嗽、胸闷、哮喘、过敏性鼻炎等呼吸科病症；尿急、尿频、夜尿增多等泌尿科病症；月经不调、痛经、乳腺疾病等妇科病症；失眠、焦虑、肥胖病；等等。

进针虽浅，不可随意

　　埋针前，医生首先要确定穴位，对贴敷位置及周围皮肤进行消毒，排除破损、发炎等现象后，用镊子夹持带有揿针的胶布，将针尖对准穴位，垂直缓慢按下，刺入皮内。要求圆环平整地贴在皮肤上，并确保再用指腹按压，患者无刺痛感。

　　埋针时间一般为1~3天，留针期间应每隔3~4小时按压一次，每处每次点按20下，力度以自身能承受为度。要注意不能用力搓揉埋针部位，避免撞击。取针时，医生可用镊子夹住胶布向外拉出。

　　揿针埋针处不宜用水浸泡。夏季出汗较多时，要检查埋针处有无汗浸、皮肤发红等异常现象。若埋针处产生疼痛，可以调整针的深度、方向。若埋针处发红、疼痛或感染，应立即取针，进行包扎处理。

　　虽然揿针方便快捷、操作简单，但仍是一种针灸方法，患者应在医师指导下操作，禁止随意埋针、揉压。存在红肿、化脓感染、紫癜、瘢痕的部位及关节部位，均不宜使用；皮肤过敏者、出血性疾病患者也不宜使用。**PM**

近来，有些人对药品包装中的干燥剂产生了争论：干燥剂可以保护药品不受潮，应保留，必要时更换；药盒开封后，干燥剂可能"变身"污染源，应丢弃。哪种才是正确的观点呢？

药盒里的干燥剂，留、扔还是换

华中科技大学同济医学院附属同济医院药学部　石依姗　方建国（主任药师）

硅胶干燥剂，值得信赖的"药品干燥剂"

药品具有吸湿性。当环境湿度较大时，药品可能因"吸食"空气中的水分而发生潮解，影响其稳定性、崩解度和生物利用度等。因此，大家常常在药盒中见到干燥剂的"身影"。

药品干燥剂主要包含硅胶干燥剂、黏土干燥剂（蒙脱石）、纤维干燥剂、分子筛干燥剂等。其中，硅胶干燥剂最常见，是唯一通过美国食品药品管理局认证，可以直接与药品接触使用的干燥剂。硅胶干燥剂的主要成分是二氧化硅，具有无毒、无味、化学性质稳定、吸湿能力强等优点，可以将药盒内的湿度从90%降至40%。此外，硅胶干燥剂还能吸附乙醇、氨、芳烃和烯烃等。

这些药品很"怕潮"

干燥剂常"出没"于"怕潮"的药品包装中，常见的有：

● **泡腾片剂**　泡腾片中添加了助溶成分，使其能在水中产生气体。如果发现泡腾片出现膨胀、变形、破裂等情况，则为受潮变质了。

● **颗粒剂**　俗称"冲剂"，是将细粉或提取物添加糖粉等辅料后，制成干燥颗粒状的内服药。如果发现颗粒剂出现潮解、结块等情况，则为受潮变质了。

● **散剂**　是一种或多种药物混合制成的粉末状制剂。散剂的表面积较大，更容易吸收环境中的水分。如果发现散剂出现结块、变色等情况，则为受潮变质了。

此外，维生素类药物（如维生素 B_1 片、维生素 B_6 片、维生素 C 片等）、消化系统用药（如硫酸亚铁片、乳酸亚铁片、葡萄糖酸亚铁片等）、抗贫血药（如氯化钾片、氯化铵片、碘化钾片、碳酸氢钠片等）、含电解质及微量元素的药物（如复方甘草片、苯丙哌林片、福尔可定片、氨茶碱片等）、非甾体抗炎药（如阿司匹林片等）等多为片剂，一旦出现变色、松散、粘连等情况，便是变质了，不可服用。

完整的干燥剂不会成为药品污染源

药品开封后，干燥剂会因为"喝饱了水"而成为污染源吗？答案是否定的。硅胶干燥剂的化学性质稳定，很少与生活中的常见物质发生化学反应，安全性高，只有在干燥剂包装破损的情况下，才会对药品产生二次污染。因此，药盒自带的干燥剂不应丢弃，可以保留至大部分药品服用完毕。不过，一旦发现干燥剂吸湿严重（如增重较大、明显残留水分、颜色改变等），说明药品的保存环境湿度过大，应及时丢弃、更换干燥剂，并寻找新的药品保存地。PM

特别提醒　药瓶口填充的棉花和纸张不是干燥剂，它们的主要作用为减少震荡，防止药品在运输过程中发生破损。棉花具有吸湿性，当环境湿度过大时，可能造成或加剧药品潮解，甚至变质。因此，当药品开封后，棉花和纸张的"隔离""减震"使命已经完成，应丢弃。

滥用退热药，小心肝衰竭

上海交通大学医学院附属第一人民医院急诊危重病科　朱　献　洪江（主任医师）

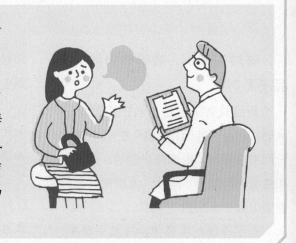

> **生活实例**
>
> 　　近日，护士小陆回家探望母亲，发现妈妈皮肤、巩膜发黄，立即送她到医院。原来，一周前陆妈妈出现发热，服用了之前囤的退热药对乙酰氨基酚，每日早、中、晚3次，连服3天，同时服用感冒灵。热退后，她却逐渐变得没力气、胃口差，以为休息两天就好，便没有去医院。医生检查发现陆妈妈的转氨酶"爆表"，谷丙转氨酶、谷草转氨酶均超出检测值上限，血氨180微摩/升，凝血功能轻度紊乱，腹部超声提示肝脏肿大，结合病史诊断为药物性肝损伤。通过保肝、退黄等治疗，陆妈妈逐渐康复，黄疸消退后出院。

不能单纯根据体温决定是否用药

　　发热是感染常见症状之一，可加快机体代谢、氧消耗和二氧化碳产生，增加心血管、呼吸系统的负担，使患者感到不适，甚至心烦意乱，故很多人发热后急于降温。研究表明：体温适当升高可减缓一些细菌和病毒的生长、复制，并增强机体免疫功能；持续高热可引发细胞变性、坏死甚至与发热相关的细胞因子风暴，危及生命。因此，发热对机体防御功能而言，益处和危害并存，通常需要对症处理。

　　通常，最有效及安全的处理方式是物理降温，可用薄毛巾包裹冰块置于腋下、腹股沟或腘窝处。如果患者体温持续超过38.5℃，可选择解热镇痛类药物，但此类药种类多、不良反应各异，选择不当可能引起诸多不良反应。未查明原因的发热患者如果盲目用药，可能掩盖病情，影响诊断。解热镇痛药并不能降低发热性疾病的病死率，其主要益处是提高患者舒适度。因此，不能单纯根据体温决定是否使用，而应以发热是否造成患者不适为用药依据。

切忌过量，警惕不良反应

　　根据发热评估结果，如果患者确需退热治疗，应合理选择解热镇痛药，以改善患者整体状况。相关指南推荐发热患者使用的解热镇痛药主要有对乙酰氨基酚和布洛芬。二者均属于非甾体抗炎药，通过抑制中枢前列腺素合成而发挥退热作用。另外，安乃近、乙酰水杨酸、保泰松、羟基保泰松、吲哚美辛、阿司匹林、赖氨匹林、尼美舒利、氨基比林等其他退热药也可应用，糖皮质激素一般不作为退热剂使用。

① 对乙酰氨基酚

对乙酰氨基酚能抑制前列腺素合成，阻断痛觉神经末梢冲动，具有解热、镇痛作用，常用于普通感冒或流行性感冒引起的发热，也可用于缓解轻、中度疼痛症状，如头痛、关节痛等。该药适用于 3 个月以上的儿童和成人。对乙酰氨基酚进入人体后，90% 通过肝脏代谢，其中 5% 经肝脏细胞色素 P450 氧化酶系统代谢为 N- 乙酰苯醌亚胺（NAPQI）。正常剂量下，代谢产生的 NAPQI 能迅速与体内谷胱甘肽结合成水溶性无毒化合物，由尿排出；若剂量过大，NAPQI 不能全部与有限的谷胱甘肽结合，多余部分转而与肝细胞内蛋白质的巯基结合，其产物可致肝细胞损害、坏死，严重者可致暴发性肝功能衰竭、肾衰竭，患者可出现恶心呕吐、食欲下降、出汗、极度疲劳、右上腹痛、异常出血和淤青、眼睛和皮肤黄染，甚至昏迷等。对乙酰氨基酚口服最大剂量不宜超过 2 克 / 天，如果一次服用 6 ~ 10 克，可引起大范围肝组织坏死，甚至肝功能衰竭。

服药期间，如果发现谷丙转氨酶、谷草转氨酶等肝生化指标异常，或出现恶心呕吐、食欲下降、极度疲劳、黄疸等可能与肝损伤有关的临床表现，应立即停药并就诊。及时治疗能减轻损伤，保护肝脏。

② 布洛芬

布洛芬的作用与对乙酰氨基酚类似，除用于感冒、流行性感冒引起的发热外，还可用于骨关节炎、类风湿关节炎、强直性脊柱炎等引起的疼痛、发热。它进入体内后，60% ~ 90% 通过肝脏代谢，再经肾脏排出，退热作用可维持 6 ~ 8 小时，比对乙酰氨基酚药效持续时间（4 ~ 6 小时）长。过量服用布洛芬可出现恶心、呕吐、疼痛、倦怠、嗜睡、耳鸣等不良反应，除引起肝衰竭外，还可导致肾衰竭，表现为茶色或深棕色尿、少尿甚至无尿、下肢水肿、心律失常、呼吸急促等，严重者昏迷、休克，危及生命。成人口服布洛芬的推荐剂量为 0.2 ~ 0.4 克 / 次，不可超过 0.6 克 / 次，每日最大剂量不可超过 2.4 克，24 小时内不宜超过 4 次。服药期间也应密切观察，若发现异常，要及时停药和就医。

看清药物成分，避免叠加风险

90% 的复方感冒药中含有对乙酰氨基酚，包括西药和中成药。如果西药通用名中含有"酚"或"氨"字，一般说明其中含有对乙酰氨基酚，如酚麻美敏、复方氨酚烷胺、酚氨咖敏、氨酚伪麻美芬、氨麻美敏和氨咖黄敏等。在中成药中，感冒药、止咳平喘药、胃肠类药也可能含有对乙酰氨基酚，如维 C 银翘片、感冒灵胶囊等。同样，布洛芬也可能存在于某些复方制剂中。如果服用对乙酰氨基酚或布洛芬退热时，又服用复方感冒药，容易因重复用药导致过量。因此，服药前要仔细核对药物成分，避免含相同有效成分的药物叠加服用。PM

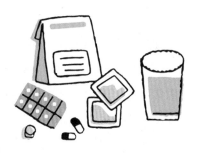

> 雾化吸入疗法能直接作用于气道黏膜，起效快，局部药物浓度高，用药量少，全身不良反应少，在呼吸系统疾病的治疗中广泛应用。不过，不少患者在使用过程中存有许多疑惑与误区，使雾化治疗效果"大打折扣"。

雾化吸入治疗的⑤个提醒

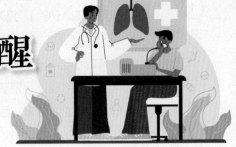

✍ 上海市儿童医院副主任药师　谭波宇

提醒1：不是所有药物都能"雾化"

雾化吸入是通过雾化器将药物溶液或混悬液分散成直径 1~5 微米的微小颗粒，它们可以轻易地随空气悬浮和扩散，随吸气动作进入呼吸道深处，直接作用于肺部和支气管黏膜。雾化吸入广泛用于呼吸系统疾病的治疗。目前，国家药品监督管理局批准适用于雾化吸入的药物主要有以下 4 类：

❶ 吸入性糖皮质激素

代表药物有吸入用布地奈德混悬液、吸入用丙酸倍氯米松混悬液、丙酸氟替卡松雾化吸入用混悬液等，可抑制气道炎性反应，减少腺体分泌，降低气道高反应，属气道局部抗炎药物。

❷ 短效 β_2 受体激动剂

代表药物有吸入用特布他林溶液、吸入用硫酸沙丁胺醇溶液等。这类药物的特点为起效快（用药后 5~15 分钟起效），可快速解除和减轻支气管平滑肌痉挛，但维持时间短。

❸ 胆碱 M 受体拮抗剂

代表药物有异丙托溴铵溶液、复方异丙托溴铵溶液，具有舒张支气管、减少呼吸道黏液分泌的作用。

❹ 黏液溶解剂

代表药物有吸入用乙酰半胱氨酸溶液等，可降低痰液的黏稠度、黏滞性，使痰液液化，更容易咯出来。

值得注意的是，非雾化制剂的药物（如注射剂等）由于溶液中有辅料存在，吸入可能诱发或加重支气管痉挛。因此，患者切忌擅自将非雾化制剂的药物进行雾化吸入。

提醒2："多药混合雾化"还是"单药多次雾化"，不能一概而论

就诊时，医生可能会根据患者的病情和治疗需要，开具多个雾化药物处方。患者应看清医嘱，区分混合吸入还是分开吸入，以免影响疗效。

混合吸入可以节省时间，迅速减轻症状。分开吸入通常出于两种考虑：第一，药物混合雾化可能产生不良反应，影响疗效；第二，与雾化装置最大容量和雾化时间的要求有关，雾化药物的最大容量不超过 5 毫升，单次雾化吸入治疗的时间应为 5~10 分钟，分开雾化吸入可以确保各种药物的疗效最大化，并减少不良反应的发生风险。

提醒3: 多种药物的吸入顺序须遵医嘱

对于需要分开进行雾化吸入的药物，还需要注意用药顺序。例如：哮喘急性发作时，支气管扩张剂（如短效 β_2 受体激动剂等）通常是首选治疗药物，可以扩张支气管，减轻呼吸道痉挛，使"后来"的药物更容易到达病变部位。因此，支气管扩张剂应该先于其他药物进行雾化吸入，之后再吸入抗炎药物（如吸入性糖皮质激素等），以减轻呼吸道黏膜炎症，缓解肺部症状，达到事半功倍的效果。不过，并非所有情况都适用于以上原则，决定雾化吸入药物使用顺序的最好办法仍是遵医嘱。

提醒4: 雾化药物应保"量"

吸入用异丙托溴铵溶液说明书中提到，使用时可以用生理盐水稀释至终体积 2 ~ 4 毫升。不过在临床上，并非所有雾化吸入药物都需要稀释，雾化溶液是否需要稀释取决于雾化吸入的联合用药方案和一次吸入的剂量。

其实在雾化过程中，患者实际吸入的剂量多为标示量的 40% ~ 60%。尤其是 1 ~ 2 毫升左右的单药雾化，为保证疗效，医生通常会开具生理盐水，将雾化药液稀释至 4 毫升左右，以避免在刚开始雾化、患者尚未完全配合的情况下，雾化溶液就用完。

提醒5: 注意5点，保证雾化疗效

随着儿童支气管哮喘诊疗理念的发展，需要长期使用糖皮质激素治疗的患者可以实施"家庭雾化治疗"，该疗法尤其适用于年幼哮喘患儿的长期维持治疗。"家庭雾化治疗"大大提高了给药的及时性、方便性和舒适度，患者或家属可以根据病情变化及时调整吸入药物的剂量，应用灵活，有利于控制病情进展。但对于哮喘持续未控制的患儿或其他中、重度呼吸系统疾病者，由于病情复杂，需在专科医师指导下综合治疗，切忌在家中自行增加剂量。与大部分医院采用的空气压缩泵雾化器一样，在家中实施雾化吸入治疗的疗效与在医院一致。

当然，在家中进行雾化吸入治疗前，患者或家属应接受专科医师的指导与培训，掌握雾化吸入治疗的方法及注意事项，从而安全、有效治疗。

❶ 设备

根据患者年龄选择合适的雾化器，6 岁以上患者可使用口含器，年龄过小或难以配合的患儿可使用面罩。定期清洁消毒雾化器、呼吸管道等。

❷ 时机

雾化吸入应在患儿情绪稳定或安静呼吸时进行。哭闹时，微小的药物颗粒难以"进入"呼吸道深处，不利于充分发挥治疗效果。

❸ 呼吸方式

采取正确的呼吸方式（用嘴深吸气、用鼻缓慢呼气）是保障药液充分"到达"终末支气管及肺泡的必要条件。

❹ 储存条件

尽可能选择单次剂量装的药物，雾化液应现配现用，注意保存条件，避免过期或受潮变质。

❺ 治疗前、中、后的护理

雾化吸入前 30 分钟避免进食，清洁口腔；不抹油性面霜，防止面部吸附药物。雾化吸入时抬高头部；若出现咳嗽、气喘等不适，应立即停止。雾化吸入后及时拍背，协助排痰；及时漱口，防止药液在咽部聚积，降低声音嘶哑、咽痛、念珠菌感染等发生风险。**PM**

欢迎订阅 2024年《大众医学》杂志！

亲爱的读者朋友们，2024年《大众医学》杂志开始订阅啦！

2024年，《大众医学》杂志保持每期15元、全年180元的定价不变。每个月，我们会为大家精心准备丰富多彩的"健康大餐"——通俗易懂、内容丰富、品质上乘的纸质期刊，图文并茂、短小精悍、干货满满的"健康锦囊"，扫码即可免费收听的精华版有声杂志。同时，我们在2024年还会全新推出"一分钟健康"科普短视频，看一分钟视频，掌握一个健康知识！我们的新媒体矩阵——官方网站、官方微博、官方微信公众号等，也会在手机端陪伴大家，随时随地为大家带来权威、靠谱的医学科普知识。当然，我们依然会举办"年度订阅奖"抽奖活动，订阅了全年杂志的读者都有机会中奖。

订阅一本杂志 收获五重惊喜

 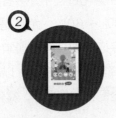  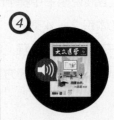 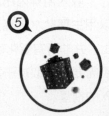

① 纸质期刊内容丰富、品质上乘，每月按时送达。

② 健康锦囊图文并茂、短小精悍，每期随刊赠送。

③ 科普短视频，一分钟掌握一个健康知识。

④ 有声杂志"优中选优"，扫码免费收听。

⑤ 年度订阅抽奖，"健康礼"丰厚又超值。

订阅方式

★ 邮局订阅：邮发代号4-11
★ 网上订阅：《大众医学》官方网站、杂志铺网站
★ 上门收订：11185（中国邮政集团全国统一客户服务）
★ 上海科学技术出版社邮购：021-53203260
★ 网上零售：shkxjscbs.tmall.com（上海科学技术出版社天猫旗舰店）
★ 微信订阅：扫描二维码，在线订阅（为避免遗失，每期加收3元挂号费）

敬告读者

每一个月，《大众医学》都会带给您权威、实用、最新的保健知识。出版前，每篇文章都经过严格审查和内容核实。我们刊出这些文章，并不是要取代看病就医，而是希望帮助大家开阔眼界，让自己更健康。由于个体差异，文章所介绍的医疗、保健手段并不能适合每一位读者，尤其是在诊断或治疗疾病时。任何想法和尝试，您都应该和医生讨论，权衡利弊。

敬告本刊作者

1. 本刊稿件一律不退，敬请自留底稿。从稿件投到本刊之日起，一个月后未得录用通知，可另行处理。

2. 稿件从发表之日起，其专有出版权、汇编权、网络传播权、翻译权和表演权即授予本刊，同时许可本刊转授第三方使用。本刊支付的稿费包含汇编图书稿费和信息网络传播的使用费。

3. 根据需要，本刊刊登的稿件（文、图、照片等）将在本刊或主办本刊的上海科学技术出版社的网站、微信公众号等平台上传播宣传。

4. 本刊作者保证来稿中没有侵犯他人著作权或其他权利的内容，并将对此承担责任。本刊为科普期刊，不刊登论文。

5. 对上述合作条件若有异议，请在来稿时声明，否则将视作同意。

"幸福脑"并非遥不可及

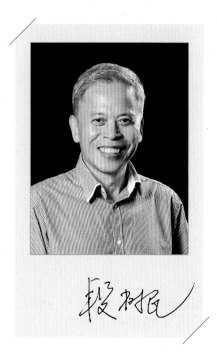

段树民,浙江大学医药学部主任、教授,中国科学院院士,发展中国家科学院院士,"中国脑计划"专家组成员,中国神经科学学会前理事长。长期从事神经生物学研究,在神经元-胶质细胞相互作用、脑功能精准调控的神经环路机制等方面研究成果显著。

幸福是一种平和、舒畅的精神状态,是我们对外界环境感知后大脑产生的自我满足的反应,这种反应也是人类与生俱来的本能行为。如果大脑对幸福的感知路径"迷失",仅通过改善外部环境来提升幸福感,效果往往不尽如人意。例如:我们现在的物质生活水平与三四十年前的相比提升显著,但仍然有不少人感到不幸福,其中抑郁、焦虑等心理疾病正成为现代人健康的"隐形杀手"。因此,了解大脑对幸福的感受机制,寻找提升幸福感的有效手段,对促进人民身心健康具有重要意义。

包括情绪、情感在内的本能行为是物种维持基本生存的一系列与生俱来的行为,包含了对快乐的评价与认知体系。过去,研究情绪、情感的学者多为心理学家(如弗洛伊德等);现在,心理咨询和认知行为干预仍然是治疗焦虑、抑郁等心理疾病的重要手段。现代医学的发展使药物治疗逐渐成为严重心理疾病的重要干预手段,但远没有达到理想的诊治效果。

大脑通过各类特定神经环路(人工智能领域称之为"神经网络")控制着人的行为,调控着全身器官活动。理论上,如果能够调控特定的神经环路,就能调控这一环路所控制的功能。人们的喜、怒、哀、乐等情绪都是由脑内相应的特定神经环路活动所产生和控制的,解析这些情绪调控的神经环路工作机制,并找到调控神经环路的方法,就有可能找到针对焦虑、抑郁等负性情绪的全新治疗手段。

神经环路是由大量性质不同、功能各异的神经元复杂连接所构成。由于神经环路的复杂性,长期以来,人们缺乏有效的解析方法和精准调控手段,使该领域的研究进展缓慢。近年来,随着脑科学研究技术的突破,人们得以对复杂的神经环路进行精细解析,有望逐渐揭开控制脑的各种重要功能(包括情绪、情感等本能行为)的神经环路的"神秘面纱"。

事实上,科学家们已经在动物实验中实现对睡眠、情绪、感觉、运动及社会行为等功能的精细解码和精准调控。不过,这些研究都是对动物进行有创手段(如脑内植入电极和光纤等),大多数研究成果尚不能直接应用于人类。虽然目前脑内植入电极已经成功应用于帕金森病等治疗,但这种方法对其他众多脑疾病者不适用,患者也不易接受。期待在不久的将来,科学家能发展出高效、精准的无创神经调控手段(如穿戴式设备),造福于众多的脑疾病患者,并通过调控睡眠、情绪等脑功能,让广大普通人获益,增加人们的幸福感,让人人拥有"幸福脑"。**PM**

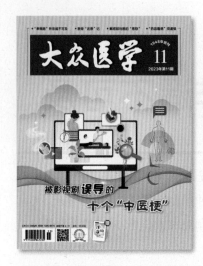

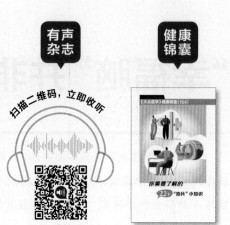

扫描二维码，立即收听

你需要了解的 22 "拍片" 小知识

专家门诊 ▼

[爱肝联盟]
22 "高炎"饮食，推动脂肪肝发生、发展　　/王 慧

[有医说医]
24 心如刀割，竟是一腔热血走"岔"了　　/胡振雷

[秒懂医学]
26 身体"空调"能排"毒"　　/陈凤玲

[诊室迷案]
27 "胆大心细"未必是好事 /孔令璁　何 敏

[糖尿病之友]
28 空腹和餐后高血糖，谁危害大　/李连喜

[特色专科]
29 让人"笑不动"的肋间神经痛　　/俞 海
30 不吸烟也患肺癌？新近研究揭示
　　背后"元凶"　　/李志新　赵晓刚
32 鼻阀"挡路"，鼻塞难忍　　/吴红敏
33 当白内障遇上眼底病变　　/杨 晋
34 打破"人生最后一次骨折"魔咒
　　　/徐文停　王宇轩　杨逸韬
36 秋冬季，老年人要警惕"慢病急发"
　　　/李菲卡
38 断骨"还原"记
　　/臧法智　梁磊　张颖　陈华江

大众医学
官方微信公众号

健康随笔 ▼

1 "幸福脑"并非遥不可及　　/段树民

热点资讯 ▼

4 上海进一步规范家庭医生签约服务等
　　　/本刊编辑部

特别关注 ▼

6 被影视剧误导的十个"中医梗"
　　/张必萌　李 斌　陈云飞　马晓芃
　　吕 强　朱 莺　商洪涛　朱芝玲
　　汤 军　方邦江

名家谈健康 ▼

20 左右为难的"混合性卒中"
　　　/刘振国　王晓蓉

特别关注

被影视剧误导的十个"中医梗"

　　近年来，古装剧、中医剧层出不穷，剧中曾出现不少有关中医药治病的桥段，常被专业人士和网友吐槽。中医药治病真有那么神奇的疗效吗？本刊收集、整理了几部热播影视剧中的 10 个"中医梗"，并特邀多位中医专家分别进行解读，以帮助大家客观认识中医药的疗效，在生活中能正确应用中医药保健养生。

营养美食 ▼

[饮食新知]
40 剖析老年人钟爱的八种零食
　　　/白慧婧　陈 敏
42 人造海蜇：天然海蜇的"平替"　/胡亚芹

[食品安全]
43 有小凸点的葡萄能吃吗　　/白红武

[养生美膳]
44 立冬熬制"草根汤"，滋补美味
　　气血"藏"　　/龚学忠　李纯静

本期封面、内文部分图片由图虫创意提供

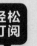

轻松订阅

★ 邮局订阅：邮发代号 4-11
★ 网上订阅：www.popumed.com（《大众医学》网站）/ http://item.zazhipu.com/2000399.html（杂志铺网站）
★ 上门收订：11185（中国邮政集团全国统一客户服务）
★ 本社邮购：021-53203260
★ 网上零售：shkxjscbs.tmall.com（上海科学技术出版社天猫旗舰店）
★ 微信订阅：扫描右侧二维码，在线订阅

微信订阅

首届国家期刊奖　第三届中国出版政府奖期刊奖提名奖　新中国60年有影响力的期刊
华东地区优秀期刊　中国百强报刊　上海市健康科普品牌　中国优秀科普期刊

大众医学®（月刊）

2023年第11期 Dazhong Yixue

[饮食风尚]
46 解惑甜与癌的"恩怨" /吴春晓
48 "碳水"摄入指南更新的两个关键
/郑锦锋

品质生活 ▼
[颜值课堂]
49 皮肤上的小红点，究竟是什么
/邹祖鹏 张海萍
[预防有道]
50 不吸血也能繁殖后代的蚊子，你知道吗
/高强
52 警惕"小异物"的"大伤害"
/高宁 彭娟娟
54 出境前，你穿好"防护甲"了吗
/任佳 黄卓英
[趣说心理]
56 "三个臭皮匠顶个诸葛亮"还是
"三个和尚没水喝"？
/阚亦宽 许紫仪 孟慧
[居家康复]
58 别不把"心脏康复"当回事 /孙玉肖
[健身运动]
60 夜间简易操，健身又调心 /王会儒
62 "滚"出来的小腿脂膜炎 /张海峰
[健康上海]
★上海市健康促进委员会合作专栏
63 保志军：让衰弱渐为人知，
用科普温暖夕阳 /王丽云

健康管家 ▼
[男性健康]
64 解读前列腺炎患者妻子的三个"怕"
/姜辉

[青春健康]
★上海市计划生育协会合作专栏
65 养"精"蓄锐，从青少年开始 /郁超
[亲子育儿]
66 秋冬儿童常见病——过敏性紫癜 /郝胜
[女性保健]
68 月经淋漓不尽！子宫切口长好没？
/周星辰 汪希鹏
70 一觉醒来平躺着，胎儿会不会缺氧
/彭静 花晓琳
[大众导医]
72 哪些人适合吃膏方等 /陈咸川

中医养生 ▼
[岐黄医术]
74 抚平肛周湿疹"三不安" /李盈
76 秋冬上火，是"实火"还是"虚火" /吴欢
[身边本草]
77 "干瘪"的浮小麦 /刘静 徐玲玲
[保健]
78 吃中药的五个疑问 /朱凌宇
80 泡"药茶"的讲究 /丁一 程亚伟
[杏林解语]
81 "甘之如饴"：如胶饴糖是味药 /陈四清

用药宝典 ▼
[家庭用药]
82 儿童药箱五"常客" /李智平
[用药安全]
84 "增强"检查，离不开造影剂 /范国荣
86 "药店看病"须谨慎 /李中东

健康锦囊 ▼
89 你需要了解的22个"拍片"小知识

顾问委员会
主任委员 王陇德 陈孝平
委员（按姓氏拼音排序）
陈君石 陈可冀 曹雪涛 戴尅戎
樊嘉 范先群 顾玉东 郭应禄
黄荷凤 廖万清 陆道培 刘允怡
郎景和 宁光 邱贵兴 邱蔚六
阮长耿 沈渔邨 孙燕 汤钊猷
王正国 王正敏 汪忠镐 吴咸中
项坤三 曾溢滔 曾益新 赵玉沛
钟南山 周良辅 庄辉

名誉主编 胡锦华
主编 贾永兴

编辑部
主任/副主编 黄慧
副主任 王丽云
文字编辑 刘利 张磊 莫丹丹
蒋美琴 曹阳
美术编辑 李成俭 陈洁

主管 上海世纪出版（集团）有限公司
主办 上海科学技术出版社有限公司

编辑、出版 《大众医学》编辑部
编辑部 （021）53203131
网址 www.popumed.com
电子邮箱 popularmedicine@sstp.cn

邮购部 （021）53203260

营销部
副总监 夏叶玲
客户经理 潘峥 马骏
订阅咨询 （021）53203103
13816800360
广告总代理 上海高精广告有限公司
电话 （021）53203105

编辑部、邮购部、营销部地址
上海市闵行区号景路159弄A座9F-10F
邮政编码 201101

发行范围 公开发行
国内发行 上海市报刊发行局
国内邮发代号 4-11
国内统一连续出版物号 CN 31-1369/R
国际标准连续出版物号 ISSN 1000-8470
国内订购 全国各地邮局
国外发行 中国国际图书贸易总公司
（北京邮政399信箱）
国外发行代号 M158

印刷 杭州日报报业集团盛元印务有限公司
出版日期 11月1日
定价 15.00元

88页（附赠32开小册子16页）

杂志如有印订质量问题，请寄给编辑部调换

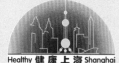

大众医学—— Healthy 健康上海行动 Shanghai 指定杂志合作媒体

《健康上海行动（2019—2030年）》提出18个重大专项行动、100条举措，将为上海2400多万市民筑牢织密一张"生命健康网"，全方位、全周期、全领域维护与保障市民健康。市民健康水平和健康城市能级的不断提升，需要全社会、全体市民共同参与和努力。《大众医学》作为健康上海行动指定杂志合作媒体，邀您与健康结伴同"行"。

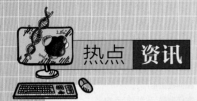
上海进一步规范家庭医生签约服务

近期，上海市卫健委印发《关于进一步规范本市家庭医生签约服务工作的通知》，要求推动家庭医生网上签约，强化服务内涵，开展健康评估，做好精准服务，提升签约居民感受。

家庭医生应按年度为签约居民开展健康评估，出具健康评估报告，提供个性化的健康干预；根据服务规范为签约居民提供全科医疗和中医、康复、护理等基本医疗服务，为有需要的签约居民优先预约上级医院门诊号源，提供长处方、延伸处方服务；优先建立家庭病床，提供上门服务；提供各类健康咨询、中医药保健指导、计划生育和生殖健康咨询指导、疫苗接种咨询等健康管理服务；为65岁及以上老年人开展健康体检，为80岁以上老年人和独居老人提供随访服务，以及慢病患者健康管理等公共卫生服务；等等。

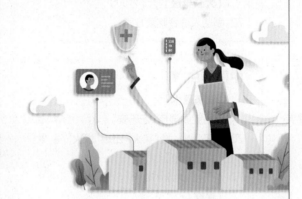

新版"流感疫苗预防接种技术指南"发布

近期，中国疾病预防控制中心发布《中国流感疫苗预防接种技术指南（2023—2024）》，建议所有6月龄以上、无接种禁忌的人都应接种流感疫苗，优先推荐以下重点和高风险人群及时接种：医务人员，包括临床救治人员、公共卫生人员、卫生检疫人员等；60岁及以上的老年人；罹患一种或多种慢性病者；养老机构、长期护理机构、福利院等人群聚集场所脆弱人群及员工；孕妇；6～59月龄儿童；6月龄以下婴儿的家庭成员和看护人员；托幼机构、中小学校、监管场所等重点场所工作人群。

运动减肥，早晨效果最好

近期，中国香港理工大学的研究人员探究了运动时间与肥胖之间的关联。该研究将受试者分为早晨（7：00～9：00）、午间（11：00～13：00）、晚上（17：00～20：00）三组进行中高等强度体力活动。结果显示，早晨运动的受试者减肥效果更显著，即使久坐时间更长也不影响效果。该研究或揭示了早上运动可提高一整天的代谢率，对需要久坐工作的人来说更加有效。

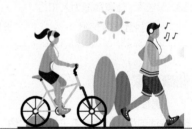

两部门联合印发《狂犬病暴露预防处置工作规范（2023年版）》

近日，国家疾控局、国家卫健委印发《狂犬病暴露预防处置工作规范（2023年版）》，明确根据接触方式和暴露程度将狂犬病暴露分为三级：接触或者喂饲动物，或完好的皮肤被舔舐为Ⅰ级暴露；裸露的皮肤被轻咬，或无明显出血的轻微抓伤、擦伤为Ⅱ级暴露；单处或多处贯穿性皮肤咬伤、抓伤，破损皮肤被舔舐，开放性伤口、黏膜被唾液或者组织污染，直接接触蝙蝠，为Ⅲ级暴露。

狂犬病预防处置门诊的医务人员在判定暴露者的暴露等级后，应及时告知其狂犬病的危害及应采取的处置措施。

严禁直接使用人工智能等自动生成处方

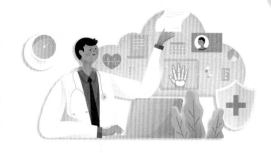

近期，北京市卫健委牵头组织制定了《北京市互联网诊疗监管实施办法（试行）》，对互联网诊疗服务中涉及的医疗机构资质、从业人员资质、质量安全、服务流程等方面进行规范，并对人工智能在医疗行业的应用划出明确界限。规范指出，医疗机构开展互联网诊疗活动要加强药品管理，严禁直接使用AI人工智能等自动生成处方；AI人工智能软件等不得冒用、替代医师本人提供诊疗服务。

生酮饮食或会带来健康风险

生酮饮食是指低碳水、高脂肪的饮食模式，受到不少减肥人士的追捧。近期加拿大圣保罗医院、不列颠哥伦比亚大学的研究人员发现，与常规饮食者相比，生酮饮食者患心血管疾病的风险高2倍；长期生酮饮食可能对健康造成损伤，增加患糖尿病、癌症、阿尔茨海默病等多种疾病的风险。

猴痘纳入乙类传染病管理

2022年9月，我国报告首例猴痘输入病例。2023年6月，我国开始出现本土猴痘病例，以后全国20多个省份先后报告猴痘病例。近期，国家卫生健康委发布公告，根据《中华人民共和国传染病防治法》相关规定，自2023年9月20日起将猴痘纳入乙类传染病进行管理，采取乙类传染病的防控措施。

"社牛"老人更长寿

四川大学华西医院的研究人员发现，社交频率影响中国老年人群的总体生存状况，社交活动越频繁的老年人，寿命越长。研究人员认为，这可能是因为社交加强了健康行为，带来更多的身体活动、更好的饮食状况，且减轻了慢性压力。因此，老年人应积极参加社会活动。

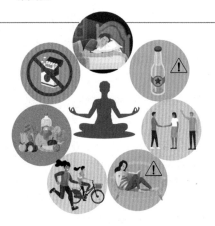

7种健康生活习惯，降低发生抑郁风险

近期，英国剑桥大学的研究人员对28万人的健康数据进行分析后发现，保持7种健康生活习惯可降低患抑郁症的风险，包括适度饮酒、从不吸烟、充足睡眠、定期锻炼、健康饮食、经常社交和尽量减少久坐。相比于只有2种以下健康习惯者，养成其中5～7种健康习惯者发生抑郁的风险降低57%。其中，充足睡眠、定期锻炼、经常社交的影响最大。

高龄老年人体质指数宜控制在：22.0~26.9 千克/米²

近日，中国营养学会发布的《中国高龄老年人体质指数适宜范围与体重管理指南（T/CNSS 021—2023）》给出了中国高龄老年人（≥80岁）体质指数适宜范围和体重管理的指导建议：高龄老年人体质指数的适宜范围为22.0～26.9千克/米²；高龄老年人每年至少测量一次身高，每月至少测量两次体重；等等。**PM**

（本版内容由本刊编辑部综合摘编）

前阵子,热播剧《后浪》掀起了一波中医热。看到剧中中医药治病的奇效,不少观众感到非常好奇,部分人甚至表示也想学中医。近年来,古装剧、中医剧层出不穷,剧中曾出现不少有关中医药治病的桥段,常被专业人士和网友吐槽。中医药治病真有那么神奇的疗效吗?本刊收集、整理了几部热播影视剧中的10个"中医梗",并特邀多位中医专家分别进行解读,以帮助大家客观认识中医药的疗效,在生活中能正确应用中医药保健养生。

被影视剧误导的 十个"中医梗"

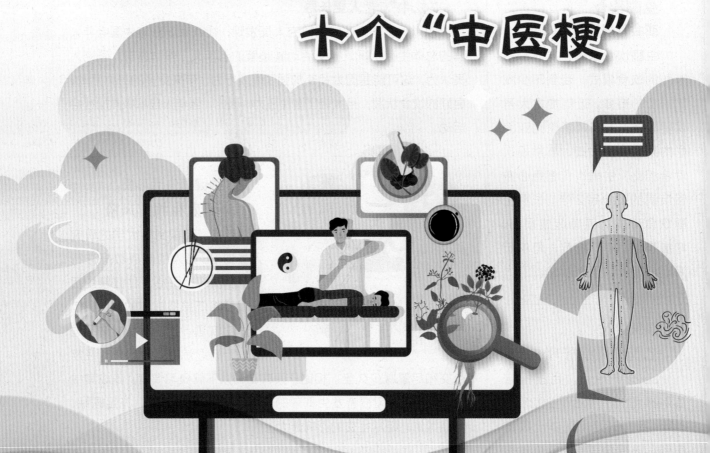

🖊 策划 本刊编辑部

执行 蒋美琴

支持专家 张必萌 李 斌 陈云飞 马晓芃

吕 强 朱 莺 商洪涛 朱芝玲

汤 军 方邦江

提拉"还魂锁"，晕厥即刻醒？

上海交通大学医学院附属第一人民医院针灸科主任医师　张必萌

剧情❶：《后浪》中，中医传承班学员杨小红与人发生争执后，手捂胸口，面色痛苦，晕倒在地。传承班创办人任新正用手紧紧提拉她两侧腋下的腋前大筋，使其苏醒过来。他解释，腋前大筋是民间传说中人体"九把锁"之一的"还魂锁"，遇到紧急情况可以救命。

剧情❷：传承班学员孙头头在下山途中遇到一晕倒的小男孩，观察后问其父亲，孩子是否有癫痫，其父表示不知。她便将一截竹竿塞进孩子嘴里，接着用师傅任新正所教的提拉腋前大筋的方法救治小男孩，孩子转危为安。

"还魂锁"在哪里

"还魂锁"不像穴位那样集中于一个点，而是身体的一片区域，主要在民间流传。关于其位置，有四种常见说法，应用较为普遍的是：腋窝下三寸。而在电视剧中，主角任新正使用的是另一种定位方法：将"还魂锁"分为前、中、后三关，前关为腋前线胸大肌，称为"大定""总筋"；中关为腋窝下三寸，称为"返魂""痹筋"；后关为腋后线近背阔肌，称为"后亭""背筋"。

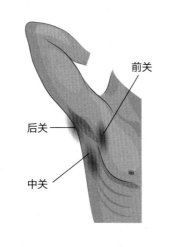

前关

后关

中关

在说文解字里，"锁"的意思是"门键"，即开门的关键。锁不开，则门道不通。将"锁"这个字用在医学上，其实是想说明"还魂锁"位于人体经络循行的枢纽、气血运行的要道处，强调其重要性。

专家简介

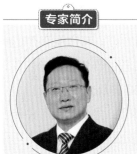

张必萌　上海交通大学医学院附属第一人民医院针灸科主任、医学博士、主任医师、教授，中华中医药学会精准医学分会常委、疼痛学分会常委、中国针灸学会针灸临床分会常委、实验针灸分会委员，上海市中医药学会疼痛学分会副主任委员、上海市针灸学会常务理事、针刺手法专业委员会副主任委员、针灸康复专业委员会副主任委员。

"还魂锁"主要集中在中医经络中的心经、心包经、肺经和三焦经的位置，前三条上肢的阴经经络均与腋窝关系密切。过去，推拿"还魂锁"常用于突发昏仆、不省人事、牙关紧闭等邪实为主的闭证，以及中暑、晕厥、缢死等气绝证的治疗。随着医学发展，现今该手法主要用于伤科疾病。

遭遇晕厥，该不该用"还魂锁"

那么，是否真的像电视剧中一样，遇到晕厥患者就用推拿"还魂锁"来救治呢？答案是否定的。

晕厥是多种原因引起的一过性脑血流灌注不足而导致的短暂性意识丧失，包括反射性晕厥、直立性低血压晕厥、心源性晕厥和不明原因晕厥等。让晕厥患者尽快醒来并不是治疗的主要目的，尽快找到晕厥原因才是关键。

中医救治晕厥患者，"还魂锁"并非首选。早在东汉时期，医圣张仲景

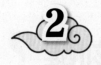

涂抹蛋黄油，湿疹一扫光 ❓

同济大学附属皮肤病医院中西医结合科　李 斌（主任医师）　姜文成

剧情：《后浪》中，小女孩糖糖持续发热，孙头头查看病情时，发现其手臂上有一片疹子，便为其炒制了蛋黄油。糖糖涂抹蛋黄油后，疹子很快消退。后来，任天真与孙头头发生争执时提到，糖糖手臂上的疹子为湿疹，蛋黄油可治疗湿疹。

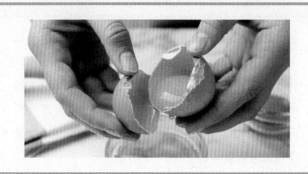

蛋黄油，又称鸡子黄油，是用熟鸡蛋黄熬出的油，具有清热润肤、收敛生肌、息风止痒等功效。外用蛋黄油最早可以追溯到北周《集验方》中的治烫火烧疮方，家喻户晓的《本草纲目》中也有外用蛋黄油治疗"疮"的记载。古代所说的"疮"，泛指现代许多皮肤病，包括烧烫伤、静脉曲张性溃疡、湿疹等。

蛋黄油富含脂肪酸、磷脂、维生素A、维生素E等，外涂于皮肤，可隔绝外来刺激，具有减轻局部疼痛、促进皮肤修复、保湿抗炎等作用。因其质地滋润、成分天然安全，适用于儿童湿疹或皮肤有开裂的湿疹、尿布皮炎（俗称"红屁股"），以及嘴唇干燥、蜕皮、开裂、瘙痒的慢性唇炎患者。但要注意，如果皮肤破损严重，有糜烂、渗出时，不宜使用蛋黄油，以免增加感染风险。蛋黄油的制作与保存相对烦琐，目前已很少使用。

专家简介

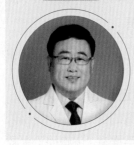

李 斌 《大众医学》专家顾问团成员，同济大学附属皮肤病医院院长、主任医师、二级教授、医学博士、博士生导师，上海市中医药研究院皮肤病研究所所长，上海市名中医，上海市领军人才，上海市优秀学术带头人，全国老中医药专家学术经验继承工作指导老师，中国中西医结合学会皮肤性病专业委员会候任主任委员，中华中医药学会皮肤科分会名誉副主任委员。

就提出过自缢的急救方法，包括畅通呼吸道、胸外按压、人工呼吸等。最广为人知的急救方法莫过于针刺术：《肘后备急方》中记载有针刺人中穴促醒的方法；《针灸甲乙经》中载有针刺内关穴治疗"心暴痛"；其他如三阴交穴、百会穴、涌泉穴、十宣穴等，均是促醒的常用穴位，可产生强烈的痛觉刺激，在紧急情况下的确可以起到临时急救的作用，但它们在急救技术的规范化方面存在不足之处，目前尚难普及。

生活中如果遇到晕厥患者，应立即拨打120急救电话，由专业医生来判断并采取恰当的救治措施，以免因处置不当而造成不可预知的伤害。

3 针灸治"心病"，一针就镇定？

上海中医药大学附属岳阳中西医结合医院针灸一科主任医师　陈云飞

剧情❶：《后浪》中，女孩许萌被父母监禁在家，惊恐万分地躲在房内，拒绝与人说话，甚至尖叫躲避。任新正、宋灵兰夫妻二人与岳父、岳母讨论许萌病情时，岳母张继儒表示要给许萌施一套五行针调情志。后来，许萌在任家治疗大半年后病情好转，但回到自己家后病情又恶化，最后自杀身亡。

剧情❷：程莹因丈夫出轨心神不宁，开车时不慎撞伤女孩丁简兮，致其下肢瘫痪。伤心又内疚的她在医馆就诊时，巧遇丁简兮母女，情绪激动之下晕倒在地。任新正立即针刺程莹的内关、百会等穴位，促使其苏醒。苏醒后，程莹仍情绪激动，在接受针灸治疗时哭诉着自己的遭遇。

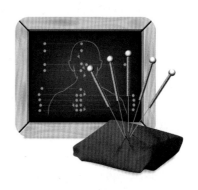

"五行针"可调节情绪

五行针灸是以"五行理论"为核心指导疾病诊治的一种针灸方法。这一理论认为，每个人都秉持"木、火、土、金、水"五行之气而生，在人体中相互影响。五行的不同组合，构成不同的个性特点。其中有一行占主导，称为"护持一行"，它与生俱来，统领其他四行，深刻影响人的性格、习惯、思维等各方面特征。护持一行若长期失衡，会影响整个系统的平衡，可导致疾病发生、发展。通过声音、颜色、气味、情志及脉诊等诊察，判断并调护护持一行，是五行针疗法的关键。

五行针灸有两种治疗方法：针刺与艾灸。针刺法具有精细柔和的特点，患者对进针的感觉较少；艾灸以艾炷灸为主，使用米粒大小的艾炷，燃烧刺激穴位，以温热为度，可提高后续针刺的效力。

大多数疾病以躯体症状为主要表现，但心理和精神异常可能是某些疾病的根源。从理论上讲，五行针可扶持护持一行来治疗身体或心理不平衡导致的各种疾病，尤其是精神打击或慢性压力引起的身心不适。

需要指出的是，由于每个人身心失衡的程度、对针灸治疗的反应不同，治疗效果也会有所不同，有些患者需要联合其他多种治疗方法，才能获得更为理想的疗效。

舒缓情绪，不妨常按这些穴位

现代社会生活节奏快，人们承受着较大的生活、工作和学习压力，不免积累一些负面情绪。平时选择以下一个或几个穴位按揉，有助于缓解负面情绪。

专家简介

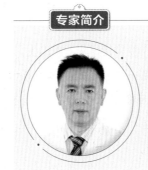

陈云飞　上海中医药大学附属岳阳中西医结合医院针灸一科主任、主任医师、博士生导师，中国针灸学会针药结合专委会副主任委员、睡眠健康管理专业委员会副主任委员，中国睡眠研究会常务理事，上海市医师协会睡眠医学专业委员会副主任委员，上海市中医药学会亚健康分会副主任委员，上海市针灸学会睡眠健康管理专业委员会主任委员。

① 四关穴

由左右两侧合谷穴和太冲穴组成。一手拇指横纹对准另一手虎口，指尖落处即是合谷穴；太冲穴位于足背侧，第一跖骨间隙的后方凹陷处。两穴相配，有疏通气血、安神定志、解郁除烦的作用。

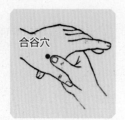

合谷穴

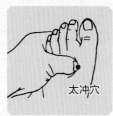

太冲穴

操作方法： 先将大拇指放在穴位上点按，逐渐加大力量，以出现酸胀感为度。半分钟后，改为揉法，持续2分钟，按揉力量可稍减轻。更换至下一个穴位，按照左合谷－右合谷－左太冲－右太冲的顺序，依次进行按摩。

② 膻中穴

位于两乳头连线的中点，为心包经之募穴，又为八会穴之气会，有降气通络的作用。在生气、发怒、悲伤等情志不畅时，按压此穴会有明显的酸胀感。

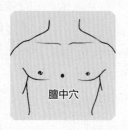

膻中穴

操作方法： 用拇指或中指指腹附于膻中穴上，呈环形在穴区进行有节奏的柔和按摩，早晚各1次，每次3～5分钟；或手握空拳，轻轻敲打膻中穴，不可重击。

③ 内关穴

位于前臂掌侧，腕横纹下2寸，掌长肌腱与桡侧腕屈肌腱之间。此穴为手厥阴心包经的络穴，具有宽胸理气、宁心安神的功效。

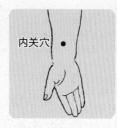

内关穴

操作方法： 拇指指腹垂直向下按揉穴位，要均匀、柔和、有节奏，以局部有酸麻胀感为度，每侧按揉3分钟左右。

④ 百会穴

位于头顶正中线与两耳尖连线交会处，属督脉之穴，位于人体之巅，为"百脉之所会"，有振奋阳气、调畅气机的作用。人体之阳气如阳光温煦大地，对人的精神活动有推动、促进作用。阳气不振则容易出现悲伤、抑郁等不良情绪。

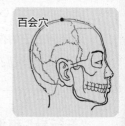

百会穴

操作方法： 食指、中指叠加，用指腹持续按揉百会穴3分钟左右；或用梳子在百会穴附近梳50次左右，动作缓慢柔和，以感觉舒适或头皮微微发热为度。可在晨起或睡前进行，有助于稳定思绪，消除抑郁、烦闷等不良情绪。

情绪激动时不宜强行针灸

延伸阅读

　　情绪激动甚至失控时，可否通过针灸治疗控制情绪呢？事实上，对于紧张、大怒、大惊等情绪激动的患者，不宜立即进行针灸治疗。若强行针刺，可能出现一些异常反应，如：头晕目眩、面色苍白、恶心欲吐、心慌、血压下降等晕针现象；患者情绪紧张，针刺入后，局部肌肉强烈收缩，可能导致滞针，进退两难；人处于亢奋状态时，经气运行失常，强行针灸易导致气血逆乱，可能加重病情。因此，像电视剧中，在患者情绪激动的情况下进行针刺治疗，是不恰当的。

艾草通经络，烟熏益健康？

上海市针灸经络研究所研究员　马晓芃

剧情❶：《后浪》中，端午节，任新正带领学员们上山采艾草，称艾烟能循地脉，用在人身上，可以冲破阻力找到出口；艾灸时，无论是热还是烟，对病人的康复都有裨益。

剧情❷：《甄嬛传》中，安陵容出现流产迹象，太医在药里加了艾叶温经止血，还用熏艾的方法为她止血、保胎。

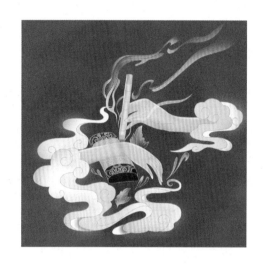

艾草、艾烟，确实可防病疗疾

艾草是菊科蒿属植物，可全草入药，一直被广泛应用于疾病的防治，有"草中钻石"之称。其味苦、辛，性温，入肝、脾、肾经，具有温经止血、散寒止痛、平喘镇咳、祛湿止痒、调经安胎等功效，入药可用于治疗月经不调、子宫出血、宫寒痛经、胎漏下血、少腹冷痛、阴部瘙痒、头风、风寒咳嗽、慢性支气管炎及哮喘等病症。其叶晒干、捣碎后，可制成艾绒，具有易燃、燃烧缓慢且持久的特性，是灸法施灸的主要材料。

熏艾即艾灸，是中医常用的外治方法之一，通过烧灼、熏熨体表的穴位或一定部位，借灸火的热力及药物作用，达到防病治病作用。施灸时，艾绒燃烧会产生艾烟，具有燥湿杀虫、消肿止痛、芳香辟秽、祛风止痒、止咳平喘等功效，可用于多种疾病的治疗及消毒防疫。在古代，艾烟主要用于治疗目赤肿痛、耳痛流脓、痔疮、疮疡、湿疹、咳嗽、喘证等病症；现在，艾烟多用于外科浅表性疮疡类疾病的治疗，如外科感染、肛周脓肿术后恢复、褥疮、疮疡、湿疹等。此外，由于艾烟对病毒有一定抑制作用，有助于预防传染病的发生与传播。

熏艾保胎靠谱吗

艾灸是一种传统的保胎方法，在排除禁忌证的情况下，可选择艾灸治疗孕早期先兆流产。如气血虚弱、脾胃虚寒、肾精不固、外感风寒者，可选用足三里、内关、中脘、命门、八髎、百会、隐白等穴位进行艾灸，能补虚固脱、养血止痛、止血安胎，有助于固胎保胎。需要提醒的是，孕妇艾灸须在医生指导下选择合适的穴位。此外，艾灸还可缓解孕妇的多种不适。

专家简介

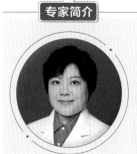

马晓芃　上海市针灸经络研究所研究员、博士生导师，上海市领军人才，上海市卫生系统优秀学科带头人，中国针灸学会耳穴诊治专业委员会副主任委员、灸疗分会常委、实验针灸分会常委，上海市中医药学会眼科分会副主任委员，上海市针灸学会眼耳鼻喉专业委员会主任委员。

事实上，并非所有孕妇都可用艾灸保胎。如阳气过盛、阴虚火旺、湿热内蕴、血热妄行者，不宜选择艾灸保胎，否则可能助热动血，导致流产。因此，如果出现阴道出血、腹痛等先兆流产症状，不宜盲目熏艾，应及时去医院检查，明确病因，并采用相应的保胎措施。

熏艾是把"双刃剑"

艾烟对身体真的有益无害吗？事实上，艾烟成分复杂多样，既含有可防治疾病的有效成分，又含有污染空气的可吸入颗粒物及一些有毒化合物。现代研究发现，艾烟中主要含有醇、酚、萜类及其衍生物、醛、酮、酸、酯、脂肪烃、芳香烃、腈、杂环化合物等化学成分，目前测出的有害成分主要是苯酚、邻苯二酚。

一定浓度的艾烟可治疗疾病，但高浓度艾烟有一定毒性，会导致呼吸系统、神经系统等一系列不良反应，如刺激口鼻、咽喉、眼，会出现口干、咽痒、咳嗽、眼干等症状。因此，在艾灸时，一定要注意室内通风、排烟，将艾烟的浓度控制在安全范围内，避免艾烟蓄积、有害物质持续刺激，损害身体健康。医院进行灸法治疗的诊室内，一般均有排烟设施，艾烟浓度较低。

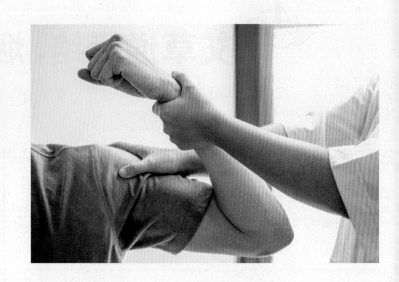

剧情❶：《后浪》中，商人朱明昌因失眠困扰已久，来找任新正治疗。正骨大师董慧慈见他转身时皱眉，判断其失眠是胸椎错位影响心脏所致。朱明昌称自己平日里一直打高尔夫球，董慧慈认为正是打高尔夫球导致了胸椎错位，遂为其进行正骨治疗。治疗时，朱明昌酣然入睡。

剧情❷：在不少影视剧、网络短视频中，经常有脱位、骨折的伤患，经正骨医生一拉一拽后"手到病除"。

脊椎错位实为小关节紊乱

脊柱是人体的中轴和躯干的支柱，成人脊柱由26块椎骨组成，顶端与颅骨连接，下端结束于骶骨。脊椎错位一般是指相邻两个椎骨的关节突关节不在正常的位置上，是一种结构异常。俗称的"闪腰""落枕"，就与腰椎、颈椎的关节突关节错位有关。当然，错位不是脱位，脱位在影像学上表现为明确的关节偏离正常位置，而错位在影像学上往往无异常表现。因此，现在普遍将脊椎错位称为"脊柱小关节紊乱"。

脊柱小关节紊乱可影响睡眠

中医学认为，经络可沟通内外，联系脏腑，并运行气血，脏腑之气输注于背部的腧穴，称为背俞穴。心、肝、肾等脏腑都有相应的背俞穴，位于脊柱两侧，脊柱小关节紊乱会刺激对应的背

5 骨折错位伤，全靠手法正❓

✍ 上海中医药大学附属曙光医院推拿科主任医师　吕　强

俞穴，从而影响相关脏腑功能。另外，脊柱的排列与督脉的循行路线重合，脊柱关节紊乱也会影响督脉的气血运行。督脉又被称作"阳经之海"，有督统、调节全身阳经气血的作用，脊柱小关节紊乱可间接影响全身阳经的气血运行。

心俞穴是心之背俞穴，在第五胸椎棘突下，后正中线旁开1.5寸，主治心痛、惊悸、失眠、健忘、癫病等心与神志病证。第五胸椎出现小关节紊乱，可影响心俞穴，从而影响心主神志的生理功能，可见精神活动或意识思维异常，出现少寐多梦、失眠健忘、神志不宁等症状。通过调整第五胸椎关节，可治疗此类原因导致的失眠。中医认为，黄昏后，阳气顺利进入阴经是入睡的关键步骤，脊柱小关节紊乱影响督脉气血运行，进而影响阳经气血，若导致"阳不入阴"，则会引起失眠。

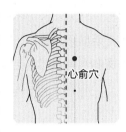

心俞穴

手法治疗可纠正小关节紊乱

如果发生脊柱关节紊乱，根本的治疗方案是使关节回到正常位置。中医常用手法治疗，可分为松解类手法和运动关节类手法。俗称的"正骨术"，就是运动关节类手法中的一种，如清代《医宗金鉴》中的"正骨八法"，包括"摸、接、端、提、推、拿、按、摩"八种手法。

中医治疗胸椎小关节紊乱的手法有很多，如胸椎对抗复位法、扩胸牵引扳法、胸椎后伸扳肩法、胸部提抖法等，适用于病情较严重者。松解类手法可调整、松动关节和肌肉等软组织，适用于病情较轻者，或配合运动关节类手法使用。操作期间或操作结束后，患者多躺一会儿，有助于入睡。电视剧《后浪》中的患者，当属后一种情况。

正骨复位未必万事大吉

一些急性腰扭伤、落枕等脊柱小关节紊乱，或关节交锁、关节脱位等患者，经医生手法治疗，在一拉一拽、一按一提之间，确实可瞬间减轻痛苦，给人一种"手到病除"的感觉。尤其是经过一些影视剧的渲染，很多人以为手法正骨后就万事大吉了。事实上，有些患者经正骨治疗后，还需要较长时间的调整、松解，或者进行固定，以保持关节稳定，否则可能复发。

专家简介

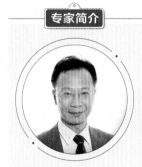

吕　强　上海中医药大学附属曙光医院推拿科主任、主任医师、硕士生导师，中华中医药学会疼痛学分会常委，中国康复医学会推拿技术与康复专业委员会副主任委员，上海市中医药学会疼痛学分会常委，上海市康复医学会骨科康复专业委员会常委。

专家提醒

除手法治疗外，改变不良生活习惯也很重要。导致脊柱小关节紊乱的原因有很多，不良生活、工作习惯是最常见原因，如半躺在床上看电视、看书，瘫坐在沙发上，长时间低头看手机、跷二郎腿，等等。此外，缺乏运动会使肌肉力量减弱，难以维持脊椎的稳定，也易出现脊柱小关节紊乱现象。咳嗽、打喷嚏、快速改变体位（如突然转头）、脊椎极度受力（如在阳台上收晾衣竿）等，是常见的诱发因素，人们也应注意防范。

黄连治眼病，外敷去翳障？

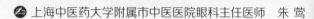
上海中医药大学附属市中医医院眼科主任医师　朱莺

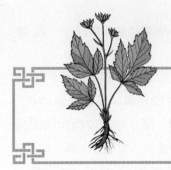

剧情：《芈月传》中，葵姑老眼昏花，看东西雾蒙蒙的。芈月一番望闻问切后，认为是长翳了。后得一秘方：黄连清热解毒、泻火燥湿，将新鲜根茎碾碎外敷，效果极佳。接着，芈月为葵姑寻得黄连，并治好了她的眼疾。

一"翳"障目，分新、宿

"翳"为中医病名，指眼球上所生的遮蔽视线的膜，古人将黑睛（角膜）和晶珠（晶状体）的病变统称为"翳"，因其病变可使原本透明的组织变混浊，从而不同程度地影响视力。一般文艺作品中出现的翳，多指角膜病变引起的翳。根据病程长短，可分为新翳、宿翳。

※ [新翳]

病程初期，角膜上皮粗糙，出现混浊病灶、边缘模糊并向周围及纵深扩展，患者可有畏光、流泪、疼痛、干涩等症状，相当于现代医学的角膜炎。根据不同病因，新翳又有凝脂翳、湿翳、花翳白陷等病症名，应当积极诊治。

※ [宿翳]

病程已久，病灶几乎不再进展，角膜表面基本光滑，除影响视力外，患者无明显不适症状。根据病灶形状和厚度，宿翳又有冰瑕翳、云翳、厚翳、斑脂翳等名称，治疗效果欠佳。

根据《芈月传》中描述的病情，葵姑所患为新翳。

独用黄连难退翳

中医诊治眼病，有特殊的理论体系"五轮学说"，即风轮、血轮、气轮、肉轮和水轮，分别对应角膜、两眦、结膜、眼睑、瞳孔及其后部组织。通常，根据病变部位及症状表现进行辨证分型，选择相应的中药内服、熏蒸、湿敷、冲洗等。因眼球与外界直接接触，故在内服中药的基础上，再加外治法，可增强疗效。那么，黄连外敷能否消除新翳呢？

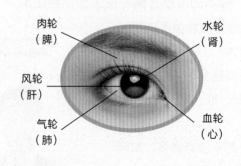

中医治疗新翳，多用清热解毒、解表退翳、清肝泻火等中药。黄连能清热解毒，新制柴连汤、拨云退翳丸、银花复明汤等眼科方剂中都有黄连，但均由多味中药配伍而起效，并非黄连一味药就能解决问题。

外敷中药一般敷于眼睑部的皮肤，不能直接入眼。眼睑为五轮中的肉轮，内应于脾，故黄连外敷适用于眼睑疾患，如针眼（睑腺炎）、眼丹（眼睑蜂窝织炎）等。中药敷眼时，应将药剂煎煮后滤去药渣，用纱布浸透药汁后外敷眼部皮肤（此时需闭眼），而非像《芈月传》中直接将新鲜根茎碾碎外敷。

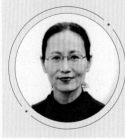

朱莺　上海中医药大学附属市中医医院眼科主任、主任医师、硕士生导师，马来西亚国际医药大学外聘教授，世界中医药学会联合会眼科分会委员，中华中医药学会眼科分会委员，上海市中西医结合学会眼科分会常委，上海市中医药学会眼科分会委员，上海市眼科临床质量控制中心专家顾问团委员。

石斛美名扬，仙草能救命 ❓

南京中医药大学附属医院治未病中心　商洪涛（主任医师）任 娜

> **剧情：**《女医·明妃传》中，女主角谭允贤在徐侍郎家的院子里发现一株铁皮石斛，说它是比人参还要灵的救命仙草。

养阴仙草多用于养生

唐代开元年间的道家经典《道藏》中将铁皮石斛、天山雪莲、千年人参、百二十年首乌、花甲之茯苓、苁蓉、深山灵芝、海底珍珠、冬虫夏草列为九大仙草。铁皮石斛历来有"救命仙草""草中黄金"之美誉，被国际植物界称为"植物大熊猫"。然而，铁皮石斛真的能用来救命吗？

石斛种类繁多，如鼓槌石斛、球花石斛、流苏石斛、铁皮石斛、霍山石斛等。其中，铁皮石斛又称黑节草、云南铁皮、铁皮斗、细黄草、黄石斛等，为兰科植物铁皮石斛的干燥茎，属于名贵中药材，为补阴药。其味甘，性微寒，归胃、肾经，具有益胃生津、滋阴清热的作用，适用于阴虚、阴虚兼痰湿、阴虚兼气虚及热病津伤等体质。这种体质多表现为形体消瘦，口燥咽干，两颧潮红，五心烦热，潮热盗汗，小便短黄，大便干结，舌红少津、少苔，脉细数，等等。自古以来，铁皮石斛就被用于养生，但未见用其救治性命的记载。

鲜条、枫斗，用法不同

铁皮石斛药材分为鲜品与干品。就效果而言，干者较为缓弱，鲜者效力较宏。就服用方式而言，新鲜铁皮石斛茎称为"鲜条"，常用于榨汁、泡茶或煲汤等；干品需要进一步加工，多以酒为辅料，进行蒸制、熬膏或煎煮入汤剂。由铁皮石斛鲜条加工而成的螺旋状（实心）或弹簧状（空心）团粒，称为"铁皮枫斗"，可长久贮存，可药用，也可日常泡茶、煲汤，用于养生。

现代药理学研究表明，石斛中含有生物碱（苦味成分），难溶于水，经酒浸后则易溶出。如果将石斛干品与其他中药一起煎煮，很难充分获取其有效成分，故应将其先煎30分钟，或酒炙后入汤剂，或在汤剂中加适量黄酒作药引一起煎煮。

铁皮石斛可作为家庭养生必备中草药之一，但不是所有人都可服用，须分辨体质，以判断是否适合，不可盲目跟风。一般而言，实热证、阳虚证，以及舌苔厚腻、腹胀者忌食石斛；石斛有助湿热之嫌，感冒、发热及湿温未化燥者忌食；其性微寒，故胃寒者忌食；孕妇体质特殊，应慎用。此外，铁皮石斛有滋腻特性，如果用量大，会影响消化功能，故应适当限制用量，每日6~12克为宜。

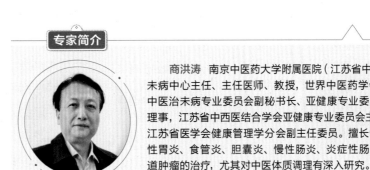

专家简介

商洪涛　南京中医药大学附属医院（江苏省中医院）治未病中心主任、主任医师、教授，世界中医药学会联合会中医治未病专业委员会副秘书长、亚健康专业委员会常务理事，江苏省中西医结合学会亚健康专业委员会主任委员，江苏省医学会健康管理学分会副主任委员。擅长慢性萎缩性胃炎、食管炎、胆囊炎、慢性肠炎、炎症性肠病、消化道肿瘤的治疗，尤其对中医体质调理有深入研究。

避孕有中药，堕胎用熏香？

复旦大学附属妇产科医院中西医结合科 朱芝玲（主任医师） 李晶 曹琦

> **剧情❶：**《甄嬛传》中，为避免华妃怀孕，皇上赐其欢宜香，内含麝香等香料，致其一直不孕。后来，甄嬛对自己罚跪半个时辰就流产一事心生疑窦，便让温太医查诊，发现麝香迹象，顺藤摸瓜查出是在华妃那里闻了欢宜香所致。

> **剧情❷：**许多古装剧中有利用麝香、红花、藏红花诱发流产，或佩戴香囊、熏香导致不孕不育的剧情。

随着近些年兴起的古装剧热潮，人们开始对古人用麝香、红花等中药来避孕、堕胎的方法充满好奇。其中，《甄嬛传》中"打胎小分队"的手段尤为花样繁多，闻欢宜香致小产、涂祛疤膏（内含当门子）致不孕、食夹竹桃汁栗子糕致毒发流产、喝下一整壶红花水导致终身不孕……到了"闻麝色变""听花丧胆"的程度。使用麝香、红花、藏红花等中药避孕、堕胎，到底有没有科学依据？

麝香

麝香来自鹿科动物林麝、马麝或原麝成熟雄性体香囊中的干燥分泌物，具有开窍醒神、活血通经、消肿止痛、催产的作用，多用于治疗危急重症或疑难病症，传入欧洲后主要用作香料。因其取材来源限制，现多以人工麝香代替。麝香主要成分为麝香酮，现代药理研究证明，其对实验子宫有明确的兴奋作用，能促进子宫收缩，也有"抗着床""抗早孕"作用。但试验中采用的是皮下注射和离体组织浸泡的方式，与嗅闻是有差别的，闻一闻就导致流产实属夸张。

藏红花

藏红花是鸢尾科番红花属植物，入药部分是藏红花的柱头，具有活血化瘀、凉血解毒、解郁安神的功效。有研究表明，藏红花煎剂浸泡离体子宫或灌注到在体子宫中，

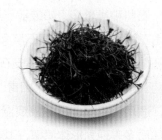

有一定的兴奋子宫作用。与麝香试验同理，口服与直接浸泡的药效相差甚远，更不用说嗅闻了。

芳香类草药

芳香类草药自带香气，如藿香、佩兰、薄荷、丁香、佛手、檀香、苍术、白芷、苏合香、安息香、白豆蔻、乳香、没药等。外用可制作成香囊、香枕，或用于焚香、熏香，或加工成手串、香水等，能辟秽防疫、解表散邪、醒脾开胃、化湿通窍、行气止痛等，可治疗失眠、感冒、鼻炎、疼痛类疾病、抑郁等情绪疾病。中草药芳香疗法在疾病防治与养生保健中渐为人们接受及关注，其安全性也得到了现代研究的证实，接触和闻嗅这类草药不会引发流产。

总之，避孕方式安全为上，切忌以奇葩方式增加不必要的意外怀孕风险。

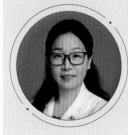

朱芝玲 复旦大学附属妇产科医院中西医结合科主任、主任医师、博士生导师，中国中西医结合学会生殖医学专业委员会委员，中国妇幼保健协会中医和中西医结合分会委员，上海市中西医结合学会妇产科专业委员会主任委员。

9 相克致人命，"毒药"不能用？

浙江省中医院中医内科主任医师　汤 军
浙江省中医院中药部　孙彩华（副主任药师）　朱 博

剧情❶：《老中医》中，秦家老爷秦仲山病重，服用中药不见好转，秦夫人又找名医翁泉海为其诊治。当晚，秦老爷服了之前医生开的中药后，又服下新开的中药，不料竟暴毙身亡。后来调查得知，是因为两个不同药方中的药物相克，导致患者死亡。

剧情❷：《甄嬛传》中，甄嬛去冷宫看望安陵容后，刚流产不久的安陵容绝望之际，吞食大量苦杏仁自杀而亡。

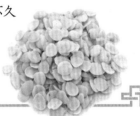

中药合用有禁忌，并非完全不能用

民间有食物相克的说法，但较少说药物相克，一般称配伍禁忌，"十八反""十九畏"是中药配伍禁忌的核心内容。《中国药典》规定，注明畏、恶、反，系指一般情况下不宜同用。

※ [十八反]

两种药物同用会发生毒性反应或副作用，称"相反"，十八反指十八种相反配伍（见表）。反药共用，虽不会顷刻致死，但从安全性、有效性、合理性及配伍产生不确定因素考虑，不宜同用。

※ [十九畏]

两种药物同用，其中一种药物受另一种药物抑制，减低甚至完全失效，称"相恶"。十九畏实际指十九种相恶药物，其中很多是药性截然相反的药物，如：巴豆性热、有大毒，牵牛性寒、有毒，两者合用，不但疗效大减，而且毒性会大大增加；丁香与郁金性味相反，一寒一热，一走一守，两者合用，功效互相抵消，不仅疗效骤减，还会产生副作用。现代研究认为，相恶配伍则起"增毒减效"的作用，合用会引起不良反应，处方时应避免使用。

不过，这些配伍禁忌并非绝对不能用，一些传统方剂中就有合用的情况。如：感应丸中，巴豆与牵牛合用；甘遂半夏汤中，甘草与甘遂合用；海藻玉壶汤中，海藻与甘草合用；等等。少数中医师的一些经验方中也会使用十九畏、十八反药物，如附子与半夏、瓜蒌合用，对治疗某些疾病确有疗效，但一般不宜效仿。

十八反	乌头反半夏、瓜蒌、贝母、白及、白蔹
	甘草反海藻、大戟、甘遂、芫花
	藜芦反人参、西洋参、党参、丹参、玄参、沙参、苦参、细辛、芍药

十九畏	硫黄畏朴硝（芒硝），水银畏砒霜，狼毒畏密陀僧，巴豆畏牵牛，丁香畏郁金，牙硝畏三棱，川乌、草乌畏犀角，人参畏五灵脂，官桂畏赤石脂

专家简介

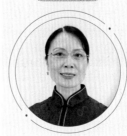

汤 军 《大众医学》专家顾问团成员，浙江省中医院中医内科主任、治未病中心副主任、主任医师、教授，浙江省名中医，中华中医药学会膏方分会副主任委员，浙江省中医药学会体质分会主任委员、康复养生分会副主任委员。

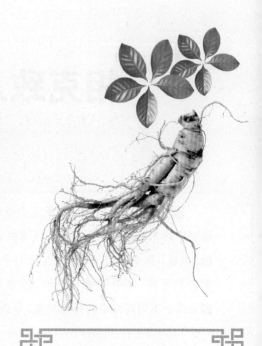

中药毒性有强弱，使用得当是良药

中医有"以毒攻毒"的说法，在治疗疾病时，会使用一些毒性中药。

文艺作品中，也经常会出现利用有毒中药自杀或害人的情节。《甄嬛传》中出现的苦杏仁有小毒，其所含苦杏仁苷进入体内，会分解产生氢氰酸，少量氢氰酸能抑制咳嗽中枢而起到镇咳平喘作用，但大量食用苦杏仁（成人食用 50～120 克）易中毒，严重者可致死。有些患者看到处方中有苦杏仁等毒性中药就担心中毒，不敢服用。其实，按照常规剂量（＜10 克/天）合理使用苦杏仁，不会引起中毒。而且，苦杏仁不仅味苦，还有怪味，大部分人不喜其味道，难以做到大剂量食用。

毒性中药是指毒性强，安全范围小，应用不当或在正常用法、用量下易发生毒性反应的中药。2020 年版《中国药典》共收录毒性中药 83 种，并分为有大毒、有毒、有小毒三类，其中大毒品种 10 个，有毒品种 42 个，小毒品种 31 个。

①	有大毒	马钱子粉、斑蝥、巴豆霜、生川乌、生草乌等，毒性剧烈，治疗剂量与中毒剂量接近，容易导致中毒或死亡。
②	有毒	白果、白屈菜、制天南星、山豆根、商陆、牵牛子、半夏、土荆皮、罂粟壳、苦楝皮、全蝎、白附子、制川乌、制草乌、附子等，毒性较强，使用时应注意控制药量，使用不当会导致中毒或死亡。
③	有小毒	地枫皮、苦杏仁、紫萁贯众、急性子、猪牙皂、川楝子、重楼、土鳖虫、丁公藤、吴茱萸、艾叶、蛇床子等，毒性较低，长时间用药或大量服用会导致中毒或死亡。

有毒中药不宜长期、大量服用，以免损害健康。需要在医师指导下使用，并定期复查肝肾功能等。

剧情❶：经典武侠剧《天龙八部》中，萧峰误伤阿紫后，带其到医馆看病，大夫把脉后说她气息全无。此时，李管家跑进医馆，说他家老爷快断气了。大夫拿出一盒人参，说是长白山千年人参，可以起死回生。萧峰见状抢走人参，熬成参汤喂给阿紫后，她奇迹般活了过来。

剧情❷：古装影视剧中经常会出现孕妇难产、血崩，命在旦夕的场景，服人参汤吊住一口气，最后母子平安。

失血者可用人参补气

人参是五加科人参属植物，有"百药之王""百草之王"的美誉。其味甘、微苦，性平，归肺、脾、心经，有大补元气、补脾益肺、生津、安神益智的功效。依品种和炮制方法不同，可分为生晒参、红参、生晒山参等。

10 人参可"吊命"，越老效越灵？

上海中医药大学附属龙华医院急诊医学科主任医师　方邦江

人参在急危重症的治疗中有重要作用，如：消化道大出血患者，体内正气处于迅速耗伤的状态，属于"急性虚证"；此时用传统"急则治其标"的方法无法有效救治患者，根据"有形之血难以速生，无形之气所当急固"和"治血先治气，气宁血自安"的原则，可予以人参为君药的益气固脱止血方治疗。

"吊气延命"属特例

在中医理论体系中，元气是由元精（父母之精）所化生，与后天水谷精气及清气结合而成阴气（精、血、津、液）与阳气（卫气、宗气、营气、脏腑之气、经脉之气），可以看作是人体一切精微营养物质的基础。气聚则生，气壮则康，气衰则弱，气散则亡，元气是人体生命之根本，而人参就具有大补元气的功效。所以在许多文艺作品中，常出现快断气之人服用人参后活过来的剧情。

关于人参"吊气延命"的说法流传较广，但这仅指某些特定情况，如元气虚脱证、肺脾心肾气虚证、热病气虚津伤口渴及消渴证等。例如：在酷暑天大量出汗的情况下，有些中暑患者由于体内津气过分消耗导致晕厥，其苏醒后，含服一点参片或喝点参水，能有效补充人体耗散的津气。但不是所有"命悬一线"者都适合使用人参，如实证、热证，以及湿热内盛、正气不虚的患者，不宜使用人参"吊命"。盲目寄希望于人参"起死回生"并不可取。

人参并非越老越好

影视剧中总爱用到"百年老参""千年老参"这类词，而人参年份越久，真的药效越好吗？首先能肯定的是，人参的营养物质含量与生长时间有关。很多研究发现，无论是林下参、野山参、红参，还是生晒参等品种，其人参皂苷、有机酸、淀粉等成分的组成和含量差异与人参的生长年份和生长环境有密切联系。大家往往认为，人参年份越久越好，但这仅对野山参而言，且目前缺乏科学依据。针对林下山参的研究发现，种植5年内的人参，根部的人参皂苷含量随年份增加而增长；但5年后的人参，其成分就无明显增加了。所以说，人工养育的人参并不是年份越久，功效越好，需要结合人参种类、生长环境等因素综合考虑。PM

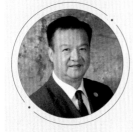

专家简介

方邦江　上海中医药大学附属龙华医院急诊医学科主任、主任医师、二级教授、博士生导师、博士后导师，上海中医药大学急危重症研究所所长，中华中医药学会急诊分会常委兼中西医结合学组组长和重症学组副组长，中国中西医结合学会重症医学专业委员会副主任委员，世界中医药学会联合会急症专业委员会会长，上海市中医药学会急诊分会主任委员。

专家提醒

现在生活水平提高，人们常将人参作为一种礼品赠送亲朋好友，而有些人则将其作为日常保健品食用，导致过度使用，出现兴奋、失眠、神经衰弱、血压升高等不良反应。疾病的治疗是复杂且系统的，人们不可盲目使用人参进行日常补益，或者在危急时刻当作起死回生的"救命稻草"；也不可将其过度神话，而应客观理性地看待人参的作用功效，这样才能更好地发挥其作用。

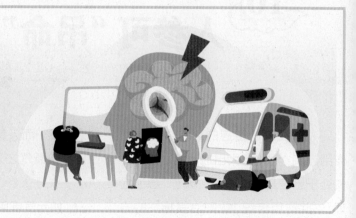

老张患高血压、糖尿病多年，近日，他突发头晕、言语不利、口角歪斜伴一侧肢体乏力。就医后，老张遵医嘱行头颅磁共振检查，报告提示"多发散在急性腔隙性梗死灶伴少量血肿"。医生结合其病史及影像检查，诊断老张患有"混合性卒中"。对此，老张和家人一脸迷茫：何为混合性卒中？比"脑出血"或"脑梗死"更严重吗？

扫描二维码，立即收听

左右为难的"混合性卒中"

上海交通大学医学院附属新华医院神经内科　刘振国（主任医师）　王晓蓉

混合性卒中不少见

卒中是我国第一大致死及致残性疾病，分为缺血性卒中和出血性卒中，前者俗称"脑梗死"，后者包括"脑出血"和"蛛网膜下腔出血"。临床上，大多数卒中为单一类型的病灶（缺血或出血），偶有同一患者同时或相继发生脑出血和脑梗死，形成两种不同性质的病变共存的状态。20世纪80年代末，中国学者首先提出"混合性卒中"的概念，但由于脑卒中的病理基础及发病机制复杂，国内外对其定义和范畴尚未统一。

事实上，两种性质并存的脑血管病并不少见。从广义层面而言，临床上常见的卒中混合性病变类型有：

❶ 急性缺血性卒中后出血（可发生在病灶内外），占缺血性卒中患者的15%～43%。

❷ 脑出血合并急性缺血性卒中。一般认为，脑出血急性期极少伴发缺血性卒中，但近年来，随着功能性磁共振成像技术的发展，发现约25%的急性脑出血患者可在远离出血部位处出现小的急性缺血性病灶。

❸ 蛛网膜下腔出血继发脑缺血，是蛛网膜下腔出血后的常见并发症，发病率约30%。

专家简介

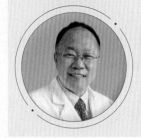

刘振国　上海交通大学医学院附属新华医院神经内科主任、主任医师、博士生导师、教授，中国医师协会神经内科分会委员，上海中西医结合学会慢性神经系统疾病专委会主委。擅长帕金森病、老年性痴呆、癫痫和脑血管疾病的诊疗。

出血与缺血互为因果、相互转化

许多患者不明白，出血和缺血互为矛盾体，怎么会同时出现？其实，出血或缺血既可以是血管病变在不同发展阶段的单独表现，也可以在不同因素促进下互相转化、互为因果，先后或同时发生，其中，脑血循环障碍起关键作用。

不同疾病阶段的不同表现

出血和缺血是完全不同的病理过程，但两者常有相同或密切相关的病因和病理基础，其中，高血压、动脉粥样硬化是发生卒中的主要因素，尤其见于存在糖尿病、血脂异常等多种基础疾病的老年患者。例如：动脉粥样硬化早期可形成微动脉瘤、管壁变薄，易破裂出血；在病变后期，可引起动脉内膜机械性损伤，易使脂质沉积于动脉壁，形成斑块，造成动脉狭窄，诱发缺血性卒中。

先"梗"后"破"，先"破"后"梗"

急性缺血性卒中可破坏组织结构，增加受损血管的通透性，导致血液渗出。另外，经受一定时间缺血的组织细胞恢复血流（再灌注）后，由于血管压力骤然升高，也可诱发血管破裂，引起出血。因此，急性缺血性卒中后发生出血是疾病病程进展的一部分，也是脑缺血后改善血供治疗（如溶栓治疗、抗凝或抗血小板治疗、介入治疗等）的常见并发症。

出血性卒中的血肿可牵拉、挤压血管，使颅内血管痉挛，引起继发性的局部脑组织供血障碍和坏死。另外，过度控制血压等手段也会加重脑灌注不足，从而造成脑梗死。

特别提醒

近年来，累及脑小动脉及其远端分支、微动脉、毛细血管、微静脉和小静脉受损的一组疾病——脑小血管病备受关注，可引起微出血、皮质下小梗死、腔隙性梗死、脑白质病变等多种病变，再一次证实混合性病变并不少见，也说明脑血管病是非常复杂的。

症状多样，表现复杂

混合性卒中的临床症状由出血或缺血的部位、大小、严重程度而定。通常，出血量大、缺血面积大者病情较重。除局灶症状（如偏瘫、偏身麻木、失语、脑膜刺激征或共济失调等）外，患者还可伴有意识障碍，严重者危及生命。临床上，有的混合性卒中患者初发症状较轻，短时间内突然进展，或出现新的症状与体征，甚至意识障碍。行头颅CT或磁共振检查可发现新的不同性质（出血或梗死）病灶；也有患者因两种性质的病灶位于同侧，或另一病灶较小、症状轻微，而被主要病变掩盖，仅在影像学检查时发现。

权衡利弊，个性化治疗

混合性卒中患者同时有出血与梗死灶，治疗手段矛盾，临床决策棘手。脑小血管病患者同时有缺血和出血风险，进行抗栓等药物治疗前应慎重，需由医生全面评估治疗获益和出血风险后决定。

一般来说，混合性卒中急性期的治疗原则为"既要积极、又要稳妥"，首选"中性治疗"（既不用止血药物，也不用溶栓和抗栓药物）及对症支持治疗，如合理降压与控制脑水肿，以保证有效的血流灌注及神经细胞保护等。同时，患者应配合医生，积极寻找混合性卒中的病因，调控好血压、血脂及血糖等，并加强康复锻炼，减少并发症，促进神经功能恢复，改善生活质量。**PM**

非酒精性脂肪性肝病（下文简称脂肪肝）是最常见的肝脏疾病，全球患病率为25%~40%，近年来呈现快速增长和低龄化趋势。在组织病理学上，脂肪肝包含从肝脏脂肪累积（单纯脂肪变性）到以肝脏炎症为特征的非酒精性脂肪性肝炎的发展过程，部分脂肪肝患者会进一步发展为肝纤维化和肝癌。是否出现肝脏慢性炎症，是决定患者是否发展为肝硬化和肝癌的关键因素。

"高炎"饮食，推动**脂肪肝**发生、发展

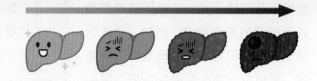

上海交通大学公共卫生学院教授　王慧

脂肪肝与饮食关系最密切

脂肪肝的具体成因不明，主要受基因、代谢、肠道微生态等多种机制调控。多项研究表明，代谢综合征或相关危险因素（主要为向心性肥胖、高血压、血糖升高、血脂紊乱和高尿酸）会显著增加脂肪肝的发生风险。

脂肪肝是可逆转的，患者可以通过改变生活方式、控制体重，尤其是通过饮食和体育活动的调整，有效干预疾病进程，甚至恢复正常。在众多可调控的生活方式中，膳食因素与脂肪肝的发生、发展最为密切，一些不健康的饮食模式会通过增加胰岛素抵抗、慢性炎症和细胞脂质代谢改变，促进脂肪肝发生，推动病情进展。

哪些饮食催生脂肪肝

近期，上海交通大学公共卫生学院的研究团队总结了106篇人群流行病学文章中报道的膳食因素（包括食物、食物组、饮料、膳食模式、膳食习惯）对4大常见肝病（脂肪肝、肝纤维化、肝硬化和肝癌）的影响。结果发现：

首先，在膳食模式层面上，"高炎性"膳食（膳食炎症指数较高的膳食模式）显著升高脂肪肝和肝癌的发生风险，而地中海饮食（以深海鱼、蔬菜、水果、谷类、豆类等为主的膳食）等"低炎性"膳食则显著降低这两种肝病的发生风险。

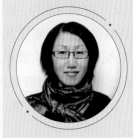

专家简介

王慧　上海交通大学公共卫生学院院长、数字医学研究院执行院长、教授、博士生导师，上海市领军人才，科技部重点专项首席科学家，国务院食品安全委员会专家委员会委员，上海市毒理学会理事长，上海市大数据社会应用研究会数字健康专委会主任委员。长期从事主动健康与慢病防控、营养与食品安全、健康教育与健康传播的基础和应用研究。

其次，在食物和食物组的层面上，软饮料、红肉和加工肉摄入多会增加脂肪肝的发生风险，而蔬菜总量和菠菜摄入量高则可显著降低脂肪肝的发生风险，摄入咖啡和白肉可显著降低肝癌的发生风险。

由于肝纤维化、肝硬化和食物摄入关联的文献缺乏，膳食如何影响这两种中间态肝病还不明确。

该研究提示：较高的膳食致炎性在脂肪肝的发生及其向肝癌发展的过程中起着重要推动作用。

什么是"高炎"饮食

饮食包含的不同营养成分和生物活性物质可通过发挥抗炎或促炎作用来调节机体的炎性水平。例如：人们熟知的膳食纤维就是一种具有强抗炎作用的食物成分，它在肠道经微生物分解后产生短链脂肪酸，能优化肠道菌群比例和功能通路，进而降低机体的炎性水平。

2015年，美国南卡罗来纳大学开发的膳食炎症指数（DII）成为世界首个经人群数据验证的可量化膳食炎性程度的膳食指数。DII包含营养素、食物及食物成分在内的45种膳食因子，每个膳食因子对应一个炎症效应分。抗炎或促炎的膳食因子可通过炎症效应分的正负来判断，正数是促炎型膳食因子，负数为抗炎型膳食因子。炎症效应分的绝对值大小表示抗炎或促炎的程度。

抗炎性较强的膳食因子主要包括膳食纤维（-0.66）、黄酮（-0.62）、茶（-0.54）、姜（-0.45）等，促炎性较强的膳食因子主要包括脂肪（0.3）、反式脂肪（0.23）、胆固醇（0.11）、碳水化合物（0.1）等。

一般而言，由于个人的膳食因素是多样化的，所以定量个人的膳食炎症程度需要通过问卷的方法，先获得各种膳食因子的平均每日摄入量，然后将各膳食因子的炎症效应分与摄入量相乘，再相加，得到总的膳食炎症效应分。该分数越高（正值越大），则表明个人膳食模式的致炎性越强，反之（负值的绝对值越大）则抗炎性越强。目前，该分值分布在 -7.8 到 +8.8 之间。

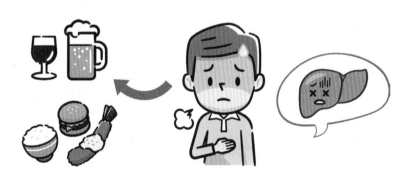

减少"高炎"食物，增加"低炎"食物

无论是健康人群预防脂肪肝，还是脂肪肝患者预防其进一步发展为更严重的慢性肝病，都需要注意自己的膳食炎性程度，选择"低炎性"饮食是一种有效的方法。

具体落实时，大家可以适当减少自己偏爱食物中的"高炎"食物，尽可能用"低炎"的食物替代它们。

一方面，应尽可能地减少高脂、高胆固醇、高反式脂肪酸的食物，如红肉、加工肉及动物内脏等；含糖饮料或糕点通常含有反式脂肪酸，也要减少摄入。另一方面，应尽量增加膳食纤维和抗氧化成分较多的蔬菜、水果、全谷物等的摄入；喜欢调味料的朋友，可以尝试多吃一些生姜、葱、蒜等；饮茶也可以降低膳食炎性程度，因此适当喝茶能有效预防脂肪肝。PM

近日气温下降，刘先生一大早出门晨练，刚锻炼没多久，突然觉得心口疼痛如刀割。同伴见他满脸痛苦、手按胸口、蜷缩在地，以为是心肌梗死，立即叫来救护车将刘先生送到附近医院。急诊医生检查后，发现是A型主动脉夹层，所幸送医及时，经紧急手术治疗后，刘先生慢慢康复了。

心如刀割，
竟是一腔热血走"岔"了

本刊记者　蒋美琴
受访专家　胡振雷

主动脉"劈叉"两大类型

主动脉是人体最粗大的动脉，也叫大动脉，它从心脏发出，分为升主动脉、主动脉弓和降主动脉，最后终止于髂总动脉。其中，降主动脉又以横膈上的主动脉裂孔为界，分为上部的胸主动脉和下部的腹主动脉。

主动脉壁由内而外分为内膜、中膜、外膜。当某些原因导致内膜破裂，血液进入内膜与外膜之间，使两者持续撕裂、分离，即形成夹层。主动脉任何部位都可能发生夹层，而破口位置及管壁状态、血压等情况，会影响撕裂范围。比如：腹主动脉内膜破裂后，顺血流向下撕裂，夹层累及范围仅限于降主动脉；升主动脉内膜破裂后，顺血流先向上、再向下撕裂，夹层范围可仅限于升主动脉，也可累及主动脉弓甚至降主动脉。

根据夹层累及范围，可将其分为两大类型。如果夹层累及升主动脉、主动脉弓和降主动脉，称为A型主动脉夹层；如果夹层范围仅限于降主动脉，称为B型主动脉夹层。临床上，以B型多见，但A型更为凶险。升主动脉离心脏近，承受心脏泵出的血流冲击力大，且升主动脉起始端位于心包内，一旦破裂，可导致急性心包填塞，使心搏骤停而发生猝死。如果没有采取治疗措施，A型主动脉夹层患者48小时内的死亡率为50%左右，且平均每小时增加1%，2周内死亡率高达98%。内膜裂口靠近主动脉根部的冠状动脉起始处、主动脉壁薄弱、主动脉扩张严重者，死亡率更高。

不典型症状布下"迷阵"

主动脉夹层的撕裂部位、累及范围不仅影响预后，还会导致各种不同的临床表现，从而增加诊断难度。CT血管造影（CTA）检查是诊断主动脉夹层的"金标准"。

主动脉夹层的典型临床表现为突发撕裂样胸背部疼痛，患者有濒死感、坐卧不宁、出冷汗等。不典型症状则复杂多样，如：主动脉撕裂程度较轻，可能仅表现为胸闷；腹主动脉撕裂导致腹部脏器动脉供血不足，可引起腹痛、腰痛；降主动脉撕裂导致下肢动脉供血不足，可引起双下肢无力；主动脉弓撕裂导致颅内动脉供血不足，可引

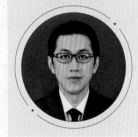

专家简介

胡振雷　上海交通大学医学院附属第九人民医院心脏外科主任，国际微创心胸外科协会会员，国家心血管病专家委员会微创心血管外科专委会委员，中国医师协会心血管外科医师分会委员，中国民族医药学会外科分会理事，上海市医学会胸心外科专科分会委员。擅长手术治疗各类心脏及大血管疾病。

起头晕甚至晕厥；等等。这些不典型症状布下"迷阵"，容易影响医生的判断，从而延误诊治。在排除常见疾病后，患者应进一步做CTA检查，以排查主动脉夹层。

此外，主动脉夹层的症状与心绞痛、心梗相似，且有时会继发心梗。如升主动脉内膜破裂患者，夹层累及、压迫冠状动脉，可引起心梗症状，以胸痛为主。因此，胸痛患者必要时应做主动脉CTA检查，以免漏诊。

主动脉置换四个"关键词"

不同类型、不同病情的主动脉夹层患者，需要采取不同的治疗方法。一般而言，A型夹层须外科手术治疗，以主动脉置换手术为主，并根据病情联合瓣膜置换等其他术式。这类手术风险较高，死亡率约为5%，因其有以下几个特点：

● **快** A型主动脉夹层手术必须争分夺秒，明确诊断后须即刻将患者送往手术室进行急诊手术。

● **大** 标准式是把升主动脉、主动脉弓全部置换，并在降主动脉内植入支架，创伤较大。

● **难** 主动脉撕裂后会出现局部水肿、管壁脆弱；夹层累及范围复杂多样，如累及冠状动脉、主动脉瓣等；医生在进行血管置换时，还需要处理冠状动脉、主动脉瓣病变。这些都会增加手术难度。

● **险** 手术在体外循环下进行，其间需要暂停血液循环，仅保证脑部的低血供，并使患者体温降至25℃或以下；术后逐渐恢复血液循环和体温，耗时较长，通常需要4~5小时，患者可能出现脑部缺血、脊髓缺血等并发症，导致脑梗死、截瘫等。

B型夹层的治疗方式较多，包括药物、介入和手术等。介入治疗是B型夹层较常用的治疗方式，创伤小，可封堵夹层破口；慢性B型夹层患者死亡率较低，年龄较大者可选择药物治疗；部分较复杂的B型夹层患者，可采用杂交手术方式，即介入与外科手术联合治疗。

高血压为"罪魁祸首"

近年来，主动脉夹层发病率逐年增高，与人口老龄化、高血压控制率低等因素有关，其中一半以上患者由高血压引起。我国北方地区主动脉夹层发病率高于南方地区，与高盐、高脂饮食，气候寒冷等因素有关，这些也是高血压的危险因素。此外，导致主动脉病变的其他危险因素，如长期吸烟、动脉斑块、主动脉扩张、主动脉瓣畸形、马方综合征等，也易引发主动脉夹层，应提高警惕，尽早采取干预措施。

1 纠正不良生活方式

作息规律，控制饮食，避免情绪大起大落，气温下降时注意防寒保暖。

2 管控血压

高血压患者应遵医嘱规律服用降压药，将血压控制在理想范围内，并注意监测血压。尤其是气温下降时，血压容易升高，若监测时发现血压波动明显，应及时就医。

3 定期随访

高血压、主动脉瓣畸形等患者应定期随访主动脉情况，如果发现主动脉扩张（内径＞4厘米），应每年或每半年做一次主动脉CTA检查；如果发现主动脉逐年扩张，应考虑采取干预措施；如果主动脉扩张速度较快（内径每半年扩张0.5厘米以上，或每年扩张1厘米以上）、升主动脉内径＞5.5厘米、主动脉瓣二叶畸形患者出现升主动脉扩张，应及时进行手术治疗。**PM**

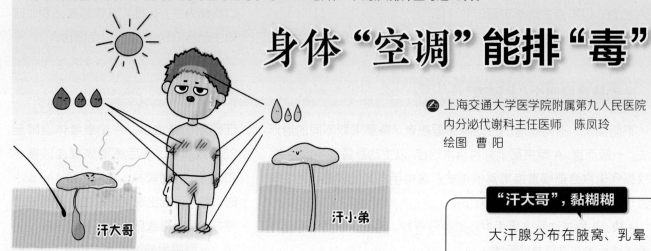

我叫汗液,是人体"小空调",由汗腺分泌,我们每天有300~500毫升的小伙伴诞生并奔向外界,帮主人降温。在某些特殊情况下,主人的最大排汗量可达每小时2000毫升,一天最大排汗量可达10升。

身体"空调"能排"毒"

上海交通大学医学院附属第九人民医院
内分泌代谢科主任医师 陈凤玲
绘图 曹阳

汗大哥

汗小弟

"小空调",大本领

汗腺是皮肤的附属器官,对人体健康有重要作用。天热、运动、精神紧张、进食刺激性食品等,会使主人的交感神经兴奋,"司令部"大脑便发出排汗"命令",下丘脑将这一神经信号传递给汗腺,分泌汗液,同时带走部分热量。

有些人说,出汗是人体在排"毒"。其实,我们的主要成分是水,还有少量矿物质、尿素、乳酸、脂肪酸等,出汗是主人排出代谢产物的途径之一。因此,这个"毒",是指尿素等代谢产物,并不是真正的毒素,且量很少。

"汗大哥",黏糊糊

大汗腺分布在腋窝、乳晕和会阴等处。"汗大哥"是黏稠的乳状液体,除水外,还含有蛋白质、脂质、碳水化合物等,更有利于细菌生长、繁殖。它们本来没有气味,但有些人大汗腺分泌旺盛,产生大量脂肪酸,经细菌分解后可产生一种特殊的臭味,医学上称为臭汗症,因多发生在腋窝处,又称腋臭,俗称"狐臭"。

"汗小弟",水汪汪

人体有两种汗腺:小汗腺和大汗腺。除水外,大、小汗腺排出的汗液成分不一样。小汗腺分布在全身大部分皮肤,以手掌、足底、额部、背部、腋窝等处为多,通过导管开口于皮肤表面,称为汗孔。它们排出的汗液里有钠、钾、钙、氯、尿素和乳酸等成分,较透亮。

人们常用"捏一把汗""吓出一身冷汗""急得满头冒汗"等词句来形容紧张、害怕、焦虑等心理。确实,精神压力过大会导致机体交感神经兴奋,汗腺就会分泌汗液,掌心、后背、额头等处都会有大量汗液冒出。由于足部常被袜子和鞋子捂着,出汗造成的潮湿环境成为细菌的"温床",细菌会分解表皮的皮脂腺等,从而产生臭味。如果有足癣等皮肤病,臭味更明显。

出冷汗,敲警钟

如果没有天气炎热、剧烈运动、饮食刺激等因素,却大量出汗,常被称为冷汗、虚汗等,这往往是疾病的表现。比如:剧烈疼痛以致满头大汗,可能是心肌梗死等所致;心跳加快、面色苍白、出汗后皮肤湿冷,可能是休克的表现;心慌、颤抖、出冷汗、面色苍白,可能是低血糖。当我们发出这些报警信号时,主人一定要及时就医。PM

"胆大心细" 未必是好事

上海交通大学医学院附属仁济医院心内科　孔令瑰
上海交通大学医学院附属仁济医院胆胰外科主任医师　何　敏

正吃着晚饭，突然听到值班寻呼机响起，我一看，是急诊抢救室呼叫，这种情况一般都是接诊了高危胸痛患者。不容丝毫耽搁，我赶忙抓起听诊器跑到急诊室。患者李女士今年45岁，眉头紧蹙，面色痛苦，额角渗汗，双手捂在胸口，痛得说不出话。陪诊的是她丈夫，很紧张，说道："医生，这3个月里，我们来急诊好几趟了，每次都是晚饭后散步，走到一半她就胸口痛得走不动。起初休息几分钟就好了，这个月好像加重了，停下来休息也没用，服了保心丸也不太行。她说要减肥，却控制不住嘴，吃多了以后想走路锻炼一下，但没走多少路就开始胸痛……"我听着患者家属的絮叨，迅速梳理出信息：反复餐后胸痛3月余，加重1月。

这时，急诊室医生塞给我一张心电图检查报告，提示没有明显的心肌梗死征象，但有"ST段压低"等心肌缺血的表现。我翻看上次的就诊记录，血液检查没有明显异常，心电图无明显异常。从病历上看，此前患者还预约了冠脉增强CT检查，下午刚做好，结果提示冠脉畅通。

"医生，来医院前，我刚吃了硝酸甘油，也没用……"李女士勉强挤出几句话，但在病床上蜷得更厉害了，似乎症状在加重。我倒吸一口凉气，一直加重的病程，硝酸甘油等扩张冠脉药物无效，只有心电图有点心肌缺血的表现，难道有什么重要线索被我们忽略了？

这时，患者的手部动作引起了我的注意。因为角度关系，我一直以为她是双手按在胸前，但仔细看，却发现她右手捂在右侧腹部。"您这次是不是右边肚子也有点疼？"我灵光一闪，追问道。

"对对对，这几个月一直这边有点疼。"她指了指右侧肋弓中部，咬牙切齿地说，手捂得更紧了，"但胸口痛更厉害，我就没多想，也一直没跟医生说。"为了验证猜想，我让她躺平后将腿屈曲，然后轻压她右腹部，患者立马从床上弹起来："疼疼疼！"

胆囊区压痛、反跳痛，墨菲征阳性，莫不是胆囊炎？于是，除常规血检（包括心肌酶及肝肾功能等）外，我立即安排患者做了腹部B超检查。结果发现胆囊肿大，一枚巨大结石卡在胆囊管内。

最终，胆胰外科医生会诊后明确了诊断，是胆石症。使用解痉、消炎等药物后，患者腹痛明显好转，胸痛也好转了。次日，患者转至胆胰外科继续接受治疗。**PM**

特别提醒

反复餐后心绞痛，警惕这个"胆大心细"病

胆在右，心在左，一个是消化道边的"小驿站"，一个是心血管的"总车站"，二者看似井水不犯河水，实际上暗通沟渠，导致了一种发病率较低却令人"心惊胆战、提心吊胆"的疾病——胆心综合征。

胆心综合征是指无心脏基础疾病的胆囊炎患者继发冠状动脉收缩，使心脏供血不足而致心肌缺血、心律失常等一系列综合征。这是因为，支配胆囊和心脏的两条脊神经在胸4-5脊神经段存在交叉，异常刺激会引起神经反射，导致冠状动脉收缩、痉挛，从而出现心肌缺血甚至更严重后果。另外，胆囊炎患者的胆红素水平升高，可引起迷走神经兴奋，使心跳减慢，也会导致一系列心脏症状。

患者的胆囊增大，心脏血管收缩变细，可谓"胆大心细"，不过这并不是好事。如果反复出现餐后胸痛（尤其是饱餐、进食油腻食物后），应用扩冠药物（硝酸甘油、保心丸等）无效，在排除冠脉疾病后，要警惕可能存在胆囊炎或胆心综合征。

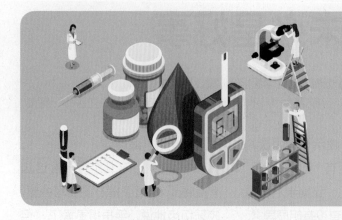

我国成人糖尿病患病率已达11.2%，但只有一半患者被确诊，主要原因是中国人群在糖尿病早期更多表现为餐后血糖升高、空腹血糖正常，而体检、就诊时往往只检测空腹血糖。有人会问：空腹和餐后高血糖，到底谁的危害更大呢？

空腹和餐后高血糖，谁危害大

上海交通大学医学院附属第六人民医院
内分泌代谢科主任医师　李连喜

扫描二维码，立即收听

餐后高血糖作用时间长，危害大

毋庸置疑，空腹和餐后高血糖都是有害的，其危害主要来自高血糖导致的各种急性和慢性并发症。

多项大型临床研究发现，与空腹血糖相比，餐后2小时血糖可以更好地预测糖尿病患者的心血管疾病和死亡风险，因此与空腹血糖相比，餐后血糖与大血管病变的关系更加密切。同时，餐后高血糖与微血管病变之间也具有相关性。有研究指出，糖尿病肾病患者具有较明显的餐后高血糖，且持续时间长。美国国家健康和营养监测数据显示，与血糖控制良好的患者相比，餐后血糖控制不佳者视网膜病变的发生率增加3倍。日本前瞻性观察研究发现，与糖化血红蛋白相比，餐后高血糖能更好地预测糖尿病视网膜病变。另有研究指出，2型糖尿病患者空腹和餐后高血糖均与糖尿病神经病变的发生率增加有关。

餐后高血糖状态对人体微血管和大血管作用时间较空腹高血糖更长，血糖浓度更高，可造成更为持续的氧化应激，对血管内皮损害更明显，同时造成血管收缩、舒张功能失调，促进动脉粥样硬化斑块形成，导致血管狭窄甚至梗阻。

餐后高血糖还可直接损害胰岛B细胞，加速糖尿病的进展及并发症的产生。餐后高血糖受饮食影响大，随着生活水平的提高，高糖、高脂饮食普遍存在，患者体型趋于肥胖，餐后高血糖多与血脂异常合并存在，二者可共同催生糖尿病并发症。此外，餐后高血糖对血糖波动的影响也比空腹血糖明显，而血糖波动也是并发症发生、发展的危险因素之一。

糖尿病高危人群和患者，应重视餐后血糖

怎样才能准确测定餐后血糖呢？糖耐量试验可作为标准诊断方法。另外，也可用100克馒头餐替代葡萄糖，分别检测空腹及餐后2小时血糖。

年龄超过45岁、体型肥胖、有糖尿病家族史、合并高血压及血脂异常等疾病者，应注意尽早进行餐后血糖检测，以免漏诊糖尿病。

已诊断为糖尿病的患者，一定要注意监测餐后血糖，及早发现餐后高血糖。控制餐后高血糖，尤其要注意餐后适当运动，避免摄入过多碳水化合物和精细食物，并选用针对餐后高血糖的降糖药物，进而降低糖尿病并发症的发生风险。PM

大家是否有过这样的经历：在深呼吸或大笑时，突然出现胸部疼痛，来得快也去得快，令笑声"戛然而止"。医学上称此为"肋间神经痛"，其发病率约为15%。

让人"笑不动"的肋间神经痛

复旦大学附属华山医院神经内科副主任医师　俞海

七成患者，因"伤"而痛

肋间神经属于脊神经（脊髓发出的神经），走行于肋骨之间，穿肋间内肌前行，每侧各11条。它们在胸腹壁侧面发出外侧皮支，分布于胸腹侧壁的皮肤。这些神经发生病变或受到刺激产生疼痛，就叫肋间神经痛，通常表现为剧烈、放射状、灼烧样疼痛或刺痛，间歇或持续发作。

导致肋间神经痛的原因有很多，最常见的是胸部损伤，如开胸手术（也称胸部术后疼痛综合征）和带状疱疹感染（也称带状疱疹后神经痛）等引起的胸壁组织和神经损伤。有研究表明，胸部手术后5%的患者会出现神经痛症状。此外，还有胸壁肿瘤等其他不太常见的病因。调查发现，43%的肋间神经痛与手术创伤有关，28%为带状疱疹后病变，其余为原发性或肿瘤性病变所致。

完善检查，有助扫"雷"

医生通常需要结合病史、体格检查及辅助检查来诊断肋间神经痛，如：X线或CT检查有助于排查肋骨断裂或异物压迫，磁共振（MRI）检查有助于排查和评估胸椎间盘突出症引起的胸椎神经根病，肌电图检查可能有助于评估肋间神经功能。如果患者症状疑似带状疱疹，特征性皮疹和病史有助于诊断，需要与心脏、肺、胃肠道等部位的疾病鉴别。

需提醒的是，应优先排查某些容易恶化的疾病，如肺栓塞、心肌梗死和主动脉夹层等内脏疼痛来源的疾病。患者应配合医生做相关检查，以免误诊、漏诊而延误治疗。

防治结合，改善预后

如果可以识别出肋间神经痛的诱发因素，那么去除诱因很重要且有效。比如，患者罹患慢性咳嗽，可能诱发肋间神经痛，此时止咳药会有较好的预防作用。针对肋间神经痛的病因，也可采取相应的预防措施，如老年人接种带状疱疹疫苗。已有研究证明，该疫苗可将带状疱疹发病率降低约51%，神经痛发病率降低66%以上。一旦感染后，应尽早使用抗病毒药物（如阿昔洛韦），通过抑制病毒复制来降低急性疼痛的严重程度和持续时间。

在治疗方面，多模式疼痛控制方案相结合能获得较好疗效，包括服用止痛药、经皮神经电刺激、物理治疗、心理治疗和针灸等，严重疼痛患者可选择肋间神经阻滞治疗。有明确病因的患者可针对病因治疗，去除病因后可较快康复。

此外，患者避免体力活动也有助于缓解症状。一些患者在采取或不采取治疗的情况下，症状会随着时间推移而缓解；另一些患者则会出现慢性疼痛。**PM**

专家提醒

肋间神经痛并非严重疾病，但若处理不当，也可能导致严重后果。急性肋间神经痛会使患者无法深呼吸，降低呼吸效率，这对老年人而言很危险，尤其是有多种合并症的术后或免疫功能低下患者。此外，慢性疼痛还会影响患者心理健康，引起焦虑、抑郁等精神心理障碍。

不吸烟也患肺癌？

新近研究揭示背后"元凶"

同济大学附属上海市肺科医院胸外科　李志新　赵晓刚（副主任医师）

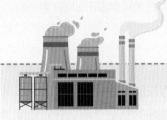

众所周知，吸烟与肺癌的关系密切，但近十年来，越来越多不吸烟的肺癌患者出现在公众视野。流行病学调查发现，空气污染严重程度与肺癌发病率呈明显相关，可能是导致不吸烟肺癌的重要因素之一。于是，诸多学者把目光投向空气污染物与肺癌的相关研究。

PM，即空气中的微小颗粒物，其大小通常以微米为单位，主要包括PM_{10}、PM_5、$PM_{2.5}$和$PM_{0.1}$。其中，$PM_{2.5}$指的是空气中直径≤2.5微米的颗粒物，约为人头发丝的1/20粗细，也称细颗粒物、可吸入颗粒物。$PM_{2.5}$是空气污染的主要成分，可进入人体肺部深处，与多种疾病相关。2013年在里昂召开的国际癌症研究机构会议上，已经将$PM_{2.5}$认定为1类致癌物。

肺癌是目前我国发病率及死亡率最高的恶性肿瘤，对国人的健康和寿命构成严重威胁。越来越多的证据表明，环境中的$PM_{2.5}$可能是导致肺癌的主要原因之一，特别是对不吸烟的人群而言。因此，研究空气污染物$PM_{2.5}$对肺癌的影响因素及预防策略，对防治肺癌尤为重要。

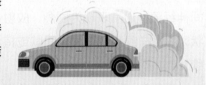

空气污染，肺癌的重要诱因

很多人认为，只有吸烟的老烟民会患肺癌，只要自己不吸烟，肺癌就与自己无关。其实，虽然吸烟是肺癌的主要诱因，但并不是唯一的诱因。近年来，与吸烟相关的肺癌死亡人数逐年下降，不吸烟肺癌的比例逐年增加。尤其在东亚女性中，不吸烟肺癌的发生率明显增加。据统计，全球约20%的男性肺癌患者和约50%的女性肺癌患者从不吸烟。在亚洲，非吸烟女性肺癌患者数占肺癌总人数的比例

高达60%～80%。与吸烟容易导致肺鳞癌不同，非吸烟肺癌患者的病理类型大多为肺腺癌，约占总数的93%。

越来越多的证据表明，空气污染物$PM_{2.5}$是导致非吸烟人群罹患肺癌的罪魁祸首之一。2013年，在权威杂志《柳叶刀·肿瘤》上，瑞典卡罗林斯卡医学院的研究人员发表了一项在欧洲进行的17个队列研究，结果提示：富含可吸入颗粒污染物的空气会增加肺癌的发病风险，尤其是肺腺癌的发病风险；每立方米空气中，$PM_{2.5}$增加5微克，肺癌的发病率增加18%。

$PM_{2.5}$来源广泛，在大气中滞留时间长，传输距离远，号称"最广泛传播的致癌物"。这种长期飘浮在空气中的可吸入颗粒物，不仅易吸附空气中的有毒有害物质，还会随空气流动不断扩散，广泛存在于室外和室内的污染环境中，具有隐匿性强和传播广泛的特点。$PM_{2.5}$就像一辆携带有害物质的出租车，从人体鼻腔到达气管、支气管、细支气管，一路畅行，直达肺泡组织。对$PM_{2.5}$来说，人体的各种防御机制几乎是"摆设"。2021年，赫捷院士团队在《国家癌症中心期刊》发表的

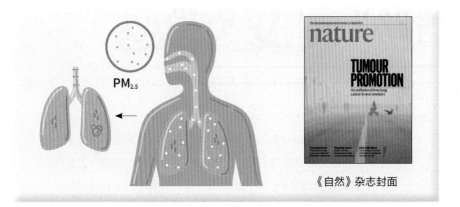

PM₂.₅

《自然》杂志封面

《2015年中国癌症发病与死亡统计》报告显示，PM₂.₅在中国的肺癌死因中占23.9%，远高于全球水平的16.5%。专家推测，在我国，PM₂.₅很可能超过吸烟成为导致肺癌的主要原因。

PM₂.₅入肺，促进肺癌"种子"发芽

人体的鼻腔、咽喉可以阻挡直径＞5微米的颗粒物；而直径＜3微米的颗粒物，有50%～60%会沉积到肺泡内。被吸入肺内的PM₂.₅会被人体免疫系统派出的吞噬细胞清除，但不彻底。残留的PM₂.₅，有的会沉积在肺泡内，有的则会通过肺部毛细血管进入血液，进而对人体造成损害。

近期，英国研究人员在顶级期刊《自然》发表重磅研究成果，揭开了PM₂.₅驱动非吸烟人群肺癌发生机制的神秘面纱。与传统认知不同，该研究首次发现，PM₂.₅并非直接诱发肺组织癌变，而是制造一个炎症环境，让原本就携带致癌突变基因的正常肺泡细胞发生恶变。简而言之，就是空气污染物并未直接诱发肺泡细胞癌变，而是将携带了突变基因的正常肺泡细胞推上了癌变之路。此外，研究团队对患者的生活环境和空气污染情况进行调查后发现，与低PM₂.₅暴露相比，暴露于高PM₂.₅浓度环境3年后，由基因突变驱动的肺癌病例数占肺癌病例总数的比例明显更高。大量研究已证实，在非吸烟人群中，携带基因突变的肺癌比例相对较高，这也证实了长期持续接触高浓度PM₂.₅，可能唤醒这类人群的肺癌"种子"。此外，PM₂.₅催生肺癌种子具有累积效应，就像给这些肺癌种子提供肥料一样，暴露时间越长，累积的量越大，肺癌"种子"发芽的速度就越快。

肺癌患者生存时间短，PM₂.₅来"补刀"

肺癌患者的生存时间相对而言偏短。尽管随着治疗手段的进步，我国肺癌患者年龄标化5年生存率有所提高，但总体5年生存率仍是偏低的，不超过20%。越来越多的研究表明，空气污染物PM₂.₅不单是引发肺癌的"元凶"之一，也是缩短肺癌患者生存期的"杀手"。

2016年呼吸病领域权威杂志《胸腔》发表的研究结果首次确定了空气污染对肺癌患者生存的影响：高PM₂.₅浓度污染物与肺癌患者生存期缩短有关，尤其是早期肺癌，并增加患者的死亡风险；暴露于低PM₂.₅浓度环境（＜10微克/米³）的早期肺癌患者的中位生存期为5.7年，而暴露于高PM₂.₅浓度环境（≥16微克/米³）的早期肺癌患者的中位生存期仅为2.4年；接受肺叶切除术的早期肺癌患者如果持续暴露于高浓度PM₂.₅环境中，生存期也会明显缩短，且在非吸烟和年轻的肺癌患者中，这种趋势更明显；肺癌术后患者移居到低浓度PM₂.₅的区域生活，可能有助于延长生存期。此外，PM₂.₅不仅可以诱发及加重哮喘、鼻炎、慢性支气管炎等呼吸系统疾病，还与糖尿病、高血压、心脑血管疾病等的发生关系密切，而这些疾病也会反过来影响肺癌患者的寿命。

总而言之，PM₂.₅就像萦绕在肺癌患者周围的"幽灵"。保护环境，减少空气污染，避免PM₂.₅吸入，有助于避免肺癌"种子"发芽；加强肺癌筛查，有助于早期发现肺癌迹象，改善肺癌患者的生存期。**PM**

鼻阀"挡路"，鼻塞难忍

上海交通大学附属第六人民医院耳鼻咽喉头颈外科副主任医师　吴红敏

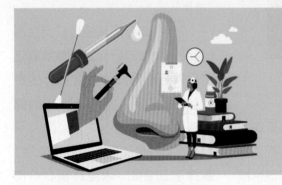

鼻具有调节鼻腔通气和维持外形美观的功能。鼻阀是由鼻腔前端的软骨围成的开口，由内鼻阀和外鼻阀组成。内鼻阀距前鼻孔约1.3厘米，其内侧为鼻中隔；外鼻阀位于鼻孔开口处。鼻阀是鼻腔最狭窄的部分，也是调节鼻腔气流的主要部位。鼻翼塌陷、鼻尖下垂等外鼻形态异常不仅影响美观，还会导致鼻阀功能障碍而造成鼻通气不畅。

鼻阀异常可致鼻塞

外鼻阀和内鼻阀的解剖结构异常可引起鼻阀功能障碍。根据吸气时鼻阀的变化，鼻阀功能障碍分为静态狭窄和动态塌陷。

内鼻阀功能障碍多表现为静态狭窄，包括鼻中隔高位偏曲、下鼻甲肥大、歪鼻，以及外伤或鼻整形手术失败导致的鼻阀狭窄等。外鼻阀功能障碍的表现形式众多，以动态塌陷为主，但也可与静态狭窄同时存在。

延伸阅读

鼻孔小就是鼻阀静态狭窄吗？答案是否定的。鼻孔大小受遗传因素影响，在没有病变（如先天性发育不全、鼻息肉、鼻炎、鼻中隔偏曲、外伤或手术导致鼻部畸形等）的情况下，通常不会发生鼻阀功能障碍。

"打开"鼻腔，缓解鼻塞

诊断鼻阀功能障碍需从病史和体征着手，部分患者还需进行前鼻镜和鼻内镜检查、手法检查、鼻功能检查（如鼻腔测压、鼻声反射等），以及影像学检查（如CT重建计算鼻瓣区角度，小于10°常为鼻阀功能障碍）。

鼻阀功能障碍首选非手术治疗，包括使用糖皮质激素和机械辅助通气。目前，临床常用的机械辅助设备包括鼻夹、鼻腔通气贴和鼻腔扩张器。鼻夹适用于鼻小柱（两鼻孔间相隔的部分）过宽者，鼻腔通气贴适用于鼻瓣角（见右图，鼻外侧软骨尾部与鼻中隔间形成的角度）减小者，鼻腔扩张器既可增加鼻瓣角的角度，还可通过支撑薄弱塌陷的鼻软骨，从而增加鼻腔通气量。

外科手术治疗分微创手术与开放手术。微创手术通过植入可吸收移植物，治疗外鼻阀塌陷；鼻翼处注射肉毒毒素，以短暂缓解鼻肌过度紧张造成的鼻翼回缩和鼻翼夹捏；等等。开放手术的目的是扩大和（或）支撑鼻阀，包括鼻中隔矫正术、下鼻甲成形术、软骨移植或植入术等。**PM**

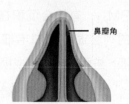

鼻瓣角

鼻瓣角示意图

当白内障遇上 ▶ 眼底病变

复旦大学附属眼耳鼻喉科医院眼科主任医师 杨 晋

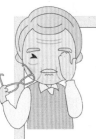

如果把眼睛比作相机,眼底视网膜就是相机的胶片。视网膜上有血管、视神经和黄斑,故眼底疾病主要包括视网膜血管性疾病、视神经疾病、黄斑疾病、视网膜色素变性、视网膜脱离、视网膜脉络膜血管瘤等。

白内障是先天性(如遗传、代谢异常等)或后天性因素(如辐射、中毒、营养障碍等)引起晶状体光学质量下降的退行性改变,包括晶状体透明度降低或颜色改变,即相机镜头发生了"磨损"。

临床上,合并眼底疾病的白内障患者很常见,大多数患者认为,既然"底片"和"镜头"都有问题,就应该"一次性"修理。其实不然,眼底疾病和白内障治疗的先后顺序主要依据病情轻重程度、两者相互关系,以及手术治疗对原发病可能产生的影响来决定。

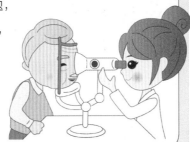

眼底疾病相对较轻者,
先治白内障

部分眼底疾病进展缓慢(如Ⅰ~Ⅱ期黄斑前膜、干性老年性黄斑变性、视网膜色素变性、非增殖期糖尿病视网膜病变、非缺血型视网膜静脉阻塞、高度近视黄斑疾病等),患者仅需定期复查,无需手术治疗。若同时患有严重白内障,宜先行白内障摘除术。这是因为,严重白内障影响患者视力,也增加了医生观察眼底疾病进展情况的难度。只有修复好"镜头",才能看清"底片",便于及时发现眼底疾病的变化与进展。

病情较重或进展较快者,
同时治

玻璃体切割术联合白内障摘除术可"一次性"解决"底片"和"镜头"问题。是否同时进行手术需综合考虑患者的眼部情况与全身情况,以及医院的技术实力。通常,有两类患者适合进行玻璃体切割术联合白内障摘除术:第一,眼底疾病较严重(如黄斑前膜、黄斑裂孔、玻璃体黄斑牵拉综合征、玻璃体积血、视网膜脱离等),已明显影响视功能,明确需要进行手术,且白内障也较严重,若不手术,将影响术中、术后对眼底疾病的观察与治疗者。第二,50岁以上需要手术的眼底疾病患者,虽然白内障不严重,但眼底手术可能破坏眼内代谢平衡,加速白内障形成。

白内障相对较轻者,
先治眼底疾病

若患者病情存在进展迅速、对视功能影响较大,甚至可造成视功能不可逆损伤的眼底疾病(如视神经疾病、增生期糖尿病视网膜病变、糖尿病性黄斑水肿、缺血性视网膜静脉阻塞、湿性老年性黄斑变性、视网膜脱离、黄斑脉络膜新生血管等),而白内障为轻度和中度、不影响眼底疾病观察与治疗,可先治疗眼底疾病,待病情稳定后,再行白内障摘除术。不过,伴严重眼底疾病的白内障患者,即使进行了白内障摘除术,术后视力改善有限,患者应有心理预期。**PM**

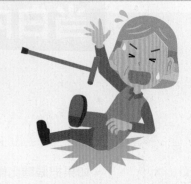

一个月前，张先生的妈妈在上卫生间时不慎摔伤，右股骨颈骨折了。她62岁，患尿毒症10余年，每周需要进行3次血液透析治疗。骨折以后，老人只能卧床，不仅无法按时去医院做血透，还出现了坠积性肺炎、急性心力衰竭等严重并发症。张先生带着妈妈的病历去多家医院就诊，因患者的自身情况太差，手术风险极高，多数医生建议保守治疗。

经多方打听，张先生陪着母亲慕名来到上海建工医院骨科就诊。很快，患者被收入骨科病房。经检查，医生发现老人存在糖尿病、高血压、低钾血症、重度贫血、坠积性肺炎、心功能不全、尿毒症等一系列合并症。为此，医院组织心内科、呼吸科、内分泌科、肾内科、麻醉科、重症监护等多学科专家反复讨论、协商，并与家属沟通后，决定先将患者转入内科重症监护病房进行治疗，积极调整患者的血压、血糖、血红蛋白、心肺功能等指标，血透室则为患者制订了合理的血透方案。经过10余天的治疗，患者的情况逐步改善，具备手术条件。经过麻醉科、手术团队的通力合作，人工股骨头置换手术顺利完成。术后第2天，患者已可下床活动。

打破 "人生最后一次骨折" 魔咒

上海建工医院骨科 徐文停（副主任医师） 王宇轩 杨逸韬

髋部骨折：老年人的"健康杀手"

髋部骨折（如股骨颈骨折、股骨粗隆间骨折等）通常发生在患有骨质疏松症的老年人群中，对老年人的健康影响巨大，因高发病率、高致残率和高死亡率而被称为"人生最后一次骨折"。数据显示，髋部骨折后6个月的死亡率为10%～20%，即使经过积极的手术治疗和康复，术后1年的死亡率仍高达20%～30%；在幸存的患者中，约35%无法独立行走，25%需要长期家庭护理。

老年髋部骨折患者具有四大特点：一是高龄，患者大多是八九十岁的老人，个别的甚至超过100岁；二是患者多合并严重骨质疏松症，内固定失败率较高；三是内科合并症较多，如高血压、糖尿病、冠心病、脑血管病后遗症等；四是患者一般情况较差，多存在贫血、低蛋白血症、电解质紊乱等。

保守治疗"不保险"

由于髋部骨折患者大多为高龄老人，患者及家属担心做手术有风险，往往倾向于保守治疗。殊不知，保守治疗同样存在着较高的风险。除骨折不愈合、骨折畸形愈合、慢性髋关节疼痛、远期髋关节活动恢复差等与关节功能相关的并发症外，保守治疗还需要患者长期卧床，不仅护理不便，还会带来很多致命并发症。

❶ 坠积性肺炎

患者长期卧床，痰液不易排出，淤积在肺内，易导致肺部感染。

❷ 血栓

最凶险的并发症是血栓。髋部骨折，尤其是股骨粗隆间及粗隆下骨折患者，因出血量大，血容量偏低，再加上长期卧床不动，血栓形成的风险显著增加。

❸ 压疮

髋部骨折患者因害怕疼痛而不愿翻身,身体骨性突出部位(如足跟、骶尾部、臀部等)长期受压、血循环不畅,导致局部皮肤缺血、缺氧,易发生褥疮。

❹ 泌尿系统感染

部分患者不习惯卧位排便,导致尿液残留,再加上局部清洁不到位等,易并发尿路感染。

❺ 便秘

长期卧床可导致胃肠道功能紊乱,可引起或加重便秘。

手术治疗宜"趁早"

髋部骨折患者手术治疗的目的为消除疼痛,争取早期活动,避免因长期卧床导致的多种并发症,改善生活质量,降低死亡率。随着医疗技术的进步及手术材料的改进,老年髋部骨折患者大多可以通过微创手术进行治疗。比如:老年股骨颈骨折、无移位的患者可采用闭合复位内固定手术治疗,而有移位的患者可采用人工髋关节置换手术;大多数粗隆间及粗隆下骨折患者可采用闭合复位髓内钉内固定手术治疗。这三种手术方式都比较成熟,手术时间一般在1小时内,出血量不大。麻醉方式尽量选用椎管内麻醉,以降低麻醉风险,绝大多数老人都可以耐受。

术后,患者应尽早离床活动。有报道称,术后1天即坐在床边或沿床边站立,可改善患者术后30天的步行能力,明显降低出院后的病死率。简而言之,老年人髋部骨折的手术原则是:尽量缩短手术时间、降低手术风险、减少术后并发症,尽早进行术后康复锻炼。

老年人一旦发生髋部骨折,家属应及时将老人送往医院,争取尽早手术。若无麻醉和手术禁忌,应争取在入院后48小时内手术。合并多种基础疾病的高龄患者,也应尽量争取手术机会。详尽的术前评估、充分的多学科团队协作,可尽快改善患者的全身情况,为手术治疗保驾护航。

骨折后,须预防"再骨折"

老年髋部骨折患者一般合并严重的骨质疏松症,发生骨折后,由于长期卧床、活动量减少等原因,会出现废用性骨量丢失,进一步加重骨质疏松症。骨质疏松症可增加术后并发症的发生风险,且会使老年患者面临更高的"再骨折"风险。据统计,老年人发生髋部骨折后,平均1.5年内,有15.9%的患者再次发生骨质疏松性骨折,其中1/3仍为髋部骨折。因此,老年髋部骨折患者应尽早接受规范的抗骨质疏松治疗,以降低术后并发症和再次骨折的发生风险。**PM**

预防髋部骨折,老年人应做到: 　　　　　　　　　　　　　　　　　　　　　**延伸阅读**

❶ 预防骨质疏松症

营养均衡、合理,增加户外日照时间,保证钙和维生素D的摄入,定期体检,科学、规范地进行抗骨质疏松治疗。

❷ 预防跌倒

没有跌倒,就没有骨折。5%~10%的跌倒可导致骨折,约95%的老年髋部骨折由跌倒引起。老年人居住的房间要宽敞明亮,穿的鞋子要防滑,卫生间(包括浴室)要有扶手。雨雪天气尽量不出门,外出时小心摔跤,必要时可使用手杖。

❸ 加强运动

生命在于运动,运动可以增加和保持骨量,也可以增强身体的协调能力和平衡能力。老年人日常可多做一些平衡性锻炼和抗阻锻炼,增强肌肉力量。

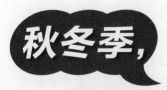

大多数老年人或多或少都患有一些慢性病,如高血压、老慢支、动脉硬化等。如果处置不当,这些疾病在秋冬季容易急性发作、加重,甚至造成严重后果。以下三个提醒,希望能帮助老年人预防常见慢性病急性发作,安全过冬。

扫描二维码,立即收听

秋冬季, 老年人要警惕"慢病急发"

上海交通大学医学院附属瑞金医院老年病科副主任医师 李菲卡

提醒一: 高血压患者警惕"血压波动"

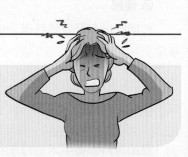

很多患有高血压的老年人在进入秋冬季后,血压容易出现波动,收缩压可高达180毫米汞柱以上,舒张压可高达120毫米汞柱以上,并出现头晕、头痛等不适。严重者可能引发心肌梗死、脑卒中等心脑血管意外,造成残疾或死亡。

原因:

● 秋冬季气温骤降,早晚温差大,人体血管受寒冷刺激后收缩,可引起血压升高。

● 有些老年人在秋冬季喜欢"贴秋膘"、进补,导致体重增加、血脂升高、血黏度升高,间接影响血压。

● 部分老年人在秋冬季容易出现抑郁情绪,这种不良心理因素也会造成血压波动。

对策:

❶ **重视血压监测** 坚持每天测量血压,如果稳定,每天早晚各量1次即可;如果不稳定,可增加次数,如晨起服药前、服药后2～3小时、15～18时、睡前等时间段,尽量做到每天测量血压的时间固定。如果有必要,还可进行24小时动态血压监测,了解包括夜间血压在内的全天血压水平,为医生评估疗效和调整药物提供依据。

❷ **合理饮食,充分休息** 饮食清淡,少吃油炸食物,食盐摄入量每天不超过5克,适当多吃苹果、香蕉、紫菜、菌菇、绿色蔬菜等富含钾离子的食物,戒烟限酒,保证每天6～8小时的睡眠时间。

❸ **科学锻炼、保持良好情绪** 选择相对暖和的午后出门锻炼,如散步、打太极拳等。如果室外过于寒冷,可改为室内锻炼。注意调节情绪,经常与家人、好友聊聊天,保持心态平和。

❹ **调整治疗方案** 老年人若发现血压控制不佳,不要过分担心,尤其不能擅自增加药物用量,需要在医生指导下调整治疗方案,因为一种药物的作用往往有限,加量服用不仅降压作用有限,还容易出现药物副作用。另外,老年人可在家中常备一些短效降压药作为急救用药,如硝苯地平、卡托普利等,在血压突然升高时可以舌下含服或口服,卧床休息,保持情绪稳定。若经上述处理后,血压仍较高,应及时去医院就诊。

提醒二: "老慢支"患者警惕"咳、痰、喘"加重

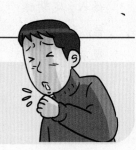

对慢性支气管炎患者而言,秋冬季节是需要格外关注的季节。因为这两个季节的气温变化明显,最易出现咳嗽、咯痰、气喘等症状加重,还容易合并肺部感染,出现发热、咯黄脓痰、呼吸困难等症状,严重时可造成肺功能恶化,甚至危及生命。

寒凉空气、气压变化会刺激支气管黏膜，使气道分泌物增多、气道阻力增大，导致排痰困难。老年人抗寒能力差，停留在气道局部的细菌乘虚而入，可引发呼吸道感染，导致咳、痰、喘症状加重。

对策：

❶ **注意保暖** 关注天气变化，及时、合理地增减衣物，勿忘颈部保暖。俗话说"寒从脚起"，老年人应穿保暖的鞋袜，睡前可用热水泡脚，促进血液循环。

❷ **保证营养** 充足的营养摄入有助于气道功能的维护和修复。老年人应适当多吃富含蛋白质的食物（如牛奶、鸡蛋、瘦肉、豆制品等），多吃富含维生素的蔬果（如苹果、青菜、番茄等），也可以吃些具有化痰止咳功效的食物（如梨、柑橘等）。秋冬季节气候干燥，老年人要多饮水，保证每天饮水量不少于1500毫升，可起到稀释痰液、利于排痰的作用。

❸ **戒烟与锻炼** 老慢支患者必须戒烟。可做一些加强呼吸功能的锻炼，如缩唇呼吸、深呼吸、做各种呼吸操等，吹气球、引吭高歌也是不错的选择。

❹ **关注居住环境** 阳光充足、温度适宜的居住环境对老慢支患者非常重要，室内温度宜保持在18～20℃，定时开窗通风。尽量避免与感冒、发热者近距离接触，避免前往人流密度过大、空气混浊的场所。

❺ **合理用药和护理** 家庭氧疗对老慢支患者必不可少，但不宜高流量吸氧，因为高流量吸氧可能导致呼吸抑制。应"长时间低流量"吸氧，氧流量每分钟1～2.5升、氧浓度25%～30%。咳嗽、咯痰、气喘症状明显的患者，除通过改变体位、拍背等方式排痰外，还可遵医嘱使用祛痰、平喘的药物，合理使用吸入剂对病情控制也有帮助。

提醒三： "三高"老人提防"脑卒中"

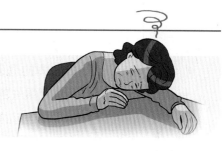

"三高"老人在秋冬季节尤其要重视预防脑卒中。根据卒中部位不同，患者可有视物模糊、肢体瘫痪、语言障碍、眩晕、跌倒等症状，严重时可导致残疾和死亡。

原因：

秋冬季节气温较低，外周血管收缩，可导致血压升高，加之老年人多有动脉硬化，血压急剧升高或动脉斑块脱落，可引起脑血管破裂或堵塞，造成相应部位的出血或缺血，导致大脑正常血供中断、脑细胞损伤或死亡，进而引发各种功能障碍。

对策：

❶ **合理膳食** 控制高胆固醇食物摄入，清淡饮食，多食蔬果，适当增加洋葱、玉米、胡萝卜等食物的摄入，有助于控制血脂和减少血小板凝聚，对预防血栓形成有一定作用。秋冬季比较干燥，老年人每日晨起应适当饮水，以补充夜间丢失的水分；白天也应补充充足的水分，以起到降低血黏度的作用。

❷ **科学运动** 老年人在秋冬季也要坚持锻炼，避免长时间看电视、打麻将等。秋冬季节清晨气温较低，老年人可在室内活动，10时以后再外出锻炼不迟。运动量需结合自身感受，不宜过劳过累，散步、打太极拳等都是不错的选择。

❸ **心态平和** 紧张、情绪不稳定时，体内交感神经兴奋，可导致血压升高，甚至诱发脑卒中，老年人应尽量避免。

❹ **控制"三高"** 高血压、血脂异常、高血糖是导致脑卒中的主要危险因素，"三高"老人应严格按照医嘱定时、定量服药，把血压、血脂、血糖水平控制在合理范围。若无禁忌证，老年人可在医生指导下服用阿司匹林等药物，以减少血小板聚集，预防脑卒中。**PM**

骨折了，打石膏要4周、8周甚至3个月；脊柱错位了，打了五六根钢钉，没几天就让患者下床；3个月后复查，看片子骨头已经长好了，却要1年后才能取出钢钉……医生是怎么决定这些时间的？要回答这个问题，必须先了解：骨头断了，是怎么长起来的。骨折愈合分为3个过程：血肿机化期（2周左右）、原始骨痂形成期（3~6个月）、骨痂改造塑形期（1~2年）。这些拗口的专业名词究竟是何意？

断骨"还原"记

△海军军医大学第二附属医院骨科
臧法智 梁磊 张颖 陈华江（主任医师）

肉芽生长： 先把骨头连起来

骨折后，断裂处会出血，形成血块，周围的活细胞向骨折处聚集、生长，形成肉芽组织。类似伤口愈合过程，出血、结痂后，如果不小心把血痂撕开，便能看到下面新鲜粉嫩的"肉肉"，即肉芽组织。血块变成肉芽组织的过程需要2周左右，称为"血肿机化期"（图1）。其间，身体的修复"目标"是：先用最快的办法把断了的骨头连起来，故而肉芽组织长成一坨，毫无"形状"可言。并且，刚连接的部分又软又嫩，不能受力，否则勉强连在一起的骨头又会错开。所以，上肢骨折患者得将手臂吊起来，下肢骨折患者得躺着。

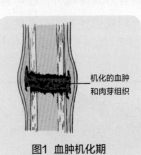

机化的血肿
和肉芽组织

图1 血肿机化期

骨痂形成： 伤筋动骨100天

肉芽组织把两截断骨连在一起后，就可以"造"新骨了。骨折周围的碎骨、血管、成骨细胞、骨膜都积极参与这项"大工程"。以肉芽组织为基础，把胶原纤维当作钢筋，骨细胞、钙则相当于砖块和水泥，身体修复系统以最快速度建起坚硬的骨样组织，即骨痂。这个过程需要3~6个月，称为"原始骨痂形成期"（图2），类似伤口结痂过程。

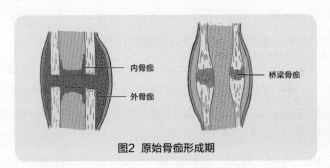

内骨痂

外骨痂

桥梁骨痂

图2 原始骨痂形成期

骨折不严重、不需要手术的情况下，医生常常会让患者"打石膏"，一般需要持续固定4周~3个月。打石膏的目的是临时固定骨折部位，使身体重建骨头时断端不会发生移位。待骨折端完全被新的骨组织连起来且较稳固后，就可以拆掉石膏。一般而言，最长的石膏外固定时间正好是民间常说的"伤筋动骨100天"，对应专业上的原始骨痂形成期。

钢钉钢板： 活动、长骨两不误

现在很多骨折患者可以通过手术治疗促进康复，方便生活和工作。骨科手术常用的内固定材料，俗称"钢钉、钢板"（目前多为钛合金材质，不影响患者进行磁共振检查），能把断裂的骨头完全固定（图3）。在形成完整的骨痂前，钢钉、钢

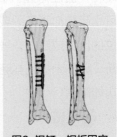

图3 钢钉、钢板固定

板可支撑身体重量、负担肌肉运动，使患者可以尽早活动、下地行走，康复得更快。

因骨折而需要长时间卧床的患者可能出现肺炎、泌尿系统感染、下肢静脉血栓、褥疮等并发症，老年人尤其危险，严重者可危及生命。在现代医疗技术的加持下，骨折患者不再需要躺100天了，经手术固定后，活动、长骨两不误。

边拆边建："临时建筑"再改造

拆除石膏时，骨痂已形成，断骨完全连接起来，为何还要进行1~2年的"改造塑形"？这是因为，经过3~6个月生长形成的原始骨痂是个"赶工产品"。身体在建造它时一味求快，不管原来骨头长什么样，就尽快用骨组织填满肉芽组织，结果也长成"一坨"。医生在X线片上看到的是一个乱糟糟的"骨球"，把断裂的骨头两端全都"包裹"进去了。虽然骨头连接在一起了，但这种"临时建筑"质量较差，需要用1~2年的时间，一边"拆"一边"建"，直到将它改造成与骨折前一模一样的状态（图4）。只要身体健康，给骨头足够的时间，它就能恢复到医生和X线都"看"不出骨折过的痕迹。

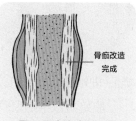

图4 骨痂改造塑形期

小贴士：给骨头提供良好的"工作平台"

骨头这么努力，身为主人，要给它提供一个良好的"工作平台"。平时应养成健康饮食习惯，保证营养均衡，满足骨头对蛋白质、维生素、钙等营养物质的需求，只吃素不利于骨骼健康；多晒太阳有助于骨头更好地利用身体里的钙；运动是骨头改建的动力，运动太少会让骨头"退化"；控制体重，超重或肥胖会增加骨头负担，磨损关节，破坏邻近骨组织；高血糖、高血压、血脂异常、痛风等疾病会增加骨头发生炎症反应的风险，直接或间接破坏骨组织，须积极控制。

需要指出的是，即使通过手术植入钢钉、钢板的患者，其骨折愈合还是要经历"改造塑形"过程。再好的钢钉、钢板也有使用寿命，它们只是暂时帮助固定骨折断端，给骨头创造修复的条件。在一些特殊情况下，如成骨障碍性疾病、骨髓炎等患者，骨折后难以愈合，更无法完成改造塑形，植入的钢钉、钢板后期容易发生断裂、松动等，治疗非常棘手。

"维修"工程：精细修复如"原装"

比起骨组织的修复速度，皮肤、肌肉的修复就快多了：累及肌肉组织的普通外伤，一般10天左右伤口就愈合了；开腹手术的伤口缝合后，一般2周左右也能愈合。为何骨组织的修复时间长达2年之久？

这里必须为骨组织鸣个不平：骨是全身唯一能够"完全愈合"的组织，在"维修"这件事上最认真。什么叫"完全愈合"？就是骨折愈合是换上"原装零部件"，与损伤部位完全契合，不会留下"瘢痕"。而皮肤、肌肉损伤后，往伤口处"填"的都是肉芽组织，填满后在其上铺一层表皮细胞，表面看不出明显异常，但其下组织细胞已发生改变；有些部位损伤后，表皮细胞"懒"得铺，肉芽组织直接裸露在外，形成我们常见的瘢痕；久而之久，新鲜肉芽组织变成陈旧的结缔组织，但不会变成正常的皮肤和肌肉。这种粗糙的修补方式，实在比不上骨组织的精细。

话说回来，骨头这么实在地做好"维修"工作，是因为它责任重大。骨头要承受体重，保证站立、行走、活动、各种运动需求。为了受力，它要粗壮；为了轻盈、运动负担小，它要中空。除支撑身体外，在中空的骨头里，骨髓还承担着制造血细胞和免疫细胞的工作。可见，骨头是身体里名副其实、身兼数职的"股肱之臣"。骨头不但在骨折后要修得丝毫不差，还在运动、体力劳动的过程中不断"改建"，以适应这些需求。**PM**

项目支持：
上海市健康科普引领人才能力提升专项（JKKPYL-2022-06）
上海市健康科普青年英才能力提升专项（JKKPYC-2022-11）
上海市卫生健康委先进适宜技术推广项目（2019SY008）

零食是指非正餐时间食用的食物或饮料，不包括水。不少老年人因为牙口不好、食欲减退、消化不良等原因，易出现营养不良和消瘦等情况。为保证充足的能量和营养补充，老年人在三餐间吃一些零食是不错的选择。老年人宜将营养素密度高的食物作为零食，如鸡蛋、牛奶、豆制品、蔬菜、水果及坚果等。少吃糖果、含糖饮料、腌制品、水果罐头、蜜饯等高盐、高糖、高脂的零食，以及油炸和膨化食品。不过，即使是健康的零食，吃起来也需注意适时、适量、因人而异。

剖析 老年人钟爱的 八种零食

复旦大学附属华东医院营养科　白慧婧　陈 敏（副主任医师）

1 坚果

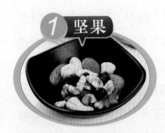

富含油脂的坚果是一种高能量食物，如花生、瓜子、核桃、开心果、杏仁、松子、腰果等，富含单不饱和脂肪酸，蛋白质含量为12%～36%，碳水化合物占15%以下。此外，坚果是钾、钙、锌等矿物质，以及维生素E和B族维生素的良好膳食来源，适量食用坚果有利于健康。

《中国居民膳食指南（2022）》建议成人每周摄入坚果（不带壳）50～70克，即平均每天摄入约10克，约为带壳葵花子20～25克、带壳花生15～20克、带壳核桃2～3个、带壳板栗4～5个。值得注意的是，坚果的脂肪含量可达40%以上，不宜过量食用。另外，坚果质地坚硬，老年人胃肠功能较弱，不充分咀嚼可能增加胃肠道负担。因此，老年人食用坚果时应细嚼慢咽，或加入大米中熬粥、蒸饭，作为主食的一部分。

2 肉松

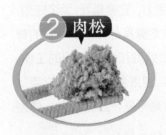

在肉松的加工过程中，除高温烹煮破坏了猪肉中的部分B族维生素外，其他营养素几乎"毫发无损"，不少矿物质还得到了浓缩。一般来说，肉松的蛋白质和脂肪含量均高于猪瘦肉，且由于食品加工过程中加入了白糖，原本瘦肉中很低的碳水化合物含量得到了显著提升。老年人适量食用肉松可以达到有效补铁和蛋白质的功效。

不过，肉松热量较高，老年人食用并非"多多益善"。而且，肉松中的钠含量往往较高，患有高血压等基础疾病的老年人应控制摄入量。

3 酸奶与奶酪

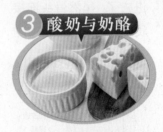

为预防肌肉衰减症和骨质疏松症，老年人宜每天饮300～400克鲜牛奶或相当蛋白质量的奶制品（如奶粉30～36克），乳糖不耐受者可以选择低乳糖奶或酸奶。

酸奶是以牛奶为原料，添加适量砂糖，经巴氏杀菌和冷却后，加入乳酸菌、嗜热链球菌等发酵剂，经保温发酵而成的，可以提供必要的能量、维生素、叶酸和磷酸。此外，老年人还可以饮用益生菌发酵乳，其中有干酪乳杆菌、保加利亚乳杆菌、嗜酸乳杆菌、双歧杆菌、嗜热链球菌等多种肠道"有益菌"，能起到维持肠道菌群平衡、缓解便秘等保健作用。糖尿病患者可以选择无糖酸奶。

奶酪又称干酪，是在原料乳中加入适量的乳酸菌发酵剂或凝乳酶，使蛋白质发生凝固，并加入盐，压榨排除乳清后制成的。奶酪中的蛋白质、脂肪、钙、维生素A、核黄素的含量是鲜奶的7～8倍，尤其适合食量小的老年人食用。在挑选奶酪时，应仔细阅读食品包装上的配料、生产日期、保质期、贮存条件、营养标签等信息，尽量选择钙和蛋白质含量高、钠含量低的奶酪。

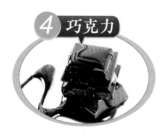

4 巧克力

巧克力是理想的能量与营养"补充剂"，但过量食用可能会引起食欲下降、血糖升高、肥胖等问题，老年人不宜多吃。

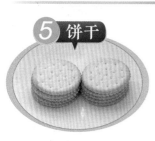

5 饼干

饼干是常见的点心，适合在两餐之间或午睡后食用，以补充能量，缓解饥饿感。有些饼干强化了矿物质、维生素或膳食纤维，可起到补充膳食中营养素摄入不足的作用，如高钙饼干等。

一般来说，老年人每天摄入饼干不宜超过30克。饼干的本质是添加了脂肪、糖、食用香精、防腐剂等的高脂、高糖食品，老年人长期大量食用可增加胃肠道负担，刺激胃酸过度分泌，不利于消化道健康。

6 蛋糕

蛋糕含大量脂肪、碳水化合物，适量进食可以提供能量，补充营养，改善食欲；长期大量食用易转化为脂肪，增加糖尿病、肥胖等代谢疾病的发生风险，老年人不宜多吃。值得注意的是，糖醇蛋糕中虽然没有果糖与蔗糖，但添加了木糖醇和其他甜味剂，糖尿病患者不可"敞开吃"。

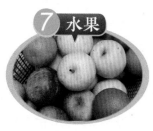

7 水果

水果含有丰富的维生素、矿物质、膳食纤维和植物化学物，对健康有益。《中国居民膳食指南（2022）》建议成人每天摄入水果1~2种，摄入量200~300克，以当季水果为宜。

许多老年人因患糖尿病把水果"拒之门外"，这一做法不科学。糖尿病患者可以吃水果，但应注意选择种类和摄入量，首选含糖量不高的水果，如草莓、柠檬、杨梅、猕猴桃等，少吃枣、山楂、香蕉等含糖量高的水果。

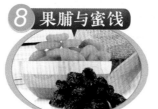

8 果脯与蜜饯

常见的水果干有大枣、葡萄干、桂圆干、柿饼、橘饼、杏干、无花果干、苹果干等。制作水果干一般不加糖、盐、油，无添加剂，是水果干燥、浓缩的自然状态。

与水果干不同，果脯、蜜饯在制作过程中需要"经历"煮熟和暴晒，营养成分大量流失。此外，腌制果脯和蜜饯需要加入大量糖、盐，虽然增加了水果的风味，更方便储存，但存在较大的健康隐患，如话梅含钠量高，长期过量食用可致血压升高等。**PM**

┊特┊别┊提┊醒┊

零食的正确"打开"方式

❶ 很多消费者为老人买营养食品时，都会选择标注着"高钙""低脂""低糖""无糖"等字眼的产品。大家应注意，只有当每100克固体食品中钙含量≥240毫克、每100毫升液体食品中钙含量≥120毫克时，才可以标注"高钙"。每100克固体食品的脂肪≤3克，每100毫升液体食品的脂肪≤1.5克，才可声称"低脂"。每100克食品的糖≤5克，才可声称"低糖"；每100克食品的糖≤0.5克，才可声称"无糖"。

❷ 零食的摄入量以不影响正餐为宜，更不能代替正餐，宜安排在两餐之间。睡前1小时不宜吃零食。

❸ 不迷信号称有防病、治病功效的零食，以免耽误疾病诊治。

❹ 经常吃零食，尤其是含糖零食，易影响口腔健康，吃零食后应漱口。

近来，受日本排放核污水影响，很多人对海鲜望而却步，但又难以割舍美味，"人造海鲜"似乎为人们提供了一个解决方案，如人造海蜇等。人造海蜇是怎么来的？它能完美替代海蜇吗？

人造海蜇： 天然海蜇的"平替"

海南热带海洋学院食品科学与工程学院教授　胡亚芹

人造海蜇是怎么来的

随着我国海藻工业的发展，利用海藻胶生产的人造海蜇出现在市面上。不同地区生产人造海蜇的方式因原料不同而略有不同，但主要原理都是使褐藻酸钠在钙离子的交联作用下形成褐藻酸钙凝胶。常见工艺一般是将明胶、海藻酸钠、琼脂或一些蛋白类原料（如大豆蛋白）配置成胶液，再加入葡萄糖酸钙、醋酸钙或氯化钙等含有钙离子的凝固剂并增强弹性，改善口感。通过控制容器形状可以生成条状、片状等口感清脆的人造海蜇。为更好地模拟海蜇的风味，可以在成胶液中添加各种辅料（如味精、虾粉、盐等），也可以在做成人造海蜇丝后再进行调味。

除人造海蜇外，生活中其实已出现很多人造食品。比如：以鱼肉为主要原料，添加海鲜风味物质，可以制作模拟蟹肉、模拟虾钳、模拟龙虾肉等；用大豆蛋白结合食用添加剂，可以做成人造牛肉；用海藻胶和食品添加剂可生产人造五花肉、人造鱼翅；等等。

人造海蜇能否替代海蜇

人造海蜇与真正的海蜇相比，最大的优势是不含铝。天然活体海蜇含水量很高（一般为98%以上），且离开水后特别容易溃烂（自溶现象），因而传统的海蜇加工工艺采用"三矾腌制"，用明矾与食盐复合腌制，利用明矾中的硫酸铝使海蜇收缩脱水，发挥抑菌作用，并维持质地爽脆。目前还没有找到明矾之外的有效替代品，因此天然海蜇加工品是一种含铝食物，不宜长期大量食用。根据世界卫生组织的评估结果，60千克体重的成年人每周铝摄入量不应超过120毫克，故海蜇的食用量一般不宜超过每周100克。

人造海蜇的营养价值及功效与其生产原料高度一致，虽然从中医角度看，人造海蜇不具备海蜇"清热平肝、化痰消积"等功效，但因为其工艺简单、原料廉价易得，且口感不输真正的海蜇，所以还是有很好的市场效益。

人造海蜇是否存在安全隐患

正规的人造海蜇生产原料和添加剂没有食品安全风险，明胶、海藻酸钠、琼脂等均是国家标准允许使用的食品添加剂，食品级的醋酸钙、氯化钙、葡萄糖酸钙等，在食品行业也比较常见。

人造海蜇主要的食品安全风险来自生产商，比如：非正规生产商采购的原料不是食品级的，而是工业级产品，重金属等杂质较多；生产环境脏乱差，不符合食品生产卫生要求；等等。

消费者购买人造海蜇时，首先应确保其为正规厂商生产的产品，有正规包装，符合相关食品安全标准；其次，可通过外观判断其品质，颜色应均匀、无异常，气味应平和、不刺鼻，等等；第三，品质良好的人造海蜇口感类似天然海蜇的爽脆，手指压之不应溃软、质地应均匀，不应出现局部过软或过硬的情况。**PM**

葡萄是广受人们喜爱的一种常见水果。不少人发现，有些葡萄表面分布着一些黑褐色的小凸点，用手难以抠去，剥去皮后，内部的果肉没有明显异常。他们由此感到十分疑惑，而网上关于这种小凸点的解释则众说纷纭。那么，它究竟是怎样形成的？这样的葡萄还能吃吗？

有小凸点的葡萄能吃吗

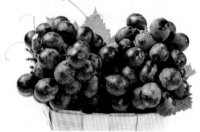

◎ 江苏省农业科学院农产品质量安全与营养研究所副研究员　白红武

葡萄表面凸点说法面面观

① 虫卵或菌斑 ✘

有人认为，葡萄表面的这些小凸点是害虫的虫卵或病菌留下的菌斑，随着葡萄的生长逐渐嵌入其表面，因此这种葡萄不宜食用，或必须将皮去除后才能食用。实际上，如果是由病虫害等引起的凸起，病菌或害虫均是侵染或吸附在果皮表面，这种凸起容易冲刷干净或用手剥离。而前面所述的小凸点难以剥离，显然不是病虫害或病菌导致。

② 病害瘢痕 ✘

有观点认为，这些小凸点是葡萄患病后留下的瘢痕，因此这种葡萄品质不佳。然而，这种葡萄内部果肉其实并无异常，并不是病害所致。

③ 农药残留 ✘

有言论称，葡萄生长过程中要打 24 遍农药，农药残留量非常大，便在其表面凝结成小凸点，因此这种葡萄不能食用。实际上，现代葡萄种植过程中，喷洒农药时大多会对果实进行套袋处理，以提高品质，且水果在上市前均会经过相关部门的严格检测。因此，市面上的合格水果一般不存在农药残留量超过限定标准的情况。

④ 葡萄糖风干的痕迹 ✘

有一种观点认为，葡萄含糖量很高，糖分会从葡萄的"毛孔"中渗出，在表面风干后，就会留下点状糖渍。这种说法没有科学依据，因为葡萄的糖分并不会通过毛孔渗出。

褐色小凸点是正常表现

相关研究发现，葡萄上的这种小凸点实际上是一种表皮增殖结构。葡萄在生长过程中，容易受气候、环境、种植方式、营养状况（如微量元素）等因素影响，生长过快时葡萄皮孔细胞会增殖变大，便形成一个个小凸起，这是正常现象，除影响美观外，不影响其品质和安全性，消费者可以放心食用。

新鲜好吃，就是优质葡萄

虽然表面有小凸点的葡萄可以食用，但不少人认为其品相不如"无瑕"的葡萄，因此价格往往更优惠，消费者可根据自身偏好选择。

消费者可以通过以下方法判断葡萄的品质：

❶ **看外观** 选择外观光滑、饱满、无明显破损和瘢痕的葡萄。如果有小凸点，应确认其难以剥离，且内部果肉无异常。

❷ **闻气味** 正常的葡萄应具有清新的果香，如果有异味（如发霉、发酸气味等），说明葡萄已经变质，不宜食用。

❸ **尝口感** 正常的葡萄应有甜蜜的口感和丰富的果汁。**PM**

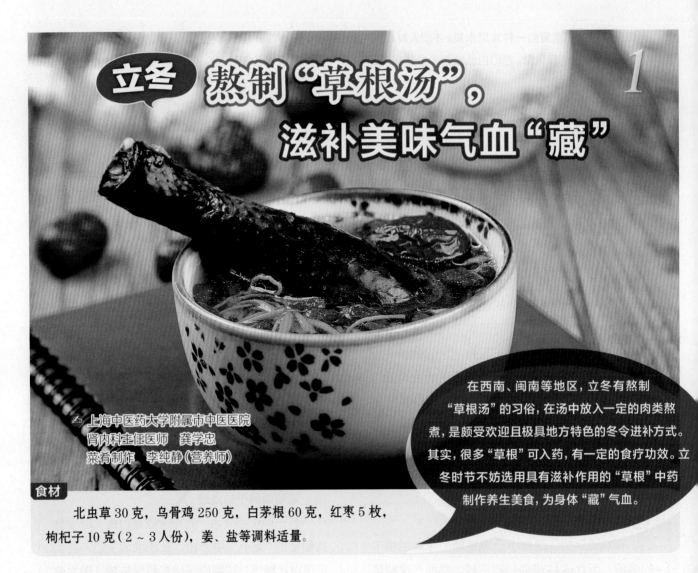

立冬 熬制"草根汤"，滋补美味气血"藏"

1

☞上海中医药大学附属市中医医院
肾内科主任医师 龚学忠
菜肴制作 李纯静（营养师）

在西南、闽南等地区，立冬有熬制"草根汤"的习俗，在汤中放入一定的肉类熬煮，是颇受欢迎且极具地方特色的冬令进补方式。其实，很多"草根"可入药，有一定的食疗功效。立冬时节不妨选用具有滋补作用的"草根"中药制作养生美食，为身体"藏"气血。

食材

北虫草 30 克，乌骨鸡 250 克，白茅根 60 克，红枣 5 枚，枸杞子 10 克（2~3 人份），姜、盐等调料适量。

● 为何立冬要喝"草根汤"

西南和闽南地区熬制"草根汤"，均选用当地常见的草药根茎，如：杜仲根可益肾气、健腰膝，适用于水肿、腰膝酸痛、关节风湿痛等；白芷根可祛风散寒、行气止痛、止咳定喘，适用于风寒咳嗽、胃痛、水肿等；盐肤木根可清热解毒、散瘀止血，适用于感冒发热、咳嗽咯痰或痰夹血丝、大便黏腻不爽等；地稔根可涩肠止痢、舒筋活络、补血，适用于泻痢、腰腿痛、贫血、月经过多等；山苍子根可祛风散寒、理气止痛，适用于外感头痛、风湿骨痛、外伤瘀痛、四肢麻痹、气短等；粗叶榕根可健脾化湿、行气止痛、化痰止咳，适用于肝胃不和之胃痛、水肿、关节炎、劳伤咳嗽等。西南、闽南地处多山地带，气候温暖潮湿，当地居民习惯选用这些草根，以温化寒湿、通经活络、清热解毒、行气活血。

立冬熬制"草根汤"属于"冬令进补"的方式之一。根据中医学"天人相应"的理论，冬季属于万物封藏、积蓄能量的季节，此时如能进食滋补食材或药材，有利于固本培元、滋养五脏、调补气血，具有良好的养生保健功效。

● 推荐立冬"草根"药膳

"草根汤"的制作方法比较简便，将上述草根切成段或片，加水煎煮成药汤，然后加入适量鸡肉、鸭肉、兔肉、猪蹄、猪肚等，熬煮至肉松软、熟透，喝汤吃肉。推荐几款立冬"草根"养生药膳，大家可根据自身体质或病情选用。

❶ 北虫草乌鸡茅根汤

:制作方法: 将乌骨鸡洗净，剁去脚爪；北虫草、白茅根用温水洗净，与姜片一起塞入鸡腹；红枣洗净、去核，枸杞子洗净，与乌骨鸡一起放入锅中，加适量水，小火慢炖约一个半小时，加入盐等调味。

:食疗功效: 补脾益肾、固本培元，适用于各种体虚、慢性虚损性疾病的日常调养，特别是脾肾气血亏虚、反复尿血者。白茅根味甘甜，适合入膳，具有凉血止血、清热利尿的功效，尤其适合冬季容易上火的阴虚火旺者食用；北虫草又名蛹虫草、虫草花，为人工培育的食用菌，具有补益肺肾、止血化痰的功效。

❷ 人参鸭肠芡实煲

:制作方法: 鸭肠洗净、切段，用小苏打腌制备用；白参、芡实洗净、沥干，一同放入煲中，加水煮沸；放入鸭肠，加适量水煮沸，再改文火煮20分钟，按个人口味加入盐、胡椒粉等调料即可。

:食疗功效: 补益气血、固精强肾，适用于肾虚不固、膀胱失约所致的遗精、滑精、遗尿、夜尿频、妇女白带多、久泻久痢等。人参是一味滋补佳品，以根茎入药，煲汤多用白参；芡实是一味常用补肾药，具有益肾固精、补脾止泻、除湿止带的功效。

特别提醒

由于"草根汤"中加入肉类熬煮，嘌呤含量较高，痛风、高尿酸血症者应限制食用量，或只吃少量肉、不喝汤，或将肉类煮后弃汤再入膳。

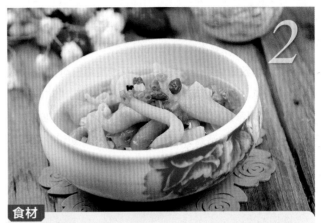

食材
鸭肠100克，白参1根（约20克，亦可用党参），芡实50克（1～2人份），盐、胡椒粉等调料适量。

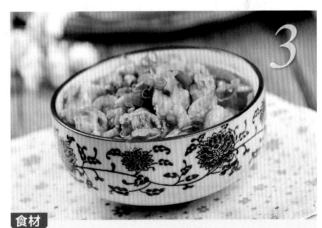

食材
羊肉250克，米仁根（薏苡仁根）50克，红花6克（2～3人份），葱、姜、料酒、盐等调料适量。

❸ 米仁根羊肉红花汤

:制作方法: 羊肉洗净、切块，焯水后捞出沥干，然后倒入锅内炒至水干备用；米仁根、姜片洗净，沥干后放入锅中，加水煮沸；放入羊肉，加开水适量，武火煮沸后撇去浮沫，改用文火煲1小时；放入红花，再煮3～5分钟，加入盐、料酒等调味，撒上葱花即可。

:食疗功效: 活血助阳、健脾利湿，适合脾肾虚弱、体寒、血虚、血瘀者食用。米仁根是一味以根入药的草药，具有健脾清热、利湿通淋的作用，适用于水肿、尿液混浊者；羊肉是秋冬补肾佳品；红花具有活血化瘀的功效，且可增加汤色和口感，以增添食欲。**PM**

不久前,世界卫生组织(WHO)国际癌症研究机构(IARC)和联合国粮食及农业组织(FAO)食品添加剂联合专家委员会(JECFA)共同发布了非糖甜味剂"阿斯巴甜"健康影响的评估结果:根据其对人类致癌性研究的"有限证据",阿斯巴甜被归类为可能对人类致癌的2B类致癌物(对人致癌性证据有限,对实验动物致癌性证据不充分);不过其每日可接受摄入量不变,仍为40毫克/千克体重。一时间,"甜味剂致癌""可乐还能喝吗"等相关词条频频冲上热搜,甜味与癌症的相关话题引发了人们的广泛关注和讨论。

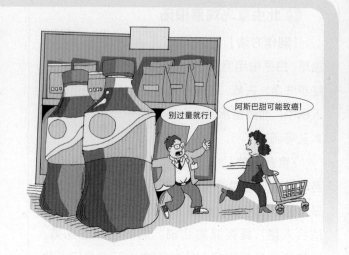

解惑 甜与癌的"恩怨"

上海市疾病预防控制中心慢性非传染病与伤害防治所副主任医师　吴春晓

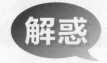 **疑问 ① 可乐真的致癌吗 ?**

阿斯巴甜是一种通过化学工艺合成的人造甜味剂,自20世纪80年代以来被广泛应用,包括糕点、口香糖、冰淇淋、酸奶、麦片等食品,碳酸饮料等饮料,牙膏等日用品,止咳药水、维生素咀嚼片等药物,以及最有名的是被人们戏称为"快乐水"的可乐,它们中都有添加。阿斯巴甜的甜度是蔗糖的200倍左右,只需添加一点就能获得较高的甜度。同时,1克阿斯巴甜提供的能量仅为0.017千焦,加之添加量一般很少,故其能量可忽略不计,是不少"无糖""零糖""0蔗糖"饮料和食品的主要甜味来源。

阿斯巴甜被归为2B类致癌物,并不意味着喝可乐就会致癌,大家应理性看待这一结果。

首先,阿斯巴甜的致癌性尚未确定,仅为可能。发布这一结果的专家组回顾了所有已发表的7000多篇相关文献,发现只有3项人群研究中肝细胞癌、乳腺癌、非霍奇金淋巴瘤和多发性骨髓瘤的发病率在统计学上与人类癌症存在正相关性,但不能排除偶然性或其他因素的干扰;只有3项动物实验表明饲喂阿斯巴甜的小鼠和大鼠肿瘤发病率有所增加。但该研究提出的致癌机制较为牵强,尚未得到验证。口服阿斯巴甜后,其会在胃肠道中被完全水解为苯丙氨酸、天冬氨酸等,这些代谢产物都是常见的食物水解产物,且阿斯巴甜不能直接进入人体血液循环,因此没有理由推翻之前对其安全性的评估结论。

其次,不谈剂量谈毒性是不科学的。阿斯巴甜的每日可接受摄入量不变,仍为40毫克/千克体重。依此推算,一罐350毫升的可乐约含阿斯巴甜180毫克,一个体重75千克的成年人,每日要喝17罐(超过6升)才能达到可接受摄入量的最高值,显然一般不会达到,所以大家不必担心。

实际上,JECFA已指出,阿斯巴甜在推荐使用量内都是安全的。不过,需要提醒的是,儿童青少年体重较轻、爱吃甜食,且缺少健康意识和自制力,加之摄入的其他食品可能也含有阿斯巴甜,如果每天喝4～5罐(约1.5升),阿斯巴甜摄入量就可能超标。

疑问 ② 听说癌细胞最喜欢"吃糖"，多吃糖会得癌症吗❓

广义的"糖"指碳水化合物，来源包括面包、馒头、米饭等主食，水果，奶类，糖果，等等。网上常有使用低碳水化合物的生酮饮食法抗癌有效的报道，宣称少吃碳水化合物可以"饿死癌细胞"。

实际上，虽然体外细胞实验表明，癌细胞比正常细胞需要消耗更多的糖（葡萄糖），但还没有足够的人体和人群流行病学研究直接表明多吃碳水化合物就会导致癌症的发生。

一些研究发现，过量摄入添加糖（如饮料、糖果、甜点中的糖）可能增加慢性病的发生风险。《中国居民膳食指南（2022）》强调，应控制添加糖的摄入量，成人每天摄入不超过50克，最好控制在25克以下。

疑问 ③ 糖尿病患者更容易生癌，是因为体内糖过量吗❓

糖尿病患者更容易发生癌症是事实，但主要原因是高糖饮食会影响机体新陈代谢，可能导致体重增加，而肥胖不仅增加了罹患糖尿病的风险，也增加了罹患多种癌症的风险。同样，缺乏身体活动也是导致肥胖、糖尿病和癌症发生的重要因素。目前的研究已经证实，体脂过多是患2型糖尿病、高血压、心血管疾病和肝脏疾病的主要原因，还是患至少14个部位癌症的危险因素。

同一原因可以导致相同疾病，也可以导致不同疾病同时或先后发生，从而在糖尿病患者中呈现比一般人群更高的癌症患病率，癌症患者中糖尿病患者的比例也高于一般人群。几乎所有研究都证实，长期罹患糖尿病的患者发生胰腺癌的风险增加50%以上。当然，如果患者在确诊糖尿病后，积极改善生活方式（如健康饮食、增加体育活动等），使血糖控制平稳，胰腺癌的发生风险就能降低。

疑问 ④ 听说降糖药中有些抗癌，有些促癌，是真的吗❓

二甲双胍是治疗糖尿病的一线药物，也是常用于糖尿病高危人群的处方。其不仅具有预防和治疗糖尿病的作用，还被一些回顾性研究认为对乳腺癌、结肠癌、前列腺癌和肺癌等多种癌症有预防作用。有研究提示，二线药物磺酰脲类和胰岛素可能增加多种癌症的发生风险，但这些证据都还不足以将胰岛素列入人类致癌物名录。全球关于吡格列酮和膀胱癌的研究结果最为一致，使用吡格列酮2年以上者发生膀胱癌的风险显著增加。2016年，吡格列酮被世界卫生组织国际癌症研究机构认定为很可能对人类致癌的2A类致癌物（对人致癌性证据有限，对实验动物致癌性证据充分），因此其临床应用更为谨慎。

当然，对糖尿病患者而言，稳定控制血糖是关键。患者应听从医生的指导和建议，通过规范用药、密切监测、及时调整，配合健康的生活方式，尽可能降低健康风险。**PM**

┊特┊别┊提┊醒┊

如今食品工业迅猛发展，甜食在人们的饮食中几乎无处不在。不加控制的甜蜜不仅易引发肥胖，增加糖尿病等疾病的发生风险，不利于健康，还会让人渐渐沉溺其中，"嗜甜成瘾"。因此，大家与其纠结某种甜味剂是否致癌，不如慢慢改掉"嗜甜"的习惯，尤其要少吃添加糖。特别是对还处于发育阶段的儿童青少年而言，从小养成良好的饮食习惯能让他们受益终身。

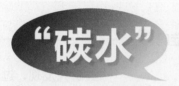"碳水" 摄入指南更新的 两个关键

中国人民解放军东部战区总医院营养科副主任医师　郑锦锋

饮食是慢性病预防的重要方面。2023年8月，世界卫生组织根据最新的科学证据更新了关于碳水化合物摄入的指南，旨在减少肥胖，预防与膳食有关的非传染性疾病，如2型糖尿病、心血管疾病和某些类型癌症。

碳水化合物对人体最主要的作用是提供维持生命活动所需的能量。从这一角度看，食物中的碳水化合物分为两类：人体可吸收利用、提供能量的"有效碳水化合物"（如葡萄糖、果糖、淀粉等）和人体不能消化、不提供能量的"无效碳水化合物"（如膳食纤维）。两类碳水化合物对人体都具有重要的生理作用，需要足量摄入。

关键一：吃"碳水"，要更重质量

饮食中碳水化合物的质量直接影响人体健康。碳水化合物质量是指食物或饮食中碳水化合物的性质和组成，包括添加糖的比例、多糖代谢和向体内释放葡萄糖的速度（即消化率）、膳食纤维含量等。研究表明，膳食纤维摄入不足与患肥胖、糖尿病、血脂异常等疾病相关。因此，"新指南"特别强调了碳水化合物质量对健康的重要性，并提出了一条新建议：2岁及以上人群碳水化合物的摄入应主要来自全谷物、蔬菜、水果和豆类；成年人每天至少摄入400克蔬菜和水果，以及25克天然膳食纤维（从天然食物中获取）。

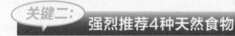关键二：强烈推荐4种天然食物

"新指南"强烈推荐摄入全谷物、蔬菜、水果、豆类4种天然食物，以获得足量膳食纤维。具体而言，大家在日常生活中可以践行以下几点：

1　**将全谷物融入主食中，每天摄入50~100克。**如小米、玉米、燕麦、全麦、糙米等全谷物可直接或与其他主食搭配烹调食用。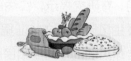

2　**餐餐有蔬菜，每天摄入300~500克。**应选择新鲜、深色食物，尽可能保证品种多样，使营养素摄入更丰富、全面。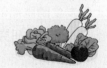

3　**天天有水果，每天摄入200~350克。**可选择新鲜应季的水果，如香蕉、苹果、火龙果、桃子、葡萄、樱桃、柑橘等，变换种类购买，每天至少吃1~2种。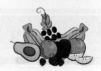

4　**每天摄入25~35克豆类。**豆类和主食搭配食用，可提高蛋白质的利用率。**PM**

有些人皮肤上莫名出现一些小红点，不痛不痒，也不消退。有的患者便带着焦虑和疑惑来皮肤科就诊："我身上怎么会出现小红点？""是不是我的内脏出了什么问题？""需要治疗吗？"……

扫描二维码，立即收听

皮肤上的小红点，究竟是什么

首都医科大学宣武医院皮肤性病科　邹祖鹏　张海萍（主任医师）

"小红点"的前世今生

这种长在身上的"小红点"，学名叫"樱桃状血管瘤"，在100多年前由英国医生坎贝尔·德·摩根首先命名，因此又被称为"坎贝尔·德·摩根斑"。

樱桃状血管瘤最多见于前胸、背部和腹部，其次是四肢近端、头颈部、四肢远端等处。一般直径为0.5～5毫米，呈半球形，高出皮肤表面1～2毫米，质地柔软，色泽鲜红，偶可呈蓝色或紫色。不痒不痛，可以单发，亦可多发，数量可随年龄增长而增加。

樱桃状血管瘤是常见的良性皮肤血管病变之一。澳大利亚的一项研究显示，20岁以上成年人中，超过一半的人有此病，男性比女性多见；20～30岁人群发病率为22%，70岁以上人群发病率为40%～78%，因为其在老年人中更常见，又被称为"老年性血管瘤"。

皮肤上为何会长"小红点"

迄今为止，樱桃状血管瘤的确切病因尚不明晰。已有文献报道，樱桃状血管瘤可能与日晒、年龄、慢性免疫抑制、基因突变、血脂异常、病毒感染、妊娠、糖尿病、激素水平变化和潜在恶性肿瘤等因素相关；使用某些药物与樱桃状血管瘤的发生也有一定关联性；糖尿病、器官移植患者，免疫功能低下者及生活在热带地区者，樱桃状血管瘤的发病率明显增加；老年人多发性樱桃状血管瘤可能是日光性皮肤老化的表现之一。

"小红点"需要处理吗

大多数患者可有10个以上樱桃状血管瘤，由于其不痒不痛，是一种良性的皮肤病，因此不一定需要治疗。如果其位于非暴露、非易受伤部位，一般无需治疗；如果位于易摩擦、易受伤部位，或影响美观，可考虑用冷冻、激光、手术等方法处理。**PM**

关于"小红点"，你还要了解这些

绝大多数樱桃状血管瘤呈鲜红色，但也有少部分呈紫色或黑色，故需要与血管角化瘤、静脉湖、蜘蛛痣、黑色素瘤、先天性血管瘤、卡波西肉瘤、昆虫叮咬、化脓性肉芽肿等疾病进行鉴别诊断，比较简单的诊断方式是皮肤科医生的"听诊器"——皮肤镜。此外，如果短时间内皮肤上出现较多樱桃状血管瘤，医学上称之为发疹性樱桃状血管瘤，尤其是总数超过50个的，患者应及时就诊，排除乳腺癌、黑色素瘤等恶性肿瘤可能。

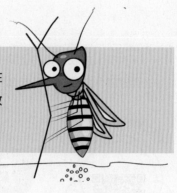

提到蚊子，很多人都会皱起眉头，露出厌恶的表情。因为蚊子不仅会吸人血，还会在吸血过程中，通过注射器一样的口器（也叫"喙"），将多种病原微生物传播给人类，导致人类感染诸如登革热、疟疾、乙型脑炎、淋巴丝虫病、基孔肯亚热等传染病。

扫描二维码，立即收听

不吸血 也能繁殖后代的蚊子，你知道吗

上海市黄浦区疾病预防控制中心副主任医师　高　强

那么，是不是所有蚊子都吸血呢？当然不是。很多人都知道，只有雌蚊子才吸血，因为雌蚊子肩负着繁殖后代的使命，吸血后才能获取足够的优质蛋白质，以保证受精卵能够发育，并成功繁殖为下一代。雄蚊子的使命是与雌蚊子完成交配，对营养的要求不高，所以通常以植物的汁液或花蜜等为食，没有吸血的需求。

是不是所有雌蚊子都需要吸血才能繁殖后代呢？也不是。通常情况下，如果雌蚊子吸不到血，就无法满足卵巢内受精卵发育的营养需求。但凡事都有例外，上海地区地下环境普遍存在的"骚扰库蚊"就是一种适应力极强的蚊子，其雌性个体在吸不到血的时候，同样能够繁殖后代。

具有"自育性"的骚扰库蚊

骚扰库蚊，又称尖音库蚊复合组骚扰库蚊亚种。这种蚊子在没有血源、吸不到血的情况下，也可以完成受精卵的发育并产卵、繁殖。这种生态学现象有个专门的学术定义——"自育性"，特指成蚊不经吸血就能产卵的现象。

自育性是蚊子适应环境的结果。那么，具有自育性的骚扰库蚊是不是就不吸人血了呢？当然不是。骚扰库蚊偶尔不吸血是因为吸不到血，如果在有血源可吸的情况下，它们依然是喜欢吸血的。

当然，自育性并非骚扰库蚊独有的特征，而是生物在进化过程中适应环境的一种表现。随着研究的深入，人们已经在至少15个蚊虫属中发现自育现象，且数量还在不断扩大。相关研究已经基本确定，蚊虫的自育性主要是遗传因素决定的，此外还受环境和其他非遗传因素的影响，如幼期营养、环境条件、交配与激素等。

骚扰库蚊"偏爱"地下环境

骚扰库蚊喜欢生活在封闭、半封闭的地下环境中。根据记载，这类蚊子最早发现于18世纪的埃及，但很长一段时间以来都籍籍无名，开始引起人们的重视是在二战期间的伦敦。当时，伦敦市民为了躲避德国空军轰炸，纷纷涌入相对比较安全的地铁通道中，但经常被一种蚊子叮咬和骚扰，后来发现就是骚扰库蚊。因此，骚扰库蚊还有一个别名叫"伦敦地下库蚊"。

上海地区的骚扰库蚊多数孳生在封闭和半封闭的地下车库集水井中，因为地下环境的温度相对恒定，即使在寒冷的冬季，地下车库或防空洞内的气温依然维持在10℃以上，使骚扰库蚊能够持续孳生、繁殖。

蚊子的幼虫叫"孑孓"，骚扰库蚊的孑孓在孳生水体内获取发育所需的足够营养羽化为成蚊后，可借助幼虫期储存的营养完成雌蚊体内卵巢发育和卵粒的成功孵化。从这个意义上来说，骚扰库蚊妈妈是非常具有奉献精神的，即使在没有东西吃的情况下，也要消耗生命来完成后代的繁育。

研究发现，上海地区的骚扰库蚊在不吸血的情况下，繁殖能力可以维持10代以上。在有血源的情况下，这些"戒荤"10代以上的蚊子会恢复吸血本性，成为传播病原体的重要媒介。此外，骚扰库蚊还具有冬季不进入越冬状态、不滞育的特点。也就是说，骚扰库蚊在冬季仍然可以保持活跃状态，即使没有血餐支持，同样可以孳生、繁殖。

骚扰库蚊的危害不容小觑

骚扰库蚊的主要危害为叮咬吸血和病原体传播。它们尽管可以不吸血，但在可吸血的情况下，绝不会"嘴软"。

此外，骚扰库蚊作为尖音库蚊复核组的重要成员，是西尼罗病毒的重要传播媒介，其具有的兼吸血性（可以吸食不同种类宿主的血液），更有利于病原体的传播。

防制骚扰库蚊，把握正确时间和地点

骚扰库蚊已经在我国多个城市被发现，但由于其外部特征与淡色库蚊、致倦库蚊很难区分，有些地区可能将其归为淡色库蚊或致倦库蚊，故骚扰库蚊的实际分布范围要比报道的更加广泛。研究发现，骚扰库蚊除主要孳生在地下不开放水系外，在地面水系中也能采集到，说明它们在逐渐改变生态特征，以适应更加多样的环境。针对骚扰库蚊的生态特征和生活习性，需要制订精准防制措施。

首先，应把握正确的时间，在冬春季节蚊虫密度或抵抗力处于低谷时，采取有效的越冬蚊防制措施，可有效降低蚊子种群密度。其次，应选择正确的地点，对地下车库，尤其是地下车库集水井，采用定期喷洒杀虫剂等措施，精准灭蚊。**PM**

延·伸·阅·读

开展越冬蚊防制，灭蚊事半功倍

冬春季节，蚊子数量少且处于非常脆弱的状态，此时"趁蚊之危"开展越冬蚊防制，可起到事半功倍的作用。

具体措施包括：

❶ 库蚊和按蚊都以成蚊形式越冬，俗称越冬蚊。越冬蚊一般喜欢藏在潮湿、温暖、光线较暗且避风的地方，如地下车库、空房间、扶梯下、厕所，以及室内厨房、卫生间、床底、家具的缝隙处等。

❷ 伊蚊比较怕冷，一般以卵的形式越冬。伊蚊的卵耐寒、耐旱，在恶劣条件下停止生长，在温度适宜且存在积水的情况下，会孵化出新一代成蚊。春天气温回升后，伊蚊的第一代"生力军"就会孵化出来，但此时蚊虫密度相对较低、活跃度相对不强，针对其栖息及孳生区域开展针对性灭蚊，可有效降低早春蚊密度。

❸ 人人动手，清洁家园，让蚊子一年四季都无处遁形。

近日，赵女士带一岁半的孩子在朋友家玩，朋友顺手将剥好的花生米喂给孩子，谁知孩子食入后迅速出现剧烈呛咳、口唇发紫、呼吸困难。赵女士意识到孩子是被花生米呛到了，立刻抱起孩子，按照平日在网上学到的急救知识，拍击孩子后背，但孩子的症状并没有缓解，赵女士赶紧将孩子送到医院。经全力抢救，医生从孩子气道内成功取出了半粒花生，使其脱离生命危险。

警惕"小异物"的"大伤害"

上海市疾病预防控制中心　高 宁　彭娟娟（主任医师）

近年来，儿童异物伤害的报道屡见不鲜。异物伤害是指各种因素导致异物进入体内，并对机体造成一定程度损伤，可能会引起各种严重后果，如食管穿孔、气道梗阻、脑损伤等，是儿童常见的伤害之一。

婴幼儿异物伤害最常见的原因是异物通过口、鼻、耳等进入身体造成损伤，常见的异物包括坚果、硬币、纽扣电池、小磁铁、气球、玩具零件及碎片、硬糖果、玻璃珠等。

儿童尤易发生异物伤害

幼儿及学龄前儿童容易发生异物伤害，这与其生理、心理特点及生活习惯等因素息息相关。

● **儿童生理特点**　儿童的上呼吸道较为狭窄，故容易被成年人认为很小的食物或物品卡住。幼儿的牙齿尚未发育完全，咀嚼功能还不完善，不能完全嚼碎食物，如果较大的食物滑入气道，就会造成气道阻塞，甚至导致窒息，危及生命。

● **儿童心理特点**　婴幼儿有用口腔来探索世界、认识事物的习惯，拿到任何东西都会放入口中。此外，幼儿因为年龄较小，对危险的认识不足，对自己的行为也缺乏有效控制，玩耍时常常会将物品放入口、鼻或耳朵中，导致异物误入体内。

● **不良生活习惯**　有些孩子喜欢一边说话，一边进食，食物就很容易被误吸入气管内。

这些物品易引起异物伤害

坚果（如瓜子、花生等）、硬糖果、玩具零部件、硬币等，它们形状小、硬度大、易碎或易脱落，如果孩子不小心将其放入口中，很容易吞下，进而引起呼吸道或消化道堵塞。

一些儿童常见的文具用品，如笔尖、图钉、回形针等，形状尖锐，如果孩子不小心将其放入口中或吞下，可能刺伤口腔及消化道，导致出血、感染等严重后果。

电池和磁珠玩具是尤其值得注意的异物。儿童如果误将磁珠吞下，磁珠会在胃肠道内相互吸附，极易导致肠梗阻、肠穿孔等严重后果。纽扣电池等含有有毒有害物质，如果儿童不小心吞下，除会导致消化道堵塞外，电池还可能会破裂，释放出有毒物质，导致中毒。

预防儿童异物伤害，需要家长加以重视，提高防范意识，营造安全的环境，排除隐患，并加强对孩子的监管和教育。

❶ 合理选择儿童用品和食品

为避免儿童误食异物，家长应选择既适合儿童生理、心理，又能确保安全的生活用品和食品。选购玩具等用品时，家长应检查产品说明书及产品标识，选择生产厂家名称、地址、产品名称、型号、安全警示、适用标准、3C 认证标识等均齐全，符合国家相关安全标准的产品，确保其没有小零件、脱落零件或易碎部分，避免孩子吞咽或吸入。

食品方面，家长应尽量选择易于消化和咀嚼的食物，避免给孩子食用有刺的鱼、有小块骨头的肉类等。4 岁以下儿童应尽量避免食用体积小、硬度大的食物，如花生、瓜子、硬糖果等。对葡萄、果冻、糯米糍等食物，儿童应避免一口吞食，以免卡在喉部。

❷ 合理收纳小物品，置于儿童难以触及处

家长平时应合理收纳小物品，将硬币、电池、小磁铁、装饰品（如项链、皮筋、耳环等）、文具（如笔帽、别针等）等放置在婴幼儿接触不到的地方，必要时可使用抽屉锁、柜门锁等安全设备，防止孩子随意开启抽屉、柜门，拿取危险物品。此外，家长还应定期检查儿童周围的环境，例如：使用玩具前后，检查有无零件、装饰物、扣子等破损、脱落或丢失；定期检查家具、运动设备等有无易掉落的零件、装饰物（如螺丝钉、螺母等），及时清理或加以固定。

❸ 加强对孩子的安全教育，助其养成良好生活习惯

家长平时需要对孩子加强安全教育，比如：告诉孩子异物进入口中可能导致的危害，不要随意把物品放入口、鼻、耳朵等部位；让孩子了解玩具可能带来的危险，提醒他们注意预防；用餐时保持安静，避免一边吃东西一边说话或玩耍；玩具等用品使用后及时整理、收纳；等等。

此外，年龄较小的孩子在玩玩具时，家长要在一旁看护。

延伸阅读

异物伤害危险大，正确处置很关键

儿童发生异物伤害后，家长正确的处理能避免更严重的后果。

如果孩子吞下电池、磁珠、回形针等危险物品，或出现呼吸困难等严重症状，家长应立即拨打急救电话或将孩子送往最近的医院就诊。

如果异物卡在孩子鼻子或耳朵里，家长不应用手或棉签尝试取出，以免将异物推得更深，增加处理难度，而应及时带孩子就医，由医生进行处理。

海姆立克急救法是一种常用的急救方法，通常用于气道梗阻的急救。其原理是利用冲击腹部——膈肌下软组织，产生向上的压力，压迫两肺下部，从而驱使肺部残留空气形成一股气流。这股带有冲击性的气流，可以将堵住气管、喉部的异物冲出体外。当婴幼儿发生气道梗阻时，可通过拍背和胸部冲击的方式帮助清除阻塞物。

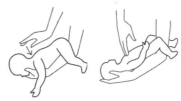

当儿童青少年发生气道梗阻时，可采用腹部推挤法帮助清除阻塞物。

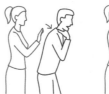

家长及其他照料者应一边开展急救，一边拨打120急救热线求救。在海姆立克法抢救成功后，也应尽快至附近医院向医生说明情况，进行相关检查。**PM**

随着我国出境政策的变化，人们对出境游的热情"重启"，留学市场也逐渐热闹起来。出境前，除办理一些必要的手续外，还应注意预防某些可能"遭遇"的传染病。接种疫苗不仅能为人们穿上"防护甲"，还是某些国家要求入境人员完成的"规定动作"。出境前，需要做好哪些关于疫苗接种的准备呢？

出境前，你穿好"防护甲"了吗

上海市疾病预防控制中心免疫规划所　任　佳　黄卓英（副主任医师）

出境前需要接种的疫苗，应根据目的地国家或地区的疾病流行情况及相关规定而定，既要对预防常见传染病的常规疫苗进行"查漏补缺"，也要根据目的地情况针对性加强。

常规疫苗，"查漏补缺"

有些传染病（如麻疹等）虽然在我国已不再普遍，但国际旅行会增加其感染和传播的风险。因此，对儿童时期需要接种的脊灰、乙肝、甲肝、麻腮风、百白破、流脑、水痘疫苗等常规疫苗，不论儿童或成人，应在国际旅行前进行查漏补种。

● 脊灰疫苗

脊髓灰质炎（简称脊灰）是由脊灰病毒感染引起的急性肠道传染病，主要通过粪－口途径在人与人之间传播，主要表现为发热、上呼吸道症状、肢体疼痛，部分患者可发生弛缓性麻痹并留下后遗症，俗称"小儿麻痹症"。

● 麻腮风疫苗

即麻疹腮腺炎风疹联合减毒活疫苗，可预防麻疹、流行性腮腺炎和风疹。麻疹的临床表现为高热、咳嗽、流涕、眼结膜充血、皮疹，感染麻疹后的并发症是引起婴幼儿死亡的主要原因，成人也有患病风险。流行性腮腺炎表现为单侧或双侧腮腺非化脓性肿痛、发热，还能引起脑膜炎、睾丸炎、卵巢炎和胰腺炎等并发症。风疹表现为低热、皮疹、耳后及枕后淋巴结肿大、关节痛等，孕妇感染风疹易导致胎儿先天性畸形。

● 百白破疫苗

百白破疫苗即吸附无细胞百白破联合疫苗，可预防百日咳、白喉和破伤风。百日咳由百日咳杆菌引起，通过呼吸道传播，以阵发性及痉挛性咳嗽、终止时伴有鸡鸣样吸气声为特征，常合并肺炎及脑病。白喉由白喉棒状杆菌引起，通过呼吸道传播，特征为咽喉部有灰白色假膜和全身毒血症，重症病例可并发心肌炎和神经末梢麻痹。破伤风由破伤风芽孢杆菌引起，通过污染的伤口传播。破伤风杆菌可产生破伤风毒素，破坏神经的调节功能，导致肌肉强直、阵发性痉挛和运动失调，最终可使患者因窒息、心力衰竭而死亡。

● 流脑疫苗

流脑是由脑膜炎球菌感染引起，以脑膜炎和败血症为主要表现的呼吸道传染病，病死率较高，10%～20%的存活者留有长期后遗症。脑膜炎球菌分多个群，目前我国儿童免疫规划中流脑疫苗覆盖A群和C群，且为多糖疫苗，免疫保护持续时间较短。大多数留学生需根据国外学校要求补种流脑疫苗。

● 水痘疫苗

水痘是初次感染水痘－带状疱疹病毒感染引起的

疾病，可通过呼吸道及接触疱疹液传播，主要特征是全身出现疱疹，最常见的并发症是皮肤感染、肺炎和脑炎。

● 乙肝疫苗

乙肝由乙肝病毒感染引起，主要通过母婴、血液（体液）和生活密切接触传播。人感染乙肝病毒后可成为乙肝病毒携带者或慢性乙肝患者，少部分人可发展为肝硬化和肝癌。

● 新冠疫苗

新型冠状病毒是主要经呼吸道飞沫和接触传播的急性传染病。人感染新冠病毒后，常表现为发热、乏力、干咳等。重症感染可导致急性呼吸窘迫综合征、感染性休克甚至死亡。

目前部分国家仍要求入境者提供新冠疫苗接种记录，出境者应在出行前及时了解目的地对入境及出境人员的新冠疫苗接种要求。

特殊情况，针对性加强

一些传染病在特定的国家或地区流行，如黄热病、霍乱、伤寒等。提前接种相应疫苗既能降低出境者旅行期间的感染风险，也能避免旅行者"带病"入境，造成疾病在当地或国际间传播。部分国家要求旅行者在入境或离境前提供相关疫苗的接种证明。

● 黄热病疫苗

黄热病由黄热病毒感染引起，是经蚊虫叮咬传播的急性传染病，主要在南美洲和非洲的热带地区流行，主要症状包括发热、黄疸、出血等，严重者可出现多器官功能损伤表现。

根据《国际卫生条例》和世界卫生组织有关要求，前往黄热病流行地区应提前至少10天接种黄热病疫苗。世界卫生组织网站（https://www.who.int/travel-advice/vaccines）会定期更新要求入境者提供黄热病疫苗接种记录的国家名单，不同国家规定的最早接种年龄有所不同。

● 其他疫苗

前往卫生条件较差、霍乱流行地区的旅行者需接种霍乱疫苗；工作或旅途中长时间与野生或家养动物接触者需接种狂犬疫苗；等等。

提早计划，尽早接种

对因留学、工作等需要长期在境外停留的人群，当地的机构、学校等可能会对疫苗接种有更多要求，且需多剂次接种的疫苗还要留出间隔时间。旅行者最好在出境前至少2个月了解目的地的疫苗接种政策。

如何获取自己的疫苗接种记录

预防接种证是最有效、最准确的接种证明。如果目的地国家没有格式要求，可对照预防接种证中的英文自行翻译并填写接种证明。上海市居民如果需要国际通用版接种证明，可以在上海国际旅行卫生保健中心官网（http://online.shhg12360.cn/sithc）进行预约，并携带预防接种证等材料办理。纸质版新冠疫苗接种记录可前往疫苗接种地所在的社区卫生服务中心获取。

若接种证丢失、无法找回接种记录，或疫苗接种剂次不全，可以前往上海国际旅行卫生保健中心或居住地所在的社区卫生服务中心接种门诊补种。具体可补种的疫苗种类需提前咨询接种门诊。对居住地目前未供应的疫苗（如伤寒疫苗、成人百白破疫苗），出境者可视情况在抵达目的地后接种。

"三个臭皮匠顶个诸葛亮"
还是 "三个和尚没水喝"?

华东师范大学心理与认知科学学院　阚亦宽　许紫仪　孟　慧(教授)

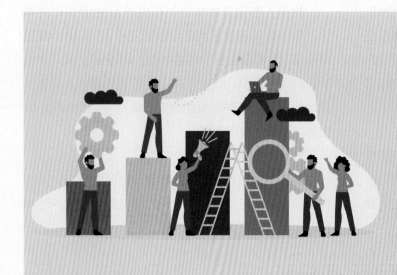

俗话说"三个臭皮匠,顶个诸葛亮",很多人都有这样的经历:面对难题时,自己冥思苦想,久久得不到答案,经过和朋友们的一番讨论后豁然开朗,问题很快迎刃而解。而在有些讨论中,大家围在一起七嘴八舌地各抒己见,反而让彼此的思绪更加混乱,迟迟难以确定一个可行的方案,好比"三个和尚没水喝"。

虽然人们总说"人多力量大",但团队协作并不总是个人的"加成",有时反而会导致"内耗"。同样是与他人协作,为什么结果会如此不同?如何提升团队协作的创造力和效率呢?

团队协作,可实现"1+1>2"

创造力是由个人或一群人一起工作产生的新颖和有用的产品或想法。新颖性和有用性这两个特性对创造力而言缺一不可。也就是说,既要有不同于常规的新奇特征,还能够在现实中运用。例如:"砖头可以用来砌墙"是一个有用的想法,但却不新颖;"砖头可以用来炒菜"的想法很新颖,但完全不可行;"砖头可以在白墙上写字",就是兼具新颖性和有用性的想法。

就主体而言,个人和团队都能产出富有创造力的产品和想法,但团队创造力并非个人创造力的总和或叠加。

在团队交流过程中,每个成员在发挥自己的创造力之余,还会不断与其他成员互动、互助,从而使团队创造力高于每个成员的创造力之和。

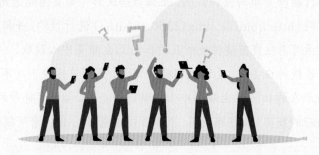

"三个臭皮匠顶个诸葛亮"，在于四大关键

1 交流方式：轮流发言，变"无序"为"有序"

研究表明，团队成员之间的交流非常重要，具体体现在交流方式和内容上。首先，交流模式会影响创造力。大家可能都经历过这样的场景：在团队里自由讨论时，自己想提供一条建议或另一个思考的角度，却完全插不上话。这种"观点阻塞"会严重阻碍团队协作。在这种情况下，人们可以通过轮流发言有效避免这一问题。也就是说，团队成员需要按照一定顺序依次表达自己的意见，且在其他人发表意见时认真倾听，不予打断。轮流发言这一模式不仅有利于提高团队交流的效率，保证每个成员都有发表意见的机会，还能引导成员注意和倾听其他人的想法，接收多样化的信息输入，链接相关记忆，有助于催生有创造力的观点。因此，当部分成员在讨论中发言过多时，组织者不妨稍微打断一下，请大家轮流发表看法，变"无序"为"有序"。

2 交流过程：不断借鉴、积累

观点采择（即同伴们相互借鉴观点的过程）会产生信息交换，给人们带来认知刺激，启发新观点产生，进而提高团队创造力。毕竟从零产生一个新想法很难，而借鉴并改进同伴的想法就容易多了。具有创造性的想法往往就是在一次次的借鉴和不断积累中产生的。因此，交流过程中，大家不必局限于自己的想法，最终方案往往不可能一蹴而就，不妨多参考其他成员的观点，博采众长，集思广益。

3 交流内容：对事不对人，提供信息型反馈

在讨论时，如果不赞同其他成员的观点，你会说"你的想法不太合适"，还是"这个想法不太合适"呢？有些人可能觉得这两者没什么差别，实际上，说者无意，听者有心。同样的内容通过不同的语言表达出来，很可能会给对方的积极性产生不同的影响。这两个回答，前者针对的是提出者，而后者仅针对这个想法。心理学者们发现，针对想法的评价更有利于团队产生有创意的想法。这可能是因为，评价观点是为了获得更有创造力的方案，而评价他人则可能会形成一种"竞争氛围"，导致成员们之间互相贬低、批评和指责。因此，在对其他成员的想法进行反馈时，要遵守关键原则——对事不对人。

在"对事不对人"的基础上，团队成员应尽可能提供充足的信息。如果只是说这个产品或想法不好，没有达到标准，就是一种控制型的反馈。例如，"这张海报太不美观"，这种反馈只指出了这份产品在视觉效果上的缺点，但没有给出具体的原因。如果描述了当前状态与目标状态之间的具体差距，并指出该如何改善，则是一种信息型反馈。例如："这张海报颜色有点过于丰富，可能会分散观众的注意力，可以用蓝色调强调主要内容，用绿色调表示次要内容。"这类反馈给出了理由和解释，并提供了如何改善的信息。信息型负面反馈，通过给出具体、有用的解决方案，而非直接否定对方的成果，可以提高团队创造力。因此，在评价观点时，既需要指出这些观点具体有哪些优点和不足，也要"对症下药"，给出具体的评价或改进方案，共同完善团队的成果。

4 交流态度：相信协作的力量

在团队协作中，一些人可能会怀疑，我或其他成员没什么创造力，交流合作能给团队带来帮助吗？其实，合作性的互动对创造力表现有很大帮助。当两个低创造力的人相互交流时，其观点的创造性并不会低于两个高创造力的人。因此，大家不妨多与他人交流，不论创造力高或低，不同观点的碰撞都更容易产生灵感的火花。PM

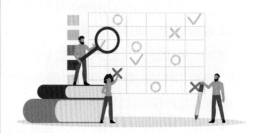

《中国心血管病健康和疾病报告（2021）》显示，我国心血管病患者数预计达3.3亿。2019年城乡居民疾病死亡构成比中，心血管病占首位，平均每5例死亡患者中就有2例为心血管病引起。目前，我国心血管病的治疗水平已居国际先进行列，但在疾病预防和心脏康复方面却至少落后国际顶尖水平20年，尤其对心脏康复，许多患者缺乏基本常识，以致走入误区，耽误疾病恢复。

别不把"心脏康复"当回事

✍ 同济大学附属东方医院心内科与心脏康复中心副主任护师　孙玉肖

误区1：治疗心血管病主要靠手术和药物，康复不重要

心脏康复是指通过多种协同、有目的的干预措施（包括康复评估、运动训练、饮食与行为干预等），改善患者的心血管功能，促进身心健康，预防心血管不良事件发生。存在以下情况者，需进行心脏康复：

• 曾发生急性心血管事件，包括不稳定型心绞痛、心肌梗死等。

• 有心脏手术史，如经皮冠状动脉介入治疗、起搏器植入术、先天性心脏病矫治术、冠状动脉旁路移植术、瓣膜修补或置换术、心脏移植术等。

• 有心血管病高危因素（如高血压、血脂异常、吸烟、肥胖、糖尿病等），以及已有心电图改变和心脏结构改变（如左心室肥厚、无症状心脏瓣膜病、无症状心肌病等）。

误区2：心脏康复只适合住院患者进行

心脏康复由临床诊疗延伸而来，应贯穿于心血管病急性期、稳定期，以及患者的整个生命过程，分为评估、康复、随访三部分。其中，康复分为3期，不同时期的康复目标和内容各有不同：

• I期为院内康复，以减少术后并发症、恢复日常生活为目标。患者由床上被动运动开始，逐步过渡为床上坐位、坐位双脚悬在床边、床旁站立、床旁行走、病房内及走廊行走等，运动全程须在心电和血压监护下进行，以确保安全，且运动强度须控制在基础心率上浮约20次/分。

• II期为院外早期康复或门诊康复，在出院后1～6个月内进行，以回归社会为目标。康复内容包括病情评估、危险因素评估、运动能力评估、不良饮食与生活方式调整等。

• III期为院外长期康复或社区康复，目标是预防心血管事件再发，维持已形成的健康生活方式和运动习惯。康复内容包括运动康复、危险因素控制、合理用药、定期随访及维持良好的生活与工作状态。

误区3：心脏康复就是运动康复

心脏康复包括"五大处方"，即药物处方、运动处方、营养处方、心理处方与戒烟处方。

❶ 药物处方

药物是心血管病治疗的"基石"，有利于控制危险因素、延缓疾病进展和改善预后，患者应遵医嘱服用降压药、调脂药、抗血小板聚集药、降糖药等，并定期随访。

❷ 运动处方

积极参与体育锻炼是防治心血管病的主要手段之

一，也是心脏康复的核心要素。运动处方的内容包括运动频率、运动强度、运动形式和运动时间。

- **运动频率** 每周进行有氧运动 3 ~ 7 天，抗阻运动与柔韧运动 2 ~ 3 天。

- **运动强度** 运动强度并非越大越好。运动强度过大，会增加心脏负荷，不仅影响运动效果，还易发生损伤。粗略评估运动强度的方法有：①谈话测试：运动时呼吸急促，但能与他人正常交流，代表运动强度适宜；运动时气喘吁吁，交谈困难，代表运动强度过大，需适当降低。②自我感觉：运动后无汗、无发热感，心率无变化或休息 2 分钟便可恢复，多为运动量不足；运动后有微汗，稍感乏力但休息后可恢复，次日体力充沛，则为运动量适当；运动后大汗淋漓，感到胸闷气短、十分疲乏，休息 15 分钟后脉搏仍未恢复，次日周身乏力，则为运动量过大。③自测运动时心率：最小运动心率 =（220- 年龄）×0.6，最大运动心率 =（220- 年龄）×0.8。例如：50 岁的健康者在运动中的适宜脉搏范围为 102 ~ 136 次 / 分。在运动过程中，心血管病患者应多留意身体状况，循序渐进，找到适合自己的运动强度。一旦发生头晕、头痛、胸闷、胸痛等不适，应立即停止运动。

- **运动形式** 主要为有氧运动和抗阻运动。有氧运动包括步行、慢跑、游泳、骑自行车、练八段锦或太极拳等，抗阻运动为利用哑铃、弹力带、沙袋等进行的对抗性运动。

- **运动时间** 运动时间从 10 分钟起逐渐递增，最终达到 30 ~ 60 分钟 / 天。

③ 营养处方

科学、合理的膳食能有效降低心血管病的发生风险，如少吃油炸食品、动物油、咸菜、腌肉，适当多吃粗粮、绿叶蔬菜、豆制品、水产品、水果等。

④ 心理处方

部分心血管病患者存在不同程度的抑郁、焦虑等不良情绪，严重影响身心健康与生活质量。患者可多参加娱乐活动，适当降低疾病康复的期望值。必要时，可至专业机构接受专业的心理咨询，严重者需进行药物治疗。

⑤ 戒烟处方

吸烟是患心血管病的独立危险因素，戒烟可降低心血管疾病发病和死亡风险。研究发现，戒烟是最经济、有效的心血管病干预手段。

误区4：运动康复想做就做，不需要先行评估

心血管病患者运动前应进行心肺功能评估。目前，常用的有氧运动耐力评估方法有心肺运动试验（CPET）和 6 分钟步行试验（6MWT）。在心脏康复中心，医生会根据 CPET 和 6MWT 结果，为患者制订个性化的运动处方。

CPET 要求患者在单车或跑步台上进行极量运动试验，通过负荷递增运动，动态监测患者的氧饱和度、血压及心电图变化，以了解心脏、肺和循环系统的储备能力。CPET 是评估心肺功能的"金标准"，目前多在全国三级甲等医院的心脏康复中心应用。

6MWT 是在平坦无障碍的走廊上，测量患者 6 分钟内行走的最大距离，简单易行、安全性高，这是评估衰弱、老年患者运动耐力的简单、经济替代方法。**PM**

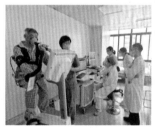 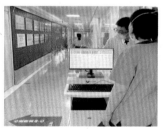

CPET　　　　　　　6MWT

特别提醒

不稳定型心绞痛、急性心力衰竭、未控制的严重心律失常、严重的梗阻型心肌病、严重或有症状的主动脉瓣狭窄、未控制的高血压（收缩压>160 毫米汞柱或舒张压>100 毫米汞柱）、活动性心包炎或心肌炎等患者，暂不宜进行运动康复。

运动锻炼的好处已为人们所熟知。很多人白天忙于工作，往往挤不出时间进行锻炼。于是，不少人会选择在晚上进行健步走、跑步、跳广场舞、游泳等。不过，这些运动往往需要在室外或专门的体育场馆进行，相比之下，夜间居家锻炼往往更方便、适宜。

夜间简易操，健身又调心

上海交通大学体育系教授　王会儒
动作演示　米如月

我们编排了一套夜间简易锻炼操，以缓解疲劳、舒展身体为主，同时加入了锻炼核心肌群的动作，以起到健美体态的作用。可在晚饭后一个半小时进行练习，坚持练习可起到愉悦身心、促进健康的效果。

这套简易操预备式为：自然坐于瑜伽垫或毯子上，身体坐直，调匀呼吸。动作1～6主要是舒展身体，动作7～10主要练习身体核心力量，动作11为整理活动。练习时要循序渐进，如果觉得部分动作难度略大，可适当降低难度，也可酌情选取部分动作进行锻炼。

❶ 展臂挺胸

手臂向后伸直，手指交叉向上提，同时展开胸部、下巴上抬，让脊柱处于延展状态。保持这一动作，完成7次自然呼吸。

【要点】手臂尽量抬高，不要耸肩。

❷ 压肩转头

双手放在膝关节上，深吸气；呼气，右肩向左膝方向压，同时转头向右看；吸气，还原为初始动作。然后练习身体另一侧。完成一侧动作为1次，练习8次。

【要点】肩关节尽量靠近对侧膝关节，臀部不要离开地面。

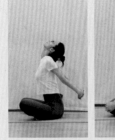 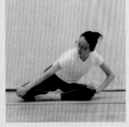

图1　展臂挺胸　　　图2　压肩转头

❸ 坐姿侧伸展

右手置于身体右侧，手臂半弯曲。左手直臂上举，身体慢慢向右侧伸展，转头看向天花板，使脊柱处于侧延展状态。保持这一动作，至完成7次自然呼吸为止。然后回到预备姿势，再做另外一侧练习。

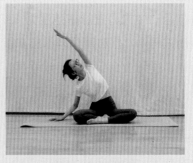

图3　坐姿侧伸展

【要点】臀部不要离开垫子，身体不要向内扣。

❹ 猫伸展式

跪姿，双臂伸直，腰背部保持放松；吸气，依次翘臀、塌腰、抬头，把脊柱向上展开；呼气，把腰部向上提起，同时把臀部和头部向内收。重复9次。

【要点】手臂、腿部始终保持不动。

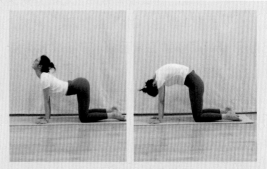

图4　猫伸展式

❺ 猫伸展加强式

跪姿，双臂伸直，腰背部保持放松；踮起脚尖，手臂慢慢向前伸展，大腿与地面垂直，伸展肩背部。保持这一动作，至完成7次自然呼吸为止。

【要点】大腿始终与地面保持垂直。

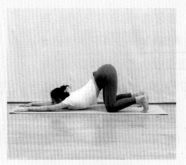

图5　猫伸展加强式

❻ 跪姿扭转

跪姿，双臂伸直，腰背部保持放松；右臂向左穿过、紧贴地面；左臂展开，转头看向天花板，让脊柱处于伸展状态。保持这一动作，至完成7次自然呼吸为止。然后还原，做另一侧的练习。

【要点】保持好身体平衡，手臂尽量展开；动作要轻柔，防止扭伤颈部。

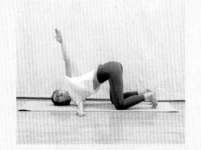

图6　跪姿扭转

❼ 跪姿屈膝后抬腿

跪姿，双臂伸直，腰背部保持放松；手臂保持不动，右腿屈膝向后抬起，然后放下，重复15次。然后另一侧做同样的练习。

【要点】自然呼吸、不要憋气，肩膀保持放松。

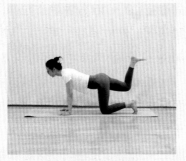

图7　跪姿屈膝后抬腿

❽ 屈膝俯卧撑

跪姿，双臂伸直，腰背部保持放松，两腿自然交叉；吸气，屈臂，胸腹部向下靠，直至接近地面；呼气，身体抬起。练习15次。

【要点】动作和呼吸要配合一致。

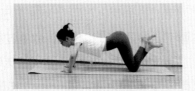

图8　屈膝俯卧撑

❾ 屈膝转体

屈膝坐在垫子上，双脚抬起，上身与大腿的夹角约45°，保持不动。然后进行左右转体练习30次。

【要点】双脚始终抬起，腰背部挺直，动作协调一致。

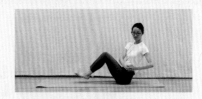

图9　屈膝转体

❿ 仰卧交替举腿

仰卧在垫子上，手掌放于臀部两侧、轻压垫子；两腿伸直向上抬起至与地面垂直，然后左、右腿交替放下、上举各20次。

【要点】不要憋气，双腿伸直、不要碰到地面。

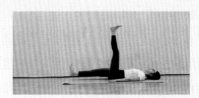

图10　仰卧交替举腿

⓫ 仰卧半扭转

仰卧在垫子上，手心向上，展开手臂；屈膝，大腿与上身的夹角为90°；慢慢向左扭转身体，同时转头向右看。然后换另一侧练习。重复10次。

【要点】动作尽量柔和、缓慢。**PM**

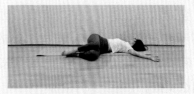

图11　仰卧半扭转

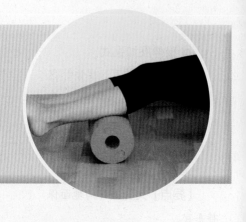

近期，网上不少瘦腿教程中提到，锻炼后用"狼牙棒"泡沫轴滚小腿，有助于放松肌肉、加速瘦腿，且越"下得去手"，效果越好；不少减肥者也晒出自己用狼牙棒滚腿后小腿青紫的照片。一心想瘦腿的小张学着教程中的样子，用泡沫轴大力滚腿，不料竟导致小腿红肿、发热、疼痛难忍，去医院检查后，被诊断患有小腿脂膜炎。

"滚"出来的小腿脂膜炎

河北师范大学体育学院运动康复系教授　张海峰

什么是"小腿脂膜炎"

脂膜炎是一种发生在皮下脂肪层（脂膜）的无菌性炎症，好发于肥胖女性和儿童。按炎症发生的部位，可分为小叶性脂膜炎和间隔性（结缔组织）脂膜炎。小腿在受到过度挤压（如运动后用狼牙棒泡沫轴滚压）后，脂肪层的结缔组织容易发生炎症，表现为局部红肿、发热、淤青和压痛等，即"小腿脂膜炎"。

泡沫轴滚腿，是否有风险

用泡沫轴滚腿来放松肌肉有一定益处，但使用不当会适得其反。不少"瘦腿教程"中宣称的"越下得去手，效果越好"并不正确。若滚压速度过快、强度过大、时间过长，容易导致皮下毛细血管破裂出血，造成腿部淤青、疼痛，甚至引起小腿脂膜炎等皮下组织炎症。

当人体运动后，体内乳酸迅速积累，容易出现肌肉僵硬无力、弹性降低、疲劳等情况，此时可采用"拉伸+滚压"结合的模式进行肌肉放松。

先拉伸，静动结合

拉伸主要分为静态拉伸和动态拉伸，可在运动后即刻进行。一般先进行10~15分钟静态拉伸，以提高肌肉局部血液循环，促进乳酸等代谢产物消除；再进行10~15分钟动态拉伸，以降低肌肉黏滞性、提高肌肉弹性、促进肌肉功能的恢复。

比如：进行小腿三头肌静态拉伸时，锻炼者前后向跨步站立于墙面前方，双手撑于墙面，拉伸侧向后一步，保持拉伸侧小腿、大腿、躯干在一条直线上，持续30秒，间隔30秒，重复2~3次。进行小腿三头肌动态拉伸时，锻炼者单脚站立于台阶等处，将脚跟悬空并向下用力振荡，频率为2~3秒/次，15~20次为一组，间隔1分钟，重复2~3次。

再滚压，注意方法

完成拉伸后，可用泡沫轴滚压5~10分钟，进一步放松肌肉。注意不要滚压关节和骨骼，避免过度用力和长时间滚压。

具体方法为：将小腿置于泡沫轴中部，利用自身重力缓慢滚压，以有轻度痛感为度，每个部位滚压2~3分钟即可。滚压过程中，锻炼者应保持核心收紧、肢体舒展、平稳呼吸或深呼吸。**PM**

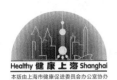

Healthy 健康上海 Shanghai
本版由上海市健康促进委员会办公室协办

老龄化所致的衰弱、共病、失能等对家庭和社会造成沉重负担。实现健康老龄化不仅是国家的重要战略方向，也是每个家庭和每一位老年人努力的目标。为帮助老年人获得科学、有效的养生保健知识，活得长久和健康，复旦大学附属华东医院院长保志军多年来一直致力于老年医学的科普宣传，获得上海市健康科普杰出人物、静安科技工作者先锋等荣誉。

保志军：让衰弱渐为人知，用科普温暖夕阳

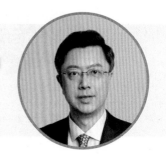

✍ 本刊记者　王丽云

人们对衰老耳熟能详，对衰弱却知之甚少。衰弱是老年人生理储备下降，导致机体易损性增加、抗应激能力减退的非特异性状态，可分为躯体衰弱与认知衰弱。衰弱会造成营养不良、体重减轻、肌少症、步速减慢、力量下降、明显疲乏感、能动性下降，是导致老年人跌倒、失能、共病、死亡等的主要因素。早期筛查、评估和防治老年衰弱，有助于预防跌倒、骨折等不良事件，逆转衰弱并延缓死亡。

聚焦老年衰弱，从科研一线到科普前沿

作为复旦大学老年医学系负责人、上海市老年医学临床重点实验室主任、国家老年疾病临床医学研究中心副主任，保志军多年来聚焦老年衰弱的研究。他带领团队建立了基于人工智能与大数据技术的老年人衰弱筛查标准化流程、不同衰弱状态下的老年衰弱患者防治方案，开发了社区老年人衰弱快速筛查量表，参与制订了《中国衰老与抗衰老专家共识（2019）》和《认知衰弱分型、快速筛查和临床诊断规范》。

为了让更多人认识衰弱，及早预防和及时干预，他带领团队开展了多种形式的科普宣传。比如：开展数十场社区讲座和主题直播，覆盖社区老年人逾 2000 万人次；主编《老年衰弱防治知识宣传手册》《细说骨骼肌减少症》《知行合一，健康百岁——老年人居家健康管理手册》等，用通俗易懂的文字和浅显直观的图片，为老年人提供科普知识；组织拍摄《懂科学养生，做健康老人——老年健康自我管理课程》科普视频，包括 10 个沪语滑稽戏居家实例真人情景剧、10 位权威老年医学专家脱口秀式讲授、10 位"90 后"90 岁以上健康老人分享养生心得，系统讲述知衰老、测衰老、防跌倒、常用脑、善饮食、勤锻炼、会自理、能自救、知防护等居家健康管理知识，帮助老年人提高健康素养和自我管理能力。该系列视频在上海多家社区、老年护理院等场所循环播放，并辐射到西藏、新疆、云南、贵州、四川、江西等多地，广受好评。

推动自评、早筛，促进健康老龄化

2018 年，保志军创建了中国老年衰弱网（www.shuairuo.com.cn）。这是一个集智慧化诊断、个体化干预的公众教育和自我管理平台，老年人及其家属登录该网站，通过 10 道简单的测试题，即可实现自我评估和早期筛查，并获得相关防治知识。目前，老年衰弱综合评估微信小程序及公众号也投入建设。今年，他大力推动上海市启动老年肌少症社区筛查和干预试点建设工作，助推老年人营养健康行动，目前已与多个社区卫生服务中心、社工团体开展合作，希望通过运动、营养等非药物干预措施，加强老年人的机体储备能力，促进健康老龄化。🅿🅼

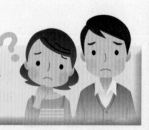

前列腺炎可发生于各个年龄阶段，多见于20~40岁男性。我们发现，很多前列腺炎患者的配偶有三方面的担心：怕被传染、怕失去"性"福、怕影响生育。那么，这些担心是否有道理呢？

解读 前列腺炎患者妻子的三个"怕"

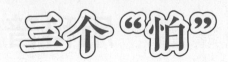

北京大学第一医院泌尿外科主任医师　姜 辉

前列腺炎是否会传染

前列腺炎分为 4 型，Ⅰ型为急性细菌性前列腺炎，Ⅱ型为慢性细菌性前列腺炎，Ⅲ型为慢性前列腺炎（慢性盆腔疼痛综合征），Ⅳ型为无症状前列腺炎。其中，Ⅲ型最常见，约占所有前列腺炎的 90%，病因复杂，发病机制尚未完全阐明，常规细菌培养通常不能分离出病原体，不具有传染性。

Ⅰ型和Ⅱ型前列腺炎属于细菌性前列腺炎，主要由大肠埃希菌、金黄色葡萄球菌等感染导致，绝大多数不具有传染性。少数情况下，如果检查发现前列腺炎由淋球菌、梅毒、滴虫、真菌等特殊病原体感染导致，则可能通过性生活途径传播；此类前列腺炎经过短期治疗，病原体多可被杀灭，再进行性生活就不会传染。

前列腺炎是否影响"性福"

慢性前列腺炎患者的性功能问题主要由精神因素造成。尿急、尿频、睾丸坠痛等，可能影响他们对性生活的兴趣；性兴奋时，前列腺充血可能导致性高潮或射精时局部疼痛；前列腺炎可使生殖器官敏感性增强，可能发生早泄。这一系列现象的出现都会使患者产生一定心理压力，影响性欲和性功能。

事实上，男性正常的性功能与生殖器解剖结构、神经系统、血管系统和内分泌系统等有关，而前列腺炎对上述各器官或系统基本上没有直接不良影响，不会损害男性性功能。

前列腺炎是否影响生育

一般认为，患者射精后，精子与前列腺液中的炎症细胞和炎症介质接触时间较短，对精子质量和男性生育力的影响有限，由前列腺炎导致的男性不育比例通常不到 5%。已诊断为前列腺炎合并不育症者，治疗时应重视消除前列腺液和精液中可能存在的病原微生物，改善炎症和腺体分泌功能，提高精子质量，改善生育力。PM

专家简介

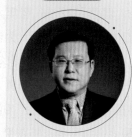

姜 辉　北京大学第一医院泌尿外科主任医师、教授、博士生导师，国家健康科普专家，中国性学会会长，中华医学会男科学分会第六届主任委员，北京健康教育协会副会长，北京医学会男科学分会候任主任委员。

养"精"蓄锐，从青少年开始

三孩时代悄然而至。虽然很多家庭有生育意愿，但不少人难以如愿。在不孕不育的原因中，男方因素正越来越凸显。青少年是生育力保护的关键阶段，男性的生育力保护应从青少年开始。

上海中医药大学附属龙华医院泌尿外科主任医师　郁超

诸多因素影响男性生育力

导致男性生育力下降的原因很复杂，包括先天性因素（如染色体畸变）、感染因素（如生殖系统感染）、自身免疫因素（如抗精子抗体）、环境因素、内分泌紊乱（如高泌乳素、血清睾酮水平异常等）、精索静脉曲张等。精子是活跃的细胞，其生产及生存对环境有一定的要求。理化因素、生理病理因素、药物、饮食营养及生活习惯等，都会影响精液质量，从而导致生育能力下降。去除这些因素影响，可使精液质量得以恢复。目前，精液常规检查的正常标准为：精液量 2～6 毫升/次，液化时间 <30 分钟，pH 为 7.2～8.0，精子密度 $>15×10^9$/ 毫升，精子总活力 ≥ 40% 或前向运动精子 ≥ 32%，精子正常形态 > 4%。

保护生育力，重点注意7条

从保护生育力的角度看，青少年男性应养成健康的饮食习惯和生活习惯，营养均衡，加强运动，远离烟酒和腌制食品，避免某些不良行为。

不饮酒、少饮酒　研究发现，酒精可抑制垂体分泌促性腺激素，降低睾酮水平，损害睾丸间质细胞，影响精子质量。青少年男性不宜饮酒，更不要长期饮酒和酗酒。

少吃腌制食品　亚硝基化合物广泛存在于腌制食品中，不仅可致癌，其代谢产物还可作用于睾丸，影响睾丸间质细胞功能（如分泌睾酮等）及生精功能。

不吸烟　烟草中的尼古丁可以通过诱导膜损伤、干扰还原型谷胱甘肽代谢循环、改变精子形态和存活率等途经，影响男性的生育功能。青少年男性应远离烟草，拒吸第一支烟，包括电子烟。

避免局部高温　阴囊内正常温度为 32～33℃，局部温度升高可致精子生成障碍，并影响精子活力。日常生活中，青少年男性应穿宽松透气的裤子，避免长时间泡热水澡、频繁蒸桑拿等。

远离污染　有些化学物质与男性生育能力密切相关，包括有机氯衍生物、有机磷、氨基甲酸酯、杀真菌剂、杀螨剂、除草剂、一氧化氮、二硫化碳、二溴氯丙烷、甲基乙基酮、甲醛、有机苯及化合物，甚至塑料、润滑剂和液压剂，等等。生活和工作中应注意少接触这些物质。

注意卫生　养成良好的卫生习惯，预防生殖道感染。引起生殖道感染的病原体有淋球菌、解脲支原体、衣原体、滴虫等。生殖道感染可破坏血睾屏障，导致自身抗体产生，影响精子活力。

避免久坐　长期久坐会影响盆底血液循环，诱发泌尿生殖系统炎症，进而使精液质量下降。**PM**

进入秋冬季节，各儿童医院门诊及病房突然多了许多出皮疹的患儿，他们所患的病叫作"过敏性紫癜"。它看上去像皮肤病，实际上是一种全身免疫性疾病。多数患儿病情较轻且预后良好，但也有少数患儿突然出现消化道大出血，甚至发生肾脏功能不全等危及生命的并发症。

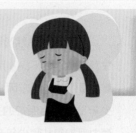

秋冬儿童常见病

📖 上海市儿童医院肾脏风湿免疫科
副主任医师　郝胜

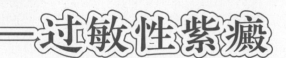
——过敏性紫癜

首发症状: 双下肢红疹, 压之不褪色

过敏性紫癜好发于秋冬、冬春等季节变换时，常见于 5～14 岁儿童，男孩明显多于女孩，近年来发病率逐渐上升。多数起病较急，孩子或家长首先看到的通常是双下肢皮肤出现皮疹，略高于皮面，从针尖大小到绿豆、黄豆大小不等，开始为红色或暗红色，逐步变成紫色，并可融合成片。皮疹一般 1～2 周可自行消退，快的三五天，慢的迁延数周、数月不退或反复出现。

过敏性紫癜的皮疹主要有两个特点。一是皮疹开始多在四肢出现，如双侧小腿和踝关节周围，呈对称性分布；少数患儿，尤其是年龄较小的孩子，胸背部也可见皮疹，甚至有大片瘀斑或血肿。二是皮疹略高出皮肤，压之不褪色，且没有痒感。

小贴士

按照形态，皮疹大致可分为斑丘疹、疱疹、紫癜三类。用手指稍用力按压皮疹处，如果原本发红的皮疹变得苍白，抬手后迅速恢复红色，基本可以判断皮疹为充血性，多为斑丘疹。反之，如果指压皮疹时，其依旧为红色，则为出血性皮疹，属于紫癜。

紫癜是皮肤或黏膜的毛细血管血液渗出、淤积在组织内所致，表现为皮肤表面红色斑点，指压不褪色，其后变紫、转青，至棕黄色后消失。针尖大小的叫瘀点，稍大者为瘀斑，出血较多、形成扁平状隆起的为血肿。

发病与免疫有关

过敏性紫癜的发生与人体免疫状态有关，儿童的免疫系统处于发育期且不稳定，因此更容易发病。在新冠疫情期间，有相当一部分儿童缺少集体活动，恢复正常生活和学习后，对常见的病毒普遍易感，结果反复发生呼吸道感染，是过敏性紫癜发病率增加的原因之一。

研究证明，过敏性紫癜是一种全身免疫性小血管炎，病因包括感染（如感冒、扁桃体炎、肺炎、腹泻、尿路感染等）、使用某些药物（如青霉素、磺胺类药物、生物制剂、血浆制品、疫苗等）、接触毒素（如蚊虫、蜂、蝎子叮咬等）和吃某些食物（如鱼、虾、蛋、奶等）。这些病因可引起机体免疫反应，产生一种叫免疫复合物的小颗粒，其主要成分与 IgA（免疫球蛋白 A）有关。由于这种小颗粒可以沉积在小血管壁，并引起炎症反应，因此目前国内外医学界已经将过敏性紫癜更名为"IgA 血管炎"。

过敏性紫癜患者除皮肤出现紫癜外，其他小血管丰富的地方，如消化道、关节、肾脏等部位，同样可以出现"看不见"的紫癜。根据受累器官及症状不同，过敏性紫癜可分成不同的类型。

1 腹型紫癜

50%～60%的过敏性紫癜患儿因消化道黏膜的毛细血管受累而出现一系列消化道症状，包括腹痛、恶心、呕吐、呕血、腹泻及便血等。其中，以腹痛最为常见，常为阵发性绞痛，多位于脐周、下腹或全腹。部分患儿发作时疼痛剧烈，腹部症状、体征多与皮肤紫癜同时出现，偶有发生于紫癜之前而难以确诊，甚至有极少数患儿由于起病时未出现皮肤紫癜而被诊断为"急性阑尾炎"。此外，少数患儿还可因肠壁水肿、肠蠕动增强等而致肠套叠、肠坏死等危急重症。

2 关节型紫癜

40%左右的患儿发病时出现关节红肿、疼痛，多发生于膝、踝、腕、肘等大关节，部分患儿出现关节腔积液。多数患儿的关节症状较轻，呈游走性，反复发作，个别发生血管神经性水肿的患儿可因疼痛、肿胀而不能行走，但经治疗后迅速缓解，不留后遗症。

3 紫癜性肾炎

肾脏存在丰富的毛细血管，因此该疾病侵犯肾脏也较为常见，称为过敏性紫癜性肾炎，发生率高达40%～50%，是最严重的并发症和影响预后的最主要因素。根据肾脏损伤程度不同，患儿可表现为血尿、蛋白尿、管型尿，甚至少尿和肾功能衰竭。肾脏症状可出现于疾病的任何时期，但以紫癜发生后一个月内多见，如果三个月内肾脏无明显损伤，多数不会再侵犯肾脏。一旦明确肾脏有损伤，需要密切观察病情变化，必要时需要做肾穿刺活检来评估严重程度。虽然过敏性紫癜性肾炎的治疗周期较长，但大多数患儿的治疗效果较好，预后佳。

除以上常见类型外，少数患儿还可因病变累及眼、脑及脑膜血管而出现视神经萎缩、虹膜炎、视网膜出血水肿及中枢神经系统相关症状和体征。

若孩子患过敏性紫癜或疑似过敏性紫癜，必须到儿童专科医院风湿免疫科或皮肤科就诊，进行相应检查，目的是判断紫癜的性质和原因，明确诊断。孩子确诊过敏性紫癜后，家长不必惊慌。只要遵医嘱规范治疗，多数孩子可以痊愈，且不留任何后遗症。

如果有严重关节或消化道症状，患儿需要在医生指导下使用激素等药物治疗，部分症状持续或发生严重肾损伤者还需要住院治疗。经过系统的治疗后，患儿一般能获得良好的预后。

部分患儿病情反复，一定要积极配合医生检查并寻找原因。比如：黏膜炎症如胃炎、鼻炎等，可能引起紫癜反复发作，必须把这些问题解决后才能控制病情，但病因往往不易找到，需要在诊治过程中认真观察。

需要提醒的是，坚持随访非常重要。因为即使皮肤紫癜消退，也有可能发生过敏性紫癜性肾炎。无论有无肾脏损伤，患儿均应遵医嘱定期随访至少3～6个月。 PM

上海交通大学医学院儿科学院教学类科研课题（EKJX2020013DGD）
上海交通大学"交大之星"计划医工交叉研究基金（YG2021QN118）
上海市儿童医院院级课题（2020YGZM01）

> 剖宫产后，我的月经期越来越长，从7天到10天，现在拖到了15天，量很少，总是淋漓不尽。去医院做了内分泌相关指标的检测，没有发现异常。我到底是怎么了？

> 内裤上时常有咖啡色分泌物，我心想不会是宫颈出了问题吧，但妇科检查发现宫颈正常。那是怎么回事？

> 一个月没几天是可以不用护垫的，总是不知道什么时候"月经"就滴下来了，夫妻生活都不敢有了。

> 我怀第一胎时很顺利，现在想趁自己还年轻，抓紧生二胎，可怎么总是怀不上呢？

月经淋漓不尽！
子宫切口长好没？

上海交通大学医学院附属新华医院
妇产科 周星辰 汪希鹏（主任医师）

经历过剖宫产手术的你，是否也有上述困扰？身体似乎没啥毛病，但月经"滴滴答答"、淋漓不尽，一直困扰着日常生活。难道真是当初月子没坐好，落下了病根？

其实不然。导致剖宫产后月经淋漓不净的元凶，可能是子宫切口憩室。

什么是子宫切口憩室

剖宫产手术时，医生为了取出子宫里的胎儿，必须用手术刀把子宫划开，子宫上就会有一道长长的切口。当胎儿、胎盘都娩出后，医生会把这个切口缝起来。接下来，这个伤口就会经历漫长的自我修复，如果长得不好，就会影响日后的月经。

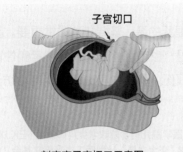

子宫切口

剖宫产子宫切口示意图

这是因为，如果子宫切口没长好，会留下一个"小凹坑"，我们称之为子宫切口憩室。憩室在消化系统中常见于食管、十二指肠、空肠等，在泌尿系统中常见于膀胱。一般先天性憩室与胚胎发育异常有关，而剖宫产术后子宫切口憩室是后天形成的，发生率为4%～9%。

大家可能会认为，出现子宫切口憩室是因为手术时没缝好。实际上，虽然部分子宫切口憩室与缝合方式、缝线材质等相关，但更多的是与感染、后位子宫、盆腔粘连、子宫肌瘤、子宫腺肌病等因素有关。

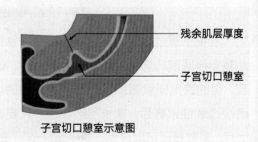

残余肌层厚度
子宫切口憩室

子宫切口憩室示意图

憩室不仅影响月经，还可导致不孕

子宫切口憩室最主要的表现为经期延长、经血淋漓不净，一些患者可出现月经周期中间不规则出血、慢性下腹痛、经期腹痛或不孕等，且这些临床症状不能被认为由其他疾病（如功能失调性子宫出血、子宫内膜息肉、盆腔炎等）所致。

一方面，因为憩室的存在，来月经时经血会积聚在这个"小坑"里，患者动一动，血就流出来一点；另一方面，患者的子宫肌层连续性被破坏，子宫肌层收缩不协调，也会造成经血排出不畅。经期延长的程度与憩室大小有关，憩室越大，月经淋漓不尽的时间就越长，有的可长达15～20天。

子宫切口憩室可使子宫内膜长期处于慢性炎症状态，影响受精卵着床，因此部分患者表现为不孕，或接受辅助生殖治疗时胚胎移植反复失败。即使患者能顺利怀孕，但憩室部位的残余肌层太薄，也会增加子宫破裂的发生风险，危及母胎安全。另有少数患者的受精卵正好种植在憩室部位，容易发生妊娠早期胚胎停育、大出血、子宫破裂等并发症，同样可能危及生命。

超声检查可发现

进行影像学检查可诊断子宫切口憩室，如经阴道超声、磁共振、子宫输卵管造影和宫腔镜等检查。其中，经阴道超声检查简便、无创，大多数医院可开展，是应用最多的。有剖宫产史和经期延长、经血淋漓不净等症状者，不妨去医院做个经阴道超声检查，看看子宫切口部位有没有长好，排查子宫切口憩室。

药物可缓解症状，但治标不治本

子宫切口憩室的治疗主要包括药物治疗和手术治疗。以避孕药为主的药物治疗，可以控制月经淋漓不尽的症状，但对憩室较大的患者效果欠佳，且停药后容易复发。

左炔诺孕酮宫内节育系统（曼月乐）是一种宫内节育器，可持续释放孕激素，抑制子宫内膜增殖，减少经量，进而减轻症状。其本质上也属于药物治疗，需要通过门诊小手术将节育器植入子宫，每隔4～5年更换一次，以维持疗效。这种方法对憩室较大的患者效果不佳，且可能发生节育器掉入憩室的情况，刺激子宫痉挛收缩，引起下腹痛等不适。

总体而言，这两种治疗方法的首要作用是避孕，因此不适用于有生育要求的患者。同时，这两种方法无法改变子宫的解剖缺损，仅可控制月经淋漓不尽的症状，治标不治本。

手术重建，适合有生育要求者

手术治疗大致可分为缓解症状和解剖结构重建两大类。

第一类是经宫腔镜电切等手术，原理是把"小坑"周围高出来的部分子宫肌层削平，使"小坑"不复存在，经血就不会集聚在此处，有助于缓解月经异常的症状。此方法有一定的风险，患者术后子宫肌层变薄，如果再次怀孕，子宫破裂的风险可能增加。

第二类是解剖结构重建手术，目的是恢复子宫的结构和功能。简而言之，就是把子宫切口憩室切掉，重新缝合，让剖宫产的子宫切口再愈合一次，使周围原本过薄的残余肌层在一定程度上增厚。这种方法可以减少患者不孕及再次怀孕后胎盘植入、子宫破裂等不良结局的发生风险，适合有生育要求的患者。手术方式一般有经宫腔镜、经腹腔镜、经阴道，以及联合宫腔镜和腹腔镜等。其中，经阴道手术创伤最小，患者体表看不到伤口，术后恢复更快，但对术者的手术技巧要求更高。PM

特别提醒　曾经剖宫产的女性，如果有生育二孩、三孩计划，备孕前应检查子宫切口愈合情况。如果发现憩室，周围残余肌层太薄，应及时治疗，为再次怀孕和母胎健康保驾护航。如果已经继发不孕，甚至已经采取多次辅助生殖治疗，但反复胚胎移植失败或移植后胚胎停育，患者应在医生指导下制订个体化的治疗方案，排除这一"故障"后再试孕。

DCN 通过 FGF1/TIMP1 信号通路引起剖宫产子宫切口愈合不良的机制研究（2021XHYYJJ09）

一觉醒来平躺着，
胎儿会不会缺氧

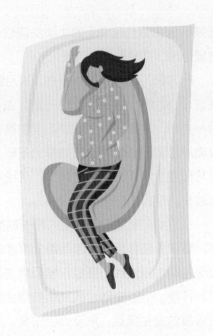

同济大学附属第一妇婴保健院产科　彭静　花晓琳（主任医师）

医生手记

在医院产检区域，几位候诊的孕妈妈聊着孕期遇到的各种问题，讨论起了睡觉姿势。

小美说："我睡觉从来不老实，睡着之后经常翻身换姿势，如果是怀孕前，没有太大关系；但是现在怀孕了，我很担心自己的睡姿不好会影响宝宝的发育，比如说侧卧会不会压着他，是不是只能平躺着睡觉？"

一旁的小田说道："这个我倒是不担心，我睡着后一直保持一个姿势。不过我听说孕期睡觉时最好侧卧，你完全不用担心会压着宝宝，反倒是平躺着睡觉容易造成胎儿缺血、缺氧。但到底是左侧卧好，还是左侧卧、右侧卧都可以，我也搞不清楚。"

这时，小芳笑着说："我听说最好是左侧卧位，不过一直保持这个姿势睡觉也吃不消啊，经常睡得我腰酸背痛的。有时候明明入睡前是左侧卧的，但是一觉醒来竟然发现自己平躺在床上，我很担心，反复琢磨着宝宝会不会发生宫内缺氧。本来睡觉是很享受很放松的事情，现在一想到要睡觉了，竟然觉得是个负担。"

……

显而易见，孕妈妈们对睡眠姿势存在不少困惑。孕期选择什么姿势入睡，睡眠过程中是否需要保持固定的姿势，是每个孕妈妈每天都要面临的问题。毕竟每天至少有三分之一的时间是在睡眠中度过的，采用合理的睡姿不仅可以更好地入睡，还可以减少对胎儿的不良影响，是孕期需要重点关注的问题。

孕妇睡觉该平躺还是侧卧

怀孕后，很多人纠结睡觉时到底是平躺好还是侧卧好。

有些孕妈妈担心侧卧会压着宝宝。其实，虽说侧卧时腹部侧面会受压，但腹壁的脂肪组织、子宫壁和羊水都会起到缓冲作用，因此侧卧时产生的承托压力并不会对胎儿造成任何影响。

有些孕妈妈一觉醒来发现自己平躺着就很紧张，担心胎宝宝缺氧。其实，也真不怪她们"玻璃心"，从医学角度来说，这种担心是有一定理论依据的：随着孕周增加，子宫逐渐增大，孕妇平躺着睡觉时，胎儿会压迫妈妈的下腔静脉，使静脉回流减少，进而导致心排血量减少，胎盘血液灌注随之减少，长久之后可能会引起胎儿慢性缺氧，造成胎儿宫内窘迫等不良结局；同时，孕妇也会出现下肢水肿、胸闷、憋喘等不适症状。因此，侧卧是更好的选择。

小贴士

缓解下肢水肿小方法

❶ 避免久坐或久站，休息或睡觉时抬高下肢（如在双腿下方垫一两个枕头），睡觉时采取侧卧位，都有助于促进下肢静脉血液回流，减轻水肿。

❷ 适当运动，如游泳、拉伸等，可以促进血液循环；按摩等被动运动也有一定效果。

❸ 在饮食方面，可以适当喝一些淡豆浆或冬瓜汤，它们有一定的利尿作用，有助于缓解下肢水肿。

刚怀孕就要侧卧睡觉吗

从理论上讲，孕妇选择侧卧位睡觉是较为安全可靠的。那么，是不是从刚怀孕起就要采用侧卧位呢？

一项发表于2020年的多中心回顾性观察研究，纳入了美国10 038名在2010—2014年怀孕的单胎初产妇，以问卷形式调查她们在孕早期及孕中期（孕28周之前）的睡眠姿势，研究这些姿势与母胎并发症（如死胎、小于胎龄儿、妊娠高血压等）发生率之间的关系。她们的睡姿包括平躺、左侧卧位、右侧卧位，甚至还有少数孕妇在孕早期采用俯卧位，有些孕妇在孕中期因无法卧床入睡而采用坐位。结果发现，在孕早期及孕中期，采用平躺姿势睡觉超过一半时间的孕妇，以上母胎并发症的发生率并不会增加。

因此，并非一怀孕就需要选择侧卧位睡觉。在孕28周之前，孕妈妈们可以选择让自己最舒服的姿势入睡，平躺、左侧卧、右侧卧，甚至俯卧位、坐位，都可以，不必纠结。如果一觉醒来，发现自己的睡眠姿势发生了变化，也不必紧张和担心。

怀孕多少周之后需要侧卧

到了孕晚期（孕28周之后），情况就不一样了。此时，子宫明显增大，长期平躺着睡觉会压迫下腔静脉，影响胎儿血供，可能导致缺氧。有的研究甚至发现，孕28周后长期平卧睡觉与死胎发生率增加有关。当然，死胎的发生与母体疾病、胎儿染色体异常、脐带或胎盘异常、胎儿宫内感染等多种因素有关。平卧位与死胎的关系仍然需要通过更多研究去探索。基于目前的研究结果，孕28周之后，孕妇应减少平卧位睡觉的时间，多采用侧卧位入睡，并尽量在睡眠过程中保持侧卧位姿势。

左侧卧和右侧卧有无区别

在孕晚期，孕妇的子宫通常会出现轻度右旋，而左侧卧位可以改善这一现象，因此就有了左侧卧位更好的说法。那么，对孕妇和胎儿的健康而言，左侧卧位和右侧卧位到底有没有区别呢？

一项发表于妇产科顶级杂志的研究中，探讨了睡姿和孕28周后发生死胎的关系。结果发现，与左侧卧相比，采用右侧卧姿势入睡的孕妇，不良妊娠结局（包括死胎）的发生率增加。尽管还需要更多样本数量的多中心研究进一步证实左侧卧位确实优于右侧卧位，但现有研究数据更支持孕妇在孕28周后采用左侧卧位入睡。

保持睡眠姿势有办法

入睡后睡姿容易改变的孕妈妈，可以使用靠枕或孕妇专用睡眠枕：入睡时将其垫在腰背部和侧腹部，有助于避免睡眠时的体位改变。当然，长时间保持同一姿势也不舒服，可以在适当的时间（如起床上厕所后）更换侧卧方向，以免四肢麻木和腰部不适。

最后，告诉孕妈妈们一个保持左侧睡姿的有趣方法：靠近床左侧睡觉的人会习惯性地朝向左侧入睡，睡眠中保持左侧卧的时间更多，反之亦然。如果你也是如此，那么请让丈夫把床铺左侧的位置留给你吧。**PM**

LncRNA-DIO3OS 编码的新型小分子功能肽调控 JAM2 治疗盆底功能障碍性疾病的作用和机制研究，国家自然科学基金（82071629）

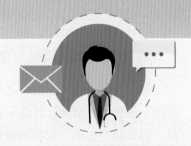

大众 ✚ 导医

专家门诊时间以当日挂牌为准

问 哪些人适合吃膏方

我想给自己和家人都开点膏方养养身体，哪些人适合吃膏方？小朋友可以吃吗？

答：膏方的适用人群广泛，年老体弱者、亚健康人群、慢性病稳定期患者等都可以服用。

一直以来，儿童膏方调理也被广泛接受，反复呼吸道感染、过敏、消化不良、体质羸弱的患儿经膏方调治，病情均可明显好转。

肿瘤患者只要病情稳定、食欲正常，也是可以服用膏方的，可缓解不适症状、提高免疫功能、增强体质。

一般认为，慢性病急性发作期（如慢阻肺合并感染、消化性溃疡合并出血、胆石症合并感染、急性脑血管意外等）患者不适合服用膏方。此外，脾胃功能不佳的人也暂时不适合服用膏方。中医有"虚不受补"之说，这类人群应先调理脾胃，待脾气健运、胃纳如常时，可考虑服用膏方。

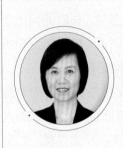

陈咸川　《大众医学》专家顾问团成员，上海中医药大学附属岳阳中西医结合医院老年病科主任医师、教授、硕士生导师，上海市中医药学会理事、心病分会常务副主任委员，上海市医师协会老年医学科医师分会委员。擅长心血管疾病、老年慢性虚损性疾病、亚健康状态、失眠、眩晕、乏力等的中医调理。

问 吃膏方会不会长胖

我想吃膏方调理身体，但膏方是放糖的，服用后会不会变胖？糖尿病患者能吃膏方吗？

答：膏方的组成有中药饮片（如黄芪、党参等）、胶类（如阿胶、鹿角胶等）、细料（如人参、冬虫夏草等）和糖类（如冰糖、饴糖、木糖醇等）。其中，糖类所占比例极低，一般在300克左右，作用为促进收膏和改善口感。每份膏方的服用时间平均为50天左右，每天摄入的糖约为6克，完全不用担心因为服用膏方而变胖。

糖尿病患者常有头晕耳鸣、口干多饮、神疲乏力、胸闷不舒等症状，服用膏方能补虚泻实、调理脏腑。医生会用木糖醇或元贞糖等替代冰糖，不会对糖代谢造成影响。

问 膏方能否与人共享

我吃了膏方后，感觉效果不错。既然是补药，可以分给家人一起服用吗？

答：个性化是膏方的特点，辨证施治、一人一方、药症合拍，才能收获良效。体质、证候，甚至年龄性别等的差异，都会影响膏方的处方用药。一家人的基础疾病、体质、脏腑功能均有差异，气血运行各有不同，处方用药往往大相径庭，故不主张与他人共享膏方。

问 吃了膏方，平时吃的中药汤剂还要继续吃吗

第一直在喝中药，服用膏方期间，汤药要不要停？

答：部分慢性病患者平时服用中药汤剂治疗，冬季来临时用膏方进补，希冀来年强身健体。此类膏方往往补中有治、补治结合，其中部分中药饮片可能与汤剂饮片重叠，故在膏方进补阶段，可以停用汤剂。

另有少数患者在服用膏方期间出现变证，如遇感冒发热、咳嗽、腹泻等，此时须暂停膏方，用汤剂治疗，待病愈后再续服。

平时服用西药的常见慢性病患者在膏方服用过程中仍须服药，与膏方无碍。

问 如何正确服用膏方

第一次吃膏方，不知道需要注意什么？服药时间不规律或偶尔漏服，会不会影响疗效？

答：膏方一般每天服用 2 次，用温水冲服。脾胃功能强健者可餐前服用，脾胃功能较弱者宜餐后15 ~ 20 分钟服用。服用膏方期间，要保持饮食清淡，避免烟酒过度，不宜过食肥甘滋腻和辛辣香燥食物，以保持脾胃正常运化，利于膏方吸收；不宜进食寒凉之品，免伤中阳；膏方中若有人参，不宜服用萝卜。

现在的膏方越来越人性化，除瓷罐装外，还有方便携带的小包装膏方，适合经常加班或出差的"上班族"服用。一般来说，偶尔漏服一次，不会影响疗效。

膏方宜放入冰箱冷藏。但要注意，对罐装膏方，每次服用时应用干净的勺子（无水无油）挖取，以免膏方霉变。霉变的膏方不可服用，只能弃之。

问 没有不舒服，能不能吃膏方防病

我体检结果基本正常，平时也没有不舒服，想吃点膏方防病保健、增强体质，合适吗？

答：膏方并非只在出现不适后才可服用。中医诊治讲究望、闻、问、切，四诊合参，辨证后深入了解患者脏腑、经络的情况，如气、血、津液是否充盈，有无食积、气滞、寒凝、血瘀、痰饮等。膏方调理可以帮助纠正体质偏颇、疏通经络，力争五脏安和、平衡气血阴阳，以达到纠正亚健康状态和治未病之功。

问 什么是"开路方"

医生说要先给我开一两周的"开路方"，然后再进行膏方调理，但给一起去的朋友却直接开了膏方。什么是"开路方"？哪些人要服用"开路方"呢？

答：辨证以后，以汤剂形式开具处方，安排在膏方调理前服用，即为"开路方"。医生用这些汤药对首次服用膏方者进行试探性调理，可以为膏方处方提供有力依据，亦有"开路"之意。

若患者有食欲不振、口苦、脘痞、舌苔白腻或黄腻、大便不畅等表现，往往有脾胃湿热之象，需要先服用开路方，以帮助膏方的吸收；脾胃功能健运如常者，则无需服用开路方，可以直接服用膏方。**PM**

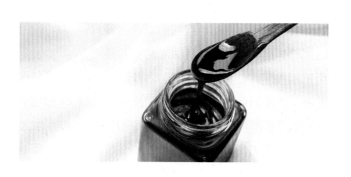

湿疹是皮肤科常见病，而位于肛周的湿疹，因其位置特殊，难以言表，容易误诊，且往往迁延不愈，使患者寝食难安。

抚平肛周湿疹 "歪不安"

上海中医药大学附属岳阳中西医结合医院肛肠科副主任医师　李　盈

忧虑不安：是性病还是湿疹

肛周湿疹位于隐私部位，且其症状与某些性传播疾病有相似之处，故有些患者会误以为是性病。要区分肛周湿疹与尖锐湿疣、梅毒、肛门单纯疱疹，可从临床表现、皮损特征、是否有不洁性生活史等方面进行分辨，以消除不必要的担忧。

● **肛周湿疹**　主要表现为肛周皮肤潮湿、剧烈瘙痒，甚至疼痛，病变范围可累及会阴部位，局部可见炎性渗出、红斑、脱屑、丘疱疹和皮肤肥厚等，是一种可严重影响生活质量的非传染性疾病。发病原因复杂，一般认为与过敏体质有关，相关病因有过敏、消化道及肛周疾病、慢性感染、精神紧张等。

● **尖锐湿疣**　是肛门部位最常见的性传播疾病，由人乳头瘤病毒感染所致，皮损特点为散在分布、略高出皮肤的粉红色至灰色疣状或菜花样增生，可单发或多发，或彼此融合形成巨大肿物，细胞学、组织病理学检查等有助明确诊断。

● **梅毒**　是由苍白螺旋体感染引起的性传播疾病，一期、二期梅毒可出现肛周皮损。一般在不洁性交后 2～4 周出现硬下疳，表现为红斑或丘疹，进而变为硬结，很快形成直径约 1 厘米的单个圆形浅溃疡或糜烂面，周围稍高出皮肤表面，绕以红晕，境界清楚，不痛不痒，触之为软骨样硬度，上有少许分泌物；二期梅毒可出现肛周及外阴部扁平湿疣，或斑疹、斑丘疹、丘疹、丘疱疹、疱疹等，常伴低热、头痛、乏力、关节肌肉酸痛等流感样症状。

● **肛门单纯疱疹**　由单纯疱疹病毒感染引起，可通过性接触传播，常有肛周皮肤瘙痒、刺痛等前驱症状，疼痛可放射至骨盆、大腿。皮损多有痛感，特点为成堆小水疱，易形成溃疡，可伴腹股沟淋巴结肿大、压痛。

坐立不安：瘙痒难耐怎么破

肛周湿疹急性发作时瘙痒难耐，令人坐立不安，甚至影响睡眠，给生活和工作带来不便。西医治疗肛周湿疹主要以局部外用糖皮质激素为主，必要时服用抗组胺药（俗称抗过敏药），以达到抗炎、止痒的目的。由于该病易反复发作，如果长期使用糖皮质激素，可引起皮肤色素沉着、萎缩、毛细血管扩张等不良反应。此时可选择中医药治疗，首选外治法，可使药物直接作用于皮损部位以改善症状，还可通过刺激穴位、经络来促进局部气血运行。中医治疗肛周湿疹，注重局部皮损的辨证施药。

❶ 急性肛周湿疹多为实证

发病快、病程短的急性肛周湿疹多为实证，密集的小丘疹、丘疱疹、小水疱或渗出等多种皮损并存，可形成糜烂面，合并感染时可出现脓疱，重者瘙痒剧烈，难以忍受，呈间歇性或阵发性发作，夜间加剧。患者常因饮食不节、偏嗜肥甘厚腻，导致内生湿热；或素体禀赋不足、脾失健运，导致湿邪内生、郁而化热；或因七情内伤、气机失调，导致湿热内生。再加上外感风、湿、热邪等，患者湿热蕴结，下注肛门而发病。

治疗以清热、利湿、止痒为主，方用苦参汤加减，煎汤熏洗、坐浴；瘙痒严重者应注重祛风止痒，可加用蒺藜、白鲜皮、地肤子等；水疱、糜烂、渗液多者应注重祛湿收敛，可用黄柏、生地榆、马齿苋、蒲公英等煎汤，或用复方黄柏洗剂外洗、湿敷；渗出减少者，再用青黛散加麻油调搽患处，或黄连软膏、青黛膏外搽；仅有潮红、丘疹或少数水疱而无渗液者，还可用炉甘石洗剂外涂。此外，还可选用中药内服，以龙胆泻肝汤为代表，根据病情进行加减：湿盛热轻者，可去黄芩、生地黄，加滑石、薏米等增强利湿之功；瘙痒明显者，可加用白鲜皮、黄柏、蝉蜕等燥湿止痒药。

❷ 亚急性肛周湿疹多为虚实夹杂证

亚急性肛周湿疹病程较缓慢，皮损淡红，以小丘疹、鳞屑、结痂为主，少有丘疱疹、水疱和糜烂，瘙痒、渗出较急性湿疹者轻。患者多因素体脾胃虚弱，加之饮食不节，导致湿浊内生，蕴久化热，湿热下注而发病。

治疗以健脾、利湿、止痒为主，内治与外治相结合：内治以健脾化湿为主，可选用补中益气汤，根据病情酌加苍术、厚朴、泽泻、茯苓、蛇床子、地肤子、川牛膝等；外治以祛湿止痒为主，可选用黄连膏、清凉膏、外用应急软膏、肤痔清软膏等。

烦躁不安：反复发作怎么防

急性或亚急性肛周湿疹日久不愈、反复发作，可进展为慢性湿疹，皮肤增厚粗糙、皮纹加深、皲裂或呈苔藓样变、弹性减弱或消失，颜色呈棕红或灰白色，阵发性瘙痒。病程日久，持续数月或数年，患者长期处于精神紧张、烦躁不安、失眠状态，耗伤阴血，血虚风燥，皮肤失于濡养。

● **养血润燥，内外兼治** 内治注重养血、祛风、止痒，方用四物消风饮加减；外治强调润燥止痒，中药坐浴除药物作用外，还可借助热力促进局部血液循环，再配合外用软膏促进皮损修复（如青黛膏、肤痔清软膏、外用应急软膏等）。此外，还可选择针灸治疗，酌情选取曲池、血海、三阴交等穴位，脾虚者配伍足三里、关元等穴位，痒甚者可配伍太溪、会阴或长强等穴位；也可使用艾灸消散郁热或放血疗法清热凉血等，以疏通经络、气血，缓解瘙痒。

● **去除诱因，防止复发** 长期腹泻或肛门经常溢液、溢粪的患者要积极查找原因，如：肛门松弛、直肠或痔疮脱垂引起漏液，肛瘘的脓性分泌物刺激，肠炎、肠息肉等引起的腹泻，等等。积极治疗这些原发病有助肛周湿疹康复。同时，充分了解病因、疾病特点等，也有利于患者放松心情，树立信心，积极配合治疗。

● **饮食护理，促进康复** 肛周湿疹反复发作与饮食宜忌和护理不当也有一定关系。生活中一些被忽略的细节可能是湿疹的诱因，也可能是导致其复发或迁延不愈的"元凶"。

发病期间，应忌食海鲜、辛辣食物，避免饮酒，否则会加重瘙痒等症状。

注意个人卫生，每天清洁局部1~2次。清洁时，热烫的水可掩盖瘙痒，但洗完后瘙痒会加重，故应使用温凉的水清洗；不要用湿纸巾、香味浓烈的香皂、沐浴露、含防腐剂洗液擦洗患处；清洁后，用软毛巾或纸巾拭干局部，避免过度摩擦；如果皮肤红肿、疼痛，可用低温档的吹风机吹干。平时应穿宽松的棉质内裤，每天更换，清洗并确保漂洗干净。

此外，应避免长时间坐在塑料椅上，以免因出汗而诱发或加重湿疹。如果瘙痒难以忍受，可隔衣轻捏，尽量避免抓挠加重皮损，夜间可戴手套睡觉。**PM**

过去，每逢寒凉的秋冬，人们都有"贴秋膘"的习俗：吃红枣、桂圆等来补充能量，吃牛羊肉、芝麻、核桃等来储存脂肪，吃年糕、各类面食等来补充体力……这是自古以来基于气候环境、生活水平、物质条件因素而逐渐养成的"增加热量"的习俗，但在如今物质丰富的年代，这样的饮食习俗如果不注意度，就会"上火"。

秋冬上火，是"实火"还是"虚火"

上海中医药大学附属曙光医院传统医学科主任医师　吴 欢

"上火"的表现大家都不陌生：口舌生疮、咽喉肿痛、口臭、痤疮、大便秘结、肛周灼热、小便黄赤、脾气暴躁、心烦易怒、潮热汗出等。这些症状都是因"火"而生，但有虚实之分。

鉴别是实火还是虚火，需结合"望闻问切"四诊合参，观察有无"实"的症候和"虚"的表现，不宜盲目自行"去火"。

"有余"之实火

实火的诊断较容易，有的人表现为口干口苦、口气严重、大便干硬、恶心等，多为胃火盛。需控制饮食，少食辛辣厚味，忌烟酒刺激，多食新鲜蔬菜和水果，保持大便畅通。

有的人表现为头痛头胀、目干目糊、脸红目赤、口苦口臭、两肋胀痛、烦躁易怒等，多为肝火旺。需调节情志、避免暴怒，可用玫瑰花、菊花、决明子等泡水饮用。

还有的人表现为面部痤疮、头皮或后脑勺常有毛囊发炎、皮肤干燥、咽痛、鼻子烘热甚至出血，或有咳嗽（无痰干咳或咯痰量少、色黄），以及心烦易怒、失眠、小便黄……这些症状属于心、肺有实火，可用莲子心十粒、竹叶一把泡水频饮，以清心除烦、安神助眠。

"不足"之虚火

• **阴虚火旺** 先天不足、久病、过度劳累、房事过重、思虑过度、外感热邪等原因都会损伤阴液，导致"上火"，主要表现为身热、五心烦热、口燥咽干、躁动不安等，与"实火"症状有一定的相似，但阴虚火旺者同时还具有一系列"阴虚"表现，如舌红无苔、神疲乏力、面色潮红、头晕目眩、腰膝酸软、耳鸣、心慌心悸、脉细数等。宜适当饮梨汁、藕汁、荸荠汁、金银花茶、枸杞子茶，以滋阴清热。

• **气虚火旺** 如果伴有神疲乏力、动则气短、胸闷汗出、肢体酸软等虚弱表现，可能为"气虚火旺"。可在清心火的同时，配合黄芪、党参、西洋参等，以补益心气。

无论是"虚火"还是"实火"，上火者都应少吃煎炸、烧烤食物，以及生姜、大蒜、辣椒、羊肉等香燥食物，且应忌烟酒。**PM**

"干瘪"的浮小麦

上海中医药大学附属岳阳中西医结合医院药学部　刘 静　徐玲玲（主任药师）

> 小麦是大家都熟悉的粮食，经加工后可以做成花样繁多的面食、小吃、糕点。小麦苗（茎叶）、干瘪的种子（浮小麦）及种皮（麦麸）还可供药用。

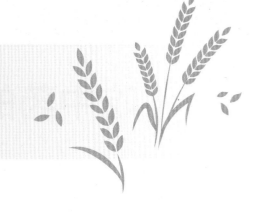

形虽干瘪，药性不减

果实、种子一向以饱满、成熟为佳，而中药中却有一味药物，是取小麦中的干瘪者入药。这味中药名为浮小麦，可固表止汗、益气除热，临床应用于治疗自汗、盗汗等病症。

浮小麦为禾本科植物小麦干瘪的种子，又叫"麦鱼"，因将其置于水中可浮于水面而得名。小麦收割后，取干瘪者或浮于水面者入药为浮小麦，以粒均匀、质硬、断面白色、轻浮、无异味者为佳，可生用或炒用。

浮小麦入药首载于明代陈嘉谟的《本草蒙筌》，记载其可敛虚汗。明代李时珍的《本草纲目》记载："本品益气除热，止自汗盗汗、骨蒸虚热、妇人劳热。"相传，京城名医王怀隐用《金匮要略》中的"甘麦大枣汤"治疗妇女更年期的相关症状时，因缺少饱满的小麦，情急之下用了又瘦又空的浮小麦，结果患者的失眠多梦、心悸不安等症状被治愈，夜间出汗不止的症状也消失了。后来，王怀隐尝试用浮小麦试治盗汗、虚汗，亦收到了很好疗效。从此，"浮小麦"一药便流行于世，并为历代医家治用至今。

小麦、浮小麦，各有所长

小麦和浮小麦均可入药，但药性和功效却有所不同，因此不混用。两者虽都能益气、养心、除热，但小麦味甘、凉，归心、脾经，可养心除烦，主要功效在于安神；浮小麦味甘、咸，性凉，归心经，可益气除热，主要功效在止汗。

浮小麦甘凉并济，可用于气虚、肺卫不固所致的自汗，或忧思过度、劳伤心脾，或肾阴不足、阴虚火旺所致的盗汗。治疗阳虚自汗，可用浮小麦配黄芪、防风、白术、麻黄根、牡蛎等同用，方如牡蛎散。治疗阴虚盗汗，轻者可单用浮小麦30克炒为末，米汤送服或水煎服；较严重者可配地骨皮、柏子仁、麦冬、五味子等治疗。浮小麦也常用于大病久病之后，津液精血消耗过多出现的盗汗、潮热、身体消瘦等症，多与西洋参、沙参、麦冬、五味子、地骨皮、秦艽、鳖甲等共用。

需要注意的是，浮小麦含有一定量的碳水化合物，糖尿病患者服用时要注意；无汗而烦躁者、虚脱汗出者忌用。PM

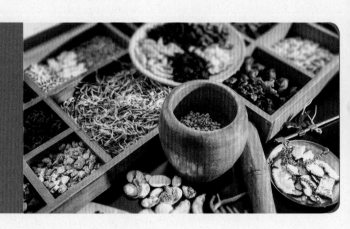

不少人在吃中药时常常有一些困惑，比如：一次性多吃几种药能否解决多种不适？已经在吃中药，还需要从生活各方面注意养生吗？吃了好几副药，怎么好像没见到效果？每次多吃一些药，是否好得快点？吃药后感觉症状消失了，是及时停药还是再吃一段时间巩固巩固？

吃中药的五个疑问

上海中医药大学附属龙华医院脾胃病科主任医师　朱凌宇

疑问1： "多药同吃"是否可"数病同治"

有些人喜欢将小毛病"攒在一起治"，自行服用多种性质不同的中药、中成药，希望能一次解决。这种做法不可取。究其原因，一是这么做并不能"一劳永逸"，二是存在隐患。

例如：很多患者兼有胃部不适及睡眠不佳的问题，中医称这种现象为"胃不和则卧不安"。用药上，中医师一般会针对"胃不和"进行治疗，症状改善后，患者的睡眠也会得到改善，即"胃和卧安"，不需要用两种疗法。

另外，用药太多会模糊重点，甚至起反作用。比如：外感时应祛邪，虚弱时应补虚。若在感冒时不祛邪，还大肆用补药，那究竟是补在自己身上还是补在邪气身上？若在虚弱时不好好补益身体，还用祛邪攻伐的药，岂不等于在戕害自己的身体？

疑问2： 是否吃药就行，不用改变生活习惯

有些人只吃药，但不改变错误的生活方式，认为治疗疾病依靠药物就够了。其实，治疗包括"药物治疗"和"非药物治疗"两大块，药物治疗主要看医生的技术水平，非药物治疗则要依靠患者保持生活上的自律。

非药物治疗的核心是良好的生活方式。众所周知，健康四要素是营养、睡眠、心理、运动。生活中，吃得香、睡得着、心态平和、时常运动的人患病风险低，是健康的"代言人"。良好的生活方式远比药物治疗重要，试想：一个人每天只睡三小时，能不生病吗？一个人每天吃大量人参、燕窝、鱼翅，久坐不动，重度肥胖，会健康吗？一个人养

尊处优，却思虑过重、郁郁寡欢，会长寿吗？答案是不言而喻的。

以便秘患者为例，想要治疗效果好，必须切实履行改善生活方式的"三件套"：足量水果、适当运动、定时排便。如果只依赖药物，不改善生活方式，那么即便服药时效果不错，停药后便秘很容易再次"光顾"。

有句话叫"自救者方得救"。依靠药物治疗产生的无非是"他信力"，而改善生活方式则是"自救"，最终得到的将是"自信力"。

疑问3：吃了几天药没效果，是不是"开错药了"

部分人追求药效立竿见影，吃了两三副中药觉得没效果，便认为医生开错药了。事实上，无论中药还是西药，治疗见效都需要时间。

有则寓言叫《最后一口饭》，说一个人在吃到最后一口饭的时候终于吃饱了，便说："前面的饭都白吃了，竟然一直没让我吃饱，早知道我就该直接吃最后一口饭。"吃中药时也要避免这种心理。治疗疾病是需要时间的，要先防守、再相持、后反攻。服药前期是在积蓄力量，等于在"备战"，不可只吃了几天药，就半途而废。

每个人都希望用药能够"一帖灵"，但事实上，疾病常常是复杂的，虚实夹杂、真寒假热、标本难解……英语中"病人"（patient）一词其实还有"耐心"的意思，中文亦有"病去如抽丝"一说。两者的道理其实是共通的，治病服药时，不花时间、没有耐心是不行的。

疑问4：每次多吃点药，是否好得快

有些人喜欢自作主张多吃一点药，或在服药时用黄芪水、人参水等带药。殊不知，这些行为会影响药效发挥或破坏药物的平衡性。

举个例子：番茄炒蛋好吃，酸豆角炒肉末也不错，但往番茄炒蛋里加酸豆角和肉末会好吃吗？必然是不会好吃的。无数经典方剂经过千百年来的加工和社会实践，大浪淘沙，留下的经典方往往搭配精当、药简力宏。患者服药时不宜自行增减药量，也不要自行添加黄芪、人参这样的"酸豆角"，以免画蛇添足，甚至效果适得其反。

疑问5：是中病即止，还是再吃一段时间巩固巩固

吃了一段时间中药后，感觉症状减轻了，是立刻停药，还是再吃一段时间巩固疗效？

对于急性病，我们的态度是"中病即止"。因为急性病病程短，来得快，去得也快。比如感冒发热，用解表药使汗出热退，就可以停药了，不必一直使用，以免损伤脾胃。

但对于慢性病，还需再坚持吃一段时间的药巩固一下为宜。好比一棵大树，树冠有多大，树根就有多大。想除根，其疗程就与病程呈正相关。

还是举个便秘的例子，治疗一个便秘10年的患者，一般难以在短时间内解决问题，得制定至少为期3个月的治疗计划：第一个月摸清方向，初步见效；第二个月巩固，让患者改善生活方式，积极参与治疗；第三个月可考虑减量，尝试用最少的药量来控制病情。

临床上，不少患者服药后效果良好，却因不重视巩固而前功尽弃。需知成功的道路总是曲折的，它常常呈现"波浪式前进""螺旋式上升"的趋势，慢慢巩固、科学减药，病情一定会"稳中向好"。**PM**

泡"药茶"的讲究

海南省中医院治未病中心　丁一　程亚伟（主任医师）

在日常生活中，不少人喜欢用中药泡水喝，觉得有保健作用。有些人觉得"药茶"泡得越浓越好、越久越好。其实并非如此，中药泡水也有一些注意事项。

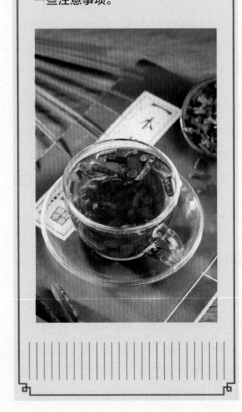

药茶，即中药代茶饮，是在中医理论原则指导下辨证组方，由中药或中药与茶叶合制而成。饮用时用开水冲泡，使中药有效成分得到一定量的析出，用于辅助防治疾病、病后调理或养生保健。

据传，药茶发端于唐代，盛行于宋朝。唐代《外台秘要》中详述了代茶饮的制作工艺、使用情况及饮用方法；明代李时珍之《本草纲目》、清代赵学敏之《串雅内编》中，均记有"代茶汤"，品类有菊花茶、胖大海茶等；在清宫原始医药档案中，太医院御医也擅用药茶。

药茶虽好，并非"百搭"

相较于汤药，中药代茶饮更容易长期坚持，适用于亚健康人群、慢性病人群的调治与辅助治疗。如：脾胃虚弱者易频繁泄泻，在治疗之余可用补气健脾的中药代茶饮，以调理脾胃；肺脾气虚、容易反复感冒的人群，可用补肺健脾的中药代茶饮，以补益自身正气、增强体质。

代茶饮的选择要根据个人体质，反之可能收效甚微，甚至损伤身体。比如：体虚畏寒者用枸杞、黄芪、桂圆等中药泡水频饮，可起到补益保健作用；没有虚寒症状，甚至体质"偏热"的人，过量饮用则可能出现口腔溃疡。又如：野菊花药性苦、辛、微寒，有清热解毒、泻火平肝之效，脾胃虚寒者和孕妇须慎用；胖大海甘、寒，有清热润肺、利咽开音、润肠通便之效，脾虚、大便稀溏者不适用；黄芪药性甘微温，有补气升阳、固表止汗、利水消肿等功效，但表实邪盛、气滞湿阻、食积停滞等实证者不宜服用。

对症而饮，亦要适度

饮用药茶应注意用量和时间，不宜泡得过浓、过久。儿童、老人、孕妇、哺乳期女性，以及肝肾疾病、血液疾病患者，若要饮用药茶，须先咨询医生。**PM**

"甘之如饴"：如胶饴糖是味药

成语"甘之如饴"是形容甘愿为了某件事承受艰难痛苦，却还感到像吃糖那样甜；古人常用"含饴弄孙"来形容老年人的美满生活……喜爱甜食是人之本性，而"饴"却并不只是甜味剂。中医发现饴糖具有独特的药物价值，用其入药，有滋补的功效。

江苏省中医院感染科主任中医师　陈四清

可调味，也可入药

"饴"是用高粱、米、大麦、小麦、粟玉米等含淀粉的粮食为原料，经发酵糖化制成的一种食品。古代生产饴糖主要用麦芽和糯米，不少地方至今仍习惯称饴糖为麦芽糖。

早在先秦时期，中国人已经掌握了制作饴糖的技术。至周朝时，饴已成为人们日常生活中常见的甜味剂。而最早认识到饴糖药用价值的，是东汉时期的医圣张仲景。

饴糖入药，有三则著名处方。一是治"虚劳里急诸不足"的黄芪建中汤，配方主要有饴糖、桂枝、芍药、黄芪、生姜等，重在温养脾胃，可温中补气、和里缓急，是治疗虚寒性胃痛的主方。二是治"心胸中大寒痛，呕不能饮食，腹中寒"的大建中汤，方中重用饴糖建中缓急，配伍诸药共奏温中补虚、降逆止痛之功。三是治"伤寒一二日，心中悸而烦者""虚劳里急，悸，衄，腹中痛，梦失精，四肢酸疼，手足烦热，咽干口燥"的小建中汤，方中重用饴糖温中补虚、和里缓急，配伍诸药可平补阴阳、调和营卫。

中医认为，饴糖性温、味甘，无毒，入脾、胃、肺经，具有补中益气、缓急止痛、健脾和胃、润肺止咳、生津润燥等功效。上述三则含有饴糖的处方，取的就是饴糖补脾益气、缓急止痛之功。

可内服，也可外用

饴糖还可以润肺止咳，《补缺肘后方》中介绍，先将适量干姜和豆豉用水煎煮后取汁，再搅入饴糖，可以治疗感受风寒之后的急性咳嗽；《本草汇言》中介绍，用白萝卜捣汁一碗，再取饴糖30克，隔水蒸化，趁热服用，多次缓缓含咽，可治疗顿咳不止。

除了内服治病，《本草汇言》中还介绍饴糖可外用治大便干结不通：将饴糖拈成指头大，用香油涂拌绿矾末，塞入肛门内。这种方法与如今用开塞露治疗便秘的方法颇为相似，彰显了古人的智慧。

饴糖矫味，良药不苦口

"良药苦口"，一碗中药常常是酸、苦、咸、辣、腥味混杂，让人难以下咽。对没有糖尿病、湿热证的患者，有经验的大夫往往会让他们去超市购买一瓶饴糖，每次煎好中药后，将一小汤勺饴糖先放入碗底，再将中药冲入，经过矫味后，中药就变得好喝多了。

不少现代人都有脾胃虚弱、消化不良、中气不足等情况，越来越多的医生在开具膏方时，选择应用饴糖代替红糖、冰糖、蜂蜜等收膏，不但可以提升膏方的口感，而且不会导致便溏腹泻、腹胀、消化不良等不良反应。

需要注意的是，饴糖虽好，但要注意用量和使用方法。饴糖内服时，一般烊化后冲入汤药中，每次30～60克；熬膏时一般用250～1000克不等。由于甘能助湿，故凡有舌苔厚腻、脘腹发胀等"湿热内郁，中满吐逆"者忌服，血糖高的糖尿病患者也不宜服用。**PM**

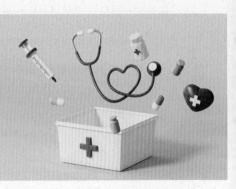

对儿童来说，头疼脑热、小磕小碰、腹泻便秘是常事。有孩子的家庭准备一个儿童专用小药箱，在孩子身体不适或受伤时往往能解燃眉之急，为孩子的健康保驾护航。那么，儿童小药箱里，该准备哪些药呢？

儿童药箱五"常客"

复旦大学附属儿科医院临床药学部主任药师 李智平

① 解热镇痛药

孩子发热是免疫系统对抗感染的积极行为，有利于康复。一般情况下，可优先采用物理降温措施，如温水擦浴、使用冰宝贴等；只有当体温超过 38.5℃、出现明显不适时，才考虑用药。

儿童常用的解热镇痛药主要是布洛芬和对乙酰氨基酚。在用法、用量方面，家长应当根据孩子的年龄和体重而定，按照医嘱或药品说明书上的剂量使用，千万不要超量服用。根据《世界卫生组织儿童标准处方集》，布洛芬仅限用于 3 月龄以上的宝宝；更小年龄的婴儿或新生儿，宜使用对乙酰氨基酚，一天内最多使用 4 次。以上两种药物一般不宜交替或叠加使用。

解热镇痛药应存放在干燥、避光和孩子无法触及的地方，以免误食。

② 止泻药

止泻药可以减轻腹泻症状，缓解腹泻引起的腹痛和不适，帮助恢复胃肠健康。儿童常用的止泻药有蒙脱石散等。蒙脱石散可用于 1 月龄以上宝宝的急性腹泻，必要时可与口服补液盐或静脉补液联合使用。

蒙脱石散应在饭前服用，用药后 30 分钟内不要进食或饮水，以免影响药效。方法为：将每袋（约 3 克）蒙脱石散溶解于 50 毫升的温水中，搅拌均匀后立即服用。

腹泻的主要问题是短时间丢失大量水分和电解质，使用口服补液盐可以帮助补充丢失的水分和盐分，防止脱水和电解

专家简介

李智平　复旦大学附属儿科医院临床药学部主任、昆山分院执行院长、主任药师、教授、博士生导师，复旦大学药学院临床药学系副主任，国家卫健委儿童用药专家委员会委员、合理用药专家委员会儿童用药专业组委员兼秘书，中国药学会儿童药物专委会主任委员，上海市药学会理事，上海市药理学会理事。

质紊乱等。该药的使用相对简单，"拉多少、补多少"即可。

如果患儿服用止泻药1天后，腹泻症状没有改善，家长应及时带孩子就医，以免延误病情。

③ 缓泻药

儿童慢性便秘是一个让很多家长头疼的问题。缓泻药可缓解便秘，促进正常排便，常用的有开塞露、乳果糖口服溶液等。开塞露不能经常使用，否则容易形成依赖。乳果糖属于纤维素类制剂，虽然适用于儿童便秘，但应遵医嘱使用，不可滥用。

事实上，饮食直接影响排便情况，出现便秘后，应当首先考虑饮食调节，而非药物治疗。首先，高纤维食物和水果对缓解便秘非常有益。其次，家长可引导孩子养成规律的排便习惯，早餐后肠道最活跃，是较为理想的排便时间。再次，要关心孩子的情绪，帮助孩子缓解焦虑和紧张，保持愉快和放松。最后，多运动对肠道健康也有帮助。如果改善饮食和生活习惯后，便秘仍没有明显缓解，可用药；如果问题持续或变得更糟，一定要及时就医。

④ 外用药

儿童皮肤比较娇嫩，常面临蚊虫叮咬、痱子等皮肤问题。针对蚊虫叮咬，可使用炉甘石洗剂止痒；若继发感染，皮肤红肿，可用抗菌软膏，如莫匹罗星软膏。此类药膏还可用于处理宝宝的轻微皮肤问题，如小伤口、烫伤或皮炎。治疗痱子，一般以止痒和控制症状为主，同样可以使用炉甘石洗剂。使用这些外用药前，应注意清洁双手和受伤部位；使用时，宜用干净的棉签等涂抹患处。

⑤ 辅助用品

儿童药箱的辅助物品主要包括：体温计、纱布、棉签和喂药器。

体温计用于测量体温，帮助判断是否发热。因水银温度计存在碎裂的风险，且测量时间较长，故儿童家庭宜使用电子耳温计代替水银温度计，尤其是低龄儿童家庭。纱布可用于湿敷等，棉签可用于涂抹药物或清洁伤口。这些小工具虽不是药品，但在宝宝药箱中同样重要。为确保体温计的准确性，以及纱布和棉签的清洁，应注意定期检查和更换。儿童喂药器就像一个魔法小工具，可以让喂药变得简单，且剂量精准，不会出现药量不足或过量的问题。更重要的是，喂药器能防止宝宝吃药时呛到或噎到，保证安全。PM

专家提醒 　　儿童药箱中的这五类"常客"，可以帮助家长迅速应对孩子常见的健康问题。但请记住，这些药品和物品只能在必要时"救急"，孩子生病后，还是应该由医生来诊断和治疗。另外，儿童药箱应存放在干燥、阴凉的地方，避免阳光直射，要确保宝宝无法轻易触及和打开；每次使用这些药品和物品前，先查看有效期；可以每隔半年对儿童药箱进行一次全面"体检"，及时更换和补充。

很多患者在医院就诊时，会被要求做增强CT、增强磁共振（MRI）、增强超声等检查，需要使用不同种类的造影剂。这些检查为什么要用造影剂？常用的造影剂有哪些？使用前后有哪些注意事项？若患有某些疾病，使用造影剂时有什么需要特别注意的？本文就来谈谈关于造影剂的这些事。

"增强"检查，离不开造影剂

上海交通大学医学院附属第一人民医院临床药学科主任药师　范国荣

为什么要用造影剂

造影剂又称对比剂，是为增强影像学检查观察效果而通过注射或服用进入人体组织或器官的化学制品。这些制品的密度高于或低于周围组织，可在影像学检查中形成明显的对比图像。其意义有四点：一是提高对病灶的定性能力，二是提高对病灶尤其是小病灶的检出率，三是提高肿瘤分期的准确性，四是有助于显示和诊断血管性病变。

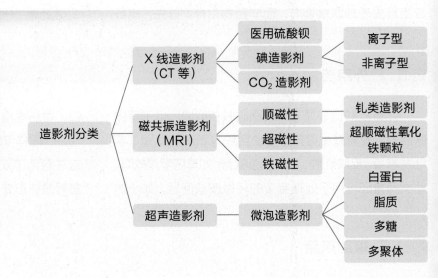

造影剂分类

- X 线造影剂（CT 等）
  - 医用硫酸钡
  - 碘造影剂
    - 离子型
    - 非离子型
  - CO_2 造影剂
- 磁共振造影剂（MRI）
  - 顺磁性
    - 钆类造影剂
  - 超磁性
    - 超顺磁性氧化铁颗粒
  - 铁磁性
- 超声造影剂
  - 微泡造影剂
    - 白蛋白
    - 脂质
    - 多糖
    - 多聚体

增强CT检查，常用碘造影剂

增强 CT 检查常用的造影剂有碘海醇、碘帕醇、碘佛醇、碘克沙醇等。如果患者因某些原因而不能使用上述造影剂，也可考虑使用二氧化碳（CO_2）这种气体造影剂。

含碘造影剂可能会引起超敏反应，可能是轻微的，也可能是致命的。这些不良反应一般不可预知，但通常发生于有过敏史的人，如有哮喘、湿疹病史，对多种食物或药物过敏，有碘造影剂过敏史，等等。

甲亢患者禁用碘造影剂，若经治疗后康复，可咨询内分泌科医生，千万不要盲目使用。

检查前应避免脱水，特别是婴幼儿，以及肾功能衰竭、糖尿病、多发性骨髓瘤、高尿酸血症、动脉粥样硬化等患者。肾小

专家简介

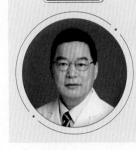

范国荣　《大众医学》专家顾问团成员，上海交通大学医学院附属第一人民医院临床药学科主任、主任药师、教授、博士生导师，中国药师协会居家药学服务药师分会副主任委员，中国药学会老年药学专业委员会副主任委员，上海市药学会药物分析专业委员会主任委员，上海市药理学会治疗药物监测研究专业委员会主任委员。

球滤过率在 45 ~ 59 毫升 / 分（正常值为 90 ~ 120 毫升 / 分）的糖尿病患者，检查前 48 小时须停用二甲双胍；检查结束后至少继续停药 48 小时，复查肾功能正常后才可恢复用药。

增强磁共振检查，常用钆类造影剂

目前我国批准上市的钆类造影剂有钆喷酸葡胺注射液、钆特酸葡胺注射液、钆双胺注射液、钆贝葡胺注射液等 7 种，最常用的是前 2 种。

既往有钆类造影剂过敏史的患者，须慎用；肾小球滤过率＜ 30 毫升 / 分及急性肾功能损伤患者禁用；孕妇、1 岁以内婴儿，须在仔细评估后方可使用。

常用的钆喷酸葡胺注射液和钆特酸葡胺注射液完全以原型经肾排泄，因此中度肝损伤患者不需要调整剂量。正在进行母乳喂养的患者，宜在使用后 48 小时内暂停哺乳（弃乳汁）。

消化道X线检查，常用硫酸钡

消化道 X 线检查常用的造影剂是硫酸钡，经口服摄入（钡餐），或经肛门注入（钡剂灌肠）。

已知或疑似胃肠道穿孔、急性消化道出血及急性肠梗阻患者，禁用硫酸钡；吞咽困难者应谨慎使用钡餐。钡剂也可能引起过敏反应，使用后需要注意观察。钡剂会影响其他药物的吸收，应与其他药物分开给药。

钡餐检查前 6 ~ 8 小时需要禁食，一般前一天晚餐后不再进食，直至第二天检查结束。检查后第 1 ~ 2 次大便会是白色，属于正常现象，为钡剂排出所致，不必过分担心。

增强超声检查，也要用造影剂

增强超声检查也称超声造影检查。超声造影剂是一种含有直径为几微米的气泡的液体，目前我国上市的有注射用全氟丁烷微球。

这种超声造影剂含有一种来源于鸡蛋的表面活性剂，故对有蛋类过敏史的患者而言，只有当利大于弊时，才可考虑使用。它经肺排泄，肺功能不全者应慎用。此外，它也有引起超敏反应的风险，使用后需要注意观察。

使用造影剂前后，注意这些事

使用造影剂前，医生会仔细询问患者的身体情况，严格把控适应证，按照剂量最小化原则，一般不会对患者造成严重不良后果。孕产妇、哺乳期妇女、婴幼儿、肾功能不全及患有其他基础疾病者，需要权衡利弊后谨慎使用。

需要注射使用造影剂的，在注射后应用力按压 10 分钟，以免造成出血、药液回流。若注射过程中发生造影剂外渗，导致肢体肿胀、疼痛等不适，24 小时内应避免热敷。

检查后，应在检查室外观察 30 分钟以上，无任何不适后再离开。可以适当增加饮水量，以加快体内造影剂的排泄。有的不良反应会在使用造影剂 1 周后出现，在这段时间内，患者还是需要关注自己的身体状况，若出现不明原因恶心、呕吐、皮肤瘙痒、红疹、呼吸困难等症状，要及时就医。**PM**

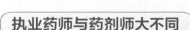

药师手记

有人问："药店可以看病吗？"这是个好问题，但不好回答。在许多人的印象里，有些药店设中医坐堂，中医医师为消费者把脉诊病、开方，当场即可抓药；药师每天忙碌地在药店里调配药品，有时也会问询消费者病情并推荐药物，但从不见他们写病史、开处方。事实上，前者是药店吸引顾客、提升人气的常见手段，坐堂医生须有执业中医师证书，因为坐诊不收诊费而受到消费者追捧；后者是大多数药店药师的工作常态。

"药店看病"须谨慎

复旦大学附属华山医院主任药师　李中东

药店"营业员"实则是执业药师

《中华人民共和国药品管理法》规定，从事药品经营活动的，应当有依法经过资格认定的药师或者其他药学技术人员。药店里的药师虽然常常站在柜台后面，看似"营业员"，但绝非营业员。

《国家药监局关于规范药品零售企业配备使用执业药师的通知》（国药监药管〔2020〕25号）要求，药品经营领域依法经过资格认定的药师是指执业药师，以及依法经过资格认定的其他药学技术人员，包括药士、药师、主管药师、副主任药师、主任药师或者从业药师等。通常，药店会根据经营药品的类别来配备相应的级别药师。如果药店经营处方药、甲类非处方药的，原则上应配备执业药师；如果药店只经营乙类非处方药，应配备经过药品监督管理部门考核合格的业务人员。

药店的执业药师主要负责本店药品的质量管理，按照药品管理相关的法律法规及规范进行执业，同时负责处方审核和药品配发，向购药者提供合理用药指导和咨询服务，负责收集反馈药品不良反应信息等药学工作。因此，执业药师承担着指导患者用药、守护健康的重要使命。药师除了要参加国家统一考试并获得执业药师资格证书外，注册后还要持续更新专业知识，每年都要参加执业药师继续教育，以更好地发挥安全与合理用药的专业作用。

执业药师与药剂师大不同

大多数人分不清楚医院的药剂师（含药士、药师、主管药师、副主任药师、主任药师）与药店的执业药师有哪些异同点。两者相同之处有：一是，均须通过全国性的统一考试，获得相应职业资格；二是，均有义务对患者取得的药品进行用药指导，以确保患者正确、合理地使用药品；三是，均没有行医资格，不能为患者看病（如写病史、下诊断、开检查单等），也没有处方权。

他们的不同之处主要表现为：

❶ 准入门槛与考试路径不同

执业药师必须通过全国职业资格考试，通过率较低（每年约20%）。通过考试者由国家药品监督管理局执业药师资格认证中心认定后，发放"执业药师职业资格证书"，并经过省级药监部门注册后，才可在药店、药企、药品经营企业从事执业工作。医疗机构的药学相关人员也可报考执业药师。而医院的药剂师，尤其是药士、药师和主管药师，还必须通过相应级别的卫生专业技术资格考试，属于职称考试，非医疗机构人员不得报考。

❷ 工作场所不同

执业药师多在药店工作，为购药者提供药品知识及咨询服务。药剂师在医院工作，负责审核医生为患者开具的药物间是否存在相互作用或配伍禁忌，并根据患者的病史、诊断，准确调配药品剂型和剂量。同时，指导患者遵照正确的药物使用方法进行治疗，并嘱咐患者在用药期间需要注意的事项。

在药店购药，牢记"六多六要"

在家附近的药店购药，可解燃眉之急或满足备药需求。但药店不同于医疗机构，面对琳琅满目的药品、"平价""降价"的促销手段、执业药师的"热心问诊"与推荐、名称与品牌众多的药物，购药者莫衷一是。笔者总结了"六多""六要"购药技巧，希望大家在药店寻药问医时，不跟风、不盲从、不浪费，避免诱惑、理性买药，避免或减少不必要的安全风险。

❶ 买药便利多，安全事项要知晓

药品是特殊商品，大家应根据自己的实际情况选购，以"安全、有效、合理、经济"为原则，避免购药过多、过杂。日常生活中，养成阅读"药品说明书"的好习惯，了解自己所用药物的禁忌及注意事项。

❷ 药品品种多，专业建议要听取

约70%购药者缺乏基础的医药知识，常根据经验购药，对医药似懂非懂，甚至有不少人根据广告购买药物。药品不是日用品，如何用药、用什么药与诊断、适应证、个体差异（如体重、年龄、肝肾功能、性别、合并疾病等）、疾病进展等有关。而且，购药切不可"抄作业"，即使是同一种病，不同人的用药方案可能大不相同。购药时应做到不求多、不求新、不轻信，重视执业药师给出的专业建议。有药品问题时，多向执业药师提问。例如：这个药能治什么病？这药有哪些不良反应？这药应该一天用几次、连续用几天？使用这药期间，有什么禁忌或忌口？使用两三天，病情不见好怎么办？等等。

❸ 药品名称多，通用名要记准

通常，一种药物有3种名称，即通用名、化学名和商品名。通用名是法定名，由国家药典委员会规定；化学名是药物的化学成分；商品名是生产企业因销售需要而注册的名称。一般来说，药物的通用名和化学名是一致的，商品名各不相同，令人困惑，潜藏着重复用药的风险（商品名不同，但通用名相同）。虽然通用名难记，但它具有唯一性，比商品名更准确。消费者在购药前，宜列出家里已有的药品（通用名）清单，避免重复买药。

❹ 药品价格多，适合病情要记牢

临床上，"一药多价"的情况不少见，同一剂型、规格的药品，不同企业出具的价格往往不同。药品价格一部分由政府限价，医保付费；一部分由企业定价，市场调节。而同一企业的同剂型、同规格的药品，在不同药店的价格有时也不同，一般只要不高于国家规定的"最高零售价"，企业愿意薄利多销，适当降价也是允许的。有时，药店药品的价格也与来源有关。不过，只要是从正规药店与医疗机构购得的药物，都是值得信赖的"正品"。患者应选择适合自己的药物，而非"越贵越好"。

❺ 促销花样多，面对优惠要定心

药店竞争激烈，促销手段多样化，购药者需保持理性，购药的目的是祛病止痛，而非为了"贪便宜"，不可失了分寸，被促销、优惠"牵着鼻子走"。

❻ 用药讲究多，病情变化要把握

即使能够自己买到药，也不能远离医院，应遵医嘱定期随访。尤其是需要长期用药的慢性病患者，应在医生指导下把握病情动态变化，决定是否需要调整用药及药量，切忌"凭经验"增减或停用药品。**PM**

特别提醒

成为一个重视用药安全，也懂得防患未然的合格用药者，需做到：对自己的病情（轻重、稳定、诊断明确）有充分认识；有一定求医用药的基本知识和经验，科学用药，不盲目加量或延长用药时间；分得清处方药和非处方药的区别，购药目标明确，凭处方购买处方药时遵医嘱用药，购买非处方药时严格按照说明书要求使用。

欢迎订阅2024年《大众医学》杂志!

亲爱的读者朋友们，2024年《大众医学》杂志开始订阅啦!

2024年，《大众医学》杂志保持每期15元、全年180元的定价不变。每个月，我们都会为大家精心准备丰富多彩的"健康大餐"——通俗易懂、内容丰富、品质上乘的纸质期刊，图文并茂、短小精悍、干货满满的健康锦囊，扫码即可免费收听的精华版有声杂志，

还有2024年全新推出的"健康科普短视频"——看一分钟视频，掌握一个健康知识! 同时，我们的新媒体矩阵——官方网站、官方微博、官方微信公众号等，也会在手机端陪伴大家，随时随地为大家带来权威、靠谱的医学科普知识。当然，我们依然会举办"年度订阅奖"抽奖活动，订阅了全年杂志的读者都有机会中奖。

订阅方式
★ 邮局订阅: 邮发代号4-11
★ 网上订阅:《大众医学》官方网站、杂志铺网站
★ 上门收订: 11185（中国邮政集团全国统一客户服务）
★ 上海科学技术出版社邮购: 021-53203260
★ 网上零售: shkxjscbs.tmall.com（上海科学技术出版社天猫旗舰店）
★ 微信订阅: 扫描二维码，在线订阅（为避免遗失，每期加收3元挂号费）

扫码订阅

快来看看，这些忠实读者获奖啦!

2023年7月，在"健康锦囊"出版150期时，我们发起了"寻找忠实读者活动"，邀请读者们晒一晒自己收藏的150本"健康锦囊"。三个月来，不少读者将自己收藏的小册子整理、拍照后，将照片上传到了本刊微信公众平台。

我们从参与活动的读者中，抽取了1位忠实读者，赠送2024年全年杂志；另抽取了10位忠实读者，每人获赠最新出版的科普图书《吃货博士之吃出好营养》1本和《大众医学》原创设计口罩20个，

以感谢大家多年来对本刊的支持。获奖名单如下:

2024年杂志免单礼
乔宗福（安徽）
忠实读者感谢礼
董际民（天津）　黄方培（四川）　胡秀仁（江西）
施铁强（福建）　史　进（江苏）　王富根（江苏）
吴国华（湖北）　杨越琴（四川）　赵勇青（浙江）
周宏伟（陕西）

敬告读者

敬告本刊作者

留住牙齿，留住健康

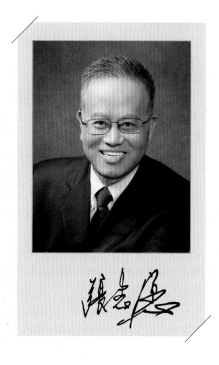

张志愿，中国工程院院士、医药卫生学部常委，中国医学科学院学部委员，上海交通大学光启讲席教授、主任医师、博士生导师，曾任上海交通大学医学院附属第九人民医院院长，现任口腔医学学科带头人，国家口腔医学中心主任，国家口腔疾病临床医学研究中心主任，中华口腔医学会名誉会长，中国抗癌协会常务理事。

"病从口入"一词，人们耳熟能详，说明口腔与人体的健康息息相关。从人体结构上来说，口腔居于枢纽地位，发挥与外界和人体其他部分密切联系的作用。它是食物的入口，人通过咀嚼将食物和唾液充分混合，食物中的营养通过胃肠道吸收，这是健康的基础。

世界卫生组织（WHO）提出，口腔疾病是一个严重的公共卫生问题，需要积极防治。然而，我国目前居民的口腔卫生情况不容乐观。第四次全国口腔流行病学调查结果显示，我国居民患龋率（蛀牙率）在5岁儿童为71.9%，12岁儿童为38.5%，中年人为89.0%，老年人高达98%；但相应的龋患充填比（治疗比例）仅有4.1%、16.5%、12.5%和3.7%。牙周健康状况也堪忧，统计数据表明，中老年人的牙周健康率不到9.3%。因龋病、牙周病等引起的缺牙也给居民的健康与生活造成一定负担。

现在还有不少人持有"老掉牙"的观念，认为人老了，牙松动、脱落是正常的，对生活影响不大。这是错误的。通过良好的口腔护理，控制龋病和牙周病的发生、发展，可以达到WHO提出的"8020"目标，即80岁时仍保留20颗以上的功能牙。同时，缺牙不仅影响咀嚼，还会使老年痴呆的发生风险增加。

缺牙的修复手段日趋成熟，包括固定假牙、活动假牙和种植牙等。有人认为，天然牙蛀了、松了，干脆拔掉，种牙，方便省事。这种观念是有欠缺的。假牙做得再逼真，其强度、适配性、舒适性终究不如天然牙，大多数牙源性问题都有保牙可能，种植牙只是口腔功能恢复的"最后一道堡垒"。因此，当口腔出现问题，要重视并及时就医，尽可能用更经济、高效、便捷、舒适的方式保牙治疗，不要让种牙"喧宾夺主"。

此外，口腔健康与全身健康交互作用和影响，口腔疾病往往是共病、复合病的组成部分。口腔健康状况可影响恶性肿瘤、心血管疾病、糖尿病、阿尔茨海默病等20余种全身性非传染性疾病的患病风险。口腔疾病的治疗可以一定程度上降低全身炎症及心血管疾病的发生风险。百姓常说的"牙疼不是病，疼起来要人命"并非戏言，严重时一颗小小的坏牙引起的颌面部间隙感染，真的可能危及生命。我院每年接诊大量口腔炎症导致的危重间隙感染患者，他们大多对牙病不重视，导致疾病加重，造成非常严重的后果。

WHO将口腔健康列为人体健康的十大标准之一。《健康口腔行动方案（2019—2025年）》提出2025年要达到：健康口腔社会支持性环境基本形成；人群口腔健康素养水平和健康行为形成率大幅提升；口腔健康覆盖全人群、全生命周期，更好满足人民群众健康需求。实现这些目标，需要通过多种途径提高口腔保健意识，普及口腔健康知识，培养口腔健康保健技能，以求实现全身健康、全民健康。想来这也是《大众医学》创办的初心和使命，通过科普为读者传递知识，带来健康。PM

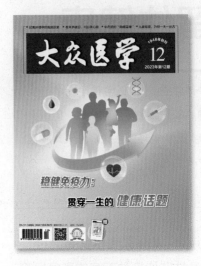

有声杂志

扫描二维码，立即收听

健康锦囊

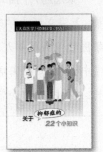

大众医学
官方微信公众号

特别关注

**稳健免疫力：
贯穿一生的
健康话题**

　　免疫力，决定了个体健康或疾病。免疫是什么？免疫力对健康有什么作用？如何维护免疫力？本刊特邀免疫、感染、预防、风湿免疫等领域权威专家，从不同角度就大众普遍关心的免疫与健康相关问题进行解读，希望能帮助大家更全面、科学地认识免疫，进而筑牢免疫防线，提升自己的"战斗力"。

本期封面、内文部分图片由图虫创意提供

健康随笔 ▼

1 留住牙齿，留住健康 /张志愿

热点资讯 ▼

4 《健康生活方式核心要点（2023）》
发布等 /本刊编辑部

特别关注 ▼

6 稳健免疫力：贯穿一生的健康话题

/王月丹 潘珏 胡家瑜
陈小兵 胡大伟 潘柏申

名家谈健康 ▼

18 远离环境中的致癌因素 /张金良

专家门诊 ▼

[诊室迷案]
21 会"出血"的肠炎 /任宏宇

[心脑健康]
22 老来多健忘，何以养心智 /谭玉燕

[糖尿病之友]
24 冬季，远离"糖足"六"要"
/刘玲 曾天舒

[秒懂医学]
26 打饱嗝，真的是吃撑了吗
/潘亦达 罗忠光

[特色专科]
27 感染"非淋"，配偶也得治
/李赛 苏晓红

28 老年人过冬，皮肤瘙痒"雪上加霜"
/陈利红 郑捷

29 为骨关节"拍照"，"花样"何其多 /程飚

30 解惑"涂氟"这件小事 /蒋备战

32 三维导航，一"针"鉴瘤 /韩婧 刘剑楠

34 分子病理检测，破解疾病基因"密码"
/罗彦丽

36 头晕"三兄弟"，走对各家"门"
/孙旭红 苏敬敬

营养美食 ▼

[食品安全]
38 "毒从口入"：细说食物中毒
/彭谦 宣栋樑

[饮食风尚]
40 三类特殊食品，你了解吗
/陈敏 孙建琴

42 忍饥挨饿，能否锻炼身体"耐饿力"
/祝超瑜

[饮食新知]
43 热销"不老药"NMN真能抗衰老吗
/朱珈慧 高键

轻松订阅

★ 邮局订阅：邮发代号 4-11
★ 网上订阅：www.popumed.com（《大众医学》网站）/ http://item.zazhipu.com/2000399.html（杂志铺网站）
★ 上门收订：11185（中国邮政集团全国统一客户服务）
★ 本社邮购：021-53203260
★ 网上零售：shkxjscbs.tmall.com（上海科学技术出版社天猫旗舰店）
★ 微信订阅：扫描右侧二维码，在线订阅

微信订阅

品质生活 ▼

[预防有道]

44　剪不断，理还乱——为何装修总与甲醛
　　扯上关系　　　　　　　　/丁宇

46　莫让老年生活蒙上"艾滋"阴影　/岳清

48　孩子发热、咽痛，当心疱疹性咽峡炎
　　"作怪"　　　　　　　　/李云逸

50　良好睡眠，为孩子成长"保驾护航"
　　　　　　　　　　　　　/孙力菁

[趣说心理]

52　"卷不动又躺不平"："45°青年"该
　　何去何从　/张璐琦　张雯琪　李林

[追根问底]

54　"镜像书写"，要不要纠正　/张昕

55　HIV感染者可以接种疫苗吗　/鲁进

[心事]

56　做学习型家长，减轻教育焦虑　/师建国

58　培养孩子的好奇心　/何彩平　陈彩玉

[健身运动]

59　你的核心稳定吗　　　　　/李庆雯

[健康上海]

★上海市健康促进委员会合作专栏

60　丁罡：远离肿瘤，科普随行　/王丽云

健康管家 ▼

[青春健康]

★上海市计划生育协会合作专栏

61　网络交友，请保护好自己　　/潘祎

[亲子育儿]

62　女孩"早发育"，须知六件事　/武华红

[女性保健]

64　子宫内膜息肉——宫腔内住了个
　　"小妖"　　　　　　　　/董晶

66　孕期，警惕"不寻常"的腹痛
　　　　　　　　　/周芳芳　吴氢凯

中医养生 ▼

[杏林解语]

68　提壶揭盖　　　　　/郁超　李明智

[岐黄医术]

69　归脾丸，能消眼袋吗　　/周雪梅

[保健]

70　中药房的"隐藏菜单"　　　/袁颖

[身边本草]

72　卤料中的中药——白芷　　/崔惠平

[外治良方]

73　喉科良药，细末为方　/王慈　王丽华

74　推拿调摄，治疗小儿腺样体肥大
　　　　/喻益峰　安光辉　李亚娟　孔令军

用药宝典 ▼

[家庭用药]

76　列汀、列净、列艾汀，傻傻分不清
　　　　　　　　　　/吴轶　李晓宇

78　治支扩，支气管扩张剂是"敌"是"友"
　　　　　　　　　　/徐金富　王佳怡

[用药安全]

80　儿童输液，为何一天一处方　/殷勇

总目录 ▼

82~87　2023年总目录

健康锦囊 ▼

89　关于抑郁症的22个小知识

特别提醒 2024年第1期上市时间：
2024年1月10日

顾问委员会

主任委员　王陇德　陈孝平

委　员（按姓氏拼音排序）

陈君石　陈可冀　曹雪涛　戴尅戎
樊嘉　范先群　顾玉东　郭应禄
黄荷凤　廖万清　陆道培　刘允怡
郎景和　宁光　邱贵兴　邱蔚六
阮长耿　沈渔邨　孙燕　汤钊猷
王正国　王正敏　吴咸中　项坤三
曾溢滔　曾益新　赵玉沛　钟南山
周良辅　庄辉

名誉主编　胡锦华

主　编　贾永兴

编辑部

主任/副主编　黄慧

副主任　王丽云

文字编辑　刘利　张磊　莫丹丹
　　　　　蒋美琴　曹阳

美术编辑　李成俭　陈洁

主　管　上海世纪出版（集团）有限公司

主　办　上海科学技术出版社有限公司

编辑、出版　《大众医学》编辑部

编辑部　（021）53203131

网　址　www.popumed.com

电子邮箱　popularmedicine@sstp.cn

邮购部　（021）53203260

营销部

副总监　夏叶玲

客户经理　潘峥　马骏

订阅咨询　（021）53203103
　　　　　13816800360

广告总代理　上海高精广告有限公司

电　话　（021）53203105

编辑部、邮购部、营销部地址

上海市闵行区号景路159弄A座9F-10F

邮政编码　201101

发行范围　公开发行

国内发行　上海市报刊发行局

国内邮发代号　4-11

国内统一连续出版物号　CN 31-1369/R

国际标准连续出版物号　ISSN 1000-8470

国内订购　全国各地邮局

国外发行　中国国际图书贸易总公司
　　　　　（北京邮政399信箱）

国外发行代号　M158

印　刷　杭州日报报业集团盛元印务有限公司

出版日期　12月1日

定　价　15.00元

88页（附赠32开小册子16页）

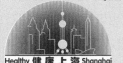

大众医学—— Healthy 健康上海行动 Shanghai **指定杂志合作媒体**

《健康上海行动（2019—2030年）》提出18个重大专项行动、100条举措，将为上海2400多万市民筑牢织密一张"生命健康网"，全方位、全周期、全领域维护与保障市民健康。市民健康水平和健康城市能级的不断提升，需要全社会、全体市民共同参与和努力。《大众医学》作为健康上海行动指定杂志合作媒体，邀您与健康结伴同"行"。

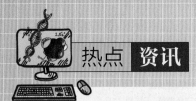

热点 资讯

《健康生活方式核心要点（2023）》发布

近期，《健康生活方式核心要点（2023）》发布，内容覆盖孕妇、乳母、婴幼儿、儿童青少年、职业人群、老年人六类人群，共计43条核心要点，从合理饮食、规律运动、戒烟限酒、心理平衡、良好睡眠、积极社交、主动学习等方面对不同人群的健康生活方式给出了更加精准的指导。

《要点》紧紧围绕健康生活方式、生命早期营养与慢病防控相关理论，实现了全生命周期人群的全覆盖，对"三减三健"的内容也进行了丰富和完善。在"健康口腔"中增加了对味觉的关注，如对婴幼儿和儿童青少年人群强调了清淡口味的培养。"健康骨骼"中增加了肌肉、关节相关内容，如职业人群要注意舒缓肌肉紧张，关注颈腰椎和关节健康；老年人应减少骨量丢失，增加肌肉力量。也延伸了健康生活方式的涵盖内容，母乳喂养、终身学习、接种疫苗等也被纳入健康生活方式的范畴。

目前全国开展全民健康生活方式行动的县（区）覆盖率已超过97%，提前完成《全民健康生活方式行动方案（2017—2025年）》提出的"到2025年覆盖率达到95%"的目标。我国已累计建成健康社区、健康单位、健康食堂、健康餐厅、健康小屋、健康步道等12类健康支持性环境近10万个，招募与培训健康生活方式指导员90余万人次，行动理念与内涵也在不断发展与完善。

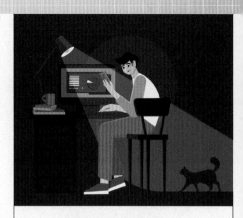

夜间接触更多光，患抑郁风险增三成

近期，澳大利亚莫纳什大学心理科学学院研究人员对87 000名参与者进行调查发现：夜间暴露在更多光照下，会增加患焦虑、双相情感障碍和创伤后应激障碍等精神疾病及自残的风险，患抑郁症的风险增加30%；而在白天接触更多光照，有助于降低精神病发生的风险，患抑郁症风险降低20%。

新技术助精准区分肿瘤与正常组织

在切除患者肿瘤的同时保留健康组织，这一操作需要极高的精度，外科医生通常必须依靠自己的眼睛和手来确定切割位置。近期，美国研究团队开发了一种可视化工具，结合高速摄像头和荧光注射，可区分各种癌症类型的肿瘤组织和正常组织。结果显示，该技术准确率超过97%，有望提高癌症手术的准确性。

湖南推进儿科医联体内94家医院检查结果互认

看同一种病，换了不同的医院常常需要重新进行检查，是不少患者遭遇过的烦心事。为破解各地区医院结果不互认、重复检查等难题，近期，湖南省94家儿科医联体单位已联合推进同质化检验检查结果互认共享。目前，已纳入胸片、CT等普通放射学检查和心脏瓣膜彩超、部分超声、生化、免疫检查等56项检验项目。如果患儿处于急诊、急救等紧急状态下，需要再做相关检查，接诊医生也可根据实际情况重新检查。

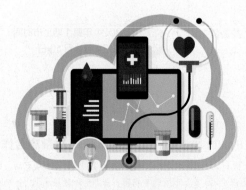

全球首例先天性耳聋儿童基因治疗见成效

耳畸蛋白缺陷（*OTOF* 耳聋基因突变）是导致听神经病最常见的遗传原因，常引起儿童重度、极重度或完全听力损失和言语障碍。2022 年 12 月，复旦大学附属眼耳鼻喉科医院进行了全球首例遗传性耳聋儿童的基因治疗，采用基因补偿的方式，将基因治疗药物通过微创局部注射到患儿内耳，弥补缺陷的耳畸蛋白，从而改善患儿的听觉和言语功能。目前随访显示，该患儿听力已得到明显改善，可进行日常对话。该研究为 *OTOF* 基因突变致聋患者提供了特异性的基因治疗候选药物，是遗传性耳聋治疗领域的重要突破。

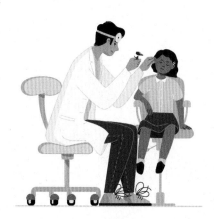

国家卫健委：严禁擅自向他人提供患者诊疗信息

为维护患者健康权益，保障患者安全，进一步提升医疗机构患者安全管理水平，国家卫生健康委近期制定并发布《患者安全专项行动方案（2023—2025 年）》。提出利用 3 年时间，进一步健全患者安全管理体系，完善制度建设，畅通工作机制，及时消除医疗过程中及医院环境中的各类风险，保障患者安全。

其中，为保障诊疗信息安全，《行动方案》明确提高对信息安全的重视程度，按要求对医疗机构内部的信息系统采取信息安全等级保护措施，加强账号信息和权限管理，定期开展文档核验、漏洞扫描、渗透测试等多种形式的安全自查，防止数据泄露、毁损、丢失，严禁任何人擅自向他人或其他机构提供患者诊疗信息。

首部融合爱国卫生与健康促进条例施行

《上海市爱国卫生与健康促进条例》已于 2023 年 11 月 1 日起施行。这是我国第一部将爱国卫生与健康促进融合的条例，共八章五十一条，旨在继承和发扬爱国卫生运动优良传统，践行"人民城市"重要理念，推进健康上海建设，普及文明健康生活方式，提高市民健康水平；适用于上海市行政区域内开展的卫生环境改善、健康生活方式引导、健康服务等爱国卫生与健康促进工作及相关保障、监督活动。**PM**

（本版内容由本刊编辑部综合摘编）

电梯虽省力，爬楼更健康

动脉粥样硬化性心血管疾病（ASCVD）是因动脉粥样硬化而累及全身的疾病总称，包括冠状动脉疾病、缺血性卒中及其急性并发症，也是心血管疾病致残、致死的主要原因之一。将碎片化运动融入生活，有助于改善心血管健康。近期，北京大学健康科学中心研究人员通过对超过 45 万人的数据进行分析，发现每天爬楼超过 5 层（约 50 级台阶），有助于 ASCVD 患病风险降低 20%，且楼层数每增加 5 层，患 ASCVD 的总风险将随之降低 2%；当每日爬 11~20 层楼梯时，ASCVD 患病风险约降低 22%~23%；不过，在爬楼梯的总量超过 20 层后，其益处逐渐减弱。

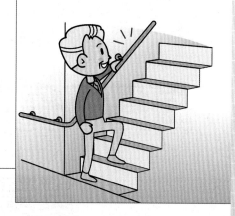

免疫力,决定了个体健康或疾病。每年12月15日是"世界强化免疫日",由世界卫生组织在1988年提出,为消灭脊髓灰质炎(俗称"小儿麻痹症")而设立。如今,脊髓灰质炎已在我国"销声匿迹","强化免疫"的含义也变得更加广泛,人们逐渐认识到免疫力对疾病防治的重要性。免疫是什么?免疫力对健康有什么作用?如何维护免疫力?本刊特邀免疫、感染、预防、风湿免疫等领域权威专家,从不同角度就大众普遍关心的免疫与健康相关问题进行解读,希望能帮助大家更全面、科学地认识免疫,进而筑牢免疫防线,提升自己的"战斗力"。

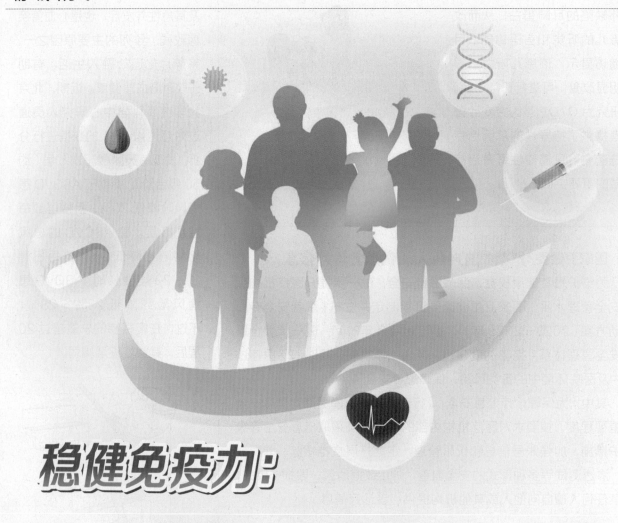

稳健免疫力:

贯穿一生的 健康话题

　　策划　本刊编辑部
　　执行　张 磊
　　支持专家　王月丹　潘 珏　胡家瑜
　　　　　　　陈小兵　胡大伟　潘柏申

免疫系统具有识别自身和外来物质的能力，对"自家人"耐受，对"外来者"排斥，从而保护机体内环境不受外来异物入侵和干扰，维持稳定，保障正常生理功能有序"工作"。免疫系统是生物不可或缺的重要组成部分，是维护生命活动的"卫士"。人体的免疫系统经过漫长进化，形成了由免疫器官、免疫细胞和免疫分子组成的多维度、多层次的复杂"体系"，发挥着抵抗病原体感染的免疫防御功能、清除机体自身衰老和死亡细胞的免疫自稳功能，以及识别和消灭因基因突变而癌变为肿瘤细胞的免疫监视功能，"默默无闻"地为人类健康保驾护航。

免疫系统，人体最好的"健康卫士"

北京大学基础医学院
免疫学系教授　王月丹

免疫力 = 先天性免疫力 + 获得性免疫力

按照免疫力的产生是否与接触的抗原刺激有关，可将其分为先天性免疫力和获得性免疫力。

● 先天性免疫力：生来就有，不断变化

先天性免疫力是出生就有、与抗原刺激无关的免疫力，也被称为固有免疫力。例如：人体的皮肤、黏膜可以阻挡部分病原体入侵；组织中的巨噬细胞遇到"外来的细菌"，无论它是"新面孔"还是"老相识"，都会"不留情面"地吞噬它。

先天性免疫力是免疫力的"基石"。通常情况下，进入体内的病原体数量较少时，先天性免疫力是"杀敌的主力"。先天性免疫力可随着年龄、营养状态、激素水平、患病情况等而发生变化。例如：老年人的先天性免疫力较弱，易发生各种感染性疾病，罹患自身免疫性疾病（如干燥综合征等）及恶性肿瘤的风险也高于年轻人。

● 获得性免疫力：后天获得，具有特异性

获得性免疫力需要后天经过感染或预防接种才能获得，是人体适应环境中特定抗原物质的表现，又称适应性免疫力，与生活环境中常见的病原体有关。

先天性免疫力与获得性免疫力互相补充、互相协同、互相促进、互为因果，无论增强二者中的哪一种，都可以起到增强总体免疫力的作用。例如：为降低老人及免疫功能低下者患带状疱疹的风险，可以通过接种带状疱疹疫苗，增强其对水痘－带状疱疹病毒的获得性免疫力。

免疫应答 = 识别 + 活化 + 效应

除皮肤、黏膜等免疫屏障能发挥阻断病原体入侵的作用外，人体免疫系统运行的基本形式是免疫应答。免疫应答一般包括识别、活化和效应三个阶段。以流感病毒抗体的产生为例，流感病毒进入人体后，被体内流感病毒特异性的抗体形成细胞（B淋巴细胞）识别，此为免疫应答的识别阶段；B淋巴细胞被激活后，会增殖并分化成为浆细胞，并产生大量抗流感病毒特异性抗体，此为免疫应答的活化阶段；抗流感病毒特异性抗体"中和"流感病毒，使其失去

专家简介

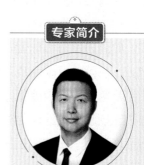

王月丹　北京大学医学部免疫学系副主任、生物医学实验教学中心副主任、病原与免疫学综合实验室主任、教授、博士生导师，中国优生科学协会妇儿免疫学分会副主任委员兼秘书长。主要从事感染与免疫功能调节的研究。

感染能力，最终被赶出体外，此为免疫应答的效应阶段。

当免疫屏障受到损伤，或因其他原因（如衰老等）导致屏障功能被削弱，以及免疫应答三阶段中的任何一个或多个环节出现异常时，都可能造成人体免疫力下降，从而发生感染、自身免疫性疾病，甚至恶性肿瘤，严重影响健康。

及时识别免疫失衡"征兆"

人体的免疫系统具有非常强大的免疫调节能力。当免疫力下降程度较轻时，通常不易被自身察觉；长期、持续发生免疫力降低，可能导致免疫系统的组成和功能严重失衡，此时再想阻止疾病发生，常常是"亡羊补牢，为时晚矣"。因此在日常生活中，人人都要留意自己免疫力的状态，及时识别免疫力下降的"蛛丝马迹"，并积极查找原因、采取措施。具体要做到以下几点"重视"：

❶ **重视外貌变化** 虽说"以貌取人"不可取，但"颜值即免疫"却有些道理。皮肤和黏膜是人体免疫屏障的主要组成部分，良好的皮肤结构和功能是阻挡病原体入侵、维护机体健康的物质基础，可以显著降低病原体"入侵"的机会，缓解免疫系统的"压力"。年龄增长、疾病等原因可使皮肤和黏膜受损，屏障功能下降，从而出现皮疹、色素沉着等表现。因此，观察皮肤与黏膜的健康状态是判断人体免疫力的最直接方法之一，无论是中医诊断的"望、闻、问、切"，还是现代医学物理诊断的"视、触、叩、听"，首先是对人体外貌的观察。

❷ **重视身心感受** 当免疫力下降时，可能出现疲劳、乏力、精神萎靡等异常表现。每个人的健康状态是否良好，自身感受拥有很大的"话语权"。时常与自己"对话"，关注自己的身心感受并及时发现异常变化，对健康意义重大。

❸ **重视常规体检** 血液系统相关指标可直接反映免疫细胞的数量等，肝肾功能检查结果可以反映免疫分子（如补体等）及免疫系统代谢状况。例如：血清白蛋白和球蛋白的含量不仅是衡量营养状况的重要依据，也可以反映免疫系统目前的应答状态。需要注意的是，判断免疫力是否降低，应以检查结果的动态变化为依据（与"自己比"）。面对突然且剧烈的变化（如白细胞计数突然大幅度下降），即使其在正常范围内，也应引起重视，以免错过免疫力下降的"信号"。

在日常生活中，看得见的"战争"无处不在，比如人际的冲突纷争，动物与动物之间的弱肉强食。在人体的微观世界中，战争同样随处可"见"，只不过主角成了免疫系统与病原体。当病原体进入人体的那一刻，免疫系统便与它们展开了"战斗"。

与病原体斗争，免疫系统各司其职

以常见的呼吸道病毒感染为例，病毒感染上呼吸道上皮细胞，利用细胞内的营养进行自我复制，待细胞被"掏空"、破裂后，完成复制的病毒大量释放并持续感染其他细胞。同时，细胞在"弥留之际"释放出"战斗信号"，免疫系统闻令而动、应声而战，拉开"反击"序幕。

执行非特异性免疫作用的细胞率先"上阵"：自然杀伤细胞就像狙击手，最先进入感染部位，杀伤靶细胞（被感染的细胞）；巨噬细胞紧随其后，识别病原体及被病毒侵入的细胞，将它们逐一吞噬、消化、降解。

同时，执行特异性免疫作用的细胞迅速"前来支援"。淋巴系统派出T淋巴细胞和B淋巴细胞参与"战斗"：B淋巴细胞被激活后，分化为分泌抗体的浆细胞，"困住"病毒，使其失去感染其他细胞的能力，并促使病毒被吞噬细胞吞噬；T淋巴细胞活化后，其中的$CD4^+$T淋巴细胞会通过分泌细胞因子，为巨噬细胞和B淋巴细胞"赋

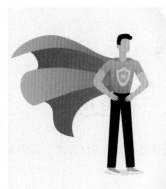

应对感染，免疫系统"挑大梁"

复旦大学附属中山医院感染科　黄英男　潘珏（主任医师）

能"（增强巨噬细胞和 B 淋巴细胞的功能和作用）；CD8$^+$T 淋巴细胞可以直接杀伤靶细胞，阻断病毒复制。一场战斗结束后，"长寿"的记忆 T 淋巴细胞和记忆 B 淋巴细胞会留在人体内继续巡逻，以便再次遇到类似的病毒感染时迅速响应。

"敌我"力量对比，决定"战况"

机体遭遇病原体感染后，如果免疫系统不进行抵抗，身体的各部分组织、细胞将按顺序缓慢死亡，不战而溃；如果免疫系统发起抵抗，身体将发生各种不适症状。例如：炎症因子可以作用于体温调节中枢而引起发热；持续高热使机体能量消耗过多，大量乳酸在肌肉中堆积，引起头晕、乏力、全身酸痛等症状；大量细胞和病毒的"尸体"堆积于鼻腔、咽喉等处，促使机体通过流鼻涕、咳嗽等方式将其清出体外；等等。感染后，不适症状的轻重程度除了取决于病原体本身的特性外，还取决于感染者的身体状况，如体内产生的抗体水平、免疫反应的强烈程度等。

不惧不迎，正确面对感染性疾病

有些人为避免感染病毒、细菌等而大门不出，这种做法大可不必。人类无可避免地与各种病原体共存，过分焦虑不仅徒劳，还会削弱自身免疫力，不利于防治传染病。

面对各种病原体，有人谈之色变，避之不及，也有人认为"免疫系统需要被定期刺激，与病原体'斗争'经验越丰富，免疫系统越强大""儿童越早'刷病毒'，免疫系统发育越快、越强"。其实，并非所有病原体感染都能引发机体对其产生牢固、持久的免疫力。比如：有些病毒容易发生变异，有一定概率进化成更容易感染人体、更不容易被

人体免疫系统清除的亚型。进化后的病毒再次"入侵"时，记忆 T 淋巴细胞和记忆 B 淋巴细胞无法识别，可导致人体再次感染。此外，部分病原体可能通过分子模拟、释放免疫隔离部位抗原和多克隆激活等机制，诱导自身免疫性疾病发生；部分病原体不仅不能诱发良好的特异性免疫，还会引起其他疾病，如 EB 病毒感染可使鼻咽癌与淋巴瘤的患病风险增加，人乳头瘤病毒感染可能导致宫颈癌，等等。因此，大家不应为促使免疫系统成熟、强大而主动感染。除了与病原体"正面硬刚"获得自然免疫（机体感染病原体后建立的免疫）外，积极接受人工免疫（人为地使机体获得适应性免疫，如预防接种）更是增强免疫力的智慧之举。

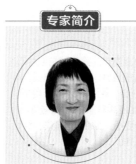

专家简介

潘珏　复旦大学附属中山医院感染科主任医师、教授，中华预防医学会医院感染控制分会委员，中国医院协会医院感染管理专业委员会委员，中国防痨协会老年结核病防治专业分会委员，中国老年医学学会感染管理质量控制分会委员。

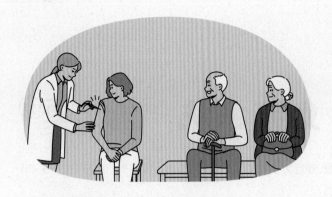

接种疫苗，
弥补免疫"漏洞"

上海市疾病预防控制中心免疫规划所主任医师　胡家瑜

疫苗是将病原微生物（如细菌、立克次体、病毒等）及其代谢产物，经过人工减毒、灭活或利用基因工程技术等方法制成的用于预防传染病的生物制品。病原体侵入机体后，与人体细胞表面名为"受体"的物质结合，使人生病。当人体接种疫苗后，会发生免疫反应，产生抗体，从而对某种疾病形成特异性免疫力。在人类与传染病搏击的漫长历程中，疫苗是最重要的"武器"之一。借助疫苗，人类消灭了天花，远离多种严重传染病的威胁，实现了科学的群体免疫，对免疫缺陷、疫苗成分严重过敏等不适宜接种者产生了间接保护作用。

非免疫规划疫苗，并非可有可无

按照《中华人民共和国疫苗管理法》，疫苗被分为免疫规划疫苗和非免疫规划疫苗。免疫规划疫苗是指居民应按照政府规定接种的疫苗，这些疫苗通常由政府免费提供，俗称免费疫苗；非免疫规划疫苗是由公民自愿、自费受种的疫苗，俗称自费疫苗。有不少人认为，为疫苗"掏腰包"不值得。事实真的如此吗？

其实，免疫规划疫苗和非免疫规划疫苗是国家根据疾病防控规划、疾病负担、财政状况和接种具体实施情况而进行分类的，并非一成不变。未来，随着我国经济发展和疾病预防的需要，有些非免疫规划疫苗可能成为免疫规划疫苗。免疫规划疫苗和非免疫规划疫苗在保护人群健康方面的作用是一致的，大家不能简单地从是否收费上判断其有无接种必要性。

非免疫规划疫苗是免疫规划疫苗的重要补充。有些非免疫规划疫苗针对的传染病（如流感、水痘、肺炎等）对健康威胁很大，且治疗这些疾病可能产生较大的经济负担。根据个人感染疾病的风险、家庭经济承受能力、身体素质与健康状况，选择接种部分非免疫规划疫苗意义重大。此外，有些非免疫规划疫苗在特殊情况下非打不可。例如，狂犬病是由狂犬病病毒感染引起的人兽共患中枢神经系统传染病，是迄今为止人类病死率最高的急性传染病，一旦发病，死亡率高达100%。幸运的是，狂犬病完全可以通过接种疫苗避免。因此，一旦被可疑动物咬伤，千万不可心存侥幸，必须立即接种狂犬病疫苗。

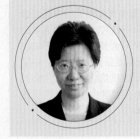

专家简介

胡家瑜　上海市疾病预防控制中心免疫规划所主任医师，上海市预防医学会流行病学分会、免疫规划分会委员，上海市感染性疾病科临床质量控制中心专家委员会委员。长期从事预防接种、传染病预防工作。

疫苗接种，并非儿童"专利"

随着医学知识的不断普及，越来越多人开始意识到疫苗不仅是儿童的"专利"，为预防很多严重或有潜在致命可能的疾病，成年人同样需要接种疫苗，常见的有带状疱疹疫苗、流感疫苗与肺炎链球菌疫苗。

带状疱疹是由"潜伏"在人体内的水痘－带状疱疹病毒重新激活并引起复发的疾病。初次感染水痘－带状疱疹病毒后，病毒可终生"潜伏"于感觉神经节中，一旦机体免疫力降低，病毒便"兴风作浪"，沿相应的周围神经到达皮肤。带状疱疹的典型特征为：受累的神经节所支配的皮肤区域出现疱疹，并伴有明显的神经痛，好发于老年人及免疫功能低下者。治疗带状疱疹没有"特效药"，接种疫苗是唯一有效的预防控制手段。目前，我国上市的带状疱疹疫苗有带状疱疹减毒活疫苗和重组带状疱疹佐剂疫苗。前者的接种对象为年龄≥40岁人群，接种1剂次即可；后者的接种对象为年龄≥50岁人群，必须接种2剂次，接种间隔为2～6个月。无论是否患过带状疱疹，均可接种带状疱疹疫苗。

目前，我国已上市的流感疫苗有三价疫苗和四价疫苗两种。一般来说，在接种流感疫苗2～4周后，体内才会产生具有保护水平的抗体。因此，流感疫苗宜在流感流行高峰前完成接种。此外，由于流感病毒每年会发生变异，故需要每年接种。

已经上市的肺炎链球菌疫苗有两种：13价肺炎多糖结合疫苗（PcV13）和23价肺炎球菌多糖疫苗（PPV23）。世界卫生组织和《肺炎球菌性疾病免疫预防专家共识（2020版）》推荐老年人应用PPV23。PPV23疫苗包含23种纯化的肺炎球菌多糖抗原，基础免疫接种1剂，服用免疫抑制药物等免疫功能受损者可以遵医嘱在基础免疫5年后复种。

加强免疫，按需选择

因未接种或已过疫苗"保护期"等原因，部分人群可针对某些传染病按需进行加强免疫，常见的有乙肝疫苗与麻腮风疫苗等。

乙型肝炎是由乙肝病毒感染引起的，主要传播途径有血液传播、母婴传播、性传播。成功接种乙肝疫苗者、乙肝病毒感染后产生乙肝病毒表面抗体（HBsAb）者对乙肝病毒具有免疫力，其中，全程（3次）乙肝疫苗接种是预防乙肝最简便、有效的方法。乙肝疫苗接种效果受疫苗因素、机体因素、疾病因素和不良嗜好等影响。通常，全程接种乙肝疫苗后，有抗体应答者的保护效果至少可持续12年。因此，完成全程接种的普通人群不需要进行抗体的监测或加强免疫。乙肝高危人群，如男男性行为者、有多个性伴侣者、医务工作者、经常输血或血液制品者、介入治疗者、血液透析者及器官移植者等，应定期检测抗体的滴度。若抗体水平较低（HBsAb＜10毫国际单位/毫升），宜进行乙肝疫苗加强免疫。

"麻腮风"是麻疹、腮腺炎和风疹三种疾病的简称，是常见的一组急性呼吸道传染病，经飞沫传播，传染性强。接种麻疹腮腺炎风疹联合疫苗（简称"麻腮风疫苗"）是预防麻疹、腮腺炎、风疹最有效的方法，疫苗"保护期"可维持10年左右。因青少年是这三种传染病的高危人群，孕妇感染风疹病毒可导致胎儿畸形和智力障碍等严重后果，故青少年、有生育计划的女性宜进行加强免疫。麻腮风疫苗一般接种2剂，接种间隔为1个月。

出境前，别忘做"疫苗功课"

传染病流行具有地域性的特点，去一些国家与地区前，常常需要根据相关要求接种相应疫苗。以黄热病疫苗为例，黄热病通过蚊虫叮咬（主要为伊蚊）传播，病死率高，接种黄热病疫苗是预防黄热病最有效的手段，前往非洲及南美洲的部分国家或地区，往往要提供"黄热病疫苗接种证明"或"黄热病疫苗豁免证明"（黄热病疫苗接种禁忌者提供）。前往沙特阿拉伯等中东地区前，除黄热病疫苗外，还应提前接种霍乱疫苗及流脑疫苗。

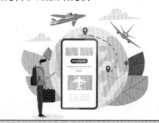

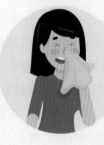

日常生活中，很多人缺乏免疫学知识，常根据"是不是经常感冒""对某种疾病有没有抵抗力"等判断自己的免疫力，并以此作为食补、药补的依据。殊不知，以错误的方式增强免疫力不仅可能"白忙一场"，甚至会给免疫系统"添乱"。

增强免疫力，不能"想当然"

北京大学基础医学院免疫学系教授　王月丹

生病，不全是免疫力低的错

大家俗称的"免疫力高""免疫力低"通常是指免疫系统对抗原的应答能力，即免疫应答力。免疫应答力确实是免疫力最重要的组成力量，好比发动机的马力是决定汽车性能的主要因素。人一旦失去免疫应答力，便失去了对病原体的有效防御能力。

不过，想要汽车行驶得又快又稳，光有发动机还不够。同样的，想要免疫系统发挥正常功能，除免疫应答力外，精确的免疫识别力和调节力不可或缺。例如，过敏性疾病患者的免疫应答力正常，但在免疫应答的识别阶段，免疫系统错误地将某些抗原（如花粉等）识别为对人体有害或危险的病原体（如寄生虫）抗原，造成哮喘等过敏性疾病发生。

此外，即使免疫力强也难保不生病。以传染病为例，人体感染病原体后是否会发病并出现症状，主要是病原体毒力、数量和人体免疫力情况等综合作用的结果。病原体毒力强、数量多，即使是免疫力较强者，仍可能患病。例如，我国多数人接种了乙肝疫苗，有抗乙肝病毒抗体，但如果大量输注乙肝病毒携带者的血液，体内的抗乙肝病毒抗体可能无法完全中和如此大量的乙肝病毒，仍有感染乙肝病毒的风险。因此在日常生活中，人人都应养成良好的健康习惯，如勤洗手等，减少病原体感染的概率。

> **小贴士**
>
> **免疫力低与免疫缺陷不是一回事**
>
> 导致免疫力降低的因素众多，包括先天性发育障碍、服用免疫抑制剂、营养不良、辐射损伤、感染人类免疫缺陷病毒等。其中有些是暂时的，随着原因去除或身体状况改善，免疫力可以恢复正常。例如：新生儿产生抗体的能力较低，免疫应答力不如成年人，但随着他长大，免疫应答力将不断上升，直至正常。免疫缺陷者的免疫系统常存在不可逆或难以恢复的损伤、缺陷，免疫应答力难以达到常人水平。例如：原发性无丙种球蛋白血症患者的BTK基因突变，使B淋巴细胞无法正常发育而产生抗体，存在免疫缺陷。

盲目增强免疫力，可能反受其害

为增强免疫力，有人购入大量燕窝、鱼翅等补品或名贵中药材每日服用，有人要求医生开具人血白蛋白、胸腺肽输注，有人过量运动，这些都是不明智的行为。

虽说免疫细胞和抗体等是由蛋白质等物质组成的，免疫系统所消耗的热量也来自人的一日三餐，但通过盲目进补的方式增强免疫力不仅很难做到，还可能出现不良反应。如阳虚者服用过多滋阴药物、阴虚者服用过多温阳药物，不仅起不到调补效果，还可能影响健康。燕窝、鱼翅等补品的本质只是"高蛋白"，商家宣传的具有增强机体免疫力等功效尚未得到证实。

人血白蛋白是一种血液制品，常用于低蛋白血症、肝硬化、失血性创伤等疾病的治疗。有些人认为，输注人血白蛋白可以增强体质与免疫力、延缓衰老。事实上，参与人体免疫机制形成的是免疫球蛋白，不是白蛋白。且外源性白蛋白摄入过多，不仅增加机体代谢负担，甚至可引起过敏，反而有损健康。胸腺是人体重要的淋巴器官，位于胸骨后，对人体免疫功能至关重要。胸腺肽可以帮助部分手术后、放化疗、营养不良等患者度过免疫系统较脆弱的时期，减少重症感染的风险。但对于细胞免疫正常的人而言，尚无明确证据表明使用胸腺肽可以预防感染，也不会产生明显的增强免疫力的作用。此外，"是药三分毒"，胸腺肽类药物可能引起恶心、发热、头晕、胸闷等副作用，不可滥用。

运动是良医，坚持适量运动不仅可以促进机体新陈代谢，提升心肺等重要器官的功能，还能增强免疫力。不过，大量、剧烈的运动对机体营养和热量消耗巨大，可能使"免疫银行"被透支而使免疫力下降。另外，剧烈运动可能诱发运动性哮喘等过敏性疾病，甚至增加猝死风险，应尽量避免。

增强免疫力的正确"打开方式"

日常生活中，适合普通大众增强免疫力的方法很多，且绝大部分简单易行，最大的难点在于持之以恒。第一，注意饮食安全和卫生，不吸烟、少饮酒，保持全面均衡的营养摄入，保障机体和免疫系统所需要的营养和热量，但不宜过量，以免发生肥胖等代谢性疾病，反而损伤免疫力。第二，保持良好的作息习惯，规律睡眠，尽可能避免熬夜，以免打破正常的生活节律，使免疫功能发生紊乱。第三，保持良好的卫生习惯，少去人员密集的场所，尽量避免各种可能对免疫系统产生伤害的行为。第四，进行科学、适量的体育活动，促进新陈代谢，维持免疫力"年轻态"。第五，定期体检，关注并记录与免疫力相关的检查结果，发生疾病后及时就医，必要时遵医嘱治疗。第六，积极、乐观面对生活，保持良好的心态。

延伸阅读

免疫治疗≠"免疫力治疗"

 河南省肿瘤医院肿瘤内科主任医师　陈小兵

有些人"望文生义"地认为，免疫治疗是增强免疫力最直接、有效的方法，实则大错特错。免疫治疗通常指肿瘤免疫治疗，是恶性肿瘤综合治疗的重要手段之一。

通过近几十年医学的发展，恶性肿瘤整体治疗水平取得了显著提高。化疗、放疗、靶向治疗、内分泌治疗及免疫治疗被称为恶性肿瘤治疗的"五驾马车"。近年来，免疫治疗逐渐成熟，被越来越多人知晓。其通过重新启动并维持肿瘤免疫循环，恢复机体正常的抗肿瘤免疫反应，达到控制与清除肿瘤细胞的目的。临床上，肿瘤的免疫治疗已经改变了多种晚期恶性肿瘤的治疗模式。以帕博利珠单抗为例，目前在我国已获批应用于治疗黑色素瘤、食管癌、肺癌、头颈鳞癌、结直肠癌、肝细胞癌和三阴性乳腺癌等疾病，让无数患者"重拾"生的希望。

专家简介

陈小兵　河南省肿瘤医院肿瘤内科主任医师、教授，中华医学会肿瘤学分会胰腺癌学组、支持康复治疗学组委员，中国抗癌协会科普专委会常委兼副秘书长。擅长胃肠癌、食管癌、肝癌、胰腺癌、肺癌等恶性肿瘤的规范化、个体化药物治疗。

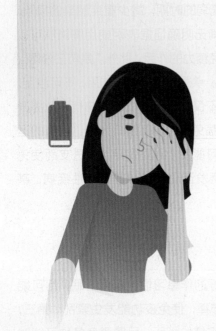

在许多人眼里，湿疹、哮喘、过敏等常见病是由免疫功能低下造成的。其实不然，它们都是由"敌我不分"的异常免疫应答引起的免疫功能紊乱，与免疫功能低下是完全不同的两个概念。由此可见，免疫细胞"过于激进"也不行，只有当免疫力处于平衡状态，免疫系统张弛有度，才能维护健康。

过犹不及，
免疫"过强"也致病

🏥 上海交通大学医学院附属仁济医院风湿免疫科　李　佳　胡大伟（主任医师）

免疫自稳与免疫防御同样重要

除免疫防御功能外，如何使庞大的免疫系统有序运行，不会因为免疫紊乱"误伤"自身组织而引发自身免疫性疾病，也是免疫系统的一大"重任"，被称为"免疫自稳"。事实上，只有维持适度的免疫力才对人体最有利。

打个比方，人体感染某些呼吸道病毒后，多会引起发热、咽痛、淋巴结肿大等异常表现。其中，体温升高有助于抑制病毒的复制，扁桃体和淋巴结肿大是免疫细胞被活化，发挥着杀伤病毒的作用，以促进疾病康复，这是正常的免疫应答反应。但是，如果免疫系统对病毒感染的反应过于强烈，使体内的免疫细胞被过量活化，产生许多小分子蛋白质和炎症介质，可能造成"炎症风暴"，引起脏器损伤。

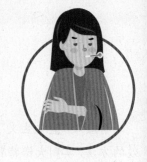

免疫力"过强"，自身免疫性疾病"找上门"

免疫力过低或"过强"都不行。正常情况下，免疫系统具有识别"自己"与"异己"抗原物质的能力，对自身组织抗原不产生或只产生极微弱的免疫应答反应，这一现象称为自身耐受。自身耐受是由免疫系统通过多种机制主动调节来维持的，以保证自身组织细胞成分不至于在遭受免疫反应的攻击后发生损伤。而免疫系统"过强"可打破免疫系统平衡，使免疫系统对自身细胞或组织抗原发生免疫攻击，最终引发自身免疫性疾病。根据损伤的范围，自身免疫性疾病可分为器官特异性自身免疫性疾病和全身性自身免疫性疾病。

器官特异性自身免疫性疾病众多，如呼吸系统的哮喘、过敏性鼻炎，内分泌系统的糖尿病、甲状腺功能亢进症，消化系统的炎症性肠病、自身免疫性肝病，血液系统的溶血性贫血、免疫性血小板减少症，泌尿系统的 IgA 肾病等，神经系统的重症肌无力、自身免疫性脑炎，等等。

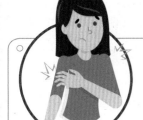

全身性自身免疫性疾病又称系统性自身免疫性疾病，累及的脏器或器官更广泛，如系统性红斑狼疮、类风湿关节炎、干燥综合征、炎症性肌病、抗磷脂综合征等。以系统性红斑狼疮为例，除常见的皮疹、关节肌肉疼痛外，它还可以导致肾、肺、心血管、血液系统、神经系统等损伤。

小贴士

有些人将"免疫力过强"与"免疫力高"画上了等号，这是将免疫防御和免疫稳定概念混淆的结果。自身免疫性疾病是免疫失衡引起的"敌我不分"结果，同样可降低免疫防御功能，使机体抗感染能力下降。

药物是治疗自身免疫性疾病的"主力"

治疗自身免疫性疾病的方法很多，以药物治疗为主，常见的包括非甾体抗炎药、抗疟药、糖皮质激素、免疫抑制剂（如甲氨蝶呤、环磷酰胺、硫唑嘌呤、环孢素、他克莫司、霉酚酸酯等）等。虽然自身免疫性疾病尚不能被根治，但合理治疗可以使病情长期缓解，让患者正常生活。除药物治疗外，其他治疗方法有造血干细胞移植、免疫吸附等。

随着科学的发展，免疫系统中越来越多细胞和分子的"神秘面纱"被揭开，科学家们逐渐了解了它们是如何交流、如何传递信号、如何协同作战的。如此一来，便可以有的放矢地清除那些"叛变"了的免疫细胞；阻断细胞间和细胞内的信号传递，让过度焦躁的细胞"冷静下来"；打破炎症分子的正反馈，从而使免疫系统重回稳态；并在此基础上，尽可能地保留免疫防御和免疫监视功能。这就是靶向治疗、精准治疗的理念。诸多生物制剂（如肿瘤坏死因子 α 抑制剂、白细胞介素 -1 抑制剂、白细胞介素 -6 抑制剂、白细胞介素 -10 抑制剂、白细胞介素 -17 抑制剂等）和小分子靶向药是实现这一目标的有力"武器"，目前已在临床上广泛应用。

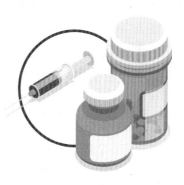

专家提醒

制定自身免疫性疾病的治疗方案，常常取决于患者的病情、疾病是否处于活动期，治疗收益与风险等，尽可能实现最大治疗效果和最小药物副作用，使自身免疫性疾病长期缓解，患者的生活质量得到提升。

专家简介

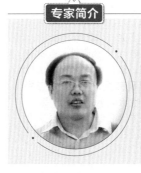

胡大伟　上海交通大学医学院附属仁济医院风湿科主任医师、教授。擅长系统性红斑狼疮、类风湿关节炎、干燥综合征、强直性脊柱炎、血管炎、多肌炎、痛风、骨关节炎、骨质疏松及疑难风湿免疫性疾病的诊治。

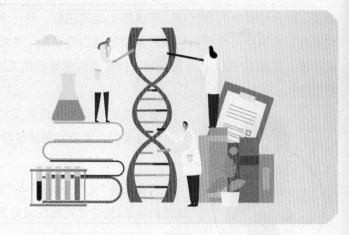

　　人体的免疫功能自30岁左右开始走"下坡路"，这种变化是悄然、缓慢、持续发生的，不易被察觉。通过检测参与固有免疫和适应性免疫的免疫细胞数量与功能，有助于了解自己抵抗疾病的能力，以便及时"查漏补缺"，更好地维护健康。

量化检测，评估免疫力

复旦大学附属中山医院检验科　周琰（副主任技师）　潘柏申（研究员）

基础检测：固有免疫细胞及亚群检测

　　组成固有免疫力的"成员"包括白细胞及其一些特殊亚群，如树突状细胞、B1细胞等。此外，急性时相反应蛋白、补体系统、细胞因子和趋化因子等也在固有免疫防御体系中发挥重要作用。其中，白细胞是最为人们熟悉的"人体卫士"，具有吞噬异物、产生抗体、治愈机体损伤等功能。血常规检测可以大致反映白细胞的变化情况，以及白细胞的数量、不同种类白细胞的比例变化等，是评价固有免疫力免疫状态的重要依据。

　　白细胞分为粒细胞、单核细胞和淋巴细胞，粒细胞又分为中性粒细胞、嗜碱性粒细胞和嗜酸性粒细胞。通常，病毒感染可引起单核细胞与淋巴细胞数量异常增加，炎症反应可使中性粒细胞数量和（或）比例上升，变态反应可引起嗜碱性粒细胞数量增加，寄生虫感染和变态反应可引起嗜酸性粒细胞显著增加。

　　另外，在发生感染、炎症及创伤时，急性时相反应蛋白、补体系统、细胞因子和趋化因子也是临床常用的评价固有免疫力的指标，其中以C反应蛋白（CRP）最典型，CRP升高（＞10毫克/升）提示存在炎症。在补体活性的筛查实验中，血清总补体活性（CH50）、补体C3、补体C4是自身免疫性疾病（如系统性红斑狼疮）是否处于活动期的相关指标。在机体免疫功能异常或某些自身免疫性疾病的诊断、鉴别诊断中，免疫球蛋白、循环免疫复合物和自身抗体检测也是常用的免疫力相关指标。

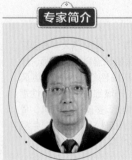

专家简介

　　潘柏申　《大众医学》专家顾问团成员，复旦大学附属中山医院检验科研究员、教授，曾任中华医学会检验医学分会主任委员、上海市医学会检验医学专科分会主任委员。

特殊检测：适应性免疫细胞及亚群检测

适应性免疫是淋巴细胞在抗原的刺激下对抗原做出的特异性反应。根据淋巴细胞的发育部位、表面抗原、受体及功能等不同，可分为T淋巴细胞、B淋巴细胞、NK细胞等。临床上，淋巴细胞亚群分析是检测细胞免疫和体液免疫功能的重要指标。通过流式细胞术等检查，可获得人体血液中T淋巴细胞、B淋巴细胞和NK细胞的数量，以及CD4⁺T淋巴细胞与CD8⁺T淋巴细胞的比值（CD4/CD8）等信息。特定情况下，还可对淋巴细胞亚群做进一步分析，实现精细化的外周血免疫细胞表面标记和功能分析，从而获知机体当前的免疫状态，并辅助诊断某些疾病。通常，CD4⁺T淋巴细胞减少多见于恶性肿瘤进展期、免疫缺陷病、艾滋病、应用免疫抑制剂，CD8⁺T淋巴细胞增多多见于自身免疫性疾病、病毒或胞内寄生菌感染、恶性肿瘤等，CD4/CD8＞2.5多见于类风湿关节炎、1型糖尿病等，CD4/CD8＜1.0常见于免疫缺陷病、再生障碍性贫血等。

特别提醒

基因检测、过敏原测试不可评估免疫力

很多人会将免疫力检测等同于基因检测，或将过敏原测试归属于免疫力评估，这些认识都是错误的。基因检测与免疫力评估截然不同，它是对遗传物质进行检测，而不是对机体免疫能力进行直接评估。基因检测有助于发现或诊断由基因变异所致机体免疫功能异常或缺失引起的某些遗传性疾病。这类疾病仅占免疫缺陷类疾病的极少一部分，且大多数为儿科疾病。

过敏原检测并不是评估免疫力的适宜指标。过敏是由于机体在接触过敏原后，出现较强的免疫反应，从而引起的一类变态反应。虽然机体发生过敏反应时，免疫系统多处于激活状态，甚至可以发生免疫功能紊乱，但过敏原检测的价值在于帮助医生判断疾病原因，从而有针对性地进行治疗，而不是用于评估免疫力状态。

免疫力不必人人测、年年测

随着生活水平的提高和"健康中国2030"规划纲要等政策的影响，"大健康"理念正在被大众慢慢接受。其倡导：实施健康的生活方式，不仅是"治病"，更是"治未病"；要消除亚健康、提高身体素质、减少痛苦，并做好健康保障、健康管理、健康维护；帮助民众从透支健康、对抗疾病的方式转向呵护健康、预防疾病的新健康模式。在这样的背景下，越来越多的人关注免疫力检测。

一般来说，非疾病状态下，察觉近期感冒多发、易疲惫、焦虑或睡眠状态不佳，担心免疫力降低或患有免疫系统疾病时，首先应调整生活作息，合理饮食，适量增加运动，并观察不适情况是否有改善。如果改善不明显或情况更严重，应尽早就医，可在医生的指导下辅以其他免疫力检测项目。

疾病状态下，宜根据临床治疗的需求进行白细胞数量和分类、淋巴细胞亚群等基础检测项目的检测，以评价人体免疫力，并采取有效的治疗手段。其中，T细胞分化亚群、B细胞分化亚群及特殊免疫细胞亚群等特殊免疫力检测项目，应在有需求的重点人群（中老年人群、亚健康人群或有意向采取细胞干预治疗者）或适宜人群（有不良生活习惯、慢性病，或有恶性肿瘤、自身免疫性疾病家族史）中开展。未成年人因免疫系统尚处于发育中，各项指标波动较大，不宜做特殊项目的免疫力检测。**PM**

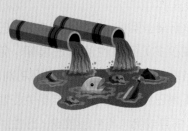
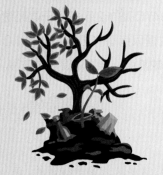
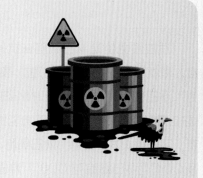
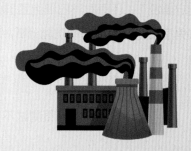

如今，随着人们生活方式的变化及生活节奏的加快，癌症的发病率居高不下，堪称健康的一大"杀手"。虽然目前人们不可能确切地预测一个人会患癌症，而另一个人不会，但可以通过研究确认某些因素与癌症的发生、发展相关。可能增加癌症发生风险的因素被称为风险因素，可能降低癌症发生风险的因素被称为保护因素。癌症是遗传与环境等多因素共同作用的结果，目前学术界较为公认的观点为：10%~15%的癌症与遗传有关，85%~90%的癌症源于环境因素和生活方式。环境风险因素存在于空气、水、土壤和食物中，通过呼吸道吸入、经口摄入和皮肤接触进入人体。生活环境中有哪些常见的致癌因素？大家又该如何减少接触、防癌于未然呢？

远离 环境中的 致癌因素

中国环境科学研究院研究员　张金良

环境中有多少致癌因素

判断某种因素是否致癌，以及致癌依据是否充足，人们最常引用的是世界卫生组织（WHO）国际癌症研究机构（ICRA）关于致癌因素的分类标准。自1971年以来，该机构评估了1000多种因素，包括单一的化学物、复杂的混合物、职业暴露、物理因素、生物因素和生活方式因素。

截至2022年9月7日，超过500种因素已被确定分类，详细信息见下表。

世界卫生组织国际癌症研究机构的致癌因素分类及标准

种类		分级依据	数量
一级（确定对人类具有致癌性）		有明确的动物实验证据和流行病学证据，实验排除了其他引发癌变的可能因素，该物质与癌变之间有直接关系，存在剂量-反应关系	122
二级	二级A类（对人类很可能有致癌性）	对人体的致癌性证据不足，但动物实验中致癌性证据确凿	93
	二级B类（对人类可能有致癌性）	对人体的致癌性证据有限，对动物的致癌性证据也不充分	319
三级（对人类致癌性无法分类）		目前的研究结果不能判断其是否具有致癌性	501
四级（对人类致癌性可能不存在）		对人很可能不致癌	1

如何将环境中的致癌因素"拒之门外"

环境中的致癌因素包括 X 线、γ 射线等物理因素，黄曲霉毒素、肝炎病毒等生物因素，烟草烟雾、石棉、空气污染等化学因素。存在较普遍、"威力"较大的致癌因素主要有以下几种：

❶ 放射性因素

● X 线与 γ 射线

作为能量较大、波长极短、频率极高的电磁波，这两种射线具有较强的穿透性，广泛用于医学影像检查和肿瘤的放射治疗。X 线主要用于计算机断层扫描（CT）和 X 线片，γ 射线用于正电子发射断层扫描（PET）。这两种射线在穿透人体时会被不同程度地吸收。大量辐射与食管癌、胃癌、结肠癌、肺癌、乳腺癌、骨癌、肾癌、甲状腺癌、脑和中枢神经系统肿瘤、直肠癌、肝癌、胆管癌、前列腺癌等的发生密切相关。

[防范措施]

避免不必要的放射性检查，陪同检查人员尽量远离辐射设备。当然，人在接受正规医学检查和治疗时接受的辐射剂量一般很小，是安全的。接受放射性检查时，医生还会按照规定对生殖器、甲状腺等敏感器官进行遮挡保护，因此大家不必过度担忧。

● 来自建筑装饰材料的放射性

一些居室建筑材料和陶瓷（如瓷砖、面盆、抽水马桶等）中的放射性物质可能造成居室内放射性污染。有研究显示，有些瓷砖成品中含有铀 -238、钍 -232、镭 -226、钾 -40 等，对人产生辐射危害。镭 -226 衰变过程中产生的氡及其放射性子体可经呼吸道进入人体，造成内照射，导致肺癌等。

[防范措施]

购买石材和建筑陶瓷等可能含有放射性物质的商品时，注意查看其放射性检测报告，选择符合相关标准的产品，并加强居室通风。

❷ 室内空气污染

● 燃料燃烧产物

煤和生物质燃料目前仍是我国一些地区居民的常用燃料，它们在燃烧时会产生醛类、苯并芘、硝基苯并芘、烟尘颗粒等致癌物，尤其是燃烧不完全时释放的污染物更多。劣质煤还可能释放砷、氟及其他有毒有害的重金属污染物。云南省宣威市女性肺癌高发就与室内燃煤污染密切相关。研究显示，2017 年我国归因于室内固体燃料污染的肺癌死亡人数为 3.78 万人。即使是清洁能源液化石油气和天然气，燃烧时也可能排放细颗粒物、硝基多环芳烃等污染物。

● 烹调油烟

烹调油烟是食用油和食物在高温条件下产生的污染物，以烟雾形式散发到空气中，其中可以检测出的污染物有 220 种，主要包括醛类、酮类、烃、脂肪酸、芳香族化合物和杂环化合物等，多环芳烃、硝基多环芳烃、甲醛等均为致癌物。研究显示，烹饪时油温越高，产生的致癌物越多。例如，豆油被加热至 270 ~ 280℃时产生的油烟即具有致癌性，主要引起肺癌。我国在 20 世纪 90 年代就有研究显示，经常做饭的人群肺癌发病率更高。

● 烟草烟雾及其他

烟草烟雾（即二手烟）中含有 7357 种化合物，其中至少 69 种为致癌物，包括铅 -210、钋 -201 等放射性同位素，苯并芘、氰化钾、甲醛、丙烯醛等化合物，砷、汞、镉、镍等金属，主要引起肺癌和喉癌。有研究显示，被动吸烟者肺癌的发病风险为非被动吸烟者的 1.92 倍。此外，有研究发现，室内经常燃香或熏艾也可能增加居住者患肺癌的风险。

● 甲醛

居室内的家具、布艺产品、地毯和壁纸等可能向室内空气中释放甲醛。流行病学调查表明，长期接触甲醛的人，患鼻腔、口腔、咽喉、皮肤和消化道肿瘤的概率增加。甲醛还与儿童罹患白血病密切相关。

[防范措施]

①不在室内吸烟，尽量不用或少用香氛及燃香，每天定时通风，做好室内清洁和除尘。②条件允许时，尽量选择清洁燃料和高效燃具，厨房安装排风设备并合理使用。③科学烹调，尽量减少煎、炸等高温烹调方式，注意控制油温。④进行居室装修、装饰时，应选择绿色环保材料和品质有保障的家具。⑤由于温度较高时甲醛释放更多，故装修施工期以春夏季为佳，装修后宜空置通风一段时间，待室内甲醛浓度下降到安全范围再入住；入住后注意经常开窗通风，可适当摆放一些绿植（如芦荟、铁树、吊兰和万年青等），既可美化环境，又对甲醛有一定的吸收效果。⑥可安装新风系统，保持室内空气清新。

③ 室外空气污染

国际癌症研究机构将室外空气污染和大气中的颗粒物列为一级致癌物，将柴油和汽油车发动机排放的废气分别列为一级和二级B类致癌物，并明确室外空气污染可增加肺癌、膀胱癌的发生风险。有关研究显示，我国2017年因室外大气污染导致的肺癌死亡人数达19.73万人，其中14.15万人由大气中的颗粒物所致。

[防范措施]

提前查看天气预报，在大气污染严重时，减少室外停留时间，选择室外空气污染较轻的时段出行或运动，如避开上下班高峰期；室外运动最好安排在公园或绿地较多的地段，远离交通繁忙路段。

④ 重金属污染

砷、镉、铬、镍和铅是我国重点防控和治理的重金属，环境中的重金属主要源于矿石开采、工业废水废气排放、污水灌溉、尾矿矿渣堆放等。土壤重金属污染已经威胁粮食和食物的安全，江河湖海的重金属污染通过水生生物影响人类；重金属超标制品的使用可能造成室内重金属污染。重金属主要通过食物、饮用水等经消化道进入人体。铅及无机铅化合物为二级A类致癌物，会增加胃癌的发生风险；其他4种重金属及其化合物为一级致癌物，砷及其化合物可导致肺癌、肝癌、肾癌、胆管癌、膀胱癌、皮肤癌和前列腺癌，镉及其化合物与肾脏和前列腺的肿瘤有关，六价铬和镍的化合物与鼻腔肿瘤有关。

[防范措施]

关注食品安全信息，选择重金属含量低的食物；不用金属或陶瓷容器长时间盛放果汁、醋等酸性食品；保证肉、蛋、奶等蛋白质含量丰富食物的摄入量。

⑤ 紫外线

日光中的紫外线属于一级致癌物。长期受阳光暴晒可增加皮肤癌和眼癌的发生风险。

[防范措施]

避免强烈的阳光照射；如在日照强烈的时段外出，应规范涂抹防晒霜，可戴太阳镜、遮阳帽或用遮阳伞，穿颜色较深的长袖衣裤，尤其是在海边。PM

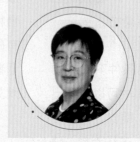

专家简介

张金良　中国环境科学研究院研究员，中国环境学会环境风险专业委员会副主任委员，中华预防医学会农村饮水与环境卫生专业委员会常委，中国毒理学会环境与生态毒理专业委员会常委，全国爱卫会爱国卫生专家委员会委员。长期从事环境流行病学研究和生活环境相关科普创作。

会"出血"的肠炎

华中科技大学同济医学院附属协和医院消化科主任医师　任宏宇

门诊来了位正值壮年的赵先生，自述近一年来反复出现便血，以为是痔疮出血，自己购买了痔疮膏外用。最近听同事说起，便血可能是肠癌症状，他顿时害怕起来，便来医院就诊。

闹肚子？痔疮？

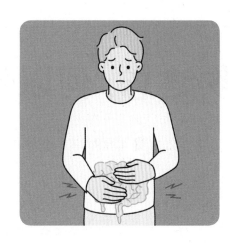

我仔细询问后得知，赵先生平时排便不成形，每天1～2次，有时轻微腹痛，肛门部位无疼痛。正值壮年，加班熬夜、应酬吃外卖是常事，偶尔闹肚子，他并没太在意。这次出现反复暗红色黏液血便，伴腹痛，超过6个月，外用痔疮膏无效。考虑到肠炎、肠癌、肛门直肠疾病等均可出现便血，我安排赵先生进行实验室、影像学、内镜和组织病理学检查。

一周后，赵先生带着检查报告来复诊。大便常规和培养结果排除了痢疾杆菌、寄生虫、结核杆菌、真菌等感染性肠炎，粪便钙卫蛋白升高；血沉（ESR）加快，C反应蛋白（CRP）升高；结肠影像检查未发现肿瘤；结肠镜检查发现肠道黏膜多发性浅溃疡，伴充血、水肿，黏膜粗糙呈细颗粒状，黏膜血管模糊，附有脓血性分泌物，可见假息肉，结肠袋变钝；黏膜活检提示炎症，见糜烂、溃疡、腺体排列异常、杯状细胞减少及上皮变化。至此真相大白，赵先生的便血为溃疡性结肠炎所致。

肠炎为何会出血？

赵先生十分不解，肠炎的症状不是腹痛、腹泻吗？怎么会便血呢？我耐心解释：溃疡性结肠炎是一种自身免疫性疾病，属于炎症性肠病范畴。在遗传缺陷的背景下，患者先天免疫功能障碍，加上外界因素影响，如饮食、生活习惯不良，紧张、焦虑等不良情绪，以及药物刺激，肠道细菌种类会发生改变，肠道免疫器官无法识别有益菌，对其进行攻击，导致炎症。反复持续的慢性炎症使肠黏膜弥漫性充血、水肿、糜烂、溃疡，随着病情进展，溃疡累及黏膜下层血管，导致血管破溃出血，引发便血，严重者可致贫血、失血性休克等。

听到这里，赵先生着急起来："这个病能治好吗？"溃疡性结肠炎是一种慢性病，治疗需要时间和耐心，可采用个体化综合疗法，包括休息、饮食调节、消除精神应激因素等。药物治疗方面，根据病情严重程度，可选择5-氨基水杨酸（5-ASA）、糖皮质激素、硫唑嘌呤（AZA）或英夫利西单抗等。

此后，赵先生听从医嘱，按时服药，定期随访，并改掉了饮食、生活方面的坏习惯，病情得到控制。**PM**

> **专家提醒**　溃疡性结肠炎患者应做好自我管理，包括遵医嘱用药、定期随诊、控制饮食、调节心理等。胃肠道感染、抗生素、非甾体抗炎药、口服避孕药、高糖和高脂饮食、环境污染、紧张和压力等是溃疡性结肠炎的危险因素，需要加强预防和控制。

随着年龄增长，记忆力下降是常见现象。白居易在《偶作寄朗之》中写到"老来多健忘，唯不忘相思"，意思是：年事已高，开始健忘，只有你我往日相处的情景不曾忘记。这是很多老年人来就诊时的主诉，如：炒菜时忘记放盐；反复问同一个问题；熟人名字想不起来，但年轻时发生的事情记得清清楚楚。我们通常称之为健忘，医学术语为"记忆型轻度认知障碍"。如果不及时干预，这类老年人中有相当一部分会发展为阿尔茨海默病，俗称老年痴呆。如何阻止或延缓健忘发展为痴呆呢？

老来多健忘，何以养心智

上海交通大学医学院附属瑞金医院神经内科副主任医师　谭玉燕

运动锻炼，应长期坚持

俗话说，动一动，十年少。有证据表明，中等强度运动可改善认知能力，尤其是信息处理速度、记忆和执行功能。有氧运动可促进大脑产生脑源性神经营养因子、血管内皮生长因子、胰岛素样生长因子、抗炎因子等，这些因子能促进神经突触功能和血管生成，减轻氧化应激损伤，从而保护大脑。长期、规律且达到一定强度的运动能减轻大脑中负责记忆力的结构——海马的萎缩，促进脑功能网络连接，改善记忆力、情绪和睡眠。

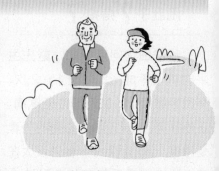

研究表明，太极拳、舞蹈、快步走等是适合老年人的运动方式。其中一项关于太极拳运动改善老年人认知功能的研究显示，太极拳运动能延缓轻度认知障碍的进展，且长期坚持效果更佳；若将打太极拳与认知训练联合进行，可进一步改善认知。不过，运动锻炼需要达到一定的频率和强度，每周2次、每次60分钟的太极拳运动可起到改善认知的作用，老年人可根据自身状态逐渐加量。

饮食模式，优选"地中海"

地中海饮食泛指希腊、西班牙、法国和意大利南部等地中海沿岸的南欧各国，以蔬菜、水果、鱼类、五谷杂粮、豆类和橄榄油为主的饮食风格。研究发现，地中海饮食可减少患心脏病和脑卒中的风险；能延缓认知能力下降，降低阿尔茨海默病患病风险。这是因为，地中海饮食模式可大量提供以下营养物质：

1　n-3多不饱和脂肪酸

主要为二十碳五烯酸（EPA）和二十二碳六烯酸（DHA），对维持人脑健康有重要作用。新鲜鱼类能提供EPA，DHA则主要存在于深海鱼类、海藻和某些植物种子中，它们的前体物质 α-亚麻酸则存在于菜籽油、大豆油、马齿苋和坚果中。

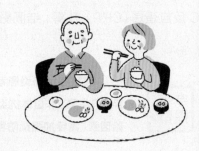

2 抗氧化剂

植物来源的多酚类和类黄酮具有抗氧化和抗炎作用，水果、蔬菜能提供大量叶酸、维生素C、维生素E、类胡萝卜素、花青素等抗氧化剂，以及硒、锌、铜等微量元素，有助于预防痴呆。

3 益生菌和膳食纤维

近来大量研究表明，阿尔茨海默病患者的肠道菌群紊乱。发酵乳制品可提供益生菌，全麦制品可提供膳食纤维，促进肠道菌群修复，改善大脑认知功能。

认知训练，学习新事物

俗话说，身怕不动，脑怕不用；手越用越巧，脑越用越灵。老年人要多学习新事物，让大脑不断接受新的挑战和训练。在大脑学习知识及思考问题的过程中，大量神经细胞、纤维通过突触联系，形成网络，快速传递和处理信息。多用大脑可使神经细胞逐渐变得活跃并激发其潜能，帮助提高大脑的灵活性和思维能力，延缓脑神经细胞的过早衰老。

多项大型研究表明，多维度的认知干预训练能有效促进老年人的认知功能。认知训练是一系列针对认知能力提升的训练方法，包括记忆力、定向力、注意力、语言功能训练等多种形式。比如：利用卡片、扑克牌、图像等进行记忆力训练，通过数数、填字游戏等训练注意力，

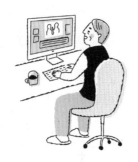

通过读报纸、读书、写作等方式来提高语言表达能力。目前已有很多认知训练项目依托前沿科技提供在线训练计划，以丰富多样、易于操作的每日训练任务，结合手指、语音等多种趣味交互形式，引导老人坚持进行居家认知训练。

音乐疗法，可灵活多变

很多研究证明，音乐能改善认知。听音乐、唱歌、音乐与活动结合、多感官刺激等都属于音乐疗法：①听音乐是最常用的方法之一，某些类型的音乐，如著名作曲家莫扎特和巴赫创作的曲目，有助于提高聆听者的认知能力；老年人听他们熟悉或喜欢的音乐，也能产生积极的影响。②唱歌则以更加积极的方式改善情绪、认知能力和社交互动，可提高记忆和注意力。③将音乐与各种活动（如跳舞、运动或游戏）结合，或者将音乐与其他感官刺激（如视觉、触觉和嗅觉）结合，都可增强音乐疗效。

总之，音乐治疗是一种非常灵活和多变的方式，可根据需要和喜好进行调整。**PM**

专家提醒 联合应用运动、饮食、认知训练、音乐疗法等，可提高治疗效果。比如，以认知训练为主，结合运动锻炼、科普教育、饮食管理、音乐疗法等多维度、多领域的干预方式，可帮助中老年人提升认知功能，避免或延缓阿尔茨海默病的发生、发展，并提高生活质量。老年人可根据自己的需求和实际情况，选择适合的方法，制定长期可行的计划并予以执行。

糖尿病足是糖尿病引起的下肢远端神经病变和不同程度的血管病变导致的足部溃疡、深层组织破坏，伴或不伴感染。据估计：在我国50岁以上的糖尿病患者中，糖尿病足的发病率高达8.1%；全球每20秒就有1例糖尿病患者截肢；糖尿病足溃疡患者的年死亡率达11%，而截肢患者的死亡率更是高达22%。

糖尿病足重在预防。冬季，糖尿病患者面临更多威胁，更要用心呵护双足，千万不要"一失足成千古恨"。

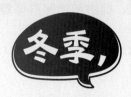

冬季，远离"糖足"六"要"

扫描二维码，立即收听

华中科技大学同济医学院附属协和医院内分泌科　刘 玲　曾天舒（主任医师）

1 要远离热源

糖尿病患者因感觉神经受损，不能正常感知外界温度，用热水泡脚时易出现烫伤。因此，冬天泡脚时水温不宜过高，应控制在35℃左右，时间控制在10分钟以内。

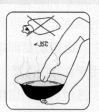

糖尿病患者还应避免足部使用电热毯、热水袋，也不要将脚放在取暖器附近，等等。如果脚冷，可以穿上厚袜子，或间接取暖（如先打开电热毯预热，上床睡觉前关闭）。

2 要认真洗脚

洗脚前，先用手或温度计试好水温。洗脚时，动作应轻柔，边洗边观察；洗脚后，用柔软的干毛巾彻底擦干，尤其是脚缝处。若皮肤干燥，可涂抹润肤乳等。

3 要会穿鞋袜

选择舒适、透气、大小合适的鞋袜。推荐下午买鞋，选择长度、宽度、高度合适的鞋，也可以选择医用鞋，避免穿尖头、高跟、材质很硬的鞋或人字拖。穿鞋必须

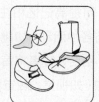

穿袜子，宜选择无缝且没有弹性收口的白色或浅色棉袜，以保证既吸汗又柔软舒适，最重要的是万一有渗血、渗液，比较容易被发现。

延伸阅读

糖尿病足是如何发生的

糖尿病足的发病机制较为复杂，受多种因素影响，其中糖尿病周围神经病变、下肢血管病变及感染是最为重要的影响因素。

❶ **糖尿病周围神经病变**

脚上分布着许多神经。当运动神经受损时，肌肉会用力不均，随之压力也不均，压力大的地方就容易出现破损。自主神经受损时，可导致皮肤汗腺功能减退，汗液分泌少了，皮肤就会干燥甚至皲裂，容易出现破损。感觉神经受损时，足部会不知冷热、疼痛，对烫伤、冻伤、撞伤等感觉不到，对破损也不自知。运动神经、自主神经及感觉神经病变共同导致糖尿病足。

4 要正视足部检查

日常护理是预防足部并发症的有效方法，每天对足部进行自我检查十分必要。可以将手机对准双足，给它们来一次360°无死角拍摄，注意关闭美颜，看看有无干燥、皲裂、变色、硬结、水肿、癣、胼胝等可能导致足溃疡的病变。除此之外，还要摸摸脚背（看皮温有无增高或降低），捏捏

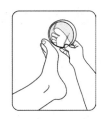

脚趾（看有无肢端刺痛、灼痛、麻木或感觉缺失），按按血管（看有无足背动脉搏动减弱或消失）。如果视力不好，可以请家人帮忙。若出现任何异常情况，应及时就医。除常规病史采集、全身体格检查和验血外，医生还会重点检查您的足部，并进行周围神经病变和血管病变筛查。

5 要避免外伤

不要赤脚走路，要走大路、平路；即使在家里，也应穿好鞋袜，以免磕碰。穿鞋前，应检查鞋内是否有沙砾等异物，确保衬里平滑。

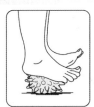

正确修剪趾甲，不要把前缘两侧修得过于"干净"，应该适当保留，维持一定的角度，以免发生嵌甲或甲沟炎。不要自行去除鸡眼、老茧，或修剪嵌甲。

6 要综合管理

通过各种渠道获取糖尿病足预防知识，将其转化为有效行动，并听从医生建议定期复诊、综合管理。首先，应积极控制血糖、血压和血脂等指标，因为良好的血糖控制可以减少糖尿病足溃疡的发生，高血压可通过加重周围动脉病变而增加糖尿病足溃疡和间歇性跛行的发生风险，血

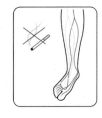

脂异常是引起糖尿病血管病变的危险因素。其次，规律及适量的运动可增强胰岛素敏感性，有助于控制血糖、减轻体重和改善循环，减少心血管危险因素。不过，足部皮肤有破损或溃疡时，受累肢体需要制动。第三，吸烟是糖尿病周围神经病变的重要危险因素，应戒烟。PM

---

❷ 下肢血管病变

脚离心脏最远，当血管长期在高血糖的折磨下变窄、功能受损时，血流变缓，最终引起肢端缺血、缺氧，伤口愈合延缓，严重者形成溃疡，甚至不得不截肢。约90%的糖尿病足溃疡截肢与下肢血管病变有关。

❸ 感染

感染虽然不是糖尿病足溃疡的主要致病因素，却是导致伤口愈合缓慢的重要原因之一。当足部出现破损，定植的细菌、真菌便有机可乘，侵入筋膜、肌肉、关节等，造成深部组织感染，而血液中的高糖恰巧为它们的繁殖提供了充足营养，伤口便不断扩大。

打饱嗝，真的是吃撑了吗

✍ 复旦大学附属华山医院消化科　潘亦达　罗忠光（副主任医师）

绘图　曹 阳

很多人喜欢叫我"打饱嗝"，其实我的学名是"嗳气"，还有人把我与"呃逆"混为一谈。我在这里郑重声明："嗳气"是胃内气体逆流到咽喉部排出时发出的声音，往往伴有一定程度的腹胀等症状；"呃逆"是膈肌痉挛、收缩导致喉咙发出类似"呃"的声音，往往没有多少气体主动排出。

偶尔出现的生理性嗳气

之所以被称为"打饱嗝"，是因为我经常在主人吃得太饱、太快后出现，不过大家不用担心，这是一种正常的生理现象。如果饮食过多、过快，胃内食物未能完全消化和向下输送，便会发酵，产生大量气体，引发腹胀和嗳气。此外，食用发酵类食物（如豆制品等）、饮用太多含气饮料（如啤酒、碳酸饮料等），以及体型肥胖、缺乏运动、失眠、焦虑、抑郁、紧张等情况下，我也容易出现。如果没有明显不舒服，我只是偶尔出现，一般不影响健康，主人只需要调整食量和饮食结构，改善生活习惯，即可解决问题。

频繁出现的病理性嗳气

虽然我的出现不会引起"惊涛骇浪"，但若在公共场合频繁出现，也可能使主人陷入尴尬境地，而且还可能是某些疾病的信号。如果主人明明吃得不多，饮食结构方面也没有特殊变化，我却频繁出现，通过饮食结构、生活方式调节1～2周后仍不能改善，需要引起重视。尤其是在我出现时，主人还有腹痛、反酸、烧心、恶心、呕吐、腹泻、便秘、厌油、乏力等其他症状，则要警惕某些消化系统疾病，如幽门螺杆菌感染、慢性胃炎、胃食管反流病、食管裂孔疝、消化性溃疡、胃轻瘫、慢性肝炎、胆结石伴慢性胆囊炎、慢性胰腺炎及各类消化系统肿瘤（如常见的食管癌、胃癌、肝癌、胰腺癌等）。

特别需要提醒的是，如果主人出现某些"警报症状"，如消瘦（或不明原因体重下降）、贫血、上腹包块、频繁呕吐、呕血或黑便等，要尽快就医，积极配合医生完成相关检查，以免延误严重疾病的诊治。**PM**

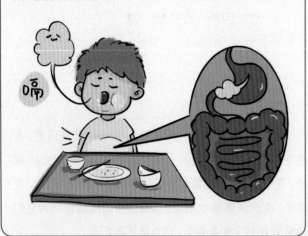

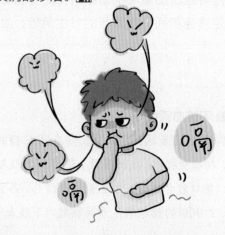

尿道是将尿液从膀胱运输到体外的管道，发生在这一解剖部位的炎症称为尿道炎。经性传播感染的尿道炎通常被分为淋球菌性尿道炎和非淋球菌性尿道炎（简称"非淋"）两类。淋球菌性尿道炎（"淋病"）是人们熟知的性病，常令人谈之色变，而"非淋"却往往被人们所轻视。其实，患"非淋"后，不仅自己要接受规范治疗，配偶也得同治。

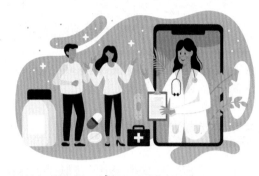

感染"非淋"，配偶也得治

中国医学科学院皮肤病医院　李赛　苏晓红（教授）

"非淋"危害也不小

导致"非淋"最常见的病原体是沙眼衣原体，占"非淋"病例的 15% ～ 40%；其次为生殖支原体，占比达 15% ～ 20%；少见的病原体包括阴道毛滴虫、单纯疱疹病毒、EB 病毒、腺病毒和肠道来源细菌等。

"非淋"的临床表现与淋病类似，但程度较后者轻，比如：排尿时可出现局部的疼痛、烧灼感或刺痛感；从尿道口流出异常的液体，可为黏液样、水样或脓性，整日均可见，量较少时仅见于晨起首次排尿；尿道口周围可发红或肿胀。部分患者可能无任何自觉症状。如果长期不治疗，"非淋"可引起附睾炎、前列腺炎、阴道炎、输卵管炎等并发症，甚至有可能造成不育。

规范用药，配偶同治

疑似"非淋"的患者，需要采集尿液或尿道拭子（最好是晨尿或 2 小时内没有排尿时采集）检测，以明确尿道有无炎症、感染何种病原体。由于合并感染较常见，确诊为"非淋"的患者有必要进行全面的性传播疾病感染评估。例如：可酌情进行血液检测，以排查梅毒和获得性免疫缺陷病毒（HIV）感染。

感染"非淋"后，医生会综合考虑病原体检出情况、症状的严重程度、疾病导致的并发症、生育或传播风险，以及患者的依从性，结合本地区病原体的耐药流行情况，选择合适的抗生素进行治疗。经规范治疗后，患者预后一般较好。

另外，患者确诊前 60 天内，如果与配偶有过性生活，则配偶无论有无症状，都应尽早接受性传播疾病的检查评估；如果配偶感染，需要同治。患者要按时按量规律服药，疗程结束后遵照医生建议进行复诊，在经医生确认本人和配偶均治愈前，要避免发生性行为。

"非淋"的治愈标准为自觉症状和体征全部消失，无尿道分泌物，复查检测结果阴性。如果治疗效果不佳，医师会建议完善包括生殖支原体在内的病原体评估，并进一步行药物敏感性评价或耐药基因检测，以针对性地选择复治药物。我们发现，就诊前自行使用抗生素的患者更易发生耐药，导致治疗失败。因此，有相关症状的患者要尽早就医，接受规范诊疗，遵医嘱随访，避免自行使用抗生素。**PM**

老年人过冬, 皮肤瘙痒 "雪上加霜"

上海交通大学医学院附属瑞金医院皮肤科
陈利红 郑 捷（主任医师）

天寒地冻，痒不可耐

天气渐冷，89 岁的陈阿婆因"皮肤越老越痒、越洗越痒，一冷就痒，痒到无法入睡"住进了瑞金医院皮肤科病房。说起这个问题，她一筹莫展："为了治疗瘙痒，我跑了好多医院。有的医生说是'慢性光化性皮炎全身湿疹化'，也有的说是'特应性皮炎'。为此，我还做了过敏原检测，结果都是阴性。医生对此的解释是，不是所有过敏原因都能被找到。全家人为我着急，以为我得了绝症。"

陈阿婆全身皮肤弥漫性黝黑，有散在片状红斑，皮肤干燥伴少量细碎脱屑及线状结痂，以下肢及腰背部为主。实验室检查仅血清 IgE 轻微升高，紫外线 UVA 和 UVB "最小红斑量"检查均正常。医生认为，陈阿婆目前最紧急的是严重瘙痒影响了睡眠，形成了"瘙痒－搔抓－睡眠剥夺－发疹"的恶性循环。缓解瘙痒，恢复正常睡眠，"揪出"并去除皮肤瘙痒的病因，是打破恶性循环、治疗疾病的关键。随即，医生开出医嘱：睡前服用 25 毫克沙利度胺，每天全身使用玉泽皮肤屏障修护乳进行皮肤护理。当晚，陈阿婆便睡了个久违的好觉，3 天后瘙痒明显缓解，1 周后出院。

应对老年瘙痒，须修复皮肤屏障

"过敏"是老年人发生皮肤瘙痒的主要原因吗？其实不然。过敏是具有"过敏、特应性体质"的人对环境中过敏原过度反应而引发的系列症状，此种皮肤瘙痒者常伴有外周血嗜酸性粒细胞、血清 IgE 升高，或存在过敏性疾病家族史。临床发现，很多老年瘙痒症患者不具备这些特点，引起皮肤瘙痒的真正原因可能是：随着年龄的增长，皮肤表皮中脂质与天然保湿因子减少，使皮肤屏障通透性增加，易诱发皮肤炎症，故而瘙痒。人体体内和体表会出现低度、无菌的慢性炎症状态，医学上称为"炎症衰老（Inflamm-aging）"。炎症衰老、瘙痒与皮肤屏障功能缺失互为因果。屏障修复不仅可以缓解瘙痒，还能降低血清中炎症因子的表达。因此，皮肤屏障的护理治疗能打破"瘙痒－搔抓－睡眠剥夺－皮疹"的恶性循环。

老年瘙痒的治疗通常需有效控制瘙痒，保证充分睡眠，减少或避免搔抓。陈阿婆用了最小剂量兼有抗炎、止痒、止痛与镇静作用的沙利度胺便达到了效果。但困难的是，因"乏脂"、表现为皮肤干燥的屏障破坏无法被"治愈"，而这又是老年皮肤瘙痒的根本病因。因此，想要减少与年龄增长及季节相关的皮肤瘙痒发生，老年人必须重视并坚持皮肤护理，呵护皮肤屏障。我科 2002 年主持研发的玉泽皮肤屏障修护乳经 20 年临床验证，有助于缓解或控制老年性季节性瘙痒症、鱼鳞病、特应性皮炎、湿疹及银屑病的瘙痒与复发。**PM**

专家简介

郑 捷《大众医学》专家顾问团成员，上海交通大学医学院附属瑞金医院终身教授、中华医学会皮肤性病学分会前任主任委员。

> **专家提醒** 老年人常见的慢性疾病，如糖尿病、肾功能不全、肝功能不全、周围神经病等，如控制不佳，也会引起瘙痒加重。一些少见病，如皮肤T细胞淋巴瘤、皮肌炎等，往往以瘙痒和红斑为早期表现。因此，对老年患者难以缓解的瘙痒症状，还要警惕内科疾病。

为骨关节"拍照"，"花样"何其多

同济大学附属同济医院骨关节外科中心及运动医学科主任医师 程 飚

因运动损伤或关节疼痛前去骨科就医时，医生往往要求患者"拍个片子"，有时还不止拍一次。患者常常对此感到不解，甚至认为医生过度检查。事实真是如此吗？骨科拍片的"花样"为何这般多？

问❶ 诊断骨关节疾病，必须"拍片子"吗？

X线检查简单、方便，医生通过观察X线片，对运动损伤（如骨折、脚踝或膝盖扭伤等）患者，能迅速定位伤处、掌握大致病情；对慢性关节损伤或疼痛患者，可了解其关节退变程度、关节间隙有无狭窄、是否存在骨赘（俗称"骨刺"）等重要信息，并作为制订诊疗方案的依据。

问❷ 为什么拍完"正位片"还要拍"侧位片"？

为明确骨骼病变、对位关系，尤其是骨关节结构病变，患者通常需要进行不同体位、角度的多次X线检查。以膝关节X线片为例，医生拍摄膝关节正位片时，要求患者仰卧、膝关节伸直、下肢保持中立位，以显示股骨、胫骨及关节间隙；拍摄膝关节侧位片时，要求侧卧，患肢平放屈曲约130°，以显示髌骨侧面、髌股关节间隙和股四头肌肌腱轮廓。如果还不能满足疾病诊断的需要，医生可能会要求患者进行其他摄片方式。例如：髌骨轴位片可进一步显示髌股关节面，便于医生观察髌骨是否发生了脱位及脱位的程度等；结合膝关节应力位片和正位片，医生可对比观察膝关节是否存在松弛或不稳的情况；下肢全长片可显示下肢力线、长短，医生可判断有无发生内外翻、畸形等情况。

问❸ 为什么痛在左腿，右腿也要拍片？

人体的肩关节、骨盆、上下肢等均为左右对称结构，骨关节疾病的诊疗思路主要包括两点：其一，当患侧的病情难以判断时，需要与对侧比较，从而明确诊断。例如：患者下肢长短不一时，需要测量双腿的长度；判断关节间隙、肢体是否发生异常或畸形时，需要检查双侧进行对比。其二，人体的运动系统是个整体，一侧骨关节发生"故障"后，患者往往会代偿性地过度使用另一侧，因此医生需要同时观察患侧与健侧的骨关节情况。例如：患者的一侧股骨头坏死后，另一侧长期代偿，可引发骨盆倾斜、腰椎曲度失衡、膝关节疼痛等问题。

问❹ 做了X线检查，为什么还要做CT、磁共振检查？

CT检查图像更清晰，适用于诊断X线检查"看不见"的细微骨折或伴随出血的骨折。不过，CT检查对软组织显影不佳，且难以判断骨折的新旧程度。

磁共振（MRI）检查适用于关节周围韧带、肌肉及软骨等病变的诊断，如肩袖损伤、半月板损伤等，均须通过磁共振检查明确诊断。此外，磁共振检查通过骨骼信号的变化还可以辨别陈旧和新发骨折。

一般来说，X线摄片检查是骨科医生的首选。之后，需进一步评估损伤部位骨骼或周围软组织情况者，多需接受CT或MRI检查。

问❺ 为什么治疗过程中还要反复做检查？

无论是急性运动损伤（如骨折、韧带损伤等），还是慢性关节疾病（如肩袖损伤、骨关节炎等），在治疗过程中，医生需要根据患者的疾病严重程度、手术情况、损伤部位等，制订治疗与随访计划。其间，患者需要多次复诊并进行影像学检查，以评估疾病恢复情况，如观察内固定物是否稳定、骨痂是否生长等，及时发现延迟愈合或不愈合等异常情况，从而可调整治疗方案。PM

---医生手记---

　　最近，陆续有朋友向我了解涂氟防龋治疗。一个朋友的孩子刚满一周岁，听说涂氟可以防"蛀牙"，便兴冲冲地带着孩子到家附近的口腔医院就诊。在一番口腔检查后，医生认为孩子目前口腔健康状况良好，暂不需要涂氟，可以等孩子长大一些，能够听懂指令、配合医生进行口腔治疗常规操作时再就医。"既然涂氟有利无害，为什么医生将我的孩子'拒之门外'呢？"他非常困惑。另一个朋友的孩子刚上小学一年级，开学不到两个月，他就收到一则来自学校的通知，称孩子的口腔健康状况不佳，建议家长带孩子去医院进行窝沟封闭和涂氟治疗。他有些犹豫，不知该不该照做。

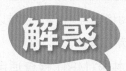 **解惑 "涂氟" 这件小事**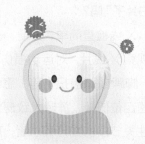

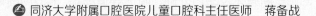

同济大学附属口腔医院儿童口腔科主任医师　蒋备战

困惑一： 氟化物有何作用❓

解答：氟化物是最经济、无创的防龋方法。

　　氟广泛存在于自然界中，人体可以从饮水、食物及空气等多种途径摄入氟，并经过吸收、排泄完成其代谢过程。氟是人体健康所必需的微量元素，适量摄入氟化物可对机体产生积极作用，应用氟化物预防龋病（俗称"蛀牙"）是20世纪口腔预防医学对人类最大的贡献之一。研究表明，牙齿萌出后，口腔内保持恒定的低氟水平时，防龋效果最佳。一方面，氟化物能抑制口腔中的"致龋菌"生长，抑制细菌产酸，减少酸溶解牙齿中矿物质的风险，从而降低牙齿龋坏风险；另一方面，氟离子可以与牙齿中的钙、磷结合，形成新的更坚固的矿物质成分，降低牙齿表层牙釉质的溶解度，并促进釉质再矿化。另有研究表明，在相同口腔酸度环境下，氟化物可使牙齿的溶解度降低，不易发生龋坏。

　　如今，可以通过全身和局部应用氟化物预防龋病。全身应用氟化物的最经典方法是调节饮水中氟化物的适宜浓度，长期饮用适量氟浓度的水，可以减少50%的患龋风险。局部应用氟化物的措施包括使用含氟牙膏刷牙、含氟漱口水漱口及涂氟防龋治疗等，前两者可通过自我保健实现，而涂氟治疗必须由口腔科医生完成，以免发生危险。

困惑二： 涂氟可以自行操作吗❓

解答：涂氟是一项医疗技术，必须由口腔科医生进行。

　　涂氟是将含氟涂料涂布于清洁后的牙齿表面，达到预防龋病的方法。涂氟具有安全无创、疗效好、价格低等优点，其操作简便，只需要用刷子或棉签将涂料直接涂在清洁后的牙面，待其凝固即可。近年来，无论是大型口腔专科医院的儿童口腔科，还是小型口腔诊所的门诊部都开展了涂氟防龋治疗项目。

　　在各网络等平台上，"氟化泡沫剂""氟保护漆"等产品的销量居高不下。这些产品声称"免就医麻烦""居家涂氟孩子不哭闹"等好处，"贴心"地通过图文或视频教家长在家自行给孩子涂氟。尽管涂氟操作简单，但它终究是一项医疗技术，有明确的临床适应证，需要由口腔科医生在操作前综合分析孩子的患龋风险，针对性地选择不同剂型、浓度的氟化物，按操作规范涂布在特定的牙齿表面；患者需定期随访，由医生评估涂氟效果。口腔卫生状况差、牙齿清洁困难、有牙龈出血等异常情况者，暂不宜涂氟治疗。此外，涂氟对牙齿的清洁与隔湿（把需要治疗的牙齿与口腔环境隔离开来）要求较高，如果操作环境与条件达不到医疗感控和隔湿要求，涂氟效果将"大打折扣"。因此，一般不建议居家涂氟。

特别提醒 涂氟后，氟化物与牙齿充分接触而发生化学反应，应避免在短时间内进食（治疗后2小时内不喝水、不进食），24小时内不清洁牙面。涂氟后，牙齿发黄、表面存在异物感等均为正常现象，不必过度担心。

困惑三：涂氟时机取决于牙齿的数量还是孩子的年龄？

解答：取决于孩子的患龋风险和配合程度。

儿童的第一颗乳牙通常在6月龄时萌出。原则上，只要孩子能够配合，在第一颗牙齿萌出后即可涂氟，尤其是使用奶瓶喂养的婴儿，更易患龋病。临床上，医生经常遇到由于没有及时进行涂氟治疗而出现全口牙齿龋坏的患儿，令人十分痛心。这类孩子的涂氟治疗不仅要早，而且次数要多。

目前，临床上将儿童患龋风险作为涂氟与否和涂氟次数的重要依据，设有专门的评估指标，并由口腔科医生把控。一般情况下，儿童1年涂氟2次即可达到较好的防龋功效，但高风险人群（如牙齿萌出后不久就出现龋齿等）通常需要每3个月涂氟一次。

困惑四：日常使用含氟产品能替代涂氟防龋治疗吗？

解答：因年龄而异，因人而异，因牙而异。

涂氟对3岁以下婴幼儿而言是最好的防龋方法。3～6岁学龄前儿童除涂氟外，每天还应该使用豌豆大小的含氟牙膏刷牙2次，但使用含氟牙膏刷牙不能代替涂氟。6岁以上的学龄儿童可以像成年人一样使用含氟牙膏，并积极参加学校开展的氟化凝胶、氟化泡沫等防龋操作，以达到与涂氟相当的防龋效果（可以适当减少涂氟次数）。

随着孩子恒牙陆续替换萌出，12岁儿童的口腔自我保健能力已接近成年人，在使用含氟牙膏、含氟漱口水进行日常口腔健康维护的情况下，一般不需要再涂氟。不过，口腔自我保健能力差，常喝碳酸饮料、含糖饮料，进行口腔正畸治疗的青少年，仍应定期接受涂氟防龋治疗。

困惑五：涂氟是孩子的"专利"吗？

解答：成年人在特殊情况下也应进行涂氟防龋，尤其是老年人。

一些特殊的龋病易感人群，如口腔干燥综合征患者、经头颈部放疗后唾液分泌减少者、口腔自我保健能力较差的残障人士，以及由于牙龈萎缩而牙根暴露的老年人等，除使用含氟牙膏、含氟漱口水防龋外，也需要遵医嘱定期进行涂氟防龋治疗。第四次全国口腔健康流行病学调查结果表明，我国老年人的牙根面患龋率高达64%，积极接受局部涂氟治疗对预防根面龋意义重大。**PM**

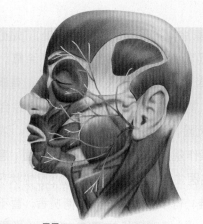

穿刺活检是诊断肿瘤的重要方法之一，有不少患者发现，有时经过多次穿刺，可病理诊断并不一致。这是怎么回事？其实，如果肿瘤位置较深，穿刺有时很难准确获取病变细胞或组织。口腔颌面部解剖结构复杂，穿刺难度更高，应用三维数字化导航技术辅助穿刺，能减少创伤，提高病理诊断的准确率。

三维导航，一"针"鉴瘤

上海交通大学医学院附属第九人民医院口腔颌面头颈肿瘤科　韩 婧　刘剑楠（副主任医师）

深部肿瘤，穿刺检查创伤小

口腔颌面部肿瘤是指发生在口腔、颌骨和面部的肿瘤，种类繁多，来源广泛，且大部分没有特征性临床表现，医生不易区分，影像学检查对其诊断亦缺乏特异性及可靠性。病理学检查是肿瘤诊断的"金标准"，获取组织样本的方式主要有两种：常规的确诊方法为手术切取活检，对深部肿瘤患者损伤较大；穿刺吸取活检亦是常用方法，可以最小的创伤获取标本。

一般而言，穿刺检查有助于以下几种口腔颌面部肿物的诊断：①囊肿（通常由组织内的液体积聚形成），穿刺有助于确定其性质和内容物；②腺体肿瘤，穿刺有助于确定其类型和恶性程度；③淋巴瘤（常见恶性肿瘤），穿刺有助于确定其类型和分级；④肿瘤转移（其他部位的肿瘤扩散到口腔颌面部），穿刺有助于确定原发肿瘤的类型和是否存在转移。

然而，并非所有口腔颌面部肿瘤都适合做穿刺检查，以下这些情况不适合：①血管瘤，由血管组织构成，穿刺可能导致其出血风险增加；②低度恶性肿瘤，通常生长缓慢，细胞变异较小，穿刺可能无法获取足够的组织样本，影响病理学检查的准确性；③位置较深或难以穿刺的肿瘤，可能需要采取其他检查方式，如手术切取活检；④患者身体状况不适合手术或穿刺，可能需要选择其他诊断方法。

总之，穿刺是一种侵入性检查方法，需要医生综合考虑患者的病情、病史和其他检查结果后合理选择。

穿刺针，并非越细越好

细心的患者可能会发现，穿刺检查有粗针穿刺和细针穿刺，人们往往对粗针的恐惧更大，担心粗针损伤大，希望使用细针。事实上，这是两种不同的穿刺检查方法，它们的应用领域有一定的区别。

❶ **细针穿刺**　通常使用较细的针头，直径在0.7毫米（22号针）以下，主要用于采集细胞，适用于细胞学和细胞遗传学检查。其优点为：针头较细，操作相对精细，对周围组织损伤较小，并发症风险低；疼痛感较轻，恢复时间较短。其缺点包括：样本量较少，不适用于液体或较大组织的采集；操作

相对复杂，需要较高的技术水平。

❷ **粗针穿刺** 使用较粗的针头，直径一般在1.2毫米（18号针）以上，主要用于较大组织的采集，如抽取组织条等，适用于组织病理学诊断。其优点为：操作相对快速，可迅速获取较大样本；适用于液体或较大组织的采集。其缺点包括：对周围组织损伤较大，并发症风险较高；疼痛感较强，恢复时间较长。

综上所述，细针穿刺和粗针穿刺各自具有一定的优缺点，医生会根据不同目的和部位选择合适的穿刺方法。

三维导航，有助精准穿刺

传统穿刺活检方法是医生根据患者检查前拍摄的CT图像，大致判断穿刺路径，在进针过程中不断纠正路径，最终到达肿瘤部位抽吸细胞或组织。这样的穿刺方式有一定的假阴性风险，容易漏诊。

三维数字化导航技术可辅助医生进行精准穿刺。穿刺前，医生将患者的CT或磁共振（MRI）扫描图像输入导航系统中，与其解剖结构进行匹配，生成一个精确的三维模型；接着，在实时成像技术引导下，将穿刺器准确送达目标位置。这种技术可应用于多种穿刺手术，如肿瘤穿刺活检、介入治疗、脊柱穿刺等。它可以提高手术准确性和安全性，减少手术时间和创伤，减轻患者痛苦，缩短恢复时间。如果患者肿瘤位置较深、隐蔽，周围有重要神经、血管等，可选择三维数字化导航技术辅助穿刺，以提高准确率，减少并发症的发生。

术前准备，保障检查安全性

穿刺检查是一种微创手术，医生会根据具体情况对患者进行局部或全身麻醉，以确保患者在穿刺过程中不会感到疼痛或不适。穿刺前，患者需要了解相关知识，知晓不同穿刺方法的优缺点，并做好以下准备工作，以保障手术顺利进行。

❶ **术前做好评估** 患者需要提前将病史、过敏史和药物使用情况告知医生，医生可能会要求患者进行一些必要的检查，如血液、心电图检查等，以评估患者的身体状况是否适合进行穿刺检查。

❷ **穿刺前禁食** 通常，在进行穿刺术前，患者需要保持空腹，以免术中出现呕吐或误吸。

❸ **清洁手术部位** 患者需要在穿刺部位进行彻底清洁，以减少感染的风险。医生可能会要求患者使用特殊的抗菌洗剂进行清洁。

❹ **心理准备** 患者需要理解穿刺检查的目的和过程，并与医生进行充分的沟通和交流，以减轻焦虑和恐惧感。

穿刺风险，需要提前了解

虽然穿刺检查是一种相对安全的技术，但仍存在一定的风险。患者需要提前了解可能出现的并发症，遇到以下情况时，应及时告知医生或到医院就诊。

❶ **出血** 穿刺术后可能会发生出血，特别是在穿刺部位。

❷ **感染** 穿刺术后可能会发生感染，患者应密切观察穿刺部位是否有红肿、疼痛、渗液等感染迹象。

❸ **神经或血管损伤** 在穿刺过程中，可能会发生神经或血管损伤，患者在术后会出现异常感觉、无力、肿胀等症状。

❹ **过敏反应** 患者可能对麻醉药物或造影剂过敏，出现呼吸困难、皮疹、荨麻疹等过敏症状。

此外，患者在术后需要注意休息，避免剧烈运动和碰撞，以促进伤口愈合。 **PM**

病理诊断被誉为疾病诊断的"金标准"，尤其在肿瘤诊断方面必不可少。随着越来越多靶向药物的研发和应用，作为指导靶向治疗的必要检测项目，肿瘤基因检测逐渐频繁地出现在人们面前。分子病理诊断是病理诊断发展到一定阶段，从分子水平上诊断疾病的方法，它结合新的基因检测技术，对病理标本中的脱氧核糖核酸（DNA）、核糖核酸（RNA）和蛋白质等生物大分子进行检测。

分子病理检测，破解疾病基因"密码"

上海交通大学医学院附属第六人民医院病理科副主任医师　罗彦丽

病理检查"加持"基因检测技术

病理检查是对手术切取、内镜钳取、穿刺吸取的组织或细胞进行一系列复杂处理，制作成标本，在显微镜下进行观察，从形态学上比较病变组织或细胞与正常组织或细胞的差异，并做出诊断。尽管目前涌现出大量疾病检测的新技术和新手段，但是病理诊断仍然是疾病诊断中最可靠的方法。然而，病理诊断也存在"短板"，有些病变组织与正常组织或其他病变组织的形态非常相似，很难通过普通病理检查方式来区分，比如骨肉瘤细胞形态与骨折后骨痂形成期的细胞形态相似。

随着人类基因组计划的完成，研究发现，许多疾病有相应的一个或多个基因发生改变，而基因检测技术可以检测出这些改变的基因，为疾病的诊断和治疗提供有力依据。分子病理诊断是病理诊断的一个分支，是基因检测和病理诊断的交叉学科。它与普通病理诊断相互联系，又有不同：一方面，普通病理诊断是分子病理诊断的基础，分子病理检测的标本必须有一定有效病变成分，如果不能成功评估标本是否有病变成分及其含量，那么这个分子病理诊断是不可靠的，而普通病理诊断则能有效判断标本是否有病变成分及其含量。另一方面，分子病理诊断是辅助普通病理诊断的有效方法之一，它使病理诊断从传统的观察原位切片发展到更深层的基因层面诊断，从而为病理诊断提供助力。尤其是少见或普通病理诊断困难的疑难病例，分子病理检测可以从基因水平上判断病变类型，协助病理医生做出准确诊断。

精确诊断助力精准治疗

说起病理检查、基因检测，很多人会联想到肿瘤。其实，分子病理检测的应用并不局限于肿瘤患者。基因是携带遗传效应的物质，包括 DNA 和 RNA，它蕴藏着生命孕育、生长、凋亡等过程的全部信息，也是决定生命健康的内在因素，与人体的生、老、病、死等一切生命现象密切相关。分子病理检测可以从基因水平上判断病变分子遗传学变化，从而预测疾病的发生、发展，协助疾病诊断，指导靶向治疗，等等。

① 辅助医生明确诊断

比如：甲状腺结节患者如果先行细针穿刺活检并做基因检测，能鉴别出大部分结节的良恶性，为下一步诊疗提供依据；肾囊肿多为单纯性囊肿，患者预后较好，但其与早期多囊肾非常相似，而大多数多囊肾的预后较差，如果患者家族亦有多囊肾患者，可进行分子病理检测，若检测到相应的基因改变，则可辅助诊断遗传性多囊肾。

② 为个体化治疗提供有效靶点

比如：有些幽门螺杆菌感染者经规范治疗后无法根除幽门螺杆菌，尤其是反复感染者，可通过分子病理检测幽门螺杆菌基因的耐药改变，从而帮助医生选择有效的药物，制定合理的根治方案；肿瘤患者在普通病理检查的基础上明确肿瘤类型和分期后，可进一步通过分子病理检测明确病变中的靶向基因改变，帮助医生在精确诊断的同时明确治疗靶点，从而制定个体化的靶向治疗方案。

③ 预测治疗反应和判断预后

分子病理检测在精确诊断的基础上，可预测治疗反应、判断疾病预后，帮助医生较准确地筛选出治疗效果更好的患者，进而采取相应的治疗方案。比如：检测微卫星稳定性可预测肿瘤患者的预后或筛选一些遗传性疾病。微卫星是广泛分布于人类基因组中的短重复序列，与正常组织比，肿瘤内的微卫星基因发生改变，导致其状态改变，称为微卫星不稳定性。

肿瘤分子病理检测有"可选项"

有些肿瘤患者就医时，医生会要求其做分子病理检测，有些则并无此要求。这是怎么回事？究竟哪些肿瘤需要做这项检测？事实上，目前许多肿瘤患者在采用靶向治疗前必须对相应靶点进行分子病理检测，进而把靶向治疗效果较好的患者筛选出来。以下列举几种常见肿瘤中可选择做分子病理检测的类型：

① 肺癌

常见的靶点有 EGFR（相应的靶向药物为吉非替尼、阿法替尼和阿美替尼等）、ALK（相应的靶向药物为克唑替尼、阿来替尼和罗拉替尼等）、ROS1（相应的靶向药物为恩曲替尼等）、MET（相应的靶向药物为赛沃替尼等）等。并不是所有肺癌患者都需要做这些基因检测，应根据肺癌类别来选择。上述这些基因改变多发生在肺腺癌，肺鳞癌中很少见，其他类型肺癌，如小细胞肺癌，几乎没有靶基因的改变，故不必做相应的分子病理检测。

② 结直肠癌

主要检测靶点是微卫星稳定性和 KRAS、NRAS、BRAF 等基因的改变。结直肠癌患者都需要检测微卫星不稳定性，帕博丽珠单抗是微卫星高度不稳定性结直肠癌患者的一线治疗药物。检测 KRAS、NRAS、BRAF 基因改变主要用于疗效预测和预后评估，RAS、BRAF 基因没有改变的结直肠癌患者可以从表皮生长因子受体（EGFR）单克隆抗体药物（如西妥昔单抗、帕尼单抗）治疗中明确获益。

③ 乳腺癌和胃癌

主要检测 HER2 基因，但并不适用于所有患者。检测到 HER2 蛋白表达的乳腺癌和胃癌（仅限于腺癌）患者都要做 HER2 基因检测，如果有 HER2 基因扩增，使用靶向药物曲妥珠单抗等疗效较好；特殊类型的乳腺癌（如炎性乳腺癌）和 HER2 蛋白不表达的患者不适用；神经内分泌肿瘤等特殊类型的胃癌患者不必做 HER2 基因分子病理检测。**PM**

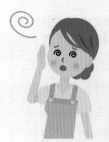

头晕是一种常见症状，人们出现头晕时，常怀疑是高血压、贫血、颈椎病、脑血管病等，不知道究竟该去哪个科室就诊。实际上，很多人将头晕、眩晕和头昏混为一谈，常常跑错科室。

头晕"三兄弟"，走对各家"门"

上海交通大学医学院附属第九人民医院神经内科　孙旭红　苏敬敬（主任医师）

扫描二维码，立即收听

结伴而行的头晕"三兄弟"

首先，头晕家族的"三兄弟"容易混淆，与其症状相似有关。

① 眩晕

除"晕"外，还有"旋"的意思，意为转动，是一种运动性错觉。患者自身和外界环境都没有运动或改变位置，但患者有明显的自身或外界旋转感，就像游乐场里坐转椅的感觉，天旋地转。

② 头晕

患者会有头重脚轻感、倾倒感及脚踩棉花感，但没有运动性错觉，不会产生天旋地转的感觉。

③ 头昏

主要表现为昏昏沉沉、头脑不清楚的感觉，如头昏脑胀。头昏的原因更为复杂，常与睡眠、血压有关，严重者可能是心脑血管病或贫血的表现。

其次，在不同的疾病中，"三兄弟"会单独行动，也会结伴而行，使患者难以分辨。如：内耳疾病、前庭性偏头痛、椎－基底动脉供血系统疾病等，可表现为眩晕、头晕；高血压、贫血等，可表现为头昏、头晕。"头晕"表现变化多端，病因错综复杂，因此，临床上有"患者头晕，医生'头晕'"的说法。

"眩大哥"与耳朵的亲密关系

70%～80%的"头晕"是耳源性的，即与耳朵有关。人体正常平衡功能的保持需要内耳参与，内耳的各种疾病（如耳石症、前庭神经炎、梅尼埃病等）都可引起眩晕，且出现眩晕的概率远高于头晕，一般不会造成生命危险。

❶ 耳石症　又名良性阵发性位置性眩晕，是引起眩晕最主要的疾病，因"头晕"就医的患者约1/4为此病引起。耳石症不同于胆石症，并不是在耳朵里长了一块石头。正常人的耳石膜上黏附着很多碳酸钙结晶，称为耳石。某些易感因素（如老年、头部外伤、内耳病、偏头痛、骨质疏松症及某些外科手术史等）会使耳石脱落，当体位发生改变时，脱落的耳石碎片在重力作用下发生位移，导致眩晕。患者常会在躺下或坐起、翻身至另一侧、抬头或低头等一定的头位变动中出现眩晕，持续时间很短，通常数秒钟后可自行缓解。耳石症的患病率随年龄增长而增加，女性患病率比男性高1倍。

如果出现上述症状，患者可至五官科、神经内科就诊。医生会通过特殊试验判别耳石脱落部位，从而针对性地进行复位治疗。

❷ 前庭神经炎　因内耳前庭神经受累所致的一种突发性眩晕疾病，是末梢神经炎的一种，多由病毒感染引起，与面瘫的性质相似。它起病急，常于晨起时发病，头部位置改变会加重眩晕，严重者可持续数日至数周。约一半患者发病前有感冒史，有些患者在发病前1～2天有眩晕短暂发作。如果出现上述症状，患者可至神经内科就诊，

医生会让患者做一些前庭功能相关检查，主要治疗方法是短期卧床休息和药物治疗，以及前庭功能锻炼。

❸ 梅尼埃病 是一种特发性内耳疾病，患者常伴严重眩晕。该病主要由原发性内淋巴管扩张、水肿导致，临床表现为眩晕反复发作，持续时间为 20 分钟到数小时，常伴单侧耳鸣，早期表现为波动性听力下降，可恢复正常，之后听力呈进行性减退，有些患者还伴耳闷胀感。梅尼埃病多发生于 30～50 岁的中青年，儿童少见，双耳患病者占 10%～50%。如果出现上述症状，患者应至五官科就诊，医生会进行听力检查、前庭功能检查和相关影像学检查等，主要治疗方法是药物和外科手术。

"晕二哥"与脑血管的暧昧不清

10%～20% 的"头晕"与中枢神经系统疾病相关，如椎-基底动脉供血不足、脑卒中等。有些患者只是觉得头晕，没有出现眩晕。这类疾病后果会比较严重，甚至危及生命。

❶ 脑卒中 即急性脑梗死或脑出血，部分患者可表现为头晕，但往往合并其他神经系统功能障碍症状，严重者出现意识障碍，非常危险，尤其是急性发病患者，必须立即到医院卒中中心或急诊神经内科救治，必要时呼叫救护车。头颅 CT 和头颈部 CT 血管造影（CTA）等检查有助诊断。急性脑梗死患者如果就医及时，可通过静脉溶栓、取栓等创伤较小的治疗方法挽救脑组织，改善预后。

❷ 后循环缺血 因动脉粥样硬化、颈椎病等引起椎-基底动脉狭窄或闭塞，导致脑供血不足而出现头晕；少数患者病变累及小脑、内耳等部位，则会出现眩晕；常以反复发作性神经功能障碍表现为特征，如复视、黑蒙、言语不清、吞咽困难、行走不稳、感觉障碍等，症状会进行性加重。如果出现上述症状，患者应尽快到神经内科就诊，医生会根据病因采取针对性治疗措施，以改善椎-基底动脉供血状态。

"昏小弟"的复杂"交际圈"

不典型的"头晕"还会发生于一些贫血、高血压和睡眠障碍等患者，他们更多的感受是头昏。

❶ 贫血 如果患者伴面色苍白，则考虑至血液科就诊，血常规等检查有助于诊断。

❷ 高血压 经常头昏却没有其他明显症状的患者可自己测量血压，如果血压过高（收缩压＞140 毫米汞柱或舒张压＞90 毫米汞柱），应该去心内科就诊，可通过 24 小时动态血压监测等检查明确诊断。

❸ 睡眠障碍 经常失眠的患者也会出现头昏，常伴焦虑，甚至在体位改变时出现头晕。这类患者可至神经内科就诊，医生会通过睡眠和心理评估，以及相关量表的测评，针对患者的具体情况处方助眠药或情绪调节药物。 🆿🅼

升级版"头晕"

还有一种严重的疾病会与"头晕"相伴，即晕厥。患者可能出现头昏、双眼发黑等晕厥先兆，继而意识丧失、摔倒在地，约数秒或数分钟后可恢复意识。晕厥的常见病因是自主神经调节异常（如直立性低血压）、心源性脑缺血（如严重心律失常或心脏停搏）和脑血管疾病（如颅内外动脉狭窄或闭塞），有些患者癫痫发作时也会表现为晕厥。出现这种情况，必须去急诊心内科和神经内科就诊，血压、血液生化、心电图、脑电图、颅脑CT和头颈部CTA等检查有助于判定晕厥的病因。

上海九院横向科研项目（JYHX2021001）

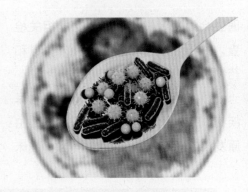

近日，一部纪录片《"毒从口入"：食物的丑陋真相》火热上映。该纪录片中，多位相关领域专家和食品安全事件受害者家属参与访谈，以深入浅出的方式展现了美国食品行业的丑闻和危机，揭露了美国食品安全体系的漏洞和缺陷，告诉人们食品在生产、加工、运输、销售和消费等各个环节可能出现的问题，以及它们如何影响公众的健康和权益。那些受害者因为食用"有毒"食物而遭受痛苦，甚至失去生命的故事，给人们带来了震撼，也为人们敲响了警钟。生活中，我们该如何避免"毒从口入"呢？

"毒从口入"：细说食物中毒

上海市嘉定区疾病预防控制中心　彭谦（副主任技师）宣栋樑

我国《食品安全法》对食源性疾病的定义为"食物中致病因素进入人体引起的感染性、中毒性疾病，包括食物中毒"。食物中毒是食源性疾病中最常见的类型，指摄入含有生物性、化学性有毒有害物质的食品，或把有毒有害物质当作食品摄入后出现的非传染性、急性或亚急性疾病。

按照摄入的有毒食物类型，食物中毒可分为微生物（细菌、真菌）及其毒素食物中毒、有毒植物中毒、有毒动物中毒、有毒大型真菌（毒蘑菇）中毒和化学性食物中毒等。

食物中毒，主要有六种

1　细菌性食物中毒　摄入被细菌或其产生的毒素污染的食物，可能导致细菌性食物中毒。可引起细菌性食物中毒的细菌有很多种，常见的包括沙门菌、大肠杆菌、金黄色葡萄球菌等。

2　真菌毒素食物中毒　真菌在谷物、坚果、水果等食物中繁殖，会使其发霉变质，并产生黄曲霉毒素、赭曲霉毒素、玉米赤霉烯酮、单端孢霉烯族毒素、展青霉素、3-硝基丙酸等代谢产物，即真菌毒素。目前已知的真菌毒素约有200种，其污染范围广，毒性作用强，轻则引起食物中毒，重则具有肝毒性、肾毒性和神经毒性，对人类健康危害较大。

3　有毒植物中毒　有些植物含有毒素，如发芽马铃薯中的α-龙葵碱和α-卡茄碱，乌头中的乌头生物碱，雷公藤中的萜内酯，蓖麻子中的蓖麻毒素，夹竹桃中的夹竹桃苷，等等，都是有毒物质，误食这些有毒植物会引发食物中毒。

4　有毒大型真菌（毒蘑菇）中毒　蘑菇营养价值高、口感好，食用野生蘑菇引起的中毒已成为一个威胁人类健康的全球性问题，每年世界各地都有大量因误食毒蘑菇而中毒的报道。我国主要的剧毒蘑菇包括鹅膏菌、亚稀褶红菇（又称亚稀褶黑菇）、毒沟褶菌、卷边桩菇等，它们都是蘑菇中毒的头号杀手，致死率极高。

5　有毒动物中毒　如河豚含有河豚毒素，蟾蜍含有蟾酥，腐败的鱼类含有组胺，有些贝类含有麻痹性毒素、神经毒性毒素和腹泻性毒素等，均可引起食物中毒。

6　化学性食物中毒　常见的化学性食物中毒原因包括：水果、蔬菜的农药残留超标，肉制品中添加的亚硝酸盐或瘦肉精过量，"假酒"中的甲醇，海产品中的重金属污染，等等。

食物中毒的症状可因中毒原因和个体差异而有所不同，通常在摄入有毒食物后数小时至数天内出现。典型症状包括恶心、呕吐、腹泻、腹痛等消化道症状，头痛、发热、乏力、肌肉疼痛等全身症状，以及出现皮肤瘙痒、红疹等。因食用毒蘑菇而中毒的患者还可能出现幻觉。严重的食物中毒可能会导致脱水、电解质紊乱、肾功能衰竭、心悸、呼吸困难等。非常遗憾的是，以目前的医疗科技水平，仍然有许多食物中毒没有特效药可解，因食物中毒引发的死亡案例时有发生。

7条策略，避免"毒从口入"

1 保持食物清洁，避免交叉污染 在处理和准备食物时，应保持双手和用具清洁，生食的蔬菜、水果在清洗干净后食用；及时清洁厨房和餐具，以免污染食物；刀具、菜板、容器等都应做到生、熟分开。

2 避免食用变质及过期食物 吃新鲜的食物，超过保存期限的食物极可能已经滋生真菌、细菌，食品安全风险高，不宜食用。

3 选择可靠的食品商家和品牌 在购买食品及原料时，应选择正规的商家和品牌，并注意食品的来源和生产日期，查看食品标签上的保质期和储存条件，避免购买"三无"产品。

4 科学烹饪和储存食物 不同食物的烹饪和储存方法不同，应按照食品包装上的建议妥善烹饪和储存。比如：需要冷藏的食物应放在冰箱中保存，肉类应烧熟煮透后再食用，等等。

5 不喝未烧开或未净化处理的水 许多人在户外游玩时，见到非常清澈的山泉水、溪水等便直接饮用。殊不知，这样可能会感染细菌、病毒、寄生虫，也可能因水中含有高浓度重金属而发生化学中毒。因此，应尽量避免饮用未烧开或未净化处理的水。

6 避免误食毒蘑菇和植物 不去野外采集和购买自己不熟悉、未经证实可以食用的菌菇，发芽的马铃薯、霉变的甘蔗要及时丢弃，远离乌头、油桐、蓖麻子、夹竹桃等有毒植物。需要提醒的是，有些山区的蜂蜜可能被雷公藤毒素（萜内酯）污染，食用后易引起中毒，故不宜购买未经出厂检测、号称"纯天然"的"野蜂蜜"。

7 谨慎食用可能带毒的动物 贝类毒素为脂溶性，主要存在于双壳贝类，且非赤潮期毒素水平较低。因此，我国相关部门会在赤潮期发布消费预警，提醒消费者谨慎食用双壳贝类，同时做好市场监测，防止被毒素污染的贝类进入市场流通。只有某些品种的河豚在经过专业处理后可以食用，故吃河豚时，应确定其种类及餐厅资质，不可盲目尝鲜。另外，不要品尝自己不熟悉的野味。PM

> 延│伸│阅│读
>
> **发生食物中毒怎么办？**
>
> 一旦发生食物中毒，应立即就医，并如实告知饮食史，医生可通过实验室检查确定病因，采取针对性治疗。在就医途中，可尝试按压喉咙深部催吐、服用大量牛奶等进行紧急处理，以尽快排出体内尚未被吸收的毒物或延缓有毒物质的吸收，从而减轻中毒程度，防止病情加重。

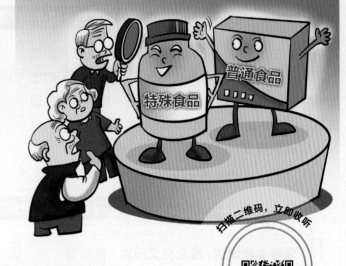

保健食品、新资源食品和特医食品常常被人们混淆，不少商家还利用这些概念"打擦边球"，进行夸大宣传。这些特殊食品究竟有什么区别？该如何理性选购、不花"冤枉钱"呢？

扫描二维码，立即收听

三类特殊食品，你了解吗

复旦大学附属华东医院临床营养科
陈 敏（副主任医师） 孙建琴（教授）

三类食品，定义有区别

① 保健食品

是指具有特定保健功能（如调节机体功能等）的食品，又称功能食品，适合特定人群食用。我国的保健食品经历了三代：第一代包括各类强化食品，其功能未经试验证明，仅根据食品中强化的营养素推知；第二代是指经动物和人体试验证明其具有某种生理调节功能的食品，强调科学性、真实性；第三代是在第二代基础上，明确功效成分化学结构、含量及作用机理的保健食品。

② 新资源食品

以往无食用习惯、无毒副作用的动物、植物、微生物等，或经新方法加以处理、改良，或经国外引进技术形成的食品，都可以被称为新资源食品。2013年后，新资源食品的规范名称为新食品原料。含有同一原料的保健食品与新食品原料，区别在于保健食品可以宣称具有某种保健功能，适用于某类特定人群；而新食品原料不得宣称保健功能，一般适用于所有人群。

③ 特医食品

即特殊医学用途配方食品，是为满足进食受限、消化吸收障碍、代谢紊乱或特定疾病状态人群对营养素或膳食的特殊需要，专门加工配制而成的配方食品。它们通过改善患者营养状况辅助治疗疾病，促进康复。特医食品可分为三类。一是全营养配方食品，作为单一或补充食物来源，满足普通人群的营养需要。二是特定全营养配方食品，适用于特殊疾病状态者，包括糖尿病、呼吸系统疾病、肾病、肿瘤、肝病、肌少症、炎症性肠病、创伤感染手术及其他应激状态等患者。这类制剂针对不同疾病的营养需要，添加特殊的营养成分。三是非全营养配方食品，只含有单一营养素，如蛋白质、膳食纤维、益生菌、维生素、增稠组件等，可满足目标人群部分营养需求的特殊医学用途配方食品，不适用于作为单一营养来源。

三类食品，管理各有规定

保健食品、新食品原料、特医食品的共性是必须安全无毒，对人体不产生任何急性、亚急性或慢性危害，其他相关规定各有侧重。

保健食品必须符合下列要求：

> ❶ 保健作用的明确性和稳定性必须经动物或人群功能试验证明。
>
> ❷ 配方的组成及用量必须具有科学依据，具有明确的功效成分。
>
> ❸ 标签、说明书及广告不得夸大宣传，不得宣称具备治疗效果。

新食品原料在我国以往无食用习惯，因而特别强调安全性。我国对新食品原料安全性评价采用国际通用的危险性评估和实质等同原则；产品上市后必须对人群食用安全性进行再评价。

特医食品除必须保证所有成分明确、安全外，还特别强调应经过临床试验，审批程序接近于药物。2016年，国家市场监督管理总局正式发布了《特殊医学用途配方食品临床试验质量管理规范》。

专家简介

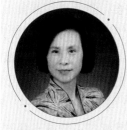

孙建琴　复旦大学附属华东医院临床营养中心学科带头人、教授、博士生导师，中国营养学会常务理事，国家卫健委营养标准专家委员会委员，国家特医食品注册评审专家，中国科协首席营养科学传播专家，上海市食疗研究会副理事长兼秘书长。擅长各种疾病的营养治疗及各种人群的营养评估与饮食营养指导。

选购有"门道"

生活中，保健食品最常见到，一般在超市、药店、电商平台等就能购买。选购保健食品时，应重点查看标签和说明书是否标明下列内容：

> ❶ 保健作用和适宜人群。
>
> ❷ 食用方法和适宜食用量。
>
> ❸ 贮藏方法。
>
> ❹ 功效成分名称及含量。
>
> ❺ 保健食品批准文号。
>
> ❻ 保健食品标志（也称"蓝帽子"标志）。

我国已审批的新食品原料有两百多种，消费者在购买前应"做足功课"，注意查看标签内容是否与卫健委发布的公告内容一致。公告内容一般包括名称（包括拉丁名）、种属、来源、生物学特征、采用工艺、主要成分、食用部位、使用量、使用范围、适用人群、禁用人群、食用量和质量标准等；对微生物类，公告还包括其菌株号。同时，还应关注新食品原料在该产品中添加的剂量。例如，新食品原料库拉索芦荟的每日摄入量不得超过30克，否则易引起腹泻，且孕妇和婴幼儿不宜食用。此外，并不是所有的芦荟都能食用，有些芦荟具有毒性，误食后可引起毒性反应，甚至危及生命。

目前一些药店、超市或网购平台有一些印有"特医食品"字样或以此宣传的产品，一些消费者以为"医用"食品更有保障、效果更好便盲目购买。其实，身体健康的普通人一般没有必要吃特医食品。特医食品品种较多，患者所需产品类别、每日需要量及使用方法等与疾病状况密切相关，通常需要在医师和营养师指导下选择。**PM**

很多人在生活中都有这样的经历：肚子饿得"咕咕叫"，但没时间吃饭，等到有空时准备吃饭，却感觉不饿了，甚至有时看到食物反而会觉得恶心。网上有很多减肥教程将这种现象解释为身体对饥饿的耐受，甚至认为可以借此锻炼身体的"耐饿力"，减少摄入量，从而有助于减肥、控制体重。这样让身体忍受饥饿真的好吗？

忍饥挨饿， 能否锻炼身体"耐饿力"

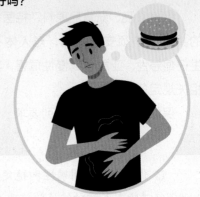

上海交通大学医学院附属第六人民医院内分泌代谢科副主任医师　祝超瑜

为什么饿过头后反而不饿了

人感到饥饿及饱腹是由消化系统、神经系统、内分泌系统等共同调控的复杂过程。人体在胃排空后，会刺激多种胃肠道激素及细胞因子释放，其中最主要的是由胃底分泌的生长激素释放肽，又称"饥饿激素"。它会刺激人体摄食中枢（即下丘脑弓状核），唤起食欲，使人产生饥饿感，促进进食。但如果由于种种原因未能进食，体内血糖水平持续降低，身体出于自我保护，为保证大脑的葡萄糖供应，就会将肝脏及肌肉中储存的糖原释放到血液中，供机体利用。如果此后仍处于饥饿状态，机体就会利用肌肉、脂肪提供能量，蛋白质及脂肪分解产物可以直接氧化供能，也可作为糖异生的原料，通过肝脏产生内源性葡萄糖供能。人体内源性葡萄糖释放到血液中，会减少饥饿激素的产生，因此饥饿感会减弱。如果饥饿时间过长，胃酸分泌过多，还会使人出现恶心、反酸等"厌食"表现。

挨饿减肥，得不偿失

人体处于饥饿状态时，储存的脂肪和肌肉会分解，供机体利用，虽然短期内有减重作用，但长期如此，对人体产生的危害是不容忽视的。

首先，人在过度饥饿后容易出现补偿进食行为，导致暴饮暴食的不良饮食习惯。

第二，脂肪分解产生的酮体增多，会使人产生恶心、呕吐等不适。

第三，体内肌肉量下降会降低能量消耗，反而不利于减重。

第四，胃肠激素及内分泌激素分泌失衡会诱发代谢性疾病，以及胃炎、胃溃疡等消化系统疾病。

第五，长期忍受饥饿可能会导致厌食、抑郁等心理问题。

饿过头后，这样进食不伤身

饿过头后，应避免一次进食量过大，以免出现腹胀、消化不良及血糖快速升高等情况。宜选择清淡、温热、易消化的食物，适当增加蔬菜、水果的摄入量，避免进食油腻、辛辣等刺激性食物。

良好饮食习惯可避免饿过头

平时应尽量保证规律进食，避免暴饮暴食；可在主食中加入少量粗粮，并按照"先菜后饭"的进食顺序，吃主食前先吃蔬菜，因为蔬菜和粗粮中含有丰富的膳食纤维，可抑制碳水化合物的吸收速度，有助于餐后血糖维持平稳、持久。此外，可随身携带饼干、果干、牛奶等食物，在出现明显饥饿感却不方便进餐时适当补充。**PM**

热销"不老药" NMN 真能抗衰老吗

复旦大学附属中山医院闵行梅陇院区（上海市老年医学中心）营养科　朱珈慧
复旦大学附属中山医院营养科　高 键（副主任营养师）

NMN是"何方神圣"

NMN 是一种存在于自然界和人体中的天然物质，属于 B 族维生素的衍生物，也是 NAD^+（烟酰胺腺嘌呤二核苷酸）的重要前体。NAD^+ 是一种维持细胞正常生命活动的辅酶，也是氧化还原反应的关键参与者，在细胞信号传递、DNA 修复及调控基因表达等多个领域扮演着重要角色。NAD^+ 参与人体内上千种氧化还原反应，是每一个细胞新陈代谢必不可缺的物质。

目前，越来越多的证据表明，人体内的 NAD^+ 水平会随着年龄增长而下降。较低的 NAD^+ 水平除会导致皮肤衰老、肌肉含量下降等问题外，还与很多衰老相关疾病有关，包括认知能力下降、癌症、代谢疾病等。

NMN"走红"的"来龙去脉"

2013 年 12 月，哈佛大学遗传学教授 David Sinclair（大卫·辛格莱尔）在全球顶级学术期刊 *Cell*（《细胞》）上发表的一项研究成果称，持续服用 NMN 一周后，小白鼠体内的 NAD^+ 含量显著增加，衰老相关指标改善了30%，因此认为 NMN 可能有延缓衰老、延长寿命的潜力。此项研究轰动世界，开启了 NMN "抗衰老物质"的成名之路。此后，关于 NMN 的多项研究成果相继发表在 *Science*（《科学》）、*Nature*（《自然》）等权威学术期刊上，引起了全世界的广泛关注。

随着 NMN 的"一炮而红"，很多商家瞄准这个机会，研发了各种关于 NMN 的产品。很多商界名人不仅自己服用 NMN，还巨额投资了相关生产公司。这也导致 NMN 相关保健品销量一路走高，甚至被称为"长生不老药"。

NMN真能抗衰老吗

理论上讲，NMN 作为合成 NAD^+ 的前体物质，通过增加体内 NAD^+ 水平，可以延缓 NAD^+ 水平随年龄增长的下降速度。同时，提高人体内 NAD^+ 水平也确实可以在一定程度上延缓线粒体的衰变。一些研究也表明，长期服用 NMN 可以减轻老鼠身上各种与年龄相关的生理衰退。但目前 NMN 的抗衰老效果并未在人体中得到证实。

2023 年 8 月，丹麦哥本哈根大学的研究人员在 *Science* 子刊 *Science Advances*（《科学进展》）上发表的综述论文总结了目前已发表的 25 项关于 NMN 补充剂的人体临床试验。总体来说，NMN 补充剂的临床效果有限，且部分结果存在夸大的倾向。当然，论文作者也没有彻底否定其作用，他们在文章中指出，NMN 可以减少炎症，也许在某些严重疾病的治疗中具有一定潜力。

值得注意的是，2023 年 5 月，国家卫生健康委员会官网发布了一份食品添加剂新品种不予行政许可决定书，其中包括被冠以"不老药"名号的 NMN 等 21 种新品种。这意味着 NMN 作为"抗衰老"原料尚未得到我国权威部门的认可和批准。因此，目前在国内直接销售此类产品可能违法，大家一定要提高警惕。

尽管目前有些研究证明了 NMN 在抗衰老中的潜力，但它是否能真正为人们带来福祉，还需要更深入的探索和研究。大家可以关注其研究进展，"让子弹再飞一会儿"。PM

剪不断，理还乱
——为何装修总与甲醛扯上关系

上海市黄浦区疾病预防控制中心副主任技师　丁宇

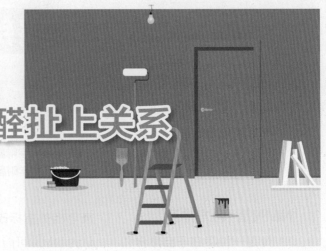

阿明和女友晓莉感情稳定，准备半年后举办婚礼。早在几年前，阿明就准备好了婚房，但需要重新装修一下。为减少装修带来的空气污染，他在选购装修材料和家具时不吝重金，用的都是宣称"甲醛零释放"的环保产品。装修结束后，阿明专门委托了一家有资质的检测公司上门检测室内空气质量。几天后，当他拿到检测结果时，顿时傻眼了：新房内的甲醛和总挥发性有机化合物（TVOC）浓度均不同程度超标。阿明很困惑，为何选用了环保材料仍无济于事？装修后的室内空气污染问题该如何解决呢？

甲醛和 TVOC 是什么

甲醛是一种无色、刺激性的气体。甲醛对人体眼、呼吸道及皮肤有强烈刺激性，对人体心血管系统、内分泌系统、消化系统、生殖系统、肾脏等也有毒性

作用，不仅可导致眼红、流泪、咳嗽等眼和呼吸道刺激症状，还可导致头痛、乏力、食欲减退、心悸、失眠、体重减轻、自主神经紊乱等全身症状。2017 年世界卫生组织国际癌症研究机构将甲醛归为 1 类致癌物。

TVOC，是"Total Volatile Organic Compounds"的英文缩写，意思是总挥发性有机化合物。美国环境署（EPA）对 VOC 的定义是：除一氧化碳、二氧化碳、碳酸、金属碳化物、碳酸盐及碳酸铵外，任何参与大气中光化学反应的含碳化合物，主要指在常温下可以被挥发而存在于空气中的有机化合物，主要包括苯类、烷类、芳烃类、烯类、卤烃类、酯类、醛类和酮类，即若干种有机物的混合体。

TVOC 对室内空气质量的影响较为严重，其毒性、刺激性、致癌性和特殊气味性，会影响人体皮肤和黏膜，甚至对人体造成急性损害。世界卫生组织、美国国家科学院／国家研究理事会（NAS/NRC）等机构强调 TVOC 是一类重要的空气污染物。

新房内的 TVOC 从哪里来

甲醛可作为原料被用于制成各种人造黏合剂，而苯类化合物则是理想的溶剂，两者均被广泛应用于油漆、黏合剂、胶水和人造板材等家装材料中。在适宜温度下，其中的甲醛、苯等就会释放出来。

此外，纺织布艺等行业等常用的抗皱剂、固色剂和防水阻燃剂，在制造过程中也会用到甲醛。也就是说，新买的窗帘、布艺沙发，甚至新买的衣服，也会释放甲醛。

研究发现，如果不采取措施，新装修房屋内的甲醛浓度至少需要 3 ~ 5 年才能回落到和老房子差不多的水平。

建材合规，为何 TVOC 超标

新房内挥发性有机物含量高，是不是意味着装修材料不合格？答案是：不一定。目前，我国大部分装修建材的甲醛和 TVOC 是合格的。国标 GB18580-2017 对室内装饰装修材料人造板及其制品中甲醛释放限量做了规定，即所有人造板及其制品的甲醛释放限量为 0.124 毫克／米^3，与欧盟的 E1 标准持平。也就是说，只要是正规厂家生产的人造板，甲醛释放量是不超标的。

那为何选用了符合国家标准的建材，室内空气污染物浓度仍超标呢？原因在于"叠加效应"。虽然每一件出自正规厂家的建材和家具所释放的甲醛和 TVOC 都是合格的，但将屋内所有建材和家具释放的污染物加在一起，就可能超标了。

值得一提的是，"不超标"不代表"零释放"。那些宣称绝对无甲醛、无苯的产品，是不可信的，消费者一定要擦亮眼睛。

怎样去除新房内的 TVOC

为减少室内空气污染物，大家不妨做到以下两点：

❶ 尽量购买成品家具

因为只要是正规厂家生产的产品，其有机物的释放量都是合格的。现在很多年轻人喜欢追求个性化，往往要求设计师根据家里的房型，设计别有特色的装饰或家具。这种需要施工队现场制作的产品，工人或多或少会使用黏合剂，后期就会有一定的有机物释放风险。

❷ 开窗通风

对已经装修好的新房，要去除甲醛等有害物质，最有效的方法是开窗通风，没有之一。如果着急入住，可以买一个工业电扇，对着窗吹，加速空气流动。

值得一提的是，建材里的这些污染物，释放速度与温度密切相关。温度越高，释放越快；温度越低，释放越慢。这就是为什么人在夏天时进入新装修房比冬季时进入更容易感到不适的原因。所以，有装修需求的业主，在条件允许的情况下，最好将装修工程安排在 3 月开始，7 月左右完工，再利用夏季的高温，加速甲醛等有害气体的释放，以便更快、更放心地入住新家。如果秋季开始装修，那么装修结束后，一般已进入冬季。在温度比较低的情况下，甲醛等有害气体的释放速度很慢，开窗通风还容易对刚装修好的墙面、地面造成一定损伤。

去甲醛"偏方"，作用均有限

至于其他各种所谓的除甲醛、除有机物的方法，作用都相对有限。

比如活性炭，它虽是一种理想的吸附剂，可有效吸附甲醛和 TVOC，但若吸附量饱和，就不能再吸附多余的污染物了，必须及时更换，使用起来相对不便。

再比如光触媒，也叫光催化剂，是一种以纳米级二氧化钛为代表的具有光催化功能的半导体材料的总称，能在光照射下产生强氧化性的物质（如羟基自由基、氧气等），且可用于分解有机化合物、部分无机化合物、细菌及病毒等。日常生活中，光触媒能将空气中的甲醛降解为二氧化碳和水，高效净化空气。但将这项技术应用于室内装修后除甲醛，则有一定的局限性：其对见光较好的物品，如窗帘等纺织品，效果还不错；对不能被阳光直射的家具、地板等物品，效果会大打折扣。

有些人听说洋葱、水果等可以去除甲醛，便将洋葱、柚子皮等放置在家具和房间各处，认为这么做可以去除空气污染物。其实，这只是利用柚子、洋葱等蔬果的香味来掩盖污染物的气味，从而造成已经驱散有害气体的假象。

还有一些人认为，在屋内种植绿萝等植物可以帮助去除甲醛，这么做其实也是一厢情愿而已。有机挥发物会使人体中毒，同样也会使植物中毒。植物之所以能除甲醛，是因为它可以吸入甲醛，就像活性炭一样。当吸入的有机物含量超过了其承受能力后，植物便不再继续吸附有机物，甚至会慢慢枯萎、死亡。 **PM**

扫描二维码，立即收听

莫让老年生活
蒙上"艾滋"阴影

上海市预防医学研究院副主任医师　岳清

赵先生今年63岁，前几年老伴去世后，一直独自生活。赵先生的女儿远在外地，平时难以照料他，就为他请了一个保姆帮忙操持家务、做饭等。46岁的保姆刘女士在生活中对赵先生细心照顾。渐渐地，两个人越来越亲密，后来还发生了多次性行为。一天，赵先生发现生殖器上长出了菜花样的皮疹，就医后被诊断为尖锐湿疣。在医生的询问下，他如实告知了性经历。医生听说他有多次无保护（未用安全套）的高危性行为，提醒他最好做一下HIV（人类免疫缺陷病毒）检测。结果很不幸，赵先生感染了HIV。他后悔不迭："我想这么大年纪不会让她怀孕了，就没戴套，没想到……"

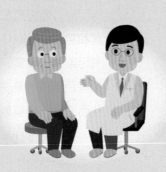

老年人艾滋病患病率呈上升趋势

根据世界卫生组织（WHO）发布的最新报告，截至2021年底，全球存活的HIV感染者及艾滋病患者有3840万例，其中2021年新报告的为150万例，有65万例死于艾滋病相关疾病。其中，老年人所占的比例值得关注。据联合国艾滋病规划署估计，全球50岁及以上的HIV感染人数从2015年的540万增加到2020年的810万。我国老年人艾滋病患病率呈上升趋势，中国疾病预防控制中心发布的相关信息显示，当年新报告60岁以上老年男性HIV感染病例数从2010年的4751例上升至2020年的23 976例，占当年新报告病例总数的构成比从2010年的7.41%上升至2020年的18.21%。

诸多因素，促使老年人"中招"

艾滋病的传播途径有三种：性传播、血液传播和母婴传播。过去，注射吸毒和有偿采供血等血液传播曾是艾滋病传播的主要方式。而随着采供血的规范和注射吸毒传播的控制，我国艾滋病病毒经输血传播基本得到阻断，经静脉吸毒传播人数也在逐年下降，而母婴传播维持在较低的水平，性传播成为目前艾滋病最主要的传播方式。只要有危险性行为，就可能受到HIV"侵袭"。因此，HIV感染者的年龄范围在扩大。

首先，国内一些研究显示，50岁及以上HIV感染者一半为已婚且有配偶。经济水平的提高及生活水平的改善延长了人类的生理年龄，这一年龄段人群的性功能无明显降低，男性有性欲者比例高达94.3%。传统性观念的束缚导致老年人的性需求可能被家庭和社会忽视，从而易发生商业性行为、同性性行为等不安全的性行为。同时，男性的性活跃年限大于女性，婚内性行为可能难以满足他们的性需求，加之目前社会性观念较为开放，他们较易发生婚外性行为。

其次，老年人受教育程度相对较低，对艾滋病相关知识了解不足，安全套使用率普遍较低，接受和理解新知识的能力弱。此外，部分老年人难以灵活应用信息化手段及时了解艾滋病防治知识、接收检测信息等，处于当前艾滋病宣传教育的"盲区"。

老年艾滋病患者面临更严峻的挑战

① 就医更晚

相对于其他人群，老年艾滋病患者面临着独特的挑战。包括医疗保健专业人员在内的社会各界普遍认为，老年人性生活不频繁，也少有吸毒行为，感染 HIV 的风险较小。因此，老年人目前获得性行为健康和 HIV 检测方面的知识存在一定障碍和滞后。当前 50 岁及以上 HIV 感染者更容易出现晚期就医的情况。一项研究发现，2000—2019 年全球近半数老年艾滋病患者在病程后期才被确诊。全球几乎每个地区报告的 50 岁及以上 HIV 感染者的 CD4$^+$T 细胞计数都比同地区 18 ~ 49 岁 HIV 感染者的低。随着艾滋病相关健康服务的实施及服务可及性的提高，就诊的 18 ~ 49 岁 HIV 感染者平均 CD4$^+$T 细胞计数持续上升，与老年 HIV 感染者的差距不断扩大。

② 死亡率更高

国内外研究均显示，50 岁及以上艾滋病患者的死亡比例随年龄增加呈上升趋势。

究其原因，一方面，可能是因为感染 HIV 的老年人比年轻人更容易存在多种并发症，且并发症更为严重；另一方面，可能是由于老年人免疫力相对较弱，从感染 HIV 到进展为艾滋病的病程较短。

③ 更需要支持

不容忽略的一点是，感染 HIV 的老年人可能更容易面临被歧视，因污名化而担心被朋友孤立、被家人指责的忧虑，在老年 HIV 感染者中尤为突出。社会对 HIV 感染者的歧视，会让更多感染者不愿意去检测，不愿意接受治疗等医疗服务，反过来对公众的健康造成威胁。因为隐瞒感染状况、缺乏必要的艾滋病预防知识和预防工具等，老年人群艾滋病疫情存在向一般人群转移的风险。研究显示，老年人比年轻人更可能实现良好的用药依从性。因此，老年艾滋病患者需要得到社会和家庭的支持，子女的照顾、家庭的接纳对提升依从性、控制病情至关重要。

2021 年 6 月，联合国艾滋病规划署呼吁采取变革性行动，在 2030 年之前"终结艾滋"——实现艾滋病的 3 个 95% 目标（即 95% 的感染者通过检测知道自己的感染状况，95% 已诊断的感染者接受抗病毒治疗，95% 接受抗病毒治疗的感染者病毒得到抑制），呼吁加强对各年龄段人群 HIV 传播的应对措施，确保各年龄段 HIV 感染者的需求得到满足，不受羞辱和歧视。

预防HIV性传播，牢记这几点

❶ 节制欲望，洁身自好

远离滥交、无固定性伴侣等高危性行为。老年人可积极参加社交活动，发展增进身心健康的兴趣爱好，让生活更充实。

❷ 保持忠贞，性伴固定

在双方都没有感染 HIV 的前提下，如果彼此都只有对方一个性伴侣，就不会感染 HIV。

❸ 坚持正确使用安全套

性生活中正确和持续应用安全套，是预防 HIV 感染最重要、最有效且最易实行的方法。有性生活的老年人应掌握正确使用安全套的技巧，同时要学会和性伴侣协商使用安全套。**PM**

某医院儿科门诊室里,焦急万分的张女士抱着哭闹不止的浩浩询问:"医生,我儿子从幼儿园回来精神状态就不太好,吃饭时哭着喊喉咙疼,是不是嗓子发炎了?"经过一系列检查,浩浩被诊断为疱疹性咽峡炎。旁边候诊的王女士听说浩浩与自家二宝患的是同一种病,便和张女士交流起来:"我家二宝嗓子起了很多疱,口腔和舌尖也有很多白点,吃药观察了两天。这病传染性很强,二宝还没好,大宝又开始发烧了……"

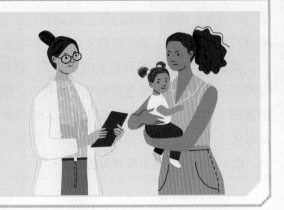

孩子发热、咽痛,

当心疱疹性咽峡炎"作怪"

上海市疾病预防控制中心病原生物检定所副主任技师 李云逸

疱疹性咽峡炎主要"侵袭"儿童

疱疹性咽峡炎是由肠道病毒引起的儿童急性上呼吸道感染性疾病。肠道病毒属于小RNA病毒科肠道病毒属,主要致病型别为柯萨奇A组病毒(CV-A)和肠道病毒A组71型(EV-A71)。

疱疹性咽峡炎患者主要表现为发热,咽部明显充血,咽腭弓、悬雍垂、软腭、扁桃体等处出现直径2~4毫米的疱疹,周围有红晕,疱疹破溃后形成小溃疡。潜伏期为3~5天,易感人群以6岁以下儿童为主,其中1~3岁儿童患病比例最高,占46.6%,发病率随年龄增长而下降。由于嘴巴疼、喉咙痛,有些患儿不愿意吞口水,往往出现流口水的表现。

疱疹性咽峡炎是怎样"作怪"的

疱疹性咽峡炎全年均可发病,春夏季尤为高发,一般呈散发流行或地区性暴发流行。聚集性病例易发生在托幼机构和学校等公共场所。该病毒传播途径多样,消化道、呼吸道和接触均可传播。多数肠道病毒感染是隐性感染,由于婴幼儿的免疫系统尚未发育成熟,患儿和隐性感染者是疱疹性咽峡炎的主要传染源。如果医院感染防范措施不到位,也可能发生医源性传播、交叉感染。

人患疱疹性咽峡炎后可获得特异性抗体,且抗体可在体内长期存在。但由于肠道病毒型别多样,针对不同型别肠道病毒的抗体不能提供交叉免疫保护。因此,儿童可能会重复感染,多次发病。例如,某儿童曾感染由CV-A10引起的疱疹性咽峡炎,体内有针对CV-A10的抗体,但当其周围的儿童感染CV-A6时,他依然有被感染而发病的可能。

手足口病和疱疹性咽峡炎,不再"傻傻分不清"

手足口病和疱疹性咽峡炎这对"姐妹花"的病原体较为相似,属于同一个肠道病毒"家族",因而传播途径相似,都主要经粪－口途径或呼吸道传播。各年龄段人群均可发病，学龄前儿童多见。

很多家长认为疱疹性咽峡炎就是手足口病，其实不然。从病原学角度看，手足口病的主要病原体是 EV-A71 和 CV-A16，近些年逐渐演变为 CV-A6、CV-A10。疱疹性咽峡炎和手足口病的病原体多数重叠，确实不易划分界限。但从临床症状角度看，疱疹性咽峡炎患者主要表现为发热和咽喉部疱疹，而手足口病患者除这两点外，手心、脚或臀部也会出现疱疹，且会出现呼吸系统、消化系统症状，以及头痛等，少数可出现严重并发症，甚至死亡。

此外，目前手足口病属于丙类传染病，而疱疹性咽峡炎虽然具有很强的传染性，但尚未被纳入国家法定传染病之列。疱疹性咽峡炎症状较轻，但其发病人数比手足口病多，是手足口病发病人数的 1.7 倍。值得注意的是，少数疱疹性咽峡炎患者，特别是感染 EV-A71、CV-A16 的患者，可能会出现脑炎、脑膜炎、神经源性肺水肿、心力衰竭等严重并发症，进而发展为重症病例或手足口病病例。

孩子"中招"，用药莫随意

如果孩子得了疱疹性咽峡炎，家长不必过于紧张。该病属于自限性疾病，一般 1~2 天可自愈。需要提醒的是，疱疹性咽峡炎是病毒感染引起的，一般不应用抗菌药，除非合并细菌感染。因为疱疹性咽峡炎可以由多种肠道病毒引起，目前没有特效药。《疱疹性咽峡炎诊断及治疗专家共识（2019 年版）》提出，因服用抗病毒药利巴韦林有不良反应和生殖毒性，不常规推荐其用于治疗疱疹性咽峡炎。如果疱疹性咽峡炎患儿发热或疼痛等不适较严重，可使用布洛芬或对乙酰氨基酚等药物缓解症状。

家有患儿，这样护理助康复

家长在护理时注意以下几点，可以帮助疱疹性咽峡炎患儿尽早康复。

① 保持室内环境清洁及空气流通。

② 让患儿保持充足睡眠，注意休息。

③ 为孩子准备清淡的饮食，选择流食或半流食，少食多餐，避免其进食过烫、辛辣、过酸、粗硬等有刺激性的食物。

④ 加强口腔护理，患儿饭后用淡盐水或生理盐水漱口；对低龄患儿，家长可用生理盐水擦拭其口腔。

⑤ 如果患儿发热，家人不宜为其准备过厚的衣被，应及时更换汗湿的衣服，保持皮肤清洁；鼓励患儿多饮水；勤监测其体温，观察其热型及伴随症状，以便采取对应治疗措施，必要时及时带孩子去医院就诊。

⑥ 疱疹性咽峡炎的传染力非常强，有多名儿童的家庭一定要注意及时隔离，进行碗筷消毒，避免交叉感染。患儿居家隔离 2 周。值得注意的是，常用的 75% 酒精对肠道病毒没有作用，可使用次氯酸钠（漂白剂、84 消毒剂等）或 56℃以上高温对相应物品进行消毒。患儿的衣服、被单等可通过阳光暴晒消毒。

如何预防疱疹性咽峡炎

增强体质、提高抗病能力是预防疾病的有效措施。儿童平时应保持良好的个人卫生习惯，勤洗手。6 月龄至 5 岁儿童是疱疹性咽峡炎的易感人群，宜尽早接种 EV71 灭活疫苗，以预防由 EV71 引起的疱疹性咽峡炎和手足口病，减少发生重症和死亡的风险。家长应了解疱疹性咽峡炎的症状和传播方式，平时保持居室空气流通，在该病流行季节，尽量少带孩子去人群密集、密闭的场所。🅿️🅼

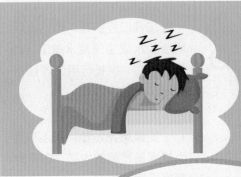

睡眠是人体重要的生理需求，除可帮助恢复精神和消除疲劳外，对保持心理健康也非常重要。良好的睡眠能促进儿童大脑功能的发育和心理行为的发展：在记忆方面，儿童在睡眠中能将学习到的重要知识进行加工、巩固，转化为长时记忆；在心理行为方面，儿童睡眠不足或睡眠问题与情绪障碍、多动行为、同伴交往问题，以及共情发育不成熟等密切相关；在认知方面，充足、良好的睡眠能促进儿童获得认知、解决问题的技能。

良好睡眠，
为孩子成长"保驾护航"

⬛ 上海市疾病预防控制中心儿童青少年健康所副主任医师 孙力菁

随着课业负担和学习压力的增加，很多学生不得不减少睡眠时间来完成学业。上海市疾病预防控制中心在 2015—2016 年进行的上海市青少年健康危险行为监测的睡眠部分数据显示：上海市初中生睡眠不足情况普遍，睡眠时间不足 8 小时者占总人群的 61.5%；高中生睡眠不足情况更为严重，94.6% 的高中生睡眠时间少于 8 小时，睡眠时间不足 7 小时者占 62.0%。

儿童睡眠不足，两大危害尤其突出

❶ 导致肥胖

睡眠不足会刺激人体产生食欲，使人更想进食。同时，睡眠不足会造成体内瘦素水平下降，而瘦素能减少食欲、增加体内能量消耗。睡眠不足时，人体会分泌一种内源性大麻素，使人更想摄入高油脂、高糖、高盐食物，还会刺激大脑在吃这些食物时产生愉悦感。此外，睡眠不足还与新陈代谢速度减慢、肠道菌群紊乱等肥胖的危险因素有关。一项纳入 10 个国家儿童的研究显示，儿童睡眠时间与将来发生肥胖的概率相关，在一定范围内，儿童每天睡眠时间每增加 1 小时，将来发生超重和肥胖的概率便下降 21%。

❷ 导致认知问题和心理行为发育障碍

睡眠不足的孩子更容易出现认知功能问题，如学习成绩差、社交能力下降、上课时不能集中注意力等。睡眠时间不足会导致精力不充沛、抽象思维和记忆力减退、情绪障碍等问题。前一晚睡眠质量差会直接导致学生第二天精神状态低迷、注意力难以集中、反应减慢。睡眠不足的学生听课效率降低，知识吸收程度也大打折扣。上课效率低会导致回家后需要用更多时间复习和回顾知识，学生睡得更晚，造成恶性循环。

2022 年国际权威期刊 Lancet（《柳叶刀》）发布的一项研究显示，睡眠不足会对 6~12 岁儿童的心理健康、认知能力和脑功能产生长期的不利影响，其中思维问题、图画词汇测试成绩等方面的影响尤其显著。此外，睡眠不足还会使孩子产生紧张、焦虑等不良情绪，对其身心健康和人格发展都有负面影响。

良好睡眠，判定有标准

一般来说，良好睡眠应符合三点：一是充足的睡眠时间；二是良好的睡眠质量，睡眠连续且稳定；三是睡醒后精神状态良好。

我国教育部办公厅发布的《关于进一步加强中小学生睡眠管理工作的通知》要求，小学生每天睡眠时间应达到10小时，初中生应达到9小时，高中生应达到8小时。美国睡眠医学学会则建议3～5岁儿童一天的睡眠时长（包括白天小睡）达到10～13小时，6～12岁达到9～12小时，13～18岁达到8～10小时。

值得注意的是，睡眠时间的需求有较大的个体差异。有研究表明，某种基因突变可导致日常睡眠需求减少。每天需要睡多久应依据自身情况确定，睡眠时间并不是越长越好。家长可以通过孩子白天的行为表现判断他们是否缺乏睡眠。睡眠不足的孩子会出现无精打采、经常打哈欠、闭眼、趴在桌子上、双眼呆滞等表现，上课时注意力也会下降。如果孩子虽然睡眠时间较短，但第二天醒来后感到精力充沛，并且一整天都能保持清醒，情绪和生理状态都没有异常，家长就不用过于担忧孩子的睡眠时长没有达到推荐的时间标准。

四条策略，提升孩子睡眠质量

① 和孩子一起制定生活作息表

一份良好的生活作息表应包括：

- **固定的作息时间** 需要注意的是，周末的起床和上床时间应与上学日偏差不大，不宜设置补偿性睡眠时间，让孩子睡懒觉。如果孩子有午睡的习惯，午睡时间不宜过长，以免影响夜间睡眠。

- **适时早、晚餐** 早餐的作用不仅在于提供营养，还在于能给孩子一个开启生物钟的信号。孩子睡前感到很饿或很饱，都会影响睡眠质量，因此家长应注意孩子晚餐时间的把控。

- **睡前固定程序** 家长可以帮助孩子形成固定的睡前行为模式，形成睡眠启动联结。比如在睡前听个故事、听听舒缓的乐曲、和大人一起做一些放松的呼吸练习等。不要让孩子在睡前使用手机等电子产品，更不要在床上使用。

- **时间分配模块化** 合理按模块分配放学后及周末的学习、生活和娱乐时间，对每个模块进行调节和控制，避免学习、娱乐活动过度占用睡眠时间。

② 远离咖啡因

儿童青少年应尽量避免摄入含较多咖啡因的咖啡、奶茶、浓茶等，尤其是睡前。一些功能性饮料可能含有咖啡因，家长选购时应注意查看成分表。对咖啡因敏感的孩子还应注意睡前不吃巧克力、咖啡糖等零食。

③ 适量体育活动

睡前3～4小时最好不要剧烈活动，以免精神过度兴奋，导致入睡困难。

④ 布置舒适的睡眠环境

- **舒适的寝具** 尺寸合适且硬度适宜的床垫、高度适宜的枕头（1岁以内不宜使用枕头）、清爽透气的被褥及透气宽松的睡衣等；经常清洗、晾晒寝具，保持其整洁、干燥。

- **安静的环境** 控制卧室的噪音，使声音尽量低于30分贝（如时钟的嘀嗒声），不用刻意追求鸦雀无声。

- **昏暗的光线** 最好在卧室安装遮光窗帘，夜间睡眠时关闭所有灯光，尽量不要彻夜使用小夜灯。

- **室内空气清新** 卧室应每天通风，保持空气清新、无异味。

- **无蚊虫干扰** 可安装纱窗或使用安全的防蚊产品。

- **温湿度适宜** 温度18～23℃、湿度40%～70%有益于睡眠。在特别干燥的季节，可以使用加湿器。 **PM**

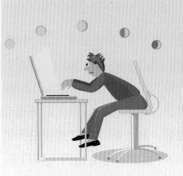

如果0°代表"躺平"，90°代表"内卷"，那么45°则代表"半卷不卷，半躺不躺"的状态。高速运转的现代社会生活节奏快、不确定性强，学习就业、结婚生子、赡养老人等诸多现实压力客观存在，"卷不动"是有心无力，"躺不平"则是心有不甘，于是只能在"躺平"与"内卷"间反复"仰卧起坐"，成为"45°青年"。45°的姿态虽然保留了几分锐意向上的热情与积极，但在"卷"与"躺"的互博之下，大多数人很难面面俱到地"既要，又要"，往往是"既不能，也不能"。久而久之，难免成为一种心理内耗，就像身体要保持45°的姿势往往是最疲惫的。

"卷不动又躺不平"：

"45°青年"该何去何从

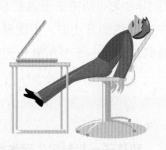

华东师范大学心理与认知科学学院　张璐琦　张雯琪　李林（教授）

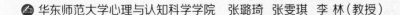

"45°青年"的两种姿态

1 "想躺躺不了"

"已经像咸鱼一样躺下了，怎么又有人用筷子碰了我两下？"这些青年并没有什么远大理想，只想过好眼前的平凡生活，但由于身边人都在"卷"或他人期待带来的压力，只能被迫加入间歇性"内卷"的队伍。这群痛苦的"咸鱼"主要面临两种心理困境。

一是无法避免的社会参照。社会参照是"想躺躺不了"人群的主要心理现象，指在社会互动中以他人为镜子来对照、评价和规范自己的行为。在这个过程中，他人的意见和态度具有深刻影响。为更好地适应社会，人们常常需要通过社会参照来判断自己的表现。但同时，社会参照也可能给人们带来负面影响。与他人进行过多比较和竞争，可能会导致自我价值和自我意义的忽视，只从他人的看法中寻求内心的安全感。

想"躺平"的青年原本的期待可能是60分，但由于周围人都在朝着100分努力，便感到自己落后了，因而不得不奋起直追，试图摆脱"废物感"和潜在的负面评价。最终结果只能是，看似很"卷"，实际上内心是疲惫和焦虑的。

二是无法达成的自我接纳。自我接纳是人们在认知和情绪上，能宽容、认可和尊重自己的全部特点、行为和价值观念的能力。简单来说，自我接纳是一种对自己的存在感到积极认可的心理状态，面对自身缺陷不自卑，面对自身优势也不骄傲。作为一种能改善心理健康的基本能力，自我接纳可以帮助人们在不断变幻的人生中找寻、接受、体验和展现自我。然而，现实生活中的自我接纳并不容易。一些"45°青年"其实对自己有着清晰的认知，认为自己"没什么理想""不需要挣那么多钱"。但同时他们也意识到，在高速发展的社会中，这些愿望不被社会认同。无论是家中父母，还是职场上司，都希望自己更优秀。最终他们也会怀疑自己"是不是怕吃苦、在偷懒"，因而无法达成自我接纳。

② "想卷卷不动"

这些青年不甘于平庸，期望在人群中活出自己的精彩，但又疲于应付高强度的压力和竞争。他们并不缺乏积极向上的心，只是"理想很丰满，现实很骨感"，有很多期待难以在激烈的竞争中实现，只能自嘲为"又卷又菜"。"努力不一定有结果，不努力一定很舒服""输在起跑线总比输在终点强，省了一顿跑""比我优秀的人，比我还努力，那我努力有什么用"……这些口号就是"痛苦的陀螺"们的内心写照。

除社会参照外，缺乏控制感也是"想卷卷不动"人群的主要心理困境。每个人都拥有自己有能力对生活和周围环境施加控制的信念，即个人掌控感。

它是人们面对突发意外事件和压力时的重要心理资源。控制分为首要控制和次级控制，前者是人们通过改变世界来满足自己的需要，而后者则是人们对环境的适应和掌控感。当难以通过努力改变现实环境，同时还要遭受大众舆论"不成功即为不努力"的评价时，人们就会感到控制感被剥夺。缺乏控制感会产生紧张、焦虑、抑郁等负性情绪。当大脑被情绪占据时，前额叶控制的理性就会退居幕后，导致人们难以开展需要大量理性的工作。同时，控制感被剥夺的人会做出一系列补偿行为，比如将精力投入游戏或浏览小视频中，使自己陷入恶性循环。

"45°青年"该如何突破困境

① "想躺躺不了"，试试这两招

● 拒绝过度的社会比较

把注意力从外界的比较转移到自身，不要轻易被他人干扰或"带跑"。与其在意外界的评价、热衷于和别人比较，不如把关注的重点放在自己身上。只有明确自己的定位和目标，确定自己到底要"躺"还是要"卷"，才能以更放松的姿态拥抱真实自我，"任他东西南北风，我自岿然不动"。

● 合理归因，提高自尊

"45°青年"应当明白，他们这一群体并不在少数，"半卷不卷、半躺不躺"的心态是一种普遍存在的心理现象，是由经济发展、社会环境和个人处于这样的环境中所产生的心理变化共同造就的。

"45°青年"要对这一现象进行合理归因，客观看待内外部环境对自身心态的影响，既不将原因统统归咎为外界因素，怨天尤人、自暴自弃，也不认为自己意志不坚定、不能吃苦、能力不足。只有客观看待、合理归因，才不会打击自己的信心，降低自我效能感。

② "想卷卷不动"，试试这两招

● 采用积极的应对方式

人们应对不同的压力情境时所偏爱或习惯采用的策略有许多，大致可以分为积极和消极的应对方式。积极的应对方式包括处理问题（注重应对问题）和减轻情绪痛苦（注重应对情绪）等。在面对压力时，不妨多觉察自己当下的状态，尝试积极的应对方式，例如寻求社会支持，通过运动、阅读发泄消极情绪等。

● 找准定位，坚定信念

全面探索自己，客观评价自己的优缺点和兴趣是必要的。通过各种途径尝试和探索，充分挖掘自身的兴趣，并确定自己未来的发展方向，有助于坚定自我的内心和想法。如果目标很远大，大到有些模糊、难以看清，那就分解为一个个的小目标。将过去的自己作为参考标准，将重心放在自我发展、自我进步上。每实现一个小目标，就给自己"打打气"，告诉自己又前进了一步，这样始终将自己放在中心位，有助于获得对自身的控制，清楚自己所处的位置和下一步的方向。**PM**

"镜像书写"，要不要纠正

北京大学心理与认知科学学院副教授　张昕

一位母亲忧心忡忡地求助："我女儿现在五岁半，对一些字母和数字分不清楚，比如b和d、p和q、6和9……看到b，会问这是b还是d。有时整个单词都可能写成镜像，比如把自己的英文名Sophie写成镜像、倒序的样子。我在网上查了一下，有的说这是读写障碍，有的说可能存在脑部发育异常。我很担心，想带她去医院看看，可是连看哪个科都不知道。"

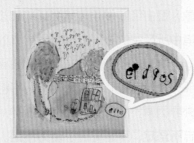

右下角是镜像的英文名 Sophie

这种书写方式在心理学中已有较多研究，被称为"镜像书写"（Mirror Writing）。学龄前儿童，尤其是刚开始学习写字的儿童出现镜像书写的情况，家长不用过分担心，这一现象大多会随着年龄增长而逐步好转。

早在20世纪80年代就有研究发现，5～6岁儿童出现镜像书写的情况最多，这些孩子写的很多字是正常字的镜像版本，仿佛照镜子一般，但随着年龄增长，到8岁以后就基本消失。

镜像书写≠读写障碍

这一现象的出现，可能是由于学龄前儿童视神经和脑部发育还没完善的缘故。对此，家长不必过度紧张，当然也不可置之不理、完全放任，以免导致学龄期持续识字障碍。家长应做到耐心引导、及时纠正，配合一些视觉统合训练，如平衡木、球类运动等，以提升视觉辨识、手眼协调能力。

需要注意的是，镜像书写并不等同于读写障碍。读写障碍也称读写困难，一般包括阅读和书写困难，影响文字阅读和理解、记忆运作、提取生字能力及讯息处理速度等，这类人群语音处理、视觉感知、听觉认知、专注力、分辨左右、列序或组织等能力均较弱。在读写障碍患者中，有的人可能会出现镜像书写，但镜像书写的人却并不一定存在读写障碍。

此外，镜像书写更不代表"智力有问题"，镜像书写者绝大部分智商正常，有的甚至智商高于常人，比如达·芬奇在《鸟类飞行手稿》中采用的便是特殊的镜像书写方式。

长期持续，注意筛查

一二年级的孩子出现镜像书写是正常的，但如果年龄较大（比如过了小学三年级，甚至成年之后）仍然存在类似情况，影响正常学习、生活，可去脑科医院或综合医院的儿童精神科进行脑部检查，排查相关疾病。

有关成年之后出现镜像书写的原因众说纷纭。曾经有一项日本的研究发现：镜像书写可能和脑部（尤其是丘脑）损伤有关，在卒中患者中，有9.5%～13%的人出现镜像书写；在左脑损伤的患者中比例更高，可能高达24%。关于镜像书写的原因还有一些假说，如运动假说、视觉支配假说及空间方位假说等。另有研究发现，镜像书写与失语症有些关联，失语症患者在进行听写和自发书写时容易出现镜像书写问题，而在抄写时则不太会出现，其原因可能在于听写或自发书写时认知负担较重，需要调动大脑中的语意机制进行协同加工。PM

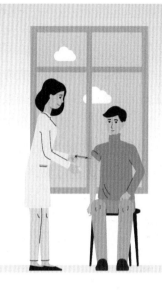

由于人类免疫缺陷病毒（HIV）攻击人类免疫细胞的特点，HIV感染者常对疫苗接种的安全性及有效性有诸多疑虑。HIV感染者究竟能不能、该不该接种疫苗？如何接种呢？

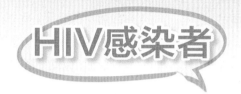

可以接种疫苗吗

湖北省鄂州市第三医院感染科副主任医师　鲁 进

疫苗可以预防疾病的发生和传播，还可以减轻疾病症状和严重程度，即使在感染某些病原体后，接种相应疫苗也可获得更好的治疗效果。

疫苗还可以保护免疫系统较弱的人群，如老年人、儿童、免疫缺陷者等，帮助他们获得额外的免疫保护。

疫苗是如何发挥保护作用的

疫苗模仿病原体刺激人体免疫系统，"训练"出针对该病原体的免疫细胞，当真正的病原体侵犯人体时，免疫系统就能快速识别并发挥功能，歼灭敌人。疫苗"训练"出的主要"战斗兵"可分为两种：一种是 B 淋巴细胞产生的特异性抗体，它能与病原体结合，是"战斗"的主力军；另一种是具有细胞毒性的 CD8$^+$T 淋巴细胞，它能杀死感染病原体的细胞，并分泌抗病毒因子。同时，疫苗发挥作用还需要一支辅助"军队"——CD4$^+$T 淋巴细胞，它们对大多数抗体的产生具有不可或缺的作用。

HIV 感染者接种疫苗是否有效、安全

HIV 感染人体后，主要使 CD4$^+$T 淋巴细胞数量减少，并损害其功能。HIV 感染者如果未接受 HAART 治疗（又称"鸡尾酒疗法"），体内病毒复制快、数量多，使 CD4$^+$T 淋巴细胞持续性损耗，数量过少（尤其是＜50/ 微升）时，就会影响疫苗的效果，产生抗体比较慢，且抗体维持时间缩短。接受 HAART 治疗的 HIV 感染者，如果体内病毒量得到有效控制，CD4$^+$T 淋巴细胞数量和功能得以恢复，就会对疫苗产生有效应答。

因此，HIV 感染者应尽早接受抗病毒治疗，按时服药。体内病毒得到有效控制，且 CD4$^+$T 淋巴细胞数量较高，是保障疫苗接种安全性和有效性的重要前提。

国外已有研究表明，病毒控制良好及 CD4$^+$T 淋巴细胞数量较多的 HIV 感染者接种疫苗后，不良反应发生率和免疫应答率与 HIV 阴性人群相比，没有显著差异。此外，HIV 感染者受基础疾病影响，往往更容易感染流行病，接种疫苗可获得额外的免疫保护。

HIV 感染者接种疫苗，类型有讲究

中国疾病控制预防中心建议，HIV感染者应被纳入常规疫苗接种对象，可以接种灭活疫苗、重组亚单位疫苗，但不宜接种减毒活疫苗。

咨询接种部门医务人员或查看疫苗说明书可明确疫苗类型。有些疫苗既有灭活的、重组的，也有减毒活疫苗。HIV感染者在接种时应问清疫苗类型，或告知医生自身状况，以便正确接种疫苗。

HIV 感染者接种疫苗，时机莫大意

❶ 长期接受抗病毒治疗，病毒控制良好，且不存在疫苗接种禁忌证者，可接种灭活疫苗或重组亚单位疫苗。

❷ 未接受抗病毒治疗者应尽快启动抗病毒治疗，待病毒被控制良好后，再接种疫苗。

❸ 艾滋病晚期患者 CD4$^+$T 细胞计数 < 50/微升，应通过专业医生评估机会性感染的风险，如无特殊禁忌证，可接种灭活疫苗或重组亚单位疫苗。

❹ 有明确机会性感染或恶性肿瘤尚未得到控制者宜暂缓接种。

❺ 妊娠期宜暂缓接种。**PM**

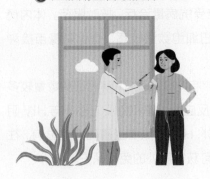

生活实例

自从孩子上初中后，严女士的担心就多了起来：一直考虑孩子升学的事，生怕孩子考不上好的高中；看到关于校园欺负行为的新闻报道，就担心孩子在学校受他人欺负；害怕孩子染上网瘾、早恋……想到孩子未来很多的事，她忧心忡忡，近一段时间，睡眠变得很差，精神状态不好。详细了解情况后，心理咨询师诊断她有教育焦虑。

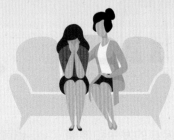

心理咨询师的话

教育焦虑指由教育过程和结果的不确定性带来的紧张、不安、忧虑、烦恼等负性情绪，主要表现为父母对子女成长发展、学习成绩、学习环境、前途命运等过度的关注和担忧。调查发现，近 67% 的家长有教育焦虑，且母亲比父亲更容易发生。导致产生教育焦虑的主要是学习成绩、校园安全、使用手机、升学公平、择校、外语学习、早恋、教育投入、校外培训、性教育、学区房、出国留学等方面出现问题。

教育焦虑是焦虑的一种表现形式，家长长期处于焦虑状态，不仅对自身身心健康不利，还会影响孩子。研究发现，孩子学习倦怠与父母教育焦虑显著相关，且严重程度与父母焦虑的程度成正比。究其原因，父母焦虑的表现会影响孩子对情绪的管理，面对学习任务时，他们易产生消极情绪，长此以往，学习积极性会下降，从而导致学习倦怠。

导致教育焦虑的因素来自方方面面。首先是教育政策、学校等外界因素。如果家长对相关教育政策了解程度较低，容易因信息掌握滞后而产生教育焦虑；家长对学校教育服务的满意度越低，教育焦虑程度越高。其次是家庭因素，对子女的期望越高，教育焦虑程度越高。第三是孩子的因素，孩子就读的年级越高，学习成绩越不理想，家长教育焦虑越明显。

做学习型家长，减轻教育焦虑

陕西省精神卫生中心教授　师建国

管好焦虑，做好家长

1 不背离教育本质

家长要总结教育经验，在教育孩子的问题上不"缺位"，不能简单把教育孩子的事全部推给学校。

一些父母不希望孩子成为教育竞争中的失败者，由此产生了一些不理性的教育行为，如盲目攀比和从众行为等。家长要认识到，教育是一门"慢"艺术，不是"百米赛跑"，而是一场旷日持久的"马拉松"，切忌短视和急功近利；要给孩子成长的时间和空间，"拔苗助长"会透支孩子学习的兴趣与动力；教育的本质是育人，教育的出发点和归宿是促进人的全面发展。

要以正确观念引导合理的行为，不应把学习成绩作为接受教育的最终目标；认识到孩子的个体差异，充分挖掘孩子多方面的潜能，遵循教育规律和儿童成长规律，而不是一味让孩子为了考试或升学去过度学习、培训，以致孩子在过度竞争中耗尽对学习的兴趣。

2 保持适度期望

父母的期望是一把双刃剑，一方面可促进孩子的学习，另一方面也可能起反向抑制作用。事实上，教育期望过高会对孩子的心理产生负面影响，影响学习成绩。因此，父母应考虑孩子的实际水平，保持合理的教育期望。当然，为了让孩子实现"皮格马利翁"预言（期望什么，就会得到什么），父母需要在理性中多点爱心和鼓励，以发挥期望的积极作用。

3 发挥父亲的作用

总体而言，当代母亲有着多重角色任务，既要努力工作，也要兼顾家庭、子女的教育等问题，所以，在孩子教育过程中，母亲通常比父亲更为焦虑。提高父亲参与教育的意识与责任，父母双方共同参与子女的照顾和教育任务，有助于减轻母亲一方过度的教育焦虑。

4 明确类型，精准干预

根据教育焦虑的具体内容采取针对性的措施。比如：担心孩子独立生活能力较差，父母要学会适当放手；担心孩子网络成瘾而影响学习成绩，父母要引导、管理孩子正确使用网络，避免过度使用。

5 采取正念养育的方式

试着关注当下，学会接纳教育中存在的一系列问题，不对孩子进行过度干预。这种方式既能减轻家长"全管""乱管"给孩子带来的心理困扰，也对家长消除焦虑情绪有益。

6 成为学习型家长

很多家长自认为有能力教育好孩子，其实不然。在当今社会，家长必须成为学习型家长，加强心理学等相关知识的学习。还要学习和了解相关教育方面的政策，这样才能做到心里有数，避免引发焦虑。PM

培养孩子的 好奇心

上海市妇女儿童发展研究中心　何彩平　陈彩玉（副教授）

爱因斯坦曾说："我没有特别的天赋，我只有强烈的好奇心。"所谓"好奇心"，是指渴望知道或了解自己不知道的东西。从心理学上讲，好奇心即获取新信息的欲望，是一种伴随积极正向影响的认知情绪，被认为是学习的强大动力。

好奇心的保持除了与兴趣和求知欲等有关外，还与接受新事物的程度或能力等有关。每个人好奇心强度不同：有人好奇心强；而有人则不太容易产生渴望了解新奇事物的冲动，对各类信息偏向选择封闭态度。相对而言，孩子的好奇心和心态开放程度远高于成年人。好奇心能带给个体积极的认知情绪体验，可增强记忆力、促进学习成效。那么，家长如何培养孩子的好奇心呢？不妨从以下几个方面着手：

❶ 创造条件

让孩子有机会探索自己感兴趣的事物，尽量保留其天生的好奇心。当孩子拥有某项兴趣爱好时，家长应尽量提供条件，让孩子用自己的方式或步调去学习、探索。鼓励孩子不要单纯被动地接受信息，要学会思考和提问。心理学研究发现，孩子往往会优先关注中等复杂程度的刺激——既不过于简单，也不过分复杂的材料。因此，当孩子有了一定知识储备，或学习材料与孩子认知发展水平相近时，好奇心能保持在较高水平。

❷ 允许犯错

在寻找问题答案的过程中，人的好奇心会得以调动，并进一步激发求知欲望。孩子生活经验还不丰富，逻辑思考能力尚不成熟，在寻找答案过程中可能会犯错，家长不要因此而指责孩子，要允许孩子继续探索，并鼓励孩子不要因为害怕发生错误而放弃求知。

❸ 适时引导

孩子对很多事物都有很强的好奇心，经常会提出问题，或突然产生"奇思妙想"。一些家长因为忙碌等原因，经常对孩子的好奇视而不见或听而不闻，与引导孩子进一步思考和深度学习的机会失之交臂。作为家长，在日常生活中要多留心，顺应孩子好奇的表现，引导孩子去探究、学习；即便涉及的问题与孩子的学习无关，也要积极引导孩子去了解和探索。

❹ 适度反馈

反馈信息直接影响好奇心的持续。当反馈直接，即直接给出答案时，孩子好奇心往往会消失；如果给出不确定的答案，孩子好奇心就会增加，尤其在"几乎知道答案"时，他们的好奇心会达到顶峰。但现实生活中，家长往往没有适度给予反馈的意识，而更多地采取直接给出肯定或否定的反馈。此外，反馈机制中的正负性情绪情感体验也会影响好奇心的维系。

❺ 赞扬肯定

孩子需要感受到好奇心带来的一次次"小成功"，家长除了引导和帮助外，给予鼓励和肯定必不可少。心理学研究发现，赞扬与认可会让人产生积极的情绪体验。孩子在好奇心驱使下探索问题答案的过程中，他人的鼓励和肯定会带来成就感，让他们认为自身的探索是有价值的。如此，求知行为得到强化，他们也会更乐于探索，好奇心将会长期保持。**PM**

在日常运动健身中，大家经常会听到"核心"这个词，比如："核心要稳定""要锻炼身体的核心力量"等等。那么，核心到底是什么？

你的 核心 稳定吗

🔵 天津体育学院运动健康学院教授　李庆雯

核心是人体的中心区域，由腹部、脊柱、骨盆、髋部的肌肉和骨骼结构组成。核心的作用是产生动作、传递力量并保持身体稳定。人体各种活动和各项运动都需要以躯干核心的稳定为前提，通过核心将力量传导到四肢，再由肢体协同发力，共同完成运动。缺乏核心稳定性是四肢、体态等方面出现问题的重要原因。如果躯干不稳定，即使做简单的动作，如伸手开门等，脊柱也会被迫弯曲，可能引发腰痛等问题。缺乏运动、久坐等不良生活方式会影响核心稳定性，限制运动表现，增加受伤风险，严重者可导致局部疼痛（如腰痛）等。

两个简易测试，判断核心稳定性

核心稳定性的判定目前无统一标准，以下介绍两种简易的自我评估方法。

● 单腿站立

【测试动作】直立，双脚并拢，双手置于体侧；抬右腿至大腿与地面平行，大腿和小腿夹角为90°，保持这一姿势10秒；然后闭眼重复上述动作，同样保持10秒。完成后，再抬左腿进行相同的测试。

【评估方法】如果测试中任一动作无法保持10秒的时间，或出现抬腿高度下降、用力过度、身体明显不对称等，均提示核心稳定性较差。

● 单腿桥

【测试动作】仰卧，屈膝，双脚踩地，小腿约与地面垂直；以背部和左腿为支撑点，伸直并抬起右腿，臀部抬离地面，使右腿和腰臀部呈直线；保持片刻，然后放下。再抬左腿进行同样的练习。重复3遍。

【评估方法】如果出现骨盆晃动、向一侧偏斜等情况，提示可能有核心控制不稳的问题。

两个简便方法，锻炼核心稳定性

核心不稳可通过运动锻炼得到改善。核心力量与稳定训练的方式很多，包括大家熟悉的平板支撑、臀桥等。下面两种练习方法简便易行，既可增强肌肉力量、保持核心稳定性和控制能力，又能保护腰背不受损害，提高身体耐力。

● 侧桥练习

【练习方法和注意事项】右侧卧，双腿并拢，右肘支撑于地面；以右肘和脚作为支撑点，将整个身体支

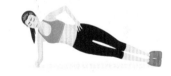

撑起来，保持10秒，然后放下。重复3次。然后换身体另一侧进行练习。如果感觉难度较大，可屈膝，用肘和膝作为支撑点来撑起身体。

● "鸟狗式"练习

【练习方法和注意事项】跪位，手臂和大腿垂直于地面，腰背部自然放松，切忌弓背塌腰；同时举起右侧手臂和左腿至与地面平行，手臂不要高于肩，腿不要高于髋，保持6~8秒。放下，然后同时举起左侧手臂和右腿，保持6~8秒。练习时注意不要缩颈，动作部位只局限于髋和肩部。如果感觉较难完成，可先练习单独抬起一只手臂或一条腿，熟练后再同时抬起。🅿🅜

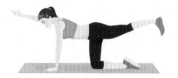

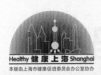

肿瘤已成为危害人类健康的主要疾病之一，不仅威胁患者生命安全和生活质量，也导致巨大的疾病负担。所幸，相当一部分肿瘤是可以通过改善生活方式等进行预防的；而对慢性感染等造成的肿瘤，人们可以通过接种疫苗、积极治疗等阻挡它的"脚步"；同时，早发现、早诊断、早治疗也能延长肿瘤患者的生存期，提高生活质量。对包括肿瘤患者在内的所有人来说，认识常见肿瘤，了解相关防治知识，学会自我管理技能，都是有益的，甚至是至关重要的。上海国际医学中心肿瘤中心主任丁罡深知这一点，他在20多年的肿瘤诊疗工作中，一直围绕患者需求，将科普放在重要位置，并与时俱进，不断提升"段位"。

丁罡：远离肿瘤，科普随行

本刊记者　王丽云

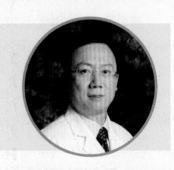

"起步"：科普肿瘤诊治知识

2000年，丁罡在肿瘤学专业硕士毕业后，进入上海仁济医院工作，筹建肿瘤科。当时，肿瘤令人闻之色变，肿瘤治疗手段也比较落后，要想将肿瘤科的工作开展起来，需要进行大量宣传。一方面，需要对患者和家属进行宣教，帮助患者正确认识肿瘤、接受规范治疗、获得良好疗效；另一方面，需要对其他相关专业的医务人员进行宣传，交流肿瘤治疗的理念和方法，寻求合作，共同为患者提供更好的医疗服务。

短短几年间，肿瘤科日益壮大，患者在这里不仅可以得到治疗，也获得了战胜肿瘤的知识和信心。同时，丁罡及其团队的科普宣传从院内延伸到院外，走进浦东新区部分社区和地段医院，以及浦东新区癌症康复俱乐部。

"进阶"：科普自我管理理念

2004年，丁罡被派往崇明分院（现上海交通大学医学院附属新华医院崇明分院）。当时，该院基础较为薄弱，面对资源缺乏、患者看病难的现状，他着手探索基层医院管理模式的创新，逐步建立起以三级医院为核心、联合二级医院和社区医院的联合体模式的地区肿瘤防治中心。在患者教育方面，他提出"肿瘤防治，从自我管理开始"的理念，在科普肿瘤防治知识的基础上，引导患者提升健康自我管理的意识，并成立了上海崇明癌症康复协会，为患者创造学习和交流的机会。2012年，丁罡开发了全球首款针对肿瘤患者的疼痛管理App"癌痛医生"，以"癌痛"这一很多患者都经历过的痛苦作为切入点，围绕患者的各方面需求，宣传相关理念和知识，帮助患者进行自我管理。

"飞跃"：科普主动健康理念

2017年，丁罡加入上海国际医学中心，又一次重新出发，担任肿瘤中心主任。如今，肿瘤中心有50多位医护人员，已从单一门诊发展为拥有50张床位的综合性科室，在肿瘤多学科诊治、国际远程会诊平台建设、肿瘤新药临床试验平台建设等方面不断取得新突破。

肿瘤中心的门诊和病房各有一面特殊的墙，装饰着茂密的生命树，树上栖息着无数彩色的蝴蝶，每只蝴蝶代表一位来此就诊的患者。生命树、蝴蝶墙就像一面闪亮的旗帜，给众多肿瘤患者带来了生命与希望。近年来，作为上海市浦东新区癌症康复促进会会长，丁罡提出"远离肿瘤，从健康生活开始"的主动健康理念，带领团队深入16个街道和多家大型企业，开展科普讲座、健康咨询、公益宣传等活动，覆盖肿瘤防治、康复和健康生活的方方面面，数十万人受益。**PM**

网络交友，请保护好自己

上海市阳光社区青少年事务中心　潘 祎

青春故事

　　小Y今年18岁，性格内向。在她小时候，父母就离婚了，她由父亲抚养。在学校，小Y因身材较胖而缺乏自信，很少与同学交流，总是独来独往。在家中，小Y与爷爷奶奶一起生活，父亲忙于工作，很少关心她。进入青春期之后，网络成了小Y的朋友，今年她认识了一个网友，她感觉全世界只有这个网友是了解自己的。前不久，她和网友见面后，偷吃了禁果。

　　心怀忐忑的小Y在网上查询了避孕相关知识，算了一下，自己处于安全期，且事后及时进行了冲洗，以为很安全。结果一个多月后，因月经迟迟未来，她发现自己怀孕了，迫不得已才向家长吐露了实情。经历人工流产后，小Y身心俱伤，常常以泪洗面。

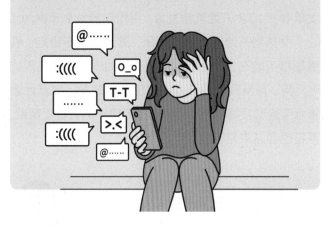

社工服务

　　接到小Y家长的求助后，我了解了相关情况，首先针对性地教给小Y一些青春期、性与生殖方面的知识，特别对小Y从网上了解的一些错误信息进行了纠正，为她提供了一些有关性知识方面的资料和物品。

　　其次，我告诉小Y，网络交往太过虚幻，欺骗性也很强，在网络身份背后的真实人性对青少年来说很难认知和界定。我鼓励她加强与外界的联结，打开心扉，认识真实的社会和人，减少对网络的依赖。

　　针对家长的家庭教育，我传授了一些亲子沟通的方法，如倾听法、共赢法等，引导家长增强与小Y的沟通，更多地了解、理解孩子，及时疏导孩子的负面情绪，帮助孩子健康成长。

献计献策

　　如今，互联网已成为青少年学习知识、获取信息、交流沟通、娱乐休闲的重要方式和途径。但是，在使用网络游戏平台、社交平台和短视频平台的过程中，可能衍生出一系列风险因素，使部分青少年受到不良信息影响甚至违法侵害，部分青少年沉迷于网络，由此引发的青少年与家庭、学校、社会之间的矛盾日益突出。

　　网络时代，家长和学校应尽到引导和监督义务，为青少年身心健康保驾护航：教育、引导青少年增强个人信息保护意识和能力，了解个人信息安全风险；开展多种形式的性与生殖健康教育，传播科学的知识，减少网络错误信息对青少年的影响；防范青少年接触危害或可能影响其身心健康的网络信息。家长尤其要重视与孩子之间的沟通，关注孩子的身心状况、行为习惯和上网情况，发现异常及时干预。

　　青少年也要学会信息甄别和自我保护。网络信息良莠不齐、人员鱼龙混杂，青少年要科学使用网络，更多地投身于现实生活。同时，要注重培养健康的生活习惯，这也有助于避免网络危害。PM

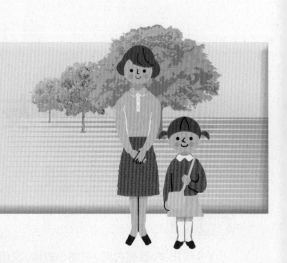

儿童生长发育一直备受家长关注。部分家长缺乏相关知识或受一些信息误导，面对孩子发育如临大敌，或病急乱投医，甚至对正常情况进行过度干预，结果不仅对孩子的健康不利，也给家庭增加了心理压力和经济负担。关于女孩发育，家长应科学认识、理性对待，可以关注几个关键节点，并注意定期监测。

女孩"早发育"，须知六件事

首都儿科研究所生长发育研究室副研究员　武华红

1. 乳房发育是判断女孩发育的重要标志

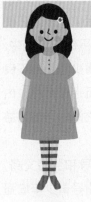

乳房发育是女孩进入青春期最早、最明显的标志。乳房开始发育，出现乳腺组织，也就是乳头下出现小硬核，是判断女孩发育的最简便方法。有些孩子会说乳房有"痒、疼"的感觉，也是乳房开始发育的表现。一般来说，女孩8～10岁开始乳房发育，平均年龄为9.3岁。

女孩刚开始进入发育阶段，激素水平不稳定，乳房硬核可能在出现后几周或几个月消退，持续几周或个几月，可反复出现几次，属于正常现象。随着性激素水平逐渐升高，孩子会逐步进入稳定的青春发育期，性征也会越来越明显。

2. 现在孩子发育普遍早于父母，属于正常现象

青春期发育与遗传、营养、环境等多种因素相关。随着近年来我国社会经济水平提高，多数儿童营养充足甚至过剩，由此导致青春期发育逐渐提前。除乳房发育年龄提前外，我国女童月经初潮的平均年龄也提前了，为12.3岁。

有一种解释为青春期启动的"临界体重"假说：青春期启动需要达到一定的体重和体脂储备，现在的孩子从小肉、蛋、奶类摄入充足，其他营养素也不缺，身高、体重增长快，可能在八九岁时就已经达到上一代人十一二岁的体重和体脂储备，因此青春期启动年龄提前。同时，体重快速增加可能影响糖、脂代谢，引起胰岛素、瘦素等激素水平激增，这些都是性腺轴启动的重要影响因素。

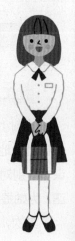

3. 月经初潮后，身高还会长吗

女孩一般在乳房发育 0.5～1 年后进入生长高峰期，持续 1～3 年，每年身高增长 8～9 厘米；之后，在 10～13 岁出现月经初潮。月经初潮是女孩进入青春后期的标志，其后身高增长变慢，剩余生长潜力平均为 5～8 厘米。一般女孩从青春期开始至发育结束，身高共增长 25～28 厘米。发育开始时身高不足 135 厘米、月经初潮时身高不足 145 厘米的女孩，终身高往往会偏矮。可见，乳房发育、月经初潮的年龄及身高变化，都是影响孩子终身高的关键因素，也是青春期女孩需要监测的关键点。

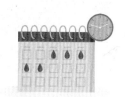

4. 早发育不等于性早熟，多数无须治疗

性早熟是一种青春期发育异常提前的现象，有明确的诊断标准。女孩在 8 岁以前乳房发育、10 岁以前月经初潮为性早熟。性早熟可能是由某些病理因素（如中枢神经系统、肾上腺、生殖系统等部位的疾病）引起的，也可能是肥胖、外源性激素和环境激素所致，大部分属于特发性性早熟，找不到明确病因。儿童发生性早熟，应及时就诊，确定病因，对终身高、身心影响等进行综合评估，采取相应的干预措施。

而早发育目前并没有明确的概念，每个家长对早发育的认知和判断不同，有些女孩 10 岁多乳房发育，完全正常甚至偏晚，家长还认为是早发育。其实按照最新标准，女孩 7 岁半以后乳房发育就属于正常发育，因"早发育"到医院就诊的女孩，大部分都属于正常范围。特别是父母身高偏矮的孩子，大概率会遗传父母发育偏早、终身高偏矮的生长模式，不需要过度干预。

5. 发育早，终身高一定矮吗

一些关于性早熟发生率和危害的过度宣传，给家长造成了"孩子早发育就属于性早熟、发育之后身高就不长了、抑制性发育才能让孩子身高正常"的误解，导致家长过度焦虑，甚至给孩子进行不必要的治疗。实际上，早发育的孩子终身高与很多因素有关，如开始发育时的身高、发育进展速度、身高突增程度及父母身高等。若开始发育时身高较高（140 厘米以上）、生长突增明显（乳房发育后身高每年增长约 10 厘米，持续 2 年），或发育进展缓慢（乳房发育后 2～3 年才月经初潮，4～5 年才停止生长），终身高往往不受影响；若开始发育时身高较矮，发育进展速度快、持续时间短，则终身高可能偏矮。如果父母矮，孩子青春早期身高较高，可能是早熟型生长模式，终身高仍回到遗传确定的矮身材；而父母高，孩子即使早发育，终身高也不矮。

6. 孩子早发育，应定期监测骨龄和性激素

早发育的孩子需要定期监测，宜去医院内分泌科或生长发育专科就诊，每 3～6 个月监测 1 次。医生会根据孩子的生长速度、性征变化、骨龄和性激素变化等综合判断孩子的青春期进展速度，大致判断孩子的预期身高范围。

一般来说，多数孩子可以顺利度过发育期，达到正常终身高，少数发育进展迅速的孩子需要密切监测，必要时及时接受合理干预。**PM**

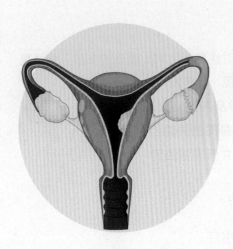

在门诊，我们常遇到一些女性朋友来咨询："医生，我月经后总有那么几天会出血，既麻烦又尴尬，我是不是得了什么'坏毛病'？"每当听到这些话，我们基本可以判断，她们的宫腔里很可能住进了个"小妖"——子宫内膜息肉。今天，我们就来聊聊这个话题。

子宫内膜息肉——

宫腔内住了个"小妖"

复旦大学附属妇产科医院副主任医师 董 晶

子宫和内膜什么样

如果把子宫比作一幢房子，宫腔便是房间的内部结构，是女性孕育宝宝的空间。当受精卵入住宫腔，最初扎根的"土壤"是子宫内膜。在性激素的调控下，子宫内膜会按部就班地生长和脱落，循环往复。子宫内膜的厚度也会随着雌、孕激素的起落而发生变化，月经来潮前最厚，经净时最薄，如潮起潮落。

"小妖"从何而来

通常，宫腔内不会生长异物，但在某些特殊情况下，宫腔内会长息肉（"小妖"）。一是性激素失衡，局部雌激素水平过高。比如：围绝经期女性内分泌紊乱、服用含激素的保健品、乳腺肿瘤患者术后服用激素相关药物等，均可使内膜在过高雌激素的刺激下过度生长，进而形成内膜息肉。二是炎症刺激。妇科炎症、宫内异物（节育环）、人流等宫腔手术、分娩、产褥期感染等刺激，都会促使内膜息肉形成。

在成年女性中，子宫内膜息肉的发生率为 7.8% ~ 34.9%；在不孕女性中，这一比例为 6% ~ 32%；而在绝经前有异常出血的患者中，发现子宫内膜息肉的比例为 10% ~ 40%。

哪些人容易招惹"小妖"

❶ 罹患雌激素相关疾病者

子宫肌瘤、多囊卵巢综合征、子宫内膜异位症、功能性卵巢肿瘤、乳腺癌等患者，以及体内雌激素水平偏高的女性容易患子宫内膜息肉。

❷ 罹患代谢紊乱相关疾病者

肥胖、糖尿病、高血压等代谢紊乱相关疾病患者，不仅易患子宫内膜息肉，还易患子宫内膜癌。

❸ 罹患遗传相关的多部位肿瘤者

罹患结直肠癌合并妇科、泌尿等多系统肿瘤者，易发生内膜息肉。

"小妖"作怪，有哪些表现

当息肉在女性宫腔定居后，常导致经期延长、月经间期少量出血、经期外不规则出血等症状，发生率高达 70% ~ 90%。这种情况持续存在，不仅会影响女性的心情，也会影响夫妻生活。较大、多发的子宫内膜息肉，会影响胚胎孕育的"土壤"，甚至会干预受精卵着床而引发不孕、流产。

如何发现"小妖"

诊断子宫内膜息肉不难，最简单的方法是阴道超声检查，无创、价廉。适宜的检查时间为月经来潮后 5～7 天或月经结束后，此时子宫内膜处于脱落后修复的起始阶段，相对较薄，易发现宫腔里的异物。若在月经来潮前做检查，内膜增厚，往往难以发现隐藏的息肉。

阴道超声检查可较准确地评估息肉的部位、形态、大小、数目等，让"小妖"无处遁形，为后续"除妖"提供信息。少数没有性生活的女性若深受月经失调困扰，可通过直肠超声排查子宫内膜息肉。

特别提醒 备孕女性应常规做阴超检查，以排除宫腔异常病变。临床上，部分准妈妈未做孕前妇科检查，以至于宫腔内的"黑客"在孕期被意外发现，不仅增加流产风险，还会因为有点滴出血的症状而给孕期监测带来困难。因此，有生育要求或有不孕病史的女性，备孕前若发现宫腔内有异常，应积极治疗。

哪些"小妖"要"除根"

临床观察发现，约 1/4 的子宫内膜息肉有自然消退的可能。因此，对直径 1 厘米以下的息肉，若无症状且无恶变的高危因素，可每 3～6 个月做阴道超声复查，但观察时间不宜超过 1 年。

若息肉直径超过 1 厘米或多发，有症状，合并高危因素等情况，宜进一步检查和治疗。特别是绝经后女性，若发现不规则阴道出血，发生子宫内膜癌的风险增加，除常规阴道超声检查外，往往需要进行内膜活检，以排除恶性病变。

既能"照妖"又能"除妖"的利器是什么

宫腔镜不仅是"照妖镜"，更是"斩妖除魔"的利器。它与胃镜、肠镜的原理一样，进入人体自然体腔，在镜头实时观察下，宫腔内部结构被一览无余。一旦发现异常，可即刻手术，实现检查和治疗一体化。宫腔镜诊治过程微创，大多数经历顺产的女性在无麻醉的情况下都能耐受，在门诊可即做即走。医生通过宫腔镜可以对宫腔内膜进行全面评估，对有生育要求的女性，医生通过宫腔镜可重点观察"土壤"发育状况，指导孕前用药，还可对受精卵的必经之路输卵管做通液检查，以判断其通畅与否，评估受孕机会。

"除妖"后能一劳永逸吗

虽然宫腔镜能将子宫内膜息肉斩草除根，但其常常复发，复发率为 2.5%～43.6%，有些患者甚至术后几个月内就复发，令人烦恼。这可能与"土壤"有利于息肉生长有关，难免"春风吹又生"。促使子宫内膜息肉复发的因素主要为内分泌紊乱，雌激素水平过高的女性易中招，绝经后雌激素水平衰退，复发的概率随之降低。

复发风险高的女性，可以考虑在宫腔镜术中放置一个含孕激素的药环，使内膜变薄，降低子宫内膜息肉的复发风险。为预防子宫内膜息肉，女性朋友应尽量避免人工流产、刮宫等宫腔手术，以减少内膜炎症；有代谢相关疾病的女性应积极控制原发病，保持血压、血糖等在正常水平；饮食宜清淡，少食蜂王浆或含激素的保健品，控制体重，避免肥胖。需要提醒的是，虽然绝大多数子宫内膜息肉是良性的，但仍有 5% 左右的息肉为癌前病变或子宫内膜癌。因此，对女性朋友而言，定期进行妇科体检非常重要。

警惕"小妖"变"大鬼"

绝经后阴道出血的女性，发生子宫内膜恶性病变的风险明显增加。因此，老年女性一旦出现不明原因阴道出血，必须提高警惕，及时去医院做全面检查，以排除内膜恶变。此外，罹患雌激素相关疾病或代谢紊乱相关疾病的女性也是子宫内膜癌的高危人群，应定期进行妇科检查，防微杜渐。**PM**

孕期，警惕"不寻常"的腹痛

上海交通大学医学院附属第六人民医院妇产科　周芳芳　吴氢凯（主任医师）

┤生活实例├

小丽已有身孕20周，自从知道怀孕以来，老公与公婆对她呵护备至，餐桌上大鱼大肉不断，生怕小丽吃不饱，影响胎儿发育。一日晚餐，公婆烧了小丽最爱吃的老鸭汤，老公买了一桌烤肉，全家大快朵颐后，小丽感到腹部隐隐作痛。以往饱餐后也常感到腹痛，小丽并未重视，可一个小时后，腹痛越来越严重，她已无法站立、行走，还伴有恶心、呕吐，老公立即将她送到医院。医生安排了超声及增强CT检查，结果显示"小肠扩张、积液，伴多发液平面"（图1），小丽被诊断为肠梗阻继发缺血坏死，同时存在急性弥漫性腹膜炎、先兆流产的可能。情况紧急，医院第一时间召集产科、

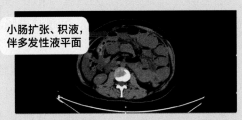

小肠扩张、积液，伴多发性液平面

图1　腹部增强CT检查示小肠扩张、积液，伴多发性液平面

普外科、消化内科、重症医学科等会诊，一场多学科诊疗拉开"序幕"——胃肠减压、抗炎、保胎、手术探查等措施"轮番上阵"。术中探查发现，小丽的腹腔内有中量淡血性腹水，伴腥臭味，部分小肠已明显扩张，肠壁水肿、发黑、坏死，可见疝环嵌顿肠管（图2），必须行小肠减压术+小肠切除吻合术。术后，小丽转入重症监护室，接受对症支持治疗，2周后病情平稳出院。有了这次经历，小丽不再暴饮暴食，注重规律产检，至孕40周顺产，母女平安。

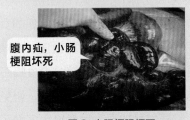

腹内疝，小肠梗阻坏死

图2　小肠梗阻坏死

妊娠易诱发腹内疝

腹内疝是由于腹腔内脏器或组织通过腹膜、肠系膜等处的裂孔或缺损，移位而形成的疝，分为先天性腹内疝和后天性腹内疝，一旦肠管通过裂孔"出走"，可使人感到腹痛、腹胀等不适。不过在正常情况下，"出走"的肠管一般可自行复位，其引起的不适症状通常不明显且可以缓解。

妊娠后，随着子宫增大、腹内压增高，肠管"出走"的风险增大且难以复位，易发生嵌顿。此时，若肠管内压力继续增高（如暴饮、暴食等），嵌顿愈发严重，便可发展为肠缺血、坏死。

手术治肠梗阻，孕中期最安全

通常，妊娠合并肠梗阻的治疗措施取决于梗阻的性质、程度、类别、部位、孕妇和胎儿的情况，常常需要进行多学科诊疗（MDT），由不同学科的资深专家共同讨论、研判病情，并制定个性化诊疗方案，使诊疗效率最大化。一旦患者被确诊为腹内疝伴肠梗阻，及时手术是唯一有效的治疗方式。手术的原则为解除肠梗阻，具体做法包括复位、减压疝内容物，松解肠粘连，观察肠管生机，修补系膜裂孔，等等。

妊娠期肠梗阻患者的手术风险因"孕期"而异，不同孕期的治疗方式大有不同。必须手术治疗的孕早期（孕12周）患者，宜先行人工流产术，终止妊娠后再治疗肠梗阻。肠梗阻解除术对孕中期（孕12～28周）患者的影响不大，如无产科指征（如胎儿宫内窘迫等），患者不需要终止妊娠。肠梗阻解除手术对妊娠28～34周者的子宫影响较大，因此，在促进胎儿肺部发育成熟的基础上，有产科指征的患者可先行剖宫产术；无产科指征者可先进行肠梗阻外科手术治疗，并于术前、术后积极保胎。妊娠34周后，大部分胎儿的肺部已发育成熟，婴儿存活率较高，患者可先行剖宫产术，再行肠梗阻解除术。

妊娠期腹痛，错综复杂

事实上，腹痛是妊娠期间常见的症状，困扰着许多孕妇。有些腹痛是妊娠期特有的，属于生理性腹痛，如子宫增大使韧带受到牵拉、假性子宫收缩等；更多情况下，妊娠期急性腹痛是产科临床实践中常见且处理起来比较棘手的问题，也是导致孕产妇不良预后的原因之一，不容忽视。一般来说，妊娠期女性如果出现恶心、呕吐、尿频、尿急、腹泻、便秘、胸背疼痛、发热、规律性宫缩痛、异常阴道出血等表现时，必须及时就医，明确诊断，以免延误治疗。

除异位妊娠、卵巢囊肿蒂扭转或破裂、胎盘早剥、子宫破裂等妇产科疾病外，妊娠期女性还应警惕内、外科疾病引起的腹痛，常见的有以下4类：①妊娠合并肾结石。肾绞痛是最常见的非妇产科原因导致的腹痛，有症状的肾结石在妊娠期发病率为0.06%～0.5%，患者多伴随腰痛症状。②妊娠合并急性阑尾炎。妊娠期急性阑尾炎的发病率为0.07%～0.18%，占妊娠期非产科手术指征的25%。患者多表现为转移性右下腹痛，呈进行性加重趋势，合并腹膜炎者还可出现反跳痛和肌紧张。③妊娠合并胆囊结石、急性胆囊炎。患者多表现为右上腹痛伴恶心、呕吐等症状。④妊娠合并胰腺炎。患者多在进食油腻食物后发病，表现为呕吐、剧烈腹痛等症状，实验室检查可见血、尿淀粉酶增高。值得注意的是，妊娠期女性的胰腺位置相对较深，症状不典型，不及时就医易耽误诊疗。

积极面对，别让诊疗"难上加难"

在妊娠"自带"的"异常身体特征"的干扰下，实际临床工作中，明确妊娠期腹痛的原因非常难。例如：妊娠反应所引起的上腹部不适、恶心、呕吐等症状与急腹症所表现出的异常状态极其相似，具有迷惑性；妊娠可使白细胞的计数生理性升高，具有蒙蔽性；增大的妊娠子宫将盆腹腔脏器从正常位置"移开"，增加了妊娠期腹痛鉴别诊断的难度，具有误导性；超声检查虽然方便、快捷、经济，但受肠道内气体影响，常常需要进一步行X线摄片、低剂量CT或磁共振检查才能明确诊断。尽管医生一再解释X线摄片与低剂量CT检查的辐射量对胎儿影响有限，但许多孕妇仍拒绝检查。此外，也有不少担心妊娠期手术风险大，而延误或拒绝手术治疗的患者，增加了母儿不良结局的发生风险，令人惋惜。

实际上，妊娠期腹痛可能对孕妇及胎儿产生潜在不良影响，只有对疾病做出早期、正确的诊断，给予及时的治疗，才是改善围产期结局的关键。**PM**

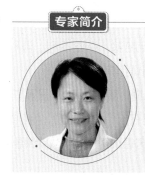

专家简介

吴氢凯　上海交通大学医学院附属第六人民医院妇产科主任医师、博士生导师，中华医学会妇产科学分会盆底学组委员，上海市医学会妇产科专科分会盆底学组副组长。擅长子宫脱垂、膀胱膨出、尿失禁等的手术及保守治疗。

项目编号"市六－临港"紧密型健康联合体支持　JKLHT003
上海市第六人民医院医疗集团课题　2020015.0

在生活中，如果仔细观察茶壶，我们不难发现壶盖上一般会有一个小孔，如果用手堵住壶盖上的孔，壶中的水便倒不出来，如同壶嘴被堵住一样，只有打开壶盖或者把堵住孔的手松开，水才能倒出来。

提壶揭盖

上海中医药大学附属龙华医院男科　郁 超（主任医师）　李明智

提壶揭盖，宣通肺气

"提壶揭盖"不仅是日常生活中常见的一种物理现象，也是中医的一种治疗法则，比喻用开提肺气或升举中气的治则，通下焦之气，达到通利小便的目的。中医历来擅于用取类比象的方法解释晦涩深奥的医理，壶中水能顺利流淌，根本原因在于盖子上的小孔平衡了内外气压，空气流动带动了液体的释放，是空气正常运行的结果。形象地说，就是打开壶盖，放进空气，以利壶中水从壶嘴畅快地流出。

中医学认为，在人体五脏之中，肺的位置最高，就好像一个盖子，所以中医又称肺为"华盖"。上面的盖子塞紧了，上下气机不调畅，下面的水液也就出不了体外，从而出现水肿、小便不利甚至大便闭塞之症。只要宣通肺气，让肺气肃降，气机通畅，就能使膀胱水液通利，二便通畅。

通调水道，应用颇多

提壶揭盖法的应用有很多，最常应用于癃闭（小便不通）的治疗。癃闭为中医病名，即现代医学中的前列腺增生、尿潴留。中医认为，肺与脾、肾、三焦、膀胱等脏腑分司水液代谢，维持水道的通调。肺主气，为水道的上源，在肺气闭阻、肃降失职，影响其他脏器而气化失司的情况下，可能引起喘促胸满、小便不利、浮肿等症，治疗应该首先宣发肺气，肺气得宣，小便得利。

此法最早可追溯到金元时期，著名医家朱丹溪首创催吐法治疗癃闭："一人小便不通，此积痰在肺，肺为上焦，膀胱为下焦，上焦闭则下焦塞。如滴水之器必上窍通而后下窍之水出焉。以药大吐之，病如失。"

清代名医张志聪治疗过一个患水肿而癃闭的病人。这个病人在此之前，已看过不少其他医生，吃了不少八正散等利小便的方药，结果越治小便越不通，水肿也越来越严重了。张志聪另辟蹊径，以防风、苏叶、杏仁各药等分为剂，水煎后温服，使病人出汗。这些药物是宣通肺气的药，肺气一宣畅，水道通调，小便自然就通了，水肿也就消了。

提壶揭盖法不仅可用于治疗小便不利，在治疗气机郁滞型的便秘时，也可用到此法。治疗这类便秘，不宜用六磨汤（槟榔、沉香、木香、乌药、枳壳、大黄）为主方来通便，因为有些病人便秘日久、津液已伤，六磨汤中的大黄损伤津液，易导致便秘更重。可用提壶揭盖法顺气行滞、升清降浊，使上窍开，下窍自通。常用方剂有《太平和剂局方》的苏子降气汤（紫苏子、清半夏、前胡、厚朴、橘红、当归、甘草、肉桂、沉香），可酌情加入莱菔子、瓜蒌、枳壳、杏仁等。

"提壶揭盖"是中医整体治疗观的一种体现，在中医内外各科，尤其是泌尿、肾内科都有广泛应用。该法不仅可以作为中医治疗癃闭的特色治疗方式，还可以运用在因肺气宣发肃降功能失司而导致的各类水液代谢疾病中。**PM**

张阿姨脾胃不好，看了中医，吃了一段时间的归脾丸后，脾胃不舒的症状有所改善。某天，她照镜子时发现，自己的眼袋好像也有所减轻了。惊喜的同时，张阿姨也在疑惑：归脾丸有消眼袋的功效吗？

归脾丸，能消眼袋吗

🔅 安徽中医药大学中医学院教授　周雪梅

上下眼睑，对应于脾

眼袋是指下眼睑皮肤臃肿、下垂，呈袋状，可分为原发性和继发性两大类。原发性眼袋往往有家族遗传史，多见于年轻人；继发性往往随着年龄增长而出现，中年以后逐渐明显。不少有眼袋、眼皮浮肿的人还伴有四肢沉重、口舌黏腻、舌有齿痕、大便质黏等表现。中医学认为，这类症状的出现和脾胃功能密切相关。

《黄帝内经》中记载，"五脏六腑之精气，皆上注于目而为之精"，后世将其归纳为"五轮学说"，认为眼睛的内外眦血络、黑睛、上下眼睑、白睛、瞳孔等不同部位，对应心、肝、脾、肺、肾不同脏腑。观察眼睛不同部位形色的变化，可以诊察相应脏腑的病变。其中上下眼睑属于肌肉，对应于脾。眼皮是人体皮肤最薄的部位之一，当脾运化水液能力下降时，出现眼袋、眼皮肿是体内有"湿气"的较早表现之一。

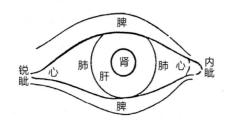

诸湿肿满，皆属于脾

需要注意的是，这里所说的"脾"并不是现代医学解剖的脾脏，而是中医脏腑理论中的功能性脏器。中医认为，脾有运化能力，运是指转运、输送，化是指消化、吸收。运化包含了运化水谷和运化水液两个方面，运化水谷是指脾气促进食物的消化和吸收并转输其精微的作用，运化水液是指脾气吸收和转输水液、调节水液代谢的功能。因此，中医认为脾胃为后天之本、气血生化之源。

在《黄帝内经·素问》的"病机十九条"中记载"诸湿肿满，皆属于脾"。根据脾的生理功能和特点，当脾的功能失调时，其运化能力下降。一方面容易食欲减退、腹胀；另一方面湿邪停聚，充斥于形体肌肉，因而出现肥胖、腰部赘肉，甚至浮肿、肌肉松弛、身体困重等现象。

湿邪致病，病机缠绵，易阻滞气机，会进一步影响脾的运化能力。因此中医临床认为"治湿不治脾，非其治也"。

除湿健脾，运化自如

从归脾丸的组成和功效看，健脾益气是其主要功效之一。归脾丸可益气补血、健脾养心，由党参、白术、炙黄芪、炙甘草、当归、茯苓、远志、酸枣仁、龙眼肉、木香、大枣组成，主治心血虚及脾气虚所致的心悸怔忡、失眠健忘、面色萎黄、头昏头晕、肢倦乏力、食欲不振等症。

方中黄芪、党参补脾益气，使气旺血生；当归、龙眼肉养血补心；白术、茯苓、炙甘草补脾益气，助参芪补脾以资生化之源；酸枣仁、茯苓、远志养血宁心安神；木香理气醒脾，使之补而不滞；生姜、大枣调和脾胃，以助生化；炙甘草调和诸药。诸药相配，共奏益气补血、健脾养心之功。脾胃得以运化，眼袋即可减轻。此外还要注意的是，除口服对症的药物之外，平时生活中也要注意保护脾的功能，不要暴饮暴食、饥饱不匀、过食生冷，要做到合理膳食、饮食有节。🅿️🅼

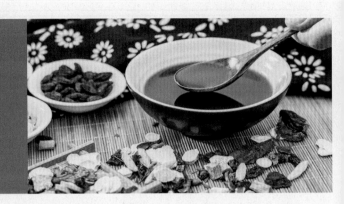

中药给人的印象往往是一碗黑黑苦苦的汤药，让人望而生畏、难以下咽。前段时间，去中药房买酸梅汤原料成为一种潮流，不少人感到非常意外：除了"苦口良药"外，中药房竟能开出"美味"？

答案是肯定的。中药不只有苦涩，也有一些让人食指大动、功效与风味兼得的"隐藏菜单"。

中药房的"隐藏菜单"

上海中医药大学中药学院教授　袁　颖

酸甘化阴——酸梅汤

酸梅汤并非忽然流行，而是家喻户晓的中国传统解暑饮品。"炎伏更无虞暑热，夜敲铜盏卖梅汤"描述的就是夏夜街头售卖酸梅汤的场景。

《居家必用事类全集》中记载了酸梅汤的制作方法："乌梅洗净捣烂，水煮滚，入红糖，使酸甘得宜，水内泡冷，暑月饮之甚妙。"其中乌梅是用没有成熟的青梅低温烘干后闷至色变黑而成，味酸，有敛肺、涩肠之功，与味甘之品配合则有酸甘化阴、生津止渴之妙，所以酸梅汤中常加冰糖、蜂蜜或甘草。有些配方还加入陈皮、山楂、玫瑰花、桂花等。陈皮可理气健脾燥湿；山楂可消食健脾；玫瑰花、桂花气味芳香，玫瑰花行气解郁，桂花散寒破结。它们不仅使酸梅汤色香味更为丰富，也能对脾胃起到保护作用。

解郁经方——甘麦大枣汤

甘麦大枣汤记载于汉代医书《金匮要略》中，用于治疗"脏躁"。其好发于女性，男性也可能会出现类似症状，表现为精神恍惚、烦躁不宁、睡眠不安、无故悲泣、哭笑无常、喜怒无定、呵欠频作、不能自控等。

中医认为，此多由于精血内亏，五脏失于濡养，五志之火内动，上扰心神所致。若发生于妊娠期，称"孕悲"；发生在产后，则称"产后脏躁"。

甘麦大枣汤中重用小麦，取其甘凉之性，可补心养肝、益阴除烦、宁心安神。《灵枢》中云："心病者，宜食麦。"甘草甘平，补养心气，和中缓急；大枣甘温，益气和中，润燥缓急，养血安神；小麦甘、微寒，功能养心除烦。三药均味甘，"甘者缓也"，共同起到调和脏腑、养心安神、和中缓急之功效。

平时情绪不佳者，可尝试甘麦大枣汤。如果在夏季，天气炎热，易生心火，可去大枣，改用百合，以清心安神。

解毒祛湿——三豆饮

《本草纲目》记载了扁鹊三豆饮，用绿豆、赤小豆、黑豆合用可疏解热毒，治痘疮；其他医书（《世医得效方》《通俗伤寒论》）中也有记载，用于治疗小儿痘疹或外感热毒。其处方中均用到了绿豆、赤豆、黑豆。绿豆甘、寒，入心、胃经，能清热解毒、消暑利尿，用于痈肿疮毒、暑热烦渴、水肿等；赤小豆甘、酸、平，入心、小肠经，能利水消肿、解毒排脓，用于水肿、小便不利、黄疸、尿赤、痈肿疮毒等；黑豆味甘、平，入肾、脾经，功能益精明目、养血祛风、利水解毒。三种豆均能解毒、利湿浊，合用后具有清热解暑、利水除湿、健脾补肾、消肿、解毒等功效。对湿浊热毒停聚于体内，出现肢体肿胀、小便不利或尿色黄、皮肤易生疮肿等人群较为适用，也可用于痤疮防治。

绿豆较寒，在冬季可减量。脾胃虚寒、大便溏薄者不宜服用三豆饮。此外，豆类容易引起腹胀或腹泻，用量不宜过多。

清热生津——竹蔗茅根水

广东凉茶里有一道清甜可口的茶方，叫竹蔗茅根水，组方很简单，就是竹蔗和茅根。竹蔗指青皮甘蔗，因甘蔗茎秆有节，"似竹而内实"，青皮甘蔗外形更像竹，而故被称为竹蔗。甘蔗味甘性寒，功能清热生津、润燥和中、解毒，用于烦热、口渴、大便燥结、痈疽疮肿等。茅根即白茅根，新鲜茅根清甜而多汁，干品味微甘，功能清热生津、利尿、凉血止血，主治热病烦渴、肺热咳嗽或痰中带血、水肿尿少、小便黄赤或尿血等。清甜的白茅根配上甘甜的竹蔗，口感甘甜，饮用后满口生津。有的配方中还要加上马蹄、胡萝卜，以增强清热生津的作用。

但也要注意，本方性寒而味甘，血糖不稳定者不宜服用，脾胃虚寒、大便易溏者也不宜多用。在方中加鲜藕和生山药同煮，既养阴生津，又能健脾益胃，大部分人均可应用。

润肺益脾——七白饮

七白饮也是近年来较为流行的药食两用方，各种版本的七白饮组成虽略有不同，但均由色白的药食两用品组成，如杏仁、山药、百合、银耳、莲子、藕、茯苓等，归经多入肺、脾经。山药、莲子补脾肺之气阴，百合、银耳、莲藕补肺胃之阴，甜杏仁润肺燥，茯苓健脾祛湿。各药均性质平和，合用具有润肺益脾之功。

中医认为，脾为后天之本，能将饮食中的水谷精微物质吸收并转输全身，充养滋润肌肤。肺主宣发而肃降，使呼吸均匀通畅，津液得以正常输布代谢。肺主皮毛，喜润而恶燥，若肺气、肺阴不足，可出现皮毛失养而枯槁不泽。七白饮可平补脾肺之气阴，恢复脾胃的健运，使脾肺功能正常，皮肤肌肉毛发得以润养，是由内而外的滋养妙方。

养血益气——桂圆红枣茶

桂圆与红枣均为日常食材，名而不贵，历来是药食两用佳品。大枣补中益气、养血安神；桂圆味甘、温，入心、脾，且药性平和、甘甜可口，能补益心脾。二者合用，养血益气、养心安神，用于心脾两虚之面色无华、失眠健忘、食少体倦等。本方也可以加入陈皮、生姜同用，以行气健脾和胃、补而不滞。

需注意的是，二者均味甘甜，糖尿病患者不宜多用；且二者性温，内有郁火、痰饮气滞、湿盛中满者慎用。

养血散寒——当归生姜羊肉汤

当归生姜羊肉是食疗经典名方，用于治疗寒性腹痛及妇女产后腹痛，可补虚养血、散寒止痛。全方由当归、生姜、羊肉三种药（食）物组成，其中当归味辛甘而性温，具有养血活血、调经止痛之功；生姜味辛而性微温，可发散风寒、温中止呕、温肺止咳；羊肉味甘而性热，可补益气血、温脾暖肾。三者合和，补而不腻，温而不燥，共奏养血和血、温中散寒、调经止痛之功。羊肉、生姜皆为食品，"寓医于食"，取其药性，用其食味。适用于气血亏虚、阳气不足或兼寒凝血瘀者，症见手足不温、畏寒恶风、乏力倦怠、时有腹痛且遇寒明显的痛经等。

因本方温热，阳盛阴虚、痰湿内盛等人群不宜服用。方中当归药味较重，用量不宜过大，也可用大枣代替，以养血和血。**PM**

白芷既是中药，也是常用的调味品，在"十三香"和各种卤料包中都可见其身影。作为卤料使用时，白芷可去腥增香，和传统的八角、桂皮搭配，能使香味进一步丰富。

卤料中的中药——白芷

山东省中医院药学部副主任药师　崔惠平

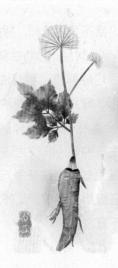

夏秋采挖，其根入药

白芷生于草甸、灌木丛、河边沙土中，因为产地不同，在命名上可分为川白芷（四川）、杭白芷（杭州）、祁白芷（河北）、禹白芷（河南）及亳白芷（安徽）等。药用部分为其干燥根，一般在夏、秋叶黄时采挖，除去须根及泥沙，晒干或低温干燥备用；可水煎服或入丸散，也可研末，撒或调敷外用。

散寒止痛，美容养颜

白芷味辛、性温，归肺、脾、胃三经，具有祛风解表、散寒止痛、除湿通窍、消肿排脓等功效，可用于感冒头痛、眉棱骨痛、鼻渊牙痛、赤白带下、寒湿腹痛、湿盛久泻、痈疽疮疡、皮肤瘙痒及疥癣等症。阴虚血热者、阴虚阳亢头痛者禁服。

其临床应用主要有以下几个方面：

疼痛证　白芷辛散温通，长于止痛，可用于头痛、牙痛、眉棱骨痛、痹痛等多种疼痛证，且入足阳明胃经，故阳明经头、额痛及牙龈肿痛尤为多用。

风寒感冒　白芷以止痛、通鼻窍见长，治疗外感风寒、头身疼痛、鼻塞流涕之证时，常与防风、羌活、川芎等祛风散寒止痛药同用。

带下病　白芷辛温香燥，善除阳明经湿邪，可燥湿止带。可与鹿角霜、白术、山药等同用，治疗寒湿下注、白带过多；若湿热下注、带下黄赤，可与车前子等清热利湿药同用。

疮疡　白芷辛散温通，治疗疮疡初起、红肿热痛者，可将白芷与金银花、当归、穿山甲等药配伍，消肿散结止痛；若脓成难溃者，常与益气补血药同用，共奏托毒排脓之功。

鼻渊　"鼻渊"为中医病名，对应现代医学中的"慢性鼻窦炎"。白芷祛风、散寒、燥湿，可宣利肺气、升阳明清气，用于治疗鼻塞不通、浊涕不止、前额疼痛等症，可通鼻窍而止疼痛。

美容　白芷是历代医家喜用的美容药。《本草纲目》谓白芷"长肌肤，润泽颜色，可作面脂"。古方中将其与白僵蚕、白附子等共研细末，调制成面膜敷面，有柔面增白之效；用白芷、玉竹、川芎、防风等研成细粉，用食醋调成稀膏，可治疗黄褐斑。现代药理研究显示，白芷中含香豆素类、挥发油类、多糖类等化学成分，具有解热、镇痛、抗炎等作用，还能改善局部血液循环，减少色素在组织中堆积，促进皮肤细胞新陈代谢，进而起美容的作用。**PM**

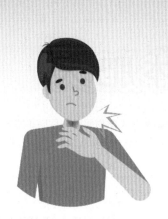

大众对吹喉药可能并不熟悉，但大部分人对锡类散、西瓜霜等"喷剂"并不陌生，它们就属于吹喉药。

吹喉药是中医治疗咽喉和口腔疾病的一种外治疗法，用不同功效的药物，经特殊炮制加工，制成极细的粉末，用专门的器具喷吹于咽喉、口腔黏膜表面，使药物直达病灶，达到治疗目的。

喉科良药，细末为方

上海中医药大学附属市中医医院耳鼻咽喉科　王 慈　王丽华（副主任医师）

吹喉疗法，历史悠久

吹喉疗法作为传统喉科外治法之一，历史悠久，最早可追溯至晋代葛洪所著的《肘后备急方》，其中记载用生附子末吹于舌下救治危急重病者。唐代，孙思邈和王焘在各自的著作中都有关于吹喉药的记载。至宋代，吹喉药进入快速发展期，多位医家创制了数十、上百种吹药方，锡类散等效验方沿用至今，该时期吹喉药的制作工艺也得到了一定发展。到了明代，《本草纲目》《景岳全书》等均记载有大量吹喉药，吹药的配伍、制作、临床应用都有了很大提高。清代，喉科医家因白喉、烂喉痧等传染病的暴发，精心创制了大量吹喉药，应用范围逐步扩大，炮制工艺日渐规范，吹喉疗法走向成熟期。

研为细末，疗效颇多

吹喉药中常用薄荷、黄柏、皂角、雄黄、龙骨等药物研成细末，有消肿止痛、化腐止烂、生肌、托毒排脓、止血、消痰等作用。现多用于治疗急性咽炎、急性扁桃体炎、复发性口腔溃疡等病。

其中儿茶、珍珠等可祛腐生肌，有助于促进创面愈合，适用于口腔溃疡等口腔黏膜类疾病；雄黄、枯矾等可清热解毒、软坚散结、祛腐止烂；蒲黄、黄柏、百草霜可清热凉血、解毒止血；甘草、血竭、牛黄可清热解毒、生肌定痛；冰片等药可芳香通窍、引药透达，并能消肿止痛。

常用吹喉药的功效

日常生活中常用的吹喉药有西瓜霜喷剂、锡类散等。西瓜霜喷剂的主要成分为西瓜霜、黄柏、黄连、山豆根、射干、浙贝母、青黛等，可清热解毒、消肿止痛，可用于治疗牙龈炎、口腔溃疡、咽喉肿痛等。锡类散的主要成分为牛黄、青黛、珍珠、冰片等，用于治疗肺胃火热、上灼咽喉引起的不适，可缓解咽部黏膜红肿、吞咽不利、疼痛等症状。

冰硼散、冰射散等由清热解毒、消肿止痛类中药组成，可用于急性咽炎、急性扁桃体炎、扁桃体周围脓肿等疾病。珍珠散等药物直接吹于咽喉、口齿出血部位，可起到止血的作用，适用于牙龈出血等。若咽喉处脓已形成而未破溃，或脓液不尽，可用消肿代刀散、二味拔毒散等，吹于未破溃处，以促进排脓；若患处已破溃而脓液不尽，可用八宝珍珠散，使毒汁尽除。

吹喉药具有"简、便、验、廉"的特点，是历代医家数千年实践经验的总结。症状较轻者，常常仅吹药就能起效。不过，吹喉药一般为治标之剂，如因内热火毒壅盛等原因而致咽喉肿胀，须内外结合，标本兼治。▣

推拿调摄，

治疗小儿腺样体肥大

上海中医药大学附属曙光医院推拿科
喻益峰 安光辉 李亚娟 孔令军（副研究员）

腺样体是咽淋巴环上的外周淋巴组织，也叫咽扁桃体，位于鼻咽腔顶后壁中线处。在幼儿成长过程中，腺样体会随着年龄增长而变化，一般在5~6岁时体积最大，8~9岁时逐渐缩小。若腺样体增生并引起相应症状，则称为腺样体肥大。除呼吸道感染、过敏外，环境污染、饮食不当、长期吸二手烟等，也会引起儿童腺样体肥大。

腺样体肥大危害多

鼻腔是人体呼吸系统的门户，具有嗅觉、黏液纤毛清除、过滤、调节温度和湿度、免疫等功能，当腺样体过度肥大时，鼻咽堵塞、通道不畅，孩子会下意识地用嘴呼吸，进入肺部的空气未经过滤净化，易使病原体"长驱直入"。长期口呼吸会导致正在发育的颌面部前突，表现为上颌骨变长、上切牙突出、牙列不齐、嘴唇变厚、面部表情迟钝等（又称为"腺样体面容"）。患儿可存在阻塞性睡眠呼吸暂停低通气综合征，出现睡眠打鼾、张口呼吸、憋气、汗多等症状；其易导致脑部慢性缺氧，造成注意力不集中，影响记忆力、智力及生长发育。

对腺样体重度肥大的患儿，选择手术治疗可明显改善症状，但有研究显示，腺样体切除术后可能出现复发、下呼吸道感染增多等情况。因此，在孩子腺样体肥大的早中期，不少家长倾向于暂不手术，先接受一段时间的保守治疗，包括抗炎、抗过敏和中医治疗等。

辨证论治，肺脾同调

中医认为，小儿为"稚阴稚阳"之体，脏腑娇嫩，卫外不固，腠理疏松，外邪侵袭后肺失宣降，津液疏布失常则凝聚成痰，首犯鼻咽；兼之脾胃薄弱，饮食不慎则脾胃运化失常，水湿停聚，郁而成痰，上阻肺道，结于鼻咽。故中医治疗小儿腺样体肥大，需调脾胃、强肺卫，以达到"运脾泻肺，肺脾同治"，使脾得健运、肺得宣降，痰酿生无源，气道通畅，从而痰自除、肺脏清。

中医治疗腺样体肥大的优点在于无副作用，能根据不同时期的病机特点辨证论治、选穴处方，可有效缓解患儿临床症状。《儿童腺样体肥大引发睡眠呼吸障碍的中医诊疗专家共识》指出，知柏地黄丸加减适用于肺肾阴虚证，补中益气汤加减适用于肺脾气虚证，会厌逐瘀汤加减适用于气血瘀阻证，导痰汤合桃红四物汤加减适用于痰凝血瘀证。因腺样体肥大病程较长，病情多迁延不愈，故除口服中药外，还可结合手法治疗、日常生活调摄等方式，以做到内外同治、标本兼顾，使邪去而不伤正。

推拿作为一种传统中医外治方法，可通过刺激相应经络，达到调节脏腑功能、增强体质的目的；可通过缓解肌肉紧张，减轻对气道的压迫，进而改善临床症状，且更易为小儿所接受。宜每周坚持推拿3次，坚持1个月左右。

患儿若有鼻塞伴黄涕，治疗可先从头面开天门（推攒竹穴）20次，揉迎香穴50次，以通利鼻窍，帮助鼻腔脓涕排出。迎香穴位于鼻周，能疏通局部气滞，起到宣通肺气、疏通经络、调和气血、活血化瘀的作用。对合并扁桃体肿大的患儿，可沿下颌内缘推双

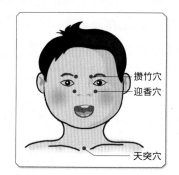

侧下颌淋巴各20次，以促进淋巴回流，改善扁桃体肿大。若患儿咳嗽、夜间睡眠时打鼾，推拿者可按揉天突穴20次，以宽胸理气、止咳利咽。

若患儿食欲不振，大便异常，舌红、苔薄略黄，为脾胃运化失司所致。推拿者可分腹阴阳（沿肋弓角边缘或自中脘至脐，向两旁分推）50次，配合顺时针摩腹50次，以调理脾胃；亦可搭配捏脊9次，振奋全身阳气，平衡阴阳，调节全身气血和脏腑功能，调整偏颇状态。

此外，可辅以艾灸疗法，以温通经络，改善患儿体质，增强抗邪能力。督脉为诸阳之会，大椎穴作为其与全身阳经的汇聚处，能调动全身阳气、扶助正气。可每周灸大椎穴2次，每次20分钟，坚持1个月左右。

日常调理，提高疗效

在日常生活中，家长要注意调整孩子的生活习惯，做到多方面综合调理，并密切关注疾病进展及症状表现。

适度运动 中医理论中有"流水不腐，户枢不蠹""动以养生"的运动医疗理念。《学龄前儿童（3～6岁）运动指南》指出，该年龄段儿童每天累计运动时间应达到180分钟，其中中等及以上强度的运动应不少于60分钟，可随年龄逐渐增加。锻炼身体、控制体重对腺样体肥大及睡眠呼吸障碍有改善作用，患儿在日常生活中应根据自身情况进行适量运动，体质较弱的儿童运动时要注意循序渐进，在雾霾、高温等恶劣天气下可酌情减少户外运动时间。不少家长害怕孩子运动后出汗受凉会感冒，加重症状，其实不必因噎废食，适度出汗有助于增加肺活量，提高免疫力。

传统功法 用舌头轻轻抵住上腭，保持在发"er"音的位置，坚持一段时间。此法俗称"搭鹊桥"，可沟通任督二脉、通畅上下之气，有助于刺激舌窍下方的金津、玉液穴，促进唾液分泌滋润口腔，起到一定的杀菌、清洁作用。

呼吸训练 家长可给孩子进行一些面部肌肉的训练，比如：缩唇呼吸（保持类似吹口哨的嘴型），每次30组，每天2次；张嘴运动（头稍后仰，嘴张开到最大），每次张嘴保持3次呼吸时间。这些训练有助于锻炼口面部肌肉，辅助改善口呼吸。

注意情绪 中医认为忧（悲）伤肺，小儿哭闹过多易致肺气抑郁、耗散气阴，且长时间哭闹易引起咽喉壁持续充血，加重症状。家长日常应注意对患儿的情绪加以引导、安抚。

调整饮食 脾胃运化失司，水谷输布不畅，易聚敛成湿、痰，阻碍气、食两道。在日常生活中，家长应注意保证孩子饮食有度、荤素搭配，减少甜食及油腻食物的摄入，还要注意多饮水。**PM**

上海市名中医工作室建设项目（编号：SHGZS-202238）
上海市中医药事业发展三年行动计划（海派中医流派传承）丁氏推拿项目（编号：ZYSNXD-CC-HPGC-JD-001）

扫描二维码，立即收听

列汀、列净、列艾汀，傻傻分不清

复旦大学附属中山医院药剂科　吴 轶　李晓宇（主任药师）
绘图：郑懿琼

生活实例

在内分泌科门诊候诊区，病人甲与病人乙交流："我患糖尿病 10 年了，以前吃二甲双胍，后来加了一个新药叫什么格列汀的，药名记不清楚，但效果不错。你可以换这个试试，我找给你看。"病人甲边说边翻开包找病历本。

病人乙："不要找了。我也患糖尿病好多年了，医生给我开的也是个新药，叫恩格列净，你肯定记错名字了。"

病人丙："你们都不看新闻的吗？我今天来想请医生开一个最新的药，2022 年底上市的，叫多格列艾汀。据说这药效果好，而且副作用很小。"

此时，病人甲翻到了病历："我找到了，我吃的叫西格列汀。"病人乙看了看说："我吃的是恩格列净，他要开的是多格列艾汀。我知道，名字听上去差不多，实则是一类药，像头孢一代、二代、三代等，作用差不多。" 病人甲："是吗？我们还是去咨询药师，搞搞清楚吧！"

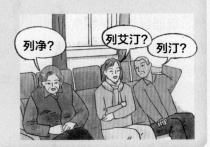

药师解惑

国际糖尿病联盟（IDF）发布的全球糖尿病地图显示，2021 年全球糖尿病患者有 5.37 亿人（20～79 岁），约占该年龄段全球人口的 10.5%。我国约有糖尿病患者 1.4 亿人，居世界首位，其中 2 型糖尿病患者占 90% 以上。在如此严峻形势下，科学家们不断研究探索，寻找新的控糖机制。近几年，接连上市的糖尿病新药给临床治疗提供了更多选择，上述 3 位糖友提到的列汀、列净、列艾汀就是其中一部分，药名的确很像，让人分辨不清，但它们是 3 种作用类别完全不同的降糖药。

列汀：灭活"杀手"，保护"降糖良将"

列汀类药物是一种二肽基肽酶 -4（DPP-4）抑制剂，临床常用的有西格列汀、沙格列汀、利格列汀、维格列汀、阿格列汀等。

人在正常进食后，肠道内会分泌肠促胰素，其中一种主要成分为胰高血糖素样肽 -1（GLP-

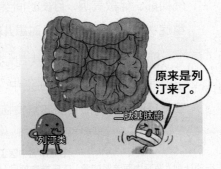

原来是列汀来了。

二肽基肽酶

列汀类

1），它能作用于胰岛细胞，刺激胰腺分泌胰岛素，抑制其释放胰高血糖素，是控制血糖的"良将"。为防止 GLP-1 持续刺激胰腺，肠道会"派出"一个叫 DPP-4 的"杀手"去灭活 GLP-1。对糖尿病患者来说，DPP-4 越少出现，血糖越容易控制。使用列汀类药物可抑制 DPP-4，给 GLP-1 更多时间发挥作用，从而降低血糖。

值得一提的是，列汀类药物的促胰岛素分泌作用具有葡萄糖依赖性，即在葡萄糖浓度升高时才发挥作用。因此，患者服用此类药物后，发生低血糖的概率低，其他各种不良反应的发生率亦较低，安全性好，尤其适合老年人使用。与传统的胰岛素促泌剂相比，列汀类药物具有更大优势。研究表明，这类药物还可升高血管活性肽水平，具有潜在的心脏保护作用，因此在 2 型糖尿病的治疗中越来越重要。

列净：抑制"敛糖高手"，促进排糖

列净类药物是一种钠 - 葡萄糖协同转运蛋白 -2（SGLT-2）抑制剂，临床常用的有达格列净、恩格列净、卡格列净等。

SGLT-2 分布于人体肾脏的近曲小管 S1 部位，负责肾脏中约 90% 葡萄糖的重吸收，可称其为"敛糖高手"。列净类药物能抑制 SGLT-2 的作用，限制患者原尿中的葡萄糖重吸收，促使其随尿液排出，从而降低血糖。

不仅如此，近年研究发现，列净类药物在治疗胰岛素抵抗和胰岛 B 细胞功能障碍病例中具有较好疗效，还能降低心力衰竭的发生风险，减轻体重和保护肾脏。

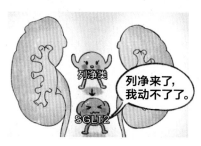

列艾汀：修复"感受器"，恢复自主调控血糖功能

2022 年 10 月 8 日，国家药监局宣布批准我国自主研发的一类新药多格列艾汀片上市，该药适用于改善成人 2 型糖尿病患者的血糖控制。这是全球范围内首个获批上市的葡萄糖激酶激活剂（GKA），也是过去 10 年来糖尿病领域首个全新机制的原创新药。

葡萄糖激酶（GK）普遍存在于机体胰腺、肝脏等脏器，是葡萄糖在体内分解过程中的第一个关键酶，好似人体内的"葡萄糖浓度感受器"，可调控葡萄糖刺激的胰岛素分泌阈值。正常生理状态下，GK 可以敏锐地感知体内葡萄糖浓度变化，当葡萄糖浓度升高时，它便"指挥"B 细胞分泌胰岛素，"指挥"A 细胞减少胰高血糖素的分泌，通过调控不同组织中控糖激素的分泌，以及协调肝脏中糖原合成和分解，使血糖稳定在正常水平。如果 GK 功能受损，不能准确感知体内葡萄糖浓度变化，会破坏血糖稳态系统，导致各类控糖激素分泌紊乱，肝脏中糖原合成或分解速率下降。此时，过高或过低的血糖水平均会导致机体代谢紊乱，从而损害重要器官的功能。

GKA 可修复受损的 GK，重塑血糖稳态，恢复人体正常的血糖调节功能。它可分为肝脏选择性 GKA 和肝脏胰腺双选择性 GKA：在胰腺中，GKA 可促进 B 细胞分泌胰岛素；在肝脏中，GKA 可直接或间接活化 GK，进而参与调节糖酵解、糖原合成和分解、糖异生等糖代谢过程。多格列艾汀是双选择性 GKA，通过选择性修复分布在肝脏、胰腺的受损 GK，使其正常工作，以恢复 2 型糖尿病患者自主调控血糖的能力。

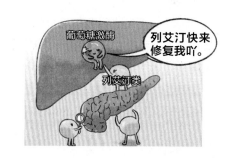

研究数据证明：多格列艾汀还可恢复胰岛素的早时相分泌，降低胰岛素抵抗；在慢性肾脏病患者中耐受性良好，可用于合并肾病的 2 型糖尿病患者，且无须调整剂量；低血糖发生率低，不增加体重，无明显胃肠道反应，显现出良好的安全性和耐受性。PM

特别提醒

简单地讲，列汀类、列净类、多格列艾汀是 3 类不同的降糖药，它们的"主要战场"各不相同，分别在肠道、肾脏、肝脏和胰腺；它们的作用机制亦不同，有各自的优势和适应证，为糖尿病患者和临床医生提供更多的治疗选择。需要强调的是，患者必须根据自身病情，听从医嘱选择合适的降糖药，切不可随意"自选"用药。

上海市临床重点专科建设项目（shslczdzk06504）

治支扩，支气管扩张剂 是"敌"是"友"

同济大学附属上海市肺科医院呼吸内科
徐金富（主任医师） 王佳怡

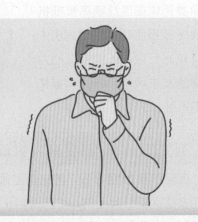

生活实例

林先生患支气管扩张症多年，咳嗽、咯大量痰，甚至间断咯血，这已是"家常便饭"，须长期使用药物治疗。最近气温骤降，林先生感到胸闷、气短、气喘严重，服药也不见好转，急忙来到医院就诊。医生认真查看了林先生的病史，嘱其进行肺功能检查，结果显示"阻塞性通气功能障碍"。医生认为，林先生已有气流受限的表现，需要在原来药物治疗的基础上加用支气管扩张剂。林先生听后大为震惊：明知道我患的是支气管扩张症，医生怎么还给我开支气管扩张剂呢？难不成是医生粗心搞错了？

气流受限，支扩进展的"风向标"

支气管扩张症（简称支扩）是由各种病因引起的反复化脓性感染，使中、小支气管反复损伤和（或）阻塞，支气管壁结构不可逆性破坏及扩张的慢性气道炎症性疾病。引发支扩的原因多种多样，其中以呼吸道感染最常见，此外还有免疫功能缺陷、气道阻塞、遗传等。支扩病程长且复杂，临床表现多样，轻重程度不一。典型症状为慢性咳嗽伴大量痰（尤其是黄脓痰）、间断咯血等，反复发生感染者可伴有气促、呼吸困难、呼吸衰竭等表现。长期慢性支扩患者还可发生呼吸道重塑，继而造成气流受限。临床上，气流受限是支扩进展的标志，常提示预后不良。

目前，支扩的治疗目标包括减轻症状、改善生活质量、保护肺功能。具体措施有病因治疗、疫苗接种、排痰治疗（如体位引流、拍背排痰、使用祛痰药物等）、抗炎治疗（如使用糖皮质激素等）、抗菌治疗、手术治疗，以及使用支气管扩张剂改善气流受限，等等。

支气管扩张剂：解痉挛、扩气管

支气管扩张剂是指能对抗支气管收缩，改变气道平滑肌张力，使呼吸气流更顺畅，解除呼吸困难症状的一组药物，被广泛应用于以气流受限为特征的肺部疾病（如哮喘、慢阻肺等）的治疗中。按照药物作用机制，支气管扩张剂分为 β_2 受体激动剂、M 受体拮抗剂及茶碱类。

β₂ 受体激动剂	M 受体拮抗剂	茶碱类
可选择性激活气道平滑肌表面的 β₂ 受体，松弛气道平滑肌，缓解气道痉挛，减轻气道黏膜充血、水肿。根据药物起效时间和作用时间的长短，β₂ 受体激动剂分为长效 β₂ 受体激动剂（LABA）和短效 β₂ 受体激动剂（SABA），常见的 LABA 有沙美特罗、福莫特罗等，SABA 有特布他林、沙丁胺醇等。	通过阻断 M 受体达到松弛气道平滑肌、舒张支气管、抑制气道腺体黏液分泌和减轻气道高反应性的作用。M 受体拮抗剂分为长效 M 受体拮抗剂（LAMA）和短效 M 受体拮抗剂（SAMA），常见的 LAMA 有噻托溴铵等，SAMA 有异丙托溴铵等。	可松弛支气管平滑肌、增强膈肌收缩能力，发挥呼吸兴奋的作用。常用的有氨茶碱、二羟丙茶碱等。值得注意的是，茶碱类药物的安全浓度范围窄，个体差异大，使用该药物者需遵医嘱定期监测血药浓度。

支气管扩张剂对气流受限者"友好"

通常情况下，支气管扩张剂不可作为支扩患者的常规治疗药物，而对于合并气流受限的支扩患者而言，合理应用支气管扩张剂能减少药物相关不良反应，减轻临床症状，改善患者肺功能和预后。

另外，支扩与其他肺部疾病联系紧密，如慢阻肺、哮喘等。它们与支扩共同存在、互相影响，使支扩患者的呼吸道症状更明显，肺功能损害更严重，预后更差。目前临床上，支扩合并其他气流受限或气道高反应性的肺部疾病者，也常规使用支气管扩张剂（可能联合使用吸入用糖皮质激素）进行治疗，以改善他们的肺功能和生活质量。

支扩患者通常需要同时服用多种药物，如祛痰剂、抗菌药等。一般来说，支气管扩张剂宜在祛痰剂和抗菌药前使用，不仅可提高患者耐受性，还能使药物在病变部位沉积，以充分发挥药效；随后使用祛痰剂，以起到气道廓清的作用；最后使用抗菌药。

特别提醒 支扩患者有无发生气流受限，通常需要通过肺功能检查明确。肺功能检查显示阻塞性通气功能障碍（气流受限）时，患者多发生了气道炎症和管腔内黏液阻塞，症状可随病情进展而加重。此时，患者应遵医嘱使用长效 β₂ 受体激动剂（LABA）和长效 M 受体拮抗剂（LAMA）改善症状，并根据疗效决定是否长期使用。

预防感染，平安过冬

冬季易使人受凉、感冒，而支扩患者的呼吸道对冷空气和干燥空气尤其敏感。对广大支扩患者而言，平安过冬并不容易，为降低支扩复发、加重风险，患者要做到以下几点：

第一，做好防寒保暖措施，尽量避免受凉、感冒；第二，适当开展户外运动，提升免疫力、全身耐力及心肺功能；第三，提前注射流感疫苗，保持居室空气流通和环境清洁，少去人群密集的公共场所，预防感染；第四，保持口腔卫生，减少口腔细菌感染激发肺部感染的风险；第五，遵医嘱按时服药，定期随访。

患者一旦出现病情加重等异常症状，须及时就医，不可擅自使用抗菌药。PM

专家简介

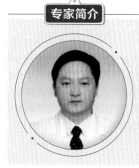

徐金富 《大众医学》专家顾问团成员，同济大学附属上海市肺科医院呼吸与危重症医学科主任医师、教授、博士生导师，中华医学会呼吸病学分会常委，中国医师协会呼吸医师分会青年委员会副主任委员。

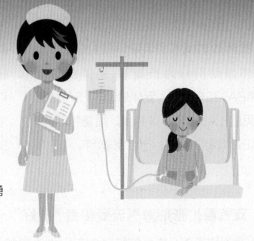

很多家长都有这样的经历：带孩子去医院看病，需要输液治疗5~7天，可是每天都要挂号、就诊，请医生开具当天的处方，大半天时间都耗在医院了，家长、孩子均疲惫不堪。儿童输液，为何需要一天一处方呢？

儿童输液，
为何一天一处方

上海交通大学医学院附属上海儿童医学中心呼吸科主任医师　殷 勇

原因1：　监测不良反应，降低医疗风险

　　儿童常常被误以为成人的缩小版，但他们与成人有很多不同之处，处于不断生长发育中，且年龄越小，差别越大，尤其是学龄前期。

　　药物进入人体后，要经由肝脏代谢灭活、肾脏排泄清除。儿童各器官、系统，尤其是肝、肾功能发育还不成熟，药物不良反应的发生率比成人高，有特殊的用药需求。《国家药品不良反应监测年度报告》显示：2015 至 2020 年，14 岁以下儿童患者的药物不良反应报告占所有报告的比例均维持在 10% 上下。儿童药物不良反应的发生率是成人的 2 倍，新生儿高达 4 倍；我国每年约有 3 万名儿童陷入无声世界，肝、肾功能及神经系统等受损伤的更是难以计数；另外，每年约有 7000 名儿童死于用药不当。

　　静脉输液可能导致的不良反应远比口服、雾化、外用药物更为严重，过敏反应、输液反应、血管损伤、肝功能和肾功能受损时有发生，有些药物还会有迟发或累积不良反应，需要加强监测，第一时间发现问题，并进行调整和处理。预防意识需要始终贯穿在诊疗活动中，不能"怕麻烦"，等酿成"大祸"，悔之晚矣。

原因2：　掌握病情变化，筛查重症患儿

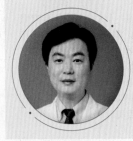

专家简介

　　殷 勇 《大众医学》专家顾问团成员，上海交通大学医学院附属上海儿童医学中心呼吸科主任、主任医师，国家儿童医学中心呼吸专科联盟共同主任，中华医学会儿科学分会呼吸学组呼吸免疫协作组组长，中华医学会变态反应学分会儿童过敏和哮喘学组副组长，上海市医学会儿科专科分会呼吸学组组长。

　　儿童的个体差异大，自身防护能力弱，免疫功能还未发育完善，易受各种不良因素影响。这些特点使得儿童患病后，病情往往发展迅速、容易反复，且容易出现并发症。首先，同一种疾病可能导致不同的临床表现。比如：大部分肺炎患儿会出现发热、咳嗽等症状，而婴儿可能仅仅表现为流涕、鼻塞、口吐泡泡。其次，同一表现背后可能是不同

的疾病。比如：婴儿期出现喘息要小心毛细支气管炎或气道畸形，幼儿期则需要排除气道异物，年长儿还要考虑哮喘急性发作。另外，呼吸道感染虽是常见的儿科疾病之一，但也有部分儿童会并发中耳炎、中枢神经系统感染、中毒性脑病、心肌炎、脓毒症、休克等其他脏器疾病，不可掉以轻心。

儿童疾病的临床特点为：年龄越小，越容易表现为全身症状，局部症状、体征不明显；不同年龄，疾病的种类、表现不同；起病急、来势猛，病情易反复、波动，变化多端。因为儿童无法准确表达自己的不适，病史常由成人描述，所以全面的体格检查尤为重要。患儿每天就诊虽然麻烦，但是能让医生实时掌握患儿的病情变化，减少重症的发生率，或者筛查出重症病例，及时救治。

原因3：监测检查结果，及时更改治疗方案

目前，儿科普通门诊和急诊最常见的检查项目包括血常规、快速病原学检测、电解质、心肌酶、影像学、心电图等，这些检查快则半小时，慢则3～4小时，可协助医生尽快判断病情。

然而，快速的检验方法往往敏感度不高，一些复杂的疾病常常需要进行更全面的检查。比如：诊断感染性疾病，精准的病原学检查往往需要1～3个工作日才能出结果。患儿每天复诊，可以让医生根据更新的检验结果，结合患儿的具体情况，全面评估，及时更改治疗方案，避免贻误病情。

原因4：评估疗效及病程，避免滥用抗生素

药物治疗剂量一般随年龄、体重不同而有很大差异，不同年龄的儿童对同一药物的耐受性也不一样，这是儿科治疗中最重要的特点之一。患儿每次就诊，医生会根据患儿的临床表现、体征及实验室检查结果，判断药物治疗是否有效。如果疗效不明显，需要考虑是否"升级"抗生素或加用其他药物联合治疗；如果有效，则要判断是否继续巩固或"降级"抗感染治疗。虽然普遍认为肺炎需要输液治疗5～7天，但其实不同的病原微生物、病情轻重、是否存在菌血症等因素均会影响疗程。因此，每天评估药物疗效及患儿病程的转归，制定个体化的治疗方案并及时调整，才能最大限度地避免滥用抗生素。PM

专家支招：4个方法，提高就诊效率

❶ 补液复诊门诊。有的医院设置了"补液复诊门诊"，为补液复诊的患儿提供了方便。

❷ 分级预约挂号。有重症、疑难疾病倾向或存在基础疾病（如先天性心脏病、免疫缺陷等）的患儿，可提前预约专科或专家门诊就诊。

❸ 当日网上挂号，推算候诊时间。以我院为例，没有预约的家长可以选择复诊当天早上，在医院公众号上点击"当日挂号"进行网上挂号，推算候诊时间后，再带孩子到医院就诊。

❹ 就近随诊。轻症患儿在三甲医院就诊，明确诊断及制定治疗方案后，可以选择在就近的区级医院继续治疗及评估。

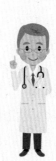

2023年总目录

【健康随笔】

医学科普,
　时代赋予我们的光荣使命　(1)1
免疫,决定人的健康或疾病　(2)1
学点中华哲理,促中国特色医学　(3)1
真菌病可防可治　(4)1
让脑科学造福人类　(5)1
爱眼、护眼,重点关注"一老一小"　(6)1
早筛早诊早治,延长肝癌病人生命　(7)1
中国医药进入创新时代　(8)1
阿尔茨海默病:从容面对,早防早治　(9)1
智慧医疗,助益糖尿病管理　(10)1
"幸福脑"并非遥不可及　(11)1
留住牙齿,留住健康　(12)1

【热点资讯】

老年人应尽快完成新冠病毒疫苗接种等　(1)4
世卫组织建议:
　可单剂次接种HPV疫苗等　(2)4
国家卫生健康委印发四个食养指南等　(3)4
国家医保药品目录"扩容"等　(4)4
上海公立医院患者满意度调查:
　总满意率96.6%等　(5)4
上海癌症患者五年生存率达56%等　(6)4
国民营养素养提升计划正式启动等　(7)4
国家医保局推出十六项医保服务
　便民措施等　(8)4
"挑食"或是"过敏"信号等　(9)4
2022年全国居民健康素养水平
　达到27.78%等　(10)4
上海进一步规范家庭医生签约服务等　(11)4
《健康生活方式核心要点(2023)》
　发布等　(12)4

【特别关注】

回望2022年,
　那些值得被铭记的名家"肺腑之言"　(1)6
做好七件事,防癌于未然　(2)6
七条建议,
　守护妇科健康"安全门"　(3)6
八大"心理能力",
　助益身心健康　(4)6
保"胃"健康的七条建议　(5)6
学中医技能,识健康秘密　(6)6
暑假逐"潮",健康"不放假"　(7)6
九大"修为",解锁婚恋"密码"　(8)6
物理治疗,为康复加油　(9)6
七条建议,提升中年人幸福感　(10)6
被影视剧误导的十个"中医梗"　(11)6
稳健免疫力,贯穿一生的健康话题　(12)6

【名家谈健康】

打破"科技与狠活"的过度焦虑　(1)25
不一样的儿童慢性咳嗽　(2)20
世界爱耳日:健康用耳十提醒　(3)22
春季养生关键词:解燥、醒困、擅捂　(3)25
胃肠"摆烂",给点动力　(4)22
为自费疫苗买单,值得吗　(4)24
初夏养生:身清净,心宜静　(5)18
患糖尿病,体重管理至关重要　(5)20
2022版乙肝防治指南新"肝货"　(6)20
老年人用药多,肝损伤须警惕　(7)20
糖尿病食养八大建议　(8)22
秋风起,养生护胃正当时　(9)24
令人提心吊"胆"的息肉　(10)20
左右为难的"混合性卒中"　(11)20
远离环境中的致癌因素　(12)18

【专家门诊】

爱肝联盟
拨开重重迷"戊"　(1)28
肝脏"造房子",要不要"拆违"　(2)26
抗病毒治疗,为肝癌患者"保驾护航"　(4)29
肝硬化患者饮食三"忌"三"控"　(5)23
"肝腹水"为何源源不断　(8)30
乙肝男性,"备孕"该做哪些事　(10)29
"高炎"饮食,推动脂肪肝发生、发展　(11)22

糖尿病之友
"糖足"诊室故事　(1)30
患糖尿病,警惕结核病"偷袭"　(2)24
糖友瘦了,好事还是坏事　(3)30
两种新方法,早发现糖尿病神经病变　(4)28
患糖尿病,当心被猝死"盯上"　(6)26
中西医结合,防治糖尿病并发症　(7)24
血糖天天见,未必真相识　(9)28
八种方法,降低餐后高血糖　(10)26
空腹和餐后高血糖,谁危害大　(11)28
冬季,远离"糖足"六"要"　(12)24

秒懂医学
止血"先锋"血小板和它的小伙伴们　(1)32
"亢奋"的红血丝　(3)34
鼻子的防御术——喷嚏　(4)32
发热,到底是谁"杀疯"了　(5)28
被厌弃的"关节鼠"　(6)30
打哈欠,身体需要"碳中和"　(7)19
肚子里的"叫蝈蝈"　(9)32
又哭又笑的眼泪　(10)28
身体"空调"能排"毒"　(11)30
打饱嗝,真的是吃撑了吗　(12)26

诊室迷案
走进胸痛中心的"孕妇"　(1)33
不可忽视的腹泻　(3)35
臀部"小漩涡",竟是尿床"祸首"　(4)33

经常头晕没力气，竟是肾脏"帽子"作怪 (5)29
会消失的"肺结节" (6)23
不简单的"油花样"腹泻 (7)28
令人窒息的咽痛 (8)25
会痛的"梅核气" (9)33
"社牛"沉默，警惕这种病 (10)24
"胆大心细"未必是好事 (11)27
会"出血"的肠炎 (12)21

有医说医

别让中耳炎后遗症"侵蚀"听力 (1)34
癌性肠梗阻
　——便秘背后的健康"杀手" (2)28
老年人调脂"小目标"，定准了吗 (3)32
"炎设"崩塌，看清癌前病变 (4)30
口生"溃疡"难芬芳，四大功能被癌伤 (5)26
进食后脸肿，竟是唾液腺结石"捣乱" (6)28
频频"打脸"，四招遏制"天下第一痛" (7)26
牙齿"前仆后继"，误区影响"大局" (8)28
让口腔白斑离癌远点 (9)30
低位直肠癌，保肛有"密码" (10)30
心如刀割，竟是一腔热血走"岔"了 (11)24

心脑健康

辨一辨"口舌之争" (1)36
记住四句话，
　避免冬季血压坐"过山车" (2)22
"卒"不及防，别让这些误区误了治疗 (3)28
卒中防治，影像先行 (4)26
人到中年，竟遇先心病 (5)24
脑外科手术探秘 (6)24
心脏支架术后六问 (7)22
女性冠心病七大特点 (8)26
孕期血脂"超标"，该管管吗 (9)26
"癫痫"发作，"真凶"竟是脑静脉血栓 (10)23
老来多健忘，何以养心智 (12)22

特色专科

误吞牙齿"补丁"，是否危害健康 (1)37

鲜为人知的一过性骨质疏松症 (1)38
结核性脓胸的前世今生 (1)40
重建膀胱功能，
　让脊髓损伤患者告别"尿袋子" (1)42
肝癌手术前后八项注意 (1)44
"多方合力"，
　为炎症性肠病患者"保驾护航" (2)30
肠道竟然会"酿酒" (2)31
"阶梯"治疗，解膝骨关节炎之"痛" (2)32
巧用镇痛泵，对术后疼痛说"不" (2)34
如果胃病有颜色 (2)36
喝完水就想排尿，是肾功能不好吗 (2)38
趾甲"闹内卷"，甲沟炎来扰 (2)40
带你认识"肿瘤液体活检" (2)42
老年人驼背莫轻视 (3)36
胃镜普及，"钡餐"被淘汰了吗 (3)37
人体关节"座右铭" (3)38
做种植牙前，这些知识您必须了解 (3)40
发现胎儿心血管畸形，别盲目"判死刑" (3)42
"玫瑰"相伴，笑迎人生 (3)44
自身抗体阳性，不等于患自身免疫病 (3)46
说说肾病"P"事 (4)34
肺炎反复发作，居然是肺隔离症"捣鬼" (4)36
右腿肿，为何治左腿 (4)37
七问，释疑肛周脓肿 (4)38
治鼻窦炎，就像"打扫房间" (4)40
嘴唇受伤莫大意 (4)42
术后"尿路"养护，做好四件事 (5)30
别对残根置之不理 (5)32
试管婴儿"放错娃"，风险有多大 (5)32
患白内障，当心青光眼"偷袭" (5)34
肾萎缩，"老了"还是"病了" (5)35
血栓弹力图，为冠脉支架"保驾护航" (5)36
关于病理检查，这些知识必须了解 (5)38
地中海贫血离我们并不遥远 (5)40
膝关节疼痛、弹响，当心

"滑膜皱襞综合征" (5)42
陌生的常压饱和氧疗 (6)31
另类"结核病"——非结核分枝杆菌病 (6)32
破解乳腺癌复发之"谜团" (6)34
保卫前列腺，不能"躺平"了之 (6)36
盆腔痛久治不愈，别漏查静脉 (6)38
认识关节里的"水" (7)29
困扰年轻乳腺癌患者的五个问题 (7)30
意外烧烫伤，如何少留疤 (7)32
"隐疾"难隐，满足六大"肛"需 (7)34
曲径难通"幽" (7)36
体内有植入物，磁共振检查安全吗 (7)38
与幽门螺杆菌的"爱恨情仇" (7)40
"泡烫"治胃癌，并非"天方夜谭" (8)31
肺癌手术治疗这道"多选题" (8)32
耳朵"捉迷藏"，怎么"揪"出来 (8)34
食管"不速之客"，不能随意"驱赶" (8)36
谨防胃肠间质瘤"火山"喷发 (8)38
人有三急，"新膀胱"急不急 (8)40
空腹验血，你做对了吗 (8)42
骨折内固定，去留"三不同" (8)44
细胞治疗是抗癌神药吗 (8)46
ECT检查——骨转移的"照妖镜" (9)34
关于骨质疏松的八大误解 (9)36
脸面受伤，如何不损容颜 (9)38
邻面龋：面面相"龋"，不治不"休" (9)40
不是"肿瘤"的后巩膜葡萄肿 (9)41
骨科手术后，护理有四防 (9)42
术后怎么"躺" (9)44
放疗：治泌尿生殖肿瘤"利器" (10)32
"针"功夫，为"磨友"解忧 (10)34
鸡蛋里挑骨头是假，
　血管里长"骨头"是真 (10)36
贪食症的六个真相 (10)38
口腔黑斑背后有"主谋" (10)40
"低头族"，警惕颈源性头痛 (10)42

看得见的胃动力　(10)43

让人"笑不动"的肋间神经痛　(11)29

不吸烟也患肺癌？新近研究揭示

　背后"元凶"　(11)30

鼻阀"挡路"，鼻塞难忍　(11)32

当白内障遇上眼底病变　(11)33

打破"人生最后一次骨折"魔咒　(11)34

秋冬季，老年人要警惕"慢病急发"　(11)36

断骨"还原"记　(11)38

感染"非淋"，配偶也得治　(12)27

老年人过冬，皮肤瘙痒"雪上加霜"　(12)28

为骨关节"拍照"，"花样"何其多　(12)29

解惑"涂氟"这件小事　(12)30

三维导航，一"针"鉴瘤　(12)32

分子病理检测，破解疾病基因"密码"　(12)34

头晕"三兄弟"，走对各家"门"　(12)36

【营养美食】

饮食风尚

喝汤时间，如何选择　(1)46

爱吃甜，当心越吃越甜　(1)47

睡前饿了，究竟该不该吃　(1)48

孩子边吃饭边喝水，要不要纠正　(2)44

葡萄干，你可能误解了它　(2)45

饮食与"炎症"的"恩怨"　(2)46

解惑传说中的"产气食物"　(3)48

水果罐头也有"金玉其中"　(3)50

不到"饭点"就饿，当心糖尿病前期　(4)44

食物的"真香"反应　(5)45

关于草莓的困惑　(5)46

高血压食养"三不同"　(6)41

椰子水"家族"，谁更"健康"　(6)42

碳水化合物计数法：

　"糖友"饮食控制新选择　(7)46

奇亚籽，是否被"高估"　(8)48

不拒奶茶的液体断食法，

　真能实现"无痛减肥"吗　(9)50

吃素就能"管"好血脂吗　(10)46

解惑甜与癌的"恩怨"　(11)46

"碳水"摄入指南更新的两个关键　(11)48

三类特殊食品，你了解吗　(12)40

忍饥挨饿，能否锻炼身体"耐饿力"　(12)42

食品安全

海边捡海鲜，没那么简单　(1)49

牛肉出现彩色反光是怎么回事　(2)49

吸油纸能否让美味与健康两全　(3)51

警惕水产品误食，远离"致命诱惑"　(4)46

警惕冰箱中隐藏的健康"杀手"　(5)48

初夏又逢梅雨，当心病从口入　(6)44

舌尖上的"缤纷色彩"　(7)42

当心不怕盐的"嗜盐细菌"家族　(9)46

喝椰子水，新鲜第一位　(9)48

购前五问，让"迷你厨房"更安全　(9)49

代糖=健康？一起探究代糖背后的真相　(10)44

有小凸点的葡萄能吃吗　(11)43

"毒从口入"：细说食物中毒　(12)38

饮食新知

"激活胰岛素的食物"究竟是真是假　(1)51

"网红零食"蒟蒻果冻的真面目　(2)48

关于电解质水的疑惑　(3)52

黄桃罐头中的"加料"小石头　(3)53

辅酶Q_{10}的真面目　(4)48

"婴幼儿饮用水"，是否值得选择　(5)44

发芽燕麦片的"真面目"　(6)40

揭开"小众"水果的神秘面纱（上）　(7)44

揭开"小众"水果的神秘面纱（下）　(8)50

二酯油真的是"减脂好帮手"吗　(9)45

爆火的"生"系食品，究竟有何魅力　(10)48

剖析老年人钟爱的八种零食　(11)40

人造海蜇：天然海蜇的"平替"　(11)42

热销"不老药"NMN真能抗衰老吗　(12)43

养生美膳

手脚冰凉，当归红花来活血　(1)52

春寒料峭，暖胃餐吃起来　(3)54

立夏饯春尝"三新"　(5)50

三伏养阳餐　(7)48

中秋美食的"多巴胺穿搭"　(9)52

立冬熬制"草根汤"，滋补美味

　气血"藏"　(11)44

【品质生活】

预防有道

肥胖是病不是福 减肥别误入歧途　(1)54

一次性内裤、袜子的"门道"　(1)56

"威力惊人"的管道疏通剂　(1)57

干眼症"团检套餐"靠谱吗　(2)50

千金难买老来瘦？别把肌肉"瘦没了"　(2)52

新冠之后，警惕其他传染病"回归"　(3)56

选用泡沫地垫有讲究　(3)58

"阳康"后脱发知多少　(3)59

氡，占天然辐射"半壁江山"　(4)50

花洒中隐藏的"秘密"　(4)52

微塑料：熟悉又陌生的"隐形杀手"　(5)52

洗手的学问　(5)54

"高科技"消毒产品是"智商税"吗　(5)56

带你认识环境友好型消毒剂　(6)46

投影设备：用好护眼，用错伤眼　(6)48

双酚类物质：值得警惕的环境雌激素　(6)49

营养强化食品，天使还是魔鬼　(7)50

暑热来袭，科学防暑有妙招　(7)52

噪声侵扰，伤耳伤心伤身　(8)52

家庭紫外线消毒，需知这些事　(8)54

不容忽视的结核病"潜伏感染者"　(8)56

呼吸病怎么会与结膜炎"相伴"　(8)58

2023年总目录

解读教师"职业病"排行榜 (9)54
牙膏戴上了"紧箍咒" (9)56
当孕期与X线检查相遇，该何去何从 (9)58
鲜为人知的钩端螺旋体病 (10)50
穿上"防护甲"，乐享出境游 (10)52
不吸血也能繁殖后代的蚊子，你知道吗 (11)50
警惕"小异物"的"大伤害" (11)52
出境前，你穿好"防护甲"了吗 (11)54
剪不断，理还乱——为何装修总与甲醛
　扯上关系 (12)44
莫让老年生活蒙上"艾滋"阴影 (12)46
孩子发热、咽痛，
　当心疱疹性咽峡炎"作怪" (12)48
良好睡眠，为孩子成长"保驾护航" (12)50

颜值课堂
空腹运动减肥真能"事半功倍"吗 (1)58
晨起为何易水肿 (1)59
不开刀就能"孵化"双眼皮？ (2)54
美鼻"神器"的美丽"谎言" (3)60
有些斑，不要轻易"激" (4)54
咖啡斑，是"记"还是"疾" (5)58
卸妆后，洁面有无必要 (6)55
下巴上的"隐藏"小颗粒是什么 (7)62
盒毛旺盛如何除 (8)65
"蛋白矫正"能否让头发"脱胎换骨" (10)59
摆脱极端审美，不做厌食症"奴隶" (10)60
皮肤上的小红点，究竟是什么 (11)49

追根问底
学习困难门诊真能让"学渣"
　变身"学霸"吗 (1)60
讨好型人格者如何"讨好"自己 (2)56
人为何在夜晚更感性 (3)62
公用洗手液怎会带来"二次污染" (4)56
"富养"孩子，就一定要"苦待"自己吗 (5)60
如何将"不速之客"拒之门外 (6)52
"糖友"运动，怎样才科学 (6)54

"生了个大胖小子"，
　新生儿越胖越有福气吗 (7)54
防晒衣需要"年抛"吗 (8)62
针灸诊室里的问答 (9)62
解惑你不了解的高压氧疗 (10)62
"镜像书写"，要不要纠正 (12)54
HIV感染者可以接种疫苗吗 (12)55

居家康复
给膝关节炎患者的运动处方 (1)62
居家训练，改善"帕金森"异常步态 (2)60
合理锻炼，纠正不良体态 (3)64
平衡功能：测一测，练一练 (4)60
久站也伤腰 (5)64
护足、锻炼，助踇外翻康复 (6)56
腘绳肌拉伤，康复锻炼"三步走" (7)63
日常"好姿势"，助腰痛康复 (8)64
颞下颌关节紊乱，试试开口操训练 (9)64
落枕后，7个动作助康复 (10)58
别不把"心脏康复"当回事 (11)58

健身运动
做说话测试，知运动强度 (1)64
你了解自己的心肺运动功能吗 (2)58
不跑不跳，"滑行垫"能否"暴汗" (3)68
空腹运动，当心得不偿失 (4)57
翘臀是怎样"炼"成的 (4)58
预防跑步伤，你的"姿势"对不对 (6)58
居家锻炼，助"开肩美背" (7)64
划船机健身三问 (8)63
小小哑铃，用之有道 (9)65
夜间简易操，健身又调心 (11)60
"滚"出来的小腿脂膜炎 (11)62
你的核心稳定吗 (12)59

健康上海
程蕾蕾：医学术语太难懂？
　讲个故事给你听！ (1)65
邹世恩：我是恩哥，

一名妇产科医生…… (2)66
陈华江：让科普有趣又专业，
　帮你告别颈腰背痛 (3)69
孙晓冬：让科普助力传染病防控 (4)66
骆艳丽：用科普抚慰心灵 (5)65
崔松：医声相伴，照见生命 (6)64
赵静：首创"120策略"，
　推广中风快速识别 (7)66
张伟：让"健髋科普集市"走遍中国 (8)66
周行涛：科普是最好的防护"眼药水" (9)67
李霞：做"专业、温暖、有希望"的
　认知障碍科普 (10)63
保志军：让衰弱渐为人知，
　用科普温暖夕阳 (11)63
丁罡：远离肿瘤，科普随行 (12)60

趣说心理
了解"自我扩张"，让人际关系保鲜 (1)66
暗恋如何不苦涩 (2)62
一座难求：为什么越来越多人选择
　付费自习 (3)66
为何年轻人建议"专家不要建议" (4)62
偶像"塌房"，粉丝该何去何从 (5)62
和萌宠一起上班是怎样的体验 (6)62
怀旧之风，何以刮起 (7)56
你真的想做"摆烂二极管"吗 (9)60
你是否陷入过度自信的"陷阱" (10)54
"三个臭皮匠顶个诸葛亮"还是
　"三个和尚没水喝"？ (11)56
"卷不动又躺不平"：
　"45°青年"该何去何从 (12)52

心事
该拿你怎么办，我的"暴脾气" (1)68
面对压力，避免"过度反应" (1)69
"自黑"者是否真豁达 (2)64
隔代教养，会不会影响儿童自立 (4)64
孩子厌学，父母找找自身原因 (6)60

急性子"选修课"：沉住气、放轻松 (7)58

做好七件事，让心理咨询更有成效 (7)60

远离网赌的"流沙" (8)60

警惕"受助者恶意" (9)66

孩子被孤立，家长怎么"帮" (10)56

做学习型家长，减轻教育焦虑 (12)56

培养孩子的好奇心 (12)58

【健康管家】

女性保健

"知己知彼"，轻松告别难"炎"之隐 (1)70

生完孩子，"多囊"仍须管理 (2)68

步入更年期，注意7种内分泌代谢异常 (2)69

去妇科就诊前的"功课" (3)70

孕期血压，可掌胎儿"生杀大权" (4)68

乳管扩张可"大"可"小" (4)70

盆底肌太"紧"也不行 (5)66

透过宫腔镜看"寒宫" (5)68

四方因素，"催生"子宫内膜癌 (6)66

子宫内膜"移民"，如沙尘暴肆虐 (7)68

"携带者"筛查，从源头杜绝遗传病 (7)70

孕期"见红"，该怎么办 (8)68

奇怪的胎盘 (9)72

早预防，我的"底盘"我做主 (9)74

飘忽不定的"大姨妈" (10)70

教你看懂孕期超声 (10)72

月经淋漓不尽！子宫切口长好没？ (11)68

一觉醒来平躺着，胎儿会不会缺氧 (11)70

子宫内膜息肉——宫腔内住了个"小妖" (12)64

孕期，警惕"不寻常"的腹痛 (12)66

男性健康

治慢性前列腺炎，优先经直肠给药 (1)72

习惯性流产，男方因素不容忽视 (2)70

管好生活用好药，减轻排尿烦恼 (3)74

私处长"疙瘩"，有哪些可能 (6)68

前列腺炎反复，中医特色疗法助康复 (7)72

男性也要练盆底肌 (8)70

尿道滴白，到底怎么回事 (10)64

解读前列腺炎患者妻子的三个"怕" (11)64

青春健康

对青少年"恋爱"，"堵"还是"疏" (1)73

从"我很失败"到"我能行" (2)67

莫让"白熊"效应助长考试焦虑 (3)75

青春期女孩月经异常，别大意 (4)67

从"我害怕"到"我想做" (5)76

当青春期撞上"多囊" (6)65

孩子被欺负，家长怎么办 (7)67

帮青春期孩子稳定情绪 (8)67

二宝出生，引发父子"战争" (9)71

少女怀孕在增加…… (10)65

养"精"蓄锐，从青少年开始 (11)65

网络交友，请保护好自己 (12)61

亲子育儿

孩子突发急症，家长怎应对 (1)74

从婴儿期到青春期，都要补维生素D (2)72

解惑小儿全身麻醉 (2)74

四种方法，提高孩子专注力 (3)72

看懂视力"校筛"报告 (4)72

碍事的多生牙 (4)74

教孤独症孩子学会社交、沟通 (5)70

乳牙间隙大，不全是坏事 (6)70

孩子身体不好，疫苗怎么打 (6)72

孩子腹泻，母乳喂养之过？ (7)73

让"蓝嘴唇"宝宝自由呼吸 (7)74

带你走进儿童重症监护病房 (7)76

宝宝咳嗽，家长莫入八大误区 (8)72

孩子进手术室，家长最担忧的八件事 (8)74

学龄前早发现，减轻多动症影响 (8)76

散光的前世今生 (9)68

别被"肌张力偏高"吓破胆 (9)70

耳痛、耳痒、听不见，宝宝究竟怎么了 (10)66

凳子坐空，风险几何 (10)68

骨密度检测：儿童体检中的"智商税" (10)69

秋冬儿童常见病——过敏性紫癜 (11)66

女孩"早发育"，须知六件事 (12)62

大众导医

每日测基础体温对备孕有什么帮助等 (1)76

平时身体很好，为何突然心梗了等 (3)76

"e小白"大智慧，实时问诊助挂号 (5)72

老年男性排尿次数过多怎么办等 (5)74

早签约、早获益，家庭医生有话说 (6)74

腹主动脉瘤是否都需要治疗等 (7)78

哪些人适合吃膏方等 (11)72

【中医养生】

岐黄医术

"烈焰红唇"或需清热 (1)78

"三黄"清热，效各不同 (2)76

柴胡退热，点兵点将 (3)82

中药安神，有"养"亦有"镇" (4)82

春夏防外感，竖起"玉屏风" (5)81

清热解毒≠抗病毒 (6)80

名贵中药的"平替" (7)85

误把莽草当八角，"撞脸"中药知多少 (8)82

腱鞘囊肿，可否随意"捏破" (9)76

止泻中成药，该不该用 (10)75

抚平肛周湿疹"三不安" (11)74

秋冬上火，是"实火"还是"虚火" (11)76

归脾丸，能消眼袋吗 (12)69

保健

"药物型卫生巾"，功效几何 (1)79

花粉养生又美肤？先辨真假 (1)80

聚"胶"膏方 (1)81

足部按摩袜，可否"精准"养生 (1)82

病，问题不一定出在"椎间盘" (2)78
两用的葱白 (2)80
八门的咽痛 (3)79
经络解头痛 (4)76
稀，健脾胃 (5)77
祛湿，不做"油腻男女" (5)78
内服外敷，提高淋巴瘤疗效 (6)76
亦药话山药 (6)78
和则卧不安 (7)80
过无病三分虚"，
意养阳、健脾、补气阴 (8)78
不"眠"怎么破 (9)77
常备中成药，如何正确吃 (9)78
膳甜品"的功与过 (10)76
齐下，平更年之"躁" (10)78
药的五个疑问 (11)78
药茶"的讲究 (11)80
房的"隐藏菜单" (12)70

本草
非桃，五指毛桃知多少 (1)83
花"泽漆，亦是药草 (2)81
白马的苍耳"有妙用 (3)83
药，部分药物为何"特殊处理" (4)75
中的"安蛔"药 (5)80
料中的燥湿药——草果 (6)82
凉血"刺儿菜" (7)81
"圣药"夏枯草 (7)82
中的止痛药——荔枝核 (8)80
相似药，功效各不同 (9)80
导了药房、下得了厨房"的鱼腥草 (10)80
之花——密蒙花 (10)81
喜"的浮小麦 (11)77
中的中药——白芷 (12)72

解语
留寇 (1)84
于寒，春必温病 (2)82

肝胆相照 (3)80
脾不统血 (4)80
先渴而饮，饮勿令过 (5)82
七情内伤 (6)84
瘦人多火，肥人多痰 (7)84
肝肾同源 (8)84
不通则痛 (9)84
气有余便是火 (10)74
"甘之如饴"：如胶饴糖是味药 (11)81
提壶揭盖 (12)68

外治良方
经期腰酸背痛，能不能推拿 (3)78
捏脊通经络 (4)78
穴位按摩能否乌发 (5)84
古老的中医外治法——取嚏 (6)83
中药渣的妙用 (7)83
穴位埋线：养生骗局还是确有其用 (8)81
拔罐的"花式"手法 (9)82
"无痛"针灸——揿针 (10)82
喉科良药，细末为方 (12)73
推拿调摄，治疗小儿腺样体肥大 (12)74

【用药宝典】

家庭用药
调脂"六大金刚"，谁的"本领"强 (1)86
治"感冒"，该备哪些药 (2)86
鱼油、鱼肝油，区别在哪里 (3)86
科学用"菌" (4)86
一药有两名，该记住哪个 (5)86
治过敏性鼻炎，用药莫随意 (6)86
五花八门的"元" (7)86
慢阻肺患者居家"吸药"三问 (8)86
有些药须"吃吃停停" (9)85
雾化吸入治疗的5个提醒 (10)86

儿童药箱五"常客" (11)82
列汀、列净、列艾汀，傻傻分不清 (12)76
治支扩，支气管扩张剂是"敌"是"友" (12)78

用药安全
用"头孢"，要警惕"隐藏款"酒精 (2)84
降糖药、减重药，谁穿了谁的"马甲" (3)84
老汉胸部发育，竟是"药祸" (4)84
用错抗菌药，
重症肌无力"雪上加霜" (5)85
腹泻用药"四不要" (8)85
服用二甲双胍，
须关注这个"隐秘"指标 (9)86
药盒里的干燥剂，留、扔还是换 (10)83
滥用退热药，小心肝衰竭 (10)84
"增强"检查，离不开造影剂 (11)84
"药店看病"须谨慎 (11)86
儿童输液，为何一天一处方 (12)80

【健康锦囊】

击破27个饮食谣言 (1)89
哮喘防治26问 (2)89
肺结节26问 (3)89
老年女性健康生活提示17条 (4)89
明明白白你的心，
剖析18个"怪脾气" (5)89
维护肛周健康，你需要知道的
25个小知识 (6)89
探秘22个"黑科技"养生产品 (7)89
值得收藏的25个健康生活小贴士 (8)89
应对宝宝常见症状，
家长需要了解的20个小知识 (9)89
选用洁牙产品的22个小知识 (10)89
你需要了解的22个"拍片"小知识 (11)89
关于抑郁症的22个小知识 (12)89

快快订阅2024年《大众医学》杂志！

2024 年，《大众医学》杂志保持每期 15 元、全年 180 元的定价不变。每个月，我们都会为大家精心准备丰富多彩的"健康大餐"——通俗易懂、内容丰富、品质上乘的纸质期刊，图文并茂、短小精悍、干货满满的健康锦囊，扫码即可免费收听的精华版有声杂志，还有 2024 年全新推出的"健康科普短视频"——看一分钟视频，掌握一个健康知识！同时，我们的新媒体矩阵——官方网站、官方微博、官方微信公众号等，也会在手机端陪伴大家，随时随地为大家带来权威、靠谱的医学科普知识。当然，我们依然会举办"年度订阅奖"抽奖活动，订阅了全年杂志的读者都有机会中奖。

订阅方式

★ 邮局订阅：邮发代号4-11
★ 网上订阅：《大众医学》官方网站、杂志铺网站
★ 上门收订：11185（中国邮政集团全国统一客户服务）
★ 上海科学技术出版社邮购：021-53203260
★ 网上零售：shkxjscbs.tmall.com（上海科学技术出版社天猫旗舰店）
★ 微信订阅：扫描二维码，在线订阅（为避免遗失，每期加收3元挂号费）

扫码订阅

 ## 《大众医学》杂志投稿须知

为规范投稿流程，提高稿件质量，激励各领域专业人员投身医学科普工作，本刊制定以下投稿须知，敬请留意：

❶ 本刊主要接受三甲医院副高及以上职称专家或与上述专家联合署名的科普稿件。

❷ 符合条件的作者可将稿件发送至本刊投稿邮箱：popularmedicine@sstp.cn，附单位、姓名、职称、联系方式。

❸ 本刊仅接收原创、首发科普稿件，禁止一稿多投。

❹ 本刊一般自收到稿件两周内发送能否录用的通知。若未收到回复，可致电本刊编辑部查询。

❺ 未被录用的稿件可另行处理。

敬告读者

每一个月，《大众医学》都会带给您权威、实用、最新的保健知识。出版前，每篇文章都经过严格审查和内容核实。我们刊出这些文章，并不是要取代看病就医，而是希望帮助大家开阔眼界，让自己更健康。由于个体差异，文章所介绍的医疗、保健手段并不能适合每一位读者，尤其是在诊断或治疗疾病时。任何想法和尝试，您都应该和医生讨论，权衡利弊。

敬告本刊作者

1. 本刊稿件一律不退，敬请自留底稿。从稿件投到本刊之日起，一个月后未得录用通知，可另行处理。

2. 稿件从发表之日起，其专有出版权、汇编权、网络传播权、翻译权和表演权即授予本刊，同时许可本刊转授第三方使用。本刊支付的稿费包含汇编图书稿费和信息网络传播的使用费。

3. 根据需要，本刊刊登的稿件（文、图、照片等）将在本刊或主办本刊的上海科学技术出版社的网站、微信公众号等平台上传播宣传。

4. 本刊作者保证来稿中没有侵犯他人著作权或其他权利的内容，并将对此承担责任。本刊为科普期刊，不刊登论文。

5. 对上述合作条件若有异议，请在来稿时声明，否则将视作同意。